Kee | Hayes | McCuistion

PHARMACOLOGY

A Patient-Centered Nursing Process Approach

수정판

제 8 판 **임상 약리학**

- 간호과정적 접근

이성용 김은하 이윤미 박정숙 외 공역

8e

정문각 JMK ELSEVIER

ELSEVIER

Pharmacology: A Patient-Centered Nursing Process Approach, 8th Edition

ISBN: 978-1-4557-5148-8

This translation of Pharmacology, 8th Edition by Joyce LeFever Kee & Evelyn R. Hayes & Linda E. McCuistion was undertaken by JMK Publishing Co. and is published by arrangement with Elsevier Inc. and Elsevier Korea L.L.C.

임상약리학, 이성용 외
Korean ISBN: 979-11-6260-153-2

Pharmacology, 8th Edition by Joyce LeFever Kee & Evelyn R. Hayes & Linda E. McCuistion의 번역서는 Elsevier Inc.와 Elsevier Korea L.L.C.와의 계약을 통해 JMK에서 출간되었습니다.

Notice

본 출간물은 출간 시기에 맞춰 최신 정보를 최대한 정확하고 신중하게 검토하였습니다. 그러나 독자가 본 출간물의 어떤 내용이나 처치 방법, 의약품 사용법을 참조할 때에는 별도로 확인할 것을 권고합니다. 저자와 출판사는 본 출간물상의 오류나 누락에 의해 발생할 수 있는 인명 및 금전적 손해 및 손상에 대한 법적 책임을 지지 않습니다.

Printed in Korea.

Kee | Hayes | McCuistion

PHARMACOLOGY 8e

A Patient-Centered Nursing Process Approach

임상 약리학 제 8 판 수정판

- 간호과정적 접근 -

원저자: Kee • Hayes • McCuistion

대표 역자

이성용 (계명대학교)
김은하 (부산가톨릭대학교)
이윤미 (인제대학교)
박정숙 (남부대학교)

공동 역자

강설아 (가톨릭상지대학교)
권상민 (영남이공대학교)
김명숙 (여주대학교)
김산옥 (송곡대학교)
김성해 (동명대학교)
김순오 (동남보건대학교)
김은하 (부산가톨릭대학교)
김혜랑 (호원대학교)
김혜옥 (경남대학교)
김혜원 (서정대학교)
남지란 (구미대학교)
문　희 (순천대학교)
박정숙 (남부대학교)
박혜진 (경남정보대학교)
배수진 (경북과학대학교)
성춘희 (대경대학교)
손진희 (대구과학대학교)
윤재현 (동의과학대학교)
이경민 (수성대학교)
이나윤 (부산가톨릭대학교)
이성용 (계명대학교)
이용화 (군산간호대학교)
이윤미 (인제대학교)
이인숙 (한남대학교)
이춘지 (대구과학대학교)
이현주 (수원과학대학교)
임세영 (세경대학교)
정여원 (동국대학교)
조영미 (선문대학교)
최문지 (경일대학교)
하석균 (송호대학교)
하승한 (충북보건과학대학교)
황한국 (김천대학교)

– 가나다순

역자서문

간호에서 약에 관한 지식은 정말 중요합니다. 특히 약물요법 전 과정에서 간호사는 가장 결정정인 순간에 투약하는 역할을 전통적으로 해 왔습니다. 늘 대하는 약, 그런데 늘 그 근본은 독(毒)인 위험한 존재! 그러니 약물 지식이 간호 전문직에서 얼마나 체계적으로 또 약사(藥事) 전반에 관한 통찰력이 필요한 지는 새삼 언급한다는 것이 이상할 지경입니다.

그런데 약물에 관한 간호사들을 위한 지식체계가 아직 자리잡지 못함에 정말 난감했습니다. 그런 이유로 나의 경우 간호학을 하다 또 약학을 전공하였고, 그 다시 택함의 과정에서 정말 많은 고통과 상처가 있었던 것을 고백합니다. 아마도 공동역자 교수님들 한 분 한 분 나보다 덜할 것이 없는 역경이 있었기 때문에 지금 같이 모여 책을 만들어 낼 수 있었다는 생각입니다. 다행히 수년 전부터 연세대학교의 추상희 교수님은 간호계에 약에 관한 일로 불림을 받으면, 늘 함께 하는 정말 보배인 동료가 된 것 또 내게 없는 장점을 많이 가진 분이어서 감사했습니다. 최근에 만난 고려대학교의 설근희 교수님은 그 분이 하얀 얼굴에 얇은 입술로 어쩌면 그리도 옹골진 비전을 가지고 있는지, 나도 가슴이 벅차게 하는 열정가입니다. 그리고 기초간호과학회에서 처음 만난 이윤미 교수님은 보잘 것 없는 사람을 늘 대단한 사람인 양 세워주시고 힘나게 해 주시는 겸손하고도 추진력 있는 좋은 친구입니다. 더구나 먼 길도 마다 않고 언제라도 달려와 주는 사랑하는 유양경 교수님은 앞으로 더욱 간호사들의 약사를 논하는 일에 함께하는 동료로 기대되는 분입니다.

이 책은 Kee, Hayes, McCuistion의 PHARMACOLOGY를 우리의 간호현장을 감안하여 번역 및 수정 보완한 책입니다. 책의 중간에 표기된 는 높은 경계 약물, 는 증거기반 실천, 는 안전문제를 다룬 것입니다. 처음 정문각 JMK의 이종탁 전무님으로부터 출판제의를 받았을 때, 바쁜 일상에서도 처음으로 간호계에서 약과 관련하여 이야기함직한 교수들이 함께 모이는 계기가 되리란 기대에 가슴벅찼던 것을 기억합니다. 그런 의미에서 비록 책 작업에 참여하실 수 없음을 안타까워하며, 우리 책 모임에 한턱을 내시겠다던 서울대학교의 존경하는 최수미 교수님, 또 학과장 일로 너무 바빠 같이 원고를 마칠 수 없었던 연약한 체구에 항상 열심이신 경희대학교 김연정 교수님께 책이 곧 출간된다는 소식을 먼저 전하고 싶습니다.

이 책이 나오기까지 책을 읽고 번역하신 교수님들과 검수하고 편집하느라 수고하신 모든 편집위원 교수님들께 1년 동안의 노고에 감사함을 전합니다. 마지막까지 편집위원과 소통하면서 편집방향에 관한 조율에 최선을 다해 주신 JMK의 편집부장님, 좋은 책을 발간할 수 있도록 힘써 주신 도서출판 정문각의 김시동 대표님, 이종탁 전무님, 김재민 사장님 외 임직원 여러분께 감사드립니다.

2021년 8월

대표역자 이 성 용

차 례

1부

약리학 입문

1장

약물작용: 약제학적, 약동학적 및 약역학적 단계

학습목표

- 약물작용의 3단계를 구별한다.
- 정제가 신체에 흡수되기 전에 일어난 두 가지 과정을 토론한다.
- 약동학의 네 가지 과정을 기술한다.
- 약물작용에 있어서 약역학, 투여에 대한 반응, 최대 효과, 수용체, 비수용체의 의미를 설명한다.
- 단백결합약물, 반감기, 치료지수, 치료약물범위, 부작용, 유해반응, 약물독작용 용어들을 규명한다.
- 약물 참고문헌에서 반감기, 단백결합효과비율, 치료범위, 작용에 대해 약물을 체크한다.
- 약동학 및 약역학에 대해 간호영향에 대해 기술한다.

구강으로 투여되는 정제 혹은 캡슐은 세 가지 단계(phase)를 거치는데(약제학적, 약동학적 및 약역학적), 약물작용이 일어난다. **약제학적 단계**에서는 약물이 용해되어 생물학적 막을 통과할 수 있다. 약물이 피하, 근육내 혹은 정맥내 경로로 투여될 때는 약제학적 단계는 없다. 두 번째 단계인 **약동학적 단계**는 네 가지 과정으로 구성된다[흡수, 분포, 대사(혹은 생체전환) 및 배설(혹은 제거)]. **약역학적 단계**에서는 생물학적 혹은 생리학적 반응이 나타난다.

약제학적 단계

약의 약 80%가 경구로 투여된다. 약제학적 단계(분해)는 약물작용의 첫 단계이다. 위장관에서 흡수되기 위해서는 약물이 용해될 필요가 있다. 고형 상태의 약물(정제 혹은 캡슐)은 액체로 녹아서 작은 입자로 되는 분해과정이 필요한데, 이 과정을 **분해**(*dissolution*)라고 한다. 액상의 약은 이미 용해되어 있다. 그림 1-1은 정제의 약제학적 단계를 나타내고 있다. 정제는 성분 100% 모두가 약은 아니다.

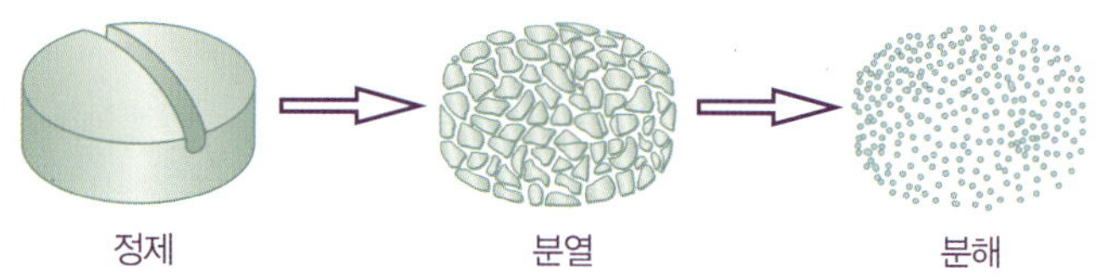

그림 1-1 두 가지 약제학적 단계가 분열과 분해이다.

일반적으로 **첨가제(excipients)**로 불리는 **충전제**(*filler*)와 **비활성 물질**(*inert substance*)이 특정 크기와 모양을 유지할 수 있게 하고, 약물용해를 촉진시키기 위해 약물에 사용되고 있다. Penicillin 칼륨과 penicillin 나트륨의 칼륨(K)과 나트륨(Na)이온과 같은 일부 약 첨가제는 약물의 흡수를 증가시킨다. 위산으로 인해 페니실린은 위장관에서 흡수가 어렵다. 그러나 약물의 칼륨 혹은 나트륨염(salt)을 만듦으로써 penicillin이 잘 흡수될 수 있다. **분열(disintegration)**은 정제가 파괴되어 작은 입자로 되는 과정이다. **분해(dissolution)**는 흡수 전에 위장관 액체에 작은 입자로 녹는 것이다. **용해의 속도**는 약물이 신체에 잘 흡수될 수 있도록 분열되고 분해되는 데 걸리는 시간이다. 약은 고형일 때보다 액상형일 때 더욱 잘 흡수되며, 일반적으로 알칼리성 액체에서보다 pH 1 혹은 2 상태의 산성 액체에서 더욱 빨리 분해되고 흡수된다. 알칼리성 약물은 이온화되고, 이로 인해 세포막 장벽을 통과하기 어렵다. 젊은 성인과 노인의 경우 위의 산도가 낮다. 그러므로 위에서 약물흡수속도는 전반적으로 느리게 된다.

장용해약(*enteric-coated drug*)은 위산에서 분열이 잘 일어나지 않아 약물이 소장의 알칼리성 조건에 도달할 때까지 분열이 일어나지 않는다. **장용해알약**(*enteric-coated tablet*)은 긴 시간 동안 위에 머물 수 있다. 그러므로 그들의 효과는 작용개시 때까지 지연될 수 있다. 장용해알약 혹은 캡슐 그리고 **서방캡슐**(*sustained-release capsule*)은 파괴시키지 말아야 한다. 파괴로 인해 약물흡수부위와 흡수시간을 변화시킬 수 있다. 위장관내 음식물의 존재는 일부 약의 용해를 방해할 수 있다. 일부 약은 위점막에 자극을 주기 때문에 약물농도를 희석시키기 위함과 보호제로 작용하기 위해서 액체와 음식물이 필요할 수 있다.

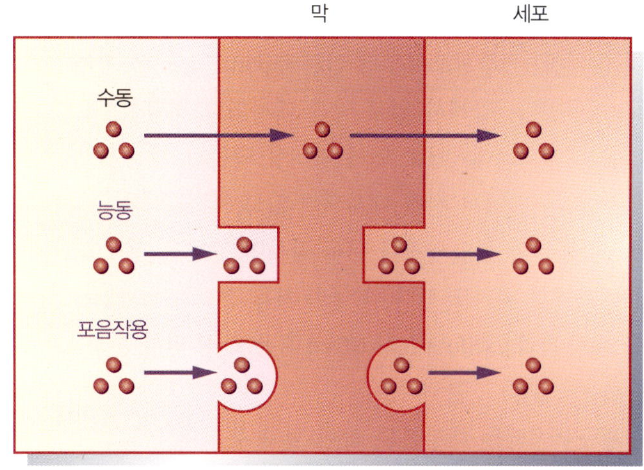

그림 1-2 위장관 막을 통과하는 약물흡수의 세 가지 주요 과정은 수동적 흡수, 능동적 흡수, 포음작용이다.

약동학적 단계

약동학은 약물작용을 취하기 위한 약의 움직임(movement) 과정을 말한다. 네 가지 과정은 흡수, 분포, 대사(혹은 생체전환) 및 배설(혹은 제거)이다. 환자에게서 발생가능한 약물 유해효과를 사정할 때 약동학적 지식을 적용한다. 환자에게서 안전하고 효과적인 약물치료를 촉진하는 데 있어서 간호사는 의료진의 구성원과 사정결과를 두고 소통하여야 한다.

흡수

흡수는 수동적 흡수, 능동적 흡수 혹은 포음작용에 의해 위장관으로부터 체액으로 약물입자가 이동하는 것을 말한다. 대부분의 경구투여약물은 광범위한 점막융모(mucosal villi)의 작용을 통해 소장의 표면으로 흡수된다. 질병, 약물효과 혹은 소장의 제거 때문에 융모가 숫자적으로 줄어든다면 흡수는 줄어든다. 인슐린과 성장호르몬과 같은 단백질-기반 약물은 소장에서는 소화효소에 의해 파괴된다. **수동적 흡수(passive absorption)**는 확산에 의해 대부분 일어난다(고농도에서 저농도로 이동). 확산과정에 있어 약물이 막을 통과할 때 에너지는 필요하지 않는다. **능동적 흡수(active absorption)**는 약물이 농도차를 거슬러 움직이기 위해서 효소 혹은 단백질과 같은 운반체를 필요로 한다. 에너지는 능동적 흡수에 필요하다. **포음작용(pinocytosis)**은 세포막이 약물입자를 포함하는 것으로, 막을 통과하여 약물을 이동하는 과정이다(그림 1-2).

위장관막은 대부분 지방과 단백질로 구성되어 있어서 지질용해성 약물은 위장관막을 쉽게 통과한다. 수용성 약물은 막을 통과하기 위해 효소 혹은 단백질과 같은 운반체(carrier)를 필요로 한다. 만약 그들이 비이온화 상태라면 큰 입자는 세포막을 통과한다. Aspirin과 같은 약산성 약물은 위내에서 이온화가 덜 일어나고, 이로 인해 위벽을 쉽고 신속하게 통과한다. 신생아의 위분비액은 어른의 경우보다 더 높은 pH(알칼리성)를 띤다. 그러므로 영아는 더 많은 penicillin을 흡수한다. Calcium carbonate와 다수의 항진균제와 같은 일부 약들은 더 많은 약물흡수를 취하기 위해 산성 환경을 필요로 한다. 게다가, 음식물은 위산 생성을 자극할 수 있다. 염산은 penicillin G와 같은 일부 약을 파괴한다. 그러므로 일부 용량 소실을 보충하기 위해 더 많은 penicillin의 경구용 용량이 필요하다. 많은 경로로 투여되는 약물은 위장관 혹은 간을 통과하지 않는다. 이들에는 비경구투여약물, 안약, 귀약, 비강내 스프레이, 호흡흡입제, 경피약물 및 설하투여 약물들을 포함된다. 지질용해 및 비이온화 약물은 수용성 및 이온화 약물보다 더욱 빨리 흡수됨을 기억하라.

혈류, 통증, 스트레스, 배고픔, 공복, 음식, pH는 약물흡수에 영향을 준다. 쇼크, 혈관수축약물 혹은 질병 등으로 인해 위장으로의 혈류가 줄어들 경우는 약물흡수를 방해한다. 통증, 스트레스 그리고 딱딱하고, 뜨겁고 혹은 고지질의 음식은 위배출시간(gastric emptying time)을 느리게 하기 때문에 위내에서 약물이 오랫동안 머물게 된다. 운동은 말초근육으로 더 많은 혈액을 보내기 때문에 혈류를 감소시키며, 이로 인해 위장관으로 혈액순환이 감소된다.

근육내약물투여 시에 혈관이 풍부하지 않은 곳(예, 둔근, gluteals)보다 혈관이 풍부한 근육(예, 삼각근, deltoids)에서 흡수가 더 빠르다. 피하조직은 혈관이 풍부하지 않기 때문에 이 조직에서는 약물흡수가 느리다.

일부 약들은 경구투여 흡수 후에 체순환으로 직접 들어가지 않지만, 위장관으로부터 간문맥(portal vein)을 통해 간으로 이동한다. 간에서 일부 약은 대사되고 비활성형으로 된 다음 배설되는데, 이로 인해 활성형 약물의 양이 줄어든다. 일부 약은 간에서 전혀 대사되지 않고, 다른 약들은 대사되어 원래 약과 동일하거나 더욱 활성이 강한 상태가 되는 약물대사체가 되기도 한다. 약물이 처음 간으로 통과되는 과정을 **일차 통과효과(first-pass effect)** 혹은 **간성 일차 통과**(*hepatic first pass*)라고 불린다.

경구투여되는 대부분의 약이 일차 통과대사에 의해 영향을 받는다. Lidocaine과 일부 nitroglycerin은 광범위한 일차 통과대사를 거쳐 대부분이 파괴되기 때문에 이 약들은 경구투여를 하지 않는다.

생체이용률(bioavailability)은 흡수의 하위범주이다. 이 개념은 전신순환에 도달하는 투여된 약물용량의 비율을 말한다. 경구투여약물경로에 있어 흡수 및 일차 통과대사 후에 생체이용률이 파악된다. 경구투여경로에서는 생체이용률 비율이 100% 미만이지만 정맥내투여경로에서는 100%이다. 높은 일차 통과 간 대사를 보이는 경구투여약물은 단지 20–40% 정도의 생체이용률을 보인다. 원하는 약효과를 획득하기 위해 정맥내에 투여되는 약물보다 경구투여용량이 더 많을 수 있다.

생체이용률을 변화시키는 요소에는 (1) 약물형태(예, 정제, 캡슐, 서방, 액상, 경피 패취, 직장좌약, 흡입), (2)투여경로(예, 경구, 직장, 국소, 비경구), (3) 위장관점막 및 운동, (4) 음식과 다른 약의 존재, (5) 간기능저하 혹은 간혈류의 비적절성에 의해 야기되는 간대사 변화 등을 포함한다. 간기능저하 혹은 간혈류의 감소는 약물의 생체이용률을 증가시킬 수 있지만 약은 간에서 대사된다. 간질환이 있는 경우에 간대사로 파괴되는 약은 줄어든다.

일부 경구투여약물에 있어서 신속한 흡수는 약물의 생체이용률을 높이며, 약물농도를 증가시킬 수 있으므로 약물독성이 야기된다. 느린 흡수는 약물의 생체이용률에 제한을 줄 수 있고, 이로 인해 혈청의 약물농도를 감소시킨다.

분포

분포는 약물이 체액과 신체조직에 사용될 수 있는 과정을 말한다. 약물분호는 혈류, 조직에 대한 약물의 친화도 그리고 **단백결합효과**에 의해 영향을 받는다(그림 1–3). 게다가, **분포용적**(*volume of distribution*, Vd)은 약물용량과 신체내의 약물농도에 의존한다. 큰 용적의 약물분포를 가지는 약은 긴 반감기를 가지고 신체 내에서 오랫동안 머문다. 이 장 뒷부분에서 설명하는 대사 혹은 생체전환 부분을 참조하라.

단백결합

혈장에 약물이 분포하면서 많은 약물이 단백과 다양한 비율로 결합된다. 89% 이상의 약물이 단백에 결합하면 **높은 단백결합약물**로 알려져 있다. 61–89%가 단백결합을 하는 약은 **중등도의 높은 단백결합률**을 가지는 것이고, 30–60% 단백결합하는 약은 **중등도 단백결합**을 하는 것으로 간주하며, 30% 미만으로 단백결합을 하는 경우는 **낮은 단백결합약물**이다. 표 1–1은 선택된 고단백결합약물과 중등도의 고단백결합약물을 나열하고 있다. 단백결합한 약물의 부분은 수용체에 작용할 수 없기 때문에 비활성이며, 결합하지 않고 남아있는 부분은 유리형이고 활성형 약물이다. 단지, 유리형의 약만이 활성적이고 약리학적 반응을 나타낼 수 있다. 순환계에서 유리형의 약이 줄어들면서 단백질로부터 더 많이

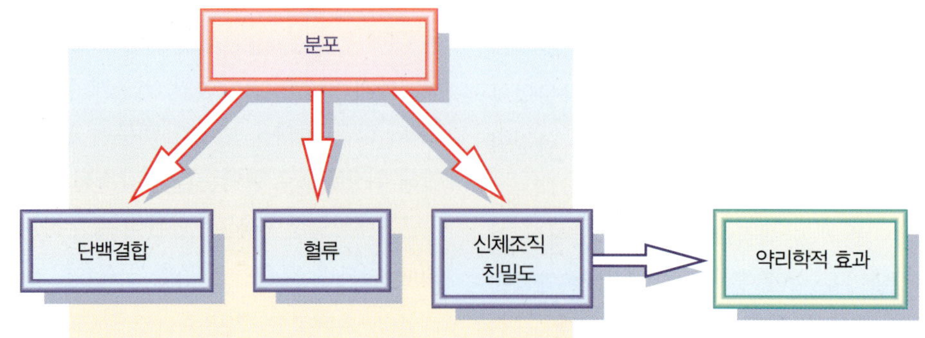

그림 1-3 약물분포

결합된 약이 분리되어 **유리형**의 약에 균형을 유지한다. 단백질에 결합된 약은 작용부위에 도달하기 위해 전신순환을 벗어날 수 없다. 이것이 왜 단지 유리형의 약만이 활성적인지를 보여 주는 것이다. 두 가지의 높은 단백결합을 보이는 약을 동시에 투여했을 때 그들은 단백결합부위를 두고 경쟁하며, 이로 인해 순환계로 더 많은 유리형의 약이 분비된다. 이 상황에서 약물축적과 가능한 약물독성이 나타난다. 또한, 낮은 혈청단백 수준은 단백결합부위의 수를 감소시키고, 혈장에서 유리형의 약용량을 증가시킬 수 있다. 이때 약독성이 나타난다. 단백에 결합하는 약물의 비율에 따라 약물용량이 처방된다.

간 혹은 신장질환을 가진 환자나 영양결핍 환자의 경우에 비정상적으로 낮은 혈청 albumin 농도를 보인다. 이 결과로 인해 매우 낮은 단백결합부위를 나타내게 되며, 과도한 유리형의 약물이 초래되고, 약물독성이 유도된다. 노인은 더욱 저알부민혈증을 나타내는 경향이 있다. 낮은 혈청단백을 초래하는 일부 건강상태에서는 비특이적 조직결합부위로 과도한 유리형 혹은 **비결합약물**이 이동한다. 결과적으로 약물이 결합할 단백질이 순환기에 많지 않은 경우 약물용량 감소가 요구된다.

일부 약은 albumin 혹은 globulin과 같은 특정 단백질 요소와 결합한다. 대부분의 항경련제는 기본적으로 albumin과 결합하고, 항부정맥약물과 같은 일부 염기성 약은 대부분 globulin에 결합한다.

가능한 한 약물독성을 피하기 위해 환자에게 투여되는 모든 약의 단백결합비율을 체크하는 것이 중요하다. 낮은 혈장단백은 단백결합부위를 감소시켜 순환계에 더 많은 유리형의 약물을 초래하기 때문에 의료진은 반드시 환자의 혈장단백과 albumin 수준을 반드시 체크해야 한다. 약물에 의존하여 그 결과가 생명에 위협을 줄 수도 있다.

농양, 삼출물(exudate), 신체샘(body gland), 암은 약물분포를 방해한다. 항생제는 농양과 삼출물에 잘 분포하지 않는다. 게다가, 일부 약은 지방, 뼈, 간, 근육, 눈조직과 같은 특정 조직에 축적된다.

혈액-뇌장벽(*blood-brain barrier*, BBB)은 중추신경계에서 반투과성 막으로 외부물질로부터 뇌를 보호한다. 높은 지질용해도를 가진 약은 혈액내장벽을 통과할 수 있다. 단백결합을 하지 않고 지질용해성이 아닌 약은 혈액내장벽을 통과할 수 없기 때문에 약물분포를 어렵게 한다(그림 1-4).

임신기간 동안 지질용해도 및 지질비용해도의 약 모두 태반장벽을 통과할 수 있으므로 태아와 모체에 영향을 미칠 수 있다. 위험-이득 비율은 임신기간 동안 약을 쓰기 전에 고려되어야 한다(그림 1-5). 약물은 수유 동안에 모유로 분비될 수 있어서 수유 영아에게 영향을 줄 수 있다. 의료진은 수유 환자에게 약을 투여하기 전에 약물이 모유로 통과가 가능한지 체크할 필요가 있다.

표 1-1 약물의 단백결합 및 반감기

약물	단백결합 (%)	반감기 (t½)(h)
높은 단백결합약물 (>89%)		
amitriptyline	97	40
chlorpromazine	95	30
diazepam	98	30–80
dicloxacillin	95	0.5–1
furosemide	95	1.5
ibuprofen	98	2–4
lorazepam	92	15
piroxicam	99	30–86
propranolol	92	4
rifampin	89	2
sulfisoxazole	85–95	4.5–7.5
valproic acid	92	15
warfarin	97	20–60
중등도의 높은 단백결합약물 (61–89%)		
erythromycin	70	3
nafcillin	86	2–20
phenytoin	88	10–40
quinidine	70	6
trimethoprim	70	11
중등도 단백결합약물 (30–60%)		
aspirin	49	0.25–2
lidocaine	50	2
meperidine	56	3
pindolol	40	3–4
theophylline	60	9
ticarcillin	45–65	1–1.5
낮은 단백결합약물 (<30%)		
amikacin	4–11	2–3
amoxicillin	20	1–1.5
atenolol	6–16	6–7
cephalexin	10–15	0.5–1.2
digoxin	25	36
neostigmine bromide	15–25	1–1.5
terbutaline sulfate	25	3–11
timolol maleate	<10	3–4
tobramycin sulfate	10	2–3

h, 시간(Hour); >, 초과; <, 미만

대사 혹은 생체전환

대사는 신체에 의해 약물을 비활성화시키거나 생체전환을 시키는 과정을 말한다. 약물은 몇 가지 기관에서 대사될 수 있다. 그러나 간은 대사의 기본장소이다. 간효소에 의해 대부분의 약은 비활성화되고, 간효소에 의해 비활성 대사물 혹은 수용성 물질로 전환되어 배설이 용이하게 된다. 약의 많은 부분이 지질용해성이다. 게다가, 간은 지질용해성 약물을 대사시켜 신장을 통한 배설이 용이하도록 수용성 물질로 대사시킨다. 그러나 일부 약은 오히려 활성형 대사물로 전환되어 약리학적 반응을 증가시킨다. 경화증 및 간염과 같은 간 질환은 간에서 약물대사효소를 억제함으로써 약물대사를 변화시킨다. 약물대사가 줄어들 때 과도한 약물축적이 일어나고 독성이 유발된다.

약물의 **반감기(t½)**는 배설되어 약물농도가 절반이 될 때까지 걸리는 시간을 말한다. 대사와 제거는 약물의 반감기에 영향을 준다. 예를 들어, 간 혹은 신장기능저하 시에는 약물 반감기가 늘어나고, 더 적은 양이 대사되고 제거된다. 약물이 계속 투여될 때는 약물축적이 발생한다. 표 1-1은 선택된 약의 반감기를 나타낸다.

약물은 약의 90% 정도가 제거되기 전에 수차례 반감기를 거치게 된다. 만약 환자가 650mg의 aspirin을 복용하고 반감기가 3시간이라면 325mg을 제거하기 위한 첫 반감기에서는 3시간이 소요되고, 추가적인 162mg을 제거하기 위한 두 번째 반감기에서는 6시간, 10mg의 aspirin이 체내에 남아 있을 때 여섯 번의 반감기(혹은 18시간)가 지나야 한다(표 1-2). 짧은 반감기는 4-8시간 정도로 고려되며, 긴 반감기는 24시간 혹은 그 이상일 경우이다. 만약 약물이 긴 반감기를 가진다면(digoxin과 같은 약은 36시간이다) 몸에서 완전히 제거되는 데 수일이 걸린다.

표 1-2 Aspirin 650mg의 반감기

횟수 (t½)	제거 시간 (h)	잔여량 (mg)	남은 비율
1	3	325	50
2	6	162	25
3	9	81	12.5
4	12	40	6.25
5	15	20	3.1
6	18	10	1.55

h, 시간; t½, 반감기

반감기를 앎으로써 어떤 약의 **평형상태**(*steady state*)의 혈청농도에 도달하는 데 걸리는 시간을 추정할 수 있다. 3번-5번의 반감기를 거치는 동안에 약물을 투여함으로써 생체를 포화시키면 약물투여량이 약물이 대사되고 배설되는 양과 동일하게 된다. 한 예가 digoxin인데, 정상 신장기능 시에 36시간의 반감기를 가진다. Digoxin의 평형상태농도에 도달하는 데 약 5일에서 1주(3-5회 반감기)가 소요된다.

배설 혹은 제거

약물제거의 주요 경로는 신장을 통하는 것이다(소변). 다른 경로에는 담즙, 대변, 폐, 침, 땀, 그리고 모유 등이 포함된다. 신장은 유리형의 비결합약물, 수용성 약물, 변화하지 않는 약물 등을 여과한다. 폐는 기화하는 약물성분을 제거하고, 이산화탄소(CO_2)와 물(H_2O)로 대사시킨다.

소변 pH는 약물배설에 영향을 미친다. 소변 pH는 4.5-8

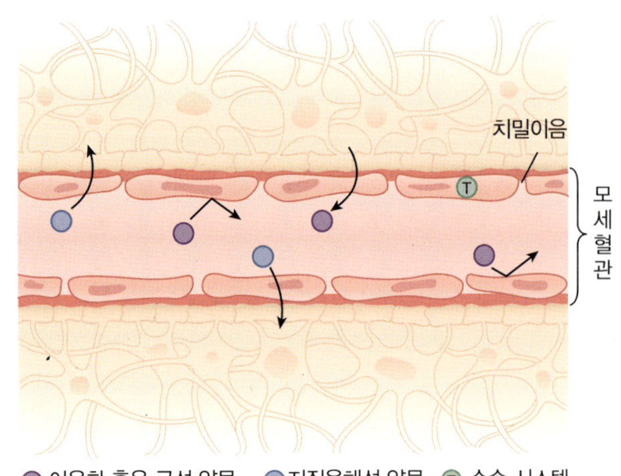

그림 1-4 혈액-뇌장벽을 지나는 약물의 이동

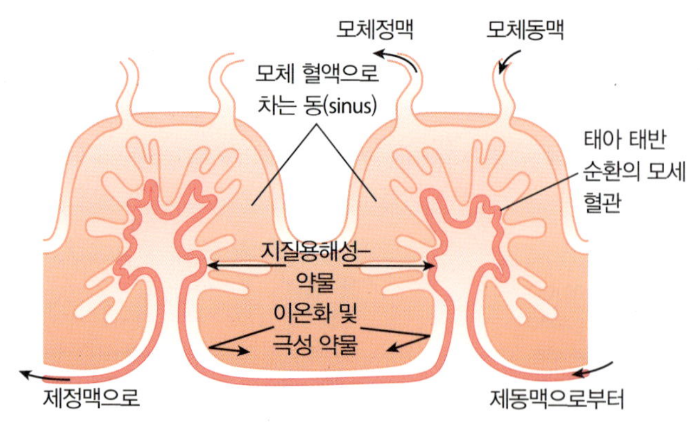

그림 1-5 태반을 가로지르는 약물

사이이다. 산성 소변은 약염기성 약물의 제거를 촉진시키고, 염기성 소변은 약산성 약물의 제거를 촉진시킨다. Aspirin은 약산성으로, 알칼리성 소변에서 신속히 배설된다. 만약 어떤 사람이 과량의 aspirin을 복용했다면 sodium bicarbonate를 투여함으로써 소변의 pH를 알칼리성으로 전환하여 약물배설을 촉진할 수 있다. Cranberry 주스를 과량섭취하면 소변 pH를 낮출 수 있고, 이로 인해 산성 소변으로 되어 aspirin 제거가 억제된다.

사구체여과가 줄어들거나 신세뇨관 분비가 줄어드는 신장질환이 있을 경우에는 약물배설이 느려지거나 저해되고, 매우 심한 유해작용이 나타날 수 있는 약물축적이 일어날 수 있다. 신장으로의 혈류가 감소할 때 약물배설에 역시 영향을 줄 수 있다.

신기능을 결정하는 일반적인 검사방법은 **creatinine 청소율(creatinine clearance)**과 **혈액요소질소**(*blood urea nitrogen*, BUN)를 체크하는 것이다. Creatinine은 근육의 대사성 부산물로 신장을 통해 배설된다. Creatinine 청소율검사는 소변의 creatinine 농도와 혈액의 creatinine 농도를 비교하는 것이다. Creatinine 청소율은 나이, 성별에 따라 다양하다. 근육량의 감소 때문에 고령자와 여성 환자에서 그 수치가 낮다. 사구체여과율은 가장 우수한 검사법이지만, 비용이 비싸고 일반적으로 이용되는 방법은 아니다. 사구체여과율의 감소는 혈청 creatinine 농도를 증가시키고, 소변 creatinine 청소율을 감소시킨다.

노인 혹은 신장질환이 있는 경우에는 신기능이상으로 인해 약물투여량은 감소시킬 필요가 있다. 이러한 경우는 적절한 약물용량을 결정하기 위해 creatinine 청소율이 확정되어야 한다. Creatinine 청소율이 떨어질 때는 약물용량을 줄일 필요가 있다. Creatinine 청소율에 대한 평가 없이 처방된 용량에 따라 지속적으로 약물용량을 투여했을 때는 약물독작용이 유발될 수 있다.

약역학적 단계

약역학은 신체에 영향을 주는 약물의 작용에 대해 연구하는 것이다. 약물반응은 일차 혹은 이차 생리학적 효과 혹은 모두를 유발할 수 있다. 일차 효과는 바람직하고, 이차 효과는 바람직하거나 원하지 않은 경우가 있다. 일차 및 이차 효과를 가진 약물의 예로는 항히스타민제인 diphenhydramine(Benadryl)이다. Diphenhydramine의 일차 효과는 알레르기 증상을 치료하는 것이고, 이차 효과로는 졸음을 유발하는 중추신경계 억제작용이다. 이차 효과는 환자가 운전할 경우에 바람직하지 않은 것이지만, 약한 진정작용을 나타내기 때문에 잠들 때는 바람직할 수 있다.

용량반응과 최상의 효과

용량반응은 원하는 약물반응을 유발하는 데 필요한 최소 및 최대용량 사이의 관계이다.

낮은 약물용량에 반응하는 환자가 있는 반면에 원하는 약물작용을 획득하기 위해 고용량의 약물을 필요로 하는 사람도 있다. 약물용량은 원하는 약물반응을 취하기 위해 항상 조절되어야 한다.

모든 약물은 **최대약물효과**(**최대효능**)를 가진다. 예를 들어, morphine과 tramadol hydrochloride(Ultram)가 통증완화를 위해 처방된다. 얼마나 많은 tramadol hydrochloride가 주어지든지 간에 tramadol hydrochloride의 통증완화작용은 morphine만큼 크지 않다.

개시, 최고, 작용시간

약력한에 있어 한 가지 중요한 양상은 약물작용개시, 정점, 작용시간을 아는 것이다. **작용개시**는 약물투여 후 **최소효능농도**(*minimum effective concentration*, MEC)에 도달하는 데 걸리는 시간이다. **최대작용**은 약물이 최고로 높은 혈액, 혈장농도에 도달할 때 나타난다. **약물작용시간**은 약리학적 작용을 가지는 약물의 시간길이를 말한다. 그림 1-6은 작용개시, 정점, 약물작용시간이 일어나는 면적을 그리고 있다.

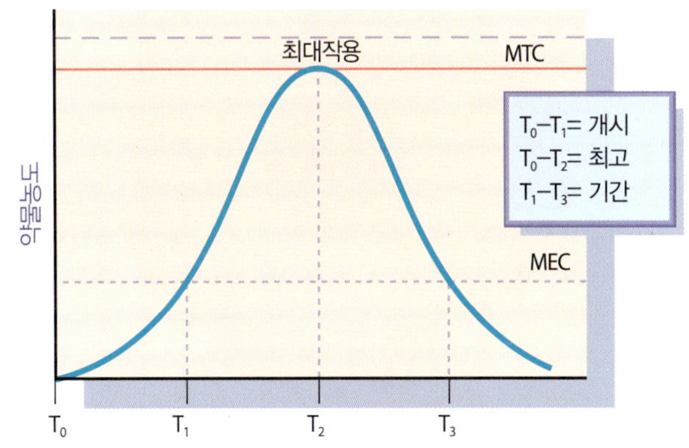

그림 1-6 시간–반응곡선은 약물작용의 세 가지 변수를 평가한다. (1) 개시, (2) 최대, (3) 기간. MEC, 최소효능농도; MTC, 최소독작용농도.

일부 약물은 수분 내에 나타나지만 다른 약은 수시간에서 수일이 걸릴 수 있다. **시간-반응곡선**은 약물작용의 세 가지 변수를 평가한다(약물작용개시, 최대작용, 작용시간). 그림 1-6은 T(시간)과 아래첨자(예, T_0, T_1, T_2, T_3)를 사용함으로써 이들 변수를 사용하고 있다.

약물투여와 관련하여 시간반응을 이해하는 것이 필수적이다. 역치 혹은 MEC 밑으로 약물의 혈장 혹은 혈청농도가 줄어든다면 적절한 약물용량을 획득할 수 없다. **최소독작용농도**(*minimum toxic concnetration*, MTC)를 넘어서는 높은 약물수치는 독작용 결과를 초래한다.

수용체 가설

약물은 **수용체**에 결합을 통해 반응을 나타내던지 반응을 봉쇄하여 작용한다. 많은 약물의 작용은 특정 수용체에 결합하는 약물의 능력에 의해 결정된다. 수용체 부위에 더욱 적절히 약물이 들어맞는다면 더욱더 약물이 생물학적으로 활성화되는 것이다. 이는 올바른 열쇠가 자물쇠에 들어맞는 것과 유사하다. 그림 1-7은 수용체에 대한 약물의 결합을 그리고 있다.

대부분의 수용체는 세포막에서 발견되는 원래 단백질이다. 약물결합부위는 근본적으로 단백질, 당단백질, 단백지질, 효소 등이다. 여기에는 네 가지 **수용체계**가 있다. (1) kinase-관련 수용체, (2) 리간드-작동 이온통로, (3) G 단백-연계수용체, (4) 핵수용체. **리간드-결합 도메인**은 약물이 결합하는 수용체상의 위치이다.

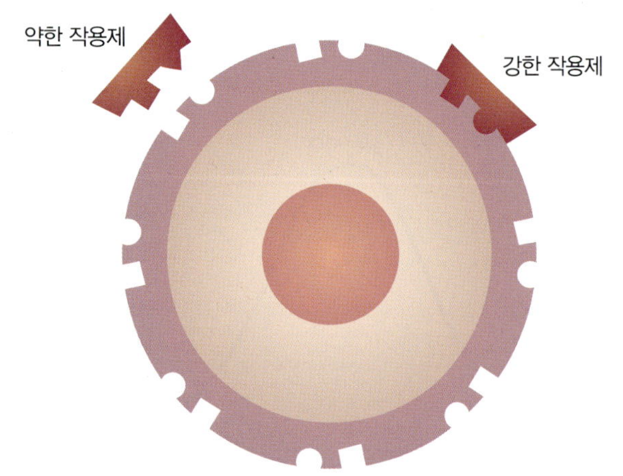

그림 1-7 두 가지의 약물작용제가 수용체 자리에 결합한다. 잘 들어맞는 작용제는 강한 작용제이며, 약한 작용제보다 생물학적으로 더욱 활성적이다.

- *kinase*-**연관 수용체**. 약물결합을 위한 리간드-결합 영역이 세포막 표면에 위치한다. 약물이 효소(세포 내)를 활성화시키고 약물반응이 시작된다.
- **리간드-작동 이온통로**. 통로는 세포막을 가로 지르고 이런 유형의 수용체는 통로가 열리면 이온이 세포 안팎으로 흐르게 한다. 이온은 기본적으로 나트륨과 칼슘이다.
- *G* **단백-연계수용체 시스템**. 이들 수용체 반응에는 세 가지 요소가 있다. (1) 수용체, (2) guanosine triphosphate(GTP)과 결합하는 G 단백, (3) 효소나 이온통로인 효과기(effector). 이 시스템은 다음과 같이 작용한다.

약물 —활성화→ 수용체 —활성화→ G 단백 —활성화→ 효과

- **핵수용체**. 세포막의 세포 핵(표면이 아님)에서 발견된다. 전사인자를 통한 수용체 활성은 길다. 첫 세 가지 수용체군에서는 수용체 활성이 신속하게 일어난다.

작용제와 길항제

반응을 나타나게 하는 약물을 **작용제**(혹은 **작동제**, **효능제**)라 부르고, 반응을 억제하는 약물을 **길항제**라 한다. Epinephrine(Adrenalin)은 베타$_1$형 및 베타$_2$형 수용체를 자극하기 때문에 작용제라 부른다. Atropine은 길항제이며, histamine(H_2) 수용체를 봉쇄하는데, 과도한 위산분비를 억제한다. 길항제의 효과는 수용체 부위에서 약물의 농도의 억제작용(I)에 의해 결정된다. IC_{50}은 최대생체반응의 50%를 억제하도록 요구될 때의 길항제 약물의 농도를 말한다.

비특이적 그리고 비선택적 약물효과

많은 작용제와 길항제는 특이적 및 선택적 효과가 결여되어 있다. 수용체는 다양한 생리학적 작용을 나타내는데, 생체 내의 수용체가 위치한 장소에 좌우된다. 콜린성 수용체는 방광, 심장, 혈관, 위장, 기관지, 그리고 안구에 위치한다. 콜린성 수용체를 흥분시키든지 혹은 봉쇄하는 약물은 모든 해부학적 위치에 영향을 준다. 여러 장소에 영향을 주는 약물이 **비특이적 약물(non-specific drug)**이며, 비특이성 특징을 지닌다. Bethanechol(Urocholine)은 방광수축력을 증대시키기 위해 수술 후에 소변저류가 있을 때 처방된다. 이 약물은 방광에 위치한 콜린성 수용체를 자극하고 방광수축력을 향상시켜 배뇨가 일어나게 한다. Bethanechol이 콜린성 수용

체에 영향을 주기 때문에 다른 위치의 콜린성 수용체도 영향을 받는다. 심박수가 느려지고, 혈압이 떨어지고, 위산분비가 증가하고, 세기관지(bronchiole)가 좁아지고, 동공의 축소된다(그림 1-8). 이들 다른 효과들이 목적하는 작용일 수도 있고 해로운 작용일 수도 있다. 생체를 통해 다양한 반응을 야기시키는 약물은 비특이적 반응을 가지는 것이다.

약물은 다른 수용체에 작용할 수 있다. 다양한 수용체에 영향을 미치는 약물은 **비선택적 약물(nonselective drug)**이거나 비선택성을 특징으로 하는 약물이다. Chlorpromazine(Thorazine)은 norepinephrine, dopamine, acetylcholine 및 histamine 수용체에 작용하며, 이들 수용체에 작용함에 따라 다양한 반응이 나타난다. Epinephrine은 알파$_1$형, 베타$_1$형 및 베타$_2$형 수용체에 작용한다(그림 1-9). 약물이 반응을 유도하지만 수용체에 작용하지는 않는 것은 효소활성이나 호르몬생산을 촉진하거나 억제함으로써 작용을 나타낸다.

약물작용의 범주

약물작용에는 네 가지 범주가 있는데, (1) 자극 혹은 억제, (2) 치환, (3) 유기체의 억제 혹은 멸균, (4) 자극 등이 있다. 자극하는 약물작용에서는 세포활성속도 혹은 샘으로부터 호르몬의 분비가 증가한다. 억제시키는 약물의 작용에서는 세포활성 및 특정 기관의 기능이 감소된다. Insulin과 같이 치환시키는 약물은 필수적인 생체요소들을 치환시킨다. 유기체를 억제하거나 박멸시키는 약물은 박테리아세포발육을 억제한다(예, penicillin은 세포벽의 합성을 억제함으로써 박테리아를 죽인다). 약물은 자극기전에 의해서도 작용할 수 있다(예, 완화제는 결장의 내벽을 자극하여 연동운동과 배변을 증가시킨다).

치료지수와 치료범위(치료창)

약물의 안전은 중요한 관심사이다. **치료지수(TI)**는 50%의 사람에서 측정한 효과적(치료) 용량(ED)과 50%의 사람에서 치명적 용량(LD_{50})과의 비율의 사용을 통하여 약물안전범위를 추정하는 것이다(그림 1-10). 비율이 1에 가깝게 되면 독작용의 위함이 더 커진다.

$$TI = \frac{LD_{50}}{ED_{50}}$$

일부 경우에는 ED가 25%(ED_{25}) 혹은 75%(LD_{75})이기도 하다.

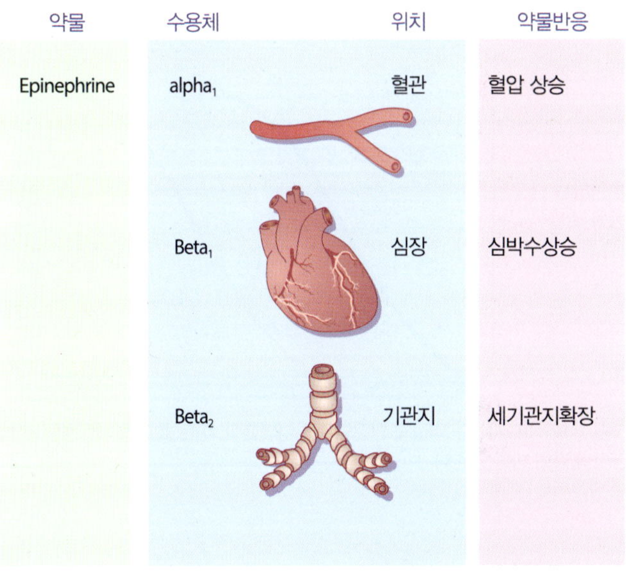

그림 1-9 Epinephrine은 세 가지 다른 수용체에 영향을 준다. Alpha$_1$, Beta$_1$ 및 Beta$_2$

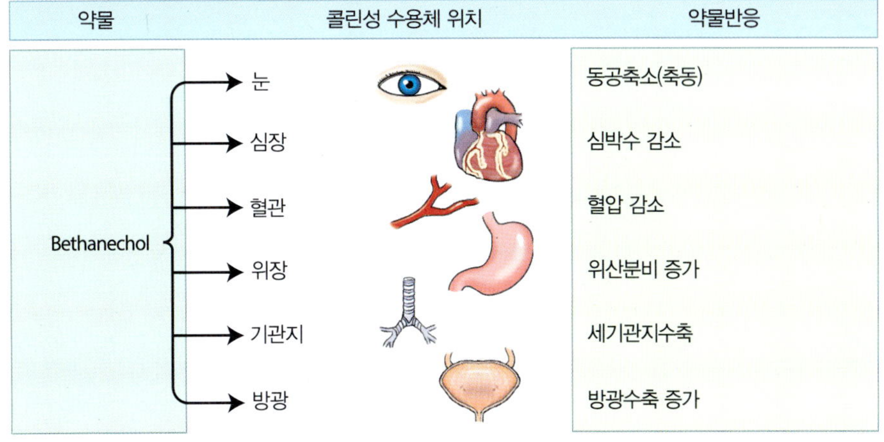

그림 1-8 콜린성 수용체는 방광, 심장, 혈관, 위장, 기관지, 눈에 위치한다.

낮은 치료지수를 가진 약물은 안전역이 좁다(그림 1-11, A). ED와 LD 사이의 작은 안전역 때문에 약물용량은 조절이 필요한데, 혈장(혈청)농도를 검토할 필요가 있다. 높은 치료지수를 가진 약물은 안전역이 넓고 독작용을 나타내는 위험이 적다(그림 1-11, B). TI가 큰 약물의 경우 일상으로 혈장(혈청)약물농도를 관찰할 필요는 없다.

혈장의 약물농도의 **치료범위(치료창)**는 원하는 약물효과를 보이는 혈장의 최소효과농도와 최소독작용농도(독작용) 사이의 약물농도를 말한다. 치료범위가 주어졌을 때 단백질결합약물과 비결합약물을 모두 포함한다. 표 1-3에 항간질약물의 치료범위와 독작용을 열거해 놓았다.

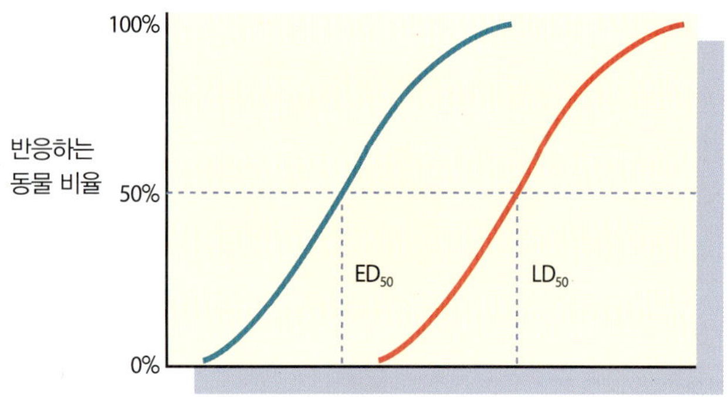

그림 1-10 치료지수는 약물의 안전범위를 나타낸다. 이는 효과적 치료용량과 치명적 용량의 비를 말한다.

표 1-3 항경련제: 치료범위와 독성 농도

약물	치료범위 (mcg/mL)	독성 농도 (mcg/mL)
carbamazepine	6–12	> 12–15
ethosuximide	40–80	> 80–100
phenytoin	10–20	> 30
primidone	5–10	> 12–15
valproic acid	50–150	> 150

>, 초과

최대 및 최저점약물농도

최대약물농도는 약물흡수속도를 나타내고, 최저점약물농도는 약물의 제거 속도를 나타낸다. Aminoglycoside계 항생제처럼 치료지수가 좁고 독작용이 있는 약제는 최대 및 최저점농도가 요구된다(표 1-4). 만약 약물의 최대 및 최저점농도가 너무 높으면 독작용이 나타난다. 만약 최대농도가 너무 낮으면 치료효과를 가질 수 없다. **최대약물농도**는 특정 시각의 가장 높은 약물혈장농도를 말한다. 최대약물농도는 흡수속도를 나타낸다. 만약 약물을 경구투여할 때에 최대농도에 이르는 시간은 약물투여 후 1–3시간 정도이다. 만약 약물이 정맥내에 투여된다면 최대농도에 이르는 시간이 약 10분 가량이다. 만약 약물최대농도에 대해 지시가 내려지면 혈액 샘플은 약물투여경로에 따라서 제안된 시간에 채취하면 된다.

최저점약물농도는 가장 낮은 혈장약물농도이며, 약물이 제

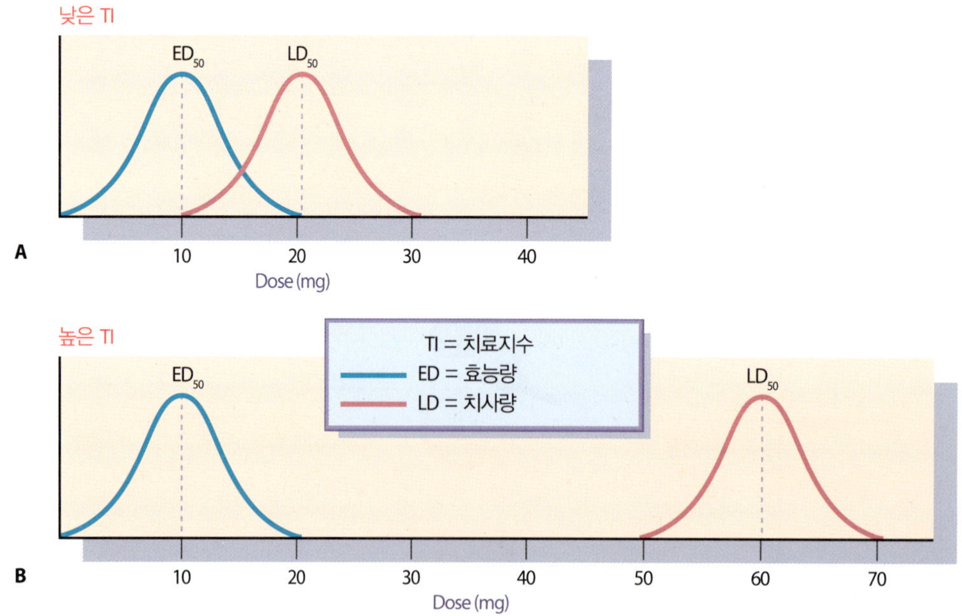

그림 1-11 **A.** 낮은 치료지수약물은 좁은 안전역을 가지며, 약효를 면밀히 모니터링해야 한다. **B.** 높은 치료지수의 약물은 넓은 안전역을 가지며, 약물독성이 덜 일어난다.

표 1-4 Aminoglycoside 항생제: 최대 및 최저점약물농도

약물	최대(mcg/mL)	최저점(mcg/mL)	독성 최대농도 (mcg/mL)	독성 최저점농도 (mcg/mL)
amikacin	15–30	5–10	>35	>10
gentamicin	5–10	<2	>12	>2
tobramycin	5–10	<2	>12	>2

>, 초과; <, 미만.

거되는 속도를 측정하는 것이다. 최저점약물농도는 투여경로에 상관 없이 다음 약물투여 바로 직전에 도출된다.

부하량

즉각적인 약물반응을 원할 때, 혈장내에 약물의 신속한 최소효과농도를 획득하기 위해 **부하량**으로 알려진 약물의 고용량의 최초 투여량을 투여한다. 고용량의 최초 투여량을 투여한 후에, 날마다 투여되는 처방된 용량을 주게 된다. 강심제 약물인 digoxin(Digitek, Lanoxicaps, Lanoxin)은 처음 처방될 때 최초 투여량이 요구된다. Digitalis요법은 짧은 시간 내에 혈장내 digoxin의 최소효과농도를 취하는 과정에 의한 것이다.

부작용, 유해작용 및 독작용

부작용은 원하는 약물작용과 관련 없는 생리학적 효과를 말한다. 모든 약물은 원하는 작용과 원하지 않는 작용을 모두 가진다. 올바른 용량에서조차도 부작용이 일어난다고 예상된다. 부작용은 대부분 bethanechol(Urecholine)과 같은 특이성이 적은 약들에 의해 야기된다. 일부 건강상의 문제에서 부작용이 원하는 작용일 수 있다(예, 졸음이 부작용으로 나타나는 diphenhydramine HCl[Benadryl]의 경우 수면시간에 이용하면 득이 된다). 그러나, 때로는 부작용이 **유해작용**으로 불린다. 때로는 문체에서나 구술에서 **부작용과 유해작용**은 서로 대체하면서 사용된다. 일부 부작용은 약물치료의 한 부분으로 기대된다. 이러한 것들의 발생이 예상되지만, 원하지 않는 부작용이 치료를 중단하는 이유는 되지 않는다. 간호사의 역할에는 환자에 대한 어떠한 부작용이라도 알리라는 교육이 포함된다. 많은 환자들이 약물용량조절, 동일 종류 약물을 다른 약물로 전환하거나 다른 중재의 도입 등으로 치유받을 수 있다. 부작용의 발생은 환자가 처방된 약물을 중단하는 중요한 이유 중 하나라는 사실을 아는 것이 중요하다. **유해작용**은 부작용보다 더욱 심하다. 유해작용에는 아나필락시(심혈관계 허탈)를 포함하는 미약한 정도에서 심한 정도의 부작용을 야기하는 약물의 원하지 않는 효과(의도하지 않고 정상용량에서 발생하는)의 범위를 말한다. 유해작용은 언제나 바람직하지 않다. 유해작용은 계획된 치료에서 변화를 나타내므로 항상 보고되어야 하며, 문서로 남겨야 한다.

약물의 **독작용(toxic effect)** 혹은 **독성(toxicity)**은 약물의 혈장(혈청)치료범위를 관찰함으로써 인지될 수 있다. 그러나 치료지수가 넓은 약물은 치료범위가 좀처럼 주어지지 않는다. Aminoglycoside 항생제나 항간질약물과 같은 좁은 치료지수를 가진 약물은 치료범위를 면밀히 관찰하여야 한다. 약물농도가 치료범위를 넘어설 경우 과량의 약물이나 축적에 의해 독작용이 발생할 수 있다.

약리유전학

약리유전학은 유전인자 혹은 유전적 영향으로 인해 예상되는 약물반응으로부터 약물효과가 어떻게 변화하는지를 연구하는 과학 학문분야이다. 사람들은 서로 다른 유전적 구성을 가지므로 약물용량이나 계획된 약물치료에 항상 동일하게 반응하지는 않는다. 유전적 인자는 약물의 화학적 양상에서 비활성 대사물로 전환하는 약물대사과정을 변화시키고, 게다가 약물작용이 증강되거나 감소할 수도 있다. 어떤 사람들은 유전적 인자 때문에 약물이나 약물작용에 대해 덜 민감하거나 더욱 민감하게 된다. 예를 들어, 미국의 흑인 경우 백인이 ACE 억제제와 같은 일부 항고혈압약물에 반응하는 정도에 못 미친다.

내성 및 속성 내성

내성은 치료과정 중에 반응성이 줄어드는 것을 말한다. 반면에, **속성 내성**은 약물에 대한 반응이 급속히 떨어지는 것을 말한다. 본질적으로, 속성 내성은 **"급성 내성"**이다. 속성 내성을 야기하는 약물 범주에는 마약, barbiturate, 연하제, 향정신제 등이 포함된다. 예를 들어, 마취약제에 약물내성이 생길 경우 환자의 통증경감작용이 줄어든다. 만약 간호사가 약물내성이 발생을 인지하지 못했다면 환자가 진통제를 더 요구하는 사항을 약물중독과 관련된 약물을 찾는 행동으로 이해될 수 있다. 속성 내성의 예방이 항상 치료계획에 포함되어야 한다.

위약효과

위약효과는 약물효과을 담당하는 화학구조가 없는 물질로 이어지는 심리학적 이득이다. 위약효과는 위약을 투여받은 사람의 약 3분의 1정도에서 나타난다. 많은 임상약물연구에서 위약을 투여받는 대상군을 포함한다. 간호사는 약물(예, 통증을 조절하는 마약류)치료효과를 증가시킬 수 있지만, 만약 비치료약물이 치료약물로 언급되었다면 진실을 말하는 윤리적 원칙을 어기는 것이다. 따라서 약물시험을 시작할 때 시험감사자들이 위약을 투여받을 수 있다고 고지받는 것이 요구된다.

돌이켜 보면, 약물작용단계에는 약제학적, 약역학적, 약동학적 단계가 있다. 그림 1-12에 경구투여 후 약물의 3단계가 도해되어 있다. 그러나 주사로 투여된 약물은 약동학 및 약역학 단계만이 존재한다. 간호사는 정제의 경우 흡수되기 위해 분해되고 용해(약제학적 단계)되어야 한다는 사실을 인식해야 한다.

간호사는 독작용을 피하기 위해 약물의 반감기, 단백결합비율, 정상적 부작용, 치료범위를 반드시 알고 있어야 한다. 이러한 정보는 약물 참고문헌에서 얻을 수 있다.

간호과정
환자-중심의 협력의 간호

사정

- 약동학에 영향을 줄 수 있는 요소를 파악하기 위해 환자의 병력을 들어라(예, 위장수술은 흡수에 영향을 준다. 낮은 albumin 수치는 단백질결합에 영향을 준다. 말초혈관질환으로 인해 사지로 약물이 분포하는 데 방해를 받는다).
- 약역학에 영향을 줄 수 있는 인자를 차악하기 위해 환자의 병력을 검사한다(예, G6PD 결핍의 경우 일부 흔한 약물을 투여하는 것에 의해 용혈성 빈혈이 야기될 수 있다).
- 의학적 병력을 수집한다.
- 약역학에 영향을 줄 수 있는 문제점을 파악하기 위해 이화학적 검사를 시행한다(예, 고혈압, 부정맥 혹은 약물요법의 적응증이 되는 비정상적 소견).
- 비특이적(다른 조직과 기관부위에서 동일한 수용체)인 약물의 부작용을 파악한다. 예를 들어, atropine이 투여할 약이면 빈맥, 구강 및 목 건조, 변비, 소변저류, 혼탁시야 등을 사정한다. 만약 비특정의 약물이 고용량투여되거나 빈번하게 투약되면 많은 부작용이 야기된다.
- 좁은 스펙트럼을 가진 aminoglycoside 같은 약물은 최고농도와 최저점농도를 체크해야 한다. 만약 최저점농도가 높으면 독성이 야기된다.
- 약물의 단백결합률에 대한 자료를 체크한다. 높은 단백결합률을 보이는 약물은 많은 부분의 약물이 단백에 결합한다. 이는 약물이 유리형이 되기 전에는 효과를 나타내지 않는다. 단백에 결합하지 않는 부분은 유리형이 되고 활성을 나타낸다.

간호중재

- 고지질 음식이 흡수를 방해하기 때문에 장용해알약(enteric-coated tablet)을 복용하기 전에는 고지질 음식을 섭취하지 말도록 환자에게 조언한다.

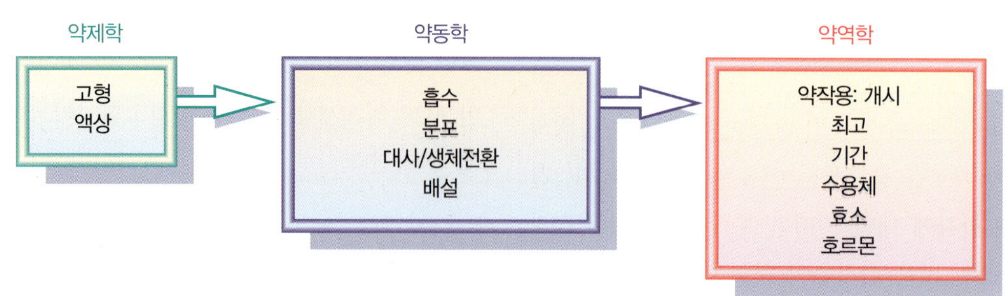

그림 1-12 약물작용의 3단계

- 하루 1회 이상 긴 반감기(즉, 24시간보다 긴)의 약물을 투여할 경우 의료진에게 보고한다. 반감기가 긴 일부 약(예, 항응고제 warfarin[Coumadin])은 다른 약물보다 위험하며, 빈번한 모니터링이 요구된다.
- 독성이 더욱 많거나 좁은 치료범위를 가진 약(예, digoxin)의 치료범위를 모니터링한다.

평가

- 그림 1-13과 같이 약물치료에 영향을 주는 결정인자를 평가한다.
- 높은 단백결합률을 가진 약물을 투여할 때 약물독성의 징후와 증상을 사정한다. 약물은 단백결합 위치를 두고 서로 경쟁하고 치환이 일어난다. 단백결합 위치가 충분하지 않기 때문에 더욱 많은 유리형 약물이 순환계에 나온다. 너무 많은 유리형의 약물은 약물독성을 초래한다.

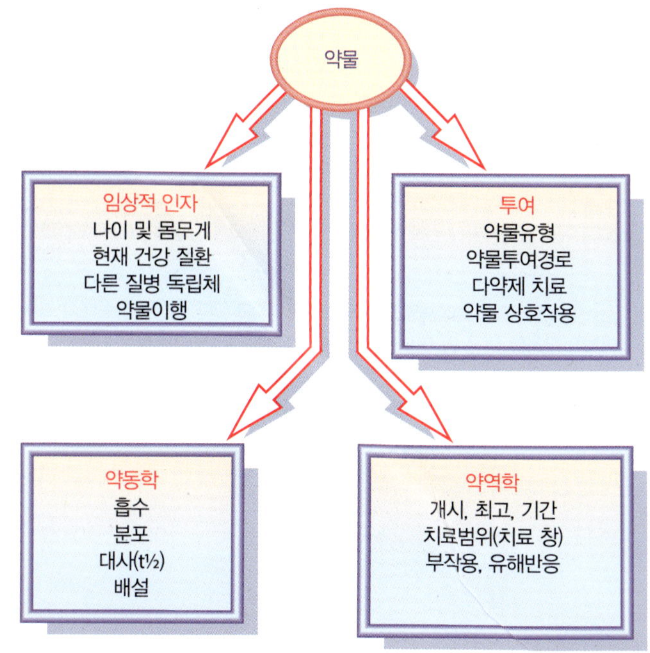

그림 1-13 약물치료에 영향을 주는 결정인자들

핵심 웹사이트

미국약제학협회: *www.aphanet.org*
약물 주제: *www.drugtopics.com*
Pharm Web: *www.pharweb.net*

학습 질문

1. 약동학의 어느 부분들이 간호사가 약물투여 전에 이해할 필요가 있는가? (맞는 답을 모두 고르시오)
   a. 적은 부피의 약물분포를 가진다면 약물은 긴 반감기를 가진다.
   b. 음세포작용과정을 거치면서 경구투여된 약물이 용해된다.
   c. 신장질환을 가진 환자는 줄어든 단백질결합 위치를 가지며, 이로 인해 약물독작용의 위험에 놓이게 된다.
   d. 신속한 흡수는 약물의 생체이용률을 저하시킨다.
   e. 약물대사속도가 느릴 때 과다한 약물축적이 일어나고, 이로 인해 독성이 생긴다.
2. 만약 반감기(t½)가 24시간이 넘는 약물을 환자에게 투여하라고 지시가 내려졌다면 얼마나 자주 투약할 것인가?
   a. 하루 한 번
   b. 격일로
   c. 주 2회
   d. 주 1회
3. 간호사가 간호대학 학생에게 약물작용에 대해 설명하고 있다. 옳은 것은?
   a. 수용성 및 이온화되는 약물이 신속히 흡수된다.
   b. 단백질에 결합하지 않는 약물이 활성형 약물이다.
   c. 대부분의 약물수용체가 세포막 아래에서 발견된다.
   d. 만약 약물의 저점농도가 낮다면 독작용이 나타난다.
4. 간호사가 digoxin(Digitek, Lanoxicaps, Lanoxin)을 투여받는 심부전증 환자를 돌보고 있다. 간호사는 digoxin이 투여될 때 어느 작용을 고려해야 하는가?
   a. Digoxin의 최고농도를 체크한다.
   b. Digoxin의 최저점농도를 체크한다.
   c. 속성 내성을 조사한다.
   d. Digoxin의 치료범위를 조사한다.
5. 간호사는 신장기능이 나쁜 환자에게 대해 의료진이 어떤 실험적 검사항목을 지시할 것인가를 예상하겠는가?
   a. Creatinin 청소율
   b. 사구체여과율
   c. 소변의 특정 중력
   d. 소변 pH
6. 간호사는 환자의 투약계획을 받을 때 약물용량 간격이 무엇과 관련된다고 알고 있는가?
   a. 반감기
   b. 수용체 자극
   c. 치료지수
   d. 저점농도

학습 질문

7. 환자 투약계획을 개발할 때 어느 간호사정이 간호사를 포함시키는가?
   a. 최상농도와 최저점농도를 체크한다.
   b. 약물의 단백질결합 정도를 알기 위해 약물 관련 문헌을 체크한다.
   c. 비특이적 약물의 부작용을 확인한다.
   d. 환자의 약물에 대한 반응을 평가한다.
   e. 흡수를 증가시키기 위해 약물복용 전에 환자에게 장용해정제를 부수라고 조언한다.

8. 간호대학 학생이 약물작용의 단계에 대해 공부하고 있다. 학생이 간호대학 교수에게 언급하는 내용 중 어느 언급이 약물작용에 있어 약제학적 단계인가?
   a. 약물작용을 가지기 위해 4단계에 의해 약물이 이동한다.
   b. 약물이 생체막을 통과하게 하기 위해 약물이 용액으로 되는 것이다.
   c. 이 단계에서 약물이 농축되고 생물학적 혹은 생리학적 반응이 일어난다.
   d. 약제학적 단계는 생체내 체액이나 조직에 나타날 수 있도록 하는 과정이다.

9. 환자가 장용해약물복용 전에 간호사가 피해야 하는 음식에 대해 조언을 하려고 한다. 어떤 음식일까?
   a. 바나나
   b. 구운 양고기 조각
   c. 삶은 생선
   d. 아이스크림
   e. 닭 튀김

답: 1. c,e, 2. a, 3. b, 4. d, 5. a, 6. a, 7. a,b,c, 8. b, 9. d,e

2장

약물승인과정

학습목표

- 미국식품의약국 약물승인과 관련된 연방입법활동에 대하여 토론한다.
- 캐나다에서 약물이 판매되는 일정에 대한 캐나다의 스케줄을 설명한다.
- 간호업무활동의 기능을 기술한다.
- 약물의 화학명, 일반명, 상품명을 구분한다.
- 유용한 약물 참고사항을 기술한다.

미국식품의약국(US Food and Drug Administration, FDA)에 의한 신약승인은 2000년대 초 이래로 지속적으로 진행되어 왔다. FDA의 약물평가 및 연구센터는 매년 평균 23건 정도를 승인한다. 2004년에는 FDA는 신속발의(critical path initiative)를 확립하였는데, 이는 의약제품이 개발되고, 평가되고, 제조되는 과정에서 거쳐야 하는 과학적 과정의 혁신을 추구하는 국가전략인 것이다. 하나의 주안점은 "드물고 도외시된 질병의 예방, 진단, 치료를 향상시키는 것이다". 발의의 성공에는 생체표식자와 과학적 수단의 개발, 임상시험의 간소화 그리고 생산품 안전의 확신 등이 포함된다.

약물표준 및 입법

약물개발과 제조의 조합은 10만불 이상의 비용과 함께 12년에서 20년이 소요된다. 극히 작은 비율로 약물이 승인된다. 그 과정의 단계는 그림 2-1에 보여 주고 있다.

약물표준

미국에서 사용되는 약물표준의 세트는 1820년에 마련된 미국약전이다. 현재 세 권으로 구성된 약물표준의 공인된 근거는 **미국약전국가처방전(*United States Pharmacopeia National Formlary, USP-NF*)**인데, 두 증보판과 함께 매년 발간된다. 간호, 제약사, 약리학, 화학, 미생물학 등의 전문가 모두가 관여한다. USP-NF에 포함된 약물은 치료이용, 환자안전, 질, 순도, 강도, 포장안전 그리고 용량형식(dosage form)에 대한 높은 기준을 충족해야 한다. 이들 표준을 충족하는 약물들은 그들의 공식 이름을 따른 USP 약자를 가지게 되며, 높은 수준의 질을 전 세계적으로 인식되게 한다. USP-NF는 미국에서 판매되는 약물의 공식적 발간물이기 때문에 미국연방식품, 약물 및 화장품법(US Federal, Food, Drug, and Cosmetic Act)에 의해 구성(designated)되었다.

국제약전(*International Pharmacopeia*)은 세계보건기구(WHO)에 의해 1951년에 처음으로 발간되었는데, 전 세계에 걸쳐 약물사용에 있어 작용강도 및 조성에 대한 표준의 기초를 제공한다. 이 국제약전은 영어, 스페인어, 불어로 발간되고 있다. 2006년에 제4판(I 및 II권)이 발간되었고, 2008년에 첫 증보판이 나오게 되었다.

연방입법

연방입법을 통해 대중은 순도가 낮고, 독성이 있으며, 효능이 없거나 대중에게 시판 전 검사를 거치지 않은 약물들로부터 보호받는다. 입법의 근본적 목적은 안전에 대한 확신이다. 약물을 규제하기 위한 첫 미국의 법은 1906년도의 순수식품 및 의약품법인데, 여기에는 약물효과 및 약물안전에 대한 내용을 포함하지 않았다.

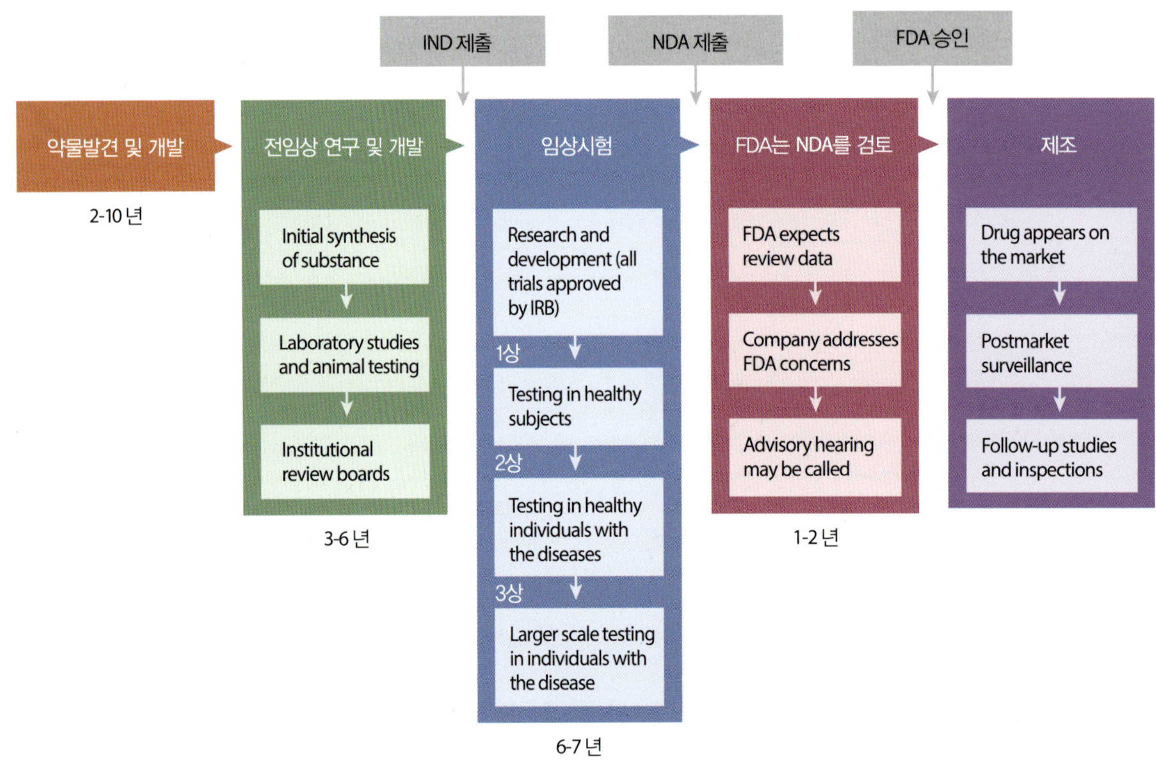

그림 2-1 약물승인과정. FDA 미식품의약국; IND Investigation of New Drug; NDA New Drug Application.

1938: 연방식품, 의약품, 화장품법

1938년의 연방식품, 의약품, 화장품법은 약물제조 및 시판을 조사하고 규제함으로써 약물안전을 더욱 확실히 하고자 하는 FDA의 입지를 더욱 견고하게 만들었다. 유해작용에 대해 검사받는 모든 약들은 정확한 정보와 약물포정 안에 유해작용에 대해 설명하는 자세한 문구가 포함되도록 하는 FDA의 책임이다. FDA는 약물이 불완전하게 검사되거나 위험하다고 판정될 경우 약물의 시판을 금지할 수 있다. FDA에서 승인받은 약물만이 시판이 허락된다.

1952: 1938 Act에 대한 Durham-Humphrey 개정안

1938년의 식품, 약물 및 화장품법에 대한 Durham-Humphrey 개정안은 처방전과 함께 혹은 처방전 없이 팔리는 약물들과 새로운 처방전이 없으면 다시 채워질 수 없는 약물들을 구분짓는다. 마약성 진통제, 수면제 혹은 정온제 같은 약물들은 새로운 처방전 없이 다시 채울 수 없는데, 반드시 이런 내용을 명기해야 한다.

1962: 1938년 법에 대한 Kefauver-Harris 개정안

1938년 식품, 약물 및 화장품법에 대한 Kefauver-Harris 개정안은 1950년대에 널리 광고된 thalidomide 비극의 결과로부터 비롯되었는데, 이 비극은 유럽의 임신부가 임신 첫 3분기에 진정수면제인 thalidomide를 복용하고 극심한 사지기형의 신생아를 출산한 예이다. Kefauver-Harris 개정안은 실험약 같은 약물의 안전을 규제를 강화하고, 약물유해작용과 금기사항을 표기하고 문서에 그 내용을 포함시키는 것을 요구하는 것이었다. 또한, 수정안은 제조사에 이해 사용되는 검사방법의 평가를 위한 조항들, 승인된 약물의 안전과 효과가 의심스러운 경우 철회하는 과정 그리고 시판 전에 신약의 효과에 대한 법규 등을 포함한다.

1970: 규제약물법

1970년에, 의회는 포괄적 약물중독 예방 및 규제 법령 제2장의 규제약물법을 통과시켰다. 이 법은 약물중독의 확대 문제를 교정하기 위해 구성된 것으로, 여기에는 몇 가지 조항이 포함된다. (1) 약물의존에 대한 예방과 치료를 위한 약물교육과 연구장려, (2) 시행권한의 강화, (3) 치료 및 재활 시설의 설립, (4) 중독 경향에 따른 규제약물에 대한 목록 혹은 범주의 지정.

규제약물은 5개의 목록 혹은 범주로 기술되며, 표 2-1에 목록을 열거하였다. 목록 I 약물은 의학적 이용에 승인되지 않았다. 목록 II에서 V의 약물이 이학적 이용에 허용되었다. 게다가, 중독가능성과 육체적, 정신적 의존성 정도가 목록 I의 약물에서 가장 크다. 이러한 의존성은 목록을 거침으로써 줄어드는데, 결국 목록 V에서 제한적인 의존가능성을 가진 약물들이 속한다. 어떤 약물은 1개 목록 범주보다 더 많이 열거되기도 한다. Codeine은 목록 II에 속하는 약물인데, 기침치료약물 약물로 복합적으로 사용되면 목록 V 약물에 속하게 된다.

규제약물에 대한 간호중재는 아래와 같다.

- 모든 규제약물을 계산한다.
- 요구되는 정보를 위해 특별한 규제약물 기록을 보관한다.
- 모든 버려지거나 폐기되는 약물에 대하여 서명하고, 소모량에 대해서도 서명해야 한다.
- 가지고 있는 서류와 약물이 일치하는지 확인한다.
- 모든 규제약물은 잠금장치가 있는 저장소에 보관한다. 마약 진통제는 이중잠금장치에 보관한다. 허락된 사람만이 환자-조절진통제나 경막외 펌프를 위한 열쇠를 포함하는 열쇠에 접근이 가능한 것을 확신한다. 접근을 위해 사용되는 생체일치(bioidentical) 식별기를 장착한 자동화 분배 캐비넷으로 약물이 투여될 수도 있다.
- 미국간호사협회는 간호사의 약물유용을 인지하고 있고, 모든 주에서 중독된 간호사를 위한 동등계층 간 지원 프로그램을 가지도록 권유하고 있다.

1978: 약물규제수정법

이 법령은 신약이 개발되고 시판되는 데 걸리는 시간을 줄이고자 하는 법령이다. 환자권리를 보호하는 동시에 조사단계를 촉진하고 연구를 장려하는 법령이다.

1983: 마약단속국

1983년에, 법무부의 **마약단속국**은 국가의 유일한 합법적 마약단속국으로서 역할을 부여받았다. 같은 해에, 희귀약품법이 계획되어 희귀 질환을 치료하는 데 사용되는 희귀약품의 개발과 제조를 증진시키게 되었다. 이 법의 세 가지 기본 장여보상은 (1) 희귀약물의 임상시험을 위한 연방정부의 연구자금 제공과 계약, (2) 임상시험 비용에 대한 세금의 50% 지불유예, (3) 시판승인날짜로부터 7년간 시장에서 약물에 대한 독점권리 등이다.

1997: 식품의약청 현대화법

이 법령의 5가지 조항은 (1) 신약의 검토와 사용이 촉진되었다. (2) 시판 전에 어린이에게 시험될 수 있다. (3) 임상시험자료가 심각하거나 생명에 위협이 되는 건강상태에 사용되는 실험적 약물사용에 필수적이다. (4) 제약회사는 "off-level" 약물(FDA 비승인약물)과 그들의 사용과 비용에 대한 정보제공을 요구받는다. (5) 약물중단계획을 가지고 있는 제약회사는 생산중단 최소 6개월 전에는 보건전문가와 환자에게 반드시 고지하여야 한다.

표 2-1 규제약물의 목록 범주

목록	약물 예	내용
I	Heroin, 환각제(LSD, 마리화나[암치료를 위해 처방 시 예외], mescaline, peyote, psilocybin)	높은 약물중독가능성. 의학적 사용 비허가. C-I로 표시
II	Meperidine(Demerol), morphine, hydrocodone(Hycodan), hydromorphone(Dilaudid), methadone(Dolophine), oxycodone(OxyContin), codeine, amphetamines,secobarbital, pentobarbital(Nembutal)	높은 약물중독가능성. 의학적 사용 허가. 강한 생리학적 심리학적 의존성 유발. C-II로 표시
III	Codeine 약물, paregoric, 비마약성 약물(예, pentazocine[Talwin])	의학적 사용 허가. 중독가능성 목록 C-I, C-II보다 적음. 의존성 유발가능. C-IV로 표시
IV	Phenobarbital(Luminal), benzodiazepines(예, diazepam[Valium], oxazepam[Serax], lorazepam[Ativan], chlordiazepoxide[Librium]) chloral hydrate Aquachloral), meprobamate	의학적 사용 허가. 의존성 유발 가능. C-IV로 표시
V	설사 및 기침을 치료하는 아편계-규제약물(예, 기침치료약물의 codeine)	의학적 사용 허가. 매우 제한적 의존성 유발가능 C-V로 표시.

C, 규제; LSD, lysergic acid diethylamide.

2002: 어린이를 위한 최상의 약품법령

이 법령은 제약회사로 하여금 어린이에게 사용되는 약물의 안전과 효능에 대해 약물을 평가하여 특허를 확대시키기 위한 것이다.

2003: 건강보험 이전과 책임에 관한 법

2003년도의 **건강보험 이전과 책임에 관한 법**(*Health Insurance Portability and Accountability Act*, HIPAA)은 개인의 인식 가능한 건강정보와 관련된 사생활에 대한 규정을 명시하였다. 이 규칙은 환자의 건강기록의 이용과 유출에 대한 경계를 포함하여 그들의 건강정보에 대해 더욱 통제할 수 있도록 한 것이다. 개인의 치료요법과 관련된 HIPAA는 약국에서의 개인정보 접근에 관한 제한을 포함하고 있다. 예를 들어, 환자병력은 환자에게만 제공되며, 약사는 진료의뢰에 있어서 사생활영역을 반드시 제공해야 하고, 사생활 언급에 대한 사본을 받았다는 언급에 모든 환자가 서명하여야 한다.

2003: 소아연구동등법

이 법은 FDA로 하여금 "어린이는 작은 어른이 아니다"라는 근거하에 제조사로 하여금 약물과 생물학적 생산품을 어린이에게서 안전과 효능을 검사하도록 요구하는 권한을 부여하였다.

2007: 미국식품의약국 수정법

이 법은 FDA로 하여금 시판 후 안전에 대한 연구의무를 지울 수 있고, 신약이 판매 전 연구에서만큼 안전하지 않을 경우 약품 분포에 영향을 줄 수 있는 권한이 주어진다.

2009: 가족 흡연예방 및 담배규제법

이 법은 FDA로 하여금 여러 기준에 의해 담배를 규제하게 하는 법인데, 여기에는 눈에 띄는 경고표시와 완전한 담배성분 목록과 청소년에게 판매금지 등이 포함된다.

2010: 환자보호 및 의료비용합리화법

이 법은 2010년에 법으로 조인되었으나 2014까지 완전히 시행되지는 않을 예정이다. 법률 개혁의 핵심요소에는 (1) 모든 미국인을 위한 질, 의료비용합리화, (2) 개선된 의료보험의 질과 효율, (3) 만성 질환의 예방과 증진된 공중보건, (4) 혁신적인 의학적 치료에로의 개선된 접근, (5) 공동체 생활 서비스와 지원 등이 포함된다.

간호법

모든 주들이 간호사에 의한 약물투약에 관한 자신들의 법률을 가지고 있다. 일반적으로, 간호사는 처방을 하거나 건강관리자의 지시 없이는 투약을 할 수 없다. 현장에서 활동 중인 간호사는 그들이 간호자격증을 받은 주의 간호법에 대해 숙지해야 한다(간호법은 온라인에서 볼 수 있다). 간호사는 그들의 주법과 행정 규율을 알아야 할 책임이 있다. 건강관리제공자의 지시 없이 약물을 투약하는 것은 간호법 위반이며, 면허증을 취소당할 수 있다.

간호사가 잘못된 약물이나 약물용량을 환자에게 투여하거나, 약물투여를 누락하였을 때 혹은 잘못된 경로로 약물을 투여했을 경우로 인해 민사재판소에서 기소될 수 있다. 이들 위법행위에 대한 법률 용어는 아래와 같다.

- **과실, 부주의**: 잘못된 약과 약물용량을 투여하여 환자를 사망에 이르게 함.
- **의무불이행, 누락**: 약물용량을 누락하여 환자를 사망에 이르게 함.
- **불법행위**. 약물을 올바르게 투약하였으나 잘못된 경로로 투여하여 환자를 사망에 이르게 함.

캐나다 약물규제

캐나다에서는 국가 보건복지부의 보건보호부서는 국가 약물법의 기초인 두 법의 행정부 기능을 책임지고 있다. 약물제조, 배급 그리고 약품판매(마약은 제외)는 1953년에 개정된 캐나다 식품약물법에 의해 규제를 받고, 약물제조, 배급 그리고 마약판매는 1996년의 규제약물과 물질법(Controlled Drugs and Substances, CDSA)에 의해 규제를 받는다. 미국의 규제약물법과 비슷하게 캐나다법도 모든 마약에 대하여 처방전과 엄격한 기록을 수반한 보관을 요구한다.

캐나다에서 판매되는 약물은 아래 목록 중 하나에 배정된다.

1. 목록 F 처방약물. 마약과 규제약물을 제외하고 모든 처방약물은 처방(서면 또는 구두)에 의해서만 사용가능하다. 게다가, 이들 약물은 기본적으로 중독가능성이 없다. 제

조 라벨 포함이 요구된다 Pr.

2. CDSA는 중독가능성에 근거한 8가지 목록의 식별을 통해서 마약과 규제약물의 규제와 판매를 조절한다. 기록유지와 조절 수준이 각각에 대해 특징 지워져 있다. 라벨은 규제약물 Ⓒ와 마약 Ⓝ을 반드시 포함해야 한다. Benzodiazepine은 모든 라벨에 t/c를 표기하는 "표적물질(targeted substance)"이다. 목록은 아래와 같다.

   1. 목록 I: 아편 원료 양귀비와 그 유도체(예, morphine, heroin), methadone, coca 및 그의 유도체(예, cocaine)
   2. 목록 II: 대마초 및 그 유도체(예, 마리화나, 해시시)
   3. 목록 III: Amphetamines, methylphenidate, /ysergic acid diethylamide(LSD), methaqualone, psilocybin, mescaline
   4. 목록 IV: 진정수면제(예, barbiturates, benzodiazepines); 단백동화 steroids
   5. 목록 V부터 VIII까지는 개발 중이다.

CDSA는 codeine 약물 선택을 커버한다. 저용량 codeine(20mg/30mL 및 8mg 알약)은 예외이며, 약사에 의해서만 판매될 수 있다. 두 가지의 추가적인 약물성분(항상 caffeine과 acetylsalicyclic acid)이 반드시 이 codeine 약물에 포함되어야 한다. 비처방약물은 장소와 판매상태를 인식할 수 있는 해당 캐나다 지역의 약국법에 의해 관리되고 있다. 이들 약물은 세 가지 범주 중 한 가지에는 배정된다.

1. **비처방약은 어떤 소매점에서도 판매될 수 있다.** 전문가의 지시가 필요하지 않다. 라벨의 내용이 환자에게 안전한 사용에 대해 선택을 하도록 정보를 준다. 이 범주의 예가 항궤양치료제이다.
2. **약국에서만 판매하는 비처방약.** 조언을 해 주는 약사가 반드시 있어야 한다. 어떤 인구에 있어서는 환자가 스스로 약을 선택하는 것이 위험할 수도 있다. 이 범주의 예는 항히스타민제이다.
3. **제한된 접근이 허용되는 비처방약.** 이 약물들은 약사에게서만 살 수 있다. 약사에게 의뢰가 요구되며, 만약 필요할 경우 의료진에게 의뢰가 제공된다. 이 범주의 예가 insulin이다. 지역의 다양한 목록과 규제의 확대를 명시하기 위해 NAPRA(national association of pharmacy regulatory authorities)는 세 가지의 국가적 약물목록을 제시하면서, 동일한 명칭과 수를 사용하여 국가 전체에 걸쳐 규제의 조화를 유도하고자 하였다. NAPRA의 웹사이트 www.napra.ca는 이 시스템에 있어서 자세한 정보를 제공한다. 목록은 아래와 같다.

   1. 목록 I: 마약과 규제약물을 포함하는 모든 처방약들
   2. 목록 II: 약사만이 다룰 수 있는 비처방약의 제한된 허용
   3. 목록 III: 약국에서만 구할 수 있는 비처방약
   4. 비목록약물: 소매상점에서 구할 수 있고 위 목록에 포함되지 않는 약물

캐나다에서는, 국제단위계(international system of unit)에 따라서 약물의 치료 및 독성 농도가 관리된다. 이는 많은 유럽국가에서 사실이다. 몰(mole, mol)농도는 물질단위의 전통적 표현법인 리터당 밀리그램(mg/L) 대신에 리터당 밀리몰(mmol/L)과 같은 몰 단위로 체액에서 약물농도를 나타내도록 채택된 것이다. 미국 내 일부 연구소는 국제단위계 단위를 사용하고 있으나 미국에서 질량단위의 전통적 사용이 지속되고 있다.

약물위조방지계획

위조 및 부정한 처방약의 사용은 그 빈도가 증가하고 있다. 이러한 이유는 위조발생 시에 보고에 대한 의무가 없으며, 위조는 "완전범죄"(약물을 복용하면 증거는 사라진다)의 양상을 가지기 때문이다. FDA와 소비자 단체는 이 문제를 없애기 위해 전략을 짜고 있는데, 예를 들어 유통자에 대한 강화된 관리, 신속경보시스템 그리고 소비자에게 제대로 된 정보알리기 등이 포함된다. 소비자 교육에 있어 간호사의 역할은 매우 중요하다. 간호사는 환자에게 반드시 약물의 맛이나 모습 혹은 포장이나 라벨이 평소와는 다른지를 알려달라고 충고해야 한다. 환자는 포장이나 라벨에 있어 조금의 변화라도 인지해야 한다(예, 색깔, 포장봉인 부분); 예측하지 못한 부작용에 주의하고, 평판이 좋은 곳에서 약을 구입하여야 한다. 좋은 평판의 온라인약국은 자체검증 프로그램을 의미하는 소위 Verified Internet Pharmacy Practice Sites(VIPPS, 인터넷 약국인증 프로그램)의 지정을 받고, 승인 봉인을 게시한다. 어떠한 위조약물에 대한 의심이 들면 환자, 가족 혹은 간호사가 반드시 *www.fda.gov/Safety/MedWatch/HowtoReport/*를 통해 FDA와 접촉하여야 한다.

약물이름

약물은 몇 개의 이름을 가진다. **화학명**은 약물의 화학구조를 나타낸다. 일반명은 약물의 공식적, 비전매명이다. 이 **일반명**은 어느 회사에게도 속해 있지 않고 누구나 사용할 수 있는 명칭이다. 대부분의 약물은 일반명으로 처방된다. **브랜드(상표)명**은 전매명으로 알려져 있는데, 약물회사에 의해 선택되며, 특정 회사에 소유된 등록상표이다. 제약회사는 성분을 판매할 때 브랜드명을 사용한다. 예를 들어, Narcan은 일반명이 naloxone HCl인 약물의 브랜드(상표)명인 것이다.

이 책 전체에 걸쳐 각 약물이 처음 언급될 때는 일반명 및 브랜드명 둘 다 소개되고 있다. 한 가지 일반명에 해당되는 브랜드명이 너무 많기 때문에 일반명은 소문자로 처음 주어지고 이어서 가장 많이 쓰는 브랜드명을 삽입어구로 제시하고 있다. 브랜드명은 항상 대문자로 시작한다. 일반명과 브랜드명의 제시의 예를 들면 "furosemide(Lasix)"이다.

일반약품은 시판 전에 반드시 FDA의 승인을 받아야 한다. 만약 일반약이 브랜드명의 약물과 동일한 생체이용률을 보인다면 일반약이 동일한 치료효과를 가진 것으로 고려되고, "A" 등급이 주어진다. 만약 일반약의 최고혈청농도와 혈장농도곡선이 브랜드명 약물의 80–120% 범위 안에 속하게 된다면 일반약이 브랜드약물과 동등하다고 고려된다.

승인된 일반약은 *www.accessdata.fda.gov/scripts/cder/drugsatfda/*에서 체크가능하다. FDA는 또한 브랜드약과 동등한 것으로 인증된 일반약 목록을 발간하였다. 일반약은 브랜드약과 동일한 활성 성분을 포함하고 있는데, 제조사가 광범위한 검사를 할 필요가 없기 때문에 일반약은 항상 값이 싸다. 약을 처음으로 조성을 한 제약회사에 의해 이들 약물이 안전과 효능에 대해 임상시험을 실시되었다. 그러나 일부 일반약들이 불활성 충전제와 결합체를 가지고 있어 약 효능의 변화가 초래된다.

건강관리제공자와 환자는 그 약들의 작용 혹은 그들에 대한 반응에 가능한 변화 때문에 일반약을 선택할 때 주의하도록 신경써야 한다. 브랜드명 약물이 간질발작에 대해 항경련제, 항응고제(예, Coumadin), 심부전증(예, Lanoxin), 류마티스성 관절염일 때에 고용량의 aspirin 등이 더욱 선택된다. 일반약이 처방되었을 때에 간호사는 건강관리제공자 혹은 약사와 함께 반드시 체크하여야 한다. 의료진은 브랜드명 약물이 처방되었을 때에 약사가 일반약을 대체하는지의 여부를 처방전에서 살펴야 한다.

약물자원

많은 약물 참고사항들이 있는데, 여기에는 관련 간호중재를 규명하는 간호 교과서 및 보건교육을 위한 분야 등이 포함된다. 몇몇 추천 자원은 다음과 같다.

***American Hospital Formulary Service(AHFS)* 약물정보**는 메릴랜드주, 베데스다시에 있는 미국 보건계 약사협회에 의해 발간되었다. 이것은 미국에서 시판되는 거의 모든 처방약물들의 정확하고 완벽한 약물정보를 제공한다. 이 서적에는 치료약물분류에 의해서 목록화된 약물들을 포함한다. 각 약물마다 주어진 정보에는 화학 및 안정성, 약리학적 작용, 약동학, 임상응용, 신체기관에 따른 주의, 경계, 금기사항, 급성중독, 약물 상호작용, 약용량과 투여 그리고 약물 등이 포함된다.

이 참고자료는 매달 추가자료와 함께 매년마다 개정된다. 추가자료에는 새로운 약에 대한 정보를 담고 있는데, 투약형태와 약물강도, 임상응용 그리고 주의사항 등을 포함한다. 문서의 내용은 공평하다. 제약회사만으로부터의 약물정보만을 담고 있지는 않다.

미국약전–약품정보(*USP-DI*)은 3권 세트로 되어 있고, 대부분의 병원과 약국에 비치되어 있으며, 매달 추가자료가 제공된다. 첫 2건, 즉 Volume IA와 IB는 건강관리제공자를 위해 약품정보를 제공한다. 여기에는 약리학, 고려할 경계사항, 부작용 및 유해작용, 환자상담, 일반적인 약용량 정보 그리고 투약형태 등을 담고 있다. Volume II에는 환자를 위한 약품정보를 제공한다. 환자가 이해할 수 있는 방식으로 정보를 설명하고 있다. 이들 주제에는 약제투여, 약효과, 적응증, 유해반응, 용량지침, 그리고 미투약 시에 대한 대처 등을 담고 있다.

약품과 치료에 관한 *Medical Letter*는 의사, 전문간호사 그리고 기타 전문가를 위한 비영리적 발간물이다. 2주마다 새로운 호(issue)가 발간되며, 두 주제 중 한 가지를 다루고 있는데, (1) 질병 실체(예, 인간면역결핍바이러스, 소화성 궤양)를 치료하는 약품, (2) 최근 FDA로부터 승인된 두 가지에서 네 가지의 신약 등이다. 각 신약에 대한 새로운 정보에는 약동학, 임상시험, 약용량, 유해효과, 그리고 상호작용 등이다.

*Prescriber's Letter*는 캘리포니아 스톡튼에 있는 치료연구센터(Therapeutic Research Center)에서 매달 발간되는 소식지이다. 여기에는 새로 FDA-승인받은 약, 오래된 약의 여러 임상응용 그리고 FDA 경고 등의 내용이 제공된다.

Lawrence A. Trissel에 의한 **주사약에 대한 편람**(*Handbook on Injectable Drugs*)은 미국병원약사협회에서 발간된 것이다. 이는 주사약에 대한 뛰어난 참고자료이며, 다른 약과의 융화성(적합성), 기저액체 그리고 다량의 비경구투여가 가능한 약 등의 내용을 제시하고 하고 있다. 또한, 각 약물의 pH와 일부 약물투여지침을 제공하기도 한다.

*MedlinePlus*는 미국의학국립도서관에서 제공하는 서비스이다. 온라인 *www.nlm.nih.gov/medlineplus/druginformation*에서 정보를 제공하고 있으며, 천연물과 보조제뿐만 아니라 처방약제에 대한 광범위한 정보를 제공하며, 일반명과 브랜드명으로 색인되어 있다. 기타 핵심 웹사이트는 이 책 각 장의 끝부분에 기술되어 있다.

미식품의약국 임신범주

FDA는 태아에 대한 약물효과와 연관 있는 분류 시스템을 개발하였다.

핵심 웹사이트

Critical Path Initiative: *www.fda.gov/ScienceResearch/SpecialTopics/CriticalPathInitiative/default.htm*

Health Insurance Portability and Accountability Act:*www.hhs.gov/ocr/hipaa*

U.S. Food and Drug administration: *www.fda.gov/medwatch*

학습 질문

1. 간호사가 약품 라벨에 대한 역사에 대해 많은 질문을 가진 환자를 대상으로 건강교육모임을 가지고 있다. 간호사에게 있어서 어떤 것이 약물 라벨과 약물안전에 대한 증가된 규제에 대한 최상의 법령제정 참고자료이겠는가?
   a. Kefauver–Harris Amendment to the 1983 Act
   b. Controlled Substances Act
   c. Food, Drug, and Cosmetic Act
   d. Durham–Humphrey Amendment to the 1983 Act

2. 간호사가 투약하고 있는 환자 명단을 받고는 몇몇 환자가 최고의 약물중독가능성을 보인다는 사실에 주목하였다. 미국 표준에 따르면 인증된 의학적 사용에 의한 최고의 약물중독가능성은 어느 목록에 속한 약물에 기인하겠는가?
   a. II
   b. III
   c. IV
   d. V

3. 간호사는 미국의 약물승인과정을 검토하고 1997년의 FDA 현대화법을 배우고 있는데, 어떤 조항을 담고 있는가? (맞는 답을 모두 고르시오)
   a. 신약심사의 신속화
   b. 제약회사는 라벨이 없는 약물에 대한 정보를 제공해야 한다.
   c. 개인적으로 인식가능한 건강정보의 기밀이 보호되어야 한다.
   d. 약품 라벨에는 부작용 및 유해작용이 기술 되어야 한다.

4. 환자가 위조약물에 대해 질의가 있다. 어떤 요소로 인해 환자나 간호사가 위조약물 또는 불량약품이라는 것을 인지하는가? (맞는 답을 모두 고르시오)
   a. 포장의 변화
   b. 예측하지 못한 부작용
   c. 달라진 맛
   d. 달라진 화학 조성
   e. 달라진 향기

5. 간호사는 간호법을 숙지하고 있어야 한다. 간호사가 사고로 올바른 약을 잘못된 경로로 투여하여 환자가 사망하였을 경우, 이 간호사는 시민법정에서 무엇으로 죄를 부과하는가?
   a. Misfeasance
   b. Nonfeasance
   c. Malfeasance
   d. Negligence

6. 간호사는 환자에게 올바른 약물을 투여하는 중요성을 알고 있는데, 약물은 많은 이름을 갖고 있다. 약물은 어느 이름으로 처방되어야 하는가?
   a. 일반명
   b. 브랜드명
   c. 상품명
   d. 화학명

7. 약물 라벨 위에 t/c가 기재되어 있다. 간호사는 이 지시내용에 대해 어떤 언급이 바른 것으로 아는가? (맞는 답을 모두 고르시오)
   a. 목록 F의 모든 처방약들 위에
   b. Benzodiazepine 같은 표적 물질 위에
   c. 캐나다 규제 약과 물질법의 지시이다.
   d. 모든 마약 위에
   e. 비전문의약품 위에

8. 1970년의 규제약물법 중에 무슨 조약이 약물중독을 치료하기 위해 입안되었는가?
   a. 법은 치료와 재활시설을 설립하였다.
   b. 법은 실험약에 대한 규제를 강화하였다.
   c. 법은 약에 대한 임상시험 데이터를 요구하였다.
   d. 법은 제약회사로 하여금 라벨이 없는 약품의 정보를 요구하였다.

답: 1. a, 2. a, 3. a,b,d, 4. a,b,c, 5. c, 6. a, 7. b,c, 8. a

3장

약물치료의 안전과 질

학습목표

- 약물투여의 안전과 관련된 QSEN 계획을 토론한다.
- 약물투여의 "five-to-five" 권리를 기술한다.
- 약물투여의 안전위험을 분석한다.
- 약물의 안전한 폐기를 토론한다.
- 높은 주의를 요하는 약물과 안전한 약물투여의 전략을 토론한다.
- 인터넷상으로 약을 주문 시 안전한 실행의 적용을 기술한다.
- 임신범주의 안전한 기반을 토론한다.
- 안전한 약물투여에 대한 간호과정을 적용한다.

IMS(Institute for Healthcare Informatics)에 따르면, 2010년에 40억여 개의 처방전이 미국에서 쓰였다. 처방약, 일반약, 식이요법보조제 등은 성인의 80퍼센트에게 소비된다. Institute for Safe Medication Practices는 성인의 33퍼센트가 매일 적어도 5번의 약을 먹는다고 보고하였다.

약물의 잘못된 투약은 병원과 간호사에 대한 의료과실에 따른 보상금청구의 가장 흔한 경우이며, 건당 5,000달러 정도가 든다. 심각한 약물의 잘못된 투약으로 평균적으로 300만 달러 이상이 법정에서 지급된다. 환자와 가족들이 받는 고통은 액수로는 계산할 수가 없다.

이 장은 안전한 약물투여와 의료과실의 예방을 위한 간호사를 위한 질과 안전교육(Quality and Safety Education for Nurses, QSEN)에 초점을 맞춘다. 여섯 개의 QSEN 역량은 환자와 가족중심적 케어, 조화와 협동, 근거기반 의료행위, 질적 향상, 안전, 정보과학이다(QSEN 웹사이트, www.qsen.org 참조).

약물투여의 "Five-Plus-Five" 권리

약물투여에 있어서 바름(right)은 약물안전의 기본이다. 5개의 약물투여에 관한 바름을 따르는 간호사는 (1) 바른 환자, (2) 바른 약물, (3) 바른 시간에, (4) 바른 경로를 통한, (5) 바른 용량을 생각해야 한다. 경험적으로, 전문적인 간호에 있어서 5가지의 추가적인 올바름이 필요하다. (1) 바른 평가, (2) 바른 기록, (3) 환자의 교육에 대한 권리, (4) 바른 평가, (5) 환자의 거부할 권리.

바른 환자의 확인은 필수적이다. 미국 의료 서비스 평가기관인 "The Joint Commission(TJC)"은 약물투여 전 두 가지 방식의 신원확인을 요구한다. 어떤 환자들은 이름을 부를 때 대답을 할 수 없으므로 간호사는 반드시 환자의 정보를 약물투여 때마다 확인해야 한다.

간호영향은 다음과 같은 것들을 포함한다.

- 환자의 정보 팔찌를 체크함으로써 환자를 확인한다.
- 이름이나 성이 같은 두 환자를 구분하고 카드나 팔찌, Kardex 등의 신원확인도구에 밝은 색으로 주의하라는 표시를 남긴다.
- 어떤 기관은 ID 팔찌가 알레르기 상태로 암호화되어 있다. 당신의 기관에 이런 시스템이 존재하는지를 알고 있어야 한다.
- 환자가 ID 팔찌를 착용하지 않을 때(예를 들어, 학교나 직장의 건강센터, 외래병동, 의료진 사무실), 간호사는 반드시 다른 방법을 통해 약물투여 시 정확하게 개인을 확인해야 한다.

간호사는 반드시 **바른 약물(right drug)**이 투여되는지 확인해야 한다. 약물처방(medication order)은 국가로부터 약물을 처방할 수 있도록 권한을 부여받은 의료인(health care provider, HCP)에 의해 처방된다. 이들 중에는 의사, 치과의사, 발병전문가, 전문간호사(advanced practice registered nurse, APRN), 진료보조인력 등이 속한다. 어떤 의료 서비스에서는 의과대학 학생이 약물처방을 작성하기도 한다. 이런 처방은 공식화되기 전에 반드시 의사나 다른 의료인으로부터 서명되어야 한다. 손으로 작성하는 처방전은 tamperproof한 처방전에 약국이나 병원약국의 약사에 의해 작성되어야 하는 법이 있다. 기관 원칙에 따라 약물처방은 처방용지에 작성되고, 적절한 절차에 따라 권한이 있는 사람이 사인할 것이다. 약물의 전화주문과 구두주문은 정확한 확인을 위해 의료인에게 반드시 다시 읽혀져야 하며, 24시간 이내에 처방하는 의료인의 공동서명(cosign)이 필요하다. 간호사는 반드시 전화주문(TO)에 대한 기관의 정책을 따라야 하며, 때로는 두 자격 있는 간호사가 처방지시를 듣고 사인해야 하기도 한다.

처방전은 전자건강기록의 한 부분으로써 바로 환자의 기록에 보내지고 의료인의 전자서명을 받고 약국으로 보내질 것이다. 그리고 환자기록에 입력될 것이다. 전자건강기록의 큰 특징은 환자의 최근 약물과 새롭게 복용받은 약물 사이의 유해한 약물 상호작용을 확인할 수 있다는 것이다. 전자건강기록은 잘못된 처방을 막음으로써 약물에 의한 의료과실을 줄이고 있다.

전산화된 주문 시스템의 사용은 주문 시스템에 속도와 안전성을 더해 준다. 주문은 어느 위치에서든 가상으로 입력되며 전산으로 보내질 수 있다. 모든 필요한 정보가 포함되어야 컴퓨터로 주문이 진행된다. 주문이 전산화되기 때문에 불법적인 주문이나 서명이 예방된다.

약물주문의 구성은 다음과 같다.

- 주문 날짜와 시각
- 약물이름
- 약물용량
- 투여경로
- 투여빈도와 지속기간
- 간호사의 평가, 약물효능, 검사실결과에 따른 투여중단이나 용량조절에 대한 특별한 지시사항
- 의사나 다른 의료인의 서명 또는 이름(전화주문이나 구두처방)
- 전화주문이나 구두처방을 받은 자격인의 서명

간호사의 책임이 주문대로 약물을 투여하는 것임에도 불구하고 약물처방은 불완전하고, 약물처방에 어느 하나라도 빠져 있다면 약이 투여되어서는 안 된다. 의심스러운 처방은 반드시 시기적절하게 확인되어야 한다. 관련된 의료인은 보통 연락가능하고, 대화내용은 문서화된다. 간호사는 반드시 모든 약물처방의 내용을 알고 있어야 하며, 어떠한 불완전하거나 부정확한 처방, 권장량 이상의 용량에 대한 처방, 환자의 알레르기 상태나 실험실 결과와 상충되는 처방에 대해서 의심해야 한다. 간호사가 약물을 투여할 때 용량이 맞지 않거나 환자상태에 맞지 않는 약물을 투약하게 되면 법적으로 책임을 지게 된다. 한 번 약물이 투여되면 그 간호사는 처방된 약물의 효과에 대해 법적인 책임이 생긴다.

다음은 약물주문의 예시와 그 해석이다.

1/1/14, 1010Lasix 40mg, PO, 매일 [서명].
(Lasix를 매일 40mg 경구투여하시오.)

약물투약과실을 막기 위해 약물 라벨은 반드시 세 번 읽혀야 한다.

(1) 약을 담은 병/용기 또는 미리 포장된 약물을 다룰 때
(2) 약물을 측정하기 전에
(3) 약물을 측정하고 난 후

원래 처방에서 첫 용량, 1회 그리고 "필요시" (PRN) 약물처방을 체크해야 한다. 약물주문과 관련된 간호중재는 다음과 같다.

- 간호사는 반드시 환자의 건강상태와 이전에 시행한 평가에 대해 잘 알고 있어야 한다.
- 약물주문이 완전하고 합법적인지를 확인해야 한다. 만약 주문이 불완전하거나 합법적이지 않다면 간호감독이나 의료진에게 알려야 한다.
- 환자의 알레르기 상태에 대해 알고 있어야 한다.
- 환자가 약물을 투여받는 이유를 알고 있어야 한다.
- 약물 라벨을 투여 전에 세 번 확인해야 한다.
- 약물이 주문된 날짜와 유효기간을 알아야 한다(예, 규제물질과 항생제 그리고 제한된 혹은 특정 수의 용량). 일부 기관은 기관 특정의 "자동정지처방"을 가진다. 규제약물을 포함한 그와 같은 예에서는 매번 48시간마다 처방을 새로이 해야 하며, 항생제는 7-14일마다 새로이 처방되어야 하고, 환

자가 수술 할 경우 모든 약물을 취소해야 한다.

간호사는 **바른 용량**을 위해 투여되는 약물의 양이 주문대로인지를 확인하고 처방받은 환자에게 안전한지를 확인한다. **바른 용량**은 환자의 신장과 간의 기능을 포함하는 신체상태에 의해 결정된다. 많은 약들이 신장을 통해 배설되고 간을 통해 대사를 거치기 때문에 신장과 간의 기능은 중요한 고려사항이다. 환자의 체중은 소아과나 내과, 외과, 중환자 치료 등의 여러 상황에서 또 다른 중요한 고려사항이다. 대부분의 경우에서 특정 환자를 위한 올바른 용량은 특정 약물의 권장량 범위 내이다. 간호사는 반드시 각 약물용량을 정확하게 계산해야 한다.

약물용량을 계산하기 전에, 간호사는 반드시 기본적인 공식과 비율에 관한 지식을 통한 결과값을 알고 있어야 한다. 약물의 극히 일부나 굉장히 많은 용량이라면 용량에 대한 계산을 다시 확인해 보아야 한다. 무엇인가 의심이 생긴다면 동료나 약사와 상의를 해야 한다.

저장약물법과 단위용량방법은 약을 조제하는 방법 중 가장 흔히 사용되는 두 방법이다. 전통적인 저장약물법에서는 약들이 같은 용기로부터 환자에게 제공된다. 단위용량방법에서는 약들이 각각 포장되고 일회 용량마다 라벨이 붙여져서 각각 환자에게 제공된다. 가장 많은 곳에서 사용되는 단위용량방법은 용량에 대한 계산이 필요 없기 때문에 그에 따른 과실을 줄인다.

표 3-1 약물분포방법

저장약물법	단위(UNIT)용량방법
기술 (Description)	
약은 unit으로 보관되어 있고, 동일한 용기로 모든 환자에게 제공한다.	약국에서 24시간 포장되어 있다.
장점	
항상 사용가능하다. 가성비가 좋다.	간호사에게 시간을 절약할 수 있다. 용량 계산이 필요 없다. 특정 용량에 청구하다. 더욱 책임적이다. 오염과 오류의 가능성이 낮다.
단점	
약물오류는 여러 "붓는 기구"(pourer)에서 더욱 일어난다. 의료인들에 의해 내성의 위험이 크다. 사용량에 대한 적은 책임; 사용을 추적하기 불가능 오염의 기회 증가 (다수의 붓는 기구의 무균상태의 오염)	약물투여의 연기 가능성이 있다. 만약 오염 시에 즉시 대체가 힘들다. 더 비싸다.

자동조제 캐비닛은 간호사가 정확하고 빠르게 약물을 투여하는 것을 도와준다. 이 기술은 약물과 모든 약물의 잠금장치보관, 규제약물의 전자추적 등에 대한 정확하고 빠른 접근을 도움으로써 환자 케어를 향상시킨다. 약사는 약물정보시스템과 최근 임상 환자 데이터, 다른 데이터베이스와의 인터페이스, 바코드 용량을 통해 주문을 검토할 수 있다. 약물투여의 자동화는 약물투여에 따른 시간과 비용을 절감시켜주고 자동으로 문서화된 정보를 수집할 수 있게 해 준다. **활동보고메뉴**(*activity report menu*)는 유용한 특징이다. 단일용량투여, 다수용량투여 그리고 다수약물투여를 포함하는 유동적 용량투여 모드가 사용가능하다.

올바른 용량과 관련된 간호중재는 다음과 같다.

- 약물용량을 정확하게 계산한다. 의심스러우면 다시 계산하고 다른 간호사와 확인을 한다. 많은 경우에서 환자에게 특정 약물을 투여하는 첫 번째 간호사는 반드시 약물용량을 정해진 공식에 따른 용량에 맞춰 계산하고, 안전성이 보장되면 서명란에 서명을 해야 한다. 어떤 경우에서는 두 명의 등록된 간호사가 인슐린이나 헤파린 같은 특정 약물의 용량을 확인해야 한다.
- 특정 약물용량의 권장량을 위해 American Hospital Formulary와 포장된 약의 내용물 또는 약물과 관련된 사항을 확인해야 한다.

바른 시간은 처방된 약이 투여되어야 하는 시간이다. 매일 약물용량은 하루에 두 번이나 세 번, 네 번 혹은 6시간마다처럼 하루 중 특정 시간에 투여되어야 한다. 그래서 약물의 혈장농도가 치료농도에서 유지될 수 있다. 모든 약물은 정확한 시간에 투여될 수는 없다. 의료기관에서는 약물이 투여되어야 하는 정해진 시간 전후의 시간범위를 규정하고 있다. 약물의 반감기가 길 경우 보통 하루에 한 번 투여된다. 반감기가 짧은 약물은 특정 간격을 두고 하루에 여러 번 투여된다. 어떤 약물은 식전에, 다른 약물은 식사와 함께 혹은 위장관계 환경이 약물의 흡수에 미치는 영향에 따라 다른 음식과 함께 투여된다.

군용시간의 사용은 투여과실과 문서화를 줄여준다. 많은 간호환경에서 군용시간을 사용하는데, 이는 24시간을 나타내는 시계이다. 그림 3-1을 보면 군용시간과 일반시간을 비교해 볼 수 있다. 올바른 시간에 관련된 간호중재는 다음과 같다.

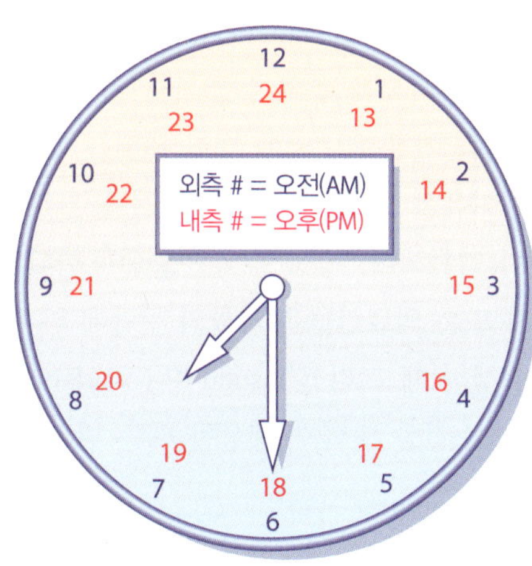

그림 3-1 군대시계

- 약을 특정한 시간에 투여한다(기관의 규정을 참고한다).
- 음식에 의해 영향을 받는 약물은 식사 1시간 전이나 2시간 전에 투여한다(예, tetracycline).
- 위(위점막)를 자극시키는 약물(예, potassium, aspirin)은 식사와 함께 투여한다. 어떤 약물들은 식후에 흡수되는 것이 좋다.
- 약물투여 스케줄을 가능하다면 환자의 생활방식, 활동, 내성 혹은 선호도에 적절하게 맞춘다.
- 환자가 내시경이나 공복혈액검사와 같은 약물투여가 금기인 검사가 예정되어 있는지 확인한다. 만약 약물이 검사가 완료되기 전이나 후에 투여되어야 한다면 방침에 따라 결정한다.
- 만료기한을 확인한다. 기한이 지났다면 폐기하거나 약국에 반납한다.
- 항생제는 치료농도를 유지하기 위해 24시간 동안 일정한 간격으로 투여한다.(예, t.i.d보다는 q8h)

바른 투여경로는 충분하거나 적절한 흡수를 위해 필수적이다. 올바른 경로는 의료인에 의해 결정되고 약물이 어떠한 기전을 통해 신체내로 들어갈 것인지를 말해 준다. 흔한 흡수경로는 구강(액체나 elixir, 혼탁액, 알약, 정재 또는 캡슐), 혀밑(혀 아래 정맥을 통해 흡수), 볼(잇몸과 뺨 사이), 영양공급 튜브, 국부적(피부 위), 흡입(에어로졸 스프레이), 점적(코, 눈, 입 안에), 좌약(직장이나 질) 그리고 다섯 가지 비경구 경로(피내, 피하, 근육내, 정맥내, 뼈내)이다.

올바른 경로와 관련된 간호중재는 다음과 같다.

- 환자의 경구투여약물을 투여하기 전에 환자의 삼키는 능력을 평가한다. 환자가 NPO가 아니라는 것을 확실히 해야 한다.
- 약사와의 상담이나 믿을만한 약물정보 없이 약물을 부수거나 다른 약물과 섞지 말라. 아이들에게 약을 먹이기 위해 달콤한 제재와 섞지 말라. 약물을 영아의 분유식에 섞지 말라.
- 만약 약물이 다른 물질과 섞어야 한다면 이를 환자에게 설명해 주어라. 예를 들어, 많은 어린이용 약물은 맛을 좋게 하기 위해 향이 첨가된다(예, 풍선껌이나 바나나향의 항생제).
- 약물을 투여할 때 무균적인 기술을 사용한다. 비경구투여에서는 살균기술이 요구된다.
- 약물을 경로에 따른 적절한 위치에 투여한다.
- 환자가 경구투여약물을 모두 삼킬 때까지 자리를 지켜라.

바른 평가에서는 약물투여 전에 적절한 데이터를 모으기를 요구한다. 평가하는 데이터에는 강심제를 투여하기 전에 심첨의 심박수나 insulin을 투여하기 전의 혈당 같은 것들이 있다.

바른 문서화는 간호사가 투여되는 약물에 대한 적절한 정보를 즉시 기록하는 것을 요구한다. 이것에는 (1) 약물의 이름, (2) 용량, (3) 경로(주입위치가 적당한지), (4) 시간과 날짜, (5) 간호사의 이니셜이나 서명 등을 포함한다. 약물에 대한 환자의 반응을 문서화하는 것도 다양한 약물에 있어서 필요하다. (1) 아편유사제(통증 감소가 어느 정도인지), (2) 비-아편유사제 진통제(통증 감소가 어느 정도인지), (3) 진정제(얼마나 효과적으로 진정되는지), (4) 항구토제(오심/구토가 줄거나 사라졌는지). 약물에 대한 예상하지 못한 반응(위장관계 자극이나 피부에 민감하게 작용하였는지?)은 반드시 기록되어야 한다. 환자의 반응은 꼭 언어적인 것은 아니며, 생리적으로 나타날 수도 있다(예, 혈압 강하제를 복용하고 혈압이 내려갔는가? Statin을 복용하고 LDL cholesterol 수치가 내려갔는가?). 차트 작성이 늦어지면 약물에 대해 기록하는 것을 잊어버릴 수 있고 그러면 다른 간호사가 약물이 차트에 적혀 있지 않아 투여되지 않았다고 생각해서 또 투여할 수가 있다. 약물투여 전에 일을 마무리하지 말라. 왜냐하면 약물이 어떤 이유에서든 환자에게 투여되지 않을 수도 있기 때문이다. 그래픽 형식이나 컴퓨터화된 시스템은 정확하고 알맞은 시간의 약물투여기록을 돕는다.

바른 교육은 환자가 약물 그리고 그 약물과 자신의 특정한

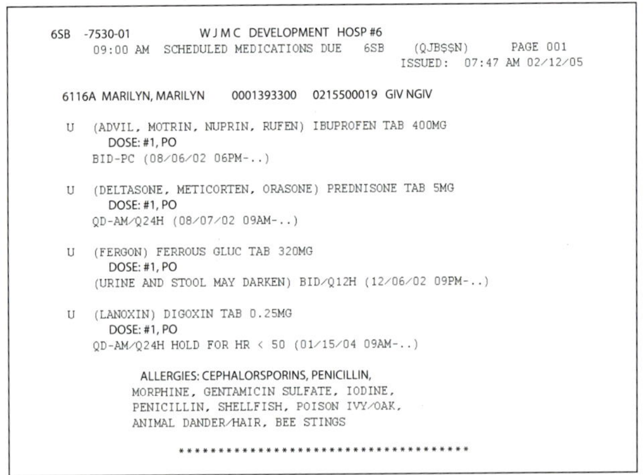

6SB -7530-01 W J M C DEVELOPMENT HOSP #6
09:00 AM SCHEDULED MEDICATIONS DUE 6SB (QJB$$N) PAGE 001
ISSUED: 07:47 AM 02/12/05

6116A MARILYN, MARILYN 0001393300 0215500019 GIV NGIV

U (ADVIL, MOTRIN, NUPRIN, RUFEN) IBUPROFEN TAB 400MG
DOSE: #1, PO
BID-PC (08/06/02 06PM-..)

U (DELTASONE, METICORTEN, ORASONE) PREDNISONE TAB 5MG
DOSE: #1, PO
QD-AM/Q24H (08/07/02 09AM-..)

U (FERGON) FERROUS GLUC TAB 320MG
DOSE: #1, PO
(URINE AND STOOL MAY DARKEN) BID/Q12H (12/06/02 09PM-..)

U (LANOXIN) DIGOXIN TAB 0.25MG
DOSE: #1, PO
QD-AM/Q24H HOLD FOR HR < 50 (01/15/04 09AM-..)

ALLERGIES: CEPHALORSPORINS, PENICILLIN,
MORPHINE, GENTAMICIN SULFATE, IODINE,
PENICILLIN, SHELLFISH, POISON IVY/OAK,
ANIMAL DANDER/HAIR, BEE STINGS

****

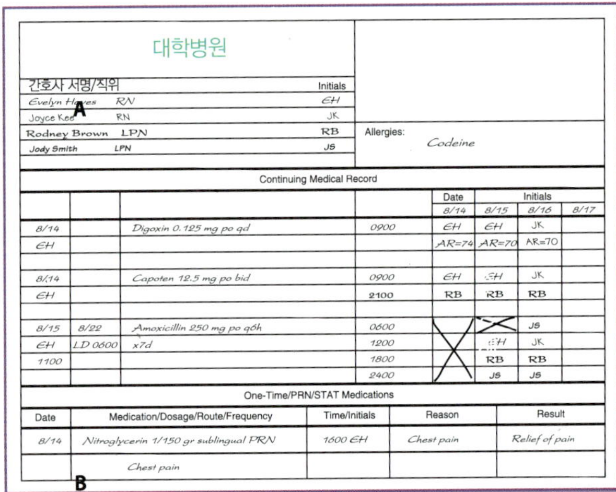

대학병원

간호사 서명/직위		Initials
Evelyn Hayes	RN	EH
Joyce Kee	RN	JK
Rodney Brown	LPN	RB
Jody Smith	LPN	JS

Allergies: Codeine

Continuing Medical Record

				Date 8/14	Initials 8/15	8/16	8/17
8/14		Digoxin 0.125 mg po qd	0900	EH	EH	JK	
EH				AR=74	AR=70	AR=70	
8/14		Capoten 12.5 mg po bid	0900	EH	EH	JK	
EH			2100	RB	RB	RB	
8/15	8/22	Amoxicillin 250 mg po q6h	0600	X	X	JS	
EH	LD 0600	x7d	1200	X	EH	JK	
1100			1800	X	RB	RB	
			2400	X	JS	JS	

One-Time/PRN/STAT Medications

Date	Medication/Dosage/Route/Frequency	Time/Initials	Reason	Result
8/14	Nitroglycerin 1/150 gr sublingual PRN	1600 EH	Chest pain	Relief of pain
	Chest pain			

그림 3-2 의무기록. A. 컴퓨터 양식. **B.** 필기 양식

상태와의 관계에 대한 정확하고 철저한 정보를 전달받는 것을 요한다. 환자교육은 치료목적, 약물의 예상되는 결과, 가능한 부작용, 어떠한 식이 제한이나 필요, 투여방법과 검사실소견 모니터링 등을 포함한다. 이 권리는 **사전동의**의 원칙이다. 이는 개인이 의사결정을 위해 필수적인 정보를 알고 있는 것을 말한다. 교육받은 환자와 그 가족들은 약물에 의한 과실예방에 매우 중요하다.

바른 평가는 약물의 치료효과와 역효과에 대한 평가를 말한다. 이런 맥락에서 "약물이 환자에게 목적에 맞는 효과를 주었는가?"라는 물음을 통해 평가를 한다. 약물의 부작용이나 역효과뿐만 아니라 치료효과를 평가하는 것은 간호사의 업무 중 필수적인 것이다. 이 평가는 환자안전의 측면에서 중요하다.

환자는 약물을 **거부할 권리**를 가진다. 환자는 약물복용을 거부할 수 있다. 간호사는 가능하다면 환자가 약물을 거부를 하는 이유를 확인하고, 만약 그 이유가 적절하지 않다면 환자가 약물을 복용하도록 올바른 조치를 취할 책임이 있다. 환자에게 약물을 거부하는 것에 대한 위험을 설명하고 약물을 복용하는 이유를 강조해야 한다. 약물을 거부할 시 거부에 대해 즉시 기록되며, 항상 추적관찰해야 한다. 간호관리자, 수간호사 또는 의료인들은 약물의 누락에 의해 환자에게 어떤 위험이 생길 때 그리고 insulin이나 warfarin과 같은 경우처럼 검사실소견상 변화가 예상될 때는 반드시 보고받아야 한다.

모든 약물과실을 심각하거나 심각해질 수 있다고 생각하라. 약물과실은 다음과 같은 여러 경우를 포함할 수 있다. 잘못된 약물이나 수액을 투여, 잘못된 용량이나 비율, 잘못된 경로를 통해 또는 잘못된 시간간격에서 잘못된 환자에게 투여, 알레르기를 유발하는 약물이나 수액을 투여, 누락된 용량 또는 중단되지 않은 약물이나 수액이 중단되는 것.

약물투여 시 간호사의 의무

약품처방의무에 더해서 간호사에게는 약품을 투여하는 데에 여섯 가지의 의무가 있다. 이 의무들은 간호사가 안전하게 약을 투여할 필요가 있다는 것에 대한 추가적인 안전보장을 제공한다.

간호사의 여섯 가지 의무(권리?)에는 (1) 완벽하고 분명한 오더, (2) 알맞은 약, 경로, 조제, (3) 정보에 대한 접근, (4) 약복용에 대한 안내, (5) 약을 안전하게 투여하고 문제점에 대해 알려주기, (6) 멈추고, 생각하고, 경계하면서 약을 투여하는 것이다. 이러한 의무에 대해 토론해 보는 것이 더욱 안전한 약처방에 도움이 된다.

완벽하고 분명한 처방은 약, 복용량, 경로, 빈도 등이 의료제공자로부터 완벽하게 제공됨을 의미한다. 컴퓨터에 직접 처방이 입력되면 그 처방은 완벽하다는 보장이 된다. 하지만 간호사는 반드시 의료제공자에게 그 처방이 분명한지 아닌지 물어보아야 한다.

다음은 알맞은 약, 경로, 조제에 관한 의무이다. 약조제를 올바르게 하는 것은 약사의 역할이다. 자동의약처방 시스템은 간호사로 하여금 약의 많은 종류에 접근할 수 있게 해 준다.

정보에 대해 접근하는 것에는 현재, 바로 준비 가능한 약들에 대한 정보를 아는 것에 대한 의무이다. 이것은 굉장히 중요한데, 간호사는 오직 자신들이 알고 있는 약들에 대해서

만 투여할 것이기 때문이다.

간호사는 안전한 처방안내를 위한 정책을 가지고 있어야 한다. 건강관리행정의 역할은 간호사가 안전하게 약을 투여할 수 있도록 알맞은 틀을 제공해야 한다. 각 기관마다 간호사를 교육시키는 정책들이 있다. 정책을 따르지 않거나 정책에 맞지 않게 약을 투여하는 것은 받아들여지지 않을 것이고, 간호사가 그들의 자격을 잃을 위험도 있다.

약을 안전하게 투여하고 문제점에 대해 알려주어야 된다는 것은 약의 투약이 부정적인 영향을 줄 수 있는 상황을 말해야 하는 간호사의 의무와 책임감을 아우른다. 간호사는 그러한 의료상황에 대한 안전성에 대해 옹호해야 한다.

간호사는 약투여에서 멈추고, 생각하고, 경계를 늦추지 않을 의무가 있다. 확실하지 않다면 간호사는 멈추고 생각해야 할 의무와 책임이 있다. 다른 전문가와 상의하고 기관의 정책을 확인해야 한다. 안전이 이러한 행동의 기본이다.

안전의 문화

The Institute of Medicine(IOM)의 1999 보고서인 To Err Is Human: Building a Safer Health Care System에 따르면 헬스케어 시스템을 알게 하는 것에 박차를 가하는 것이 오류를 줄여준다고 하였다. **의약품사고**는 "막을 수 있는 부적절한 의약품의 사용 등으로 환자가 다치는 사건"이라고 정의된다.

이러한 의약품사고의 원인에는 사용가능한 약이 어마어마하게 증가했다는 것과 간호사의 의료제공관리 미숙이나 의약품에 대한 지식부족, 깜빡깜빡하는 것, 표기나 조제, 운반 등의 문제, 부적절한 감시, 산만함, 관리자의 과다근로, 기준의 부족, 장비관리실패, 부적절한 환자병력파악, 부서간 소통부족 등이 있다.

사람들이 사망하고 수많은 비용을 낭비하게 되는 의약품 사고가 많아짐에 따라서 FDA는 2002년에 인간약물제품과 혈액에 대한 바코드 요구(Bar Code Label Requirements for Human Drug Products and Blood)를 제안했는데, 이러한 부호화를 더 증가시키자는 것이었다. 바코드는 최소한 약의 국가 약코드를 포함하는데, 여기에는 그 약을 알리는 독특함과 이것의 강도, 복용형태 등을 가지고 있다. 이러한 방법으로의 변경은 혈액과 혈액약물들을 폐기시키게 했는데, 이것들은 1985년부터 바코드를 사용했기 때문이다. 대부분의 직원들은 바코딩에 대해 받아들였고, 이것의 사용에 능숙해졌다. 하지만 그들은 바코딩은 하나의 수단이지 결정적인 대체가 아니라고 기록하였다.

컴퓨터화된 처방 시스템은 연구소와, 약국, 환자의 데이터간의 상호작용을 하게 하였다. 이러한 환자의 데이터의 통합은 바코딩의 성공의 기초가 되었다. 바코딩을 통해서 환자의 의약품관리기록(MAR, medication administration record) 등이 데이터베이스에 일부가 되어 환자의 손목밴드에 저장되

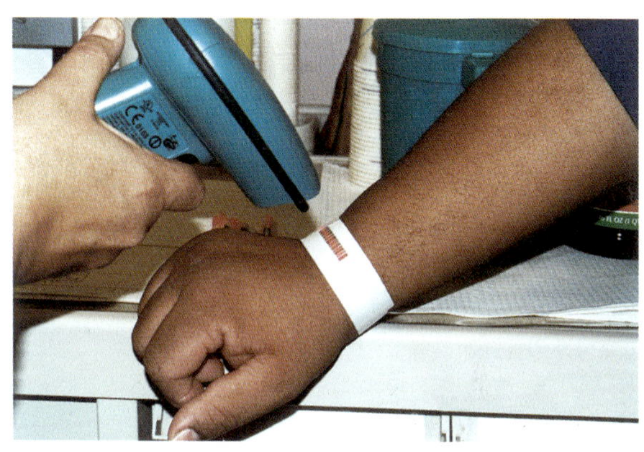

그림 3-3 환자의 손목밴드정보를 스캔하기 위해 바코드 리더기를 사용한다. (From Kee JL, Marshall SM: Clinical calculations: with applications to general and specialty areas, ed. 7, St. Louis, 2013, Elsevier.)

표 3-2 약어를 사용하지 말라

저장약물법 **단위 (UNIT)용량방법**

2005년에, The Joint Commission은 약어의 새로운 리스트를 사용하지 말도록 이슈화했으나, 대신 잘못된 이해를 피하기 위해 손으로 필기하도록 해야 한다. 아래는 "사용하지 말라"는 약어의 리스트이고, 미래의 "사용하지 말라" 리스트에 포함될 가능성이 있는 약어 리스트가 이어진다.

약어	추천 용어
q.d., Q.D.	"매일"이라고 쓰기
q.o.d., Q.O.D.	"하루걸러"라고 쓰기
U	"단위"라고 쓰기
IU	"국제단위"라고 쓰기
MS,MSO4	"morphine sulfate"라고 쓰기
MgSO4	"magnesium sulfate"라고 쓰기
.5mg	전체 숫자 이후 소수점을 쓰지 말기(0.X mg 쓰기)
1.0mg	전체 숫자 이후 소수점 혹은 영을 쓰지 말기(X mg 쓰기)

아래 사항은 미래의 TJC "사용하지 말라' 리스트에 포함가능한 약어들이다.

약어	추천 용어
c.c.	mL(밀리리터) 사용하기
Mg	mcg(마이크로그램) 사용하기
>	"초과"라고 쓰기
<	"미만"이라고 쓰기
약물이름 약어	약이름을 생략하지 않고 쓰기(full name)
약사 단위(Apothecary Unit)	미터법 단위 사용하기
@	"at"으로 쓰기

더욱 자세한 안전정보를 위해 www.jointcommission.org 및 www.ismp.org를 방문하라.

고 간호사가 간단한 장치로 접근할 수 있게 되었다. 환자의 손목밴드를 스캔하면 간호사가 개개인의 의약품관리정보를 볼 수 있다. 의약품관리를 위해서 환자는 처음에 약의 바코드를 스캔하고, 환자의 의료기록을 확인하고, 마지막으로 간호사의 ID 코드를 입력한다. 환자의 MAR이 그에 따라서 업데이트된다. 간호사는 손안에 장치를 통해 5가지 의무에 대한 확인과 경고, 임상적으로 경계해야 할 점들을 확인한다.

추가적으로, 2004년에 TJC가 의약품사고를 막기 위해 국가환자안전목표(National Patient Safety Goals)의 일부로 발표하였다. 이는 모든 공인된 기관들이 더 이상 축약어들이나 두문자들, 상징 등을 사용하지 않도록 하는 것인데, 이러한 것들을 그들이 잘못해석하거나 잘못 읽을 수 있기 때문이다. 표 3-2에는 사용하면 안 되는 리스트들을 수록하였고, 표 3-3에는 받아들일 수 있는 축약어들이 나와 있다.

TJC 웹사이트인 www.jointcommision.org를 방문하거나 Institute for Safe Medication Practices의 웹사이트인 www.ismp.org를 방문하면 현재의 자세한 정보들을 알 수 있다. 또다른 안전을 위한 특징에는 black box, boxed, 경고, FDA의 가장 강력한 라벨링 요구 등이 있는데, 특정한 약들에 대한 위험성을 의료제공자에게 경고하는 데 사용된다.

표 3-3 받아들이는 약어

TJC 리스트는 받아들이는 약어를 세 가지 범주로 나타낸다.

약물측정과 약물형태

약어	의미
Cap	Capsule
Dr	Dram
Elix	Elixir
g, gm, G, GM	Gram
Gr	Grain
Gtt	Drops
Kg	Kilogram
l,L	Liter
m^2	Square meter
mcg, μg	Microgram
mEq	Milliequivalent
Mg	Milligram
mL, ml	Milliliter
m, min	Minim
Oz	Ounce
Pt	Pint
Qt	Quart
SR	Sustained release
ss., ss	One half
Supp	Suppository
Susp	Suspension
T.O.	Telephone order
T, tbsp.	Tablespoon
t, tsp	Teaspoon
V.O.	Verbal order

약물투여경로

약어	의미
A.D., ad	Right ear
A.S., as	Left ear
A.U., au	Both ears
ID	Intradermal
IM	Intramuscular
IV	Intravenous
IVPB	Intravenous piggyback

약물투여경로–계속

약어	의미
KVO	Keep vein open
L	Left
NGT	Nasogastric tube
O.D., od	Right eye
O.S., os	Left eye
O.U., ou	Both eyes
PO, po, os	By mouth
®	Right
SC,subc,sc,SQ,subQ	Subcutaneous
SL, sl, subl	Sublingual
TKO	To keep open
Vag	Vaginal

약물투여시간

약어	의미
AC, ac	Before meal
ad lib	As desired
B.i.d., b.i.d.	Twice a day
c	With
Hs	Hour of sleep
NPO	Nothing by mouth
PC, pc	After meals
PRN, p.r.n.	Whenever necessary, as needed
Q	Every
Qam	Every morning
Qh	Every hour
2qh	Every 2hours
q4h	Every 4hours
q6h	Every 6hours
q8h	Every 8hours
s	Without
SOS	Once if necessary: if there is a need
Stat	Immediately
T.i.d., t.i.d.	Three times a day
	Keep vein open

더욱 자세한 안전정보를 위해 www.jointcommission.org 및 www.ismp.org를 방문하라.

의료 서비스 평가기관(Joint Commision) 2013 국가환자안전목표

TJC 2013 **국가환자안전목표회의**는 건강관리안전성에 대한 문제와 어떻게 그 문제들을 해결할지에 초점을 맞추었다. 국가환자안전목표회의 프로그램은 외래진료(ambulatory healthcare), 행동건강관리, 긴급출입병원(critical access hospital), 홈케어, 병원, 연구실 서비스, 장기간 케어, 장기간 케어(노인의료보험제도, 의료보호) 그리고 사무실기반 수술 등으로 www.jointcommission.org/standards_information/npsgs.aspx에서 확인할 수 있다. 예를 들어, 병원에 관한 국가환자안전목표의 첫 번째 세 가지 안건이 의약품안전과 관련이 있다(목표 1: 환자에게 올바르게 알려줄 것, 목표 2: 직원간의 소통을 향상시킬 것, 목표 3: 약을 안전하게 사용할 것). 모든 사항은 TJC 웹사이트에서 확인할 수 있다.

의약품조화

의약품조화(*Medication Reconciliation*)는 안전의 한 부분으로써 굉장히 중요하다. 의약품의 부조화는 더 이상 문헌상으로 새롭지도 않다. 이러한 부조화가 많이 일어나는 세 가지의 이행점(병원의 허가, 병원내의 이동, 버릴 때)이 있다. 의약품의 조화는 의약품 사회에서 건강관리를 이행할 때 이루어져야 하며, 그로 인해 환자의 안전성이 보장된다.

의약품조화는 환자가복용하고 있는 약들과 환자가 제공받아야 할 약들을 비교하는 것이다. 목적은 의약품오류를 막기 위함이다(누락, 중복, 복용량 문제, 의약품 간 상호작용 등). 조화는 환자가 어떤 약을 복용하더라고 모든 이행과정에서 행해져야 한다. 그러한 이행에는 간호 세팅, 서비스, 건강관리제공자나 수준 등의 변화를 모두 포함한다. 의약품조화과정은 다음 다섯 가지를 포함하고 있다.

1. 현재의 의약품 리스트를 기록한다.
2. 처방된 약의 리스트를 기록한다.
3. 두 리스트를 비교한다.
4. 비교에 기반해서 임상적 결정을 내린다.
5. 새로운 리스트를 가지고 적절한 의료제공자와 환자와 의사소통한다.

의약품조화 팁

- 환자와 의료제공자와 의약품에 대해 철두철미한 인터뷰를 행하고, 현재의 의약품복용에 대한 상황과 방법에 대해 확인한다.
- 환자와 의료제공자에게 의약품에 대한 정보와 다루는 법을 모든 이행과정에 교육한다.
- 환자에게 의약품 리스트를 자신의 제1의료제공자에게 전달하라고 충고한다. 복용이 바뀌거나 삭제되거나 추가되면 리스트를 업데이트한다. OTC도 포함해서 응급실에는 항상 자신의 의약품정보를 가지고 간다.
- 의료제공자나 지역의 약사에게서 도움을 구해서 환자가 의약품기록을 매번 만날 때마다 업데이트하게 한다.
- The Agency for Healthcare Research and Quality(AHQR)에서는 환자들이 들고 다니는 인쇄물을 만들어서 환자들이 직접 자신들의 건강에 주도적인 역할을 할 수 있도록 했다. 간호사들이 인쇄물을 배포했고 환자를 교육하였다. 인쇄물은 www.ahrq.gov/consumer/20tips.pdf.에서 찾을 수 있다.

2005년 이후로, TJC는 모든 병원들로 하여금 환자들의 의약품조화에 대해 확인할 것을 요구하였다. 개정된 NSPG(03.06.01)는 기관으로 하여금 환자의 의약품기록을 정확하게 유지하도록 소통하라고 요구하였다. 또한, Centers for Medicare and Medicaid Services Process of Care(Core) Measures에서는 모든 심부전 환자에 대한 의약품조화 리스트에 대한 협조를 폐기회사에게 요구하였다. 2011년 12월에 AHQR은 "Medications at Transitions and Clinical Handoffs(MATC) Toolkit for Medication Reconciliation"을 발행했는데, 이것은 www.ahrq.gov/qual/match/mamtch1.htm.에서 찾을 수 있다.

약물의 폐기

FDA가 백악관의 국가약물규제정책회와 협력하여 2009년 처방된 약에 대한 적절한 처분에 관한 가이드라인을 발표하였다. 가이드라인에는 약의 라벨과 약삽입물에 표기된 것을 따르라고 되어 있다. 특별히 지시하는 바가 없다면 약들이 환경을 오염시키고 인간과 동물들에 해를 끼칠 수 있으니 화장실에 버리지 말아야 한다(예외 조항은 박스 3-1 참조). 약을 원래 있던 보관함에서 꺼낸 후 쓸모 없는 물건들인 고양이 배설물 담는 흙이나 커피찌꺼기 등과 함께 백에 넣은 후 봉인해서 버리는 것이다. 이러한 방법들은 사람이나 동물들

박스 3-1 물로 씻어버릴 수 있는 약품들

약품	활성 성분
Abstral, 정제(혀밑)	Fentanyl
Actiq, 경구경점막 정제(lozenge)	Fentanyl citrate
Avinza, 캡슐(연장 방출)	Morphine sulfate
Daytrana, 경피패취 시스템	Methylphenidate
Demerol, 정제	Meperidine hydrochloride
Demerol, 경구용액	Meperidine hydrochloride
Diastat/Diastat Acudial, 직장 젤	Diazepam
Dilaudid, 정제	Hydromorphone hydrochloride
Dilaudid, 경구액체	Hydromorphone hydrochloride
Dolophine hydrochloride, 정제	Methadone hydrochloride
Duragesic, 패취(연장 방출)	Fentanyl
Embeda, 캡슐(연장 방출)	Morphine sulfate; naltrexone hydrochloride
Exalgo, 정제(연장 방출)	Hydromorphone hydrochloride
Fentora, 정제(볼을 통해)	Fentanyl citrate
Kadian, capsules(연장 방출)	Morphine sulfate
Methadone hydrochloride, 경구 용액	Methadone hydrochloride
Methadose, 정제	Methadone hydrochloride
Morphine sulfate, 정제(즉시 방출)	Morphine sulfate
Morphine sulfate, 경구용 용액	Morphine sulfate
MS Contin, 정제(연장 방출)	Morphine sulfate
Nucynta ER, 정제(연장 방출)	Tapentadol
Onsolis, 가용성 필름(빰을 통해)	Fentanyl citrate
Opana, 정제(즉시 방출)	Oxymorphone hydrochloride
Opana ER, 정제(연장 방출)	Oxymorphone hydrochloride
Oramorph SR, 정제(sustained release)	Morphine sulfate
Oxecta, tablets(즉시 방출)	Oxycodone hydrochloride
Oxycodone hydrochloride, 캡슐	Oxycodone hydrochloride
Oxycodone hydrochloride, 경구 용액	Oxycodone hydrochloride
Oxycontin, 정제(연장 방출)	Oxycodone hydrochloride
Percocet, 정제	Acetaminophen; oxycodone hydrochloride
Percodan, 정제	Aspirin; oxycodone hydrochloride
Xyrem, 경구용액	Sodium oxybate

이 약에 대하여 신경을 덜 쓰도록 한다. 필요하다면 환자들이 지역사회에 있는 **약물회수**(*Drug Take-back*) 프로그램을 이용하여 소비자로 하여금 원하지 않거나 기간이 지난 필요 없는 약들을 좀 더 안전하게 버릴 수 있다. 또한, 몇몇 약국들이 사용되지 않는 약들을 걷어가기도 한다. 이는 주에 따라 다양하다.

약통을 버리기 전에 모든 알 수 있는 정보들을 제거해야 한다. 간호사나 환자들은 약사에게 상담을 받아 약의 처리에 대해 질문해 보자.

날카로운 물건에 대한 안전

2000년도 Occupational Safety and Health Administration(OSHA) 주사침사고안전 및 예방법률은 미국간호사협회(American Nurses Association, ANA)의 캠페인인 '안전한 바늘 사용은 생명을 구한다(Safe Needles Save Lives)'에서 비롯되었다. 주사침사고안전 및 예방법률에서는 고용자들에게 다음을 요구한다.

- 더 안전한 의료장비를 식별하고, 평가하고, 사용하라.
- 날카로운 물건에 의한 상해를 기록하라.
- 어떤 장비를 사용할 것인지를 결정하는 데 의료종사자들을 참여시켜라.
- 날카로운 물건 처리용기, 자동덮개주사, 공학적 상해방지 및 바늘이 없는 시스템을 갖춘 더 안전한 의료장비에 대한 공학적 제어를 구현하라. 이러한 공학적 제어는 직원들이 혈액매개병원균에 노출되는 것을 줄이거나 없애는 데 사용되어야 한다.
- 직원들을 안전하게 하기 위해서 공학적 혹은 작업관행제어에 대한 적절한 사용을 교육하라.

고용주들은 반드시 예방가능한 날카로운 것에 찔리는 사고가 발생하지 않도록 해야 한다. ANA, Virginia 대학의 국제의료종사자안전센터 그리고 많은 보건단체들이 함께한 'The consensus Statement and Call to Action(2012)'에서는 다음 5가지 영역, 즉 (1) 수술환경에서 날카로운 것에 대한 안전성 향상, (2) 병원이 아닌 환경(예를 들면 사무실, 클리닉, 집)에서의 노출 위험을 이해하고 줄이는 것, (3) 안전한 장비 선정에 있어서 일선 근로자들의 참여, (4) 안전 장비의 격차 해소와 혁신적인 설계 및 기술 장려, (5) 근로자 교육과 훈련 강화에 주목하였다.

약물투여의 안전위험

100회의 의약품투여마다 5회의 오류가 있는 것으로 추정된다. 여러 보고서는 대부분의 의약품오류가 약물을 투여할 때 발생하며(41%), 기록(21%), 조제(17%), 처방(11%), 모니터링(1%), 그 외(9%)가 뒤따르는 것을 보여 준다.

안전에 대한 위험의 예는 다음을 포함한다.

- **알약을 쪼개는 것.** 가파르게 상승하는 약품 가격에 대응하기 위한 노력으로, 몇몇 환자들은 그들의 약을 반으로 쪼갠다. 의사의 승인을 받은 'Half Tablet Program'에서 환자의 비용은 반으로 줄었다. 하지만, 쪼갠 약들은 위험할 수 있

다. 고르지 않은 분할로 인한 약간의 용량변화는 환자에게 큰 영향을 미칠 수 있다. 시력저하, 인지문제, 손 조정문제와 같은 환자 특성들 모두가 위험에 기여할 수 있다.

- **인터넷으로 약을 사는 것.** 이는 쉽지만 구매자들은 반드시 약이 안전한지를 확인해야 한다. 일부 웹사이트들은 주의 허가를 받지 않았거나 약국들과 제휴하지 않았다. 그들은 개인정보를 보호하지 않을 수도 있고, 적절하게 라벨을 붙이거나 저장, 배송을 하지 않을 수 있으며, 기간이 만료된 약을 판매할 수도 있다. FDA는 소비자들이 항상 그들이 주문한 약품을 받는 것이 아니며, 그것이 옳은지 확인해 줄 사람이 없을지도 모른다고 보고한다. 또한, 몇몇 사이트들은 가짜 약을 팔지도 모른다. 환자들은 의료인에게서 처방전을 받으며, 질문에 답할 허가된 약사가 있고, 문제가 발생 시 연락할 사람이 있으며, 미국에 위치하고, 주립약국에서 허가를 받은 웹사이트를 찾아야 한다.

가짜 약

가짜 약(*Counterfeit Drugs*)들은 원하는 약처럼 보일 수 있지만, 유효성분이 없을 수도 있고, 잘못된 성분이 있을 수도 있으며, 잘못된 양의 성분이 들어 있을 수도 있다. 부적절한 포장이나 오염도 문제가 될 수 있다. 가짜 약들은 놀랍게도 진짜처럼 보일 수도 있다. 의심스러운 가짜 약을 보고하려면 FDA 위조문제사무실로 전화하거나 DrugSupplyChainIntegrity@fda.hhs.gov로 이메일을 보내라.

가짜 약들에 대한 노출의 위험을 줄이기 위해서 환자들은 다음과 같이 해야 한다.

1. 허가받은 약국에서만 약을 구입하라. National Association of Boards of Pharmacy(NABP)(www.nabp.net)에서 알아보아라. NAPB는 인터넷약국들을 검토하고, 검토 후에 Verified Internet Pharmacy Practice Sites(VIPPS) Accreditation Program 도장을 허가한다. www.nabp.net/programs/accreditation/vipps/을 방문하라.
2. 처방전을 리필할 때 약의 색, 질감, 모양, 맛(해당되는 경우)을 확인하라. 환자들은 어떠한 변화를 알아차렸으면 약사에게 문의해야 한다.
3. 허가된 도매상을 떠난 후에는 약품의 안전한 취급을 촉진하기 위해서 연방 및 주 차원에서 'pedigree' 요건을 도입한 법률을 준수하라.

약물제형; 분쇄하거나 분쇄하지 않거나

일부 약품들은 분쇄될 수 있으므로 의료진이나 약사에게 문의한다. 약품명의 끝에 ER, SR, XR, SA, CR ,MR, XL이 붙은 약품들은 분쇄하지 말아야 한다. 이러한 약물들은 지속성이나 지효성 약물일 수 있고, 분쇄하는 것은 흡수위치와 속도를 바꿀 수 있다. 현재 분쇄되면 안 될 모든 약품 리스트는 www.ismp.org/Tools/Donotcrush.pdf.를 참조하라.

높은 수준의 주의를 요하는 약물들

약물오류에 고위험약물이 포함될 때 환자에 대한 결과는 더 심각하다. 고위험약물의 종류는 다음과 같다. IV 아드레날린성 약물, IV 아드레날린길항제, IV 항부정맥제, IV 근수축제, IV 보통의 진정제, IV 마취제, IV 항혈전제, 심정지 용액, 화학요법제, dextrose(고장성>20%), 투석용액, 경막외나 척추강 약물, 혈당강하제, 리포솜 형태의 약물, 보통의 진정제, 마약/아편제, 신경근차단제. IV 조영제, TPN 용액, 주사를 위한 멸균증류수, 흡입과 세척(in containers of >100mL), 염화나트륨 주사(고장액, 0.9% 농도). 완전한 리스트는 www.ismp.org/Tools/highalertmedications.pdf를 참조하라.

ISMP는 고위험약물을 다룰 때 안전을 최적화하기 위해 다음과 같은 전략들을 권장한다.

- 고위험약물들에 대한 주문, 보관, 준비 및 관리의 표준화, 약물에 관한 정보에의 접근성 향상, 고위험약물들에 대한 접근제한, 보조 라벨과 자동화된 경고 사용, 필요할 경우 자동화되거나 독립적인 재확인과 같은 중복을 사용하는 것.

유사형태(look-alikes) 및 유사발음(sound-likes) 약물이름

간호사들은 특정 약물들이 비슷하게 들리고, 철자가 비슷하다는 것을 알고 있어야 한다. 약물오류와 관련되고 혼동되어 인식되는 약물의 예로는 amaryl과 reminyl, avinza와 evista, cisplatin과 carboplatin, Depakote와 Depakote ER, ephedrine과 epinephrine 그리고 humalog mix 75/25와 Humunlin 70/30이 있다. FDA, ISMP, TJC는 유사하게 들리는 약물 사이의 혼동을 줄이기 위한 전략으로 "tall man" 표기를 지지한다. 예를 들어, 철자의 차이에 주의하기 위해 rispiridone(Risperdal)은 rispiriDONE, ropinirole(Requip)은 ropiniROLE로 쓰여진다. 'Tall man' 표기는 컴퓨터 목록과 보관 라벨에도 사용되어야 한다.

약물오류를 예방하는 다른 요소들

산만하지 않고, 방해받지 않는 환경을 조성하는 것은 의약품의 안전한 투여에 있어서 중요하다. 효과적인 전략에는 단위용량기계를 둘러싼 바닥에 테이프로 된 영역을 만드는 것, "의약품 준비/투약이 진행 중입니다. 방해하지 마세요"라는 표지를 거는 것, 모든 자동화된 카트에 "의약품투여 중 방해하지 마세요"라는 카드를 거는 것, 의약품 준비를 위해 조용한 영역을 지정하는 것, "방해하지 않아 감사합니다"라고 적혀 있는 조끼를 의약품 준비와 투약 중에 입는 것이 포함된다.

전반적으로, 간호사의 역할은 간호과정을 적용함으로써 가장 잘 달성된다. 의약품안전과 관련된 간호과정은 다음과 같다.

간호과정
환자-중심 협력간호

약물안전

사정

- 환자의 활력징후와 다른 적절한 요소들을 조사한다. 이상소견을 보고한다.
- 환자 과거력과 삼킬 수 있는 능력(경구용 약제를 위해)에 대한 환자조사를 한다.
- 완전함을 위해 그리고 권장되는 항목으로 약물처방을 조사한다. 약물의 목적과 기대효과를 그리고 일반약과 약초약물과 같은 다른 약제와의 상호작용을 안다.
- 약물보관장소를 조사한다(예, 냉장보관이 약물보관요건을 충족하는가?).

계획

- 약물투여와 응용과 연관되어 환자안전이 유지되고/보호될 것이다.

간호중재

- 약을 정확히 계산한다.
- 관련된 자원을 적절하게 사용한다.
- 노출을 최소화하기 위해 피부의 오염 혹은 물질흡입을 피한다.
- 손을 씻어라.
- 당신이 준비한 약만을 투여한다.
- 소통을 위해 환자가 선호하는 언어를 결정하고 이 언어로 소통을 제공하는 자원을 동원한다.
- 적절한 수단(이름 밴드를 스캔하기, 구두로 확인)으로 환자를 파악한다.
- 약을 복용할 때까지 환자에게 머무르기.
- Five-plus-five right에 의해 약을 투여하기: 바른 환자, 바른 약물, 바른 용량, 바른 시간, 바른 투여경로; 여기에 더해 바른 조사, 바른 서류, 바른 평가, 교육받을 권리, 거절할 권리.
- 치료효과와 유해효과를 규명하기 위해 개체의 반응, 생리학적 변화 그리고 검사실검사결과를 모니터링한다.
- 적절한 용기에 바늘과 주사기를 폐기한다. 날카로운 물건에 주의한다.
- 투여경로에 대해 무균기술을 이용한다.
- 즉각적인 방식으로 지정된 구성방식(format)으로 약물투여의 철저한 서류화하기.
- 환자가 약을 거부한 것을 서류화하고 의료진에 알린다.
- 환자에게 약물의 효과를 추적한다.

환자교육

- 약물의 기대효과에 대해 환자와 가족과 상담한다.
- 환자와 부작용 및 유해효과 그리고 무엇을 의료진에 즉시 알려야 하는지를 상담한다.
- 환자가 먹어도 되는 음식/피해야 할 음식에 대해 충고한다.
- 적절하게 음식 식사 전, 함께 혹은 이후에 약을 복용하는 것이 흡수를 촉진한다고 충고한다.

평가

- 약물의 기대결과와 무엇을 의료진에 알려야 하는지에 대한 환자의 이해를 평가한다.
- 치료를 위한 약물처방에 있어 효과를 평가한다.

약물투여에 있어 오류예방을 위한 자원

몇 가지 자원들은 약물오류와 그 예방을 다룬다. (1) 약물안전을 위한 경로는 연방국기금의 지원과 함께 미국병원협회와 Health Research and Educational Trust, ISMP의 협력을 통해 개발되었다. 약물안전을 위한 경로는 약물오류를 줄이기 위한 시스템 기반의 접근을 통해서 병원을 돕도록 설계된 도구이다. (2) 약물오류와 "오류에 가까움(near misses)"에 관한 FDA의 데이터베이스는 의료진들이 약물오류를 예방하기 위한 전략을 확인하고, 시행하고, 평가하는 데 도움을 준다. 의료진들이 오류나 오류에 가까움(near misses)을 FDA에 보고하는 것이 강력하게 제안되었다. 보고서는 기밀이다. (3) The National Coordinating Council for Medication Error Reporting and Prevention(NCCMERP)은 학제간의 관점에서 약물오류를 전문으로 한다. (4) 예상되는 치료효과, 금기, 용량, 잠재적 혹은 심각한 부작용, 상호작용이 불확실할 때 간호사는 반드시 약물참조자료(예, United States Pharmacopeia, National Formulary, and American Hospital Formulary drug reference handbook)를 찾아보거나 인적자원(예, 약사)이나 기술자원(예, Micromedix, Palm Pilot Epocrate)을 이용해야 한다. (5) FDA MedWatch: 의약품회수, 가짜제품, 안전경고에 대한 알림을 받으려면 fda@service.govdelivery.com에서 가입하라.

임신범주

FDA는 태아에 대한 약물의 영향에 관한 분류체계를 개발해 왔다. 표 3-4에는 FDA의 임신범주가 나열해 있고, 각 범주의 태아에 대한 영향을 설명하고 있다. FDA가 의료인들을 위한 처방약품 라벨 개정을 할 예정이라는 것에 주목하라. 이러한 변화의 목적은 임신 환자들과 가임기 환자들에 대한 의사결정을 최적화하기 위한 것이다. 임신과 수유의 세부 항목은 세 가지 구성요소(위험요소 요약, 임상 고려사항, 데이터 섹션)를 가질 것이다. 현재의 임신범주는 개정안이 완성되면 없어질 것이다.

표 3-4 FDA 임신범주

임신범주	내용
A	태아에 무해. 연구는 태아에 해가 되는 증거를 나타내지 않는다.
B	동물 연구에 무해하고 임신부에 잘-조절된 연구가 없다. 임신부에 대해 미미하거나 위험이 없다.
C	동물 연구가 태아의 위험을 나타낸다. 임신부에 대한 통제된 연구가 없다. 약물의 이득과 손해를 결정해야 한다.
D	인간 태아에 유해하다고 입증되었다. 약물의 이득과 손해를 결정해야 한다. 생명위협 상태에서 사용가능하다.
X	인간 태아에 위험하다는 것이 입증되었다. 위험이 이득을 상회하고, 임신기간 동안 약물 피해야 한다.

약물반응을 변화시키는 인자

환자에게 미치는 약물의 영향은 생리학적 변화로 인하여 복잡하다. 간호사들은 약물효과를 정확하게 평가하기 위해서 환자들에 대한 철저한 평가를 해야 한다. 특히 안전과 관련되어 약물반응을 바꾸는 요인들의 예로는 **흡수**, **분포**, 대사, 배설, **독성**, **유전학**, 기존에 가지고 있던 질환, 약물간 상호작용이 있다.

약물투여에 대한 가이드라인

약물투여에 관한 일반 지침은 박스 3-2와 3-3에 나열되어 있다. 간호사들은 약물투여 시 안전성을 향상시키기 위해 이 지침들을 따라야 한다.

박스 3-2 올바른 약물투여의 가이드라인

준비

1. 약을 준비하기 전에 손을 씻는다.
2. 약에 대한 알레르기를 체크한다. 조사과거력과 Kardex를 체크한다.
3. 의료진의 처방, Kardex, 의무기록 혹은 의료 카드와 같이 약물처방을 체크한다.
4. 약용기에 붙은 라베을 3회 체크한다.
5. 약용기의 라벨, 카드 및 Kardex의 유효기간을 체크한다. 날짜가 통용되는 기간 이내에만 사용한다.
6. 필요하거나 기관정책에 의해서 다른 간호사와 함께 약 계산을 다시 한번 체크한다.
7. 다른 간호사나 약사와 함께 독성의 가능성이 있는 약의 용량을 확인한다.
8. 약보관통의 뚜껑으로 정제나 캡슐을 붓는다. 단위용량으로, 환자를 식별한 후에 침대 옆에서 포장용 통을 연다.
9. 눈높이에서 액체를 붓는다. 메니스커스(액체의 낮은 곡선)는 원하는 용량의 선에 있어야 한다.
10. 위장점막을 자극하는 약을 희석한다. (예, potassium, aspirin) 혹은 음식과 같이 투여

투여

11. 준비한 약만을 투여한다. 다른 사람에 의해 투여될 약을 준비하지 말라.
12. ID 밴드나 ID 사람으로 환자를 인식한다.
13. 불쾌한 맛이 나는 약물을 투여하여 환자의 미각에 이상이 왔을 때는 얼음 조각을 준다.
14. 가능할 때, 불쾌한 맛이 나는 약을 투여하고 기분 좋은 맛이 나는 액체를 준다.
15. 투여경로에 따라 환자를 적절한 자세를 취하도록 돕는다.
16. 식이요법에 허용하는 액체의 양과 종류만을 제공한다.
17. 환자가 약을 복용할 때까지 곁에 머무른다.

박스 3-2 올바른 약물투여의 가이드라인–계속

투여

18. 한 위체에 근육내주사로 2.5–3mL 이상의 용액을, 피하로 1mL를 초과하는 양을 주사하지 않는다. 바늘에 다시 뚜껑을 닫지 않는다(일반적인 주의).
19. 약투여를 한 군의 환자에게 동시에 투여하는 스케줄이라면 마지막 환자에게는 추가의 주의를 요한다.
20. 적절한 용기에 바늘과 주사기를 폐기한다.
21. 약폐기는 기관정책과 주법에 의한다. 예를 들어, 약은 싱크대 혹은 화장실에 버리고, 쓰레기통에 버리지 않는다. 규제물질은 약국에 반드시 반납한다. 일부 폐기는 목격자의 서명을 요한다. 기관정책에 따른다.
22. 사용하지 않은 용액과 앰플을 버린다.
23. 바이알을 개봉한 후 사용하지 않은 안정된 용액을 적절하게 보관한다(일부는 냉장을 요한다).
24. 라벨 위에 개봉 날짜, 시간 그리고 당신의 이름 약자를 적어라.
25. 마약성 진통제는 이중잠금서랍 또는 옷장에 보관한다. 간호사가 부재 중이면 약제 카트는 항상 잠구어 놓아야 한다.
26. 아편계 진통제는 간호사에 의해 관리되는 서랍에 보관해야 하며, 가정에서는 보관하지 말라.
27. 아편계 진통제는 집에서 어린이와 다른 사람의 손에 닿지 않게 안전하게 보관해야 한다.
28. 알레르기나 과민반응이 생기는 것을 방지하기 위해 피부나 점막에 닿지 않게 조심해야 한다.

기록

29. 환자의 의료진과 간호관리자에게 약물오류를 즉시 보고한다.
30. 사고보고를 완료한다.
31. 차트에 기록한다. 주어진 약의 용량, 시간, 경로 그리고 당신의 이름 약자를 기록한다.
32. 특히 STAT 용량의 경우 약을 투여한 후 즉시 기록한다.
33. 특히 PRN 약물인 경우 약물투여 후 효과 및 결과를 기록한다.
34. 거절 이유와 함께 거절된 약물을 기록하고 환자의 의료진에게 보고한다.
35. 섭취 및 배설 차트에 약물과 함께 수분의 양을 기록한다.

ID, Identification 식별; PRN, as needed 필요시 ; STAT, immediately 즉시

박스 3-3 약물투여 시에 피해야 하는 행동

약물 준비 동안 산만하지 말라.
다른 것으로 약을 붓지 말라.
글씨가 지워지거나 라벨이 부분적으로 제거되었거나 떨어진 라벨이 있는 용기의 약물을 붓지 말라.
원래 용기에서 보관을 위해 다른 용기로 약물을 붓지 말라.
약을 손에 붓지 말라.
유효기간이 지난 약을 투약하지 말라.
약과 용량을 추정하지 말라. 의심이 들면 질문한다.
침전물이 있고, 색이 변하거나 혼탁하면 약을 사용하지 말라(그리고 말아야만 한다).
침대 옆이나 방문자와 함께 약을 두지 말라.
보이지 않는 곳에 준비된 약을 두지 말라.
만약 환자가 어떤 약이나 약물군에 과민하다고 말하면 투약하지 말아야 한다.
식별만의 목적으로 환자이름을 부르지 말라.
환자가 과거의 사용하던 약과 다르다고 하면 약을 주지 말라. 처방을 체크한다.
바늘을 다시 꼽지 말라. 높은 수준의 주의를 기울여라.
많은 양과 음료수로 약을 섞지 말라.

핵심 웹사이트

National Coordinating Council for Medication Error Reporting and Prevention (NCCMERP): www.nccmerp.org
Proper disposal of prescription drugs: http://www.whitehouse.gov/sites/default/files/ondcp/issues-content/precription-drugs/rx_abuse_plan.pdf.
U.S. Food and Drug Administration (FDA): www.fda.gov

학습 질문

1. 환자가 약물 폐기에 대해 문의한다. 간호사는 어떻게 반응하는 것이 최선인가?
   a. "폐기 전에 커피 연마 기계에 약을 섞으세요."
   b. "싱크대에 부으세요."
   c. "원래 용기 위에 있는 인식 라벨을 버리세요."
   d. "폐기하기 전에 모든 정제를 분쇄하시오."
   e. "폐기 전에 표백제로 약을 희석시키시오."
2. 환자가 duastride(Avodart)를 복용한다. 환자의 어떠한 언급이 약물에 대한 교육이 더 필요하다고 보는가?
   a. "음식이 있든 없든 간에 기꺼이 나는 약을 복용한다."
   b. "검사실검사와 모니터링이 필요 없어 좋다."
   c. "이 약은 비싸다. 나는 처방 혜택을 받아서 좋다."
   d. "나는 약을 삼키기 전에 씹는게 좋다."
3. 간호교육자는 높은 주의를 요하는 약들의 리스트를 받았다. 이들 약물들에 있어 사용오류의 위험을 줄이는 전략은 무엇인가? (맞는 답을 모두 고르시오)
   a. 그들의 약보관장소에 알파벳 순서로 약물을 보관한다.
   b. 이들 약에 접근을 제한한다.
   c. 이들 약에 특별한 라벨을 붙인다.
   d. 스테프에게 많은 정보를 제공한다.
   e. 이들 약의 처방과 준비를 표준화한다.
4. 간호사가 TJC에 따라서, 약물의 처방하거나 서류화하는 데 있어서 인지해야 하는, 리스트를 "사용하지 말라(Do Not Use)"에 해당하는 약어는 어느 것인가?
   a. Q.D.
   b. h.s.
   c. T.I.W.
   d. d. b.i.d.

학습 질문

5. 환자가 처방약을 거부한다. 어느 것이 간호사의 환자에 대한 최선의 반응인가?
   a. 약물의 이득과 부작용을 설명한다.
   b. 나중에 복용하도록 약을 환자의 침대 옆에 둔다.
   c. 약을 복용하도록 환자를 설득한다.
   d. 약을 복용하지 않는 데 대한 위험을 얘기한다.

6. 올바른 서류와 관련된 간호사가 알아야 하는 필수적인 정보는 무엇인가? (맞는 답을 모두 고르시오)
   a. 근무교대 말미에 주어진 모든 약물의 서류화의 필요성
   b. 주사약물투여의 올바른 위치
   c. 항구토제에 대한 환자의 반응
   d. 약물이름, 용량, 투여경로
   e. 약물투여 날짜와 시간 그리고 간호사 이니셜과 서명의 필요성

7. 간호사가 약물투여를 준비 중이다. 어느 것이 완전한 처방인가? (맞는 답을 모두 고르시오)
   a. Aspirin 81mg, 매일 PO
   b. 종합 비타민을 매일 1
   c. 비타민 D, 2000unit, PO
   d. Ciprofloxacin HCl(Cipro) 500mg PO q 12h X 7d
   e. 오심에 대해 Promethazine 50mg IV q3–6h PRN

답: 1. a,c, 2. d, 3. b,c,d,e, 4. a, 5. d, 6. b,c,d,e, 7. a,d,e.

4장

성인과 소아 응급약물

학습목표

- 이 장에 나열된 응급약물의 적응증을 기술한다.
- 각 응급약물의 기본 기전을 설명한다.
- 각 약물에 특이적인 적절한 간호 고려사항과 행동을 토론한다.
- 약물을 어떻게 적절히 투여하는지 설명한다.
- 각 약물의 주요 유해효과를 기술한다.

이 장에 기술된 약물은 다양한 응급상황에 일차 치료로 사용되는 것들이다. 내 · 외과적인 문제가 야기될 수 있으므로 간호사는 이들 약물의 적응증과 작용에 대한 지식을 잘 알고 있어야 한다. 환자가 생명을 구하는 중재가 요구될 때 최상의 수준으로 간호사가 역할을 할 수 있도록 위급상황 전에 핵심적 간호적용의 효과를 숙지해야 한다.

응급약물군의 각 토론 말미에 용량과 적응증이 포함된 요약원형약물차트를 기술하고 있다. 흔한 성인용량이 약물 차트에 언급되었다. 소아용량은 소아의 나이와 체중에 좌우된다. 약물투여를 위해, 전문심장소생술 가이드라인에 근거하여 8세 이상 성인, 8세 이하의 소아, 1세 미만의 영아로 구분한다. 약물 차트는 응급약물 중에서도 가장 흔한 적응증을 나타내고 있다. 이 차트는 약물의 모든 가능한 적응증과 용량용법을 기술하고 있지는 않다.

응급약물로서의 산소

산소는 투여용량과 방법에 따라 이롭기도 하고 약물로 분류될 수 있다. 산소는 생명유지에 필수적이며, 산소 없이는 6분 내에 뇌사가 시작된다. 부족한 산소는 **저산소증**을 유발하고 모든 신체에 주요한 생리학적 후유증을 남긴다. 그러므로 산소는 모든 응급상황에서 일차약물로 취급된다. 상황에 따라 적절한 산소공급은 흉통, 서맥, 심부정맥과 같은 생리학적 이상을 효과적으로 치료하는 데 필수적이다. 또한, 산소는 폐혈관을 강력히 확장시키고 심부전증 환자에게 도움을 주기도 한다.

이 장에서 토론되는 다른 약물을 투여하기 전에 환자의 기도와 호흡을 확인하여 적절한 산소화와 호흡을 촉진해야 한다. 저산소혈증의 원인을 효과적으로 교정하지 않고 저산소혈증에 의한 질병상태를 치유하는 약물을 투여하는 것은 비효과적이고, 궁극적으로는 원하지 않는 결과를 초래할 수도 있다. **맥박 산소계측기(pulse oxymetry)**는 산소포화도를 디지털로 나타내며 적절한 산소화를 사정하고 더 나아가 중재를 위해 응급상황에서 사용되어야 하는 필수적인 측정기구이다. 이상적인 산소포화도는 94% 정도 혹은 그 이상으로 유지되어야 한다. 혈관수축, 심한 빈혈, 저체온증, 일산화탄소 중독 및 쇼크와 같은 상황에서는 맥박 산소계측기 측정이 정확하지 않을 수 있음을 알아야 한다.

주위의 공기는 약 21%의 산소를 포함한다. 환자가 실내공기를 호흡할 때 매번 호흡에 있어 가스의 전체 양에서 21%의 산소를 흡입하는 것이다. 이 측정을 **흡입산소분압(fraction of inspired oxygen(FiO_2))**이라고 한다. 일반적으로, 심한 생리학적 스트레스, 예를 들어 쇼크 상태, 외상, 혈류학적으로 불안정한 급성 심근경색증, 심정지 등을 겪는 환자의 경우 초기에 고농도의 산소공급(즉, FiO_2가 100%에 가까움)을 필요로 한다. 이러한 조건에서 선택되는 초기 응급 산소공급기구에는 자가호흡을 하는 환자를 위해 산소저장소를 장착한 비재호흡식 마스크(산소유속속도를 10−15L/min으로 맞춤)와 호흡보조가 필요로 하는 환자는 궁극적 기도 관리와 기계적 호흡기가 사용가능할 때까지, 산소공급을 15L/min으로 공급하는 장치에 bag-valve-mask 기기를 장착한 것 등이 있다.

비록 고농도의 산소를 투여할 때 저산소호흡 노력을 상실하는 만성 폐쇄성 폐질환(COPD) 환자에게 주의가 필요할지라도, 산소를 필요로 하는 환자에게 투여가 되지 않아서는 안 된다. COPD 경우에, 만일 호흡억제나 심정지가 일어난다면 간호사는 bag-valve-mask로 수기로 호흡시키는 것을 준비해야만 한다. 폐쇄성 폐질환이나 급성 심인성 폐부종 같은 상황으로 인해 호흡곤란을 겪는 일부 환자는 CPAP 혹은 BiPAP 순환을 이용한 비침습적 산소 마스크 호흡을 통해 공급되는 산소치료의 도움을 받을 수도 있다. 이들 기구가 산소를 공급할 때 양-압 기전에 의한다.

기저손상 혹은 질병과정과는 관계없이 환자상태가 안정되면 산소투여량을 반드시 줄여 동맥산소분압을 94% 이상으로 유지해야 한다. 장시간의 FiO_2 50% 이상은 어른과 소아 모두에서 산소독성을 야기하고 호흡계에 악영향을 미칠 수 있다.

심한 생리학적 스트레스(예, 협심증, 부정맥, 폐질환)를 포함하지 않는 응급상황을 위해, 1-6L/min으로 비강 캐뉼라를 통해 혹은 6-10L/min로 단순 얼굴 마스크로 산소를 공급하여 중요한 생리학적 이득을 취한다. 어린 소아 환자에게는 얼굴 마스크보다는 10-15L의 높은 산소량으로 안면 텐트(face tent)가 더 좋다.

심장질환에 대한 응급약물

이 장에서 다루는 약물은 협심증, 심근경색증, 심부정맥 및 심정지 같은 심장응급상황에 사용되는 약물들이다. 소생상황에서는, 환자치료의 기본은 표준화된 치료 알고리즘과 표준에 따른 적절한 산소화와 호흡, 적절한 CPR, 전기적 치료(심율동전환 및 제세동)에 근거한다. 약리학적 치료제는 성공적인 결과를 나타내기 위해 이러한 치료들과 동시에 적용되는 보조적 요법의 성격을 띤다. 이들 약물은 자주 준비되어야 하며, 즉시 투여되어야 한다. 약물과 필요한 장비의 쉬운 사용뿐만 아니라 기본지식은 심장응급에 있어 최상의 환자반응에 필수적이다. 항상 응급상황에서는 상세한 개인적, 의학적, 약물, 약초사용 과거력 등에 대한 정보를 얻기는 힘들다.

약초 경고 4-1

약초 및 응급약물

응급상황에서는 상세한 건강개인력을 획득하기 힘들다. 그러므로 치료는 환자의 상태에 근거하게 된다. 항응고작용을 가진 약초나 catecholamine과 상호작용하는(고혈압위기를 초래한다) 약초는 응급상황을 치료하는 약물의 효능을 거슬리게 된다.

Aspirin

Aspirin은 급성 관상증후군 및 심근경색증의 치료에 있어 혈소판응집억제를 위한 일차 선택약물이다. 경구로 160-325mg 용량으로 흉통 개시 때 최선의 투여약물이다. 환자는 흡수를 촉진시키기 위해 정제 전체를 삼키기보다 씹어서 삼켜도 되는지 의료진에게 물어보아야 한다. 오심과 구토를 경험한 환자에게는 직장좌약으로 300mg/kg 투여할 수도 있다. 또한, aspirin은 fibrin 용해치료가 필요하지 않는 급성 허혈성 뇌졸중으로 고통받는 환자에게 초기치료 알고리즘으로 적용될 수도 있다. Aspirin 투여의 금기에는 진성 약물과민반응, CT 스캔상 뇌출혈, 최근 위장관출혈 등이 포함된다.

Nitroglycerin

Nitroglycerin은 관상동맥을 확장시키고 허혈상태인 심근에 혈류를 증가시킨다. 그러므로 **협심증**(흉통) 및 **심근경색증**(심장마비)의 선택 치료약물이다. Nitroglycerin은 급성 심인성 폐부종 시의 선택약물인데, 이는 전부하(preload) 및 후부하(afterload) 모두 낮추기 때문이다. 발기부전상태에서는 다른 약(예, sildenafil[Viagra], vardenafil[Levitra], tadalafil[Cialis])과 같이 nitroglycerin을 사용할 경우, 24-48시간 안에 투여할 경우 심한 저혈압을 유발하기 때문에 사용 전에 세심한 개인력을 물어야 하며, 이러한 병용은 피해야 한다. Nitroglycerin은 혀밑, 혀를 경유하는 스프레이 및 정맥내투여 등이 가능하다.

혀밑 nitroglycerin(0.3-0.4mg) 및 혀를 경유하는 스프레이(0.4mg 조정된 용량) 약물은 수축기 혈압이 >90mmHg인 급성 협심증 발작을 경험한 환자에게 사용된다. 환자는 앉거나 누워 한 개의 nitroglycerin을 타액으로 적시고, 혀밑에 투여하여 서서히 녹여야 하는 것을 배워야 한다. 만약 흉통이 나아지지 않으면 세 개의 정재를 복용하는 동안 환자의 수축기 혈압이 <90mmHg에 머무르는 한 3-5분 간격으로 혀밑 nitroglycerin을 반복투여한다. 혀밑 에어로졸 약물을 처방받은 환자는 스프레이를 마시지 말 것을 기억해야 한다. 대신 혀위 혹은 밑에 뿌린다. 환자는 충분히 약이 흡수되도록 10초 가량 기다리도록 한다. 혀밑 nitroglycerin의 경우 15초 내에 세 번 용량까지 줄 수 있다. 만약 동통이 혀밑 혹은 에어로졸 형태로 세 번 투여 후에도 지속되면 응급상황에서 또 다른 중재가 필요하다. 만약 환자가 병원 밖에 위치하면 구급차를 불러야 하며, 혈압과 맥박을 면밀하게 체크해야 한다. 저혈압은 흔한 유해효과인데, 특히 환자가 처음 nitroglycerin을 투여하는 경우에 그러하다. 빈맥(성인에서 비정상적으로 높은 맥박, 분당 100회 이상) 혹은 흔치 않게 서맥이 약이 될 수도 있다. 혀밑 혹은 혀를 통과하는 스프레이 형태의 nitroglycerin을 nitroglycerin 패치를 붙인 상태에서 환자가투여할 경우에 저혈압의 고위험에 빠질 수 있다. 이러한 상황은 경고를 주어야 한다. 매일 nitroglycerin을 복용하고 저혈압에 대한 일부 보호를 제공할 수 있는 개인에게서 질산염은 내성을 야기시킬 수 있지만 만약 혈압이 불안정하다면 nitroglycerin 패치를 제거할 필요가 있다. 또한, 통증과 피부화상의 가능성을 방지하기 위하여 심장제세동 전에 nitroglycerin 패치를 제거하여야 한다.

정맥내 nitroglycerin을 불안정형 협심증 혹은 급성 심근경색증 환자에게서 계속 유지해야 한다. 지속적 투여는 흉통과 혈압반응에 근거하여 항상 10-20mcg/분으로 시작하고, 5-10분마다 5-10mcg/분으로 증가시킬 수 있다. 저혈압이 흔한 유해효과이므로 지속적인 혈압과 맥박관찰이 요구된다. 저혈압은 nitroglycerin 투여를 감소하거나 중단함으로써 항상 치료가 되고, 내성이 생길 경우에 다리를 올린 상태로 환자를 눕힐 수 있다.

Morphine Sulfate

Morphine Sulfate는 마약성 진통제로, 급성 심근경색과 관련된 흉통을 치료하는 데 사용된다. 이 또한 급성 심장성 폐부종 치료에 사용된다. Morphine은 통증을 줄이고, 정맥혈관을 확장시키며, 심장의 부담을 줄여준다. Morphine sulfate의 표준용량은 1-5분에 걸쳐 1-4mg IV이며, 흉통이 경감될 때까지 5-30분마다 반복한다. 호흡억제와 저혈압은 흔한 유해효과이므로 약은 서서히 투여되어야 하고, 원하는 치료효과를 취하기 위해 조심스럽게 투여해야 한다. 면밀한 환자관찰이 필수적이다. 비록 morphine이 호흡억제를 야기시킬 수 있지만 이 약제는 폐부종에 의한 호흡곤란을 줄여줄 수 있다는 것을 명심하여야 한다. 이 사항에서 호흡곤란은 morphine 투여의 금기사항은 아니다. 마약성 길항제인 naloxone은 중요한 morphine의 유해효과가 있을 경우 이 작용을 억제하기 위하여 처방된다. 투여용량은 2분마다 0.4-2mg이다.

Atropine Sulfate

Atropine sulfate는 혈동학적으로 중요한 서맥과 심장차단의 일부 형태를 치료하는 데 사용된다. Atropine은 미주신경작용을 억제함으로써 맥박을 증가시킨다. 또한, atropine sulfate는 유기인살충제의 독작용 및 신경용제의 노출에 의한 독작용, 예를 들어 서맥과 과도한 분비작용 등을 경감하기 위해 사용되는 응급약품이다.

증상적 서맥에 있어 atropine은 원하는 맥박이 취해질 때까지 3-5분 간격으로 0.5mg 용량으로 IV를 투여하거나 0.04mg/kg(3mg 이하)까지 투여된다. 이러한 방식의 투여는 0.04mg/kg(보통 3 mg IV 이하)까지 3-5분마다 반복할 수 있다.

성인 IV atropine 투여는 0.5mg 미만이 되어서는 안 된다. 0.5mg 미만의 용량은 역설적으로 서맥을 야기시킬 수 있다. 0.04mg/kg 혹은 그 이상의 용량에서는 미주신경작용이 거의 모두 봉쇄되는 것으로 여겨지고, 그 이상의 atropine 투여는 별 이득이 없다. 그러나 유기인살충제 혹은 신경용제 중독의 경우에는 이들 독성분의 병태생리학적 효과를 억제하기 위해 매우 높은 용량의 atropine이 필요할 수 있다. 그러므로 전형적인 용량범위와 제한은 이들 상황에서 적용되지는 않는다.

만약 응급상황에서 정맥투여가 가능하지 않다면 atropine sulfate는 골강내투여를 통해 적용을 하여야 한다. 만약 정맥내 혹은 뼈내투여가 가능하지 않을 경우 기관지내 튜브(endotracheal tube, ETT)를 통해 투여할 수 있다. 기관지내투여용량은 정맥내투여용량의 2-2.5배인데, 식염수 혹은 소독된 물에 희석시킨다. 따라서 생리식염수 혹은 소독된 물 10mL에 atropine 2-3mg을 희석시키고, 실린지에 연결된 튜브를 통해 기관지내 튜브(ETT)로 깊게 투약한다. 기관지내약물투여 후 환자는 약물흡수를 촉진시키기 위해 bag-valve 기구를 사용하여 거칠게 호흡을 해야만 한다.

지속적인 심장 및 혈압 관찰은 atropine sulfate를 투여받는 환자에게 필수적이다. 중요한 유해효과로는 심부정맥, 빈맥, 심장허혈, 초조, 불안, 동공산대, 목마름, 소변정체 등이 포함된다.

소아 환자에 대한 적용

소아 환자에 있어 서맥의 정의는 다양하고 연령 특정적이다. 정상범위를 알고 있는 것은 중요하다. 6개월 미만의 영아의 맥박의 심박출량이 좌우되기 때문에 서맥은 반드시 치료되어야 한다(분당 100회 미만). 사실 영아에 있어서 분당 60회 미만의 맥박은 CPR을 필요로 한다. 약을 투여하기 전에 적절한 호흡과 산화를 회복하기 위한 것을 목표로 노력이 필요하게 된다. 맥박이 분당 80회 미만인 신생아의 경우 맥박을 올리기 위해 사용될 atropine 투여 이전에 epinephrine 0.01mg/kg IV 혹은 IO를 투여해야만 한다. 그 이유는 스트레스 상황의 신생아는 그들이 함유하고 있는 catecholamine을 많이 소진시키기 때문이다. 만약 이들 중재가 원하는 임상반응을 야기시키지 못한다면 증가된 미주신경작용 혹은 방실차단의 존재에 있어서 atropine이 필요하게 된다. 기타 atropine의 소아 환자의 적용에는 유기인중독의 조절 신속기관삽관 동안 succinylcholine 투여 후 발생하는 서맥을 방지하기 위한 전처치로써 사용된다. Atropine의 소아용량은 0.2mg/kg IV 혹은 IO이다. 소아에 있어 다음 사항을 인지하는 것이 매우 중요한데, 최소 단일 투여용량은 0.1mg이고, 최대 단일 투여용량은 0.5mg IV이다. 어린이에게 있어서 최대 총 소아용량은 1mg이고, 청소년(사춘기에 도달한 경우)은 3mg이다. 참고로, 환자를 일반적인 연령으로 구분할 때 영아는 1세 미만, 소아는 1세에서 청소년까지, 성인은 청소년 혹은 그 이상의 나이를 고려한다.

Adenosine

Adenosine은 갑작스러운 비조절성의 빠른 맥박이 심실 위에서 발생하는 심부정맥인 **발작성 심실상성 빈맥(paroxysmal supraventricular tachycardia, PSVT)** 치료의 첫 선택약물이다(성인에 있어서 맥박이 분당 150회 이상). 치료목적은 이러한 부정맥을 정상 리듬으로 전환시키는 것이다. 모든 신체 구성세포에서 발견되는 천연물질인 adenosine은 심장의 방실결절을 통하여 임펄스 전도를 느리게 하고 재진입경로를 통한 심장부정맥 발생을 차단하며, PSVT 환자에서 정상 리듬을 회복시키는 작용을 가진다. 반감기가 5초 미만이기 때문에 20mL의 생리식염수를 투여하기 전 1–3초 동안 6mg 정맥내주사를 말초에 실시하는 방식으로 신속히 투여하는 것이 최선이다. 만약 PSVT가 지속된다면 12mg 투여용량을 개시투여농도 후 1–2분이 지나서 투여한다. 더 이상 높은 용량은 권장되지 않는다.

간호 고려에 있어서 지속적인 심장관찰과 활력징후의 빈번한 검사가 포함된다. Adenosine은 caffeine 및 theophylline 같은 methylxanthine에 의해 억제되므로 높은 용량이 요구되기도 한다. 항상 일시적이지만 심실외빈맥 홍조흉통 및 호흡곤란이 일어날 수 있다. 게다가, 짧은 시간 동안의 **심장무수축(asystole)**이 adenosine 주사 후에 나타날 수도 있다(15초 정도까지). 자발적 심장활성이 전형적으로 재개된다. 심장박동조율기(pacemaker)의 기능이 있는 경우는 제외하고, 독성물질 혹은 약물과 관련된 빈맥, 이차 및 3차 심장차단, 동기능부전증후군(sick sinus syndrome)의 환자에게는 adenosine이 금기이다. 만약 빈맥이 심실에서 비롯되었다면 adenosine 투여 후에 환자는 상태가 나빠지고 저혈압상태가 될 수 있다.

Diltiazem

Diltiazem은 칼슘통로차단제이며, PSVT 치료와 심방세동 혹은 조동에 있어 심실반응을 완화시키기 위해 사용된다. 이 약제는 adenosine 이후 두 번째 선택약물로 고려된다. Diltiazem은 다른 유사한 칼슘통로차단제보다 **음성 변력성**(*negative inotropic action*) 효과가 떨어진다. 그러나 음성 심장박동에 대해서는 더 강력하다. 그러므로 diltiazem의 정맥투여는 심장억제를 덜 유발시키나 심장박동조절에는 매우 효과적이다.

일반적인 diltiazem 정맥주사용량은 2분 이상에 걸쳐 0.25mg/kg로 투여한다. 만약 15분 이내에 심실상부빈맥이 정상 맥박으로 전환되지 않으면 2분 이상에 걸친 두 번째의 0.35mg/kg 용량을 정맥주사한다. 심방세동 혹은 조동의 환자에게서 심실박동수의 지속적 조절을 위해 시간당 5–15mg 용량 범위로 diltiazem을 연속적으로 투여하는 것이 필요하다.

간호사는 diltiazem 정맥주사 동안 혈압과 맥박, 심장리듬을 주의 깊게 관찰해야만 하는데, 부정맥, 서맥, 심정지, 저혈압이 야기될 수 있기 때문이다. Diltiazem은 혈청 digoxin 농도를 높일 수 있으므로 환자로 하여금 강심제 독성에 취약하게 한다. 칼슘통로차단제와 베타차단제의 동시 사용은 금기인데, 그 이유는 음성 심장수축효과와 음성 맥박효과가 상승적으로 나타나 심근수축억제 및 서맥을 야기시키기 때문이다. 기타 금기사항으로는 이미 존재하는 심장봉쇄 혹은 동기능부전증후군(sick sinus syndrome) 환자 그리고 Wolff-Parkinson-White(WPW) 증후군 및 심부전증 등을 포함한다.

Amiodarone

Amiodarone은 생명에 치명적인 심실부정맥과 심장마비의 치료에 있어 심화된 심장생명지지 알고리즘에 있어 첫 선택 약물로 고려된다. 이 약제는 알파- 및 베타-아드레날린성 차단효과와 나트륨 칼륨 및 칼슘통로에 영향을 미친다. 임상 응용으로는 맥박이 없는 심실빈맥과 심실세동을 포함하고, 혈액학적으로 안정된 심실빈맥 심방세동에 있어 심실맥박조절과 심실세동의 약리학적 치료를 포함한다.

Amiodarone은 심방·심실부정맥이 있는 손상된 심장기능의 환자에게서 특히 효과가 좋다. 비슷한 작용의 다른 약제보다도 amiodarone은 더 효과가 크고 부정맥을 유발하는 가능성이 더 미미하다. 맥박이 있는 환자(즉, 심장정지가 아닌 환자)의 경우 amiodarone 150mg을 10분 이상에 걸쳐 정맥주사하고, 그 이후 6시간 동안 분당 1mg으로 지속투여하고, 유지투여용법으로 18시간 이상에 걸쳐 분당 0.5mg을 투여한다. 맥박이 없는 심실빈맥 혹은 심실세동 때문에 심장마비 환자의 경우 300mg 용량을 D_5W의 20-30mL에 희석시켜 신속히 투여하고, 그 이후 앞에서 언급한 대로 지속적 투여를 실시한다. 만약 심실세동 혹은 심실빈맥이 재발한다면 신속히 150mg을 추가로 투여한다. 하루 최대용량은 24시간당 2.2g이다.

심각한 유해효과로는 저혈압과 서맥이 있다. 간호사는 이러한 효과를 예방하거나 치료하기 위해 투여속도를 늦춰야만 하고, 정맥내투여 수액혈압 상승제 및 맥박상승약물을 준비해야 한다. 일관성의 페이스메이커가 필요할 수 있다. Amiodarone은 매우 긴 반감기를 가진다. 이 약제는 심전도상에서 Q-T 간격을 넓히는 약제들과는 동시에 사용하면 안된다(예, procainamide).

소아 환자에 대한 적용

Amiodarone은 맥박이 없는 심실빈맥과 심실세동에 5mg/kg으로 신속하게 IV/IO를 실시하며, 이는 24시간당 최대 15mg/kg 용량으로 반복할 수 있다. 맥박이 있는 심실상부빈맥 및 심실부정맥의 환자로, 약물에 반응을 보이는 어린이를 위해 amiodarone을 부하용량으로 5mg/kg IV/IO(최대 300mg)로 20에서 60분에 걸쳐 투여하며, 24시간당 최대 15mg/kg을 매일 IV를 반복한다.

Lidocaine

Lidocaine은 자주 야기되는 심실조기수축(premature ventricular contraction), 심실빈맥 및 심실세동 같은 중요한 심실부정맥에 대해 amiodarone에 대한 대체약물로 사용된다. Lidocaine은 심장에 국소마취효과를 가지기도 하고, 게다가 심근과민을 억제한다. 전형적으로, 심실부정맥 환자는 lidocaine 1에서 1.5mg/kg의 덩이주입을 투여하고, 이후 부정맥이 조절될 때까지 5-10분마다 0.5-0.75mg/kg을 투여하거나 1일 총 용량을 IV 혹은 공강내 경로에 3mg/kg을 투여한다. 연속적 lidocaine 투여는 치료혈청농도를 유지하기 위해 1-4mg/min 속도로 투여를 시작한다. 또한, lidocaine은 2-4mg/kg 용량으로 기관지내로 투여할 수도 있다.

Lidocaine을 투여받는 환자에 대한 중요한 간호 고려는 지속적 심장 모니터링과 lidocaine 독성에 대한 신호나 증상(예, 혼돈, 졸림, 청각장애, 심전도장애, 심근억제, 근육연축 및 경련)을 사정하는 것을 포함한다. Lidocaine이 간에서 대사되기 때문에 간기능저하, 심부전, 쇼크, 고령자(70세 초과)의 경우 lidocaine 독성의 위험군이다. 이들 환자들은 50% 정도까지 용량을 감소시킬 필요가 있다. Lidocaine은 급성 심근경색 이후에 야기되는 심실부정맥을 예방하는 약제로는 금기이다.

소아적용 영향

심실기외수축(기외수축)은 소아에서 흔치 않다. 만약 심실부정맥이 야기되면 대사이상을 의심해야만 한다. Lidocaine의 소아용량은 1mg/kg IV 혹은 IO이다. 기관내관용량은 2-3mg/kg이다. 20-50mcg/kg/min의 유지투여용량은 뒤따르는 약덩이 용량으로 추천된다. 원형약물차트 4-1에는 lidocaine의 약리학적 자료를 열거하고 있다.

Procainamide

Procainamide는 adenosine에 저항하는 심실빈맥, PVC 및 빠른 심실상부부정맥에 처방되는 항부정맥제이다. 부정맥이 성공적으로 치료되는 데 필요한 전형적인 IV 투여용량은

20–50mg/kg이다. 또 다른 procainaimde의 종료시점은 총 약물투여량이 17mg/kg, 저혈압 및 ECG상의 특정 변화(QRS complex의 50% 혹은 그 이상의 넓어짐) 등을 포함한다. 투여용량 이후 1–4mg/kg의 지속적 유지용량을 처방한다.

간호사는 혈압과 QRS complex 폭뿐만 아니라 심박수 및 리듬과 함께 활력징후, ECG에 주의를 기울여야 한다. Procainamide는 긴 Q-T 간격을 가지는 드문 다형성 심실빈맥 질환인 **torsades de pointes** 환자에게는 금기이다. 약물은 신장을 통해 배설된다. 그러므로 심부전증 환자는 유해효과에 대한 높은 위험을 가지고 있고, 흔히 저용량이 요구된다.

소아적용

Procainamide는 재발하거나 다른 약제의 난치성의 심실빈맥을 가진 소아와 심실상부빈맥의 소아 환자에게 투여된다. 소아에게서도 성인과 동일한 모니터링 가이드라인, 유해반응 그리고 금기사항이 언급되었다.

Magnesium Sulfate

Magnesium은 sodium-potassium ATPase 펌프의 기능을 포함하여 체내의 복수효소반응에 필수요소이다. 이들의 생리효과는 신경–근 차단효과로 칼슘통로차단제와 연결시킬 수 있다. 저마그네슘혈증은 심방 및 심실부정맥 발생과 연관이 있다.

Magnesium sulfate의 응급투여의 중요한 적응증은 난치성 심실빈맥, 난치성 심실세동, 저마그네슘혈증과 관련한 심정지 그리고 강심제 독성과 연관된 생명위협 심실부정맥 등이다. 또한, torsades de pointes의 선택약물이다.

Magnesium은 D_5W 10mL에 1–2g(2–4mL 50% 용액)을 희석해서 투여한다. 저마그네슘혈증과 torsades de pointes에 의한 심정지 시 magnesium은 5–20분 이상에 걸쳐 직접 IV 혹은 IO 경로로 투여한다. 심정지가 아닌 torsades de pointes를 경험하는 사람은 magnesium을 50–100mL D_5W에 1–2g 희석하여 5–60분 이상에 걸쳐 IV/IO 투여하고, 이후 0.5–1g/h 속도로 연속주입한다.

원형약물차트 4-1

Lidocaine HCl

약물분류 항부정맥약물, class IB 상품명: Xylocaine 임신범주: C	**용량** A: IV/IO: 1–1.5mg/kg; 0.5mg/kg을 q5–10min으로 반복할 수 있고, 최고 3mg/kg까지 사용가능함 ETT*: 2–4mg/kg Drip: 1–4mg/min C: IV/IO: 초기; 1mg/kg; maint: 약덩이 주입 후 20–50mcg/kg/min이 권장됨 ETT*: 2–3mg/kg 치료영역: 1.5–5mcg/mL
금기 과민반응, 진행성 방실차단 주의: 간질환, 심부전증, 고령 환자	**약물–임상검사–음식 상호작용** 약물: phenytoin, quinidine, procainamide, propranolol과 병용 시 효과 증가; cimetidine, 베타–아드레날린성 봉쇄제와 병용 시 독성위험 증가
약동학 흡수: IV 분포: PB: 60–80%; 지방조직에 농축됨 대사: t½: 초기 7–30min, 말기 9–120min 배출: 간을 통해서	**약역학** PO: 개시: 45–60sec 최고: 45–60sec 작용시간: 10–20min
치료효과/응용 조기 심실수축(premature ventricular contractions , PVCs), 심실빈맥 및 심실세동 같은 심실부정맥의 치료에 사용되는 항부정맥제 작용기전: 자동성을 감소시킴; 심실의 전기적 역치를 증가시킴	
부작용 졸림, 혼돈, 호흡곤란, 무기력, 저혈압, 오심, 구토	**유해반응** 생명위협: 발작, 심정지

*주의: 기관지내약물투여를 위해, 성인에서 약물농도는 2–4mg/kg.

A, adult 성인; C, child 소인; ETT, endotracheal tube 기관지내 튜브; IO, intraosseous 뼈내; IV, intraveous 정맥내; PB, protein–binding 단백결합; maint, maintenance 유지; max, maximum 최대; min, minute 분;sec,seconds 초; t½, half–life 반감기.

비록 magnesium 독성은 드물지만, 간호사는 magnesium 투여를 하는 환자의 반응을 모니터링해야 한다. 저혈압은 magnesium을 신속하게 IV 주입할 때 가장 빈번히 야기되는 유해작용이다. 다른 효과들로는 경미한 서맥, 홍조 그리고 발한 등이 있다. 진정한 고마그네슘혈증은 설사, 호흡 우울증, 심부건반사 소실, 이완성 마비, 순환기 허탈 등이 있다. Magnesium이 신장으로 배설되므로 신장기능손상 환자는 투여 시 주의를 요한다.

소아적용

Magnesium sulfate의 소아환자적응증에는 torsades de pointes, 저마그네슘혈증 및 베타-아드레날린성 약제에 반응하지 않는 천식지속증 등이 있다. Magnesium sulfate는 맥박이 없는 심실빈맥에 25-50mg/kg IV/IO(최대 2g)으로 약덩이를 투여하며, 맥박이 있는 경우 심실빈맥은 10-20분 이상에 걸쳐 천천히 투여하고, 천식지속증인 경우는 15-30분 이상에 걸쳐 투여한다.

Epinephrine

Epinephrine은 알파- 및 베타-아드레날린성 효과를 가진 catecholamine이다. 다양한 임상응용을 가진다. IV/IO epinephrine 투여의 응급적 심장질환 응용에는 심한 서맥, 저혈압, 심장정지, 맥박이 없는 심실빈맥, 심실세동 등이 있다. Epinephrine은 말초혈관을 수축시킴으로써 심정지상태에서 심장과 뇌의 관류를 회복시키는 것으로 생각된다. 게다가, epinephrine은 심실세동 시에 전기충격요법(제세동)의 성공률을 증가시킨다. Epinephrine의 두 가지 기본적 농도(1,000 및 1:10,000)가 있음을 아는 것이 중요하다. 단일 IV/IO epinephrine 투여 시는 1:10,000을 사용한다. 1:1000 농도는 epinephrine을 IM 혹은 피하투여 시에 사용하는 농도이다. IM 경로는 흡수예측이 가능하고, 이로 인해 피하경로보다 선호된다.

심한 서맥 혹은 저혈압의 경우 epinephrine 2-10mcg/min 주입이 처방될 수 있다. 무수축, 무맥박, 심실빈맥, 심실세동의 경우 epinephrine을 1mg 용량(1:10000 용액) IV/IO를 3-5분마다 원하는 반응(항상 효과적인 심장활동으로 회복된다)이 나타날 때까지 투여한다. 또한, epinephrine은 2-2.5mg을 생리식염수 10mL에 희석하여 ETT 경로로 투여한다.

Epinephrine을 투여받는 환자의 간호작용은 일정한 심장 및 혈액역학적 모니터링이 포함된다. Epinephrine은 심장허혈 및 심장부정맥을 야기할 수 있다. Alkaline 용액은 epinephrine을 비활성시킬 수 있으므로 sodium bicarbonate 같은 alkaline 용액과 동일한 위치로 epinephrine을 투여하면 절대 안 된다. 게다가, 대사성 혹은 호흡성 산증이 존재하면 epinephrine의 효과를 경감시킨다. 환자의 산-염기 균형을 교정하기 위해 모든 노력을 아끼지 말아야 한다.

안전: 약물오류방지

Epinephrine

- 올바른 농도(1:1000 vs. 1:10000)가 투여되는지 확인해야 한다. 1:10000 약물은 정맥내투여를 의미한다.

소아적용

심정지 시 epinephrine의 소아용량은 0.01mg/kg(1:10,000 용액)으로 3-5분마다 IV 혹은 IO를 실시한다. ETT 용량 0.1mg/kg는 1:1000 용액으로 투여해야 한다.

Vasopressin

Vasopressin은 난치성인 심실세동의 제세동을 위해 사용된다. 이는 내인성 항이뇨호르몬으로, 사람 몸 안에서 발견된다. 치료용량은 사람의 신체내부에 정상적으로 존재하는 양보다 높은 편이다. 심장응급약물로써 vasopressin의 효과에는 비아드레날린성 말초혈관수축이 포함된다. 심장응급약물로 사용될 때는 심폐소생술 동안 관상동맥관류가 증가하고 혈압상승효과가 나타난다. Epinephrine 투여 전 혹은 후에 심정지 환자에게 투여될 때는 단일 40units IV 혹은 IO로 투여한다. 비록 vasopressin을 ETT 경로로 투여할 수 있지만, 연구를 통해서 특정 효능을 보이는 용량이 아직 적립되지 않았다. Vasopressin은 epinephrine의 보조요법으로 고려되며, 심정지 알고리즘에서 첫 번째 혹은 두 번째 epinephrine 용량을 대체할 수 있다. Vasopressin은 심근허혈 및 협심증을 유발할 수 있으므로 관상동맥질환 환자에게 금기시되고 있다.

소아적용

Vasopressin은 catecholamine 저항저혈압을 보이는 환자뿐만 아니라 심정지를 보이는 소아 환자에게 적용된다. 소아심정지에서 vasopressin 용량은 0.4−1unit/kg 약 등으로 투여되며, 최대용량은 40unit이다. Vasopressin 0.2−2milliunits/kg/min 용량을 catecholamine 저항성 저혈압에 사용될 수 있다.

Sodium Bicarbonate

Sodium bicarbonate는 심정지를 동반하는 대사성 산증 특정약물 과량투여와 관련된 고칼륨혈증 및 산증상태에 처방된다. 소생술의 현재 표준은 적절한 인공호흡, 가슴압박, 정맥내수액요법 및 약물치료가 산증교정치료에 실패한 직후에 sodium bicarbonate를 사용한다. Sodium bicarbonate는 심정지치료의 첫 번째 선택약물로 고려되지는 않는다. 산증이 매우 심할 때 동맥혈액가스분석 결과에 근거하여 사용된다. 만약 환자가 장시간 심정지를 경험하고 혈액가스분석이 원활하지 않을 때 소생술을 시도하는 한 부분으로써 sodium bicarbonate가 처방되기도 한다. Sodium bicarbonate의 표준 초기 정맥내투여용량은 1mEq/kg이다. 이후 투여농도는 동맥혈액가스분석 결과에 준한다.

Sodium bicarbonate와 관련된 중요한 간호 고려사항으로는 동맥혈액가스 분석결과의 면밀한 모니터링을 포함한다. Sodium bicarbonate 투여는 되돌리기 힘들고 유해한 생리학적 효과를 유발할 수도 있는 대사성 염기증을 유발할 수 있다. Epinephrine, norepinephrine, dopamine은 sodium bicarbonate와 동일한 주사삽입 부위로 주입하지 말아야 하는데, 그 이유는 이들 catecholamine이 sodium bicarbonate를 함유하는 용액에 의해 비활성화되기 때문이다.

표 4−1은 응급심장약물과 그들의 용량, 응용 및 고려사항을 나열하고 있다.

소아적용

적절한 인공호흡과 산소공급을 유지하는 데 초점이 맞추어진 시도후에도 심각한 대사성 산증이 지속된다면 소아 환자에게 sodium bicarbonate를 IV 혹은 IO 경로로 1mEq/kg 용량을 투여할 수 있다. 또한, 이 약은 삼환계 항우울제 고용량에 대한 치료로 사용될 수도 있다. Sodium bicarbonate는 고삼투압이며, 8.4% 용액(1mEq/mL)에서 4.2% 용액(0.5mEq/mL)으로 희석하여 신생아에게 사용되어야 한다.

표 4−1 응급 심장약물

일반명(상품명)	투여경로 및 용량	응용 및 고려사항
adenosine	A: IV: 초기: 6mg; 이후 필요시 12mg를 1−2분에 걸쳐서 투여	발작성 심실상성 빈맥치료. 임신범주: C; PB: UK; t½: <10sec
amiodarone IV	A: IV: 맥박이 있는 경우: 10분 이상에 걸쳐 150mg; 이후 1mg/min 속도로 6h 동안 지속투여; 이후 0.5mg/min을 18h 이상에 걸쳐 투여. 심정지: 300mg을 20−30mL의 D_5W에 신속히 녹임; 이차 투여 150mg 이후, 위와 같이 지속적 투여함; 최대 2.2g/d C: IV: 박동이 없을 때: 5mg/kg을 신속한 IV/IO 약덩이 투여. 박동이 있을 때: 5mg/kg IV/IO으로 투여용량을 20−60min 이상에 걸쳐 주입; 일일 최대투여용량은 15mg/kg	심방 및 심실부정맥치료의 ACLS 알고리즘의 한 부분. 임신범주: C: PB: UK; t½: 26−107d
atropine sulfate	IV/IO: 0.5−1mg; 반복투여하여 0.04mg/kg 혹은 3mg(최대)까지 증량함 ETT: 2−3mg을 생리식염수 10mL에 희석함	증상적 서맥; 무수축. 임신범주: C; PB: 60−80%; t½:2−3h
diltiazem	IV: 0.25mg/kg; 0.35mg/kg을 15min 내로 반복함 IV: 방울로 주입(drip): 5−15mg/h	심실상부빈맥 및 심방세동 및 조동치료. 임신범주: C; PB: 80%; t½: 2−5h
epinephrine	IV/IO: 0.5−1mg; q3−5min로 반복함 ETT: 2.0−2.5mg을 10mL 생리식염수에 희석시킴	심정지치료. 임신범주: C; PB: UK; t½: UK
lidocaine	원형약물차트 4−1 참조.	
magnesium sulfate	1−2g(2−4mL of 50% 용액)을 10mL D_5W에 희석시킴. 5−30min 이상에 걸쳐 심정지 환자에게 IV/IO 실시 Torsades de pointes: 1−2g을 50−100mL D_5W에 희석하여 5−60min 이상에 걸쳐 IV 실시함. 이후 0.5−1g/h으로 지속적으로 주입함.	저마그네슘혈증, 심실빈맥 및 심실세동. Torsades de pointes에 대한 선택약물. 신속한 주입은 저혈압 야기 가능함. 임신범주: D; PB: 25−35%; t½: 30min
morphine sulfate	IV: 1−4mg q5−30min	흉통, 비안정형 협심증, 폐부종치료. 임신범주: C; PB: 35%; t½: 2−2.5h

표 4-1 응급 심장약물–계속

일반명(상품명)	투여경로 및 용량	응용 및 고려사항
nitroglycerin	SL: 0.3–0.4mg; 혀를 경유하는 에어로졸 스프레이 실시: 0.4mg 측정된 용량으로 투여하고, 혀 위나 밑에 15min 안에 세 번 스프레이 실시함. IV: 드립: 10–20mcg/min, 5–10mcg/min q5–10min(적정됨)로 증가시킴	흉통, 협심증, 비안정형 협심증, MI 치료에 사용. 저혈압유발가능; 발기부전증치료제 복용하는 환자에게 금기임(예, Viagra). 임신범주: C; PB: 60%; t½: 1–4min
procainamide HCl	IV: 20–50mg/min; 최대: 17mg/kg 종료시점 인지: 저혈압 QRS 간격 넓어짐 >50% 총 용량 17mg/kg이 주어짐 드립: 1–4mg/min	PVCs, 심실빈맥, 심실세동 심방부정맥치료에 사용. 임신범주: C; PB: 20%; t½: 3–4h
sodium bicarbonate	IV: 초기: 1mEq/kg; 이후 용량은 ABG 결과에 준함	대사산증치료에 사용. 임신범주: C; PB: UK; t½: UK
vasopressin	A: IV/IO/ETT: 단일 40unit 용량을 epinephrine 투여 전후로 투여함.	제세동에 안 듣는 심실세동. CAD 환자 중 반응이 있는 경우 금기임. 임신범주: C; PB: UK; t½: 10–20min

A, adult 성인; ACLS, Advanced Cardiac Life Support 진행형 심장 생존 지지; C, child 소아; CAD, coronary artery disease; 관상동맥질환; d, day 일; ETT, endotracheal tube 내기관지 튜브; h, hour 시간; IO, intraosseous 뼈속; IV, intravenous 정맥내; max, maximum 최대; MI, myocardial infarction 심근경색증; min, minute 분; PB, protein–binding 단백결합; PVC, premature ventricular contraction 조기 심실수축;sec,second 초; SL, sublingual 혀밑; t½, half–life 반감기; UK, unknown 모름; >, greater than 초과; <, less than 미만.

뇌내압상승에 대한 응급약물

Mannitol

Mannitol은 응급, 외상, 위중한 치료, 신경외과적으로 사용되는 삼투성 이뇨제로, 뇌부종을 치료하고 증가된 뇌압을 낮추는 데 사용된다. Mannitol은 IV 약 등이 지속적 투여로 공급된다. 항상 초기 약 등의 용량은 20–25% 용액의 1g/kg IV이다. 이후 용량은 매우 다양한데, 혈청삼투압에 좌우된다. 일반적으로 mannitol은 310–320을 초과하는 혈청삼투압일 때 유지된다. Mannitol은 정맥을 매우 자극할 수 있다. Mannitol을 투여할 때 간호사는 필터가 달린 바늘을 사용해야 하는데, 용액에 결정이 생길 수 있고, 이로 인해 주사가 적절하지 못할 수 있기 때문이다. Mannitol을 뽑아 올릴 때 필터 바늘을 사용했으면 mannitol IV를 할 때는 새로운 필터 바늘을 사용해야만 한다. 게다가, 간호사는 환자의 신경학적 상태를 주의 깊게 모니터링해야 한다. 전해질과 혈청삼투압을 포함하는 검사실소견도 모니터링해야 하고, 이뇨작용이 나타날 수 있으므로 수분상태를 알아보기 위해 섭취와 배설 기록을 정확히 해야 한다. 원형약물차트 4–2는 mannitol의 약리학적 자료를 나열하고 있다.

중독에 대한 응급약물

특정 독(poison)에 대한 해독제가 여러 가지 있지만, 이 절에 언급되는 약물은 약물과량섭취 및 독성물질섭취의 경우에 가장 흔히 처방되는 약물을 적절한 예외와 함께 소개하고 있다. 환자에게서 최상의 임상적 결과를 얻기 위해 약물투여 가이드라인에 특별한 집중이 필요하다. 이들 약물은 해당 장에서 교차참조(cross-referenced) 되고 있다.

Naloxone

Naloxone은 아편길항제로 분류된다. 이 약은 신체의 아편수용체에 경쟁적으로 결합하여 모든 아편계 약물(예, morphine, meperidine, codeine, propoxyphene, heroin)의 작용을 뒤집는다. Naloxone은 아편계 약물 과다투여에 대해 사용하는데, 이런 경우 치료상황에서 아편계 약물 치료용량에서 나타나는 호흡계 혹은 순환계 억제를 경험하게 되고, 원인미상의 혼수상태에서 응급실로 이송되게 된다.

성인에 있어서 급성 혹은 의심되는 아편계 약물 과다투여에 대해 naloxone의 전형적인 용량은 환자가 받아들여질 때까지 0.4–2mg IV를 2분마다 투여한다. 약물 10mg 투여 10분 후에 호전되지 않으면 비아편계 약물 혹은 질병이 의심된다. 비록 naloxone이 IV로 투여하지만, IV 투여 준비가 여의치 않으면 IM, IO 혹은 피하로 투여가 가능하다. 게다가, 정성적 밀착도검사에서 바늘에 의한 손상을 줄이기 위해 콧구멍에 1mg 용량을 비강경로를 통해 투여할 때 효과를 가진다.

대부분의 아편계 약물의 작용시간이 naloxone보다 길기 때문에 간호사는 호흡억제 및 저혈압 같은 아편계 약물의

원형약물차트 4-2

Mannitol

약물분류 삼투압 이뇨제 상품명: Osmitrol 임신범주: C	**용량** A: IV: 초기에 1g/kg을 20–25% 용액으로 약덩이 투여 개인 맞춤형 용량
금기 과민빈응, 심한 탈수 주의: 임신, 모유수유, 현재 뇌내 출혈	**약물–임상검사–음식 상호작용** 약물: Lithium의 효과를 감소 시킴
약동학 흡수: IV 분포: PB: 세포외액 공간에서 발견 대사: t½: 100min 분비: 소변	**약역학** 뇌압 감소: IV: 개시: 30–60min 최고: 1h 작용시간: 6–8h 이뇨제: IV: 개시: 1–3h 최고: 1h 작용시간: 6–8h
치료효과/응용 높은 뇌압, 뇌부종을 치료함 작용기전: 사구체여과 압력에 영향을 줌으로서 전해질과 수분의 재흡수를 억제함	
부작용 일과성 체액량 증가, 저나트륨혈증/고나트륨혈증, 저칼륨혈증/고칼륨혈증, 탈수, 시야혼탁, 구강건조	**유해반응** 폐울혈, 체액/전해질불균형 생명위협: 발작

A, adult 성인; h, hour 시간; IV, intravenous 정맥내; min, minute 분; PB, protein–binding 단백결합; sol, solution 용액; t½, half–life 반감기.

효과가 반복적으로 나타나는지 면밀하게 모니터링할 필요가 있다. 이러한 상황에서는 naloxone 투여를 수차례 반복하거나 연속적인 IV 투여가 필요하다. Naloxone은 중요한 유해효과를 가지진 않지만, 아편계 약물에 중독된 사람에게서 금단증상이 나타나고, 매우 드물게 급성 중증과민증가 나타날 수 있다. 게다가, morphine 과량투여받은 환자에게서 naloxone을 사용했을 때에 폐부종이 나타난다는 보고가 있다. 또한, 간호사는 불법적 약물을 투여받은 사람에게서 naloxone 투여 시 나타나는 전투적 혹은 과격한 행동에 대해 면밀히 관찰해야 한다. 옆에 안전요원을 두는 것을 고려해야 한다. 원형약물차트 4–3은 naloxone의 약리학적 자료를 나열하고 있다.

소아적용

어린이에게 마약진통제의 작용을 억제하려면 0.01–0.1mg/kg 용량을 투여하고 원하는 치료효과를 가지기 위해서 반복투여하여 2mg까지 투여할 수 있다. Naloxone은 IO, IM 혹은 피하주사뿐만 아니라 IV 약 등이 혹은 연속투여할 수 있다.

Flumazenil

Flumazenil은 호흡억제제와 benzodiazepine 약물의 진정효과를 억제한다. 이 약물은 사고 혹은 의도적으로 benzodiazepine 과량투여를 치료할 뿐만 아니라 진통제 혹은 진정제로 투여한 benzodiazepine의 효과를 역행하기 위해 투여한다. Flumazenil은 알코올 아편계 약물과 barbiturate 같은 비–benzodiazepine 약물을 중추신경억제효과를 역행하지는 않는다. 또한, benzodiazepine에 의해 발생한 건망증을 억제하지 않는다.

Benzodiazepine 과량투여가 의심된 경우 flumazenil은 초기용량 2mg을 15초 이상에 걸쳐 IV 투여한다. 두 번째 용량 0.3mg을 30초 이상에 걸쳐 투여한다. 세 번째 및 그 이후 연속투여용량은 0.5mg을 매분마다 IV하여 원하는 임상적 효과를 얻거나 주어진 시간 안에 총 용량 3mg을 투여한다. 만약 진정작용이 다시 나타나면 flumazenil을 20분 간격(한 번에 1mg을 넘지 않는다)으로 투여하고 총 시간당 용량을 3mg IV를 넘지 않도록 한다.

원형약물차트 4-3

Naloxone HCl

약물분류	용량
마약길항제 상표명: Narcan 임신범주: B	IV/IM/IO/subQ: 0.4–2mg; 적응증이 되면 2–3min마다 반복함
금기	**약물–임상검사–음식 상호작용**
과민반응, 호흡억제 주의: 아편–의존 환자, 심장질환, 아편–의존 산모의 모유수유 신생아	약물: Naloxone은 마약성 진통제에 의존 환자에게서 금단을 촉발할 수 있다. 임상검사: 소변 vanillymandelic acid (VMA), 5–hydroxyeptadecatrienoic acid (5–HIAA), 소변 glucose
약동학	**약역학**
흡수: IM/subQ: 흡수 잘 됨 분포: PB: UK 대사: t½: 성인: 1–4h; 신생아: 1–3h 배출: 소변으로 대사물 배출됨	subQ/IM: 개시: 2–5min 최고: UK 작용시간: 1–4h IV/IO: 개시: 1–2min 최고: UK 작용시간: 1–4h
치료효과/응용	
마약성 진통제에 의한 호흡억제를 치료; 마약성 진통제–유발억제효과 및 마약성 진통제 과량투여치료 작용기전: 수용체 부위를 경쟁적으로 봉쇄하여 마약성 진통제의 효과를 차단함	
부작용	**유해반응**
체내에 마약성 진통제 없는 경우 무시해도 될 정도의 약리적 효과	오심, 구토, 떨림, 발한, 빈맥, 혈압 상승 생명위협: 방실 세동, 폐부종 (morphine 과량투여)

h, Hour 시간; IV, intravenous 정맥내; IM, intramuscular 근육내; min, mimute 분; PB, protein–binding 단백결합; subQ, subcutaneous 피하; t½, half–life 반감기; UK, unknown 모름

간호 시 호흡수, 호흡노력, 혈압, 의식상태에 대해 주의 깊은 조사가 포함된다. 만약 benzodiazepine의 역행이 신속히 진행되면 환자는 불안해지고, 혼돈이 오고, 감각이상을 경험하는 등의 응급적 상황에 빠질 수 있다. Benzodiazepine 금단에 의해 발작이 야기될 수 있으므로 위험환자군 혹은 알려진 발작질환을 가진 환자에게서는 발작에 대해 주의를 요한다.

활성 숯

활성 숯은 위장관내에서 숯에 영향을 받는 것으로 알려진 독극물을 섭취했다면 이들의 체내흡수를 방지하기 위해 처방된다. 독극물컨트롤센터는 가능한 한 신속히 의료치료를 위해 접촉해야 한다. 알려지거나 혹은 의심되는 독극물인 경우에 숯을 슬러리(slurry) 형태로 만들어 경구투여시키거나 위장관 튜브를 통해 주입시키는데, 이상적인 시간은 독극물 섭취 후 30분–1시간 이내이다(때로는 위장 세척 후 실시한다). 용량은 섭취한 독극물에 준한다. 일반적인 성인 및 소아 용량은 1–2g/kg에서 용량당 25–60 g이다. 독극물의 종류에 따라서 활성 숯의 반복적인 투여가 필요한데, 예를 들면 특히 salicylate, 서방형 독극물, Amanita phalloides 등인 경우이다.

구토가 흔한 유해반응이므로 구토반사나 의식의 상태가 저하된 환자는 활성 숯을 섭취하고 높은 흡인 위험이 있는데, 흡인성 폐렴이 나타날 수 있다. 안전을 도모하고, 환자의 기도를 보호하기 위해 위장관 튜브를 사용하고, 이후 활성 숯을 주입한다. 활성 숯은 유제품과 같이 사용하지 말아야 하는데, 이는 흡착도가 줄기 때문이다. 활성 숯은 일종의 살충제, 탄화수소, 알코올, 산/알칼리, lithium, 용매 및 철 제품 등을 복용한 사람에게 비효과적이며, 사용하지 말아야 한다. 신체에서 숯–독극물복합체의 배출을 용이하게 하기 위해 활성 숯 투여 후 **하제**(*cathartic*)를 투여할 수도 있다. 환자에게 숯에 의해 검은 변을 볼 수 있다고 알려주어야 한다.

표 4–2는 독극물과 이들의 용량, 응용 및 고려사항을 나열하고 있다.

표 4-2 중독에 대한 응급약물

일반명(상품명)	투여경로 및 용량	응용 및 고려사항
Flumazenil	IV: 초기용량 0.2mg를 15sec 이상에 걸쳐. 적용된다면 1분마다 30초 이상에 걸쳐 0.3–0.5mg을 추가로 투여. 전체 3mg을 넘지 않는 수준에서 재진정이 필요하면 20-min 간격으로 반복할 수 있다.	Benzodiazepine 과량에 대한 영향을 역전 시키는 약물임; Benzodiazepine을 장시간 사용하던지 남용했을 때와 발작 환자의 발작을 줄이는 데 사용; 응급 반응을 억제함. 임신범주: C; PB: 50%; t½: 다양함(40–80min)
naloxone(Narcan)	원형약물차트 4-3 참조.	
활성형 charcoal	A/C: 1–2g/kg PO	중독시. 개시: <1min. 임신범주: C; PB: NA; t½: NA

A, adult 성인; C, child 소아; IV, intravenous 정맥내; min, minute 분; NA, not applicable 적용 불가; PB, protein-binding 단백결합; PO, by mouth 경구;sec,second 초; t½, half-life 반감기;<, less than 미만

쇼크에 대한 응급약물

여러 형태의 쇼크에는 혈압을 올리고 심장작용을 증대시키는 약물이 필요하다. 이 장에서 언급되는 약물은 심인성 쇼크, 신경성 쇼크, 패혈증성 쇼크, 급성 중증과민증 쇼크, 인슐린 쇼크 등에 대한 치료약제들이다. 목록 중에 주목할 만한 예외는 **저혈량성 쇼크**이다. 이 상황과 관련된 저혈압에서는 치료를 위해 일차 선택약물을 사용하면 안 된다. 저혈량 쇼크를 치료하기 위해서는 수액, 혈액성분 혹은 두 가지 모두 자주 사용하는 치료법이다. 만약 적절한 수액교정에도 불구하고 저혈압이 지속된다면 혈관수축제들이 혈압을 상승시키기 위해 사용되어야 한다.

Dopamine

Dopamine은 교감신경작용제로, 쇼크 상태에서 저혈압을 치료할 목적으로 사용된다. Dopamine은 atropine이 효과가 없을 때, 서맥 리듬에서 맥박을 높이기 위해 서맥치료(베타$_1$ 효과)에 사용된다. Dopamine은 심근수축력을 증가시키고 심박수를 증대(베타$_1$ 효과)시켜 심박출량을 증가시키며, 혈관수축(알파-아드레날린성 효과)에 의해 혈압을 증가시킨다. 고용량에서는 알파 효과가 우세하다. 신장, 장간막, 말초혈관을 수축시킨다. 비록 심한 쇼크에서 적절한 혈압유지가 필수적이나, 혈관수축은 기관과 조직의 혈액공급을 나쁘게 할 수 있고, 심장기능이 떨어지고, 소변배출을 줄인다. Dopamine의 가장 낮은 효과적 용량이 사용되어야 한다. 환자는 점차 도파민 투여를 서서히 줄이면서 중단해야 한다. 갑자기 주입을 중단하면 심한 저혈압을 유발한다.

Dopamine은 일반적으로 400–800mg을 250mL D$_5$W 혹은 생리식염수에 녹여 사용하고, 전자주입 펌프에 의해 IV 하는데, 중심정맥이 주로 이용된다. Sodium bicarbonate는 dopamine을 비활성화시킨다. 동일한 IV 경로로 투여하면 안 된다. 지속적인 심장과 혈압을 모니터링해야 한다. 간호사는 활력징후, 심장리듬, 흡입 및 배설을 면밀하게 체크해야 한다. 정맥주입 부위는 매시간 약물침윤이 되는지 조사해야 한다. Dopamine의 혈관외유출은 외과수술과 피부이식이 필요한 괴사를 유발할 수 있다. 만약 **혈관외유출**이 일어나면 주입 부위를 10–15mL 생리식염수에 희석시킨 phentolamine(Regitine)으로 여러 군데 주사를 하여 조직손상을 줄여준다. 원형약물차트 4-4에는 dopamine 약리학적 자료를 나열하고 있다.

> **안전: 약물오류예방**
>
> **혼돈하지 말라....**
>
> - **dopamine**과 **dobutamine**

Dobutamine

Dobutamine은 베타-아드레날린성 작용을 가지는 교감신경흥분제이다. 베타$_1$ 효과로는 신근수축력을 증가시키고 심박수를 증가시키는 것을 포함한다. 베타$_2$ 효과로는 약한 혈관확장유발이 있다. Dobutamine은 심박출량 및 전체적인 심장기능회복이 필요한 쇼크 상태에 사용된다. 혈압은 심박출량 증가를 통해서만 증가된다. Dobutamine의 일반적 정맥내 용량범위는 2–20mcg/kg/min이며, 정확성을 위해 전자주입 펌프를 사용한다. Dobutamine의 전형적 농도는 250–1000mg을 D$_5$W 혹은 생리식염수 250mL에 섞어 사용한다. Dopamine처럼 dobutamine 투여도 환자상태에 따라 점차적으로 감량해야 한다. 갑작스러운 약물중단은 임상적 악화를

원형약물차트 4-4

Dopamine HCl

약물분류	용량
아드레날린성 약물 상품명: Dopamine 임신범주: C	A: IV: Drip: 2–20mcg/kg/min (>10mcg/kg/min, 만약 낮은 용량이 비효과적이라면)
금기	**약물-임상검사-음식 상호작용**
과민반응, 빈맥성 부정맥, 심실세동, 갈색세포종 주의: 소아에서의 안전성에 대해 모름.	약물: MAOI 사용 2주 내에는 고혈압위기가 올 수 있다. Phenytoin IV 병용은 저혈압 및 서맥을 야기할 수 있다. Sodium bicarbonate 용액은 dopamine을 비활성화시킴–동일한 IV 라인을 통해 투여하지 말라.
약동학	**약역학**
흡수: IV 분포: PB: UK 대사: t½: 2min 배출: 소변으로	IV: 개시: 1–2min 최고: <5min 작용시간: <10min
치료효과/응용	
적절한 수분 및/혹은 혈액 약물소생술 이후 쇼크 상태에서의 저혈압치료; atropine–불응 서맥 시에 맥박 증가시킴. 작용기전: 심장자극을 시키는 수용체 흥분시킴; 전신혈관저항을 증가시킴	
부작용	**유해반응**
가슴두근거림, 빈맥, 고혈압, 이소성 박동(ectopic beats), 협심증, IV 라인 위치에 자극, 입모(piloerection), 오심, 구토	심부정맥, 고질소혈증 (azotemia), 조직가피(sloughing) (혈관외유출로부터) 생명위협: MI, 사지의 괴저(gangrene) (혈관수축에 의함)

A, adult 성인; IV, intravenous 정맥내; MAOIs, monoamine oxidase inhibitors 단가아민 산화제 억제제; MI, myocardial infarction 심근경색증; min, minute 분; PB, protein–binding 단백결합; t½, half–life 반감기; UK, unknown 모름; wk, week 주; > greater than 초과; <, less than 미만.

야기할 수 있다.

지속적 심장 및 혈압 모니터링은 dobutamine 주입 환자에게 요구된다. 유해효과로는 용량 관련이 있고, 심근허혈, 빈맥, 부정맥, 두통, 오심 및 진전 등이 포함된다. 간호사는 섭취량과 배출량을 주의 깊게 모니터링해야 하고, 심근허혈 및 심부정맥 발생에 대한 증상 및 징후를 살펴보아야 한다.

Norepinephrine

Norepinephrine은 매우 강력한 혈관수축작용(알파–아드레날린성 효과)를 가진 catecholamine이다. 이 약은 dopamine과 dobutamine으로 적절한 혈압유지에 실패했을 때 쇼크 상태에 자주 사용되거나 dopamine에 대해 대체약물로 사용된다. 고용량 dopamine처럼, 말초혈관수축은 심장작용에 악영향을 주고 기관 및 조직 관류저하를 초래한다. 일반적으로 성인에게는 4–8mg의 norepinephrine을 250mL의 D_5W 혹은 생리식염수에 녹여 사용하며, 0.5–35mcg/min(적정됨) 속도로 투여한다. 지속적 심장 모니터링과 정확한 혈압 모니터링이 요구된다. 약물은 서서히 감량한다. 갑작스러운 중단은 심한 저혈압을 유발한다.

간호활동 및 고려사항은 dopamine과 동일하다. Norepinephrine은 혈액량 감소 환자에게서 저혈압 초기치료에는 사용하지 않는다. 수액, 혈액 혹은 두 가지 모두 우선 혈압 회복을 위해 사용되어야 한다. Norepinephrine의 유해효과로는 심근허혈, 부정맥 및 기관지의 관류저하 등이 포함된다. Norepinephrine의 혈관외유출은 조직괴사를 일으키기 때문에 정맥내투여 부위에 주의를 기울이는 것은 필수적이다. 만약 혈관에 유출이 발생되면 이 부위를 phentolamine으로 치료해야만 한다.

Epinephrine

Epinephrine은 가장 심한 과민반응이나 항원–항체 반응에 의한 급성 중증과민증 쇼크의 치료의 선택약물이다. 만약 즉각적인 치료를 시작하지 않으면 급성 중증과민증은 치명적이다. 심혈관계의 심한 허탈에서 비롯된 기관지수축과 저혈압 증상이 특징이다. 또한, epinephrine은 급성이고 심한 천식치료에 사용된다.

Epinephrine 투여는 기관지확장, 심장기능증가 및 혈관수축을 야기시켜 혈압을 올린다. 심한 천식과 아나필락시스 쇼크에서 성인에게 정확한 용량을 주입하기 위해 tuberculin 주사기를 사용하여 IM 혹은 피하로 0.2-0.5mg 용량을 투여한다. IM 주사가 더 선호되는데, 흡수가 더 잘되기 때문이다. 대부분의 epinephrine은 필요시에 5-15분마다 반복투여할 수 있다.

Epinephrine을 투여받은 사람은 빈맥, 심부정맥, 고혈압, 협심증에 대해 면밀히 모니터링되어야 한다. 정맥주입 epinephrine을 투여하는 환자는 반드시 소생술기구를 옆에 두고 심장 모니터링을 하여야 한다. 다른 유해효과로는 흥분, 공포, 불안, 신경증 등이 있다. 게다가, 간호사는 아나필락시스가 재발되고 치료가 반복될 수 있음을 인지하고 있어야 한다. 이러한 이유로, steroid가 흔히 처방되고, 재발을 예방하기 위해 수일에서 수주를 두고 천천히 감량해야 한다. Steroid의 예로는 hydrocortisone sodium succinate, prednisone 및 methylprednisolone 등이 있다. 환자교육에는 아나필락시스 반응을 일으키는 약물을 엄격히 피하고 의사로부터의 추적관찰에 대한 사항이 반드시 포함되어야 한다. 벌쏘임에 대한 심한 알레르기 반응을 보이는 일부 환자는 의사로부터 항원에 접촉했을 때 자가투여 가능한 epinephrine 키트나 펜을 처방받아야 한다. 키트나 펜 사용에 대한 적절한 환자교육은 필수적이다.

Albuterol

Albuterol은 베타-아드레날린성 기관지확장제로 아나필락시스 쇼크, 천식(다양한 자극에 의해 기관지의 증가된 반응으로 인해 염증과 기관지수축이 야기된 상태)과 COPD에서의 기관지수축을 치료한다. 응급상황에서, 일반적으로 nebulizer(성인: 2.5mL의 생리식염수에 0.5% 흡입용액 0.5mL)를 통해 약물을 투여한다. Albeterol은 용량표기 흡입용기에 담겨 있으며, 급성 기관지수축발작 동안 구제용량(rescue-dose)을 자가투여하도록 되어 있다. 간호사는 약물투여 전과 후에 호흡음을 면밀히 조사하여야 한다. 효과는 기관지수축의 경감 여부로 알 수 있다. 기관지수축이 줄어듦에 따라 천명음이 더욱 감소되고, 이는 원하는 치료효과를 나타내는 것이다. 약물투여 전·후의 호흡곤란 환자의 주관적 느낌에 대한 조사는 특히 중요하다. Albuterol의 유해효과로는 빈맥, 진전, 신경증, 심장부정맥, 고혈압 등이 있다.

Diphenhydramine Hydrochloride

Diphenhydramine은 항히스타민으로, 급성 중증과민증 쇼크 치료에 epinephrine과 함께 자주 사용된다. 이 약제는 심한 알레르기 반응에 흔한 히스타민-유도 조직부종 및 가려움증치료에 사용된다. 성인 표준용량은 25-50mg IV 혹은 심부 IM이다. 경구용 알약 및 액상 형태로 존재하지만 비경구투여가 응급상황에서 선호된다. 그러나 약물 도움을 받기 전에 알레르기 반응에서 응급적인 자가투여를 위해 가정에서의 세팅에 대한 환자교육이 중요한 팁이다. 특히 구강 혹은 목에 부종이 있을 때는 알약보다는 액체형태의 diphenhydramine이 수월하다. 유해효과로는 졸림, 진정, 혼돈, 어지럼, 흥분, 저혈압, 빈맥, 위장관장애, 구강건조 등이 있다.

Dextrose 50%

Dextrose 50%는 농축된 고탄수화물 용액으로 인슐린에 의한 저혈당증 혹은 인슐린 쇼크 치료에 사용된다. 인슐린 쇼크로 진단되거나 의심되며 환자 의식이 명료하지 않을 때 당분용액의 구강내투여는 금기이고, 50mL dextrose 50%는 자주 처방되고, 정맥내투여로 주어진다. Dextrose 50%는 정맥에 매우 자극적이고 큰 말초 혹은 중심정맥에 가능하면 투여를 해야만 한다. 정맥염이 잘 일어난다. 이 용액의 혈관외유출은 조직손상 및 괴사를 일으킬 수 있다. 간호사는 환자의 혈당을 주의 깊게 모니터링해야 한다. 과혈당증이 빠른 약물주입 후에 잘 일어난다. 소변배출량은 정확히 기록해야 하는데, 혈당이 올라갈 때, 삼투성 이뇨현상과 고삼투성 상태가 일어날 수 있기 때문이다. 환자교육은 당뇨, 영양, 신체운동 및 insulin 투여에 초점을 맞추어 실시되어야 한다.

소아적용

신생아 및 어린이의 glycogen 저장은 심한 질병에 의한 스트레스 상황에서 급히 고갈된다. 강력한 심근기능에 적절한 영양은 필수적이므로 저혈당증은 성공적인 소생술을 위해 필수적으로 교정되어야 한다. 손가락 혹은 발꿈치를 찌르는 신속한 혈당검사법 후에 의사의 처방에 25% dextrose 혹은 그 미만이 투여되어야 한다. 50% 농도로 glucose가 투여되므로 삼투압을 줄이고 말초정맥의 경화를 줄이기 위해 투여 전에 멸균된 증류수와 1:1로 희석시켜 공급한다. 표준용량은 0.5-1g/kg IV 혹은 IO이다.

Glucagon

Glucagon은 glycogen 파괴를 야기시켜 혈당을 올리는 췌장에서 생성되는 호로몬이다. Glucagon은 dextrose 50%처럼 심한 insulin에 의한 저혈당증 혹은 인슐린 쇼크 치료에 적용된다. Dextrose 50%가 없거나 정맥내투여가 불가능할 때 응급상황에서 glucagon은 효과적인 약제이다. Glucagon은 피하, 근육내, 정맥내 투여가 가능하다 어른과 어린이의 표준용량은 0.5-1mg이고, 지속적인 혼수상태에서는 15분마다 반복할 수 있다. 만약 혼수상태가 두 번 투여로 해결되지 못한다면 dextrose 50%를 투여해야만 한다. Glucagon의 유해효과는 흔하지 않으나 오심, 구토, 기관지수축 및 호흡곤란을 야기하는 과민반응이 야기될 수 있다. Glucagon은 또한 칼슘통로차단제 및 베타차단제 과량에 의한 효과를 역전시키는 약제로 사용될 수도 있다. 이 상황에서 초기에는 glucagon 5mg에서 10mg 정맥내투여하고, 시간당 3-5mg 속도로 정맥내투여한다.

표 4-3에서는 쇼크에 사용되는 응급약물과 이들의 용량, 사용 및 고려사항을 나타내고 있다.

고혈압위기와 폐부종에 대한 응급약물

일반적으로 이완기 혈압이 110-120mmHg 이상인 고혈압위기와 폐부종에 대해 치료하는 다양한 약물들이 있다. 가장 흔히 사용되는 세 가지 약물이 이 절에서 다루어지고 있다.

Labetalol

Labetalol은 알파- 및 베타-아드레날린성 차단제로 교감신경계 작용을 억제한다. 이 약제의 약리학적 작용에는 맥박, 혈압, 심근수축력, 심근산소소모를 낮추고, 교감신경자극에 의한 혈관수축을 감소시킨다. 이 약물은 고혈압위기뿐만 아니라 허혈 및 출혈성 뇌졸중을 동반한 임상적으로 위중한 고혈압의 급성 처치에 사용된다.

처음에는 labetalol을 2분 이상에 걸쳐 10-20mg을 IV 투여한다. 이러한 시작 용량은 반복되거나 원하는 임상적 반응이 나타날 때까지 10분마다 두 배로 증가시킬 수 있으며, 최대 300mg까지 증가시킬 수 있다.

또 다른 치료접근으로, labeterol을 D_5W에 섞어 목표치료반응에 도달될 때까지 분당 2mg 속도로 지속투여한다. 이 치료방식에서도 최대사용용량은 300mg이다.

표 4-3 쇼크에 대한 응급치료약물

일반명(상품명)	투여경로 및 용량	응용 및 고려사항
albuterol	A: nebulizer: 2.5mL의 식염수에 0.5mL의 0.5% 흡입용액	급성 중증과민증 쇼크, 천식, COPD에 의한 기관지수축 치료에 사용 유해반응에는 빈맥, 떨림, 신경증, 심장부정맥, 고혈압이 포함된다. 임신범주: C; PB: UK; t½: 3.7-5h
dextrose 50%	A: IV: 50mL C: dextrose 25% 용액의 0.5-1.0g/kg	Insulin 쇼크, 심한 저혈당증 시에 사용 임신범주: C; PB: UK; t½: UK
diphenhydramine	IM/IV: 20-50mg	급성 중증과민증 쇼크, 급성 알레르기성 반응 치료. 임신범주: C; PB: UK; t½: 2min
dobutamine	IV: 드립: 2-20cg/kg/min	급성 중증과민증 쇼크, 심한 급성 천식발작치료. MAOI 사용 시 고혈압위기를 야기함, 강심제와는 심부전증이 증가함. 임신범주: C; PB: UK; t½: UK
dopamine HCl	원형약물차트 4-4 참조	Insulin 쇼크, 심한 저혈당증, 베타차단제 고량 수용(베타차단제의 작용을 역전시킴)
epinephrine	IM/SubQ: 0.2-0.5mg(1:1000 용액) IV/IO: 0.1-0.25mg(1:10,000 용액) ETT: 2-2.5mg을 10mL의 식염수에 희석시킴	급성 중증과민증 쇼크: 심한 급성 천식발작, MAOI와 병용 시 고혈합 위기 생길 수 있음. 임신범주: C; PB: UK; t½: UK
glucagon	subQ/IM/IV: 0.5-1mg; 한 번 더 반복을 할 수도 있음	Insulin 쇼크; 심한 저혈당증: 베타차단제 과다투여(베타차단제 역효과) 임신범주: B; PB: UK; t½: 3-10min
norepinephrine	IV: drip: 0.5-30mcg/min(titrated)	다른 치료에 듣지 않는 저혈압 임신범주: D; PB: UK; t½: UK

A, adult 성인; C, child 소아; COPD chronic obstructive pulmonart disease 만성 폐쇄성 호흡기질환; ETT, endotracheal tube 기관지내 튜브; h, hour 시간; IM, intramuscular 근육내; IV, intravenous 정맥내; MAOI, monoamine oxidase inhibitor 단가아민 산화효소억제제; min, minute 분; PB, protein-binding 단백결합; sol, solution 용액; subQ, subcutaneous 피하; t½, half-life 반감기; UK, unknown 모름.

Labetalol을 투여하는 동안 중요한 간호 고려사항은 정확한 지속적 약물투여를 위한 전자투여 펌프, 심장 모니터링, 잦은 혈압측정 등이 포함된다. 정맥투여 혹은 지속적 투여의 시작 시점에서 매 5분 동안 혈압을 자주 기록할 필요가 있다. 심각한 유해효과로는 저혈압 서맥 심실부정맥, 기관지수축 등이 있다. 메스꺼움 또한 자주 보고되는 유해반응이다. Labetalol은 기관지수축 위험 때문에 기관지천식 혹은 COPD 환자에게 그리고 심한 서맥 혹은 명백한 심부전증 환자에게서 금기이다.

Nitroprusside Sodium

Nitroprusside sodium은 고혈압 응급상황에서 동맥혈압을 떨어뜨리기 위한 정맥주입약물이다. 작용기전은 즉각적으로 동맥과 정맥혈관에 직접적으로 영향을 주어 혈관을 이완시킨다. 항고혈압효과는 nitroprusside 주입을 중단하면 멈춘다. 약물중단과 동시에 혈압이 상승한다. 지속적이고 정확한 혈압측정이 필요하다. 일반적으로 50mg의 nitroprusside sodium을 250mL D_5W에 섞는다. 성인의 일반적 용량은 0.25–5mcg/kg/min이며, 목표로 하는 임상적 반응에 최대용량은 10mcg/kg/min이다.

몇 가지 중요한 간호 고려사항이 있다.

- Nitroprusside sodium은 빛에 민감하다. 빛으로부터 용액을 보호하려면 IV병 혹은 백은 알루미늄 포일이나 다른 빛차단물질로 감싸야 한다.
- 비록 옅은 갈색 차단이 전형적이지만, 용액이 파란색 혹은 갈색으로 변색되면 변질을 의미하며, 용액을 버려야 한다.
- Nitroprusside sodium 치료가 길어질 때 혹은 10분 이상 최대 10mcg/kg/min으로 투여할 때, 환자는 증가된 혈청 thiocyanate 혹은 cyanide(약물의 대사산물) 농도의 독작용 위험이 있다. 신호 및 증상에는 대사성 산증, 심한 저혈압, 호흡곤란, 어지럼, 구토 등을 포함한다. 환자는 2mcg/kg/min 이상으로 장시간 투여받으면 혈청 thiocyanate 농도를 24–72시간마다 모니터링해야 한다. 대사물이 소변으로 배설되기 때문에 신기능부전 혹은 신부전증 환자는 위험군에 해당된다.
- Nitroprusside sodium을 서서히 감량하기 위해 가능한 한 신속히 경구용 혈압 강하제로 환자에게 바꾸어 주어야 한다. 원형약물차트 4–5에 nitroprusside sodium의 데이터를 나열하고 있다.

원형약물차트 4-5

Nitroprusside Sodium

약물분류 혈관확장제 상품명: Nipride 임신범주: C	**용량** A: IV: 드립: 0.25–5mcg/kg/min; 개시 시에 0.25mcg/kg/min 그리고 원하는 효과를 위해 적정함
금기 과민반응, 고혈압 (보상성), 대뇌 혈류량 감소, 대동맥협착증 주의: 뇌압 증가	**약물–임상검사–음식 상호작용** 약물: 항고혈압제, 전신마취제 주의: 주사기나 용액에 어떤 다른 약과 섞지 말라. 임상검사: PCO_2, pH의 감소
약동학 흡수: IV만 가능 분포: PB: UK 대사: t½: <10min 배출: 소변으로	**약역학** IV: 개시: 1–2min 최고: 신속하다 작용시간: 1–10min
치료효과/응용 고혈압위기를 치료하고 심장작용을 증진시키기 위해 전신혈관저항을 감소시킴 작용기전: 정맥 및 동맥 평활근 자극; 말초혈관확장 유발	
부작용 메스꺼움, 두통, 오심, 복통, 발한, 가슴두근거림, 허약, 구토	**유해반응** Thiocyanate 독성: 저혈압, 이명, 호흡곤란, 시야혼탁, 대사성 산증 생명위협: 심한 저혈압, 의식소실, 심한 심혈관기능저하

A, adult 성인; IV, intravenous 정맥내; min, mimute 분; PB, protein–binding 단백결합; PCO_2, partial pressure of carbon dioxide 이산화탄소 분압; t½, half–life 반감기; UK, unknown 모름; <, less than 미만.

Furosemide

Furosemide(약초 경고 4-2)는 고리형 이뇨제로 분류되고, Henle 고리의 상행 부분과 근위 및 원위세뇨관에 작용하여 나트륨과 염소의 재흡수를 억제한다. 이는 수분, 나트륨, 염소, 마그네슘, 수소, 칼슘, 칼륨의 신장을 통한 배설을 증가시킨다. 또한, furosemide는 말초 및 신장 혈관확장을 야기하여 혈압을 낮춘다. 좌심실기능이상으로 인한 급성 폐부종 및 고혈압위기에 응급의학약물로서 사용된다.

 **약초 경고 4-2**

Furosemide

인삼은 효과를 줄인다. Licorice는 칼륨소실을 야기하고, 심한 저칼륨혈증을 촉진한다. 이들 약초는 furosemide와 동시에 복용하면 안 된다.

Furosemide는 초기투여용량으로 0.5-1mg/kg으로 1-2시간에 걸쳐 정맥주입한다. 기본 상황에서 효과적인 용량은 다소 높다(2mg/kg까지). 이뇨작용 전에 혈관이완작용이 시작되고 혈압을 낮춘다. 중심정맥압 감소는 심장으로 들어오는 혈액의 양이 감소함에 의한다. 이뇨작용은 약물투여 10분 이내에 야기되고, 6시간 정도 지속된다.

가장 중요한 부작용은 심한 저체액량, 탈수 및 전해질불균형(저칼륨혈증, 저마그네슘혈증, 저나트륨혈증, 저염소혈증)이다. 강심제를 투여하는 환자는 저칼륨혈증으로 인해 강심제독장용 위험에 노출된다. 비정상호흡음 유무, 섭취 및 배설량에 대한 관리, 섭취 및 배설에 대한 엄격한 통제, 검사실결과를 검토하는 등을 포함하여 furosemide 투여 전에 환자의 체액과 전해질 상태, BUN과 creatinine은 조심스럽게 조사되어야 한다. 소변 카테터 삽입이 필수적일 수 있다. Furodemide 투여 동안 생리학적 결과를 예방하기 위해 전해질 및 충분한 수분보충이 요구될 수 있다. Furosemide는 sulfonamide 유도체이고 알레르기 반응을 일으킬 수 있으므로 sulfonamide에 과민한 환자에게 furosemide를 처방하고 투여하는 동안 간호사는 주의를 기울여야 한다.

Morphine Sulfate

Furosemide처럼 morphine sulfate는 급성 폐부종에 적용되는데, 그 이유는 심장 전부하(우심실에 들어오는 혈액의 양을 줄임)를 줄여주는 정맥혈관확장을 야기하기 때문이다. 전체적 효과는 폐정맥울혈을 줄이는 것이다. Morphine은 이 장의 앞에서 다루었다

표 4-4에 고혈압위기와 폐부종에 사용되는 약물과 그들의 용량, 응용 및 고려사항들을 나열하였다.

표 4-4 고혈압위기와 폐부종에 대한 응급약물

일반명(상품명)	투여경로 및 용량	응용 및 고려사항
nitroprusside sodium	원형약물차트 4-5 참조	
furosemide(Lasix)	IV: 1-2분 이상에 걸쳐 초기용량을 0.5-1.0mg/kg 투여하고, 2mg/kg까지 사용가능하다.	좌심실기능부전으로 인한 급성 폐부종; 고혈압위기 치료 유해효과: 혈액량 감소증, 탈수, 전해질이상증
morphine labetalol hydrochloride	IV: 1-4mg q5-30min IV: 2분 이상에 걸친 초기투여용량 10-20mg, 반복 가능 혹은 두 배를 q10min, 최대 300mg까지; 지속적 투여 2mg/min	폐부종, 흉통, 불안정협심증, MI 치료 CVA의 고혈압 및 고혈압위기 치료. 유해효과: 심실부정맥, 저혈압, 기관지수축. 금기사항: 기관지천식, COPD, 심한 서맥, 심부전증.

COPD chronic obstructive pulmonary disease 만성 폐쇄성 호흡기질환; CVA, cerebrovascular accident 뇌졸중; IV, intravenous 정맥내; max, maximum 최대; MI, myocardial infarction 심근경색증.

핵심 웹사이트

American Association of Critical-Care Nurses: www.aacn.org
American Heart Association: www.americanheart.org
Emergency Nurses Association: www.ena.org

학습 질문

1. 75세 환자의 심박수가 45회/분이어서 간호사가 atropine 0.3mg 정맥투여하였는데, 심박수가 38회/분으로 감소하였다. 이 반응에 대한 가장 적절한 설명은?
   a. Atropine은 미주신경을 자극하여 효과를 나타낸다.
   b. 처방된 용량이 너무 적었다.
   c. Atropine이 아닌 adenosine을 사용해야 한다.
   d. Atropine이 처음에는 심박수를 늦추었다가 다음에는 증가시킨다.

2. 80세 여자 환자가 골반골골절로 morphine 3mg을 20분 전에 정맥투여받았다. 그녀의 아들이 간호사 스테이션에 달려와 그의 어머니가 자신에게 반응을 하지 않는다고 한다. 간호사가 취해야 할 행동은?
   a. 환자를 평가하고, 추가적인 도움을 요청을 한 뒤, 필요하다면 bag-valve-mask를 사용하여 호흡보조를 하고 flumazenil 투여를 준비한다.
   b. 의사에게 연락하여 환자가 뇌졸중이 생겨 뇌압이 방금 올라간 것 같다고 보고하고 mannitol 투여를 준비한다.
   c. 환자를 평가하고, 추가적인 도움을 요청을 한 뒤, 필요하다면 bag-valve-mask를 사용하여 호흡보조를 하고 naloxone 투여를 준비한다.
   d. 환자의 아들에게 morphine의 효과를 설명하고, 환자의 통증이 잘 조절되고 있는 모습이 의식 없어짐을 설명한다.

3. 간호사가 폐쇄성 두부손상을 받은 21세 여자 환자를 돌보고 있다. 정상 뇌압은 20 이하인데 그녀의 뇌압이 35이다. 그녀의 혈청삼투몰농도는 330이다. 간호사가 취해야 할 행동은?
   a. Mannitol을 투여한다.
   b. 이번에는 mannitol을 중지하고 뇌압 감소를 위해서 다른 방법을 취한다.
   c. Sodium nitroprusside를 투여한다.
   d. 이번에는 특별한 행동을 할 필요가 없다. 왜냐하면 환자의 삼투몰농도가 330이어서 뇌압상승의 효과를 상쇄시키기 때문이다.

4. 심장정지로 심폐소생술을 하는 동안 환자의 주와부정맥으로 dopamine 투입을 시작했다. 전자주입기에서 정맥주사관이 막혔다고 신호소리가 나고 있다. 간호사가 즉시 고려해야 할 가장 중요한 것은 무엇인가?
   a. 정맥혈관외유출이 되면 phentolamine 투입이 필요할 수도 있다.
   b. 투입이 안 되면 저혈압이 유발될 수 있다.
   c. 병원 수리정비팀에 연락이 필요할 것이다.
   d. 신호소리는 환자에게 고혈압이 발생했음을 알리는 것일 수 있다.

5. 응급실에서 환자에게 adenosine이 처방되었다. 정맥투여 직후에 간호사는 심전도 감시창을 통해서 짧게 무맥성 리듬을 보이다가 이내 사라짐을 보았다. 간호사가 취해야 할 초기의 적절한 행동은 무엇인가?
   a. 의사를 부른다.
   b. Epinephrine과 atropine의 정맥투여를 준비한다.
   c. 심폐소생술을 시작한다.
   d. 환자와 심전도 감시창을 면밀히 관찰한다.

6. 환자가 항생제 정주를 받다가 급성 아나필락시스 반응으로 두드러기와 기관지연축을 보이고 있다. 간호사는 준비된 약제 지시들을 가지고 있다. 어떤 약을 우선적으로 투여해야 할까?
   a. steroid
   b. dopamine
   c. epinephrine
   d. diphenhydramine

7. 저혈당이 생긴 1세 소아 환자에게 예비된 지시에 따라서 50% dextrose 수액을 정맥투여를 하려는데, 어떻게 준비해서 투여하는 것이 가장 안전할까?
   a. Filter needle을 준비한다.
   b. Tuberculin syringe에 약을 넣어 사용한다.
   c. 증류수와 1:1로 섞어서 25% dextrose 용액을 만들어 사용한다.
   d. 주사 전에 용액을 격렬하게 흔든다.

8. 51세 여자 환자가 자신의 어머니가 사망한 뒤로 심한 불안증이 생겨서 Xanax를 복용해 오고 있다고 한다. 그녀는 보험회사 사무실에서 일하다가 의식이 없어져 응급실로 옮겨졌다. 그녀의 병력을 고려할 때, 간호사는 다음 중 어떤 약의 투여를 준비해야 할까?
   a. mannitol
   b. naloxone
   c. activated charcoal
   d. flumazenil

9. 25세 여자 환자가 천식발작으로 생긴 심정지에 대해 병원 도착 전에 심폐소생술을 성공적으로 받아 응급실로 내원하였다. 내원 중에 환자의 산소포화도는 85%였다. 환자상태를 보아 다음에 지시된 초기약물들 중에 가장 중요한 것은?
   a. epinephrine
   b. sodium bicarbonate
   c. albuterol
   d. oxygen

10. 간호사가 벌에 쏘여 심한 알레르기 반응을 보이는 성인 환자에게 epinephrine 0.3mg 근육주사를 결정했다. 간호사가 투여할 epinephrine의 농도로 옳은 것은?
    a. 1:10,000
    b. 1:1,000
    c. 1:100
    d. 1:10

11. 자신의 부모가 먹던 여러 가지 약들과 aspirin을 의도적으로 과량복용한 십대 여자 환자에게 응급의학과 의사가 활성 숯을 먹이도록 지시하였다. 간호사는 활성 숯 경구투여를 준비하면서 환자가 매우 졸리워하고 심한 자극에만 눈을 뜨는 모습을 인지하였다. 이 상황에서 간호사가 할 수 있는 가장 적절한 조치는?
    a. 즉시 환자의 의식상태변화에 대해서 의사와 상의하여 치료계획을 다시 점검할 수 있다.
    b. 즉시 위장관 튜브를 삽입하여 활성탄을 투여한다.
    c. 즉시 환자의 머리 부위를 높이고 환자를 설득하여 활성 숯을 들이키게 하며, 그동안 환자를 심하게 자극하여 깨어 있게 한다.
    d. 지금 절반을 먹이고, 의식상태가 호전될 때까지 기다려서 나머지 절반을 먹인다.

학습 질문

12. 62세 남자 환자가 다리에 생긴 사마귀제거시술을 받고 집으로 귀가하려다가 심한 흉통이 생겨서 간호사에게 알렸다. 그는 식은땀도 흘리고, 숨참을 호소하였다. 외과의사가 aspirin 325mg 경구로 먹이고 빨리 응급실로 이송을 의뢰하였다. 간호사가 취할 가장 적절할 행동 절차는?
    - a. 환자가 직전에 수술을 받아서 출혈합병증이 생길 수 있으므로 aspirin 사용에 의문을 갖는다.
    - b. 약물 알레르기 반응을 확인하고 난 후에 aspirin 알약을 씹어 먹도로 지시하고 투여한다.
    - c. 약물 알레르기 반응을 확인하고 난 후에 aspirin 알약을 삼키도록 한다.
    - d. 외과의사에게 장용정 형태의 aspirin이 소화불량이 있는 환자에게 더 낫다고 제안한다.

답: 1. b, 2. c, 3. b, 4. b, 5. d, 6. c, 7. c, 8. d, 9. d 10. b, 11. a, 12. b

5장

약물 상호작용과 비전문의약품

학습목표

- 약물 상호작용과 관련된 네 가지 약동학 과정을 구분한다.
- 약역학적 상호작용과 관련된 세 가지 효과를 설명한다.
- 약물 상호작용을 토론하고, 그 예를 들 수 있다.
- 약물–음식물 상호작용의 효과를 기술한다.
- 약물로 유발된 감광성의 의미를 설명한다.
- 환자의 비전문의약품 사용과 연관된 간호영향을 토론한다.

약물치료는 사용가능한 약물이 너무 많기 때문에 복잡한 것이 사실이다. 약물–약물, 약물–음식, 약물–임상검사 상호작용은 증가 추세에 있는 문제들이다. 수많은 반응의 가능성 때문에 간호사는 약물의 상호작용에 관한 지식을 반드시 숙지하고 환자의 반응을 면밀히 모니터링해야 한다. 의료진 구성원 사이에서 철저하고 신속한 소통은 필수이다. 상호작용의 고위험에 놓여 있는 환자는 만성 건강문제가 있는 사람들을 포함하는데, 다약제투여를 하고 있으며, 1명 이상의 치료자를 만나고 여러 약국을 들른다. 고령 환자는 약물 상호작용에 대해 특히 고위험군인데, 75%가 처방약을 복용하며, 82%가 **비전문의약품(over-the-counter, OTC)**을 복용하고 있다. 비전문의약품은 처방전 없이 구할 수 있다.

약물 상호작용

약물 상호작용은 한 약물이 다른 약물과의 상호작용 결과 약물의 작용이나 효과가 변하거나 바뀌게 되는 것을 말한다. 이를 약물의 유해반응이나 약물배합금기와 혼동하지 말아야 한다. **약물유해반응**은 원하지 않은 약물효과로, 과민반응과 아나필락시스 반응을 포함하는 미약한 반응에서부터 심한 독성 효과까지 다양하다. **약물부적합(incompatibility)**은 두 가지 혹은 그 이상의 약물 사이에서 발생하는 화학적 혹은 물리적 반응을 말한다. 즉, 동일 주사기 안에서 정맥내주사백(IV bag) 혹은 체외의 인위적 조건에서 두 가지 혹은 그 이상의 성분들 사이에서 반응이 일어난다는 것을 의미한다.

약물 상호작용은 두 가지 범주, 즉 (1) 약동학적 상호작용과 (2) 약역학적 상호작용으로 나눈다.

약동학적 상호작용

약동학적 상호작용이란 한 가지 약 혹은 그 이상의 약물의 흡수, 대사 혹은 분포 그리고 배설에 변화를 말한다.

흡수

한 사람이 동시에 두 약물을 취할 경우, 한 가지 혹은 두 가지 약물 모두 흡수속도가 변할 수 있다. 한 약물이 다른 약물의 흡수를 막거나 줄이거나 혹은 증가시킬 수 있다.

이 현상은 다음 사항 중 한 가지 방식으로 야기될 수 있다.

1. 위배출시간의 감소 혹은 증가로 인해
2. 위장내 pH의 변화에 의해
3. 약물복합체 형성에 의해

위배출속도를 증가시키는 약물(예, 완화제인 metoclopramide[Reglan])은 위와 장관의 운동성을 증가시키며, 약물흡수를 저하시킨다. 대부분의 약물은 소장에서 흡수된다. 위장에서 흡수되는 barbiturate, salicylate, theophylline(Theo–24)을 포함한 예외도 있다. 아편계 약물과 항콜린성 약물(예, atropine)은 위배출시간과 위장관운동을 줄여 약물흡수속도를 줄인다. 위장에 흡수되는 약물의 경우 흡수량이나 정도가 증가하면 위장내에 약물이 더욱 오랫동안 머물게 된다.

위장의 pH가 감소할 때, aspirin 같은 약산성 약물이 덜 이온화되고, 더욱 신속히 흡수된다. 위내의 pH를 높이는 약을 사용할 때는 약산성 약물의 흡수를 줄인다. Magnesium hydroxide(Maalox)와 aluminum hydroxide(Amphojel) 같은 제산제(antacid)는 위내 pH를 올리고 흡수를 막거나 저해한다. 일부 약은 화학적으로 반응한다. 예를 들어, tetracycline과 제산제 혹은 철분약물에 발견되는 중금속이온(칼슘, 마그네슘, 알루미늄 그리고 철)이 약물복합체를 형성하여 tetracycline의 흡수를 방해할 수도 있다. 이러한 현상은 2가 양이온을 함유하는 약물을 ciprofloxacin(Cipro) 같은 fluoroquinolone 항생제와 함께 복용할 때에도 볼 수 있다. 결과적으로, tetracycline 혹은 ciprofloxacin의 소비 전 1시간 및 소비 후 2시간에는 유제품, 복합비타민, 제산제를 피해야 한다.

Cholestyramine과 colestipol 같은 몇몇 콜레스테롤 저하 약물은 carbamazepine(Tegretol) 및 furosemide(Lasix) 같은 약과 복합체를 이룬다. 이런 경우 약물은 수용성이 되기 힘들고, 약물흡수 측면에서 방해가 된다. 약물복합체화를 원하는 경우가 있다. 예를 들어, 활성화된 charcoal을 독성을 유발하는 약물의 섭취 후에 투여하여 독성 유발약물의 흡수를 줄이고, 이로 인해 과량의 약물로 인한 유해작용을 줄이거나 없애는 것이다.

위장관에 정상적으로 분포하는 박테리아의 변화는 약물의 약동학에 영향을 준다. 예를 들어, 장의 미생물총(microflora)은 digoxin(Lanoxin)을 대사시키는 능력을 가진다. Digoxin은 강심제 약물로, 심부전증과 심부정맥치료에 사용된다. 장내세균에 의한 이 약물의 대사로 인해 생체이용률이 저하된다. Macrolide 항생제인 erythromycin와 tetracycline은 광범위 항생제(그람양성 및 그람음성 세균에 모두 효과 있음)로, 이들 위장관 미생물총을 파괴하든지 성장을 저해시킨다. 결과적으로, digoxin 치료 중인 환자에게 이들 중 한 가지 약을 투여했을 때 digoxin 흡수가 증가되고, 궁극적으로는 독성이 유발되기도 한다. 이 현상의 또 다른 예는 경구피임약에서 볼 수 있다. 장내세균은 estrogen 축합물을 가수분해하여 유리 estrogen으로 만들며, 적절히 흡수가 가능하게 되어 피임효과를 나타내게 된다. 경구피임약과 동시에 투여하는 항생제가 장내세균에 영향을 주어 이들 과정이 방해되고 경구피임약의 흡수와 약물효과가 떨어지게 된다. 임신을 방지하기 위해 피임약을 복용하는 사람이 항생제를 투여하고 성행위를 할 경우 보호막을 준비해야 한다.

분포

조직으로의 약물의 분포는 혈장/혈청단백에 의해 영향을 받는다. 단백질에 비결합약물만이 유리형의 활성 약물이며, 체내조직으로 들어갈 수 있다. 단백에 결합능이 높은 두 가지 약을 동시에 투여할 경우 두 약물 간에 치환(displacement)효과가 나타난다. 이러한 약물의 치환에 영향을 주는 인자로는 (1) 약물의 혈액농도, (2) 약물의 단백결합능, (3) 분포용적(volume of distribution, Vd)이 있다.

단백 혹은 albumin에 대해 높은 결합능을 보이는 약물은 혈장내에서 단백결합 위치에 대해 서로 경쟁한다. 그 결과 한 가지 혹은 둘 모두 약물의 단백결합 정도가 줄어들어 혈장내 유리형의 약물농도가 상승하여 약효를 나타내게 된다. 이 효과는 약물독성을 유발할 수 있다. 높은 단백결합능을 보이는 동시에 투여해야 하는 경우에는 약물독성을 피하기 위해 한 가지 혹은 두 가지 모두 약물의 투여량을 줄일 필요가 있다. 높은 단백결합능을 보이는 약물로는 항응고제 warfarin, phenytoin과 valproic acid 같은 항경련제, gemfirozil(항당뇨약물), 대부분의 비스테로이드성 항염증약물, sulfosoxazole(sulfonamide), glyburide(항당뇨약물), quinidine(항부정맥약물) 등이 포함된다. Warfarin의 경우 99%가 단백결합을 하며, 1%만 유리형이다. 만약 warfarin의 2–3%가 단백에서 분리된다면 유리형의 약물이 1% 대신 3–4%가 된다. 이 작용은 wafarin의 항응고작용을 높이는 가능성이 있다. 과도한 출혈이 야기될 수 있다.

간질환이나 열악한 영양상태로 인해 혈청 알부민이 현격히 줄어들 경우 phenytoin과 warfarin 같은 높은 단백결합능을 가진 약물의 유리형 단백농도가 증가하여 약리작용을 보이는 약물농도가 상승하게 되는 것이다.

대사 혹은 생체변환

대사단계의 많은 약물 상호작용은 간 마이크로솜 시스템(microsomal system)의 유도 혹은 억제로 야기된다. 어떤 약이 또 다른 약의 대사를 촉진시키는 것은 간효소를 유도하여 일어난다. 이들 효소는 약물기능의 연쇄효과를 야기한다. 효소유도를 촉진하는 약물을 "**효소유도체**(*enzyme inducer*)"라고 한다. Phenobarbital 같은 barbiturate는 효소유도체이다. Phenobarbital은 대부분의 항정신병 약물과 methylxanthine(theophylline)의 대사를 촉진시킨다. 대사 증가는 약물 제거를 촉진하며, 약물의 혈장농도를 줄이게 된다. 이 결과로 인해 약물효과가 감소된다. 때로는 간효소가 약물을 활성형 혹은 잠복성의 대사물로 전환시킨다. 이들 약물대사산물은 약리작용을 나타내게 할 수 있다. Phenytoin과 carbamazepine 같은 항경련제와 항균약물인 rifampin은 약물대사를 증가시키는 간효소유도체이다. 예를 들어, 항응고제인 warfarin에 대해서이다. 대사촉진은 약물농도를 줄이기 때문에 환자에게 간효소유도체를 투여하는 경우 warfarin의 투여량을 높여야 할 필요가 있다. 만약 약물유도체를 사용하지 않는 경우에는 warfarin의 투여량을 줄여야 한다. 일반적으로 약물 상호작용은 약물투여 1주일 후에 나타나고, 약물유도체를 중단한 후에도 1 주일 간은 지속된다. 좁은 치료범위를 보이는 약물의 경우 면밀히 모니터링해야 한다.

일부 약물은 효소억제제이다. 항궤양제 cimetidine(Tagamet)은 효소억제제로, theophylline 같은 일부 약의 대사를 억제하여 theophylline의 혈장농도를 증가시킨다. 독성을 피하기 위해 theophylline의 용량을 줄여야 한다. 만약 cimetidine이나 어떠한 효소억제제를 중단할 경우 theophylline의 용량을 조절하여야 한다. 또 다른 잘 알려진 간효소억제제는 erythromycin(항균제)과 itroconazole(항진균제)이다.

담배와 술의 섭취는 약물 생체내변환에 대해 다양한 영향을 보인다. 담배연기의 polycyclic aromatic hydrocarbon 성분은 theophylline 대사를 담당하는 특정 효소계의 생성을 유도한다. 만성 흡연은 간효소활성을 증가시키고 theophylline의 제거를 촉진한다. 흡연자인 천식 환자가 천식치료를 위해 theophylline을 복용할 경우 약물용량을 높일 필요가 있다. 술은 생체내변환에 다양한 영향을 줄 수 있다. 장기간의 알코올 섭취는 간효소를 유도시키는데, 급성 알코올 섭취는 대사를 억제시킨다.

천연 혹은 약초약물 역시 대사에 영향을 줄 수 있다. 비전문의약 약초약물인 St. John wort는 우울증치료에 사용되는데 warfarin, digoxin 그리고 theophylline 같은 약물의 대사를 유도한다. 이 효능은 이들 약물의 효과를 줄일 가능성이 있고, 이들 약물의 지속적인 효과를 위해 용량을 증가할 필요가 있다. Flavonoid는 주스와 감귤(citrus fruit)에 발견되는 천연성분이며, 일부 약물대사의 강력한 억제제이다. Carbamazepine, diazepam, statin 약물, 칼슘통로봉쇄제 혹은 발기부전치료제의 치료용량에 안정화된 환자가 약과 함께 포도를 먹든지 포도주스를 마실 경우 예상되는 약물 수준보다 더 크게 유해효과가 나타날 수도 있다.

간혈류를 변화시키는 일부 약물은 간대사를 줄인다. 표 5-1은 약물 효소유도제 및 억제제를 기술하고 있다.

배설

대부분의 약물은 사구체를 통해 여과되고 소변으로 배설된다. 몇몇 약물은 담즙으로 배설되는데, 장을 통과하게 된다. 소변배설을 증가시키거나 줄이는 약물은 다른 약물의 배설에 영향을 준다. 심박출량을 줄이는 약물은 사구체여과율을 줄여 약물배설을 줄이거나 지연시킨다. 항부정맥약물인 quinidine은 digoxin의 배설을 줄인다. 그러므로 digoxin의 혈장농도가 증가되며, 이로 인해 digoxin 독성이 야기된다.

이뇨제는 신세뇨관으로부터 수분과 나트륨배설을 촉진한다. Furosemide(Laxis)는 Henle 고리에 작용하며, hydrochlorothiazide(HydroDIURIL)은 원위세뇨관에 작용한다. 두 가지 이뇨제 모두 수분, 나트륨, 칼륨의 재흡수를 감소시킨다. 신장을 통한 칼륨의 소실은 저칼륨혈증(hypokalemia)으로 알려진 환경이 초래될 수 있고, digoxin의 작용을 조장하고, digoxin 독작용이 일어날 수 있다.

동일 배설경로를 가지는 두 가지 혹은 그 이상의 약물은 체외로 배출되는 데 있어서 서로 경쟁이 될 수 있다. 통풍치료제인 probenecid는 콩팥의 신세뇨관에서 penicillin 분비를 억제하여 penicillin 배설을 줄인다. 일부 경우에는 이 효과로 인해 장시간의 penicillin(짧은 반감기를 가짐) 혈장농도를 증가하거나 유지하는 데 바람직하게 작용하기도 한다.

소변 pH 변화는 약물배설에 영향을 줄 수 있다. 제산제인 sodium bicarbonate는 소변을 알칼리성으로 되게 한다. 알칼리성 소변은 약산성 약물(예, aspirin, barbiturate)의 배설을

표 5-1 약물: 효소유도제와 효소억제제

약물	약물효과
효소유도약물	약물 개시와 종료가 지연된다. 약 1주일. 유도약물사용 시 약물용량 증가 요구됨 유도약물작용 종료 후에 약물의 용량은 조절되어야 한다. 특히 약물치료범위가 좁다면 혈청약물농도를 모니터링한다.
효소억제약물	약물효과 개시는 항상 신속히 일어난다. 두 번째 약물의 반감기(½)가 증가하여 약효가 연장된다. 처방된 약물용량에 관련하여 상호작용이 일어난다. 질병의 존재가 약물효과에 영향을 미친다. 특히 약물치료범위가 좁다면 혈청약물농도를 모니터링한다.

촉진하고, 약염기성 약물의 신장 재흡수를 촉진한다. 산성 소변은 quinidine 같은 약염기성 약물의 배설을 촉진한다.

저하된 신장 혹은 간기능상태에서 항상 유리형의 약물농도가 증가한다. 환자가 다약제를 복용할 때 약물독작용에 대하여 면밀한 모니터링이 필요하다. 혈청약물농도를 체크하는 과정은 또한 **치료약물 모니터링**(therapeutic drug monitoring, TDM)이라 하는데, 좁은 치료범위와 높은 단백결합능을 가진 약물에 대해 특히 중요하다. Digoxin과 phenytoin은 TDM이 필요한 약들이다. 표 5-2는 약동학에 영향을 주는 약물 상호작용을 요약한 사항을 나타내고 있다.

약역학적 상호작용

약역학적 상호작용은 부가, 상승 혹은 길항적 약물효과를 나타내게 된다.

부가약물효과

비슷한 효과를 가진 두 약물을 투여할 때의 약물 상호작용을 **부가효과**라 하며, 두 약물의 효과를 합한 것이다. 부가효과는 원하는 것일 수도 원하지 않은 것일 수도 있다. 예를 들어, 고혈압을 치료하기 위해 이뇨제와 베타차단제를 투여하는 경우 원하는 부가효과가 나타난다. 복합투여에 있어 두 약물은 다른 기전으로 작용하여 더욱 현저한 혈압 하강효과를 가진다. 다른 예로는, aspirin과 codeine은 다른 기전을 가진 두 진통제인데, 같이 투여할 경우 증가된 진통효과를 보인다.

원하지 않는 부가효과를 보이는 경우는 두 혈관확장제의 경우인데, hydralazine(Apresoline)은 고혈압을 위해 처방되고, nitroglycerin은 협심증을 위해 처방된다. 그 결과 심한 저혈압반응이 나타난다. 다른 예는 aspirin과 알코올의 상호작용인데, aspirin은 위장벽을 직접 자극하고, 혈소판기능이상

표 5-2 약물의 약동학적 상호작용

과정	약물	효과
흡수	완화제	위배출시간을 단축 위장운동 촉진 약물흡수 감소
	아편계 약물	위배출시간 지연
	항콜린성 약물	위장운동 저하 약물지연에 의존하여 약물흡수 증가 혹은 감소(위 vs 장)
	Aspirin	위 pH 감소 약물흡수 증가
	제산제	위 pH 증가 산성 약물의 느린 흡수
	제산제와 tetracycline	약물복합체 형성 약물흡수 차단
분포	항응고제 및 항염증약물(sulindac)	단백결합 장소에 대한 경쟁 유리약물 증가(예, 항응고제 증가)
대사 혹은 생체전환	Barbiturates	간효소유도 촉진 약물대사 증가 이차약물의 혈장농도 증가
	항궤양 cimetidine(Tagamet)	간효소분비 억제 diazepam(Valium), phenytoin(Dilantin), morphine 및 기타 약물대사 저하 이차약물의 혈장농도 증가
배설	항부정맥치료제(quinidine)	이차약물 신장배설 감소(예, digoxin) digoxin 농도 증가
	통풍치료제(probenecid)	신세뇨관을 통한 분비경쟁을 통한 penicillin 배설의 감소, Penicillin 농도 증가
	제산제(sodium bicarbonate)	약산 약물의 배설 촉진(예, aspirin, barbiturates, sulfonamides)
기타: 심박출량과 신장혈류 감소	Aspirin, ammonium chloride 대부분의 약물 범주	약염기 약물의 배설 촉진(예, quinidine, theophylline) 약물배설 감소 약물혈장농도 증가

을 초래하며, 위장벽을 보호하는 위점막으로부터의 prostaglandin 매개 점액생성을 억제한다. 알코올은 위점막장벽을 파괴하며, 혈소판기능을 떨어트린다. Aspirin과 알코올 모두 출혈시간을 연장시키며, 같이 투여할 때는 위장출혈을 일으킨다.

상승약물효과 혹은 강화작용

두 가지 혹은 그 이상의 약물을 같이 투여할 경우, 항약물이 다른 약물작용을 가화시키거나 **상승효과**를 가진다. 즉, 임상효과는 두 약물의 합친 효과보다 충분히 더 크다는 말이다. 이에 대한 예를 들면, meperidine(Demerol, 합성 아편계 진통제)과 promethazine(Phenergan, 항히스타민제)의 병합투여이다. Promethazine의 주요 부작용 중 한 가지가 진정(sedation)이다. 수술 후 환자에게 meperidine과 같이 사용할 경우, promethazine은 meperidine의 졸음작용을 증강시키거나 강화시킨다. Promethazine과 병합투여할 때는 meperidine을 적은 용량으로 투여하는 것이 바람직하다. 원하지 않는 작용의 예는 알코올과 진정수면제, 예를 들어 chlordiazepoxide(Librium) 혹은 diazepam(Valium) 같은 약물들을 병용투여했을 때이다. 이 예의 결과는 중추신경계의 억제가 과도하게 야기되는 것이다.

일부 항박테리아약물(항생제) 중에는 효소억제제가 있어서 항생제에 부가하여 사용할 때에 그 치료효과를 증가시킨다. 예를 들면, ampicillin과 sulbactam(Unasyn), amoxicillin과 clavulanate(Augmentin) 복합약물인데, 여기서 sulbactam과 clavulanate 칼륨은 박테리아효소억제제이다. 이들 억제제 없이 ampicillin과 amoxacillin을 투여할 수는 있다. 그러나 약물을 비활성화시켜 약물에 대한 저항성을 가지게 하는 박테리아인 beta-lactamase 때문에 원하는 치료효과가 나타나지 않을 수 있다. Sulbactam 혹은 clavulanate를 항생제와 병용투여할 때 박테리아효소활성을 억제하여 효능을 증대시키든지 항박테리아 약제의 항균범위를 넓히게 된다. 모든 박테리아가 beta-lactamase 효소를 생산하는 것은 아니다. 이들 항생제를 억제하여 박테리아 저항성을 나타내게 하는 유일한 것이다.

길항약물효과

두 약물이 서로 반대작용 혹은 **길항효과**를 가진 약물을 동시에 투여할 때, 각 약물은 다른 약물의 효과를 방해한다. 즉, 두 약물 모두 효과가 사라지는 것을 말한다. 길항효과의 예는 아드날린성 베타흥분제인 isoproterenol(Isuprel)과 아드레날린성 베타차단제인 propranolol(Inderal)을 동시에 투여하는 것이다. Isoproterenol은 심박수가 분당 60회 미만인 서맥을 치료하기 위해 응급상황에서 사용되는 약물이다. 만약 환자에게 혈압과 맥박을 감소시키는 약물을 사용할 경우 각 약물작용은 취소될 것이다. 약물은 기대하는 치료작용을 나타내지 않을 것이다. 어떤 상황에서는 길항작용이 바람직할 수 있다. Morphine 과량투여 시 길항제인 naloxone(해독제, antidote)을 마약효과를 봉쇄하기 위해 사용한다. 이는 길항제의 유용한 약물사용작용이다.

두 가지 처방약물의 사용은 부가적, 상승적, 길항적 혹은 무효과 등일 수 있다. 이는 특히 warfarin에는 잘 들어맞는 언급이다. 다른 약물과 같이 투여될 때 두 번째 약물효과가 증가, 감소 혹은 항응고효과가 전혀 없을 수도 있다. 표 5-3은 항응고제와 함께 복용할 수 있는 약물과 두 번째 약물이 항응고제에 미치는 영향을 보여준다.

표 5-4는 약물역학 상호작용과 관련된 약물반응을 요약하고 있으며, 표 5-5는 선택된 약물-약물 상호작용을 나열하고 있다.

약물-약물 상호작용에 있어서 흔한 증상은 메스꺼움, 위장관불편함, 두통 그리고 어지럼 등이다. 만약 환자가 이례적인 반응을 경험했다면 환자는 약사 혹은 의료진을 반드시 만나야 한다. 가장 두려운 약물 상호작용은 급격한 혈압 강하나 심박수의 증가 혹은 불규칙하게 되는 것 등을 야기시키는 것들이다. 또한 두려운 것은 심장이나 간 같은 주요 기관에 손상을 입히는 독소를 생성하는 약물 상호작용이다. 다행스럽게도, 대부분의 상호작용은 심각하거나 생명에 위협이 되지 않는다. 환자는 반드시 처방약, 비전문의약품, 약초약물 등이 서로 상호작용을 일으킬 수 있다는 사실을 알아야 한다. 상호작용이 처방약들 사이에서만 일어난다는 것은 근거 없는 이야기이다. 심한 유해반응은 제품 안내서에 박스 형태로 경고문구가 강조되어 있다.

표 5-3 항응고제와 처방약의 상호작용

처방약	항응고약물효과	처방약	항응고약물효과
선택된 항지질약물		**비스테로이드성 항염증약물 (NSAIDs)**	
*Fibrate*군	효과 증대; 출혈 증가 가능	Ibuprofen	정상용량; 효과 없음
*Statin*군		Diclofenac, ketoprofen, tolmetin	효과 증가 가능
Lovastatin	효과 증대	**Quinolone 항생제**	항상 효과 없음
Pravastatin	알려진 효과 없음	Ciprofloxacin, norfloxacin, ofloxacin	분리된 경우에 효과 증대
Angiotensin–전환효소 억제제	알려진 효과 없음	**Sulfonamides**	
		Bactrim–cotrimoxazole	35% 사람에서 효과 증대
Aminoglycosides	알려진 효과 없음	**삼환 항우울제**	영향 없음
Aspirin	강한 작용; 출혈 유발가능	**비타민 K**	항응고제 효과 감소
항응고약물		**음식**	
Cytoxan, 5–fluorouracil, Methotrexate, doxorubicin, vincristine	효과 증대; 출혈 증가 가능	Aspartame(인공 감미료)	효과 증대
Cytoxan, mercaptopurine, mitotane	효과 저하; Cytoxan은 효과를 증가 혹은 감소시킬 수 있다.	녹색 채소(시금치, 브로콜리, 방울다다기 양배추)	효과 저하; 비타민 K 풍부 채소
Barbiturates	항응고제 효과 감소	**알코올**	
Benzodiazepines	알려진 효과 없음	약간–중등도 음주	과음이 아니면 영향 없음
베타차단제	알려진 효과 없음	과음	간손상 시에 효과 증대
선택된 Cephalosporins			
Cefamandole	효과 증대; 출혈 증가 가능		

표 5-4 약물의 약역학적 상호작용

상호작용	효과
부가	동일 범주에서, 약물효과는 모든 약물의 효과를 더 한 것이다.
상승 혹은 강화	한 약물이 다른 약물의 작용을 강화시킴(각각의 약물효과보다 크다)
길항	반대 범주에 있는 두 약물이 효과를 무효화한다.

표 5-5 선택된 약물 간의 상호작용

약물과 약물 범주	약물의 상호작용효과
Acyclovir	dobutamine, dopamine, morphine과 병용 시 정맥내주사 불가능
Alteplase	dobutamine, dopamine, heparin, morphine, nitroglycerin과 병용 시 정맥내주사 불가능
Aminoglycosides	Cephalosporins, ethacrynic acid, furosemide, polymyxin, vancomycin은 신장독성과 귀독성의 위험을 증가시킨다(특히 청년과 노인).
Aminophylline	dobutamine, dopamine, meperidine, ondasetron과 병용 시 정맥내주사 불가능
Angiotensin–converting enzyme(ACE) 억제제 (예, captopril)	제산제는 ACE 억제제의 흡수를 감소시킨다. 칼륨–보존이뇨제는 칼륨 분비를 감소시키고, 리튬의 사용은 리튬 분비를 감소시킨다. 항고혈압제, 질산염, 이뇨제는 혈압을 낮추는 효과를 돕는다.
항응고제(예, warfarin[Coumadin])	항응고작용을 상승시키는 약물로, acetaminophen(고용량), 알코올, 항혈소판약물, aspirin, aminoglycosides, cephalosporins, erythromycins, furosemide, fluoroquinolones, isoniazid, NSAIDs, sulfonamides, thiazides, 삼환 항우울제, 비타민 E가 있다.

표 5-5 선택된 약물 간의 상호작용–계속

약물과 약물 범주	약물의 상호작용효과
항경련제(예, phenytoin[Dilantin])	알코올은 phenytoin 효과를 감소. Warfarin 흡수 감소. 경구피임약과 corticosteroid의 작용 감소. Isoniazid는 phenytoin 농도를 증가시킨다.
항정신병 약물(예, phenothiazide)	알코올은 CNS 억제를 증가시킴. 제산제와 지사제는 약물흡수를 감소시킨다. TCA는 저혈압의 위험을 증가시키다. Phenothiazide는 발작의 역치를 감소시키므로 항경련제 용량은 높여야 한다.
항결핵제(예, isoniazid)	알코올은 간독성을 증가. 제산제는 isoniazid의 흡수를 감소시킨다. Phenytoin 독성을 유발하여 phenytoin 농도가 증가할 수 있다.
Aspirin(salicylates)	항응고제는 아스피린과 같이 복용 시 출혈위험이 증가한다. 경구당뇨치료제는 저혈당의 위험을 증가시킴.
Benzodiazepines(예, diazepam,lorazepam)	알코올, narcotics, 항응고제는 CNS depression을 증가시킴. Cimetidine은 diazepam과 lorazepam의 독성을 증가시키고, levodopa의 작용을 감소시킨다. Phenytoin의 혈청농도를 증가시킬 수 있다.
Beta(adrenergic)차단제(예, propranolol[Inderal])	이뇨제, 항고혈압제, phenothiazine은 저혈압상태를 증가. Atropine은 서맥을 교정할 수 있다. 제산제는 propranolol의 흡수를 증가시킨다. Cimetidine은 약물의 청소율을 감소시키고, 베타차단제의 작용을 증가시킨다.
칼슘통로봉쇄제(예, nifedipine[Procardia])	Digoxin 농도를 증가. 베타차단제는 중독성이 있고, 서맥을 유발할 수 있다. H_2 blocker는 청소율을 감소시켜 칼슘차단제 농도를 증가시킨다.
강심배당체(예, digoxin[Lanoxin])	Thiazide와 고리이뇨제, corticosteroid, 완화제, amphotericin B는 저칼륨혈증을 유발하여 digitalis 독성을 유발할 수 있다. 제산제, 지사제, colestipol은 digoxin의 흡수를 감소시키고, quinidine, verapamil, erythromycin은 digoxin의 농도를 증가시킨다.
이뇨제	Dobutamine, heparin, meperidine, potassium을 D_5W에 녹여 병용 시 정맥내주사가 불가능하다.
Diuretics(potassium–소실)(thiazide 및 loop)	저칼륨혈증 시 이뇨제를 사용하면 digoxin 독성이 있다. Corticosteroid는 칼륨소실을 증가시키고, lithium 농도를 증가시킨다.
Fluoroquinolones(예, ciprofloxacin[Cipro])	Theophylline과 warfarin(Coumadin) 농도를 증가시킨다. 제산제와 철제제는 ciprofloxacin 흡수를 감소시킨다.
Furosemide	Dobutamine, meperidine, morphine, ondasetron과 병용 시 정맥내주사가 불가능하다.
Lithium carbonate	이뇨제, NSAIDs, tetracyclines, methyldopa는 lithium독성을 증가시킨다. Theophylline, sodium bicarbonate, potassium 혹은 sodium citrate는 lithium 분비를 촉진한다.
Narcotics(예, morphine 및 meperidine [Demerol])	알코올, 진정제, benzodiazepine, barbiturate, TCA는 CNS 억제를 증가시킴. MAOI는 고혈압위기를 유발할 수 있다.
비스테로이드성 항염증약물(NSAIDS) (예, ibuprofen[Motrin])	Warfarin, heparin, alcohol은 출혈시간을 지연시키고 리튬과 methotrexate의 농도를 증가시켜 리튬 독성을 유발한다. Corticosterrod는 위궤양을 유발한다.
Penicillins	Warfarin의 효능을 저해하고, NSAID는 penicillin의 효과를 오래 유지시켜 준다. 이뇨제를 penicillin G–K와 같이 사용 시 고칼륨혈증을 유발한다. 경구피임약의 효능을 저해하고, rifampin은 penicillin의 작용을 억제한다.
Phenytoin	Dobutamine, heparin, meperidine, morphine, nitroglycerin, potassium(D_5W에 녹임) 병용 시 정맥내주사가 불가능하다.
Sulfonylureas	알코올, aspirin, 항응고제, 일부 NSAIDs, 항경련제, sulfonamides, 경구피임약은 저혈당의 위험을 증가시킨다. Corticosteroid, thiazide 이뇨제, estrogen, 칼슘통로차단제, phenytoin, 갑상선약물, 혈당수준을 증가시킨다.
Tetracyclines	우유, 제산제, 철보충제는 tetracycline의 흡수를 감소시킨다. 경구피임약의 효능을 저해한다.
Theophylline	Erythromycin, fluoroquinolone, tacrine은 theophylline level을 증가시킨다. 리튬 분비촉진. 흡연은 theophylline level을 감소시킨다.
상환항우울제(예, amitriptyline)	Warfarin의 항응고기능을 촉진한다. 알코올, 마약성 진통제, 진정제는 CNS 억제를 증가시킨다. MAOI는 TCA와 함께 복용하면 안 된다. 항고혈압제의 효능을 저해한다. Cimetidine은 삼환 항우울제의 혈청농도를 증가시킨다.

약물-음식 상호작용

음식은 약물흡수를 증가, 감소 혹은 지연시키는 것으로 알려져 있다. 음식은 약물과 결합이 가능하며, 흡수를 억제하거나 지연시킬 수 있다. 음식의 약물에 대한 결합의 예로는 tetracycline과 유제품과의 상호작용이다. 그 결과 tetracycline의 혈장농도를 저하시킨다. 결합효과 때문에 tetracycline은 음식섭취 1시간 전 혹은 2시간 후에 복용하여야 하며, 유제품은 섭취하지 말아야 한다. 또 다른 예로는 갑상선기능저하증치료제로 사용되는 항갑상선약물인 levothyroxine이다. 이 약물의 흡수는 음식의 존재로 인해 불규칙해진다. 음식은 동일 약물의 다른 용량 형태의 흡수에 영향을 준다. 항진균제인 itraconazole 용액(Sporanox)은 공복 시에 가장 잘 흡수된다. 그러나 itraconazole 캡슐은 흡수를 위해 산성 환경을 필요로 하는데, 음식과 같이 섭취할 경우에 이용도가 높다. 음식 존재 시 약물흡수 증가의 다른 예로는 항생제 nitrofurantoin(Macrodantin), 베타차단제 metoprolol(Lopressor) 그리고 콜레스테롤-하강 약물 lovastatin(Mevacor)이 포함된다. 이들 약물은 반드시 음식과 같이 복용해야 한다. 음식 조성 또한 약물흡수에 영향을 준다. 예를 들어, 항파킨슨병 약물인 Sinemet의 조성 중 한 가지인 levodopa의 흡수는 고단백음식과 같이 섭취할 때 상당히 감소한다.

고전적 약물-음식 상호작용은 monoamine oxidase 억제제(MAOI) 형태의 항우울제가 치즈, 와인, 기관 육류, 맥주, 요거트, 산패유(sour cream) 혹은 바나나 등과 같은 tyramine-풍부한 음식과 같이 복용하는 경우이다. 이들 음식은 교감신경계 흥분제와 같은 효과를 지니고 있다. 더욱이 norepinephrine이 분비되고, 고혈압위기(hypertensive crisis)가 초래될 수 있다. 이들 음식은 MAOI를 복용할 때는 섭취하지 말아야 한다.

약물유발감광성(Photosensitivity)

약물유발감광성 반응은 햇빛에 노출에 의한 피부반응을 말한다. 이는 약물과 세포파괴작용이 있는 자외선 A(ultraviolet A, UVA) 노출과의 상호작용에 의한 것이다. 항상 노출되는 피부면적에 영향을 받는다.

감광성에는 두 가지 형태, 즉 광알레르기와 광독성이 있다. **광알레르기**는 약물(예, sulfonamide)이 자외선 빛에 의해 피부내에서 활성화되어 원래 물질보다 더욱 알레르기 반응을 잘 일으키는 물질로 변하게 되는 것이다. 항체를 생성시키는 데까지 시간이 걸리므로 광알레르기 반응은 지연성 과민반응의 형태인 것이다. **광독성**과 함께, 광과민약물은 피부내에서 광화학적 반응을 일으켜 손상을 초래한다. 이 형태의 반응은 면역반응이 매개하지 않기 때문에 광알레르기 반응과 차이가 있다. 홍반을 동반하여 광독성의 시작은 신속히 일어나며, 햇빛에 노출 후 2-6시간 내에 발생한다.

두 반응 모두 빛에 노출된 결과이나, 빛의 파장과 감광성에 따라 다르다. 광독성은 약물용량에 의한 결과이며, 광알레르기 반응은 불편을 주는 약물에 의한 과거 노출 혹은 과민 등이 전제조건이다. 감광성을 유발하는 약물의 예는 표 5-6에 명시되어 있다.

표 5-6 약물유도 광과민

약물유도	발생
Amantadine	양성 광패치 검사로 확인함.
Amiodarone	빈도는 10% to 7%. Sunscreen lotion(with UVA)는 빈도 감소를 도움.
Benzodiazepines	Alprazolam 및 chlordiazepoxide에서 보고됨.
Carbamazepine	1% 미만의 빈도; 그러나, 보사기가 광과민을 야기할 수 있다.
Corticosteroids	양성 광패치 검사 및 hydrocortisone 사용으로 케이스 확인.
Fluorouracil	국소 혹은 정맥내 사용 시에 햇빛을 피함; 홍반과 과다색소침착이 발생한다.
NSAIDs	Aspirin, ibuprofen 및 indomethacin은 낮은 광독성을 가지는 것으로 알려짐; 그러나, ibuprofen과는 용량의존적으로 광과민의 가능성 있음.
Methotrexate	심한 광과민반응을 피할려면 햇빛을 피한다(일광화상).
칼슘 억제제	Diltiazem: 광독성 가능 nifedipine: 고용량에서 광독성 가능.
Phenothiazines	고용량의 chlorpromazine 및 기타 phenothiazines은 광독성 반응을 일으킨다는 보고가 있음.
Piroxicam	양성의 광패치 검사를 확인함; 수일 간의 piroxicam과 햇빛 노출이 광과민 야기함.
Pyrazinamide	피부색이 붉은 갈색으로 변함; 항상 용량의존적으로 일어남.
Quinolones(fluoroquinolones)	lomefloxacin, enoxacin, ofloxacin 및 nalidixic acid로 인해 광독성이 일어남; ciprofloxacin는 광과민을 덜 일으킴.
Sulfonamides	광과민반응 케이스가 보고됨.
Sulfonylureas	광과민반응 케이스가 보고됨.
Tetracyclines	광과민 야기; demeclocycline과 doxycycline은 minocycline보다 광과민을 잘 일으킴.
Thiazides	Thiazide-유발 광과민이 보고됨; hydrochlorothiazide는 bendroflumethiazide보다 광과민 잘 일으킴.
Trimethoprim	광과민반응 케이스가 보고됨.
Vinblastine	광과민반응 케이스가 보고됨.

NSAID, 비스테로이드성 항염증약물; UVA, 자외선 ultraviolet A.

대부분의 감광성 반응은 자외선차단지수(sun protection factor) 15 이상의 자외선차단제(sunscreen)를 사용하거나 낮 시간 동안 과도한 햇빛을 피하며, 보호가 되는 복장을 착용하기 등을 함으로써 피할 수 있다. 만약 치료가 요구된다면 약물용량을 줄여서 감광성의 위험을 낮춘다. 그러나 불편을 주는 약물의 사용을 중단할 수도 있고, 불편을 주는 약물의 중단이 필수적일 수도 있다.

비전문의약품

OTC 약물은 대부분 가정의 물품에서 발견된다. 미국식품의약국(FDA)에 의하면 OTC 약물은 안전한 것으로 판명되고, 의료진의 감시 없이 사용에 적절하며, 처방전 없이 개인이 구할 수 있다. 90% 이상의 질병이 초기에 OTC 약물로 치료가능하고, 그들의 사용이 치료진에 알려지지 않는다. 7명의 전공의와 414명의 성인 환자를 대상으로 한 연구에서 50% 이상의 환자가 OTC 약물을 사용한다고 보고하였고, 담당의사는 병원에 찾아오는 OTC 환자에게 33%만 약물사용 여부에 대하여 질문하였다. 이들 보고에서 OTC 사용자의 60%가 그들의 의사에게 OTC 사용을 알리지 않았으며, 동시에 14%의 환자만이 OTC 사용을 의사에게 알리는 것이 중요하지 않다고 언급하였다.

과거에 처방에 의해서만이 사용가능했던 많은 약물이 지금은 구입가능한 OTC이다. 예로는 양자펌프억제제(proton pump inhibitor, 예, Prilosec-OTC)와 Plan® 응급피임제 등이 속한다. 환자가 복용한 모든 약물에 대한 정보에 대한 인지는 간호력(nursing history)에 있어 매우 중요한 부분이다. 예를 들어, 환자가 warfarin 같은 혈액응고방지제를 투여할 경우 aspirin은 출혈위험을 증가시킨다. 간호사는 병원에 입원하는 환자의 안전표준의 한 부분으로써 사용약물을 조정할 필요가 있다. 여기에는 처방약물과 OTC 약물(예, 관상동맥 질환이 있는 환자에게 81mg짜리, 유아용 aspirin) 둘 다 포함된다.

많은 요소들이 OTC 약물의 수와 사용을 증가시킨다. 대중매체를 이용한 약물의 마케팅이 우리 주변에 넘쳐난다. 사람들이 정식 의사를 찾기 위한 시간, 돈 혹은 건강보험이 부족하기 때문에 많은 사람들이 자가약물을 지향하게 된다. 환자가 근거 있는 선택을 하도록 주장하는 것이 간호사의 의무이다. OTC 약물에는 비타민보충제, 감기와 기침요법, 진통제, 제산제, 완하제, 항히스타민, 수면제, 비강 스프레이, 체중조절약물, 약초제품 등이 포함된다. 일부 환자는 약초약물을 OTC 약물로 간주하지 않는다. 매년 40억 달러 이상이 약초약물, 기능식품, 식이보조제에 소비된다. 이들 약물 대부분은 FDA에 의해 최소한으로 규제받고 있다.

FDA는 OTC 라벨링을 표준화하기 위해 작업해 왔다. OTC 라벨링은 더 나은 정보를 제공하고 OTC 약물복용과 관련된 이득과 위험을 기술하기 위해 설계되어 있다. 다수의 OTC 약물이 동일한 활성 성분을 가진다. 환자는 한 성분을 과다하게 섭취하는 것을 피해야 한다.

간호사는 OTC 약물과 그들 환자의 약물치료에서 OTC 약물사용의 의미를 반드시 인식해야 한다. OTC 약물은 소비자에게 장점과 잠재적인 심한 합병증을 모두 제공한다. 간호사는 이들 약물 중 많은 부분이 강력한 약제들이며, 특히 다른 약물과 같이 사용 시 중등도에서 심한 부작용을 초래한다는 것을 강조할 필요가 있다. 자가진단 및 자가처방 OTC 약물이 임상 양상의 심한 정도를 가릴 수도 있다. 심한 유해작용과 신생아 및 유아의 사망의 증가에 근거하여 2007년에 FDA는 2세 어린이와 2세 미만의 영아를 위해 모든 OTC 약물의 지침/용량에 대하여 리콜(recall)을 실시하였다.

FDA는 약물치료의 안전을 모니터링에 대한 의무가 있으며, 알려진 활성 성분을 규명하고 약물의 적절한 사용에 있어 소비자를 도우기 위한 라벨링 의무를 정립하는 책임이 있다. FDA OTC 약물 범주는 박스 5-1에 명시되어 있다.

FDA의 검토결과, 약물들은 다음 세 가지 범주 중 한 가지에 속한다.

박스 5-1 FDA 일반약 범주

- 알레르기 치료제(내부)
- 진통제-해열제(내부)
- 제산제 및 항팽만제
- 지사제
- 항균제
- 항발한제
- 항류마티스성 약제
- 진해제
- 기관지확장제 및 천식치료제
- 감기약 및 충혈제거제
- 피임약
- 비듬치료제
- 치마제(齒磨劑) 및 기타 치과용제
- 피부과약제
- 구토유발제 및 항구토제
- 헤마틴(hematinics)
- 치질약제
- 약초제품
- 완하제 및 하제
- Nicotine 껌 혹은 경피 패치
- 안과용제
- 구강-청결약제
- 진정 및 수면제
- 흥분제
- 일광화상예방약 및 치료제
- Vitamin-mineral 보충제
- 체중조절약제
- 기타 약제(위의 범주에 모두 포함되지 않는)

FDA, 미식품의약국 U.S. Food and Drug Administration.

- 범주 I: 안전하고 효과적인 약물
- 범주 II: 안전하지 않거나 효과적이지 않는 약물
- 범주 III: 안전과 효과를 판단하기 때문에 데이터가 불충분한 약물

FDA는 범주 II 약물을 범주 I에 속하게 하기 위해 개정되거나 시장에서 사라져야 한다고 권유하고 있다(OTC 약물의 성분이 바뀌어도 제조사는 브랜드명을 유지할 수 있다).

FDA는 OTC를 팔리게 하기 위해 선택된 처방약을 재분류하도록 권유하고 있다. 예를 들어, 처방약인 Motrin은 1984년에는 OTC 약물인 ibuprofen으로서 시판되었다. 또 다른 처방약인 Tagamet은 과거에 OTC 약물 cimetidine으로 판매되었다. 이 과정 때문에 한때 수십만 가지의 OTC 약물의 성분 혹은 용량강도는 처방에 의해서만 이용가능했다. 그 결과 정보를 인지하는 환자 인구를 위해 현재 약물정보, FDA의 권고사항의 변동 그리고 이들 정보의 의미를 간호사가 인식하는 것이 극히 중요하다. 다음 주의사항은 OTC 약물을 고려할 때 도움이 된다.

- 만약 환자가 스스로 OTC 약물을 처방하였다면 심각한 상태이거나 심각할 가능성이 있는 상태를 전문적으로 진단하고 치료하는 것이 지연될 수 있다.
- 증상이 가려질 수 있으므로 진단을 내리는 데 있어 더욱 복잡해진다.
- 라벨과 사용자 설명서의 내용을 신중하게 따라야 한다.
- OTC 약물을 복용하기 전에 환자의 의료진 혹은 약사에게 반드시 의뢰해야 한다.
- OTC 제품의 성분이 의료진에 의해 처방된 약물과 환자 스스로 처방한 약물이 상호작용을 일으킬 수도 있다.
- 비활성 성분(알코올, 염료, 방부제)이 유해반응을 일으킬 수 있다.
- 유사한 활성 성분을 가진 몇 가지 약물의 사용 때문에 과량의 가능성의 존재한다. 이 중 용량은 즉각적인 회복이 어렵다.
- 처방약이든 OTC 약물이든 약물치료 regimen에 추가하여 많은 약물을 투여함으로써 유해약물반응과 약물-약물 상호작용의 위험이 증가한다.

선택된 처방약물과 OTC 약물의 상호작용은 위험할 수 있다. 많은 개인이 약물 상호작용의 인식없이 일상적으로 aspirin, acetaminophen, ibuprofen을 불편함 혹은 통증을 완화할 목적으로 이용한다. 예를 들어, ibuprofen은 체액저류를 증가시키는데, 이는 심부전증 환자의 상태를 악화시킨다. 장시간 ibuprofen 사용은 항고혈압 약물의 효능을 감소시킨다.

기침약과 감기약 같은 몇몇 OTC 약제는 두 가지에서 네 가지 성분으로 구성되어 있다. 이미 유지 약물을 복용하는 환자에게는 감기약과 의료진이 처방한 약물 중 한 가지가 상호작용을 일으킬 수 있다는 사실을 예상할 수 있다.

천식 환자는 aspirin이 급성 천식을 유발시키는 사실을 인식해야만 한다. 환자가 aspirin에 과민반응을 보일 수 있거나 aspirin이 leukotrienes의 통제해제요인으로 작용한다. Aspirin은 Reye 증후군과 관련이 있으므로 인플루엔자 증상이 있거나 수두(chicken pox)에 감염된 어린이에게 추천되지 않는다. 신기능이 저하된 환자는 aspirin, acetaminophen, ibuprofen을 장기간 사용 시 신기능이 더욱 나빠지기 때문에 이들 약물을 피해야 한다. 또한, 중등도에서 고농도의 aspirin, ibuprofen 혹은 naproxen을 경구용 항응고제와 동시에 투여한 사람은 출혈위험이 증가될 수 있다.

앞의 예가 모든 것을 포함하지는 않는다. 제산제, 충혈제거제, 완화제를 포함하여 어떠한 OTC 약물이라도 사용하기 전에 주의가 필요하다. 환자는 그의 의료진에게 반드시 체크받아야 하고, 가능한 금기사항과 유해반응을 알기 위해 반드시 약물 라벨을 OTC 약물복용 전에 읽어야 한다. 약물명, 활성형 조성, 목적, 임상응용, 주의사항, 복용법, 보관정보 그리고 비활성 조성(예, 색깔, 향미) 등을 보아야 한다. 머리글자 SAFER(Speak up, Ask questions, Find the facts, Evaluate your choices, and Read the labels)는 어떤 약물이라도 복용 전에 FDA가 권장하는 연상부호를 의미한다. .

다약제(polypharmacy)는 미국에서 문제이며, 노인들이 특히 위험하다.

OTC 약물정보에 관한 좋은 제공원은 워싱턴 시에 있는 미국약사협회에서 발간한 **비처방약 핸드북**(*The handbook of Nonprescription Drugs*)이다. 신뢰할 수 있는 사이트만 사용한다면 인터넷은 또 다른 좋은 정보제공원이 될 수 있다. 핵심 웹사이트는 이 장의 끝 부분에 나열되어 있다.

기침과 감기요법

대부분의 OTC 기침과 감기요법은 기침과 비강 및 동(sinus) 울혈을 완화하는 데 사용된다. 이들 제품은 guaifenesin, dextromethorphan, pseudoephedrine, 진통제, 항히스타민과 같은 성분을 포함하고 있다.

비충혈을 치료하는 성분의 대부분은 교감신경흥분제(sympathomimetic, 교감신경을 흥분시킴)들이다. 예로는 phenylephrine과 pseudoephedrine 등이 있다. FDA는 OTC 감기요법에서 phenylpropanolamine을 제거할 것을 지시하였는데, 그 이유는 이 약을 복용한 젊은 여성이 출혈성 뇌졸중의 위함이 증가하기 때문이다. Phenylpropanolamine이 정신병, 고혈압, 신부전증, 심부정맥을 일으킨다고 보고되어 왔다

OTC 기침 및 감기요법은 기본적으로 6세 이상 어린이에게 안전하다. 2세에서 6세 사이 어린이는 의료진에 의뢰하여야 한다. 2세 이하의 어린이에게는 이들 약물의 사용을 권하지 않는다. 사실 질병통제 및 예방센터에서는 2세 이하 어린이에게는 기침과 가기치료제가 해롭고 주의를 기울여 사용하여야 한다고 보고하고 있다. 이들 언급은 2005년도에 이들 약물독성으로 인해 3명의 신생아가 사망한 데 대해 반응하여 이슈화된 것이다. 이 보고서에 의하면 2004년도와 2005년도에 2세 이하 어린이들이 기침과 감기약물을 복용한 후 유해작용으로 인해 1500명 이상이 응급실을 찾았다고 한다. 심장질환, 고혈압 혹은 갑상선질환 환자는 의료진의 승인 없이 이들 OTC 약물을 복용하면 안 된다. 교감신경흥분제를 함유하고 있는 기침 및 감기약물의 부작용에는 두통, 불안증, 혈압 상승, 불면증 등이 포함된다. 항히스타민의 가장 흔한 부작용은 졸음이다.

건강전문가는 그들의 환자와 함께 기침과 감기약물요법의 장단점을 토론하고 라벨을 주의 깊게 읽어야 한다. 권장용량은 어른이나 어린이에게 과량이 되어서는 안 된다. 의인성 조건(치료에 의한 질병)은 또 다른 걱정이다. 제한적인 약리치료의 선택만이 가능한 조건에서는 특정 약물치료에 기인된 이차 조건을 환자와 의료진은 때때로 감당하여야 한다. 의인성 조건의 예는 환자가 염증치료제를 사용할 때 Cushing 증후군의 모습으로 발전할 때이다. 장기간 acetylsalicyclic acid 치료를 받은 사람은 소화성 궤양을 일으키게 된다.

수면제

FDA는 사용가능한 OTC 수면제의 수를 제한하였다. 1979년 전에 대부분의 OTC 수면제는 bromide, scopolamine 혹은 항히스타민제 복합체를 포함하였다. 현재는 대부분의 OTC 수면제가 aspirin 혹은 acetaminophen(예, Tylenol PM) 같은 진통제를 포함하든지 항히스타민제를 포함한다. 항히스타민제의 부작용은 졸음인데, 이로 인해 수면제로도 유용하다. 만약 환자가 통증으로 인해 밤에 수면을 취하지 못하면 항히스타민제가 포함된 진통제가 도움이 된다. 어린이나 노인에 있어서, 이들 수면제는 진정작용 대신 중추신경흥분을 야기한다. 이들 약물은 우울유발약제와 같이 사용하면 중추신경계 억제작용이 부가되기 때문에 병용하지 말아야 한다.

체중조절약물

지난 수년간 대부분의 체중조절약물은 amphetamine을 함유하고 있었다. 이들 약물은 식욕을 억제하기 위해 처방된 처방약이었다. 약물이 혈중치료농도를 유지하는 동안만 효과를 나타내므로 amphetamine의 효능은 짧았다. 부작용에는 불안증, 심장빈맥, 혈압 상승, 불면증 등이 포함된다. 약물의존은 amphetamine과 관련된 문제였다. 그 약물들은 더 이상 체중조절약물로 사용되지 않는다.

현재, 많은 OTC 체중조절약물이 마켓에서 살 수 있다. 이들은 심장질환, 고혈압, 당뇨병 그리고 갑상선질환 시에 금기이며 그들의 효능이 입증되지 않았다

2007년 2월, FDA는 orlistat(Alli)가 OTC 체중조절약물로 시판 허가가 내주었다. Alli는 처음으로 처방 없이 미국에서 팔리는 첫 FDA 인가 체중조절약물이다. 위장관내에서 lipase 효소를 억제하고 30% 정도 지방이 음식으로 흡수를 억제한다. 18세 이상의 성인에게 이 약제는 칼로리 감축, 저지방식이 그리고 운동 프로그램을 포함하는 체중조절 프로그램의 한 부분으로 사용될 수 있다. Orlistat을 사용할 때은 매일 섭취하는 종합비타민이 필요하다. Orlistat의 가장 흔한 부작용은 속내의에 기름기 얼룩, 트림, 급박 장운동 그리고 지방 혹은 기름성분의 대변 등이다. 추가적으로 2010년 5월, FDA가 처방 및 OTC orlistat 사용으로 심각한 간손상이 일어난 드문 경우를 발표하였다. 간부전의 증상에는 허약 혹은 피로감, 발열, 황달, 갈색뇨, 복통, 오심, 구토, 옅은 색의 변, 가려움, 식욕감퇴 등이 있다.

간호과정
환자-중심의 협력의 간호

약물 상호작용

사정

- 당신의 환자로부터 투약 과거력을 확인한다. OTC 약물 및 약초 약물의 사용에 대한 질문을 포함한다. 처방약과 약물 상호작용이 있을 수 있다.
- 제약회사와 약국에서 제공하는 모든 문서를 검토한다.
- 매일 단백질과 결합성이 높은 약물 두 가지를 함께 복용할 때의 약물반응을 조사한다. 예를 들어, 항응고제 warfarin(Coumadin)과 항경련제 phenytoin은 단백질에 대한 친화성이 높다. 혈청단백의 결합부위로부터 warfarin이 분리되면 유리형의 warfarin이 많아지고 출혈위험의 가능성이 커진다.
- 두 약물의 흡수가 증가하거나 저하하는 문제와 관련된 약물 상호작용 문제의 가능성을 결정한다. 영향을 받는 약물의 대사를 증가시키는 약물 효소유도체는 약물효능을 저하시키는 결과를 초래한다.
- 약물 효소억제제를 중단하거나 약물 효소저해제를 다른 약물과 동시에 사용할 때 환자에 대한 약물의 독작용을 관찰한다.
- 환자가 흡연자인지의 여부를 판단한다. 담배는 효소유도체이며 약물대사속도를 증가시킬 수 있다. 환자가 흡연자이고 천식을 치료하기 위한 theophylline 같은 약제를 사용하고 있다면 약물용량을 높일 필요가 있다. 비흡연자의 경우, theophylline 용량은 제시된 약물용량범위 내에 있어야 한다.
- 적절한 소변배출량을 체크함으로써 신기능을 결정한다. 하루에 600mL 이상이어야 한다. 성인인 경우 시간당 30mL가 가이드라인이다.

간호진단

- 치료요법과 관련 있는 강화된 지식에 대해 준비
- 약물 상호작용과 OTC 약물에 대한 정보의 부재와 관련 있는 부족한 지식
- 약물 상호작용과 연관된 유해작용에 관계된 부상의 위험

계획

- 환자는 약물 상호작용을 인지하고, 심각한 반응을 야기하는 약물을 피하며, 의료인에게 즉시 알려야 할 내용을 알게 된다.
- 환자는 의료인과 상의없이 OTC 약물을 복용하지 않는다.

간호중재

- 만약 약물 효소유도체를 중단한 후에 처방되지 않은 약물용량 조절이 필요하면 의료진에게 문의하여 평가한다. 
- 동일한 범주의 약물이 첨가효과를 가진다는 것을 인지한다. 약물 첨가효과는 바람직하지 않을 수 있고, 심한 생리학적 반응을 일으킬 수 있다.
- 베타자극제와 베타차단제처럼 길항작용이 있는 약물이 지시되었을 때 진료인에게 알린다. 
- 약물 상호작용 컴퓨터 프로그램에 대해서는 약사에게 문의한다.
- 환자에게 한 약국을 이용하도록 독려한다. 약물 조화 내지 일치는 입원환자 및 진료인을 지역을 근거로 찾는 환자에게 실행되어야 한다.

환자교육

- 환자에게 의료진에게 먼저 알리지 않고 처방약을 OTC 약물과 함께 사용하지 말라고 충고한다.
- 특히 만약 OTC 약물이나 처방약물을 복용하고 있다면 약초를 섭취하는 것을 주의하라고 환자에게 주지시키고, 우선 의료인에게 확인하도록 한다.

평가

- 약물의 효과를 평가하고 약물부작용으로부터 환자가 안전하지를 판단한다.

핵심 웹사이트

Facts and Comparisons' Guide to Popular Natural Products: *www.drugfacts.com*
Natural Library of Medicine: *www.nlm.nih.gov*
PubMed: *www.ncbi.nlm.nih.gov/pubmed*

학습 질문

1. 두 약물을 동시에 복용하면 약물의 흡수속도가 변한다. 간호사는 어떤 작용에 의해 약물흡수가 변한다고 인지하고 있는가? (맞는 답을 모두 고르시오)
   a. 위배출시간 조절
   b. 위장내 pH 변화
   c. 염증 감소
   d. 약물복합체 형성
   e. 매우 천천히 식사하기

2. 환자교육의 한 부분으로 간호사는 환자 약물을 점검해야 한다. 간호사는 어떤 약물이 가장 감광성이 적은지 알고 있는가?
   a. penicillin
   b. sulfonamide
   c. sulfonylureas
   d. thiazides

학습 질문

3. 환자가 간호사에게 약물이 배치되는 범주를 결정하는 약물의 질에 대해 질문한다. 간호사의 최상의 반응은 무엇인가? (맞는 답을 모두 고르시오)
   a. “임상시험 중에 있는 약물”
   b. “안전하고 효과적인 것으로 판단되는 약물”
   c. “안전하지 않거나 효과가 없는 것으로 판단되는 약물”
   d. “안전 혹은 효과에 대한 판단을 하기에는 불충분한 데이터를 가진 약물”
   e. “약초약물”

4. 약물에 대한 지역의 한 그룹과 간호사가 미팅을 가지고 있다. 어느 그룹을 포함하여 약물 상호작용의 고위험에 있는 환자를 강조하여야 하는가? (맞는 답을 모두 고르시오)
   a. 고령의 환자
   b. 만성 건강문제가 있는 환자
   c. 세 가지 혹은 그 이상의 약물을 복용하는 환자
   d. 오직 한 개의 약국을 애용하는 환자
   e. 의료보험 혹은 의료보호에 적용되는 환자

5. 환자가 약물대사 간효소유도체를 복용하였을 때 간호사가 인지하였는데, warfarin(Coumadin)의 용량은 항상 어떤 식으로 조절하여야 하는가?
   a. 증가시킨다.
   b. 감소시킨다.
   c. 동일하게 둔다.
   d. 예측할 수 없다.

6. 간호사가 환자조사를 실시하고 있으며, 환자는 알칼리성 소변을 갖고 있어 약산성 약물의 배설을 촉진시킨다는 점에 주목한다. 어느 약물이 약산성인가?
   a. phenytoin(Dilantin)
   b. acetylsalicylic acid(aspirin)
   c. quinidine(Apo–Quinidine)
   d. warfarin(Coumadin)

7. 환자의 두 가지 약물의 상승효과에 대하여 간호사가 환자에게 설명하고 있다. 간호사의 어느 언급이 상승효과에 대해서 옳은가?
   a. 두 약물이 서로 길항효과를 가진다.
   b. 한 약물의 효과가 다른 약물에 의해 없어진다.
   c. 한 약물이 다른 약물의 부작용에 대해 해독제로 작용한다.
   d. 두 약물을 병용했을 때 더욱 큰 효과를 얻을 수 있다.

8. 환자가 간호사에게 OTC 약물사용에 대한 주의점을 질문하였다. 어느 것이 간호사의 최상의 반응인가? (맞는 답을 모두 고르시오)
   a. OTC 약물은 전문가의 진단을 지연시킬 수 있다.
   b. 증상을 가릴 수 있다.
   c. 진단을 더욱 용이하게 할 수 있다.
   d. 비활성 성분이 유해반응을 일으킬 수 있다.
   e. 더욱 비쌀 수도 있다.

9. 장기간 digoxin(Lanoxin) 치료를 하는 환자는 정기적인 digoxin 수치 모니터링이 필요한데, 어느 증상이 digoxin 약물독성을 알아내는 데 이용되는가?
   a. 시각장애
   b. 오심 및 구토
   c. 피부발진
   d. 배뇨곤란
   e. 어지럼

10. 간호사가 천식진단을 받은 환자에 대한 교육계획을 검토하고 있다. Aspirin을 사용하는 데 있어 어느 주의사항이 간호사로서 환자에게 충고해야 하는 사항인가?
    a. 급성 천식발작을 야기시킬 수도 있다
    b. 심장발작을 야기시킬 수도 있다.
    c. 만약 항응고제를 같이 사용한다면 출혈위험이 커진다.
    d. 신기능을 저하시킬 수도 있다.
    e. 간기능을 저하시킬 수도 있다.

11. 환자가 간호사에게 OTC 약물과의 약물 상호작용에 대해 질의하였다. 어느 것이 간호사로서 가장 적절한 반응인가?
    a. 의료진과 상의하세요.
    b. 그렇게 많은 상호작용이 있지 않아요. 따라서 걱정하지 말아요.
    c. 라벨을 주의 깊게 읽어보고 당신의 의료진과 상의하세요.
    d. OTC 약물을 피하세요.

답: 1. a,b,d, 2. a, 3. b,c,d, 4. a,b,c, 5. a, 6. b, 7. d, 8. a,b,d, 9. a,b,d, 10. a,c,d, 11. c

6장

약물남용

학습목표

- 약물남용, 약물오용, 중독, 의존성, 내성, 제독, 금단, 금욕을 정의하고 구분한다.
- 남용약물의 신경생물학에 관련된 뇌구조와 신경전달물질의 관련성에 있어서 단기 및 장기 효과를 기술한다.
- 흔히 남용되는 중추신경흥분제와 억제제, 마리화나, 환각 약물, 흡입제의 사용과 관련된 신체적, 심리학적 조사결과를 규명한다.
- 흔하게 남용되는 약물의 독성, 금단증상, 금욕의 유지 등에 대한 약리학적 치료의 이유를 설명한다.
- 약물로 유발된 감광성의 의미를 설명한다.
- 환자의 비전문의약품 사용과 연관된 간호의 관련성을 토론한다.
- 물질독성으로 환자를 치료하는 동안 사용할 적절한 간호중재의 우선순위를 매길 수 있다.
- 약물을 남용하는 환자의 수술적 경험과 통증을 조절하는 동안 적절한 간호중재를 확인한다.
- 간호사 가운데 화학적 손상을 인지하고 치료하는 데 있어 간호사의 역할을 기술한다.
- 약물을 남용하는 환자를 돌보는 데 있어 간호과정을 실행한다.

대부분의 약들이 처방 가이드라인 안에서 안전하게 사용되지만 모든 약물들은 오용될 수 있고, 중독될 수 있다. 약물남용과 중독은 간호사들이 모든 분야에서 언급하는 심각하고 복잡한 사회적 및 건강상 문제들인 것이다. 그러나 이 장에서는 중독약물의 생리학적 효과와 중독의 약리학적 치료에 대해 기본적으로 초점을 맞추고 있다.

약물남용의 배경

문화적 고려

문화적 사회적 기대가 약물의 남용과 적절한 이용 간에 정의와 인식에 영향을 준다. 무슬림인 중동 사람들에게는 술이나 정신에 영향을 주는 약물은 남용으로 간주된다. 이는 미국 내 보수적인 종교집단에서도 마찬가지이다. 아직까지 많은 유럽문화에서는 모든 가족이나 사회모임에 술이 기대되고 존재하고 있다. 미국의 많은 사람들이 때때로 접하는 마리화나나 술을 남용이라고는 여기지 않으며, 일부 아메리카 원주민의 종교의식에서는 환각 약물로 간주되지 않는다. 흡연의 경우 미국에서 과거에는 매력적으로 간주되었으나, 현재는 적절한 음주보다도 덜 사회적으로 받아들여지고 있다.

비고용, 빈곤 혹은 유해한 사회적 여건의 사회문화적 요소는 물질남용의 빈도에 영향을 준다. 나이, 교육수준, 지리적 장소 같은 개인적 요소들은 사용빈도에 역시 영향을 준다. 미국의 경우에는 농촌지역보다 대도시와 도심지역에서 물질남용의 빈도가 더 높다. 게다가, 서부해안지역(11.0%)에서 북동(9.4%), 중서(8.2%), 남부(7.8%)지역보다 빈도가 높다. 인종과 종교집단에서의 약물남용을 다루는 간호사의 중요한 책임은 그들의 문화적 관점 내에서 환자를 조사하고 치료하는 것이다.

정의

비록 그 정의에는 작은 차이들이 존재하지만, **약물, 물질, 화학물질** 등의 용어는 약물남용의 배경 안에서는 자주 혼용되고 있다. **약물오용(drug misuse)**은 일반적으로 화학물질을 무분별하게 혹은 유희의 목적으로 사용하는 것 또는 의도한 바와 다르게 사용하는 것을 일컫는다. **약물남용(drug abuse)**은 문화적으로 정의되며, 의학적 혹은 사회적 규범과 부합하는 약물사용을 고려하고 있다. 이는 일반적으로 개인의 심리학적, 신체적 혹은 사회기능에 대해 부정적 영향을 초래하는 화학물질에 대한 탐닉을 일컫는다. 만성적 약물남용은 약물중독을 초래할 수 있다. **약물중독(drug addiction)**은 약물 중단이 심한 감정, 정신적, 그리고/혹은 생리학적 반응을 야기시키는 정도 물질에 대한 강박적, 비조절성의 갈망을 특징으로 하는 중추신경계의 복잡한 질병으로 또한 물질에 대한 **의존성(dependence)**으로 간주된다. **신체적 의존성(physical dependence)**은 약물중독이 일어나는 데 있어 필수적이거나 충분한 것은 아니다. 약물남용을 기술하는 데 사용되는 용어는 표 6-1에 나타내었다.

가장 자주 약물남용을 일으키는 약물의 종류는 즐거움을 야기하거나 사고와 인식을 변화시키는 정신작용제이다. 알코올, 담배와 진통제, 진정수면제, 정온제 및 amphetamines를 포함하는 처방약물 등을 포함하는 합법적 물질을 포함한다. 약물남용을 야기시키는 불법적 물질은 마리화나와 하쉬쉬(hashishi), cocaine, MDMA, heroin을 포함한다.

남용약물의 신경생물학

대부분의 남용약물은 뇌의 중뇌변연계의 dopamine과 다른 신경전달체의 유효성을 증가시킨다. 이 부분은 기쁨중추 혹은 **뇌보상 시스템(brain reward system)**으로 알려졌는데, 먹는 행동과 성적 행동 같은 생존에 필수적인 어떤 행동에 대한 기쁜 감각을 창출하는 오래된 시스템이다. 정상적으로 dopamine은 중뇌변연계에서 정상적 속도로 분비되어 규범적 기분을 유지한다. 아편계 약물과 cocaine 같은 약물은 dopamine의 분비를 증가시키거나 연접에서 dopamine의 재흡수(re-uptake)를 줄인다. Nicotine, 알코올, 마리화나, amphetamines, caffeine 등은 연접에서 dopamine 활성을 증가시킨다. 이 시스템에서 결과적으로 dopamine의 증가는 기분향상 혹은 이상행복감(euphoria)을 야기시키고, 경험을 반복하게 되는 강한 동기를 제공하는 요소가 된다. 많은 남용약물들이 또한 serotonin과 gamma-aminobutyric acid(GABA) 같은 다른 신경전달체의 유효성을 증가시킨다. 그러나 보상 시스템에 대한 dopamine 효과는 남용과정의 중심이 된다.

표 6-1 약물중독의 용어

용 어	정 의
금욕	물질사용에 대한 지속적인 기피
중독	중단이 심한 정동적, 정신적 혹은 신체적 반응을 야기하는 정도의 물질에 대한 충동적 혹은 비조절의 갈망이나 의존성을 말함
화학적 손상	수행에 대한 약물 혹은 물질의 효과와 관련된 행동을 기술하는 건강전문가에 의해 사용되는 용어임
갈망	물질에 대한 주관적 욕구이며, 항상 감소된 사용이나 금욕 후 야기됨. 신호에 의한 갈망은 약물 상용과 관련된 이전의 상황 존재로 자극됨
의존	존재하지 않으면 기능의 저하가 야기되는 물질에 대한 의존
심리학적	물질로부터 즐거운 반응에 관련된 경험에 대한 강박적 욕구를 말함
신체적	장시간 물질사용으로 인한 변화된 신체상태
약물남용	심리학적 신체적으로 부정적 영향을 미치는 물질에 대한 탐닉; 금단증상을 피하기 위해 규칙적 사용이 필수이다.
약물오용	의도된 것이 아닌, 다른 목적으로 약물의 무분별한 사용
재발	약물사용 중지 동안 약물로 다시 되돌아가는 것
물질	약물, 화학물질 혹은 생물학적 독립체
내성	반복적 노출로 인한 약물의 효과 감소. 같은 범주의 다른 약물에 대해 교차내성이 생겨나는 것이 가능함
금단증상	한 개인이 의존성이 있는 물질을 갑자기 중단하거나 줄일 때 혹은 길항제에 의해 작용이 억제될 때 야기되는 신체적 및 심리학적 반응의 무리

중독(addiction, 약물중단이 심한 감정, 정신적, 그리고/혹은 생리학적 반응을 야기시키는 정도로 물질에 대한 강박적, 비조절성의 갈망과 의존)은 뇌에 대한 중독가능약의 장시간 효과에 기인한다. 약물의 반복적인 사용은 뇌세포의 신경회로망(neural circuitry)을 개조하고 수용체의 반응성을 줄인다. 이렇게 줄어든 반응성은 내성을 야기시킨다(원래의 이상행복감을 취하려면 약물용량을 크게 늘려야 한다). 약물남용으로 인해 정상적으로는 불가한 dopamine 수치가 야기된다. 내성 역시 음식, 성생활 혹은 관계 등과 같은 이전의 긍정적 기분의 경험으로부터의 기쁜 감정을 줄이게 된다. 약물이 없는 경우에 개인은 우울증, 불안, 그리고/혹은 과민성을 경험할 수도 있다. **갈망(craving)**은 중독의 또 다른 특징이다. 갈망의 한 형태가 **자극에 의한 갈망(cue-induced craving)**인데, 환자가 이전에 약물사용과 관련 있는 사람, 장소 혹은 물건 등의 존재로 인해 일어난다. 이러한 조건과의 마주침은 dopamine 함량을 증가시키고, 이러한 dopamine의 증가는 개인으로 하여금 활발한 약물추구 및 약물을 손에 넣는 행동을 유발한다. 자극에 의한 갈망은 긴 시간 동안의 **금단(abstinence)**에 의해 발생하고 **재발(relapse)**의 흔한 원인이다.

약물중독의 생물학적 및 유전적 배경으로의 지속적인 연구는 약물중독을 치료하기 위한 약물개발에 중요하다. 증가되는 증거들에 의하면 유전학이 알코올중독과 nicotine 사용에 중요한 역할을 하며 약물남용 위험에 성별 차이가 있다는 것을 보여 준다. 뇌에서 nicotine 대사를 억제하는 자연적인 유전돌연변이가 규명되었다. 돌연변이가 있는 남성들은 nicotine에 덜 중독되고 담배도 쉽게 끊는다. 그러나 결손 유전의 유무는 여성 흡연자에게 아무런 영향을 미치지는 않는다. 여성은 또한 알코올에 대한 위장대사가 저하되어 있는데, 이로 인해 소량의 술을 마셔도 남성들보다 혈중알코올농도가 더욱 상승한다. 미국 흑인의 간효소활성의 유전적 차이가 nicotine 대사속도를 느리게 하고, 백인이 소비하는 것보다 하루 중 담배의 소비는 줄었다. 생물학적 및 유전적 연구는 아편유사약물, nicotine, 알코올 중독을 치료하기 위한 약물개발을 유도하였다. 그러나 현재 cocaine, lysergic acid diethylamide(LSD), phencyclidine hydrochloride(PCP), 마리화나, methamphetamine, 다른 흥분제 혹은 흡입제 등에 대한 치료제 중 미식품의약국의 인증을 받은 약물은 없다.

중독상태의 개요

중독

중독은 약물이나 다른 독성물질에 의해 좌우되거나 영향을 받는 상태를 말한다. 이는 투약을 하지 않은 사람에게는 매우 소량이지만 만성적으로 사용하는 사람에게는 치명적인 양이다. 과도한 양의 약을 복용했을 때 보이는 신호와 증상이 독성 효과인 것이다.

제독

제독은 중독된 환자에게서 신체로부터 약물이나 효과를 줄이거나 제거하는 치료를 일컫는다. 치료에는 길항제를 투여하는지, 약물대사와 제거를 촉진시키든지 혹은 약물이 자연적으로 제거될 때까지의 집중지원치료 등을 포함한다.

금단증상

금단증상은 약 사용을 중단했을 때에 신체적으로 의존성이 생긴 사람에게서 일어나는 신호와 증상군을 말한다. 증상은 흔히 약물제거 전에 보이던 약효와 반대되는 경우가 있다. 아편계 약물, 알코올, barbiturate, 항불안제(anxiolytic) 등이 비교적 강한 신체적 의존성과 금단증상을 야기시킨다. Cannabinoids와 amphetamine은 약한 신체적 의존성을 일으킨다. LSD와 같은 환각제는 신체적 의존성이나 금단증상을 일으키지 않는다. 금단증후군은 서서히 약물을 끊거나 혹은 증상을 조절하는 **교차내성**(*cross-tolerance*)약물의 사용과 **보완적 요법**(*supportive care*)으로 치료가 된다.

중단과 절제유지

남용약물의 중단과 절제유지를 촉진하기 위해 다른 약물들로 치료하는 것이 갈망을 줄이고 금단증후군을 줄이기 위해 필요하다. 특정 수용체 봉쇄제, 같은 종류의 덜 강한 약물 혹은 비중독성 치환물질 등이 치료선택이다. 절제유지를 위한 약물사용에 더하여 인지-행동치료가 약물요법의 효과를 증대시키고 모든 약물남용과 중독치료에 추천된다.

자극제

Nicotine

Nicotine은 담배의 알칼로이드이며, 약물남용으로 인한 가장 빠르게 의존성이 생기는 약물이다. 흡연은 nicotine 사용에 있어 가장 피해를 입히는 방법이다. 담배연기에는 암을 유발하거나 암을 촉진하는 물질과 다수의 탄화수소 혹은 용매를 포함하여 약 4천 가지가 넘는 화학물질과 가스가 포함되어 있다. 비록 nicotine이 발암물질로 여겨지지 않지만, 그것은 중독물질이며, 치료적 가치가 없는 물질이다.

약동학 Nicotine은 담배를 피는 도중에 폐에서 혈액으로 신속히 흡수되며, 씹으면서 구강점막과 코로 들이쉬면서 비강점막에 더욱 천천히 흡수된다. Nicotine은 막을 쉽게 통과하고 신체 전반을 통해서 널리 분포한다. Nicotine은 모유로 쉽게 빠져나가서 수유하는 신생아에 유독할 수 있다. Nicotine의 혈당단백과의 결합은 5% 미만이다. 간이 nicotine 대사의 주요 장소이다. Nicotine과 20여 가지가 넘는 대사물이 소변을 통해 빠져나간다. Nicotine의 제거 반감기는 1-2시간이다.

약역학 담배를 통해 취해지는 것처럼, 낮은 농도에서는 nicotine 수용체를 흥분시킨다. 대부분의 효과는 자율신경절 수용체 및 부신수질의 수용체 흥분에서 비롯된다. 중추신경계에서는 뇌의 mesolimbic의 보상시스템에 nicotine이 신속히 작용하여 dopamine의 유리를 증대시키고, cocaine과 다른 높은 중독성물질과 유사한 효과를 초래한다.

부작용 및 유해반응

교감신경절과 부신수질의 니코틴성 수용체의 흥분은 현저한 심혈관계 흥분과 심근조직의 산소소비의 증가를 야기한다. Nicotine은 뇌에서 전반적인 중추신경계 흥분을 야기한다. 신체효과는 호흡빈도증가 및 진전(tremor)을 포함한다. 심리학적 효과에는 각성 및 흥분의 증가를 포함한다. 위장관계에서는 nicotine이 위장관계 분비와 평활근긴장을 증가시킨다. Nicotine의 많은 남용자들은 nicotine이 억제효과, 이완증대, 불안경감 등의 효과를 가진다고 보고한다. 그러나 이들 효과는 간헐적인 nicotine 금단증상이 추가적인 nicotine에 의해 경감될 때 실질적으로 나타난다.

Nicotine은 매우 강한 **심리학적 의존성(psychological dependence)**을 가진다. 게다가, 규칙적으로 고용량을 섭취하게 되면 신체적 의존성도 생긴다. 금단증상은 담배를 멈춘 후 첫 수시간 안에 일어나고, 24시간–48시간에 최고조이며, 수주에서 수개월 지속된다. 금단증상이 가라앉고 나서 자극에 유발된 갈망이 흡연을 다시 시작하게 된다. Nicotine 효과와 금단증상을 표 6–2에 언급하였다.

치료

Nicotine 중독의 치료는 예방가능한 질병과 죽음과의 연관성 때문에 지난 수년간 상당한 주목을 받아 왔다. 만성적 흡연은 신체의 모든 기관에 영향을 줄 수 있다. 심혈관계 질환, 만성 폐질환과 후두, 폐, 식도, 구강, 방광의 암에 더하여 현재 흡연은 백혈병, 백내장, 복부대동맥류 그리고 자궁경부, 신장, 췌장 그리고 위장의 암과 연관이 있다. 이러한 수많은 불필요한 건상상의 문제를 종식시키기 위해 간호사는 흡연자들을 규명하고 대화를 나누고, 또한 금연하는 방법에 대한 정보를 제공하는 데 있어 미리 대책을 강구하여야 한다.

금연을 도우는 몇 가지 약물이 있다. 특별한 상황을 제외

표 6-2 자주 중독되는 약물의 효과

물질	생리적, 정신적 효과	독성	금단증후군
흥분제			
Nicotine	각성 증가; 행동수행 향상; 심박수, 심박출량, 혈압 증가; 피부혈관수축; 미세진전, 식욕저하; 항이뇨효과; 위장관운동 촉진	드묾: 메스꺼움, 복부통증, 설사, 구토, 어지럼, 허약, 혼동, 호흡수 감소, 발작, 호흡부전으로 인한 사망	갈망, 차분하지 않음, 우울증, 이상흥분성, 두통, 불면증, 혈압과 심박수 감소, 식욕 증가
Cocaine/Amphetamines amphetamine(Benzedrine) bath salts/kat/cathinone benzphetamine(Didrex) dextroamphetamine(Dexedrine) methamphetamine(Desoxyn) methylphenidate(Ritalin) pemoline(Cylert) phenmetrazine(Preludin)	행복감, 과장, 기분변화, 활동항진, 과민반응, 차분하지 않음, 식욕부진, 불면증, 고혈압, 빈맥, 혈관수축, 진전, 심부정맥, 발작, 성적 흥분, 동공확장, 발한	불안; 체온, 맥박, 호흡수, 혈압 증가; 심부정맥; 심근경색; 환각; 발작; 사망 가능	심한 갈망, 심한 우울상태, 지침, 수면증가, 무관심, 성급함, 혼미
Caffeine	기분 상승, 경계심 증가, 긴장, 안절부절, 성급함, 불면증, 호흡수 증가, 심박수, 심박출력 증가, 평활근이완, 이뇨	드묾: 긴장, 혼동, 정신운동 불안, 어지럼, 이명, 근육경련, 혈압 증가, 빈맥, 주기외수축, 호흡수 증가	두통, 성급함, 나른함, 피로
억제제			
알코올 **진정수면제** *Barbiturates* secobarbital(Seconal) pentobarbital(Nembutal) amobarbital(Amytal) *Benzodiazepines* diazepam(Valium) chlordiazepoxide(Librium) alprazolam(Xanax) *Nonbarbiturates* Nonbenzodiazepines methaqualone(Quaalude) chloral hydrate(Noctec)	초기 이완, 정서적 가변성, 억제 감소, 나른함, 조화불능, 판단장애, 불명료한 말, 저혈압, 서맥, 호흡완만, 동공수축	얕은 호흡; , 차갑고 축축한 피부; 약하고 빠른 맥박; 반사저하; 혼수상태; 사망 가능	불안, 동요, 불면증, 발한, 진전, 섬망, 발작, 사망 가능

표 6-2 자주 중독되는 약물의 효과–계속

물질	생리적, 정신적 효과	독성	금단증후군
아편유사제 heroin morphine opium codeine fentanyl(Sublimaze) meperidine(Demerol) hydromorphone(Dilaudid) oxycodone(Oxyconin, Percocet) methadone(Dolophine)	무통증, 행복감, 나른함, 환경으로부터 분리감, 안정, 동공수축, 변비, 메스꺼움, 호흡수 감소, 불명료한 말, 판단장애, 성욕과 공격성 감소	느리고 얕은 호흡; 축축한 피부; 동공수축; 혼수; 사망 가능	눈물젖은 눈, 동공확장, 콧물, 하품, 진전, 통증, 한기, 열, 발한, 메스꺼움, 구토, 설사, 복부경련
Cannabis ***Mariguana*** ***Hashish*** ***Synthetic Marijuana***	안정, 행복감, 의욕상실, 느려진 시간 지각, 성적 흥분, 급격한 기분변화, 기억과 주의결핍, 판단장애, 붉은 눈, 건조한 입, 조화불능, 빈맥, 식욕 증가	피로, 편집증, 공포반응, 환각과 같은 상태	과량 시: 불면증, 차분하지 못함, 성급함, 진전, 체중감소, 고체온증, 한기
환각제 lysergic acid diehylamide(LSD) psilocybin(mushrooms) dimethyltrptamine(DMT) diethyltryptamine(DET) 3,4–methylendioxyamphetamine(MDMA,Ecstasy) herbal ecstasy(약초와 ephedrine 포함) mescaline(peyote) phencyclidine(PCP)	지각 왜곡, 환각, 망상(PCP), 이인증, 감각과민, 행복감, 감정기복 심함, 의심, 공황, 판단장애, 체온 증가, 고혈압, 얼굴 붉힘, 진전, 동공확장, 동공축소(PCP), 눈떨림(PCP), 폭력성(PCP)	지연성 효과 및 에피소드, 불안, 공황, 혼동, 시야흐림, 혈압과 체온 증가	신체적 금단은 없고, 정신적인 갈망은 일어날 수 있다.
Inhalants ***Aerosol Propellants*** fluorinated hydrocarbons nitrous oxide(탈취제, 헤어 스프레이, 농약, 크림 스프레이, 스프레이 페인트, 요리기구 코팅 물질) 용제 gasoline, kerosene, nail polish remover, 수정액, 세척액, 라이터유, 페인트, 페인트 신나, 풀 마취제 nitrous oxide, chloroform 질산염 amyl nitrite, butyl nitrite	행복감, 억제 감소, 현기증, 불분명한 발음, 환상, 나른함, 지각중추이상(clouded sensorium), 이명, 안진증, 심장부정맥, 기침, 메스꺼움, 구토, 설사, 눈, 코, 입의 간지러움	불안, 호흡부전, 심장부정맥, 의식소실, 갑작스러운 사망	없음

하고, 행동과 보조치료요법에 더하여 모든 담배흡연자에 nicotine 대체요법(nicotine replacement therapy, NRT) 혹은 다른 금연약물이 추천된다. NRT는 껌, 함당정제, 경피 패치, 비강 스프레이, 분무 형태의 5가지가 금연과 관련된 갈망과 금단증상을 줄이기 위해 FDA로부터 승인받았다. 이들 약물은 천천히 흡수되는 시스템을 이용하여 흡연자로 하여금 흡연으로 취했던 nicotine을 줄이고 담배와 관련된 발암물질과 가스를 제거한다. 표 6–3은 여러 nicotine 치환 제품을 언급해 놓았다.

Bupropion은 nicotine과 상관없는 비정형(heterocyclic, 이종고리식) 항우울제로 금연목적으로 FDA의 승인을 받았다. Bupropion의 정확한 기전은 모른다. 신경세포의 dopamine과 적은 양의 norepinephrine의 재흡수를 억제하며, 담배에 대한 욕망을 줄이고, nicotine 금단증상을 최소화한다. 추가적 이득을 위해 bupropion을 NRT에 더하여 사용할 수 있다. Bupropion은 Zyban이란 상품명으로 금연을 위해 시판되고 있

표 6-3 Nicotine 치환약물

Nicotine 대체요법(nicotine replacement therapy)의 일반적 고려			
NRT 임신 혹은 수유기 여성에서 사용되면 안 된다. NRT 사용 동안 흡연은 nicotine 과다를 야기할 수 있다. 경피 패취를 제외하고 모든 약제의 점차적인 감량이 요구된다. 치환약제는 개인의 선호의 문제이다. 과다 흡연자는 약물의 강한 용량을 사용해야 한다. 한 가지를 초과하는 약을 동시에 사용할 때는 의료진과 반드시 상의해야 한다. 일부 약물은 일반 약물의 사용이 가능하다.			
약제	**흡수**	**부작용**	**고려사항**
Gum (OTC)			
Nicorette 2mg, 4mg	볼점막	딸꾹질, 구강궤양, 소화불량, 턱통증	볼과 치아 사이에 잇몸으로 약물을 머금으면서 특정한 30분간 씹는 약물; 약물사용 전후 15분에 음식이나 마시는 것을 피한다.
Lozenge (OTC)			
Commit 2mg, 4mg	볼점막	오심 및 소화불량, 딸꾹질, 두통, 기침, 구강통증, 고창	20–30분간 구강에서 녹인다. 함당정제를 씹고 삼키면 위장관의 부작용을 증가시킨다.
Patch (OTC)			
NicoDerm CQ Nicotine transdermal system 18-hour, 24-hour doses	피부	패치 위치에 피부발진, 두통, 어지럼, 허약, 소화불량, 설사, 수면장애(24시간 패취)	갈망을 예방하는 것을 도우는 데 있어, 다른 약과 다르다. 부착 알레르기 때문에 사용할 수 없다.
Nasal Spray			
Nicotrol NS	코점막	코 및 목자극, 재채기, 비염, 눈물, 기침	처방이 요구됨; 코자극이 사용에 제한됨; 기도에 영향을 주며, 천식, 알레르기 혹은 부비동 문제에 있어서 좋은 선택은 아니다.
Inhaler			
Nicotrol nicotine 흡입 시스템, 전달 4mg	구강점막	기침; 코, 입 및 목자극; 속쓰림 및 오심	처방이 요구됨; 마우스피스와 nicotine 카트리지로 흡연을 자극한다. 천식 혹은 폐질환자에게 추천되지 않는다.

GI, 위장관; OTC, over-the-counter 일반약

다. Bupropion의 심각한 부정적 효과에는 불안, 적대감, 증가된 우울증 혹은 다른 정신과적 증상과 자살경향 등이 있다.

Varenicline(Chantix)은 NRT와 bupropion의 대체약물로 금연을 위해 승인되었다. 이것은 nicotine 수용체의 부분작용제로서 담배를 사용하면 nicotine에 대한 갈망을 줄이고 담배나 담배제품으로 인한 즐거움 효과를 줄인다. Varenicline의 인증된 치료기간은 12주이며, 치료기간 중에 금연치료가 성공적이면 추가 12주가 인정되어 장기간 금연을 늘린다. 임상시험에서의 가장 흔한 유해작용은 오심, 두통, 구토, 고창, 불면증, 비정상적 꿈, 미각이상 등이다. 심각한 부정적 효과는 bupropion과 유사하다.

Nortriptyline(Aventryl, Pamelor)과 clonidine(Catapres)은 nicotine 금단증상을 치료하고 금연을 도우는 이차약물이다. 이 목적으로는 FDA의 승인을 받지 못했고, nicotine 중독에 대한 기전은 불명확하다. Nortriptyline은 항우울제이다. Clonidine은 고혈압치료를 위해 사용하는, 중추에 작용하는 제2형 알파수용체 길항제이다.

금연에 대한 신약개발과 승인약물의 새로운 이용과 관련된 연구는 국가약물남용연구소(National Institute for Drug Abuse)의 우선과제이다. 현재 임상시험에서는 nicotine 치환약물들의 복합, nicotine 치환약물과 항우울제의 복합, 신경전달물질조절인자, 혈중 nicotine과 결합하는 항체를 생산하는 nicotine 백신 그리고 nicotine 수용체 봉쇄제 등의 효과를 조사하고 있다. Nicotine 중독과 그들의 효과에 대한 추가정보는 제32장에 기술된 하부 호흡기계 질환의 토론에서 참조할 수 있다.

Cocaine

Cocaine은 자연에 존재하는 강력한 흥분제로, 원래 coca 식물의 잎에서 얻어지는 알칼로이드(alkaloid)이나, 오늘날은 합성제가 만들어지고 있다. Cocaine은 역사적으로 국소마취제로 사용되었으나 현재는 중독가능성이 없는 많은 합성제로 대체되고 있다. Cocaine은 규제물질법하의 schedule II

에 속하는 약물이다. 불법적인 cocaine은 흰색 가루(cocaine hydrochloride)와 결정체 물질인 cocaine 염기(알칼로이드성 cocaine, 유리염기)로 유통된다. "Crack"은 cocaine 염기로 결정체에 열을 가할 때 펑 소리(popping sound)가 나서 붙여진 이름인데, 값이 싸고, 즉시 사용할 수 있고, 사용이 용이하며, cocaine hydrochloride보다 순도가 높아 인기가 높다.

약동학 Cocaine의 흡수속도는 투여경로에 의존한다. Cocoaine hydrochloride는 비강 안으로 코흡입을 하게 된다. Cocaine은 crack cocaine처럼 연기형태로 흡입가능하며, 유리염기형태로 정맥내주사, 경구투여 혹은 점막을 통해 흡수가 가능하다. 연기흡입과 정맥내주사법이 가장 흡수가 빠르고 최고의 쾌감(rush)을 보인다. 대부분의 투여법에 의해 5-30분 내에 최고의 혈중농도를 나타낸다. 비강내로 흡수하는 것이 작용시간이 가장 긴데, 이는 비강혈관이 수축하여 흡수가 지연되기 때문이다. Cocaine은 간에서 즉시 대사된다. 구강, 비강내 그리고 정맥내 투여경로에 의해 제거반감기가 각각 50, 60, 80분 정도이다. 내성이 장기간 사용에 의해 야기되지만, 약물의 마취작용과 발작효과에 대해서는 더욱 민감해진다. Cocaine은 임산부에서 태반을 통과할 수 있으며, 태아순환에 축적될 수 있다. 출생 전 cocaine에 노출 시 어린이 성장에 미치는 영향에 대한 상충 연구가 존재한다.

약역학 Cocaine은 뇌내에서 dopamine의 신경세포에로의 재흡수를 억제하며 뇌보상 시스템에서 dopamine 수용체 흥분을 증가시킨다. 이 작용은 행복감을 증대시키며, 이로 인해 즉시 의존성이 생긴다. Cocaine은 또한 연접후수용체(postsynaptic receptor) 부위의 norepinephrine의 함량을 증가시켜 강한 혈관수축을 야기하며, 심혈관계를 흥분시킨다. Cocaine과 약물과의 상호작용을 표 6-4에 언급하였다.

부작용 및 유해반응

일반적 용량에서 cocaine은 이상행복감을 야기하며, 에너지와 각성을 증대시킨다. CNS 흥분에 더하여 말초 adrenalin 양의 작용을 포함한다(표 6-2 참조). 만성적 사용은 집중력과 기억손상, 과민성과 기분의 두드러진 변화, 편집장애, 우울증을 유발한다.

어떠한 흥분제라도 만성적으로 사용하면 흥분성 정신병이 생긴다. Cocaine 정신병은 편집증적 망상에서부터 눈 불빛(snow lights, cocaine 투여 시 색깔 있는 불빛)의 시각적 환각과 피부 밑으로 벌레가 기어가는 촉각환각을 동반한다. 피부의 긁은 상처(excoriation), 바늘자국, 그리고 혈압, 심박수 그리고 체온 증가 등은 정신분열병에 의한 흥분성 정신병과 구별할 수 있게 한다.

급성 cocaine 중독은 심장두근거림, 빈맥, 호흡수 증가, 발열 등의 특징을 가진다. 고용량을 투여한 경우 전신발작(grand mal seizure), 고혈압 그리고 부정맥 혹은 심근허혈 등이 야기될 수 있다. 환자는 블한, 편집증, 초조섬망(agitated delirium), 착란 등을 경험한다. 기이하고 산만하며, 난폭한 행동이 생길 수 있다. 사망은 뇌졸중, 치명적인 부정맥 혹은 심근경색에 의한다.

Cocaine에 의해 발생하는 신체의존성 정도는 개인에 따라 다양하게 나타난다. 일부 사용자는 절제에 의한 금단증상이 미미하거나 없다고 보고되었으나 다른 보고에는 am-

표 6-4 약물 상호작용: 약물남용

약물남용	약물 상호작용/약물 범주	효과
Nicotine/흡연*	isoproterenol(Isuprel)	Nicotine/흡연 시 효과 증가(금연 이후, 용량 증가가 필요할 수 있음)
	phenylephrine(Neo-Synephrine)	Nicotine/흡연 시 효과 감소(금연 이후, 용량 감소가 필요할 수 있음)
	pentazocine(Talwin NX)	
	propoxyphene(Darvon)	
	Benzodiazepines(diazepam[Valium])	
	삼환 항우울제	
	propranolol(Inderal)	
	theophylline(Theo-Dur, 기타)	
	heparin	
	insulin	
Cocaine	교감신경흥분제/아드레날린성 흥분제	Cocaine의 중추신경계와 심장효과가 증가됨
	중추신경계 자극제	
	Cholinesterase 억제제(neostigmine)	
	삼환계 항우울제, digoxin, methyldopa(Aldomet)	Cocaine-유도심부정맥 증가
	베타-아드레날린성 차단제	Cocaine이 효과를 줄이기도 함

표 6-4 약물 상호작용: 약물남용—계속

약물남용	약물 상호작용/약물 범주	효과
Amphetamines	삼환계 항우울제 교감신경흥분제/아드레날린성 흥분제 중추신경계 자극제	삼환계 항우울제와 교감신경흥분제 작용이 증가됨; amphetamines 효과 증가됨
	위장관제산제/ 소변 알칼리화제 Monoamine oxidase 억제제(MAOIs)	Amphetamine 효과 증가됨
	meperidine(Demerol)	Amphetamines이 진통작용 증가시킴; meperidine이 발작위험과 혈관허탈을 증가시킴.
	갑상선호르몬	효과의 상호 증가
	아드레날린성 차단제 항히스타민제 항고혈압제	Amphetamines는 효과를 줄임
Alcohol	기타 중추신경계 억제제: 진정수면제 아편유사제 전신마취제	호흡억제로 인한 사망위험 증가시키는 CNS억제 증가
	비스테로이드성 항염증약물	위장출혈의 상승을 유도하는 병합효과
	acetaminophen(Tylenol)	간손상위험 증가
	항고혈압제	항고혈압효과 감소
Barbiturates	기타 중추신경계 억제제: Alcohol 아편유사제 전신마취제 기타 진정제/수면제 MAOIs valproic acid(Depakene)	중추신경계 억제 증가
	경구용 항응고제 Corticosteroids 및 기타 steroid 호르몬 griseofulvin(Fluvicin) doxycycline	Barbiturates에 의해 효과 억제
Benzodiazepines	기타 중추신경계 억제제: Alcohol 아편유사제 전신마취제 기타 진정제/수면제 약초: Kava kava, 쥐오줌풀	중추신경계 억제 증가
아편유사제	기타 중추신경계 억제제: Alcohol 전신마취제 진정제/수면제 Phenothiazines 항구토제	중추신경계 억제 증가
	혼합 형태의 작용제/길항제 아편유사제	순수 아편유사제 작용제 효과를 줄이고 금단증후군이 유발되기도 함.
	MAOIs	몇몇 치명적 반응 야기됨
	이뇨제	아편유사제가 효과를 줄이기도 함
Marijuana/Hashish	중추신경계 자극제/교감신경흥분제 항콜린성 약제 삼환계 항우울제	추가적인 고혈압, 빈맥, 졸림
	중추신경계 억제제	추가적인 졸림 및 중추신경계 억제
	theophylline	Theophylline의 감소된 효과

CNS, 중추신경계; GI, 위장관; MAOIs, monoamine oxidase 억제제.
*상호작용은 nicotine 혹은 담배 속의 hydrocarbons의 간에 대한 작용에 의한다.

phetamine 금단증상과 유사한 증상, 즉 소화불량과 피로, 우울증, 수면 필요성 등을 보고하는 사용자도 있다. 약물 절제의 처음 9시간에서 14일 동안에 많은 사용자들이 강한 갈망과 cocaine-추구 행동(cocaine-seeking behavior)을 특징으로 하는 강한 심리적 반응을 경험한다(표 6-2 참조). 마침내 기분은 정상화되는데, 특히 약에 대한 신호-자극 갈망에 의해 조장되는 약물로 되돌아가고자 하는 욕망이 정해진 기간 없이 남아 있다. 드물게는, 금단증상이 오래 지속되고 어려운 경우도 있다.

치료

치료 시에 cocaine 중독의 응급처치는 환자소견에 좌우된다. 환자가 cocaine에 heroin, 알코올 혹은 PCP와 같이 사용한 가능성 때문에 치료가 복잡해진다. Cocaine에 대한 해독제는 없으나, 과용량 동안 대부분의 증상은 다양한 약물로 조절가능하다. 조사소견에 대한 응급적 중재를 표 6-5에 기술하였다.

인지-행동치료는 흔히 cocaine 중독에만 효과가 있다 그러나, 행동치료로 cocaine 절제를 유지하는 것은 대부분 사용자에게 어려운 일이다. 현재 cocaine 절제를 도우는 인증된 약제는 없는 실정이다. 그러나 알코올중독치료제로 자리매김을 잘한 약물인 disulfiram(Antabuse)은 cocaine 중독된 비음주 사람들에게 평균 1주일에 2.5일-0.5일까지 약물사용을 줄인다. 기면증치료제에 사용되는 CNS 흥분제인 modafinil(Provigil)을 행동치료와 병행하면 cocaine 절제 공산을 늘릴 수 있다. 항경련제 topiramate(Topamax)와 항구토제 ondansetron(Zofran)이 cocaine 중독치료에 효과를 보이고, 일부 개인에게 도움이 된다. 그러나 이 사용은 FDA에 승인이 나지 않았다. 게다가, 한 연구는 cocaine 분자에 결합하여 효과를 없애는 작용을 하는 cocaine-특이성 항체 합성을 촉진하는 백신의 가능성을 보여 주기도 했다.

표 6-5 Cocaine 및 Amphetamine 독성치료

검사소견	약물치료
심혈관계	
가슴두근거림 빈맥 고혈압 심부정맥 심근허혈 혹은 경색	정맥 라인을 확보하고 적절할 때 수액 대체를 시작한다. 고혈압과 빈맥에 대해 propranolol(Inderal) 혹은 labetalol(Normodyne)의 필요성이 예상된다. 심한 고혈압의 경우 nitroprusside(Nipride) 혹은 phentolamine(Regitine)의 투여가 요구된다. 심실부정맥은 lidocaine, bretylium(Bretylol) 혹은 procainamide(Pronestyl)으로 치료한다. Aspirin은 심근경색증의 위험을 낮추기 위해 투여된다.
중추신경계(CNS)	
임박한 종말의 느낌 이상행복감 불안 공격성 발작 환각 혼돈 편집증 발열	만약 CNS 억제가 존재하고 동시에 아편 사용이 의심되면 naloxone(Narcan) IV를 투여한다. 불안과 발작에 diazepam(Valium) 혹은 lorazepam(Ativan) IV를 실시한다. 정신병과 정신분열병에 chlorpromazine(Thorazine) 혹은 haloperidol(Haldol) IV를 실시한다.

IV, 정맥내

Amphetamines

Amphetamines은 합성약물이며, 이것의 유도체와 유사한 흥분제는 오늘날 규제물질법하의 schedule II에 속하는 약물로서 엄격히 규제되고 있다. Amphetamine으로 분류되는 특정 약물은 표 6-2와 제19장에 언급되었다. Amphetamine이 치료에 CNS 흥분제로 사용되므로 남용이 처방용량에서 단계적으로 확대된다. 그러나 cocaine에 대해 저렴한 대체약물로서 초기에 자주 사용된다.

Methamphetamine(crank)과 methamphetamine 결정체(crystal meth)는 매우 강한 흥분제이고 비교적 값싼 OTC 성분과 함께 은밀한 세팅을 용이하게 할 수 있다. Methamphetamine 남용은 모든 사람들과 지역들에서 커가는 문제이다.

약동학 Amphetamine은 경구투여로 처방되며, 60-90분 내에 최고농도로 상승하며 2-4시간 정도 지속된다. 연기로 피거나, 코로 흡입하거나, 정맥내주사할 경우 더욱 빠른 효과를 얻는다. 그래서 이들 방법으로 더욱 자주 불법적으로 사용하게 된다. Amphetamine은 cocaine보다 더 긴 반감기를 가지며, 강한 효과가 더욱 지속된다.

약역학 Amphetamine은 cocaine과 유사한 작용을 하는데, 뇌와 교감신경계에서 dopamine과 norepinephrine의 분비를 자극시킨다. 뇌보상시스템에서 분비되는 dopamine은 이상행복감을 유도하며 자신감을 증가시킨다. Amphetamine과 약물 상호작용이 표 6-4에 기술되었다.

부작용 및 유해반응

Amphetamine 사용 초기에는 각성 증가, 수행력 증대, 피로감 해소 그리고 식욕부진 등이 야기된다. 교감신경계의 자극은 심박수 증가와 혈압 증가를 특징으로 하는 심혈관계 흥분을 유도한다. Amphetamine 사용은 시간이 흐르면서 과민성, 불안, 편집증 그리고 적대적이며 과격한 행동을 유도한다. 연장된 methamphetamine 남용의 신체적 효과는 치아 우식증 및 피부과적 악화에서 주목할 만하다(그림 6-1).

Amphetamine의 독성반응은 cocaine과 유사하다. 흥분의 증가된 정도를 때때로 "과량(overamping)"으로 기술되는데, amphetamine 정신병, 편집증, 발작 그리고 사망에 이르게 된다(표 6-2). 의학적 중재 없이는 심부전증, 심근경색, 고체온증, 뇌출혈 등으로 사망에 이를 수 있다.

Amphetamine 사용에 있어 금단증상은 cocaine의 경우와 유사한데, 표 6-2에 언급되었다. Amphetamine은 단지 미약한 신체의존성을 유발하는데, 절제 시 강한 갈망을 유발한다. 정맥내 사용은 약 2시간 내에 금단증상을 시작시키며, 반면에 경구 사용은 8-10시간에 금단증상을 유발한다.

배스 솔트(Bath salts, 목욕물의 연회제 · 향료)는 amphetamine의 많은 효과를 유사하게 나타내는 합성흥분제의 그룹의 이름을 말한다. 이들 약물은 amphetamine-유사 흥분효과를 유발하는 캇(khat, 아라비아나 아프리카산 식물의 잎)에서 발견되는 성분인, cathinone의 합성 버전을 포함한다. 이들은 목욕에 사용되지는 않는다. 배스 솔트라는 이름은 허가를 피하기 위함이고 소매점에서 이렇게 취하게 만드는 물질을 팔기 위해서이다. 또한, 보석세척제로 혹은 비료로 팔리고 있는데, 라벨에 인간에 사용금지로 표기되어 있으며, 상품명으로는 "White Lightning", "Cloud Nine" 혹은 "Vanilla sky" 등이 있다. 이들 약물의 부정적 효과는 고혈압, 환각, 편집증, 공황장애와 같은 정신과적 증상과 신부전증 및 사망 등이다.

치료

환자는 자주 공황반응, 정신병 혹은 우울증 같은 amphetamine 남용의 합병증을 치료하기를 원한다. Amphetamine 중독의 응급처치는 cocaine과 동일하다. 증가된 혈압과 빈맥은 혈관이완제와 베타차단제로 조절이 가능하다. 소변을 산성화시키는 ammonium chloride 같은 약제를 투여함으로써 약물제거가 촉진된다. 표 6-5에 amphetamine 중독의 응급치료가 표시되었다.

절제의 중지와 유지는 amphetamine 남용에서 어렵다. Cocaine과 마찬가지로 금단은 신체증상보다 더 많은 심리적 증상을 유발한다. 우울증은 수개월 지속될 수 있고 재발의 흔한 원인이다. 절제유지에 도움이 되는 구체적인 약물치료법은 없다. Cocaine 절제를 촉진하는데 시험적으로 사용된 약물이 amphetamine에 효과가 있을 수 있다.

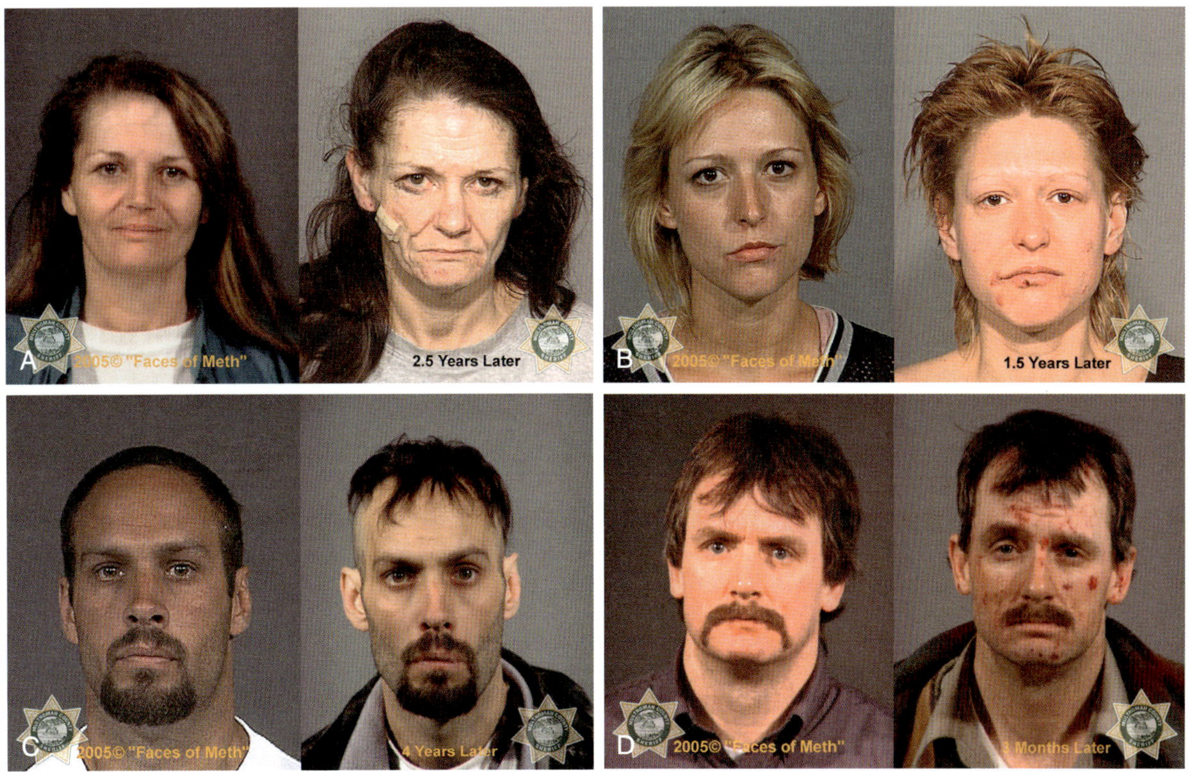

그림 6-1 Methamphetamine 중독은 심각한 신체적 손상을 야기한다.(Copyright 2014 by Faces of Meth™. 허가하에 사용함.)

Caffeine

Caffeine은 전 세계적으로 가장 널리 사용되는 정신작용(psychoactive)물질이다. 대부분의 사람에게서 안전하게 각성을 촉진시키고, 피로를 경감시키는 데 사용된다. 그러나 보건전문가들의 우려는 십대와 청소년들이 주로 선택하는 caffeine이 함유된 에너지 음료(energy drink)의 판매이다. 미국의 18–24세 인구의 30% 정도가 이 음료를 이용하며, 이들 제품은 피로를 덜고, 기분을 밝게 하며, 신체 및 정신적 수행력을 증대시키는 들뜬 기분을 제공한다. Caffeine은 알코올과 같이 복용하면 반응시간을 개선시키나 술에 의한 판단장애를 줄이지는 못한다. Caffeine은 다른 흥분 약물보다 비록 약하지만, 특히 고용량을 사용하면 일부에서 중독, 내성, 금단증상 등을 유발한다.

약동학 Caffeine은 위장관계에서 신속히 흡수되며 1시간 정도 후에 최고혈장농도에 다다른다. Caffeine의 약동학 및 약역학에 대한 추가 정보는 제19장에 언급되었다.

약역학 Caffeine은 중추신경계, 특히 연수의 호흡중추를 자극하는 methylxanthine이다. 이 약물 또한 이뇨제이고 심장흥분제이다. 고혈압 상태에서 혈관수축을 더욱 악화시키고 뇌혈관이완을 유발하는데, 편두통과 일반 두통의 효과적인 치료수단이다.

부작용 및 유해반응

Caffeine의 경구투여용량 200mg(커피 두 잔)은 기분을 자극할 수 있고 피로감을 없애지만 불면증, 흥분성 증가, 불안증을 유발한다. 하루 500mg 혹은 그 이상의 용량을 섭취하면 중독되어 긴장, 불면증, 위산과다, 근육단일수축, 혼란, 흉통, 빈맥, 심부정맥 등을 유발한다. 독작용용량에서 caffeine은 행동양상에 영향을 주고 공황장애(panic)를 촉진한다. Caffeine 알약과 caffeine이 많이 함유된 에너지 음료가 출현하기 전까지는 caffeine의 과량복용은 매우 드물었다. 왜냐하면 사람들이 충분히 섭취하기 전에 원하지 않는 증상을 나타내기 때문이다. 현재의 caffeine 중독은 몇 개의 에너지 음료 혹은 caffeine 보충제로부터 가능하다. 역시 우려되는 부분은 조금의 용량에도 증상을 보이는 어린아이의 caffeine 중독이다. 비록 정부는 음식과 음료 제조사가 caffeine 함유량을 제시하도록 요구하지는 않지만, 대중들은 어린이의 에너지 음료의 사용에 대한 근심이 청량음료 제조사가 음료수에 caffeine 함유를 표시하기 시작하였다.

Caffeine의 신체적 및 심리학적 의존은 매일 500mg보다 높은 용량으로 장기간 사용하여야 한다. 그러나 낮은 용량에서도 의존성이 일어날 수도 있다. 가장 자주 보고된 금단증상으로는 절제 후 12시간–24시간 내에 두통, 불안증, 기면상태(drowsiness) 혹은 피로가 나타난다. Caffeine 금단은 전신마취 후에 나타나는 두통의 일부 경우를 설명한다. 주말 두통은 caffeine 금단과 연관이 있다고 생각하는데, 이는 caffeine 소비가 주말보다는 주중 동안에 다르기 때문이다. Caffeine의 효과가 표 6–2에 표시되어 있다.

치료

Caffeine에 대한 독성 반응과 caffeine의 치명적 용량은 증상학적으로 조절된다. 다른 CNS 흥분제처럼 고혈압조절, 부정맥, 발작을 조절하는 데 집중하여야 한다. Caffeine 의존성의 증상이 있는 환자를 치료할 때 caffeine을 줄이거나 점차 섭취를 중지하는 것을 도우는 것을 포함한다. 용량과 함께 caffeine 제조품의 리스트를 제공하는 것은 환자가 caffeine 섭취를 피하게 하는 것을 돕는다. Caffeine 제거 음료수(caffeine 제거 커피와 차는 컵당 caffeine 2–4mg 포함)로 대체하는 것이 도움이 될 수도 있다.

억제제

억제제로 분류되는 약물은 진정, 호흡 및 심박수 저하 그리고 중추신경기능 억제 등의 공통적인 생리학적 및 심리학적 효과를 가진다. 이 분류의 약물은 알코올, 진정수면제, 항불안제, 아편계 마약 등을 포함한다. 알코올과 일부 연방의 규제받는 약물을 제외하고는 대부분의 중추신경계 억제제는 의학적으로 유용하다. 또한 이들 약물은 신속한 내성, 의존성 그리고 과량 및 금단을 포함하는 의학적 응급상황을 야기하는 약물남용의 가능성이 널리 인지되고 있다.

알코올

알코올은 미국에서 가장 널리 소비되는 남용물질이다. 많은 사람들이 알코올을 어느 정도의 긍정적인 심혈관계 및 인지기능적 이득을 가지며 적절하게 사용한다. 그러나 알코올의 남용은 의존성과 중요한 건강, 사회적, 법적 그리고 사람간의 문제 등을 야기시킨다. 알코올중독(알코올의존성)은 치료를 하지 않을 경우 만성, 진행적, 치명적일 가능성이 있는 질병인 것이다.

약동학 알코올은 위와 소장에서 직접 흡수된다. 위장에서의 흡수는 물이나 음식의 존재하에서는 느려지는데, 특히 지방과 단백질의 존재에 의해 영향을 많이 받는다. 탄산 액체와 섞여 있을 때 알코올 흡수는 빨라진다. 알코올은 전신의 조직과 체액에 분포할 수 있다. 또한, 태반을 통과할 수 있어 태아발육에 영향을 준다. 비록 위장에서 소량 대사되지만, 알코올은 기본적으로 간에서 대사된다. 혈장약물농도가 증가되면, 대사속도가 빨라지는 대부분의 다른 약물과는 달리 알코올은 항상 비교적 일정한 속도로 대사된다. 때때로 혹은 적당하게 마시는 음주의 경우 대사속도는 시간당 1회 마시는 양(7g 알코올) 정도이다. 1회 마시는 양은 맥주의 경우 12온스(약 312g) 정도이며, 와인으로는 5온스(약 142g), 정제된 주정(spirits)의 경우 1온스(약 28g)에 해당된다. 그러나 알코올의 규칙적 혹은 과량의 섭취는 알코올과 다른 약물의 간 대사속도를 증가시킨다. 여성의 경우 알코올 대사속도가 느리기 때문에 동일한 양의 알코올을 섭취했을 때 남성보다 여성에게서 알코올의 혈중농도가 더 높다.

약역학 알코올은 신체의 거의 모든 세포에 영향을 주고 CNS의 신경세포에 복잡한 영향을 미친다. 알코올은 일반적인 CNS 억제제이다. 게다가, 알코올은 뇌보상 시스템의 수용체에 결합하여 dopamine을 분비시키고, 중독과정을 촉진시킨다. 체내 알코올농도는 혈중알코올농도(blood alcohol concentration, BAC)를 조사함으로써 결정된다. 비의존성 음주가에게 BAC는 알코올의 효과를 상당히 예측할 수 있다(표 6-6). BAC와 행동간의 관계는 알코올과 그의 효과에 내성이 생긴 사람에게서 다르다. 이러한 개인은 내성을 가지지 않는 사람에게 명백한 악화를 야기시키는 양의 몇 배가 많은 BAC 농도에서도 명백한 악화 없이 많은 양의 알코올을 섭취할 수 있다. 그러나 호흡억제에 대해서는 내성이 거의 생기지 않는다. 만성적 과량 알코올 섭취자는 그렇지 않는 사람들과 동일한 수준의 농도의 치명적 BAC에 도달한다. 알코올은 많은 수의 흔히 처방되는 약들과 OTC 약물들과 상호작용을 일으킨다(표 6-4 참조). 다른 CNS 억제제와의 **강화(potentiation)** 및 **교차내성(cross-tolerance)**이 생긴다. 강화는 알코올과 함께 추가적인 CMS 억제제를 사용하였을 때 생기며, 효과가 증가된다. 교차내성은 다른 약물의 농도의 증가를 필요로 하는데, 전신마취제, barbiturate 그리고 다른 일반적인 CNS 억제제에 대해 발생한다. 아편계 약물에 대해서는 교차내성이 없다.

부작용 및 유해반응

알코올중독은 BAC 증가로 입증되며, 행동적 신체적 변화를 초래한다(표 6-2와 6-6 참조). 급성 과량섭취는 구토, 혼수, 호흡억제 등을 유발한다. 알코올-유도 저혈압은 알코올과 관련된 흔한 사인인 신부전과 심장쇼크(cardiogenic shock)를 유발할 수도 있다.

만성적 알코올 섭취의 효과는 다양하다. 예방가능한 한 가지 상태는 **Wernike 뇌병변(encephalopathy)**인데, 이는 만성적 알코올 섭취로 인한 영양결핍과 관련된 thiamine 결핍으로 발생한 뇌의 염증, 출혈, 퇴행 상태를 말한다. 치료하지 않거나 진행성 Wernicke 뇌병변은 **Korsakoff 정신병**을 야기시키는데, 이는 단기기억을 상실하고 학습이 불가한 특징을 가지는 기억상실증이다.

과량의 음주 후에 비의존성인 개인은 불쾌감, 오심, 두통, 갈증, 전반적 피로감 등을 경험한다. 알코올중독인 사람들의 경우 급작스러운 알코올 금단은 치명적인 효과를 가질 수도 있다.

만약 환자가 2주 동안 매일 10잔 이상 소비하는 경우를 보고한다면 금단증상을 예상하여야 한다. 금단의 특징적 신호는 심한 진전(tremor), 간질, 환각, 알코올 금단 섬망 등이다. 뇌가 억제제인 알코올의 지속적 존재에 대해 적응하기 때문에 발생한다. 뇌는 그의 활성을 억제하는 물질의 존재하에서 기능을 하는 것에 적응되어 있다. 게다가, 알코올을 제거할 때에 금단증상이 생긴다.

금단증상의 시작은 매우 다양한데, 음주자의 술 마시는 패턴에 의존한다. 증상(표 6-2)은 마지막으로 마신 후 첫 4-6시간 정도에 나타나며, 24-36시간 사이에 최고조에 이르며,

표 6-6 혈액알코올농도(BAC) 및 관련 효과

BAC* (MG%)	신체적 및 심리학적 효과
20(0.02)	소량 및 적정 음주자가 1회 마신 후 일부 효과를 느끼기 시작함
40(0.04)	대부분의 사람들이 편안함을 느낌
60(0.06)	판단력에 미약한 저하 유발. 그들의 능력에 대해 이성적 결정을 다소 못하게 만듦(예, 운전 기술)
80(0.08)	근육조화 및 운전기술의 명백한 저하 발생. 일부 주에서 법적으로 술에 취함.
100(0.10)	반응시간과 조절에 있어 명백한 저하가 관찰됨. 사람들이 거의 대부분의 주에서 법적으로 술에 취함.
120(0.12)	이 농도가 서서히 다다르지 않으면 구토가 유발됨
150(0.15)	균형과 운동성이 저하됨. 혈중에 1과 ½파인트(pint, 약 0.57리터)에 해당되는 농도가 순환되는 것과 같음.
300(0.30)	많은 사람들이 의식을 잃음
400(0.40)	대부분의 사람들이 의식을 잃고 일부는 사망함.
450(0.45)	호흡이 정지됨; 결국 사망함

* 혈액알코올농도(BAC)는 일반적으로 데시리터당 밀리그램(mg/dL) 혹은 밀리그램 퍼센트(mg%)로 기록된다. 백분율이 알코올 섭취의 법적 한정을 나타내는 것으로 사용된다. BAC는 얼마나 많은 알코올이 섭취되었는지, 얼마나 빨리 섭취었는지 그리고 개인의 몸무게에 좌우된다.

5일간 지속된다. 금단증상 예측에 있어, 마지막 술을 마신 시각을 조사하는 것이 포함되어야 한다. 발작은 마지막으로 마신 후 7-48시간에 발생한다. 알코올 금단에 의한 섬망은 심각한 합병증이며, 주로 마지막 술을 마신 후 30-120시간 후 발생한다. 섬망의 요소에는 지남력상실(disorientation), 시각 혹은 청각 환각 그리고 발작 없이 증가된 활동항진(hyperactivity) 등이 포함된다. 고체온, 말초혈관허탈(vascular collapse) 혹은 심부전으로 사망에 이르기도 한다.

치료

급성 알코올중독 혹은 과량섭취의 초기치료는 기도, 호흡, 순환(ABCs)의 기본원칙 이행을 요구한다. 알코올에 대한 해독제는 없으며, 흥분제를 주어서도 안 된다. 알코올에 의한 저혈압은 혈관수축제로도 교정이 되지 않는다. 알코올은 위세척(gastric lavage)과 투석으로 제거가능하다. Wernicke 뇌병변의 증상이 중독 증상과 구분이 힘들고 Wernicke 뇌병변이 가역적으로 되는 가능성 때문에 중독된 환자에게 thiamine을 100mg/kg 용량으로 정맥내주사를 자주 한다. 급성 알코올중독자는 음식물의 섭취가 미미해 저혈당증에 빠지는 경우가 흔히 있다. 정맥내 glucose 용액 치료가 과거병력이 없던 사람에게 Wernicke 뇌병변을 촉발시킬 수도 있다. 이러한 이유로 알코올중독자 치료 시에 정맥내주사 치료 전에 thiamine을 투여해야 하고, 환자가 규칙적 식사를 재개할 때까지 계속 되어야 한다.

비록 급성 알코올중독 시에 특정 약물이 치료를 위해 정해진 것은 아니지만, 알코올 금단을 촉진하고 절제를 유지시켜 주는 약물이 이용가능하다. 알코올 금단의 조절에 다양한 약물사용이 자주 포함된다. 만약 환자가 간기능부전을 가지고 있다면 알코올 금단 섬망에 chlordiazepoxide(Librium) 혹은 lorazepam(Ativan) 같은 benzodiazepine 투여에 의해 흔히 예방된다. 긴 반감기를 가진 benzodiazepine은 알코올 금단 시에 활력징후를 안정시키고, 증상을 억제하고, 발작이나 섬망의 위험을 줄이는 데 있어 가장 효과적인 치료약물이다. Benzodiazepine의 보조요법으로 사용되는 추가적 약물을 표 6-7에 나열하였다.

재활과 지속적 중단은 알코올 치료의 기본적인 장기간의 목표이다. 중단의 유지를 위해 인증된 약물은 장기간 치료에 있어 인지-행동치료에 더하여 이용된다. 이들 가운데에 disulfiram(Antabuse)은 알코올을 섭취 시에 불쾌한 반응을 야기시켜 음주를 방지하며, naltrexone은 알코올의 바라던 효과를 없앤다. Disulfiram은 알코올 대사를 억제하여 알코올을 섭취 시에 acetaldehyde의 축적을 야기시킨다. Acetaldehyde의 축적에 의한 유해반응에는 안면홍조와 얼굴, 목, 신체 상부에 혈관이완을 유발한다. 과호흡과 빈맥이 발생하기도 한다. 많은 양의 구토와 함께 30-60분에 오심이 발생한다. 두통, 발한, 갈증, 흉통, 허약, 흐린시력, 저혈압이 뒤따른다. 혈압이 쇼크 상태까지 하강한다. 이 반응은 30분에서 수시간 정도까지 지속가능하며, 알코올 7mL 정도의 적은 양의 섭취로 발생할 수 있다. 가장 심한 형태에 있어서는 생명에 치명적일 수 있다. 알코올 섭취를 하지 않은 상태에서 disulfiram은 졸음을 유발하고 시간이 지나서 점차 줄어드는 피부발진(eruption)을 야기시킨다. Disulfiram은 간에서 대사되며, 신장과 폐를 통해 배설된다. 대변을 통해 약물의 20% 가까이가 변화되지 않고 그대로 배설된다. 마지막 용량섭취 후 약효가 약 2주까지 지속된다. Disulfiram에 대한 환자교육은 매우 중요하다. 환자가 알코올이 함유된 구강청정제를 비롯하여 어떠한 알코올이라도 섭취했다면 disulfiram이 치명적 반응을 야기할 수 있는 가능성을 가지고 있다. 모든 음식과 액상약물의 라벨을 체크하여 알코올 성분이 존재하는지 반드시 점검하여야 하며, 피부에도 알코올을 사용하면 안 된다. Disulfiram은 스스로 투여하기 때문에 환자들이 효과를 보기

표 6-7 알코올 금단의 약물치료

임상 양상	약물
경미한 금단증후군	
떨림, 불안, 불면증 심박수 증가 혈압 증가 발한 오심 반사항진	장시간작용 benzodiazepines(예, lorazepam[Ativan], chlordiazepoxide[Librium]은 활력징후 안정, 불안 감소 그리고 발작과 섬망 예방 등에 사용됨. Thiamine은 Wernicke 뇌병변을 예방함. 복합비타민(엽산, B 비타민)이 영양보충에 사용됨. 만약, 혈청 magnesium 농도가 낮으면 magnesium을 사용함. 만약 저혈당증이 있으면 glucose를 IV 실시함(thiamine 후).
중한 금단증후군	
방향감각상실 시각/청각 환청 발작 없이 활동과잉 증가 심한 진전(gross tremor) 발작 알코올 금단증후군	Benzodiazepines의 지속적인 사용에 다음을 추가: 환각과 섬망 치료에 사용하는 항정신병제(예, haloperidol[Haldol]) 간질예방 혹은 치료를 위한 carbamazepine(Tegretol)과 phenytoin(Dilantin)

IV, intravenous.

위해서는 금주 의욕에 강한 동기가 있어야 한다. 게다가, 가족이나 다른 강한 지원체계가 매일 투여하는 disulfiram에 대한 고수(adherence)를 증진시킨다.

약초 경고 6-1

St. John's Wort

St. John's Wort에서, 만약 disulfiram(Antabuse)을 복용하면 알코올과 유사한 반응을 유발한다.

Naltrexone은 순수 아편계 길항제로, 알코올에 대한 갈망을 줄이고, 알코올 섭취에 의한 "도취감(high)"을 봉쇄한다. 원래 이 약물은 아편중독치료제로 사용이 인증되었는데, 폭넓은 카운셀링이 동반되었을 때 50% 정도까지 알코올에 대한 재섭취를 줄이는 것으로 임상시험결과 결론이 내려졌을 때 알코올의존성에 대해 사용이 인가되었다. 경구투여로 naltrexone(ReVia, Depade) 50mg를 하루에 한 번 복용하는 것이 알코올의존성에 대한 일반적인 용량이다. Naltrexone은 한 달에 1회 근육내투여하는 주사가능한 연장된-분비형(Vivitrol)이 사용가능하다. 이 약물은 외래에서 약물중단이 가능하고 치료개시 후 알코올을 섭취하지 않는 환자에게 사용된다. 이 장 후반부에 naltrexone에 대해 언급하고 있다.

Acamprosate(Campral)는 알코올 중지에 의한 긴장감, 불쾌감, 불안, 갈망 등과 같은 불쾌한 기분을 줄이는 데 사용된다. 이는 약물이 뇌에서 알코올 남용에 관련된 경로에 작용하기 때문으로 생각된다. 중독치료 직후에 약물투여를 시작해야 하고, 알코올 재사용 시에도 약물투여를 계속해야 한다. Acamprosate는 중독되지 않으며, naltrexone보다는 어느 정도 효과가 덜하다. Acamprosate와 naltrexone의 병합투여는 acamprosate 단독보다 더욱 효과적이며, naltrexone 단독보다는 나은 점이 없다. 가장 흔한 유해효과로는 두통, 설사, 고창, 오심 등이 있다.

시판 중인 두 약물은 장기간 알코올 중단을 위해 현재 연구되고 있다. Ondansetron(Zofran)은 뇌보상 시스템의 수용체 길항제로, 알코올중독 초기에 술을 마시고자 하는 동기를 감소시킨다. 그리고 항경련제인 topiramate(Topamax)는 cocaine뿐만 아니라 알코올에 대한 갈망을 줄이는 데 도움이 된다.

진정수면제

흔히 남용되는 진정수면제에는 barbiturate, benzodiazepine, barbiturate-유사약물들이 포함된다. Benzodiazepine은 독작용, 내성, 의존성에 대한 위험성의 저하로 인해 불안과 불면치료제로서 많은 부분 barbiturate를 대체하였다. 단기작용 barbiturate는 자주 이상행복감을 유발하기 때문에 오락목적으로 애용된다.

약동학 및 약역학 진정수면제는 기본적으로 CNS에 작용한다. Benzodiazepine은 뇌의 억제성 신경전달물질인 gamma-aminobutyric acid(GABA)의 효과를 증대시킨다. Barbiturate는 GABA의 작용을 증대시키는 것뿐만 아니라 GABA와 유사한 작용을 직접 한다. Barbiturate는 강력한 호흡억제제이며, 과량을 사용하면 사망에 이르게 된다.

부작용 및 유해반응

약물중독에 대한 가능성은 benzodiazepine보다 barbiturate가 훨씬 크다. 약물은 항상 경구투여를 하지만 두 약물 모두 정맥내주사가 가능하다. 과량의 투여는 알코올과 유사한 초기 이상행복감과 중독을 야기시킨다. 진정-수면제의 효과는 표 6-2에 정리하였다.

내성은 barbiturate의 진정작용에 대해 쉽게 생기며 이상행복감을 위해 고용량이 요구된다. 그러나 호흡억제에 대해서는 내성이 거의 생기지 않으며, 증가된 용량은 저혈압 및 호흡억제 그리고 사망을 유발하기도 한다. 또한, barbiturate와 알코올, benzodiazepine, 전신마취제와 같은 다른 CNS 억제제들 사이에 교차내성이 생긴다. 그러나 아편계 약물과는 교차내성이 거의 생기지 않는다. 게다가, 많은 약물 상호작용들이 barbiturate와 benzodiazepine과 관련이 있다(표 6-4). 진정수면제의 과량투여는 호흡억제와 혼수상태를 유발한다. 과량에 의한 다른 증상이 표 6-2에 기술되었다.

진정수면제의 금단은 매우 심각할 수 있다. 마지막 용량 이후 처음 12-16시간에 환자는 불안, 진전, 허약, 오심, 구토, 근육경련(muscle cramp), 반사 증가를 야기할 수 있다. 24시간 후에 환자는 약물을 갈망하고, 섬망, 전신발작, 호흡 및 심장마비 등을 경험하기도 한다(표 6-2). 금단증상이 가장 최고조로 나타나는 때는 단기작용(짧은 반감기)약물(예, alprazolam, secobarbital, pentobarbital)의 경우 2일 혹은 3일째이며, 장기작용(긴 반감기)약물(diazepam, chlordiazepoxide)의 경우 7일 혹은 8일째에 최고로 나타난다.

치료

Benzodiazepine 과량일 경우 benzodiazepine 길항제인 flumazenil(Romazicon)로 치료한다. 아직 barbiturate 혹은 진정수면제의 작용을 해소하는 것으로 알려진 길항제는 없다. 응급적 생명보조조치는 고용량의 경우 취해져야 한다. 만약 약물을 마지막으로 복용한 것이 한 시간 이내라면 극히 독성이 강한 경우에 위세척을 실시할 수 있다. 투석은 약물 농도를 저하시킬 수 있다. 금단증상 동안에 약물의 점차적인 금단이 필요하다. 장시간작용 barbiturate인 phenobarbital은 barbiturate에 의존성이 있는 환자의 금단증상조절에 시도되어 볼 수 있다. Phenobarbital은 환자가 안정되어 있을 때에 점진적 금단을 시도해 볼 수 있다. 만약 환자가 많은 양의 barbiturate에 중독되었다면 증상을 안전하게 조절하기 위해 약물금단 동안에 입원을 권장한다.

아편유사약물

아편계 약물에는 아편(opium)으로부터 나오는 천연에 존재하는 아편약물(opiate)과 진통제로 사용되는 다수의 반합성제와 합성마약이 포함된다. 아편유사약물을 남용하는 사람들에는 거리에서 불법약물을 파는 사람들과 아편유사약물을 오용을 위한 처방을 하는 사람들이 포함된다. 약을 불법적으로 사용하기 시작한 사람들이 가장 큰 남용자(abuser)집단을 형성한다. 의학분야에서는 의료전문가들을 포함하여 진통제를 오용을 위한 처방을 하는 일부 사람들이 아편유사약물남용과 중산층 인구의 의존성에 있어 가장 높은 비율을 차지한다. 의료전문가에 있어서 빈도가 높은 이유에는 약에 쉽게 접근이 가능하며, 업무환경 스트레스와 장시간 가족생명과의 사투 등이 있다. 간호사의 약물남용과 화학적 의존성에 대해 이 장의 후반부에 언급되어 있다.

약동학 및 약역학 아편유사약물의 약동학 및 약역학은 제25장에 다루어져 있다. 아편유사약물의 중요한 약물남용 가능성은 이들 약물의 뇌보상 시스템을 자극시켜 중독효과를 강화시키는 데 기인한다. 약물의 남용 발생에 있어서, 아편유사약물을 경구, 흡입, 흡연 혹은 피하("skin-popping") 혹은 정맥내주사("mainlining")로 투여함에 의한다. 정맥내주사 후에 수초 내에 약물작용이 나타나게 된다. 흡연이나 흡입은 지연된 약물작용개시와 길어진 작용시간을 유발한다. 아편유사약물과의 상호작용은 표 6-4에 기술되어 있다.

부작용 및 유해반응

아편유사약물의 기본적 효과에는 진통, 졸음, 불분명 발음(slurred speech), 환경에 대한 거리감(detachment) 등이 있다. 약물의 정맥내주사는 흔히 따뜻한 피부의 홍조와 함께 하복부에 흥분감(rush of feeling)과 강한 이상행복감을 유발한다. 아편유사약물은 단기간 사용 후에 신속한 내성과 신체의존성을 야기시킨다. 아편유사약물은 내에서 교차내성이 흔한 편이나 다른 CNS 억제제와는 교차내성이 일어나지 않는다. 그러나 다른 CNS 억제제의 부가효과로 CNS 억제를 유발한다.

치료를 하지 않을 시 과량의 아편유사약물투여에 의한 징후에는 침공대 축동(pinpoint pupil), 축축한 피부, 호흡억제, 혼수, 사망 등이 포함된다(표 6-2 참조). 의도하지 않은 과량의 투여는 예기하지 못한 강도와 순도 때문에 자주 약물의 기분전환 목적으로 사용함에 의한다. 장시간 중등도에서 고용량 약물을 사용한 후 약물을 줄이거나 중단하면 금단증상이 야기된다. Naloxone(Narcan) 같은 마약에 대한 길항제투여는 의존성이 생긴 개인에게 금단증상을 유발한다. 증상에는 약에 대한 갈망, 복부경련, 설사, 오심, 구토 등을 포함한다(표 6-2 참조). 증상은 마지막 투약 후 8-10시간 후에 나타나며, 36-48시간에 최고로 나타나며, 항상 96시간에 가라앉는다. 비록 아편유사약물 금단증상은 급성으로는 불편하지만 항상 치명적이지는 않다.

치료

과량의 아편유사약물투여는 의학적 응급상황을 촉발한다. Naloxone 같은 마약길항제를 생명유지장치가 시작되는 즉시 투여해야 한다(Naloxone과 기타 마약길항제 사용에 대해서는 제18장 참조). 금단증상치료는 증상에 근거하며 항상 약물이 필요한 것은 아니다. 10-14일에 걸쳐 감소하는 용량으로 methadone(Dolophine)을 투여하는 것은 아편유사약물 독성치료 동안 증상을 줄일 때 가장 흔히 이용되는 방법이다. 일부 환자들은 clonidine(catapress)을 사용하여 금단증상으로부터 완화되며, 이 clonidine은 중추신경에 작용하는 α_2-아드레날린성 수용체 작용제이며, nicotine 중독치료에도 사용될 수 있다. 이 약물은 위장관계 항진에 가장 효과적이지만 갈망을 줄이지는 못한다. Nicotine과 아편유사약물의 중독에 대한 clonidine의 효과는 아직 충분히 이해하지 못했다.

아편유사약물중독에 대한 장기간의 치료에는 아편유사약

물작용제, 아편유사약물 길항제, 아편유사약물의 작용제 및 길항제 혼합사용 등이 포함된다(표 6-8).

Methadone이 가장 흔히 사용되는 아편유사약물작용제이다. 중독된 아편유사약물을 대체해서 methadone 경구투여에 의해 금단증상을 피할 수 있고, 갈망을 이끌어내는 이상행복감을 방지할 수 있다. Methadone 역시 중독성이 있는 약물이지만, 유지 프로그램에서의 사용에 의해 약물사용 생활 스타일을 변화시키고, 감염질환의 노출을 감소시키며, 약물사용을 조절한다. Methadone 중독을 피하기 위해 FDA와 주 당국에서만 승인하는 기관만을 통해서 중독치료가 가능하다.

Buprenorphine(Buprenex)는 작용제-길항제 아편유사약물인데, 독성치료 및 유지치료에 사용될 수도 있다. 특정 아편수용체에 작용하기 때문에 금단증상을 줄이고 약에 대한 갈망을 억제하기 때문에 남용의 가능성은 낮은 편이다. 금단증상치료를 위해 Subutex라는 상표로 설하약물(sublingual)이 시판되고 있다. 장기간 유지를 위해 설하약물에 naloxone을 병합하여 Suboxone이라는 상품명으로 시판되고 있다. 이 약물에서는 naloxone이 buprenorphine에 첨가되어 알약 대신 주사제 사용을 방지한다. 이 복합약물에 naloxone이 포함되어 있어서 Suboxone을 정맥내에 주사할 경우 강한 금단증상을 유발할 수 있다. 그러나 설하투여 시에는 높은 생체이용률을 보이는 buprenorphine에 비해 naloxone은 미량만 흡수되기 때문에 Suboxone이 처방될 때에는 금단증상 유발가능성은 매우 낮다. 다른 형태로는 buprenorphine은 아편유사약물중독치료에 승인이 되지 않았고, Schedule III 진통제로서만 사용된다.

안전: 약물오류예방

혼돈하지 말라....

Buprenorphine/naloxone(Suboxone)과 함께

- **Buprenorphine**(Subutex/Buprenex), 동일하게 효과적인 약물, 그러나 naloxone과 병합 없이
- **Bupropion**(Wellbutrin), 항우울제
- **Buspirone**(BuSpar), 항우울제

Naltrexone(경구제 ReVia, 주사제 Vivitrol)은 이상행복감과 다른 모든 아편유사약물효과를 봉쇄하는 아편유사약물 길항제이다. 이 약제는 naloxone과 마찬가지로 아편-의존성이 생긴 개인에게 투여할 때 금단증상을 촉발한다. Naltrexone이 사용될 때에는 아편유사약물투여는 아무 효과를 나타내지 못하며, 약물사용에 대한 강한 욕구를 사라지게 한다. 그러나 갈망을 없애지는 못한다. Naltrexone은 작용시간이 길고 경구투여가 가능하여 치료 유지에 있어서 naloxone보다

표 6-8 아편유사약물중독에 사용되는 약물

징후와 증상 상태	약물
독성 호흡억제 혼수상태	**아편유사약물 길항제** naloxone(Narcan): 단시간작용과 아편유사제 농도가 줄어들 때까지 반복할 필요가 있다. 많은 양은 금단증상을 유발할 것이다. nalmefene(Revex): 장시간작용; 만약용량이 과다하다면 장기간 금단을 유발한다.
해독/금단 오심, 구토, 설사 복부경련 뼈 및 근육통 근육연축 진전, 오한, 발한	**아편유사약물 치환** methadone(Dolophine): 금단증후군을 예방하는 데 사용되는 아편유사제 작용제; 금단에 사용될 때는 환자가 안정된 후 10-14일 이상에 걸쳐 경구용량을 줄인다. buprenorphine(Subutex): 아편유사제 작용제-길항제는 금단증후군을 예방하기 위한 중독 아편유사제를 대체할 수 있다. 그러나 만약 아편유사제가 작용제가 혈액내에 금단을 야기할 수 있다. 금단을 치료하기 위해 금단증상이 시작된 후에 투여되어야 한다. **중추신경작용 알파2-아드레날린성 효능제** clonidine(Catapres): 위장관작용 항진과 금단의 다른 일부 증상을 줄이는 데 효과적이다. 약물에 대한 갈망은 줄일 수 없다.
금단 유지 갈망, 신호-유발된 갈망	**아편유사약물작용제** Methadone(Dolophine): 중독된 아편유사제의 대체 약제는 결핍에 대한 장시간 치료에 사용되기도 한다. 중독은 이 방법으로 유지되고, 만약 methadone이 중단되면 금단이 야기된다. 그러나 약물사용은 조절될 수 있고, methadone 유지와 함께 약물사용 생활방식이 변할 수 있다. **아편유사약물 길항제** naltrexone(ReVia, Depade): 만약 아편유사제를 사용한다면 아편계 수용제를 차단하여 바라던 효과를 예방한다. 장시간작용 아편유사제를 자발적으로 사용되어야 한다. **혼합형 아편유사약물작용제/길항제** buprenorphine(Subutex), 설하정제인데, 치료 유지를 위해 methadone 대신에 사용될 수 있다. buprenorphine 자체의 중독을 예방하기 위해 Suboxone과 naltrexone의 복합체가 시판된다. 만약 약물을 파괴하거나 주사한다면 아편유사제 중독자에게서 아편유사제 금단이 일어날 것이다. Suboxone을 설하투여 시 아편유사제 효과가 우월하다.

더 많이 사용한다. 일반적 용량은 경구투여로 하루 혹은 격일로 한 번 내지 근육내주사로 한 달에 한 번이다.

기타 약물남용

대마

북미에서 대마는 항상 마리화나 해시시(hashish)로 판매된다. Tetrahydrocannabinol(THC)은 대마의 활성형 구성성분으로, 대부분의 정신작용(psychoactive) 효과를 담당한다. 비록 상당수의 THC의 가능한 효과에 대해 보고되었지만, 승인된 THC 약물은 단지 dronabinol(Marinol)뿐이며, 항암요법을 할 때의 오심과 구토를 조절하는 데 사용된다. Dronabinol은 또한 후천성면역결핍증 환자의 식욕을 촉진하는 데 사용된다.

약동학 마리화나를 흡연할 때 효과는 20-30분 안에 발생하며, 7시간 정도 지속된다. THC는 신체의 지방성분에 저장되기 때문에 제거가 느리며, 반감기가 2일-7일 정도로 매우 길다. 경구투여를 할 때 거의 완전히 흡수되지만, 상당한 일차 대사(1st-pass metabolism)를 거친다.

약역학 THC는 저농도에서부터 중등도농도에서는 알코올을 포함하여 다른 종류의 정신작용약물에 비해 생리학적 및 심리학적 변화가 적은 편이다. 비록 기전은 명확히 밝혀진 것은 아니지만 THC는 뇌의 대마수용체에 작용하며, 아편유사약물과 cocaine처럼 동일한 보상 시스템에 작용할 수도 있다고 본다.

부작용 및 유해반응

마리화나와 해시시는 항상 이상행복감, 진정, 환각 때문에 흡연을 하게 된다. 반응은 다양하며, 용량, 사용자의 기대치, 약물사용 세팅에 좌우된다. 저용량이나 중등도 용량에서는 이상행복감과 이완, 증가된 감각인지, 시간인지의 왜곡 등이 야기된다. 단기기억상실, 다단계 작업수행능력 저하, 일시적 붕괴 등이 원하지 않는 반응에 포함된다. 고용량에 의해 심각한 심리학적 효과를 유발한다. 강한 불안, 섬망, 편집증, 독성 정신병 등이 유발된다. 효과는 개인에 따라 다양하게 나타난다(표 6-2). 다른 사람들은 적정 용량에서 항상 유해효과를 경험하는 반면에 일부 사람들은 매우 높은 용량에서만 나쁜 효과를 경함하게 된다. 생리학적 효과는 심혈관계와 호흡기계에서 가장 흔히 나타난다. 남녀 모두에게서 정자생산의 감소와 생식 호르몬의 감소가 나타날 수도 있다. 장기간 과량사용할 때의 문제에는 운동협응의 감소, 진전, 심박수와 호흡수 증가 등이 포함된다. 무감동(apathy), 둔함, 무관심을 특징으로 하는 **무동기증후군**(*amotivational syndrome*)이라고 알려진 질병이 야기될 수 있다.

중독 및 금단 같은 급성 반응은 항상 경미하며, 시간제한적이다. 마리화나는 독성이 낮고, 치사량은 알려져 있지 않다. Heroin과 cocaine 같은 다른 약제와 병용할 때는 합병증이 발생할 수 있다(표 6-4 참조). 높은 고용량의 마리화나를 취할 경우 내성과 신체의존성이 생길 수 있다. 고용량의 마리화나를 갑자기 중단하면 과민성, 안절부절증, 불안, 불면증, 진전 등을 유발한다. 드문 경우 금단이 길어지고 힘들어질 수 있다.

합성 마리화나의 사용이 점차 증가되고 있다. "Spice" 혹은 "K2"로 알려진 합성 마리화나는 여러 가지 천연, 식물 기반의 물질조합으로 알려져 있다. 그러나 화학분석에 의하면 합성 대마초 약물이 활성 구성성분임을 보여 준다. 이 제품들은 구성성분 중 약물규제법에 분명히 금지되는 성분이 없기 때문에 이들 생산품은 미국에서는 합법이다. 그러나 많은 주에서 합성 마리화나를 판매하거나 소지하는 것을 불법으로 만들기 위한 움직임이 있다. 그것은 보통 흡연으로 섭취하고, 마리화나와 비슷한 효과와 함께 중독을 일으킨다. 이는 오심, 구토, 고혈압, 심장허혈을 유발하는 것으로 알려져 있으며, 심근경색을 가진 일부 경우와 연관이 있다.

치료

마리화나를 사용하는 개인은 불안 혹은 정동증상에 대한 치료를 갈구하기도 하며, 마리화나를 포함하는 병용약제사용에 의한 독성 반응에 대한 치료를 받기도 한다. 치료는 증상 완화에 맞추어져 있으며, 가급적 약물사용을 자제해야 한다. 이에 대한 해독제나 대체요법이 없는 실정이다.

환각제

환각제는 흔히 *hallucinogen*으로 불린다. 이들 약물은 의식수준의 변화를 일으키고, 환각 및 정신병과 같은 정신상태를 유발한다. 기본적으로 이들 약물은 꿈속에서나 가능한 사고, 지각, 기분의 변화를 야기시킨다. 흔한 약물과 그들의 효과를 표 6-2에 명시하였다. 원래 LSD는 정신병 연구를 위한 모델을 제공하는 것으로 생각하였는데, 이 생각은 틀린 것으로 판명되었다. 그 결과, 이 약물들은 의학적 이용을 고려하지 않고 있다. 현재, ecstacy(3,4-methylenedioxymethamphetamine 혹은 MDMA)는 가장 흔히 사용되는 환각제이다.

청소년과 젊은 성인에게서 인기가 높으며, "강간약물(rape drug)"로 남용될 수도 있다.

기본적으로 환각제의 사용은 심리학적 이유이며, 그러나 심혈관계와 신경과적 독작용이 야기된다. 신체의존성은 미미하거나 일어나지 않지만, 공황발작(panic attack)은 diazepam(Valium)과 같은 항불안제로 치료되거나 비위협적인 환경을 제공함으로써 치료된다. 비록 독작용이 정신병과 유사하지만, phenothiazine(예, haloperidol, chlorpromazine)와 같은 항정신병 약물사용은 경험을 개선하기보다는 오히려 강화시킬 수 있다.

흡입제

흡입은 다수의 일반 가정과 산업용 휘발성 물질에 대한 주된 섭취 경로이다. 사용하는 형태는 코를 킁킁거리기, 흡입, 주머니를 누르기(bagging) 혹은 스프레이 하기 등이 포함된다. 흡입제는 쉽게 구할 수 있고, 값이 싸며, 즉각적인 황홀경 때문에 사춘기 이전과 청소년들이 의해 자주 사용된다. 흡입제의 네 가지 주 분류는 휘발성 용매, 에어로졸, 마취제, 아질산염이다.

이 약물들은 CNS 억제제처럼 작용하지만, 심혈관계와 호흡계에 심각한 손상을 입힌다. 흔한 약물과 효과를 표 6-2에 명시하였다. 약물사용자는 말초신경염을 야기하고, 진전 및 허약증상을 보이게 된다. 직접 독작용, 위장내용물 흡입, 외상, 질식 등으로 사망할 수도 있다. 이들 물질의 해독제가 존재하지 않으며, 중독치료는 대증요법이다.

처방약물

처방약물남용의 증가하는 추세는 약물이 안전할 것이라는 잘못된 믿음뿐만 아니라 쉽게 구할 수 있기 때문이기도 하다. 가장 자주 오용되는 처방약물은 진통약물과 진정수면제이다. 개인은 이들 약물을 정당한 건강문제로 인한 유효처방으로 취하지만, 약물을 비처방적으로 사용한다. 어떤 이들은 다른 사람의 인지가 있든 없든 또는 허락 없이 그들의 처방을 사용하는 경우도 있다. 간호사들은 이런 유형의 건강문제를 다루는 데 적극적이어야 한다. 이러한 것을 하는 한 가지 방법은 안전한 보관과 약물폐기에 대한 환자의 철저한 교육에 의한 것이다.

약물남용 환자의 특별한 필요사항

수술 환자

약물남용하는 사람은 수술이 요구될 때, 약물 상호작용, 합병증, 사망에 대해 위험이 높다(박스 6-1). 모든 환자의 수술 전 조사에는 반드시 약물사용에 대한 사항을 포함하여야 한다. 흡연가들의 호흡기계 변화는 기관지내 및 흡입 튜브를 삽관할 때 더욱 힘들어지고, 수술 후 환자의 호흡기계 문제 발생의 위험을 증대시킨다. Caffeine을 다량 섭취하던 사람이 금단될 때 수술 후 두통이 발생할 수 있다. 환자의 수술 후 기간 동안 진통제 혹은 마취제로 인한 약물 상호작용의 신호와 증상 그리고 약물금단에 대한 신호에 대해 간호사는 반드시 경계하여야 한다.

알코올에 중독되거나 의존성이 있는 환자이면서 수술이 필요한 경우는 특별한 주의가 요구된다. 중추신경계 억제효과 때문에 상해를 입어도 알코올 사용자는 사고희생에서 간과하기 쉽다. 긴급하지 않은 수술을 필요로 하는 많은 사람들이 입원할 경우 알코올중독에 대한 진단이 이루어지지 않는다. 현재 알코올 섭취를 하지 않는 의존성 있는 환자의 경우도 교차내성 때문에 마취제의 양을 증가시킬 필요가 있다. 중독된 환자의 경우는 알코올의 상승효과 때문에 마취제의 용량을 줄여야 한다. 가능하다면 언제든지 BAC가 200mg% 이하가 될 때까지 알코올중독 환자의 수술을 연기한다. BAC가 150mg%를 초과할 때 마취제와 상승효과가 나타나고, BAC가 250mg%를 초과할 때 수술위험과 사망률이 매우 증가한다. 알코올 금단성 섬망은 수술과 알코올 섭취의 중단으로 인해 촉발되기도 한다. 급성기에 마취제와 진통제의 사용은 수술 후 5일 정도까지 금단증상을 지연시킬 수 있다.

박스 6-1 수술적 고려: 약물남용 환자

- 교차내성 때문에 마취제와 진통제의 표준량은 충분하지 않다.
- 만약 환자가 간기능이 온전하지 않으면 마취제의 진정수면효과가 길어질 수 있다.
- 만약 환자가 아편유사약물에 의존성이 있으면 더욱 높은 양의 진통제가 요구된다.
- 진통제의 양은 점차적으로 줄여나가야 한다.
- 환자는 심장 및 호흡계 기능저하에 매우 취약하다.
- 환자는 출혈, 수술 후 합병증, 감염에 대한 증가된 위험을 보인다.
- 중추신경계 억제제로부터의 금단증상은 마취제와 진통제 효과로 인해 5일 이상 지연된다.

통증관리

비록 간호사와 의사가 중독의 촉진이나 강화의 두려움 때문에 약물의존성이 있는 환자에게 아편유사약물을 투여하기를 꺼릴지라도, 이들 환자에게 아편유사약물 마취제가 그들의 중독질환을 어떤 식으로든지 악화시킨다는 증거는 없다. 중독 환자가 어떤 종류든지 급성 통증을 느낄 때, 목표는 통증치료이다. 환자가 통증을 느낄 때는 약물중독치료가 우선순위가 아니다.

만약 환자가 아편유사약물 사용을 인정한다면 사용 약물의 종류와 양을 결정하는 것이 중요하다. 환자가 약물남용에 노출되지 않도록 피하게 하는 것이 최선이고, 만약 약물용량을 안다면 다른 아편유사약물의 효과적인 **동등진통**(*equianalgesic*) 투여량을 결정할 수 있다. 만약 약물남용 과거력을 모르거나 환자가 약물남용을 불인정한다면 정상적인 용량의 진통제가 환자의 통증을 가라앉게 하지 못하거나 금단신호가 나타날 때, 간호사 입장에서는 약물중독가능성을 고려해야만 한다. 금단증상이 통증을 악화시킬 수도 있으며, 약물을 탐닉하는 행동이나 불법약물사용을 유발한다. 독성학 검진(screen)이 최근 사용한 약물을 결정하는 데 도움이 될 수도 있다.

심한 통증은 아편유사약물로 치료해야 하지만 약물경험이 전혀 없는(drug-naive) 사람보다 더욱 많은 양이 치료에 사용된다. 환자가 금단증상을 보이려고 하면 butorphanol(Stadol), buprenorphine(Buprenex) 혹은 nubain(Nalbuphine)와 같은 복합 아편유사약물작용제–길항제 사용을 피해야 한다. 비아편유사약물과 보조진통제 그리고 비약리학적 진통수단이 사용될 수 있다. 아편유사약물의 혈중수치를 유지하고 금단증상을 방지하기 위해서는 진통제를 시계 주변에 제공되어야 한다. 추가용량은 돌발통증(breakthrough pain)을 치료하기 위해 사용하여야 한다. 비록 환자–조절진통제(patient-controlled analgesia, PCA)는 중독환자를 치료하는 데 있어서 논란이 있지만, 통증조절을 증진시키고 약물–탐닉 행동을 저하시키는 데 사용될 수 있다.

통증관리를 기술한 서면동의서나 치료계획은 반드시 환자와 함께 진행한다. 계획은 통증이 환자의 지각과 통증 보고에 근거하여 치료될 수 있고, 뿐만 아니라 진통용량을 점차 줄이고 비경구투여 진통제 대신 장시간작용 경구투여약물에 대해 확실해야 한다.

건강전문가에 있어서 화학적 장애

화학적 장애는 건강전문가에 의한 약물사용의 결과로서 손상된 수행을 나타내기 위한 것이다. 마약의 사용과 중독은 의료진에게 심각한 걱정거리이며, 알코올이 가장 흔한 중독약물이다. 아편과 benzodiazepine을 포함하는 다른 약물은 일반 사람들보다 더 높은 중독 빈도를 보이는데, 쉽게 접근할 수 있기 때문인 것 같다. 10–20% 정도의 간호사가 물질중독문제를 가지고 있으며, 3–6% 정도는 약물(화학물)중독으로 인해 불완전한 시술을 보이는 것으로 평가되고 있다.

관련 요소들

간호사 가운데 약물중독의 관련 요소로는 만성 피로, 질병, 질병과 죽음에 대한 환자의 반응에 대한 책임감, 직업적 불만, 약물접근성, 군인 및 아이간호문제, 인원삭감 등이 있다. 다른 가능성은 약물에 대한 지식이 약물문제에 대한 면역을 제공한다는 간호사의 잘못된 믿음을 포함한다. 이 문제는 지난 수년 동안 간호사 사회 내에서 점차 우선순위가 낮아졌는데, 간호사의 부족과 스트레스가 있는 직업현장 위험이 더 많은 관심을 받았기 때문이었다. 아직 이러한 문제들은 간호사가 물질과 관계된 질병의 커진 위험으로 이끄는 증가된 긴장감 속의 근무조건을 야기한다.

특징

화학물질 의존성의 증가는 개성과 행동, 직업수행, 주의집중의 변화에 의해 보여진다. 약물의 영향 혹은 금단의 신호와 관련된 행동이 존재할 수 있다. 판단장애, 실수, 비적절한 행동, 비합리적인 서류작성 등이 화학물질에 의해 건강이 나빠진 간호사에서 흔히 보인다. 규제약물 취급과 기록의 불일치는 **약물전환**(*drug diversion*)을 의미하며, 개인사용을 위해 약물을 고의적으로 환자나 시설로부터 직원에게 방향전환한 것을 의미한다. 간호사는 그들 동료의 실수를 은폐하거나, 그들의 행동을 변명하거나, 단순히 명백한 신호나 증상을 무시함으로써 동료들 사이의 물질중독을 가능하게 한다. 간호사가 건강이 나빠진 것이 인지되었을 때, 재활을 위한 수단으로 간호사에 대한 도움은 간호사 및 조언자와 함께 관찰과 관심을 공유하는 것이 요구된다.

통제

간호사에 있어서 약물중독의 **통제**는 간호업무와 고용기관의 정책에 의존한다. 때로는 단순히 고용이 종료되어 간호사가 문제 해결 없이 다른 곳에서 일할 수 있게 된다. 일부 주 또는 시설에서는 관리자들이 간호사를 규제기관에 보고하도록 요구하며, 규제기관들은 이를 면허를 취소하거나 형사사법 시스템에 회부할 수 있다. 이러한 접근방식은 징계성이며, 간호사가 건강이 나빠진 동료를 보고하는 것을 꺼리게 한다.

치유가능한 질병을 치료불가능하게 하는 비극은 인적 및 경제적 비용 측면에서 손실인 것이다. 약물에 피해를 본 간호사를 돕기 위한 노력으로 미국간호사협회, 국가학생간호사협회, 기타 간호사 조직 및 물질중독 전문간호사들은 화학적으로 의존성이 있는 간호사의 재활을 강력하게 지지한다. 대부분의 주에서 규율에 대한 대처방안이 마련되었다. 대체방안에는 회복에 걸쳐 모니터링되는 동안 간호사의 면허를 유지하도록 해 주는 간호사주위원회(state board)와 관련된 전환 프로그램, 주 간호사협회 관련 동료보조 프로그램, 고용보조 프로그램이 있다. 이 프로그램의 목적은 공공의 안전과 직업의 연결성을 유지하고 간호사 면허 취소 혹은 직업을 마치게 되기 전에 치료 및 재활 가능성을 약물로 피해를 본 해당 간호사가 제공받는다는 확신을 주기 위한 것이다. 간호학생과 간호 고용인들을 위해 물질중독 교육 프로그램을 통해 간호사들이 화학물질 의존성이 생기는 것을 막기 위한 다른 노력들이 진행 중이다.

단순히 약물중독 유행 때문에 환자가 의존적이든 아니든 약물에 의존적인 환자를 모든 간호사가 돌보고 있다. 간호사에게는 약물중독이 있는 환자를 알아내고 중재하는 것이 중요하다. 흔히 중독을 일으키는 약물에 대한 지식과 중독, 과량, 금단 및 중단 동안의 치료는 생명을 유지하고 건강한 생활방식을 촉진하는 데 매우 중요하다.

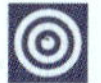

간호과정
환자-중심 협력간호

금연(nicotine 중단)

사정

- 현재 흡연 상태와 흡연 과거력을 평가한다.
- 환자의 흡연 패턴의 문화적 배경을 규명한다.
- 금연을 시도하려는 환자의 의도를 결정한다.
- 환자가 흡연의 부정적 결과와 금연의 가능한 이득을 식별하게 한다.
- 환자에게 금연에 있어서 장벽이나 방해를 규명하도록 요청한다.
- 금연에 대한 무슨 보상이 환자에게 가장 중요한지 확인한다.

간호진단

- 흡연을 중지하기 위한 명백한 희망과 전문적 도움에 대한 요청에 의해 표명되는 금연과 관련된 증강된 지식을 위한 준비

계획

- 환자가 담배 사용을 배제할 것이다.

간호중재

- 2주 이내가 이상적이며, 환자와 함께 중단 날짜를 정한다.
- Nicotine-대체 시스템과 금연을 도우는 다른 약물에 대해 환자를 교육한다.
- 환자의 선호와 기대이득을 근거하여 금연하는 최상의 방법을 선택하도록 환자를 돕는다.
- 환자를 지지하는 단체 혹은 지역사회에서 가능한 프로그램에 의뢰한다.
- 금단증상과 중단에 대한 도전을 예상하도록 환자를 교육한다.
- 그들의 원인을 피하도록 배우게 하기 위해 "실수(slips)" 그리고 "거의 실수(near-slips)"의 리스트를 유지하도록 환자에게 충고한다.
- 과거의 흡연과 관련된 환경이나 활동을 피하도록 환자를 독려한다.
- 환자를 독려하기 위해 사후점검을 위한 빈번한 만남을 위한 스케줄을 잡는다. 실수에 대처하도록 환자를 돕는다.

평가

- 재발을 방지하기 위해 약물사용과 지원체계를 포함하여 중단 계획의 효과를 평가한다.
- 환자의 흡연상태를 결정한다.

핵심 웹사이트

National Institute on Drug Abuse: *www.nida.nih.gov*
Substance Abuse and Mental Health Services Administration: *www.samhsa.gov*
Substance Abuse Treatment Facility Locator: *www.findtratment.samhsa.gov*

학습 질문

1. 아편유사약물독성으로부터 회복하는 환자를 치유할 때, 어떤 소견에 근거하여 약물중독에 대한 부분을 결정하게 되는가?
   a. 신체적 금단신호
   b. 매일 섭취에 대한 병력
   c. 약물-탐닉 행동으로 접어드는 갈망
   d. 약물의 경구투여보다는 정맥내투여

2. 간호사가 마리화나를 사용한 적이 있는 청소년 환자의 부모를 교육시킬 때, 남용되는 향정신성 약물의 사용결과에 의해 이상행복감이 어떤 요소에 의해 야기된다고 설명하는가?
   a. 뇌의 중뇌변연(mesolimbic)계의 아편계 수용체의 봉쇄
   b. 뇌의 쾌감영역의 dopamine 경로 자극
   c. 뇌의 모든 영역에서의 serotonin 분비 증가
   d. 뇌 수용체의 반응성 감소

3. 자동차사고로 대퇴골이 골절된 환자가 입원하였는데, 복부통증, 소름을 동반하는 오한 그리고 동공확대와 함께 설사와 구토를 보인다. 간호사는 환자가 어떤 반응을 경험한다고 생각하는가?
   a. 아편유사약물 금단
   b. 알코올중독
   c. 환각제 남용으로부터의 회상
   d. barbiturate 금단

4. 간호사가 급성 알코올중독으로 입원한 환자에게 투여할 것으로 생각되는 약제는 어느 것인가? (맞는 답을 모두 고르시오)
   a. naloxone(Narcan)
   b. thiamine
   c. lorazepam(Ativan)
   d. naltrexone(ReVia)
   e. 정맥내 glucose 용액 주사
   f. flumazenil(Romazicon)

5. 환자가 급성 cocaine 중독으로 응급의학과에 입원하였다. 간호사에 의해 이루어지는 가장 중요한 중재는?
   a. 기관 심장 모니터링과 자주 혈압을 측정하는 것.
   b. 호흡기 기능과 의식 수준이 저하된 환자를 모니터링하는 것.
   c. 조용한 접근으로 실제 방향을 제공하는 것 .
   d. 금단증상을 방지하기 위해 caffeine과 함께 구강 액체를 투여하는 것.

6. 어떤 간호사가 다른 간호사가 병원의 약품보관실에서 경구용 아편유사약물을 가지고 나오는 것을 보았다. 이 간호사가 할 수 있는 최선의 행동은 무엇인가?
   a. 그 간호사를 분리 프로그램에 참여시키기 위해서 간호사 상관에게 본 것을 보고한다.
   b. 면허증의 정지 그리고 소실가능성으로부터 그 간호사를 보호하기 위해서 그 상황을 무시한다.
   c. 그 마약들이 없어진 것을 누가 인식하기 전에 그 약을 되돌려 놓으라고 간호사를 압박하여 요구한다.
   d. 병원에서 그 마약들을 훔치기보다는 의사로부터 진통제를 요구하라고 그 간호사에게 말한다.

7. 한 환자가 알코올 남용으로부터 벗어나기 위해 disulfiram 치료를 시작하였다. 그 약에 대해 약품교육을 간호사가 제공한다. 이때 어떤 교육계획의 제목이 포함되는가? (맞는 답을 모두 고르시오)
   a. 매일 이 약품을 섭취하는 중요성
   b. 지지하는 그룹이 치료를 적용하도록 도와줄 때 그러한 더 나은 결과를 경험한다.
   c. 알코올을 함유하는 흔한 음식과 소독제품들
   d. 이러한 disulfiram 치료는 알코올 섭취 하루 전에 멈추어야 한다.
   e. 그러한 disulfiram은 알코올 대사를 방해하는 작용을 한다.
   f. Disulfiram을 알코올과 함께 섭취할 경우 오심 및 구토를 유발하며, 이는 치명적일 수 있다.

8. 병원 환자가 methamphetamine 금단을 경험하고 있다. 간호사는 어떤 증상을 예상하며, 어떤 치료가 행해지는가?
   a. 고혈압, 빈맥, 자율신경과흥분; benzodiazepine으로 치료하기
   b. 과면증, 흥분성; 음식과 수분을 권유하는 것을 포함하여 보조적 간호에 의해 치료하기
   c. 최소 주목할 증상; 아무런 치료를 필요로 하지 않는다.
   d. 불안증, 불면증, 과다행동 그리고 신속하고 압박 말하기; 증상 조치로 치료하기.

답: 1. c 2. b 3. a 4. b, c, e 5. a 6. a 7. a, b, c, e, f 8. b

7장

소아약리학

학습목표

- 소아약물투여에 있어서 약동학과 약역학의 원리를 적용한다.
- 소아 환자 특유의 약리학적 요소들을 구분한다.
- 현재 혹은 가능한 간호시술에 대해 소아약물안전에 대한 지식을 통합한다.

어린이를 돌보는 간호사는 이 집단의 생리학적, 심리학적, 발육의 차이 때문에 간호의 사정, 치료, 평가에 어느 정도 적응을 하여야 한다. 이것은 약리학에서 어린이에게 약물의 투여와 약물의 치료효과 및 유해효과의 평가 모두에서 사실이다. 이 장에서는 소아간호적응을 다루고 있고, 약리학의 많은 측면에 대한 어린이의 성장과 발달의 영향에 대해 약동학, 약역학, 투여 및 모니터링, 약물투여법, 간호적용을 논한다.

유아, 아동 및 청소년의 간호관리와 관련된 약리학은 권장투여량, 안전한 수행, 핵심평가, 중요한 간호영향에 대한 프로토콜을 제공하는 데 이용 가능한 연구에 의해 제한된다. 약물에 대한 대부분의 정보는 성인 샘플, 작은 샘플 크기 혹은 건강한 어린이의 샘플을 사용한 연구로 인해 결론 내려진 것이다. 적용가능한 질병이 있는 어린이를 대상으로 한 약물효과에 대한 연구는 거의 없는 실정이다. 어른을 대상으로 한 연구결과를 소아로 일반화(성인약리학의 원칙을 소아간호실무에 적용하는 것)하는 것은 심각한 오류를 낳고, 약리학의 성장과 발전의 영향을 무시하는 것이다.

소아 환자와 관련된 연구는 몇 가지 요소로 인해 제한적이다. 연구위험과 정보에 입각한 동의를 받는 것이 소아 환자의 샘플을 획득하는 것을 어렵게 한다. 부모와 보호자들이 연구의 위험성과 데이터를 모을 때 침습성 성격을 가지는 이유로 연구에 참여하는 것을 꺼리게 된다. 제약회사들은 소아과 약물에 대한 시장점유율이 낮기 때문에 소아약물연구에 자원을 거의 투자하지 않는다. 많은 사람들은 소아약리학 연구에 이윤의 요소를 포함하면 비도덕적이라고 생각한다. 다른 사람들은 특히 안전한 시술에 대한 연구 데이터를 뒷받침하지 않고 소아 환자에게 약물을 투여할 때 소아 데이터가부족함을 반영한다고 주장한다. 그 결과 소아과 약물의 효과와 사용법, 복용량에 대해서는 알려진 바가 적으며, 소아과 약물

안전: 약물오류방지

소아약리학

- 성장인자와 작은 크기 때문에 신생아는 적은 용량의 약물을 투여받아야 한다. 조심스러운 정량, 이중 체크, 또 다른 간호사의 체크 등으로 약물오류를 방지한다.
- 약물계산단위를 가족들이 이해하는지 확인하여야 한다. 과제물, 가정, 다른 측정 시스템의 상의로 인해 혼돈이 야기된다.
- 어린이에게 주사로 약물을 투여할 때 안전을 위해 약물의 가장 정확한 측정을 확신할 수 있는 가장 적은 용량의 주사기를 사용한다.
- 안전한 투여를 위해 올바른 약물과 시술을 적용해야 한다. 처방약물의 희석, 다른 농도, 다른 용액은 적절한 소아용량의 투여를 복잡하게 한다.
- 신생아와 어린이는 신분, 알레르기 혹은 약물에 대해 확인을 해 줄 수 없다. 간호사는 약물투여 전에 그와 같은 정보에 대해 확실히 알아야 한다.
- 약물에 대한 소아반응의 정보가 제한적이므로, 간호사는 약물의 심한 부작용이나 유해반응에 매우 긴장해야 한다.
- 규제국에서 약물오류가 소아에서 빈번하다고 주의를 주어야 약물투여 시 더욱 주의를 기울이게 된다.

을 주의 깊게 조사해야 아동에게 유의미한 간호가 가능하다.

소아약리학 연구에 영향을 미치는 갈등과 연계된 것은 약물 라벨과 투약 설명서와 관련이 있다. 많은 약물들이 연방의 승인을 받기 위해 필요한 임상시험을 거치지 않았기 때문에 소아용에 대한 승인을 받지 못했다. 어린이를 위한 안전한 사용은 작은 연구나 임상가의 판단에 의해 안내될 수 있으며, 과학적 연구보다는 입증되지 않은 연구에 기인한다. 이러한 갈등은 소아 환자를 보호하고 의료전문가들에게 더 나은 정보와 자원을 제공하기 위해 고안된 새로운 법안을 만들었다.

미국에서는 모든 약물의 약 25%가 연방에서 인증한 어린이용 처방지표를 가지고 있지만, 어른용으로 판매되는 약물의 약 75%가 역시 어린이에게도 처방된다. 1992년과 1994년의 제정된 법에 의해서, 미국 FDA에서는 많은 약물들에 알려진 용량, 유해작용, 주의사항, 효능에 대해 의료진과 대중에게 제공하라고 요구한다. 2003년에, **소아과적 연구동등법**(*Pediatric Research Equity Act*)으로 알려진 법에 2002년에 제정된 약품법(Best Pharmaceuticals Act)을 포함시켰는데, 그 이유는 제약회사로 하여금 소아약물을 연구하도록 요구하고 소아약리학 연구에 인센티브를 주기 위함이다. 현재의 연구 의제는 소아과 약물연구와 소아약물의 용량, 투여 및 평가에 대한 안전한 지침의 확립의 필요성을 강화하고 있다. 데이터가 증가하더라도 많은 약물은 설명서 없이, 전문가의 견해, 소규모 임상시험 또는 의약에 대한 의사의 개인적인 경험에 기초하여 많은 약물들이 처방된다.

약동학

소아 환자와 성인 환자 사이에 약동학의 중요한 차이가 있다. 이러한 차이는 신체구성과 기관의 성숙도의 차이에서 비롯되며, 신생아와 영아에서 더욱 중요하지만 학령기와 청소년기 아이에게서는 덜 중요하다. **약동학**은 약물흡수, 분포, 대사 그리고 배설의 시간흐름을 연구함으로써 정의된다.

흡수

흡수 정도와 속도는 어린이의 나이, 건강상태, 체중 같은 요소에 의해 그리고 투여경로에 의해 좌우된다. 어린이가 성장하고 발육함에 따라 약물흡수는 더욱 효과적으로 이루어지기 때문에 신생아와 영아의 덜 발달된 흡수능력은 약물의 용량과 투여에서 고려하여야 한다. 반대로 청소년기에 있어서, 나쁜 영양상태, 신체성숙의 변화, 호르몬의 차이는 약물흡수를 느리게 한다. 어린이의 수분(hydration)정도, 기저질환의 존재 및 위장관질환은 약물흡수에 중요한 요소이다.

약물흡수는 초기에는 투여경로에 의해 영향을 받는다. 경구투여약물은 위산도, 위배출, 위장운동, 위장관 표면적, 효소수준 그리고 장내세균 등을 포함하는 위장관 조건 모두가 약물흡수에 관여한다. 유아기에는 위장관의 미성숙이 가장 중요한데, 이로 인해 신생아 및 영아기의 흡수생리학의 영향을 가장 많이 받게 되는 것이다. 출생 시 위장내의 pH는 알칼리성이다. 신생아 시기에 위산도가 시작된다. 위장내 pH는 1–3세까지는 성인 수준에 도달하지 못한다. 낮은 pH나 산성 환경에서는 산성 약물의 흡수를 조장하는데, 반면 높은 pH에서는 염기성 약물의 흡수가 용이하다. 그러므로 pH의 차이는 약물흡수를 방해하거나 조장하게 된다. 위배출시간은 일반적으로 신생아와 유아에서 길지만, 아이가 성장하면서 위배출능이 증가된다. 간호사는 어린이의 지연된 배출로 인해 최고혈청 약물농도에 도달하는 것이 감소된다는 것을 염두에 두어야 한다.

위장관계를 지나는 통과시간의 다양함으로 인해 화학물질의 흡수장소에 따라 경구투여약물의 흡수를 저해하거나 증진시킨다. 이러한 이유로, 수유방법이 유아의 흡수에 영향을 미친다. 예를 들어, 모유수유를 하는 유아의 위배출시간이 분유를 먹는 유아보다 빠르다. 빈번한 수유가 역시 유아의 흡수에 영향을 미친다. 더 자주 수유하면 음식물이 위장이나 장관벽에 접촉하는 시간이 짧아진다.

미성숙 혹은 구토나 설사증상이 있을 경우 불규칙한 연동운동이 야기되며, 이로 인해 약물흡수에 필요한 시간이 줄어든다. 반대로, 많은 소아약물은 실제적으로 설사를 야기시켜 흡수율에 영향을 미친다. 더욱이 어린 유아와 어린이는 위장관 표면적이 어른보다 넓어 위장과 창자의 흡수면적을 증가시킨다. 이러한 소아의 해부학적 및 생리학적 차이가 특히 소장에서의 흡수속도와 효율에 영향을 미친다. 미성숙한 효소기능이 역시 약물흡수에 영향을 미친다. 예를 들어, 낮은 lipase 효소 수치가 지질용해도가 높은 약물의 흡수를 억제한다. 장내세균 군집화는 pH와 세균총에 따라 변하는데, 약물흡수를 변화시킬 수 있는 다른 환경을 야기시킨다. 경구에 의해 투여되는 약물의 효능을 평가할 때 이러한 모든 요인을 고려해야 한다.

피하 혹은 근육내 경로로 약물을 투여할 경우 조직 수준에서 흡수가 일어난다. 말초의 관류와 순환기의 효과 정도가 흡수되는 약물능에 영향을 미친다. 관류에 영향을 미치는 조건(예, 탈수, 낮은 온도, 심장상태의 변화)이 조직에서 약물 흡수를 지연시킨다. 정맥내약물투여는 혈류에 직접 약물을 투여하는 것이고, 즉시 흡수되고 분포된다.

국소 약물투여는 피부를 통해 흡수되며, 피부조직상태에 의해 변할 수 있다. 어린이의 피부가 얇고 투과성이 더욱 높아 흡수가 더 조장된다. 어린이의 피부면적이 어른에 비례해서 높기 때문에 어른보다 약물흡수가 더 잘된다.

분포

어린이의 신체 전체에 걸쳐 약물의 분포는 체액조성, 체조직조성, 단백결합능 그리고 약물운반에 대한 여러 장벽의 효과 등과 같은 요소들에 의해 영향을 받는다. 신생아와 어린 유아에서는 신체의 70%가 수분이다(어린이가 자라면서 이 비율은 60-50%로 줄어든다). 이처럼 매우 어린 층에서 체액 비율이 증가하면 약물을 더 많이 분배하고 약물의 농도를 낮출 수 있다. 약 2세까지 소아 환자는 치료농도를 확보하기 위해 고용량의 약물을 필요로 한다. 어린 환자가 세포외액의 농도를 높이는데, 이는 어린이로 하여금 탈수를 증가시키고, 수용성 약물의 분포를 변화시킨다.

신생아와 어린 유아는 더 자란 어린이보다 지방을 적게 가지고 있는 경향이 있다. 이 차이의 의미는 지질용해도가 높은 약물이 신체에 약효를 나타내기 전에 지방조직에 포화되기 때문에 어른들보다 이 나이 군에서 지질용해도가 높은 약물을 덜 필요로 한다는 것이다. 포화되는 지방조직이 적다는 것은 약물을 덜 요구하게 되는 것이다.

약물은 신체의 순환하는 혈장단백에 결합하게 된다. 유리형 혹은 비결합형의 약물만이 세포막을 통과하여 약효를 나타낸다. 유아 및 신생아는 나이든 환자보다 알부민이 적고 약물과 결합할 수 있는 단백질수용체가 적다. 이는 사용될 수 있는 약물을 더 많게 해 주고, 동일한 치료효과를 가지는 데 있어 어린 환자에게는 용량을 줄이도록 영향을 주는 것이다. 감소된 혈장단백으로 인해 증가된 순환약물의 양은 1세 미만의 유아에게서 유해작용 혹은 독작용이 나타나는 경향을 증대시킨다. 신생아에서 높은 bilirubin 농도는 약물투여와 관련 있는 건강위험을 초래한다. Bilirubin 분자는 혈장단백질 부위와 결합하여 다른 약물과 결합을 방해하여 유리형의 약물을 증가시키고, 효과를 증대시키다. 만약 신생아에게 약물이 처방된다면 약의 용량을 줄여야 하며, 치료효과를 확신하고 유해효과를 피하기 위해 신중히 모니터해야 한다. 피부 혹은 혈액-뇌장벽과 같은 약물분포에 대한 해부학적 장벽은 소아과 환자에게 약물을 투여할 때 고려되어야 한다. 앞에서 언급하였듯이 어린아이의 피부는 흡수가 훨씬 잘되고, 약물의 신속한 분포를 가능하게 해 준다. 유아의 혈액-뇌장벽은 비교적 미성숙하여 약물들이 신경계 조직으로 쉽게 통과할 수 있도록 하고 독성의 경향을 증가시킨다. 어린이가 성숙하면서 이들 장벽들은 약물의 대해 덜 통과시키며, 이에 따라 용량도 조절하여야 한다.

대사

약물대사는 소아과 환자의 성숙 정도에 크게 의존하며, 어린이들 간에 차이가 많다. 대사는 기본적으로 간에서 이루어지며, 대사단계에서 신장과 폐가 작은 부분을 담당한다. 대부분의 2세 이하 어린이들의 간효소 수치가 지속적으로 감소하는 것은 약물대사를 느리게 한다. 간대사활성은 신생아에서 낮다. 1-2개월 때 유아의 간기능은 성숙한다. 다른 약동학적 요소와 함께, 이 문제는 간호사의 치료효과평가와 약물의 유해효과를 모니터링하는 중요성을 더 강화시킨다.

선천적으로 어린이는 어른들보다 높은 대사속도를 가지는데, 대사가 더욱 신속히 일어나게 한다. 이것은 어른들보다 더 높은 약물의 요구를 필요로 하게 되는 것이다. 예를 들어, 어린이들을 위한 진통약물은 용량 증가를 요구하거나 용량 사이에 줄어든 간격을 요구한다. 경구투여약물은 흡수된 후 간에서 대사된다. 이 현상을 **일차 통과효과(first-pass effect)**라 하는데, 약물이 경구투여에 의해 투여되고, 위장관을 통해 흡수되며, 신체조직에 이용되기 전에 간의 간세포에서 일부 대사가 일어나는 것이다. 경구투여가 지시되었을 때 선택된 약물은 용량 계산에 일차 통과효과가 고려되어야만 한다. 일부 약물들은 간의 일차 통과효과를 피하기 위해 직장내투여 방식으로 투여한다.

배설

약물의 배설은 신장, 창자, 폐, 땀샘, 침샘, 젖샘에서 일어나고, 신장에서 대부분 제거가 일어난다. 9개월 이전의 유아는 신장혈류 감소, 사구체여과율의 감소, 저하된 신장세뇨관의 기능 때문에 신장의 제거능의 감소를 경험한다(청소년기의 시작 즈음에 신장세뇨관의 기능이 다시 감소한다). 이렇게 줄어든 신장기능의 결과로 약물이 더욱 늦게 배설되기 때문에 그들은 축적될 수 있고, 독성 농도에 이르게 된다. 수분이 약물의 효과적인 배설을 위해 필요하기 때문에 환자는 반드시 탈수에 대해 평가되어야 한다. 간호사는 환자상태에 대한 약물배설의 영향을 평가하기 위해서 신장기능, 소변흐름, 약물효과를 조심스럽게 관찰할 필요가 있다.

약역학

약역학은 또한 소아약리학의 차이점을 기술하는 데 사용되어 왔다. **약역학**은 약물작용의 기전과 신체에 대한 약물효과를 말하며, 약물효과의 시작, 정점, 기간들을 포함한다. 이는 또한 약물의 치료와 유해효과의 강도와 시간경과로 설명할 수 있다. 흡수, 분포, 대사, 배설 등 약동학의 변수는 모든 약역학의 변수에 영향을 미친다. 이러한 과정들은 약물이 기능을 시작하고 최고에 다다르고 작용시간을 지속시키는 시기를 결정한다. 어른들보다 아이에게서 약물의 반감기가 다르다. 기관기능, 발육인자, 투여문제 등과 같은 소아 변수들은 약물약역학에 영향을 미치고, 간호사로 하여금 소아 약물의 작용과 효과를 지적으로 평가하는 것을 요구한다.

간호영향

소아약물용량과 모니터링

소아 환자에서 고유한 약동학과 약역학의 변화 때문에, 핵심적인 간호역할은 치료효과와 유해반응에 대해 환자를 모니터링하는 것이다. 이 장의 앞부분에서 언급한 이들 과정에는 환자 신체의 약물농도를 가늠하는 혈장 혹은 혈청약물수치를 사용하여 측정한다. 혈청약물수치의 면밀한 모니터링은 적절한 약물용량, 스케줄, 투약경로를 정립하는 데 도움이 된다. 또한 모니터링은 약용량이 너무 높거나(독성) 혹은 너무 낮을 때(치료불가)를 알 수 있도록 돕는다. 많은 약물들의 치료범위의 설정은 성인 연구를 근거해 정립되는데, 간호사 입장에서는 혈중수치와 결부하여 소아 환자를 평가하는 것이 매우 중요하다. 모든 약물에 대해서 혈청혈액수치가 제공되는 것은 아니기 때문에 환자의 약물에 대한 임상반응은 약물효과를 모니터링하는 데 특히 중요하다.

소아약물 용량계산은 일정 부분은 FDA 권장, 승인 프로토콜, 연구과제들 그리고 제공자경험 등에 근거한다. 대부분의 약물은 어린이의 몸무게(kg)에 근거하여 지시(order)한다. 그러므로 몸무게 단위당 용량이 요구된다. 높은 몸무게의 어린이를 돌볼 때는 적절한 용량을 보장하기 위해 실질체중(lean body mass)에 근거한다. 항암제와 같은 일부 약물은 신체 표면적(BSA 혹은 mg/m^2)을 이용하여 처방한다. 용량의 결정은 개개의 어린이 상태, 즉 나이, 기관기능, 건강, 투여경로와 같은 사항들을 고려해야 한다.

소아약물투여

소아약물투여의 핵심과제는 약물을 투여받는 환자를 확인하는 과정을 확신하는 것이다. 입원하는 경우, 환자식별 손목 밴드를 사용하는 것이 환자식별을 확실하게 하는 가장 효과적인 방법이다. 외래와 다른 세팅에 있어서는 더 큰 도전을 내포한다. 어린이들은 소통을 할 수 없거나 이름을 알려주기를 원하지 않는다. 안전한 약물투여를 확실히 하기 위하여 각각 세팅에 있어서 환자를 확인하는 믿을 수 있는 방법이 고안되어야 한다. 자동화 컴퓨터 시스템과 바코드 시스템이 소아 인구에서 안전한 약물투여를 확실히 하는데, 특히 효과적이다. 약물용량을 체크하고 이것이 안전하고 효과적이라는 것을 확실히 하는 것은 간호사의 책임이다.

발육과 인지적 차이는 어린이에게 약물을 투여할 때 반드시 고려되어야 한다. 이러한 차이가 약에 대한 어린이의 반응과 반응성에 대해 영향을 주기 때문에 물리적인 나이로부터 어린이의 발육 나이를 구분하는 것이 간호사의 중요한 일이다. 과정, 약물사용의 이유, 처치에 협조할 필요 등을 이해하는 소아과 환자의 능력은 소아과 간호사의 간호계획에 항상 영원히 고려되어야 한다. 어린이의 기질이 협조에 대한 이해와 정도에 영향을 미친다. 소아간호에 있어 특별히 **가족 · 중심간호**는 건강관리중재 동안 및 중재 후의 안전한 간호를 확신하는 데 필수적이다. 가족을 돌보는 사람과 환자를 향한 교육은 어린이의 인지수준에 어울려야 한다. 가족구성원 혹은 돌보는 사람이 약물을 투여할 때 도움을 구하는 것이 가능할 때, 약물을 어떻게 투여하는지 가르쳐야 하고, 효과를 평가하는 법을 안내해야 한다. 매일매일의 기반하에 어린이를 잘 알고 있는 어린이의 인생에 중요한 사람들은 약물효과와 유해반응을 평가할 수 있는 최상의 위치에 있는 것이다. 일부 어린이에게서는 유해반응을 알아내기 힘들다. 이때 어린이에 가장 가까이 있는 그들이 이들 반응들을 알아내는 데 최상의 위치인 것이다. 그러나 침습적 시술에 있어서는 부모나 다른 가족구성원이 참여하지 않도록 요구되기도 한다. 이들의 요청은 존중되어야 하고 부모 혹은 후견인은 약물투여 후 어린이 환자가 편할 수 있게 해 주어야 한다. 소아 환자를 담당하고 있는 사람들은 어린이가 안전하고 안심할 수 있도록 부모나 후견인의 돌보는 기능을 지원해야 한다.

인지적 문제는 다음 사항들을 이해하는 능력으로 다루어져야 한다. (1) 약물사용의 이유, (2) 불쾌한 맛 혹은 투약방법에도 불구하고 약물의 필요성, (3) 모든 약물용량과 과정을 완료해야 하는 필요성. 가족이 소아과 약물투여에 대해 교육받았을 때, 어린이를 위한 교육(발육적으로 적절한 수준)이 반드시 포함되어야 한다. 환자와 그 가족과의 소통에는 지식수준, 발육나이, 문화적 요소, 불안수준을 고려하여야 한다. 간호사는 소아 환자에게 투약할 때에 최상의 결과를 도출하기 위해 가장 적절한 대인관계의 기술을 사용해야 한다.

유아에 대한 약물투여에 있어서 기본적인 우려사항은 최소한의 억제 요구로 안전을 유지하며, 옳은 용량투여 그리고 가능한 한 많은 편안함을 주는 돌봄을 제공하는 것이다. 걸음마 아이들은 투약에 있어 과격하고 부정적인 반응을 보일 수 있다. 걸음마 아이들은 놀이를 통한 간단한 설명, 확실한 접근, 상상의 요청 등이 투약 성공을 더욱 높인다. 취학 전 어린이들은 나이에 적절한 설명에 대해 공손하게 잘 협조하고 반응한다. 일부 선택과 조절을 이용할 경우 취학 전 어린이들에게 투약 성공을 높이게 된다. 비록 협조적이기는 하지만 신체적인 부상을 두려워할 수 있고 훨씬 더 많은 조절, 과정에 관여하는 것 그리고 정보가 허용되어야 한다. 통증, 신체의 이미지 변화, 상해와 관련된 연령에 따른 공포는 고학령기 어린이와 청소년 환자에게는 일반적이다. 간호사는 환자와 긍정적인 공감대를 형성해야 하고, 간호계획에 관련하여 청소년 환자와 약속해야 하며, 약물투여에 대한 모든 측면의 사생활정보를 지키는 확신을 주어야 한다. 부모나 후견인은 투약에 관련된 정신운동기술을 연습하고 반복할 수 있어야 한다.

대부분의 소아약물은 경구투여를 한다. 이 경로가 가장 비침습적이고, 사용에 가장 용이하며, 가족과 가정 돌봄에 의해 사용될 수 있다. 도포, 직장내투여, 비경구투여경로 (즉, 피하, 근육내, 정맥내) 또한 경구투여가 금기인 소아 환자에게 약물을 투여할 수 있다. 어린이 가운데 조직 차이 때문에 다른 경로보다는 정맥내투여가 더욱 예측가능하다.

어린이에게 실시하는 대부분의 경구투여는 경구용 주입기를 사용한다. 경구용 주입기는 더욱 정확한 용량을 보장하며 비교적 사용하기 용이하다. 주입기는 정확한 용량을 보장하기 위해 판매되고 있다. 주입기는 입 안의 어느 쪽이든 넣고 볼점막으로 향하게 한다. 너무 입 앞쪽에 가까이 약물을 주입하면 입 밖으로 약을 흘릴 수 있다. 주입기를 입 안 뒤쪽으로 직접 향하게 하면 매스껍게 되거나 숨이 막히게 된다. 유아는 경구용 주입기로부터 짜내어 측정된 약물을 담고 있는 병의 젖꼭지로부터 약물을 빨아 투약하기도 한다. 취학 전 및 학령기 어린이는 대개 자신의 입에 경구용 약을 주입할 수 있어 불안감을 유발시키는 상황에 대한 통제력을 높일 수 있다.

간호사는 소아 환자를 위해 알약을 으깨고 액체로 캡슐을 녹여야 할 수도 있다. 투약 전에 약물을 으깨고 녹이는 것이 타당하다는 것에 대한 정보의 접근은 간호사의 책임이다. 시간경과 혹은 장용해(enteric-coated) 약물 같은 일부 약물들은 으깨거나 녹이면 안 된다. 일부 약물은 젤리, 시럽, 꿀을 첨가함으로써 더 입맛에 맞게 만들어질 수 있다(1세 미만의 유아는 보툴리누스 중독 때문에 꿀은 주면 안 됨). 환자가 용량 전체를 섭취하는 것을 확신하기 위해 최소 부피를 약물 희석에 사용해야 한다. 소아약물연구가 증가하면서 더욱 많은 약물이 안정된 액상 소아약물로 사용가능하다.

그때까지 간호사는 어린이 환자의 약물을 안전하게 투여할 수 있도록 약국 및 병원 정책과 긴밀히 협력해야 한다. 경구투여를 거부하거나 튜브로 음식물을 투여하는 어린이 환자 경우 코위, 입위 혹은 위창냄술(gastrostomy) 튜브로 투약이 가능하다. 이 경로를 통해 약물을 투여할 때 필요한 주의사항은 음식물을 투여할 때 시행되는 경우와 유사하다.

어린이에게 피하, 근육내, 정맥내 약물투여는 성인의 경우와 많은 동일한 원칙을 포함하여 추가사항을 고려해야 한다. 가능한 한 안전한 구속과 비외상성 돌봄의 원칙이 고려되어야 한다. Hockenberry는 비외상적 간호를 "보건의료체계에서 어린이와 그의 가족들이 경험한 심리적 및 신체적 스트레스를 제고하거나 최소화한다"는 중재시행을 통해 이루어지는 치료돌봄의 제공으로 정의한다. 발육 나이에 따라 어린이는 그 약물이 잘못에 대해 벌을 주는 것이라고 믿고 약물의 필요성에 대해 잘못 해석할 수 있다. 간호사는 어린이를 위해 적절한 수준에서 처치에 대한 준비를 제공해야 하며, 모든 측면의 돌봄에 의료진을 포함하여야 한다. 비외상성 돌봄을 확신하는 한 가지 방법은 근육내, 피하, 정맥내에 주사하는 위치에 국소진통제를 사용함으로써 가능하다. 국소마취제의 **공융혼합물**(*eutectic mixture of local anesthetic*, EMLA)인 국소 크림은 주사 전 1–2.5시간에 바르면 주사위치를 마취시킨다. 주사부위에 EMLA의 적용 후 투명 드레싱으로 덮어 약물보존을 돕는다. 그 외에 사용가능한 방법은 **이온이동법**(*Numby Stuff*), 혈관냉각 스프레이, 완충된 lidocaine 주사 등이 있다. 분말 형태의 lidocaine 약물은 어린이에게 정맥천자(venipuncture)와 같은 침습적 처치를 하는 경우 통증을 줄이는 데 효과적이다. LET(lidocaine, epinephrine, tetracaine)은 침습적 처치를 받는 어린이를 위한 또 다른 국소마취제이다.

어린이의 인지수준을 근거하여 통증과 불안을 줄이는 오락과 다른 비약리학적 방법이 통증지각을 줄이는 데 사용된다. 창조적인 형상화와 최면을 걸음마 단계의 어린이와 취학 전 어린이의 사용하는 것은 통증조절전략으로 탐구되고 있다. Wallace와 동료들은 기침비책을 기술하였는데, 주사하는 동안에 어린이들로 하여금 기침을 하도록 가르치는 것이다. 이 방법은 백신을 주사하는 동안 어린이에게 통증자각을 줄이는 데 효과가 있다. 빠른 처치를 하여 어린이를 놀라게 할 수 있으므로, 수면 중인 어린이에게는 절대 주사를 놓으면 안 된다. 이렇게 하면 어린이들은 신뢰의 소실을 경험하고 향후에 잠자기를 꺼리게 된다.

IV 주사자리는 보호되어야 하는데, 특히 유아와 걸음마 단계의 어린이들은 IV 주사자리를 유지하는 이유 또는 중요성을 이해하지 못하므로 보호가 매우 중요하다. 상업적인 제품이 IV 주사자리를 보호하고 완전한 IV 주입세트를 유지하는 데 사용될 수 있다. 유아가 대상의 영속성 개념을 깨우치기 전에 정맥내주사의 위치를 감출 수 있는 스타킹 같은 덮개를 사용한다. 침윤과 혈관 밖 유출을 피하기 위해 약물을 투여하기 전에 IV 위치의 개통성을 반드시 점검해야 한다. 취학 전 어린이의 주사위치는 장식이 되어 있는 붕대로 반드시 덮어야 어린이가 주사자리로부터 약이 새는 두려움을 가지지 않게 된다. 주사와 정맥내투여의 선택은 발달변수, 선호하는 위치 그리고 투여위치의 접근에 근거하여 이루어진다. 근육의 미성숙과 좌골신경손상의 가능성 때문에 배측 둔부자리는 소아 환자에게 더 이상 권유되지 않는다. 소아과 환자의 근육내주사를 위해 복측둔근 혹은 외측광근이 선호되는 위치이다. 바늘의 길이는 어린이의 근육량과 피하조직 그리고 주사위치에 의존하게 된다. 어린이는 복부쪽보다 다리와 상완쪽에 피하주사를 선호할 수 있다. 정맥내주사의 위치는 어린이에게 찾아내기 힘들다. 지방조직량, 어린이의 수분상태 그리고 동맥을 분리하고 고정하는 능력들이 모두 경관요소이다.

어린이에게 약물을 투여할 때는 정직, 존중, 나이에 맞는 교육과 설명, 안전에 대한 주의, 외상치료, 필요한 최소한의 구속, 나이에 적절한 협조를 위한 긍정적 강화의 제공, 부정적 메시지나 행동의 사용 자제, 가족중심의 원칙의 유지 등의 기본적인 원칙을 따른다. 이러한 표준들이 소아생활 전반에 걸쳐서 사용되어야 하고, 민감하고 개별적이고 돌봄의 간호중재의 필요성을 강조한다.

청소년 환자에 대한 고려

청소년 환자는 이 발육단계에 특정한 개별화된 간호사의 돌봄이 필요하다. 신체적 변화, 인지수준의 능력, 정서적 요인, 만성 질환의 영향을 포함한다.

육체적으로 청소년기는 성장과 발육의 매우 다양한 시기이다. 이 기간 동안의 성장속도는 영양, 환경 내 요소, 유전과 선천성 그리고 성별에 의해 영향을 받을 수 있다. 비슷한 연령의 청소년 그룹은 매우 다른 크기, 키 대 몸무게 비율, 이차성징의 시기 그리고 육체적 성숙의 다른 표식자들을 나타낼 수 있다. 청소년이 표준 성인의 크기와 비슷하거나 더 크게 될 때라도 이들 다양성은 몸무게 혹은 체표면적에 근거하여 개별화된 약물용량을 보증한다. 예를 들어, 특히 어린 청소년 남성의 경우 육체적 성숙과 동시에 일어나는 지방을 뺀 체질량의 변화 때문에 지질 수용성 약물 복용량에 조정이 필요하다. 호르몬의 변화와 성장 분출은 약물용량의 변화를 필요하게 만든다. 만성 질환을 가진 많은 어린이들이 이러한 변화의 결과로 십대 초반에 용량조절을 필요로 한다. 십대에는 수면요구와 대사속도가 식욕과 음식소비와 함께 매우 증가하는데, 이는 약물에 대한 스케줄과 반응에 영향을 미친다. 비록 청소년의 육체적 모습과 기관구조 및 기능이 어른들과 유사할지라도 청소년의 신체는 계속 자라고 변화하기 때문에 치료약물농도와 독성약물농도를 모니터링하는 데 주의를 요한다.

청소년의 인지수준과 능력은 소아과 간호사의 추가적인 고려가 필요하다. 인지가설론자들은 청소년이 구체적인 추론에서 추상적인 추리로 발전한다고 믿는다. 십대 청소년들은 약물 상호작용, 부작용, 유해반응, 치료수치와 같은 개념을 이해하기 어렵다. 예를 들어, 피임약을 복용한 환자가 급성 감염 동안에 길항항생제를 복용할 때 추가적인 예방이 필요한지, 이해를 하는지 하지 못하는지에 대한 환자교육은 개개인의 인지수준을 고려해야만 한다. 청소년은 추상적인 방식으로 이유을 배워야 하고, 교육은 더욱 복잡한 정보에 기반을 둔다. 가능하게도, 취약성에 대한 십대 청소년의 인식과 현재의 행동과 미래의 결과를 연관짓는 그들의 어려움은 간호사가 특정한 청소년 사고과정을 다루기 위해 교육을 조정하도록 지시할 수 있다. 청소년들의 뇌에 대한 새로운 연구와 결정, 사회적 및 추론 기술의 지속적인 발전은 어떻게 간호사가 청소년 환자를 평가하고 중재하는지를 알려준다. 장기간의 합병증을 피하기 위해 insulin 주사 스케줄을 잘 따라야 한다는 말을 들은 청소년 환자는, 만약 그들이 추론적이고 미래의 위험성에 의해서만 입증된다면 치료의 이유를 이해하지 못할 수 있다. 동일한 환자가 정상 혈당을 유지하기 위해서 insulin을 사용하는 것과 즉각적이고 관련 있는 스포츠 활동에 참여하는 능력 사이에 관련성을 발견할 수 있다.

십대 정서적 발달은 또한 개별적으로 일어난다. 청소년기의 특징은 감각탐구, 위험감수, 질문, 자아형성 그리고 또래집단에 의해 나타나는 증가된 영향 등을 특징으로 한다.

간호사는 잠재적인 약물 상호작용을 방지하기 위해 알코올, 담배 및 기분전환약물 사용을 포함한 고위험행동을 평가해야 한다. 성적 관행과 스트레스 상태의 가족과 사회상황을 포함하는 다른 이슈들은 약물에 대한 환자의 반응에 영향을 준다. 간호사는 이 기간 동안에 표면화되는 정신건강문제에 관심을 기울이면서 십대 청소년의 감정적 요구를 존중해야 한다. 적절한 약물투여를 보장하기 위해 십대 환자들에게 포괄적인 병력을 요청해야 한다.

간호사는 종종 환자와 생산적인 업무 관계를 수립하고 환자에게 적절한 수준의 프라이버시를 제공하는 데 중요한 역할을 한다. 청소년들에게 의약품과 그 규정에 대한 우려를 말로 표현하도록 허용하는 것은 잘못된 개념을 명확히 하고 새로운 개념을 가르칠 기회를 제공할 수 있다. 또한 간호사는 환자의 안전을 보장하기 위해 정보가 다른 의료제공자, 부모 또는 돌보는 사람에게 누설될 필요가 있는 경우 비밀을 제공하는 데 있어 주의를 기울여야 할 필요성을 인식해야 한다.

청소년이 부모로부터 독립하는 수준이 높아짐에 따라 자기 관리 행태가 늘어난다. 간호사는 환자가 스스로 투약이 가능한지와 스스로 약물의 치료효과와 유해반응을 인지하는지를 알아야 한다. 부모와 돌보는 사람과 함께 보내는 시간이 적은 십대들은 그들의 약물치료법과 필요한 주요 관찰에 대한 더 많은 가르침을 필요로 한다. 비록 십대들은 부모와의 유대에 반응하여 탈주(breaking away)하는 행동을 보이는 경우가 많지만, 부모나 돌보는 사람의 투약습관을 자신의 약물행동 모델로 계속 사용하는 경우가 많다.

만성 질환이 있는 어린이의 경우, 십대에서는 그 이슈가 바뀔 수도 있다. 십대들이 그 계획 안에서 동료들을 치료계획에 참여시키고, 안전한 선택을 하고, 융통성을 가지며, 상호간 약물 세팅을 약속하고, 환자가 자신의 성인 모니터링 약물치료법을 설계하도록 허용함으로써 준수를 촉진할 수 있다. 만성 질환의 치유에 있어 가족의 핵심적 역할이 십대 때에는 변한다. 규칙에 대한 저항, 투약거부, 고위험행동 참여 등의 문제가 다루어질 필요가 있다. 간호사는 이 시간 동안 필요한 적응을 촉진하고, 환자와 가족 모두를 지원할 수 있다.

투약이 필요한 십대들은 결정, 투약 스케줄 작성, 이 시기의 특징인 핵심적인 신체적, 인지적, 감정적 변화에 대한 이해에 도움을 필요로 한다. 간호사의 지식수준과 돌봄지원은 청소년 환자와 그 가족들에게 큰 공헌을 제공할 수도 있다.

간호과정: 환자-중심 협력간호

소아과 환자를 다룰 때는 약을 투여하고 모니터링할 때 중요한 발달상의 차이를 고려할 필요가 있다. 간호과정은 약제의 관리, 간호의 계획 및 평가, 환자 및 가족 교육의 실시, 치료의 모든 측면에 가족을 참여시키기 위한 간호 실무의 지침이 되는 틀을 제공한다.

가족과 환자의 교육은 간호사에게 있어서 중요한 역할이다. 약의 표시, 부작용, 투여량, 투여량의 측정방법, 투여방법, 치료효과, 모니터해야 할 유해작용, 기간 및 빈도 등의 문제는 모두 가족 또는 돌보는 사람이 필요로 하는 중요한 정보이다. 환자의 안전을 확보하기 위해 냉장의 필요성, 약물을 흔들어야 하는 필요성, 가정 내 측정과 처방 측정의 차이, 기타 문제에 대처할 필요가 있다. 투약계획의 준수는 어린이와 가족에게 있어서 무엇보다도 중요하다. 서면에 의한 지시 또는 투약 캘린더를 제공하는 것은 구체적으로 생각나게 하는 것들을 통해 이를 쉽게 할 수 있다.

간호사는 또 부모가 시판되는 일반의약품 진통제로 유아와 어린이들을 치료하려고 하는 경향을 인지해야 한다. 부모는 자녀에게 진통제를 자주 주는 경향이 있으며, 소아집단의 오용이나 과다사용에 대해 많이 인지하지 못할 수도 있다. 추가적인 우려는 어린이에게 일반의약품인 기침약과 감기약을 비적절하게 사용하는 것이다. 사망과 심각한 질병은 라벨 권고의 결여, 성인약물의 오용 및 과잉섭취가 원인이며, 소아인구의 이러한 사용에 대한 엄격한 제한이 보장되고 있다.

약초 경고 7-1

소아과

약초약물은 어린이에게 사용이 권유되지 않는다.

간호과정
환자-중심 협력간호

소아과

사정

- 어린이의 나이, 몸무게, 키를 기록한다. 약물계산은 이 세 가지를 근거하여 이루어진다.
- 어린이의 알레르기 병력을 평가하고 알레르기의 가족력을 결정한다.
- 발육 나이, 건강상태, 영양상태 그리고 수분상태를 평가한다.
- 약물사용 과거력(처방약, 일반의약품, 약초)을 조사한다.
- 가족의 이해도와 어린이의 인지수준을 평가한다.

간호진단

- 성장 및 발육의 지연은 생리적, 선천적 혹은 환경적 요인과 연관이 있다.
- 비효과적인 말초조직관류의 위험은 감소된 체액, 감소된 심박출량 혹은 발육생리의 차이와 연관이 있다.
- 소변을 통한 배출의 저하는 체액부피의 감소, 신장 미성숙, 선천성 장애 혹은 신장관류의 저하와 연관이 있다.
- 지식의 부족은 새로운 부모역할, 어린이와 청소년의 노출결핍, 언어장벽, 인지차이 혹은 새로운 진단 등과 연관이 있다.
- 상해의 위험은 발육, 인지적, 환경적 요인과 연관이 있다.
- 비효율적인 건강유지는 인지적, 경험적, 환경적, 사회적 인자와 연관이 있다.
- 향상된 지식의 준비성은 어린이의 환경적 단계를 통한 육아 및 진행과 연관이 있다.

계획

- 어린이는 나이, 체중, 키에 근거하여 약물용량을 받을 것이다. 어린이의 약물계산의 대부분은 체중(킬로그램) 또는 BSA에 관련되어 있다.
- 모든 약물투여에서 가족-중심 돌봄의 발육인자와 요소들을 고려한다.

간호중재

- 약물을 어린이에게 투여할 때 약물 변수 혹은 범위, 부작용 그리고 사용 금기사항 등을 취득하기 위해 적절한 약물 참고자료를 활용한다.
- 유아와 유아의 발달과정 차이로 인한 약물의 부작용을 주의 깊게 관찰한다. 유아와 어린이의 소통능력은 한정되어 있기 때문에 평소 행동 양상의 변화는 부작용을 나타낼지도 모른다. 
- 발육 차이 때문에 유아와 어린이에게서 의심스러운 약물용량에 대해 담당치료자와 소통한다. 어린이 환자의 약용량계산은 체중(킬로그램) 또는 BSA에 근거한다.

환자교육

- 약물, 용량, 치료효과, 부작용, 예방책에 대해 환자와 가족을 교육하는 것은 소아인구, 특히 말을 하지 못하고, 어리거나 위험군의 어린이들에게 핵심이다.
- 책임있는 위치에 있는 가족구성원에게 일반의약품을 의료인과 상의 없이 어린이에게 주지 않도록 조언한다.
- 의료진에게 약물부작용을 즉시 알리라고 가족구성원에게 조언한다.
- 신생아 혹은 유아에게 모유수유를 하는 엄마 환자에게 모유로 약물이 분비되기 때문에 약물복용 시 반드시 의료진에게 알리라고 조언한다.
- 간호사는 부모와 가족들이 모든 어린이 감염질환은 항생제로 치료하는 것으로 흔히 믿고 있다는 사실을 인식해야 한다. 내성균 발생을 피하기 위해서 바이러스감염과 알레르기 반응 때 항생제를 과량사용하는 것을 피해야 하는 것에 대하여 간호사는 핵심적 역할을 해야 한다.
- 어린이의 손이 닿는 곳에 약물을 두지 말라고 가족에게 제안해야 한다.
- 가족구성원에게 어린이-보호 약품용기를 사용하도록 제안한다.

평가

- 약물, 용량, 투여 스케줄 그리고 부작용 등에 대한 가족구성원들의 지식수준을 평가한다.
- 약물용법에 대한 어린이의 생리학적 및 심리학적 반응을 평가한다.
- 약물의 치료와 유해효과를 평가한다.

핵심 웹사이트

American Academy of Pediatrics: *www.aap.org*

General pediatric information: *www.keepkidshealthy.com and www.kidshealth.org*

학습 질문

1. 생후 8개월 된 환자가 매일 근육내주사를 맞는 계획으로 병원에서 퇴원하였다. 부모는 근육내주사(IM)를 어떻게 놓는지를 배웠다. 어느 부모의 설명이 더 교육의 필요성을 말하고 있는가?
   a. "나는 그녀의 엉덩이의 사분면의 상부, 외측에 주사를 놓아야 한다".
   b. "만약 정확히 주사한다면 유아와 어린이에게 IM 주사는 가장 안전한 방법이다".
   c. "내가 딸에게 주사를 놓을 때 가장 안전한 자리가 넓적다리이다".
   d. "내가 주사를 놓을 때 나는 누군가가 딸을 붙들어 주며, 나를 도와주기를 바란다".

2. 4세의 소아 환자가 용량당 4mL 경구용 약물 현탁액을 처방받고 퇴원하였다. 약물을 집에서 투약할 때 어느 기구가 가장 정확한 용량을 확신할 수 있도록 해 주는가?
   a. 계량 스푼
   b. 눈금이 매겨진 약 컵
   c. 집에서 사용하는 찻숟가락
   d. 경구용 주입기

3. 어린이에게 naloxone(Narcan) IV, STAT을 투약하도록 처방이 내려졌다. 어린이의 몸무게는 20kg이다. 권장된 어린이의 약물용량은 0.01mg/kg이다. Naloxone은 400mcg/mL 용액으로 사용가능하다. 간호사는 얼마나 많이 투약할 계획인가?

4. 한 어린이가 3mg/kg 약물을 투약하도록 처방이 내려졌다. 어린이의 몸무게는 88파운드이다. 약물은 15mg/mL 영약(elixir)으로 제공된다. 환자는 얼마나 많은 약물을 받게 되는가?

5. 간호사는 어린이와 어른 사이에 약물배설의 차이를 이해한다. 이 지식과 함께, 간호사는 어린이에게 약을 투여할 때 무엇을 고려해야 하는가?
   a. 대부분의 어린이는 고용량의 약을 필요로 하는데, 지시가 내려진 약용량을 더 높이기 위해 간호사는 의사를 만난다.
   b. 어린이는 약물을 빠르게 배출하기 때문에 간호사는 약물의 치료효과를 조심스럽게 평가해야 한다.
   c. 어린이에게서의 약물분비는 느리기 때문에 가장 중요한 평가는 약물축적을 평가하는 것이다.
   d. 어른과 마찬가지로 대부분 어린이의 약물배설은 동일하다. 그러나 부작용을 피하기 위해 평가는 중요하다.

6. 학령기 어린이에게 약물투여하는 방법을 한 부모가 배우고 있다. 간호사는 어떤 전략을 통해 이 부모가 이 나이의 아이에게 적절히 협조하도록 가르치겠는가?
   a. 육체적 억압을 요청한다.
   b. 약물 약정을 설정한다.
   c. 연령에 적절한 설명을 제공한다.
   d. 난폭한 반응을 인내한다.

7. 간호사가 정상 albumin 수치보다 낮은 신생아를 돌보고 있다. 간호사는 단백질에 많이 결합하는 약물을 투여하라고 지시를 받았다. 간호사는 이들 요소에 대한 반응으로 어떤 일들이 일어날지를 알고 있는가?
   a. 낮은 albumin으로 인해 이를 보상하기 위해 약물용량을 두 배로 증가한다.
   b. 비결합의 증가와 활성형의 약물의 증가로 인해 약물용량을 낮추어야 한다.
   c. 높은 단백 –결합약물은 금기이다.
   d. 간호사는 투약 전에 약물 지시사항을 명확히 해야 한다.

8. 한 간호사가 발육지연이 있는 어린이를 돌보고 있는데, 처방약에 대해 부모를 교육시키려고 준비하고 있다. 환자의 안전을 보장하기 위해 필수적인 조치는 무엇인가? (맞는 답을 모두 고르시오)
   a. 어린이의 발육 나이를 평가한다.
   b. 어른에 의해 경험된 동일한 부작용을 평가한다.
   c. 약물의 작용과 사용을 고려한다.
   d. 어린이의 생활연령에 초점을 맞춘다.
   e. 교육 순서에 가족을 포함시킨다.

9. 생후 2세 환자가 국소 약물치료를 받고 있다. 간호사가 이 약물을 투여할 때 어떤 요소를 고려해야 하는가?
   a. 어린이의 피부에 혈관이 적어 흡수가 느리다.
   b. 모낭이 적어 흡수가 촉진된다.
   c. 어른보다 BSA가 적어서 약물흡수가 느리다.
   d. 어린이의 얇은 피부로 인해 약물흡수가 신속해졌다.

답: 1. a, 2. d, 3. 0.5mL, 4. 8mL, 5. c, 6. c, 7. b, 8. a, c, e 9. d

8장

노인약리학

학습목표

- 약물치료에 중요한 영향을 주는 나이에 따른 생리학적 변화를 설명한다.
- 약물용량과 관련된 노인의 약동학 및 약역학을 설명한다.
- 노인에게 있어 두 가지 범주의 약물의 효과를 구분한다.
- 고령자에 의한 약물요법의 비순응도를 설명한다.
- 고령자에서 약물치료와 관련된 간호영향을 기술한다.

앞으로 수년 내에, 간호사는 건강관리의 "핵심사업(core business)"을 나타내는 노인들을 더 많이 돌보게 될 것이다. **노인**에 대한 노인약리학은 약물흡수, 분포, 대사, 배설에 대하여 연령과 관련된 인자에 대해 특별한 관심을 요구한다. 약물용량은 노인의 몸무게, 지방조직, 검사실소견(예, 혈청단백, 전해질, 간효소, 혈액요소질소[BUN], creatinine 청소율)에 따라 조절한다. 노인의 약물치료에는 조절이 빈번하게 요구된다. 노인의 신체기관기능의 저하로 인해 약물에 대한 유해반응과 가능한 약물독작용을 예방하기 위해서 약물치료는 조심스럽게 관찰해야 한다.

65세 이상인 노인의 85% 정도가 약을 사용하고 있다. 2030년까지, 노인 인구의 수는 2000년도의 거의 두 배가 될 것이다. 65세인 여자의 경우 남자와의 비율이 134대 100정도로 그 수가 남자보다 더 많다. 75세 이상 군에서는 여자 대 남자의 비율이 100 대 55정도이다. 85세와 그 이상의 노인인구가 급격히 증가하고 있으며, 약물치료의 이용이 지속적으로 성장하고 있다.

노인은 청년인구보다 일반의약품의 진통제, 수면제, 완화제를 더 자주 사용하고 있다. 입원 당시, 약(처방 혹은 비처방약물–약물 선택한 경우)을 전혀 사용하지 않은 65세 이상 환자는 단지 15%만 존재한다. 입원 하는 동안 노인들은 평균 3–5가지 약제를 투약받는다. 요양원에서는 33% 환자가 매일 6가지에서 12가지 정도의 약제를 투약받는다.

노인에게서 야기되는 약물유해작용과 약물 상호작용의 빈도는 중년과 젊은 층에서보다 3–7배 높다. 노인은 만성 질병과 복합적인 질병으로 인해 많은 약물을 복용한다. 그러므로 노인들은 유해반응과 상호작용에 민감하다. 유해반응을 일으킬 수 있는 추가적 문제에는 스스로 구입하여 복용하는 OTC 약물, 다른 건강문제로 처방받아 복용하는 약물, 몇 명의 다른 의료인에 의해 처방된 약물의 섭취, 지속되는 증상으로 과량을 복용, 다른 약제의 부작용을 치료하기 위해 새로 약물을 섭취하는 것, 타인에게 처방된 약물을 복용하는 것 그리고 생리학적 노화현상의 진행 등을 포함한다. 의도적인 비순응과 의도적이지 않은 비순응은 매우 복잡하고, 혼란스러운 약물처방은 반드시 평가되어야 하며, 알코올 사용자나 중독자 그리고 약물과의 상호작용 또한 조사되어야 한다.

노인에게 있어서 약물독성은 젊은 층에서 치료범위에 속하는 약물용량으로도 발생될 수 있다. 젊은 사람과 중년 성인에게 항상 안전한 약물치료범위이지만 노인에게는 항상 안전한 범위가 될 수는 없다. 노인에게 약물을 처방할 때 초기에는 낮은 용량이거나 평균이하의 치료범주 내에서 약물용량을 처방하고 약물내성과 유해반응이 없는 한 점차적으로 용량을 높여가야 한다. 낮은 용량으로 시작하여 서서히 증량하는 것이 중요하다. 이러한 접근이 노인에게 약물에 대한 독성반응을 예방하는 것이다. 약물복용에 있어 위험요소를 가진 노인들은 공통적인 특징을 흔히 가지는데, 여기에는 적절한 돌봄이 없는 것, 최근에 병원에서 퇴원한 것, 스스로 치료하는 것, 복합적인 진단들, 노화에 따른 감각과 육체적인 변화, 여러 의료인들로부터의 처방 그리고 인지기능의 저하 등이다.

생리학적 변화

노화에 관련된 생리학적 변화는 약물치료에 주요한 효과를 미친다. 표 8-1에서 위장관계, 심장 및 순환계, 간 그리고 신장계의 노인들의 생리학적 변화를 나타내고 있고, 이들 변화가 약물치료에 있어 어떻게 약리학적 반응에 영향을 주는지를 나타내고 있다.

다약제

다약제(많은 약을 동시에 투여하는 것)는 노인에게서 더욱 흔하다. 그 이유는 (1) 복수의 의료인들, (2) 약초치료, (3) 일반약, (4) 중단된 처방약 등 때문이다. 다약제는 섬망, 낙상, 영양불균형, 신장 및 간 기능저하, 비준수(nonadherence) 등을 유발한다. 의사는 노인들의 건강진료 시 협력해야 하고, 여기에는 약물치료, 여러 의료인으로부터 처방받은 중복된 약물, 그리고 일반약과 약초제품의 오용 등이 주의사항이다. 예를 들어, 노인들은 처방약인 ranitidine과 일반약을 처방받고, famotidine의 경우는 위장관불편함에 대해 처방받는다. 이 약물병합은 중복투여를 야기시키는 것이다. 일부 노인들은 약초약물이 다른 처방약이나 일반약과 같이 복용했을 때 유해반응을 일으킬 수 있는 실질적인 약이라고 생각하지 않는다. 노인들은 한 약국만 가도록 충고되어야 하며, 약사에게 그들이 복용하는 처방약과 일반약 모두 정보를 제공해야 한다. 약사들은 약물 상호작용에 초점을 맞추어 약물들의 임상적 검토를 시행하여야 한다.

표 8-1 노인의 생리학적 변화

시스템	생리학적 변화	약물투여의 효과
위장관	↑위장분비 pH (알칼리)	경구투여약물의 느린 흡수
	↓연동운동 지연된 장배출시간	
	↓운동성	
	↓처음-통과효과	
심장 및 순환계	↓심박출 ↓혈류	저하된 혈액순환은 조직으로의 약물전달이 지연됨
간	↓효소기능 ↓혈류	약물대사가 더욱 느려지고 완전히 안됨
신장	↓혈류	약물배출이 완전히는 안됨
	↓사구체 기능 (신장세포)	
	↓사구체여과율	

↓, 저하; ↑, 상승.

약동학

표 8-2에서 노인들의 약동학에 변수를 기술하고 있다.

흡수

위장관으로부터 약물흡수는 노인들에게는 느려지는데, 이는 혈류와 위장관운동성의 저하 때문이다. 이 나이 군에서는 알칼리성 위장 분비 때문에 산성 약물이 흡수가 좋지 않다. 그러나 장용정제는 알칼리성 용액에 분해되어 더욱 빨리 흡수가 가능하다. 위장관에 남아있는 약물은 위장의 운동성이 줄어들어 있기 때문에 더욱 오래 머물며, 이로 인해 약물작용시간이 지연된다. 철과 칼슘 정제는 즉시 흡수되지 않는다. 그러나 일반적으로 경구투여하는 용량은 나이에 그 흡수가 영향을 받지 않는다.

분포

노인들은 약물에 대한 단백질의 결합부위를 소실하기 때문에 순환계 내의 유리약물의 양이 증가하고 약물류에 반응기회가 늘어난다. 노화진행 동안에 신체수분의 소실이 일어나고 체내에서 수용성 약물이 더욱 농도가 높아진다. 노인에서 신체의 지방성분이 증가하기 때문에 더 많은 양의 지질용해약물이 지방조직으로 흡수되어 원하는 약물효과가 줄어들게 된다.

대사 혹은 생체변환

노인의 간혈류는 40-45% 가량 줄어들고 또한 노화에 의해 간의 크기가 줄어든다. 간대사에 의한 약물청소는 여성노인보다 남성 노인에게서 더 많이 영향을 받는다.

노화에 의한 간기능저하는 효소기능을 저하시키고, 이로 인해 약물을 대사시키고 제독하는 간의 능력이 줄어들게 되어 약물독성의 위험이 증가된다.

표 8-2 노인약리학에서 약동학

단계	신체효과와 가능한 약물반응
흡수	위산의 감소(위장 pH의 상승)는 aspirin과 같은 약산의 약물의 흡수를 변화시킨다. 심박출량 감소로 인한 위장관혈류의 감소(40-50% 까지). 혈류의 감소로 인해 흡수는 느려지고 줄지는 않는다. 위장관운동성(연동운동)이 감소하여 작용개시가 늦어질 수 있다. 위배출시간의 감소가 일어난다.
분포	체액의 감소로 인해 수용성 약물이 더욱 농축된다. 성인에게서 지방-수분 비율의 증가; 지용성 약물이 저장되고 약효가 줄어든다. 순환하는 혈청단백의 양이 준다. 산성 약물(예, 비스테로이드성 항염증약물, aspirin, benzodiazepines, phenytoin, warfarin)이 단백에 결합한다. 염기성 약물(예, 베타-아드레날린성 차단제, 삼환계 항우울제, lidocaine) 알파$_1$ 산 당단백에 결합한다. 단백결합 위치가 적을 때에 유리형 약물의 비율이 높아져 신체조직에 약물수용체에 많이 결합한다. 높은 단백결합(>90%) 약물은 다른 약물과 단백결합 위치를 두고 경쟁한다. 단백결합부위의 부족과 유리형 약물의 증가로 약물 상호작용이 일어난다.
대사	간효소생성, 간혈류, 그리고 전체 간기능 감소. 이들 감소로 인해 약물대사가 감소된다. 대사율의 감소로 약물의 반감기(t½)가 증가한다. 약물축적이 일어나 독성이 유발된다.
배설	신장혈류의 감소와 사구체여과율의 감소. 신기능의 감소는 약물배설의 감소를 야기한다. 게다가, 약물축적이 일어난다. 약물독성은 환자가 약물을 복용하는 동안 계속 조사되어야 한다.

GI, 위장관 ; t½, 반감기.

간과 신장은 신체에서 약물청소를 담당하는 주요기관들이다. 생체변화는 약물대사를 의미하며, 간에서 일어나고, 약물청소에 관여한다. 간대사 동안 생체변환은 산화반응에 의한 I상 반응 혹은 축합반응에 의한 이상반응에서 발생한다. 간의 미세효소는 I상 반응인 산화반응을 담당한다. 간의 미세산화반응은 노화에 의해 간질환(예, 간경화, 간염)과 산화반응을 감소시키는 약물에 의해 저하된다. 간에 의한 약물청소는 감소한다. 일상생체전환 산화반응을 거치는 약물의 예는 diazepam(Valium)이다. Diazepam은 활성형 대사물인 desmethyldiazepam으로 생체변환이 일어난다. 노인에서는 I상 산화반응이 저하되어 있기 때문에 혈장-혈청 diazepam 농도가 높게 유지되게 된다. 일상에 의한 생체변화를 거치는 다른 약물들에는 barbiturate, codeine, ibuprofen, phenytoin, meperidine, lidocaine, 몇몇 benzodiazepine(alprazolam[Xanax], midazolam[Versed]), warfarin(Coumadin) 등이 있다.

제II상 생체변환 반응에는 축합 혹은 비활성 부위에 약물이 결합하는 것을 포함한다. 간축합반응은 고령, 간질환 혹은 약물 상호작용에 의해 영향을 받지 않는다. 그래서 약물은 비활성화되고 소변으로 배설된다. II상 반응에 의해 생체변환되거나 대사되는 약물의 예로는 aspirin, acetaminophen, 몇몇 benzodiazepine(lorazepam[Ativan], oxazepam[Serax], temazepam[Restoril]), procainamide, sulfanilamide 등이 포함된다. Benzodiazepine인 lorazepam, oxazepam, temazepam은 축합반응을 거치는데, 활성형 대사산물을 가지지 않는다. 노인 환자에게서 약물청소를 위한 I상 혹은 II상 대사과정은 약물선택에 있어 중요한 고려대상이다.

간기능을 평가하기 위해 간효소가 검사되어야 한다. 높은 효소 수치는 간기능저하의 가능성을 나타내고 노인이 정상 간기능검사결과를 가지지만 여전히 손상된 간기능 미세효소-약물 산화반응을 가진다.

배설

심박출량과 혈류는 노인에서 감소하고, 이는 간과 신장의 혈류에 영향을 미친다. 65세 이후의 사구체 기능은 35% 정도 감소한다. 70세 이후에는 신장으로 흐르는 혈류가 40%까지 줄어들 수 있다.

신장기능은 소변량을 조사함으로써 알 수 있고 또한 BUN 그리고 혈청 creatinine(Cr) 그리고 creatinine 청소율(CLct 혹은 CrCl)에 대한 검사결과로 알 수 있다. Creatinine 청소율은 사구체여과율의 표시자이다. 혈청 creatinine 단독에 근거한 신장기능의 효과는 노인층에서는 정확하지 않을 수 있는데, 그 이유는 혈청 creatinine을 감소시킬 수 있는 근육량저하 때문이다. 근육파괴의 부산물인 creatinine은 신장을 통해 배설된다. 노인 환자에서 근육량 저하 때문에 혈청 creatinine이 정상범위 내일 수 있다. 그러나 신장기능은 여전히 저하 상태이다. 24시간 creatinine 청소율검사와 혈청 creatinine 수치는 신장기능평가에 사용되어야 한다. 만약 24시간 creatinine 청소율검사가 신빙성이 없다면, 다음 공식이 creatinine 청소율을 평가하는 데 사용될 수 있다.

CLcr(남성) = (140−나이)×kg/72 x 혈청 Cr 수치 =mL/분
CLcr(여성) = 남성 수치×0.85 =mL/분

정상 creatinine 청소율 수치는 성인의 경우 80−130mL/분 정도이다.

간과 신장의 기능저하로 약물용량의 효능이 증가될 수 있다. 노인에게서 다약제 사용은 약물효과를 증폭시킬 수 있다. 간과 신장계의 효능이 감소할 때 약물반감기는 증가하고 약물독성이 야기될 수 있다.

유해반응

노인에서 유해반응을 일으키는 데 관여하는 요소는 단백결합부위의 소실을 포함하는데, 이는 순환계 내에 유리형 약물량을 증가시킨다. 간의 일차 통과대사의 감소와 간 및 신장 기능의 저하 때문에 약물반감기가 연장된다. 이들 요소 때문에 약물용량 사이에 시간간격이 증가될 필요가 있거나 용량을 감소시키는 것이 노인 환자에게 중요하다.

약역학

노인의 신체 전반에 걸쳐 수용체 부위에 대한 친화성이 떨어지기 때문에 약역학 반응이 변화될 수 있다. 노인층은 나이와 관련된 중추신경계의 변화, 약물수용체 수의 변화 그리고 약물에 대한 수용체의 변화들 때문에 약물반응에 대해 더욱 민감하거나 덜 민감하게 될 수 있다. 빈번하게 약물용량을 감소시켜야 한다. 기관기능의 변화를 고려하는 것이 약물용량결정에 중요하다.

노인 환자에게서 생리학적 변화에 대한 보상반응은 감소되었다. 혈관확장작용이 있는 약물을 투여할 때 그리고 교감신경계 피드백이 즉시 일어나지 않을 때 기립성 저혈압(즉, 위치변화를 시킬 경우에 혈압이 급격히 저하하는)이 야기될 수 있다. 젊은 성인에 있어서는 혈관수축에 대한 교감신경계 반응이 극심한 저혈압효과를 방지한다.

선택된 약물군이 노인에게 미치는 영향

수면제, 이뇨제와 항고혈압제, 강심배당체, 항응고제, 항박테리아제(항생제), 위장관계 약물(궤양치료제, 완하제), 항우울제 그리고 아편유사제 진통제 등이 노인들에게 약효를 나타내는 약물 범주이다. 복용하는 약물 수, 약물 상호작용(제4장 참조), 노인의 신체건강(심장, 신장, 간의 기능)이 노인인구에 있어서 약물효과와 관련 있는 요소들이다. 약물 선택은 매우 중요하다. 짧은 반감기를 가진 약은 긴 반감기를 가진 약보다 약물축적의 결과로 비롯되는 문제들이 적다. 만약 심각한 부작용이 발생하면 짧은 반감기의 약물이 긴 반감기의 약물보다 훨씬 빨리 제거된다.

간 및 신장 기능의 평가는 중요한데, 특히 노인들이 다수 약제를 복용하는 경우에 더욱 중요하다. 부작용과 유해반응이 일어날 때 처방과 비처방약 모두 평가하여야 한다(약초 경고 8−1).

약초 경고 8-1

노인

약초제품을 섭취하기 전에 의료진에게 상의하도록 환자에게 조언한다. 흔한 약초약물(예, 생강, 은행, 인삼, 마늘)은 노인 환자가 만성 질환으로 복용하는 많은 약제(예, 항응고제)와 상호작용을 일으킨다.

수면제

불면증(잠들기 어렵고, 밤에 자주 깨거나 혹은 아침 일찍 깨어 다시 잠들기 힘듦)은 노인층에서 흔한 문제이다. 진정 및 수면제가 두 번째로 많이 처방되는 약이거나 일반 약물이다. 불면증의 원인에 따라 적용되는 수면제 종류가 달라진다. 5가지 benzodiazepine계 수면제(flurazepam, quazepam, temazepam, triazolam, estazolam)가 불면증을 치유하기 위한 수면제로 미국 FDA의 승인을 받았다. 노인 환자를 위해 짧거나 중간 정도의 반감기를 가진 수면제가 낮은 용량으로 항상 처방되는 편이다. 단시간 치료가 권유된다. Benzodiazepine은 진정수면목적으로 고용량이 처방되며, 항불안목적으로 낮은 용량이 처방된다. 노인의 약 35%가 수면제를 복용하고 있다.

Flurazepam HCl(Dalmane)은 1970년에 도입된 첫 benzodiazepine 수면제이다. 이 약제는 세 가지의 대사물을 가지며, 단시간 및 장시간작용 수면제로 취급된다. 주요 대사물은 desalkylflurazepam인데, 장시간작용 약제이며, 긴 반감기를 가지며, 서서히 체외로 제거된다. 이 약제는 65세 이상

환자에게는 권유되지 않는다. 약물 숙취가 문제이다. Quazepam(Doral)은 flurazepam과 유사한 효과를 가진다. 이는 desalkylflurazepam의 전구체이며, 긴 반감기를 가진다.

Temazepam(Restoril)은 1981년도에 도입되었다. 이 약물은 간에서 축합반응으로 생체변환이 일어나며, 산화반응은 아니므로 노인 환자에게 빈번히 처방된다. Temazepam의 주요 대사물, glucuronide는 축합되어 약리작용을 나타내지 않게 되며, 소변으로 배설된다. Temazepam은 서서히 흡수되고 잠들기 1-2시간 전에 복용해야 한다. 음식물은 약효를 지연시킨다. Temazepam은 잠드는 문제보다 밤 동안에 자주 깨는 문제에 더욱 효과적이다.

Triazolam(Halcion)은 짧은 반감기를 가지고 노인에서는 낮은 용량(0.0625-0.125mg)에서 안전하다고 고려된다. 비록 약물용량은 산화된 benzodiazepine과 다르지만 간의 산화반응에 의해 대사된다. Triazolam은 잠이 들기 힘들 때 도움이 되며, 밤 동안 자주 깨는 것을 줄여준다. 약물을 중단했을 때 반응성 불면증을 피하기 위해 갑자기 중단하기보다는 서서히 용량을 줄여나가야 한다.

Estazolam은 중등도에서 장시간작용 약물이다. 간에서 대사되어 많이 강력하지 않은 두 가지 대사물로 전환된다.

Benzodiazepine인 lorazepam과 oxazepam은 불면증치료에 사용될 수 있다. 이들 약물은 중등도의 반감기를 가지며, 수면 1시간 전에 복용하여야 한다. 다른 benzodiazepine들은 항불안제로 더 효과적이다.

이뇨제 및 항고혈압제

이뇨제는 고혈압 혹은 심부전증치료에 자주 처방된다. 노인들에게는 용량 관련 부작용 때문에 항상 용량을 줄인다. Hydrochlorothiazide(HydroDIURIL)는 일반적으로 12.5mg/일의 낮은 용량으로 처방된다. 만성적으로 25-50mg/일의 고용량으로 사용할 경우에 전해질불균형(예, 저칼륨혈증, 저나트륨혈증, 저마그네슘혈증, 고칼륨혈증), 고혈당증, 고요산증, 고콜레스테롤혈증을 유발할 수 있다.

많은 노인 환자들은 고혈압을 가지고 있다(혈압 > 140/90mg/Hg). 혈압을 낮추는 비약물적 방법에는 운동, 염분제한, 알코올섭취 감소, 적절한 휴식 등이 있다. 이들 작용은 수축기 및 이완기 혈압을 8-10mm/Hg 정도 감소시킨다. 이뇨제, 베타-아드레날린성 수용체 차단제 혹은 길항제, 칼슘통로차단제, angiotensin-전환효소억제제, angiotensin II 수용체 길항제 그리고 중추에 작용하는 알파$_2$작용제 등이 항고혈압 약물로 사용된다. 그들의 전해질불균형과 중추신경 부작용의 낮은 유발빈도 때문에 칼슘차단제, angiotensin-전환억제제, A-II 차단제가 선택약물로 흔히 쓰인다. 노인 환자들에게 항상 항고혈압 약물용량은 낮게 시작하여 필요로 하거나 내성 및 유해반응에 따라서 점차 증가시킨다. 기립성 저혈압 같은 유해반응 때문에 알파$_1$차단제 혹은 길항제 그리고 중추에 작용하는 알파$_2$작용제는 노인에게는 덜 처방되고 있다.

강심배당체

Digoxin(Lanoxin)은 노인에게 빈번하게 처방된다. 그러나 이 약물의 좁은 치료범위(0.5-2ng/mL) 때문에 장시간 사용할 때 주의 깊게 관찰되어야 하고, 강심제는 독작용의 가능성이 있으므로 주의 깊게 관찰되어야 한다. Digoxin은 좌심부전증, 만성 심방세동, 심방빈맥의 치료에 사용된다. 이 약의 반감기는 80세 이상 노인에서 두 배(70시간)로 증가된다. Digoxin은 대부분 신장을 통해 배설되기 때문에 신기능 저하(사구체여과율 저하)는 digoxin 축적을 야기시킨다. 혈청 digoxin 농도의 면밀한 관찰과 함께 creatinine 청소율검사 그리고 활력징후를 관찰하는 것이 노인에게서 digoxin이 안전하게 고려될 수 있다.

항응고제

노인에서 장시간의 항응고제 사용은 출혈을 야기시킨다. Warfarin(Coumadin)은 99%가 단백에 결합한다. 노인에게서 혈청 albumin 감소는 빈번하기 때문에 순환기 내의 유리비결합형 warfarin이 증가하고 출혈가능성의 위험이 있다. 노인 환자는 정기적으로 prothrombin 시간(PT) 혹은 international normalized ratio(INR)를 체크해야 하고, 간호사는 출혈표식을 체크해야 한다. 노인들은 Coumadin 농도에 영향을 주는 약물 상호작용으로 인한 출혈합병증을 야기시킬 수 있는 낙상과 상해의 위험성이 더 높다.

항박테리아약물

Penicillins, cephalosporins, tetracycline, sulfonamides는 노인 환자에게 정상적으로 안전하다고 여겨진다. 만약 신장의 약물청소율이 줄어들고 약물이 장시간의 반감기를 가진다면 약물농도를 줄여야 한다. Aminoglycosides, fluoroquinolones(quinolones), vancomycin은 소변으로 배설된다. 이들 약물은 75세 이상의 고령 환자에게 자주 처방되지는 않는다. 그리고 만약 처방된다면 약물용량을 항상 줄여야 한다.

위장관약물

Histamine(H_2) 차단제와 sucralfate는 소화성 궤양치료에 있어 다른 항궤양치료제보다 더 안전한 약물이다. Cimetidine은 최초의 histamine 차단제 혹은 길항제였으며, 부작용과 다수의 약물 상호작용 가능성 때문에 노인에게 권유되지는 않는다. Ranitidine(Zantac), famotodine(Pepcid), nizatidine(Axid)은 cimetidine을 대신하여 노인 환자에게 처방된다.

완화제는 노인에 의해 자주 사용된다. 요양원 같은 장시간 머무르는 시설에서는 매일 75%의 거주자가 완화제를 복용한다. 과량사용 시에 체액과 전해질불균형이 초래된다. 완화제의 사용으로 위장관계 운동이 증가되면 다른 약물의 흡수를 줄일 수 있다. 수분섭취의 증가 고섬유식이 소비 그리고 운동과 같은 비약리학적 수단들이 권유되어야 한다.

항우울제

노인에게 사용되는 항우울제 약물용량은 청년과 중년에 사용되는 용량의 30–50% 정도가 일반적이다. 약물용량은 환자의 내성과 원하는 치료효과에 따라서 점차 증량한다. 가능한 유해반응에 대한 면밀한 관찰이 중요하다.

비록 삼환 항우울제가 일반적으로 노인층에서 효과적이지만, 이들 약물의 항콜린성 특징은 구강건조, 빈맥, 변비, 소변저류와 같은 부작용을 초래할 수 있다. 삼환 항우울제는 협각녹내장(narrow-angled glaucoma)을 유발할 수도 있다. 이환 항우울제(bicyclic antidepressant)인 fluoxetine은 삼환 항우울제보다 부작용이 작다. 그리고 부작용은 대부분 용량과 관련이 있다. Monoamine oxidase는 약물–음식 상호작용이 고혈압위기와 심한 기립성 저혈압을 유발시키는 등의 유해반응 때문에 노인에게 자주 처방되지는 않는다.

아편유사약물진통제

아편유사약물은 노인에게 사용 시에 용량 관련 유해반응을 야기한다. 아편유사제의 사용으로 인해 저혈압과 호흡제가 유발되고, 따라서 간호사가 아편유사약물진통제를 사용하는 노인 환자를 돌보고 지원할 때 활력징후의 세밀한 관찰은 필수적이다. 변비는 또 다른 부작용이다. 이들 약물을 환자가 사용할 때는 대변연하제(stool softner)도 사용해야 한다.

표 8-3은 노인 환자에게는 사용이 권장되지 않는 약물의 목록을 나타내고 있다.

표 8-3 노인 환자에게 일반적으로 권장되지 않는 약물

약물	문제점	대체약물
진통제		
ketorolac(Toradol 및 기타)	심한 위장관 독성	Morphine이 선호됨
meperidine(Demerol 및 기타)	혼돈, 경련	
항우울제, 삼환		
amitriptyline(Elavil) doxepin(Sinequan)	항콜린성 효과(변비, 소변 잔류, 시야혼탁, 혼돈), 기립성 저혈압, 진정 및 심부정맥	매일 투여하는 fluoxetine보다 selective serotonin reuptake inhibitors(SSRIs); 기타 항우울제를 선호함
항히스타민제, 1세대		
chlorpheniramine(Chlor–Trimeton) diphenhydramine(Benadryl) hydroxyzine(Vistaril) promethazine(Phenergan)	항콜린성 효과; diphenhydramine과 promethazine 같은 약물이 강한 진정작용을 나타냄	fexofenadine(Allegra) 혹은 loratadine(Claritin) 같은 2세대 항히스타민제가 선호됨
진경제		
belladonna alkaloids(Donnatal) dicyclomine(Bentyl) hyoscyamine(Levsin) propantheline(Pro–Banthine)	항콜린성 효과	

표 8-3 노인 환자에게 일반적으로 권장되지 않는 약물-계속

약물	문제점	대체약물
근이완제		
carisoprodol(Soma) cyclobenzaprine(Flexeril) methocarbamol(Robaxin) metaxalone(Skelaxin)	항콜린성 효과, 진정, 내성 용량에서 제한적인 효과	
진정제		
barbiturates	진정, 중독	
benzodiazepines, 장시간-작용	긴 진정	Lorazepam(Ativan) 같은 단시간작용 benzodiazepines 의 낮은 용량
chlordiazepoxide(Librium)	진정, 중독	
diazepam(Valium)		
기타		
cimetidine(Tagamet)	혼돈, 다수약물의 상호작용	다른 H_2 작용제가 선호됨
nitrofurantoin(Macrobid)	신장기능이상에서 제한된 효능	다른 항생제가 선호됨
trimethobenzamide(Tigan)	추체외로(extrapyramidal) 부작용, 제한된 효과	

약물요법

약물요법의 **불이행(nonadherence; 준수하지 않는)**은 모든 환자나 이 집단의 문제가 될 수 있는데, 특히 노인 환자에서 문제를 야기시킨다. 약물 상호작용 동안, 노인은 의료진에게 질문을 하지 못하는 경험이 흔하다. 그러므로 약물요법이 충분히 이해되지 않거나 정확하게 따르게 되지 않는다. 불이행은 환자건강에 해가될 수 있는 저용량 혹은 과용량을 유발할 수 있다. 표 8-4는 노인들의 효과적인 약물사용에 대한 장벽을 나타내고 있다.

불이행은 유해반응, 의료기관에 입원 및/혹은 재입원 그리고 심지어 죽음까지도 유발할 수 있다. 복잡한 약물요법은 불이행을 촉진한다. 교육은 환자와 가족의 교육 그리고 공식 및 비공식적 돌보는 사람의 교육이 핵심이다.

노인 환자를 돌보는 것은 간호사의 책임이다. 처방된 약물요법을 **이행(adherence)**하도록 독려하기 위해 환자와 가족 혹은 친구들과 함께 전략을 계획해야 한다. 처음에는 매일 접촉하는 것이 필수적이다. 단지 약물을 지시하는 것이 환자가 약물을 복용할 수 있거나 정확히 투약한다는 것을 의미하는 것은 아니다. 노인은 그들의 처방전이 한 약국에서 약을

안전: 약물오류예방

혼돈하지 말라....

- SSRI인 **Celexa**와 COX-2 억제제인 **Celebrex**
- 항진균제인 **Diflucan**과 진경제/항콜린성 약제인 **Ditropan**
- 갑상선기능저하증치료의 합성 T4인 **levothyroxine**과 심부전증 치료제, 강심배당체인 **Digoxin**(Lanoxin)
- **Zantac**과 공황장애치료제인 benzodiazepine, **Xanax**

표 8-4 노인에 의해 사용되는 효과적인 약물에 대한 장벽

원인	간호 활동
다른 시간에 너무 많은 약물을 복용함	약물복용하는 시간을 나타내는 차트를 개발한다. 약물을 복용할 때마다 표시하는 마크를 나타낼 공간을 둔다. 매일 일상 활동(예, 식사)과 사건들과 조화를 이루는 약물요법. 약물 용기(매일 혹은 매주)를 사용한다. 환자는 모든 진료 시에 일반약 그리고 약초약물, 비타민, 미네랄 보충제를 포함하여 모든 약물을 가지고 가야 한다.
약물의 목적 혹은 이유를 이해하지 못함	목적, 약물작용 및 투약의 중요성을 설명한다. 질의와 강화에 대한 시간을 할애한다. 인쇄물로 정보를 제공하여 강화시킨다.
기억손상	환자의 약물요법을 모니터링하도록 가족구성원 혹은 친구를 독려한다.
활동이나 기술의 감소	약과 물 혹은 다른 액체를 사용하도록 가족구성원 혹은 친구에게 조언한다. 필요할 때 노인을 돕는다.
시각 혹은 청각장애	눈과 귀 검사를 제안한다(안경 혹은 보청기).
처방의 고비용	당신의 기관의 사회 서비스 부서를 찾는다. 가능하면 동정적 지원 프로그램을 접촉한다.
어린이 보호 용기	비어린이 보호 용기를 요구하도록 환자에게 제안한다.
약물의 부작용 혹은 유해반응	의료진에 부작용 및 유해반응을 보고하도록 환자와 환자 가족구성원을 교육한다.

받을 수 있어야 하고, 이렇게 함으로써 가능한 약물 상호작용이 면밀하게 인지되고 관찰될 수 있다.

노인들은 처방약값을 지불할 수 있는 의료보험을 흔히 갖지 못한다. 그래서 환자들은 투약 전에 음식과 다른 필수품을 선택한다. 일부 노인은 처방약을 나중에 사거나 사지 못하게 된다. 노인은 청년 혹은 중년의 성인보다 약물투여로 인한 심각한 부작용을 더 많이 경험하게 된다. Ibuprofen(Advil, Motrin)과 같은 약이 위장관계를 자극한다면 ibuprofen 투여 전에 mag.와 같은 약을 복용하게 해야 한다. 만약 증상을 인지하기 못하면 노인 환자에게는 ibupro. 복용을 자제해야 한다. 노인 환자들은 음식물이 ibupro.으로 인한 위장자극을 줄일 수 있다는 것을 모를 수도 있다.

의료전문가(간호사, 약사, 의료진)가 노인 환자의 안전과 추구를 증진시키기 위해 협력하는 것이 필요하고, 이로 말미암아 오류를 피하고 보장되지 않는 우려를 피할 수 있다. 간호사는 치료요법의 효과를 관찰하고 환자를 교육하는 독특한 위치에 있다(약물투여 안전에 대한 추가정보를 위해 제11장 참조). 환자들이 약사와 소통하는 필요한 팁은 인터넷 *www.fda.gov/downloads/Drugs/ResourcesForYou/UCM163349.pdf*에서 찾을 수 있다.

약값은 불이행의 요소가 된다. 약값을 줄일 수 있는 가능한 환자의 전략에는 가격에 관련된 우려를 의료진에 이야기하는 것, 고령시민 할인에 대해 질의하는 것, 의료진으로부터 샘플 약을 얻는 것, 만성 상태를 위해 다량 구입하는 것 그리고 할인하는 일반의약품을 구입하는 것을 포함한다.

노인의 건강교육

간호과정에서 건강교육의 이해를 위한 토론이 제10장에 기술되었다. 노인 건강교육의 주의사항은 아래와 같다.

- 만약 필요하다면 환자가 안경을 끼고 있는지 보청기를 끼고 있는지를 확인해야 한다. 그리고 감각보조기가 깨끗하고 작동하는지도 확인한다.
- 환자가 들을 수 있는 목소리 톤으로 말하고, 환자를 마주보고 앉아 산만함을 제한한다.
- 환자를 존중하여 치료하고, 어린이 취급을 하지 않는다. 환자가 배울 수 있을 것으로 기대한다.
- 만약 환자가 시각장애가 있다면 교육을 할 때 큰 인쇄물과 밝은 색상을 사용한다.
- 각 환자가 방문할 때 모든 약물을 점검한다. 매번 진료예약 시에 환자로 하여금 모든 약물을 가져오도록 요청한다. 한 약국만을 이용하도록 조언한다.
- 환자가 'vial of life'를 마칠 수 있도록 충고하고, 안전요원이 볼 수 있는 냉장고에 보관한다. 모든 약물에 대한 리스트를 보관하도록 알려주고, 의료진에게 올 때 가지고 오며, 외출 시에 항상 휴대하도록 조언한다.
- 가능하다면, 간단한 약물투여 스케줄을 독려한다.
- 만약 새로운 혼돈과 지남력 상실이 발생할 경우 최근에 처방된 약을 의심한다.
- 처방된 약이 상태를 호전시키지 않는다면 이를 반드시 보고하도록 한다.
- 약 정리 케이스 혹은 일정계획표, 알람, 깜박이는 불빛 혹은 미리 저장된 메시지 등과 같이 기억을 돕는 수단을 이용하는 것을 고려한다.

노화에 있어서, 미국국립보건원(NIH) 웹사이트는 의료진과 노인 환자 및 그의 가족들 모두에게 좋은 정보제공처이다. 건강돌봄의 웹사이트는 *www.nih.gov*이다. 건강정보, 연구, 연구비, 훈련, 뉴스 그리고 일정 등에 대한 부문으로 나뉘어 있다. 노인을 위한 웹사이트는 *www.nihseniorhealth.gov*이다.

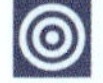

간호과정
환자-중심 협력간호

노인병학

사정

- 노인의 지각기관, 정신적 인식 그리고 시각 및 청각의 예리함을 조사한다. 환자의 안경 사용을 조사하고 마지막으로 눈검사를 한 날을 체크한다.
- 환자가 혼돈이나 지남력 상실이 있는가? 만약 그렇다면, 그 상태가 일시적인가? 환자가 사회적 보조를 받거나 받지 않고 혼자 살고 있으며, 의약품(비용 포함) 또는 수송의 도움이 필요한가?
- 심장, 신장, 간 혹은 위장관계 병력을 획득한다. 신장 혹은 간 질환은 이들 장기의 기능저하와 약물의 반감기 상승을 유발한다.
- 검사실의 검사결과를 조사하고 적절하게 관찰한다. 긴 약물반감기와 자주 약물을 투여하는 것은 약물독작용의 가능성을 증대시킨다.

- 환자가 일반약물 혹은 보조식품(약초약물 포함)을 복용하는지의 여부와 얼마나 자주, 얼마나 오래인가를 결정한다. 특히, 위장 pH, 전해질균형 그리고 위장관운동에 영향을 주는 연하제와 제산제의 복용여부를 물어야 한다. 일반약물을 구입함과 동시에 처방약에 대하여 약사에게 말하라고 환자와 가족에게 확인시켜 주어야 한다.
- 각 약물의 사용목적, 어떻게 작용하는지 그리고 가능한 부작용에 대한 환자와 가족의 지식을 조사한다.
- 환자가 약물복용을 정확하게 복용하는지 그리고 준수와 비준수의 이유에 대해 조사한다. 환자가 약병을 여는 데 어려움을 겪는가 혹은 부작용이나 유해작용이 있는가?

간호진단

- 진통제와 관련된 변비의 위험
- 약물치료와 관련된 배뇨곤란
- 약물대사와 관련된 신체요구보다 적은 영양불균형
- 수송결여와 관련 있는 비효과적인 건강유지
- 약물사용의 이유에 대해 이해부족과 관련된 지식 결여
- 처방약을 책임지는 보험의 부재로 인한 비효과적 이행

계획

- 지시대로 환자는 처방약을 복용할 것이다.
- 약물치료가 부작용이 없거나, 미미하거나, 최소한이다.

간호중재

- 신장과 간기능과 관련된 환자의 검사실소견을 관찰한다. BUN, 혈청 크레아티닌, 크레아티닌 청소율 정도가 정상범위인가? 의료진과 결과를 상의한다.
- 지시된 환자의 혈청약물농도를 체크하고 간호감독자 혹은 의료진에게 비정상 소견을 보고한다. 기억하기: 노인이 digoxin 같은 수용성 약물을 복용하면 체액 감소로 인해 혈중농도가 상승한다.
- 약용량이 의문스러울 때 약사나 의료진과 소통한다. 노인에게 권장된 약물용량에 대한 약물 참고사항을 체크한다.
- 다약제를 사용했을 경우에 환자의 유해반응을 관찰한다. 고혈압과 심부전증이 있는 환자는 이뇨제(hydrochlorothiazide[HydroDIURIL])와 digoxin을 사용한다. 이뇨제는 칼륨소실을 유발하고, 칼륨 치환요법에 대한 지시가 없으면 강심제 독작용이 야기된다. 저칼륨혈증(낮은 혈청칼륨농도)은 digoxin의 작용을 증강시켜 독작용을 유발한다. 강심제 독작용의 증상은 느린 맥박(분당 60회 미만의 서맥)과 불규칙한 맥박, 오심과 구토, 흐린시야 등이다.
- 일상 행동의 변화 혹은 혼란의 증가를 인식한다. 약물독작용의 초기 신호 중 한 가지가 혼란이다. 이러한 변화를 의료진에게 보고한다.
- 경제적 문제가 환자로 하여금 처방약 구입을 못하게 하는지를 확인한다. 도움을 주는 프로그램이 존재한다.

환자교육

일반적

- 약물사용의 이유, 투여경로, 투약빈도, 흔한 부작용과 의료진에게 알려야 할 때를 포함하여 환자 및 가족과 함께 약물을 검토한다.
- 약물요법에 대한 애착의 중요성을 환자와 가족에게 설명한다. 처방된 대로 약물을 복용하고, 안 쓰는 약이나 오래된 약을 버리고, 복용한 약물의 기록을 보관해야 하는 것 등에 대해 강조한다. 기억하기: 약은 환자의 소유물이기 때문에 환자의 허락없이 함부로 버리면 안 된다.
- 환자의 질문에 잘 대답해 주어야 한다. 노인과 그 가족들을 지원한다. 약물과 관련된 문제를 상의한다.
- 처방약을 조제할 때는 가능한 한 약국에 갈 것을 조언한다. 약사에게 모든 일반약과 약초약물 모두를 알려야 한다고 환자에게 말한다.
- 환자가 손관절에 관절염이 있거나 어린이 보호용 병뚜껑을 여는 데 어려움이 있는 경우 약국에서 비아동 보호용 병뚜껑을 요청하도록 환자와 가족에게 조언한다. 환자는 약국에서 이 부분을 표시할 필요가 있다. 환경에서 어린이와 애완동물의 안전을 보장해야 한다.
- 약을 다른 사람과 같이 나누어 사용하거나 다른 사람에게 약을 처방받아 달라고 하지 말 것을 환자에게 조언한다.

자가투여

- 환자에게 약물에 대한 의료기록과 시기를 기록하라고 조언한다. 환자에게 정보를 기록할 수 있는 일지 샘플을 제공한다. 이렇게 하면 장벽이 제거되고, 약물애착을 증가시키고, 약물오류를 피하게 한다.

식이

- 칼륨-소비 이뇨제(예, hydrochlorothiazide)로 고혈압을 조절하고 있는 환자에게 칼륨이 풍부한 음식(곡류 시리얼, 토마토, 건포도, 감자, 바나나, 아보카도)을 먹도록 권유하고, 만약 의료진의 권유가 있다면 칼륨보충제도 복용하도록 권장한다.
- 환자에게 어떻게 하면 균형 잡힌 식사를 유지하는지를 충고하고 예를 제공한다.

부작용

- 환자와 가족에게 정신 및 신체에 변화가 있을 때는 즉시 의료진에게 알리라고 충고한다.

평가

- 약물요법에 대한 순응도를 평가하고, 노인 환자가 가진 질문에 답한다.
- 약물효과를 평가하고 부작용과 유해반응을 확인한다.

핵심 웹사이트

American Society of Consultant Pharmacists: *www.ascp.com*

Beers Criteria for Potentially Inappropriate Medication use in the Elderly: *www.omfire.org/links/files/beerscriteria.pdf*

National Council on Patient Information and Education: *www.talkaboutra.org*

Senior Care Pharmacist: *www.senoircarepharmacist.com*

학습 질문

1. 한 환자가 매일 9가지 처방약물을 복용하고 있다. 노인 환자에게서 약물요법에 대해 비준수인 가장 흔한 원인은? (맞는 답을 모두 고르시오)
   a. 한 번에 다수약물을 복용함
   b. 기억손상
   c. 손재주의 감소
   d. 유동성 감소
   e. 시력의 증가

2. 간호사가 환자와 함께 환자의 약물복용 리스트를 점검하고 있다. 간호사는 어떤 점 때문에 환자의 약물흡수가 느리다고 인식하고 있는가?
   a. 감소된 심박출량
   b. 증가된 혈류
   c. 감소된 효소기능
   d. 증가된 위분비물 pH

3. 노인 환자가 경구투여약 대사에 대해 의문을 가진다. 이러한 환자의 교육계획에 포함시켜야 할 가장 중요한 정보는 무엇인가?
   a. 1차-통과효과
   b. 효소기능
   c. 사구체여과율
   d. 사망률

4. 97세 노인 환자가 단백질 보충제가 왜 처방되었는지를 문의해 왔다. 무엇이 간호사의 최상의 답변인가?
   a. "당신은 유리형의 약물이 증가되었다."
   b. "당신은 간 크기가 적어져 있다."
   c. "당신은 칼슘흡수가 줄어들었다."
   d. "당신은 사망률이 높다."

5. 80세 노인 환자가 "잠만 잘 수 있다면!"이라며 최근 불면증에 대하여 불평을 한다. 만약 어떤 약이 처방된다면 이 상황에서 어떤 약물의 특징이 가장 좋겠는가? (맞는 답을 모두 고르시오)
   a. 단기-중간작용
   b. 신속 제거
   c. 서서히 제거
   d. 다수의 대사물
   e. 소수의 대사물

6. 노인 환자가 이제 막 hydrochlorothiazide(HydroDiuril)을 투여하기 시작하였고, 의료진의 조언을 받아 칼륨이 풍부한 음식을 먹는다. 무엇이 간호사가 추천한 최상의 음식인가?
   a. 양배추와 옥수수
   b. 파인애플과 오렌지주스
   c. 겨 시리얼과 건포도
   d. 현미와 물고기

7. 불면증은 환자가 자주 말로 표시하는 불만이다. 교육계획에 있어 무엇이 간호사에게 중요한 사항인가?
   a. 불면증을 치료하기 위해 FDA가 승인한 약물은 제한적이다.
   b. 긴 반감기의 benzodiazepine이 선호된다.
   c. 노인 인구의 17%가 수면제를 사용한다.
   d. Triazolam은 갑자기 중단하는 것보다 서서히 용량을 줄여 나가야 한다.

답: 1. a,b,c, 2. d, 3. a, 4. a, 5. a,b,e, 6. c, 7. a,d,e

9장

약물연구에 있어 간호사의 역할

학습목표

- 기본적 윤리적 원칙에 대해 토론한다.
- 정보에 입각한 동의와 위험 대 이득 비율을 관여하는 기본적 윤리원칙을 설명한다.
- 인간 임상실험의 각 단계의 목표를 설명한다.
- 간호과정을 사용한 임상시험에서 간호사의 역할을 토론한다.

미국에서 모든 처방약물은 미국식품의약국에 시판 전에 반드시 승인되어야 한다. 약물연구는 다양한 입원 및 외래에서 실행된다. 위험을 포함하는 약물연구는 고비용이 소요되고 새로운 약물개발에 드는 평균비용은 약 10억 달러 이상이다.

약물연구와 개발은 매우 복잡한 과정이고 전문적 간호분야에 주요한 관심이며 중요하다. 간호과정은 최첨단연구의 교류를 촉진시킨다.

이 장은 정보에 입각한 동의와 위험 대 이득 비율, 사전 임상시험과 인간 임상시험 및 임상약물시험에서 간호사의 역할과 간호과정을 다루는 기본적 윤리원칙에 대해 기술하고 있다.

기본적 윤리원칙

네 가지 기본 윤리원칙(대상자 존중, 이득, 정의, 진실성)은 사람을 대상으로 하는 연구와 관련이 있다. 이는 사람을 대상으로 하는 연구에서 동의와 위험 대 이득 비율의 이슈에 대해 필수적이다.

대상자 존중

어떤 의료기관에서 치료를 받는 개인은 자신의 이익을 위해 의사결정을 내릴 수 있는 독립적인 사람으로 취급되어야 한다. 의사결정능력이 떨어지는 개인은 보호받아야 한다. 간호사는 개인의 인지능력을 지속적으로 재평가하여 이를 판단할 수 있다. 환자는 의료에서 이용할 수 있는 대안과 이러한 대안에서 비롯되는 결과를 인식해야 한다. 가능하면 환자의 선택을 존중해야 한다. 간호사는 환자가 합리적인 의사결정을 내릴 수 없고 따라서 보호받을 권리가 있는 경우를 반드시 인식해야 한다.

자율성(autonomy)은 대상자를 존중하는데에 있어 필수요소이다. 자율성은 자가선택에 있어 권리이다. 의료기관에서 의료진은 환자가 원하는 결정이 아니거나 환자에게 가장 적합하다고 생각하는 결정이 아니더라도 스스로 의사결정을 내릴 수 있는 환자의 권리를 존중해야 한다. 일반적으로 환자는 결핵 같이 다른 사람들에게 위협이 되거나 투약이 법적으로 정해진 경우를 제외하고는 어떠한 그리고 모든 치료를 거절할 수 있다(**자율성의 권리**). 환자는 연구 스터디에 참여하는 것을 거부할 권리가 있으며, 어떤 종류의 처벌도 받지 않고 언제든지 연구활동을 중단할 수 있다.

선행

선행(beneficence)은 연구에서 다른 사람을 해치지 않는 의무이며, 가능한 이익을 최대화하고, 발생할 수 있는 위해를 최소화하는 것이다. 테스트를 하지 않고 개인이 위험에 노출되지 않고는 어떤 것이 이익이 되는지 잘 모르는 경우가 자주 있다. 이 문제의 핵심 질문은 다음과 같다. 환자나 환자를 돌보는 사람 중 누가 이런 결정을 하는가?

정의

정의(justice)는 모든 사람들이 공평하게 치료받는 것을 요구한다. **광의의 정의**는 모든 이들이 동일하게 의료에 접근하는 것을 말한다. 정의는 다른 사람들과 방해가 될 때 제한을 받는다. 임상적 약품시험에서 정의의 원칙은 사회적 이익과 부담이 주관적으로 할당되고 동등한 상황이 공평하게 취급되어야 함을 의미한다. 간호사에게 있어 도전은 부족한 자원의 할당이다.

진실성

진실성(veracity)은 의료인이 진실을 말하는 것이다. 의료인이 환자에게 전해야 할 "나쁜 소식"을 전할 때 진실을 말하거나 질문에 정직하게 대답하는 것을 꺼릴 수 있다. 환자는 나쁜 소식을 포함해서 진실을 알 권리가 있다.

사전동의

사전동의(informed consent)는 1947년 Nuremberg 법에 근거를 둔다. 이 법의 가장 관련 있는 측면 두 가지는 참가자의 알 권리와 강제성 없는 자발적인 참가를 말한다. 만약 환자가 강제적으로 연구에 참가한다고 의심이 되면 간호사는 이를 즉시 동의서에 명명된 당사자에게 알릴 의무가 있다(환자는 참고를 위해 동의서의 사본을 가지고 있어야 한다). 동의에는 개별 환자의 선택을 보호할 수 없는 차원이며, 다음 사항을 포함해야 한다.

1. 개인의 자율성 옹호
2. 피해로부터 환자와 대상자를 보호
3. 의료에 있어 사기와 압력을 피함
4. 전문가들에게 정보를 철저하고 명확하게 전달할 것을 권장
5. 환자 간 교육적 의사결정 촉진
6. 환자의 자가결정을 옹호

환자에게 연구를 설명하고 질문에 답하는 것은 간호사가 아닌 의사의 의무이다. 서면 동의를 하는 동안 환자는 주의깊게 이해를 해야 한다.

어떠한 위험으로부터 환자를 보호하는 것은 간호사의 의무이다. 간호사는 의료진 및 약사와 협력하여 참가자의 포함하고 배제하는 기준을 포함하여 약물연구에 대해 모든 측면의 지식을 가지고 있어야 한다(박스 9-1).

그림 9-1은 임상연구의 동의의 예를 보여 주고, 박스 9-2는 동의서의 체크 리스트를 보여 준다.

박스 9-1 실험적 이뇨제 투여에 대한 가설적 프로토콜

모집기준
- 18세-65세 환자
- 50kg-100kg 몸무게 환자
- 지난 3개월 동안 용량이 안정된 경우에만 심장약을 복용한 환자
- 나트륨-제한 식이를 한 환자

제외기준
- 임산부 혹은 수유 여성
- 경구피임약을 사용하지 않는 가임 여성
- 심장, 간, 신장, 신경계 혹은 근골격계의 심한 손상 혹은 질환을 가진 환자
- 임상적으로 중요한 검사실소견 이상을 보이는 환자

Memorial Hospital

PERMISSION FOR CLINICAL INVESTIGATION

Completed by Client:

1. I hereby authorize Dr. ______ and/or such assistants as may be selected by him/her to conduct studies upon ______ for the following: ______
2. I further authorize Dr. ______ and/or such assistants as may be selected by him/her, to prescribe drugs or to perform certain procedures in connection with the diagnosis and treatment of my condition including the following drugs and/or extraordinary procedures: ______
3. I have (have not) been made aware of certain risks, possible consequences and discomfort associated with these drugs or extraordinary procedures which are: ______
4. I understand that no guarantee or assurance has been made as to the results that may be obtained although I have (have not) been advised of the possibility that certain benefits may be expected such as: ______
5. I have (have not) had explained to me alternative procedures/treatments/drugs that may be advantageous and they include the following: ______
6. I have (have not) received an offer to answer any inquiries concerning the procedures involved ______
7. I have (have not) had explained to me all medical terminology in connection with this study ______
8. I understand that it is in the intent of the principal investigator to maintain the confidentiality of records identifying subjects in this study. The Food and Drug Administration, however, may possibly inspect the records to monitor compliance with published federal regulations.
9. I understand that I may withdraw this consent and discontinue participation in this study at any time, without prejudice to my care, by informing Dr. ______ of my desire to withdraw. ______ Yes, I understand ______ No, I do not understand
10. I understand that Department of Health and Human Services regulations require the Memorial Hospital to inform me of any provisions to provide for medical treatment for any physical injury which may occur as a result of this study. In this connection, I understand that the Memorial Hospital does not have a formal plan or program to provide for the cost of medical treatment or compensation for any physical injury which occurs as a result of this study and for which they do not have legal liability. However, in the unlikely event that I am injured as a result of my participation, I understand that I should promptly inform Dr. ______

SIGNED ______

RELATIONSHIP ______

ADDRESS ______

DATED ______

Completed by witness:

I, the undersigned, hereby acknowledge that I was present during the explanation of the above consent for clinical investigation given by Dr. ______ to ______ during which the nature, purpose, risks, complications and consequences thereof were fully set forth and all questions answered and I was present while ______ signed the above consent.

Dated ______

______ (witness)

______ (address)

그림 9-1 사전동의서의 예

박스 9-2 사전동의 체크리스트

- 자발적 참여 여부
- 관련 약물, 치료, 테크닉 등을 규명
- 이득과 위험에 대한 설명
- 이용가능한 다른 치료를 설명
- 환자의 반응을 모니터링하는 검사를 설명
- 결과의 비밀보장 범위를 규명
- 질병/손상에 대한 응급치료의 사용가능 여부 설명(있는 경우)
- 연구와 관련된 손상(있는 경우)의 보상을 명시
- 10학년 수준의 학생이 명확하게 이해할 수 있는 동의서를 작성
- 환자의 질문과 우려에 대한 담당자의 이름, 전화번호 제공

위험 대 이득 비율

위험 대 이득 비율은 연구자에 의해 당면한 가장 복잡한 문제 중 하나이다. 임상연구의 모든 가능한 결과는 분석되어야 하고, 내제된 위험과 기대이득에 있어 균형을 이루어야 한다. 신체적, 심리학적, 사회적 위험은 규명되어야 하고, 이득에 대하여 평가되어야 한다. 보건후생 부의요건은 기관임상시험심의위원회(Institutional Review Board, IRB)가 시험의 기대이득과 관계에 대해 주제에 대한 위험이 합리적인지를 결정하는 것이다. 목적이 얼마나 중요한지 간에, 위험 대 이득의 계산이 완전히 정확하거나 포괄적일 수는 없다.

잠재적으로 유용한 화학물질을 규명하고 일반인들에게 유용할 수 있게 되는 과정에는 다양한 시간이 요구된다. 많은 경우에는 15년이 흐르기도 한다. 10,000개의 후보 약물 중 단지 1개만이 연구와 개발과정을 통과해서 임상상황에 사용된다.

사람 임상시험의 목적과 단계(상)

의약품임상시험관리기준(Good Clinical Practice, CGP): 통합 가이드라인(consolidated guideline)은 설계, 안내, 수행, 모니터링, 감사, 기록, 분석, 보고 등을 위한 국제윤리 및 과학적 기준이며, 임상시험의 기본이다. 지침과 정보사항은 임상시험과 연관된 다양한 주제로 FDA에서 얻을 수 있다. 예로는 IRB와 임상연구자, 조절군의 선택, 임상시험의 관련 이슈 등을 포함한다. 이것과 폭넓은 정보를 가진 웹사이트는 미국국립보건원(NIH) http://clinicaltrials.gov, TrialsCentral http://trialscentral.org 등이다. 게다가, 세계의학협회의 **헬싱키 선언(Declaration of Helsinki)**에서는 인간 개체를 포함하여 의학연구의 윤리적 원칙을 기술하였다. 이것과 다른 연관된 웹사이트는 이 장의 끝에 기술되어 있다.

임상 전 시험

임상 전 시험은 *in vitro* 및 *in vivo* 시스템으로 구성되었다. *in vitro* 시험은 일반적으로 시험관 혹은 다른 실험실 기구를 이용하며, *in vivo* 시험은 살아 있는 개체를 이용한다. 이 시험 이후 독성 스크리닝을 하게 되는데, 이 스크리닝에서는 (1) 약물투여와 관련된 동물기관의 비정상적 변화, (2) 안전치료용량의 기준 등을 규명한다. 실험동물의 대조군과 시험군을 비교한다. **시험군(experimental group)**의 참가자들은 실험적 중재나 치료를 받는다. **대조군(control group)**에 속한 참가자들은 실험적 중재나 치료를 받지 않고 치료효과에 대한 기준을 제공한다. 사람에 대한 연구를 시작하기 전에, 약물독성과 관련하여 이 약물사용에 의한 치료될 질병의 심각성을 조사해야 한다.

사람 임상시험

잠재적 신약으로 선별된 5,000−10,000 가지 물질을 스크리닝 후에 단지 5가지만 임상시험에 들어간다. 신약이 시장에 나오기까지 6−15년이 소요되고, 비용은 지속적으로 올라간다. 1997년 식품안전현대화법은 인간대상 임상시험의 최소 연령을 올렸다. 이 법은 5가지로 나뉘는데, 이 중 한 가지가 소아에 대한 사용을 위해 신약에 대한 소아의 평가를 요구하고 있다. 이 법은 어린이를 보호하고 소아에게 사용되는 약물의 적절한 검사를 보장한다. 임상시험으로부터 자동적으로 광범위하게 어린이를 배제하는 것은 정의되지 않았다. 제2장에서 이 법의 분류를 나열하고 있다.

약물연구는 역사적으로 백인 남성을 대상으로만 진행되어 왔기 때문에 다른 인종과 백인 여성에 대한 연구결과의 유효성을 보장하지는 않는다. 1993년도에 의회는 백인 여성과 소수 인종을 포함시키는 국립보건원법을 통과시켰다.

약물연구와 개발에 있어 임상실험은 네 단계로 나누고 있고, 각각의 대상자를 명시하고 있다(그림 9−2). 다양한 팀 차원에서의 접근이 전반적 데이터를 모으는 단계를 통해 요구되며, 이는 임상적 질문에 적절한 답이 될 수가 있다. 다음에 각 단계(상)를 간단히 기술하고 있다.

제1상

제1상 시험은 기본적으로 안정성을 평가하도록 설계되었다. 이들의 목표는 건강한 사람의 약물반응에 근거하여 사람의 용량을 결정하고 약물의 약동학(즉, 흡수, 분포, 대사/생체변환 및 배설/제거)을 규명하는 것이다. 만약 심각한 유해효과가 발견되지 않고, 약물이 합리적인 시간 내에 제거되며, 선량범위가 동물에서 병리를 유도한다고 알려진 것보다 낮으면 다음 단계로 진행한다.

제2상

제2상의 목적은 병을 치료하기 위해 설계된 약을 투여받는 대상자에게서 약물의 안정성과 효능을 입증하는 단계이다. 이 단계에서 받아들일 수 있는 효능과 안전에 대한 데이터가 있을 경우에만 제3상이 개시된다.

제3상 및 제4상

제3상 연구는 치료되어야 할 질병을 가진 수많은 대상자를 포함한다. 제3상 및 4상의 목적은 폭넓은 환자에게서 약물의 안정성과 효능을 조사하고, 만약 장시간의 약물요법이 고려된다면 장기간의 데이터를 포함해야 한다. 제4상 시험은 또한 인가된 약물에 대한 잠재적인 새로운 적응증을 조사하기도 한다. 지원기간은 **신약신청서**(*new drug application*, NDA)에서 모든 연관된 사항과 분석된 데이터를 FDA에 제출한다. FDA는 인가거절 혹은 제거 혹은 재제출을 권장한다. NDA 연구가 승인된 후 제4상에서는 약물의 장시간 사용을 조사한다.

제약산업은 새로운 신약을 시장에 출시하고자 노력한다. FDA의 인가과정의 지연은 약물특허의 효능을 나타내는 기간을 줄인다. 그러므로, 1992년 의회는 **처방약 사용 비용법**을 통과시키는데, 이 법은 검토과정을 줄이기 위한 기금을 FDA에 제공하도록 한 것이다. 그 결과 평균적인 약사용 인가시간이 30개월에서 12개월로 줄어들었다.

도전과 새로운 방향성이 미래의 임상시험 프로그램을 기다리고 있다. 특징적으로 미래의 임상시험은 암과 연관된 임상시험에 대한 환자 및 암을 프로파일링하는 것처럼 위험군의 인구에서 필요하다. 게다가, 희귀질환상태를 치료하는 약물에 대한 연구가 필요하다.

연구설계

적절한 연구설계는 약물안전과 효능에 대한 질문에 답하기 위해서 중요하다. 실험설계는 다른 대상자군을 사용한다(즉, 일부 군은 치료를 받고 대상자는 치료를 받지 않거나, 대체치료를 받거나, 두 가지 모두 복합적으로 투여받는다). 그리고 치료 혹은 대상군에 무작위로 배정한다. 치료군과 대조군은 기본적인 특성과 인구통계학적으로 동일하다. 만약 대상자가 다르면 변동성이 도입되고 치료효과를 결정하는데 더욱 어렵게 된다. 다음의 예에서는 선택된 연구설계를 그리고 있다.

Quasi-실험설계는 heparin 씻기를 받은 입원 환자와 식염수 씻기를 받은 환자의 IV 기구 개방성의 간헐적 비교를 말한다. 이 연구에서는 조화되지 못한 군을 가지지만 치료군으로 무작위 배정은 하지 않는다. 이러한 Quasi-실험설계는 중요한 정보를 제공하지만 원인을 나타내는 힘은 결핍되어 있는데, 그 이유는 변수가 조절되지 않고 영향을 줄 가능성을 가지기 때문이다. 도덕적 결정이 모든 상황에서 이 실험설계를 사용하도록 허용되지는 않는다. 예를 들어, nicotine이 암을 유발하는지를 결정하기 위한 실험적인 연구는 개인이 발암성 물질에 노출되어야 하기 때문에 비윤리적일 수 있

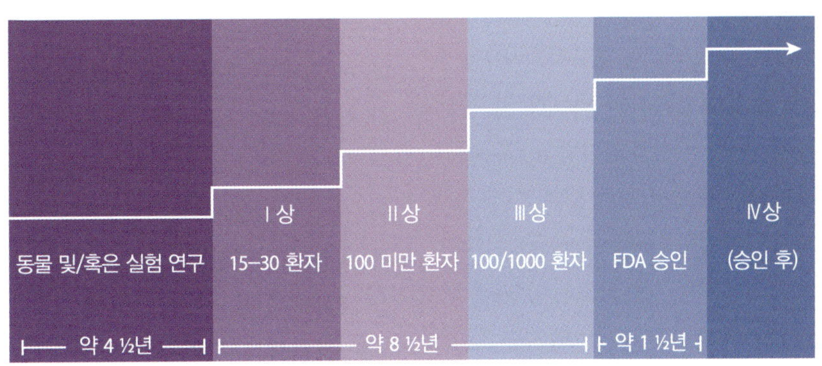

그림 9-2 임상시험과정

다. 그러나 이미 노출된 그룹(흡연자)을 대조군으로 사용하는 것은 가능하다.

연구자는 비독립적 변수(임상반응 혹은 증상)에 대한 독립적 변수(약물)의 효과를 보기 위한 실험설계를 한다. 변수에 대한 중재는 연구 질문에 특정되어야 하고, 나이, 성별, 몸무게, 질병 그리고 심한 정도, 식이 및 대상자의 사회적 환경 등을 포함한다. 만약 약물의 효과가 있는지의 여부를 결정하는 데 있어 수월하게 하기 위해 가능한 한 많은 중재 변수를 조절하는 것이 중요하다. 약물시험연구에서 조절된 치료군은 아무 약을 받지 않는다. 다른 약, 위약(약리학적으로 아무 효과가 없는 물질) 혹은 다른 용량, 투여경로 혹은 투여 빈도의 동일 약제, 대조군은 **활성 대조**(*active control*)라 불리는 다른 약을 투여받는다. 항암제와 같은 일부의 경우에는 대조군으로 위약을 투여하는 것은 비윤리적이다.

교차설계(*crossover design*)는 몇 가지 다른 상황에서 각 대상자를 사용한다. 첫 번째 경우에서 시험군은 치료약을 투여받고 대조군은 대체치료약 혹은 치료를 받지 않는다. 이후 두 군은 치료를 받지 않는다. 최종적으로, 시험군은 대조치료를 받고 대조군은 치료약을 투여받는다. 이 설계에서, 대상자는 그들 자신만의 대조를 제공받는다.

연구자는 대상자 샘플에서의 결과를 유방암인 여성처럼 다수의 표적인구로 일반화하기를 원한다. **확률적 표본추출**(*probability sampling*, 전체 인구에서 대상자들을 무작위로 추출함)으로 불리는 통계학적 방법은 결과의 일반화에 있어 상대적 신뢰도(relative confidence)를 제공한다.

연구자는 Matched-pair 설계(Matched-pair design)에서 나이, 몸무게 혹은 가족력 등 결과에 영향을 줄 수 있는 몇 가지 변수를 규명한다. 대상자는 이들 변수로 일치된다. 이 쌍 중의 한 가지는 실험군에 무작위로 배정되고 나머지 한 가지는 대조군에 배정된다. 덜 효과적인 방법은 비무작위적 치료군에 배정하는 것이다.

이중맹검법(*double-blind technique*)은 대상자가 시험약을 투여받는지 혹은 대조약을 투여받는지를 의료진 및 대상자 모두가 모르는 강력한 수단이다. **삼중맹검법**(*triple-blind technique*)은 의료진이 데이터를 모으고 대상자의 시험군에 대해 모르는 상태이다. **단일맹검법**(*open-label study*)은 대상자만이 어느 군에 자기가 배정되었는지를 모르는 상태를 말한다. **개방형 임상시험**은 모든 부분(데이터를 모으는 사람, 약을 처방하는 의료진 및 대상자)들이 치료군 배정에 대해 인지하는 것을 말한다. 이중맹검법 혹은 삼중맹검법은 약물연구에서 선호되는데, 그 이유는 연구에 관여되는 사람들이 대상자 치료군에 대해 인지를 못하게 되어 바이어스가 제거될 수 있기 때문이다.

간호사의 역할

간호사는 약물 임상시험에서 중요한 역할을 한다. 약물연구의 연구와 개발은 전문간호사의 업무에 있어 다양한 역할을 요구한다. 간호사는 임상시험에 대한 그들 자신의 생각, 느낌, 믿음을 우선적으로 고려해야 한다. 간호사는 환자와 그들 가족의 지지자이고, 환자와 의료진 사이에 연락을 담당하고, 연구간호사는 특정 프로토콜에 대해 책임을 진다. 철저하고 즉각적인 소통은 간호사의 모든 측면의 역할에서 필수적이다. 간호사의 참여는 임상시험의 성공적인 완성에 있어 중심이다.

동의와 위험 대 이득 비율에 대한 연관된 질문에 대해 답하는 것이 간호사의 주요 역할이다. 임상시험의 영향(예, 동의 및 프라이버시 이슈)에 대해 미국 건강보험 양도 및 책임에 관한 법(Health Insurance Portability and Accountability Act)의 웹사이트를 참고하라. 환자에게서 변화의 조기표식을 인지하고 약물유해반응에 대한 위험 증가를 예측하는 것은 전문간호사 실행의 요건이기도 하다.

간호책임은 특정 연구 혹은 간호과정에 걸치는 임상시험과 연관되어 있기도 하다. 사정단계의 중요한 것은 연구대상의 모집과 사정이다. 대상자의 선정 및 제외기준을 포함하는 프로토콜의 철저한 이해, 측정도구의 유효함 및 신뢰성, 진행 팀워크, 의료진과 지원기관의 소통 등을 포함한다.

간호투입은 임상시험의 예산협상과 프로토콜 요구사항에 대한 직원교육에서 중요하다. 프로토콜 가이드라인은 대상자의 동의가 의료진에 의해 취해지는 사전동의임을 확실히 하는 데 대한 특별한 집중을 요하는 직원교육에 필수요건이다. 간호사는 대상자 및 그의 가족들이 질문을 할 때 지속적인 자원이다.

프로토콜-근거 간호실행에는 대상자의 포괄적 스크리닝과 전체 의료진과의 프로토콜당 파라미터의 모니터링을 위한 적절하고 때맞춘 소통 등이 포함된다. 대상자의 투입 등을 포함하여 임상시험 전반에 걸친 모든 사전 결정 사항들에 대한 문서화는 의무이다.

평가 단계 동안, 간호사의 역할은 연구서술 혹은 질의를 포함하고 있다. 게다가, 몇몇 요소들을 고려한다. 결론이 유효하고 데이터-근거하는가? 결과들이 임상적으로 중요한가?

간호과정
환자-중심 협력간호

임상약물시험

사정

- 임상시험에 대한 개인의 확신을 체크해 본다.
- 대상자를 모집한다.
- 프로토콜을 조사한다.
- 대상자 모집과 제외의 모든 기준에 대한 철저한 지식을 안다(박스 9-1 참조).
- 의료진과 지원기관/제약회사에 대한 관찰과 우려를 명확하게 설명한다.
- 적절한 대상자에게 약물의 특별한 필요성을 나타내기 위해 소통할 필요가 있다.

계획

- 프로토콜 가이드라인의 자료표(fact sheet)를 작성한다.
- 프로토콜 요건에 대해 포함되는 직원을 교육한다.
- 예산 교섭에 투입을 제공한다.
- 사무실 방문, 특별검사 그리고 검사실검사 등을 포함하는 인원 및 예산 등을 조정한다.
- 대상자에게 사전에 동의를 알렸는지 확인한다(박스 9-2 및 그림 9-1 참조).
- 대상자의 질문에 응한다.

간호중재

- 정립된 프로토콜에 의해 대상자를 정확하게 그리고 철저하게 스크리닝한다. 
- 약물투여를 포함하는 프로토콜 가이드라인을 준수한다. 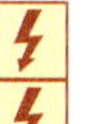
- 선택된 기준을 모니터링한다. 독작용은 관찰 즉시 보고한다.
- 지원기관(예, 제약회사)에 의해 요구되는 데이터를 모두 모은다.
- 정보를 완전하고, 간결하고, 정확하고, 즉각적으로 연구책임자와 지원기관에 전한다. 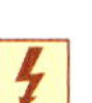
- 명확하고 즉각적 방식으로 데이터를 문서화한다. 
- 대상자 스스로의 평가를 기록한다. 관계없는 듯한 반응이 중요할 경우도 있다. 가끔은 약이 원래의 검사보다도 다른 응용으로도 판매된다.
- 사망원인이 약물과의 관계 여부에 상관없이 사망 등을 포함하는 모든 이상반응을 의사, 지원기관, IRB, FDA 등에 보고한다. 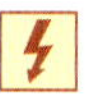

평가

- 연구설계가 적절했고 유지되고 있는가?
- 결론이 유효하고 데이터에 근거하는가?
- 임상적 결과가 의미 있는가?

핵심 웹사이트

헬싱키 선언: Recommendation for Conduct of Clinical Research: www.wma.net/en/30publications/10policies/b3/index.html

임상시험실시기준(Good Clinical Practice): www.fda.gov/oc/gcp/default.htm

미국 건강보험 양도 및 책임에 관한 법(Health Insurance Portability and Accountability, HIPAA): www.hhs.gov/ocr/privacy/

학습 질문

1. 임상연구에서 간호사는 인간 대상자의 윤리적 원칙과 보호에 관하여 알고 있어야 한다. 환자의 자가결정에 대한 권리를 알고 있다고 판단하는 원칙은 무엇인가?
   a. 선행(beneficence)
   b. 자율성
   c. 정의
   d. 사전동의

2. 연구간호사가 환자를 만나고, 사정의 근거하에 환자가 요건을 충족하는지를 결정한다. 환자는 임상연구에 참여하는 것을 동의한다. 간호사는 환자에게 의료진 중 어떤 사람이 연구에 대해 설명하고 질의에 답하는 책임을 가지는지를 조언하는가?
   a. 등록 간호사
   b. 약사
   c. 임상시험 모니터 요원(research associate)
   d. 의료진

학습 질문

3. 임상시험 간호사는 약물 중 적은 부분만 연구와 개발과정에서 남을 수 있다는 것을 안다. 간호사가 임상상황에서 얼마나 많은 약물 중에 한 가지가 실제적으로 사용되는지 알 때 과정의 평가와 관련 비용이 얼마나 상승하는가?
   a. 100
   b. 1,000
   c. 10,000
   d. 100,000

4. 제긴호사가 1상 임상시험에 참여하는 대상자를 인터뷰하고 있다. 환자의 어떤 언급이 이 단계의 시험을 이해한다고 나타내는가?
   a. "나는 약이 안전한지 확신을 가지기 위해 이를 행한다."
   b. "나는 약이 효과적인지 확신을 가지기 위해 이를 행한다."
   c. "나는 이 약이 부작용이 없었으면 한다."
   d. "나는 치유를 나타내는 한 부분이다."

5. 간호사가 삼중맹검 연구와 관련 있는 프로토콜을 리뷰하고 있다. 간호사는 이 기법이 어느 요소를 제거하기 때문에 임상시험에서 선호되는 것으로 이해하는가?
   a. 지식
   b. 상충
   c. 편견
   d. 바이어스(편향)

6. 임상시험의 바탕이 되는 임상시험 실시기준은 간호사에게 도움이 되는 자원이다. 간호사가 어떤 분야에서 표준의 참고사항으로서 임상시험 실시기준을 선택하는 것이 올바른가? (맞는 답을 모두 고르시오)
   a. 설계 및 실행
   b. 모니터링 및 감시(auditing)
   c. 분석
   d. 보고
   e. 결과 평가

7. 간호사는 사전동의를 요구하는 간호 측면에서 환자와 협력하는 데 있어 중요한 역할을 가진다. 환자와 간호사는 사전동의의 항목들을 알고 있어야 한다. 어느 항목이 포함되는가? (맞는 답을 모두 고르시오)
   a. 유해로부터 대상자 보호
   b. 질병치료의 증진
   c. 환자의 자가결정의 보호
   d. 환자의 교육된 결정의 증진
   e. 개인자율성의 증진

8. 간호연구자가 미래의 임상시험을 위한 제안된 사전동의 형식을 검토한다. 간호사는 서류에서 다음 중 무엇을 볼 것으로 기대하는가? (맞는 답을 모두 고르시오)
   a. 이득과 손실의 기술
   b. 관련 약물, 치료 및 기술의 규명
   c. 결과의 기술
   d. 참가자를 위한 보상 내용(만약 있다면)
   e. 심각한 위험의 기술

9. 가능한 대안과 결과에 대해 환자가 통보되어야 한다는 것을 간호사는 알아야 한다. 어떤 윤리원칙이 이것을 언급하는가?
   a. 사람에 대한 존중
   b. 진실성(veracity)
   c. 정의
   d. 선행(beneficence)

답: 1. b, 2. d, 3. c, 4. a, 5. d, 6. a,b,c,d, 7. a,c,d,e, 8. a,b,d,e, 9. a

2부

자율신경계 약물

10장

아드레날린성 작용제 및 길항제

학습목표

- 아드레날린성 수용체 자극에 의한 주요 반응을 설명한다.
- 선택적 및 비선택적 아드레날린성 작용제를 구분한다.
- 알파차단제와 베타차단제의 차이점을 설명한다.
- 아드레날린성 작용제와 아드레날린성 길항제의 일반적인 부작용을 비교한다.
- 아드레날린성 작용제와 아드레날린성 길항제와 관련된 환자교육을 포함하는 간호중재를 기술한다.
- 베타차단제를 복용하는 환자에게 간호를 적용한다.
- 아드레날린성 작용제와 아드레날린성 길항제의 적응증을 비교한다.

아드레날린성 작용제

교감신경계를 자극하는 약물을 **아드레날린성 작용제**(*adrenergic agonists*) 혹은 **교감신경작용제**(*sympathomimetics*)라고 하는데 이는 교감신경전달물질인 norepinephrine 과 epinephrine 등과 유사하기 때문이다. 이 물질은 심장, 세기관지, 위장관계, 방광 그리고 눈의 섬모근육 등과 같은 근육의 효능세포에 위치하는 한 개 혹은 그 이상의 **아드레날린성 수용체(adrenergic receptor)**에 작용한다. 수용체는 크게 4개의(알파$_1$, 알파$_2$, 베타$_1$, 베타$_2$)으로 구분하며, 이들의 주요 작용은 다음과 같다(표 10-1, 그림 10-1 참조).

알파수용체는 혈관, 눈, 방광, 전립선 등에 존재하는데 그 중 근육의 혈관조직에 있는 알파$_1$수용체가 흥분되면 세동맥과 세정맥이 수축하여 말초저항이 증가하고 심장으로 귀환하는 혈액량이 증가하게 하여, 순환이 개선되며 혈압이 증가한다. 과도한 자극이 있을 때는 주요기관에 혈류량이 줄어든다.

알파$_2$수용체는 신경절후 교감신경말단에 위치한다. 이들이 흥분되면 norepinephrine의 분비를 억제하여 혈관확장이 일어나며 혈압이 떨어진다.

베타$_1$수용체 자극은 심장근육수축력과 심박수를 증가시킨다.

베타$_2$수용체는 대부분이 폐와 위장관계 평활근 간 그리고 자궁근육에서 발견된다. 베타$_2$수용체의 흥분은 폐의 평활근을 이완시켜 기관지확장을 일으킨다. 위장관의 근육긴장을 줄이고 운동성도 줄인다. 간에서 글리코겐의 분비를 촉진시켜 혈당을 높인다. 그리고 자궁근육을 이완시켜 자궁수축력을 감소시킨다(그림 10-2, 표 10-1 참조).

또 다른 아드레날린성 수용체는 도파민성인데, 이들은 신장, 장간막, 관상동맥 및 뇌동맥에 위치한다. 이들 수용체가 흥분되면 혈관이 확장되고 혈류가 증가한다. 단지 도파민만이 수용체를 흥분시킬 수 있다.

신경전달물질의 비활성화

신경전달물질(예, norepinephrine)이 작용한 후에 작용시간이 연장되는 것을 막기 위해 이 작용은 반드시 멈추어져야 한다. 전달물질의 비활성화에는 세 가지 방식이 있는데, (1)

표 10-1 수용체에 대한 아드레날린성 효능제의 효과

수용체	생리학적 반응
알파$_1$	심장수축력 증가; 혈관수축은 혈압을 상승시킴; 동공산대가 일어남; 침샘에서 분비가 줄어듦; 방광이완 및 요도 괄약근 수축의 증가
알파$_2$	Norepinephrine 분비 억제; 혈관이완; 저혈압 유발; 위장관운동 및 긴장도 감소
베타$_1$	심박수 및 심장수축력 증가; 혈압을 상승시키는 renin 분비 증가
베타$_2$	기관지확장; 위장관 및 자궁이완 촉진; 간에서 글리코겐분해에 의한 당 증가; 골격근에서 혈류 증가

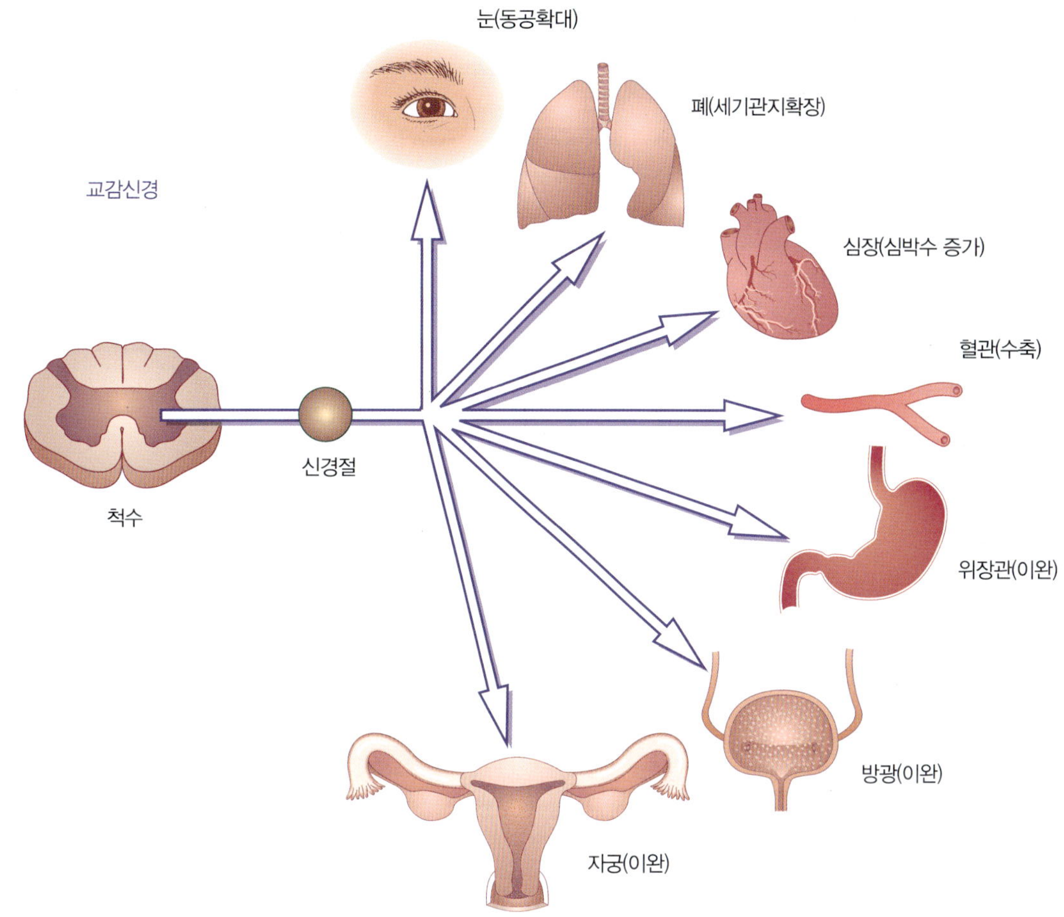

그림 10-1 교감신경반응. 교감신경게 자극 혹은 교감신경흥분제 사용으로 인해 동공과 기관지확장, 심박수 증가, 혈관수축, 위장관과 방광 및 자궁의 근육이완 등을 촉진하여 수축을 저하시킨다.

신경세포로 전달물질이 재흡수되는 것, (2) 효소에 의해 파괴가 되어 변형이 일어나는 것, (3) 수용체로부터 확산되어 멀어지는 것 등이다. Norepinephrine의 재흡수기전은 효소작용보다 더 중요한 비활성과정이다. 신경세포로 전달물질이 재흡수가 되고 난 후 전달물질이 파괴되거나 재사용된다. Norepinephrine을 비활성화시키는 두 가지 효소가 있는데, (1) MAO, (2) COMT가 그것이다.

신경전달물질의 작용을 연장시키는 약물의 작용에는 전달물질작용을 연장시키는 norepinephrine의 재흡수억제 혹은 norepinephrine의 파괴의 억제 등이 있다.

교감신경작용제의 분류

아드레날린성 수용체를 자극하는 교감신경유사약물은 기관세포에 대한 효과에 준하여 세 가지로 분류된다. 이 분류에는 (1) 직접작용 교감신경유사제(예, epinephrine 혹은 norepinephrine), (2) 신경말단으로부터 norepinephrine의 분비를 촉진시키는 간접작용 교감신경유사제(예, amphetamine), (3) 아드레날린성 수용체 부위와 신경말단으로부터 norepinephrine 분비를 촉진시키는 복합작용 교감신경유사제(예, ephedrine, 그림 10-3)가 있다.

Pseudoephedrine은 복합-작용 교감신경작용제의 예이다. 이 약물은 신경말단으로부터 norepinephrine의 분비를 촉진시키는 간접작용을 하며 알파$_1$ 및 베타$_1$수용체에 직접작용한다. Epinephrine처럼 Pseudoephedrine은 심박수를 증가시킨다. Epinephrine 만큼 강력한 혈관수축제는 아니며 출혈성 뇌졸중과 고혈압위기 상황의 위험은 적다. Pseudoephedrine은 반사성 울혈 없이 코와 부비동 울혈을 완화시킨다.

Catecholamine은 교감신경작용 반응을 일으키는 물질(내인성 혹은 합성 모두)의 화학구조이다. 내인성 catecholamine의 예는 epinephrine, norepinephrine, dopamine이다. 합성 catecholamine에는 isoproterenol과 dobutamine이 있다.

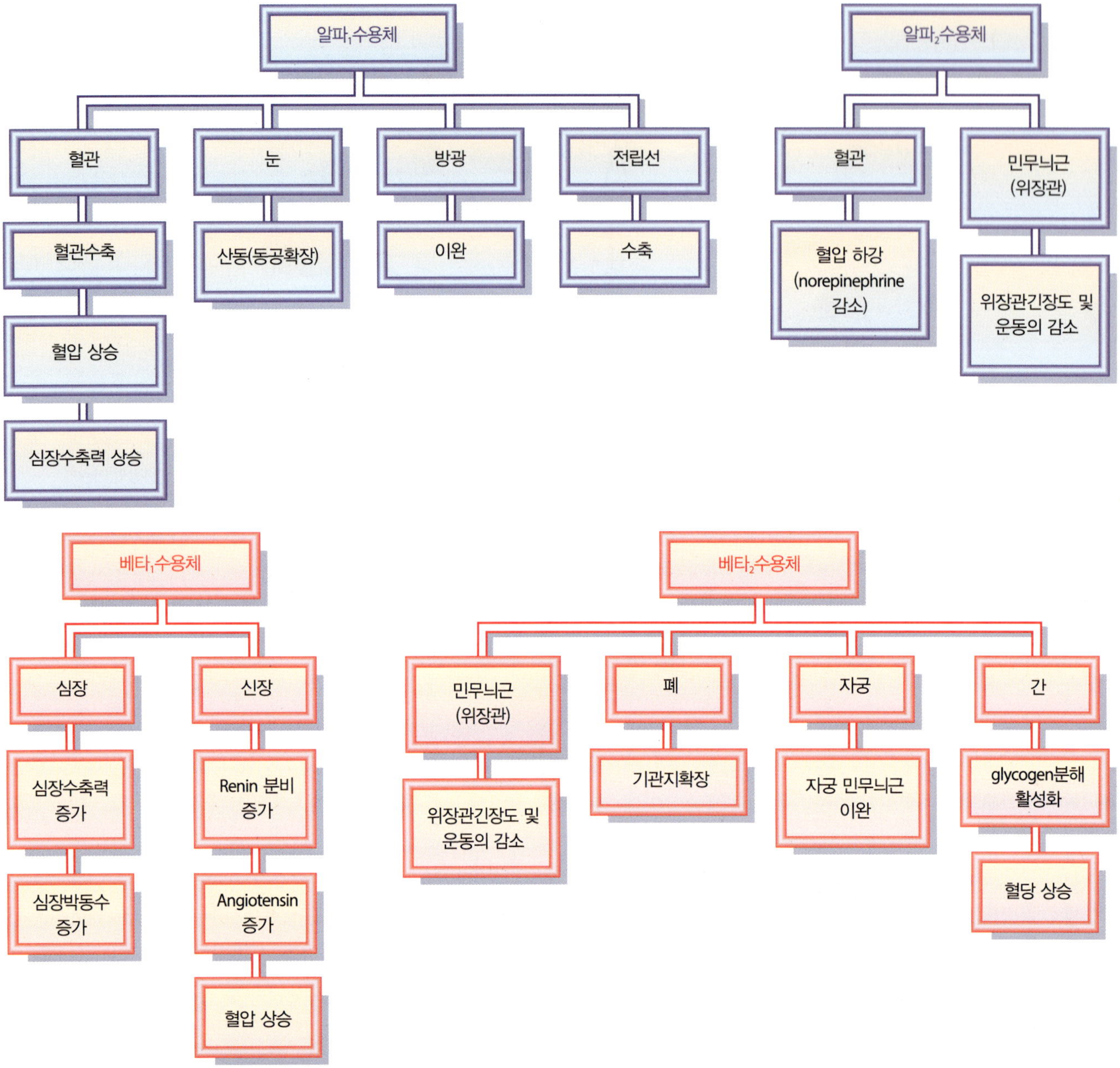

- 알파$_1$수용체
  - 혈관 → 혈관수축 → 혈압 상승 → 심장수축력 상승
  - 눈 → 산동(동공확장)
  - 방광 → 이완
  - 전립선 → 수축
- 알파$_2$수용체
  - 혈관 → 혈압 하강 (norepinephrine 감소)
  - 민무늬근 (위장관) → 위장관긴장도 및 운동의 감소
- 베타$_1$수용체
  - 심장 → 심장수축력 증가 → 심장박동수 증가
  - 신장 → Renin 분비 증가 → Angiotensin 증가 → 혈압 상승
- 베타$_2$수용체
  - 민무늬근 (위장관) → 위장관긴장도 및 운동의 감소
  - 폐 → 기관지확장
  - 자궁 → 자궁 민무늬근 이완
  - 간 → glycogen분해 활성화 → 혈당 상승

그림 10-2 알파$_1$, 알파$_2$, 베타$_1$, 베타$_2$수용체의 활성화 효과

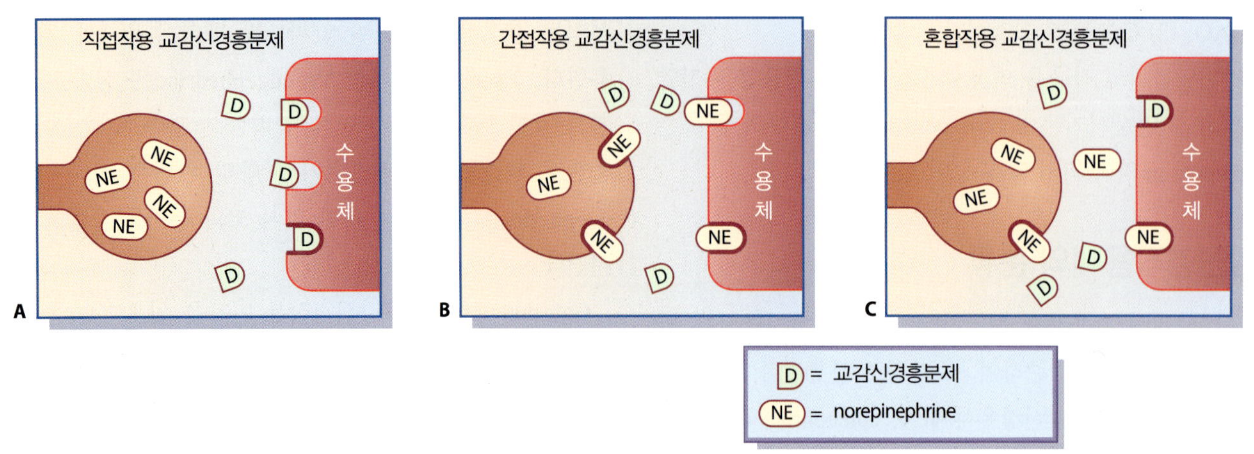

그림 10-3 **A.** 직접작용 교감신경흥분제, **B.** 간접작용 교감신경흥분제, **C.** 혼합작용 교감신경흥분제.

비-catecholamine은 아드레날린성 수용체를 흥분시킨다. 대부분의 비-catecholamine은 내인성 혹은 합성 catecholamine보다 긴 작용시간을 가진다.

많은 아드레날린성 작용제는 한 가지 이상의 아드레날린성 수용체를 흥분시키는데 epinephrine은 알파$_1$, 알파$_2$, 베타$_1$, 베타$_2$아드레날린성 수용체 부위에서 모두 작용하며 이들 수용체의 반응에는 혈압 상승, 동공확장, 심박수 증가, 기관지 확장 등이 있다. Anaphylaxis 쇼크에는 epinephrine이 유용한데, 혈압을 높이고, 심박수를 증가시키며, 폐를 통한 공기 흐름이 좋아지기 때문이다. Epinephrine이 다른 아드레날린성 수용체에 작용하기 때문에 이는 **비선택적**이다. 원하는 것보다 더 많은 반응이 나타나기 때문에 부가적인 부작용이 초래된다. 이들 약들은 일반약으로 간주되지만, 경구투여 시에 그 양이 제한된다. 약물보관 시에 잠금장치가 있는 캐비넷 혹은 구석진 곳에 보관하고, 최소 2년 이상 구매기록을 유지해야 한다. 원형약물차트는 표 10-1에 epinephrine의 약리작용을 기술하고 있다.

Epinephrine

약동학 Epinephrine은 피하정맥내 국소 혹은 흡입, 심장내 및 주입 등의 방법으로 투여된다. 이 약은 경구투여 시에는 위장관계와 간에서 대사되어 혈청내에서 불안정한 형태가 되므로 경구투여를 하지 않는다. 이 약의 단백결합비율과 반감기는 알려져 있지 않다. Epinephrine은 간에서 대사되고 소변으로 배설된다.

약역학 Epinephrine은 알레르기 반응으로 생명을 위협할 수 있는 아나필락시스(anaphylaxis)를 치료하는 응급상황에 이용된다. Epineph-

원형약물차트 10-1

Epinephrine

약물분류 교감신경흥분제: 아드레날린성 효능제 상품명: Adrenalin 임신범주: C	**용량** 아나필락시스: A: subQ: 0.3–0.5mL of 1:1000 PRN IV: 0.1–0.25mg of 1:10000, 5–10분에 걸쳐 천천히 주입 A: subQ/IM: 0.3mg Epipen 자동주입기
금기 심장빈정맥, 뇌혈관 죽상동맥경화증, 임신, 협각녹내장 심인성 쇼크 주의: 고혈압, 전립선비대증, 갑상선항진증, 임신당뇨(고혈당증이 야기될 수 있음)	**약물-임상검사-음식 상호작용** 약물: 삼환 항우울제와 MAOI와 같이 사용 시 효과 증대. Digoxin을 epinephrine과 같이 사용 시 부정맥이 유발됨. 임상검사: 혈당, 혈청 젖산 증가
약동학 흡수: subQ/IM/IV: Rapidly: inactivated in GI tract 분포: PB: UK 대사: t½: UK 배출: 소변 및 모유를 통해서	**약역학** subQ: 개시: 5–15분 최고농도: 20분 작용시간: 1–4시간 IV: 개시: 중간 정도 최고농도: 2–5분 작용시간: 5–10분 흡입: 개시: 1–5분 최고농도: 3–5분 작용시간: 1–3시간
치료효과/응용 알레르기, 아나필락시스, 천식, 기관지수축, 심한 저혈압, 심장마비 등을 치료 작용기전: 알파 및 베타수용체에 작용하여 심장자극 및 기관지확장 증대, 심장수축력 증가, 심박수 및 심박출량 증가, 히스타민 분비 억제에 의한 점막충혈 억제, 아나필락시스 반응 감소	
부작용 식욕저하, 오심, 구토, 신경증, 진전, 불안, 발한, 두통, 창백, 불면증, 쇠약, 어지럼	**유해반응** 가슴두근거림, 빈맥 고혈압, 호흡곤란 침윤에 의한 정맥주사자리의 괴사 및 괴저 생명위협: 심실세동, 폐부종

A, 성인 Adult; CNS, 중추신경계 central nervous system; IM, 근육내 intramuscular; Inhal, 흡입 inhalation; IV, 정맥내 intravenous; PB, 단백결합 protein binding; PRN, 필요시 as needed; subQ, 피하 subcutaneous; t½, 반감기 half-life; UK, 모름 unkown.

rine은 강력한 심장흥분제로, 심박출량을 증가시키고, 혈관수축과 수축기 혈압 상승을 촉진하며 심박수를 증가시키고, 기관지확장을 유발한다. 고용량은 부정맥을 유발하므로 심전도 모니터링이 필수적이다. Epinephrine은 또한 심장혈관을 수축시키므로 신장혈류를 감소시키고 소변량을 줄인다.

작용개시와 최고농도시간은 신속하다. Epinephrine의 울혈제거 목적으로 사용하는 것은 부가적 효과이다. Epinephrine을 digoxin과 함께 투여 시에 심장부정맥이 유발될 수 있다. 베타차단제는 epinephrine의 작용을 길항할 수 있다. 삼환 항우울제와 MAO는 epinephrine의 효과를 강화시키고 연장시킨다.

Albuterol

Albuterol은 베타$_2$아드레날린성 작용제인데, 베타$_2$수용체에 대해 **선택적**이다. 따라서 이에 대한 반응은 기관지평활근을 이완시키고 기관지확장이 일어난다. 천식 환자는 isoproterenol보다 albuterol에 더욱 효과적이다. 왜냐하면 albuterol 작용이 더욱 선택적이기 때문이다. 선택적 교감신경작용제 사용에 의해 원하지 않는 유해반응이 적게 일어난다. 그러나 고용량의 albuterol은 베타$_1$수용체에 영향을 주어 심박수 증가를 초래한다. 원형약물차트 10-2는 albuterol에 관련된 약물 데이타를 보여 주고 있다.

약동학 Albuterol은 위장관계에 잘 흡수되며, 간에 의해 잘 대사된다. 약물의 반감기는 투여경로에 따라 약간씩 달라진다(경구투여 시 2.7-6시간; 흡입경로의 경유 3.5시간).

약역학 Albuterol의 기본적 사용은 기관지수축을 방지하고 치료하는 것이다. 흡입시에 albuterol의 작용개시는 경구투여보다 빠르다. 그러나 작용시간은 경구투여와 흡입 시 둘다 같다. 진전, 흥분 그리고 불안 등이 albuterol 투여 시 나타날 수 있다. 진전과 불안증은 경구 혹은 흡입의 albuterol의 가장 흔한 부작용들이다. 만약 albuterol을 MAO같이

원형약물차트 10-2

Albuterol

약물분류 베타$_2$-아드레날린성 효능제 상품명: Proventil, Ventolin 임신범주: C	**용량** A: PO: 2–4mg, t.i.d./q.e.d.; 최대: 32mg/d in 4divided doses SR: 4–8mg, q12h Inhal: 1–2 puffs q4–6h PRN 분무기: 5–15min에 걸쳐, 0.5mL of 0.5% 용액 in 3mL of 0.9% NaCl 2 to 6y: PO: 0.1–0.2mg/kg/t.i.d.; 최대: 4mg/dose 6 to 12y: PO: 2mg, t.i.d./q.i.d. 6 to 12y: Inhal: 1–2 puffs q4–6h PRN
금기 심부정맥, 관상동맥질환 주의: 중증 심장질환, 고혈압, 갑상선기능항진증, 당뇨병, 신장기능이상, 고령자, 임신	**약물–임상검사–음식 상호작용** 약물: 다른 교감신경작용제로 효과 증가시킴: MAOIs와 삼환 항우울제의 효과를 증가시킴 베타-아드레날린 봉쇄제의 작용을 길항함(베타-봉쇄제) 임상검사: 혈당을 약간 증가시킴: 혈청칼륨을 저하시킴
약동학 흡수: 경구투여 후 GI에서 흡수가 잘됨 흡입 후 흡수가 좋음 분포: PB: UK 대사: t½: PO: 2.7–6시간; 흡입: 3.5시간 배출: 소변으로 75%	**약역학** PO: 개시: 30min 최고농도: 2–3h 작용시간: 4–6h 흡입: 개시: 5–15min 최고농도: 0.5–2h 작용시간: 2–6h
치료효과/응용 기관지수축, 천식, 기관지염, 기타 COPD 작용기전: 폐의 베타$_2$-아드레날린성 수용체의 자극은 기관지 민무늬근을 이완하여 기관지를 확장시킨다.	
부작용 진전, 어지럼, 신경질, 불안, 발한, 시야혼탁, 홍조, 두통, 목이 쉼, 인두염, 비충혈, 불면증, 허약, 오심, 설사	**유해반응** 가슴두근거림, 빈맥, 고혈압, 환각, 발작, 고혈당증 생명위협: 심부정맥, Stevens-Johnson syndrome

A, 성인 Adult; C, 어린이 child; COPD, 만성 폐색성 폐질환 chronic obstructive pulmonary disease; d, 일 day; GI, 위장관 gastrointestinal; h, 시간 hour; Inhal, 흡입 inhalation; MAOI, monoamine oxidase 억제제inhibitor; min, 분 minute; PB, 단백결합 protein binding; PO, 경구투여 by mouth; PRN, 필요시 as needed; q.i.d., 하루 4회 four times a day; SR, 서방 sustained release; sol, 용액 solution; t½, 반감기 half-life; t.i.d., 하루 3회 three times a day; UK, 모름 unkown; y, 년 year.

사용 시 고혈압 위급상황이 초래된다. 베타차단제는 albuterol의 작용을 억제한다.

중추-작용 알파작용제

Clonidine과 methyldopa

Clonidine은 선택적 알파$_2$아드레날린성 작용제로서 고혈압 치료에 기본적으로 사용된다. 알파$_2$ 약물은 교감신경의 norepinephrine 분비를 감소시키고, 말초 아드레날린성 수용체 흥분을 감소시킴으로써 작용을 한다. 알파$_2$ 약물은 중추신경계의 알파$_2$수용체를 흥분시킴으로써 역시 혈관확장을 유발하고 혈압을 감소시킨다.

Methyldopa는 알파-아드레날린성 작용제로, 중추신경 내에 작용한다. 이 약물은 뇌줄기신경세포에 흡수되어 methylnorepinephrine으로 전환되어 알파$_2$를 흥분시키는 알파$_2$아드레날린성 작용제가 되는 것이다. 중추신경계로부터 교감신경흥분의 감소는 혈관확장을 유발하고 혈압을 떨어뜨린다.

부작용 및 유해반응

부작용은 약물용량이 증가되거나 약물이 비선택적일 때 흔히 발생한다. 부작용은 흔히 아드레날린성 작용제와 관련이 있는데, 여기에는 고혈압, 빈맥, 두근거림, 흥분, 진전, 부정맥, 어지럼, 소변저류, 오심, 구토, 호흡곤란, 폐부종 등이 있다. 아드레날린성 약물이름, 그들이 작용하는 수용체, 용량정보 및 임상응용이 표 10-2에 기술되어 있다.

표 10-2 아드레날린성 작용제(알파$_1$, 베타$_1$, 베타$_2$)

일반명(상품명)	투여경로 및 용량	응용 및 고려사항
epinephrine(Adrenalin Chloride) 알파$_1$, 베타$_1$, 베타$_2$	원형약물차트 10-1 참조	
ephedrine HCl, ephedrine sulfate(Pretz-D) I 알파$_1$, 베타$_1$, 베타$_2$	A: 경구투여 25-50mg 하루 3번/하루 4번 피하/근육/정맥주사: 12.5-50mg; 최대:150mg/24h C: >2y: 경구투여:2-3mg/kg/d 4-6번 나누어서 복용; 최대:3mg/kg/24h	• 저혈압상태, 기관지경련, 코막힘상태 치료 • 약한 천식인 경우에도 쓰일 수 있음 • ephedrine을 장기간 사용할 경우 약제내성 가능성 • 약제내성이 발생할 경우 3-5d 동안 약물사용을 멈추고 다시 시작할 것 • 임신범주: C; PB: UK; t½: 3-6h
norepinephrine bitartrate(Levophed) 알파$_1$, 베타$_1$	A: 정맥주사:4mg in D$_5$W or D5NS(5% dextrose in water 혹은 5% dextrose in normal saline) 500-1000mL 처음에 8-12mcg/min, 다음으로 혈압을 유지하기 위해 적정; 혈압 모니터링	• 잠재적 혈관수축에 의한 쇼크 치료 • 혈압과 심박출량 증가 • 투입할 때 혈압과 맥박을 매 2-5분 동안 모니터링 • 임신범주: C; PB: UK; t½: UK
dopamine HCl(Intropin) 알파$_1$, 베타$_1$	A: 처음에 정맥주사/INF: 205mcg/kg/min; 점차적으로 5-10mcg/kg/min 증가; 최대:50mcg/kg/min C: 정맥주사:1-5mcg/kg/min; 2.5-5mcg/kg/min 증가; 최대: 20mcg/kg/min	• 저혈압치료 • 5mcg/kg/min이하에서는 신장기능을 감소시키지 않음 • 임신범주: C; PB: UK; t½: 2분
midodrine(PRoAmatine) 알파$_1$	A: 경구투여: 10mg 하루 4번; 최대 30mg/d	• 증상을 보이는 기립성 저혈압치료 • 혈압이 1 10mg 용량과 함께 1시간 동안 15-30mmHg 만큼 증가할 수 있음 • 임신범주: C; PB: UK; t½: 3-4시간
Phenylephrine HCl(12-hour spray, Afrin 4hr Neo-Synephrine) 알파	코막힘 완화제: A: 2-3 spray 필요한 때에 q4h 저혈압: A: 근육/피하주사 :처음에 1-5mg, 필요한 때에 1-10mg q10-15분	• 코막힘 치료, 충혈완화제로 사용 • 감기, 축농증, 알레르기성 비염 환자에게 사용 • 약물투여 전에 환자가 코를 풀도록 할 것 • 코막힘 완화제 치료는 3일 이상 넘어가면 안됨 • 임신범주: C; PB: UK; t½: 2.5시간
pseudoephedrine HCl(Sudafed) 알파, 베타$_1$	코막힘 완화제: A: 경구투여: 60mg q4-6시간; 경구투여/SR: 120mg q12h; 최대:240mg/d C: >2y:경구투여:15mg q4-6h; 최대:60mg/d C: 6-12y:경구투여:30mg q4-6h; 최대:120mg/d	• 코막힘 치료 • 비처방약물이지만, 장소에 따라 통제받을 수 있음 • 금기사항 라벨을 확인할 것 • 고혈압, 심장질환, 당뇨 과거력이 있는 환자는 피할 것 • 임신범주: C; PB: UK; t½: 9-16시간

표 10–2 아드레날린성 작용제 (알파$_1$, 베타$_1$, 베타$_2$)–계속

일반명(상품명)	투여경로 및 용량	응용 및 고려사항
albuterol(Proventil, Ventolin) 베타$_2$	원형약물차트 10–2 참조	
metaproterenol sulfate(Alupent) 베타$_2$	A and C:>9y:경구투여:20mg q6–8h 성인:초기에 10mg; 20mg q6–8h로 증가 C: 6–9y:경구투여: 10mg 하루 3번/하루 4번 A and C:>12y:흡입제:2–3puffs q3–4h; 최대:12	• 기관지확장을 통해 기관지경련 치료 • 임신범주: C; PB: UK; t½: UK
dobutamine HCl(Dobutrex) 베타$_1$	A and C: 정맥주사:처음에 0.5–1mcg/kg/min; 점차적으로 용량 증가; 최대:40mcg/kg/min	• 심장수축력과 박출량, 심박출량을 증가시킴으로써 심장부전(심장쇼크나 심장수술로 인한)을 치료 • 임신범주: C; PB: UK; t½: 2분
terbutaline sulfate 베타$_2$	기관지확장제: A: 경구투여: 2.5–5mg 하루 4번; SC: 처음에 0.25mg; 4시간에 0.5mg 이상은 금기	• 기관지경련을 교정하기 위해 주로 사용 • 임신범주: C; PB: 25%; t½: 3–4시간

A, 성인 Adult; C, 어린이 child; d, 일 day; FDA, 미식품의약국; gtt, 방울; h, 시간 hour; IM, 근육내; inf, infusion 주입; 흡입 inhalation; IPPB, intermittent positive pressure breathing 간헐적 양압 호흡; IV, 정맥내주사; min, minute 분; NSS, normal saline solution 정상 생리식염수; OTC, over–the–count 일반의약품; PB, protein binding 단백결합; PO, by mouth 경구투여; PRN, as needed 필요시 ; q.i.d., four times a day 하루 4회; SL, sublingual 설하투여; sol, 용액 solution; SR, 서방 sustained release; subQ, subcutaneous 피하, t½, 반감기 half–life; t.i.d., 하루 3회 three times a day; UK, 모름 unknown; y, 년 year; >, 초과; <, 미만.

간호과정

환자–중심 협력간호

아드레날린성 작용제

사정

- 향후 비교를 위해 기준치의 활력징후를 기록한다.
- 환자의 약물 과거력을 조사한다.
- 환자의 건강 과거력을 사정한다. 만약 환자가 심부정맥, 협각녹내장(narrow-angle glaucoma) 혹은 심인성 쇼크가 있으면 아드레날린성 작용제는 금기이다.
- 기준 glucose 수치를 결정한다.

간호진단

- 불면증의 약물부작용과 관련된 수면양상장애
- 환자는 나아진 혈압, 호흡 패턴 그리고 심박출량에 의한 치료효과를 경험할 것이다.

계획

- 환자의 활력징후가 안정적인 범위로 유지될 것이다.
- 환자는 비정상적인 혈압, 호흡양상 및 심박출량이 개선되어 치료효과를 경험할 것이다.

간호중재

- 심폐소생을 위해 epinephrine 1mg(1대10,000 농도로 10mL) IV 투여; 3–5분마다 반복한다. 적절한 주입을 위해 매번 약물용량 이후 20mL 식염수를 투여한다. 정상적으로, 1분 혹은 그 이상의 시간으로 epinephrine 1mg을 IV 한다. 그러나 심정지 시에는 좀 더 빨리 주입한다.
- Norepinephrine bitartrate(Levarterenol) 혹은 dopamine(Intropin)은 혈관외유출 시 조직괴사를 일으키기 때문에 삽입부위를 자주 사정하고 약물은 IV 용액에 충분히 희석해서 사용한다.
- 도파민과 노르에피네프린의 일혈반응이 있는 부위에는 생리식염수 10–15mL에 phentolamine mesylate(Regitine) 5–10mg을 희석하여 투여함으로써 해독제를 투약한다.
- 환자의 활력징후를 기록한다. 혈압 상승 및 심박수 증가 징후를 보고한다. 쇼크 때문에 알파–아드레날린성 작용제를 IV 하게 되면 혈압을 3–5분 간격으로 측정함으로써 심한 고혈압을 관찰해야 한다.
- IV 할 경우에 심부정맥을 체크하기 위해 심전도를 모니터링한다.
- 아드레날린성 약물의 부작용을 보고한다; 빈맥, 두근거림, 진전, 어지럼, 혈압 상승.
- 환자의 소변량을 체크하고 방광팽창을 조사한다. 소변저류는 아드레날린성 약물의 고용량 혹은 지속적 사용 때문이다.
- 아드레날린성 작용제를 투여할 때 환자에게 음식을 제공하여 오심 및 구토를 피하게 한다.
- 혈당이 상승할 수 있으므로 당뇨 환자에게서 혈당을 평가한다.

환자교육

일반

- 감기증상을 위한 모든 일반약과 살 빼는 약의 라벨을 읽어보라고 환자에게 충고한다. 이들 중 많은 약들이 교감신경약물(아드레날린성 작용제, 교감신경작용제) 특성을 가지며, 만약 환자가 고혈압이 있거나 당뇨, 심부정맥 혹은 관상동맥질환이 있으면 복용하지 말아야 한다.

- 비강분무 비점적 약물을 장시간 사용하면 반동현상으로 염증이나 비강울혈이 있을 수 있음을 환자에게 설명한다.

자가투여

- 환자에게 처방한 대로 약을 복용하도록 조언한다.
- 환자와 가족에게 적절한 약물투여를 조언하고, 복귀 설명을 하게 한다. 스프레이와 점적약에 의한 감기약투여는 콧구멍에 적용하고, 이때 머리는 세운 채로 실시한다. 누운 상태로 비강 스프레이를 사용할 때는 전신흡수가 일어난다. 비강 스프레이나 점적약에 착색을 나타나게 한다면 악화되는 것을 나타낼 수 있다.
- 주 2회 이상, epinephrine 자가주사약물(EpiPen) 필요할 때는 의료진에게 알려야 한다.
- EpiPen을 항상 즉시 사용할 수 있도록 하고, 약물은 시원한 곳, 햇빛이 들지 않는 곳에 보관해야 한다(냉장고는 권하지 않는다).
- 환자와 가족에게 호흡곤란, 천명(wheezing), 목쉼(hoarseness), 두드러기, 가려움 혹은 입술과 혀의 부종 발생 시 즉시 사용하도록 교육한다.
- 환자에게 EpiPen을 적절히 사용하도록 교육한다. 투여 전에 용액에 입자나 색깔 변화가 있는지 잘 보아야 한다. 입자가 핑크색에서 갈색으로 된다면 사용하지 않는다. 피하로 투여하며 피내주사는 하지 말고, 처방된 용량이 충분히 주입될 수 있도록 5-10초 동안 Epipen을 충분히 눌러준다. EpiPen은 대퇴외측에 주입한다. 투여 후에 흡수를 촉진하고 혈관수축과 조직자극을 감소시키기 위해 주사자리를 마사지한다.

부작용

- 약물용량을 조절할 필요가 있으므로 환자에게 부작용[예, 심박수 증가, 두근거림, 발진, 소양증(itching), 홍조(flushing), 흉부통증, 불규칙 심박동, 구토, 손가락 및 발가락 감각소실]발생 시 의료진에게 보고하도록 독려한다.

평가

- 아드레날린성 작용제에 대한 환자의 반응을 평가한다.
- 환자의 활력징후를 평가하고 이상소견을 보고한다. Epinephrine은 알파$_1$(혈압 상승), 베타$_1$(맥박수 증가), 베타$_2$(기관지의 확장) 수용체를 자극한다. Albuterol(Proventil)은 베타$_2$수용체를 자극한다.
- 약물-약물 상호작용 가능성을 보고한다. 베타차단제는 epinephrine과 albuterol의 효과를 저하시킨다. 일반 감기약과 알레르기약, caffeine, alcohol, 약초, 식이보충제 등이 상호작용을 일으킨다.

아드레날린성 차단제(길항제)

아드레날린성 신경전달물질의 효과를 차단하는 약물을 **아드레날린성 차단제(adrenergic blocker)**, **아드레날린성 길항제** 혹은 **교감신경차단제**라 불린다. 알파 및 베타수용체를 차단함으로써 아드레날린성 작용제에 대해 길항작용을 나타낸다. 대부분의 아드레날린성 차단제는 알파수용체 혹은 베타수용체를 모두 차단한다. 이 약들은 직접 수용체에 결합하여 신경전달물질의 효과를 차단하거나 신경전달물질인 norepinephrine과 epinephrine 분비를 억제함으로써 간접적으로 작용한다. 표 10-3은 수용체에 대한 알파차단제와 베타차단제의 효과를 기술하고 있다.

알파-아드레날린성 차단제

알파-아드레날린성 수용체의 반응을 차단하거나 억제하는 약물을 알파-아드레날린성 차단제 혹은 **알파차단제(alpha blocker)**라 불린다. 알파차단제는 두 군으로 나뉜다. 선택적 알파차단제는 알파$_1$을 차단하고 비선택적 알파차단제는 알파$_1$과 알파$_2$를 차단한다. 알파-아드레날린성 차단제는 기립성 저혈압과 반사성 빈맥을 야기하기 때문에 이들 약물 중 많은 수가 베타차단제처럼 빈번하게 처방되지는 않는다.

알파차단제는 혈관확장을 유발하여 혈압을 저하시킨다. 만약 혈관확장이 오랫동안 지속되면 기립성 저혈압이 발생할 수 있다. 어지럼증은 혈압 저하의 증상일 수 있다. 혈압이 저하되면서, 맥박수가 증가하여 혈압 저하와 부적절한 혈류를 보상한다. 알파차단제는 말초혈관질환을 치료하는 데 사용된다(예, Raynaud's disease). 혈관확장을 통해 사지의 혈류를 증진한다. 이들 약물은 양성 전립선비대증의 증상을 감소시키는 데 도움이 된다.

표 10-3 수용체에 대한 아드레날린성 차단제의 효과

수용체	반응
알파$_1$	혈관확장: 혈압 하강; 반사성 빈맥 야기; 동공축소 야기; 사정 억제; 방광목과 전립선의 평활근의 수축 감소
베타$_1$	심장박동 감소; 수축력 감소
베타$_2$	세기관지수축; 자궁수축; 글리코겐분해를 억제하여 혈당을 감소시킬 수 있다.

베타-아드레날린성 차단제

베타-아드레날린성 차단제는 흔히 **베타차단제(beta blocker)**로 불리며, 심박수와 혈압을 감소시킨다. 일부 베타차단제는 비선택적이어서 베타$_1$과 베타$_2$수용체 둘 다 차단한다. 베타$_1$을 차단하기 때문에 심박수를 억제할 뿐만 아니라 기관지수축도 야기된다. 비선택적 베타차단제는 만성 폐색성 폐질환(COPD)이나 천식을 가진 환자에게 사용할 때는 매우 주의해야 한다.

Propranolol hydrochloride(Inderal)는 협심증, 심부정맥, 고혈압, 심부전증을 치료하는 데 사용된 첫 베타차단제이다. 이 약물은 편두통의 예방 목적으로 사용되기도 한다.

선택적 아드레날린성 차단제는 일부 수용체에 높은 친화성을 보인다. 만약 맥박과 혈압 감소가 원하는 효과라면 atenolol(Tenormin) 혹은 metoprolol(Lopressor)과 같은 선택적 베타$_1$차단제가 처방된다.

내인성 교감신경작용(Intrinsic sympathomimetic activity, ISA)은 완전한 활성을 유발하는 수용체에 강력한 작용제가 결합하는 것을 방해하기 위해 베타수용체에 결합하는 일부 베타차단제의 능력이다. ISA를 가진 비선택적 베타차단제에는 carteolol, carvedilol, penbutolol, pindolol 등이 포함된다. ISA를 가진 선택적(베타$_1$만 차단) 차단제는 acebutolol이다. 이들 약물은 서맥(bradycardia)을 경험한 환자에게 추천된다.

Atenolol(Tenormin)은 선택적 베타$_1$차단제이며, 미국에서 가장 많이 처방되는 약물 중 하나이다. Atenolol은 말초로의 교감신경흥분을 감소시키고, 레닌-안지오텐신-알도스테론(renin-angiotensin-aldosterone)계 반응을 억제한다. 이 약제는 서맥, 심정지, 심인성 쇼크, 폐부종, 급성 기관지경련 그리고 임신 시에 금기이다. 원형약물차트 10-3은 atenolol의 약리학적 작용을 기술하고 있다.

베타차단제는 경증에서 중등도 고혈압, 협심증, 심근경색의 치료에 사용된다. 표 10-4는 알파와 베타차단제와 용량, 응용 및 고려사항 등을 나열하고 있다.

원형약물차트 10-3

Atenolol

약물분류 베타$_1$- 아드레날린성 효능제 상품명: Tenormin 임신범주: D	**용량** 고혈압, 협심증 A: PO: 초기 25–50mg/d; 100mg/d까지 증량할 수 있음 고령자: PO: 25–50mg/d 심근경색: A: PO: 초기 50mg/d
금기 서맥, 심장 차단 >1-도, 심인성 쇼크, 폐부종 급성 기관지경련, 비보상성 심부전증, 임신, 수유 주의: 신장기능이상, 당뇨병	**약물-임상검사-음식 상호작용** 약물: Atropine과 기타 항콜린성 약물과 병용 시 흡수 증가, NSAID와 병용 시 효과 저하, insulin과 sulfonylurea와 동시 사용 시 저혈당증 위험 증가, prazosin 및 terazosin과의 병용투여 시 저혈압 증가, lidocaine과 verapamil 농도 증가로 인한 독성 증가
약동학 흡수: GI에서 50% 흡수됨 분포: PB: 6–16% 대사: t½: 6–7h 배출: 소변과 대변	**약역학** PO: 개시: 1h 최고농도: 2–4h 작용시간: 24h
치료효과/응용 고혈압, 협심증, 심근경색증, 심부전증치료를 위함 작용기전: 베타$_1$- 아드레날린성 수용체를 선택적으로 봉쇄, 말초로의 교감신경을 저하시키고, renin-angiotensin-aldosterone계를 억제함	
부작용 졸림, 어지럼, 졸도, 우울증, 탈모, 허약, 오심, 구토, 설사, 사지냉각, 발기부전, 성욕저하	**유해반응** 서맥, 저혈압, 심부전증, 저혈당, 차폐(masking) 생명위협: 기관지경련, 폐부종, 부정맥, 혈소판감소증

A, 성인 Adult; COPD, 만성 폐색성 폐질환 chronic obstructive pulmonary disease; h, 시간 hour; IV, 정맥내; min, 분; NSAID, 비스테로이드성 항염증약물; PB, protein binding 단백결합; PO, by mouth; t½, 반감기 half-life; UK, 모름 unkown.

표 10-4 아드레날린성 길항제

일반명(상품명)	투여경로 및 용량	응용 및 고려사항
phentolamine mesylate(Regitine) 알파$_1$	catecholamine 분출 치료 A: 피내주사: 생리식염수(NS)에서 5–10mg를 영향 받은 부위에 침투, 분출 12시간 이내	• 피부괴사를 막기 위해 dopamine, dobutamine, phenylephrine, epinephrine, norepinephrine 침투에 대한 해독제 • 발적과 조직온도 상승이 효과적인 치료의 증상 • 임신범주: C, PB: UK; t½: 20분
doxazosin mesylate(Cardura) 알파$_1$	A: 경구투여: 처음에 1mg/d 고혈압인 경우 최대 16mg/d; BPH(양성 전립선비대)인 경우 최대 8mg/d	• 경도와 중증도 사이의 고혈압과 BPH(양성 전립선비대증)를 치료 • 기립성 저혈압 확인 • 어지럼, 두통, 실신이 나타날 수 있음 • 임신범주: C, PB: 98%; t½: 22시간
prazosin HCl(Minipress) 알파1	A: 경구투여: 1mg h.s. 초기에 2–3회/일; 최대: 20mg/d C: 5mcg/kg q6h; 최대:15mg/d	• 경도와 중증도 사이의 고혈압조절 • 다른 항고혈압약과 함께 사용될 수 있음 • 임신범주: C, PB: 98%; t½: 2–4시간
terazosin HCl(Hytrin) 알파$_1$	A: 경구투여: 초기에1mg h.s., 유지:1–5mg/d를 나눠서 2회; 최대: 20mg/d	• 고혈압치료 • 다른 이뇨제와 항고혈압약과 함께 사용될 수 있음 • BPH 치료에도 사용 • 어지럼, 두통, 부종, 기립성 저혈압을 일으킬 수 있음 • 임신범주: C, PB: 90–94%; t½: 12시간
carvediol(Coreg) 알파$_1$, 베타$_1$, 베타$_2$	A: 경구투여: 6.25mg 하루 2회; 최대: 50mg/d	• 고혈압과 심부전치료 • 단독으로 쓰이거나 thiazide계 이뇨제와 함께 사용될 수 있음 • 임신범주: C, PB: 98%; t½: 7–10시간
labetalol(Normodyne, Trandate) 알파$_1$, 베타$_1$, 베타$_2$	A: 경구투여: 100mg 하루 2번; q2–3d로 증가; 최대: 2400mg/d; 정맥주사: 20mg; 20–80mg 10분 간격으로 반복; 최대: 300mg/d	• 경도에서 중증 고혈압치료 • 임신범주: C; PB: 50%; t½: 2.5–8시간
penbutolol(Levatol) 베타$_1$, 베타$_2$	A: 경구투여:20mg/d; 최대: 80mg/d	• 협심증, 앞선 심근경색, 심부전을 동반한 경도에서 중증도 사이의 고혈압치료 • 천식이 있는 환자는 피할 것 • 임신범주: C; PB: 80–98%; t½: 5시간
propranolol HCl(Inderal) 베타$_1$, 베타$_2$	A: 경구투여:처음에 40mg 하루 2회; 160–480mg/d까지 q3–7d 증가 2–3회로 나누어 복용; 최대: 640mg/d	• 고혈압, 협심증, 부정맥 조절 • 심근경색과 편두통 예방 • 임신범주: C; PB: 93%; t½: 2–6시간
nadolol(Corgard) 베타$_1$, 베타$_2$	A: 경구투여: 40–80mg/d; 최대: 고혈압인 경우 320mg/d, 협심증인 경우 240mg/d	• 고혈압과 협심증 조절 • 기관지천식과 심한COPD 환자는 금기(베타$_2$수용체를 저해하기 때문) • 임신범주: C; PB: 30%; t½: 10–24시간
pindolol(Visken) 베타$_1$, 베타$_2$	A: 경구투여: 5mg하루 2회; 유지량: 10–30mg을 나눠서 복용; 최대: 60mg/d 나눠서 복용	• 고혈압조절 • 천식, COPD, 2도, 3도 심장블록 환자는 금기 • 임신범주: C; PB: 40%; t½: 3–4시간
sotalol(Betapace) 베타$_1$, 베타$_2$	A: 경구투여: 80mg 하루 2회; 점차적으로 증가. 평균:240–320mg/d	• 심각한 심실부정맥치료 • 저칼륨혈증과 저마그네슘혈증을 치료시작 전에 교정 • 임신범주: C; PB: 0%; t½: 12시간
timolol maleate(Blocadren) 베타$_1$, 베타$_2$	A: 경구투여:처음에10mg하루 2회; 유지량: 20–40mg/d 2회로 나눠서 복용; 최대 60mg/d	• 경도에서 중증도 고혈압과 율동 부정을 조절하고 심근경색증 이후 재경색 예방 • IOP 치료를 위한 안과적 사용 • Unlabeled use: 편두통과 안정적 협심증 예방 • 임신범주: C; PB:<10%; t½: 3–4시간
선택적 베타-아드레날린성 길항제		
metoprolol tartrate(Lopressor) 베타$_1$	고혈압: A: 경구투여: 50–100mg/d를 1–2회 나누어 복용; 주단위로 증가; 최대: 450mg/d 나눠서 복용 심근경색: A: 정맥주사: 5mg 3회에 2분마다, 다음으로 하루 2회 경구투여 50–100mg	• 고혈압, 협심증, 심근경색 후 조치 • 서맥, 어지럼, 위장관 고통이 나타날 수 있음 • 임신범주: C; PB: 12%; t½: 3–4시간

표 10-4 아드레날린성 길항제-계속

일반명(상품명)	투여경로 및 용량	응용 및 고려사항
atenolol(Tenormin)베타$_1$	원형약물차트 10-3 참조	
acebutol HCl(Sectral) 베타$_1$	A: 경구투여: 처음에 200-400mg/d; 유지량: 200-800mg/d를 1-2회로 나누어 복용; 최대: 1200mg/d 노약자: 최대: 800mg/d	• 경도에서 중증도 고혈압, 협심증, 부정맥치료 • 심첨맥박을 확인; 60회/분 이하일 경우 사용금지 • 임신범주: C; PB: 26%; t½: 3-4시간
betaxolol(Betoptic) 베타$_1$	고혈압: A: 경구투여: 5-10mg/d; 최대: 20mg/d	• 고혈압과 만성적 개방각녹내장치료 • IOP감소를 위한 안과적 사용 • 임신범주: C; PB: 50%; t½: 15시간
Bisoprolol fumarate(Zebeta) 베타$_1$	A: 경구투여: 처음에 2.5-5mg/d; 최대: 20mg/d	• 고혈압치료 • 표기되지 않은 사용: 협심증 • 장기간 베타차단제 • 심장박동률과 혈압을 낮출 수 있음 • 임신범주: C; PB: 30-36%; t½: 10-12시간
esmolol HCl(Brevibloc) 베타$_1$	A: 정맥주사: 도입 투약량: 1분 동안 500mcg/kg/min; 최대:500mcg/kg/min/loading dose; 200mcg/kg/min for 정맥주사 유지 투여	• 심실상부 율동빈맥 치료 • 표기되지 않은 사용: 고혈압 • 금기: 심장블록, 서맥, 심장쇼크, 보상되지 않는 심부전 • 임신범주: C; PB: 55%; t½: 9분

A, 성인 Adult; b.i.d., 하루 2번; BPH, benign prostatic hypertrophy 양성 전립선비대증; C, child 어린이; COPD, 만성 폐색성 폐질환 chronic obstructive pulmonary disease; d, day 날; h, hour 시간; IM, 근육내; IOP, intraocular 안구내; IV, 정맥내; PB, protein binding 단백결합; PO, by mouth; PRN, 필요시마다. t½, 반감기 half-life; UK, 모름 unkown; >, 초과; < 미만.

약동학 Atenolol은 위장관에서 50% 흡수된다. 혈액-뇌장벽을 신속하게 통과하지는 않는다. 3-6시간의 반감기를 가지며, 소변과 대변을 통해 배출된다.

약역학 베타$_1$수용체 차단에 의해 atenolol은 수축기 및 이완기 혈압뿐만 아니라 심박수, 말초혈관저항, 심장수축력, 심박출량을 줄인다. 경구투여와 정맥투여가 가능하며 경구약물의 작용개시시간은 1시간이며, 최고 시간은 2-4시간, 작용 시간은 24시간이다. 이 약은 하루 1번으로 효과적인데, 특히 하루에 여러 번 약물을 투약하는 것에 대해 잘 따르지 않는 환자에게 중요하다.

약물 상호작용

많은 약물들이 atenolol과 상호작용을 한다. 비스테로이드성 항염증약물(nonsteroidal antiinflammatory drugs, NSAIDs)은 atenolol의 저혈압효과를 증가시킨다. Atenolol이 다른 고혈압치료제와 동시에 투여된다면 이 작용이 원하는 효과라 할지라도 저혈압은 더욱 심해진다. Atenolol이 atropine 및 다른 항콜린성 약물과 동시에 투여되면 흡수가 증가된다. 환자에게 insulin과 sulfonylurea를 같이 투여할 때 저혈당 위험이 증가된다.

부작용 및 유해반응

베타차단제의 흔한 부작용에는 서맥, 저혈압, 두통, 어지럼, 사지 냉감, 저혈당, 기관지수축 등이 있다. 베타-아드레날린성 차단제의 일반적인 부작용에는 심부정맥, 홍조, 저혈압, 허약, 발기부전 혹은 성욕감퇴, 우울증, 폐부종 등이 있다. 대체로 부작용은 용량과 관련이 있다.

아드레날린성 신경세포차단제

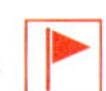

교감신경 말단으로부터 norepinephrine의 분비를 억제하는 약물은 **아드레날린성 신경차단제(adrenergic neuron blocker)**로 불리며, 아드레날린성 차단제의 아류로 분류된다. 신경세포차단제의 임상응용은 혈압을 낮추는 것이다(약초 경고 10-1). Reserpine은 아드레날인성 신경세포차단제의 예로써 항고혈압제이다. 이 약의 효과는 알파- 및 베타-아드레날린성 차단제와 매우 유사하다. Reserpine은 serotonin과 catecholamine 전달체를 감소시킨다. 신경전달물질의 감소는 심한 정신우울증을 초래한다.

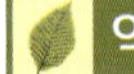

약초 경고 10-1

Reserpine

세인트 존스 워트(St. John's wort)는 resperine의 저혈압효과에 길항적으로 작용한다.

간호과정
환자-중심 협력간호

아드레날린성 신경세포차단제

사정

- 향후 비교를 위해 기본 활력징후와 심전도를 측정한다. 서맥과 혈압 감소는 아드레날린성 신경세포차단제의 흔한 심장효과이다.
- 환자가 현재 복용하는 약물을 사정한다. 만약 약물이 이뇨제, NSAIDs, digoxin, MAOI 혹은 CNS 억제제라면 보고한다.
- 환자의 건강력을 사정한다. 우울증, 소화성 궤양 그리고 심부전이 아드레날린성 신경세포차단제를 복용하여 발생하면 이 약들은 이미 환자가 앓고 있는 증상을 악화시킬 수 있다.

간호진단

- 저혈압 및 빈맥과 관련된 심박출량의 감소
- 어지럼과 관련된 낙상의 위험
- 약물유해효과와 관련된 피로
- 발기부전 및 사정장애와 관련된 성기능장애
- 발기부전의 유해반응과 관련된 비순응

계획

- 환자는 약물요법을 따를 것이다.
- 환자의 활력징후는 원하는 범위 내에 있을 것이다.

간호중재

- 환자의 활력징후를 모니터링한다. 혈압과 맥박의 현저한 감소 같은 변화를 보고한다.
- 과도한 어지럼, 새벽불면증, 우울감 혹은 흉통 같은 어떠한 불편이라도 보고한다.
- 고용량일 때 더욱 빈번한 기립성 저혈압으로부터 낙상을 피하기 위해 걸을 때 환자를 보조한다. 
- 혈관확장이 생기고 비울혈이 야기되기 때문에 코가 막히면 주목한다.

환자교육

일반

- 약물요법을 따르도록 환자를 독려한다.
- Reserpine의 치료효과는 치료시작 후 2–3주 후까지 나타나지 않을 수 있다는 것을 환자에 알려준다.

자가투여

- 맥박과 혈압을 재는 방법을 환자와 가족에게 교육한다.
- 매일 동일한 시간에 reserpine을 투약하고 의료진의 허락없이 중단하지 않도록 환자를 교육한다.

부작용

- 눕거나 앉은 상태에서 천천히 일어나도록 하여 기립성 저혈압을 피하도록 환자를 독려한다. 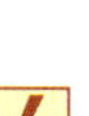
- Reserpine을 복용하여 catecholamine 저하에 따른 감정변화를 환자와 가족에게 알린다. 감정변화에는 우울감, 무관심(detachment), 집중장애, 악몽, 자살충동 등이 있다.
- Reserpine은 용량과 관련된 발기부전 혹은 성욕감퇴 등이 유발된다고 환자에게 주의를 준다.
- 약물반응이 알려질 때까지 운전하거나 위험한 장비를 작동하지 말라고 환자에게 충고한다. 

평가

- 아드레날린성 신경세포차단제의 효과를 평가한다. 활력징후가 원하는 범위 내에서 안정화되어야 한다.

핵심 웹사이트

Information on albuterol: *www.medicinenet.com/albuterol/article.html*

Information on anaphylaxis: *www.drugs.com/mtm/epinephrine-injection.html*

학습 질문

1. 간호사가 albuterol(Proventil)을 복용하는 환자를 모니터링하려고 한다. 무엇을 중점적으로 관찰하겠는가? (맞는 답을 모두 고르시오)
   a. 심박수 증가
   b. 고혈압
   c. 저혈당증
   d. 기관지수축
   e. 자궁수축
2. Nadolol(Corgard)이 환자에게 처방되었다. 간호사는 이 약제가 베타차단제인 것을 알았는데, 이 종류의 약은 어떤 환자에게 금기인가?
   a. 갑상선기능저하증
   b. 협심증
   c. 기관지천식
   d. 간기능이상

학습 질문

3. 간호사는 베타$_1$수용체 자극이 베타$_2$수용체 자극과 다르다는 것을 알았다. 베타$_1$수용체 자극이 일어나면 어떤 현상이 나타나는가?
   a. 기관지확장 증가
   b. 자궁수축력 감소
   c. 심근수축력 증가
   d. 골격근으로의 혈류 감소

4. 환자에게 아드레날린성 효능제인 epinephrine을 투여하였다. 환자에게서 어떤 상태를 중점적으로 관찰하여야 하는가?
   a. 맥박의 감소
   b. 동공축소
   c. 기관지수축
   d. 혈압 상승

5. Epinephrine을 투여받고 있는 환자가 다른 약제를 투여받았다. 간호사는 어느 약과의 약물 상호작용을 주의해야 하는가? (맞는 답을 모두 고르시오)
   a. albuterol
   b. metoprolol
   c. propranolol
   d. digoxin
   e. methyldopa

6. 고혈압치료를 위해 환자에게 metoprolol을 처방하였다. 간호사는 어떤 상태를 염두에 두고 환자를 관찰하여야 하는가?
   a. 서맥
   b. 저혈압
   c. 발목부종
   d. 호흡 감소
   e. 호흡 증가

7. 간호사가 환자에게 atenolol을 투여하였다. 어떤 약제를 동시에 사용하면 약물 상호작용을 나타내겠는가? (맞는 답을 모두 고르시오)
   a. 인삼 약물
   b. Aspirin과 같은 NSAID
   c. 항콜린성 약물인 atropine
   d. haloperidol
   e. methyldopa

답: 1. a,b,c 2. c 3. c 4. d 5. b,c,d 6. a,b 7. b,c

11장

콜린성 작용제 및 항콜린성 약물

학습목표

- 콜린성 작용제 및 항콜린성 약물의 반응을 비교한다.
- 직접작용 및 간접작용 콜린성 작용제의 차이점을 이해한다.
- 콜린성 작용제와 항콜린성 약물의 주요 부작용을 비교한다.
- 콜린성 작용제와 항콜린성 약물의 임상응용을 구분한다.
- 콜린성 작용제와 항콜린성 약물과 관련된 환자교육을 포함하는 간호과정을 적용한다.
- 가역적 cholinesterase 억제제인 neostigmine을 복용하는 환자의 간호과정을 적용한다.

교감신경계에 작용하는 두 가지 약물군은 (1) 콜린성 작용제(부교감신경작용제)와 (2) 항콜린성 약물(부교감신경억제제)이다.

콜린성 작용제

부교감신경계를 자극하는 약물은 부교감신경전달물질과 유사하기 때문에 **콜린성 작용제(cholinergic agonists)** 혹은 **부교감신경작용제(prasympathomimetics)**라 불린다. 콜린성 작용제는 **콜린유사제제**(*cholinomimetics*) 혹은 **콜린성 자극제**(*cholinergic stimulants*)로 불린다. **Acetylcholine(ACh)**은 신경절과 부교감신경말단에 위치하는 신경전달물질로 기관, 조직, 샘(선, gland)에서 콜린성 수용체의 신경지배(innervate)를 한다. 콜린성 수용체의 두 종류에는 (1) **무스카린성 수용체(muscarinic receptor**; 평활근을 자극하고 심장박동수를 느리게 한다)와 (2) **니코틴성 수용체(nicotinic receptor**; 골격근에 영향을 준다)가 있다. 많은 콜린성 작용제는 무스카린성 및 니코틴성 수용체에 모두 작용하기 때문에 비선택적이다. 그러나 니코틴성 수용체에 작용하지 않고 무스카린성 수용체에만 작용하는 선택적 콜린성 작용제가 있다. 그림 11–1은 부교감약제 혹은 콜린성 자극의 효과를 나타내었다.

콜린작용제는 **직접작용 콜린성 작용제(direct-acting cholinergic agonists)**와 **간접작용 콜린성 작용제(indirectacting cholinergic agonists)**가 있다. 직접작용 콜린성 작용제는 조직반응을 촉진하기 위해 수용체에 작용한다(그림 11–2, A). **간접작용 콜린성 작용제**(*indirectacting cholinergic agonists*)는 화학복합체를 형성하여 효소 **cholinesterase(ChE)**(acetylcholinesterase)를 억제하며, 이로 인해 acetylcholine이 지속되게 하여 수용체에 결합하게 한다(그림 11–2, B). Cholinesterase를 억제하는 약물을 *cholinesterase* **억제제**, *acetylcholinesterase(AChE)* **억제제** 혹은 **anticholinesterase**라고 한다. Cholinesterase는 수용체에 도달하기 전이나 수용체에 결합한 후에 acetylcholine을 파괴한다. 효소 cholinesterase를 억제하거나 파괴하므로 더욱 많은 acetylcholine이 수용체에 결합하며 더욱 길게 결합한 채로 머무른다.

Cholinesterase 억제제(anticholinesterase)는 가역적 억제제와 비가역적 억제제로 구분된다. 가역적 억제제는 수분에서 수시간 동안 효소 cholinesterase에 결합하고, 비가역적 억제제는 효소에 영구적으로 결합한다. Cholinesterase에 결합하는 시간에 따라 효과가 다양해진다.

콜린성 작용제의 주요 반응은 방광과 위장관긴장의 증가, **축동(miosis)**, 신경–근육 신경전달 등이다. 콜린성 작용제의 다른 효과에는 심박수와 혈압 감소시키고 침샘, 위장관(Gastrointestinal) 그리고 기관지샘분비를 증가시킨다. 표 11–1은 직접 및 간접작용 콜린성 작용제를 나타내고 있다.

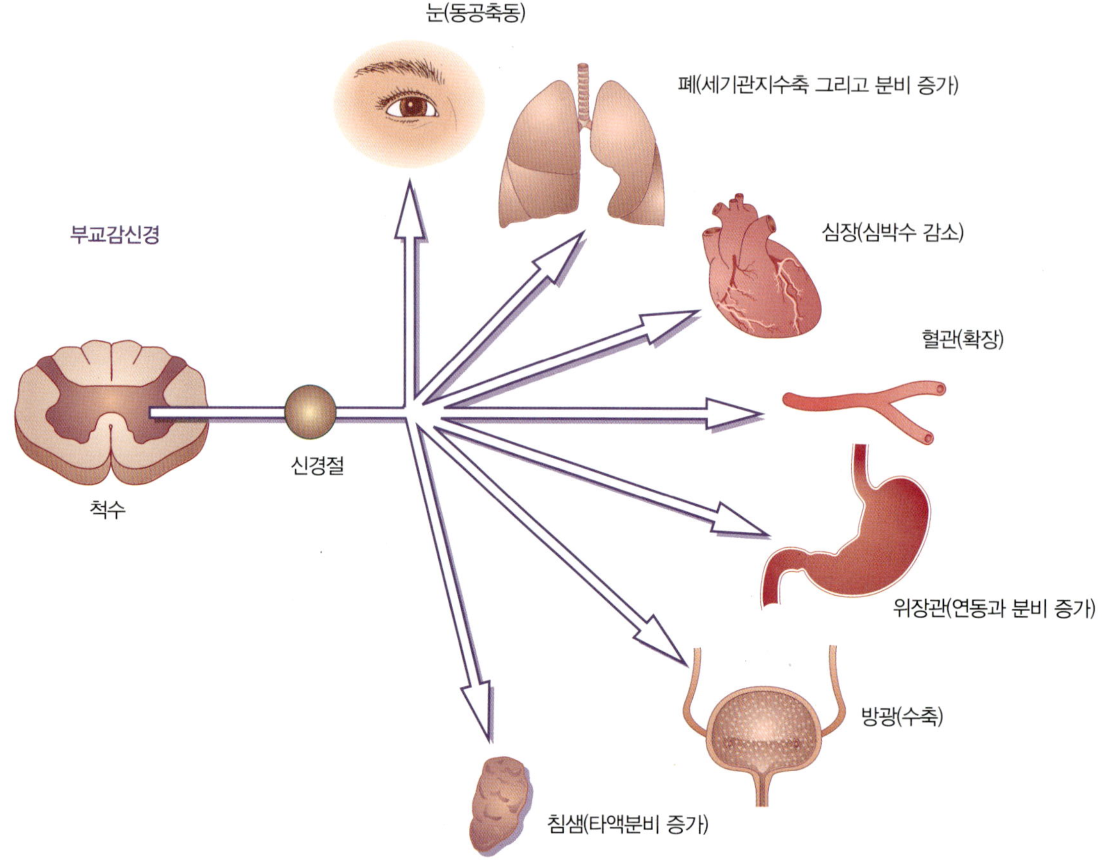

그림 11-1 부교감신경반응. 부교감신경계 자극 혹은 부교감신경자극 약물의 사용은 동공을 수축시키고, 기관지를 수축시키며, 기관지분비를 증가시키고, 심박수를 감소시키며, 혈관을 이완시키고, 장의 연동운동과 위장분비를 증가시키며, 방광근육을 수축시키고, 침샘에서 침이 나오게 한다.

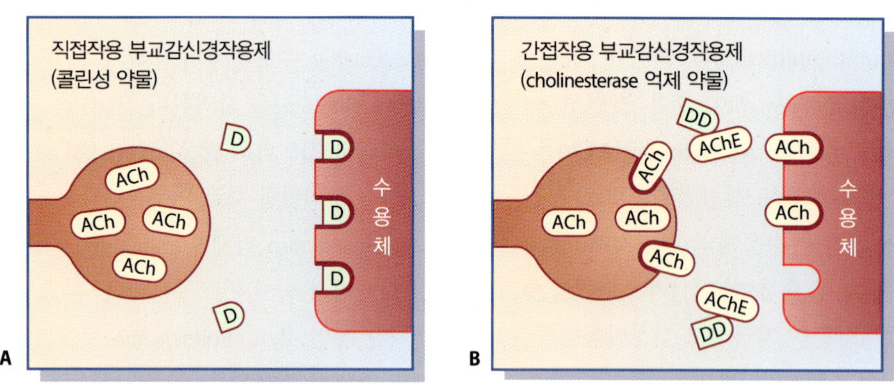

그림 11-2 A. 직접작용 부교감신경작용제(콜린성 약물). 콜린성 작용제는 acetylcholine을 닮았고, 수용체에 직접작용한다. **B.** 간접작용 부교감신경작용제(cholinesterase 약물). Cholinesterase 억제제는 효소 acetylcholinesterase(cholinesterase)를 억제하고, acetylcholine이 수용체에 작용하도록 한다. ACh, Acetylcholine; AChE, acetylcholinesterase 혹은 cholinesterase; D. 콜린성 작용제; DD, cholinesterase 억제제(anticholinesterase).

표 11-1 콜린성 작용제의 효과

신체조직	반응
심혈관계*	혈관이완과 방실결절의 전도 느림으로 인한 심박수 저하, 혈압 하강
위장관†	위장과 장의 긴장과 평활근의 운동 증가, 연동운동 증가와 괄약근이완
비뇨생식계	방광근육수축, 요관긴장도 증가 그리고 방광괄약근이완, 배뇨자극
눈†	동공수축 혹은 축동 증가 그리고 조절(accommodation, 원근 시야에 있어서 렌즈의 두께가 변하는 것) 증가
샘*	타액분비, 발한 그리고 누액분비 증가
기관지(폐)*	기관지평활근수축을 증가시키고 기관지분비를 증가
골격근†	신경-근 전달을 증가시키고, 근육 힘과 긴장도를 유지함

* 과량의 콜린성 작용제에 대한 조직반응.
† 콜린성 작용제에 대한 주요 기관의 반응.

직접작용 콜린성 작용제

직접작용 콜린성 작용제(direct-acting cholinergic agonists)로 분류되는 많은 약물들이 기본적으로 무스카린성 수용체에 선택적이지만, 무스카린성 수용체가 위장관과 비뇨생식기계의 평활근, 샘, 심장에 분포하기 때문에 비특이적이다. Bethanechol chloride(Urecholine)은 직접작용 콜린성 작용제로 무스카린성 수용체(콜린성)에 작용하며, 소변저류와 신경성 방광을 치료할 때 배뇨를 증가시키는 데 사용된다. Metoclopramide HCl(Reglan)은 직접작용 콜린성 작용제로, 위식도역류성 질환(GERD) 치료를 위해 처방된다. Metoclopramide는 위배출시간을 촉진시킨다. 원형약물차트 11-1은 고전적 콜린성 작용제인 bethanechol의 약리작용을 자세히 나타내고 있다.

약동학 Bethanechol chloride(Urecholine)은 위장관에서 흡수가 좋지 않다. 단백결합 정도와 반감기는 잘 모른다. 약물은 대부분 소변을 통해 배설된다.

약역학 Bethanechol의 임상응용은 방광을 수축하기 위한 요근근육의 무스카린성 콜린성 수용체를 자극하여 배뇨을 촉진하고 소변배출을 증가시키는 것이다. Bethanechol 경구투여로 인해 방광배뇨근(detrusor)의 긴장이 증가되어 있기 때문에 복용 후 30분에서 1.5시간에 환자가 소변을 보기 시작한다. Bethanechol은 또한 장의 연동운동을 증가시킨다. 약물은 공복에 복용해야 한다. 주사로 투약해서는 안 된다.

원형약물차트 11-1

Bethanechol Chloride

약물분류 콜린성: 교감신경작용제 상품명: Urecholine 임신범주: C	**용량** A: PO: 10-50mg t.i.d./q.i.d.; 최대: 200mg/d
금기 금기: 장 혹은 비뇨 폐쇄, 심한 서맥, 저혈압, COPD, 천식, 소화성 궤양, 파킨슨병	**약물-임상검사-음식 상호작용** 약물: 항부정맥제(예, procainamide)와 같이 사용할 경우 bethanechol 효과 감소; 신경절 봉쇄 약물(예, mecamyl amine)은 중대한 저혈압을 유발한다(amylase, lipase), atropine은 bethanechol 작용을 억제한다. 임상검사: AST, bilirubin, amylase, lipase를 증가시킴
약동학 흡수: PO: 잘 흡수 안됨 분포: PB: UK 대사: t½: UK 배설: 소변	**약역학** PO: 시작: 0.5-1.5h 최고: 1-2h 기간: 4-6h
치료효과/응용 소변정체를 치료 작용 모드: 콜린성(무스카린성) 수용체 자극; 방광수축 증대; 위장관 연동운동 및 분비, 동공축동과 기관지수축 증가	
부작용 오심, 구토, 설사, 복부통증, 타액분비, 발한, 홍조, 빈뇨, 시야혼탁, 축동	**유해반응** 기립성 저혈압, 서맥, 근육허약 생명에 위협: 급성 천식발작, 심장 차단, 순환계 허탈, 심정지

A, 성인 Adult; AST, aspartate aminotransferase; b.i.d., 하루 2회 two times a day; COPD, 만성 폐색성 호흡기질환 chronic obstructive pulmonary disease; d, 일 day; GI, 위장관 Gastrointestinal; h, 시 hour; IM, 근육내 intramuscular; IV, 정맥내 intravenous; min, 분 minute; PB, 단백결합 protein binding; PO, 경구투여 by mouth; PRN, 필요시 as needed; q.i.d., 하루 4회 four times a day; subQ, 피하 subcutaneous; t½, 반감기 half-life; t.i.d., 하루 3회 three times a day; UK, 잘 모름 unkown.

간호과정
환자-중심 협력간호

콜린성 작용제, 직접작용: Bethanechol(Urecholine)

사정

- 향후 비교를 위해 기본적인 활력징후를 측정한다.
- 소변배출량을 측정한다(1500mL/d 이상이어야 한다).
- 소화성 궤양, 요로폐색 혹은 천식 같은 환자의 건강력을 사정한다. 콜린성 작용제가 이들 여건을 악화시킬 수 있다.

간호평가

- 소변저류와 관련된 소변배출의 저하
- 천명과 관련된 불안
- 발진과 관련된 피부손상의 위험
- 과도한 점액분비와 관련된 비효율적인 호흡양상

계획

- 환자에게 콜린성 작용제를 투여한 후 상승된 방광긴장을 보인다.

간호중재

- 환자의 활력징후를 모니터링한다. 고용량의 콜린성 작용제를 투여하면 심박수와 혈압이 저하된다. Bethanechol과 같은 콜린성 작용제의 부작용으로 기립성 저혈압이 있다.
- 수분섭취와 배출량을 기록한다. 소변배출이 줄어들면 요로폐색과 관련이 있으므로 반드시 보고한다.
- 식사 1시간 전 혹은 2시간 후에 콜린성 작용제를 투여한다. 만약 환자가 위통을 호소하면 음식과 함께 투약한다.
- 혈청 amylase, lipase, aspartate aminotransferase, bilirubin 수치를 체크한다. 이 수치는 콜린성 작용제를 투여하면 약간 증가한다.
- 위통 혹은 심한 복통, 설사, 타액 혹은 기관지분비 증가, 서맥 그리고 기립성 저혈압과 같은 부작용 여부를 환자에게서 확인한다.
- 수포음(rale, 폐에 액체 울혈로 인한 소리) 혹은 나음(rhonchi, 폐에서 점액분비로 인한 거친 소리)을 확인하기 위해 호흡음을 청진한다. 콜린성 작용제는 기관지분비를 증가시킨다.
- 과량의 콜린성 약물에 대한 해독제로서 사용가능한 정맥투여용 atropine sulfate(0.6mg–1.2mg)를 준비한다. 과량에 대한 초기 증상으로는 홍조, 타액분비, 발한, 오심 그리고 심한 복통 등이 있다.
- 다량의 발한(diaphoresis)이 발생될 수 있다. 필요한 경우 목욕 횟수와 시트 교환 횟수를 증가시킨다.
- 근육약화 및 타액의 증가를 포함한 콜린성 위기(과량)를 모니터링한다.

환자교육

- 환자에게 처방한 대로 콜린성 작용제를 복용하도록 교육한다. 약물요법에 대한 순응도가 필수적이다.
- 환자에게 심한 어지럼 혹은 심박수가 분당 60회 이하와 같은 심한 부작용은 보고하도록 지도한다.
- 환자에게 어지럼을 피하기 위해, 누운 상태에서 일어날 때 천천히 하라고 교육한다.
- 만약 과도한 타액분비가 일어나면 효과적인 구강위생을 유지하도록 환자를 독려한다.
- 환자에게 호흡기질환으로 인한 호흡에 어려움이 있다면 보고하도록 교육한다.

평가

- 콜린성 작용제 혹은 anticholinesterase 약물의 효과를 결정한다.
- 환자의 활력징후의 안정성을 평가하고 부작용 혹은 유해반응 여부를 확인한다.

부작용 및 유해반응

Bethanechol과 같은 대부분의 무스카린성 작용제는 경증에서의 심한 부작용에는 저혈압, 서맥, 혼탁시야, 과도한 타액분비, 위산분비 증가, 복통, 설사와 일부 심부정맥 등이 포함된다. 이 군의 약물은 저혈압과 낮은 맥박의 환자에게 처방 시에 주의해야 한다. 무스카린성 작용제는 장폐색 혹은 요로폐색, 심한 서맥, 그리고/혹은 활성형 천식의 경우에 금기이다.

직접작용 콜린성 약물: 눈

Pilocarpine은 직접작용 콜린성 작용제인데, 눈의 동공을 축소시키며, 방수(aqueous humor)의 흐름을 촉진한다. 이 약물은 방수압력을 경감시켜 녹내장의 치료에 사용되며, 눈수술과 검사에서 축동을 촉진시킨다. Pilocarpine의 경구투여약물은 구강건조증(xerostomia) 완화에 사용된다. Pilocarpine은 carbachol처럼 또한 니코틴성 수용체에도 작용한다.

간접작용 콜린성 작용제

간접작용 콜린성 작용제(indirectacting cholinergic agonists) 는 수용체에 작용하지 않는다. 대신 효소 cholinesterase를 억제하거나 비활성화시켜 수용체에 작용하는 acetylcholine을 축적시킨다(그림 11–2, B 참조). 이 작용으로 인해 *cholinesterase(ChE)* **억제제**, *acetylcholinesterase(AChE)* **억제제** 혹은 *anticholinesterase* 등의 명칭이 생겼으며, 두 가지 형태(가역적 혹은 비가역적)가 있다.

효소 cholinesterase의 기능은 choline과 초산(acetic acid)으

로 분해하는 것이다. 소량의 cholinesterase은 단시간 내에 다량의 acetylcholine을 파괴시킨다. Cholinesterase 억제제는 cholinesterase에 결합하여 acetylcholine이 무스카린성 및 니코틴성 수용체를 활성화시킨다. 이 작용으로 인해 골격근을 수축시켜 근수축력을 증가시킨다. 이 작용 때문에 cholinesterase 억제제는 중증 근무력증(myasthenia gravis, 신경-근 질환) 환자의 근육긴장을 증가시킨다. Acetylcholine을 증가시켜 추가적인 효과를 유도하는데, 여기에는 위장관운동 증가, 서맥, 축동, 기관지수축 그리고 배뇨 증가 등이 있다.

가역적 cholinesterase 억제제의 기본적 임상응용은 중증근무력증과 알츠하이머 등이 있으며 비가역적 cholinesterase 억제제의 임상응용은 녹내장이다.

가역적 Cholinesterase 억제제

가역적 cholinesterase 억제제는 (1) 녹내장을 치료하기 위해 동공축소를 야기하며, (2) 중증 근무력증 환자의 근력을 증가시킨다. 약물효과는 수일간 지속된다. 중증 근무력증에서 근력 증가를 위해 사용되는 약물에는 neostigmine(Prostigmin[단시간작용]), pyridostigmine bromide(Mesinon[장시간작용]) 그리고 edrophonium chloride(Tensilon[진단 목적의 단시간작용]) 등이 포함된다. 가역적 anticholinestrase 약물은 physiostigmine(Antilirium) 혹은 안과용 약물(Isopto Eserine)이 있다. Physiostigmine은 항콜린성 독성을 역전시키기 위한 atropine의 antidote로 사용된다.

부작용

가역적 cholinesterase 억제제를 사용할 때는 서맥, 천식, 소화성 궤양 혹은 갑상선기능항진증을 가진 환자에서 주의를 요한다. Cholinesterase 억제제는 장폐쇄 혹은 요로폐쇄 환자에게는 금기이다.

비가역적 Cholinesterase 억제제

비가역적 cholinesterase 억제제는 긴 시간 동안의 효능 때문에 강도가 높은 약제이다. 약물효과가 줄어들기 전에 효소 cholinesterase는 재생되어야 한다. 이 과정은 수 일에서 수 주가 소요된다. 이 약들은 동공축소에 사용된다.

표 11-2는 콜린성 약물의 예를 나타내고 있고, 표준용량과 일반적 응용에 대해 언급하고 있다.

표 11-2 콜린성 작용제

일반명(상품명)	투여경로 및 용량	응용 및 고려사항
직접작용 콜린성 작용제		
bethanechol Cl(Urecholine)	원형약물차트 11-1 참조	
metoclopramide HCl(Reglan)	A: 경구투여: 5-10mg q8h 필요한 경우	• GERD, 위마비, 메스꺼움에 사용 • 도파민 중앙 수용체 길항제 • 위내용 배출시간 증가 • 임신범주: B; PB: 30%; t½: 2.5-6시간
carbachol(Miostat)	눈: 0.75-3%, 1-2drops(gtt), 3일	안압 감소, 동공축소
pilocarpine HCl(Pilocar)	눈: 0.5-4%, 1drop(gt)	안압 감소, 동공축소
Chlinesterase 억제제		
donepezil HCl(Aricept); rivastigmine(Exelon)	제15장, 표 15-6 참조	
눈에 대한 간접작용 콜린성 작용제 혹은 Cholinesterase 억제제		
demecarium bromide(Humorsol)	0.125-0.25%, 1gt q12-48시간	녹내장에서 IOP감소; 장기간 동공축소
echothiophate iodide(Phospholine iodide)	0.03-0.25%, 1gt q12-48시간	IOP감소; 장기간 동공축소
isoflurophate(Floropyrl)	0.25%, 연고(ointment)로 q8-72시간	녹내장치료, 결막낭에 적용
가역적 Cholinesterase 억제제: 중증 근무력증		
ambenonium Cl(Mytelase)	A: 경구투여: 2.5-5mg 하루 3번/하루 4번; 용량 증가할 수 있음; 유지용량: 50-75mg 하루 3번/하루 4번	근무력증에서 근육강도 증가; 장기간 작용 glucocorticoids와 함께 사용가능 임신범주: C; PB: UK; t½: UK

표 11-2 콜린성 작용제-계속

일반명(상품명)	투여경로 및 용량	응용 및 고려사항
adrophonium Cl(Tensilon)	A: 정맥주사: 2mg; 그 후 반응이 없으면 8mg 근육주사: 10mg; 30분 안에 2mg 반복주사 C: 34kg 이하: 정맥주사: 1mg; 무반응 시 30-45ch 안에 반복주사; 최대: 5mg C: 34kg 이상: 정맥주사: 2mg; 무반응 시 1mg 반복주사; 최대: 10mg	근무력증 진단에 사용 아주 단기간 작용 임신범주: C; PB: UK; t½: 1.2-2시간
neostigmine methylsulfate(Prostigmin)	A: 15mg 하루 3번; 점차적으로 유지용량 150mg까지 증가; 최대 375mg/d A: 근육/정맥주사: 0.5-2.5mg q1-3h; 최대: 10mg/d C: 근육/정맥주사: 0.01-0.04mg/kg q2-4h	근무력증에서 근육강도 증가에 사용; 단기간 요폐(urinary retnetion, 요저류) 수술 후 예방적 치료적 사용 임신범주: C; PB: 15-25%; t½: 1-1.5시간
Physostigmine salicylate(Antilrium);(Isopto Eserine Salicylate-ophthalmic form)	A: 정맥/근육주사: 0.5-2mg/dose, 필요할 때 q10-30분 반복 C: 정맥주사: 0.02mg/kg/dose, 필요할 때 q5-10분반복; 최대: 전체 2mg A: 0.25%-0.5%, 하루에 1-2gtt 또는 하루 4번; 최대: 8gtt/d	항콜린성 독성에 반대작용과 IOP 감소, 동공축소; 단기간 작용 임신범주: C; PB: UK; t½: 15-40분
pyridostigmine bromide(Mestinon)	A: 경구투여: 60-120mg 하루 3번/하루 4번; 유지용량: 600mg/d를 3-4회 나누어 복용 SR: 하루 180-540mg 또는 하루 2번 근육/정맥주사: 2mg q2-3시간 C: 경구투여: 7mg/kg/d 5-6회 나누어 복용	근무력증에서 근육강도 증가 신경전달물질 acetylcholine의 파괴를 방지 임신범주: C; PB: 10%; t½: 3-4시간
비가역적 및 가역적 Cholinesterase 억제제에 대한 해독제		
pralidoxime Cl(Protopam)	A: 정맥주사: 식염수용액 100mL당 1-2g 15-30분 동안 투입; 필요할 때 250mg q5분	근무력증에서 cholinesterase 억제제의 과다치료 근육마비를 일으키는 유기인산살충제의 과량치료 임신범주: C; PB: UK; t½: 1-2.7시간

A, 성인 Adult; a.c., 식전 before meal; b.i.d., 하루 2회 two times a day; C, 소아 child; d, 일 day; GERD, 위식도역류질환, gastroesophageal refulx disease; GI, 위장관 Gastrointestinal; gt, drop; gtt, drops; h, 시 hour; IM, 근육내 intramuscular; IOP, 안압 intraocular pressure; IV, 정맥내 intravenous; maint, 유지 maintain; PB, 단백결합 protein binding; p.c., 식후 after meal; PO, 경구투여 by mouth; PRN, 필요시 as needed; q.i.d., 하루 4회 four times a day;sec, 초second; SR, 서방형 sustained-release; t½, 반감기 half-life; UK, 잘 모름 unkown.

항콜린성 약물

Acetylcholine 수용체에 결합하여 acetylcholine 작용을 억제하는 약물을 **항콜린성 약물(anticholinergics)** 혹은 **부교감신경억제제(parasympatholytics)**라고 한다. 항콜린성 약물의 다른 이름으로는 **콜린성 차단 약물(cholinergic blocking agents)**, **콜린성 길항제(*cholinergic antagonists*) 혹은 무스카린성 길항제(*muscarinic antagonists*)**, **항부교감신경약물(*antiparasympathetic agents*)**, **항무스카린성 약물(*antimuscarinic agents*)**, **진경제(*antispasmodic*)**가 있다. 항콜린성 약물에 영향을 받는 신체의 주요 조직과 장기에는 심장, 호흡계, 위장관계, 방광, 눈, 외분비샘 등이 있다. 부교감신경계의 차단에 의해서 교감(아드레날린성)신경계의 작용이 우세해진다. 항콜린성 및 아드레날린성 효능제는 동일한 반응을 초래한다.

항콜린성 및 콜린성 작용제는 반대작용을 가진다. 항콜린성 약물의 주요 작용에는 위장관운동 감소, 타액분비 저하, **동공산대(mydriasis)**, 맥박수 증가 등이 있다. 항콜린성 약물의 다른 작용에는 방광수축이 감소하여 소변저류가 야기되며 신경흥분과 관련된 근육경직과 진전을 줄인다. 항콜린성 약물은 cholinesterase 억제제와 유기인 섭취에 의해 야기되는 독성의 해독제로 작용한다. 항콜린성 약물의 다양한 작용이 표 11-3에 기술되어 있다.

표 11-3 항콜린성 약물의 효과

신체조직	반응
심혈관	고용량에 의해 심박수 증가. 저용량에서는 심박수를 줄일 수 있다.
위장관	위장관의 평활근긴장의 완화, 위장관운동 및 연동운동 저하, 위장 및 장관 분비의 감소
배뇨관	방광배뇨근이완과 내부 괄약근수축 증가, 소변저류 유발가능
눈	동공근육이완과 모양체근(ciliary muscle)의 마비, 이로 인한 조절 저하.
샘	타액분비, 발한, 기관지분비의 감소
기관지	기관지확장 및 기관지분비 저하
중추신경계	진전과 근육경직의 감소, 고용량에 의한 졸음, 방향감각상실, 환각

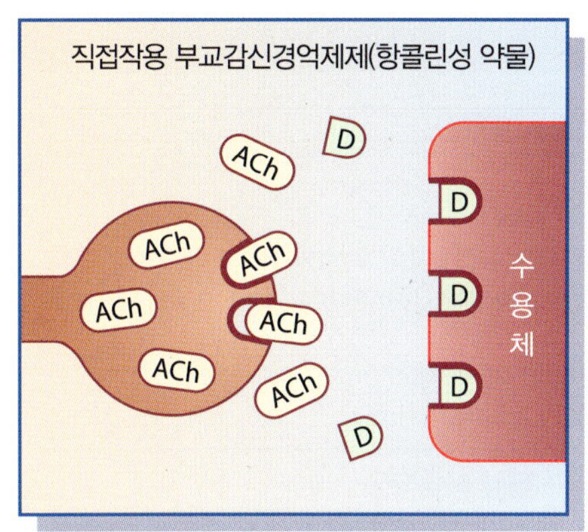

그림 11-3 항콜린성 반응. 항콜린성 약물이 수용체에 결합하고 acetylcholine을 봉쇄한다. ACh, acetylcholine; D, 항콜린성 약물.

무스카린성 수용체는 항콜린성 약물이 acetylcholine 수용체에 결합하여 acetylcholine의 작용을 억제하기 때문에 콜린성 수용체의 한 형태로 항콜린성 약물에 반응하는 조직과 기관에 속해 있다. 그림 11-3은 항콜린성 약물의 이러한 작용을 설명하고 있다. 항콜린성 약물은 bethanechol과 pilocarpine 같이 직접작용 부교감신경작용제의 효과와 physiostigmine과 neostigmine 같은 간접작용 부교감신경작용제의 효과를 차단한다.

Atropine

Atropine sulfate는 belladona 식물(Atropa belladonna)에서 처음 추출되어 1831년에 분리되었는데, 이 약물은 고전적 항콜린성 혹은 무스카린성 수용체 길항제이다. Scopolamine은 두 번째로 belladona alkaloid로 생산되었다. Atropine과 scopolamine은 무스카린성 수용체에 작용하지만, 니코틴성 수용체에는 극히 미미하다. Atropine은 기본적으로 (1) 수술 전 타액분비를 감소시키고, (2) 서맥 발생 시 맥박을 증가시킬 목적으로 사용된다. Atropine 혹은 자동주입기(Atropen)는 cholinesterase 억제제 과량에 의하거나 bethanechol과 같은 무스카린성 약물의 과량으로 인한 무스카린성 작용제 독성에 대한 해독제로 사용되고 있다. 그러나 만약 환자가 atropine이나 atropine 유사약물(예, 항히스타민제)을 투여하면 부작용이 발생할 수 있다. 원형약물차트 11-2에서 atropine의 약리작용이 자세히 언급되었다.

또한 합성 항콜린성 약물은 소화성 궤양과 장 경련 시 진경제로 사용된다. 오랫동안 propantheline bromide가 위산분비 감소와 장 경련 완화를 위해 사용되어 왔으나 최근에는 이 약제는 위장 분비와 위장관 경련을 줄인다. 히스타민(H_2) 억제제가 개발되었기 때문에 propantheline과 같은 약물이 위장 분비를 줄일 목적으로는 거의 사용되지 않는다.

약동학 Atropine sulfate는 경구투여 및 비경구투여로 쉽게 흡수된다. 이 약제는 혈액-뇌장벽을 잘 통과하므로 중추신경계에 영향을 미치며 태반도 통과한다. Atropine은 짧은 반감기를 가지며, 축적효과도 거의 없는 편이다. 흡수된 atropine은 대부분 소변으로 배출된다(75-95%).

약역학 Atropine sulfate는 무스카린성 수용체에 결합하여 acetylcholine을 봉쇄한다. 이 약제는 미주신경 봉쇄를 통해 심박수를 증가시키고 동공괄약근을 마비시켜 동공산대를 촉진한다. Atropine을 사용하는 가장 크 이유 두 가지는 수술 전에 타액분비와 호흡계의 분비를 줄이는 것과 심박수를 증가시켜 서맥을 치료하는 것이다. Atropine은 눈검사 전 동공산대와 모양근마비(cycloplegia)를 시키는 목적으로 그리고 홍채(iris)와 포도막(uvea) 염증치료 목적으로 안과에서 사용된다.

이 약제의 경구투여 후 작용개시시간은 0.5-1시간이며, 1시간 후에 작용이 최고에 이른다. IM 주사의 경우, 작용개시시간은 10-30분이며, 최고작용은 30분 후에 나타난다. 경구와 IM 투여 시 작용지속시간은 4시간이다. IV를 통해서는 작용개시는 주사 직후이며, 최고작용은 2분에서 4분에 나타난다.

부작용 및 유해반응

Atropine과 atropine 유사약물의 흔한 부작용에는 구강건조, 발한 감소, 시야혼탁, 빈맥, 변비, 소변저류 등이 포함된다. 다른 부작용과 유해반응에는 오심, 두통, 건조피부, 복부팽창, 저혈압 혹은 고혈압, 발기부전, 광공포증(photophobia), 혼수상태 등이 있다.

항파킨슨병–항콜린성 약물

Atropine을 파킨슨병 환자에게 투여하면 즉각적으로 타액분비와 타액흘림이 줄어든다. 진전과 근경직을 감소시킴으로써 이 질병의 이상 양상에 일부 효과를 가진 것으로 판명되었다. 또한 항콜린성 약물이 부교감신경계뿐만 아니라 중추신경계(Central Nervous System, CNS)에도 영향을 미치는 것이 확인되었다. 이들 항콜린성 약물이 파킨슨병의 진전 및 근육경직을 완화시켜 중추신경계에 영향을 미치지만, 움직임과 근육약화에 대해서는 영향을 거의 미치지 못한다. 이 발견의 결과 몇몇 항콜린성 약물이 파킨슨병 치료를 위해 개발되었다(예, trihexyphenidyl hydrochloride[Artane], biperiden[Akineton], benztropine[Cogentin]). 이들 약물은 파킨슨병의 초기에 사용될 수 있다. 파킨슨병을 치료하기 위해

원형약물차트 11-2

Atropine

약물분류	용량
항콜린성 약물: 부교감억제제 상품명: Atropine 임신범주: C	서맥을 치료하기 위해: A: IV: 0.5–1mg, q5min PRN, 반복 2mg 까지 C: IV: 0.01–0.03mg/kg/dose; max: 0.4mg/dose 수술 전: A: PO: 2mg 마취 전 30–60min C >20kg: IV/IM: 0.2–1mg 마취 전
금기	**약물-임상검사-음식 상호작용**
협각녹내장, 폐쇄성 위장관질환, 마비성 장폐색증, 궤양성 대장염, 빈맥, 양성 전립선비대증, 중증 근무력증, 심근허혈, 과민반응 주의: 신장 혹은 간질환, COPD, 심부전증	약물: Phenothiazines, antihistamines, tricyclic antidepressants, amantadine, quinidine과 같이 사용 시 항콜린성 작용 증가; 고용량의 항콜린성 약물은 위장관흡수 지연으로 인해 carbidopa/levodopa 효과 저하시킴; 항콜린성 약물은 치료용량에서 치료효과 증가시킴.
약동학	**약역학**
흡수: PO/IM: 흡수 잘됨 분포: PB: UK; 태반 통과 대사: t½: 2–3h 배출: 75% 소변으로 배출	PO: 개시: 0.5–1h 최고 1h 기간: 4h IM: 개시: 10–30min 최고: 0.5h 기간: 4h IV: 개시: 즉시 최고: 5min 기간: UK Instill: 개시: 20–30min 최고: 30–40min 기간: days
치료효과/응용	
타액 감소를 위한 수술 전 약물투여, 서맥 시 심박수 증가와 안검사 시 동공산대 작용 모드: 수용체에 결합하여 acetylcholine 억제; 미주신경 흥분을 억제하여 심박수 증가; 동공괄약근을 봉쇄하여 동공확대 촉진	
부작용	**유해반응**
구강건조, 오심, 두통, 변비, 건조피부, 홍조, 동공산대, 흐린시력 불안, 눈부심, 가슴두근거림, 소변정체	빈맥, 저혈압 생명위협: 심실세동, Stevens-Johnson 증후군, 혼수상태

A, 성인 adult; C, 소아 child; COPD, 만성 폐색성 호흡기질환 chronic obstructive pulmonary disease; GI, 위장관 gastrointestinal; h, 시 hour; IM, 근육내 intramuscular; instill, 점적 instillation; IV, 정맥내 intravenous; MAOI, monoamine oxidase inhibitor; min, 분 minute; PB, 단백결합 protein-binding; PO, 경구투여 by mouth; PRN, 필요시 as needed; t½, 반감기 half-life; UK, 잘 모름 unknown; >, 초과.

이들 약물은 levodopa/carbidopa와 병용투여하거나 항정신병 약물인 phenothiazine의 부작용의 결과로 생기는 가성 파킨슨병을 치료하기 위해 단독으로 사용된다. 파킨슨병 치료에 사용되는 약물이 22장에 더욱 자세히 기술되어 있다. 원형약물차트 11-3에 파킨슨병 치료에 사용되는 benztropine(Cogentin)과 관련된 약물 데이터를 기술하고 있다.

약동학 Benztropine은 위장관에서 잘 흡수된다. 이 약물의 단백결합 정도와 반감기를 모른다. 소변을 통해 배설된다.

약역학 Benztropine은 파킨슨병과 가성 파킨슨병에서 야기되는 불수의적 운동을 줄이고 진전과 근육경직을 감소시킨다. 이 약물은 경구투여 및 근육과 정맥 주사로 투여 가능하다. 알코올과 다른 중추신경계 억제제는 진정작용을 더욱 심하게 한다. 항콜린성 약물, phenothiazine, 삼환 항우울제는 benztropine의 항콜린성 효과를 증가시킨다. 부작용은 다른 항콜린성 약물들과 비슷하다.

간호과정
환자-중심 협력간호

항콜린성 약물: Atropine

사정

- 향후 비교를 위해 기본적인 활력징후를 획득한다. 빈맥은 atropine sulfate와 같은 항콜린성 약물을 고용량으로 투여했을 때 나타나는 부작용이다.
- 소변배설량을 사정한다. 요정체(요폐, 요저류)가 발생할 수 있다.
- 환자의 의료기록을 체크한다. Atropine과 atropine 유사약물은 환자가 협각녹내장, 폐쇄성 위장관(Gastrointestinal)질환, 마비성 장폐색(paralysis ileus), 궤양성 대장염, 양성 전립선비대증 혹은 중증 근무력증이 있을 때는 금기이다.
- 환자의 약물 개인력을 사정한다. Phenothiazine과 항우울제는 항콜린성 약물의 작용을 증가시킨다.

간호진단

- 소변저류와 관련된 소변배출의 이상
- 구강분비 감소와 관련된 구강점막의 손상
- 급성 혼돈과 관련된 손상의 위험
- Atropine 부작용에 따른 연동운동 저하와 관련된 변비의 위험

계획

- 환자의 분비문제는 수술 전에 줄어들 것이다.
- 환자가 건강에 문제가 되는 부작용을 갖지 않을 것이다.

간호중재

- 환자의 활력징후를 모니터링한다. 만약 빈맥이 있으면 보고한다.
- 수분섭취와 배출을 측정한다. 환자에게 투약 전에 소변을 보도록 독려한다. 줄어든 소변량을 보고한다. 항콜린성 약제가 소변배출을 줄인다. 적절한 수분섭취를 유지한다.
- 장음을 조사한다. 장음의 소실은 장운동(연동운동) 감소에 의한 마비성 장폐색을 뜻한다.
- 위장관(Gastrointestinal)운동 감소에 의한 변비를 조사한다. 환자로 하여금 고섬유질 음식, 적절한 수분섭취 그리고 가능하면 운동을 하도록 독려한다.
- 혼돈이나 쇠약한 환자를 위해 침대에 경보장치를 사용한다. Atropine은 중추신경계를 자극(흥분 혹은 혼돈)하거나 졸음을 유발할 수 있다.
- 구강관리를 제공한다. Atropine은 구강분비를 줄이고 구강건조를 일으킨다.
- 아트로핀 정맥주사제는 희석하지 않고 투여하든지 증류수 10mL에 희석하는 것이 좋다.

원형약물차트 11-3

Benztropine

약물분류	용량
항파킨슨병: 항콜린성 약물 상품명: Cogentin 임신범주: C	파킨슨병: A: PO: 2mg b.i.d. or 4mg/day SR 지연운동이상(tardive dyskinesia)을 제외한 추체외로증상(약물유도) A: PO: 1–4mg q.d./b.i.d.
금기	**약물-임상검사-음식 상호작용**
폐쇄각녹내장, 지연운동이상, 정신병, 치매, 중증 근무력증 주의: 빈맥, 심장질환, 자율신경병증, 양성 전립선 증식증, 3세 미만 어린이	약물: Phenothiazines, 삼환 항우울제 그리고 다른 항콜린성 약물의 항콜린성 효과를 증가시킴.
약동학	**약역학**
흡수: PO: 잘 흡수됨 분포: PB: UK 대사: t½: UK 배출: 소변으로	PO: 개시: 1h 최고: 2–3h 기간: 6–10h
치료효과/응용	
파킨슨병 혹은 약물유도 파킨슨병의 불수의적 증상을 감소 시킴. 작용 모드: 콜린성 수용체(무스카린성)를 봉쇄하며, 게다가 acetylcholine을 줄여서 과도한 콜린성 활성(불수의 운동)을 줄인다. 또한, dopamine 활성을 연장시키고 불수의 운동을 줄이기 위해 dopamine 재흡수를 봉쇄한다.	
부작용	**유해반응**
오심, 구토, 구강건조, 변비, 불안 초조, 홍조, 어지럼, 시야혼탁, 눈부심, 동공산대, 건망증, 혼돈, 우울감, 환각, 발한 감소, 허약, 고체온, 감각이상	빈맥, 가슴두근거림, 소변정체 치명적 증상: 마비성 장폐색증

A, 성인 Adult; b.i.d., 하루 2회 two times a day; d, 일 day; GI, 위장관 gastrointestinal; h, 시 hour; IM, 근육내intramuscular; IV, 정맥내 intravenous; min, 분 minute; PB, 단백결합 protein-binding; PO, 경구투여 by mouth; q.d., 하루 1회 once daily;; t½, 반감기 half-life; UK, 잘 모름 unknown.

환자교육

일반

- 환자에게 더운 환경과 과도한 신체활동을 피하라고 지시한다. 줄어든 땀샘 활동으로 인해 체온이 상승할 수도 있다.
- 협각녹내장 환자에게 atropine 유사약물을 피하라고 교육한다. 항콜린성 약물은 산동과 안압상승을 유발할 수 있다.
- 환자에게 자동차를 운전하거나 각성을 요구하는 활동에 참여하지 말라고 안내한다.
- 눈검사 후 동공산대가 된 환자에게 광공포증 때문에 밝은 빛에서는 선글라스를 착용하도록 말한다.

부작용

- 환자에게 항콜린성 약물의 사용에 따른 흔한 부작용, 즉 구강건조, 소변저하, 변비 등을 조언한다.
- 장시간 동안 항콜린성 약물을 복용할 때에 변비를 예방하기 위해 많은 수분섭취와 섬유질이 많이 함유된 음식을 먹도록 지시한다.
- 환자에게 항콜린성 약물을 복용 전에 소변을 보도록 안내한다. 소변저류가 문제이다.
- 소변량이 현저히 감소하면 보고하도록 조언한다.
- 항콜린성 약물은 타액 분비를 감소시키므로 구강간호를 자주 수행하고 금기가 아니라면 캔디, 얼음, 껌 등의 사용을 격려한다.
- 환자에게 눈물샘 분비(lacrimation) 감소로 인해 건조된 안구를 촉촉하게 해 주기 위해 점안액을 사용하도록 독려한다..

평가

- 항콜린성 약물에 대한 환자의 반응을 평가한다.
- 변비, 소변저류 혹은 맥박 상승이 문제인지 혹은 문제로 남는지를 결정한다.

멀미를 치료하는 항콜린성 약물

중추신경계에 대한 항콜린성 약물의 효과는 멀미 경향이 있는 환자에게 도움이 된다. 멀미를 치료하는 데 쓰이는 항히스타민제로 분류되는 약물의 예는 scopolamine이다. 이것은 피부패치(Transdermal Scop)로서 국소적으로 사용되고, 귀 뒤에 붙인다. 멀미를 예방하기 위해서 손목밴드와 생강껌 혹은 캔디를 포함하여 생강을 사용할 수 있다. 경피 scopolamine은 3일 이상 약물이 전달되며, 비행, 항해 그리고 버스 혹은 자동차 여행과 같은 활동을 위해 자주 처방한다. 멀미를 치료하는 항히스타민으로 분류되는 다른 약으로는 dimenhydrinate(Dramamine), cyclizine(Marzine), meclizine hydrochloride(Antivert) 등이 있다. Transderm Scop을 제외하고, 이들 약의 대부분은 일반약으로 구입이 가능하다.

표 11-4에 항콜린성 약물의 예와 용량 그리고 일반적 임상응용이 언급되었다. 약용량은 나이, 성별, 몸무게에 따라 다르다. 항콜린성 약물이 안압을 상승시킬 수 있으므로 녹내장 환자에게는 사용하지 말아야 한다(원형약물차트 11-4).

부작용 및 유해반응

항콜린성 약물로 사용되는 항히스타민제의 부작용에는 구강건조, 시각장애(특히, 동공확대에 따른 시야혼탁), GI 연동운동 감소에 따른 변비, 감소된 방광긴장에 의한 소변저류, 빈맥(고용량투여 시), 저혈압, 피부발진, 근육약화, 홍조 등이 있다.

표 11-4 항콜린성 약물

일반명(상품명)	투여경로 및 용량	응용 및 고려사항
항콜린성 약물: 위장관 또는 콜린성 억제제		
atropine sulfate	원형약물차트 11-2 참조	
dicyclomine HCl(Bentyl)	A: 경구투여:20-40mg 하루 4회; 최대: 160mg/d 근육내주사: 10-20mg q6h; 최대: 80mg/d C>2y:경구투여:10mg하루 3회/하루 4회; 최대 40mg/d	• IBS 치료. 협각녹내장, 심각한 궤양성 대장염, 마비성 장폐색 환자는 피할 것 • 임신범주: B, PB: UK; t½: 9-10시간
glycopyrrolate(Robinul)	GI 장애: A: 경구투여: 1-2mg 하루 2번/하루 3번; 최대: 6mg/d 근육/정맥주사: 0.1-0.2mg 하루 3번/하루 4번 수술 전: A: 근육내주사: 4mcg/kg 수술 전 30분-1시간	• 위궤양에서 위산분비 감소를 위한 수술 전 조치 • 협각녹내장, 장관폐색, 궤양성 대장염 환자는 금기 • 임신범주: B, PB: UK; t½: 0.5-2시간

표 11-4 항콜린성 약물–계속

일반명(상품명)	투여경로 및 용량	응용 및 고려사항
hyoscyamine SO4(Cystospaz, Anaspaz)	A: 경구/설하투여: 필요한 경우 0.125–0.25mg q4h SR: 0.375–0.75mg/q12h 피하/근육/정맥주사: 5mcg/kg 수술 전 30–60분 C: 2–10y: 0.0625–0.125mg q4h PRN	• 위궤양과 IBS 치료 • 위산분비와 경련성 방광 조절 • 협각녹내장, 심한 궤양성 대장염이 있는 환자는 금기 • 임신범주: C, PB: 50–60%; t½: 3.5시간
methscopolamine bromide(Pamine)	A: 경구투여: 2.5–5mg a.c.(식후) and h.s.(취침시간에); 최대: 12.5mg/d	• 위궤양과 IBS 치료에 사용해 왔음 • 현재는 알레르기성 비염, 축농증, 감기를 완화시키기 위해 사용 • 전립선비대, 장폐색이 있는 환자는 피할 것 • 임신범주: C, PB: UK; t½: UK
propantheline bromide (Pro–Banthine)	A: 경구투여: 15mg a.c. 하루 3번; 30mg h.s. 노인: 7.5mg ac. 하루 3번	• 위궤양에서 항경련제 • 녹내장, 근무력증, 전립선비대증에서 금기 • 임신범주: C, PB: UK; t½: 9시간
scopolamine(Transderm Scop)	수술 전: 피하/근육/정맥주사 : 0.3–0.6mg C:피하: 0.1–0.3mg; 멀미: A: 경구투여: 250–800mcg 1h 전에 요구됨; 경피 patch: 1.5mg patch 귀밑 q72h	• 마취 전 약물, IBS, 멀미, 섬망에 사용 • 협각녹내장, 장폐색질환, 심한 궤양성 대장염, 마비성 장폐색 환자는 금기 • 임신범주: C, PB: 30%; t½: 8시간
콜린성 억제제: 눈		
cyclopentolate HCl(Cyclogyl)	0.5–2% 용액, 1–2방울	눈검사를 위한 동공축소와 모양근 마비 제43장 참조
homatropine(Isopto Homatropine)	2–5% 용액, 1–2방울	눈검사를 위한 동공축소와 모양근 마비(모양체근 마비되어 순응)
tropicamide(Mydriacyl Ophthalmic)	0.5–1% 용액, 1–2방울	눈검사를 위한 동공축소와 모양근 마비
항콜린성–항파킨슨 약물		
beztropine mesylate(Cogentin)	원형약물차트 11–3 참조	
biperiden lactate(Akineton)	파킨슨병: A: 경구투여: 2mg 하루 3회/하루 4회; 최대: 16mg/d	• 파킨슨병과 약물에 의한 추체외로증후군 치료 • 임신범주: C, PB: UK; t½: 6–10시간 • 제15장 참조
trihexyphenidyl HCl(Artane)	파킨슨병: A: 경구투여: 처음에1mg, 6–19mg/d로 증가, 보통 식사와 함께 하루 3회 또는 자기 전 A: 경구투여: 투여량 증가: 아침 식사 후 5–10mg 약물에 의한 추체외로증후군: A: 경구투여:1mg/d,5–15mg/d로 증가. 나누어 복용	• 파킨슨병과 약물에 의한 추체외로증후군 치료 • 임신범주: C, PB: UK; t½: UK
항콜린성–항무스카린성 약물		
tolterodine tartrate(Detrol, Detrol LA)	원형약물차트 11–4 참조	
기타		
ipratropium bromide(Atrovent)	A: 흡입제: 2회 흡입 하루 4회; 최대: 하루 12회 흡입	• 기관지평활근 부위에 acetylcholine 작용을 억제하고 기관지를 이완시켜 만성 폐쇄성 폐질환을 치료하는 항콜린성 기관지이완제 • 임신범주: B, PB: UK; t½: 2시간

A, 성인 Adult; a.c., 식전 before meal; b.i.d., 하루 2회 two times a day; C, 소아 child; d, 일 day; EPR, 추체외로반응 extrapyramidal reaction, GI, 위장관 Gastrointestinal ; gtt, drops; h, 시 hour; h.s., 취침 시 at bedtime; IBS, 과민성 대장증후군 irritable bowel syndrome; IM, 근육내 intramuscular; inhal, 흡입 inhalation; IV, 정맥내 intravenous; maint, 유지 maintain; min, 분 minute; PB, 단백결합 protein binding; p.c., 식후 after meal; PO, 경구투여 by mouth; PRN, 필요시 as needed; q.d., 하루 1회 once daily; q.i.d., 하루 4회 four times a day; subQ, 피하 subcutaneous; SL, 혀밑 sublingual; sol, 용액 solution; SR, 서방형 sustained–release; t½, 반감기 half–life; t.i.d., 하루 3회 three times a day; UK, 잘 모름 unkown; >, 초과; < 미만.

원형약물차트 11-4

Tolterodine Tartrate

약물분류 항무스카린성 약물: 항콜린성 상품명: Detrol, Detrol LA 임신범주: C	**용량** A: PO: 2mg b.i.d. or 4mg/day SR
금기 과민반응, 소변정체, 위정체, 조절 안 되는 협각녹내장, 수유 주의: 조절되는 협각녹내장, 심혈관질환, 방광유출폐쇄, 유문부 협착 혹은 기타 GI 폐쇄질환, 마비성 장폐색증, 궤양성 대장염, 신장 혹은 간기능저하증	**약물–임상검사–음식 상호작용** 약물: Amantadine, amoxapine, bupropion, clozapine, cyclobenzaprine, disopyramide, maprotiline, olanzapine, orphenadrine, H1 봉쇄제, phenothiazines 및 삼환 항우울제 등으로 인해 효과 증가; azole 항진균제(예, ketoconazole) 혹은 macrolide 항생제(예, erythromycin), cyclosporine 및 fluoxetine 등으로 인해 효과 감소 음식: 포도주스는 약물농도를 상승시킴
약동학 흡수: 음식물 존재 시 약물의 위장관흡수 저하 분포: PB: 96% 대사: t½: 2–4h 배출: 소변 및 대변	**약역학** PO: 개시: UK 최고: 1–2h 기간: UK
치료효과/응용 소변 횟수, 절박뇨, 요실금 등의 감소 작용 모드: 방광에 선택적인 콜린성(무스카린성) 수용체 봉쇄	
부작용 구강건조, 눈, 및 피부; 두통, 메스꺼움, 어지럼, 신경과민, 오심, 구토, 설사, 복부통증, 변비, 소화불량, 고창, 배뇨곤란, 체중 증가, 관절통, 소변정체	**유해반응** 기관지염, 시각장애, 흉통, 고혈압

A, 성인 Adult; b.i.d., 하루 2회 two times a day; GI, 위장관 gastrointestinal; H1, 히스타민 histamine 1; h, 시 hour; PB, 단백결합 protein binding; PO, 경구 by mouth; SR, 서방형 sustained–release; t½, 반감기 half–life; UK, 잘 모름 unknown; URI, 상기도감염 upper respiratory tract infection; UTI, 요로감염 urinary tract infection.

핵심 웹사이트

항콜린성 약물: *www.cnsonline.org/www/archive/ms/ms-6c.html*

BeersCriteria Guidleines: *www.americangeriatrics.org/health_care_professionals/clinical_practice/clinical_guidlines_recommendations/2012*

콜린성 약물: *www.cnsonline.org/www/archive/ms/ms-6a.html*

학습 질문

1. 환자가 bethanechol(Urecholine)을 투여받고 있다. 이 약이 어디에 사용되는 약물인가?
   a. 녹내장
   b. 소변정체
   c. 위배출시간의 지연
   d. 위식도역류질환

2. Atropine(Atreza)을 사용하는 환자에게 간호사는 어떤 부작용이 있을 것이라고 교육해야 하는가?
   a. 설사
   b. 서맥
   c. 시야혼탁
   d. 빈번한 배뇨

3. 환자에게 benztropine(Cogentin)이 처방되었을 때, 이 약이 어디에 사용되는가?
   a. 파킨슨병
   b. 마비성 장폐색증
   c. 멀미
   d. 소변정체

4. Dicyclomine(Bentyl)은 항콜린성 약물이다. 어떤 질환에 이 약물을 사용하는가?
   a. 산동
   b. 변비
   c. 소변정체
   d. 과민성 대장증후군

학습 질문

5. 콜린성 작용제는 어떤 신경전달물질과 유사하다고 알고 있는가?
   a. dopamine
   b. acetylcholine
   c. cholinesterase
   d. monoamine oxidase

6. 간호사가 콜린성 작용제인 bethanechol(Urecholine)을 투여하고 있는데, 아래 사항 중 콜린성 효과로 기대되는 것은?
   a. 심박수 증가
   b. 연동운동 저하
   c. 타액분비 저하
   d. 동공축소 증가

7. 과도한 용량의 bethanechol(Urecholine)으로 인해 콜린성 약물을 고용량 투여했을 때 투여해야 할 해독제는?
   a. atropine
   b. tolterone
   c. benztropine
   d. metoclopramide

답: 1. b, 2. c, 3. a, 4. d, 5. b, 6. d, 7. a

3부

신경계 약물

12장

중추신경계 흥분제

학습목표

- 중추신경계(CNS) 흥분제의 작용을 설명한다.
- 주의력결핍/과다행동장애와 기면증(narcolepsy)을 비교한다.
- 주의력결핍/과다행동장애와 기면증에 사용되는 약의 작용을 구분한다.
- Amphetamines, 식욕억제제(anorexiants), 각성제(analeptics), doxapram, caffeine의 흔한 부작용을 대조한다.
- 편두통에 사용되는 약물의 약리학을 비교한다.
- 중추신경계(central nervous system, CNS) 흥분제를 투여받는 환자에게 간호과정을 적용한다.
- Doxapram(Dopram)을 투여받는 환자에게 간호과정을 적용한다.

많은 약물들이 신체기능을 조절하는 뇌와 척수를 포함하는 **중추신경계(central nervous system, CNS)**를 흥분시킨다. 의학적으로 승인된 CNS 흥분제는 어린이의 주의력결핍/과다행동장애(attention deficit/hyperactivity disorder, ADHD), 기면증, 호흡곤란의 치료 등에 국한된다. CNS 흥분제의 주요 군에는 대뇌겉질(cerebral cortex)을 자극하는 amphetamine과 caffeine을 포함하고, 호흡을 촉진하기 위한 뇌간(brain stem)과 연수(medulla)에 작용하는 각성제와 caffeine, 뇌의 시상하부와 변연계 부위의 포만중추(satiety center)를 자극하여 식욕을 억제하는 것으로 생각하는 diethylpropion과 같은 식욕억제제를 포함한다. Amphetamine과 관련 식욕억제제는 많이 남용되고 있다. Amphetamine의 장시간 사용은 **심리학적 의존(psychological dependence)** 혹은 초기 약물반응을 위해 점차약물용량을 늘려가야 하는 **내성(tolerance)**을 유발할 수 있다. 이 약들은 단기간(12주까지) 치료목적으로 추천된다. 점차 약용량을 증가시킨 후 갑자기 투약을 중단하면 우울증과 금단증상이 발생된다.

편두통과 군발두통의 치료에는 진통제, 맥각 알칼로이드(ergot alkaloid)와 선택적 serotonin$_1$수용체 작용제(triptans) 등을 포함한다. 편두통은 심한 박동성 통증(throbbing pain)을 야기한다. 편두통에는 전조증상(aura, 시각, 냄새, 저림, 어지럼 등의 경고)이 자주 발생한다. 전조는 항상 결정적인 것은 아니다. 삼차신경(trigeminal nerve)을 흥분시키는 뇌간의 변화 때문에 기인된다고 생각한다. 또한, 낮은 serotonin 함량이 통증을 유발하는 neuropeptide를 분비하게 하는 삼차신경 변화를 초래한다. 편두통 유발요소에는 일부 음식(맥주, 적포도주, 오래된 치즈, 초콜릿, 카페인, monosodium glutamate), 식사 거르기, 강도 높은 육체활동, 여성호르몬 변화, 밝은 빛, 스트레스, 날씨변화 그리고 일부 약물(경구용 피임약, 혈관이완제) 등이 있다. 군발두통의 원인은 잘 모르지만, 시상하부에 의한 삼차신경 활성에 의한 것으로 여겨지고 있다. 이 두통은 2주에서 3개월 지속되는 동안 하루에 2–3차례 반복된다. 군발두통의 유발요인은 없으나 일단 시작되면 alcohol, nicotine, nitroglycerin이 즉시 심한 두통을 유도한다.

병태생리학

주의력결핍/과다행동장애(attention deficit/hyperactivity disorder, ADHD)는 신경전달물질인 serotonin, norepinephrine, dopamine의 조절장애에 의해 야기된다. ADHD는 기본적으로 어린이에게서 발생하는데, 주로 7세 이전의 연령에서 볼 수 있고, 10대까지 지속된다. 여자 어린이보다 남자 어린이에게서 3–7배 높은 유병률을 보인다. 여러 형태의 ADHD

의 행동적 특징에는 부주의(inattentiveness), 집중장애, 안절부절증(restlessness), 행동과다(과다하고 목적 없는 행동), 임무를 마치지 못함, 충동성 등이 있다.

ADHD 어린이는 협력이 잘 안 되며, 비정상적 뇌파(electroencephalography, EEG) 소견을 보인다. 지능은 영향을 받지 않으나, 학습장애는 종종 있다. 이 질환은 또한 경미한 뇌기능장애(minimal brain dysfunction), 어린이 과다행동, 운동과다증, 학습장애를 동반한 운동과다증후군 등으로 불린다. 많은 전문가들은 ADHD가 잘못 진단되어 많은 어린이들이 필요 없는 약물을 수개월에서 수년간 투여받는다고 말하고 있다.

기면증(narcolepsy)은 운전 혹은 누군가와 얘기하기 등과 같이 정상적으로 깨어서 활동하는 동안 잠에 빠지는 특징을 가진다. 수면마비는 수면 동안 정상적인 근육마비 조건에 항상 기면증을 동반하고 수의근에 영향을 준다. 기면증은 움직일 수가 없고, 의식을 잃고 쓰러지기도 한다.

Amphetamines

Amphetamines는 뇌와 교감신경계(말초신경말단)로부터 신경전달물질인 norepinephrine과 dopamine의 분비를 자극한다. Amphetamine은 일반적으로 이상행복감과 각성을 야기하지만, 이 약은 또한 잠못이룸, 불안초조, 진전, 과민성 등을 초래한다. 증가된 심박수, 두근거림, 심부정맥, 혈압 상승 등 심혈관계 문제가 amphetamine 사용으로 비롯된다.

Amphetamine의 반감기는 4–30시간 사이로 다양하다. Amphetamine–유사약물이 효과가 없을 때 amphetamine이 기면증과 일부 ADHD 케이스에 사용된다. Amphetamine(Adderall)은 ADHD 조절에 효과적이다. Dextroamphetamine(Dexedrine)과 methamphetamine(Desoxyn)은 일부 ADHD 환자에게 처방된다.

부작용 및 유해반응

Amphetamine은 중추신경계(central nervous system, CNS)와 심혈관계, 위장관(gastrointestinal), 내분비계에 유해반응을 일으킨다. 부작용과 유해반응에는 안절부절, 불면, 빈맥, 고혈압, 심장두근거림, 구강건조, 식욕부진, 체중감소, 설사, 변비, 발기부전 등이 포함된다.

ADHD와 기면증을 위한 amphetamine–유사약물

Methylphenidate(Ritalin)과 dexmethylphenidate(Focalin)는 amphetamine–유사약물로 분류되며, 어린이 주의집중시간과 인지능력(에, 기억, 읽기)을 향상시키고, 충동성, 과다행동, 안절부절을 감소시킨다. Methylphenidate는 기면증치료에도 사용된다. Methylphenidate는 남용 가능성이 있다. 규제약물 편성(controlled-substance schedule, CSS) II 약물군에 분류된다. 원형약물차트 12–1은 ADHD와 기면증치료에 있어 methylphenidate의 약동학, 약역학, 치료효과에 대하여 설명하고 있다. Amphetamine과 amphetamine–유사약물은 저녁시간 혹은 잠들기 이전에 투여해서는 안 되는데, 왜냐하면 불면증이 초래되기 때문이다.

Modafinil(Provigil)은 기면증에 처방되는 또 다른 약제이다. 이는 기면증 환자가 깨어 있는 시간을 증가시킨다. 이 약의 작용기전은 완전하게는 알려져 있지 않다.

Methylphenidate는 ADHD 치료에 가장 널리 처방되는 약이다. 표 12–1은 amphetamine 및 amphetamine–유사약물과 용량, 사용, 고려사항이 언급되어 있다.

약동학 Methylphenidate는 위장관점막을 통해 잘 흡수된다. Methylphenidate는 어린이에게 아침과 점심식사 전에 하루 두 번 투여된다. 음식이 흡수에 영향을 미치기 때문에 이 약은 식전 30분에서 45분에 투여되어야 한다. Methylphenidate는 잠자기 전 적어도 6시간에 투여되어야 하는데, 왜냐하면 불면증을 초래할 수 있기 때문이다. 경피 패치(transdermal patch)는 9시간 정도 사용가능하다. 이 약은 소변으로 배출되는데, 40%의 methylphenidate가 변하지 않고 배설된다.

약역학 Methylphenidate는 과다행동을 줄이고 주의집중시간을 증가시킴으로써 ADHD를 치료하는 데 도움이 된다. 이 약 또한 기면증 치료에 처방된다. Amphetamine-유사약물은 Adderall을 제외하고는 amphetamine보다 ADHD 치료에 더욱 효과적이다. Amphetamine은 남용, 습관화, 내성의 높은 경향으로 인해 전반적으로 피하는 약이다. 교감신경흥분제와 정신자극제는 methylphenidate와 동시에 사용할 때에 과민성, 신경과민, 진전, 불면증의 자극 효과가 증가된다. MAO 억제제를 같이 사용할 때에 고혈압위기(hypertensive crisis)가 초래된다. Methylphenidate는 caffeine과 같은 중추신경계 흥분제의 작용을 증가시키고 phenobarbital과 같은 일부 barbiturate의 대사를 억제한다.

원형약물차트 12-1

Methylphenidate

약물분류	용량
중추신경계 흥분제: Amphetamine계 약물 상품명: Ritalin, Ritalin SR 제제, Concerta, Daytrana(경피패치), Quillivant XR 제제 CSS II 임신범주: C	주의력결핍/과다행동장애(ADHD) C >6y: PO: 5–10mg를 아침과 점심 전에; 필요시, 매주 5–10mg씩 용량 증가시킴; 최대용량: 60mg/d A: PO: 20–30mg/d를 아침식사 및 점심식사 전에 나누어 투여; 최대용량: 60mg/d A: PO: 서방형: 18–36mg을 1일 1회 투여; 최대용량: 72mg/d C: PO: 서방형: 18mg/d; 최대용량: 2mg/kg/d 기면증: A PO: 10–60mg/d를 식사 전 30분에 2–3회 나누어 투여함.
금기	**약물–임상검사–음식 상호작용**
갑상선기능항진증, 불안증, 발작 과거력, 관상동맥질환, 고혈압, Tourette's 증후군, 녹내장, 정신병, 정신우울증 주의: 6세 미만 어린이, 우울증, 물질중독, 임신 시에는 사용하지 말기	약물: 교감신경흥분제와 정신 흥분제의 자극작용을 증가시킬 수 있음; 항고혈압제 작용을 줄일 수 있음 경구용 항응고제, barbiturates, 항경련제, 삼환계 항우울제의 작용을 증대시킴; MAO 억제제와 병용 시 고혈압위기 증대. 음식: Caffeine은 효과를 증대시킴
약동학	**약역학**
흡수: 위장관으로 흡수가 잘됨 분포: PB: 10–33% 대사: t½: 1.3–7.7h 배출: 40%가 용해되지 않는 상태로 소변으로 배출	PO: 개시: 0.5–1h Peak: 2h 서방: 5h; 경피: 8h 기간: 3–6h; 서방: 8h 서방: 4–8h
치료효과/응용	
ADHD로 인한 과다행동교정, 주의집중기간 증대 그리고 졸림 조절 작용기전: Dopamine 수송에 영향을 주어 serotonin성 경로의 변화에 의한 것으로 보고됨	
부작용	**유해반응**
오심, 구토, 설사, 불면증, 어지럼, 불안증, 초조, 자극, 진전, 이상행복감, 시야혼탁, 두통, 과다행동 증가, 복통, 빈혈, 상기도감염	빈맥, 고혈압, 성장억제, 가슴두근거림, 발작, 어린이의 일과성 체중소실; 생명위협: 박리성 피부염(exfoliative dermatitis), 뇌졸중, 혈소판감소증, 간독성

A, 성인; ADHD, 주의력결핍/행동과다 장애 Attention deficit/hyperactivity disorder; C, 소아; CD, 조절된 용량; CNS, 중추신경계; CSS, Controlled Substances Schedule; d, 일; GI, 위장관계; h, 시; MAOI, monoamine oxidase 억제제; min, 분; PB, protein-binding; PO, 경구투여; t½, 반감기; UK, unknown; y, 년

간호과정

환자-중심 협력간호

중추신경계 흥분제: Methylphenidate HCl(Ritalin)

사정

- 환자가 심장병, 고혈압, 갑상선기능항진증, 파킨슨병 혹은 녹내장의 병력이 있는지 결정한다. 이러한 경우 약물은 항상 금기이다.
- 향후에 비교를 위해 활력징후를 조사한다. 심장질환이 있는 환자를 면밀히 모니터링한다. 그 이유는 약물이 항고혈압제의 효과를 방해할 수 있다.
- 환자의 정신상태를 조사한다(예, 기분, 정동, 공격적 성향).
- 어린이의 키, 몸무게, 성장을 평가한다.
- 치료 전과 치료 중에 완전혈구측정(complete blood count, CBC), 감별 백혈구(differential white blood cell)와 혈소판을 조사한다.

간호진단

- 행동과다 유해효과와 관련되어 있는 동료 관계, 학습 및 규율을 방해하는 위험–경향의 건강행동(예, 충동성, 짧은 집중시간, 주의산만성).
- 이상 행동과 연관 있는 중단된 가족 과정
- Ritalin 약물요법에 대한 경험부재와 지식부족

계획

- 환자의 과다행동이 줄어들 것이다.
- 환자의 집중시간이 늘어날 것이다.
- 환자의 혈압과 맥박이 정상범위 내로 돌아올 것이다.
- 환자가 진정된 상태에서 행동할 것이다.

간호중재

- 활력징후를 모니터링한다. 불규칙한 부분을 보고한다.
- 어린이의 키, 몸무게, 성장을 평가한다.

표 12-1 암페타민과 암페타민 유사 약제

일반명(상품명)	투여경로 및 용량	응용 및 고려사항
Amphetamines		
amphetamine sulfate (Adderall, Adderall XR) CSS II	기면증: A: 경구투여: 개인당 5–60mg/d; 최대: 60mg/d C:6–12y: 경구투여: 5mg q.d. 또는 b.i.d., 목표반응까지 주당 5mg/d 증가 ADHD: C:>12y: 5mg 하루 2회, 목표반응까지 주당 10mg/d 증가 C:6–12y: 경구투여: 2.5mg/d, 목표반응까지 주당 5mg/d 증가; 최대: 40mg/d	• 기면증,ADHD에 사용 • 용량은 ADHD에서 증상을 조절할 수 있는 최소량이어야 함 • CNS와 심장독성 가능성 • 임신범주: C; PB: UK; t½: 10시간
dextroamphetamine sulfate (Dexedrine) CSS II	ADHD: C: 3–5y: 경구투여: 2.5mg/d 또는 하루 2회 C: 6–12y: 경구투여: 5mg/d 또는 하루 2회, 최대: 40mg/d	• amphetamine과 유사하게 사용 • 체중감소와 기면증에 사용해 왔음 • 정신병, 공격성, 심장문제가 나타날 수 있음 • 심장의 구조적 이상이 있는 환자에게서는 돌연사(sudden death)가 일어날 수 있음 • 임신범주: C; PB: UK; t½: 10–12시간
lisdexamfetamine dimesylate (Vyvanse) CSS II	ADHD: A/C: >12y: 경구투여: 아침에 30mg/d, 주당 10–20mg/d 증가, 최대: 70mg/d	• ADHD에 사용 • 식욕부진, 불면증, 두통, 짜증(화를 잘 냄)이 나타날 수 있음 • 정신병, 공격성, 심장문제가 나타날 수 있음 • 심장의 구조적 이상이 있는 환자에게서는 돌연사가 일어날 수 있음 • 임신범주: C; PB: UK; t½: 10–12시간
Amphetamine-Like Drugs		
methylphenidate HCl(Ritalin) CSS II	원형약물차트 12–1 참조	
modafinil(Provigil) CSS IV	A: 경구투여: 아침에 200mg/d 노인: 경구투여: 아침에 100mg/d	• 기면증에 사용 • 밤잠에는 영향이 없음 • 흔한 부작용으로 두통, 메스꺼움, 설사, 초조함 • 임신범주: C; PB: 60%; t½: 15시간
dexmethylphenidate(Focalin)	즉시-방출: A and C:>6y: 경구투여: 2.5mg 하루 2회; 주당 간격으로 2.5–5mg/d 증가; 최대: 20mg/d 확장-방출: A: 경구투여: 10mg/d, 10mg/wk 증가; 최대: 40mg/d C:>6: 경구투여: 5mg/wk 증가; 최대: 30mg/d	• ADHD에 사용 • 정신병, 공격성, 심장문제를 일으킬 수 있음 • 심장의 구조적 이상이 있는 환자에게서는 돌연사가 일어날 수 있음 • 임신범주: C; PB: 60%; t½: 2.2시간
armodafinil(Nuvigil)	A and C: >16y: 경구투여: 아침에 150–250mg q.d.	• 기면증에 사용 • 임신범주: C; PB: 60%; t½: 15시간

A, 성인; ADHD, attention deficit/hyperactivity disorder; C, 소아; CNS, 중추신경계; CSS, 규제약물법 Controlled Substances Schedule; d, 일; h, 시간; PB, protein binding; PO, 경구투여; t½, 반감기; UK, 모름 unknown; y, 년; >, 초과.

- 환자의 금단증상을 관찰한다(예, 오심, 구토, 쇠약, 두통).
-  환자에게서 부작용을 모니터링한다(예, 불면증, 안절부절, 신경증, 진전, 과민성, 빈맥, 혈압 상승). 이상소견을 보고한다.

환자교육

일반

- 환자에게 식전에 약물을 복용하도록 교육한다.
- 환자에게 음주를 피하도록 충고한다.
- 구강건조를 완화하기 위해 무당껌을 사용하도록 권한다.
- 환자에게 주2회 체중을 모니터링하고 체중감소를 보고하도록 교육한다.
- 진전, 신경증 혹은 심박수 증가 시에는 환자로 하여금 운전과 위험한 장비의 사용을 피하라고 조언한다. 
- 환자에게 약투여를 갑자기 중지하지 말라고 조언한다. 금단증상을 방지하기 위해 용량을 점차적으로 줄여 나가야 한다. 
- Caffeine이 포함되어 있을 수 있으므로 일반약의 라벨을 잘 읽어 보도록 환자를 독려한다. 높은 혈장 caffeine 수치는 치명적이다. 
- 수유 여성에게 CNS 흥분제(예, caffeine)를 복용하지 말도록 교육한다. 이 약물은 모유로 분비될 수 있고, 신생아에게 행동 과다와 안절부절을 유발할 수 있다. 

- ADHD 어린이로 인해 카운셀링을 원하는 가족을 안내한다. 약물 단독치료는 적절한 치료 프로그램이 아니다. 약물치료요법에 대해 보건교사에게 알린다.
- 장시간 약물사용은 약물남용이 될 수 있다고 환자와 가족에게 설명한다.

식이

- 환자에게 caffeine이 함유된 음식을 피하라고 조언한다.
- 약물의 식욕저하 효과 때문에 어린이에게 영양가 있는 아침식사를 제공하라고 부모를 독려한다.

부작용

- 환자에게 약물부작용에 대해 교육하고, 빈맥과 두근거림은 보고할 필요가 있다고 교육한다.

평가

- 약물치료효과, 과다행동 수준 그리고 유해효과의 존재를 평가한다.
- 몸무게, 수면양상, 정신상태를 모니터링한다.
- Ritalin 치료의 환자지식을 평가한다.

식욕억제제, Lipase 억제제, 각성제, 호흡

Amphetamine

한때 amphetamine은 짧은 기간 사용으로 식욕억제제 목적으로 자유롭게 처방되었으나 내성, 심리적 의존성, 남용문제 때문에 더 이상 식욕억제의 목적으로는 추천되지 않는다. FDA는 일반 체중감소약과 감기약으로부터 phenylpropanolamine을 제외시키는 것으로 결정하였다. 젊은 여성에게 phenylpropanolamine을 포함하는 약을 투여했을 때 출혈성 뇌졸중의 위험이 증가되었고, 식욕억제제를 복용하는 여성에게는 열여섯 배의 위험이 보고되었다(이 약제는 남성에게 있어서 뇌졸중, 위험 증가와는 연관이 없다). Phenylpropanolamine은 신기능부전, 정신병, 고혈압, 심부정맥 등을 초래한다. 이 약의 국소적 사용은 전신효과와 상관없다. 식욕을 억제하는 데 사용되는 식욕억제제의 대부분은 amphetamine과 관련된 심각한 부작용은 가지지 않는다. 체중감소 시도를 위해 영양적 식이, 운동, 행동수정 등이 강조되어야 한다. 식욕억제제에 대한 신뢰를 없애야 한다. 식욕억제제를 복용하는 개인은 의료진의 관리하에 있어야 한다.

부작용 및 유해반응

12세 이하의 어린이는 식욕억제제를 복용하지 말아야 하며, 식욕억제제의 자가투여도 지양되어야 한다. 이 약의 장기간 사용은 신경과민, 불안, 과민반응, 불면증, 심장두근거림, 고혈압과 같은 심각한 부작용을 초래하게 된다.

Lipase 억제제

Lipase 억제제는 체중감소를 위해 선택되는 약물로, 식욕억제제 자리를 차지하게 되었다. 이 약은 음식물을 통한 지방의 위장관흡수를 줄인다. 지방성분이 대변을 통해 배설되어 체중이 감소된다. 이 억제제의 부작용에는 찔끔지방변, 대변절박증, 변실금, 지방변, 가스팽만, 오심, 구토, 심한 복통을 포함한다. 당뇨 환자에서 저혈당증이 야기될 수 있다.

각성제

각성제(analeptics)는 중추신경계 흥분제로, 뇌간과 연수에 대부분 영향을 미치나 대뇌겉질에도 영향을 준다. 이 약의 주된 용도는 호흡을 촉진하는 것이다. 각성제의 한 아류는 xanthine(methylxanthines)이며, 그중 caffeine과 theophylline이 주된 약이다. 용량의존적으로 caffeine은 중추신경계를 자극하고 고용량에서 호흡을 촉진시킨다. 호흡곤란이 있는 신생아에게 caffeine을 투여하면 호흡이 증가된다. Theophylline은 대부분 세기관지를 이완시키는 데 사용된다. 그러나 이 또한 신생아의 호흡을 증가시킬 목적으로 사용되고 있다. Theophylline의 자세한 토론을 위해 32장을 참조한다. 표 12-2는 이들 약물과 용량, 사용, 고려사항을 나타내고 있다.

부작용 및 유해반응

Caffeine의 부작용은 신경증, 불안, 진전, 근육경련, 두근거림, 불면증 등이며, 식욕억제제와 유사하다. 다른 부작용에는 이뇨(diuresis), 위장관자극 그리고 드물게 이명(tinnitus) 등이 포함된다. 300mg 이상의 caffeine은 중추신경계와 심장에 영향을 미친다(심부정맥과 발작). 커피, 초콜릿, 감기약의 고용량 caffeine은 심리적 의존성을 유발한다. Caffeine의 반감기는 약 5시간이다. 그러나 간질환이 있는 환자와 경구용 피임약 혹은 임산부 환자에서는 반감기가 길어진다. 태아에 대한 작용을 잘 모르기 때문에 임신기간 동안 caffeine은 금기이다.

표 12-2 식욕억제제와 각성제

일반명(상품명)	투여경로 및 용량	응용 및 고려사항
식욕억제제(Anorexiants)		
benzphetamine HCl(Dldrex) CSS III	A: PO: 25-50mg daily to t.i.d; 최대: 250mg/d	체중감소의 단기 치료(8-12주) Amphetamines와 유사. 남용 가능성 있음. 임신 시 피할 것. 임신범주: X; PB: UK t½: 6-10시간
diethylpropion HCl(Tenuate) CSS IV	A: PO: 25mg t.i.d. 30-60min a.c. 서방: 75mg/d; 최대: 75mg/d	시상하부의 식욕조절중추를 자극하여 식욕억제. 단기 사용. 임신범주: B; PB: UK t½: 4-8시간
phentermine HCl(Suprenza) CSS IV	A/Adol; >16y: PO: 15-37.5.g/d in the morning	식욕억제에 단기 사용 임신범주: X; PB: UK t½: 19-24시간
phentermine-topiramate(Qsymia)	확장-방출: A: PO: 3.75/23mg phentermine-topiramate q.d. for 14d in the morning, then 7.5/46mg/d; 최대: 15/92mg	환자가 적어도 한 가지의 동반질환을 가지고 있을 때 단기 체중 조절에 사용(고혈압, 이상지질혈증, 제2형 당뇨) 자살위험을 증가시킬 수 있음 12주 이내에 체중감소를 평가 임신범주: X; PB: 15-41% t½: 20-65시간
phendimetrazine(Bontril)	A: PO: 17.5-35mg b.i.d. or t.i.d 1h a.c. 확장-방출: A: PO: 105mg/d 30-60min a.c.	단기 식욕억제에 사용 임신범주: X; PB: UK t½: 2-10시간
Serotonin 2_C 수용체 작용제		
lorcaserin(Belviq)	A: PO: 10mg q12h	환자가 적어도 한 가지의 동반질환을 가지고 있을 때 단기 체중 조절에 사용(고혈압, 이상지질혈증, 제2형 당뇨) 자살위험을 증가시킬 수 있음 12주 이내에 5%의 체중감소가 나타나지 않을 때는 복용 중단 임신범주: X; PB: 70% t½: 11시간
Analeptics		
Methylxanthines		
caffeine citrate(Cafcit, NoDoz)	신생아 무호흡: 유아:PO/IV: 20-25mg/kg 부하용량, 24시간 후, 5-10mg/kg/d	CNS, 호흡흥분제로 사용 신생아 무호흡증에 호흡흥분제로 사용 심박수와 혈압을 증가시킴 NGT 또는 IV로 투여 임신범주: C; PB: 36% t½: 3-7시간
OTC drugs: caffeine(NoDoz, Vivarin), coffee	A: 100-200mg q 3-4h PRN	각성상태로 회복 끓인 커피는 잔당 60-250mg의 카페인 함유 4분 끓인 홍차는 40-100mg의 카페인 함유
theophylline	유아: PO/IV: 0.5mg/kg	신생아 무호흡증에 호흡흥분제로 사용 NGT 또는 PO로 투여 임신범주: C; PB: 40% t½: 6.5-10.5시간
호흡자극제		
doxapram HCl(Dopram)	A: IV: 0.5-1mg/kg, 2mg/kg까지 반복가능; 주입: 5mg/min, 이후 1-3mg/min으로 감소시킴; 최대: 4mg/kg	호흡곤란 시 사용 혈압을 증가시킬 수 있음 임신범주: B; PB: UK t½: 성인 2.5-4시간 신생아 7-10시간

Adol, 청소년; A, 성인; a.c., 식전; C, 소아; CSS, Controlled Substances Schedule; d, 일; FDA, 미국식품의약국; h, 시간; IM, 근육내; IV, 정맥내, MAOI, monoamine oxidase 억제제; max, 최대; min, 분; NGT, 코위영양관(nasogastric tube); OTC, 일반약(over the counter); PB, 단백결합; PO, 경구투여; subQ, 피하; t½, 반감기; t.i.d., 하루 3번; UK, 잘 모름(unknown).

호흡자극제

Doxapram(Dopram)은 중추신경계와 호흡흥분제이며, 약물과다, 마취 전과 후, 호흡억제, 만성 폐쇄성 호흡기질환(chronic obstructive pulmonary disease, COPD) 등에 의한 호흡억제를 치료하는 데 사용된다. 신생아 무호흡을 치료할 때는 매우 주의를 해야 한다. 정맥내투여 시에 작용개시시간은 20–40초 이내이고, 2분 내에 최고작용을 나타낸다. 부작용은 드물다. 그러나 과량을 투여할 경우 고혈압, 빈맥, 진전, 경직(spasticity), 과다행동반사 등이 일어난다. 약물사용으로 인한 호흡억제를 경험하는 일부 환자를 치료할 때는 doxapram보다 인공호흡장치가 더욱 효과적이다.

핵심 웹사이트

Methylphenidate 약물정보: *www.drugs.com/methylphenidate/html*

NIDA InfoFacts: Methylphenidate(Ritalin): *www.nida.nih.gov/Infofacts/Ritalin.html*

학습 질문

1. 12세 어린이가 methylphenidate를 처방받았다. 무엇을 모니터링하는 것이 가장 중요하가?
   a. 체온
   b. 호흡
   c. 섭취와 배설
   d. 키와 몸무게

2. 몇 명의 어린이가 주의력결핍/과다행동질환으로 입원하였다. 관찰해야 할 가장 중요한 것은?
   a. 기면증이 있는 소녀
   b. 충동성(impulsivity)이 없는 소녀
   c. 부드러운 조화를 보이는 소년
   d. 완전히 임무를 못 마치는 소년

3. Methylphenidate 금단 환자를 모니터링할 때 환자의 컨디션 중 무엇을 보아야 하는가?
   a. 진전
   b. 불면증
   c. 허약
   d. 빈맥

4. 간호사가 환자에게 자가투여에 대해 교육하고 있다. 기면증치료제로는 어떤 것이 있는가?
   a. modafinil
   b. atomoxetine
   c. lisdexamfetamine
   d. methylphenidate

5. 신생아 환자가 호흡곤란을 가지고 있다. 어떤 약제를 투여하겠는가?
   a. modafinil
   b. armodafinil
   c. theophylline
   d. amphetamine

답: 1. d, 2. d, 3. c, 4. a, 5. c

13장

중추신경계 억제제

학습목표

- 수면의 유형과 단계를 구별한다.
- 수면을 유도하는 몇 가지 비약리학적 방법을 설명한다.
- 이들 유해효과들[잔여진정(Hangover), 의존, 내성, 금단증상, 반동성 급속 안구운동(rapid eye movement, REM)]을 구분지을 수 있다.
- Benzodiazepines의 임상적 응용에 관해 설명한다.
- 수면제 사용으로 benzodiazepine을 사용하는 환자에 대한 간호과정을 적용한다.
- Barbiturate, benzodiazepines, nonbenzodiazepines, melatonin 작용제 수면제와 관련된 간호중재를 구별한다.
- 마취의 단계별 특징을 설명한다.
- 국소마취제의 사용을 설명한다.
- 전신마취제와 국소마취제의 특징 및 주요 부작용을 구분하여 설명한다.

중추신경계(central nervous system, CNS) 억제제인 약물은 CNS 내에서 다양한 정도의 억제(기능 활성의 감소)를 유발한다. 억제 정도는 기본적으로 약물과 그 용량에 의존한다. CNS 억제제의 광범위한 분류에는 진정수면제, 전신마취제, 진통제, 아편유사 및 비아편유사진통제, 항경련제, 항정신병제, 항우울제 등이 있다. 이 장에서는 진정수면제와 전신마취제를 다루고, 나머지는 억제제는 별도의 장에서 다루고 있다.

수면의 유형과 단계

불면증과 같은 수면장애는 미국인의 10–30%에서 발생한다. 불면증은 여성에서 더 흔히 발생하고, 나이가 들면서 증가한다.

사람들은 그들 생에서 수면이 약 삼분의 일을 차지하거나 약 25년을 차지한다. 정상 수면은 **렘수면(Rapid Eye Movement sleep, REM sleep)**과 **비렘수면(Non-Rapid Eye Movement sleep, NREM sleep)**의 두 가지 명백한 단계로 구분된다. REM과 NREM은 수면을 하는 동안 90분 간격으로 주기적으로 일어난다(그림 13–1). NREM 수면에서 4개의 연속되는 깊은 단계들은 REM 수면의 에피소드로 끝나고 주기가 다시 시작된다. 만약 사람들이 수면의 모든 유형과 단계를 경험하면 개인은 깨어 있는 시간 동안 수행능력이 더 좋아진다.

개인이 기억이 가능한 꿈을 꾸는 것은 REM 수면 동안이다. 어린이들은 REM 수면을 거의 가지지 않으며, 3, 4단계의 긴 NREM 수면을 가진다. 노인들은 3, 4단계의 NREM 수면이

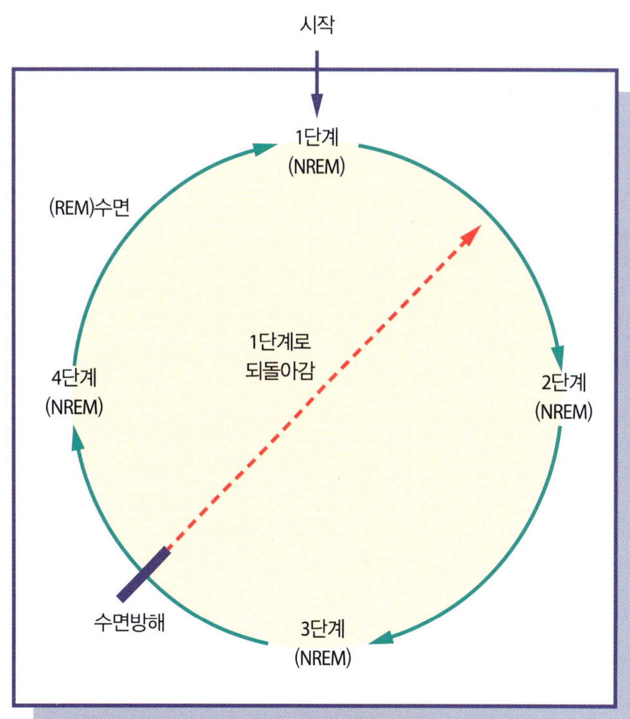

그림 13-1 수면의 유형과 단계. NREM,[비급속 안구운동(Nonrapid eye movement; 4단계)], REM[급속 안구운동(rapid eye movement,(꿈꾸기)]

감소하고 깨어 있는 기간을 더욱 자주 가진다.

REM 수면 동안 사람을 깨우기는 어렵다. REM 수면기간은 수면 과정 동안 점차 길어진다. 만약 REM 수면 동안 사람을 자주 깨운다면 생생하고 특이한 꿈을 기억한다. 만약 이들 꿈이 유쾌하지 않으면 그 꿈을 악몽(nightmare)이라 부른다. 어린이에게 일어나는 몽유병 혹은 악몽은 NREM 수면 동안 일어난다.

비약리적 방법

진정수면제 혹은 비전문의약품 수면유도제를 사용하기 전에 수면을 촉진하기 위해 다양한 비약리학적 방법을 사용해야 한다. 일단 간호사가 환자가 수면을 잘 취할 수 없는 이유를 알아내게 되면 다음과 같은 방법으로 수면을 촉진할 수 있다.

1. 아침 특정 시간에 일어난다.
2. 낮잠을 거의 혹은 안 잔다.
3. 잠들기 6시간 전에 caffeine과 술을 피한다. 또한, 잠들기 6시간 전에 nicotine 흡연을 피한다.
4. 잠들기 전에 과식이나 과격한 운동을 삼간다.
5. 잠들기 전에 따뜻한 물로 샤워하고, 조용한 음악을 듣거나 다른 진정시키는 활동을 한다.
6. 시끄러운 소음에 대한 노출을 피한다.
7. 수면 전에 아주 많은 양의 수분섭취를 피한다.
8. 수면 전에 따뜻한 우유를 마신다.

진정수면제

진정수면제는 수면장애치료에 흔히 사용된다. CNS 억제 중에 가장 순한 형태가 진정인데, 이 상태는 의식에 영향을 주지 않고 어떤 CNS 억제제의 낮은 용량에서 신체와 정신 반응을 줄인다. 진정제는 대부분 낮 시간에 사용된다. 약용량을 증가시키는 것은 최면이 아닌 "자연스러운" 수면유형인 **최면효과(hypnotic effect)**를 일으킨다. 진정제와 수면제는 때로는 동일한 약물이다. 그러나 어떤 약물은 최면효과로 더 많이 사용된다. 매우 높은 용량의 진정제-수면제는 마취가 유도된다.

진정제는 처음에는 긴장과 불안을 경감하기 위해 처방되었다. Barbiturate는 처음에는 항불안 효과를 위해 benzodiazepine이 도입된 1960년대 초까지 사용되었다. Barbiturate의 많은 부작용과 육체적, 정신적 의존성에 대한 가능성 때문에 최근에는 덜 사용되고 있다.

매년 3,500만 달러 이상이 Nytol, Sominex, Sleep-Eze, Tylenol PM과 같은 일반 수면제에 소비된다. 일반 수면제의 기본 조성은 diphenhydramine과 같은 항히스타민(barbiturate 혹은 benzodiazepine은 아님)이다.

단시간형(short-acting) 수면제와 중간시간형(inermediate-acting) 수면제가 있다. 오래 끄는 부작용 없이 환자로 하여금 이른 아침에 깰 수 있게 하므로 단시간형 수면제는 잠을 자는 데 도움이 된다. 중간시간형 수면제는 잠을 유지하는 데 유용하다. 그러나 하나를 사용한 후에 환자는 아침에 **잔여졸림** 혹은 **잔여진정(hangover)**을 경험한다. 만약 환자가 활동적이며 정신적 각성을 요구한다면 이는 비람직하지 않다. 이상적인 수면제는 수면의 정상적 양상을 단절시키지 않고, 잔여진정이나 원하지 않는 효과를 유발하지 않고 자연스러운 수면을 촉진하는 것이다. 표 13-1은 진정수면제의 사용 및 남용과 연관된 흔한 부작용과 유해반응을 나열하였다.

수면제 약물치료는 **약물의존(drug dependence)**과 **약물내성(drug tolerance)**을 방지하기 위해 단기간만 사용해야 한다. 수면제 치료중단은 약물내성을 줄이지만, 장시간 고용량을 사용하다가 갑자기 중단하는 것은 **금단증상(withdrawal symptom)**을 초래할 수 있다. 이러한 경우는 약물중단 시 용량을 점차 줄여나가야 한다. 일반적인 규칙은 가장 낮은 용량으로 수면을 유도하는 것이다. 심한 호흡기질환이 있는 환자는 호흡곤란을 유발할 수 있으므로 수면제를 피해야 한다. 임신 시 수면제는 금기이다. Ramelteon(Rozerem)은 장시간 사용이 승인된 유일한 진정수면제이다. 이 약물은 만성 불면증에 사용된다.

진정수면제의 범주에는 barbiturate, benzodiazepine, nonbenzodiazepine 등이 있다. 각 범주는 각각 개별적으로 논의한다. 원형약물차트에는 benzodiazepine과 nonbenzodiazepine이 포함된다.

Barbiturate

Barbiturate는 1900년대 초에 진정제로 도입되었다. 이것은 장시간형, 중간시간형, 단시간형, 초단시간형으로 나누어진다.

표 13-1 진정수면제의 부작용과 유해반응

부작용과 유해반응	효과에 대한 설명
잔여진정	손상된 반응시간의 결과로 나타나는 졸음 후유증이다. 중간시간형과 장시간형 수면제는 종종 약물 잔여진정의 원인이 된다. 간에서 이 약물들은 몸에 남아 졸음을 유발하는 활성형 대사체로 변환된다.
REM 반동	생생한 꿈과 악몽의 결과로 나타나는 REM 반동은 장기간 수면제를 사용하다가 갑자기 끊었을 때 종종 발생한다. 그러나 이것은 단지 한 번의 수면제 투여 후에도 나타날 수 있다.
의존	의존은 만성적인 수면제 사용에 의한 결과이다. 육체적, 정신적으로 생길 수 있다. 육체적 의존은 약물을 장기간 복용하다가 끊었을 때 특정한 금단증상의 양상으로 나타난다. 증상은 근육연축과 진전, 어지럼, 기립성 저혈압, 망상, 환각, 섬망, 발작 등을 포함한다. 금단증상은 24시간 이내에 나타나고, 며칠 동안 지속될 수 있다.
내성	내성은 원하는 효과를 얻기 위해 시간에 따라 용량의 증가가 필요할 때 생긴다. 그것은 대부분 간효소의 약물대사능이 증가하여 발생한다. Barbiturate 약물은 장기간 사용 후에 내성을 유발할 수 있다. 약물복용을 중단하면 내성은 없어질 수 있다.
과도한 우울	수면제의 장기사용은 중추신경계 억제를 야기할 수 있다. 무기력, 졸음, 집중력 부족, 혼동, 심리적 우울 등이 특징적이다.
호흡저하	고용량의 진정수면제는 연수의 호흡중추를 억제할 수 있다.
과민반응	Barbiturate 복용 시 피부발진과 두드러기가 생기기도 한다. 매우 드물다.

REM, 급속 안구운동 Rapid eye movement.

- **장시간형**(*long-acting group*)은 phenobarbital과 mephobarbital을 포함하고, 뇌전증(epilepsy)에서 발작을 조절하는 데 사용된다.
- Butabarbital(Butisol)과 같은 **중간시간형**(*intermediate-acting group*) barbiturate는 장기간 수면을 유지하기 위한 수면지속목적으로 유용하다. 이들 약들의 작용개시시간은 약 1시간이기 때문에 수면돌입이 힘든 경우에는 사용하지 않는다. 중간시간형 barbiturate를 사용하는 환자는 활력징후를 면밀히 모니터링해야 한다.
- **단시간형**(*short-acting group*) barbiturate, secobarbital(Secondal)과 pentobarbital(Nembutal)은 기본적으로 수술 전 진정제로 사용된다. 단시간형 barbiturate를 사용하는 환자는 활력징후를 면밀히 모니터링해야 한다.
- **초단시간형**(*ultrashort-acting group*) barbiturate, thiopental sodium(Pentothal)은 전신마취제로 사용된다.

약물내성을 포함하여 많은 부작용 때문에 barbiturate는 단기간(2주 혹은 그 이하) 사용에 국한된다. 미국에서 barbiturate는 단시간형은 schedule of the Controlled Substances Act as class II, 중간시간형은 class III, 장시간형은 class IV로 분류된다. 캐나다에서는 barbiturate가 schedule G로 분류된다. Barbiturate는 표 13-2에 나열되어 있다.

약동학 Pentobarbital(Nembutal)은 거의 반세기 동안 사용되어 왔고, 1960년대에 benzodiazepine이 도입되기 전까지 수면제로서 선택약물이었다. 이는 흡수속도가 낮고 적절한 단백결합을 보인다. 간대사를 통해 활성형 대사산물이 만들어지기 때문에 반감기가 길다.

약역학 Pentobarbital과 secobarbital은 불면증의 단기간 치료에 기본적으로 사용된다. 다른 응용에는 발작조절, 수술 전 불안증 감소, 진정유도 등이 있다. 짧은 작용시간과 신속한 작용개시로 인해 단시간 형 barbiturate로 고려된다. Pentobarbital은 경구투여 때보다 근육내주사 시 작용개시시간이 느리다.

안전: 약물오류예방

혼돈하지 말라....

- **phenobarbital**(발작을 조절하는 데 사용되는 장시간형 barbiturate)
  pentobarbital(전신마취에 사용되는 초단시간형 barbiturate).

많은 약물 상호작용이 barbiturate와 관련이 있다. 알코올, 마약 그리고 다른 진정수면제는 barbiturate와 병용투여에 사용되어 CNS를 더욱 억제한다. Pentobarbital은 간효소작용을 증가시켜, 경구용 항응고제, glucocorticoids, 삼환계 항우울제 그리고 quinidine 같은 약들의 효과를 감소시킨다. Pentobarbital은 고용량의 acetaminophen과 함께 투여 시 간독성을 야기시킨다.

Benzodiazepine계 약물

선택된 benzodiazepine계 약물(소정온제, minor tranquilizer 혹은 항불안제)은 1960년대에 항불안증치료제로 chlordiazepoxide(Librium)과 같이 도입되었다. 이 약물군은 수면유도

표 13–2 진정수면제: Barbiturates 및 기타

일반명(상품명)	투여경로 및 용량	응용 및 고려사항
Barbiturates: 단시간작용형		
pentobarbital sodium(Nembutal Sodium) CSS II	불면증: A: PO: 100–200mg h.s; IM: 150–200mg C: PO/IM: 2–6mg/kg h.s; 최대: 100mg/d 수술 전: A: PO/IM: 100mg을 두 번 나눔 C: PO/IM: 2–6mg/kg	진정, 수면 또는 preanesthesia를 위해서. 수면 관련 행동 및 자살충동을 일으킬 수 있음. 임신범주: D;PB: 35–45%; t½: 4–50h
secobarbital sodium(Seconal Sodium) CSS II	수술 후의 진정상태: A: PO: 100–300mg 수술 전 1–2시간 C: PO: 2–6mg/kg 수술 전 1–2시간	수술 전의 진정상태를 위해서. 수면 관련 행동 및 자살충동과 관련될 수 있음 임신범주:D;PB: UK; t½: 15–40h
Barbiturates: 중간시간작용형		
butabarbital sodium(Butisol Sodium) CSS III	진정제: A: PO: 15–30mg t.i.d/q.i.d C: PO: 2mg/kg/복용량 t.i.d 최면약: A: PO: 50–100mg h.s 수술 후의 진정상태: A: PO: 50–100mg, 수술 전 1–1.5h C: 2–6mg/kg; 최대: 100mg/d	불안과 단기 불면증(14일 이내)에 대한 최면을 완화함. 모든 barbiturate와 알코올을 피해야 함. 수면 관련 행동을 일으킬 수 있음. 비정상적인 사고와 혈관부종을 일으킬 수 있음. 노인 또는 불면증에 대한 쇠약성인 환자에 더 이상 받아들여지지 않음. 임신범주: D;PB: 50%; t½: 100h
Barbiturates: 장시간작용형		
mephobarbital(Mebaral) CSS IV	진정제: A:PO; 32–100mg t.i.d/q.i.d C: PO: <5y: 16–32mg t.i.d/q.i.d C: PO: >5y: 32–64mg t.i.d/q.i.d	경련 에피소드, 동요, 불안, 자살충동, 정신착란의 tremens를 제어. 임신범주: D;PB: UK; t½: 11–67h
phenobarbital(Luminal) CSS IV	A: PO: 30–200mg/d 14일 이내	발작제어, 수술 전 진정, 불안에 대해 더 많이 사용. 호흡저하에 대해 모니터링해야 함. 임신범주: D;PB: 20–45%; t½: 50–140h

A, 성인; b.i.d., 하루 2회; C, 소아; CNS, 중추신경계; CSS, 규제약물법 Controlled Substances Schedule; d, 일; h, 시; h.s., 취침 시 at bedtime; IM, 근육내; IV, 정맥내; max, 최대; PB, 단백결합 protein-binding; p.c., 식후; PO, 경구투여; PR, 직장내; PRN, 필요시; q.i.d., 하루 4번; t½, 반감기; t.i.d., 하루 3번; UK, unknown; wk, 주; <, 미만; >, 초과.

를 위해 진정수면제로 처방된다. 몇몇 benzodiazepine계 약물에는 flurazepam(Dalmane), alprazolam(Xanax) (원형약물 차트 13–1), temazepam(Restoril), triazolam(Halcion), estazolam(ProSom), quazepam(Doral) 등이 있다(표 13–3). 증가된 불안증은 일부 환자에서 불면증의 원인이 되며, lorazepam(Ativan)과 diazepam(Valium)이 불안증을 해소하는 데 사용된다. 이들 약물은 규제약물법령에 따라 schedule IV로 분류된다. Benzodiazepine계 약물은 억제성 신경전달물질인 gamma-aminobutyric acid(GABA)의 GABA 수용체에 대한 작용을 증가시킨다. 신경흥분이 억제된다.

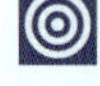

간호과정
환자–중심 협력간호

진정수면제: Benzodiazepine계 약물

사정
- 특히 호흡억제와 저혈압효과를 증강시키는 CNS 억제제에 대해 환자가 현재 사용하고 있는 약제나 약초의 개인력을 획득한다.
- 향후 비교를 위해 기본적인 활력징후를 조사한다.
- 불면증 혹은 불안증 개인력이 있는지를 결정한다.
- 신기능을 조사한다. 소변배출량은 하루 1500mL는 되어야 한다. 신기능이 떨어지면 약물반감기가 길어져 약물작용이 연장된다.

간호진단
- 불면증과 관련된 수면부족
- 어지럼과 저혈압과 연관된 부상 위험
- CNS 억제와 연관된 비효율적인 호흡양상
- 발기부전의 유해효과와 연관된 비효율적인 성욕 양상

계획

- Benzodiazepine을 복용할 때 환자가 적절한 수면을 취할 것이다.

간호중재

- 활력징후 특히 호흡과 혈압을 모니터링한다.
- 처음으로 수면제를 투여받는 노인이나 환자를 위해 침대에 경보장치를 사용한다. 혼돈이 일어나면 부상이 발생할 수 있다.
- 유해반응에 대해 환자를 관찰한다. 특히, 노인과 쇠약한 환자를 특히 주의해야 한다.
- 발진에 대해 환자를 조사한다. 피부발진(skin eruption)이 benzodiazepine계 약물투여에 의해 발생한다.

환자교육

일반

- 수면유도를 위해 환자에게 비약리학적 방법을 시도하라고 교육한다(따뜻한 물에 목욕, 조용한 음악 듣기, 따뜻한 음료 마시기, 잠들기 최소 6시간 전에 caffeine이 함유된 음료 마시지 않기).
- 환자에게 benzodiazepine계 약물을 투여하는 동안 알코올 및 항우울제, 항정신병제, 아편유사약물을 피하라고 독려한다.
- 일부 약초가 benzodiazepine계 약물과 상호작용한다고 환자에게 주의를 주어야 한다. 약초보충제는 중단할 필요가 있거나 처방약은 조정이 필요하다.
- 환자에게 자동차 운전이나 기계류를 작동하지 말라고 충고한다. 주의는 항상 독려되어야 한다.
- 의료진에게 일반약제의 수면제를 체크 받으라고 환자를 독려한다. 이들 약물을 투여하면 졸림이 발생한다. 그러므로 운전하는 동안 주의가 필요하다.

부작용

- 인지변화와 역설적 반응 같은 유해반응을 의료진에 보고한다고 환자에게 충고한다. 약물선택이나 용량의 조절이 필요하다.
- Benzodiazepine계 약물은 특히 수주간 사용했을 때에 서서히 용량을 줄이면서 끊어야 한다고 환자에게 충고한다. 급작스러운 약물중단은 금단증상을 초래한다(예, 진전, 근연축).

평가

- Benzodiazepine계 약물의 효과를 평가한다.
- 호흡억제가 일어나지 않았음을 확신하기 위해 호흡상태를 평가한다.

원형약물차트 13-1

Alprazolam

약물분류 진정수면제: benzodiazepine 상품명: Xanax CSS: IV 임신범주: D	**용량** A: PO: 초반에 0.25–0.5mg h.s.; 최대용량: 10mg/d
금기 호흡억제, 급성 알코올중독, 정신이상반응, 최근의 호흡억제, 과민성 주의: 노인, 수면무호흡, 신장 또는 간기능장애, 우울증, 자살생각, 약물남용	**약물–임상검사–음식 상호작용** 약물: 알코올, CNS 억제제 사용으로 호흡억제; azole 항진균제(ketoconazole), 항생제(erythromycin), aprepitant, cimetidine, diltiazem, verapamil은 alprazolam의 혈중농도를 증가시킴; rifabutin, rifampin, cortisone, phenytoin은 혈중농도를 줄임; alprozolam은 digoxin과 lithium 농도를 줄임 음식: 자몽은 alprazolam 농도를 증가시킴; 녹차는 alprazolam 효능을 감소시킴
약동학 흡수: PO: 90%, 위장관을 통해 흡수됨 분포: PB: 80–90% 대사: t½: 11–16시간 배출: 대사물이 소변으로	**약역학** PO: 개시: UK 최고농도: 1–2h(즉시–방출); 9h(확장–방출); 1.5–2h(붕해 정제) 작용시간: UK
치료효과/응용 작용기전: CNS 억제, 변연계와 망상계의 수용체에 결합, GABA가 GABA 수용체에 결합을 증가, 염소이온을 신경세포를 덜 흥분시키고 신경세포막을 안정화시킴.	
부작용 기면, 졸림, 어지럼, 두통, 변비, 기억장애, 식욕 증가, 시야혼탁, 성욕감퇴, 역설적 반응	**유해반응** 우울증, 신체조정력 저하

A, 성인; C, 소아; CNS, 중추신경계; CSS, 규제약물법(Controlled Substances Schedule); d, 일; GI, 위장관; h, 시; h.s., 수면시(at bedtime); MAOIs, monoamine oxidase 억제제; min, 분; PB, protein binding; PO, 경구투여; t½, 반감기; UK, 잘 모름(unknown).

표 13-3 진정수면제: Benzodiazepines 및 Nonbenzodiazepines

일반명(상품명)	투여경로 및 용량	응용 및 고려사항
Benzodiazepines		
alprazolam(xanax) CSS Ⅳ	원형약물차트 13-1 참조	
estazolam(ProSom) CSS Ⅳ	A: PO: 1-2mg h.s. 노인: PO: 0.5-1mg h.s.	불면증치료. 6주 이상 사용하지 말기 밤에 깨는 빈도가 감소함 운전 중 잠이 들 수 있음 임신범주: X; PB: 93%; t½: 10-24h
lorazepam(Ativan) CSS Ⅳ	불면증: A: PO: 2-4mg h.s. 노인: PO: 1-2mg h.s.	수술 전 진정 목적과 불안을 줄이는 목적으로 사용 임신범주: D; PB: 91%; t½: 12-14h
temazepam(Restoril) CSS Ⅳ	수면제: A: PO: 15-30mg h.s. 노인: PO: 7.5mg h.s.	불면증치료. 또한 진정작용 가짐 수면 관련 행동을 야기할 수 있음. 임신범주: X; PB: 98%; t½: 8-15h
triazolam(Halcion) CSS Ⅳ	수면제: A: PO: 0.125-0.25mg h.s.(최대: 0.5mg/d) 노인: PO: 0.0625-0.125mg h.s.	불면증 조절. 내성을 예방하기 위해 7-10d 이상 사용하지 말기 Triazolam을 복용할 때는 술이나 담배를 피해야 함 수면 관련 행동을 야기할 수 있음: 임신범주: X; PB: 90%: 50%
Benzodiazepine 길항제		
flumazeil(Romazicon)	A: IV: 0.2mg, 30sec 이상에 걸쳐; 30sec 0.3mg를 반복할 수 있음; 최대: 총용량 3mg	Benzodiazepine 과량투여 혹은 전신마취 시에 benzodiazepine의 진정작용을 억제함 임신범주: C; PB: 50% t½: 54min
Nonbenzodiazepines		
zolpidem tartrate(Ambien) CSS Ⅳ	원형약물차트 13-2 참조	
eszopiclone(Lunesta) CSS Ⅳ	불면증: A: PO: 2-3mg h.s. 노인: PO: 1-2mg h.s.	불면증치료. 수면 관련 행동을 야기할 수 있음 이미 존재하는 우울증과 자살충동이 악화될 수 있음 임신범주: C; PB: 52-59%; t½: 6h
zaleplon(Sonata) CSS Ⅳ	불면증: A: PO: 10mg h.s. 최대: 20mg h.s. 노인: PO: 50mg h.s.; 최대: 10mg h.s.	초단기간 불면증치료 수면 관련 행동을 야기할 수 있음 임신범주: C; PB: 60%; t½: 1h
Melatonin 작용제(Rozerem)	A: PO: 취침 시 30분 8mg	24시간 주기 리듬을 조절함으로써 불면증을 치료함 만성적 불면증에 대한 장시간 치료에 사용될 수 있음 임신범주: C; PB: 82%; t½: 1-2.5h

A, 성인; CSS, 규제약물법(Controlled Substances Schedule); d, 일; h, 시간; h.s., 취침시; IV, 정맥내; max, 최대; PB, 단백결합(protein binding); PO, 경구투여;sec, 초; t½, 반감기; UK, 잘 모름(unkown); wk, 주.

안전: 약물오류예방

혼돈하지 말라....

- **Lorazepam**(불안증을 줄이는 benzodiazepine)과 alprazolam(불안증과 불면증을 치료하는 데 사용되는 benzodiazepine)

Benzodiazepine계 약물(temazepam은 제외)은 NREM 수면의 4단계를 억제할 수 있는데, 기억이 생생한 꿈 혹은 악몽을 유발하고, REM 수면을 지연시킬 수 있다. Benzodiazepine계 약물은 다른 진정수면제보다 수주 더 길게 수면장애에 효과적이다. 그러나 반동성 REM을 방지하기 위해 3-4주보다 길게 사용해서는 안 된다.

Triazoplam(Halcion)은 반감기가 2-5시간인 단시간형 수면제이다. 이 약물은 어떠한 활성형의 대사산물도 생성하지 않는다. Triazolam의 장시간 사용에 의한 유해반응(예, 기억소실)의 불평 때문에 영국에서는 이 약이 시장에서 사라지게 되었으나, 영국 고문그룹이 입법부로 하여금 triazolam을 다시 복귀시키도록 권유하였다. 이 약물의 사용 부분은 미국 FDA의 심의하에 있다. 현재 이 약물은 거의 처방되지 않고 있다.

약초 경고 13-1

Sedatives

- Kava kava는 barbiturates, opioids와 같은 중추신경억제제와 함께 투약되어서는 안 된다. 이 약초는 진정효과를 증가시킬 수 있다.
- Valerian은 barbiturate와 같은 중추신경억제제와 알코올과 함께 복용되면 진정효과가 증가될 수 있다.

소량의 benzodiazepine계 약물은 신장 혹은 간기능부전 환자에 추천된다. 과량의 benzodiazepine계 약물은 benzodiazepine 길항제인 flumazenil(Romazicon)이 치료제로 처방된다. 항불안제로 처방되는 benzodiazepine계 약물은 제26장에서 논의한다.

약동학 Benzodiazepine계 약물은 위장간점막을 통해 잘 흡수된다. 간에서 신속히 대사되어 활성형의 대사물로 전환된다. Alprazolam은 반감기가 11-16시간이다. Benzodiazepine계 약물은 단백결합을 잘 하고, 다른 단백결합을 잘 하는 약과 병용하면 유리형의 약물이 증가하여 유해효과의 위험이 증가된다.

약역학 Benzodiazepine계 약물은 수면유도와 유지를 시켜 불면증치료에 사용된다. 이들은 즉시 작용이 시작되며, 중간시간에서 장시간의 작용효과를 보인다. Benzodiazepine계 약물은 정상적 추천 용량은 노인에게 많은 양이기 때문에 과량을 방지하기 위해 초기에는 절반 용량을 권장한다.

Alcohol 혹은 아편유사제가 benzodiazepine계 약물과 병용될 경우에 추가적인 중추신경반응 억제현상이 유발된다. 대부분의 benzodiazepine계 약물은 수면 관련 행동의 유해효과를 나타낸다(수면 중에 음식 섭취, 운전 혹은 전화통화).

Nonbenzodiazepine계 약물

Zolpidem(Ambien)은 benzodiazepine계 약물과 화학구조가 다른 nonbenzodiazepine계 약물이다. 이 약제는 불면증의 단기간 치료에 사용된다(7일 이하). 반감기는 2–4.5시간이며, 작용시간은 6–8시간이다. Zolpidem은 간에서 대사되어 세 가지 비활성형 대사물로 전환되고 담즙, 소변, 대변을 통해 배설된다. Zolpidem이 노인에게 처방될 때는 용량을 줄여야 한다. 표 13–3은 진정수면제로 사용되는 benzodiazepine계 약물과 nonbenzodiazepine계 약물 그리고 용량, 임상응

원형약물차트 13-2

Zolpidem Tartrate

약물분류 진정수면제: nonbenzodiazepine 상품명: Ambien, Ambien CR(지속정), Edluar(설하), Intermezzo(설하) CSS: IV 임신범주: C	**용량** A: PO: 5–10mg h.s.; max: 10mg/d 노인: PO: 5mg h.s.; max: 5–10mg/d
금기 Benzodiazepine에 과민인 경우, 호흡억제, 유즙분비 주의: 신장 혹은 간기능이상; 정신우울증, 자살충동; 임신; 어린이, 노인, 쇠약한 환자	**약물–임상검사–음식 상호작용** 약물: Alcohol, CNS 억제제, 항경련제 및 phenothiazines계 약물과 병용 시 CNS 억제 증가됨; azole계 항진균제 농도 증가; rifampin 농도 감소 음식: 흡수 감소
약동학 흡수: PO: 잘 흡수됨 분포: PB: 92% 대사: t½: 2–4.5h 배출: 담즙, 소변, 대변	**약역학** PO: 개시: 7–27min 최고농도 도달시간: 0.5–2.3h 작용시간: 6–8h
치료효과/응용 불면증치료 작용기전: CNS 억제, 신경전달물질 억제	
부작용 졸림, 무기력, 두통, 얼굴 홍조(hot flashes), 잔여진정, 과민성, 어지럼, 보행장애, 시각장애, 불안, 정신우울증, 오심 및 구토, 발기부전	**유해반응** 내성, 심리적 혹은 신체적 의존; 수면 관련 행동, 저혈압, 혈관성 부종, 부정맥, 자살충동

A, 성인; CNS, 중추신경계; CSS, 규제약물법(Controlled Substances Schedule); d, 일; h, 시; h.s., 수면 시(at bedtime); min, 분; PB, 단백결합 protein binding; PO, 경구투여; t½, 반감기.

용, 고려사항들을 언급하고 있다. Zolpidem은 원형약물차트 13–2에 기술되어 있다.

멜라토닌 작용제

Ramelteon(Rozerem)은 멜라토닌 작용제로 불라는데, 진정수면제의 가장 최신 범주에 속한다. Ramelteon은 규제약물로 분류되지 않은 최초의 FDA–승인된 수면제이다. 이 약물은 불면증치료에 있어 일주기를 조절하는 melatonin 수용체에 선택적으로 작용한다. Ramelteon은 REM 수면을 줄이지 않는다. 이 새로운 약의 반감기는 1–3시간이다. Ramelteon의 유해효과에는 졸림, 어지럼, 피로, 두통, 오심, 자살충동 등이 있다. 또한, ramelteon은 항불안제로 사용된다.

노인에게 사용되는 진정 및 수면제

노인에서 불면증의 원인을 규명하는 것이 첫 진단적 고려사항이고, 수면제를 처방하기 전에 비약리적 방법이 사용되어야 한다. 노인의 생리적 변화 때문에 수면제 사용은 다양한 부작용을 초래한다.

Barbiturate는 노인에게서 중추신경계 억제와 혼돈을 증가시키는데, 이 작용으로 인해 수면제로 사용되어서는 안 된다. 단시간형 및 중간시간형 benzodiazepine계 약물, 예를 들어 estazolam(ProSom), temazepam(Restoril), triazolam(Halcion) 등은 barbiturate보다 더욱 안전하다. 장시간형 수면제 benzodiazepine계 약물, 즉 flurazepam, quazepam(Doral), diazepam(Valium) 등은 피해야 한다. 많은 경우에 노인들에게 부작용과 약물의존을 피하기 위해 처방된 benzodiazepine계 약물을 주당 4회를 초과해서 복용하면 안 된다고 설명하여야 한다.

노인이 경험하는 주된 수면문제는 한밤 중에 자주 깨는 것이다. 남성 노인보다 여성 노인이 더 많이 문제가 되는 수면양상을 경험하는 것으로 보고된다. 수면장애는 불편함 혹은 통증에 의해 발생할 수 있다. 때때로 ibuprofen과 같은 비스테로이드성 항염증약물(NSAIDs)은 수면을 방해하는 불편을 덜어줄 수 있다.

간호과정
환자–중심 협력간호

진정수면: Nonbenzodiazepine계 약물들

사정

- 향후 비교를 위해 기본 활력징후와 검사실결과를 조사한다(예, AST, ALT, bilirubin).
- 약물 과거력을 획득한다. Nonbenzodiazepine계 약물과 CNS 억제제를 동시에 사용 시 호흡을 억제할 수 있다.
- 수면곤란을 가진 환자의 문제를 알아낸다.

간호진단

- 불안과 관련된 수면부족
- 불면증과 관련된 피로
- 수면 관련 행동의 유해효과와 관련된 부상의 위험

계획

- 환자는 6–8시간 수면을 취할 것이다.

간호중재

- 활력징후를 모니터링한다. 호흡억제의 징후를 체크한다(느리고, 불규칙한 호흡양상).
- 처음으로 nonbenzodiazepine계 약물을 투여받는 노인이나 환자를 위해 침대경보장치를 사용한다. 혼돈 발생으로 인해 부상이 야기될 수 있다.
- Nonbenzodiazepine계 약물의 부작용 때문에 환자를 관찰한다[예, hangover(잔여진정), 어지럼, 현기증, 혼동].

환자교육

일반

- 수면을 유도하기 위해 비약리학적 방법을 사용하도록 환자를 교육한다(따뜻한 물로 목욕, 음악 듣기, 우유와 같은 따뜻한 음료 마시기, 저녁 식사 후 caffeine을 섭취 피하기).
- 환자가 nonbenzodiazepine계 약물복용 시 알코올, 항우울제, 항정신병제, 마약성 진통제 등을 피하라고 환자를 독려한다. 이들 약물을 동시에 복용 시 심한 호흡억제가 야기된다.
- 잠자기 전에 환자에게 nonbenzodiazepine계 약물을 복용하도록 조언한다. Alprazolam은 15–30분 내에 효과를 나타낸다.
- 수면중단을 방지하기 위해 nonbenzodiazepine계 약물을 복용하기 전에 소변을 보라고 환자에게 제안한다.
- 일반 수면제에 대해 의료진과 체크하도록 환자를 독려한다.
- 이들 약물복용으로 졸음이 야기되기 때문에 운전을 하는 동안 주의를 요한다.

부작용
- 의료진에게 잔여진정과 같은 유해반응을 보고하라고 환자에게 조언한다.

평가
- 수면을 촉진하는 데 있어서 진정수면제의 효과를 평가한다.
- 진정수면 복용 수일 후에 야기되는 잔여진정과 같은 부작용 여부를 결정한다. 만약 부작용이 지속되면 다른 수면제를 처방한다.

마취제

마취제(anesthetics)는 **전신마취**(*general anesthetics*)과 **국소마취**(*local anesthetics*)로 분류된다. 전신마취제는 중추신경계를 억제하고, 통증을 완화하고, 의식소실을 유발한다. 첫 마취제인 nitrous oxide(laughing gas)는 1800년대 초 수술에 사용되었다. 이 약은 여전히 효과적인 마취제이고, 치과시술과 수술에 자주 사용된다.

병태생리학

어떻게 흡입마취제가 중추신경계를 억제하고 의식소실을 시키는지에 대한 몇 가지 가설이 존재한다. 다른 가설이 흡입마취제에 대해 다음 사항을 제안한다.

1. 세포막의 지질구조가 변하여 생리학적 기능이상이 초래된다.
2. 억제성 신경전달물질인 gamma-aminobutric acid(GABA)가 GABA 수용체를 자극하여 염소이온이 신경세포 내로 들어오게 한다. 이것이 신경세포의 활동전위를 크게 줄인다.
3. 상행망상활성계(ascending reticular activating system)가 변하고 신경세포가 뇌로 전달되는 정보(자극)를 차단한다.

균형마취

균형마취(balanced anesthesia)는 전신마취에 자주 쓰이는 약물의 병용요법이다. 균형마취는 다음 사항들을 포함한다.

1. 밤 시간 전에 수면제 투여
2. 분비물을 감소시키기 위해 수술 1시간 전에 투여하는 아편계 진통제 혹은 benzodiazepine(예, midazolam[Versed])을 항콜린성 약물(예, atropine)과 함께 사용한 마취 전처치(premedication)
3. Thiopental sodium(Pentothal)과 같은 단시간형 barbiturate
4. 흡입가스(흔히 nitrous oxide)와 산소의 병용
5. 필요할 경우 근육이완제의 투여

균형마취는 심혈관계 문제를 최소화하고, 필요한 전신마취제의 양을 줄이고, 마취 후 발생할 수 있는 오심과 구토를 줄이고, 기관기능이상을 최소화하고, 통증을 줄인다. 환자는 고용량의 전신마취제를 투여받지 않기 때문에 유해반응이 줄어든다. 빠른 활동에 의해서 마취제로부터 회복이 촉진된다.

전신마취단계

전신마취는 네 가지 단계를 거쳐 진행 된다(표 13-4). 수술시행은 세 번째 마취단계 동안에 진행된다. 만약 마취제가 흡입마취 전에 즉시 투여된다면 관찰될 수 있는 초기 마취단계 없이 세 번째 단계가 취해질 수 있다. 그러나 만약 약물이 서서히 투여되면 마취의 모든 단계를 항상 관찰할 수 있다.

수술 전 평가

마취에 대한 환자의 반응은 개인의 건강상태와 관련하여 다양하다. 이들 변수에는 나이(젊은 성인 및 노인), 현재 건강 질병(예, 신장, 간), 임신, 흡연력 그리고 알코올과 약물의 빈번한 사용이 포함된다. 이들 문제는 마취제의 종류와 양을 조절할 필요가 있기 때문에 수술 전에 반드시 규명되어야 한다.

표 13-4 마취단계

단계	명칭	내용
1	진통	의식으로 시작하여 의식소실로 끝난다. 말하는 것이 어렵다. 후각과 통증을 소실한다. 꿈과 청각 및 시각적 환각이 야기된다. 이 단계를 **유도단계**라 불리기도 한다.
2	흥분 혹은 섬망	대뇌겉질의 억제에 의한 의식소실 야기됨. 혼돈, 흥분 혹은 섬망이 야기됨. 짧은 유도 시간.
3	수술	수술절차가 이 단계에서 이루어진다. 네 가지 기(phase)로 이루어진다. 수술은 2기 및 상부 3기에서 이루어진다. 마취가 깊어지면서 호흡이 더욱 약해지며 호흡수가 증가된다.
4	연수마비	마취의 독성단계이다. 호흡이 사라지며, 순환계 허탈이 일어난다. 기계적 호흡이 요구된다.

흡입마취제

세 번째 마취 단계 동안 흡입마취제(즉, 가스 혹은 가스 형태로 투여되는 기화액체)는 전신마취를 위해서 사용된다. Nitrous oxide와 같은 어떤 가스 약물은 신속히 흡수되고, 신속한 약물작용을 나타내며, 신속히 제거된다. Cyclopropane은 1930-1960년 사이에 인기가 높았던 흡입마취제였으나 ether처럼 높은 가연성 때문에 더 이상 사용되지 않는다. 1950년대 후반에 halothane(Fluothane)이 비가연성 물질로 소개되었다. 다른 흡입약물이 마취제로 사용되었는데, 여기에는 methoxyflurane, enflurane(Ethrane), isoflurane(Forane), desflurane(Suprane), sevoflurane(Ultane) 등이 있다.

흡입마취제는 대체적으로 수월한 마취 유도를 제공한다. Halothane, isoflurane 및 enflurane의 투여를 중지하면 약 1시간 안에 의식이 돌아온다. Desflurane과 sevoflurane으로부터 수분 내에 회복이 이루어진다. 흡입마취제는 항상 barbiturate, 강한 진통제(예, morphine), 근육이완제(예, pancuronium)와 병용하여 수술에 이용된다.

흡입마취제에 의한 유해효과에는 호흡억제, 저혈압, 심부정맥, 간기능이상 등이 있다. 위험에 처해 있는 환자에서 이 약제들은 악성 고체온증(malignant hyperthermia)을 유발할 수 있다. 오래된 마취제보다 새로운 약들이 기본적으로 오심 및 구토를 덜 유발한다.

정맥내마취제

정맥내마취제 역시 전신마취에 쓰이거나 마취의 유도단계에 사용된다. 짧은 시간 동안의 외래 환자 수술에 정맥마취제는 흔히 쓰이는 마취형태가 된다. 예전에는 초단시간형 barbiturate인 thiopental sodium(Pentothal)이 짧은 시간의 수술에 사용되는 전신마취제였다. 이 약은 여전히 마취의 유도단계와 치과시술에 쓰이고 있다. 현재는 droperidol(innovar), etomidate(Amidate), ketamine(Ketalar) 등이 역시 전신마취제로써 정맥내투여제로 쓰이고 있다. 정맥마취제는 신속한 작용개시와 짧은 작용시간은 가진다. 표 13-5는 전신마취를 목적으로 사용되는 흡입 및 정맥마취제를 기술하고 있다.

Midazolam(Versed)과 propofol(Diprivan)은 마취유도와 유지를 위해 널리 사용되고 있고, 소수술 혹은 인공호흡기 혹은 기관삽관과 같은 시술을 위해 의식을 진정시킬 목적으로 사용된다. 환자는 진정되고 이완되지만, 명령에 대해서 반응을 보인다.

정맥마취제의 유해효과에는 호흡 및 심혈관계 억제가 포함된다. Propofol은 세균증식을 지원하며, 박테리아감염의 위험을 증대시킨다. 패혈증(sepsis) 방지를 위해, 바이알(vial)은 개봉한 후 6시간 내에 버려야 한다.

국부성 마취제

국부성 마취약제의 사용은 점막, 피부표면의 손상,화상 등에 국한된다. 국소적용마취제는 여러 형태가 사용가능한데, 액체 스프레이, 연고, 크림, 젤, 파우더 형태 등이다. 국소적용마취제는 적용면적에서 신경말단의 민감도를 줄인다.

국소마취제

국소마취제는 약물을 적용한 부위의 통증을 차단한다. 그러나 의식은 유지된다. 국소마취제는 치과시술, 피부열상봉합, 단시간 수술(소수술, minor surgery) 등에 유용하게 쓰인다. 또한, 척수마취에 있어서는 투입 부분 이하의 신경자극을 차단하고, 요추천자(lumbar puncture) 및 흉강천자(thoracentesis)와 같은 진단시술에 사용된다.

대부분의 국소마취제는 ester와 amide의 두 군으로 분류되는데, 기본구조에 의한 것이다. Amide군의 약물은 알레르기반응 유발의 빈도가 낮다. 최초의 국소마취제는 1800년대 후반의 cocaine이다. 합성 cocaine 약물인 procaine은 1900년대 초에 발견되었다. Lidocaine(Xylocaine)은 1950년대 중반에 개발되어 치과시술을 제외하고는 procaine의 존재를 사라지게 하였다. Lidocaine은 신속한 작용개시와 장시간의 작용을 보이며, 용액상태에서 더욱 안정되어 있고, 프로카인보다 과민반응을 덜 일으킨다. Lidocaine 도입 때문에 많은 국소마취제들이 판매되고 있다. 표 13-6은 단시간, 중등도 및 장시간 효과에 따라 국소마취제의 여러 유형을 기술하고 있다.

정형외과 관절수술, 유방절제술, 제왕절개수술, 자궁제거술, 탈장수술, 담낭절제술 등은 마취제 펌프에 의해 제공되는 수술 후 통증조절에 흔히 사용한다. 예를 들어, 양측 탈장수술을 받은 환자에게 하복부 부위에 카테터를 깊은 근막(fascia)에 사용한다. 국소마취제인 bupivacaine(Marcaine)을 Y-connector를 통해 지속적으로 2mL/h 속도로 양쪽에 흘려준다. 이러한 약물투여방법으로 통증을 조절하면 환자는 활동이 원활하며, 아편계 진통제 사용이 줄어들고, 입원 일수

표 13-5 흡입제와 정맥주사 마취제

약물	유도 시간	고려사항
흡입제: 휘발성 액체		
halothane(Fluothane)	빠름	매우 강력한 마취제. 빠른 회복. 혈압을 낮출 수 있음. 기관 확장 효과 있음. 임산부 금기
methoxyflurane(Penthrane)	느림	분만 중에 사용. 대개 약물용량은 다른 마취제보다 적고 자궁수축을 억제하지 않음. 저혈압 유발가능. 신장 질환 금기
enflurane(Ethrane)	빠름	호흡 기능저하 가능하므로 환기 장치의 도움이 필수적. 자궁수축을 억제할 수 있으므로 분만에는 사용되지 않음 발작장애가 있는 환자에서는 사용금지
isoflurane(Forane)	빠름	흡입 치료에 빈번히 사용. 부드럽고 빠른 마취유도와 회복. 저혈압과 호흡곤란 유발가능. 자궁수축을 억제하기 때문에 분만 중 사용되지 않음. 심혈관계 효과가 매우 적음
desflurane(Suprane)	빠름	휘발성 액체 마취. 투여 중단 후 빠른 회복. 저혈압과 호흡곤란 유발
seveflurane(Ultane)	빠름	수술 중 마취 유도와 유지. 단독으로 쓰이거나 nitrous oxide와 함께 사용
흡입제: 기체		
nitrous oxide(laughing gas)	매우 빠름	빠른 회복. 심혈관계 효과가 매우 적음. 산소와 함께 공급. 효력이 낮음
정맥주사제(ultrashort-acting barbiturates)		
thiopental sodium(Pentothal)	빠름	지속시간이 짧음. 보통 수술에서 빠른 유도를 위해 사용. 환자를 따뜻하게 유지; 오한과 진전이 생길 수 있음. 호흡중추 억제; 환기 보조가 필수적
methohexital sodium(Brevital sodium)	빠름	지속시간이 짧음. 마취 유도를 위해 사용되고 균형 잡힌 마취를 위해 다른 약물과 함께 사용. 대개 사용 후 흡입마취제가 사용됨
thiamylal sodium(Surital)	빠름	마취유도와 전기충격요법에서 마취에 사용
Benzodiazepines		
diazepam(Valium)	보통-빠름	마취 유도에 사용. 진통효과는 없음
midazolam(Versed)	빠름	마취 유도와 내시경 절차에 사용. IV 약물은 진정작용을 일으킬 수 있음. 심폐질환이 있을 경우 사용금지
기타		
droperidol and fentanyl(Innovar)	보통-빠름	fetanyl과 함께 사용하면 신경이완 진통 효과. 주로 전신마취제와 함께 사용. 마취 전 약물, 진단 절차용 약물로 사용되기도 함. 저혈압과 호흡곤란을 유발할 수 있음
etomidate(Amidate)	빠름	마취 유도를 위해 단기 수술에 이용 또는 다른 약물과 함께 사용해 마취 상태를 유지하는 데 이용
ketamine hydrochloride(Ketalar)	빠름	단기 수술 또는 마취 유도에 이용. 타액분비, 혈압, 맥박 증가. 진단 절차에 사용. 정신병 이력이 있는 환자에 사용금지
propofol(diprivan)	빠름	마취 유도에 사용; 전신마취제와 함께 사용. 지속시간이 짧음. 저혈압과 호흡곤란 유발. 투여 위치에 통증을 유발하므로 통증 감소를 위해 국소마취제(lidocaine)와 함께 투여
fospropofol(Lusedra)	빠름	마취 유도와 유지에 이용. 저혈압과 호흡곤란 유발.

표 13-6 국소마취제

마취제	유형	응용 및 고려사항
단시간-작용(½ to 1 Hour)		
chloroprocaine(Nesacaine)	Ester	침윤, 미측, 경막 외 마취. 작용개시는 6-12분.
procaine HCl(Novocain)	Ester	신경차단 침윤, 경막 외 마취 및 및 척수마취. 치과에서 사용. Ester 유형의 마취제에 알레르기가 있는 환자에 주의.
중간-작용(1 to 3 Hours)		
lidocaine(Xylocaine)	Amide	신경차단 침윤, 경막 외 및 척수마취. 알레르기 반응 드묾. 심장부정맥치료에 사용된다(제33장 참조).
mepivacaine HCl(Carbocaine HCl, Isocaine, Polocaine)	Amide	신경차단 침윤, 경막 외 및 척수마취. 치과에서 사용.
prilocaine HCl(Citanest)	Amide	말초신경차단, 침윤, 경막 외 마취치과에서 사용.

표 13-6 국소마취제-계속

마취제	유형	응용 및 고려사항
장시간-작용(3 to 10 Hours)		
bupivacaine(Marcaine, Sensorcaine)	Amide	말초신경차단, 침윤, 미측, 경막 외 마취
dibucaine HCl(Nupercainal)	Amide	국소적 사용(크림 및 연고).
etidocaine(Duranest)	Amide	말초신경차단, 침윤, 미측, 경막 외 마취.
tetracaine HCl(Pontocaine)	Ester	척수마취(높고 낮은 saddle block). 눈의 각막, 기관지경을 위한 코와 목을 마취하기 위해서 그리고 통증과 소양증을 완화하기 위한 국소 사용

가 줄어드는 효과를 본다.

척수마취

척수마취(spinal anesthesia)는 3번째 혹은 4번째 요추강 부위에서 지주막하공간(subarachnoid space)에 국소마취제 주사를 필요로 한다. 만약 국소마취제가 척주(spinal column)에 많이 주어지면 호흡근육이 영향을 받을 수 있어 호흡곤란 혹은 마비에 빠질 수 있다. 척수마취 후 두통이 가능한데, 바늘을 찌른 자리에 뇌척수액(cerebrospinal fluid)이 빠져나와 압력이 떨어져서 발생하는 것이다. 척수마취로 수술을 마친 환자는 자세를 반듯하게 유지해서 머물도록 독려하고, 척수액의 소실 경향을 줄이기 위해 수분섭취를 증가하라고 독려해야 한다. 척수마취 후 저혈압이 유발될 수 있는데, 감각차단 위치, 고혈압 개인력 그리고 만성 알코올 섭취를 포함하는 선행요인 때문이다.

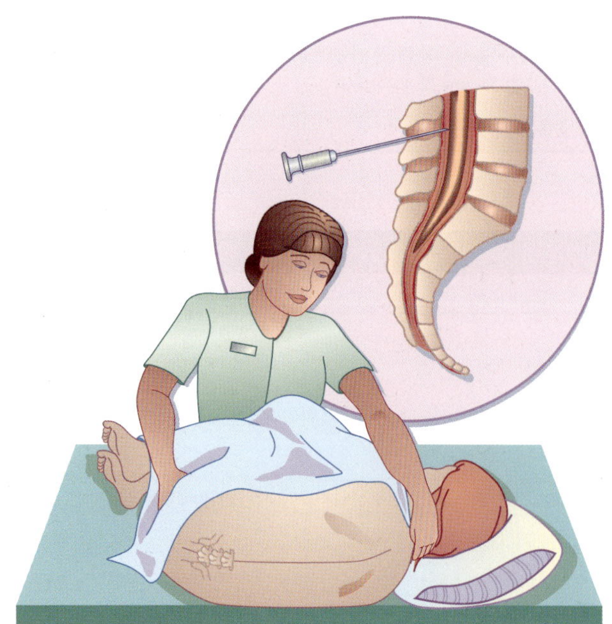

그림 13-2 척수마취 시 환자의 자세.

척주의 여러 부위가 국소마취로 **신경차단(nerve block)**을 위해 이용될 수 있다(그림 13-2). **척수차단(spinal block)**은 척수의 두 번째 층인 지주막(subarachnoid membrane)을 통과하여 국소마취제를 주입하는 것이다. **경막외차단(epidural block)**은 척수 외부층 혹은 경막(dura mater)에 국소마취제를 주입하는 것이다. **미추차단(caudal block)**은 척추(sacrum) 근처에 위치한다.

안장차단(saddle block)은 회음부(perineal area)를 차단하기 위해 척추의 말단 부위에 주어지는 것이다. 약물과 시술로 인해 혈압이 떨어질 수 있으므로 이 유형의 마취를 하는 동안에는 환자의 혈압을 모니터링해야 한다. 안장차단은 출산 시 산모에게 무통분만을 위해 자주 시행된다. 분만에 대한 더 자세한 논의는 54장에서 다루고 있다.

간호사는 전신 및 국소마취제 사용 전과 후에 환자사정에 있어 중요한 역할을 한다. 처치를 설명하고 마취 전 투약을 포함한 마치 전 지시사항을 고지하는 등, 간호사는 수술을 앞둔 환자를 준비시켜 마취와 수술의 안전성과 효과를 높인다.

간호과정
환자-중심 협력간호

마취제

사정

- 기본 활력징후를 조사한다.
- 약물과 건강 개인력을 획득하고, 심폐기능에 영향을 주는 약물을 주목한다.

간호진단

- 손상과 관련된 급성 통증.

■ 중추신경계 억제와 관련된 비효과적인 호흡양상
■ 수면 관련 행동의 유해효과와 관련된 부상의 위험

계획

■ 환자는 수술 전 처치에 참여할 것이고, 수술 후 간호에 대해 이해한다.
■ 수술 후 환자의 활력징후는 안정적으로 유지될 것이다.

간호중재

■ 수술 후의 환자감각에 대해 모니터링한다. 만약 환자가 과도하게 미반응이거나 혼돈상태이면 보고한다.
■ 수술전과 후의 소변량을 관찰한다.
■ 전신 및 국소마취 후 활력징후를 모니터링한다. 저혈압과 호흡억제가 야기된다.
■ 환자가 마취에서 충분히 회복할 때까지는 주의해서 진통제나 마약성-진통제를 투여한다. 만약 환자가 마취제의 영향하에 있다면 유해반응을 방지하기 위해 용량을 조절할 필요가 있다.

환자교육

■ 수술 전 처치와 수술 후 간호평가와 중재를 환자에게 설명한다.

평가

■ 마취제에 대한 환자의 반응을 평가한다. 유해반응을 알아내기 위해 모니터링을 계속한다.

핵심 웹사이트

Information on lorazepam: *www.drugs.com/lorazepam.html*

Information of eszopiclone: *www.Lunesta.com*

학습 질문

1. 간호사가 환자에게 secobarbital(Seconal)에 대한 교육을 실시할 때 이 약의 어떤 정보를 포함하는 것이 중요한가?
   a. 이 약은 단시간작용 약이며, 이른 아침에 일어나게 한다.
   b. REM 반동을 자주 야기시키는 중등도 작용 약물이다.
   c. 숙취효과를 자주 일으키는 중등도 작용 약물이다.
   d. 의존성과 자주 관련 있는 장시간형 약물이다.

2. Lorazepam(Ativan)을 복용하는 환자가 간호사에게 이 약이 어떻게 작용하는지를 묻는다. 간호사는 이 benzodiazepine이 어떤 기전으로 작용하는지를 설명해야 하는가?
   a. CNS를 억제하여 의식을 소실시킨다.
   b. 운동과 감각활동을 포함하여 CNS를 억제한다.
   c. 억제성 신경전달물질인 GABA가 GABA 수용체에 대한 작용을 증가시킨다.
   d. 국소마취제를 척수 외부 표면에 위치하게 하여 경막외차단을 야기한다.

3. 불면증 때문에 zolpidem을 복용하는 환자가 있다. 간호사는 이 약에 대한 부작용과 유해반응을 모니터링하는 것을 포함하여 간호계획을 준비하고 있다. Zolpidem의 부작용은 어떤 것이 있는가?
   a. 불면증
   b. 두통
   c. 후두경련
   d. 혈액이상(blood dyscrasias)

4. 환자에게 척수마취를 시술한다. 간호사가 관찰해야 할 가장 중요한 사항은?
   a. 의식소실
   b. hangover(잔여진정) 효과 및 의존
   c. 저혈압 및 두통
   d. 흥분 혹은 섬망

5. 간호사가 환자에게 zolpidem에 대해 교육하고 있다. 이 약물에 대해 무엇을 포함하여 가르치는 것이 중요한가?
   a. 최대용량은 20mg/d이다.
   b. 이 약물은 심리적 의존을 야기시킨다.
   c. 노인에게는 취침 시 15mg을 투여한다.
   d. 약물은 반드시 21일 혹은 그 이하로 사용하여야 한다.

6. 환자가 triazolam(Halcion)을 복용하고 있다. 간호사는 이 약에 대한 어떤 지침을 꼭 포함시켜야 하는가?
   a. 단지 4주간만 사용되는 barbiturate로서 사용된다.
   b. 불안증을 해소하는 nonbenzodiazepine으로 사용된다.
   c. 이 약은 생생한 꿈이나 악몽을 유발하진 않는다.
   d. 이 약을 복용하는 동안 알코올과 흡연을 피한다.

7. 환자가 소수술과정 동안 의식진정을 받는다. 간호사는 어느 약이 투여되기를 기대하는가? (맞는 답을 모두 고르시오)
   a. Propofol(Diprivan)이 자연스러운 수면을 지속시킨다.
   b. Lidocaine(Xylocaine)은 국소마취를 제공한다.
   c. Midazolam(Versed)은 진정을 촉진하고 명령에 복종하게 한다.
   d. Ketamine(Ketalar)은 신속한 마취유도와 장시간작용을 한다.
   e. Phenobarbital(Luminal)은 수면의 단시간작용을 위한 것이다.

답: 1. a, 2. c, 3. b, 4. c, 5. b, 6. d, 7. a, c

14장

항경련제

학습목표

- 각 유형의 특징에 준하여 발작의 두 가지 국제분류를 대조한다.
- 발작 유형을 구분한다.
- Phenytoin(Dilantin)의 약동학, 부작용과 유해반응, 치료혈장농도, 사용 금기 사항, 약물 상호작용 등을 요약한다.
- Hydantoin, 장시간형 barbiturate계 약물, succinimide계 약물, oxazolidone계 약물, benzodiazepine계 약물, iminostilbene계 약물, valproate의 작용을 비교한다.
- 환자교육을 포함하여 항경련제에 대하여 간호과정을 적용한다.

미국의 수백만 명의 인구가 발작질환인 활성형의 뇌전증(간질, epilepsy)을 앓고 있다. 뇌전증(epilepsy)과 관련된 **발작(seizure)**은 대뇌신경세포에서 비롯되는 비정상적 전기방전(electric discharge)의 결과이며, 의식소실이나 장애 및 항상 **경련(convulsion**, 불수의적 발작성 근수축)을 특징으로 한다. **뇌전도(electroencephalogram, EEG)**, 컴퓨터 단층촬영(CT), 자기공명영상(MRI)은 뇌전증 진단에 유용하다. EEG는 대뇌겉질의 비정상적 전기방전을 기록한다. 모든 발작 사례 중 75%가 일차성 혹은 **특발성(idiopathic**, 원인을 모름)으로 간주되며, 나머지가 뇌외상, **뇌무산소증(brain anoxia)**, 감염 혹은 뇌혈관질환(예, 뇌혈관사고, 뇌졸중)의 이차성이다. 뇌전증은 만성적이며, 일생의 질환이다. 발작 환자의 대다수는 첫 경련을 20세 이전에 시작한다.

뇌전증과 무관한 발작은 열성, 저혈당반응, 전해질불균형(저나트륨혈증), 대사불균형(산증 혹은 알칼리증), 알코올이나 약물사용 등에 의한다. 이들 상태가 교정되면 발작은 멈춘다. 재발성 발작은 출산 혹은 주산기손상, 손상두부외상, 선천성 기형, 종양(암), 특발성 혹은 원인미상에 의한다.

발작의 국제분류

발작에는 여러 종류가 있는데, **대발작(강직간대발작, tonic clonic seizure)**, **소발작[petit mal seizure, 실신(absence)]**, **정신운동(psychomotor)** 발작들이 있다. 발작의 국제분류(표 14-1)는 발작의 두 범주, 즉 전신발작 및 부분발작을 보여준다. 또한, 한 사람이 혼합형(1가지 이상 유형)의 발작을 가질 수도 있다.

항경련제

뇌전증 발작에 사용되는 약물은 **항경련제(anticonvulsants)** 혹은 **항뇌전증약물**로 불린다. 항경련제는 신경세포막을 안정화시키고 대뇌겉질의 비정상적 전기자극(impulse)을 억제한다. 이들 약은 원인을 제거하거나 완치를 제공하지는 않는다. 항경련제는 중추신경계(Central Nervous System, CNS) 억제제로 분류된다.

항경련제의 사용으로 환자의 약 70% 정도가 발작이 조절된다. 항경련제는 환자의 평생을 두고 지속적으로 복용하는 경우가 대부분이다. 일부의 경우 지난 3–5년 동안 발작이 없다면 의료진은 약을 중단할 수 있다.

발작을 치료하는 많은 유형의 항경련제가 있는데, 여기에는 hydantoin계 약물(phenytoin), 장시간형 barbiturate계 약물(phenobarbital, mephobarbital, primidone), succinimide계 약물(ethosuximide), benzodiazepine계 약물(diazepam, clonazepam), carbamazepine, valproate(valproic acid) 등이 있다. 항경련제가 모든 유형의 발작에 사용되는 것은 아니다. 예를

들어, phenytoin은 대발작과 정신운동 발작에 사용되지만, 소발작에는 효과가 없다.

약리생리학: 항경련제 작용

항경련제는 세 가지 방식으로 작용한다. (1) 비활성화 시에 나트륨통로에 약물이 결합하여 나트륨유입을 억제하며, 통로비활성을 연장시키고, 신경세포흥분을 예방한다. (2) 칼슘유입을 억제하여 칼슘이온이 T-형 칼슘통로로 이동함으로써 발생하는 전류를 방지한다. (3) 뇌의 전반에 걸쳐 신경전달물질을 억제하는 GABA의 작용을 증가시킴에 의한다. 나트륨유입을 억제하는 약물은 phenytoin, fosphenytoin, carbamazepine, oxcarbazepine, valproic acid, topiramate, zonisamide, lamotrigine 등이다. Valproic acid와 ethosuximide는 칼슘유입을 억제하는 약물이다. GABA의 작용을 증가시키는 약물의 예는 barbiturate, benzodiazepine계 약물, tiagabine 등이다.

Hydantoin계 약물

발작을 치료하는 첫 항간질약물은 phenytoin인데, 1938년에 발견된 hydantoin으로 여전히 가장 널리 사용되는 발작치료제이다. Hydantoin계 약물은 나트륨유입을 억제하고, 신경세포막을 안정화시키고, 반복적인 신경흥분을 줄이고, 발작을 제한함으로써 작용을 한다. 심장조직의 전기흥분역치(threshold)를 증가시킴으로써 이 약물 역시 항부정맥제로도 작용한다. 이 약물은 일반적인 진정작용을 약간 보이고 중독성이 없다. 그러나 이 약제는 태아에 기형발생원인이 될 수 있으므로 임신 동안에는 사용하지 말아야 한다.

안전: 약물오류예방

혼돈하지 말라....

- **Cerebyx**(hydantoin 항경련제)와 **Celebrex**(비스테로이드성 항염증약물). 이들 약물의 이름은 유사하게 보이고 소리가 비슷하지만 약리학이 다르다.

Phenytoin과 다른 항경련제의 약용량은 나이와 관련이 있다. 신생아, 간질환 환자, 노인은 낮은 대사로 인해 작용하는 약물의 농도가 높을 수 있으므로 처방 시에 용량을 줄여야 한다. 반대로, 어린이와 같이 대사속도가 높은 환자는 높은 약물용량이 필요하다. 약물용량은 치료혈장 혹은 혈청농도에 따라 조절된다. Phenytoin은 10–20mcg/mL의 좁은 치료범위를 가진다. 항경련제는 혈청약물농도가 원하는 범위 내

표 14-1 발작의 국제분류

범주	특성
전신발작	경련성 및 비경련성; 뇌의 양측 반구를 침범함
강직간대발작	**대발작**(*grand mal seizure*)**으로도** 불림; 가장 흔한 발작형태임. 강직기에서는 골격근이 3–5초간 수축하거나 연축상태로 경직된다. 간대기에서는 다리와 팔이 2–5분간의 불규칙한 근수축이나 경련을 보인다.
	지속적인 근육수축
강직발작	불규칙한 근육수축
간대발작	**소발작**(*petit mal seizure*)으로도 불림; 10초 미만의 짧은 의식소실; 뇌파상에서 3개 미만의 극파(spike wave)를 보인다. 항상 어린이에게 나타난다.
실신발작	
간대성 근경련발작	분리된 만성적 수축이나 경련이 3–10초간 일어남; 한 개의 사지에 국한되거나(국소 간대성 근경련발작) 전신을 침범한다(전신 간대성 근경련발작); 뇌염 혹은 Tay-Sachs병 같은 신경질환에 이차적으로 나타난다.
무긴장발작	머리는 떨어트림; loss of posture; 근육긴장이 갑자기 소실됨. 만약 하지가 침범되면 환자는 쓰러진다.
영아연축	근육경련
부분발작	뇌의 반구 한쪽을 침범한다. 단순 부분발작에서는 의식소실이 없으나 복합 부분발작에서는 의식소실이 있다.
단순발작	운동, 감각, 정신형태로 나타난다. 의식소실이 없다.
운동	이전에 잭슨 발작(Jacksonian seizure)으로 불리었다. 확산되는 자연발생운동을 보임; 전신발작으로 이행될 수 있다.
감각	시각, 청각 혹은 미각적 환각
자율신경반응	창백, 홍조, 발한 혹은 구토
정신과적 발작	성격이 변한다.
복합발작	의식소실: 환자는 발작 직전, 동안, 직후의 행동을 기억하지 못한다.
정신운동	복합증상: 자동증(씹거나 삼키는 동작 같은 반복적인 행동), 행동변화, 운동발작
인지	혼돈 혹은 기억장애
정동	기이한 행동
복합적	강직간대발작과 같은 전신발작으로 이행될 수 있다.

에 있으면 효과는 명백해진다. 전형적으로, 만약 약물농도가 원하는 범위보다 낮으면 발작을 조절할 수 있는 충분한 약물 용량을 투여받지 않았다는 것이다. 만약 필요한 범위보다 약물농도가 높다면 약물독성이 나타난다. 치료혈청약물농도를 모니터링을 하는 것은 약물효과를 확신하는 데 있어 가장 중요하다. 원형약물차트 14-1은 phenytoin과 관련 있는 약리학적 자료를 기술하고 있다.

약동학 Phenytoin은 소장을 통해 천천히 흡수된다. 이 약물은 단백결합률이 높다(90-95%). 혈청단백 혹은 albumin 감소는 유리형 phenytoin 혈청농도를 높이는 결과를 초래한다. 소량에서 평균약물용량에서 phenytoin의 반감기는 약 24시간이나, 7-42시간 정도의 범위이다. Phenytoin은 대사되어 비활성 대사물질로 바뀌며, 이 부분은 소변으로 배설된다.

약역학 경구투여 phenytoin은 30분에서 2시간 사이에 작용개시되며, 1.5-6시간에 최고농도에 도달하고, 7-10일 사이에 안정농도를 나타내며, 반감기에 의존하는 작용시간은 45시간이다. 경구용 phenytoin은 서방형(sustained-release(SR)) 캡슐로서 가장 흔히 처방된다. 최고 SR 농도 도달시간은 4-12시간이다.

Phenytoin의 IV 투여는 중심 라인이나 말초에 삽입한 중심 카테터를 통해 큰 정맥으로 직접 주입해야 한다. 이 약제는 식염수용액에 희석시켜야 한다. 그러나 약물침전으로 인해 dextrose 용액은 피해야 한다. 제조사는 phenytoin 투여 시 침전을 피하기 위해 지속적인 IV 주입보다는 Y-튜브 혹은 3-way 밸브(three-way stopcock)를 사용하라고 권장하고 있다. IV phenytoin 50mg 혹은 해당 분획은 어른의 경우 1분 이상에 걸쳐 주입해야 하고, 노인의 경우 25mg/min 속도로 주입한다. 50mg/kg 이상의 주입속도는 저혈압 혹은 심부정맥을 야기하는데, 특히 노인과 쇠약한 환자에게 주의해야 한다. 주사부위에 국소자극을 주의하고, **각질이 벗겨지기도(sloughing)**한다. 정맥 라인은 정맥자극을 줄이기 위해 매번 용량투여 전과 후에 식염수로 씻어내야 한다. Phenytoin의 근육주사는 조직을 자극하고 손상을 일으킨다. 이러한 이유와 흡수 문제 때문에 phenytoin은 근육주사를 하지 말아야 한다.

원형약물차트 14-1

Phenytoin

약물분류 항경련제: hydantoin 상품명: Dilantin 임신범주: D	**용량** A: PO: 4–7mg/kg/d IV: LD: 15–20mg/kg/d; max: 30mg/kg C: 5mg/kg/d를 2–3회 나누어 투여; 혈청치료범위: 10–20mcg/mL. 독성 농도: 30–50mcg/mL.
금기 고과민성, 심장차단, 서맥, 정신질환, 임신 주의: 저나트륨혈증, 저혈압, 저혈당, 자살충동, 중증 근무력증, 전신성 홍반성 루푸스	**약물–임상검사–음식 상호작용** 약물: cimetidine, isoniazid, chloramphenicol과 같이 사용 시 효과 증가; 엽산, 칼슘, 제산제, sucralfate, vinblastine, cisplatin과 같이 사용 시 효과 감소. 항응고제, 경구피임약, 항히스타민제, corticosteroids, theophylline, cyclosporin, quinidine, dopamine, rifampin의 효과 감소. 음식: 엽산, 칼슘, 비타민 D는 phenytoin으로 인해 흡수가 저하되어 효과가 감소함
약동학 흡수: PO: 서서히 흡수됨; IM: 불규칙한 흡수속도 분포: PB: 90–95% 대사: t½: 7–42h, 평균: 24h 배출: 소변으로 소량, 담즙과 대변에 적정량	**약역학** PO: 개시: 0.5–2h 최고농도: 1.5–6h 작용시간: 6–12h IV: 개시: 수분에서 1h 최고농도: 2h 적정량 작용시간: >12h
치료효과/응용 강직간대발작(대발작)과 복합 부분발작 예방 작용기전: 이온수송 변화에 의한 운동 대뇌겉질의 활성 감소	
부작용 두통, 복시, 혼동, 어지럼, 나태함, 신체조정력 저하, 보행장애, 불분명한 발음, 발진, 식욕부진, 매스꺼움, 구토, 저혈압, (IV 투여 후) 소변의 분홍–적색/갈색 변색	**유해반응** Leukopenia, hepatitis, depression, 잇몸증식, 안구진탕증, 다모증, 골다공증 생명위험: 악성빈혈, 혈소판감소증, 무과립구혈증, Stevens–Johnson 증후군, 고혈압, 심실세동, 뇌병증, 자살충동

A, 성인 (Adult); C, 소아 (child); d, 일(day); h, 시(hour); IM, intramuscular; IV, intravenous; LD, 부하용량(loading dose); max, 최대 (maximum); min, 분 (minute); PB, 단백결합(protein–binding); PO, 경구투여(by mouth); q.i.d., 하루 4회; t½, half–life; t.i.d., three times a day; >, 초과; <, 미만.

부작용 및 유해반응

Hydantoin의 심한 부작용에는 신경과학 및 정신과적 효과, 혈소판감소증, 잇몸증식 등을 포함한다. Hydantoin을 장기간 상용한 환자는 insulin 분비를 억제하기 때문에 혈당이 증가한다. 덜 심각한 부작용에는 오심, 구토, 변비, 졸림, 두통, 탈모, 다모증(hirsutism), **안구진탕(nystagmus)** 등이 포함된다.

약물간 상호작용

약물 상호작용은 hydantoin에서 흔한데, 그들은 단백결합률이 매우 높기 때문이다. Hydantoin은 혈장단백질 결합부위에 대해 다른 약과 경쟁한다. Hydantoin이 항응고제의 자리를 차지하면 더욱 많은 유리형 약물이 증가하여 약의 효과가 증대된다. Barbiturate, rifampin, 장기간의 음주는 hydantoin의 대사를 증가시킨다. Sulfonamide와 cimetidine(Tagamet)과 같은 약은 간대사를 억제함으로써 hydantoin의 작용을 증가시킨다. Antacid, 칼슘약물, sucralfate(Carafate), 항종양제는 hydantoin의 흡수를 또한 감소시킨다. 항정신병 약물과 일부 약초는 **발작역치(seizure threshold)**를 낮게 하고, 발작활동을 증가시킨다(약초 경고 14-1). 환자는 발작 발생에 대해 면밀하게 관찰되어야 한다.

약초 경고 14-1

항경련제

- 달맞이 꽃(Evening primrose) 및 보리지(borage)는 항경련제와 같이 약초를 복용 시에 발작역치가 낮아질 수 있다. 항경련제 약물용량을 조절할 필요가 있다.
- 은행나무(ginkgo)는 phenytoin 효능을 줄인다.

Barbiturate

장시간형 barbitutarte인 phenobarbital은 부분발작, 대발작, **간질중첩증(status epilpeticus)**의 급성기, 뇌수막염, 독성 반응, 임신중독증(eclampsia) 등의 치료에 여전히 사용되고 있다. Barbiturate는 억제성 신경전달물질인 GABA의 작용을 증강시켜 발작을 줄인다. Phenytoin에서 가능했던 기형유발 및 다른 부작용이 phenobarbital에서는 덜 나타난다. Phenytoin의 치료농도는 20-40mcg/mL이다. Phenobarbital의 사용에 따른 부작용에는 진정과 약제에 대한 내성이 포함된다. 간질의 재발을 피하기 위해서는 phenobarbital의 중단을 서서히 시행하여야 한다.

Succinimide계 약물

Succinimide군의 약물은 실신발작 혹은 소발작치료에 사용되며, 발작치료 시 다른 항경련약물과 병용한다. Ethosuximide(Zarontin)는 선택 succinimide이다. Succinimde는 T-형 칼슘통로를 통해 칼슘유입을 줄임으로서 작용한다. Ethosuximide의 치료혈청농도는 40-100mcg/mL이다. 유해작용으로는 혈액질환(blood dyscrasias), 신장 및 간장기능이상, 전신홍반성 낭창(systemic lupus erythematosus)을 포함한다.

Benzodiazepine계 약물

항경련작용을 가진 세 가지 benzodiazepine계 약물은 clonazepam, clorazepate dipotassium, diazepam 등이다. Clonazepam은 소발작에 효과적이지만, 치료시작 후 6개월이 지난 시점에서 내성이 생기기 때문에 clonazepam의 용량을 조절할 필요가 있다. Clorazepate dipotassium은 부분발작 치료에 있어 보조치료로 자주 사용된다.

Diazepam은 급성 간질중첩증을 치료하는 데 기본적으로 처방되며, 원하는 반응을 위해 IV로 투여해야 한다. 약물은 단시간작용한다. 또한, diazepam 투여 동안 혹은 직후에 다른 항경련제인 phenytoin 혹은 phenobarbital 등이 필요하다.

Iminostilbene계 약물

Iminostilbene계 약물인 carbamazepine은 다른 항경련제에 반응이 없는 난치성 발작치료에 사용된다. 이 약은 대발작 및 부분발작과 이들 발작의 혼합 형태의 질환조절에 사용된다.

Carbamazepine은 정신과 질환(예, 조울병, bipolar disorder), 삼차신경통(trigeminal neuralgia), 알코올 금단증상에 사용된다. Carbamazepine의 치료혈청농도는 5-12mcg/mL이다. Carbamazepine(Tegretol)과 포도주스를 동시에 섭취할 때 상호작용이 일어나 독작용이 나타난다. 이들 약물농도는 조심스럽게 모니터링되어야 한다.

Valproate

Valproic acid는 소발작, 대발작, 혼합형 발작치료에 처방된다. 이 약물은 2세 이하 영아에 대해 약물의 안정성과 효과가 정립되지 못하였다. 이 약은 간독성이 유발될 수 있으므로, 아주 어린 환자나 간기능이 저하된 환자에게 사용할 때는 주의를 요한다. 간효소를 모니터링해야 한다. 발작 환자에게 치료혈청농도의 범위는 50–100mcg/mL이다. FDA는 divalproex sodium(Depakote)에 대해 조울병의 조증상태에 대해 치료를 승인하였다.

표 14–2는 여러 가지 항경련제와 그 용량, 사용, 고려사항들을 언급하고 있다. 표 14–3은 발작에 자주 쓰이고 있는 선택된 항경련제를 기술하고 있다. 항경련제는 낮은 용량으로 시작하고 치료범위 내에 혹은 발작이 멈출 때까지 수주에 걸쳐 점차적으로 용량을 올려야 한다. 혈청 항경련 약물농도는 독성을 피하기 위해 면밀히 모니터링되어야 한다.

표 14–2 항경련제

일반명(상품명)	투여경로 및 용량	응용 및 고려사항
Barbiturates		
mephobarbital (Mebaral)CSS Ⅳ	A: PO: 200–600mg/d 2–3번 나눠서 복용; 최대: 600mg/d C: 6–12mg/kg/d 2–4번 나눠서 복용	대발작과 소발작에 사용. 다른 항경련제와 함께 사용. 섬망 진전 치료에도 사용. 졸음, 어지럼, 자살충동을 유발할 수 있음. 임신범주: D; PB: UK; t½: 11–67시간
phenobarbital (generic)CSS Ⅳ	간질중첩증: A/C: Ⅳ: 15–18mg/kg; 최대: 30mg/kg 유지: A/C: PO: 1–3mg/kg/d 2번 나눠서 복용; 치료혈장범위: 20–40mcg/mL	long–acting barbiturate. 대발작, 부분발작, 간질중첩증에 사용. Phenytoin과 함께 사용. 노인과 어린이에게 고용량 사용 시 혼동, 우울, 과민 유발. 부작용으로 자살충동 포함. 고용량을 장기 사용 시 육체적 의존 유발. 임신범주: D; PB: 25–45%; t½: A: 50–12–시간; C: 35–75시간
primidone(Mysoline)	A: PO: 125–250mg/d; 최대: 2g/d C: <8y: PO: 50–125mg/d; 최대: 25mg/kg/d 치료혈장범위: 5–12mcg/mL	Barbiturate 유사약물. 대발작과 정신운동성 발작치료에 사용. GI distress가 생길 경우 음식과 함께 섭취. 임신범주: D; PB: 20–45%; t½: 10–12시간
Benzodiazepines(Anxiolytics)		
clonazepam (Klonopin)CSS Ⅳ	A: PO: 1.5mg/d; 발작이 통제될 때까지 용량을 q3d로 점진적으로 늘림; 최대: 20mg/d C: PO: 0.01–0.03mg/kg/d; 최대: 0.05mg/kg/d	소발작, 근육간대경련, 간질중첩증에 사용. 소발작이 succinimide나 valproic acid로 치료되지 않을 때 사용. 임신범주: D; PB: 85%; t½: 25–40시간
clorazepate (Tranxene)CSS Ⅳ	A: PO: 7.5mg t.i.d.; 최대: 90mg/d C: >9y: PO: 3.75–7.5mg b.i.d.; 최대: 60mg/d	부분발작과 발작의 보조치료로 사용. 불안과 급성 알코올 금단증상도 치료 임신범주: D; PB: 97%; t½: 48시간
diazepan (Valium)CSS Ⅳ	간질중첩증: A: Ⅳ: 5–10mg; 필요한 경우 10–15분 간격으로 반복; 최대: 30mg C: <5y: Ⅳ: 2–5분 동안 0.2–0.5mg; 최대: 5mg C: >5y: Ⅳ: 1mg/kg q2–5분 천천히; 필요하면 반복 사용; 최대: 10mg	간질중첩증의 선택약물(Drug of choice). 호흡곤란과 저혈압을 방지하기 위해 천천히 정맥주사하고 10–15분마다 30mg PRN까지 반복투여; 그 후 q2–4h PRN. 불안과 약물남용 금단증상 치료 임신범주: D; PB98%; t½: 30–60시간
lorazepam (Ativan)CSS Ⅳ	간질중첩증: A: Ⅳ: 2–5분 동안 4mg; 최대: 10mg/d; 10–15분 내 반복 불안: A: PO: 2–3mg/d 2–3번 나눠서 older adult: PO: 1–2mg/d 2–3번 나눠서; 최대: 2mg/d(숙련된 resident)	간질중첩증치료. 주입속도는 2mg/min을 넘지 않아야 함. 불안과 약물남용 금단증상 치료 임신범주: D; PB: 91%; t½: 12–14시간
Hydantoins		
fosphenytoin(Cerebyx)	A: Ⅳ: LD: 10–20mg PE/kg 유지: 4–6mg PE/kg/d 간질중첩증: Ⅳ: LD: 15–20mg PE/kg 100–150mg PE/min로 주입	대발작, 복합 부분발작, 간질중첩증치료에 사용. 뉴런의 소듐과 칼슘이온유입을 감소시킴. Phenytoin으로 전환. D_5W 또는 0.9% NaCl에 희석. 임신범주: D; PB: 95–99%; t½: 8–15분
phenytoin(Dilantin)	원형약물차트 14–1 참조	
Iminostilbene		
carbamazepine(Tegretol)	A: PO: 200mg b.i.d.; 필요에 따라 증량 C: >6y: PO: 10mg/kg/d 나눠서 복용; 최대: 35mg/kg/d C: 6–12y: 100mg b.i.d.; 최대: 1g/d 치료혈장범위: 5–12mcg/mL	전신발작, 부분발작, 단순발작, 복합발작. 다른 항경련제로 효과 없는 발작을 치료. 양극성장애치료에도 승인받음 임신범주: D; PB: 76%; t½: 12–17시간

표 14-2 항경련제-계속

일반명(상품명)	투여경로 및 용량	응용 및 고려사항
oxcarazepine (Trileptal, OXtellar XR)	A: PO: 300mg b.i.d.; 2400mg/d까지 증량 C: 4–16y: PO: 8–10mg/kg 확장-방출: A: PO: 처음 600mg qd; 목표 범위인 1200–2400mg qd까지 600mg/d 증량할 수 있음	고질적인 부분발작의 단일약제로 사용. 전신발작과 부분발작의 보조치료로도 사용. 소듐 채널을 막음. Carbamazepine보다 부작용이 적음; 약물농도 모니터링이 필수적이지 않음 임신범주: C; PB: 40%; t½: 2시간
Succininmides		
ethosuximide(Zarontin)	A: PO: 250mg b.i.d.; 점진적으로 증량 최대: 1.5g/d C: 3–6y: PO: 처음 15mg/kg/d; 40mg/kg/d까지 증량 가능 치료혈장범위: 40–100mcg/mL	소발작과 간대성 근경련에 사용. 위장자극이 흔함; 음식과 함께 섭취 임신범주: C; PB: UK; t½: A: 50–60시간, C: 25–30시간
Valproate		
valproate, valproic acid, divalproex Na(Depakote)	A/C: PO: 10–15mg/kg/d 나눠서 복용; 발작이 치료될 때까지 매주 5–10mg/kg/d씩 증량; 최대: 60mg/kg/d 치료혈장용량: 50–100mcg/mL	신경정신성, 근육간대성, 결여발작, 전신발작. 양극성 장애와 편두통 예방에도 효과가 있음. 임신 시 금기 임신범주: D; PB: 90%; t½: 6–16시간
기타		
acetzolamide(Diamox)	흔히 다른 항경련제와 함께 사용 A: PO: 8–30mg/kg/d 나눠서 복용; 최대: 1g/d	대발작, 소발작, 초점성 발작. 신장손상을 예방하기 위해 적절한 체액유지. 임신범주: C; PB: 90%; t½: 10–15시간
gabapentin(Neurontin)	부분발작의 보조치료 A: PO: 300–1200mg/d 3번 나눠서 복용; 복용 사이 최대 간격: 12시간; 최대: 3600mg/d	부분발작의 보조치료. GABA 분비촉진. GI upset을 막기 위해 음식과 함께 섭취. 고용량은 단기작용. 약물중단할 경우, 발작 재발방지를 위해 점진적으로 줄임. 임신범주: C; PB: 3%, t½: 5시간
lamotrigine(Lamictal)	A: PO: 처음: 50mg/d 2주 동안; 그 후 2주 동안 50mg b.i.d.; 적정유지용량인 250mg b.i.d.될 때까지 1–2주마다 100mg/d씩 증량	부분발작과 전신발작. 성인과 소아의 Lennox-Gastaut syndrome 치료에도 사용. 소듐 유입을 막음. 다른 항경련제와 함께 투여. 발진이 나타나면 Stevens-Johnson 증후군으로 이어져 사망할 수 있으므로 약물중단. 임신범주: C; PB: 96%; t½: 25–30시간
levetiracetam(Keppra)	A: PO: 500mg b.i.d.; 1000mg/d될 때까지 2주마다 증량; 최대: 3000mg/d 나눠서 복용	복합적 부분발작. 보조치료나 단일치료. 약물 상호작용이 없음 임신범주: C; PB: <10%; t½: 6–8시간
tiagabine(Gabitril)	A: PO: 4mg/d; 4–8mg/d까지 증량; 최대: 56mg/d C: 12–18y: PO: 4mg/d; 4–8mg까지 증량 최대: 32mg/d	부분발작의 보조치료. GABA 농도를 높임 임신범주: C; PB: 96%; t½: 7–9시간
topiramate(Topamax)	A: PO: 50mg/d 2번 나눠서 복용; 주마다 25mg/d 증량; 최대: 9mg/kg/d	부분발작과 전신발작. 칼슘채널을 저해하고 GABA의 작용을 강화. 노인들은 보통 성인용량을 섭취. 임신범주: C; PB: 15–41%; t½: 21시간
zonisamide(Zonegran)	A/C >16y: PO: 100mg/d 2주 동안; 2주 간격으로 100mg/d 증가; 최대: 400mg/d	부분발작의 보조치료. 소듐과 칼슘 채널을 막음. Phenytoin 또는 valproic acid의 혈장농도에 영향을 주지 않음. Sulfonamide에 민감성이 있는 경우 금기. 임신범주: C; PB: 40%; t½: 60시간
magnesium sulfate	임신중독증과 자간: A: IV: 처음 3–4분 간격으로 4g, 후에 주입 펌프롤 통해 1–3g/h; 최대: 40g/d 저마그네슘성 발작 A: IV/IM: 6시간마다 1–2g 4번 투여, 후에 60mg/kg/d	임신중독증 또는 자간에 의해 발생하는 임신 중 패혈증치료에 사용. 임신범주: A; PB: UK; t½: UK
pregabalin(Lyrica)	부분발작의 보조치료: A: PO: 처음 150mg/d 2–3번 나눠서 복용; 최대: 600mg/d 섬유근육통: A: PO: 처음 75mg b.i.d.; 일주일 이내 150mg b.i.d.로 증량; 최대: 450mg/d	부분발작과 신경통. CNS 조직의 칼슘 채널에 영향을 주는 알파 2-델타수용체에 결합 임신범주: C; PB: 0%; t½: 6시간
lacosamide(Vimpat)	A: PO: 50mg b.i.d.; 유지: 200–400mg/d	부분발작. 부작용으로 시야흐림, 어지럼, 피로, 자살충동. 임신범주: C; PB: 15%; t½: 13시간

표 14-2 항경련제-계속

일반명(상품명)	투여경로 및 용량	응용 및 고려사항
ezogabine(Potiga)	A: PO: 처음 100mg t.i.d.; 200–400mg t.i.d.까지 증량; 최대: 1200mg t.i.d. oder adult: PO: 처음 50mg t.i.d.; 250mg t.i.d.까지 증량; 최대: 750mg t.i.d.	부분발작. 부작용으로 시야흐림, 안구진탕, 어지럼, 식욕 증가, 백혈구감소증, 호중구감소증, 자살충동. 임신범주: C PB: 80%; t½: 7–11시간
perampanel(Fycompa)	A/C: >12y: PO: 처음 취침 전에 2mg; 4–8mg qHS까지 매주 2mg/d 증량; 최대: 12mg/d	부분발작. 흔한 부작용으로 어지럼, 졸림, 두통, 피로, 과민. 공격, 적의, 분노, 살인 경향 등 정신적, 행동적으로 매우 위험한 행동이 나타날 수 있음. 기분, 행동, 성격에 변화가 나타나면 치료자에게 알려야 함 임신범주: C; PB: 95–96%; t½: 105시간

A, 성인 (Adult); C, 소아 (child); CNS, 중추신경계; CSS, 규제약물법 Controlled Substances Schedule; GABA, gamma aminobutyric acid; GI, 위장관계; d, 일(day); h, 시(hour); IM, intramuscular; IV, intravenous; LD, 부하용량(loading dose); max, 최대 (maximum); min, 분 (minute); PB, 단백결합(protein-binding); PE, phenytoin equivalents; PO, 경구투여(by mouth); PRN, 필요시 as needed; q.i.d., 하루 4회; sol; 용액 solution; t½, half-life; UK, 모름; y, 년 year; >, 초과; <, 미만.

표 14-3 발작질환에 사용되는 선택된 항경련제

발작질환	약물치료
강직간대(대발작)	phenytoin carbamzepine fosphenytoin valproic acid lamotrigine primidone phenobarbital
부분(복합-이차 전신)	phenytoin carbamzepine oxcarbazepine levetiracetam primidone phenobarbital tiagabine topiramate zonisamide
실신(소발작)	ethosuximide valproic acid lamotrigine clonazepam
간대성근육경련, 무긴장, 비정형, 실신	valproic acid lamotrigine clonazepam
간질중첩증	diazepam foshpenytoin lorazepam phenytoin

항경련제와 임신

임신기간 동안 뇌전증 여성 환자에게서 발작 경향은 25% 증가한다. 발작 시 저산소증이 야기되어 임신부와 태아 모두에게 위험하다.

많은 항경련제는 태아기형을 야기하는 기형유발작용을 가진다. Phenytoin과 carbamazepine은 심장결손 및 구순열(cleft lip) 및 구개열(cleft palate)과 같은 태아이상과 관련이 있다. Valproate는 약물을 복용한 임신 여성의 4–8%에서 주요 선천성 기형을 일으킨다고 알려져 있다. 예상한 대로 임신부가 항경련제를 복합적으로 복용한 경우 태아기형이 나타날 확률이 높다.

항경련제는 비타민 K의 억제제로 작용하는 경향이 있어 출생 직후 신생아에게 출혈을 야기한다. 빈번하게 항경련제를 복용하는 임산부는 출산 마지막 주나 마지막 10일간은 비타민 K 보충제를 복용하거나 출생 직후에 신생아에게 비타민 K를 투여해야 한다.

항경련제는 임산부에서 엽산의 소실을 증가시킨다. 따라서 임산부는 매일 엽산보충제를 복용하여야 한다.

항경련제와 열성 발작

발열과 관련한 발작은 항상 3개월에서 5세의 어린이에게서 발생한다. 열성 발작을 한 번 혹은 그 이상 한 어린이의 2.5%에서 뇌전증이 야기된다. 고위험군에서 예방적 항경련 치료목적으로 phenobarbital 혹은 diazepam 등이 사용된다. 간독성으로 인해 valproic acid는 2세 이하의 어린이에게 사용할 수 없다.

간호과정
환자-중심 협력간호

항경련제: Phenytoin

사정

- 환자가 사용하는 현재의 약물과 약초를 포함하여 건강력을 획득한다. 가능한 약물-약물 혹은 약초-약물 상호작용에 대해 보고하고 서류화한다.
- 약물요법에 대한 환자의 지식을 평가한다.
- 소변량이 적절한지 체크한다(> 1500mL/d).
- 신기능과 간기능과 관련된 검사실소견을 결정한다. 만약 BUN과 creatinine 수치 모두 증가한다면 신장질환을 의심해야 한다. 증가된 혈청간효소(alkaline phosphatase, alanine aminotransferase, gamma-glutamyl transferase, 59-nucleotidase)는 간질환을 의미한다.

간호진단

- 감소된 협응에 관련된 부상의 위험
- 혈액이상과 관련된 구강점막의 손상
- 영양불균형: 식욕억제와 관련되어 신체요구량보다 적다.
- Phenytoin의 이차반응으로 야기된 어지럼과 관련된 낙상의 위험

계획

- 환자가 발작이 없을 것이다.
- 환자는 항경련제 치료에 잘 따를 것이다.
- Phenytoin에 의한 환자의 부작용은 최소화일 것이다.

간호중재

- 치료범위(10-20mcg/mL)를 정하기 위해 항경련제의 혈청농도를 모니터링한다.
- 약물요법에 대한 환자의 순응도를 높이기 위해 독려한다.
- 혈액이상을 조기에 알아내기 위해 환자의 CBC 결과를 모니터링한다.
- 발작위험에 있는 환자를 위해 발작 주의사항(테이블 모서리 같은 뾰쪽한 물체로부터 환경적 보호)을 사용한다.
- 환자가 적절한 영양을 공급받는지의 여부를 결정한다. Phenytoin은 식욕감퇴, 오심 및 구토를 유발한다.
- 경구용 피임약과 항경련제를 사용하는 여성 환자에게 추가적인 피임법을 사용하도록 조언한다.

환자교육

일반

- 환자가 서스펜션 형태의 약을 사용 전에, 약을 적절히 섞고 정확한 용량을 확신하기 위해 철저히 흔들어 사용하도록 조언한다.
- 졸림이 발생할 수 있으므로 항경련제 사용을 시작할 때 환자에게 운전을 하거나 위험한 활동을 하지 않도록 조언한다. 
- Phenytoin과 valproic acid는 기형을 유발할 수 있으므로 여성 환자로 하여금 임신에 대해 심사숙고 하도록 조언한다.
- 간질은 대사속도가 증가하여 더욱 빈번하게 발생할 수 있으므로 임신기간 동안 혈청 phenytoin은 면밀하게 모니터링되어야 한다.
- 신체에 추가적인 억제작용이 초래될 수 있으므로, 알코올과 다른 CNS 억제제를 피하라고 환자에게 주의를 준다. 
- 일부 약초는 항경련제와 상호작용하며(약초 경고 14-1 참조) 약용량을 조절할 필요가 있다고 환자에게 조언한다.
- 환자가 진단명, 투약관련 내용을 기재한 ID카드, 팔찌 등을 소지하도록 격려한다.
- 환자에게 약물을 갑자기 중단하기보다는, 반동성 발작(발작의 재발)과 간질중첩증(지속적인 간질)을 예방하기 위해서는 처방한 대로 약물을 서서히 감량하여 중단하도록 교육한다.
- 예방적 치과 진료가 필요하다고 환자에게 상담한다.
- 처방된 항경련제, 지시된 검사실검사 그리고 의료진을 지속적으로 방문하라고 주의를 준다.
- 처음 의료진과의 상담도 없이 일반약의 항경련제를 자가-처방하지 말도록 환자를 교육한다.
- Phenytoin은 insulin 분비를 억제하여 당 수치를 높일 수 있으므로 당뇨 환자에게 평소보다 더욱 면밀히 혈청 glucose 수치를 모니터링하라고 조언한다.
- 뇌전증에 대한 자원, 현재 정보, 환자 지원 등을 제공하는 국가, 주, 지방기관들의 존재에 대해 환자에게 알려 주어라.

식이

- 매일 동일한 시간에 음식이나 우유과 함께 항경련제를 복용하도록 환자를 교육한다.

부작용

- 소변색이 아무런 해가 되지 않는 핑크빛의 붉은색 혹은 붉은빛의 갈색으로 될 수 있다고 알린다.
- 양호한 구강위생을 유지하고, 잇몸을 자극하고 출혈을 방지하기 위해 부드러운 털의 칫솔을 사용하도록 조언한다.
- 인두통(sore throat), 타박상, 코피의 증상은 혈액이상을 의미하므로 보고하라고 환자에게 조언한다. 
- 잇몸염(gingivitis), 안구진탕, 불분명한 발음(slurred speech), 발진, 어지럼 등의 유해반응을 의료진에게 알리도록 환자를 독려한다. Stevens-Johnson 증후군은 발진으로 시작한다.

평가

- 발작을 치료하는 약물의 효과를 평가한다.
- 혈청 phenytoin 농도가 원하는 범위내인지를 결정하기 위해 지속적으로 모니터링한다. 높은 혈청 phenytoin 농도가 phenytoin 독성의 지침이 된다.

- Hydantoin 과량에 대해 환자를 모니터링한다. 초기 증상에는 안구진탕과 운동실조(ataxia)가 있다. 향후 증상에는 저혈압, 무반응 동공, 혼수상태 등이 있다. 혈액투석뿐만 아니라 호흡과 순환계 지원이 항상 phenytoin 과량치료에 이용된다.

항경련제와 간질중첩증

간질중첩증은 계속되는 발작 상태로 의학적 응급상황이다. 만약 치료가 즉시 시행되지 않는다면 환자가 사망할 수도 있다. 약리학적 약물의 선택에는 diazepam(Valium) 혹은 lorazepam(Ativan) IV 투여 후에 phenytoin(Dilantin) IV 투여하는 것이다. 계속되는 발작에 대해서 midazolam(Versed) 혹은 propofol(Diprivan), 고용량의 barbiturate를 사용한다. 이들 약물은 호흡억제를 피하기 위해 천천히 투여되어야 한다.

특정 항경련제들의 약리학 작용이 표 14-4에 요약되어 있다.

표 14-4 선택된 항경련제: 약동학, 약역학, 치료범위

약동학			약역학				
약물	단백결합 (%)	t½	배설	PO 시작	최고시간(h)	작용시간(h)	치료혈청범위
phenytoin(Dilantin)	95	6–45h(평균 22h)	Kidney, bile, and GI	30min– 2h	1.5–3	6–12	10–20mcg/mL
phenobarbital	20–45	2–6d	50–70% in urine	30–60min	8–12	6–24	20–40mcg/mL
ethosuximide(Zarontin)	UK	A: 50–60h C: 23–30h	25% in urine unchanged	UK	>4	12–60	50–150mcg/mL
clonazepam(Klonopin)	85	25–40h	신장과 대변	20–60min	1–2	6–12	20–80mcg/mL
carbamazepine(Tagretol)	75–90	15–30h	75% 소변,25% 대변	varies	4–7	6–12	5–12mcg/mL
valproin acid(Depakene)	90	6–16h	신장	20–30min	1–4	24	40–100mcg/mL

A, 성인 (Adult); C, 소아(child); d, 일 (day); GI, 위장관(gastrointestinal); h, 시 (hour); min, 분(minute); PO, 경구투여(by mouth); t½, 반감기; UK, 잘 모름(unkown); 〉, 초과.

핵심 웹사이트

간질중첩증의 조절: *www.emedicine.medscape.com/article/1164462-overview*
Phenytoin: *www.drugs.com/phenytoin.html/*
노인에게서 발작질환: *www.epilpesyfoundation.org/livingwithepilepsy/seniors/*

학습 질문

1. 간호사는 환자가 전신에 경련을 일으키고 난 후 팔과 다리에 경련을 보이는 발작을 목격하였다. 간호사는 이 발작이 어떤 종류라고 보고하였는가?
   a. 간대성 근육경련
   b. 소발작
   c. 강직간대
   d. 정신운동
2. Phenytoin이 발작 환자에게 처방되었다. 간호사는 간호계획에 있어서 어떤 적절한 간호중재를 포함시켜야 하는가?
   a. 18mcg/mL의 비정상적 phenytoin의 농도를 보고한다.
   b. 혈액이상을 조기에 발견하기 위해 CBC 수준을 모니터링한다.
   c. 치태(plaque)를 예방하기 위해 칫솔질을 힘차게 하도록 독려한다.
   d. 소변이 선홍빛이나 적갈색이라면 즉시 약물복용을 멈추라고 조언한다.
3. Phenytoin을 투여할 때, 아래 환자의 어떤 언급에서 교육이 더욱 필요하다고 보는가?
   a. "약용량컵에 약을 부을 때, 나는 경구 혼탁액을 잘 흔들어야 한다."
   b. "Phenytoin을 복용할 때, 나는 술을 먹으면 안 된다."
   c. "나는 식사 1시간 전에 phenytoin을 복용해야 된다."
   d. "나는 정기적 치과진료가 필요할 것이다."
4. 환자가 실신(소발작)발작을 가진다. 이 형태의 발작에서 어느 약물이 처방될 것으로 간호사는 기대하는가?
   a. phenytoin(Dilantin)
   b. phenobarbital(Luminal)
   c. valproic acid(Depakote)
   d. clonazepam(Klonopin)
   e. ethosuximide(Zarontin)

학습 질문

5. 환자가 간질중첩증으로 응급실에 내원하였다. 이 환자를 위해 간호사가 준비해야 하는 약으로 가장 가능성이 높은 것은?
   a. diazepam(Valium)
   b. midazolam(Versed)
   c. gabapentin(Neurotin)
   d. levetiracetam(Keppra)
   e. topiramate(Topamax)

6. Phenytoin을 복용하는 환자에게 간호사가 모니터링해야 하는 유해효과는 어느 것인가?
   a. 정신병(Psychosis)
   b. 코피(Nosebleeds)
   c. 고혈압
   d. 잇몸미란(Gum erosion)

7. 간호사가 환자에게 valproic acid(Depakote)를 투여하고 있다. 간호사가 검사실소견을 체크하였더니 혈청 valproic acid 수치가 200mcg/mL이었다. 간호사는 무엇을 하여야 하는가?
   a. 환자의 약물수치를 치료범위로 올리기 위해 용량을 증량한다.
   b. 아침 용량을 유지하지만, 또 다른 용량을 투여한다.
   c. 약물로 인해 유해효과가 있는지의 여부를 환자에게 묻는다.
   d. 약물투여를 유지하고 의료진에게 알린다.

답: 1. c, 2. b, 3. c, 4. c,d,e, 5. a,b, 6. b, 7. d

15장

신경계 질환치료제: 파킨슨병과 알츠하이머병

학습목표

- 파킨슨병과 알츠하이머병의 병태생리학을 요약한다.
- 파킨슨병 치료에 있어서 항콜린성 약물, 도파민성 작용제, dopamine 작용제, MAO-B 억제제, COMT 억제제를 대조한다.
- 여러 가지 항파킨슨병 치료제의 부작용을 비교한다.
- 항콜린성 작용제에 간호과정을 적용한다.
- 알츠하이머병의 단계를 해당 증상에 따라 구별한다.
- 알츠하이머병 치료에 사용되는 acetylcholinesterase 억제제의 부작용과 유해작용을 비교한다.

파킨슨병(Parkinson's disease)은 추체외로 운동경로(extrapyramidal motor tract, 자세, 균형, 운동을 주저함)에 영향을 주는 만성 신경계 질환이다. 세 가지 주요 양상[경직, **운동느림증**(*bradykinesia*), 진전] 때문에 이 질환은 증후군으로 고려된다. 경직(비정상적으로 근육긴장 증가)이 움직임에 따라 증가한다. 자세변화는 긴장과 운동느림증 때문에 발생하는데, 여기에는 무릎과 고관절을 굽히면서 가슴과 머리를 앞으로 떠미는 것, 발을 질질끄는 걸음걸이, 팔흔듦이 없어지는 것 등이 포함된다. 다른 특징적인 증상에는 가면얼굴(masked face), 머리와 목의 불수의적 진전, 손의 환약-말이 운동(pill-rolling movement) 등이 있다. 진전은 휴식기에 더욱 잘 발생한다.

알츠하이머병(Alzheimer's disease)은 현저한 인지장애를 가지는 만성, 진행성, 신경퇴행성 질환이다. 알츠하이머병의 원인에 대해 여러 가설[신경반(neuritic plaques), 콜린성 신경의 퇴행, acetylcholine의 부족]이 있다.

파킨슨병

1817년, 의사 James Parkinson은 "shaking palsy"를 가진 환자 6명을 기술하였다. Parkinson의 의해 세 가지 증상, 즉 (1) 사지의 불수의적 진전, (2) 근육경직, (3) 운동의 느림이 묘사되었다. 이 증상들은 환자에게 영향을 미치며, 많은 사람들은 건강문제가 뉴런 손실로 인한 노화과정의 일부라고 생각했다. 세 가지 주요 증상은 경직, 떨림 및 운동완성이다. 정상적으로 증상은 서서히 시작하여 항상 미약하게 나타나고 초기에는 편측이다.

파킨슨병에는 다른 유형들이 있다. **가성 파킨슨병(Pseudoparkinsonism)**은 자주 항정신병 약물의 유해반응으로 일어나는데, 특히 phenothiazine과 같은 약에 흔하다. 게다가, 파킨슨병 증상은 독소(예, 일산화탄소, 망간), 죽상동맥경화증, Wilson 병(간 렌즈핵변성, hepatolenticular degeneration)으로부터 발생한다.

비약리학적 조치

파킨슨병의 증상은 환자교육, 운동, 영양, 집단지원 같은 비약리학적 조치를 사용해서 경감된다. 운동은 움직임과 유연성을 호전시킨다. 파킨슨병 환자는 반드시 이 질환에 맞춘 운동 프로그램에 참여해야 한다. 섬유와 과일로 균형을 맞춘 식사는 변비와 체중감소를 방지한다. 파킨슨병 환자와 그의 가족들은 이 질환을 극복하고 이해하기 위해 지지 그룹에 참석하라고 독려해야 한다.

병태생리학

파킨슨병은 신경전달물질 dopamine과 acetylcholine의 불균형 때문에 발생한다. 추체외로(extrapyramidal tract) 운동 경로의 신경세포의 퇴행에 의해 현저하다. 신경세포 퇴행의 이유는 잘 알려지지 않았다.

뇌의 줄무늬체(striatum)의 신경세포내 두 가지 신경전달물질은 억제 신경전달물질인 dopamine과 흥분성 신경전달물질인 acetylcholine이다. Dopamine은 도파민성 신경세포에서 분비되고; acetylcholine은 콜린성 신경세포에서 분비된다. Dopamine은 acetylcholine 조절을 정상적으로 유지하고 그것의 흥분성 반응을 억제한다. 파킨슨병에는 도파민성 신경의 설명되지 않은 퇴행이 있고, dopamine과 acetylcholine 사이에 불균형이 일어난다. 과량의 acetylcholine이 GABA를 분비하는 신경세포를 흥분시키다. GABA의 증가된 자극이 파킨슨병의 증상적 질환을 담당한다.

파킨슨병의 초기 증상이 나타날 때는 이미 줄무늬체 dopamine 신경의 80%가 소실되었다. 나머지 줄무늬체 신경은 levodopa로부터 dopamine을 합성하고 필요할 때 dopamine을 분비한다. 다음은 levodopa 투여 전에 증상(예, 느리게 걷기, 민첩성 상실)이 재발하거나 악화된다. 용량투여 후 30−60분 내에는 환자의 기능이 많이 증진된다.

증상을 감소시키거나 dopamine 부족을 회복시키는 데 파킨슨병 치료에 약물이 사용된다. 이들 약물은 5가지 범주, 즉 (1) 콜린성 수용체를 차단하는 콜린성 차단제, (2) dopamine 수용체를 자극하는 dopamine 대체제, (3) dopamine 수용체를 자극하는 **dopamine 작용제(dopamine agonists)**, (4) monoamine oxidase-B(MAO-B) 효소를 억제시키는 MAO-B 억제제, (5) dopamine을 비활성화시키는 catechol-O−methyltransferase 효소를 억제하는 COMT 억제제로 나누어진다. 표 15−1은 여러 파킨슨병 치료제를 비교하고 있다.

항콜린성 약물

항콜린성 약물은 경직과 파킨슨의 특징인 일부 진전을 줄이나 운동느림증에 대해서는 작용이 미미하다. 항콜린성 약물은 부교감신경억제제로 acetylcholine 분비를 억제한다. 항콜린성 약물은 phenothiazine계 약물의 부작용인 약물유도파킨슨병 혹은 가성 파킨슨병에 여전히 사용되고 있다. 파킨슨병에 사용되는 항콜린성 약물의 예로는 trihexyphenidyl(Artane), beztropine(Cogentin), biperiden(Akineton) 등이다.

표 15−1 파킨슨병 치료제의 비교

약물	용법
Dopaminergics	
Carbidopa−levodopa	파킨슨병 증상을 감소시킨다. Carbidopa(decarboxylase 억제제)는 보다 많은 levodopa가 선조체 신경말단(여기에서 levodopa가 dopamine으로 변환된다)에 이르도록 함. Carbidopad가 사용되면서 levodopa의 사용이 줄어듬.
Dopamine 작용제	
amantadine	처음에는 인플루엔자 A에 대한 항바이러스제로 사용되었음. 파킨슨병의 증상을 감소시킴. 파킨슨병의 초기치료에 사용될 수 있으며, 이는 levodapa의 사용을 늦출 수 있음. 약물로 유도된 파킨슨병에 효과적이며 항콜린제에 비해 부작용이 적음.
bromocriptine	D_2수용체 작용제. 파킨슨병의 초기치료제로 사용할 수 있음. 운동증상이 증가하면 levodopa 치료를 할 수 있음.
pramipexole(Mirapex), ropinirole HCl(Requip)	D_2, D_3 도파민수용체 작용제. Levodopa와 함께 사용될 수 있음. 이전의 도파민 작용제에 비해 부작용이 적음.
MAO−B Inhibitors	
selegiline HCl(Eldepryl)	도파민 이화효소를 억제하고 도파민의 작용을 확장시킴. 파킨슨병의 초기치료제로 사용될 수 있음. Levodopa와 함께 투여될 때 보통 levodapa의 용량은 감소됨.
rasagiline(Azilect)	뇌의 시냅스에서 도파민의 분해를 억제함. 이후에 사용하기 위해 보다 많은 도파민을 뉴런이 흡수하도록 함.
COMT 억제제	
entacapone(Comtan), tolcapone(Tasmar)	Levodopa의 농도를 증가시키고 COMT 효소를 억제함. Levodopa−carbidopa(Sinemet)를 함께 투약함. COMT 억제제와 함께 쓰일 때에는 levodopa의 용량은 적게 사용됨.
항콜린약제; 항파킨슨병	
	Levodopa와 도파민 작용제가 소개되기 전에는 파킨슨 병의 치료제로 처음으로 선택되는 약물군이었음. 이 약물들은 약물로 유도된 파킨슨병의 치료에 현재 사용되고 있음. 저용량으로 치료가 시작되어 점차적으로 용량을 증량시킴. 노인들은 항콜린 약물의 부작용에 더 민감함. 기억력 감퇴나 치매를 가진 환자들이 항콜린 치료를 받아서는 안됨.

COMT, Catechol O−methyltransferase; MAO−B, monoamine oxidase−B.

안전: 약물오류예방

혼돈하지 말라....

- **Artane**과 **Altace**

Diphenhydramine(Benadryl)은 항히스타민제로, 유사한 항콜린성 작용을 가진다. 이 약물은 가끔 미약한 파킨슨병 치료에 사용되며, dopamine 작용제군의 약물을 견디기 힘든 노인 환자에게 사용된다.

약초 경고 15-1

Orphenadrine Citrate

- Valerian과 kava kava는 진정작용을 강화한다.

표 15-2는 항콜린성 약물과 용량, 사용, 고려사항들을 나열하고 있다. 파킨슨병을 치료하는 데 사용되는 항콜린성 약물이 18장에 논의되어 있다.

간호과정
환자-중심 협력간호

항파킨슨병 약물: 항콜린성 약물

사정

- 환자 건강력을 획득한다. 만약 환자가 녹내장, GI 기능이상, 소변저류, 협심증 혹은 중근 근무력증을 가진다면 보고한다. 녹내장 환자는 모든 항콜린성 약물이 금기이다.
- 환자의 약물사용력을 획득한다. Trihexyphenidyl의 효과를 증가시키는 phenothiazine계 약물, 삼환계 항우울제, 항히스타민제와 같은 어떠한 가능한 약물-약물 상호작용이라도 보고한다.
- 향후 비교를 위해 기본적인 활력징후를 조사한다. 맥박이 증가할 수도 있다.
- 약물요법에 대한 환자의 지식을 평가한다.
- 비교를 위한 기초자료로 일상의 소변배출량을 결정한다. 항콜린성 약물을 지속적으로 사용 시 소변저류가 발생한다.

간호진단

- 근육경직, 진전, 운동느림증에 관련된 저하된 육체 움직임
- 소변저류와 관련된 소변배출의 저하
- 익숙하지 않은 약물과 관련된 지식의 부족

계획

- 파킨슨병 혹은 약물에 의한 파킨슨병 환자의 불수의적 증상이 감소할 것이다.

간호중재

- 활력징후, 소변배출, 장음을 관찰한다. 증가된 맥박, 소변저류, 변비는 항콜린성 약물의 부작용이다.
- 불수의적 운동을 관찰한다.

환자교육

일반

- 위내 산도를 낮추는 알코올, 담배, caffeine, aspirin을 피하라고 환자에게 조언한다.

표 15-2 항파킨슨병 치료제: 항콜린성

일반명(상품명)	투여경로 및 용량	응용 및 고려사항
benztropine mesylate(Cogentin)	Parkinsonism: A: PO/IM: Initially 0.5-1mg/d h.s. maint: 6mg/d in 2divided doses; 최대: 8mg/d	F약물로 유도된 파킨슨병 환자의 근긴장이상증을 감소시킴. 다른 항파킨슨병 약물과 함께 사용될 수 있음. 녹내장, 위장관장애, 심한 궤양성 대장염, 전립선비대증, 중증 근무력증에는 금기임. 임신범주: C; PB: UK; t½ UK
biperiden-HCl(Akineton)	Parkinsonism: A: PO: 2mg t.i.d.; 최대: 16mg/d EPS: A: PO/IM: 2mg q.d./q.i.d.; 최대: 8mg/d C: IM: 40mcg/kg, may repeat q30min; 최대: 4mg/d	약물로 유도된 파킨슨병에 사용됨(EPS). 장기간 사용하면 약물내성이 생길 수 있음. 금기는 benztropine의 금기과 비슷함.알코올이나 중추신경억제제와 함께 사용하는 것을 피해야 함. 구강건조, 흐린시야, 졸림, 근육 위축, 변비가 발생할 수 있음. 임신범주: C; PB: UK; t½: UK
trihexyphenidyl HCl(Artane)	Parkinsonism: A: PO: 1mg initially, increase by 2mg q3-5d up to 6-10mg/d; 최대: 15mg/d EPS: A: PO: 1mg initially, increase to 5-15mg/d in divided doses	파킨슨병의 불수의적인 움직임과 약물로 유도된 pseudoparkinsonism의 증상에 사용됨. 약물로 유도된 지연성 운동장애(tardive dyskinesia)dpsms 사용하지 않음. 임신범주: C; PB: UK; t½: 5-10h

A, 성인; b.i.d., 하루 2회; C, 소아; CNS, 중추신경계; d, 일; EPS, 추체외로증상 (extrapyramidal symptoms); GI, 위장관; GU, 비뇨생식; h, 시간; h.s., 취침 시; IM, 근육내; IV, 정맥내; min, 분; PB, 단백결합 (protein-binding); p.c., 식 후; PO, 경구투여; PRN, 필요시; q.i.d., 하루 4회; t½, 반감기; t.i.d., 하루 3회; UK, 잘 모름 (unkown).

부작용

- 구강건조를 완화하기 위해 단단한 캔디, 얼음조각 혹은 무설탕 껌을 사용하도록 독려한다. 항콜린성 약물은 타액분비를 줄인다.
- 광공포증(photophobia)의 발생가능성 때문에 직사광선을 피할 수 있도록 환자에게 선글라스 착용을 제안한다.
- 환자에게 소변저류를 최소화하기 위해 약물복용 전에 소변을 보도록 조언한다.
- 녹내장을 가진 환자는 항콜린성 약물을 사용하면 안되므로 파킨슨병 증상조절을 위해 항콜린성 약물을 사용 중인 환자에게 정기적인 안과검사를 제안한다.

식이

- 변비를 예방하기 위해 환자로 하여금 섬유질 함유량이 높은 음식과 액체를 많이 섭취하도록 독려한다.

평가

- 파킨슨병 증상이 조절되고 있는지 결정하기 위해 trihexyohenidyl 혹은 benztropine mesylate에 대한 환자의 반응을 평가한다.

도파민성 약물

Carbidopa 및 Levodopa

첫 **도파민성**(*dopaminergics*) 약물은 1961년에 도입된 levodopa인데, 더 이상은 미국에서 사용되지 않는다. Levodopa가 처음 도입되었을 때 혈액-뇌장벽이 levodopa를 통과시키고 dopamine을 통과시키지 않기 때문에 파킨슨병의 증상을 감소시키는 데 효과가 있었고, 움직임을 증가시켰다. 효소 dopa decarboxylase는 뇌에서 dopa를 dopamine으로 전환시키는데, 이 효소는 말초신경계에서도 발견되고, 뇌에 도달하기 전에 99%의 dopa가 dopamine으로 전환된다. 그러므로 단지 1%의 levodopa만 뇌에 도달하고, 약리학적 반응이 나타나려면 높은 용량을 투여해야 한다. 이들 높은 용량은 많은 부작용을 야기하는데, 여기에는 오심, 구토, 운동이상, 기립성 저혈압, 심부정맥, 정신질환 등이 포함된다.

Levodopa의 부작용과 뇌에 도달 전에 많은 양이 대사되기 때문에 대체약물인 carbidopa는 효소 dopa decarboxylase를 억제하기 위해 개발되었다. 말초신경계에서 이 효소를 억제하면 더 많은 양의 levodopa가 뇌에 도달한다. Carbidopa를 levodopa와 함께 1:10 비율로 혼합한다. 그림 15-1은 levodopa와 carbidopa-levodopa 간에 비교를 보여 주고 있다.

levodopa를 carbidopa와 혼합하여 사용하면 다음과 같은 장점이 있다.

- 기저핵(바닥핵, basal ganglia)에 더 많은 dopamine이 도달한다.
- 원하는 효과를 얻기 위해 약간의 levodopa를 필요로 한다.

Carbidopa와 levodopa의 혼합투여의 단점은 더 많은 levodopa를 사용함으로써 더 많은 부작용이 초래된다는 것이다. 부작용에는 오심, 구토, **근육긴장이상운동(dystonic movement**, 불수의적 이상운동), 정신질환적 행동 등이 있다. Levodopa의 말초증상은 일반적이지는 않다. 그러나 심부정맥, 가슴두근거림, 기립성 저혈압 등이 발생한다. Carbidopa-levodopa 병용사용이 약물-관련 가성 파킨슨병을 치료하는 데 항상 사용되는 것은 아니다. 원형약물차트 15-1은 carbidopa-levodopa의 약리학적 작용을 나타내고 있다.

Dopamine 작용제

다른 **도파민성 작용제(dopamine agonists)**는 dopamine 수용체를 자극하는 *dopamine* **작용제**라 불린다. 예를 들어, amantadine hydrochloride는 항바이러스약물로, 약물 단독으로 사용가능하고, carbidopa-levodopa 혹은 항콜린성 약물과 병용투여가 가능하다. 초기에는 amantadine이 2/3정도 파킨

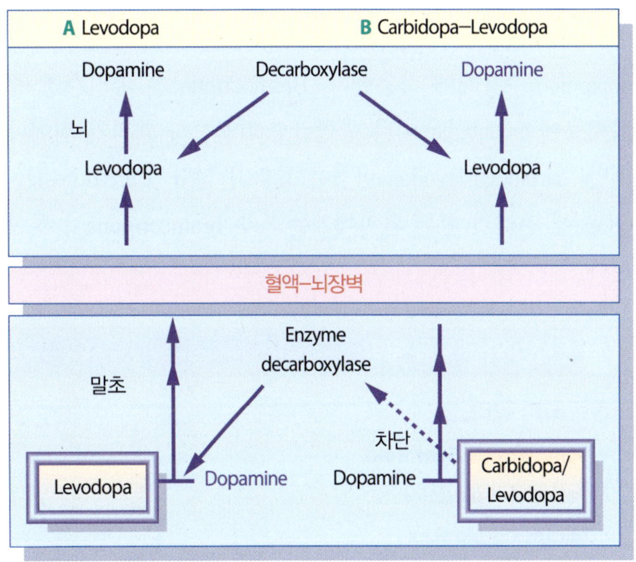

그림 15-1 **A.** Levodopa 단독투여 시 단지 1%만이 뇌에 도달하는데, 99%가 말초신경계에서 dopamine으로 전환되기 때문이다. **B.** Levodopa에 carbidopa를 병용투여하면 말초에서 carbidopa가 효소 decarboxylase를 억제하기 때문에 더 많은 양의 levodopa가 뇌에 도달한다.

원형약물차트 15-1

Carbidopa-Levodopa

약물분류 항파킨슨제: 도파민대체제 상품명: Sinemet 임신범주: C	**용량** A: PO: 초기, 1 정제 포함하는 10 혹은 25 carbidopa/100 levodopa t.i.d./q.i.d.; maint: 25/250mg t.i.d./q.i.d.; max: 8 정제 /d 확장-방출: 50mg carbodopa/200mg levodopa b.i.d.
금기 협각녹내장; 중증 심장, 신장, 간 질환; 의심되는 피부질환(악성 흑색종 활성화시킴) 주의: 소화성 궤양, 정신건강의학적 질환, 발작질환, 자살충동	**약물-임상검사-음식 상호작용** 약물: MAOIs 병용 시 고혈압위기 유발, 항콜린성 제제, 항정신병 약물은 levodopa 효과를 감소시킴 임상검사: BUN, AST, ALT, ALP, LDH를 증가시킴
약동학 흡수: PO: 잘 흡수됨 분포: 단백결합은 carbidopa 36%, levodopa는 잘 모름 대사: t½: 1–2h 배출: 소변배출	**약역학** PO: 개시: 15min; 개시: 4–6h 최대농도: 1–3h 작용시간: 5–2h
치료효과/응용 파킨슨병의 치료: 진전과 강직 완화를 위해 작용기전: dopamine 전환을 위해 뇌신경세포로 levodopa를 전달; carbidopa는 장과 말초조직에서 levodopa가 dopamine으로 전환됨을 억제함	
부작용 식욕부진, 오심, 구토, 연하곤란, 피로, 어지럼, 두통, 구강건조, 쓴맛, 연축, 시야혼탁, 불면증, 진한 소변색	**유해반응** 불수의적 운동, 가슴두근거림, 기립성 저혈압, 소변정체, 음경지속발기증, 신경병증, 자살충동을 동반한 심한 우울증, 환각 생명위협: 무과립구혈증, 용혈성 빈혈, 혈소판감소증, 심부정맥, 신경마비성악성증후군

A, 성인; ALP, alkaline phosphatase; ALT, alkaline aminotransferase; AST, aspartate aminotransferase;
b.i.d., 하루 2회; BUN, blood urea nitrogen; h, 시간; LDH, lactic dehydrogenase; maint, 유지 (maintenace); MAOIs, monoamine oxidase 억제제; min, 분; PB, 단백결합 (protein-binding); PO, 경구투여; q.i.d., 하루 4회; t½, 반감기; t.i.d., 하루 3회; UK, 잘 모름 (unkown).

슨병 환자의 운동증상을 호전시키나 이 호조가 지속되지는 않는다. Amantadine은 약물에 의한 파킨슨병도 치료한다.

Bromocriptine mesylate는 CNS, 심혈관계, 위장관계의 dopamine 수용체에 작용한다. Bromocriptine은 파킨슨병 증상치료에 amantadine이나 항콜린성 약물보다 효과가 뛰어나지만, carbidopa-levodopa만큼은 효과가 없다. Carbidopa-levodopa에 견디기 힘든 환자에게는 자주 bromocriptine이 투여된다.

안전: 약물오류예방

혼돈하지 말라....

- **Symmetrel**과 **Synthroid**
- **Parlodel**과 **pindolol**
- **Mirapex**와 **MiraLax**

MAO-B 억제제

효소 monoamine oxidase-B(MAO-B)는 dopamine 파괴를 야기시킨다. Selegiline은 MAO-B를 억제하여 levodopa의 작용을 연장시킨다. 이 약제는 새로이 파킨슨병으로 진단된 환자에게 사용된다. 이 약제의 사용은 1년 정도까지 carbidopa-levodopa 치료를 지연시킬 수 있다. 이는 "on-off" 변동(fluctuation)을 줄인다. Rasagilin(Azilect)는 MAO-B 억제제로 파킨슨병 치료에 사용된다.

고용량의 selegiline은 위장관에서 tyramine 대사를 촉진하는 효소인 MAO-A를 억제할 수 있다. 만약 MAO-A에 대사되지 않으면 음식을 통해 섭취된 다량의 티아민(숙성된 치즈, 적포도주, 바나나)은 고혈압위기(hypertensive crisis)를 초래한다. 심한 유해성 약물 상호작용은 selegiline과 여러 삼환계 항우울제 혹은 선택적 serotonin 재흡수억제제(selective serotonin reuptake inhibitors, SSRI) 간에 발생한다.

COMT 억제제

카테콜-*O*-메틸기 전달효소(catechol-O-methltansferase, COMT)는 dopamine을 비활성화시킨다. Levodopa 약물과 같이 사용 시 COMT 억제제는 뇌에서 levodopa의 함량을 증가시킨다. Tolcapone(Tasmar)은 진행된 파킨슨병 치료에 levodopa와 같이 사용하는 첫 COMT 약물이다. 이 약물은 간세포기능에 영향을 준다. 그러므로 혈청간효소는 주위 깊게 모니터링해야 한다. Entacapone(Comtan)은 간기능에 영향을 주지 않는다. 2003년에, FDA는 Stalevo라 불리는 도파민 작용제(carbidopa와 levodopa)와 COMT 억제제(entacapone)의 복합제를 승인하였다. 여러 약물용량강도가 가능한데, Stalevo는 큰 용량 유연성과 환자에게 개인화를 제공하였다. 이들 세 가지 약물의 병합은 다음 용량 전에 가끔씩 경험하는 levodopa 효과의 "wearing off"을 경감한다.

표 15-3은 도파민성 작용제, 도파민 작용제, MAO-B 억제제, COMT 억제제와 용량, 응용, 고려사항을 나열하고 있다.

간호과정
환자-중심 협력간호

항파킨슨병: 도파민작용제: Carbidopa-Levodopa

사정

- 향후 비교관찰을 위해 기본적 활력징후를 검사한다.
- 앞으로 기울어진 자세, 질질 끄는 걸음걸이, 가면얼굴(masked face), 휴식기 진전 같은 파킨슨병의 징후와 증상에 대해 환자를 조사한다.
- 녹내장, 심장질환, 소화성 궤양, 신장 혹은 간장 질환, 정신병에 대한 환자의 개인력을 확보한다.
- 약물력을 획득한다. 만약 약물-약물 상호작용이 가능하다면 보고한다. 피하거나 면밀히 관찰해야 하는 약물은 levodopa, bromocriptine, 항콜린성 약물 등이다.

간호진단

- 어지럼과 관련된 신체 움직임의 저하
- 피로와 연관된 활동 내성의 위험
- 익숙하지 않은 약물과 관련된 지식의 부족

계획

- 약물치료 1-4주 후에 파킨슨병의 환자증상이 줄어들거나 없어진다.

간호중재

- 환자 활력징후와 심전도를 관찰한다.
- Levodopa와 bromocriptine 사용 초기 동안 기립성 저혈압이 발생한다. 환자에게 졸도를 피하기 위해 약물을 천천히 증량하라고 안내한다.
- 기립성 저혈압의 증상인 허약, 어지럼 혹은 실신을 관찰한다.
- 저단백 음식과 같이 carbidopa-levodopa(Sinemet)를 투여한다. 고단백 음식은 CNS로 약물을 운반하는 데 방해한다.
- 파킨슨병 증상을 관찰한다.

환자교육

일반

- 약물을 갑자기 중지하지 말도록 설득한다. 반동성 파킨슨병이 발생할 수 있다.
- 소변 색깔이 변하고 공기에 노출되면 어두워질 수 있다고 환자에게 알린다. 땀의 색깔이 어두워질 수 있다. 이 현상은 해롭지 않고, 다만 옷을 변색시킬 수 있다고 설명한다.
- 환자에게 정제를 씹거나 부수는 것을 피하라고 조언한다.

부작용

- 운동이상의 부작용과 증상을 보고하도록 환자를 독려한다. 증상이 조절되려면 수주에서 수개월이 걸린다고 설명한다.

식이

- 환자에게 음식과 levodopa를 섭취하면 GI 불편이 줄어든다고 제안한다. 그러나 음식은 흡수를 느리게 한다.
- Tyramine이 풍부한 음식(예, 오래된 치즈, 적포도주, 크림, 요거트, 초콜릿, 바나나, 건포도)을 selegiline 고용량을 섭취한 환자에게 피하라고 한다.

Amantadine, Bromocriptine

- Amantadine을 복용하는 환자는 피부질환, 발작 혹은 우울증의 어떠한 징후라고 보고하라고 주의를 준다. 이들 건강문제는 사전에 의료진에게 보고되어야 한다.
- Bromocriptine을 복용하는 환자에게 자세를 바꿀 때 어지러운 증상을 보고하라고 조언한다(기립성 저혈압의 증상).
- Bromocriptine을 복용하는 환자에게 알코올을 섭취하지 말라고 조언한다.
- 환자에게 심박수를 체크하고 심박수나 불규칙을 보고한다.
- 환자에게 의료진에게 알리지 않고 갑자기 약을 중단하지 말라고 상담한다.

평가

- 파킨슨병의 증상을 조절하는 약물치료의 효과를 평가한다.
- 부작용 유무 여부를 결정한다.
- 환자와 가족이 약물요법에 대한 지식이 증가되었는지의 여부를 결정한다.

표 15-3 항파킨슨제: Dopaminergic

일반명(상품명)	투여경로 및 용량	응용 및 고려사항
Dopaminergics		
Carbidopa-levodopa(Sinemet)	원형약물차트 15-1 참조	
Dopamine Agonists		
amantadine HCl(Symmetrel)	파킨슨병: A: PO: 100mg b.i.d.; 증량 가능; 최대: 400mg/d	조기 발병 파킨슨병, 약물유도 파킨슨병, 인플루엔자 A 호흡기 바이러스. 강직과 느린 운동속도에 효과; 진전에는 덜 효과적. 단독 또는 조합으로 사용됨. 항콜린성 약물보다 부작용이 적음 임신범주: C; PB: 60-70%; 반감기: 11-15시간
bromocriptine mesylate(Parlodel)	A: PO: Initially 1.25- 2.5mg/d; 증량 가능; 유지: 30-60mg/d 3번 나눠서 복용; 최대: 100mg/d	파킨슨병 치료. Amantadine과 함께 사용하면 더 효과적. Levodopa 또는 carbidopa-levodopa와 함께 복용. 저혈압, 몽롱함, 실신이 주요 부작용. 처음에는 적은 용량을 복용하고 점진적으로 몇 주에 걸쳐 증량. 임신범주: B; PB: 90-96%; 반감기: 6-8시간; terminal phase: 50시간
pramipexole dihydrocholoride(Mirapex)	A: PO: 처음: 0.125mg t.i.d.; 유지: 1.5mg t.i.d.; 최대: 4.5mg/d	파킨슨병 치료. 줄무늬체의 도파민수용체 자극. 어지럼, 기립성 저혈압, 환각 유발. 임신범주:C; PB: 15%; 반감기: 8-12시간
ropinirole HCl(Requip)	A: PO: 처음: 0.25mg t.i.d.; 최대: 24mg/d	파킨슨병 치료. 줄무늬체의 도파민수용체 자극. 오심, 피로, 졸림 유발. 임신범주: C, PB: 40%; 반감기: 6시간
MAO-B inhibitors		
selegiline HCl(Eldepryl)	A: PO: 5mg b.i.d.; 최대: 10mg/d	조기 발병 파킨슨병 치료. Levodopa 치료를 1년까지 지연시킴. Levodopa와 함께 투여; levodopa의 용량은 감소. 자살충동 증가 임신범주: C; PB: 85%; 반감기: 2-20시간
rasagiline(Azilect)	A: PO: 0.5-1mg/d	파킨슨병 치료 임신범주: C; PB: 88-94%; 반감기: 3시간
COMT Inhibitors		
tolcapone(Tasmar)	A: PO: 100mg t.i.d.; 최대: 600mg/d	파킨슨병 치료. 카테콜-*O*-메틸기전달효소를 저해하여 도파민 활성 강화. Levodopa-carbidopa와 함께 사용; levodopa의 작용 연장. 치명적 간독성을 나타내므로 간효소를 주기적으로 모니터. 임신범주: C; PB: 99%; 반감기: 2-3시간
entacapone(Comtan)	A: PO: levodopa-carbidopa 용량당 200mg; 최대: 1600mg/d	levodopa-carbidopa와 함께 사용. 말초 카테콜-*O*-메틸기전달효소를 막음; 더 많은 levodopa가 뇌로 가게 함. Levodopa의 반감기를 늘리고 변동현상(on-off)의 기복을 줄임. 카테콜-*O*-메틸기전달효소억제제와 함께 복용 시 levodopa의 용량을 줄여야 함 임신범주: C; PB: 98%; 반감기: 1-2시간

A, 성인; COMT, catechol O-methyltransferase; d, 일; GI, 위장관; h, 시; max, 최대; PB, protein-binding; PO, 경구투여; t½, 반감기; t.i.d., 하루 3번; UK, unknown; >, 초과.

파킨슨병 치료에 사용되는 약물의 주의

부작용 및 유해반응

항콜린 약제의 흔한 부작용에는 구강건조와 분비 건조, 소변저류, 변비, 시야혼탁, 심박수 증가 등이 있다. 불안초조와 혼돈 같은 정신증상이 노인에서 야기된다. Carbidopa-levodopa의 부작용은 매우 많다. Dopamine이 연수의 화학수용체 자극대(Chemoreceptor Trigger Zone, CTZ)를 자극하여 구토중추를 자극하는 것이 되어 위장관장애가 야기된다. 음식과 같이 약물을 복용하는 경우 오심과 구토가 줄어들지만, 음식은 약물흡수를 느리게 한다. **근육긴장이상(dyskinesia)**은 고용량의 levodopa에서 야기된다. Levodopa 초기 사용에서의 심혈관계 부작용에는 기립성 저혈압과 심박수 증가가 있다. 심장부정맥이 carbidopa-levodopa 용량을 상승시키면서 증가한다. 악몽, 정신장애, 자살경향 등이 일어난다.

Amantadine은 부작용이 거의 없지만, 약물을 다른 항파킨슨병 치료제와 병용할 때 부작용이 심해질 수 있다. 기립성 저혈압, 혼돈, 소변저류, 변비가 amantadine의 흔한 부작용이다.

Bromocriptine의 부작용은 amantadine보다 흔하다. 여기에는 GI 장애, 기립성 저혈압, 두근거림, 흉통, 하지부종, 악몽, 망상, 혼돈이 있다. 만약 bromocriptine은 carbidopa-levodopa와 같이 사용 시에는 항상 용량을 낮추어야 하고, 부작용과 내성이 줄어든다.

Pramipexole과 ropinirole은 오심, 어지럼, 졸림(somnolence), 허약, 변비를 야기한다. 이들 약은 levodopa에 의한 근육긴장이상과 환각을 증대시킨다. 2006년에 pramipexole은 FDA에 의해 하지불안증후군(restless legs syndrome) 치료에 사용이 승인되었다.

고용량의 selegiline은 MAO-A를 억제한다. 만약 오래된 치즈, 적포도주, 바나나와 같은 tyramine이 많은 음식과 같이 복용하면 고혈압위기가 야기된다.

Tolcapone(Tasmar)은 심각한 간질환을 야기한다. 간기능이 저하된 환자는 이 약을 복용하지 말아야 한다. Entacapone은 간기능에 영향을 주지 않는 것으로 알려져 있다. Entacapone을 쓰면 소변이 어두운 노란색에서 오렌지색으로 될 수 있고, tolcapone을 쓰면 소변이 밝은 노란빛이 난다. 두 약제 tolcapone과 entacapone은 levodopa 효과를 지연시키기 때문에 levodopa의 유해반응(예, 환각, 기립성 저혈압, 변비, 어지럼)을 강화시킨다.

금기사항

항콜린성 약물 혹은 항콜린성 작용을 보이는 약들은 녹내장 환자에게 금기이다. 심각한 신장, 콩팥 혹은 정신과적 문제가 있는 환자는 유해반응 때문에 levodopa를 피해야 한다. 만성 폐쇄성 폐질환(COPD) 환자는 고용량의 항콜린성 약물 때문에 건조하고 점성이 높은 점액분비를 보일 수 있다.

약물-약물 상호작용

정신과 약물은 도파민수용체를 차단한다. Carbidopa-levodopa는 MAO 억제제(MonoAmine Oxidase Inhibitor, MAOI) 항우울제와 같이 쓰면 고혈압위기가 초래된다.

알츠하이머병

알츠하이머병(Alzheimer's disease)은 만성 진행성 신경퇴행성 질환으로 현저한 인지장애를 특징으로 하는 불치성 치매 질환이다. 대체로 45-65세 사이에 시작된다.

병태생리학

많은 생리학적 변화가 이 질환에 관여한다. 현재 아래사항들을 포함하여 치매를 일으키는 변화에 관련된 가설들이다.

- 콜린성 신경의 퇴행, acetylcholine의 부족
- 주로 신경세포외측과 대뇌겉질에서 신경반(neuritic plaque)이 보임
- 혈청아포지질단백 Apo E_4(apolipoprotein E_4, apo E_4)는 신경반 형성을 촉진하는데 베타-아밀로이드(beta-amyloid)와 결합
- 베타-아밀로이드 단백이 고농도로 축적될 때에 신경손상이 발생
- 신경세포 내에 신경섬유다발(neurofibrillary tangle)이 존재

그림 15-2는 정상 신경세포와 알츠하이머병의 신경세포를 도해하고 있다. 알츠하이머병의 원인은 잘 모른다. 알츠하이머병 발생에 영향을 주는 요소로는 영양, 환경 면역적 요소뿐만 아니라 유전요인, 바이러스, 감염 혹은 뇌세포를 공격하는 염증이다.

치매의 증상에는 기억소실, 혼돈, 소통불능, 과격행동, 우울, 정신병 등을 포함한다(표 15-4). 기억소실과 함께 논리적 사고와 판단, 방향감각상실(disorientation) 등도 보일 수 있다. 이 병이 진행됨에 따라 기억소실은 더욱 심각해진다. 성격도 변한다. 그리고 과다행동, 적개심, 편집장애(para-

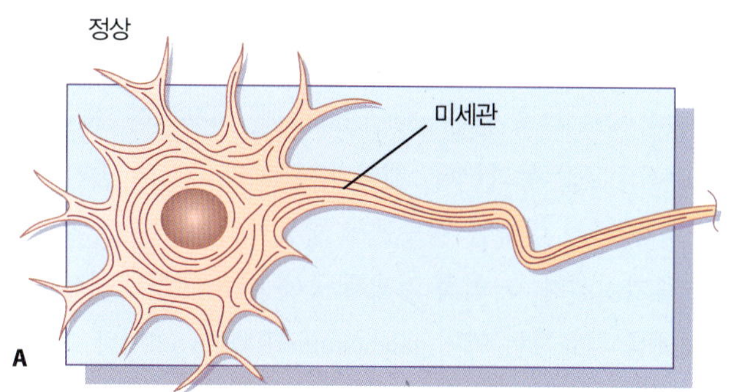

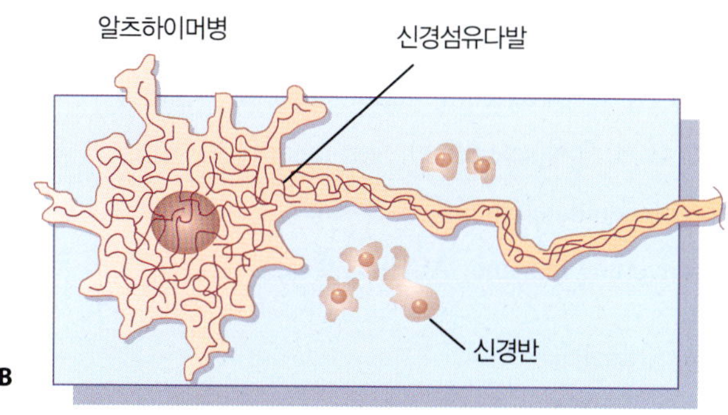

그림 15-2 알츠하이머병의 조직학적 변화. A. 건강한 신경세포. **B.** 특징적인 신경반과 세포신경섬유다발을 보여 주고 있는 알츠하이머병 신경세포.

표 15-4 알츠하이머병에 의한 인지기능저하 단계

기	임상 단계	증상
1	정상	인지에 변화 없음
2	매우 약함	물건 위치를 잊어 버림; 단어 찾기에 약간의 결손이 있음
3	약함(조기 혼돈)	한 군데 혹은 그 이상의 부분에서 조기 인지기능저하, 기억소실, 수행 상황에서 기능저하, 이름 찾기 결손, 사회 기능의 일부 저하, 기억해내기의 어려움, 불안증
4	중등도	개인 재정 관리, 저녁 파티 계획 잡기, 집중, knowing current events와 같은 복잡한 임무를 수행하지 못함
5	중등도 심한(조기 치매)	생존을 위한 도움이 항상 필요함. 목욕을 상기시키고, 옷을 고르고, 다른 일상 기능을 도울 필요가 있음. 비록 불규칙하지만 시간과 최근 일들에 대해 지남력이 없음. 눈물이 나기도 함.
6	심한(치매)	옷을 입고, 목욕하고, 화장실에서 볼일 보는 것(물 내리는 것)을 도와야 함. 배우자 이름, 가족 혹은 보살피는 사람들과 그들의 개인적 생활을 잊어버림; 전반적으로 그들의 주변을 인지하지 못함; 소변과 대변의 실금(incontinence)이 야기됨; 불안, 섬망, 편집증, 강박 불안, 과격한 행동의 가능성 같은 중추신경계 이상이 증가함.
7	매우 심한	말을 못함(5개 단어 혹은 미만으로 제한적 사용); 비명을 지르거나 다른 소리를 냄; 걷거나, 앉거나, 웃거나 스스로 식사를 하지 못함; 머리를 세운 채로 유지를 못함; 혼미 혹은 의식불명에까지 빠져 듦

noia), 돌아다니는 경향, 말하기와 스스로를 표현하는 능력 상실 등이 야기된다.

Acetylcholinesterase 억제제/ Cholinesterase 억제제

알츠하이머병 치료는 아직 알려진 것이 없다. 알츠하이머병 증상을 치료하는 데 승인된 약으로는 **acetylcholinesterase(AChE) 억제제[acetylcholinesterase(AChE) inhibitor]**를 포함한다(AChE는 ACh를 파괴하는 효소이며, cholinesterase으로도 알려져 있다). AChE 억제제에는 tacrine(Cognex); donepezil(Aricept);, rivastigmine(Exelon)이 있고, 이 약들은 신경수용체로 더욱 많은 acetylcholine을 허용한다. Rivastigmine은 뇌로 잘 통과한다. 게다가, 콜린성 전달이 증가한다. 이들 억제제는 미약한 정도에서 중등도 치매환자의 인지기능을 증가시킨다. 가역적 억제제 중에 미약한 정도에서 중등도 치매를 치료하는 약이 galantamine(Razadyne)이다.

알츠하이머병을 치료하는 몇 가지 약물들이 연구 중에 있다. 이들 중 일부는 어떤 비스테로이드성 항염증작용 약물(NSAIDs, piroxicam, indomethacin), 칼슘통로차단제, MAO-B 억제제(selegiline), serotonin 길항제, CNS 자극제(metyhlphenidate[Ritalin]), 안지오텐신-전환효소(angiotensin-converting enzyme, ACE) 억제제, 비타민 E 등이 있다.

Rivastigmine

Rivastigmine(Exelon)은 효소억제제로서 미약한 정도에서부터 중등도 치매환자의 인지기능을 호전시킨다(원형약물차트 15-2). 이 약은 콜린성 연접(synapse)에서 ACh의 양을 증가시킨다. Rivastigmine은 질병 진행을 더디게 한다. Rivastigmine은 donepezil보다 약물 상호작용이 적다. 표 15-5는 알츠하이머병을 치료하는 억제제를 나타내고 있다.

약동학 Rivastigmine은 공복에 위장관을 통해 잘 흡수된다. 비교적 짧은 반감기를 가지고 하루 두 번 투여한다. 용량은 점차 증가시킨다. 단백결합능은 평균적이다.

약역학 Rivastigmine은 치매의 기억을 호전시키는 데 효과적이다. 국소 적용 시 작용개시는 0.5-1시간이다. 최고작용은 8-16시간이다. 경구투여 시 최고작용시간은 1시간이다. 간독성 유발 때문에 간질환 환자에게 금기이다. 노인에게서 약물축적효과가 생기고 간 및 신장 기능부전 환자에게도 축적효과가 일어난다.

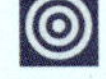

간호과정
환자-중심 협력간호

알츠하이머병의 약물치료: Rivastigmine

사정

- 환자의 정신 및 육체 능력을 평가한다. 인지기능과 자가관리(self-care)의 한계를 주목한다.
- 간이나 신장질환 혹은 기능부전의 개인력을 얻는다.
- 기억과 판단장애를 평가한다. 행동변화(예, 기억상실, 사람과 집에 대한 관심의 저하, 단순한 행동을 따라하는 데의 어려움, 집 밖으로 돌아다니는 경향)의 과거력을 가족구성원으로부터 끌어낸다.
- 과다활동, 적대감, 배회(wandering)와 같은 행동장애징후를 관찰한다.

원형약물차트 15-2

Rivastigmine

약물분류 Acetylcholinesterase 억제제 상품명: Exelon 임신범주: B	**용량** A: PO: 초기, 1.5mg b.i.d.; 점차적으로 증가 유지용량: 3–6mg b.i.d.; max: 12mg/d
금기 간 및 신장질환, 요관폐쇄, 기립성 저혈압, 서맥 주의: 천식, COPD, 발작, 소화성 궤양	**약물–임상검사–음식 상호작용** 약물: theophylline, 전신마취제가 효가 증가시킴; TCAs는 효과를 줄임; cimetidine은 효과를 증가시킴; NSAIDs는 GI 효과를 증가시킴; tobacco는 rivastigmine의 청소율을 증가시킴. 임상검사: ALT, AST 증가
약동학 흡수: PO: 음식물이 흡수를 감소시킴 분포: PB: 40% 대사: t½: 1h 배출: 소변배출	**약역학** PO: 개시: UK 최고농도: 1h 작용시간: UK
치료효과/응용 기억소실을 완화시킴 작용기전: acetylcholine 농도 상승시킴	
부작용 식욕부진, 오심, 구토, 설사, 변비, 복통, 위장관출혈, 매스꺼움, 우울증, 말초부종, 구강건조, 탈수, 하지불안증후군, 안구진탕증	**유해반응** 발작, 서맥, 기립성 저혈압, 백내장, 심근경색증, 심부전증, 백내장, 심근경색증, 심부전증 생명위협: 간독성, 자살충동, Stevens–Johnson 증후군

A, 성인; ALP, alkaline phosphatase; ALT, alkaline aminotransferase; AST, aspartate aminotransferase; b.i.d., 하루 2회; BUN, blood urea nitrogen; h, 시간; LDH, lactic dehydrogenase; maint, 유지(maintenace); MAOIs, monoamine oxidase 억제제; min, 분; PB, 단백결합 (protein–binding); PO, 경구투여; q.i.d., 하루 4회; t½, 반감기; t.i.d., 하루 3번; UK, 잘 모름 (unkown).

표 15–5 알츠하이머 질환을 위한 아세틸콜린에스테라제 억제제

일반명(상품명)	투여경로 및 용량	응용 및 고려사항
donepezil(Aricept)	A: PO: 5–10mg h.s.	AChE를 억제함으로써 acetylcholine을 증가시켜서 알츠하이머병의 경증부터 중등도 단계까지 치료함. 임신범주: C; PB: 96%; t½: 70h
rivastigmine(Exelon)	원형약물차트 15–2 참조	
tacrine HCl(Cognex)	A: PO: 초기 10mg q.i.d.; 4wk 후, 매우 증가; 최대: 4회 나누어 160mg/d.	경증부터 중등도 알츠하이머병을 치료함. AChE 억제제임. 말초 콜린성 부작용을 증가시킴. 임신범주: C; PB: UK; t½: 1.5–4h.
memantine(Namenda)	A: PO: 5mg/d, 5mg 까지 증가 10mg/d 까지 매우 증가; 최대: 20mg/d	경증부터 중등도 알츠하이머병을 치료함. 신경전달물질 억제제임. 임신범주: B; PB: 45%; t½: 60–80h
galantamine(Razadyne)	A: PO: 초기 4mg q.i.d.; 4mg 까지 증가 4wk 마다 증가; maint: 12mg b.i.d.; 최대: 24mg/d	경증부터 중등도 알츠하이머병을 치료함. AChE의 가역적인 억제제임. 임신범주: B; PB: 18%; t½: 7h

A, 성인; AChE, acetylcholinesterase; b.i.d., 하루 2회; d, 일; GI, 위장관; h, 시간; h.s., 취침 시; max, 최대; PB, 단백결합; PO, 경구투여; t½, 반감기; UK, unkown; 자, 주.

- 실어증(aphasia)이나 말하는 어려움에 대한 징후를 환자에게서 조사한다.
- 환자의 운동기능을 주목한다.
- 환자가족으로 하여금 환자의 정신 및 육체 변화를 대처할 수 있는지의 여부를 결정한다.

간호진단

- 기억소실과 관련된 음식물 자가관리소실
- 기억소실과 관련된 목욕 자가관리소실
- 기억소실과 관련된 화장실 가는 자가관리소실
- 기억소실과 관련된 만성적 혼돈 문제
- 인지기능의 감소와 관련된 단절된 가족과정
- 엄청난 생활방식 붕괴와 관련된 미미한 가족 대처
- 과다행동과 어지럼과 관련된 부상의 위험
- 식욕부진, 오심과 구토에 관련된 영양불균형

계획

- 환자의 기억이 좋아질 것이다.
- 환자는 도움으로 인해 신체기능의 자가관리를 유지할 것이다.

간호중재

- 환자를 돌보는 데 지속성을 유지한다.
- 환자의 보행(ambulation)과 활동을 돕는다.
- AChE 억제제의 지속적 사용과 관련된 부작용을 관찰한다.
- 규칙적으로 활력징후를 기록한다.
- 빈맥과 저혈압의 징후를 주목한다.
- 환자의 행동변화와 호전 혹은 악화를 기록한다.

환자교육

일반

- 환자와 가족에게 처방약물치료의 목적을 설명한다.
- 환자약물투여를 책임지는 가족구성원에게 약물투여시간과 약물용량 증가 스케줄에 대해 명확히 설명한다.
- 환자와 가족구성원에게 안전한 기술(예, 환자가 다닐 때 다치지 않게 하기 위해 환자가 다니는 길목에 장애물 치우기)을 가르친다. 
- 알츠하이머병과 관련 질환협회와 같은 지지단체들을 가족구성원에게 알려준다.

부작용

- 어지럼과 균형소실을 피해야 하는 것에 대해 환자와 가족에게 알려준다. 
- 간독성이 유해효과이기 때문에 통상적인 간기능검사를 모니터링한다.

식이

- 환자의 준비되는 음식물에 관해 가족구성원에게 알려준다.

평가

- 환자가 정신적, 육체적 상태가 약물치료로 인해 호전되는지의 여부를 결정하여 약물요법의 효과를 평가한다.

핵심 웹사이트

Tacrine에 대한 정보: www.nlm.nih.gov/medlineplus/druginfo/medmaster/a693039.html

파킨슨병 정보: www.nwpf.org/AboutParkinsons.aspx?gclid=CI25lpjLlpsCFYZM5Qod4I5jqA

학습 질문

1. 파킨슨병 환자에서 간호사가 볼 수 있는 검사소견은 어느 것인가? (맞는 답을 모두 고르시오)
   a. 증상의 갑작스러운 시작
   b. 근육경직
   c. 불수의적 진전
   d. 느린 행동
   e. 양측 근육허약

2. 환자가 파킨슨병 때문에 carbidopa–levodopa를 복용하고 있다. 이 약물에 대해 간호사가 알고 있어야 할 것은?
   a. Carbidopa–levodopa는 고혈압을 유발한다.
   b. Carbidopa–levodopa는 타액을 증가시킨다.
   c. 도파민성 및 항콜린성 치료는 졸림과 진정을 유발한다.
   d. 도파민성 및 항콜린성 약물은 녹내장 환자에게 금기이다.

3. 간호사가 알츠하이머 환자의 가족을 교육시키기 시작해 오고 있다. 간호사가 더욱 많은 교육이 필요하다고 인식하게 되는 상황은 다음 중 어느 것인가?
   a. 질병이 더 악화되면서 기억소실이 더욱 악화된다.
   b. 질병의 원인에 몇 가지가 있다.
   c. 개성 변화와 과격함이 나타난다.
   d. 질병의 치유에 몇 가지 약물이 필요하다.

4. 환자가 rivastigmine(Exelon)을 복용하고 있다. 간호사는 환자와 환자 가족에게 rivastigmine에 대해 무엇을 교육해야 하는가?
   a. 간독성이 일어난다.
   b. 초기용량은 6mg t.i.d.이다.
   c. 위장관장애가 흔한 부작용이다.
   d. 체중 증가가 부작용일 수 있다.

5. 파킨슨병 때문에 carbidopa–levodopa를 복용하는 환자에게 행해야 하는 간호중재는?
   a. 고단백 식이를 먹도록 환자에게 독려한다.
   b. 환자에게 땀이 색깔이 어두워질 수 있고, 옷을 변색시킬 수 있다고 알린다.
   c. 소변검사와 함께 혈당검사를 해야 한다고 환자에게 알린다.
   d. 증상이 조절될 때까지 4–5일 이 걸린다고 환자에게 주의를 준다.

6. 파킨슨병 치료에 항콜린성 약제를 복용하는 환자에게 무엇을 교육시켜야 하는가? (맞는 답을 모두 고르시오)
   a. 알코올, 담배, caffeine을 피한다.
   b. 딱딱한 캔디 혹은 얼음조각으로 구강건조를 완화시킨다.
   c. 광선공포증 때문에 선글라스를 사용한다.
   d. 약물복용 2시간 후에 소변을 본다.
   e. 일상적 안과검사를 받는다.

7. 환자가 인지기능을 호전시키기 위해 rivastigmine(Exelon)을 복용한다. 간호사는 환자와 가족을 무엇을 하도록 교육하겠는가? (맞는 답을 모두 고르시오)
   a. 어지럼을 피하기 위해 천천히 일어난다.
   b. 부상을 방지하기 위해 통로에 방해물을 치운다.
   c. 약물투여 스케줄을 잘 지킨다.
   d. 고혈압에 대해 자주 체크한다.
   e. 규칙적인 간기능검사를 받는다.

답: 1. bc, d 2. d 3. d 4. c 5. d 6. a, b, c, e 7. a, b, c

16장

신경근육질환치료제: 중증 근무력증, 다발경화증, 근육연축

학습목표

- 중증 근무력증과 다발경화증의 병태생리학을 대조한다.
- 중증 근무력증치료제의 분류를 설명한다.
- 다발경화증의 세 가지 단계에 대한 치료전략을 비교한다.
- 경직에 사용되는 근육이완제와 근육연축에 사용되는 약물을 구별한다.
- 중증 근무력증과 근육연축 치료에 사용되는 약물에 대해 간호과정을 적용한다.

중증 근무력증(myasthenia gravis, MG)은 신경근육 접합 부위에 신경자극과 근육반응의 결핍으로 인해 호흡계, 안면근육, 사지의 피로와 쇠약을 야기하는 질환이다. 뇌신경에 영향을 받기 때문에 안검하수(ptosis)와 저작 및 삼킴곤란 등이 발생한다. 호흡근육마비로 인해 호흡정지가 야기될 수 있다. MG 증상은 자가면역에 의한 acetylcholine 수용체 파괴에 의한 신경전달의 감소에 기인한다.

신경근육질환인 **다발경화증(multiple sclerosis, MS)**은 신경섬유의 말이집(수초, myelin sheath)을 공격하여 파괴를 일으켜 판(plaques)을 형성한다. 이 질병의 궁극적 진단검사가 없었던 시기에는 경화판(sclerotic plaques)은 항상 MRI로 찾아내고 측정되었다. 약리학적 치료는 이 질환의 증상 조절에 필수적이다.

근육연축(muscle spasm)은 손상 혹은 뇌성마비, MS, 척수손상(사지마비), 뇌혈관사고(뇌졸중) 혹은 편측마비(hemiplegia)와 같은 상태를 야기하는 운동신경질환 등의 여러 원인을 가진다. 근육경직은 근육이완제의 사용으로 완화된다.

중증 근무력증

중증 근무력증은 만성 자가면역 신경근육질환으로, 10만 명당 약 14명이 발병하며, 모든 연령대에서 발생한다. 그러나 MG는 30세 이상 여성과 50세 이상 남성에서 호발한다. 유전질환이 아니지만, 가족력의 경향이 있다.

병태생리학

중증 근무력증은 아세틸콜린수용체 부위의 결핍에 의한다. 이 자가면역질환은 acetylcholine 수용체(AChR)의 알파 subunit에 대한 항체반응을 포함한다. 항체는 AChR 부위를 공격하여 ACh의 결합을 차단하고 경우에 따라 수용체 자리를 파괴하기도 한다. AChR이 감소할 때, ACh이 수용체에 결합하여 정상적인 신경전달이 일어나는 것을 억제한다. 이 결과 근육수축이 효과적으로 일어나지 못하며, 근육쇠약이 발생한다. 90% 이상의 중증 근무력증 환자에서 혈청검사상에서 항–acetylcholine 항체가 발견된다.

흉선(가슴샘, thymus gland)이 영아와 초기 어린시절에 활성화된 신체면역계에 관여되지만, 어른이 되면 위축된다. 약 60%의 중증 근무력증 환자가 흉선증식(hyperplasia) 증상을 보인다. 일부 경우에서는 중증 근무력증 발병 초기에 흉선을 제거하면 증상이 상당히 완화된다고 알려져 있다. 흉선 제거는 50세 미만의 환자에게서 선택사항이다.

중증 근무력증은 기본적으로 골격근(수의근)의 쇠약과 피로를 특징으로 한다. 중증 근무력증의 다른 특징에는 삼킴곤란, 구음장애, 호흡근육쇠약 등이 있다. 초기 중증 근무력증 증상에는 안검하수와 복시(diplopia)가 있다.

중증 근무력증을 치료하는 약물군에는 *cholinesterase*와 *anticholinesterase*라 불리는 AChE 억제제가 있다. 이들 약은 효소작용을 억제한다. 이 작용 결과 더 많은 acetylcholine이 수용체에 작용하게 되고, 근육수축을 증진시킨다. AChE 억제제는 부교감신경작용제로 분류된다.

중증 근무력증 환자의 근육쇠약이 전신화될 때, **근무력위기(myasthenia crisis)**가 발생한다. 이 합병증은 심각한 전신 근육쇠약증이며, 횡격막과 늑간 근육 같은 호흡근을 침범할 수 있다. 근무력위기의 발생요인으로는 적절하지 않은 AChE 억제제 투여, 감염, 정서적 스트레스, 월경, 임신, 수술, 외상, 저칼륨혈증, 절대온도, 알코올 섭취 등이 있다. 근무력위기는 일부 약물(예, aminoglycosides와 fluoroquinolone 항체, 칼슘통로차단제, phenytoin, 정신작용제) 섭취 후 3-4시간 후 발생할 수도 있다. 근육쇠약을 치료하지 않으면 호흡근육마비로 사망할 수도 있다. Neostigmine(Prostigmine)은 신속작용 AChE 억제제로 근무력위기를 줄일 수 있다.

과량의 AChE 억제제 투여는 증상의 급성 악화인 **콜린성 위기(cholinergic crisis)**라 불리는 또 다른 합병증을 발생시킨다. 이 콜린성 위기는 항콜린성 약물복용 후 30-60분 후에 발생한다. 이 합병증은 신경근육차단을 야기시키는 지속적인 연접후 탈분극(post-synaptic depolarization)에 기인한다. 콜린성 위기 환자는 자주 호흡마비나 정지 같은 심각한 근육쇠약을 경험하게 된다. 동반 증상에는 **동공축동(miosis)**, 창백(pallor), 발한, 어지럼, 타액분비과다, 오심, 구토, 복부경련통, 설사, 서맥, **근섬유다발수축(fasciculation)** 등이 있다.

Acetylcholinesterase 억제제/ Cholinesterase 억제제

중증 근무력증치료의 첫 약물은 neostigmine 이었다. 이 약물은 단시간작용 **acetylcholinesterase(AChE) 억제제**이며, 반감기가 0.5-1시간이다. 이 약물은 2-4시간마다 투여해야 하며, 근육쇠약을 막기 위해 정확한 시간에 투여해야 한다. AChE 억제제인 pyridostigmine bromide(Mestinon)는 중등도 작용을 가지며, 3-6시간마다 투여해야 한다. Ambenonium chloride(Mytelase)는 장시간작용 AChE 억제제로, 환자가 neostigmine이나 pyridostigmine에 반응하지 않을 때 항상 처방된다. 원형약물차트 16-1은 pyridostigmine에 관련된 약물 데이터를 나타내고 있다. 표 16-1은 AChE 억제제를 기술하고 있다.

약동학 Pyridostigmine은 위장관에서 잘 흡수되지 않는다. 지속적-분비 캡슐의 절반은 즉시 흡수되지만, 나머지는 흡수가 어렵다. 경구용 pyridostigmine의 작용시간은 3.5-4시간이다. IV 투여 시에는 2시간이다. 이 약물의 짧은 작용시간 때문에 pyridostigmine은 하루에 여러 번 투여해야 한다. 이 약물은 간에서 대사되고 소변으로 배출된다.

약역학 Pyridostigmine은 중증 근무력증에 의해 약해진 근육의 힘을 증가시킨다. 경구약물의 작용개시시간은 0.5-1시간이다. 지속적-분비 캡슐의 작용시간은 길다. 경구투여용량의 1/30 용량을 IV 투여할 수 있다. 과량투여는 콜린위기의 징후와 증상(예, 심한 근육쇠약; 타액, 눈물, 땀 분비 증가; 축동)을 야기시킬 수 있다. 이 위기는 호흡근육쇠약 때문에 응급의학 중재를 필요로 한다.

AChE 억제제에 반응하지 않는 환자는 prednisone, 혈장교환, IV 면역 글로불린 투여 혹은 면역억제약물을 필요로 한다. Prednisone은 중증 근무력증 증상을 감소시키고, 치료를 촉진하며, 장시간 쓸 경우는 유해 피부효과를 야기시킨다.

면역억제제 azathioprine(Imuran)은 저농도의 prednisone과 병용사용 가능하다. Azathioprine 사용은 백혈구감소증과 간독성을 유발할 수 있기 때문에 백혈구 숫자와 간효소를 긴밀하게 관찰해야 한다.

AChE 억제제의 과용량 및 저용량은 유사한 증상을 가진다. 근육쇠약, 호흡곤란, 삼킴곤란(dyaphagia). 약물부작용은 타액분비 증가, 서맥, 복부경련통증, 눈물 및 발한 증가 등이다. AChE 억제제의 모든 투여용량은 제시간에 투여해야 하는데, 지연된 투여는 근육쇠약을 유발할 수 있기 때문이다.

근무력증 위기는 저용량투여에 의할 수 있고, 고용량에 의해 콜린성 위기가 올 수 있다. Edrophonium chloride(Tensilon)는 초단시간작용 AChE 억제제로, 근무력증 위기와 콜린성 위기를 구분하는 데 쓰인다. 이들 두 가지 다른 위기는 유사한 주요 증상(극심한 근육쇠약)을 가진다. Edrophonium을 투여한 후 AChE의 증가 때문에 증상이 경감되면 그 원인은 근무력증 위기인 것이다. 그러나 만약 근육쇠약이 더욱 심해지면 그 원인은 약물과량으로 인한 콜린위기이다.

Edrophonium은 중증 근무력증 진단에 사용되기도 한다. 초단작용시간인 5-20분 동안 즉각적으로 근육의 힘을 증가시킨다. 약투여 후 만약 즉시 안검하수가 좋아지면 진단은 대부분 중증 근무력증이다.

부작용 및 유해반응

AChE 억제제의 부작용 및 유해반응은 위장관이상 및 타액분비와 눈물의 증가를 포함한다. 다른 부작용으로는 축동, 흐린시력(blurred vision), 서맥, 저혈압 등이 있다.

원형약물차트 16-1

Pyridostigmine

약물분류 Cholinesterase 억제제 상품명: Mestinon 임신범주: C	**용량** A: PO: 60–120mg 하루 5–6회 투여; 최고; 600mg/d 나누어 투여 SR: 180–540mg q.d./b.i.d. 투여는 최소 6시간간격 최고: 1.5g/d A: IM/IV: 2mg q2–3h C: PO: 7mg/kg/d in 5–6회 나누어 투여 C: IV/IM: 0.05–0.15mg/kg; 최대 단일 용량: 10mg
금기 GI 및 GU 물리적 폐쇄, 심한 신장질환, 장폐색 주의; 천식, 저혈압, 서맥, 간질, 소화성 궤양, 심부전증, 신기능이상, 갑상선기능항진증, 임신, 모유수유	**약물–임상검사–음식 상호작용** 약물: Atropine, corticosteroids, 근육이완제, 항부정맥제, aminoglycosides, 마취제, magnesium, fluoroquinolones 등과 병용 시 pyridostigmine 효과 저하; cholinesterase 억제제, 살충제, atropine, tetracyclines, polymyxin B와 병용 시 독성 증가
약동학 흡수: PO: 흡수가 나쁨; 50% 흡수됨 분포: PB: UK 대사: t½: PO: 3.5–4h; IV: 2h 배출: 소변으로	**약역학** PO: 개시: 30–45min 최고: UK 작용시간: 3–6h PO SR: Onset: 0.5–1h 최고: UK 작용시간: 6–12h IM: 개시: 15min 최고: UK 작용시간: 2–4h IV: 개시: 2–5min 최고: UK 작용시간: 2–3h
치료효과/응용 중증 근무력증 조절과 치료. 또한 비탈분극성 근육이완제 길항제로도 사용. 그리고 군인들의 신경 가스 Soman의 즉각적인 위협에 사용할 수 있는 항신경가스제로 사용 작용기전: Acetylcholine의 파괴를 방지하여 신경근의 전달에 의함	
부작용 메스꺼움, 구토, 설사, 두통, 시야혼탁, 어지움증, 복통, 타액 및 발한 증가, 발진, 축동	**유해반응** 고혈압, 서맥 생명위협: 호흡곤란, 기관지수축, 심부정맥, 간질

A, 성인; ALP, alkaline phosphatase; ALT, alanine aminotransferase; b.i.d., 하루 2회; BUN, 혈액요소질소; C, 소아; d, 일; GI, 위장관계; GU, 비뇨생식계; h, 시간; IM, 근육내; IV, 정맥내; LDH, lactic dehydrogenase; MAOIs, monoamine oxidase 억제제; max, 최대; min, 분; PB, protein–binding 단백결합; PO, 경구투여; q.d., 매일; q.i.d., 하루 4회; SR, sustained release 서방형; t½, 반감기; t.i.d., 하루 3회; UK, 모름.

간호과정

환자–중심 협력간호

중증 근무력증의 약물치료: Pyridostigmine(Mestinon)

사정

- 현재 환자가 사용하는 약의 개인력을 획득한다. 만약 약물 간의 상호작용이 있으면 보고한다. 환자는 atropine, atropine–유사약물, 근육이완제를 피해야 한다.
- 향후 비교를 위해 활력징후를 기록한다.
- 호흡곤란과 삼킴곤란 같은 근육쇠약을 보이는 근무력증 위기의 징후와 증상에 대해 환자를 평가한다.

간호진단

- 쇠약한 호흡 근육에 관련된 비효과적인 호흡양상
- 피로와 관련된 활동 불내성(intolerance)의 위험
- 가능한 근무력증 위기와 호흡곤란의 재발로 인한 불안증
- 익숙하지 않은 약물과 관련된 지식의 부족

계획

- 중증 근무력증에 의한 근육쇠약과 호흡 및 삼킴 곤란의 환자증상은 2–3일 안에 없어지거나 줄어들 것이다.

표 16-1 Acetylcholinesterase(ACHE) 억제제: 중증 근무력증

일반명(상품명)	투여경로 및 용량	응용 및 고려사항
Ambenonium(Mytelase)	A: PO: 2.5-5.0mg t.i.d./q.i.d.; 용량을 증가시킬 수도 있음; 유지용량: 15-100mg/d	중증 근무력증을 위해. 장시간작용 AChE 억제제 Neostigmine보다 6배 이상 강력함 Bromide 이온 때문에 neostigmine이나 pyridostigmine을 자주 사용하지 못하는 환자 Glucocorticoid 약물과 같이 사용가능함 임신범주: C; PB: UK; t½: UK
Edrophonium (Tensilon)	A: IV 2mg; 만약 반응이 없으면 8mg으로. A: IM: 10mg; 만약 콜린성 반응이 일어나면 위음성을 배제하기 위해 2mg 사용 후 30분이 지나 재검사함. C>34kg: IV: 2mg, 만약 반응이 없으면 1mg을 반복함. 최대: 5mg C>34kg: IV: 2mg, 만약 반응이 없으면, 1mg을 반복함. 최대: 10mg	중증 근무력증 진단을 위해. 1-5분간 안검하수가 사라짐 초단시간작용 약물 임신범주: C; PB: UK; t½: 1.2-2h
neostigmine (Prostigmin)	A: PO: 15mg t.i.d., 375mg/d까지 증가시킬 수 있음 A: IV/IM/SC: 0.5-2.5mg q1-3h; 최대: 10mg/d C: PO: 0.033mg/kg을 3-4h마다 C: IV/IM/SC: 0.01-0.04mg/kg 2-4h마다	중증 근무력증 조절을 위해. 근무력증 위기를 예방하기 위해 제시간에 투여해야 함 만약 씹기, 삼키기, 호흡에 지장이 있으면 비경구투여경로를 선택함 과용량이 콜린성 반응, 오심, 복통, 과다 타액 및 발한을 야기함 임신범주: C; PB: 15-25%; t½: 42-60min
pyridostigmine (Mestinon)	원형약물차트 16-1 참조	

A, 성인; C, 소아; d, 일; h, 시간; IM, 근육내; IV, 정맥내; PB, protein-binding 단백결합; PO, 경구투여; PRN, 필요시; q.i.d., 하루 4회; t½, 반감기; t.i.d., 하루 3회; UK, 모름; <, 미만; >, 초과.

간호중재

- 약물치료효과를 모니터링한다(acetylcholinesterase 억제제). 근육의 힘이 증가되어야 한다. 호흡의 깊이와 빈도 두 가지 모두 정상범위 내 인지 조사하고 유지되어야 한다.
- 분당 0.5mg 속도로 희석하지 않은 상태로 pyridostigmine 정맥투여를 실시한다. 약물의 정맥수액을 첨가하지 말라.
- 약물 과량투여에 의한 콜린성 위기의 징후와 증상(근육쇠약, 타액증가, 발한, 눈물, 축동)에 대해 환자를 관찰한다.
- 콜린성 위기에 대한 즉각 사용할 수 있는 해독제(atropine sulfate)를 준비한다.

환자교육

일반

- 증상의 재발을 피하기 위해 처방된 약물복용에 대해 환자를 교육한다.
- 건강문제와 투여하는 약물을 표시하는 의학적 식별을 위한 팔찌 혹은 목걸이를 착용하도록 환자를 독려한다.

부작용

- 중증 근무력증의 반복되는 증상을 의료진에 보고하도록 환자에게 조언한다. 이 증상을 위해 약물치료가 필요하다.

시기

- 최상의 약물흡수를 위해 약은 식전에 투여하도록 환자에게 알린다. 만약 위장장애가 발생되면 약을 음식과 함께 투여한다.

평가

- 근육 힘을 유지하기 위한 약물치료의 효능을 평가한다
- 호흡곤란이 없음을 결정한다.
- 환자에 의한 올바른 약물사용을 평가한다

다발경화증

다발경화증은 뇌와 척수의 신경섬유의 말이집을 공격하는 자가면역질환으로, **판**(*plaques*)으로 불리는 손상을 유발한다. 미국에는 30만 명에 육박하는 환자가 있고, 대부분이 백인 여성이다. 아프리카계와 아시아계에서는 흔하지 않다. 다발경화증의 시작은 서서히 일어난다. 다발경화증은 2010년에 수정된 맥도널드 기준이 진단에 사용되고 있더라도, 특정 진단검사가 없기 때문에 진단이 어렵다. 검사실 시험은 뇌척수액의 면역 글로불린 G(immunoglobulin G, Ig G)의 증가, IgG/알부민 비율의 증가, MRI를 통해 관찰되는 다발성 손상을 제시한다. 규칙적 치료 프로토콜의 스케줄 조정은 다발경화증의 발생을 피하는 것으로는 추천되지 않는데, 그 이유는 약물(예, glucocorticoids) 부작용 때문이다.

다발경화증의 세 가지 유형 또는 단계를 위한 치료전략이

표 16-2 다발성 경화증의 3단계를 위한 치료전략

단계	특징	치료전략
급성 발작	피로; 근육쇠약; 시신경염	Glucocorticoids Corticotropin(Acthar Gel) 80–120units IM qd(2–3주간)
차도악화	임상적 다발성 경화증 증상 재발; 경직	Biologic response modifiers(BRMs) BRM; 30장 참조 interferon–beta(Betaseron): 25mcg(8백만 internaltional units) SC 격일로. 경직을 감소시키고 근육 움직임을 향상 시킴. 또한, interferon 베타–1a는 Rebif(주당 3회 subQ로 22 혹은 44mcg 주사) 그리고 Avonex(매주 30mcg 용량으로 IM으로 주사)은 재발하는 다발성 경화증에 사용된다. Glatiramer acetate는(Copaxone) 20mg을 피하로 매일 1회 주사; 항암제인 mitoxantrone(Novantrone) 3개월마다 12mg/m^2 IV 실시하는데 생애 축적용량을 140mg/m을 초과해서는 안 됨. 그리고 S1P 수용체 억제제인 fingolimod(Gilenya)는 0.5mg/d를 성인에게 PO 투여함. Terifluomide(Aubagio)를 7–14mg/d로 PO 투여함. Dimenthyl fumarate(Tecfidera) 120–240mg b.i.d.로 PO 투여함.
만성 진행성	진행성 다발성 경화증 증상(휠체어 사용)	면역억제 cyclophosphamide(Cytoxan)

b.i.d., 하루 2회; d, 일; IM, 근육내; IV, 정맥내; PO, 경구투여.

있다. 급성 발병, 진정악화, 만성적 진행 다발성 경화증. 표 16-2는 세 가지 단계를 기술하고 있다. 치료전략의 목표는 신경섬유의 염증과정을 줄이고 탈수초화된 축삭(axon)의 전도를 촉진하는 것이다.

골격근이완제

근육이완제는 근육연축과 외상성 손상과 관련된 통증, 만성 쇠약성 질환과 연관된 경직을 완화시킨다. 대뇌신경세포로부터 증가된 자극에 의한 과흥분 신경세포로 비롯된 증가된 근육긴장의 결과로 초래된 근육경직 혹은 척수에서 억제결핍에 의한 것이다. 중추작용 근육이완제는 척수 혹은 뇌의 신경세포활성을 억제하거나 골격근의 신경억제를 촉진시킨다.

중추작용 근육이완제

중추작용 근육이완제(*centrally acting muscle relaxants*)의 작용기전은 완전하게 알려져 있지 않다. 중추작용 근육이완제는 과흥분반사를 억제하고 항염증약물과 물리치료 혹은 다른 형태의 치료에 반응하지 않는 근육경련을 치료하는 데 사용된다. 중추작용 근육이완제는 표 16-3에 언급되어 있다. 원형약물차트 16-2는 중추작용 근육이완제 cyclobenzaprine(Flexeril)에 대한 약물 데이터를 보여 주고 있다.

약초 경고 16-1

Diazepam

카바(kava)와 쥐오줌풀(valerian)은 중추신경계 우울증을 악화시킬 수 있다.

경직

골격근경직은 근육수축을 야기하여 통증과 제한된 움직임을 보이는 근육의 과다활동(hyperactivity)이다. 중추작용 근육이완제는 척수에 작용한다. 경직을 치료하는 데 쓰이는 중추작용 근육이완제의 예로는 baclofen(Lioresal), dantrolene(Dantrium), tizanidine(Zanaflex) 등이 있다. Benzodiazepine, diazepam(Valium) 역시 경직치료에 효과가 있다.

안전: 약물오류예방

혼돈하지 말라....

- **baclofen**(골격근이완제)와 **Bactroban**(국소 항생제) 혹은 **Beclovent**(corticosteroid 흡입제)

근육연축

여러 가지 중추작용 근육이완제에는 통증을 줄이고 운동범위를 증가시키기 위해 근육연축에 사용된다. 이 약제는 진정작용이 있고, barbiturate, 마약성 진통제, alcohol과 같은 중추작용억제제와 동시에 사용되지 말아야 한다. Cycloben-

표 16-3 근육이완제

일반명(상품명)	투여경로 및 용량	응용 및 고려사항
항불안제		
diazepam(valium) CSS IV	A: PO: 2–10mg b.i.d./q.i.d. 노인: PO: 202.5mg qd/b.i.d. 유아>6개월: PO: 1–2.5mg t.i.d./q.i.d. A/C>5y: IM/IV: 5–10mg q3–4h PRN C<5y: IM/IV: 1–2mg q3–4h PRN	하반신불수와 뇌성마비에 동반되는 근육경련의 완화에 효과. 폐쇄각 녹내장 사용금기 임신범주: D; PB: 98%; t½: 30–60시간
근이완제		
경직(중추작용)		
baclofen(Lioresal)	A: PO: 처음 5mg t.i.d.; 점진적 증량; 최대: 80mg/d	MS와 척수손상으로 인한 근육경련. 과다복용 시 CNS 저하. 졸음, 어지럼, 오심, 저혈압 유발 임신범주: C; PB: 30%; t½: 2.5–4시간
tizanidine(Zanaflex)	A: PO: 8mg q6–8h PRN; 최대: 12mg 한 번 또는 36mg/d	척수손상과 다발성 경화증으로 인한 경련 치료 임신범주: C; PB: 30%, t½: 2.5시간
경직(직접작용)		
dantrolene sodium(dantrium)	A: PO: 처음 25mg/d; 점진적 증량; 유지: 100mg b.i.d./q.i.d. C>5y: PO: 처음 0.5mg/kg/d; 점진적으로 0.5mg/kg t.i.d./q.i.d.까지 증량	경련을 일으키는 만성적인 신경장애: 척수손상, 뇌졸중, 다발성 경화증. 낮은 용량에서 시작하여 4–7일마다 증량. 알코올 또는 CNS 진정제와 함께 복용하는 것을 피할 것. 임신범주: C; PB: 95%; t½: 8시간
중추작용 근육이완제		
carisoprodol(Soma)	A: PO: 250–350mg t.i.d/q.i.d.; 최대: 3g/d	골격근의 이완. CNS 진정 효과. 알코올 또는 CNS 진정제와 함께 복용하는 것을 피할 것. 단기간 동안만 사용되어야 함(2–3주). 임신범주: C; PB: UK; t½: 2.4시간
chlorzoxaxone(Parafon forta DSC)	A: PO: 250– 500mg t.i.d/q.i.d.; 최대: 3g/d	급성 또는 심한 근육경련. 뇌성마비에는 효과 없음. GI upset을 줄이기 위해 음식과 함께 복용 임신범주: C; PB: UK; t½: 1시간
methocarbamol(Robaxin)	A: PO: 처음 1.5g q.i.d.; 유지: 4–4.5g/d 3–6번 나눠서 복용; 최대: 8g/d A: IM/IV 1g q8 연속 3일까지 3mL/min IV 넘지 않도록 또는 각 둔부 근육에 5mL IM 이상 주사하지 않음	급성 근육경련; 강직경련의 치료약. CNS 진정효과. 알코올 또는 CNS 진정제와 함께 복용하는 것을 피할 것. 소변이 초록색, 갈색, 검정색일 수 있음. 지속적으로 약물을 사용하면 졸음이 감소함 임신범주: C; PB: UK; t½: 1–2시간
metaxalone(Skelaxin)	A: PO: 800mg t.i.d./ q.i.d.; 최대: 3200mg/d	급성 통증 근육경련 임신범주: UK; PB: UK; t½: 9시간
orphenadrine citrate(Norflex)	A: PO: 100mg b.i.d; 최대: 200mg/d A: IM/IV: 60mg q12h; 최대: 120mg/d	급성 근육경련. 과다복용 시 독성. Aspirin과 caffeine과 함께 사용. 임신범주: C, PB: <20%; t½: 12시간
탈분극성 근육이완제(마취에 대한 보조요법)		
succinylcholine(Anectine)	A/C: IM: 2.5–4mg/kg; 최대: 150mg/d; A: IV; 0.3–1.1mg/kg	수술 시 골격근이완. 내시경과 삽관에도 이용 임신범주: C; PB: UK; t½: UK
비탈분극성 근육이완제(마취에 대한 보조요법)		
pancuronium bromide(Pavulon)	A/C>1개월: IV: 0.04–0.1mg/kg; 그 후 0.01mg/kg 30–60min마다 PRN	수술 시 골격근이완. Tubocurarine chloride보다 5배 강력. 저혈압과 기관지수축을 일으키지 않음 임신범주: C; PB: 30%; t½: 2시간
vecuronium(Norcuron)	A/C>10y: IV: 80–100mcg/kg	수술 시 골격근이완. 천식, 신장질환, 제한 심예비력을 가진 환자들에게 사용. 보통 전신마취가 시작된 후 투여. 임신범주: C; PB: 60%, t½: 1시간

A, adult; b.i.d., twice a day; C, child; CNS, central nervous system; CSS, Controlled Substances Schedule; d, day; GI, gastrointestinal; h, hour; IM, intramuscular; IV, intravenous; MS, multiple sclerosis; PB, protein–binding; PO, by mouth; PRN, as needed; q.i.d., four times a day; t½ , half–life; t.i.d., three times a day; UK, unknown; y, year; > , greater than; < , less than.

원형약물차트 16-2

Cyclobenzaprine

약물분류 중추작용 근육이완제 상품명: Flexeril 임신범주: B	**용량** A: PO: 5–10mg; max: 30mg/d
금기 급성 심근경색증, 방실차단, 다발갈래차단, 심장부정맥, 심부전, 갑상선기능항진증, 무력장폐쇄증, monoamine oxidase 억제제 동시 사용 혹은 약물중단 후 14일 내 주의: 뇌전증, 알코올, CNS 억제제, 녹내장, 전립선비대증, 소변정체, 간기능이상, 모유수유	**약물-임상검사-음식 상호작용** 약물: 항부정맥치료제와 병용 시 bethanechol 작용 감소 항부정맥제(예, procainamide); 신경절차단제(예, mecamyl amine)가 중요한 저혈압과 검사결과 (amylase, lipase) 이상 유발함 atropine이 bethanechol 작용 방해함 검사: AST, bilirubin, amylase, lipase 등을 증가시킴
약동학 흡수: PO: 흡수 양호함 분포: PB: 93% 대사: t½: 8–37h 배출: 소변을 통해	**약역학** PO: 개시: 1h 최고: 3–8h 작용시간: 12–24h
치료효과/응용 근육경련의 단기간 치료. 작용기전: 뇌간 수준에서의 중추작용을 통한 근육경련의 저하.	
부작용 항콜린성 작용 (시야흔탁, 변비, 구강건조, 빈맥, 소변정체); 졸림; 오심; 두통; 발열; 복통; 구토 설사, 트림, 발기부전	**유해반응** 알레르기 반응, 혈관부종, 심근경색, 간질, 장폐색

A, 성인; CNS, central nervous system 중추신경계; d, 일; h, 시간; max, 최대; PB, protein–binding 단백결합; PO, 경구투여; t½, 반감기; UK, unknown 모름; >, 초과.

zaprine을 제외한 이들 약물은 약물의 의존성을 초래할 수 있다. 게다가, 어지럼과 졸림은 흔한 부작용이다. 이들 중추작용 근육이완제군의 예로는 carisoprodol(Soma), chlorzoxazone(Parafon forte DSC), cyclobenzaprine(Flexeril), metaxalone(Skelaxin), methocarbamol(Robaxin), orphenadrine citrate(Norflex)가 있다.

약동학 Cyclobenzaprine은 위장관계에서 잘 흡수된다. 중간 정도의 반감기를 가진다. 93%의 단백결합률을 보인다. 이 약은 간에서 대사되고 소변으로 배설된다.

약역학 Cyclobenzaprine은 급성 통증을 유발하는 골격근 상태와 관련된 근육연축을 완화시킨다. 이 약을 알코올, 진정수면제, barbiturate, 항우울제 등과 같이 사용하면 중추신경계 억제를 더욱 증가시킨다. Cyclobenzaprine의 작용개시와 최고농도시간, 작용시간은 짧다.

부작용 및 유해반응

중추작용 근육이완제의 부작용에는 졸림, 어지럼, 약간 어지럼(lightheadedness), 두통 그리고 때때로 위장관 민감(예, 오심, 구토, 복부 고통) 등을 포함한다. Cyclobenzaprine과 orphenadrine은 항콜린성 효과를 가진다.

간호과정
환자-중심 협력간호

근육이완제: Cyclobenzaprine

사정

- 개인병력을 수집한다. Cyclobenzaprine은 환자가 심혈관질환이나 갑상선기능항진증, 간기능부전 등이 있거나 동시에 MAOIs를 복용하면 금기이다.
- 향후 비교를 위해 기초 활력징후를 획득한다. 약물 개인력을 수집한다.
- 근육연축의 원인을 규명하기 위해 환자의 건강 개인력을 확보하고 급성인지 만성인지를 결정한다.
- 만약 약물간 상호작용이 가능하다면 보고한다. 협각녹내장 혹은 MG의 개인력이 있는지를 주의한다. 이들 건강상의 문제에 대해서는 cyclobenzaprine과 orphenadrine은 금기이다.

간호진단

- 어지럼과 과다활동반사와 관련된 저하된 육체 움직임
- 과다활동 반응과 관련된 활동 비내성

계획

- 일주일 내에 환자가 근육통으로부터 자유롭게 될 것이다.

간호중재

- Dantrolene과 carisoprodol을 복용하는 환자의 혈청간효소 수치를 모니터링한다. Alkaline phosphate(ALP), alanine aminotransferase(ALT), gamma-glutamyl transferase(GGT)와 같은 간효소의 증가된 수치를 보고한다.
- 활력징후를 기록한다. 비정상 결과를 보고한다.
- 중추신경계 부작용(예, 어지럼)을 관찰한다.

환자교육

일반

- 근육이완제는 갑자기 중단하지 말 것을 교육한다. 반동성 연축을 피하기 위해 1주 이상 시간을 두고 약물을 서서히 줄여나간다.
- 근육이완제를 복용하는 동안에는 환자에게 운전 혹은 위험한 기계를 다루지 않도록 충고한다. 이들 약물은 진정효과와 졸음을 유발할 수 있다.
- 급성 연축을 위해 중추작용 근육이완제의 대부분은 3주 이상 쓰지 말 것을 환자에게 알린다.
- 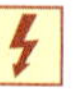 환자에게 알코올과 중추신경억제제를 피하도록 교육한다. 이들 약물과 근육이완제를 같이 사용한다면 중추신경계 억제가 더욱 강해질 것이다.
- 임산부 혹은 수유 여성에게는 이들 약을 매우 주의해서 사용하도록 환자에게 조언한다. 의료진과 함께 체크한다.

부작용

- 근육이완제의 부작용을 보고하도록 독려한다. 오심, 구토, 어지럼, 기절, 두통, 복시. 어지럼과 기절은 흔히 기립성 저혈압 때문에 야기되는 것으로 보인다.

식이

- 환자에게 근육이완제를 복용할 때 음식과 함께 복용하면 위장관불편감을 감소시킬 수 있다고 언한다.

평가

- 환자가 근육통증 혹은 연축이 줄어들었는지 혹은 사라졌는지의 여부를 결정하여 근육이완제의 효과를 평가한다.

핵심 웹사이트

McDonald Criteria: *www.va.gov/MS/articles/Diagnosing_MS_Using_the_McDonald_Criteria.asp*

Myasthenia Gravis Foundation of America: *www.myasthenia.org National Multiple Sclerosis Society: www.nationalmssociety.org/index.aspx*

학습 질문

1. 환자에게 간호사가 중증 근무력증의 병태생리에 대해 설명할 때 어느 것이 최상의 설명인가?
   a. 콜린성 신경의 퇴행과 acetylcholine의 부족이 신경판과 신경섬유매듭을 형성하게 한다.
   b. 콜린성 수용체에 대한 acetylcholine량의 감소가 근육을 약하게 하고 신경충격를 줄인다.
   c. 뇌와 척수의 신경섬유의 말이집이 손상 혹은 판의 형성을 야기한다.
   d. Dopamine과 acetylcholine의 불균형이 중뇌와 추체외로 신경의 퇴화를 야기한다.
2. 간호사가 최근 다발성 경화증 진단을 받은 환자에게 병에 대해 교육시키고 있다. 다음 중 다발성 경화증에 대한 설명으로 옳지 않은 것은?
   a. 질병은 악화와 차도의 기간을 가진다.
   b. 치료목표는 신경계의 염증을 줄이는 것이다.
   c. 다발성 경화증 환자는 칼슘통로차단제를 피해야 한다.
   d. Glucocorticoid를 점차 줄이는 방법은 급성 발작 시 치료에 사용될 수 있다.
3. 환자에게 척수손상 후 경직이 나타난다. 환자의 경직을 치료하기 위해 어떤 약이 처방될 것으로 간호사는 예상하는가?
   a. tacrine(Cognex)
   b. ropinirole(Requip)
   c. cyclobenzaprine(Flexeril)
   d. pyridostigmine(Mestinon)
4. 만성적 진행성 단계의 다발성 경화증 환자를 치료할 때 의료진이 무엇을 처방할 것으로 간호사는 예상할 수 있는가?
   a. ambenonium(Mytelase)
   b. interferon 베타-1a(Avonex, Rebif)
   c. glatiramer acetate(Copaxone)
   d. cyclophosphamide(Cytoxan)

학습 질문

5. Cyclobenzaprine(Flexeril)을 처방받은 급성 근육경직을 앓고 있는 환자에게 간호사가 투약 지침을 제공한다. 환자가 지침을 이해한다는 것을 암시하는 문구는 어느 것인가?
   a. "나는 이 약을 우유 한 잔과 함께 복용할 겁니다."
   b. "Cyclobenzaprine은 취침 시에 하루에 한 번 복용해야 합니다"
   c. "나는 하루에 와인 한 잔씩만 마실겁니다."
   d. "나는 이 약을 복용하는 동안 포도주스를 마실 수 없을 겁니다."

6. 간호사로 하여금 pyridostigmine(Mestinon)을 복용하는 환자를 교육하는 계획을 포함하게 하는 지침은 어느 것인가? (맞는 답을 모두 고르시오)
   a. Pyridostigmine bromide는 제시간에 맞추어 복용해야 한다.
   b. 하루 2회 복용한다.
   c. 적정 용량보다 낮은 용량은 근무력증 위기가 야기될 수 있다.
   d. 과용량은 콜린성 위기를 야기할 수 있다.
   e. 빈맥의 유해효과는 의료진에 보고해야 한다.

7. 급성 등근육경련 환자가 치료를 위해 cyclobenzaprine(Flexeril)를 복용하기 시작했다. 이 환자를 돌보는 간호사의 중재로 적절한 것은? (맞는 답을 모두 고르시오)
   a. 이 약을 공복에 복용하도록 환자에게 조언한다.
   b. 1주 내에 근육통이 경감될 것으로 환자에게 알린다.
   c. 환자에게 어지럼과 이중시야를 의료진에게 알리도록 말한다.
   d. 술을 마시지 말도록 환자에게 조언한다.
   e. 동시에 수면제를 복용하면 심각한 부작용을 야기할 수 있다.

8. 간호사가 등근육경련을 치료하기 위해 최근 cyclobenzaprine을 처방받은 환자의 투약 과거력을 살펴보고 있다. 만약 환자가 어떤 약물복용하면 간호사는 의료진에 알려야 하는가?
   a. atorvastatin calcium(Lipitor)
   b. conjugated estrogen(Premarin)
   c. phenelzine(Nardil)
   d. penicillin G procaine(Crysticillin, Wycillin)

9. 간호사가 중증 근무력증 환자를 돌보고 있다. 환자는 근육쇠약증, 호흡곤란, 서맥, 발한 등을 경험하였다. 간호사는 의료진이 근무력증 위기와 콜린 위기를 구분하기 위해 무슨 약을 처방할 것으로 예상하는가?
   a. ACTH(H. P. Acthar)
   b. diazepam(Valium)
   c. edrophonium chloride(Tensilon)
   d. mitoxantrone(Novantrone)

답: 1. b, 2. a, 3. c, 4. d, 5. a, 6. a,c,d, 7. b,c,d,e, 8. c, 9. c

4부

통증 및 염증 약물

17장

항염증약물

학습목표

- 염증의 5가지 기본 징후의 병태생리학적 근거를 설명한다.
- 여러 가지 비스테로이드성 항염증약물(nonsteroidal antiinflammatory drugs, NSAIDs)의 작용을 비교한다.
- 질병완화 항류마티스제(disease-modifying antirheumatic drug, DMARDs)의 사용을 설명한다.
- 비스테로이드성 소염제(nonsteroid antiinflammatory drugs, NSAIDs)와 질병완화 항류마티스제의 부작용과 유해반응을 구분하여 설명한다.
- 환자교육을 포함하여 비스테로이드성 소염제와 코티코스테로이드(corticosteroid)에 관련된 간호과정을 적용한다.
- 항류마티스제를 복용하는 환자에 간호과정을 적용한다.
- 여러 가지 통풍치료제의 작용을 비교한다.

염증(inflammation)은 조직손상과 감염의 대한 반응이다. 염증 반응이 일어날 때 혈관 반응이 야기되어 손상된 조직 혹은 감염부위에 액체성분, 혈액요소, 백혈구 그리고 화학 매개체(chemical mediator)가 축적된다. 염증과정은 신체가 손상된 부위에서 해로운 물질을 중화시키고 파괴하고자하는 보호 기전이고 조직 재생의 조건을 이루는 것이다.

병태생리학

염증의 다섯 가지 특징은 염증의 가장 중요한 징후(cardinal sign)라 하며, 발적, 부종, 발열, 통증, 기능소실 등이 있다. 표 17-1은 염증의 주요 징후를 설명하고 있다. 염증의 두 단계는 손상 후 10-15분에 발생하는 **혈관단계**(*vascular phase*)와 **지연단계**(*delayed phase*)이다. 혈관단계는 혈관확장과 모세혈관투과도 증가와 관련 있고, 이 시기에 혈액성분과 액체성분이 혈장을 벗어나 손상 부위로 이동한다. 지연성 단계는 염증 조직으로 백혈구가 침윤될 때 일어난다.

염증과정 동안 여러 화학 매개체가 분비된다. 염증 부위에 삼출액(exudate)으로부터 **prostaglandin**이 분리된다. Prostaglandin은 많은 효과(혈관이완, 평활근이완, 모세혈관투과도 증가 그리고 통증에 대한 신경세포감작)를 가진다.

표 17-1 염증의 중요한 징후

징후	기술과 설명
홍반	홍반은 염증 첫 단계에서 발생한다. 신체에서 chemical mediator(kinin, prostaglandin, histamine)가 분비되므로 조직손상 부위에 혈액이 축적된다. Histamine은 세동맥을 확장시킨다.
부종	부종은 염증의 두 번째 단계이다. 혈장이 손상 위치의 간질조직으로 빠져나간다. Kinin은 세동맥을 확장시켜 모세혈관 투과도를 증가시킨다.
열	염증 부위의 열은 증가된 혈액 축적과 시상하부에서 체온-조절중추를 방해하는 발열원(pyrogen)에 의한다.
통증	통증은 조직부종과 chemical mediator에 의해 야기된다.
기능상실	조직손상 위치에 수분이 축적되고 통증 때문에 기능이 소실되고 이로 인해 손상 위치에 움직임이 줄어든다.

Cyclooxygenase(COX)는 arachidonic acid를 prostaglandin과 그들 생성물로 전환시키는 효소이다. 이러한 prostaglandin 합성은 조직손상부위에서 염증과 통증을 유발한다. 이들 두 효소 형태는 COX-1, COX-2이다. COX-1은 위장 표면을 보호하고 혈소판을 조절하며, COX-2는 염증과 통증을 발생시킨다.

항염증약물

Aspirin과 같은 약은 prostaglandin 생합성을 억제하기 때문에 *prostaglandin* **억제제**(*prostaglandin inhibitor*)라 불린다.

Prostaglandin 억제제는 염증과정에 영향을 미치기 때문에 일반적으로 **항염증약물**(*antiinfl ammatory agents*)이라고 불린다.

항염증약물은 통증을 완화시키고, 상승된 체온을 내리고(해열), 혈소판응집을 억제(항응고)한다. Aspirin은 가장 오래된 항염증약물이지만, 이 약물은 진통작용 및 해열작용으로 처음 사용되었다. 부작용이 적은 더욱 효과적인 약을 찾고자 한 결과 다른 많은 항염증약물 혹은 prostaglandin 억제제를 개발해 왔다. 비록 이들 약물이 corticosteroid 효과와 유사한 강력한 항염증 효과를 가지지만 이들 약물은 corticosteroid(−cortisone)와 화학적으로 연관이 없다. 따라서 이들 약물을 **비스테로이드성 항염증약물(nonsteroidal antiinflammatory drugs, NSAIDs)**이라 불린다. 대부분의 NSAIDs는 일부 유형의 관절염을 가진 환자의 염증과 통증을 감소시키는 데 쓰인다.

비스테로이드성 항염증약물

NSAID는 COX 효소를 억제하는 aspirin과 aspirin 유사약물이다. 이들 약물은 여러 단계의 진통 및 해열효과를 가진 prostaglandin 억제제로 불리지만, 이들 약은 기본적으로 염증과 통증을 완화시키는 항염증약물로 사용된다. 이들 해열효과는 항염증 효과보다 약하다. 몇몇 예외와 함께 NSAID 약물은 약한 두통과 약간 상승된 체온 경감에는 사용되지 않는 것으로 제한된다. 두통과 발열에 더 많이 쓰이는 약은 aspirin, acetaminophen, ibuprofen(어린이 및 어른 발열)이다. NSAID는 관절의 부종통증 그리고 뻣뻣함을 감소시키는 데 더욱 적절하다.

NSAID는 aspirin보다 더 비싸다. Aspirin과 달리 구입이 가능한 일반 약제로써의 NSAID는 ibuprofen(Motrin, Advil)과 naproxen(Aleve)이다. Ibuprofen은 또한 200mg 정제 혹은 캡슐의 일반 약으로 사용가능하다. 다른 모든 NSAID는 처방을 필요로 한다. 만약 환자가 위장관불편 없이 염증과정에 대해 aspirin을 사용할 수 있다면, 살리실산 약물이 항상 권장된다. NSAID에는 몇 가지 군들이 있다.

1. Salicylate
2. *Para*-chlorobenzoic acid 유도체
3. Phenylacetic acid 유도체
4. Propionic acid 유도체
5. Fenamates
6. Oxicams
7. 선택적 COX−2 억제제

첫 6가지의 NSAID 그룹은 1세대 NSAID로 알려져 있고, COX−2 억제제는 2세대 NSAID로 일컫는다.

표 17−2는 가장 널리 쓰이는 NSAID의 용량 정보와 사용의 고려사항을 제공한다. NSAID의 반감기는 매우 다르다. 일부는 짧은 반감기를 가지고, 다른 약제는 8−24시간의 범위를 가지는 중간에서 긴 반감기를 보인다. Aspirin은 부작용 때문에 NSAID와 같이 쓰지 말아야 한다. 게다가, 복합치료는 효과를 증가시키지 않는다.

Salicylates

Aspirin은 Salicylates에서 유래된 salicylate계에서 유래된다. Aspirin은 또한 *acetylsalicylic acid(ASA)*로 불리며, 아스피린 조성에 acetyl군이 사용된다. 자주 쓰이는 aspirin의 약자는 ASA이다.

Aspirin은 1899년에 Adolph Bayer에 의해 개발되었고, 가장 오래된 항염증약물이다. Ibuprofen이 도입되기 전에 이 약제는 가장 빈번히 사용된 항염증약물이었다. Aspirin은 염증과정을 저하시키는 약제로, prostaglandin을 억제하는 기전을 가진다. 이 약제는 또한 심장 혹은 뇌혈관질환을 가진 환자를 위해 항혈소판 약제로 고려된다. Aspirin은 혈소판응집을 줄이고 혈액응고가 감소된다. 고용량의 aspirin은 염증을 경감하기 위해 항상 요구되는데, 위장 불쾌감이 흔한 문제이다. 이 경우에 장용정제가 사용된다. Aspirin은 NSAID의 혈액농도와 효과를 줄이기 때문에 다른 NSAID와 동시 투여는 안 된다.

Aspirin과 다른 NSAID는 prostaglandin 생합성에 필요한 COX 효소를 억제함으로써 통증을 완화시킨다. COX의 두 효소 유형은 COX−1, COX−2로 나타낸다(그림 17−1). COX−1은 위장 표면을 보호하고 혈소판을 조절한다. COX−2는 손상 부위에 통증과 염증을 유발시킨다. NSAID는 항상 COX−1과 COX−2를 억제하거나 봉쇄한다. COX−1억제는 혈소판응집을 감소시키는 목적으로 효과가 나타나지만 위장 표면을 보호하는 작용의 감소에 따른 원하지 않은 효과도 나타낸다. Aspirin과 NSAID 약물로 인해 위장출혈과 소화성 궤양이 일어난다. COX−2가 억제될 때는 통증과 발열이

표 17-2 항염증약물: 비스테로이드성

일반명(상품명)	투여경로 및 용량	응용 및 고려사항
1세대 NSAIDs		
Salicylates		
aspirin(ASA, Bayer, Ecotrin)	원형약물차트 17-1 참조	
diflunisal(Dolobid)	A: PO: 250-500mg b.i.d.; 최대: 1500mg/d	경도-임신범주: C; PB: 중등도의 통증완화; 골관절염과 류마티스관절염치료에 사용. 프로스타글란딘 합성을 억제. Aspirin에 과민반응 시 사용을 피할 것. 임신 후기에 사용금지 임신범주: C; PB: 99%; t½: 8-12시간
Salicylate 유도체		
osalazine sodium(Dipentum)	A: PO: 500mg q12h; 2-4주마다 증량 가능; 최대: 3g/d 나눠서 복용	염증성 장질환에 사용, 특히 궤양성 대장염. 5-ASA로 대변으로 배출 임신범주: C; PB: 99%; t½: 5-10시간
sulfasalazine(Azulfidine)	A: PO: 처음 0.5-1g/d, 그 후 2g/d 나눠서 복용; 최대: 3g/d C>6y: PO: 30-50mg/kg/d 4번 나눠서 복용; 최대: 2g/d	궤양성 대장염과 류마티스관절염. Sulfonamides나 aspirin에 과민반응 시 사용금지 임신범주: B; PB: 99%; t½: 5-10시간
Para-Chlorobenzoic acid (Indoles)		
indomethacin(Indocin)	A: PO: 75-150mg/d 3-4번 나눠서 7-12일간 음식과 함께 복용; 최대: 200mg/d; SR: 75mg daily/b.i.d.; 최대: 150mg/d	중등도-중증의 관절질환. 위장관불편과 궤양이 흔함. 음식과 함께 복용. Aspirin 알레르기가 있을 경우 사용금지. 임신범주: C; PB: 99%; t½: 4.5시간
sulindac(Clinoril)	A: PO: 150-200mg b.i.d.; 최대: 400mg/d	급성과 만성 관절염, 정액낭염, 건염. Indomethacin만큼 강력하지 않음. 음식과 함께 섭취 임신범주: C; PB: 93%; t½: 7-8시간
tolmetin	A: PO: 처음: 400mg t.i.d.; 유지: 600-1800mg/d 나눠서 복용; 최대: 1.8g/d C>2y: PO: 20mg/kg/d 나눠서 복용; 최대: 30mg/kg/d	급성과 만성 관절염, 소아류마티스관절염. Indomethacin보다 덜 강력; aspirin보다 효과적. 음식과 함께 섭취 임신범주: C(D, 임신 후기); PB: 90-99%; t½: 1-2시간
Phenylacetic acid		
diclofenac sodium(Voltaren XR)	A: PO: 25-50mg t.i.d./ q.i.d.; SR: 100mg/d	류마티스성 관절염, 골관절염, 척추염, 급성 통풍, 소아류마티스관절염, 정액낭염, 건염. 위장관불편을 피하기 위해 음식과 함께 복용. 임신범주: C(D, 임신 후기); PB: 90-99%; t½: 2시간
etodolac(Lodine)	A: PO: 600-1000mg/d 2-4번 나눠서 복용 PRN; 최대: 1200mg/d	급성 통증, 류마티스관절염, 골관절염. GI upset 예방을 위해 음식이나 제산제와 함께 복용. 임신범주: C(D, 임신 후기); PR: 99%; t½: 6-7시간
ketorolac tromethamine(Toradol)	A: PO: 20mg q6h PRN; 최대: 40mg/d IM/IV: 30mg q6h PRN; 최대: 120mg/d 노인: PO: 5-10mg q6h PRN; 최대: 40mg/d IM/IV 15mg q6h PRN; 최대: 60mg/d	첫 번째 주사가능 NSAID. 5일 이하의 단기 통증완화. 또한 알레르기성 결막염에 의한 가려움의 완화를 위해 점안 사용 가능. 임신범주: C(D, 임신 후기); PB: 99%; t½: 4-6시간
Proplonic acid		
fenoprofen calcium(Nalfon)	A: PO: 300-600mg t.i.d./q.i.d.; 최대: 300mg/d	경도-중증도의 통증. 관절질환에도 사용. 치료 후 2-3주에 가장 효과적. 음식과 섭취. 임신범주: C(D, 임신 후기); PB: 90-99%; t½: 3시간
flurbiprofen sodium(Ansaid)	A: PO: 200-300mg/d 2-4번 나눠서 복용	급성과 만성 관절염. 음식과 섭취. 임신범주: C(D, 임신 후기); PB: 99%; t½: 5시간
ibuprofen(Motrin, Advil)	원형약물차트 17-2 참조	
ketoprofen(Nexcede)	관절염: A: PO: 20mg q6h PRN; 최대: 40mg/d IM/IV: 30mg q6h PRN; 최대: 120mg/d 노인: PO: 5-10mg q6h PRN; 최대: 40mg/d IM/IV 15mg q6h PRN; 최대: 60mg/d	첫 번째 주사가능 NSAID. 5일 이하의 단기 통증완화. 또한 알레르기성 결막염에 의한 가려움의 완화를 위해 점안 사용 가능. 임신범주: C(D, 임신 후기); PB: 99%; t½: 4-6시간

표 17-2 항염증약물: 비스테로이드성-계속

일반명(상품명)	투여경로 및 용량	응용 및 고려사항
Proplonic acid		
naproxen(Naprosyn, Aleve)	A: PO: 250-500mg b.i.d.; 최대: 1500mg/d C>2y: PO: 5-10mg/kg q12h; 최대: 1000mg/d	경도-중등도의 통증완화. 관절염, 통풍, 정액낭염, 월경통에 도 사용. OTC 약물: Aleve. 음식 또는 물 한 잔과 섭취. 임신범주: C(D, 임신 후기); PB: 99%; t½: 12-17시간
oxaprozin(Daypro)	A: PO: 600-1200mg/d; 최대: 1800mg/d 나눠서 복용	급성과 만성 관절염치료. 위장관불편을 막기 위해 음식과 섭취. 임신범주: C(D, 임신 후기); PB: 99%; t½: 40시간
Anthranilic Acids (Fenamates)		
meclofenamate	A: PO: 200-400mg/d 3-4번 나눠서 복용; 최대: 400mg/d	급성과 만성 관절염. 위장관증상이 심각해질 수 있음. 다른 NSAIDs가 효과 없을 때 사용. 위장관불편을 피하기 위해 음식과 섭취. 임신범주: C(D, 만삭 시에); PB: 99%; t½: 2시간
mefenamic acid(ponstel)	A: PO: 처음: 500mg; 그 후 250mg q6h PRN; 최대: 1250mg/d	급성과 만성 관절염. 설사가 흔한 문제. 7일 사용 후 중단. 임신범주: C(D, 임신 후기); PB: 90%; t½: 2시간
Oxicams		
piroxicam(feldene)	A: PO: 10-20mg q.d.; 최대: 20mg/d	관절질환. 반감기가 길다. 2주 동안 효과 지속. 위장관불편이 생길 수 있음. 임신범주: C(D, 임신 후기); PB: 99%; t½: 50시간
meloxicam(Mobic)	A: PO: 7.5-15mg/d; 최대: 15mg/d	골관절염. 약간 COX-2 선택적. 임신범주: C(임신초기, 중기), D(임신 후기); PB: 99%; t½: 15-20시간
Naphthylalkanones		
nabumetone(Relanfen)	A: PO: 500-1000mg q.d./b.i.d.; 최대: 2000mg/d	만성염증과 통증, 특히 류마티스관절염과 골관절염 같은 관절질환. Cycooxygenase를 저해, 특히 COX-1보다 COX-2에 선택적. GI 문제가 적음. 임신범주: C(D, 임신 후기); PB: 99%; t½: 24시간
COX-2 억제제 (2세대 NSAIDs)		
celecoxib(Celebrex)	원형약물차트 17-3 참조	

A, 성인; b.i.d., 1일 2회; C, 소아; d, 일; GI, 위장관; h, 시간; IM, 근육내; maint, 유지; max, 최대; NSAID, 비스테로이드성 항염증약물; OTC, over-the-counter; PB, protein-binding 단백결합; PO, 경구투여; PRN, 필요시; q.i.d., 1일 4회; sol, 용액; SR, 서방형; t½, 반감기; t.i.d., 1일 3회; UK, unknown 모름; w, 주; y, 년; >, 초과; <, 미만.

감소하고 염증이 억제되지만, COX-2 억제제는 위장의 소화성 궤양을 유발하지 않고 혈소판에도 작용을 나타내지 않는다.

COX-2 억제제(COX-2 inhibitor)라 불리는 새로운 NSAID는 COX-2만을 봉쇄하고 COX-1에는 영향을 미치지 않는다. 위장표면을 보호하며, 통증과 염증 경감을 가능하게 한다. 미국 FDA에 승인된 COX-2 억제제로는 celecoxib(Celebrex)가 있다. COX-2 억제제와 유사한 약물에는 meloxicam(Mobic)과 nabumetone(Relafen)이 포함되며, 이 약은 어느 정도 위장을 보호할 수 있다. 만약 COX-1 효소가 차단되지 않으면 혈액응고시간은 증가된 채로 남아있게 된다.

많은 연구자들이 COX-2 억제제는 대장암과 같은 일부 유형의 암을 예방한다고 믿고 있다. 채소와 과일은 자연적으로 COX-2 효소를 억제하여 악성 발육으로부터 결장을 보호한다.

약동학 Aspirin은 위장관으로부터 잘 흡수된다. 이 약은 위장관 불쾌감을 유발할 수 있으므로 물, 우유 혹은 음식과 같이 복용해야 한다. 서방형 혹은 완충형의 약은 위장의 불편을 줄일 수 있다. 서방형 정제는 깨거나 부수지 말아야 한다.

Aspirin은 반감기가 짧다. 이 약은 태아의 동맥관(ductus arteriosus)의 조기폐쇄를 일으키기 때문에 임신 마지막 3분기 동안에는 복용하지 말아야 한다. Aspirin은 치명적인 레이(Rye)를 유발하기 때문에 독감 증상이 있는 어린이에게는 투여하지 말아야 한다.

약역학 다른 NSAID처럼 aspirin은 COX-1과 COX-2를 억제함으로써 prostaglandin 합성을 억제한다. 게다가, 이는 염증과 통증을 줄인다. Aspirin의 작용개시는 30분 내이다. 이 약은 투여 후 1-2시간 내에 효과가 가장 좋으며, 평균작용시간은 4-6시간이다. Aspirin 직장 약물의 작용은 불규칙한데, 그 이유는 직장의 혈액공급과 대변물질 때문이다. 치료적 항염증효과를 나타내는 데 1주 혹은 그 이상의 시간이 필요하다.

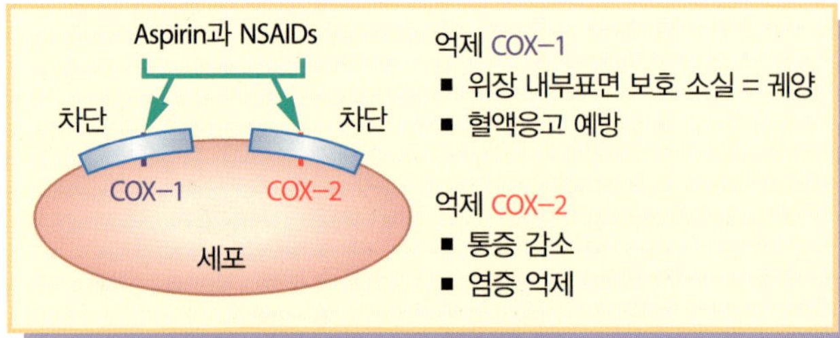

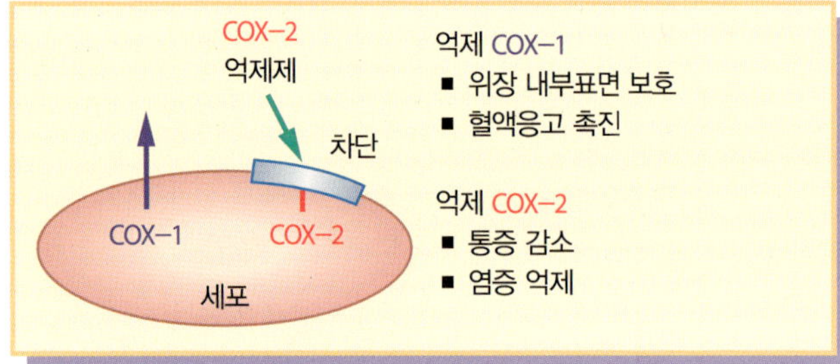

COX-2
억제제
차단
COX-1
COX-2
세포
억제 COX-1
■ 위장 내부표면 보호
■ 혈액응고 촉진
억제 COX-2
■ 통증 감소
■ 염증 억제

Aspirin이 유일한 NSAIDs 중 한 가지이다.

그림 17-1 COX-1 및 COX-2 억제제 사용

Salicylate 약물에 대한 과민반응

환자는 aspirin에 민감할 수 있다. 이명, 어지럼, 기관지 수축(특히 천식 환자에게서)은 aspirin 과량 혹은 aspirin 과민반응의 증상들이다. 만약 환자가 aspirin 과민반응을 보이면 diflunisal을 복용하지 말아야 한다. Diflunisal은 체내에서 salicylic acid로 전환될지라도 salicylatic acid의 유도체이다.

Salicylic acid는 말린자두, 건포도, 감초와 양념(예, 커리분말, 파프리카)에 들어 있다.

간호과정
환자-중심 협력간호

Salicylic acid; Aspirin

사정

- 의학적 개인력을 사정한다. 위장관불편, 위장출혈 혹은 간질환의 여부를 환자에게 질문해야 한다. Aspirin은 위장자극을 유발할 수 있다. 이 약은 혈소판응집을 억제함으로써 출혈시간을 연장시킨다.
- 약물 개인력을 사정한다. 가능한 약과 약의 상호작용이 있다면 보고한다.

간호진단

- 어지럼과 관련된 상해의 위험
- 류마티스성 관절염의 조직부종과 관련된 만성통증

계획

- 12–24시간 내에 환자의 통증이 줄어들 것이다.
- 일주 내에 환자의 염증이 줄어들 것이다.

간호중재

- 관절염처럼 만성적 질환 때문에 환자가 고용량의 aspirin을 복용했을 때 혈청 aspirin 농도를 모니터링한다. 정상 치료범위는 15–30mg/dL이다. 혈청농도가 30mg/dL 이상일 때 미약한 독성이 야기되고, 50mg/dL 이상일 때 심각한 독성이 발생된다.
- 짙은색의 대변, 잇몸출혈, 점상출혈, 과도한 피멍, 자반 등이 고용량의 aspirin을 복용 시 나타나는 출혈 징후인데, 이를 관찰한다.

환자교육

일반

- 알코올 혹은 항응고제 warfarin 같은 높은 단백결합 성향의 약물을 aspirin과 같이 투여하지 말라고 조언한다. Aspirin은 단백결합부위로부터 warfarin 같은 약을 대체하기 때문에 항응고 수준이 증가된다.
- 만약 고용량의 aspirin을 복용했다면 치과에 가기 전에 치과의사에게 이 사실을 알리라고 환자에게 제안한다.
- 출혈위험을 줄이기 위해 수술 전 3–7일부터 aspirin을 중단하도록 환자를 안내한다.
- 어린이의 손이 닿지 않는 곳에 aspirin 보관용기를 둔다.
- 만약 많은 양 혹은 모르는 양의 aspirin(혹은 acetaminophen)을 어린이가 복용했다면 즉시 독극물제어센터에 전화하도록 부모를 교육한다.
- 어린이에게서 바이러스 혹은 독감증상이 있으면 aspirin을 투여하지 말라고 환자에게 경고한다. 레이증후군(구토, 허약, 섬망, 혼수상태)이 aspirin과 바이러스감염에 연관이 있어 왔다. 감기와 독감증상에 tylenol이 항상 처방된다.
- Aspirin는 위장관불편을 야기할 수 있다고 환자에게 알린다.
- 월경 첫 2일 전과 월경기간 동안에 aspirin 대신에 tylenol을 복용하도록 월경불순 환자에게 알린다.

부작용

- 졸림, 이명, 두통, 홍조, 어지럼, 위장관증상, 시야변화, 발작과 같은 부작용을 보고하도록 환자에게 지시한다.

식이

- Aspirin(또는 ibuprofen)을 음식 혹은 많은 양의 물과 같이 복용

원형약물차트 17-1

Aspirin

약물분류	용량
진통제: 항염증약물 상품명: ASA, Bayer, Ecotrin, ♣ Astrin 임신범주: D	진통제: A: PO: 325–650mg q4h PRN; max: 4g/d C: PO: 10–15mg/kg in 4–6으로 용량 나눔; max 4g/d TIA 및 혈전색전증 상태: A: PO: 81–325mg/d 관절염: A: PO: 3g/d 용량을 나눔 TDM: 15–30mg/dL; 150–300mcg/mL
금기	**약물-임상검사-음식 상호작용**
Salicylate 혹은 NSAID에 과민반응, 어린이에게서 독감 혹은 바이러스 증상, 항응고제 치료, 위장관출혈, 골수억제, 임신 제 3 석달 주의: 신장 혹은 간장 질환, 통풍, 알코올중독 임상검사소견: cholesterol 및 칼륨, T3, T4 저하; PT, 출혈시간, 요산 증가	약물: 항응고제와 기타 NSAID와 동시 사용 시 출혈위험 증가; 경구용 혈당강하제와 동시 사용 시 저혈당증 위험 증가; glucocorticoids의 궤양 유발효과 증가
약동학	**약역학**
흡수: PO: 80–100% 분포: PB: 80–90%, 태반 통과 대사: t½: 2–3h (저용량); 15–20h (고용량) 배출: 소변으로 50%	PO: Onset: 15–30분 최고: 1–2h 기간: 4–6h PR: 개시: 1–2h Peak: 3–5h 기간: 4–7h
치료효과/응용	
통증과 염증 증상을 억제하기 위해; 체온을 낮추기 위해; 혈소판응집을 낮추기 위해 작용 모드: prostaglandin 합성 억제, 시상하부 체온-조절중추 억제	
부작용	**유해반응**
식욕 감소, 오심, 구토, 설사, 어지럼, 혼돈, 청력 소실, 속 쓰림, 발진, 복통, 졸림	이명, 두드러기, 궤양, 위장관출혈 치명적: 무과립구혈증, 용혈성 빈혈, 기관지수축, 아나필락시스, 혈소판감소증, 레이증후군, 간독성 백혈구감소증

A, 성인; ACE, angiotensin–전환효소; b.i.d., 하루 2 번; COX, cyclooxygenase; GI, 위장관; h, 시간; INR, international normalized ratio; PB, 단백결합; PO, 경구투여; PRN, 필요할 때; t½, 반감기; TDM, therapeutic drug monitoring; TIA, transient ischemic attack; ♣, 캐나다 약이름.

하도록 환자를 안내한다. 서방형 아스피린은 위장관불편을 예방하는 데 도움이 된다.

평가

- 통증완화에 있어 aspirin 효과를 평가한다. 만약 통증이 지속된다면 ibuprofen과 같은 다른 진통제가 처방될 수도 있다.
- Aspirin에 대해 환자가 또 다른 부작용을 가지는지의 여부를 결정한다.

Para-Chlorobenzoic Acid

첫 항염증약물 중 하나는 *para*-chlorobenzoic acid인 indomethacin(Indocin)이다. 이는 류마티스성 관절염, 통풍관절염 그리고 골관절염에 사용되며, 강력한 prostaglandin 억제제이다. 이 약은 단백결합을 많이 하며(90%) 다른 단백결합약을 치환시켜 독작용 가능성을 높인다. 이 약의 반감기는 중등도로 4.5시간이다. Indomethacin은 위장에 매우 자극적이어서 음식과 함께 투여해야 한다.

다른 두 가지 *para*-chlorobenzoic acid 유도체[sulindac(Clinoril)과 tolmetin(Tolectin)]는 indomethacin보다 심각한 유해반응을 덜 일으킨다. Tolmetin은 indomethacin과 sulindac처럼 높은 단백결합력은 보이지 않는다. 그리고 짧은 반감기를 가진다. 이 군의 항염증약물은 sodium과 수분저류를 일으키고 혈압을 높인다.

Phenylacetic Acid 유도체

Diclofenac sodium(Voltaren-XR)은 phenylacetic acid 유도체이며, 1.2–2시간의 혈장반감기를 가진다. 이 약의 진통작용과 항염증 효과는 aspirin과 유사하지만, 해열효과는 미미하거나 없다. 이 약제는 류마티스성 관절염, 골관절염, 강직성 척추염에 사용된다. Diclofenac은 경구투여, 서방형 그리고 국소형 1% 젤 약물이 있다. 다른 항염증약물의 유해작용과 유사하다.

Ketorolac(Toradol)은 또 다른 phenylacetic acid 유도체인데, 첫 주사형 항염증약물이다. 다른 항염증약물과 마찬가지로 이는 prostaglandin 합성을 억제하지만 다른 항염증약물보다 더 큰 진통효과를 가진다. Ketorolac은 짧은 기간의 통증조절에 추천된다. 수술 후 통증을 위해 아편유사약물진통제와 비슷하거나 더 우수한 진통효능을 나타낸다. 어른에게는 6시간마다 30–60mg 용량으로 근육내주사한다. 또한, ketorolac은 경구, 정맥내, 비강투여약물이 사용가능하다.

Propionic Acid 유도체

Propionic acid군은 비교적 새로운 항염증약물군이다. 이들 약물은 aspirin–유사약물이지만, 더 강력한 효과를 가지고, 위장관자극을 덜 유발시킨다. 이 군의 약은 단백결합을 많이 하며, 약물 상호작용을 일으키는데, 특히 다른 단백결합률이 높은 약과 같이 투여 시 잘 일어난다. 위장불편이 일어나지만, aspirin과 indomethacin만큼 심하진 않다. 혈액질병과 같은 심한 유해반응이 자주 일어나지는 않는다. Ibuprofen(Motrin)은 아주 널리 사용되는 propionic acid 항염증약물이며, 낮은 용량(200mg)의 일반약으로 구입가능하다. 원형약물차트 17–2에서는 ibuprofen의 약리작용을 자세히 다루고 있다. 여섯 가지 다른 propionic acid 약물은 fenoprofen calcium (Nalfon), naproxen(Naprosyn), ketoprofen(Orudis), flurbiprofen(Ansaid), oxaprozin(Daypro) 등이다.

약동학 Ibuprofen은 위장관에서 잘 흡수된다. 이들 약은 짧은 반감기를 가지지만, 높은 단백결합률을 보인다. Ibuprofen을 다른 높은 단백결합률의 약과 같이 투여 시 심한 부작용이 나타난다. 약은 간에서 대사되어 비활성형 대사물로 전환되고, 이 대사물은 소변으로 배출된다.

약역학 Ibuprofen은 prostaglandin 합성을 억제하여 염증과 통증경감에 효과적이다. 이들 약은 짧은 작용개시시간을 보이고, 최고농도시간 그리고 작용시간이 짧다. 명백한 항염증 효과를 위해서는 수일이 소요된다.

Ibuprofen과 관련된 많은 약물상호작용이 있다. Ibuprofen은 warfarin(Coumadin), sulfonamide과 많은 cephalosporins 및 phenytoin의 효과를 증가시킬 수 있다. Aspirin과 같이 투여될 때 그들 효과는 줄어든다. Ibuprofen을 insulin 혹은 경구용 혈당강하제와 같이 사용할 때 저혈

원형약물차트 17-2

Ibuprofen

약물분류 비스테로이드성 항염증약물: Propionic acid 유도체 상품명: Motrin, Advil 임신범주: C(D, 3번째 3분기)	**용량** A: PO: 200–800mg t.i.d./q.i.d.; max: 2400mg/d 약물–임상검사–음식 상호작용
금기 중증 신질환 혹은 간질환, 천식, 소화성 궤양, 항응고제 치료 주의: 출혈질환, 임신, 수유, 전신홍반루푸스	**약물–임상검사–음식 상호작용** 약물: 경구용 항혈액응고약물과 동시 사용 시 출혈시간 연장됨; phenytoin, sulfonamides, warfarin 효과를 증가시킴. Aspirin 효과를 감소시킴; lithium의 유해효과를 증가시킴.
약동학 흡수: PO: 잘 흡수됨 분포: PB: 90–99% 대사: t½: 2–4h 배출: 소변을 통해 대부분 비활성 대사물 형태로; 일부 담즙을 통해 배출됨	**약역학** PO: 개시: 1h 최대: 2–4h 작용시간: 4–6h
치료효과/응용 염증과정을 줄이기 위해; 통증을 감소하기 위해; 관절염 상태의 항염증작용; 해열 작용기전: Prostaglandin 합성 억제를 통해 통증과 염증을 경감시킴	
부작용 식욕부진, 오심, 구토, 설사, 부종, 발진 자반, 이명, 피로, 어지럼, 불안, 혼돈 부종을 동반한 액체 정체	**유해반응** 위장관출혈 생명위협: 조혈장애(blood dyscrasias), 심부정맥, 신독성, 아나필락시스

A, 성인; C, 어린이; d, 일; h, 시간; max, 최대; PB, 단백결합 (protein–binding); PO, 경구투여 (by mouth); q.i.d., 1일 4회 투여; t½, 반감기; t.i.d., 1일 3회 투여; y, 연; <, 미만; >, 초과.

당증이 유발된다. Ibuprofen을 칼슘통로차단제와 동시에 사용할 때 독성위험이 매우 높아진다.

Fenamate

Fenamate군은 급성 및 만성관절염 상태에 사용되는 강력한 항염증약물을 포함한다. 대부분의 항염증약물처럼 위장자극이 fenamate의 흔한 부작용이며, 소화성 궤양 과거력의 환자는 이 군의 약을 피해야 한다. 다른 부작용들로는 부종, 어지럼, 이명, 소양증 등이 있다. 두 가지 fenamate는 meclonamate sodium monohydrate(Meclomen)과 mefenamic acid(Ponstel)이다.

Oxicams

Oxicam인 piroxicam(Feldene)은 류마티스성 관절염과 골관절염과 같은 장기간의 관절염 상태에 사용된다. 이 약제는 소화성 궤양과 위장불편과 같은 위장문제를 잘 야기시키지만, 일부 다른 항염증약물보다 빈도가 낮다. 다른 항염증약물에 비해 잘 견디며, 주요 장점도 가지고 있는데, 긴 반감기로 인해 하루 한 번 투여하는 것이다.

완전한 임상반응이 나타나려면 piroxicam 투여 후 1-2주가 지나야 한다. 이 약은 또한 매우 단백결합을 잘하며, 같이 투여된다면 또 다른 높은 단백결합력을 보이는 약물을 방해한다. Piroxicam은 aspirin 혹은 다른 항염증약물과 같이 투여하지 말아야 한다.

1세대 항염증약물의 일반적 부작용 및 유해반응

대부분의 비스테로이드성 항염증약물은 항염증약물용량으로 투여할 때 aspirin보다 부작용이 적다. 그러나 음식물 없이 비스테로이드성 항염증약물을 복용할 때 위장관자극은 여전히 흔한 문제이다. 게다가, 나트륨과 수분저류가 발생한다. 알코올을 비스테로이드성 항염증약물과 섭취할 때 위장자극이 증가하므로 이는 피해야 한다.

약초 경고 17-1

NSAIDs

당귀, 피버퓨(feverfew), 마늘, 생강, 은행을 NSAIDs와 함께 투여하면 출혈이 야기된다.

간호과정
환자-중심 협력간호

비스테로이드성 항염증약물: Ibuprofen

사정

- Ibuprofen과 같은 NSAIDs에 대한 알레르기에 대한 환자의 개인력을 체크한다. 만약 알레르기가 존재한다면 의료진에 알린다.
- 약물과 약초 개인력을 수집하고, 가능한 약물-약물 혹은 약초-약물 상호작용을 보고한다. NSAIDs은 phenytoin, sulfonamides, warfarin의 효과를 증가시킨다. 대부분의 NSAIDs는 단백결합력이 크며, warfarin(Coumadin)과 같은 다른 높은 단백결합력을 가진 약을 대체한다.
- 약물 개인력을 확인한다. 만약 환자가 심한 신장 혹은 간 질환, 소화성 궤양 혹은 출혈질환이 있다면 NSAIDs는 금기이다.
- NSAIDs의 흔한 부작용인 GI 이상과 말초부종에 대해 환자를 평가한다.

간호진단

- 어지럼과 관련된 손상의 위험
- 피로와 관련된 활동 불내성(Intolerance)의 위험

계획

- 환자의 염증과정이 1-3주 안에 좋아질 것이다.

간호중재

-  잇몸출혈, 반상 출혈(ecchymoses) 혹은 검은 대변 유무를 관찰한다. NSAID를 특히 warfarin(항응고제)과 같은 높은 단백결합력을 보이는 약물을 사용할 때 출혈시간은 길어진다.
- 만약 환자가 GI 불편을 가진다면 배탈을 방지하기 위해 식사 때 혹은 음식과 함께 NSAIDs를 투여한다.
- 활력징후를 모니터링하고, 특히 아침에 말초부종을 체크한다.
- 특정 시간에 "파란 알약 1개를 복용한다"와 같은 지시사항을 주지 말라. 대신, 약물의 이름과 용량을 제공한다.

환자교육

일반

-  NSAIDs와 aspirin과 acetaminophen을 함께 투여하지 않도록 환자에게 알린다. NSAIDs와 aspirin을 동시에 투여 시 배탈과 가능한 위장관출혈이 야기된다.
-  NSAIDs를 복용 시에 술을 마시지 말라고 알린다. 배탈 혹은 소화성 궤양이 발생한다.
-  많은 약초들이 NSAIDs와 상호작용을 일으키고 출혈이 야기된다고 환자에게 알린다. 가능한 출혈 발생을 피하기 위해 NSAIDs와/혹은 약초의 용량을 조절할 필요가 있다(약초 경고 17-1).
-  계속해서 다른 비스테로이스성 항염증약물이나 ibuprofen을 복용했을 때는 시술 전에 외과의나 치과의에게 알리도록 환자에게 직접 교육해야 한다.

- 월경 1–2일 전에 많은 월경의 양을 피하기 위해 NSAIDs를 피하라고 여성 환자에게 알린다. 만약 불편이 야기되면 acetaminophen을 항상 처방한다.
- 임산부에게 NSAIDs를 피하라고 조언한다. 임신 초기에 NSAIDs를 복용하면 선천성 이상이 야기되고, 분만 시에 출혈이 발생한다.
- 일부 NSAIDs와 항류마티스제(DMRDs)의 원하는 약효를 경험한다.

부작용

- NSAIDs의 흔한 부작용에 대해 환자를 교육한다. 오심, 구토, 말초부종, 배탈, 자반, 반상출혈, 어지럼이 일어난다. 부작용의 발생을 보고한다.

식이

- 배탈을 줄이기 위해 NSAIDs를 음식 혹은 스낵과 같이 복용하라고 환자에게 조언한다.

평가

- 통증과 관절부종의 감소, 움직임 증가와 같은 약물효과을 설명한다.

선택적 COX–2 억제제

COX–2 억제제는 지난 수년간 염증과 통증을 감소시키기 위해 사용되어 왔다. 대부분의 NSAID는 COX–1와 COX–2 둘 다 억제시키는 비선택적 억제제이다. COX–1을 억제하여 위장내면의 보호가 감소하며 응고시간이 지연되는데, 이는 관상동맥질환자에게 도움이 된다. 선택적 COX–2 억제제는 소화성 궤양과 위장출혈위험이 있는 고용량의 NSAIDs가 요구되는 심한 관절염 상태에 선택약물로 사용된다.

현재, COX–2 억제제로 분류되는 것 중 한 가지가 celecoxib(Celebrex)이다. Nabumetone(Relafen)은 사용될 수 있는 유사한 약물이다. 그러나 이는 진정한 COX–2 억제제로 생각하지 않는다. Nabumetone은 COX–1보다는 COX–2를 억제한다. Celecoxib는 원형약물차트 17–3에 기술되었다.

안전: 약물오류예방

혼돈하지 말라....

- **Celebrex**(COX–2 억제제)와 **Celexa**(우울증에 대한 SSRI) 혹은 **Cerebyx**(hydantoin 항경련제)

원형약물차트 17-3

Celecoxib

약물분류 비스테로이드성 항염증약물: COX–2 억제제 상품명: Celebrex 임신범주: C(제1 및 제2 임신 3분기), D(제3 임신 3분기)	**용량** 관절염: A: PO: 100mg b.i.d. or 200mg daily 월경불순: A: PO: 400mg 첫 투여, 이후 필요시 200mg을 동일 날에 투여, 200mg b.i.s. PRN
금기 과민반응, 진행성 신질환, 중증 간기능부전 빈혈, 이뇨제와 ACE 억제제와의 병용 주의: 신장 혹은 간장기능저하, 고혈압 체액정체, 심부전증, 감염, GI 출혈 혹은 소화성 궤양 과거력, 동시적 항응고치료 실시, 스테로이드 혹은 알코올 사용	**약물–임상검사–음식 상호작용** 약물: ACE 억제제 작용 감소, warfarin 사용 시 INR 및 GI 출혈 증가 가능함 lithium의 독성 증가, fluconazole이 celecoxib 수치 증가시킴
약동학 흡수: GI를 통한 흡수가 양호함 분포: PB: 97% 대사: t½: 11.2h 배출: 기본적으로 대변을 통해서	**약역학** PO: 개시: UK 최고: 3h 작용시간: UK
치료효과/응용 골관절염 및 류마티스성 관절염치료; 월경불순 감소를 위해 작용기전: COX–2(이 효소는 prostaglandin 합성과 염증을 촉진함) 억제, COX–1는 억제시키지 않음	
부작용 두통, 어지럼, 부비동염, 오심, 팽만, 설사, 발진	**유해반응** 말초부종

A, 성인; ACE, angiotensin–converting enzyme angiotensin–전환효소; b.i.d., twice a day 하루 2회; COX, cyclooxygenase; GI, gastrointestinal 위장관; h, hour 시; INR, international normalized ratio 국제표준 비율; PB, protein–binding 단백결합; PO, by mouth 경구; PRN, as needed 필요시; t½, half–life 반감기; UK, unknown 모름.

노인에게 NSAIDs 사용

노인은 골관절염, 류마티스성 관절염, 신경근육골격질환에 의한 염증 관련 통증치료에 NSAID를 자주 사용한다. 나이가 듦에 따라 매일 복용하는 약의 수도 증가한다. 그러므로 약물 상호작용이 더욱 빈번하고, 특히 NSAID와 함께 많은 약들을 복용하게 된다. NSAID 사용으로 위장관장애는 노인에게서 4배 이상 빈번하여 입원이 빈번해진다.

COX-2 억제제(2세대 NSAIDs)의 도입으로 NSAID와 관련된 위장관문제의 발생이 줄어들었으나 부종이 유발된다. 신장기능이 평가되어야 하고 노인은 적절한 수분공급이 이루어지도록 섭취를 증가해야 한다. 가능한 합병증을 줄이기 위해 NSAID 용량을 낮추어야 한다.

스테로이드

Prednisolone 및 dexamethasone과 같은 스테로이드는 항염증약물로 자주 쓴다. 이 군의 약은 손상부위에 염증과정요소들의 많은 부분을 억제하거나 방지하여 염증을 조절한다. Corticosteroids는 관절염질환에 대해 폭넓게 처방되며, 비록 많은 부작용으로 인해 관절염의 선택약이 아니지만 관절염 조절에 빈번하게 사용된다.

Corticosteroids의 반감기는 길고(24시간 이상), 많은 처방용량으로 하루 1회 투여된다. Corticosteroids 치료를 중단할 때는 5–10일 기간에 걸쳐 용량을 점차 줄여나가야 한다. 제 50장에 steroid가 더 자세하게 언급되어 있다.

질병완화 항류마티스제(Disease-modifying anti-rheumatic drug, DMARDs)

NSAID가 면역관련 관절염을 충분히 조절하지 못할 때, 비록 독성이 더 있지만 다른 약이 질병과정을 조절하기 위해 처방될 수 있다. **항류마티스제(antirheumatic drug)**에는 면역억제제, 면역조절제, 항말라리아제를 포함한다. 항류마티스제는 이 질병에 고통받는 미국내 200만 명의 류마티스성 관절염 증상을 완화시킨다. 이들 약제는 표 17–3에 언급되어 있다.

면역억제제

면역억제제(immunosuppressives)는 난치성 류마티스성 관절염치료에 사용된다. 낮은 용량에서는 선택된 면역억제제가 류마티스성 관절염치료에 효과가 있어 왔다. Imuran, cytokine과 같은 약들은 암 성장과 증식을 억제하는 데 기본적으로 사용되는데, 다른 치료가 실패 시 류마티스성 관절염의 염증과정을 억제하는 데 사용될 수 있다. Cytokine을 치료받은 환자에 대한 한 연구에서 관절연골의 추가적인 파괴가 거의 없었는데, 이는 질병과정에 활성화되지 않았음을 제시하는 것이다.

면역조절제

면역조절제(immunomodulators)는 염증과정을 중단시키고 질병의 진행을 늦추게 함으로써 심한 류마티스성 관절염을 치료한다. Interleukin(IL–1) 수용체 억제제와 TNF 봉쇄제는 면역조절제로 분류되는 두 군의 약물이다.

Anakinra(Kineret)는 IL–1수용체 억제제인데, 연골과 뼈에 존재하는 IL–1수용체에 결합하는 것을 방해함으로써 IL–1의 작용을 차단한다. IL–1은 관절염증과 파괴에 관여하는 감염증성 cytokine이다. Anakinra는 피하로 주사한다. 최고작용은 3–7시간, 반감기는 6시간이다.

TNF봉쇄제는 TNF에 결합하여 세포표면에 존재하는 TNF 수용체에 결합을 방해한다. TNF를 중화시킴으로써 염증질환과정이 더디게 된다. Etanercept(Enbrel)은 첫 TNF 봉쇄제이며, 피하주사로 투여한다. 최고반감기는 115시간이다. 류마티스성 관절염의 징후와 증상은 etanercept 치료로 신속하게 억제되지만 약물중단 시 재발한다. 다른 TNF 봉쇄제에는 infliximab(Remicade), adalimumab(Humira) 그리고 leflunomide(Arava) 등이 있다. Infliximab은 최고 두 시간 이상에 걸쳐 정맥내주사하고, adalimumab는 피하주사로 투여하며, leflunomide는 경구투여한다. Infliximab는 원형약물차트 17–4에 기술되어 있다.

IL–1수용체 억제제와 TNF봉쇄제 두 가지 모두 심한 감염에 환자를 노출시킨다. 이 약들은 활성 감염에 금기이며, 감염발생 시 중단되어야 한다.

표 17-3 항염증약물: DMARDs

일반명(상품명)	투여경로 및 용량	응용 및 고려사항
golimumab(Simponi)	A: subQ: 매달 50mg	류마티스관절염치료. 부작용으로 혈액질환. 임신범주: B; PB: UK; t½ 2주
anakinra(Kineret)	A: subQ: 매일 500mg	다른 DMARDs에 낫지 않는 류마티스관절염치료 임신범주: B; PB: UK; t½: 4-6시간
etanercept(Enbrel)	A: subQ: 25mg 2times/wk or 50mg/wk; 최대: 100mg/wk C>4y: subQ: 0.4mg/kg 2times/wk; 최대: 50mg/wk	다른 DMARDs에 낫지 않는 류마티스관절염치료 임신범주: B; PB: UK; t½: 102시간
infliximab(Remicade)	원형약물차트 17-4 참조	
rituximab(Rituxan)	A: IV: 첫째날과 15일째 methotrexate와 함께 1000mg, 그 후 q16-24wks	중등도-중증의 류마티스관절염치료. 주입물 반응을 예방하기 위해 methylpresnisolone 100mg을 복용 전에 투여. 임신범주: C; PB: UK; t½: 60-174시간
adalimumab(Humira)	A: subQ: 2주마다 40mg	다른 DMARDs에 낫지 않는 류마티스관절염치료 임신범주: B; PB: UK; t½: 10-20시간
tocilizumab(Actemra)	A: IV: 4주마다 1시간 이상 4mg/kg; 최대: 800mg/dose	중등도-중증의 류마티스관절염치료. 2010년에 승인. 부작용으로 감염, 위장관천공, 고혈압 등을 포함. 임신범주: C; PB: UK; t½: 11-13일
leflunomide(Arava)	A: PO: 100mg/d 첫 3일간, 그 후 20mg/d	다른 DMARDs에 낫지 않는 류마티스관절염치료 임신범주: X; PB: 99%; t½: 19일
abatacept(Orencia)	A: IV: 500mg for <60kg; 750mg 60-100kg에 사용; 1gram for >100kg 12wk; 2-4주 간격으로 추가 복용, q4wk	중등도-중증의 류마티스관절염. 임신범주: C; PB: UK; t½: 13일
tofacitinib(Xeljanz)	A: PO: 5mg b.i.d.	중등도-중증의 류마티스관절염 부작용으로 감염, 두통, 고혈압 포함. 임신범주: C; PB: 40%; t½: 3시간
tocilizumab(Actemra)	A: IV: 처음에 4mg/kg q4wk; 8mg/kg q4wk까지 증량가능; 최대: 800mg/ dose q4wk	다른 DMARDs에 낫지 않는 중등도-중증의 류마티스관절염치료. 부작용으로 위염, 구강궤양, 상복부통증, 고혈압 유발. 임신범주: C; PB: UK; t½: 최대 3일

A, Adult 성인; C, child 어린이; d, day 날; DMARDS, disease-modifying antirheumatic drug; GI, gastrointestinal 위장관계; h, hour 시; IM, intramuscular 근육내; maint, maintenance 유지; max, maximum 최대; PB, protein-binding 단백결합; PO, by mouth 경구; PRN, as needed 필요시; t½, half-life 반감기; TD, transdermal 경피; UK, unknown 모름; wk, week 주; y, year 년; >, 초과; <,미만.

간호과정
환자-중심 협력간호

Infliximab(Remicade)

사정
- 개인력을 사정한다. 환자에게 발작, 당뇨, 다발성 경화증 혹은 신장질환 혹은 간질환 여부에 대해 질문한다. Aspirin은 위장자극을 초래할 수 있다. 이 약은 혈소판응집을 억제하여 출혈시간을 연장시킨다.
- 기본적 신장 및 간 기능검사를 실시한다.

간호진단
- 극심한 통증과 관련된 신체움직임의 저하
- 류마티스성 관절염에 의한 조직부종 관련 만성통증

계획
- 환자의 통증이 12-24시간 내에 줄어들 것이다.
- 환자의 염증이 1주 내에 줄어들 것이다.

간호중재
- Infliximab 치료개시 전에 결핵피부검사에서 음성인지를 확인한다.
- 환자의 감염 관련 징후와 증상을 관찰한다. Infliximab 치료 도중에 심각한 감염이 발생하면 항생제 치료를 개시하고 infliximab를 중단한다.
- 혈액질병(CBC)과 신장 및 간 기능(BUN, 혈청 creatinine, ALP, AST, ALT)에 대한 검사실결과를 모니터링한다.
- 약물투여 전후에 생리식염수로 정맥튜브를 세척한다. 1-2마이크론 혹은 그 이하의 필터로 통해 정맥내약물을 주입한다.
- 최소 2시간 이상에 걸쳐 각 약물용량을 투여한다.
- 만약 환자가 급성 약물주입반응을 나타낸다면 infliximab의 정맥주사를 중단한다(예 흉통, 발열, 오한, 호흡곤란, 소양증, 두드러기, 저혈압 혹은 고혈압).
- 급성 약물주입반응 후 2시간 정도까지 환자를 면밀히 관찰한다.

원형약물차트 17-4

Infliximab

약물분류
면역 조절제: tumor necrosis factor 억제제
상품명: Remicade
임신범주: B

용량
류마티스성 관절염:
A: IV: 3mg/kg을 2h 이상 걸쳐; 이후 3mg/kg을 2 주 및 6주에 걸쳐; 이후 q8wk
Crohn's disease:
A: IV: 처음에는 5mg/kg을 2h 이상 투여, 2주 및 6주에 걸쳐, 이후 q8wk

금기
과민반응, 심부전증
주의: 신장 혹은 간기능이상, 골수억제, 당뇨, 면역억제, 다발성 경화증, 발작, 고령자

약물-임상검사-음식 상호작용
약물: 백신효과를 줄일 수 있다.
병용하는 면역억제제는 감염위험 혹은 유해효과를 증가시킨다.

약동학
흡수: UK
분포: UK
대사: t½: 8–9.5h
배출: UK

약역학
IV: 개시: UK
최고: UK
작용시간: UK

치료효과/응용
중등도에서 심한 류마티스성 관절염과 Crohn 병
치료 모드: TNF에 결합하여 TNF 수용체가 활막세포 (synovial cell) 표면에 부착하는 것을 막음 염증세포의 침윤을 줄이고, 염증과정을 늦춘다.

부작용
두통, 어지럼, 기침, 피로, 오한, 홍조, 불안, 불면증, 우울, 오심, 구토, 설사, 변비, 고창, 체중소실, 발진, 탈모, 피부건조, 빈뇨

유해반응
심한 감염, 흉통, 저혈압, 고혈압, 서맥, 발작, 간효소 증가, 중성구 감소증, 범혈구감소증, Stevens-Johnson 증후군

A, 성인; d, 일; IV, 정맥내; t½, 반감기; UK, 잘 모름 (unknown); wk, 주.

환자교육

일반

- 환자로 하여금 병원예약과 혈액질환, 심장 및 간손상을 조기에 발견하기 위해 신장, 간 그리고 안전한 혈구의 기능에 대한 규칙적 검사를 받도록 독려한다.
- Infliximab 투여 동안 생백신을 피하도록 환자에게 충고한다.

부작용

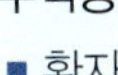

- 환자로 하여금 어지럼, 오한, 우울증, 호흡곤란, 심한감염, 발작, 피로 혹은 발진을 즉시 보고하도록 교육한다.
- 심한 감염은 즉시 보고하도록 환자를 교육한다.

평가

- DMARD에 대한 환자의 반응을 평가한다. 통증이 지속할 때에는 약물요법의 수정이 필요하다.
- 유해반응이 존재하는지 결정한다. 통증에 대한 약물이 변화할 필요가 있다.

항말라리아제

항말라리아제는 다른 치료방법이 실패했을 때의 류마티스성 관절염치료에 사용된다. 항말라리아제의 작용기전은 불명확하다. 약효가 현저하기 위해서는 4–12주가 소요되고, 관절염이 잘 치료되지 않은 환자의 경우에 항말라리아제를 NSAID와 복합사용한다.

통풍치료제

통풍(gout)은 관절, 건 그리고 다른 조직을 공격하는 염증 질환이다. 이를 **통풍성 관절염**(*gouty arthritis*)이라 부른다. 급성 통풍성 염증의 가장 호발하는 부위는 엄지발가락관절이다. 통풍은 요산대사질병에 의해 특징지어지고, 퓨린(purine)대사에 이상이 발생하여 요산염의 증가와 요산의 축적 혹은 신장에 의한 요산의 비효율적 제거를 초래한다. 산성 소변에서 요산용해도는 낮고 요산결정이 발생하여 요산결정 형성을 초래한다. 통풍은 **통풍결절**(*tophi*)로 귓밥의 피하조직, 팔꿈치, 손, 발가락 기저부에 발생한다. 통풍결절에 더

하여 통풍성 관절염, 비뇨기결석 그리고 통풍성 신장병을 포함하는 치료되지 않거나 장시간의 통풍 관련 합병증이 있다. 요산배설을 촉진하고 신장결석을 예방하기 위해 통풍치료제를 사용하는 동안 수분섭취량을 증가시켜야 한다. 퓨린 함량이 많은 음식 그리고 알코올은 피해야 한다. 알코올은 요산의 과다생성과 배설억제를 초래한다. Acetaminophen은 산성을 줄이기 위해 아스피린을 대신하여 불편함에 대해 투여한다.

항염증통풍치료제: Colchicine

통풍치료에 처음 사용된 약은 1936년에 도입된 colchicine이다. 이 항염증통풍치료제는 염증부위로 백혈구의 이동을 억제한다. 이 약은 통풍의 급성 증상을 효과적으로 경감시키지만, 다른 염증성 질환에 발생하는 염증을 줄이는 데는 효과적이지 않다. Colchicine은 요산합성을 억제하지 않고 요산배출을 촉진하지 않는다. 만약 환자가 심한 심장 혹은 위장관문제를 가진다면 사용하지 말아야 한다. 위장자극이 흔한 문제이기 때문에 Colchicine은 음식과 함께 투여해야 한다. 고용량에 의해 오심, 구토, 설사 혹은 복통이 75% 정도의 환자에게서 나타난다.

Colchicine은 위장관에 잘 흡수되고 2시간 내에 최고농도를 나타낸다. 약의 대부분은 대변으로 배출되지만, 10–20%는 소변으로 배출된다.

요산억제제

Allopurinol은 1963년에 처음 시판되었으며, 항염증약물은 아니다. 대신 이 약제는 요산생합성의 첫 단계를 억제하여 혈청요산농도를 낮추고 통풍발작 발생을 예방한다. 이 약은 통풍방지의 목적으로 자주 이용된다. 이 약은 만성통풍 환자를 위해 사용되는 선택방법이다. Allopurinol은 심장기능저하가 있는 통풍 환자에게 또한 적응된다. 요산결석에 의한 신장폐쇄 환자, 백혈병과 다세포증이 있는 혈액질환 환자에게 유용하다. Probenecid와 같은 요산배설 촉진약물에 환자가 잘 반응하지 않을 때 또한 사용된다. 소변배출촉진과 알칼리화를 위해 수분섭취 증가가 권장된다. 원형약물차트 17–5는 allopurinol의 약리학적 작용을 나타내고 있다.

원형약물차트 17-5

Allopurinol

약물분류 항통풍약제: 요산생합성 억제제 상품명: Zyloprim, Aloprim, ♣ Apo–Allopurinol 임신범주: C	**용량** A: PO: 초기: 100mg/d, 증가될 수 있음: 200–300mg/d(미약한 통풍에 사용); 400–600mg/d(심한 통풍에 사용); 최고: 800mg/d C≤10y: PO: 10mg/kg/d 2–3 차례 나눈 용량; max: 300mg/dose
금기 과민반응, 심한 신장질환 주의: 간질환	**약물–임상검사–음식 상호작용** 약물: warfarin, phenytoin, theophyline, anticancer drugs, ACE 억제제의 효과 증가시킴; ampicllin, amoxicillin과 병용 시 발진 증가; thiazide 이뇨제 사용 시 독성 증가; 제산제와 사용 시 allopurinol 효과 감소 임상검사: AST, ALT, BUN 증가
약동학 흡수: PO: 80% 흡수됨 분포: PB: UK 대사: t½: 1–2h 배출: 소변으로 80–100%	**약역학** PO: 개시: 0.5–1h 최고: 2–4h 작용시간: 18–30h
치료효과/응용 통풍과 고혈압 치료에 사용; 요산결석(urate calculi) 예방 작용기전: 요산합성 감소	
부작용 식욕저하, 오심, 구토, 설사, 구내염, 어지럼, 두통, 발진, 소양증, 근육통, 금속성 미각, 발한, 부종, 발기부전, 말초신경염	**유해반응** 백내장, 망막변성, 서맥, 우울증, 생명위협: 골수억제, 악성 빈혈, 혈소판감소증, 중성구 결핍증, 무과립구혈증, 백혈구결핍증

A, 성인; ACE, angiotensin–전환효소; ALT, alanine aminotransferase; AST, aspartate aminotransferase; ; BUN, 혈액요소질소; C, 소아; d, 일; h, 시간; max, 최대; PB, 단백결합(protein–binding); PO, 경구투여; t½, 반감기; UK, 잘 모름(unknown); y, 년; ≤, 이하; ♣ 캐나다 약물이름.

약동학 Allopurinol의 80% 정도가 위장관으로 흡수된다. 요산의 생합성은 퓨린형태로 간에서 일어난다. 약물 자체의 반감기는 2-3시간이고, 활성형 대사물 경우에 20-24시간이다. 단백결합의 정도는 알려져 있지 않다. Allopurinol의 약 80-100% 그리고 그의 대사물은 소변으로 배설된다.

약역학 Allopurinol은 효소를 억제하여 요산 생성을 저해한다. Allopurinol은 요산용해도를 또한 증진시킨다. 이 약의 작용개시는 30-60분 내이다. 최고농도 평균 도달시간은 2-4시간이다. Allopurinol은 긴 작용시간을 가진다.

알코올, 카페인, 이뇨제는 요산농도를 증가시킨다. Allopurinol과 함께 ampicillin을 사용할 때에 발진형성 위험을 증가시킨다. Allopurinol은 warfarin과 경구형 혈당강하제의 작용을 증가시킬 수 있다.

요산배설촉진제

요산배설촉진제(uricosurics)는 재흡수를 억제하여 요산배설속도를 증가시킨다. 이들 약은 만성통풍을 경감시키나 급성발작 시에는 사용하지 말아야 한다. Probenecid는 1945년 이래로 요산배설약제로 사용되어 왔다. 이 약은 요산재흡수를 차단하고 배설을 촉진시킨다. Probenecid는 colchicine과 같이 사용될 수 있다. 통풍의 증상을 경감하고 요산재흡수를 억제하는 초기치료시작 때 probenecid 첨가 전에 적은 양의 colchicine이 투여되어야 한다. 만약 위장자극이 발생 시 probenecid는 음식과 함께 투여해야 한다. 이 약의 평균 반감기는 8-10시간이며, 85-90% 정도 단백결합한다. 이 약을 다른 단백결합률이 높은 약과 같이 사용할 때는 주의를 요한다.

또 다른 요산분비촉진제는 sulfinpyrazone(Anturane)이다. 이 약은 phenylbutazone의 대사물이며, probenecid보다 더 강력하다. Sulfinpyrazone은 음식과 같이 복용되어야 하거나 제산제와 같이 투여하여 위장자극을 방지한다. 특히 혈액질환 과거력이 있는 환자에게서 심한 혈액이상이 나타날 수 있다. 표 17-4는 흔히 사용되는 항통풍 약제의 용량과 고려사항을 제시하고 있다.

부작용 및 유해반응

부작용에는 홍조 피부, 잇몸통증 그리고 두통 등이 있다. 요산에 의해 나타나는 신장결석은 수분섭취 증가와 6 이상의 소변 pH를 유지함으로써 예방될 수 있다. 혈액이상은 드물게 발생한다. Asprin의 경우 요산저류를 야기하기 때문에 피해야 한다.

표 17-4 통풍치료제

일반명(상품명)	투여경로 및 용량	응용 및 고려사항
항염증 통풍치료제		
colchicine(Colcrys)	급성 통풍발작: A: PO: 초기: 1h 안에 0.6–1.2mg; 최대: 2.4mg/d 예방: A: PO: 0.6mg q.d./b.i.d.; 최대: 1.2mg/d	반복되는 통풍 관절염의 급성 통풍의 예방. 신장 혹은 위장 질환자를 위한 것은 아님. 음식과 함께 복용. 임신범주: C; PB: 34–44%; t½: 26.6–31.2h
요산 생합성 억제제		
allopurinol(Zyloprim)	원형약물차트 17–5 참조	
febuxostat(Uloric)	A: PO: 40–80mg/d; 최대: 120mg/d	통풍 시 고요산혈증치료. Xanthine에서 요산으로 대사를 차단함. Allopurinol보다 xanthine oxidase가 더욱 민감. 부작용으로 GI 이상과 부정맥을 포함. 임신범주: C; PB: 99.2%; t½: 5–8h
요산 배설 촉진제		
probenecid	A: PO: 첫 주 250mg b.i.d.; maint: 500mg b.i.d.; 최대: 2g/d C<50kg: PO: 25–40mg/kg/d in 4번 나눈 용량	고요산혈증치료에 사용; 소변을 통한 배설 촉진 통풍 및 통풍 관절염치료에 사용. 알칼리성 뇨는 신장결석 예방에 도움이 됨. 수분섭취 증가. 임신범주: B; PB: 75–95%; t½: 3–12h
sulfinpyrazone(Anturane)	A: PO: 1 주: 100–200mg b.i.d.; maint: 200–400mg b.i.d.; 200mg/d으로 감소 가능; 최대: 800mg/d	고요산혈증의 조절; 통풍발작 감소. 위장관불편을 야기. 음식과 함께 복용. 임신범주: C; PB: 98–99%; t½: 4h

A, 성인; b.i.d., 하루 두 번; C, 소아; d, 일; GI, 위장관; h, 시간; IV, 정맥내; maint, 유지(maintenance); max, 최대; min, 분; PB, protein-binding; PO, 경구투여; PRN, 필요시; t½, 반감기; <, 미만.

간호과정
환자-중심 협력간호

통풍치료제: Allopurinol

사정

- 환자의 위장, 신장, 심장, 간 질환에 대한 개인력을 사정한다. 통풍치료제는 신장을 통해 배설되므로 충분한 신장기능이 요구된다. 약물용량과 선택이 조절될 필요가 있다.
- 약물 과거력을 확인한다. 가능한 약물-약물 상호작용을 보고한다(원형약물차트 17-2 참조).
- 향후 비교를 위해 혈청요산농도를 평가한다.
- 소변배출량을 기록한다. 향후 비교를 위해 초기 소변배출량을 이용한다.
- 검사실결과(예, BUN, 혈청 creatinine, alkaline phosphatase[ALP], aspartate aminotransferase[AST], alanine aminotransferase[ALT], lactate dehydrogenase[LDH])를 체크하고 향후 검사실결과와 비교한다.

간호진단

- 엄지발가락 염증과 조직의 손상
- 조직부종과 급성 통증

계획

- 통풍으로 인한 환자의 고통은 없어지거나 부작용 없이 조절될 것이다.

간호중재

- 통풍치료제를 복용할 때 위통, 오심, 구토, 설사 등과 같은 GI 증상을 보고한다. 위장불편을 경감하기 위해 이들 약물을 음식과 함께 복용한다.
- 환자의 소변배출량을 기록한다. 약물과 요산이 소변을 통해 배출되므로 신장결석이 발생할 수 있고, 따라서 수분섭취와 소변량이 증가하여야 한다.
- 신장과 간 기능(BUN, 혈청 creatinine, ALP, AST, ALT)에 대한 검사실검사를 모니터링한다.

환자교육

일반

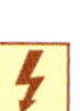

- 병원 예약을 반드시 지키고 신장, 간, 전체 혈구계산(complete blood count) 기능을 위해 정기적 검사를 독려한다. 일부 통풍치료제는 혈액병을 야기시킨다. 혈액검사는 모니터링되어야 한다.
- 수분섭취를 늘리도록 환자를 지시한다. 이는 약물과 요산배출을 증가시킨다.

부작용

- 통풍치료제의 부작용을 보고하라고 환자에게 알린다. 식욕감퇴, 오심, 구토, 설사, 구내염, 어지럼, 발진, 소양증, 금속맛.
- Allopurinol의 장기간 사용으로 인해 시각 변화가 야기되기 때문에 매년 안과검사를 하도록 환자에게 조언한다.

식이

- 요산을 증가시킬 수 있으므로 환자에게 알코올, caffeine을 피하도록 경고한다.
- Allopurinol 복용 동안은 많은 용량의 vitamin C를 복용하지 말라고 제안한다. 신장결석이 발생한다.
- Purine이 풍부한 음식을 피하라고 충고한다(예, 내장고기, 연어, 정어리, 육즙, 콩과식물). Purine 음식은 요산을 증가시킨다.
- 위장장애가 있으면 보고하도록 환자를 안내한다. 통풍치료제를 음식과 식사 중에 복용하도록 안내한다.

평가

- 통풍치료제에 대한 환자의 반응을 평가한다. 만약 통증이 지속되면 약물요법은 수정되어야 한다.
- 유해반응의 존재를 결정한다. 통풍통증에 대한 약물치료는 변화될 필요가 있다.

핵심 웹사이트

Information of aspirin: *www.nlm.nih.gov/medlineplus/druginfo/medmaster/a682878.html*

Information of colchicine: *www.rxlist.com/cgi/generic2/colch.htm*

학습 질문

1. 환자가 ibuprofen을 복용하고 있다. 간호사는 COX-1과 COX-2 억제제의 차이를 이해한다. Ibuprofen이 celecoxib보다 어떤 유해반응을 더 잘 야기시키는가?
   a. 발열
   b. 변비
   c. 소화성 궤양
   d. 금속성 미각
2. Allopurinol을 복용하는 환자를 교육할 때, 간호사는 환자가 무엇을 하도록 독려해야 하는가?
   a. 고기를 더 먹는다.
   b. 비타민 C 섭취를 늘린다.
   c. 해마다 안과검사를 한다.
   d. 식사 2시간 전에 약을 복용한다.
3. 급성 통풍으로 환자가 입원을 하였다. 급성 통풍치료를 위해 어떤 약이 투여될 것으로 예상하는가?
   a. colchicine
   b. allopurinol
   c. probenecid
   d. sulfinpyrazone
4. 관절염으로 인해 환자가 aspirin을 복용하고 있다. 어떤 유해반응을 의료진에게 보고해야 하는가?
   a. 이명
   b. 발작
   c. 부비동염
   d. 가슴두근거림
5. 간호사가 환자에게 aspirin 복용에 대해 교육하고 있다. 간호사가 포함하여야 할 중요한 포인트는 무엇인가? (맞는 답을 모두 고르시오)
   a. Aspirin 복용 시 알코올 섭취를 피하라고 조언한다.
   b. 공복에 음식을 섭취하기 전에 aspirin을 복용하도록 지시한다.
   c. 환자로 하여금, 치과 진료 전에 치과의사에게 aspirin 복용 사실을 알리도록 조언한다.
   d. 수술 받기 전에 외과의사에게 aspirin 복용 여부를 말하도록 지시되어야 한다.
   e. 감기 증세가 있는 어린이 환자에게 aspirin을 권한다.
6. Infliximab(Remicade)을 복용하는 환자는 이 약의 부작용/유해반응에 대해 간호사에게 묻는다. 간호사는 어떤 부작용을 나열하는가? (맞는 답을 모두 고르시오)
   a. 피로
   b. 두통
   c. 흉통
   d. 신장손상
   e. 심한 감염

답: 1. c, 2. c, 3. a, 4. a, 5. a,c,d, 6. a,b,c

18장

비아편유사제 및 아편유사제 진통제

학습목표

- 급성 및 만성 통증을 구별한다.
- 비아편유사제 및 아편유사제 진통제의 적응증을 비교한다.
- Acetaminophen과 aspirin의 혈청 치료범위를 기술한다.
- Aspirin과 아편유사제의 부작용을 대조한다.
- Methadone 치료 프로그램을 설명한다.
- 비아편유사제 및 아편유사제 진통제와 관련하여 간호중재와 환자교육을 토론한다.
- 자가조절진통제로 환자에게 간호과정을 적용한다.

통증(pain)은 조직손상과 관련된 불쾌한 감각과 기분, 경험이다. 통증의 주관적 특성 때문에 적절한 통증조절을 위해서 통증평가와 측정에 지식과 기술을 겸비해야 한다. 통증은 제5의 활력징후로써 점차 알려져 의료진의 치료과정에서 중요한 요소로 간주된다.

개인의 **통증역치(pain threshold)**는 통증감각을 유발하는 데 필요한 자극수준을 반영한다. 개인의 유전소인이 개인간의 통증역치의 다양성에 관련된다. Mu(μ) 아편유사수용체 유전자는 μ 수용체 수를 조절한다. 한 개인이 많은 양의 μ 수용체를 보유한다면 통증역치는 높고 통증감각은 감소한다.

한 개인이 정상기능의 방해없이 견딜 수 있는 통증의 양을 **통증내성(pain tolerance)**이라 일컫는다. 이러한 통증의 심리학적 양상은 개인마다 매우 다양하다. 왜냐하면 그 정도가 매우 주관적이기 때문이다. 통증내성은 나이, 성별, 문화, 인종, 과거경험, 불안수준, 특정 환경과 같은 요소에 영향을 받는다.

비아편유사제 및 아편유사제와 같은 **진통제(analgesics)**는 통증경감을 위해 처방된다. 진통제의 선택은 통증심도에 좌우된다. 마약에서 중등도 통증은 비아편유사제(비마약성 진통제로 알려짐)의 사용으로 자주 완화된다. 중등도에서 심한 통증은 흔히 아편유사약물(역시 마약성 진통제로 알려짐) 진통제를 필요로 한다.

통증은 또한 원인에 의해 분류될 수 있다. **통각수용기(nociceptors)**는 말초조직에서 유해한 자극에 의해 활성화된다. 조직손상이 발생할 때 손상된 세포는 통각수용기의 노출된 신경말단에 영향을 주는 화학매개체를 분비한다. 조직손상으로부터 비롯된 통증은 통각수용기 통증이며, 여기에는 체성 및 내장통증을 포함한다. 신경병성 통증은 신경과민을 흔히 포함하는 흔치 않은 감각이상이다. 이 통증은 말초 혹은 중추신경계 손상 혹은 질환에 비롯된다. 신경병성 통증을 가진 환자는 흔히 아픈 부위에서 불에 데인 듯한 감각, 저림 혹은 전기충격과 같은 느낌의 불만을 표시한다. 당뇨병성 신경병은 말초신경병성 통증의 예이다. 디스크탈출증 혹은 척수손상에 의한 심각하고 견디기 힘든 통증은 중추신경계에서의 신경병성 증거이다.

병태생리학

말초의 통각수용기에서 시작되는 통증신호는 중추신경계 전반에 걸쳐 진행된다. 약리학적 약물이 어떻게 어디서 작용하는지를 아는 것이 통증조절에 필수적이다. 신경 호르몬(엔돌핀)을 생성하는 신체는 자연적으로 통증전달을 억제한다. 비록 방법은 완전히 이해하지는 못하지만 morphine과 같은 아편유사약물은 통증을 감소시키기 위해 endorphine과 같은 수용체를 자극한다. 말초수준에서 통증을 조절하는 NSAID는 COX 효소작용을 차단하고 prostaglandin 생성을 방해함으로써 통증을 조절한다. Cortisone은 phospholipase 작용을 차단하여 통증을 줄이고, 또한 prostaglandin 및 leukotriene의 생성을 감소시켜 통증을 줄인다. 신경병성 통증에 있어 항경련제 약물은 신경세포막을 안정화시키고, 말초나트륨통로를 비활성화시킴으로써 신경흥분 발생을 방지한다.

불명확한 통증의 심도에 있어 의료진은 1–10까지의 스케일로 환자에게 통증 정도를 물어야 한다. 환자의 편안한 수준 또한 결정되어야 한다. 표 18–1은 통증의 유형과 각 통증유형을 완화시키는 데 효과적인 약물군들을 나열하고 있다.

비아편유사진통제

비아편유사진통제는 아편유사제 진통제보다 미약하다. 이들은 미약에서 중등도 통증을 치료하는 데 사용된다. 비아편유사약물에는 일반약품으로 구입이 가능하고, COX–2 억제제는 처방을 요한다. 비아편유사약물은 두통의 맥박성 통증, 월경통, 염증, 근육통 그리고 미약에서 중증도의 관절염에 효과적이다. 많은 진통제는 해열효과를 가지고 상승된 체온을 떨어뜨린다. Aspirin과 같은 일부 약은 항염증작용과 항혈소판 효과를 가진다.

비스테로이드성 항염증약물(Nonsteroidal Antiinflammatory Drugs, NSAIDs)

모든 NSAIDs는 해열 및 소염작용뿐 아니라 진통작용을 가진다. Aspirin(ASA), ibuprofen(Motrin, Advil), naproxen(Aleve)과 같은 NSAIDs는 일반의약품으로 구입이 가능하다. 가장 오래된 비아편유사진통제인 aspirin은 여전히 사용되고 있다.

Aspirin은 12세 이하의 어린이에게 쓰지 말아야 하고, 원인이 무엇이든 간에 Reye 증후군(바이러스감염 시 salicylate 투여와 관련된 신경학적 증상) 위험 때문에 고열에서는 금기이다. 이들 조건에서 aspirin 대신 acetaminophen(Tylenol)이 권장된다.

Aspirin과 기타 NSAIDs는 효소 COX의 다른 형태에 의한 prostaglandin 생합성을 억제하여 통증을 경감시킨다. COX–2억제는 염증과 통증을 줄이고 COX–1억제는 위장내면의 보호를 방해한다. NSAIDs의 COX–1 억제 결과 소화성 위궤양과 출혈이 야기된다. 관절염 상태에서 통증과 염증을 경감하는데, aspirin은 선택약물이나 고용량을 투여할 때 환자의 20%에서 심각한 위장관문제를 야기시킨다. 일부 제약회사는 COX–2만 억제하는 항염증 및 진통약물을 개발하였다. COX–2억제제는 aspirin과 다른 NSAIDs와 연관된

표 18–1 통증 유형

통증 유형	정의	약물치료
급성	통증은 갑자기 야기되고 치료에 반응한다. 외상, 조직손상, 염증 혹은 수술에 의한다.	약한 통증: 계획된 비아편유사약물(acetaminophen, NSAIDs q6h) 중등도 통증: 비아편유사약물과 아편유사약물을 병용(oxycodone 5mg 및 acetaminophen 325mg q4h) 심한 통증: 강한 아편유사약물(morphine 15mg q4h)
만성	통증이 6개월 이상 지속되고 치료가 힘들다.	비아편유사약물이 추천됨. 만약 사용되면 아편유사약물은 이들 기준을 만족해야 한다. • 경구 혹은 경피 • 장시간작용 • 보조치료 포함 • 최소 호흡억제 유발
암	신경과 기관을 누르는 것, 혈류의 차단 혹은 뼈로 전이 등으로 인한 통증	NSAIDs 및 아편유사약물을 경구투여, 경피, 근육내, 정맥내 혹은 PCA
체성	골격근, 인대 및 관절의 통증	비아편유사약물: NSAIDs; 항염증약물 및 근육이완제 같이 작용함
표면	피부와 점막 같은 표층에서 비롯되는 통증	미약한 통증: 비아편유사약물 중등도 통증: 아편유사약물과 비아편유사진통제 병용
혈관성	두통 혹은 편두통을 유발하는 혈관 혹은 혈관 부근의 조직에서의 통증	비아편유사약물
내장기관	평활근과 내장기관에서 비롯되는 통증	아편유사약물

IM, 근육내; IV, 정맥내; NSAIDs, nonstreroidal antiinflammatory drugs; PCA, 환자–조절진통제 (patient–controlled analgesia); PO, 경구투여 (by mouth).

위장관 부작용을 없애기 위해 개발되었다.

부작용 및 유해반응

NSAIDs의 흔한 부작용은 위장자극이다. 이들 약물을 식사 중 음식과 함께 복용하거나 물을 충분히 섭취하면 이 문제를 감소시키는 데 도움이 된다. 만약 NSAIDs를 월경 첫 2일 동안 월경통을 치료할 목적으로 쓸 경우에 과다출혈이 일어날 수 있다(ibuprofen보다 aspirin에서 빈번하다).

일부 환자는 aspirin의 과민반응을 보인다. 이명, 어지럼, 기관지수축, 두드러기는 과민반응을 나타내는 증상이거나 salicylate 약물의 과량의 증상이기도 하다.

Acetaminophen

진통제 acetaminophen(paraaminophenol 유도체)은 통증경감, 불편 그리고 영아, 어린이, 어른의 발열의 인기가 높은 비처방약물이다. Acetaminophen은 비아편유사제 약물이나 NSAIDs도 아니다. Acetaminophen은 aspirin처럼 항염증작용을 하지 않는다. 따라서 어떠한 염증과정의 선택약물은 아니다. Acetaminophen은 모든 일반약품판매의 25%를 차지한다. Acetaminophen(Tylenol)은 1950년대 중반에 처음 시판되었는데, 근육통과 바이러스감염에 의한 발열치료에 사용된 진통제와 해열제였다. Acetaminophen은 치료용량범위 내에서 안전하고 효과가 있는 약이다. 또한, 위장장애를 거의 일으키지 않고 혈소판응집을 방해하지도 않는다. 정맥내주사 약물은 2010년에 통증과 발열을 치료하기 위해 FDA의 승인을 받았다. Acetaminophen과 라이증후군과 연관성은 없고 aspirin과 NSAIDs처럼 월경통에 복용 시에 과다출혈의 가능성을 높이지 않는다(원형약물차트 18-1).

약동학 Acetaminophen은 위장관에서 잘 흡수된다. 대변 성분의 존재 혹은 결장으로의 혈류 감소 때문에 직장흡수는 좋지 못하다. Acetaminophen의 짧은 반감기 때문에 하루 4g의 최대용량으로 4시간마다 투여할 수 있다. 그러나 간 혹은 신장기능저하의 가능성을 피하기 위하여 하루 2g의 제한된 용량으로 자주 acetaminophen을 복용하도록 제한한다. Acetaminophen 85% 이상이 간에서 대사된다.

고용량은 간세포에 독성을 나타내기 때문에 고용량은 긴 시간 동안에 투여한다면 acetaminophen의 혈청농도를 관찰하여야 한다. 치료혈청농도범위는 10-25mcg/mL 간효소 수치와 혈청 bilirubin 또한 모

원형약물차트 18-1

Acetaminophen

약물분류	용량
진통제 상품명: Anacin-AF, Ofirmev 임신범주: B	A: PO: 325-650mg q4-6h PRN; max: 4000mg/d; 좌약: 650mg q.i.d. A: IV: 1g q6h or 650mg q4h PRN; max: 4g/d C>2y: PO: 15mg/kg q6h; max: 75mg/kg/d
금기	**약물-임상검사-음식 상호작용**
Acetaminophen 과민반응, 심한 간장 혹은 신장질환, 알코올중독	Caffeine, diflunisal의 작용을 증대시킴 경구용 피임약, 항콜린성 약제, cholestyramine, charcoal 등의 작용을 감소시킴
약동학	**약역학**
흡수: PO: 신속히 흡수됨; 직장내투여: erratic 분포: PB: 10-25%; 태반 통과, 모유로 분비됨 대사: t½: 2-4h 배출: 대사물이 소변으로 배출	PO: 개시: 10-30min 최고치 도달: 30-60min 작용시간: 3-5h 직장내투여: 개시: UK 최고치 도달: UK 작용시간: 4-6h
치료효과/응용	
통증과 발열을 줄임 작용기전: Prostaglandin 합성을 미약하게 억제, 시상하부 발열-중추 억제	
부작용	**유해반응**
식욕감퇴, 오심, 구토, 발열, 불면증	빈뇨, 두드러기, 간효소 증가 생명위협: 출혈, 간독성, 용혈빈혈, 무과립구혈증, 백혈구감소증, 혈소판감소증

A, adult 성인; C, child 어린이; d, day 날; h, hour 시간; min, minute 분; PB, protein-binding 단백결합; PO, by mouth 경구; q.i.d., 하루 3회; t½, half-life 반감기; UK, unknown 모름; y, year 년; <, 미만; >, 초과.

니터링되어야 한다. 규칙적인 알코올 섭취와 함께 고용량의 acetaminophen 복용은 간손상을 초래할 수 있다. Acetaminophen 독성이 발생 시에 acetylcysteine(Mucomyst)이 해독제인데 독성 대사물을 위 독성 형태로 전환시켜 간손상을 줄인다.

약역학 Acetaminophen은 미약하게 prostaglandin을 억제하여 통증감각을 줄인다. 이는 미약에서 중증도 통증과 두통을 제거하는 데 효과적이고, 해열효과에 효과적이다. Acetaminophen은 항염증작용을 가지지 않는다. 이 약의 작용개시는 매우 신속하고, 작용시간은 5시간 정도이거나 그 이하이다. 고용량에 의해 심각한 유해반응이 야기되며, 따라서 액체상태 혹은 씹어 먹는 형태의 acetaminophen은 어린이의 손길에 닿지 않게 두어야 한다.

부작용 및 유해반응

Acetaminophen의 고용량은 간세포에 매우 독성이 강하여 간독성을 유발한다. 간 괴사에 의해 1–4일 사이에 사망할 수 있다. 만약 어린이 혹은 성인이 테이블에 혹은 액체상태의 고용량의 acetaminophen을 섭취했을 경우 즉시 독성조절센터에 연락을 하고, 어린이 혹은 성인은 응급실에 데리고 가야 한다. 간손상의 초기증상에는 오심, 구토, 설사, 복통 등을 포함한다. 표 18–2는 흔히 사용되는 비아편유사제 진통제 및 용량, 임상응용, 고려사항 등을 나열하고 있다.

약초 경고 18-1

Capsaicin

Capsaicin은 천연의 고춧가루에 존재하며, C 섬유 통각수용기에 선택적이며, 국소 크림 혹은 젤 형태로 일부 관절염 통증에 효과적이다.

표 18–2 진통제

일반명(상품명)	투여경로 및 용량	응용 및 고려사항
Paraaminophenol		
acetaminophen	원형약물차트 18–1 참조	
NSAIDs		
aspirin(Bayer, Ecotrin)	진통: A: PO/PR: 325–650mg, q4h; 최대: 4g/d C: PO/PR: 10–15mg/kg/d q4–6h; 최대: 4g/d	두통, 근육통, 염증, 관절염 통증완화에 효과적; 약한 항응고제. 다른 단백질 부착 약물을 대체함. Acetaminophen과 함께 복용 시 위장관출혈. 부작용: 체증, 이명, 현기증, 난청(가역적), 출혈 증가. 음식과 함께 섭취하거나 식사 중 섭취. Alcohol과 함께 복용 금지. 임신범주: D; PB: 80–90%; 반감기: 15–20분
diflunisal(Dolobid)	A: PO: 처음 1000mg; 유지: 500mg q12h; 최대: 1500mg/d 노인: PO: 처음 500mg; 유지: 250 q8–12h; 최대: 1500mg/d	경도–중등도의 통증에 사용. Aspirin보다 독성이 약함 임신범주: C; PB: 99%; 반감기: 8–12시간
Propionic acid		
ibuprofen(Motrin, Advil) ibuprofen: IV injection(–Caldolor)	통증: A: PO: 400mg q4–6h; 최대: 3200mg/d A: IV: 400–800mg 30분 동안 q6h 발열: A: IV: 400mg 30분 동안 q4–6 PRN	경도–중등도의 근육통증과 통증. 위의 고통을 일으키지만 aspirin보다 약함. 음식과 섭취하거나 식사 중에 섭취하거나 다량의 액체와 함께 복용. 임신범주: C(D,임신 후기); PB: 90–99%; 반감기: 2–4시간
naproxen(Naprosyn)	경도–중등도의 통증: A: PO: 처음 500mg, 그 후 250mg q6–8h; 최대: 1250mg/d	염증과 골관절염, 류마티스관절염, 강직척추염, 통풍, 월경통 등의 통증치료 임신범주: C; PB: 99%; 반감기: 12–17시간
ketorolac(Toradol)	A: PO: 10mg q6h PRN; 최대: 40mg/d 노인: PO: 10mg 14–6h PRN; 최대: 40mg/d A: IM/IV: 30–60mg q6h PRN; 최대: 120mg/d 노인: I</IV: 15mg q6h PRN; 최대: 60mg/d	단기 통증치료(5일 이내) 임신범주: C; PB: 99%; 반감기: 2.5–9시간
Oxicams		
meloxicam(Mobic)	A: PO: 처음 7.5–15mg/d; 최대: 15mg/d	골관절염의 통증치료. 임신범주: C(임신 초기, 중기), D(임신 후기); PB: 99%; 반감기: 15–20시간
Naphthylalkanones		
nabumetone(Relafen)	A: PO: 1000mg/d 또는 500mg b.i.d.; 최대: 2000mg/d	골관절염, 류마티스관절염 통증치료 임신범주: C(D, 임신 후기); PB: 99%; 반감기: 24시간

표 18-2 진통제-계속

일반명(상품명)	투여경로 및 용량	응용 및 고려사항
COX-2 Inhibitors		
celecoxib(Celebrex)	A: PO: 100-400mg b.i.d.; 최대: 800mg/d 노인: 100-200mg b.i.d.; 최대: 400mg/d	골관절염과 류마티스관절염치료. 18살 이하의 환자에게 처방하지 않음. 중증의 신장 또는 간 질환이 있는 환자와 sulfonamides에 알레르기가 있는 환자에게 사용 시 주의. 임신범주: C(D, 임신 후기); PB: 97%; 반감기: 11.2시간
Miscellaneous		
tramadol(Ultram) tramadol ER(Ultram ER, Ryzolt)	A: PO: 처음 25mg/d, 유지: 50-1000mg q4-6h PRN; 최대: 400mg/d A>75y: 최대: 300mg/d A: PO: ER: 100mg/d; 최대: 300mg/d	중등도-중증의 통증에 사용. 심한 알코올중독 또는 아편유사약물사용자에게 금기. 오심, 구토, 어지럼, 변비, 두통, 불안, 발작유발가능. 임신범주: C; PB; 20%; 반감기: 6.3시간(즉시 유리됨), 7.9시간(ER)

A, 성인; b.i.d., 하루 2회; C, 어린이; d, 일; ER, extended-release 서방; GI, 위장관계; h, 시간; IM, 근육내; IV, 정맥내; maint, 유지; max, 최대; min, 분; NSAIDs, 비스테로이드성 항염증약물; PB, 단백결합; PO, 경구투여; PRN, 필요시; t½, 반감기; UK, 모름; y, 연; >, 미만; <, 초과.

간호과정

환자-중심 협력간호

진통제: Acetaminophen

사정

- 간기능이상의 개인력을 사정한다. Acetaminophen의 과량 혹은 매우 높은 용량은 간독성을 일으킬 수 있다.
- 통증의 심한 정도를 파악한다. Ibuprofen 혹은 아편유사약물 같은 비아편유사약물은 통증경감에 필수적이다.

간호진단

- 감각에 대한 진통효과와 관련된 손상의 위험
- 수술절개로부터 부종과 관련된 급성통증

계획

- 통증은 경감되거나 줄어들 것이다.
- 간 효소 테스트를 체크하고 acetaminophen 고용량 혹은 과용량을 복용한 환자에서 bilirubin 증가치를 체크한다.

환자교육

일반

- Acetaminophen을 어린이 손이 닿지 않는 곳에 보관하라고 교육한다. 어린이용 acetaminophen은 향이 들어간 정제와 액체로 사용가능하다. 고용량은 간독성을 일으킬 수 있다.
- 환자에게 10일 이상 acetaminophen을 자가투여하지 말라고 조언한다. 의료진 승인 없이 어린이에게 5일 이상 약을 투여하지 말라고 성인 간병인을 교육한다.
- 만약, 어린이가 많은 양의 혹은 모르는 양의 acetaminophen을 복용했다면 독소조절센터에 즉시 전화하라고 부모를 교육한다.
- 일반약품으로 포장된 라벨에 acetaminophen 용량을 체크한다고 환자를 교육한다. 권장용량을 넘지 않아야 한다. 안전한 성인 acetaminophen 용량은 하루 2g이며, 간독성을 피하기 위해 하루 4g을 넘지 말도록 제시한다(원형약물차트 18-1).

부작용

- 부작용을 보고하도록 환자를 독려한다. 과량투여는 심각한 간독성과 사망을 초래한다.
- 간손상이 과량의 acetaminophen 복용으로 일어난다고 환자에게 알린다.
- 만약 독성이 의심되면 혈청 acetaminophen 농도를 체크한다. 정상혈청농도는 5-20mcg/mL; 독성 농도는 50mcg/mL 이상. 200mcg/mL 이상 농도는 간독성을 일으킨다. Acetaminophen의 해독제는 acetylcysteine(Mucomyst)이다. 용량은 혈청 acetaminophen 농도에 근거한다.

평가

- 통증완화에 있어 acetaminophen 평가를 한다. 만약 통증이 지속되면 다른 진통제가 필요하다
- 환자가 권장하는 용량을 복용하는지의 여부를 결정한다. 어떠한 부작용에 대해 관찰하고 보고한다.

아편유사약물진통제

아편유사약물진통제(opioid agonist)는 아편유사약물작용제로 불리우며, 중증도 및 심한 통증치료를 위해 처방된다. 1970년의 규제물질법령은 중독약물을 그들 중 아편유사약물을 5가지 범주를 약물남용의 가능성에 따라 분류하였다.

약초 경고 18-2

아편유사약물

아편유사약물은 카바(kava)에서 추출되며, 세인트 존스워트(St. John's wort) 진정작용을 나타낸다.

원형 아편유사약물인 morphine은 양귀비식물의 씨에서 얻어진다. Codeine은 아편(opium)으로부터 얻어지는 또 다른 약물이다. 지난 수십년 동안 많은 합성 및 반합성 아편유사약물이 개발되었다.

비아편유사약물진통제가 말초신경계에 있는 통증수용체 위치에 작용하는 반면, 아편유사약물진통제는 대다수 중추신경계에 작용한다. 아편유사약물은 기본적으로 μ 수용체를 흥분시킴으로써 작용하고, 또한 카파(κ) 수용체를 미약하게 흥분시킨다. 진통, 호흡억제, 이상행복감, 진정이 μ 활성의 효과이다. 카파(κ) 수용체 활성은 진통과 진정작용을 초래하지만, 호흡억제와 이상행복감에는 효과를 나타내지 않는다.

아편유사약물은 통증활성을 억제할 뿐만 아니라 뇌줄기의 연수에 존재하는 호흡 및 기침중추에 작용하여 호흡과 기침을 억제하기도 한다. 이 아편유사약물의 예가 강력한 진통제인 morphine인데, 즉시 호흡을 억제할 수 있다. Codeine은 morphine만큼 강하진 않다(1/15-1/20정도의 강도). 그러나 약한 정도에서 중등도 통증을 경감시키고, 기침을 억제하는 데 이 작용으로 인해 진해제(antitussive)로 사용된다. Meperidine(Demerol)을 제외하고 대부분의 아편유사약물은 진해작용(기침억제)을 가진다.

통증완화 및 진해작용에 더하여 많은 아편유사약물은 지사효과를 가진다. 대부분의 아편유사약물에서 고용량의 흔한 부작용은 오심과 구토(특히, 걷는 환자에게), 변비, 중등도 혈압 저하 그리고 기립성 저혈압 등을 포함한다. 고용량의 아편유사약물은 또한 호흡억제, 소변정체(특히, 노인에게) 그리고 진해효과를 나타낸다.

Morphine

아편에서 추출한 morphine은 강력한 아편유사진통제이다(원형약물차트 18-2). Morphine은 급성 심근경색증, 암에서 비롯된 통증 그리고 폐부종으로 인한 호흡곤란(dyspnea)에 효과적이다. 이 약제는 또한 수술 전 투약에 사용된다. 비록 이 약제가 심한 통증을 경감시키지만, 호흡억제, 기립성 저혈압, 축동, 소변저류, 장운동 억제에 의한 변비 그리고 기침억제를 야기한다. 과다 혹은 과량의 morphine의 해독제는 아편유사억제제 naloxone(Narcan)이다.

약동학 비록 위장관의 흡수가 어느 정도 불규칙하지만, morphine은 경구투여가능하다. 급성 심근경색증처럼 심한 통증은 이 약제를 정맥투여한다. Morphine은 약 30% 정도 단백결합하며, 직장과 경막외(epidural)로 투여가 가능하다. 경구 morphine은 일차로 간 통과를 거치는데, 이는 신체 나머지 부분에서 생체이용률 전에 간이 약을 대사시키는 것을 의미한다. 단지 소량의 morphine만 진통효과를 위해 혈액-뇌장벽을 통과한다. Morphine은 짧은 반감기를 가지고 90% 정도가 소변으로 배출된다. Morphine은 태반을 통과하고 모유로 배출된다.

약역학 Morphine은 CNS의 아편수용체에 결합한다. 경구외 투여, 특히 IV는 작용개시시간이 빠르다. 피하주사와 근육내주사에 의해 작용개시시간이 느리다. 대부분 유형의 약물투여에 의한 작용시간은 3-5시간 정도이다. 조절된 morphine sulfate 정제(MS Contin)의 작용시간은 8-12시간 정도이다.

Meperidine

Meperidine(Demerol)은 첫 합성 아편유사약물로, 1950년대 중반에 도입되었다. 이 약물은 규제물질 법령에 의해서 Schedule II 약물로 분류된다. Meperidine은 morphine보다 작용시간이 짧고, 용량에 따라 약물의 강도가 다양하다. Meperidine은 경구투여, IM, IV 투여가 가능하고, 기본적으로 GI 시술에 효과적이다. 이 약제는 아편약물처럼 진해효과는 없다.

Meperidine은 임신기간에 자궁수축을 일으키지 않아 신생아의 호흡억제를 덜 일으켜서 morphine보다 더 선호되고 있다. Meperidine은 morphine보다 변비와 소변저류를 덜 일으킨다. Meperidine은 만성 통증, 간기능부전, 겸상적혈구질환(sickle cell disease), 발작 과거력, 심한 관상동맥질환 혹은 심부정맥을 가진 환자에게 사용하지 말아야 한다. 진행된 암을 가진 노인 환자에게는 고용량의 meperidine이 투여되며, 이로 인해 신경독성(예, 신경증, 진전, 불안, 과민성, 발작)이 보고되었다. Meperidine은 장시간 사용하면 안 된다. 투여는 48-72시간 미만으로 투여해야 하고, 하루에 600mg으로 제한된다.

Meperidine은 간에서 대사되어 활성형 대사물이 생산된다. 그러므로 간기능부전 및 신장기능부전 환자는 용량을 줄여야 한다. Normeperidine이라 불리는 대사물이 소변으로 배출

원형약물차트 18-2

Morphine Sulfate

약물분류
아편유사약물
상품명: MS Contin, Roxanol
CSS II
임신범주: C/D

용량
A: PO: 10–30mg q4h PRN
C>6 mo: PO: 0.2–0.5mg/kg q4–6h PRN
Infants<6 mo/neonates: PO: 0.1mg/kg q3–4h
A: SR: 15–30mg, q12h PRN
A: IV/IM/subQ: 2.5–15mg/kg q2–4h PRN; max:<15mg/dose
Neonate: subQ/IM/IV: 0.5mg/kg q4–8h

금기
과민반응, CNS 혹은 호흡억제, 천식중첩증, 뇌압 증가, 쇼크, 알코올중독, 장폐쇄증, 혈량저하증
주의: 호흡기, 신장 혹은 간질환; 소변정체, 수면무호흡; 고령자; 매우 어린 환자

약물-임상검사-음식 상호작용
약물: 알코올, 진정수면제, 항정신병 약물, 근육이완제 등의 작용을 증가시킴.
임상검사: AST, ALT 증가

약동학
흡수: PO: 다양함; IV: 신속
분포: PB: UK; 태반 통과함, 모유로 분비됨
대사: t½: 1.5–2h
배출: 소변으로 90%

약역학
PO: 개시: 다양함
최고치: 1h
작용시간: 4–5h; SR: 8–12h
subQ/IM: 개시: 15–30min
최고치: 50–90min
작용시간: UK
IV: 개시: 신속
최고치: 20min
작용시간: 3–5h

치료효과/응용
심한 통증을 경감시킴
작용기전: CNS에서 아편수용체에 결합함에 의해 통증 전달의 감소

부작용
식욕부진, 오심, 구토, 변비, 졸림, 어지럼, 진정, 혼돈, 소변정체, 발진, 시야혼탁, 서맥, 홍조, 이상행복감, 소양증

유해반응
저혈압, 두드러기, 발작, 장폐쇄증
생명위협: 호흡억제, 뇌압 증가

A, Adult 성인; ALT, aminotransferase; AST, aspartate aminotrasferase; CNS, central nervous system 중추신경계; CSS, Controlled Substances Schedule 규제약물법; h, hour 시; IM, intramuscular 근육내; IV, intravenous 정맥내; min, minute 분; PB, protein-binding 단백결합; PO, by mouth 경구; PRN, as necessary 필요시; subQ, subcutaneous 피하; SR, sustained-release 서방; t½, half-life 반감기; UK, unknown 모름; <, 미만.

된다. Meperidine은 추가적 CNS 억제가 야기되므로 alcohol 및 진정수면제와 병용해서는 안 된다. Meperidine의 주요 부작용은 혈압 저하이고, 특히 노인에게서 모니터링해야 한다.

표 18-3은 아편유사약물, 용량, 응용, 고려사항들을 제시하고 있다.

안전: 약물오류예방

혼돈하지 말라....

- **Meperidine**과 **morphine**, **meprobamate** 혹은 **hydromorphine**
- **Demerol**과 **Desyrel**, **Dilaudid** 혹은 **Temaril**

간호과정
환자-중심 협력간호

아편유사약물진통제: Morphine Sulfate

사정

- 약물과 관련된 간호력을 사정한다. Morphine의 금기사항에는 심한 호흡계 질환, 뇌압상승, 심한 신장질환 등을 포함한다. Morphine은 발작을 초래한다.
- 약물 개인력을 결정한다. 만약 가능한 약물 상호작용이 있으면 보고한다. Morphine은 알코올, 진정제 혹은 수면제, 항정신병 약물, 근육이완제의 효과를 높이고 호흡억제를 증가시킨다.
- 활력징후를 평가하고 향후 비교를 위해 호흡속도와 깊이를 주의한다. 아편유사약물은 흔히 호흡과 수축기 혈압을 낮춘다.
- 소변배출량을 모니터링한다. Morphine은 소변저류를 유발한다.

■ 아편유사약물을 투여하기 전에 통증의 유형, 장소, 기간을 조사한다.

간호진단

■ 수술에 의한 조직손상과 관련된 급성 통증
■ 과도한 morphine과 관련된 비효과적인 호흡양상
■ Morphine에 이차적인 진정작용과 관련된 낙상의 위험
■ Morphine과 관련된 변비

계획

■ 환자의 통증이 줄어들거나 경감될 것이다.

간호중재

■ 약물의 효과를 최고로 증대시키기 위해 통증이 최고조에 이르기 전에 morphine을 투여한다.
■ 호흡변화를 알아내기 위해 빈번한 간격으로 활력징후를 모니터링한다. 분당 10회 미만의 횟수는 호흡억제를 의미한다.
■ Morphine의 부작용이 소변저류이기 때문에 환자의 소변배출을 기록한다. 소변배설량은 하루 최소 600mL는 되어야 한다.
■ 줄어든 연동운동을 위해 장음을 체크한다. 변비는 morphine의 부작용이다. 식이변화 혹은 미약한 완화제가 필요로 한다.
■ 동공변화와 반응을 체크한다. 매우 작은 동공(pinpoint pupil)은 과량의 몰핀투여를 의미한다.
■ 만약 morphine의 과량이 발생한다면 호흡억제를 없애기 위해 해독제로 가능한 naloxone(Narcan)을 준비한다.
■ Morphine 투여 전에 morphine의 용량을 확인한다. Morphine의 부작용이 혼돈이기 때문에 노인에게 있어 각성과 지남력을 체크한다. 필요하다면 침상난간(side rail)과 다른 안전경고를 사용한다.

환자교육

일반

■ 알코올 혹은 중추신경억제제를 morphine과 같은 어떠한 아편유사진통제와 같이 사용하지 말라고 환자를 독려한다. 호흡억제가 발생할 수 있다.
■ 수술로부터 환자가 회복할 때 통증을 경감하기 위해 비약리학적 조처를 제안한다. 회복이 진행되면서 비아편유사진통제가 처방된다.

부작용

■ Morphine과 같은 아편유사약물을 지속적으로 사용하면 중독이 가능하다고 환자에게 주지시킨다. 만약 중독이 일어나면 methadone 치료 프로그램 및 해당 지역의 다른 자료에 대해 환자에게 알린다.

■ Morphine을 투약하는 동안 어지럼을 보고하도록 환자를 독려한다. 어지럼은 기립성 저혈압 때문이다. 걸을 때 주의를 하거나 도움을 받으라고 환자에게 조언한다.

■ 호흡곤란, 시야혼탁, 두통을 보고하도록 환자를 교육한다.

평가

■ 통증을 덜거나 경감하는 데 있어 morphine의 효과를 평가한다. 만약 통증의 수일 이후도 지속되면 용량을 올리거나 아편유사약물을 바꾼다.
■ 활력징후가 안정되는지를 확인한다. 호흡과 혈압의 감소가 반드시 보고되어야 한다.

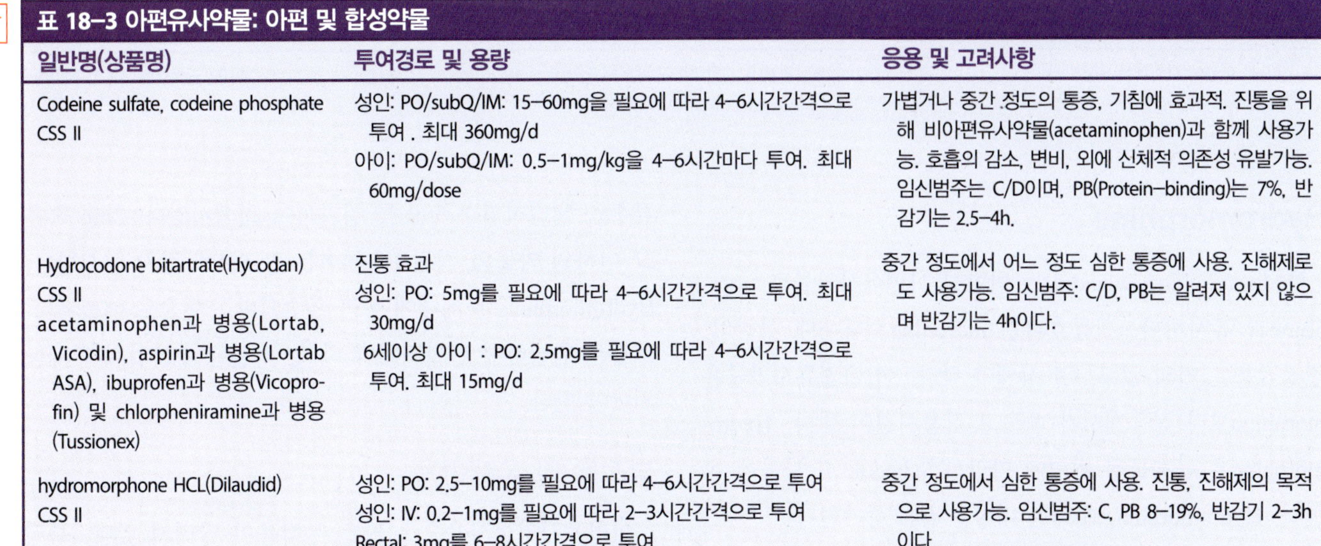

표 18-3 아편유사약물: 아편 및 합성약물

일반명(상품명)	투여경로 및 용량	응용 및 고려사항
Codeine sulfate, codeine phosphate CSS II	성인: PO/subQ/IM: 15-60mg을 필요에 따라 4-6시간간격으로 투여 . 최대 360mg/d 아이: PO/subQ/IM: 0.5-1mg/kg을 4-6시간마다 투여. 최대 60mg/dose	가볍거나 중간 정도의 통증, 기침에 효과적. 진통을 위해 비아편유사약물(acetaminophen)과 함께 사용가능. 호흡의 감소, 변비, 외에 신체적 의존성 유발가능. 임신범주는 C/D이며, PB(Protein-binding)는 7%, 반감기는 2.5-4h.
Hydrocodone bitartrate(Hycodan) CSS II acetaminophen과 병용(Lortab, Vicodin), aspirin과 병용(Lortab ASA), ibuprofen과 병용(Vicoprofin) 및 chlorpheniramine과 병용(Tussionex)	진통 효과 성인: PO: 5mg를 필요에 따라 4-6시간간격으로 투여. 최대 30mg/d 6세이상 아이 : PO: 2.5mg를 필요에 따라 4-6시간간격으로 투여. 최대 15mg/d	중간 정도에서 어느 정도 심한 통증에 사용. 진해제로도 사용가능. 임신범주: C/D, PB는 알려져 있지 않으며 반감기는 4h이다.
hydromorphone HCL(Dilaudid) CSS II	성인: PO: 2.5-10mg를 필요에 따라 4-6시간간격으로 투여 성인: IV: 0.2-1mg를 필요에 따라 2-3시간간격으로 투여 Rectal: 3mg를 6-8시간간격으로 투여	중간 정도에서 심한 통증에 사용. 진통, 진해제의 목적으로 사용가능. 임신범주: C, PB 8-19%, 반감기 2-3h이다.
levorphanol tartrate(Levo-Dromoran) CSS II	성인: PO/IV: 1mg를 3-6시간간격 성인: IM/subQ: 1-2mg를 필요에 따라 6-8시간간격	중간 정도에서 심한 통증에 사용. 부작용은 morphine과 유사. 임신범주: B, PB 40%, 반감기 11-16h.

표 18-3 아편유사약물: 아편 및 합성약물–계속

일반명(상품명)	투여경로 및 용량	응용 및 고려사항
meperidine(Demerol) CSS II	성인: PO/subQ/IM/IV: 50–150mg를 필요에 따라 3–4시간간격으로 투여 아이: PO/subQ/IM/IV: 1–1.5mg/kg을 필요에 따라 3–4시간간격으로 투여. 최대 150mg를 4시간간격.	중간 정도에서 심한 통증. 위장관수술이나 수술 전 마취에 사용. 임신범주: C/D, PB 60–80%, 반감기 3–5h.
morphine sulfate CSS II	원형약물차트 18-2 참조.	
Oxycodone HCL(OxyContin) CSS II	성인: PO: 5–10mg를 필요에 따라 6시간간격 12세 이상의 아이: PO: 2.5mg를 필요에 따라 6시간간격 6세에서 12세: PO: 1.25mg를 필요에 따라 6시간간격	수술 후 통증, 산후통증을 포함한 중간에서 어느 정도 심한 통증에 사용. 긴 기간 동안의 투여는 피한다. Morphine만큼 강한 효과를 가짐. 위장관 stress를 피하기 위해 음식과 함께 섭취한다. 임신범주: B(단, third trimester에서는 D), PB 40%, 반감기 3–5h.
Oxycodone HCL with acetaminophen(Percocet) and oxycodone terephthalate with aspirin(Percodan) CSS II	성인: PO: 2.5–10mg를 필요에 따라 4–6시간간격 혹은 6시간 간격.	중간 정도에서 심한 통증에 사용. Percocet은 acetaminophen을 포함함. Percodan은 aspirin을 포함하며 위장관자극을 유발할 수 있어 음식이나 많은 음료와 함께 섭취되어야 한다. 임신범주: C, PB는 모름. 반감기는 4h.
Alfentanil(Alfenta) CSS II	성인: IV: 3–8mcg/kg for surgery 지속적 투여 :0.25–1mcg/kg/min 전체 :3–40mcg/kg	빠른 작용을 보이는 아편성 진통제. 마취 유도용으로 사용. 임신범주: C, PB 92%, 반감기 90–111분.
fentanyl(Duragsic, Sublimaze) CSS II	성인: IM: 50–100mcg를 필요에 따라 1–2시간간격 성인: Sublimaze IM: 50–100mcg를 필요에 따라 1–2시간간격 성인: Duragesic transdermal patch: 처음에 25mcg/h patch를 3일마다.	짧은 작용을 가지는 아편 진통제. 짧은 수술에 사용가능. 입에서 녹여먹거나(lozenge) transdermal patch로 사용해 만성통증에 사용가능. 임신범주: C, PB 80–89%, 반감기 6시간(IV) ,17시간(transdermal)
sufentanil citrate(Sufenta) CSS II	Primary anesthetic: 성인: IV: 8–30mcg/kg을 100% oxygen과 근육이완제와 함께 마취에 보조제로 사용 시: IV: 1–8mcg/kg	강한 인조 아편. 밸런스 잡힌 마취제 그룹 중 하나. 일차 마취제로 사용가능. 임신범주: C, PB 93%, 반감기 1–3h.
remifentanil(Ultiva) CSS II	성인: IV: 수술 후 :0.025–0.2mcg/min	새로운 인조아편으로, 빠른 작용, 짧은 작용(5–10분)을 가진다. 호흡 감소, 저혈압, 서맥을 유발할 수 있다. 임신범주: C, PB 70%, 반감기 3–10분.
methadone(Dolophine) CSS II	통증: 성인: PO/subQ/IM: 2.5–10mg을 필요에 따라 8–12시간간격.	중간 정도의 통증에서 급성 심각한 통증에 사용. Morphine과 비슷하지만, 더 긴 작용을 가짐. 마약 남용자를 위한 프로그램에 사용. 아편에 대한 갈망을 완화하는 데 도움이 됨. 최고점 작용은 30–60분. 임신범주: C, PB 85–90%, 반감기 2–3h.

A, 성인; C, 어린이; CSS, controlled Substances Schedule 규제약물법; GI, 위장관계; h, 시간; IM, 근육내; IV, 정맥내; maint, maintenance 유지; max, 최대; min, 분; PB, 단백결합; PO, 경구투여; PRN, 필요시; subQ, 피하; t½, 반감기; UK, unknown 모름; y, year 년.

Hydromorphine

Hydromorphine(Dilaudid)는 반합성 아편유사약물로, morphine과 유사하다. 진통효과는 morphine보다 6배 강하며, 진정작용은 거의 없고, GI 장애가 작다. 이 아편유사약물은 morphine보다 작용개시가 빠르고 작용시간이 짧다. Hydromorphine은 규제물질 법령에 따라서 Schedule II 약물에 속한다. Hydromorphine에 대한 내성은 점차 증가한다.

이 약물은 중등도와 심한 통증을 경감하기 위해, 경구투여, 직장, 피하, IM, IV 투여한다. IV 투여 시 각 용량을 증류수와 생리식염수 5mL를 첨가하여 희석시킨다. 2mg 혹은 그 이하의 약물의 직접 IV 투여는 2–5분에 걸쳐 실시한다. Hydromorphine는 체내에 빨리 흡수되며 소변으로 배출된다. 호흡은 면밀하게 관찰되어야 하고, 적절한 수분섭취가 제공되어야 한다.

부작용 및 유해반응

아편유사약물사용으로 많은 부작용이 알려져 있다. 특징적 중요한 사항이 호흡억제 징후이다(분당 10회 이하). 다른 부작용은 기립성 저혈압, 빈맥, 졸림, 정신혼탁, 변비, 소변

저류 등을 포함한다. 게다가, 장시간 약물을 사용할 때는 동공축소, 내성 그리고 심리학적 및 신체적 의존성이 생긴다.

아편유사약물의 증가된 대사는 많은 아편유사약물을 필요로 하게 하는 내성을 야기시킨다. 만약 만성적으로 아편유사약물을 사용할 때는 마지막 24–48시간 내에 금단증상이 발생한다. **금단증상(withdrawal symptoms)**은 신체의존에 의해 발생한다. 금단증상의 증상에는 과민성, 발한, 초조, 근육연축 그리고 맥박수 및 혈압 증가 등이 포함된다. 아편유사약물의 금단증상은 불쾌하지만, 진정수면제의 금단증상이 발작을 일으키는 것처럼 심각하거나 생명에 위협은 되지 않는다.

금기사항

아편유사진통제 사용은 두부손상 환자에게는 금기이다. 아편유사약물은 호흡을 억제하고, 더욱이 이산화탄소를 축적시킨다. 이산화탄소의 정체(retention)는 특히 뇌혈관을 확장시키고, 이에 따라 뇌압을 증가시킨다.

아편유사진통제는 단지 호흡곤란이 심해지는 호흡질환자에게 투여된다. 천식 환자에게서는 아편이 기도저항이 증가하면서 호흡노력을 줄이게 된다.

아편유사약물은 저혈압을 유발시키며, 쇼크나 혈압이 매우 낮은 환자에게는 금기이다. 만약 아편유사약물이 필요하면 거기에 따라 약용량을 조절해야 한다. 그렇지 않으면 저혈압이 악화된다. 노인 혹은 쇠약한 환자에게는 항상 아편유사약물의 용량을 줄여야 한다.

결합약물

중등도에서 심한 통증조절을 위해 NSAID와 아편유사진통제의 **결합약물(combination drugs)**이 사용된다. 예로는 NSAID와 아편유사약물의 예인 hydrocodone과 ibuprofen(Vicoprofen)이다. 미약정도에서 중등도의 통증에 이용되는 또 다른 결합약물은 acetaminophen과 codeine이다. 통증을 위한 약물의 결합은 아편유사약물의 장시간 사용으로 발생할 수 있는 약물의존을 줄이는 데 도움이 된다.

자가조절진통제

자가조절진통제(Patient-Controlled Analgesia, PCA)는 필요에 따라 자가통증완화를 위한 아편유사약물투여를 대체하는 방법이다. 통증완화를 위해 처음에 부하용량(loading dose, 예, morphine, 2–10mg)을 항상 실시한다. 그래서 아편유사진통제의 자가투여는 미리 예측된 안전제한점 내에서 통증정도에 좌우된다. 아편유사약물을 주입하기 위해서, 환자는 자가조절진통기구의 버튼을 눌러 정맥주사 라인으로 특정 용량(예, 1mg morphine)의 진통제가 주입된다. 약물을 투여받을 수 있는 시간간격(매 수분)을 조절함으로써 간호사는 아편유사진통제의 용량을 적정한다. 전자로 조절되는 주입 펌프의 폐쇄기전(lockout mechanism)은 약물과량투여를 일으킬 수 있는 지속적 버튼 누름을 하지 못하게 한다. 이 기구를 사용함으로써 극심한 통증과 과진정(oversedation)을 피할 수 있는 거의 일정한 진통수준을 유지한다. Morphine이 자가조절진통에 가장 흔히 쓰이지만 fentanyl(Sublimaze)과 hydromorphine(Dilaudid) 또한 사용된다.

경피 아편유사진통제

경피 아편유사진통제(transdermal opioid analgesics)는 지속적인 "24시간 연속(around-the-clock)" 통증조절을 제공하여 만성통증을 앓고 있는 환자에게 도움이 된다. 경피방법은 급성 혹은 수술 후 통증에 유용하지 않다. 경피 아편유사진통제의 한 예로는 경피 패치를 통해 투여되는 fentanyl이다. 이 패치는 여러 강도로 제공된다(12.5, 25, 50, 75, 100mcg/h). 패치를 처음 적용했을 때 최대 혈청 fentanyl 농도는 24시간 이내에 취할 수 있다. 또한, fentanyl은 정맥내 그리고 근육내의 투여가 가능하다. Fentanyl은 morphine보다 강하다. 노인에게는 낮은 fentanyl 경피 용량사용이 항상 권장된다. 체중이 50kg 이하의 환자에게 fentanyl이 처방될 때 의료진은 주의를 기울여야 한다.

진통제 적정

진통제는 용량을 높이거나 낮추기 위해 적절하게 정해진다. 시간이 지남에 따라 수술 후 통증은 항상 줄어들 것이고, 진통제는 낮은 용량으로 조절될 것이다. 그러나 암 관련 통증을 가진 환자는 항상 통증의 지속적인 증가를 보이고 용량을 증가시킬 필요가 있다. 진통제를 조절할 때 환자의 호흡수와 통증수준을 조사한 후에 용량이 결정된다.

특정 인구에서 아편유사약물의 사용

어린이

어린이는 통증평가가 더욱 어려워서 통증조절이 복잡하다. 일부 어린이는 그들이 심한 통증을 가지더라도 불편을 말로 표현하지 않을 것이고, 일부는 통증을 경감하는 주사와 같은 치료에 대해 공포를 느낄 것이다. 통증완화에 있어 어린이의 요구사항을 알아내기 위해 간호사는 어린이의 나이에 적절한 소통기술을 사용해야 한다. 그림 18-1에 도해한 **안면통증척도**(*ouch scale*)가 어린이의 통증수준을 결정하는 데 도움이 될 수 있다. 또한, 부모는 어린이의 통증의 존재와 수준을 규명하는 데 도움이 된다. 울음과 투덜대는 것이 어린이의 통증완화를 필요로 하는 것을 알게 해 주거나 다른 요구를 나타낸다.

간호사는 어린이 몸에 통증이 있는 부위에 그리기와 그림을 사용하여 어린이의 공포를 덜어주고, 약물순응도를 높일 수 있고, 웃는 얼굴로 통증경감이 가능하다.

노인

노인에 있어 아편유사약물의 부작용은 더욱 표명되었다. 아편유사진통제를 복용하는 노인의 유해반응을 간호사는 밀접하게 관찰할 필요가 있다. 사람의 나이가 들수록 간 및 신장의 기능이 떨어지므로 약물에 대한 대사와 배설속도가 줄어든다. 그 결과 약물축적이 야기된다.

노인은 아편에 관해 젊은 세대와는 다른 믿음과 공포를 가지는 경향이 있다. 그들은 나이가 들거나 공포중독에 의해 통증이 불가피한 것이라고 생각한다. 노인은 부담을 지우기 싫어서 통증에 대해 보고하기를 꺼린다. 간호사는 서둘지 않는 방식으로 지원을 하는 접근방식으로 통증평가를 실시해야 하고, 환자에게 정확한 약에 대한 정보를 교육해야 한다.

통증평가는 인지와 감각수용능력저하에 의해 노인에게서 더욱 힘들다. 치매 혹은 노화 그리고 시력저하는 소통을 방해한다. 자가보고는 믿기 힘들어 간호사는 노인 환자에게 철저한 신체검사를 통해 통증의 존재를 알아낼 필요가 있다.

신장 및 간장기능저하로 인해 노인에게서 meperidine, pentazocine, propoxyphene 등을 포함하는 약들이 더욱 독성을 보인다. 진통제는 항상 간에서 대사되고 소변으로 배설된다. 노인에게서 진통제의 상시용량은 과도한 진정작용과 연장된 작용시간을 나타낸다. 생활연령은 약물의 사용과 용량에 영향을 주는 몇 가지 요소 중 한 가지이다. 한 환자가 두 만성 질환을 동시에 앓는 상태(comorbidity)도 고려되어야 한다.

인지장애가 있는 개인

인지장애가 있는 개인은 정확히 통증을 보고하기 힘들다. 환자에게 적절한 측정도구를 사용하여야 한다. 통증에 관한 신체징후에는 신음, 찡그리기, 이 악물기, 소리내는 호흡, 불안 등이 있다.

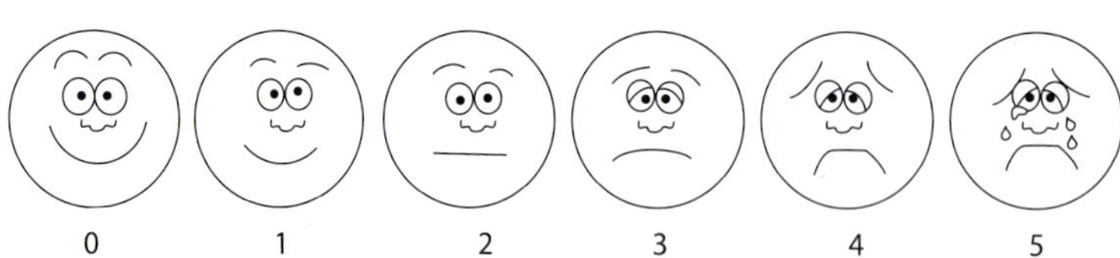

1. 어린이에게 통증이 없기 때문에 행복을 느끼는 사람이 나타내는 얼굴 혹은 약간 많은 통증 때문에 슬픈 사람의 얼굴 등 각각의 얼굴을 보여 준다.
2. 적절한 얼굴과 상태를 지목한다. "이 얼굴은...."
   0–"그는 상처를 입지 않았기 때문에 매우 행복하다"
   1–"단지 약간 상처를 입었다"
   2–"약간 더 상처를 입었다"
   3–"더욱 상처를 입었다"
   4–"많이 상처를 입었다"
   5–"비록 당신이 이렇게 안 좋은 것을 느껴서 울지 말아야 하지만, 당신이 상상하는 만큼 상처를 입었다"
3. 어린이가 어떻게 느끼는지 가장 잘 기술하는 얼굴을 고르라고 어린이에게 요청한다. 어떤 통증(예, 총 혹은 절개) 그리고 언제(예, 지금? 더 일찍? 점심식사 전?).

그림 18-1 어린이에게 있어서 통증 강도 등급을 나누는 데 사용되는 스케일. From Hockenberry M: Wong's essentials of pediatric nusing, ed. 9, St. Louis, 2013, Mosby.

암환자

암통증은 아래와 같이 세계보건기구(World Health Organization, WHO) 단계(ladder)에 근거한 3단계 진통에 따라 처치한다.

단계 1 – 약한 통증: 보조약물을 병용하거나 하지 않는 비아편유사약물

단계 2 – 중등도 통증: 보조약물을 병용하거나 하지 않는 비아편유사약물과 약한 아편유사약물

단계 3 – 심한 통증: 보조약물을 병용하거나 하지 않는 고용량의 강한 아편유사약물. 통증경감이 이루어질 때까지 또는 부작용이 견디기 힘든 때까지 암환자를 위해 아편유사약물이 결정되어야 한다. 암환자의 통증조절을 위해 상당히 고용량의 약물이 요구된다. 암환자에게는 용량제한이 없다.

물질중독 과거력이 있는 개인

물질중독 과거력이 있는 개인은 자주 진통약물을 필요로 한다. 철저한 통증평가가 통증원인을 알아내는 데 필수적이다. 비록 많은 용량이 자주 필요로 할지라도, 아편유사약물이 이 집단에 효과적이고 안전하다는 것을 간호사는 알아야 한다. 연구에 의하면 이 인구집단에서는 아편유사약물을 중단하는 것이 중독으로부터 회복을 증가시키지는 않는다고 한다. 그러나 pentazocin과 같은 아편유사작용제–억제제는 금단증상을 나타내므로 화학적으로 의존하는 환자에게 피해야 한다.

보조치료

보조진통제로 사용하는 약물은 다른 목적으로 개발되었고, 신경병증에 통증완화에 효과적인 것을 후에 알게 되었다. 보조치료는 항상 비아편유사 및 아편유사약물과 같이 사용한다. 보조치료의 예로는 항경련제, 항우울제, corticosteroid, 항부정맥치료제, 국소마취제 등이 있다.

항경련제는 자연적인 신경흥분을 억제함으로써 말초신경과 CNS에 작용한다. 이들은 신경병성 통증치료와 편두통의 예방에 사용된다. 삼환 항우울제(amitriptyline[Elavil])는 세포내에서 serotonin과 norepinephrine의 재흡수를 억제한다. 우울증의 치료에 사용되는 용량보다 낮은 용량의 삼환 항우울제는 말초신경병증치료에 효과적이다. Corticosteroid는 통증유발자극을 줄임으로써 효과적인 진통제로 작용한다. 항부정맥제는 통증을 줄이기 위해 나트륨통로를 봉쇄한다. 국소마취제(lidocaine 패치)는 뇌로 통증전달을 차단하여 효과적인 진통제가 될 수 있다.

아편유사약물 작용제-억제제

아편유사약물 작용제–억제제(opioid agonist-antagonists)는 아편유사작용제에 아편유사억제제(예, naloxone[Narcan])를 첨가하여 아편유사약물중독을 줄이기 위해 개발되었다. Pentazocin은 최초의 아편유사진통제로 경구투여(정제)와 비경구투여 모두 가능하다. Pentazocin은 schedule IV 약물로 분류된다. Butorphanol tartrate, buprenorphine, nalbuphine hydrochloride는 다른 아편유사약물 작용제–억제제의 예이다. 보고에 의하면 pentazocin과 butorphanol은 의존성을 일으킨다고 알려져 있다.

원형약물차트 18–3에는 nalbuphine의 약리학적 작용과 표 18–4는 여러 아편유사약물 작용제–억제제를 나열하고 있다.

약동학 Nalbuphine은 경구 및 비경구투여가 가능하다. 비경구투여로 흡수가 속히 일어난다. Nalbuphine은 짧은 반감기를 가진다. 간에서 대사되고 소변으로 배출된다.

약역학 Nalbuphine은 중등도에서 심한 정도의 통증을 경감하는 데 효과적이다. 작용개시는 빠르며, IV 투여 시 최대작용은 30분에 나타난다. 작용시간은 모든 투여경로가 약 5시간으로 동일하다.

안전: 약물오류예방

혼돈하지 말라....

- **Nubain**(중등도에서 심한 통증에 대한 마약성 작용제–억제제 진통제)과 **Nebcin**(aminoglycoside 항생제) 혹은 **Nuprin**(일반약 진통제, 해열제, NSAID).

간호과정
환자–중심 협력간호

아편유사약물 작용제-억제제: Nalbuphine(Nubain)

사정

- 환자의 약물 개인력을 사정한다. 만약 가능한 약물 상호작용이 있으면 보고한다. Nalbuphine을 투여할 때 CNS 억제제는 호흡

억제를 야기할 수 있다.

- 향후 비교를 위해 초기 활력징후를 측정한다.
- 약물투여 전에 통증의 유형, 지속시간, 위치를 조사한다.

간호진단

- 외상과 관련된 급성 통증
- 친숙하지 않은 약물과 관련된 지식의 부족

계획

- 환자의 통증이 줄어들 것이다.

간호중재

- 활력징후를 관찰한다. 호흡의 어떤 변화라도 주목한다.
- 변비를 규명하기 위해, 장음과 마지막 장운동의 날짜를 체크한다. 연동운동의 감소는 변비 때문이다. 약한 완화제가 필수적이다.

원형약물차트 18-3

Nalbuphine

약물분류 아편유사약물: 작용제–길항제 상품명: Nubain 임신범주: B/D	**용량** A: IV/IM/subQ: 10–20mg q3–6h; max: 160mg/d
금기 과민반응 주의: 약물남용 혹은 감정적 불안 과거력, 호흡곤란, 두부손상, 뇌압 증가, MI, 담관수술, 신장 혹은 간기능부전	**약물–임상검사–음식 상호작용** 약물: 알코올이나 다른 CNS 억제제와 병용 시 CNS 억제가 강화됨
약동학 흡수: 비경구투여 시 신속히 흡수 분포: PB: <30%; 태반을 통과함 모유로 분비 대사: t½: 3–6h 배출: 소변, 담즙, 대변	**약역학** 개시: 2–3min IV; 15minutes IM 최고작용: 30min IV; 30min IM 작용시간: 3–4h IV; 3–6h IM
치료효과/응용 중등도에서 심한 통증치료 작용기전: 아편수용체에 결합하여 CNS에 의한 통증신호전달을 억제하고 통증역치를 증가시킴	
부작용 어지럼, 혼돈, 환각, 혼탁시야, 두통, 홍조, 진정, 신경질, 불안, 이상행복감, 우울증, 울음, 이상 꿈, 구강건조 쓴맛, 오심, 구토, 복통, 냉습피부, 소변못참음(urinary urgency)	**유해반응** 서맥, 빈맥, 저혈압, 고혈압 호흡곤란 생명위협: 호흡억제

CNS, 중추신경계 (central nervous system); d, 일; h, 시간; IM, 근육내; IV, 정맥내; max, 최대; MI, 심근경색; min, 분; PB, 단백결합 (protein-binding); subQ, 피하; t½, 반감기.

표 18–4 아편유사약물: 작용제–길항제

일반명(상품명)	투여경로 및 용량	응용 및 고려사항
buprenorphine HCl(Buprenex)CS V	통증: A: IM/IV: 0.3mg q4h PRN	수술, 암, 배뇨결석, 심근경색, 외상과 관련된 중등도에서 심한 정도의 통증. 알코올과 CNS 억제제 피하기 임신범주: C; PB: 96%; t½: 2–37h
butorphanol tartrate(Stadol)CSS IV	A: IM: 1–4mg q3–4h PRN A: IV: 0.5–2mg q3–4h PRN 코 스프레이: 1mg(1 spray) q3–4h	암, 배뇨결석, 분만, 근골격계 및 화상 관련 중등도에서 심한 통증 임신범주: C; PB: 80%;t½: 5
nalbuphine HCl(Nubain)CSS IV	원형약물차트 18-3 참조. A: PO: 50–100mg q3–4h PRN;	중등도에서 심한 통증.
pentazocine lactate(Talwin)CSS IV	최대: 600mg/d A: subQ/IM/IV: 30mg q3–4h PRN; 최대: 350mg/d	임신범주: C; PB: 60%; t½: 1.5–10h

A, 성인; CNS, 중추신경계 (central nervous system); CSS, 규제물질법 (Controlled Substances Schedule); d, 일; h, 시간; IM, 근육내; IV, 정맥내; max, 최대; PB, 단백결합 (protein-binding); PO, 경구투여; PRN, 필요시; subQ, 피하; t½, 반감기; UK, 잘 모름 (unknown); >, 초과.

- 소변배출을 결정한다. 만약 소변배출량이 30mL/h 혹은 600mL/day 이하이면 보고한다.
- Nalbuphine을 희석하여 IV를 실시한다. Barbiturate와는 혼합하지 말라.

환자교육

일반

- Nalbuphine을 투약하는 동안 알코올이나 CNS 억제제를 동시에 사용하지 말라고 환자를 교육한다.
- 위치를 바꾸거나 걷기 같은 통증을 덜 수 있는 비약리학적 방법을 제안한다.

부작용

- Nalbuphine의 부작용을 보고하도록 환자에게 조언한다. 어지럼, 두통, 변비, 배뇨통(dysuria), 발진 혹은 시야혼탁. 환각, 빈맥, 호흡억제가 일어날 수 있는 유해반응이다.

평가

- 통증완화에 nalbuphine의 효과를 평가한다. 만약 비효과적이면 다른 아편유사약물을 지시한다.
- 활력징후의 안정성을 결정한다. 호흡, 맥박수 혹은 혈압에 변화가 있는지 주의한다. 비정상적 변화를 보고한다.

아편유사억제제

아편유사억제제는 천연 및 합성 아편유사진통제 과량투여에 대한 해독제(antidote)이다. 아편유사억제제는 아편수용체에 대해 아편유사약물보다 더욱 높은 친화성을 가진다. **아편유사억제제(opioid antagonist)**는 수용체를 차단하고 수용체에 정상적으로 결합하는 아편유사약물을 치환시켜 아편유사작용을 억제한다. 아편유사억제제의 적응증에는 수술 후 아편유사약물 저하와 아편유사약물 과량투여 등이 포함된다.

Naloxone(Narcan)은 정맥주사 혹은 근육주사를 한다. Naltrexone hydrochloride는 정제나 액체로 경구투여한다. 그리고 nalmefene은 아편유사억제제이다. 이들 약물은 호흡억제와 CNS 억제(진정과 저혈압)를 회복시키므로 약리학적 억제제의 완벽한 예이다. 표 18-5는 아편유사억제제를 나열하고 있다.

아편유사억제제를 투여받을 때 환자는 지속적으로 관찰되어야 한다. 아편유사약물작용은 아편유사억제제의 작용을 넘어서서 더 이상의 진통제를 필요로 한다. 예를 들어, 수술 도중에 fentanyl과 병용요법이 호흡억제를 유발할 수 있다. Naloxone은 아편유사약물의 해독제로 사용된다. 진통제 작용억제의 적응증(빈맥, 오심, 구토, 발한)과 향후 추가 진통제의 필요에 대해서 환자의 호흡과 출혈상태를 모니터링해야 한다. Naloxone은 부분 트롬보플라스틴 시간(partial thromboplastin time)을 증가시키므로 naloxon을 투여받는 환자는 출혈에 대해 관찰되어야 한다.

두통: 편두통과 군발두통

편두통(migraine headache)은 오심, 구토, 눈부심(photophobia)을 동반하는 편측박동성(unilateral throbbing) 두통이다. 이러한 증상은 흔히 4-24시간 지속되고, 일부의 경우는 수일간 지속된다. 편두통의 2/3는 20-30대 여성에서 나타난다. 임신과 폐경기 때에 증상은 줄어들거나 없어진다. 편두통의 강도는 일상생활을 방해한다.

병태생리학

편두통은 뇌의 혈관의 염증과 확장에 의해 야기된다. 원인은 잘 모르지만, 일부 가설은 혈관수축과 두통을 억제하는 신경전달물질인 serotonin(5-hydroxytryptamine[5-HT])

표 18-5 아편유사억제제

일반명(상품명)	투여경로 및 용량	응용 및 고려사항
naloxone HC(Narcan)	아편유사약물 과량 혹은 아편-유도 호흡기억제 A: IV: 0.4-2mg; q2-3분 반복; 최대 10mg C: IV: 0.01-0.1mg; q2-3분 반복; 최대 10mg	아편유사약물 과량 치료 신생아에서 모체 아편계 약물로 인한 호흡기억제치료에 사용 승인 임신범주: B; PB; UK; t½:0.5-1.5h
naltrexone HCl(Vivitrol,Revia)	A: PO: 25mg/d; 만약 금단반응이 없다면 1시간에 25mg 반복 A: IM: 380mg/dose q4주; 최대 380mg/dose	아편유사약물과 알코올중독치료. Naloxone보다 3-5배 강하다. 아편유사약물에 대한 갈망은 없어지지 않는다. 환자가 1주일 이상 약물을 중지한 후 약물사용하기. 아편유사약물 금단증상이면 약을 쓰지 말기. 고용량은 간독성을 일으킴. 임신범주: C; PB: 21-28%; t½:5-10h

A, adult; C, child; h, hour; IM, 근육내주사; IV, 정맥내주사; max, maximum; PB, protein-binding; PO, by mouth; PRN, as needed; t½, 반감기; UK, unknown.

의 불균형에 의한다고 한다. Calcitonin gene-related peptide(CGRP)는 편두통을 촉진하는 경향이 있다. 혈청 CGRP는 편두통 시에 상승한다. 치즈, 초콜릿, 적포도주와 같은 음식은 편투통 개시를 야기할 수 있다.

편구통의 두 유형은 (1) 고전적 편두통(classic migraine)으로, 두통 시작 전 수분에서 1시간 안에 발생하는 전조(aura)와 관련이 있고, (2) 일반 편두통(common migraine)으로, 전조와 관련 없다.

군발두통(cluster headache)은 항상 눈 주변에 위치하는 심한 편측성 비박동성 통증이다. 그들은 시리즈로 발작한다(수주 동안 매일 1회 이상 발작한다). 그들은 전조와 관련 없고 오심 및 구토를 발생시키지 않는다. 남자가 여자보다 군발두통이 더 잘 일어난다.

편두통치료

예방적 편두통치료에는 (1) Propranolol(Inderal)과 atenolol(Tenormin) 같은 베타-아드레날린성 차단제, (2) Valproic acid(Depakote)와 gabapentin(Neurontin) 같은 항경련제, (3) Amitriptyline(Elavil)과 imipramine(Tofranil)과 같은 삼환 항우울제 등을 포함한다.

편두통발작의 치료나 중단은 통증 강도에 좌우된다. 편두통치료제에는 진통제, 아편유사진통제, 맥각 알칼로이드, *triptans*로 알려진 선택적 1형 세로토닌 수용체 작용제 등이 포함된다. 미약한 편두통발작치료를 위해 aspirin, acetaminophen이나 ibuprofen 혹은 nafroxen과 같은 NSAIDs가 처방될 수 있다. Aspirin은 caffeine과 병용가능하다. Meperidine과 butorphanol 비강 스프레이(Stadol NS)는 때때로 사용되는 아편유사진통제이다.

항편두통제는 편두통발작 초기 동안에 투여되어야 한다. 오심, 구토가 일어날 수 있다. 항구토제는 이들 증상을 줄인다. Dihydroergotamine은 맥각 알칼로이드로 피하, IV, IM, 비강 스프레이로 투여할 수 있다.

Triptan(5-HT1수용체 작용제)은 편두통치료를 위해 가장 최근에 개발된 약제이다. Sumatriptan(Imitrex)는 짧은 작용시간을 가지며, 선택적 serotonin 수용체 작용제이며, 첫 triptan 약제이다. 급성 편두통발작 시에는 맥각 알칼로이드보다 더욱 효과적으로 고려되고 있다. 표 18-6은 맥각 알칼로이드와 선택적 세로토닌1수용체 작용제, 용량, 응용, 고려사항 등을 나타내고 있다. 원형약물차트 18-4는 sumatriptan의 약리학을 나타내고 있다.

표 18-6 심한 편두통치료에 사용되는 약물

일반명(상품명)	투여경로 및 용량	응용 및 고려사항
Ergot Alkaloids		
dihydroergotamine mesylate(Migranal)	A: 코내: 각 콧구멍에 1회 스프레이; 15분에 반복 가능; 최대: 4번 스프레이(2mg)/발병, 8회 스프레이/일, 24회 스프레이/wk A: IM/IV: 1mg; 1시간에 반복 가능; 최대: 6mg/wk	편두통발작을 예방하거나 중단시킴. 임신 범주: X; PB: 90–93%; t½: 21–32h
Selective Serotonin1 Receptor Agonists(Triptans)		
sumatriptan(Imitrex)	원형약물차트 18-4 참조.	급성 편두통. 긴 반감기, 긴 작용시간을 가짐.
naratriptan(Amerge)	A: PO: 1–2.5mg; 4시간 안에 반복 가능; 최대: 5mg/d	뇌혈관의 수축을 야기함. 난치성 고혈압, IHD, MI 과거력이 있는 환자는 피함. 임신범주: C; PB: 28–31%; t½: 6h
rizatriptan benzoate (Maxalt)	A: PO: 5–10mg; 2h 안에 반복 가능; 최대: 30mg/d	급성 편두통. 두 가지 정제: 일반형 및 입 안에 녹임. 난치성 고혈압, IHD, MI 과거력이 있는 환자는 피함. 임신범주: C PB: 14%; t½: 2–3h
zolmitriptan(Zomig)	A: PO: 2.6–5mg; 2h 안에 반복 가능; 최대: 10mg/d	급성 편두통에 사용. 65% 환자가 2h 안에 반응을 보임. 난치성 고혈압, IHD, MI 과거력이 있는 환자는 피함. 임신범주: C; PB: 25%; t½: 3h
almotriptan(Axert)	A: PO: 6.25–12.5mg; 2h 안에 반복 가능; 최대: 25mg/d	급성 편두통에 사용; 임신범주: C; PB: 35%; t½: 3–4h
frovatriptan(Frova)	A: PO: 2.5mg; 2h 안에 반복 가능; 최대: 7.5mg/d	급성 편두통에 사용; 임신범주: C; PB: 15%; t½: 26h
eletriptan(Relpax)	A: PO: 20–40mg; 2h 안에 반복 가능; 최대: 80mg/d	급성 편두통에 사용; 임신범주: C; PB: 85%; t½: 4–5h

A, Adult 성인; h, hour 시간; IHD, ischemic heart disease 허혈성 심장질환; IM, intramuscular 근육내; IV, intravenous 정맥내; max, maximum 최대; MI, myocardial infarction 심근경색; min, minute 분; PB, protein-binding 단백결합; PO, by mouth 경구투여; SL, sublingual 혀밑; subQ, subcutaneous 피하; t½, half-life 반감기; UK, unknown 모름; wk, week 주.

원형약물차트 18-4

Sumatriptan

약물분류 5-HT1수용체 작용제: 항편두통 상품명: Imitrex 임신범주: C	**용량** A: PO: 1dose에 25–50mg, 2h 안에 반복 가능. 최대: 200mg/d A: SubQ: 6mg, 첫 주사 이후 최소 1시간 후에 6mg 반복 가능. 최대: 12mg/d A: 코 안 분무: 한 쪽 콧구멍에 5–20mg, 2h 후 반복 가능. 최대: 40mg/d
금기 과민반응, 관상동맥질환, 말초혈관질환, 고혈압, 비만, 당뇨병, 흡연, 간질환, 뇌혈관질환, 고령자 주의: 신장기능부전, 발작	**약물-임상검사-음식 상호작용** 약물: dehydroergotamine과 다른 ergot 알칼로이드와 병용 시 혈관경축과 혈압상승의 위험; MAOI 2주 사용 시 독성 증가; SSRI와 동시 사용 시 serotonin 증후군 혹은 항정신병 약물 악성증후군(neuroleptic malignant syndrome)의 위험 증가
약동학 흡수: SubQ 주사 후 흡수가 잘 이루어짐 분포: PB: 14–21% 대사: t½: 2h 배출: 소변 및 대변	**약역학** PO: 개시: 600min; 최고: 2h; 작용시간: 24–48h subQ: 개시 10min; 최고: 1h; 작용시간: 24–48h 코 안: 개시: 15min; 최고: 1–1.5h; 작용시간: 24–48h
치료효과/응용 편두통치료 및 군발두통치료 작용기전: 뇌동맥의 혈관수축을 야기시켜 편두통발작을 완화시킴	
부작용 어지러움증, 창백, 저림, 무감각, 온감 (warm sensation), 졸림, 근육경련, 오심, 구토, 구강건조, 설사, 복통	**유해반응** 저혈압, 고혈압, 심장차단, 협심증, 부정맥, 혈전증, 발작, 중추신경계 출혈, 뇌졸중 생명위협: 관상동맥혈관수축, 심근경색증, 심정지

A, adult 성인; h, hour 시간; MAOI, monoamine oxidase inhibitor, MAO 억제제; max, maximum 최대; PB, protein0binidng 단백결합; PO, by mouth 경구; subQ, subcutaneous 피하; t½, half-life 반감기; UK, unknown 모름.

핵심 웹사이트

Information on Duragesic(fentanyl transdermal patch): www.rxlist.com/cgi/generic/fentanyl.htm

Information on acetaminophen: www.nlm.nih.gov/medlineplus/druginfo/meds/a681004.html

Information on zolmitriptan(Zomig): www.zomig.com/index.aspx?ce5set

학습 질문

1. 환자는 비아편유사약물을 필요로 한다. 다음 중 위장관불편증상이 가장 적은 약물은?
   a. aspirin
   b. ketorolac
   c. celecoxib
   d. ibuprofen
2. 환자는 의료기록 중에 하루 종일 acetaminophen 정제를 복용했다고 말한다. 간호사는 어느 용량을 넘지 말라고 환자에게 교육하는가?
   a. 1g/day
   b. 2g/day
   c. 4g/day
   d. 6g/day
3. 환자는 정기적으로 morphine 정맥투여를 받고 있다. 간호사가 발견해야 하는 위기상황은?
   a. 체온 증가
   b. 장음 감소
   c. 호흡 감소
   d. 적혈구수 증가
4. 환자가 hydromorphone을 자가주사한 후 호흡억제로 인해 응급실에 입원하였다. 다음 중 과량의 아편유사약물복용 시에 발생할 수 있는 호흡억제를 치료할 수 있는 약물은?
   a. fentanyl
   b. naloxone
   c. butorphanol
   d. sufentanil

학습 질문

5. 환자에게 정맥내 morphine 주사 후 관찰한 결과 차고 촉촉한 피부, 분당 40회 맥박, 분당 10회 호흡수, 동공축소를 관찰하였다. 다음으로 어느 약물이 환자에게 필요한가?
   a. naloxone(Narcan)
   b. meloxicam(Mobic)
   c. pentazocine(Talwin)
   d. propoxyphene(Darvon)

6. 환자가 acetaminophen(Tylenol)을 복용한다. 간호사가 무엇을 해야 하는가? (맞는 답을 모두 고르시오)
   a. 일상적 간기능검사 모니터링
   b. 과량복용을 피하기 위해 일반약의 포장 라벨을 체크하도록 독려한다.
   c. 당뇨 환자가 acetaminophen을 복용할 때는 더욱 빈번하게 혈당을 체크하도록 교육한다.
   d. 여성 환자에게 경구용 피임약은 acetaminophen의 효과를 증가시킨다고 교육한다.
   e. 환자에게 caffeine이 acetaminophen의 효과를 감소시킨다고 교육한다.

7. 환자가 nalbuphine(Nubain)을 복용한다. 간호사가 무엇을 해야 하는가? (맞는 답을 모두 고르시오)
   a. 호흡의 어떠한 변화도 모니터링한다.
   b. 빈맥을 보고하도록 환자에게 교육한다.
   c. 희석시키지 않은 상태에서 nalbuphine을 정맥내투여한다.
   d. 고량의 소변배출이 될 것이라고 환자에게 알린다.
   e. 호흡억제를 피하기 위해 nalbuphine을 투여할 때 알코올을 피하라고 환자에게 알린다.

8. 환자에게 편두통이 발병했다. 다음 중 어떤 약물이 사용될 수 있는가?
   a. Triptans
   b. 항경련제
   c. 삼환 항우울제
   d. 베타-아드레날린성 차단제

답: 1. c 2. c 3. c 4. d 5. a 6. a,b,c 7. a,c,e 8. a

5부

정신치료 약물

19장

항정신병과 항불안제

학습목표

- 정신병약과 항불안약물의 특징을 구별한다.
- 전통적/정형적 및 비정형적 항정신병 약물의 작용, 응용, 부작용, 유해작용을 대비한다.
- 항정신병약과 항불안제를 복용하는 환자를 교육하는 것을 포함하여 간호중재를 계획한다.
- 비정형 항정신병제, 정형 항정신병제, 항불안제를 복용하는 환자에게 간호과정을 적용한다.

항정신병 약물과 항불안제는 정신병과 불안증 증상을 조절하는 데 사용하는 CNS 억제제이다. 항정신병 약물은 신경이완제(neuroleptic) 혹은 **정신작용제**(*psychotropics*)로도 불린다. 그러나 이 군의 주로 사용되는 명칭은 항정신병 약물 혹은 신경이완제이다. **신경이완제(neuroleptic)**는 정신과적 행동의 조절과 항정신병 작용을 보이는 약물을 말한다. 항불안제는 또한 **항불안약물**(*antianxiety drugs*) 혹은 **진정수면제**(*sedativehypnotics*)로 불린다. 어떤 항불안제는 수면장애, 발작, 술 혹은 다른 중독물질의 금단증상들을 치료하기 위해 사용된다. 이들 약물 중 일부는 의식진정과 마취보충제로 사용된다.

정신병

정신병(psychosis) 혹은 현실검증력을 상실하는 것은 다양한 정신적 혹은 정신과학적 질환에서 나타나고 있다. 그러나 그들은 정보처리에 어려움을 가지고 망상(delusion), 환각(hallucination), 지리멸렬(incoherence), 긴장증(catatonia), 거친 혹은 폭력적인 행동을 보인다. **조현병(schizophrenia)**은 만성 정신질환으로, 많은 증상들이 나타나는 주요 정신병에 속한다.

조현병의 증상은 청소년 혹은 청년기에 나타나기 시작한다. 이 정신병의 증상은 두 가지["양성(positive)" 증상과 음성(negative) 증상]로 구분된다. 양성 증상은 정상기능의 과장(예, 불안), 지리멸렬한 언어(incoherent speech), 망상, 편집증 등이 있다. 음성 증상으로는 기능과 동기의 감소 혹은 상실 등이 있다. 대화 내용의 질적 빈곤, 자기관리 부족, 사회적 위축(social withdrawal) 등이 있다. 음성 증상이 더욱 만성적이고 지속적이다. 전형적 혹은 전통적 항정신병 약물은 음성 증상보다 양성 증상에 더욱 도움이 된다. 비전형적 항정신병 약물은 정신분열병의 양성 및 음성 증상 두 가지 모두 치료에 사용된다. 항정신병 약물은 정신질환치료에 사용되는 가장 큰 군의 약물들이다. 특히, 이들 약물은 사고과정과 정신증상을 가진 환자, 정신분열병, 다른 정신병의 행동을 증진시킨다. 이들 약제는 불안 혹은 우울을 치료하지는 않는다. 가설은 뇌의 신경전달물질인 **dopamine**의 불균형으로 인해 정신과적 증상이 비롯된다는 것이다. 때때로 이들 항정신병 약물은 *dopamine* **억제제(dopamine antagonists)**로 불린다. 항정신병 약물은 뇌내 D_2 dopamine 수용체를 차단하여 정신과 증상을 줄인다. 많은 항정신병 약물은 chemoreceptor trigger zone(CTZ)과 뇌의 구토중추를 억제하여 항구토작용을 나타낸다. Dopamine이 차단되면 진전, 가면얼굴, 경직, 발을 끌며 걷기(shuffling gait)와 같은 **파킨슨병(parkinsonism)**의 **추체외로증상[extrapyramidal symptoms(EPS)]**이 발생한다. 고강도의 항정신병 약물을 복용한 많은 환자는 파킨슨병 증상에 대한 장기간 약물을 요한다.

항정신병 약물

항정신병 약물은 두 범주[정형(typical)과 비정형(atypical)]로 나뉜다. **정형 항정신병 약물(typical antipsychotics)**은 1952년에 도입되었고, phenothiazine계 약물과 nonphenothiazine계 약물로 나뉜다. Nonphenothiazine계 약물에는 butyrophenone계 약물, dibenzoxazepine계 약물, dihydroindolone계 약물, thioxanthene계 약물 등이 있다. Phenothiazine계와 thioxanthene계 약물은 norepinephrine를 차단하여 초기치료 시에 진정작용과 저혈압을 야기한다. Butyrophenone계는 신경전달물질 dopamine만을 억제한다.

비정형 항정신병 약물(atypical antipsychotics)은 항정신병 약물의 제2범주를 구성한다. Clozapine은 1960년대에 개발되었고, 유럽에는 1971년에 사용가능하게 되었다. 유해혈액학적 작용 때문에 1990년까지 미국에서는 시판되지 않았다. 비정형 항정신병 약물은 정형 항정신병 약물로 듣지 않거나 내성이 생긴 경우, 조현병과 그 외 정신병 치료에 사용된다. 비정형 항정신병 약물은 부작용이 적어서 정형 항정신병 약물을 대신하여 첫 선택약으로 자주 사용된다.

약리학적 작용기전

항정신병 약물은 dopamine의 작용을 차단하고 dopamine 억제제로 분류된다. Dopamine 수용체에는 5가지 유형(D_1-D_5)이 있다. 모든 항정신병 약물은 D_2수용체를 차단하여 EPS를 촉진하여 다양한 정도의 약물유도 가성 파킨슨증후군을 야기한다. 비정형 항정신병 약물은 D_2수용체에 대해 약한 친화력을 보이고, D_4에 대해서 강한 친화력을 나타낸다. 이들 약들은 D_2수용체에 강한 친화력을 보이는 정형 항정신병 약물(phenothiazine계 약물)보다 EPS를 덜 일으킨다.

유해반응

추체외로증상

가성 파킨슨증후군(*pseudoparkinsonism*)은 파킨슨병과 유사하며, 정형 항정신병 약물의 주요 부작용이다. 가성 파킨슨증후군의 증상 혹은 EPS는 구부정한 자세, 가면얼굴, pill-rolling 손동작, 운동느림 등을 포함한다. 환자가 고강도의 정형 항정신병 약물을 사용하면 더욱 증상이 현저해진다. 환자가 chlorpromazine과 같은 저강도의 항정신병 약물을 사용하면 fluphenazine(Prolixin)을 복용한 사람에서 보이는 가성 파킨슨증후군과 같은 증상을 보이지 않는다.

조현병과 다른 정신병을 치료하기 위한, 정형 항정신병 약물치료 초기에 두 가지 추체외로반응이 야기되는데, 급성 근육긴장이상과 좌불안석증(akathisia)이다. 좌불안석증은 항정신병 약물에 대한 후기 추체외로반응이다. 항정신병 약물은 가성 파킨슨증후군 증상, 급성 근육긴장이상과 좌불안석증을 줄이지만, 지연이상운동 경감에는 효과가 거의 없다.

약초 경고 19-1

항정신병 약물

- Kava kava는 phenothiazine을 복용할 때 근육긴장이상의 위험과 심한 정도를 증가시킨다.
- Kava kava는 fluphenazine을 동시에 복용 시 근육긴장이상의 위험과 심한 정도를 증가시킨다.

급성 근육긴장이상(acute dystonia)의 증상은 정형 항정신병 약물을 사용한 수일 내에 5% 환자에서 나타난다. 얼굴, 혀, 목, 등의 근육경련을 포함하여 특징적 반응들에는 얼굴 찡그림, 비정상적 혹은 불수의적 안구상향운동, 호흡곤란을 야기시키는 후두경련 등이 있다. 이 증상은 benztropine(Cogentin)과 같은 항콜린성 약물로 치료된다. Benzodiazepine인 lorazepam(Ativan) 또한 처방된다.

좌불안석증(akathisia)은 정형 항정신병 약물복용 환자의 20%에서 발생한다. 이 반응에서 환자는 선 채로 유지하기 힘들고 불안해하며 바닥을 쳐다보고 있고, 지속적인 동작상태를 유지한다. 좌불안석증은 benzodiazepine(예, lorazepam) 혹은 베타차단제(예, propranolol)로 가장 잘 치료된다.

지연이상운동증(tardive dyskinesia)은 일년 이상 전형적 항정신병 약물을 복용한 환자의 20–30% 정도에서 발생한다. 흡연자에서 더욱 발병률이 높다. 지연이상운동증의 발생은 항정신병 약물의 용량과 투여기간에 의존한다. 지연이상운동증의 특징에는 혀를 내밀고 마는 현상, 입술을 말고 때리는 현상, 씹는 동작, 신체와 사지의 불수의적 운동 등으로, 노인에게서 이 반응이 더욱 빈번하고 심하다. 지연이상운동이 발생할 경우 기존의 항정신병 약물을 중단하여야 하고 다른 항정신병 약물로 대체해야 한다. Benzodiazepine, 칼슘통로차단제, 베타차단제는 지연이상운동증을 줄이는데 어느 정도 도움이 된다. 모든 환자에게 효과적인 약은 없다. 고용량의 비타민 E는 도움이 되고, 현재 관찰하에 지연이상운동증치료에 쓰고 있다. Clozapine(Clozaril)은 지연이상운동증의 치료에 효과가 있어 왔다. Tetrabenazine(Xenazine)은 Huntington 병의 증상완화에 쓰고 있고, 이 또한 지연이상운동증에 효과적이다. Tetrabenazine은 dopamine, norepinephrine, serotonin을 감소시킨다. Amantadine은 약물로 인한 불수의적 운동을 줄이는 데 효과적이다. 그림 19-1은 가성 파킨슨증후군의 특징과 급성 근육긴장이상증, 좌불안석증, 지연이상운동증을 보여 주고 있다.

항정신병 약물악성증후군

항정신병 약물악성증후군(neuroleptic malignant syndrome, NMS)은 드물지만, 항정신병 약물과 관련하여 심각한 상황을 초래할 수 있다. 잠재요소로서 극심한 피로, 극심한 불안, 탈수 등이 포함된다. 이 증후군에는 근육경직, 급작스러운 고열, 정신상태의 변화, 혈압의 변화, 빈맥, 신부전증, 발작, 근육분해증, 급성 신부전증, 호흡부전, 코마상태 등을 포함한다. 이 증후군의 치료에는 즉시 항정신병 약물을 중단하고 적절한 수액요법, 저체온 담요와 해열제, benzodiazepine 및 dantrolene(Dantrium)과 같은 근육이완제를 투여한다.

Phenothiazines

Chlorpromazine hydrochloride(Thorazine)는 정신과병원 환자의 정신과적 행동치료에 처음 도입된 **phenothiazine**이다. Phenothiazine은 세 군으로 구분된다. Aliphatic, piperazine, piperidine 등이고, 이들은 부작용에서 차이를 보인다.

*Aliphatic phenothiazine*은 강한 진정효과, 혈압을 저하시키고 중등도의 EPS(가성 파킨슨병)를 야기한다. Chlorpromazine hydrochloride는 aliphatic 군이고, 심한 **기립성 저혈압**(누운 자세에서 일어날 때 혈압이 저하되는 현상)을 발생시킨다.

*Piperazine phenothiazines*은 다른 phenothiazine보다 더욱 EPS를 야기한다. 그들은 구강건조, 소변저류, 무과립구혈증을 초래한다. Piperazine phenothiazine의 예들로는 fluphenazine(Prolixin)과 perphenazine(Trilafon)이 있다.

*Piperidine phenothiazine*은 강한 진정효과를 가지고, EPS는 거의 일으키지 않고 혈압에 대해 낮거나 중등도 정도의 효과를 가지고, 항구토 효과는 없다. Thioridazine(Mellaril)은 piperidine phenothiazine의 예이다. 표 19-1은 phenothiazine의 효과를 요약하고 있다.

대부분의 항정신병 약물은 경구투여(정제 혹은 액상약물), 근육내 혹은 정맥내투여를 한다. 경구투여에 있어 액체형태가 더욱 용이한데 일부 환자들이 약을 복용하지 않기 위해

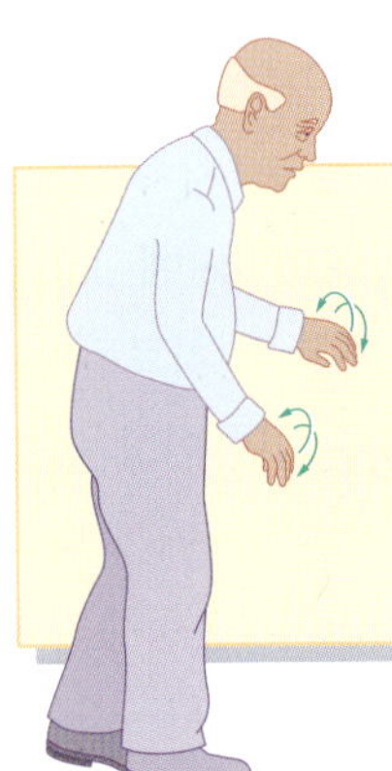

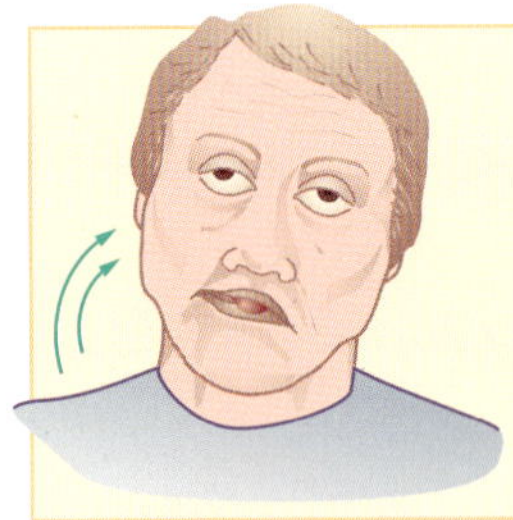

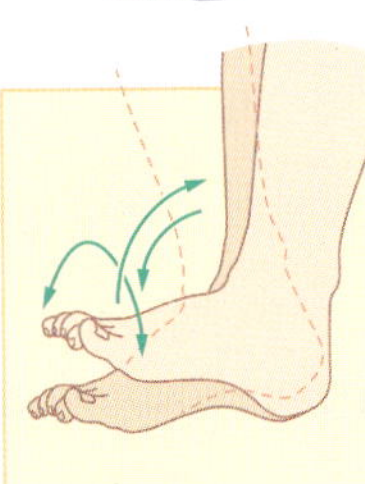

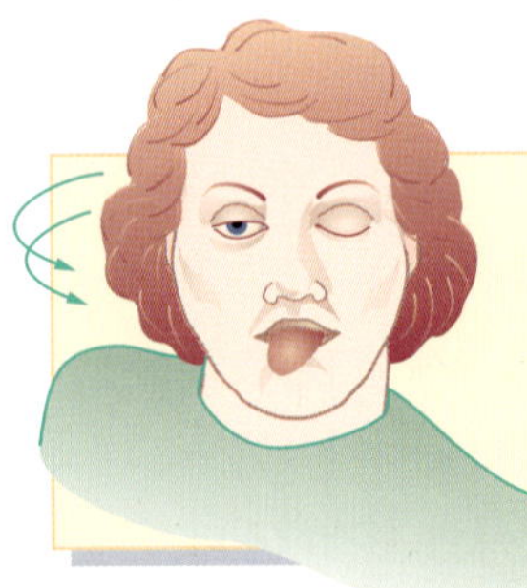

그림 19-1 가성 파킨슨증후군의 특징들: 급성 근육긴장이상, 좌불안석증, 지연이상운동.

표 19-1 Phenothiazines 효과(종류에 따른 차이)

집단	진정	저혈압	EPS	항구토
aliphatic	+++	+++	++	++
chlorpromazine 및 triflupromazine				+++
piperazine	++	+	+++	+++
piperidine	+++	+++	+	−
Nonphenothiazines				
halopeidol	+	+	+++	+++
loxapine	++	++	+++	−
molindone	+/++	+	+++	−
thiothixene	+	+	+++	−
비정형 항정신병 약물				
risperidone	+	+	+/0	−

−, 효과 없음; +, 약한 효과; ++, 중등도 효과; +++, 심한 효과; EPS, extrapyramidal symptoms 추체외로증상.

정제를 숨기기 때문이다. 게다가, 액체형태의 약이 흡수속도가 더욱 빠르다. 최고혈청약물농도는 2-3시간에 도달한다. 항정신증약물은 단백결합률이 매우 높고 약물과 그 대사물들의 배출은 느리다. Phenothiazine은 간효소에 의해 대사되고, phenothiazine 대사물로 전환된다. 약물투여를 중단한 후 수개월이 지나도 소변에서 대사물이 검출된다. Phenothiazine 대사물은 무해한 소변의 색깔 변화를 일으키는데, 분홍빛에서 적갈색으로 변화시킨다. 항정신병 약물의 충분한 치료효과는 치료시작 후 3-6주 정도 지나도 눈에 띄지는 않는다. 그러나 7-10일 후에 관찰할만한 치료반응은 명백하다. 항정신병 약물의 비순응도는 흔한 편이다. 환자에게 처방한 대로 약물을 복용하도록 독려해야 한다. 환자의 지식부족을 보완하기 위해 필수적인 정보를 설명하고 강조하며, 환자가 모국어가 영어가 아닐 경우 통역자를 제공한다.

원형약물차트 19-1은 정신병 치료에 쓰이는 phenothiazine 항정신병 약물인 fluphenazine(Prolixin)의 약물 특성을 나타내고 있다. 박스 19-1은 과량의 phenothiazine 과량에 대한 증상과 제안된 치료에 대해 언급하고 있다.

박스 19-1 Phenothiazine 과량의 증상 및 제시된 치료

증상
- 각성이 어려움; 혈압의 불안정; 빈맥; 초조; 섬망; 발작; 부정맥; 항정신병약물악성증후군; 추체외로증후군;, 신장, 심장, 호흡기의 기능부전

치료
- 기도유지, 위세척, 활성 charcoal 투여, 적절한 수분공급, 항콜린성 약물, norepinephrine.

약동학 Fluphenazine의 경구흡수는 신속하며 음식물에 의해 영향을 받지 않는다. 이 약은 단백결합률이 매우 높고 긴 반감기를 가진다. 그러므로 약은 축적될 수 있다. Fluphenazine은 간에서 대사되고 혈액내 장벽과 태반을 통과하고 기본적으로 소변을 통해 대사물이 배출된다. 간기능저하 시 phenothiazine은 용량을 줄일 필요가 있다. 간에서 약물 대사의 결핍은 혈청약물농도의 상승을 초래할 것이다.

약역학 Fluphenazine은 기본적으로 정신병의 치료를 위해 처방된다. 이 약은 항콜린성 작용을 가지고, 특히 협각녹내장 환자에게 투여할 때는 매우 주의해야 한다. 저혈압이 이들 phenothiazine 약물의 부작용이기 때문에 동시에 투여하는 어떠한 항고혈압제라도 부가적인 저혈압효과를 유발한다. 이들 phenothiazine과 함께 마약성 진통제와 진정수면제를 같이 투여하면 부가적 중추신경계 억제가 일어난다. 제산제는 이들 약과 모든 phenothiazine의 흡수속도를 줄이기 때문에 경구 phenothiazine 투여한 시간 전 혹은 두 시간 후에 약물들을 투여해야 한다. Fluthiazine HCl의 작용개시는 한 시간이며, 6-8시간의 작용시간을 보인다. Fluphenazine decanoate는 흡수를 느리게 하여 작용개시시간이 24-72시간이며, 1-6주간의 작용기간을 보인다.

Nonphenothiaizne

Nonphenothiazine 항정신병 약물의 많은 군에는 butyrophenone, dibenzoxazepines, dihydroindolone, thioxanthene 등을 포함한다.

Butyrophenone 군에는 자주 처방되는 약이 haloperidol(Haldol)이다. Haloperidol의 약리학적 작용은 phenothiazine과 유사하다. 이는 강한 항정신병 약물로 약한 강도의 약물보다 적은 용량으로 처방된다(예, chlorpromazine). Haloperidol의 약용량은 0.5-5mg이고, chlorpromazine의 용

원형약물차트 19-1

Fluphenazine

약물분류	용량
항정신병 약물: neuroleptic piperazine phenothiazine 상품명: Prolixin, Decanoate 임신범주: C	정신병: A: PO: 0.5–10mg/d; 최대: 40mg/d IM/subQ: HCl 2.5–10mg/d; 최대: 100mg/d 노인: PO: 1–2.5mg/d; 최대: 40mg/d Decanoate: 12.5–25mg q1–4wk
금기	**약물-임상검사-음식 상호작용**
과민반응, 피질하(subcortex) 뇌손상, 혈액질환, 신장 혹은 간손상, 혼수	약물: 알코올 혹은 다른 CNS 억제제와 병용 시 억제기능 강화됨 약초: Kava kava가 근육긴장이상을 초래함
약동학	**약역학**
흡수: Rapidly absorbed 분포: PB: 91–99% 대사: t½: HCl–15h; Decanoate–7–10d 분비: 소변으로	PO: HCl: 개시: HCl–1h; Decanoate–24–72h 최상: HCl–0.5h 작용기간: HCl–6–8h; Decanoate–1–6wk IM: 최고: HCl–1.5–2h
치료효과/응용	
조현병을 포함한 정신병 증상을 치유하기 위함 작용기전: 뇌내 dopamine 수용체를 봉쇄하여 정신증상을 조절함	
부작용	**유해반응**
진정, 어지럼, 두통, 입마름, 비충혈, 혼탁시야, 광과민, 오심, 변비, 소변저류, 다뇨, 말초부종	고혈압, 저혈압, 빈맥, 추체외로증상(지연운동이상증) 체온조절이상, 발작 생명위협: 무과립구혈증

A, Adult 성인; CNS, central nervous system 중추신경계; d, day 일; h, hour 시간; IM, intramuscular 근육내; max, maximum 최대; PB, protein-binding 단백결합; PO, by mouth 경구; t½, half-life 반감기; wk, week 주.

량은 10–25mg이다. 장시간작용 약물과 fluphenazine은 2–4주마다 주사를 통해 천천히 유리되도록 한다. 주사부위의 통증과 염증을 예방하기 위해 투여할 때 주의를 요한다. 약물이 점도가 있는 액체이므로 큰 사이즈의 바늘을 사용하여 심부근육에 찔러 Z–트랙법을 이용한다. 4장에 Z–트랙법 주사를 설명하고 있다. 주사부위는 마사지를 하지 않아야 하고 주사부위는 여러 부위를 돌아가면서 적용해야 한다. 이들 약물들은 15분 이상 플라스틱주사기에 남아있게 하면 안 된다. 원형약물차트 19–2는 haloperidol과 관련된 약물 데이터를 나타내고 있다.

약동학 Haloperidol은 위장관점막을 통해 잘 흡수된다. 이는 긴 반감기를 가지고, 단백결합률이 높아 약물이 축적될 수 있다. Haloperidol은 간에서 대사되고 소변과 대변으로 배출된다.

약역학 Haloperidol은 도파민수용체 차단을 통해 도파민 효과를 변화시킨다. 게다가, 진정과 EPS를 일으킨다. 약은 어른과 어린이에게서 정신병을 조절하고 불안증을 줄이는 데 사용된다. 줄어든 간기능과 부작용의 가능성 때문에 노인에게는 용량을 줄여야 한다. 이 약은 과다행동장애아동에게 처방될 수 있다. Haloperidol은 항콜린성 작용을 가지기 때문에 녹내장 개인력을 가진 환자에게 투여할 때 주의를 요한다.

Haloperidol은 phenothiazine과 비슷한 작용개시, 최고농도시간, 작용시간을 가진다. 이 약제는 EPS 효과를 가진다. 광과민의 부작용 가능성 때문에 장시간 사용 시 피부보호는 필수적이다.

Dibenzoxazepine군으로부터 loxapine(Loxitane)은 중등도 강도의 약제이다. 이 약제는 중등도 진정작용과 기립성 저혈압과 강한 EPS 효과를 가진다.

전형적 항정신병 약물인 molindone HCl(Moban)은 *dihydroindolone* 군으로서 중등도 강도의 약이다. 이는 낮은 진정작용과 기립성 저혈압 효과를 가지며 강한 EPS 효과를 가진다.

Nonphenothiaizne 군은 *thioxathene*으로 알려진 thuioxanthene(Navane)이 있는데, 높은 강도의 정형 항정신병 약물이다. 이는 molindone과 비슷한 부작용을 가지는데, 낮은 진정작용과 기립성 저혈압, 강한 EPS 효과를 보인다.

부작용 및 유해반응

몇몇 부작용은 항정신병 약물과 관련이 있다. 모든 항정신병 약물의 가장 흔한 부작용은 졸림이다. 많은 항정신병 약물은 일부 항콜린성 작용을 가지는데, 구강건조, 심박수 증

원형약물차트 19-2

Haloperidol 및 Haloperidol Decanoate

약물분류 항정신병 약물: 신경이완제(nonphenothiazine) 상품명: Haldol 임신범주: C	**용량** A: PO: 0.2–0.5mg q.i.d./b.i.d., increase to 4mg/d PRN IM: 2–10mg; mayrepeat q1h PRN; Deconoate: 50–100mg q4wk C: PO: 0.0500.15mg/kg/d in divided doses;(not for child〈2 y) 노인: Decreased doses PO: 0.25–2mg b.i.d./t.i.d.; 최대: 4mg/d
금기 협각녹내장; 심한 간, 신장, 심혈관질환; 골수억제; 파킨슨병; 혈액질환; CNS 억제; 피질하(subcortex) 손상	**약물-임상검사-음식 상호작용** 약물: 알코올과 함께 사용 시 진정 증가 CNS 억제제; 항콜린성 약물, CNS 억제제, lithium과 같이 사용 시 독성 증가; phenobarbital, carbamazepine 효과 감소; caffeine 효과 감소
약동학 흡수: PO: 60% absorbed 분포: PB: 92% 대사: t½: 24h 배출: 소변과 대변으로 배출	**약역학** PO: 개시: 불규칙 최고: 2–6h 작용시간: 24–72h IM: 개시: 15–30min 최고: 30–45min 작용시간: 4–8h IM: Decanoate: 개시: UK 최고: 6–7d 작용시간: 3–4 wk
치료효과/응용 급성 및 만성 정신병 치료, 공격적인 심한 행동 문제를 가진 어린이 치료, 마약 진통제 금단증후군 억제, 타약제에 저항을 보이는 조현병 치료, Tourette 증후군 치료, 노인의 치매증상치료 작용기전: CNS에 대한 dopamine 작용 변화; 항정신병 효과의 기전은 모름	
부작용 진정, 추체외로증후군, 기립성 저혈압 두통, 광과민, 구강 및 안구건조, 시야 혼탁	**유해반응** 빈맥, 발작, 소변축적 생명위험: 성대문연축(laryngospasm) 호흡억제, 심부정맥, NMS, 무과립구혈증

A, Adult 성인; b.i.d., twice a day 하루 2회; C, chlid 소아; CNS, central nervous system 중추신경계; d, day 일; h, hour 시간; IM, intramuscular 근육내; min, minute 분; NMS, neuroleptic malignant syndrome 항정신병 약물악성증후군; PB, protein-binding 단백결합; PO, by mouth 경구투여, PRN, as needed 필요시; t½, half-life 반감기; t.i.d., three times a day 1일 3번; UK, unknown 모름; wk, week 주; y, year 년; 〈, less than 미만.

가, 소변저류, 변비 등이다. 항정신병 약물사용으로 혈압이 떨어진다. Aliphatics와 piperidines는 다른 약물보다 혈압을 더욱 떨어뜨린다.

EPS는 항정신병 치료시작 후 5–30일 이내에 시작할 수 있다. 그리고 phenothiazines, butyrophenones, thioxathenes 등과 가장 잘 일어날 수 있다. 이들 증상에는 가성 파킨슨증후군, 좌불안석증, 근육긴장이상증, 지연이상운동증 등이다. 지연이상운동증은 장시간 항정신병 약물투여 환자 중 20%에서 발생한다. 항파킨슨병, 항콜린성 치료제에는 EPS 조절에 사용되지만 지연이상운동증치료에 항상 효과적이지는 않다.

고용량 혹은 장시간 항정신병 약물사용은 **혈액질병(blood dyscrasias)**을 야기할 수 있다. 만약 극심한 백혈구 저하가 있다면 백혈구 수치를 면밀히 관찰해야 하고, 이를 의료진에 보고해야 한다.

약물치료 초기에 볼 수 있는 피부과적 부작용으로는 소양증과 현저한 광과민이다. 환자는 선스크린, 모자, 보호의류를 사용해야 하고, 햇빛을 피해야 한다.

약물 상호작용

Phenothiazine이 발작역치를 낮추기 때문에 항경련제 용량조절이 필수적이다. 만약 aliphatic phenothiazine 혹은 thioxanthene군이 투여된다면 발작을 방지하기 위해 고용량의 항경련제가 필수적이다. 항정신병 약물은 알코올, 수면제, 진정제, 마약성 진통제, benzodiazepine과 상호작용하여 항정신병 약물의 진정작용을 강화한다. Atropine은 EPS를 억제하고 항정신병 약물효과를 증폭시킨다. 항고혈압제의 사용은 부가적인 저혈압효과를 초래한다.

항정신병 약물은 다른 항정신병 약물 혹은 항우울제와 동시에 투여하지 말아야 한다. 단 약물치료에 견딜 수 있는 선별된 개인의 정신병적 행동을 조절하는 경우는 예외이다. 일반적 환경하에서 한 가지 항정신병 약물이 비효과적이라면 다른 약이 처방된다. 항정신병 약물을 복용할 경우에 부가적인 억제를 피하기 위해 알코올 혹은 다른 중추신경억제제(예, 마약성 진통제, barbiturate)를 복용하지 말아야 한다. 항정신병 약물을 중단할 때는 정신과 증상이 갑작스러운 재발을 피하기 위해 용량을 서서히 줄여야 한다. 표 19-2는 흔한 항정신병 약물과 그들의 용량, 응용, 고려사항을 나타내고 있다.

표 19-2 Phenothiazines 및 nonphenothiazines

일반명(상품명)	약효력	투여경로 및 용량	응용 및 고려사항
Phenothiazines Aliphatics			
chlorpromazine HCl(Thorazine)	저	성인 PO: 25–100mg로 하루에 2번/4번 성인 IM/IV :25–50mg로 4–6시간마다. 6개월 이상 아이 PO: 0.55mg/kg로 4–6시간간격으로. 6개월 이상 아이 IM/IV: 0.5–1mg/kg을 6–8시간간격으로.	정신병, 조현병, 아주 힘든 딸꾹질, 수술 전 안정, 아이들에게서의 행동장애, 오심, 구토에 사용. 임신범주: C, PB 95%, t½: 24h.
Piperazines Piperazines			
fluphenazine HCl(Prolixin)	상	원형약물차트 19–1 참조.	
perphenazine(Trilafon)	중	성인 PO: 4–16mg를 하루에 2회/3회/4회. 최대 64mg/d	정신장애에 사용. 심각한 오심,구토의 조정, 심한 딸꾹질에 사용. 또한 화학요법 이전에 오심방지용으로 사용. 임신범주: C, PB 91–97%, t½: 9–12h.
Piperidines			
thioridazine HCl(Mellaril)	저	성인 PO: 50–100mg를 하루에 3번. 최대 300mg/d 노인: 10mg로 하루에 3번. 최대 300mg/d. 2–12세 PO: 0.5–3mg/kg/d를 2–3번에 나누어 투여. 최대 3mg/kg/d	다른 약물요법에 반응하지 않는 정신병에만 사용가능. 많은 용량은 심각한 정신병 초래 가능. 낮은 용량(10–50mg로 하루에 3번)으로 뚜렷한 우울증, 알코올 금단현상, 심한 통증에 사용. EPS는 거의 없음.약간의 진토제 기능 가짐. 생명을 위협할 정도의 부정맥 유발가능. 임신범주: C, PB 91–99%, t½: 24–34h.
Nonphenothiazines Butyrophenone			
haloperidol(Haldol)	고	원형약물차트 19–2 참조.	
Dibenzoxazepine			
loxapine(Loxitane)	중	성인 PO: 처음에는 10–25mg를 12시간간격으로. 유지할 때는 50–100mg/d를 나눠서 사용. 최대 250mg/d. 노인: 5–10mg daily/하루 2회. 유지할 때는 40–50mg/d. 최대 250mg/d.	급성 정신증, 조현병에 사용. EPS를 유발하는 것 같다. 과투여는 심독성, 신독성을 유발가능. 임신범주: C, PB 95%, t½: 8h.
Dihydroindolone			
molindone HCl(Moban)	중	성인 PO: 처음에 50–75mg를 3–4번에 나눠 투여. 이후 15–50mg를 하루 3회/4회 투여. 최대 225mg/d. 노인: 성인 투여량의 1/3–1/2	조현병의 조정에 사용. EPS 유발. 진정작용은 적음. 임신범주: C, PB는 모름, t½: 1.5h.
Thioxanthenes			
thiothixene HCl(Navane)	고	성인 PO: 2mg를 하루에 3회. 최대 60mg/d.	정신장애의 조정에 사용. 특히 급성/만성 조현병에 사용. EPS 유발가능. 임신범주: C, PB 90%, t½: 34h.
Atypical Antipsychotics			
clozapine(Clozaril)	저	성인 PO: 처음에는 12.5mg/d 또는 하루 2회. 저항성 있을 경우 점진적으로 300–450mg/d를 3번에 나누어 투여할 때까지 증가시킬 수 있음. 최대 900mg/d.	심각한 조현병 환자에 사용. 특히 다른 정신병제에 반응하지 않는 환자에 사용. 오랜 기간 사용 시에 백혈구 수를 주의해야 함. 임신범주: B, PB 95%, t½: 8–12h.
olanzapine(Zyprexa Zydis) Extended–release injectable(Zyprexa Relprevv)	모름	성인 IM: 5–10mg/d. 최대 20mg/d. 노인 PO: 5mg 하루에 1번. 최대 20mg/d. 성인 IM: 즉시 방출: 5–10mg/d 노인 IM: 2.5–5mg/d	조현병의 치료에 사용. EPS 유발하지 않음. 두통, 어지럼, 체중 증가, 불안, 불면증, 졸림 유발. 임신범주: C, PB 93%, t½: 21–54h.

표 19-2 Phenothiazines 및 nonphenothiazines-계속

일반명(상품명)	약효력	투여경로 및 용량	응용 및 고려사항
quetiapine(Seroquel)	모름	성인 PO: 처음에 25mg를 하루 2회. 이후 25-50mg의 하루 2회/3회 투여까지 증가시켜 1주 동안 300-400mg/d를 2-3회로 나눠서 투여까지 증가. 최대 800mg/d	조현병, 양극성 장애, 주요 우울증의 치료에 사용. EPS를 초래하지 않음. 어지럼, 두통, 진정유발. 임신범주: C, PB 83%, t½: 6h.
Atypical Antipsychotics			
asenapine(Saphris)	모름	성인 SL(sublingual): 5-10mg를 하루 2회. 최대 20mg/d.	조현병, 조증성 양극성 장애의 치료에 사용. 부작용으로 어지럼, 식욕 자극, 부정맥, 가성 파킨슨병(pseudoparkinsonism)이 있음. 임신범주: C, PB unknown, t½: 24h.
risperidone(Risperdal)	저	Psychosis: 성인 PO: 처음에는 2mg/d, 증가시켜 4-8mg/d. Adol PO: 처음에는 0.5mg 1일 1회, 증가시켜 3mg/d.	조현병의 조정에 사용. 진정, 두통, 성기능장애, 고혈당, EPS, NMS 유발가능. 임신범주: C, PB 90%, t½: 24h.
ziprasidone(Geodon)	모름	성인 PO: 20mg을 1일 2회. 2일 1회까지 증가 가능. 최대 160mg/d/ 성인 IM: 10mg를 2시간마다 또는 20mg를 4시간마다. 최대 40mg/d.	조현병의 조정에 사용. 임신범주: C, PB 99%, t½: 7h.
iloperidone(Fanapt)	모름	성인 PO: 처음에는 1mg를 1일 2회. 이후 6-12mg를 1일 2회. 최대 24mg/d.	조현병의 치료에 사용. 부작용으로 위장관통증, 흐린시야, 혼동, 탈수, 부정맥, pseudoparkinsonism 유발. 임신범주: C, PB 95%, t½: 18-33h.
aripiprazole(Abilify)	모름	원형약물차트 19-3 참조	
paliperidone(Invega, Invega Sustenna)	모름	성인 PO: AM 중에 5-12mg/d. 최대 12mg/d 성인 IM: 확장-방출로 39-234mg/mo	조현병 치료에 사용. 확장-방출로 주사는 한 달에 한 번 사용. 임신범주: C, PB 74%, t½: 23h.

A, adult 성인; b.i.d., 하루 2회; C, child 소아; d, day 알; EPS, extrapyramidal syndrome추체외로증후군; ER, extended-release; h, hour 시; IM, intramuscular 근육내; IR, immediate-release 즉시방출형; IV, intravenous 정맥내; max, maximum 최대; mo, month 달; NMS, neuroleptic malignant syndrome 항정신병 약물악성증후군; PB, protein-binding 단백결합; PO, by mouth 경구투여, PR, 직장내투여; q.i.d., 하루 4회; t½, 반감기; t.i.d., 하루 3회; UK, 모름; >, 초과; SL, sublingual 혀밑; XR, extended release 서방.

노인의 항정신병 약물용량

노인은 항상 낮은 용량의 항정신병 약물을 필요로 한다(젊은이들과 중년의 25-50% 정도). 항정신병 약물의 정상용량에서 고용량 정도는 심한 부작용위험을 증가시킨다. 용량은 환자의 나이와 신체상태에 따라 차별화될 필요가 있다. 게다가, 용량변화는 항정신병 약물의 치료 동안에 필수적이다.

비정형(Serotonin/Dopamine 길항제) 항정신병 약물

비정형 항정신병 약물은 전형적/전통적 항정신병 약물과 차이가 있는데, 비전형약물은 양성 및 음성 증상을 보이는 정신분열병에 효과적이다. 전형적 항정신병 약물은 음성 증상치료에 효과적이지 않다. 비전형 약물의 두 가지 장점은 (1) 음성 증상치료에 효과적이다. (2) 지연이상운동증을 포함하는 EPS를 일으키지 않는다. 비정형 약물에는 clozapine, risperidone, olanzapine, ziprasidone, aripiprazol 등이 포함된다. 이들 약물은 serotonin과 dopamine 제4형 수용체를 차단하는 데 매우 친화도가 높다. 그러나 심한 EPS를 담당하는 제2형 dopamine 수용체의 차단효과는 적다. 체중 증가, 졸림, 지속적이지 못한 걸음, 두통, 불면증, 우울, 당뇨병, 지질이상혈증 등은 비전형항 정신병 약물의 부작용이다.

Clozapine(Clozaril)은 조현병과 그 외 정신병을 치료하는데 사용된 첫 비정형 항정신병 약물이다. 이들 약물은 EPS를 유발하지는 않는 것 같다. 진전과 때때로 경직이 보고되었다. Clozapine의 심한 유해반응에는 발작과 무과립구혈증이 보고되었다. 현재 clozapine은 전통적인 항정신병 약물에 반응하지 않는 심한 조현병 환자의 치료에 국한되어 사용된다. 백혈구 수치는 백혈구결핍증을 이유로 면밀히 관찰될 필요가 있다. 만약 백혈구가 3000mm 3개 이하로 떨어질 경우 clozapine은 중단되어야 한다. 약물투여 환자의 3% 정도에서 발작이 보고되었다. 어지럼, 진정, 빈맥, 기립성 저혈압, 변비가 흔한 부작용이다.

양성 및 음성의 정신분열병 증상을 치료하는 또 다른 비정형약물은 risperidone이다. 이들 약 작용은 clozapine과 유사하고, EPS와 지연이상운동의 유발은 낮다. 또한, 무과립구혈증을 유발하지는 않는다. Paliperidone(Invega)은 risperidone의 주요 활성 대사산물이고, 하루에 한 번 투여로 충분한 과량분비정제이다. Paliperidone은 전체를 삼켜야 하며, 씹거나 나누거나 부수지 않아야 한다. 가장 흔한 유해효과로는 EPS, 불면증, 두통, 좌불안석증 등을 포함한다.

비정형 향정신병 약물 olanzapine(Zyprexa)은 clozapine과 risperidone처럼 정신분열병의 양성 및 음성 증상치료에 효과적이다. 이 약은 무과립구혈증을 일으키지 않는다.

Quetiapine은 모든 다른 비전형 항정신병 약물처럼 EPS를 덜 일으킨다. 지연이상운동증의 장기간 사용은 결정되지 않았다.

심부정맥 환자 개인에게 지연된 Q-T 간극을 유도하기 때문에 ziprasidone(Geodon)은 주의를 기울여 처방되어야 하며, 심전도는 관찰되어야 한다. Ziprasidone은 연장된 Q-T 간격 사이에 개인력을 가지거나 Q-T 간격을 연장시키는 것으로 알려진 다른 약의 동시 사용은 금기이다. Quatiapine, clozapine, risperidone, olanzapine, ziprasidone 및 aripiprazole 등을 쓰는 환자는 고혈당증과 다른 당뇨 증상을 관찰해야 한다.

원형약물차트 19-3은 비정형 항정신병 약물, aripiprazole(Abilify)의 특징을 도해하고 있다. 불안증, 환각, 초조, 조증, 혼돈 혹은 우울증, 기타 증상이 발견되면 의료진은 반드시 환자가복용하는 약물을 체크해야 한다.

간호과정
환자-중심 협력간호

Phenothiazine 및 non-phenothiazine

사정

- 향후 비교를 위한 기본적 활력징후를 평가한다.
- 현재 약물로 치료하는 환자의 건강력을 획득한다. 만약 환자가 항경련제를 복용할 경우 약물용량을 증가시킬 필요가 있는데, 항정신병 약물이 발작역치를 낮추는 경향이 있기 때문이다.

원형약물차트 19-3

Aripiprazole

약물분류	용량
Nonphenothiazine: 비정형 항정신병 약물 상품명: Abilify 임신범주: C	정신병: A: PO: 10–15mg/d, may increase q2wk; max: 30mg/d Adol: 2mg/d, may increase q2d; max: 30mg/d
금기	**약물-임상검사-음식 상호작용**
과민반응, 탈수, 알코올중독, 저용량증, 무과립구증, 백혈구결핍증, 백혈병, 심부전증, 자살충동, 심근경색증, 당뇨병, 고혈당증, 저혈압, 발작, 파킨슨증후군	약물: 당뇨병치료제는 약의 수준을 낮추고 고혈당 위험을 증가시킨다. 알파차단제 및 항고혈압은 저혈압의 위험을 증가시킨다. 기타 항정신병 약물들은 NMS, EPS, 지각 이질, 항콜린저 효과, 저혈압, 발작의 위험을 높인다. CNS 우울증치료제는 진정 및 정적인 저혈압을 증가시킬 수 있다. SSRI는 세로토닌 증후군의 위험을 증가시킬 수 있다. 칼슘통로차단제는 혈중수치를 증가시킬 수 있다. 음식: 자몽 주스는 혈중수치를 증가시킬 수 있다. 임상검사: 혈당 증가
약동학	**약역학**
흡수: 흡수가 잘되고, 음식물의 영향을 받지 않음 분포: PB: 99% 대사: t½: 75h 배출: 소변에서 대변으로	PO: 개시: UK; 최고: 3–5h; 작용시간: 24h IM: 개시: 1–3h; 최고: UK; 작용시간: 24h
치료효과/응용	
정신분열증 등 정신분열증 증상 관리 작용기전: 도파민에 대한 도파민(D_2) 및 세로토닌 5-하이드록시 트립타민(5-HT_2) 수용체의 결합을 방해함	
부작용	**유해반응**
진정, 졸음, 체중 증가, 체중감소, 두통, 피로, 흐릿함 시력, 감광, 탈모증, 말초부종, 무월경, 고혈당, 저혈당, 불면증, 불안, 동요	정형성 저혈압, 고혈압, 빈맥, 서맥, EPS, 부정맥, 발작, 협심증, 혈관부종, 당뇨병 생명위험: 자살이념, NMS, 농경구균증, 뉴트로페니아, 백혈병

A, adult; adol, adolescent; b.i.d., twice a day; C, child; CNS, central nervous system; d, day; EPS, extrapyramidal symptoms; h, hour; IM, intramuscular; min, minute; NMS, neuroleptic malignant syndrome; PB, protein-binding; PO, by mouth; PRN, as needed; t 12 , half-life; t.i.d., three times a day; UK, unknown; wk, week; y, year; < , less than.

■ 약물치료 전에 환자의 정신상태, 신장, 눈, 호흡의 질환 등을 검사하고 매일 검사를 지속해야 한다.

간호진단

■ 약물유해효과와 관련된 방해받는 수면 패턴
■ 진정과 관련된 신체활동의 저하
■ 정신병과 관련된 급성 혼돈
■ 동기소실에 관련된 자가관리결핍

계획

■ 약물과 정신치료로 환자의 정신과적 행동이 나아질 것이다.

간호중재

■ 활력징후를 관찰한다. 기립성 저혈압이 야기될 수 있다.
■ 약물을 투여하고 삼킬 동안에 환자 곁에 머무르도록 한다. 일부 환자는 약을 복용하지 않으려고 입 안에 항정신병 약물을 감춘다.
■ 접촉성 피부염을 예방하기 위해 액체성분과 피부접촉을 피한다. 액체 약물은 빛으로부터 차단되어야 하고, 과일주스로 희석되어야 한다.
■ 위장자극을 줄일 목적으로 음식 또는 우유와 함께 경구투여를 한다.
■ Fluphenazine 경구투여 용액은 과일주스 물 혹은 우유로 희석한다. 사과주스와 카페인 음료는 피한다.
■ 약이 지방조직을 자극할 수 있으므로 근육주사 시 깊게 투여한다. 정맥내투여는 하지 말라.
■ 약물주사 후 30분에, 현저히 감소하거나 증가되는 혈압을 체크한다.
■ 동일한 주사기에 heparin, phenobarbital, cimetidine, dimenhydrinate를 혼합하지 말라.
■ 포일을 제거하기 전에 냉장고에 30분 정도 약물을 차게 한다.
■ EPS를 관찰한다. 급성 근육긴장이상증, 좌불안석증, 가성 파킨슨증후군, 지연이상운동증(그림 19-1 참조). 이들 증상을 즉시 의료진에 보고한다.
■ NMS 증상을 평가한다. 체온 증가, 맥박 및 혈압 증가; 근육 강직; creatine phosphokinase와 백혈구 수치 증가; 정신상태의 변화; 급성 신부전; 의식의 여러 단계; 창백; 발한; 빈맥; 심부정맥.
■ 소변저류가 발생되기 때문에 소변배출량을 기록한다.
■ 혈청당 수치를 모니터링한다.

환자교육

일반

■ 처방된 대로 정확하게 약물복용을 환자에게 독려한다. 조현병과 그 외 정신병에서 정신질환은 항정신병 약물로 치료되지 않으나 증상은 경감된다. 약물요법을 따르는 것이 매우 중요하다.
■ 충분한 임상효과를 보기 위해서는 약물을 6주 이상 복용해야 한다고 환자에게 조언한다.
■ 환자에게 술 혹은 마약성 진통제 같은 다른 중추신경계 억제제와 같이 사용하지 말라고 주의를 준다. 이들 약물은 신체의 억제효과를 강화시킨다.
■ 환자에게 약물을 갑자기 중단하지 말라고 조언한다. 용량을 변화시키기 전에 의료진의 조언을 얻어야 한다.
■ 일반 약제제의 라벨을 읽도록 환자를 독려한다. 항정신병 약물을 복용할 때 일부는 금기사항이다.
■ 흡연은 일부 항정신병 약물대사를 증가시키기므로 금연을 교육한다.
■ 자주 양치를 하고 치실 사용으로 좋은 구강위생을 유지하도록 환자를 교육한다.
■ 의료진과 가족계획을 소통하도록 환자를 독려한다. 항정신병 약물이 태아에 미치는 영향은 충분히 알려져 있지 않다. 그러나 기형유발효과가 있다.
■ 수유기 환자에게는 phenothiazine이 모유로 유입되어 신생아의 졸림과 흔하지 않은 근육운동을 유발할 수 있다고 설명한다.
■ 일상적 추적검사의 중요성에 대해 환자에게 주의를 준다.
■ 시간에 맞게 검사실시험을 하도록 환자를 독려한다. 약물시작 동안에 3개월 동안 백혈구 수치를 확인한다. 백혈구결핍증 혹은 백혈구 감소가 야기된다. 근육통, 발열, 목통증 등의 증상에 대해 주의를 해야 하는데, 이는 심각한 혈액질환인 무과립구혈증의 징후이다.
■ 감염증상은 즉시 의료진에게 알려야 한다고 환자를 교육한다. 특히 clozapine 투여 환자에게는 중요한 문제이다.
■ 환자에게 약물사용을 알리는 팔찌를 착용하도록 조언한다.
■ 환자에게 수일에서 수주 기간 동안 약물사용 시 진정효과에 내성이 생길 수 있다고 알린다.

부작용

■ 운전처럼 위험할 수 있는 상황을 피하라고 환자에게 지시한다.
■ 환자에게 EPS에 관해 알리고, 의료진에게 이들 증상을 즉시 보고하라고 알려준다.
■ 광과민을 방지하기 위해 직사광선에 노출을 제한하도록 선글라스를 끼고, 피부발진을 방지하기 위해 선스크린을 사용하고, 보호의류를 착용하도록 독려한다.
■ 환자에게 기립성 저혈압과 어지럼에 대해 경고한다.
■ Chlorpromazine 같은 aliphatic phenothiazine을 복용하는 환자에게 소변 색깔이 핑크빛 또는 적갈색이 될 수 있으며, 이 변색은 무해하다고 교육한다.
■ 성적 기능 및 월경과 관련된 변화가 일어날 수 있음을 알린다. 여성 환자는 불규칙한 월경주기 혹은 무월경이 가능하고, 남성은 발기부전과 여성형 유방(유방조직의 커짐)을 경험할 수 있다.

- 만약 구강건조가 있으면 딱딱한 사탕을 권한다. 만약 구강건조가 2주 이상 지속할 때는 의료진에게 상의하라고 조언한다.
- 환자가 극한의 온도와 운동 환경을 피하도록 권장한다.
- 갑작스러운 혈압 감소를 방지하기 위해 앉아있거나 일어설 때 천천히 시행하라고 환자에게 조언한다.

평가

- 약물의 효과와 가능한 한 가장 낮은 용량에서 정신과적 증상의 감소가 받아들일 수 있는 수준인지를 평가한다.
- 환자가 일상생활 상황에 대처할 수 있고 일상생활에 참여할 수 있는지의 여부를 확인한다.
- 약물에 어떠한 부작용, 유해반응이 보이는지를 결정한다.

안전: 약물오류예방

혼돈하지 말라....

- **Seroquel**과 **Serzone**(항우울제) 혹은 **sertindole**(Serlect)

항불안제

항불안제(anxiolytics) 혹은 **항불안약물(*antianxiety drug*)**은 기본적으로 불안과 불면증치료에 기본적으로 사용된다. 주요 항불안제군에는 benzodiazepines가 있다. Benzodiazepines이 불안증과 불면증에 처방되기 전에는 barbiturates가 사용되었다. Benzodiazepines는 중추신경계 내의 억제성 신경전달물질인 감마 아미노뷰티르산[gamma-aminobutyric **acid**(GABA)]의 작용을 조장함으로써 barbiturates보다 더욱 효과적으로 여겨진다. Benzodiazepines는 부작용이 적으며, 과용량투여 시에 덜 위험하다. 장기간의 barbiturates 사용은 약물내성과 의존을 유발하고 호흡억제를 야기한다. 현재 barbiturates는 불안증치료에 선택약물이 아니다. Benzodiazepine 유사약물이 불면증치료에 사용된다. 선택적 serotonin 재흡수억제제, Serotonin norepinephrine 재흡수억제제, 삼환계 항우울제, monoamine oxidase 억제제가 여러 불안증 질환치료에 사용된다. 제27장에 이들 약물이 기술되었다. 표 19-3은 benzodiazepines의 승인된 사용을 나열하고 있다.

불안에는 일차와 이차 두 가지 유형이 있다. 일차와 이차. **일차 불안**은 의학적 조건에 의하거나 약물사용에 의한 것이 아니며, **이차 불안**은 선택된 약물사용과 관련이 있거나 의학 혹은 정신과적 질환과 연관이 있다. 만약 의학적 문제가 심각하고 심한 손상을 야기시키는 경우가 아니라면 이차 불안에 항상 항불안제를 투여해야 하는 것은 아니다. 이러한 경우에 항불안제는 급성 불안발작을 덜기 위해 짧은 기간 동안 사용한다. 증상을 치료하는 이들 약물은 질병을 완치하지는 않는다. 항불안제의 장시간 사용은 권유되지 않는데, 약물에 의존하여 수주 혹은 수개월 내에 약물내성이 생기기 때문이다. Phenobarbital을 복용하는 환자의 경우에 2-3개월 내에 약물내성이 생긴다.

비약리학적 조처

불안증의 심한 발작 혹은 공황발작과 같은 일부 증상에는 호흡곤란, 숨막힘, 흉통, 심장두근거림, 어지럼, 졸도, 발한, 떨림, 조절상실에 대한 공포 등을 포함한다. 항불안제를 투여하기 전에 불안증을 감소시킬 목적으로 비약리학적 조처가 사용되어야 한다. 이러한 조처에는 이완요법 정신치료 혹은 지지 그룹 등이 있다.

표 19-3 Benzodiazepines의 승인된 임상응용

처방 사용	약물
불안증	alprazolam(Xanax) chlordiazepoxide(Librium) chlorazepate(Tranxene) diazepam(Ativan)
우울증과 관련된 불안	alprazolam(Xanax) clonazepam(Klonopin) lorazepam(Ativan)
불면증: 단기 사용	estazolam(Prosom) flurazepam(Somnol) quazepam(Doral) temazepam(Restoril) triazolam(Halcion)
발작 및 간질중첩증	clonazepam(Klonopin) clorazepate(Tranxene) diazepam(Valiium)–status epilepticus lorazepam(Ativan)–status epilepticus
Alcohol 금단증상	clorazepate(Tranxene) chlordiazepoxide(Librium) diazepam(Valium) lorazepam(Ativan)
골격근 경련	diazepam(Valium)
수술 전 투약	chlordiazepoxide(Librium) diazepam(Valium) lorazepam(Ativan) midazolam(Versed)

Benzodiazepine계 약물

Benzodiazepine계 약물은 다양한 임상응용이 될 수 있다. 항경련제, 진정수면제, 수술 전 처치약물, 물질중독 금단증상치료제, 항불안제 등으로 사용된다. 대부분의 benzodiazepine계 약물은 주로 심하거나 장시간의 불안치료에 사용된다. 예로는 chlordiazepoxide, diazepam, clorazepate dipotassium, lorazepam, alprazolam 등이 있다. 가장 자주 처방되는 benzodiazepine계 약물은 lorazepam이다. 많은 benzodiazepine계 약물들이 한 가지 이상의 목적으로 사용된다.

Benzodiazepine계 약물은 지질용해성이며, 위장관계를 통해 즉시 흡수된다. 그들은 높은 단백결합률(80–98%)을 보인다. Benzodiazepine계 약물은 기본적으로 간에서 대사되고 소변을 통해 배출되는데, 그래서 축적효과를 피하기 위해 간이나 신장질환이 있는 환자에게 용량을 낮추어야 한다. 약물을 끊고 수주에서 수개월이 지나도 소변에서 benzodiazepine 대사물이 추적된다. 그들은 규제물질 schedule IV(CSS IV) 약물이다.

첫 benzodiazepine계 약물인 chlordiazepoxide는 진정효과 때문에 1962년에 널리 사용되게 되었다. 1970년대 초반에 가장 많이 처방된 약물이 diazepam이다. Lorazepam은 benzodiazepine의 원형약물이며, 원형약물차트 19–4에 언급되었다.

약초 경고 19-2

Benzodiazepine계 약물

진정작용의 상승 때문에 Kava kava는 benzodiazepine계 약물과 병용되어서는 안 된다.

약동학 Lorazepam은 높은 지질용해도를 보이며, GI를 통해 흡수가 잘 된다. 약물은 단백결합력이 높고, 반감기가 10-20시간이다. Lorazepam은 CNS의 변연(limbic), 시상, 시상하부 수준에 작용한다. 경구투여 후에 작용개시시간은 15-30분이며, IV에 의해서는 1-5분이다.

원형약물차트 19-4

Lorazepam

약물분류	용량
항불안제: benzodiazepine 상품명: Ativan 임신범주: D	불안: A: PO: 2–6mg/d; max: 10mg/d 노인: PO: 1–2mg/d; max: 10mg/d
금기	**약물–임상검사–음식 상호작용**
과민반응, CNS 억제, 쇼크, 혼수상태, 협각녹내장, 발작, 알코올중독, 간기능저하, 임신, 젖산분비 주의: 간 혹은 신장기능이상, 자살충동	약물: 알코올, CNS 억제제와 항경련제와 병용 시 CNS 억제 증가됨; cimetidine은 lorazepam 혈장 수치, phenytoin 수치를 증가시키고, levodopa 효과를 줄인다. 흡연은 항불안제 효과를 줄인다.
약동학	**약역학**
흡수: 위장관에서 즉시 분포: PB: 91% 대사: t½: 12–14h 분비: 소변으로	PO: 개시: UK 최고: 2 H 작용시간: 12–24h IM: 개시: 15–30min 최고: 60–90min 작용시간: UK IV: 개시: 1–5min 최고: UK 작용시간: UK
치료효과/응용	
불안 및 간질중첩증치료; 수술 전 진정; 물질 금단증상치료 작용기전: 특정 benzodiazepine 수용체에 결합하여 GABA 전달을 억제함에 의해 gamma–aminobutyric (GABA) 효과를 증대시킴	
부작용	**유해반응**
어지럼, 메스꺼움, 허약, 혼돈, 시야혼탁, 오심, 구토, 식욕부진, 불안, 환각, 전향 기억상실, 수면 관련 행동	고혈압, 저혈압, 서맥, 호흡억제

A, adult 성인; C, child 소아; CNS, central nervous system 중추신경계; d, day 일; GI, gastrointestinal 위장관; h, hour 시간; IM, intramuscular 근육내; IV, intravenous 정맥내; max, maximum 최대; min, minute 분; PB, protein–binding 단백결합; PO, by mouth 경구; t½, half–life 반감기; UK, unknown 모름.

대부분 benzodiazepine의 경구투여의 혈청농도는 2시간 후 최대이다. Oxazepam은 3시간에 최고농도를 보인다. 작용시간은 다양하다. 경구투여 시 평균은 2-3시간이며, IV 투여 시에는 가장 긴 작용시간이 1시간이다.

Benzodiazepine계 약물은 3-4개월은 넘지 않게 처방하도록 권유된다. 4개월 이상이 되면 효과가 감소한다. 표 19-4에는 항불안제와 용량, 응용, 고려사항을 나열하고 있다.

기타 항불안제

항불안제 buspirone hydrochloride는(BuSpar)는 serotonin과 dopamine 수용체에 결합한다. **지속적인 사용 후 1-2주까지 효과적이지 않다.** 많은 benzodiazepine계 약물과 관련 있는 진정의 부작용이 거의 없으며, 신체적, 정신적 의존성도 거의 없다. Buspirone의 가장 흔한 부작용에는 졸림, 어지럼, 두통, 오심, 신경과민, 흥분 등이 있다. 주의: Buspirone은 포도주

표 19-4 항불안제

일반명(상품명)	투여경로 및 용량	응용 및 고려사항
Benzodiazepines		
alprazolam(Xanax) CSS IV	IR tablet, Orally disintegrating form 성인: PO: 0.25–0.5mg를 하루 3회. 최대 4mg/d. 노인: 0.125–0.25mg를 하루 2회. 최대 4mg/d. ER tablet: 성인: PO 0.5–1mg를 1일 1회 아침에 투여. 노인: 0.5mg/d. 최대 10mg/d	불안장애, 공황장애, 우울증을 동반한 불안에 사용. 부작용은 나른함, 구강건조, 가벼운 현기증. 임신범주: D, PB 90%, t½; 11–16h.
chlordiazepoxide HCl(Librium) CSS IV	불안증: 성인: PO: 5–10mg를 1일 3회/4회 아이: PO: 5mg 1일 2회/4회 급성 alcohol 금단: 성인: PO: 50–100mg를 4시간간격으로, 불안이 사라질때까지. 최 300mg/d.	알코올 금단증상, 불안장애, 긴장에 효과적. 노인에 더 적은 양 사용해야 함. 임신범주: D, PB 96%, t½; 5–30h.
clorazepate dipotassium(Tranxene) CSS IV	성인: PO: 15–60mg/d를 나누어서 사용. 최대 60mg/d. 노인에서 7.5–15mg/d를 나누어서 사용. 최대 60mg/d.	불안장애, 알코올 금단증상, 부분발작에 사용. 알코올이나 CNS 억제제를 함께 사용하는 것을 피해야 함. 나른함, 어지럼이 일어날 수 있다. 임신범주: D, PB 98%, t½; 40–50h.
diazepam(Valium) CSS IV	불안증, 근경련, alcohol 금단: 성인: PO: 2–10mg를 1일 2회/4회. 노인: PO: 2–2.5mg를 1일 1회/2회 6개월 미만 PO: 1–2.5mg를 1일 2회/3회 성인: IM/IV: 2–5mg를 필요에 따라 3–4시간 후 반복 수술전 진정: 성인: IV: 5–15mg를 수술 15분 전에 투여	불안, 근육경련, 알코올 금단증상, 간질중첩증의 조정이나 수술 전 안정에 사용. 임신범주: D, PB 99%, t½; 25–50h.
lorazepam(Ativan) CSS IV	원형약물차트 19–4 참조	
oxazepam(Serax) CSS IV	성인: PO: 10–30mg를 하루 3회/4회. 최대 120mg/d. 노인: PO: 10mg 하루 3회. 최대 60mg/d.	불안, 급성 알코올 금단증상에 사용. 임신범주: D, PB 85–95%, t½; 5–15h.
Azapirones		
buspirine HCl(BuSpar)	성인: PO: 처음에 7.5mg 1일 2회. 이후 15–30mg/d를 나누어서 투여. 최대 60mg/d. 노인: PO: 5mg를 1일 2회 투여. 이후 15–30mg/d를 나누어서 투여. 최대 60mg/d.	불안, 불안을 동반한 우울증에 사용. 불안완화 효과가 나타나기까지 수주 필요. 주된 부작용으로 나른함, 어지럼, 두통, 오심. 임신범주: B, PB 86%, t½; 2–4h.
Benzo–diazepine 길항제		
flumazenil(Romazicon)	성인: IV: 0.2mg를 15–30초에 걸쳐서 투여. 0.2mg를 1분 간격으로 반복투여. 최대 3mg/h	안정, 마취, 과복용 시 부분적 또는 완전히 반대의 benzodiazepine dose 투여. 항정신병약이나 항우울제와 함께 사용은 금기. 임신범주: C, PB 50%, t½; 40–80분.

A, adult 성인; b.i.d., 하루 2회; C, child 소아; CNS, central nervous system, 중추신경계; CSS, Controlled Substances Schedule 규제약물 범주; day 일; ER, extended–release 서방형; h, hour 시; IM, intramuscular 근육내; IR, immediate–release 즉시 방출형; IV, intravenous 정맥내; max, maximum 최대; min, minutes 분; PB, protein–binding 단백결합; PO, by mouth 경구투여, q.i.d., 하루 4회; t½, 반감기; t.i.d., 하루 3회; UK, 모름.

스와 상호작용을 일으켜 독성을 나타낸다. 이 상호작용을 피하기 위해 buspirone 사용자들은 매일 8온스 정도(약 227g)나 절반 정도로, 제한된 양의 포도주스를 마셔야 한다.

간호과정
환자-중심 협력간호

Benzodiazepine계 약물

사정
- 자살생각을 조사한다.
- 환자의 불안반응의 개인력을 획득한다.
- (만약 있다면) 환자지지 시스템을 결정한다.
- 환자 약물 개인력을 확보한다. 가능한 약물간 상호작용을 보고한다.

간호진단
- 상황적 위기와 관련된 불안
- 졸림과 쇠약과 관련된 육체 움직임의 저하

계획
- 환자의 불안이 비약리학적 방법, 항불안제 혹은 지지치료에 의해 줄어들 것이다.

간호중재
- 환자의 항불안제 부작용을 관찰한다. 항불안제로 야기되는 대부분의 약제 내성과 신체 및 심리학적 의존을 인지한다.
- 중년보다도 노인, 어린이, 쇠약한 환자의 항불안제 용량을 낮추어야 한다는 것을 인식한다.
- 활력징후, 특히 혈압과 맥박을 관찰한다. 기립성 저혈압이 야기된다.
- 환자를 지지하도록 가족을 독려한다.

환자교육

일반
- 진정이 흔한 부작용이기 때문에 항불안제를 투여할 때는 운전이나 위험한 기구를 다루지 않도록 환자에게 조언한다.
- 항불안제를 투여할 때는 알코올이나 마약성 진통제 같은 CNS 억제제를 사용하지 말라고 환자에게 경고한다.
- 과도한 스트레스와 불안을 조절하는 법(이완기술, 오래걷기)을 환자에게 교육한다.
- 약효가 나타나는데 1-2주 소요된다고 환자에게 알린다.
- 환자에게 약물요법을 잘 따르고, 금단증상 때문에 약을 장시간 사용 후 갑자기 중단하지 말도록 독려한다. 약을 중단할 때는 용량을 서서히 줄여나가야 한다.

부작용
- 기립성 저혈압으로부터 어지럼을 예방하기 위해 앉은 상태에서 서서히 일어나라고 독려한다.

평가
- 환자가 덜 불안해하고 스트레스와 불안에 잘 대처하는지의 여부를 결정함으로써 약효를 평가한다.
- 환자가 처방된 항불안제를 복용하고 교육 지시사항을 따르는지의 여부를 결정한다.

부작용 및 유해반응

Benzodiazepine계 약물과 관련된 부작용은 진정, 어지럼, 두통, 구강건조, 흐린시야, 드물지만 요실금, 변비 등이다. 유해반응에는 발열, 근육통, 목통증과 같은 증상을 보이는 백혈구감소증, 지속적 사용으로 인한 약물내성, 신체의존 등이 포함된다. 박스 19-2는 benzodiazepine 과량사용의 치료 가이드라인을 보여 주고 있다.

박스 19-2 과량의 Benzodiazepines에 대한 치료제안

1. 만약 환자가 의식이 있다면 구토제를 투여하고나서 활성화된 charcoal을 투여한다. 만약 환자가 의식이 없으면 위세척(gastric lavage)을 한다.
2. 만약 필요하다면 benzodiazepine 길항제인 flumazenil(Romazicon)을 정맥내에 투여한다.
3. 호흡이 억제된 경우에는 기도를 유지하고, 산소를 공급하며, 활력징후를 체크한다.
4. 심한 저혈압인 경우에는 vasopressor를 IV 한다.
5. 환자를 위해 정신건강상담을 요구한다.

IV, intravenous.

Benzodiazepine계 약물은 금단증상 때문에 갑자기 중단하면 안 된다. 단시간 benzodiazepine 사용에 의한 금단증상은 진정수면제의 경우와 유사하다(불안, 신경증, 불면증, 진전, 식욕부진, 근육경련, 발한). 그러나 이 금단증상은 발생까지 2-10일 정도의 시간이 걸리는 등 천천히 진행되고, benzodiazepine의 반감기에 의존하여 수주간 지속될 수 있다. Benzodiazepine을 중단할 때는 약물용량과 사용기간에 의거, 수일에 걸쳐서 서서히 양을 줄여나가야 한다. 장시간, 고용량 benzodiazepine 사용 후의 금단증상에는 편집증, 섬망, 공황장애, 고혈압, 간질중첩증 등을 포함한다. 금단 동안 경련은 항경련제를 동시 사용하여 방지할 수 있다. 호흡억제 때문에 알코올과 다른 CNS 억제제를 benzodiazepine과 동시에 사용하면 안 된다. 담배, caffeine, 교감신경작용제는 benzodiazepine계 약물의 효과를 떨어뜨린다. Benzodiazepine은 기형유발가능성 때문에 임신 동안에는 금기이다.

핵심 웹사이트

Information on risperidone: *http://psyweb.com/drughtm/jsp/risper.jsp*

Information on lorazepam: *www.drugs.com/lorazepam.html*

학습 질문

1. 간호사는 환자가 안면찡그림, 불수의적 안구의 위쪽 움직임, 혀와 안면근육 경련을 의심한다. 이 경우는 어떤 상황인가?
   a. 좌불안석증(akathisia)
   b. 급성 근육긴장이상
   c. 지연운동이상증
   d. 가성 파킨슨증후군

2. 환자가 항정신병 약물이 어떻게 자신을 나아지게 하는지를 간호사에게 묻는다. 간호사는 항정신병 약물을 어떻게 이해하고 설명할 수 있는가?
   a. Dopamine 작용을 봉쇄한다.
   b. Epinephrine의 작용을 봉쇄한다.
   c. Prostaglandin 합성을 촉진한다.
   d. GABA의 작용을 촉진한다.

3. 항정신병 약물인 fluphenazine(Prolixin)이 정신병 환자에게 처방되었다. 간호사는 이 약물이 추체외로증상을 야기시킬 수 있으며, 이는 어떤 약물로 치료된다고 설명할 수 있는가?
   a. quetiapine(Seroquel)
   b. aripiprazole(Abilify)
   c. benztropine(Cogentin)
   d. chlorpromazine(Thorazine)

4. 비정형 항정신병 약물은 정신병 환자에게 처방된다. 간호사는 이 범주의 약물에 어떤 것을 포함하는 것으로 아는가?
   a. clozapine(Clozaril)
   b. fluphenazine(Prolixin)
   c. haloperidol(Haldol)
   d. olanzapine(Zyprexa)
   e. aripiprazole(Abilify)

5. 환자가 lorazepam(Ativan)을 처방받았다. Lorazepam에 대해 맞는 언급은?
   a. 전향적 기억상실(antegrade amnesia)과 졸음 관련 행동을 야기한다.
   b. 성인의 최대용량은 25mg/day이다.
   c. Cimetidine과 병용 시 혈장농도가 감소한다.
   d. Dopamine 수용체 결합을 방해한다.

6. 환자에게 aripiprazole을 투여한다. 어느 간호중재가 환자의 간호계획에 포함되어야 하는가?
   a. 흡수를 촉진하기 위해 식전 공복에 섭취한다.
   b. 약을 삼킬 때까지 환자 옆에 있어야 한다.
   c. 기립성 저혈압을 인지하기 위해 활력징후를 측정한다.
   d. 항정신병 약물악성증후군 증거에 대해 환자를 관찰한다.
   e. 급성 근육긴장이상증, 좌불안석증, 지연운동이상증

7. 환자가 phenothiazine을 과량복용한 것 같다. 간호사는 이 경우 어떤 중재를 하여야 하는가? (맞는 답을 모두 고르시오)
   a. 위세척
   b. 적절한 수분공급
   c. 기도유지
   d. Fluphenazine(Prolixin)
   e. Risperidone(Risperdal)
   f. Activated charcoal administration

답: 1. b, 2. a, 3. c, 4. a,d,e, 5. a, 6. b,c,d,e, 7. a,b,c,f

20장

항우울제와 기분안정제

학습목표

- 다양한 범주의 항우울제를 비교하여 각 범주에 대해 하나의 약물 예를 제시한다.
- 항우울제의 부작용과 유해반응을 기술한다.
- 항우울제(삼환계 항우울제, monoamine oxidase 억제제, 선택적 serotonin 재흡수억제제, 비전형 항우울제)에 대한 간호교육을 포함하는 간호중재를 계획한다.
- Lithium의 사용 및 혈청/혈장 치료범위, 부작용 및 유해반응, 간호중재를 설명한다.
- Lithium, carbamazepine, valproic acid를 복용하는 환자에게 간호과정을 적용한다.

항우울제(antidepressants)는 절망과 무력감을 동반한 우울 에피소드에 사용된다. 이 약들은 1–12개월 혹은 그 이상 동안 처방될 수 있다.

Lithium과 같은 기분안정제는 양극성 정동장애에 효과적이다. 이 장에서는 양극성 장애 약물치료가 기술되었다.

우울증

우울증(depression)은 가장 흔한 정신과적 문제이며, 전 인구의 10–20%에 영향을 주고 있다. 우울한 사람의 33%가 약물 혹은 정신과적 도움을 받고 있다. 25–45세의 여성은 남성보다 2–3배 더 주요 우울증(major depression)을 경험한다.

우울증 발병 요인에는 유전적 소인, 사회적 및 환경적 요소, 생물학적 조건 등이 포함된다. 주요 우울증의 몇 가지 징후에는 대부분의 활동에 대한 관심상실, 우울한 기분, 체중 감소 혹은 증가, 불면증 혹은 과면증, 에너지 소실, 피로, 절망감, 생각 혹은 집중에 대한 능력 감소, 자살생각 등이 있다. 모든 자살의 66%가 우울증과 관련이 있다. 우울증이 있는 남자, 특히 백인 노인은 우울증이 있는 여성보다 자살 이행이 높다. 항우울제는 자살경향을 줄일 수 있다.

우울증에는 세 가지 유형이 있는데, (1) **반응성**(*reactive*) (2) **주요**(*major*) (3) **양극성 정동장애**(*bipolar affective disorder*) 등이다. **반응성 우울증(reactive depression)**은 선행 사건 이후에 갑자기 시작된다(예, 사랑하는 사람의 사망 같은 상실로부터 비롯되는 우울증). 환자는 자기가 왜 울적함을 느끼는지를 아는데, 이를 "*the blues*"라고 부른다. 이러한 유형의 우울증은 수개월 지속된다. Benzodiazepine계 약물이 처방될 수 있다. **주요 우울증(major depression)**은 직장이나 집에서 흥미를 상실하여 업무를 완수하지 못하는 것이고, **깊은 우울증(dysphoria)**을 특징으로 한다. 주요 우울증은 두 유형이 있는데, 일차(질병과 무관함)와 건강문제(예, 육체적 혹은 정신적 질병이나 약물사용)로 비롯되는 이차가 있다. 주요 우울증에는 항우울제가 효과적이다. **양극성 정동장애(bipolar affective disorder)**는 조증과 우울증의 두 감정 사이를 오락가락(swing)한다. Lithium은 원래 이 유형 질환에 대한 선택약물이었다. Carbamazepine, valproic acid 혹은 divalproex, lamotrigine 같은 다른 기분안정제가 현재 양극성 질환의 일차 선택약물로 사용된다.

병태생리학

주요 우울증의 원인에는 많은 가설이 있다. 흔한 한 가지 가설은 뇌의 단가아민(monoamine) 신경전달물질(norepinephrine, serotonin, 아마도 dopamine)의 결핍이다. Serotonin의 감소가 우울증을 유발한다고 생각되며, norepinephrine

감소도 우울증을 유발한다. 그러나 사회적 및 환경적 요소뿐만 아니라 우울증의 다른 생리학적 원인이 있을 수 있다.

우울증에 대한 약초보조제

St. John's wort와 ginko biloba는 약한 우울증(mild depression) 치료에 제안되어 왔다. Sr. John's wort는 신경전달물질 serotonin, norepinephrine, dopamine의 재흡수를 억제한다. 이들 약초의 사용과 많은 약초제품은 수술 1-2주 전부터 중지해야 한다. 약초치료에 대해서는 의료진과 체크하여야 한다(약초 경고 20-1).

약초 경고 20-1

선택적 serotonin 재흡수억제제

- Feverfew는 fluoxetine 같은 SSRI 항우울제를 방해한다.
- St.John's wort는 SSRI와 상호작용을 일으켜 serotonin 증후군(어지럼, 두통, 발한, 초조)을 야기한다.

항우울제

항우울제는 다음 5가지로 분류된다. (1) **삼환계 항우울제(tricyclic antidepressant, TCA)**, (2) **선택적 serotonin 재흡수억제제(selective serotonin reuptake inhibitor, SSRI)**, (3) **serotonin norepinephrine 재흡수억제제(serotonin norepinephrine reuptake inhibitor, SNRI)**, (4) 여러 신경전달물질에 영향을 주는 **비전형 항우울제(atypical antidepressant)**, (5) **monoamine oxidase 억제제(monoamine oxidase inhibitor, MAOI)** 등이다. TCA와 MAO 억제제는 1950년대에 시판되었으며, 많은 SSRI와 비전형 항우울제는 1980년대에 도입되었다. SSRI와 SNRI는 TCA처럼, 진정, 저혈압, 항콜린성 작용 혹은 심장독성 등을 일으키지 않아서 인기 있는 항우울제이다. SSRI를 사용하는 환자는 조절되는 성기능장애를 경험한다. 불쾌한 부작용이 있거나 혹은 호전이 없는 경우 환자는 다른 범주의 약물로 전환한다.

삼환계 항우울제

TCA는 SSRI와 다른 약물보다 효과적이고 저렴해 주요 우울증에 사용된다. Imipramine은 1950년대에 시판된 첫 TCA이다.

TCA 작용은 뇌에서 신경전달물질 norepinephrine과 serotonin의 재흡수를 차단하는 것이다. TCA의 임상반응은 약물치료 2-4주 후에 일어난다. 만약 2-4주 후에 호전이 없으면, 항우울제를 서서히 중지하고 다른 약으로 전환한다. 만약 심각한 부작용의 가능성이 있으면 **다약제 치료(*polydrug therapy*)**, 즉 몇 가지 항우울제나 항정신병 약물을 투여하는 것은 피해야 한다.

TCA의 주요 우울증치료는 잘 정립화되었다. 이 군의 약물은 기분을 향상시키고, 일상생활과 활동에 관심을 가지게 하며, 불면증도 줄인다. 초조해 하는 우울증 환자에게는 높은 진정작용 때문에 amitriptyline(Elavil), doxepine(Silenor) 혹은 trimipramine(Surmontil)이 처방된다. TCA는 진정작용에서 비롯되는 문제를 최소화하기 위해 주로 밤에 투여한다. TCA를 중단할 때는 오심, 구토, 불안, 안절부절증 같은 금단증상을 피하기 위해 약물을 서서히 줄여나가야 한다. Imipramine hydrochloride(Tofranil)는 야뇨증(enuresis, 어린이가 수면 중에 불수의적으로 배뇨하는 것) 치료에 사용되기도 한다.

TCA 약물에는 amitriptyline, imipramine, trimipramine, doxepine, desipramine, nortriptyline, protriptyline 등이 있다. TCA약물 desipramine과 nortriptyline은 imipramine과 nortriptyline의 주요 대사물이다.

약동학 Amitriptyline은 단백결합률이 높다. 반감기는 10-50분이며, 약물축적효과가 나타날 수 있다. Amitriptyline은 기본적으로 소변을 통해 배설된다.

약역학 Amitriptyline은 잘 흡수되지만, 항우울제 효과는 수주가 걸린다. Amitriptyline의 작용개시는 1-4주 걸리며, 최고농도도달은 2-12시간이다. 부작용을 줄이기 위해 노인에게는 용량을 줄여야 한다.

부작용 및 유해반응

TCA의 부작용에는 기립성 저혈압, 진정, 항콜린성 효과, 심독성, 발작 등이 있다. 앉아서 급히 일어서면 어지럼과 현기증(lightheadedness)을 야기하므로 환자에게 기립성 저혈압을 예방하기 위해 서서히 일어나라고 교육해야 한다. 이 군의 항우울제는 histamine 수용체를 차단하므로 초기에 진정작용이 발생하지만, 계속 사용하면 줄어든다. TCA는 콜린성 수용체를 차단하기 때문에 빈맥, 소변저류, 변비, 구강건조, 혼탁시야와 같은 항콜린성 효과를 유발한다. TCA의 다른 부작용에는 알레르기 반응(피부발진, 소양증, petechiae)과 성적 장애(발기부전과 무월경)가 있다. 대부분의 TCA는 혈구세포를 카운트해야 하는 면밀한 모니터링이 필요한, 혈액장애(백혈구저하증, 혈소판저하증, 무과립구혈증)를 유발한다. Amitriptyline은 추체외로증상(EPS)을 유발한다. Clomipramine은 신경악성증후군(NMS)을 유발한다. TCA에 의해 발작역치가 감소하므로 발작 환자는 TCA 용량을 조절할 필요가 있다. TCA의 가장 심각한 유해반응은 고용량에 의한 심부정맥과 같은 심독성이다. 치료혈청범위는 100-200ng/mL이다.

약물 상호작용

알코올, 수면제, 진정제, barbiturate계 약물은 TCA를 같이 복용할 때 CNS 억제를 야기시킨다. Amitriptyline을 MAO 억제제와 병용투여하면 심혈관계 불안정과 독성 정신병을 유발한다. 항갑상선약물인 amitriptyline을 같이 사용하면 심부정맥의 위험을 증가시킬 수 있다.

선택적 Serotonin 재흡수억제제(SSRI)

SSRI는 CNS의 신경말단에서 serotonin 재흡수를 억제하므로 세로토닌성 연접에서 전달을 증강시킨다. 이들 약물은 dopamine 혹은 norepinephrine의 재흡수를 차단하지는 않으며, 콜린성 수용체 및 알파 제1형 아드레날린성 수용체를 차단한다. SSRI는 TCA보다 우울증치료에 더욱 흔히 쓰인다. 또한, 이 약제는 TCA보다 부작용이 덜 하다.

SSRI의 기본적 임상응용은 주요 우울증이다. 이 약제는 강박증, 공황장애, 공포증, 외상후스트레스질환, 다른 유형의 불안증 같은 불안증치료에 효과적이다. Fluvoxamine(Luvox)는 어린이와 어른의 강박증치료에 사용된다. SSRI는 또한 식이질환과 선택적 약물중독치료에 사용되어 왔다. SSRI의 기타 응용은 월경전긴장증후군, 편두통예방, 경계성 인격장애 환자의 과격행동의 방지 혹은 최소화 등이다.

SSRI는 fluoxetine, fluvoxamine, sertraline, paroxetine, citalopram, escitalopram 등이 속한다. Fluoxetine은 TCA 치료에 실패한 환자에게 50-60%효과가 있다(TCA-refractory depression). 모든 SSRI 가운데 sertraline이 가장 흔히 처방되는 항우울제이다. 미국 FDA는 한 주에 90mg의 fluoxetine을 승인하였다. 그러나 매주 복용량을 복용하기 전 환자는 심각한 영향없이 일일복용량 20mg/d를 복용해야 한다. 주 90mg의 fluoxetine은 부작용을 유발한다고 보고되었다.

주의: 많은 SSRI는 포도주스와 상호작용을 일으켜 독성을 유발할 수 있다. 포도주스를 하루 8온스로 제한하든지, 절반으로 줄여야 한다.

원형약물차트 20-1은 SSRI인 fluoxetine의 특징을 기술하고 있다. 표 20-1은 여러 가지 항우울제의 부작용을 열거하고 있다.

약동학 Fluoxetine은 강하게 단백결합을 한다. 반감기는 2-3이므로 장시간 사용하면 축적효과가 야기될 수 있다. Fluoxeine은 신장에서 대사되고 배설된다.

약역학 Fluoxetine은 흡수가 잘 된다. 그러나 수주에 걸쳐 항우울효과가 나타난다. Fluoxetine의 작용개시는 1주와 4주 사이이고 복용 후 6-8시간 후 최고농도에 이른다. 노인의 약용량은 부작용을 줄이기 위해 줄여야 한다.

부작용 및 유해반응

Fluoxetine은 구강건조, 시야혼탁, 불면증, 두통, 신경증, 식욕부진, 오심, 구토, 자살생각 등의 부작용이 흔하다. Fluoxetine은 amitriptyline보다 부작용이 적다(표 20-1 참조).

일부 환자는 SSRI 복용 시 성적 기능저하를 경험한다. 성적 흥분(sexual arousal)의 저하를 경험한 남자는 fluoxetine을 중단한다. 일부 여성은 paroxetine(Paxil)을 복용한 후 오르가즘을 못 느끼게 된다. 치료효과가 나타나기를 기다리는 2주에서 4주 기간을 지나면서 부작용은 줄어들거나 없어진다.

Serotonin Norepinephrine 재흡수억제제

Venlafaxine(Effexor)은 1993년에 주요 우울증치료에 입증된 첫 SNRI였다. SNRI는 serotonin과 norepinephrine 재흡수를 억제하여 연접에서 농도를 증가시킨다. SNRI는 주요 우울증에 사용된다. 다른 입증된 적응증으로는 범불안장애와 사회불안장애 등이다. 다른 SNRI에는 duloxetine과 desvenlafaxine을 포함한다. Venlafaxine과 St. John's wort는 serotonin 증후군과 신경악성증후군(Neuroleptic malignant syndrome)의 위험을 증가시킨다. 원형약물차트 20-2는 venlafaxine의 약물 특성을 기술하고 있다.

약동학 Venlafaxine은 흡수가 잘 되고 단백결합률이 27%이며, 반감기는 5시간이다. Venlafaxine은 대부분 소변을 통해 배설된다.

약역학 Venlafaxine은 작용개시시간을 잘 모른다. 중등도 유리 정제의 경우, 최고작용 도달시간은 2-4시간이며, 확장-유리 정제는 5.5-9시간이다.

원형약물차트 20-1

Fluoxetine

약물분류 항우울제: 선택적 serotonin 재흡수억제제 상품명: Prozac 임신범주: C	**용량** A: PO: 초기, 오전에 20mg/d; 최고: 80mg/d C>7y: PO: 초기 10mg/d; 최고; 40mg/d 치료범위: 90–300ng/mL
금기 과민반응, 급성 심근경색, MAOIs 복용 시, 탈수, 모유수유 주의: 자살경향이 있는 심한 우울증, 심한 간 혹은 신장질환, 녹내장, 발작질환, 당뇨병, 저체중 성인	**약물–임상검사–음식 상호작용** 약물: CNS 및 호흡계 억제를 증가시킴. 알코올과 CNS 억제제 병용 시 저혈압 효과 증가됨 약초: St. John's wort는 serotonin 증후군 위험을 증대시킴 저혈당증약물의 작용을 증가시킴
약동학 흡수: PO: 잘 흡수됨 분포: PB: 95% 대사: fluoxetine: t½: 4–6d 배출: 주로 소변으로 배출	**약역학** PO: 개시: 2–4 wk 최고: 6–8 wk 작용시간: UK
치료효과/응용 우울감 있든지 혹은 없든지 우울증치료 a; 식욕이상항진증, 강박장애, 공황장애, 월경전불쾌장애. 작용기전: 신경섬유에서 봉쇄되기 때문에 serotonin 및 norepinephrine이 신경세포에서 증가됨.	
부작용 두통, 신경증, 불안, 불면증, 시야혼탁, 동공산대, 진전, 구강건조, 식욕부진, 오심, 설사, 체중 소실, 월경 불규칙, 성기능장애	**유해반응** 발작, 저나트륨혈증, 탈수, 출혈, 골감소증, 자살충동

A, adult 성인; CNS, central nervous system 중추신경계; d, day 일; ECG, electrocadiogram 심전도; GI, gastrointestinal 위장관계; MAOI, monoamine oxidase inhibitor; PB, protein-binding 단백결합; PO, by mouth 경구투여; t½, half-life 반감기; UK, unknown 모름; wk, week 주

표 20–1 항우울제의 부작용

항우울제 분류	항콜린성 효과	진정	저혈압	위장관이상	심독성	발작	불면증/머뭇거림
삼환계 항우울제							
amitriptyline(Elavil)	++++	++++	+++	—	++++	+++	—
clomipramine(Anafranil)	++++	++++	++	—	++++	++	—
desipramine(Norpramin)	+	++	++	—	++	++	+
doxepin(Sinequan)	+++	++++	++	—	++	++	—
imipramine(Tofranil)	+++	+++	+++	+	++++	++	+
nortriptyline(Aventyl)	+	+++	+	—	+++	++	—
protriptyline(Vivactil)	+++	+	++	—	+++	++	+
trimipromine(Surmontil)	+++	++++	+++	—	++++	++	—
선택적 Serotonin 재흡수억제제							
citalopram(Celexa)	+	0	0	++	—	—	+
fluoxetine(Prozac)	—	+	—	+++	—	0/+	++
fluvoxamine(Luvox)	—	++	—	+++	—	—	++
paraxetine(Paxil)	—	+	—	+++	—	—	++
sertraline(Zoloft)	—	+	—	+++	—	—	++
비정형 항우울제							
amoxapine(Asendin)	+++	++	+	—	+	+++	++
bupropion(Wellbutrin)	++	—	0/+	+	+	++++	++
trazodone(Desyrel)	—	+++	++	+	+	+	—
maprotiline(Ludiomil)	+++	+++	+	—	++	+++	—
venlafaxine(Effexor)	0	0	0	0	0/+	+	—
Monoamine oxidase 억제제	—	+	++	+	—	—	++

–, 효과 없음; +, 미약한 효과; ++, 중등도 효과; +++, 강한 효과; ++++ 심한 효과; 0, 데이터 없음.

원형약물차트 20-2

Venlafaxine

약물분류	용량
항우울제: serotonin 및 norepinephrine 재흡수억제제 상품명: Effexor 임신범주: C	즉시 방출: A: PO: 75mg/d 2–3회로 용량을 나눔; 최대: 225mg/d 3 번 용량을 나눔 서방: A: PO: 초기 75mg 1일 1회 혹은 37.5 1일 1회 4–7일간, 환가 적응할 때까지, 이후 75mg/d; 최대 225mg/d 치료혈청농도: 100–200ng/mL
금기	**약물-임상검사-음식 상호작용**
과민반응, MAOIs 복용 시 CNS 억제, SIADH, 항응고치료, 임신, 모유수유, 소아 주의: 자살경향, 신장기능이상, 협각녹내장, 발작, 저체중, 혈량저하증, 갑상선 기능항진증, 최근 MI, 심부전증	약물: CNS에 대한 증가된 효과, 알코올과 CNS 억제제와 병용 시 호흡억제 및 저혈압 야기됨 MAOIs와 병용 시 고혈압위기 및 사망이 야기될 수 있음. cimetidine, haloperidol 병용 시 약물수치와 독성 증가 anticoagulants, aspirin 병용 시 출혈경향 증가 다른 SNRIs, SSRIs, serotonin 수용체 작용제(triptans), amphetamines을 동시 사용 시 serotonin 증후군 위험 증가 및 정신약물 악성증후군 증가됨 약초: St. John's wort가 serotonin 증후군 증가시킴 (빈맥, 고혈압, 혼돈, 경련, 과다반사, 고체온증 등과 함께 생명에 위협 가능성 있음)
약동학	**약역학**
흡수: PO: 잘 흡수됨 분포: PB: 27% 대사: t½: 5h 배출: 주로 소변으로 배출됨	즉시 방출: PO: 개시: UK 최고: 2–4h 작용시간: UK 서방: PO: UK 최고: 5.5–9h 작용시간: UK
치료효과/응용	
melancholia를 동반하거나 혹은 안하거나 우울증, 일반불안증, 사회불안증, 공황장애, 외상후스트레스장애 작용기전: 신경섬유에서 봉쇄되기 때문에 serotonin 및 norepinephrine이 신경세포에서 증가됨.	
부작용	**유해반응**
어지럼, 메스꺼움, 신경과민, 두통, 이상행복감, 혼돈, 망각, 시야혼탁, 백내장, 동공산대, 구강 및 안구건조, 치은염, 남성형털과다증, 탈모, 발한, 광과민, 소변정체, 변비, 설사, 체중감소, 오심, 식욕부진, 안압 증가, 사정 기능이상	서맥, 빈맥, 저나트륨혈증, 출혈, 고혈압, serotonin 증후군, 정신약물 악성증후군, 혈관부종 생명위협: 무과립구혈증, 혈소판감소증, 백혈구감소증, 발작, 자살충동, 심근경색증, 심부전증, Stevens–Johnson 증후군

A, adult 성인; b.i.d., 1일 2회; C, child 소아; CNS, central nervous system 중추신경계; d, day 일; ECG, electrocadiogram 심전도; h, hour 시; IM, intramuscular 근육내; MAOI, monoamine oxidase inhibitor; PB, protein–binding 단백결합; PO, by mouth 경구투여; q.i.d., 1일 4회; SIADH, syndrome of inappreprate antidiuretic hormone; t½, half–life 반감기; UK, unknown 모름; wk, week 주; >, greater than 초과.

부작용 및 유해효과

Venlafaxine의 부작용에는 졸림, 어지럼, 불면증, 두통, 이상행복감, 망각, 흐린시력, 광과민, 사정기능(ejaculation dysfunction) 저하 등이 있다. 유해효과에는 저나트륨혈증, 출혈, 고혈압, 혈관부종, 혈액병, 자살충동, Stevens-Johnson 증후군 등이 있다.

비정형 항우울제

비정형 항우울제(atypical antidepressant) 혹은 2세대 항우울제는 1980년대부터 사용되었고 주요 우울증, 반응성 우울증, 불안의 치료제로 사용되고 있다. 이들 약제는 한 가지 이상의 신경전달물질(serotonin, norepinephrine, dopamine)에 영향을 준다.. 시판된 첫 비정형 항우울제는 amoxapine(Asendin)이며, 기타로는 maprotiline, nefazodone, trazodone이 있다.

Amoxapine과 maprotiline은 약리학적 유사성 때문에 가끔씩 TCA로 간주된다. 비정형 항우울제는 MAO 억제제와 동시에 사용되지 말아야 하며, MAO 억제제를 중단하고 14일 이내는 비정형 항우울제를 사용하지 말아야 한다. Trazodone은 ketoconazole, ritonavir, indinavir와 상호작용 가능성이 있고, trazodone의 농도가 상승하고 유해효과가 나타난다. 표 20-2는 항우울제와 각각의 약물이 어떻게 여러 신경전달물질에 작용하는지 기술하고 있다.

Monoamine Oxidase 억제제(MAOI)

다른 군의 항우울제는 MAOI이다. 효소 MAO는 norepinephrine, dopamine, epinephrine, serotonin을 비활성화시킨다. MAO를 억제함으로써 이들 신경전달물질의 농도를 증가시킨다. 체내에 두 유형의 MAO가 있다. MAO-A와 MAO-B. 이들 효소는 주로 간과 뇌에서 발견된다. MAOI는 비선택적으로 두 유형의 효소를 모두 억제한다. MAO의 억제는 우울증 증상을 완화시킨다고 알려져 있다. 현재 네 가지의 MAOI (tranylcypromine sulfate, isocarboxazid, selegiline HCl, phenelzine sulfate)가 처방된다. 이들 MAOI는 표 20-2에 자세히 언급되었다.

우울증치료에 있어서 MAOI는 TCA만큼 효과적이다. 그러나 음식과 약물 상호작용으로 인한 고혈압위기와 같은 유해작용 때문에 단지 1%의 우울증 환자만이 MAOI를 복용한다. 현재 MAOI는 선택적 항우울제 약물이 아니며, TCA 혹은 2세대 항우울제 약물에 반응하지 않은 환자에게 사용한다. 그러나 MAOI는 여전히 미약하고, 반응성이며, 비정형 우울증(만성 불안, 과다수면증)에 사용되고 있다. MAOI와 TCA는 우울증치료에 동시에 사용하지 말아야 한다.

표 20-2 항우울제

일반명(상품명)	투여경로 및 용량	응용 및 고려사항
삼환계 항우울제		
amitriptyline HCl(Elavil, Tryptanol)	성인: PO 25–75mg/d. 최대 300mg/d(입원 환자), 200mg/d(외래 환자) 노인: PO 10–25mg를 취침시간에 투여. 치료혈청범위: 100–200ng/mL	Malancholia가 있거나 없는 우울증에 사용. 주된 부작용은 나른함, 어지럼, 기립성 저혈압, 입 건조, 변비, 요폐. 임신범주: C, PB 95%, t½: 10–50h.
clomipramine HCl(Anafranil)	성인: PO 25–100mg/d. 최대 250mg/d. Titration 이후 모든 양은 취침시간에 사용. 10세 초과 어린이: PO 처음에는 25mg/d, 이후 3mg/kg/d. 최대 200mg/d.	강박장애, 우울증에 사용. 낮 동안의 sedation을 막기 위해 잠자기 전에 사용. 주된 부작용으로 떨림, 어지럼, 체중 증가, 입 건조. 임신범주: C, PB 90%, t½: 12–60h.
desipramine HCl(Norpramin)	성인: PO 처음에는 50–75mg/d를 취침시간에 투여. 이후 증가시켜 100mg/d를 나눠서 투여. 최대 150mg/d. 청소년/노인: 처음에는 25mg/d를 취침시간에. 이후 증가시켜 100mg/d를 나눠서 투여. 최대 150mg/d. 치료혈청범위: 150–250ng/mL	우울증에 사용. ADHD에도 사용. 위장관통증이 발생한다면 음식과 함께 섭취. 주된 부작용으로 나른함, 구강건조, 요폐, 체위성 저혈압. 임신범주: C, PB 80–85%, t½: 6–8h.
doxepin HCl(Sinequan)	성인: PO 처음에는 75mg/d를 취침시간에 투여 또는 2–3번에 걸쳐 투여. 최대 300mg/d. 노인: PO 처음에는 10–25mg/d 투여. 최대 300mg/d. 12세 초과 어린이: PO 처음에는 25–50mg/d 투여. 최대 100mg/d. 치료혈청범위: 30–50ng/mL	퇴행기 우울증이나 양극성 장애와 동반된 우울증, 불안에 사용. 이 그룹의 다른 약보다 심장에 효과가 적음. 임신범주: C, PB 80–85%, t½: 6–8h.
imipramine HCl(Tofranil)	성인: PO 75–200mg/d. 최대 200mg/d(외래환자), 300mg/d(입원환자) 노인: 25–100mg/d. 최대 200mg/d(외래환자), 300mg/d(입원환자) 치료혈청범위: 150–250ng/mL	우울증에 사용. Sedative effect 줄이기 위해 취침시간에 사용. 위장관통증이 일어날 경우 음식과 함께 섭취. 알코올, CNS depressants와 함께 섭취를 피해야 함. 주된 부작용은 나른함, 구강건조,저혈압, 지연된 배뇨. 임신범주: UK, PB 85–95%, t½: 8–15h.
nortriptyline HCl(Pamelor, Aventyl)	성인: PO 처음에는 25–50mg를 1일 3회/4회. 최대 150mg/d. 노인: PO 처음에는 10–25mg/d를 취침시간에. 최대 150mg/d. 사춘기: PO 1–3mg/kg/d를 3–4회에 걸쳐서 투여하거나 취침시간에 투여.최대 150mg/d. 치료혈청범위 :50–150ng/mL	우울증에 사용. Imipramine HCl과 유사. 임신범주: C, PB 90–95%, t½: 16–90h.

표 20-2 항우울제-계속

일반명(상품명)	투여경로 및 용량	응용 및 고려사항
protriptyline HCl(Vivactil)	성인: PO 처음에 5-10mg를 1일 3회. 최대 60mg/d. 노인:PO 처음에 10-25mg/d를 취침시간에 투여. 최대 30mg/d, 치료혈청범위: 70-250ng/mL	우울증에 사용. 적은 진정작용. 자살위험 증가. Imipramine HCl와 유사한 작용. 임신범주: C, PB 90%, t½: 60-98h.
trimipramine maleate(-Surmontil)	성인: 처음에는 75mg/d를 나눠서 혹은 취침시간에. 최대 200mg/d(외래환자), 300mg/d(입원환자) 노인/청소년: 처음에는 50mg/d를 나눠서 또는 취침시간에. 최대 100mg/d.	우울증에 사용. Imipramine HCl과 유사. 임신범주: C, PB 95%, t½: 20-26h.
선택적 Serotonin 재흡수억제제(SSRIs)		
citalopram(Celexa)	성인: PO 20-40mg/d 최대 40mg/d 60세 초과 노인: PO 20mg/d, 최대 20mg/d	우울증, 공황장애, 강박장애에 사용. MAOI의 사용을 멈춘 후 14일을 기다린 후에 사용해야 함. 성기능장애, 불면증, 오심, 구강건조. 임신범주: C, PB 80%, t½: 35h.
fluoxetine HCl(Prozac)	원형약물차트 20-1 참조	
paroxetine HCl	우울증: Regular release tablets 성인: PO 처음에 20mg/d. 최대 50mg/d 노인:PO 처음에 10mg/d 최대 40mg/d Controlled-release tablets 성인:PO 처음에는 25mg/d를 오전에. 최대 62.5mg/d 노인: PO 처음에 12.5mg/d. 최대 50mg/d	우울증, 강박장애에 사용. 신장애나 간장애를 가진 노인에게는 적은 양을 주어야 함. 부작용은 어지럼, 불면증, 두통, 오심, 구강건조, 진전, 체위성 저혈압이 있음. 임신범주: D, PB 95%, t½: 24h.
sertraline HCl(Zoloft)	성인:PO 50mg/d. 최대 200mg/d	주요 우울증에 사용. MAOI나 TCA와 함께 사용하는 것은 금기. 위장관통증이 생긴다면 음식과 함께 섭취. 소변이 분홍-빨강-갈색이 될 수 있음. 임신범주: C, PB 98%, t½: 24h.
fluvoxamine(Luvox)	성인: PO 50-200mg/d. 최대 300mg/d 8세 초과 어린이: PO 25mg/d. 최대 300mg/d	강박장애, 사회불안장애에 사용. 신장애, 간장애 환자에는 사용금지. 임신범주: C, PB 80%, t½: 25-35h.
escitalopram(Lexapro)	성인: PO 10mg/d, 1주 후에 20mg/d까지 증가시킬 수 있다. 최대 20mg/d 노인: PO 10mg/d. 최대 10mg/d(우울증) 사춘기: PO 10mg/d, 최대 20mg/d	우울증, 범불안장애에 사용. 임신범주: C, PB 80%, t½: 25-35h.
vilazodone(Viibryd)	성인: PO 10mg/d를 7일 동안. 이후 20mg/d를 7일 동안. 그 이후 40mg/d	주요 우울증에 사용. 주된 부작용은 어지럼, 불면증, 설사, 오심, 구강건조, 성욕감퇴. 임신범주: C, PB 96-97%, t½: 25h.
비정형(Heterocyclic or Second-Generation) 항우울제		
amoxapine(Asendin)	성인: PO 50mg를 1일 2회/4회. 최대 400(외래 환자), 600(입원 환자) 노인: PO 25mg를 1일 2회/4회. 최대 300mg/d	불안을 동반한 우울증, 반응성 우울증에 사용. MAOI와 함께 사용 금기. 부작용은 나른함, 어지럼, EPS, 체위성 저혈압, 식욕 증가, 요폐. 임신범주: C, PB >90%, t½: 8h.
maprotiline(Ludiomil)	성인: PO 75mg를 취침시간에 투여 또는 나눠서 투여. 최대 150-225mg/d. 노인: 25mg를 취침시간에 투여. 최대 150-225mg/d.	Amoxapine과 같음. 취침시간에 투여 가능. 임신범주: B, PB 88%, t½: 27-58h.
trazodone(Desyrel)	성인: PO 150mg/d를 나눠서 투여. 최대 400mg/d(외래), 600mg/d(입원)	우울증에 사용. 진정효과의 위험을 줄이기 위해 잠들기 전 사용. 나른함, 현기증, 체위성 저혈압, 구강건조가 나타날 수 있음. 위장관통증 시 음식과 함께 섭취할 것. 임신범주: C, PB 85-95%, t½: 5-10h.
Norepinephrine 및 Dopamine 재흡수억제제(NDRIs)		
Bupropion(Wellbutrin)	성인: PO 75-100mg를 1일 2회 투여. 최대 300mg/d.	우울증, 계절성 우울증, 니코틴 금단증상에 사용. 발작의 위험성 증가할 수 있음. 발작의 과거력이 있는 사람에게는 피해야 함. 많은 부작용을 가짐. 임신범주: B, PB 84%, t½: 8-24h.

표 20-2 항우울제-계속

일반명(상품명)	투여경로 및 용량	응용 및 고려사항
기타 항우울제		
mirtazapine(Remeron)	성인: PO 처음에는 15mg를 수면 전에 섭취. 이후 15-30mg/d. 최대 45mg/d. 노인: PO 처음에는 7.5mg를 수면 전에 섭취. 이후 15-30mg/d. 최대 45mg/d.	우울증, 불안, 불면증에 사용. Norepinephrine과 serotinin neurotransmitter를 모두 증가시킴. 항콜린성 작용은 적음. 임신범주: C, PB 85%, t½: 20-40h.
Serotonin 및 Norepinephrine 재흡수억제제		
desvenlafaxine(Pristiq)-extended-release tablet	성인: Extended-release tablet PO로 50mg/d. 최대 400mg/d	우울증, 죄책감, 무가치함, 불안에 사용. 신장애나 간장애를 가진 불안환자에게는 적은 양을 주어야 함. 심혈관계 효과나 진정효과는 없음. 임신범주: C , PB 30%, t½: 11h.
duloxetine(Cymbalta)	성인: PO 40-60mg/d를 한 번에 또는 나눠서 복용. 최대 60mg/d.	주요 우울증, 당뇨병성 말초신경병증, 섬유근육통, 범정동장애, 근골격계 통증, 골관절염에 사용. MAOI를 사용한 후 14일 기다린 후 사용해야 함. 임신범주: C, PB 90%, t½: 12h.
venlafaxine(Effexor)	원형약물차트 20-2 참조	
Monoamine Oxidase 억제제 (MAOIs)		
isocarboxazid(Marplan)	성인: PO 10-20mg/d. 최대 40mg/d.	TCA로 치료하기 힘든 우울증에 사용. 치즈, 사워크림, 와인, 맥주, 무화과, 멸치, 새우, 바나나, 초콜릿 등의 특정 음식과 특정 약물(TCA 등)을 피해야 함. 임신범주: C, PB UK, t½: 2.5h.
phenelzine(Nardil)	성인: PO 15-60mg/d를 나눠서 투여. 최대 90mg/d.	우울증에 사용. 특정 음식과 약물(isocarboxazid와 같음)을 피해야 함. 임신범주: C, PB UK ,t½: 12h.
tranylcypromine sulfate(Parnate)	성인: PO 30mg/d를 2번으로 나눠서 투여. 최대 60mg/d.	우울증에 사용. 특정 음식과 약물(isocarboxazid와 같음)을 피해야 함. 임신범주: C, PB 90%, t½: 2.5h.
selegiline HCl(Emsam, Eldepryl)	성인: PO-Regular release 10mg/d. 성인: Orally disintegrating tablet-2.5mg/d 성인: Transdermal-6mg/d. 최대 12mg/d	주요 우울증에 사용. 낮은 용량에서는 금지해야 할 음식 없음. 임신범주: C, PB 85-90%, 반감기는 PO에서 10h, transdermal에서 2-20.5h.
기분안정제(Mood stabilizers)		
lithium citrate(Eskalith, Lithobid)	원형약물차트 20-3 참조	
carbamazepine(Tegretol)	성인: PO 200mg 하루 2회 투여. 필요할 경우 20mg/d까지 증가. 최대 1600mg/d. 치료혈청범위: 4-12mcg/mL.	양극성 장애와 동반된 급성 조증 또는 조증 상태와 우울 상태의 혼합상태에 사용한다. 골수억제 환자에게는 금기이다. 임신범주: D, PB 76%, t½: 25-65h.
divalproex(Valproate, Depakote)	750mg/d를 하루에 2회, 나눠서 투여. 최대 3000mg/d 또는 60mg/kg/d.	주요 우울증, 양극성 장애, 조증, 긴장간대발작(tonic-clonic seizure), 편두통 예방에 사용. 임신범주: C, PB 90%, t½: 6-16h.
lamotrigine(Lamictal)	25mg/d를 2주간 투여. 이후 50mg/d를 2주간 투여. 그 이후 100mg/d를 3주간 투여. 그 후로는 200mg/d를 투여.	주요 우울증, 부분발작, 긴장간대발작에 사용. 임신범주: C, PB 55%, t½: 25-30h.

A, adult 성인; adol, adolescent 청소년; b.i.d., 1일 2회; C, child 소아; CNS, central nervous system 중추신경계; d, day 일; EPS, extrapyramidal syndrome, 추체외로증후군; GI, gastrointestinal 위장관; h, hour 시; h.s., at bedtime 잠들 때; IM, intramuscular 근육내; maint, maintenance 유지; MAOI, monoamine oxidase inhibitor; max, maximum 최대; PB, protein-binding 단백결합; PO, by mouth 경구투여; q.i.d., 1일 4회; t½, half-life 반감기; TCA, 삼환계 항우울제; UK, unknown 모름; y, year 년; <, less than 미만; >, greater than 초과.

약물과 음식 상호작용

일부 약과 음식은 MAOI와 치명적인 작용을 일으킨다. CNS 흥분제 혹은 교감신경작용제(예, phenylephrine과 pseudoephedrine을 포함하는 혈관수축제와 감기약)와 같은 약물이 MAOI와 같이 투여되면 고혈압위기(hypertensive crisis)를 초래한다. 게다가, tyramine을 함유하는 음식(치즈, 크림, 요거트, 커피, 초콜릿, 바나나, 건포도, 이탈리아 녹색콩, 간, 식초에 절인 음식, 소시지, 간장, 효모, 맥주, 적포도주)들은 교감신경작용제 유사효과와 고혈압위기를 야기할 수 있다. MAOI 사용자들은 이들 음식을 피해야 한다. 빈번한 혈압측정이 필수적이며, 간호사는 환자가 피해야 할 음식과 일반약의 교육이 중요하다. 고혈압위기와 관련된 위험 때문에 다른 약물을 투약하고 효과를 보지 못하는 경우가 아니라면, 많은 정신과 의사들이 MAOI를 처방하지 않을 것이다. 그러나 이들 약을 적절히 사용한다면 우울증치료에 효과적이다.

환자에게 MAOI를 투여할 때에 피해야 할 음식과 약물을 교육할 때, 일부 개인은 인쇄물보다 말로 하는 교육과 비디오를 이용한 강화에 더 잘 반응한다. 약초 경고 20-2에 MAOI와 약초 상호작용을 자세히 설명하였다.

약초 경고 20-2

Monoamine Oxidase 억제제

- 인삼, 마황(ephedra), St.John's wort는 MAOI와 같이 사용 시 두근거림, 심정지, 고혈압위기를 초래한다.
- 인삼은 tranylcypromine sulfate 같은 MAOI와 혼합하여 사용 시 조증 에피소드를 야기한다.
- 아니스(anise, 씨앗이 향미료로 쓰이는 미나리과 식물)를 과량 사용 시 MAOI를 억제한다.
- 맥주 효모를 MAOI와 증가 사용 시 고혈압을 야기한다.

부작용 및 유해반응

MAOI의 부작용에는 CNS 흥분(초조, 불안, 불면증), 기립성 저혈압, 항콜린성 효과들을 포함한다.

간호과정
환자-중심 협력간호

항우울제

사정

- 향후 비교를 위해 환자의 기초 활력징후와 몸무게를 평가한다. TCA는 심혈관질환과 고혈압이 있는 환자에게 피해야 한다.
- 소변배출(>1500mL/d), BUN, 혈청 크레아티닌과 간효소를 측정함으로써 간 및 신장 기능을 기록한다.
- 우울에 대한 과거력을 획득한다. 정신상태를 평가하고 자살경향을 조사한다.
- 현재 환자가 쓰는 약, 알코올, 약초에 대한 약물 개인력을 규명한다. 중추신경계 억제제는 중독효과를 유발한다. 항우울제는 항콜린성 유사 증상을 야기하기 때문에 녹내장이 있다면 금기이다.
- 자연운동이상증과 고열, 근육경직, 빈맥, 심부정맥 등을 포함하는 항정신병 약물 악성증후군을 조사한다.

간호진단

- 절망과 관련된 스스로에 대한 공격 및 손상의 위험
- 상황위기와 관련된 불안
- 슬픔과 관련된 사회적 고립
- 부정적 생각유형과 관련된 비효과적인 회피
- 절망과 관련된 가망 없음
- 약물에 대한 비경험과 관련된 지식의 부족
- 관심결핍과 관련된 비효과적인 건강유지

계획

- 환자의 우울증 혹은 양극성 행동이 줄어들 것이다.

간호중재

- 우울증의 징후와 증상을 관찰한다. 기분변화, 불면증, 활동의 관심결핍
- 환자의 활력증후를 모니터링한다. 기립성 저혈압은 흔하다. 항콜린성 유사증상을 체크한다. 구강건조, 심박수 증가, 소변저류 혹은 변비, 주 2-3회 체중을 체크한다.
- 현저한 우울증이 있을 때 환자의 자살경향을 모니터링한다.
- 환자가 항경련제를 복용할 때 발작이 있는지를 관찰한다. 항우울제는 발작역치를 낮춘다. 항경련제 용량은 올릴 필요가 있다.
- 약과 약 및 음식과 약물 상호작용을 관찰한다. 교감신경계 작용제 유사약물과 tyramine 함유 음식은 MAOI를 복용할 때는 고혈압위기를 야기할 수 있다.
- MAOI 복용 시에 환자가 심한 고혈압을 가지고 있는지 체크한다.
- 고혈압위기를 피하기 위해 MAOI를 복용할 때 피해야 할 음식 리스트를 환자에게 제공한다. 이들 음식에는 치즈, 적포도주, 맥주, 간, 바나나, 요거트, 소시지 등이 포함된다.

환자교육

일반

- 처방한 대로 약을 복용하도록 교육한다. 순응도가 중요하다.
- 치료시작 후 1-2주까지는 약물의 충분한 효과가 명백하지 않음을 환자에게 알린다.
- 투약 약속을 지키도록 환자를 독려한다.
- 그들의 중독효과 때문에 알코올 혹은 중추신경계 억제제의 소비를 하지 말라고 주의를 준다.
- 특히 MAOI와 SSRI 같은 항우울제와 많은 약초제품들이 상호작용을 할 수 있음을 환자에게 알린다. 약초는 중단하거나 항우울제 용량은 조절될 필요가 있다(약초 경고 20-1 및 20-2 참조).
- 약물농도가 안정화되기까지 운전을 하지 말고, 위험한 기계작업에 포함을 하지 말도록 경고한다.
- 약복용을 갑자기 중단하지 말도록 환자에게 조언한다. 약용량은 의료진에 의해 점차적으로 줄여나가야 한다.

- 임신계획이 있다면 의료진과 태아에 대한 약물의 기형유발효과에 대해 상의하도록 환자를 독려한다.
- 만약 위장관계에 불편감이 발생하면 음식을 섭취한다.

부작용

- 진정효과로부터 위험을 줄이려면 수면을 취할 때 항우울제를 복용하도록 조언한다. 의료진에게 환자를 검사를 받도록 한다. 일시적인 부작용에는 오심, 졸림, 두통과 신경증 등이 있다.

평가

- 환자의 우울증이 조절되거나 사라졌을 때 약물치료의 효과를 평가한다.

기분안정제

기분안정제(mood stabilizer)는 양극성 정동장애치료에 사용된다. Lithium은 이 질환치료에 사용된 첫 약물이었다. 일부는 Lithium을 **항조증(*antimania*)** 약물이라고 불렀고, 이 약은 양극성 질환에서 비롯되는 조증행동을 조절하는 데 효과적이다. Lithium은 진정효과를 가지지만 일부 기억소실과 혼돈을 초래한다. 이 약은 과다행동을 조절한다. 만약 환자가 Lithium 복용을 중지하면 조증행동이 다시 나타난다. Lithium(Lithobid), carbamazepine(Tegretol), valproic acid 혹은 divalproex(Depakote, Valproate), lamotrigine(Lamictal)은 현재 양극성 질환에 쓰이는 첫 단계 약물이다.

Lithium은 값이 싸고 면밀히 관찰해야 하는 약물이다. Lithium의 치료혈청범위는 0.5–1.5로, 혈청 lithium 농도가 1.5–2 이상일 때는 독성을 보인다. 혈청 lithium 농도는 치료농도가 얻어질 때까지 2주에 1회 조사되어야 하고, 유지농도에서는 매달 검사하여야 한다. Lithium은 나트륨을 배출하는 경향이 있기 때문에 혈청나트륨의 농도가 관찰되어야 한다. 이뇨제를 사용하는 환자에게서는 lithium을 주의 깊게 사용해야 한다. 원형약물차트 20–3은 lithium의 약리학적 작용을 기술하고 있다.

약동학 95% 이상의 lithium은 위장관으로 흡수된다. Lithium의 평균 반감기는 24시간이다. 그러나 노인에게서는 반감기가 36시간까지 될 수 있다. 이 약의 긴 반감기 때문에 약물축적작용이 일어난다. Lithium은 간에 의해 대사되고, 대부분의 약이 변하지 않은 상태에서 소변으로 배출하게 된다.

약역학 Lithium은 대부분이 양극성 정동장애의 안정화를 시키는 데 처방된다. 작용개시는 빠르나 환자가 5-6일이 되기 전에는 원하는 효과를 얻기 힘들다. 증가된 나트륨섭취는 신장배설을 증가시키기 때문에 나트륨섭취는 면밀히 관찰될 필요가 있다. 소변배출의 증가는 체액소실과 탈수를 유발할 수 있다. 1-2리터의 적절한 수분섭취는 매일 유지되어야 한다.

Carbamazepine(Tegretol), lamotrigine(Lamictal), divalproex/valproic acid와 같은 항경련제는 일부 환자에서 lithium 대신에 사용되었다. 이들 약은 14장에 더 논의되어 있다. 항정신병 약물인 olanzapine(Zyprexa), ziprasidone(Geodon), aripiprazole(Abilify) 등은 급성 조증과 양극성 질환의 혼합 에피소드 치료에 증명되었다.

부작용 및 유해반응

Lithium의 많은 부작용인 구강건조, 목마름, 소변증가, 체중증가, 들뜬기분, 금속성미각, 손과 발목의 부종은 환자에게 짜증스러울 수 있다. 임신기간 동안 복용된다면 lithium은 기형유발효과를 보인다.

Lithium과 NSAID는 병용투여되면 안 된다. 특히 심장의 동방결절증후군이 있는 환자에게 처방되면 안 된다. 만약 환자가 장기간 lithium을 복용할 경우에는 갑상선기능을 결정하기 위해 검사실소견이 면밀히 조사되어야 한다.

간호과정
환자-중심 협력간호

기분안정제: Lithium

사정

- 자살생각을 평가한다.
- 향후 비교를 위해 환자의 기본적인 활력징후를 평가한다.
- 환자의 신경과적 상태 예를 들어 걸음걸이, 의식수준, 반사, 진전을 평가한다.
- 소변배출과 BUN과 혈청 크레아티닌 및 간효소 수치가 정상범위 내인지 여부를 평가하기 위해 환자의 간 및 신장 기능을 관찰한다. 독성에 대해 평가한다. 처음에는 매주 혈액내 수치를, 그 다음 1–2개월마다 실시한다. 급성조증치료혈청농도는 1–1.5, 유지를 위해서는 0.5–1.5 독성의 징후 증상을 보이는 혈청 수치는 1.5–2이고, 지속적인 오심과 구토, 심한 설사, 보행장애, 흐린시야, 이명 등이 있다. 2–3.5에서는 과도하게 희석된 소변의 배출, 진전의 증가, 근육자극, 정신운동지체, 정신혼돈 등 독성징후 증상이 있다. 3.5 혹은 그 이상 농도는 생명에 위협이 되고, 의식이 나빠지며, 안구 진탕, 발작, 혼수, 무소변, 심장부정맥, 심근경색

원형약물차트 20-3

Lithium

약물분류	용량
기분안정제 상품명: Eskalith, Lithane, Lithonate, ♣ Carbolith, Lithizine 임신범주: D	A: PO: 초기에 600mg t.i.d.; 유지용량: 300mg t.i.d./q.i.d.; 최대: 2.4g/d C: PO: 15 to 20mg/kg/d 3–4 차례 나누어 투여 치료약물범위: 0.5–1.5mEq/L
금기	**약물–임상검사–음식 상호작용**
간 및 신장질환, 임신, 수유, 심한 심혈관질환, 심한 탈수, 저나트륨혈증, 어린이 <12y 주의: 갑상선질환, 발작질환	약물: thiazide 이뇨제, methyldopa, haloperidol, NSAIDs, 항우울제, carbamazepine, 칼슘통로차단제, spironolactones, ACE 억제제, sodium bicarbonate, phenothiazines 등과 병용 시 lithium 농도가 증가됨 Theophylline, aminophylline과 병용 시 lithium의 배출 증가될 수도 있음 SSRIs 및 SNRIs과 함께 사용 시 serotonin 증후군 위험 증가 항당뇨병 약물과 병용 시 고혈당증 증가 Caffeine이 lithium 농도를 증가시킴 Amphetamine 이 조증 위험을 증가시킴 임상검사: 소변과 혈액당 수치를 증가시킴 단백질: 혈청나트륨배출을 줄임 음식: 나트륨섭취를 증가시킴; lithium이 나트륨배출을 야기함 약초: St. John's wort, kava kava 및 valerian 사용은 신경독성을 야기함
약동학	**약역학**
흡수: PO: 잘 흡수됨 분포: PB: UK 대사: t½: 21–30h 배출: 대부분 변하지 않은 상태로 소변으로	PO: 개시: UK 최고: 2–4h 작용시간: 24h
치료효과/응용	
양극성 정신병, 조증치료 작용기전: 근육과 신경세포에 이온수송 변화; serotonin에 대한 수용체 감수성 증가	
부작용	**유해반응**
두통, 기억손상, 시야혼탁, 금속성 미각, 충치, 무기력, 어지럼, 진전, 불분명발음, 구강건조, 식욕부진, 구토, 설사, 다뇨증, 탈수, 저혈압 복통, 근육쇠약, 불안	요실금 및 변실금, 고혈당증, 저나트륨혈증, 단백뇨, 다뇨증, 백혈구혈증, 신속성 생명위협: 심장부정맥, 발작, 심정지, serotonin 증후군, 항정신약제 악성증후군

A, Adult 성인; C, child 어린이; d, day 일; h, hour 시간; max, maximum 최대; NSAIDs, nonsteroidal antiinflammatory drugs 비스테로이드성 항염증약물; PB, protein-binding 단백결합; PO, by mouth 경구; q.i.d., four times a day 1일 4회; SR, sustained-release 서방정; t.i.d., three times a day 1일 3회; t½, half-life 반감기; UK, unknown 모름; <, less than 미만; >, greater than 초과; ♣ Canadian drug name 캐나다 약물명.

증, 심혈관계 허탈 등의 결과가 초래된다. 만약 이들 증상이 나타나면 약투여를 멈추고 즉시 의료진에게 보고한다.

- 우울증에 대한 건강 개인력 혹은 조울 행동에 대한 개인력을 획득한다.
- 환자의 약물력을 획득한다. 이뇨제, NSAIDs(예, ibuprofen), tetracyclines, methyldopa, probenecid는 lithium의 신장배출을 감소시켜 약물축적을 야기한다.

간호진단

- 충동성과 관련된 손상과 폭력의 위험
- 조증행동과 관련된 비효과적인 대처
- Lithium에 대한 적절한 교육의 결핍과 관련된 비순응도 (noncompliance)

계획

- 환자의 조울 행동이 줄어들 것이다.

간호중재

- 환자의 우울의 징후와 증상을 관찰한다. 기분변화, 불면증, 무관심 혹은 활동에 대한 무관심.
- 환자의 활력징후를 모니터링한다. 기립성 저혈압이 흔하다. 
- 다음 약물투여 바로 전(이전 용량투여 후 8–12시간)에 lithium 농도 측정을 위한 혈액 샘플을 뽑는다.
- Lithium 독성의 징후를 모니터링한다. 혈청 lithium 수치가 높고 (>1.5mEq/L), 독성 수준(>2.0mEq/L)이면, 즉시 의료진에게 보고한다. 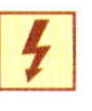
- 현저한 우울증이 존재할 때, 자살경향에 대해 환자를 관찰한다. 

- 환자의 소변배출과 체중을 평가한다. 다뇨증의 결과로 액체 용량 결핍이 야기될 수 있다.
- 부작용으로 진전과 불분명한 발음이 있는지 관찰한다.
- 환자의 심장상태를 체크한다. 수분과 전해질소실은 심장부정맥을 초래한다.
- 환자의 혈청전해질을 관찰하고, 비정상 소견을 보고한다.

환자교육

일반

- 처방한 대로 lithium을 복용도록 환자를 교육한다. 치료에 대한 애착, 검사실의 검사 그리고 추후 병원 방문의 중요성을 강조한다. 만약 lithium을 중단한다면 조증 증상이 다시 나타난다.
- 진료 예약(medical appointment)을 지키도록 환자를 독려한다. 일반약을 복용하기 전에 환자를 의료진에게 체크 받도록 한다.
- 안정된 lithium 농도가 확립될 때까지 운전을 하거나 위험할 가능성이 있는 기계 작업에 관여하지 말라고 환자에게 경고한다.
- 적절한 수분섭취를 유지하도록 충고한다. 초기에는 2–3 리터/일, 유지 상태에서는 1–2 리터/일. 더운 날씨에는 수분섭취를 증가시켜야만 한다.
- 위장관계 자극을 줄이기 위해 식사와 함께 복용하도록 교육한다.
- 위장자극을 줄이기 위해 lithium을 음식과 함께 복용하도록 환자를 교육한다. 치료시작 후 1–2주 될 때까지 약물의 효과가 명백하지 않을 수 있다는 것을 환자에게 알린다. 매일 처방된 lithium 용량을 복용하는 데 대한 순응도(compliance)는 양극성 질환 환자의 주요 문제이다. 환자가 감정적으로 안정되면 더 이상 약이 필요하다고 믿지 않으므로 환자는 lithium 복용을 중지한다.
- 임신계획이 있는 환자와 태아에게. 특히 첫 3개월 동안 의료진에게 가능한 기형유발효과를 의뢰하도록 조언한다.
- 환자에게 약복용에 대한 인식표 내지 팔찌를 입거나 혹은 착용하도록 환자에게 권유한다.

식이

- Caffeine 제품을 피하도록 환자에게 알린다. 이는 양극성 질환의 조증부분을 악화시킬 수 있기 때문이다.
- 환자에게 적절한 나트륨섭취를 하고, 신체와 정신건강에 영향을 주는 속성 식이요법(crash diets)를 피하도록 조언한다.

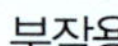

부작용

- 만약 독성증상을 경험한다면 의료진을 만나도록 환자에게 조언한다. 초기증상에는 설사, 졸림, 식욕 감소, 근육약화, 오심, 구토, 불분명 발음(slurred speech), 떨림(trembling) 등이 있다. 후기 증상에는 혼탁시야, 혼돈, 소변증가, 경련, 심한 떨림(trembling), 불안정함(unsteadiness) 등이 있다.

평가

- 약물치료효과를 평가한다. 환자가 양극성 장애로부터 자유로워진다.
- 환자가 독성 증상에 대한 이해를 말로 표현 하도록 허용한다.
- 환자가 진정되거나 증상이 나아졌는지의 여부를 결정한다.

핵심 웹사이트

Information on antidepressants: *www.nlm.nih.gov/medline plus/antidepressants.html*

Information on depression: *www.nlm.nih.gov/medlineplus/depression.html*

Information on sertraline(Zoloft): *www.rxlist.com/zoloft-drug.htm*

Information on St. John's wort for treatment of depression: *http://nccam.nih.gov/health/stjohnswort/index.htm*

학습 질문

1. 환자가 양극성 정동장애로 입원하였다. 간호사는 일부 환자에게서 lithium 대신 어떤 약물이 치료에 사용되는지 알고 있어야 하는가?
   a. thiopental
   b. gingko biloba
   c. fluvoxamine(Luvox)
   d. divalproex(Depakote)

2. 일부 약초가 SSRI와 상호작용하는 것을 간호사는 알고 있다. 어떤 약초가 serotonin 증후군을 야기시키는가?
   a. feverfew
   b. ma–huang
   c. St. John's wort
   d. gingko biloba

3. SSRI가 환자에게 처방되었다. 간호사는 어느 약물이 SSRI로 알고 있는가?
   a. paroxetine(Paxil)
   b. amitriptyline(Elavil)
   c. divalproex sodium(Depakote)
   d. bupropion HCl(Wellbutrin)

4. 환자가 우울증 때문에 Tranylcypromine sulfate(Parnate)를 투여받고 있다. 이 약물에 대한 교육계획에 포함하여야 할 간호사의 충고는 어떤 것이 있는가?
   a. 심한 저혈압에 대해 환자에게 주의를 준다.
   b. 맥주와 체다 치즈를 피하라고 환자에게 조언한다.
   c. 환자에게 인삼과 ephedra(마황) 복용을 권장한다.
   d. 환자에게 바나나와 같은 과일을 먹도록 권장한다.

학습 질문

5. Lithium과 관련하여 어느 언급이 사실인가?
   a. 최대용량은 3.4g/d
   b. 치료약물범위는 2.5–3.5mEq/L
   c. Lithium은 GABA에 대한 수용체의 감수성을 증대시킨다.
   d. 동시에 사용하는 NSAIDs는 lithium 수치를 증가시킨다.

6. 환자가 항우울제를 복용할 때, 간호사는 무엇을 해야 하는가?
   a. 환자의 자살경향을 모니터링해야 한다.
   b. 환자의 기립성 저혈압 발생 여부를 관찰한다.
   c. 만약 위장관계 불편이 야기되면 약을 음식과 함께 복용하도록 환자를 교육한다.
   d. 약이 1–2주 동안 충분한 효과가 나타나지 않을 수 있다고 환자에게 말한다.
   e. 하루 2L 정도의 적절한 수분섭취를 유지하도록 환자에게 충고한다.

7. 환자가 lithium을 복용하고 있다. 간호사는 어떠한 간호중재의 중요성을 인식하고 있어야 하는가? (맞는 답을 모두 고르시오)
   a. 운동 진전에 대해 환자를 관찰한다
   b. 환자의 기립성 저혈압의 발생 여부를 관찰한다.
   c. 용량투여 직후 lithium의 혈중수치를 그린다.
   d. 더운 날씨에 750mL/d의 물을 마시도록 환자에게 조언한다.
   e. 카페인 함유 음식과 음료수를 피하라고 환자에게 충고한다.
   f. 위장을 자극하는 것을 줄이기 위해 lithium을 음식과 함께 복용하도록 환자를 교육한다.

답: **1.** d, **2.** c, **3.** a, **4.** b, **5.** d, **6.** a,b,c,d, **7.** a,b,e,f

6부

항균 및 항감염 약물

21장

Penicillins과 Cephalosporins

학습목표

- 항박테리아제의 작용기전을 설명한다.
- 항생제에 자연적으로 저항성이 있는 박테리아와 획득성 저항성을 구별한다.
- 항박테리아 약제와 관련 있는 세 가지 주요 부작용을 이해한다.
- 좁은 범위와 광범위 항생제를 구별하여 설명한다.
- 자연적, 광범위, penicillinase 저항, 항녹농균 penicillin계 약물들을 비교한다.
- 1세대, 2세대, 3세대, 4세대 cephalosporin을 대조한다.
- Penicilline과 cephalosporin을 투여받는 환자에게 간호과정을 적용한다.

이 장은 항박테리아제, 항박테리아작용기전, 신체방어, 항박테리아제에 대한 내성, 항박테리아제의 복합적 사용, 항박테리아제의 일반적 유해반응, 좁은 범위와 광범위 항생제를 포함하여 이들 항박테리아제의 효과를 다루고 있다. 이 장에서는 또한 두 가지 항균물질인 penicillin과 cephalosporin에 대하여 자세히 설명한다.

병태생리학

원핵생물(*prokaryotes*)로 알려진 박테리아는 진정한 핵과 핵막이 결여된 단세포 생명체이다. 대부분의 박테리아는 견고한 세포벽을 가지고, 박테리아의 모양을 결정짓는 세포벽 구조를 가진다. 한 종류의 박테리아는 현미경하의 존재 또는 모양을 포함한다. **간균**(*Bacillus*)은 막대(rod)모양의 균이다. **구균**(*Cocci*)은 원형이다. 구균이 집단을 이룰 때 그들은 **포도상구균**(*Staphylococci*)으로 불리며, 구균이 연쇄상으로 배열되어 있을 때 그들은 **연쇄상구균**(*Streptococci*)으로 불린다. 박테리아는 20분마다 세포분열하여 증식한다.

또한 세포의 염색 특성에 따라 박테리아를 분류할 수 있다. 그람(Gram)염색법은 1882년에 덴마크의 박테리아학자인 Hans Christian Gram에 의해 고안되었다. 그람염색은 염기성 염색물질에 의해 보라색으로 염색되는 박테리아세포벽의 능력에 결정된다. Crystal violet은 정상적으로 염색과정에 사용되지만 methylene blue로 대처된다. 만약 박테리아가 자주색으로 염색되면 그들은 **그람양성**(*gram positive*) 미생물로 분류된다. 염색이 되지 않은 박테리아는 **그람음성**(*gram negative*) 미생물로 알려져 있다. 그람양성 박테리아의 예는 *Staphylococcus aureus*, *Streptococcus pneumoniae*, *Group B streptococcus*, *Clostridium perfringens* 등이다. 그람음성 박테리아의 예는 *Neisseria meningitides*, *Escherichia coli*, *Haemophilus influenzae* 등이 있다.

박테리아는 세포를 녹일수 있는 독소(toxin)를 생산한다. 많은 박테리아는 beta-lactamase 효소를 생성하는데, 이는 penicilline과 cephalosporin과 같은 beta-lactam계 항생제를 파괴한다.

항박테리아제

항박테리아제/항생제

비록 항박테리아, 항미생물, 항생제라는 용어가 자주 혼용하여 쓰이고 있지만 그 의미에는 다소 차이가 있다. **항박테리아제(antibacterials)**와 **항미생물제(ntimicrobials)**는 박테리아의 성장을 억제하거나 박테리아와 다른 **미생물**(**microorganisms**, 바이러스, 곰팡이, 원생동물, 리케차 등을 포함한 미생물)을 죽이는 물질이다. 항생제라는 용어는 한 종류의 미생물이 다른 미생물을 죽이거나 성장을 억제하기 위해 생성되는 화학물질을 일컫는다. 일반적으로 항박테리아제와 항생제는 혼용하여 사용한다. 항감염, 화학요법제를 포함하는 몇몇 약물은 항박테리아와 항미생물제와 유사한 작용을 가진다. 항박테리아약물은 단독으로 박테리아를 파괴하지 않는다. 자연적 신체방어 수술 혹은 시술이 감염된 조직을 잘라내고 감염된 박테리아를 제거한 다음 항박테리아약물이 포함된 드레싱 교환이 필요하다.

항박테리아제는 또한 천연자원에서 얻어지거나 제조된다. 3,500년 전에는 감염을 치유하기 위해 상처 위에 곰팡이가 핀 빵(moldy bread)을 사용하였다. 1928년에 영국의 박테리아학자 Alexander Fleming은 그의 박테리아 배양을 감염시킨 곰팡이가 박테리아의 성장을 억제한다는 것을 발견하였다. 이 박테리아는 *Penicillium notatum*으로, penicillin(페니실린)이라고 불렀다. 1939년에 Howard Florey는 Fleming의 발견을 더욱 확장시켰는데, penicillin이 상품화될 수 있도록 분리하였다. 이차세계대전 동안 penicillin이 사용되었고, 1945년에 시판되었다. 합성 항박테리아제인 sulfonamide는 1935년에 도입되었다. Sulfonamide는 23장에서 자세히 다루고 있다.

세균발육억제약물(bacteriostatic drug)은 박테리아의 성장을 억제하고, 반면에 **살균제약물(bactericidal drug)**은 박테리아를 죽인다. 일부 항박테리아제(tetracycline과 sulfonamide)는 세균발육을 억제하는 효과가 있고, 반면에 다른 항박테리아제(penicilline과 cephalosporin)는 살균효과가 있다. 약물용량과 혈청농도에 의존하여 일부 약물은 세균발육억제와 살균작용 둘 다 있다.

좁은 치료지수(therapeutic index)를 가진 약물(예, aminoglycoside계 약물)은 약물이 원하는 효과를 위한 치료범위 내에 있는지를 결정하기 위해 혈청항생제의 농도를 모니터링해야 한다. 만약 혈청최고농도가 너무 높다면 약물독성이 발생한다. 만약 혈청고랑농도(trough level, 다음 약물투여 몇 분 전에 혈액을 채취하여 관찰한 결과)가 치료범위보다 낮다면 환자는 대상 미생물을 죽일 수 있는 적절한 농도의 항생제를 투여받지 못한 것이다.

항박테리아작용의 기전

미생물의 성장을 억제하거나 파괴하는 데 대한 항박테리아작용의 5가지 기전은 (1) 세포벽합성 억제, (2) 막투과성 변화, (3) 단백합성 억제, (4) 박테리아의 ribonucleic acid (RNA)과 deoxyribonucleic acid(DNA)의 합성 억제, (5) 세포내 대사 방해이다(표 21-1).

약동학 항박테리아제는 충분한 농도로 박테리아세포벽을 통과할 수 있을 뿐만 아니라 박테리아세포의 결합부위에 친화성을 가져야만 한다. 약물이 결합부위에 남아있는 시간은 항박테리아작용의 효과를 증대시킨다. 이 시간적 요인은 약물의 약동학에 의해 조절된다. 항박테리아제는 작용부위에 충분한 농도를 유지하기 위해 긴 반감기를 가지므로 빈번한 약물투여가 요구되지는 않는다. 몇몇 약물(예, oxacillin, ceftriaxone, cefoperazone, cefprozil, cloxacillin, nafcillin, clindamycin)을 제외하고, 대부분의 항박테리아제는 단백결합률이 높지 않다. 단백결합은 대부분 항박테리아제 효과에 주된 영향을 주지는 않는다. 네 번째에서 다섯 번째 반감기를 지난 후에 항박테리아제의 항정상태(steady state)가 유지되고 주로 소변을 통해 체외로 배출된다.

표 21-1 항박테리아제의 작용기전

작용	효과	약물
세포벽합성 억제	멸균효과	penicillin
	세포벽 효소파괴	cephalosporins
		bacitracin
	세포벽합성 효소억제	vancomycin
막투과도 변화	정균항생제 혹은 살균제 효과	amphotericin B
		nystatin
	막투과도 증가	polymyxin
	세포 성분의 소실로 인해 세포 용해를 야기함	colistin
단백합성 억제	정균항생제 혹은 살균제 효과	aminoglycosides
		tetracyclines
	정상세포에 영향 없이 단백합성을 억제	erythromycin
	단백합성단계를 억제	lincomycin
박테리아 RNA 및 DNA 합성 억제	박테리아의 RNA 및 DNA	fluoroquinolones
	합성 억제	
	핵산과 핵산합성에 필요한 효소에 결합	
세포대사 억제	정균효과	sulfonamides
	세포내의 대사 단계를 방해함	trimethoprim
		isoniazid(INH)
		nalidixic acid
		rifampin

약역학 작용부위의 약물농도 혹은 약물의 노출시간이 박테리아제거에 중요한 역할을 한다. 항박테리아약물은 미생물의 성장을 멈추는 데 필수적인 최소효과농도(miniml effective concentration, MEC)를 획득하는 데 사용된다. 많은 항박테리아제는 약물투여 기간 동안 약물농도가 MEC를 지속적으로 상회할 때 병원균에 대해 살균효과를 보인다. 항박테리아제는 병원균 종류, 감염부위와 숙주면역상태에 따라 사용기간이 달라진다. 일부 심한 감염에서는 지속적 투여 요법이 간헐적인 약물투여보다 더욱 효과적인데, 그 이유는 지속적 농도와 약물에 노출되는 일정한 시간을 가질 수 있기 때문이다. 하루 한 번 투여(예, aminoglycosides, macrolides, fluoroquinolones)로 병원균을 제거할 경우 대부분의 경우에 유해반응(이독성, 신독성)을 일으키지는 않는다. 하루 한 번 혹은 두 번 약물투여의 쉬운 순응도는 약물요법에 대한 환자의 의지를 증가시킨다. 그림 21-1은 약물투여의 세 가지 방법의 효과를 보여주고 있다. 약물용량은 MEC를 상회하여 머무를 때 효과적이다.

신체방어

신체방어와 항박테리아약물은 감염과정을 중지시키기 위해 같이 작용한다. 감염에 대한 항바이러스약제의 작용은 약물뿐만 아니라 숙주의 방어기전에 의존한다. 나이, 영양, 면역 글로불린(immunoglobulin), 백혈구, 기관기능, 순환과 같은 인자들은 감염과 싸우는 신체능력에 영향을 미친다.

노인과 영양상태가 나쁜 젊은이의 경우는 영양상태가 좋은 경우보다 감염에 취약하다. 만약 숙주의 천연적 신체방어기전이 적절하지 못하면 약물치료가 효과적이지 않다. 그 결과, 약물치료는 면밀히 모니터링되어야 하고 수정될 필요가 있다. 순환이 완전하지 않으면 항박테리아약물의 분포가 감염부위에 적절하지 못하다. 또한, 감염과의 전투에 필요한 면역 글로블린(immunoglobulin, IgG와 IgM 같은 항체)과 다른 면역반응계에서의 인자는 영양상태가 나쁜 경우에 고갈될 수 있다.

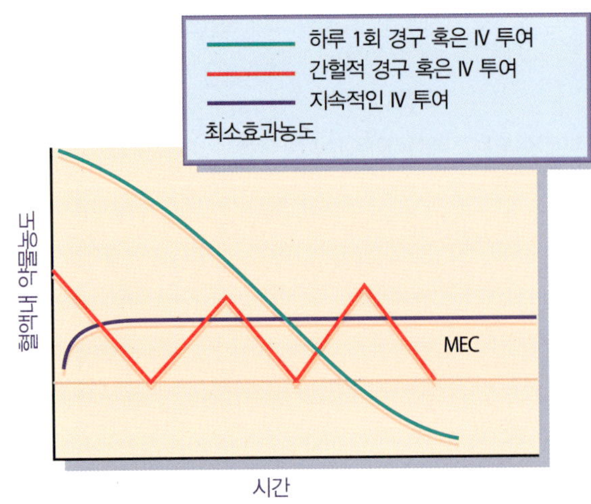

그림 21-1 농축된 약물투여의 효과

항박테리아제에 대한 저항

박테리아는 어떤 항박테리아제에 대해 민감하거나 저항성을 보인다. 박테리아가 약물에 민감할 때 병원균이 억제되거나 파괴된다. 만약 박테리아가 항박테리아제에 저항을 보이면 항박테리아제를 투여함에도 불구하고 병원균이 계속 성장한다.

박테리아의 저항성은 자연적[**선천적 저항(inherent resistance)**]이거나 획득되는 것이다. 자연적 혹은 선천적 저항은 항박테리아제에 사전 노출 없이 일어난다. 예를 들어, 그람음성(비그람염색) 박테리움인 *Pseudomonas aeruginosa*는 선천적으로 penicillin G에 저항성을 보인다. **획득형 저항성(acquired resistance)**은 항박테리아제에 이전의 노출에 의한다. 비록 *Staphylococcus aureus*는 일단 penicillin G에 민감하지만, 반복노출은 이 개체로 하여금 진화하여 약에 대해 저항하게 된다. 미생물에 의해 생산되는 효소인 베타-락타메이스(penicillinase, 베타락탐고리를 가수분해하는 특성을 나타는 효소)는 이들의 penicillin 저항성 발생을 담당한다. 베타-락타메이스는 penicillin G를 대사시켜 약물을 비효과적으로 만든다.

항생제에 대한 저항은 주된 문제이다. 1980년대 초에 제약회사들은 시장에 충분한 항생제가 있다고 판단하고 항바이러스제와 항진균제를 개발하는데 집중하였다. 그 결과, 1980년대 동안에는 새로운 항생제가 거의 개발되지 못했다. 지금은 제약회사들이 많은 새로운 항생제를 개발해 오고 있으나, 항생제에 대한 내성이 지속적으로 발생하며, 특히 항생제를 자주 사용할 때 발생한다. 박테리아가 번식하면서 일부 돌연변이가 일어나고, 마침내 돌연변이된 박테리아가 약물의 영향에서 살아남는다. 한 가지 설명은 돌연변이된 박테리아종은 더욱 두꺼운 세포벽을 형성한다는 것이다.

큰 의료기관에서는, 박테리아에서 약물저항성을 보이는 경향이 있다. 세균의 돌연변이종이 발생하며, 게다가 그들에게 한 때 잘 들었던 항생제에 대해서도 저항이 증가한다. 환자가 병원에 입원했을 동안에 얻는 감염을 **의료관련감염(nosocomial infection)**이라 한다. 이들 감염의 많은 부분은 약물저항성 균에 의하고 환자를 장기간 입원하게 하며, 이로 인해 환자와 제3의 의료보험회사에게 비용부담을 주게 된다.

항생제 저항의 또 다른 문제는 박테리아가 그들의 유전적 지시(instruction)를 다른 종에 전달할 수 있다는 것이다. 다른 박테리아종도 항생제 내성을 가지게 되는 것이다. 박테리아는 항생제 내성을 거치면서 더욱 폭력적이고 난폭한 박테리움이 된다(예, *S. aureus*, *enterococci*).

Methicillin(Staphcillin)은 *S. aureus*에 대항하여 1959년에 개발된 첫 penicillinase 저항 penicillin이었다. 1968년에, *S. aureus* 종이 methicillin에 저항을 나타내게 되었다. 높은 수준의 저항을 보이는 박테리아는 methicillin-resistant *Staphylococcus aureus*(MRSA)로 알려졌으며, methicillin뿐만 아니라 모든 penicillin과 cephalosporin계 약물에 모두 내성을 나타낸다. 단지 병원에서만 발견되던 저항성이 1981년도에는 지역사회(community)에서도 발견되었다. Methicillin은 더 이상 시판되지 않는다. MRSA 치료의 선택약물은 vancomycin(Vancocin)이다. MRSA 치료에 쓰이는 다른 약에는 linezolid, daptomycin, trimethoprim/sulfamethoxazole, doxycycline, clindamycin 등이 있다. Telavancin은 당펩티드 항감염제로 MRSA를 포함한 그람음성 박테리아를 치료하기 위해 2009년도에 승인된 약이다.

많은 장구균(enterococcal)종은 penicillin, ampicillin, gentamicin, streptomycin, vacomycin에 내성을 가진다. 또한, vancomycin 저항 *Enterococcus faecium*(VREF)은 면역력이 약한 환자를 사망에 이르게 한다. 병원 내 VREF의 유병률이 증가한다. MRSA 종이 vancomycin에 저항하는 것으로 보고되어(vancomycin-resistance *Staphylococcus aureus* 혹은 VRSA) 중대한 의학적 문제가 발생하였다. 또 다른 항생제 이후에 한 항생제가 새로운 종의 박테리아에 비효과적이다. 제약회사와 생명공학회사는 항생제에 대한 박테리아의 저항문제를 극복하기 위해 새로운 종류의 항생제를 연구하고 있다. 항생제의 한 종류인 oxazolidinone계 약물은 1988년에 한 제약회사에 의해 발견되었다. 이 항생제인 linezolid는 MRSA, VREF, penicillin-resistant *Streptococci*에 대해 효과적이다. 두 가지 streptogramin 항박테리아제로 구성된 Quinupristin/dalfopristin(Synercid)는 VREF에 의한 생명의 위협이 되는 감염과 *S. aureus* 및 *Streptococcus pyogenes*에 의한 세균혈증(bacteremia) 치료에 30:70 비율로 혼합하여 IV로 사용한다.

항세균 저항을 공격하는 또 다른 수단은 박테리아의 항생제 저항 기전을 무력화시키는 약을 개발하는 것이다.

항생제 오용은 오늘날의 큰 문제이고, 항생제 저항이 증가하고 있다. 연구에 의하면 병원에서 23–37.8%가 항생제를 투여받으며, 이 중 50%가 비적절하게 항생제를 투여받는 것이다. 항생제가 불필요하게 투여되는 경우(예, 감염이 없는 바이러스감염) 혹은 바르지 않게 투여되는 경우(예, 용량투여를 빠뜨린다든지 충분한 용량요법을 하지 않은 경우)는 환자가 항생제에 내성을 가질 수 있다. 많은 사람들이 바이러스감염 때 항생제를 "요구"하기 때문에 환자교육이 필요하다. 항생제는 바이러스에 대해 효과가 없다. 그러나 바이러스감염은 신체면역력이 저하되어 있으면, 지속되고, 더욱이 박테리아감염이 촉진된다. 간호사는 약물저항을 예방하기 위해 적절한 항생제 사용에 대해 환자를 교육시켜야 한다.

교차저항(cross resistance)은 penicillin과 cephalosporin처럼 유사한 작용을 가진 항박테리아제 약물 사이에 야기된다. 특정 세균에 항박테리아제의 효과를 확신하기 위해 배양과 감수성 혹은 항생제 민감도 검사실검사가 행해져야 한다. **배양과 민감도 검사**(*culture and sensitivity test*, *C & S*)는 샘플(예, 혈액, 객담, 면봉으로 모은 샘플)에 존재하는 감염성 미생물을 검출하고 어떤 약물이 균을 죽이는지 알아낸다. 감염을 일으킨 균은 배양에 의해 결정되고, 균이 민감한 항생제는 민감도에 의해 결정된다. 이 방법에 의해 여러 항생제에 한 가지 균이 민감한지 혹은 저항을 하는지를 결정된다. 다수 항생제 치료(매일 수종의 항생제의 사용)는 세균저항성 발생을 지연시킨다.

항생제 병용

항생제 병용은 특별히 조절이 힘든 감염을 제외하고는 일반적으로 처방되거나 투여되어서는 안 된다. 박테리아감염 시 항상 한 가지 약물을 사용하는 것이 성공적이다. 몇몇 감염이 지속되거나 원인 모르게 발생하거나 한 가지 항생제로 치료가 성공적이지 못할 때는 병용 치료를 권한다. 항생제 치료시작 전에, 배양 혹은 배약들이 박테리아 규명을 위해 시행되어야 한다.

항생제를 병용할 때 결과는 부가적이고, 강화되고 혹은 길항적이다. **부가효과**(*additive effect*)는 두 항생제의 효과를 합한 것과 같다. 강화 효과는 한 항생제가 다른 항생제 효과를 강화시켜 그들의 효과를 증가시키는 것이다. 길항효과는

penicillin과 같은 살균제와 tetracycline과 같은 세균발육억제 약물의 병용효과이다. 이들 두 약물을 동시에 사용했을 때는 원하는 효과가 크게 줄어든다.

항박테리아제에 대한 일반 유해반응

항박테리아제와 관련된 세 가지 주요 유해반응은 알레르기(과민)반응, 기회감염, 기관독성이다. 표 21-2는 이들 유해반응을 기술하고 있고, 환자의 모든 요구용량을 나타내고 있다.

좁은 범위 항생제와 광범위 항생제

항박테리아제는 좁은 범위(협범위)와 광범위 항생제로 구분한다. **좁은 범위 항생제(narrow-spectrum antibiotics)**는 기본적으로 한 유형의 세균에 효과적이다. 예를 들어, penicillin과 erythromycin은 그람양성균에 의한 감염에 대해 사용한다. **광범위 항생제(broad-spectrum antibiotics**, tetracycline 및 cephalosporin계 약물)는 그람양성 및 그람음성 세균에 모두 효과적이다. 좁은 범위 항생제는 선택적이기 때문에 광범위 항생제보다 특정 균에 대해 더욱 효과적이다. 광범위 항생제는 공격한 세균이 민감성 검사(Culture and sensitivity testing)도 규명되지 않을 때 감염치료에 자주 사용된다.

표 21-2 항박테리아제에 대한 일반적 유해반응

유형	고려사항
알레르기 혹은 과민반응	약에 대한 알레르기 반응은 미약하거나 심하다. 미약한 반응의 예로는 발진, 소양증 및 두드러기이다. 심한 반응의 예로는 아나필락시스 쇼크이다. 아나필락시스는 혈관허탈, 후두부종, 기관지수축, 심정지 등의 결과가 초래된다. 호흡곤란이 아나필락시스의 가장 빈번한 초기 증상이다. 심한 알레르기 반응은 20분 내에 발생한다. 미약한 알레르기 반응은 항히스타민제로 치료된다. 아나필락시스는 epinephrine, 기관지확장제, 항히스타민제를 필요로 한다.
균교대증	균교대증은 항생제 치료 동안 몸의 정상균무리(normal flora)에 이상이 야기되어 이차 감염이 일어나는 것을 말한다. 균교대증은 구강, 호흡기계, 장, 비뇨생식계 혹은 피부에서 야기된다. 비록 세균(예, *Proteus*, *Pseudomonas*, staphylococci)이 공격적으로 되지만, 진균감염은 자주 균교대증이 된다. 약을 1주 미만으로 투여할 때에는 균교대증이 드물다. 광범위 항생제 사용 시 빈도가 증가한다. 구강진균감염증 시 nystatin이 빈번하게 사용된다.
기관독성	간과 신장이 약물대사와 배설에 관여된다. 항세균제는 이들 기관에 손상을 줄 수 있다. 예를 들어, aminoglycosides는 산독성과 이동석을 야기한다.

Penicillin계 약물과 Cephalosporin계 약물

Penicillin계 약물

Penicillin은 곰팡이 *Penicillium*으로부터 얻어지는 천연 항박테리아제인데, 이차세계대전 동안 군대에 도입되었으며, 많은 군인들의 생명을 구했다. 1945년에 광범위하게 사용되었고, 기적의 약물로 알려졌다. Penicillin의 발전과 함께 상처와 심한 호흡감염으로부터 일반적으로 죽던 사람들을 살렸다.

Penicillin의 beta-lactam 구조는 세포분열과 세포합성에 필수적인 박테리아효소를 억제함으로써 박테리아세포벽합성을 억제한다. 세포용해(세포파괴)로 박테리아는 죽는다. Penicillin은 둘다 살균제 및 정균제인데, 약과 용량에 의존한다. Penicillin G는 기본적으로 살균제이다.

Penicillin계 약물은 주로 beta-lactam 항생제로 불린다. 박테리아는 penicillin을 또한 cephalosporin계 약물 같은 다른 beta-lactam 약물을 비활성화시키는 다양한 효소를 생산한다. Beta-lactamase는 *penicillinase*라고도 불리며 penicillin을 공격한다.

Penicillin G는 경구 및 주사로 투여하는 첫 penicillin이었다. 경구투여를 하면 약 1/3 용량만 흡수된다. 주사로 투여하는 penicillin G는 치료적 혈청 페니실린 농도를 취하는 데 있어 더욱 효과적이다. 방수(aqueous) penicillin G는 짧은 작용시간을 가지며, 근육주사는 방수약 용액이기 때문에 주사부위에 통증을 야기한다. 그 결과, 장시간작용형의 penicillin의 형태인 procaine penicillin은이 생성되어 약의 활성이 확장되었다. Penicillin의 procaine은 주사에 의한 통증을 줄인다.

Penicillin V는 다음 유형으로 생산된 penicillin이다. 비록 경구투여한 2/3 용량이 위장관에서 흡수되지만 penicillin G보다 덜 강력한 항박테리아제이다. Penicillin V는 생물학적 테러의 무기로 사용되는 탄저병을 포함하며, 미약하고 중등도 감염에 대해 효과적이다.

처음에 penicillin은 과도하게 사용되었다. 처음에는 포도상구균염의 치료에 도입되었다. 수년이 지난 다음 박테리아 효소 penicillinase가 penicillin을 파괴하기 때문에 penicillin G와 V에 대해 저항성을 나타내는 포도상구균의 돌연변이종이 생겼다. 이는 penicillin G와 V에 저항을 나타내는 감염에 대항하기 위해 penicillin과 유사한 구조의 새로운 광범위 항생제의 개발을 이끌어내었다.

위장내의 음식은 페니실린 V의 흡수를 많이 변하게 하지 않으므로 음식섭취 후에 약을 투약해야 한다. Amoxicillin은 음식에 의해 영향을 받지 않는 페니실린이다.

광범위 항생제 Penicillin(Aminopenicillins)

광범위 항생제 penicillin은 그람양성과 그람음성의 두 가지 모두를 치료하는 데 사용된다. 그러나 그들은 모든 세균에 대해 광범위하게 효과적이지는 않다. 이 균의 약물들은 penicillin보다 고가이고, 따라서 penicillin G와 같은 일반적인 penicillin이 효과적일 때는 사용되지 말아야 한다. 일부 그람음성 박테리아(*Escherichia coli*, *Haemophilus influenza*, *Shigella dysenteriae*, *Proteus mirabilis*, *Salmonella*)에 대하여 광범위 항생제는 효과적이다. 그러나 이들 약물은 penicillinase 저항이지 않다. 그러나 그들은 beta-lactamase에 의해 즉시 비활성화되고, *S. aureus*에 대해 비효과적이다. 이들 군의 예로는 ampicillin(Omnipen), amoxicillin(Amoxil) 등이 있다(표 21-3). Amoxicillin은 성인과 어린이에게 가장 흔히 처

표 21-3 항박테리아제: Penicillins

일반명(상품명)	투여경로 및 용량	응용 및 고려사항
기본 Penicillins		
penicillin G procaine(Crysticillin, Wycillin)	A: IM: 600,000-1백만 units/d 1-2회 나누어 투여 C: IM: 300,000units/d 1-2회 나누어 투여	중등도 정도의 심한 감염. 긴 작용시간을 보이는 천천히 IM 흡수 임신범주: B; PB: 60%; t½: 0.5-1h
penicillin G benzathine(Bicillin L-A)	A: IM: 1.2백만 units 1회 투여 C>27kg: IM: 900,000units/dose C<27kg: IM: 300,000-600,000units/dose	주사 투여 시 장시간작용 penicillin 류마티스성 열의 예방목적으로 사용됨 임신범주: B; PB: 60%;t½: 0.5-1h
penicillin G sodium/potassium(Pfizerpen)	A: IM/IV: 5-24백만 units/d 나누어 투여 q4-6h; 최대: 80백만 units/d C: IM/IV: 150,000-300,000unit/d 나누어 투여 q4-6h; 최대: 24백만 units/d 신생아: IM/IV: 50,000-75,000units/kg/d 나누어 투여 q6-12h; 최대: 100,000/kg/d	하기도감염치료. 고용량 사용 시 전해질 모니터링. 주사용액이 투명함. 임신범주: B; PB: 45-68%; t½: 20-30min
penicillin V potassium(Veetids)	A/C>12y: PO: 125-500mg q6h	상기도감염치료. 산-안정 및 penicillin보다 덜 활성화 G는 일부 박테리아에 작용. 신부전증 시에 추천되지 않음. 식사 후 투약하기. 임신범주: B: PB: 75-89%; t½: 0.5h
광범위 Penicillins		
amoxicillin(Amoxil) amoxicillin-clavulanate(Augmentin)	원형약물차트 21-1 참조. A/C>40kg: PO: 250-500/125mg q8-12h 10d 동안	하기도감염, 중이염, 부비동염, 피부감염 및 배뇨감염치료 임신범주: B: PB: 17-30%; t½: 1-1.5h
ampicillin(Principen)	A: PO/IM/IV: 250-500mg q6h C: PO/IM/IV: 25-50mg/kg/d 4회 나누어 투여	하기도감염치료. 첫 광범위 penicillin. 그람음성 및 그람양성균에 효과적. Penicillin 알레르기가 있는 사람들은 ampicillin에도 알레르기가 있음. 하기도감염: B: PB: 15-28%; t½: 1-1.5h
ampicillin-sulbactam(Unasyn)	A: IM/IV: 1.5-3g q6h; 최대: 4g sulbactam/d C: IV: 100-300mg/kg/d, 4회 나누어 투여 q6h	Ampicillin과 동일. Streptococcus pneumonia, 원내 폐렴(nosocomial pneumonia), 피부감염 및 임질치료 Sulbactam은 beta-lactamase를 억제하고 스펙트럼을 넓힌다. 임신범주: B: PB: 28-38%; t½: 1-2h
Penicillnase 저항 Penicillins		
dicloxacillin sodium(Dynapen)	원형약물차트 21-1 참조.	
nafcillin(Nallpen)	A: IM/IV: 500mg-2g q4-6h; 최대: 12g/d	Penicillin G 저항성 Staphylococcus aureus에 매우 효과적이다. 위산에 매우 취약하기 때문에 경구투여는 권장되지 않는다. 임신범주: B; PB: 70-90%; t½: 0.5-1.5h
oxacillin sodium	A/C>40kg: IM/IV: 250mg-1g q4-6h; 최대: 6 g C<40kg: IM/IV: 50-100mg/kg/d 나누어 투여 q4-6h/; 최대: 6g/d Neonates: IM/IV: 25mg/kg/d 나누어 투여 q6h	뼈, 관절, 피부의 감염에 있어 penicillin 저항성 staphylococcus에 효과적임 임신범주: B; PB: 89-94%; t½: 0.5h

표 21-3 항박테리아제: Penicillins-계속

일반명(상품명)	투여경로 및 용량	응용 및 고려사항
Extended-Spectrum Penicillins		
carbenicillin indanyl(Geocillin)	A: PO: 382-764mg q6h	Pseudomonas aeruginosa 및 Proteus 종에 의한 감염을 치료하기 위해 개발된 첫 penicillin-유사약물. 다량의 나트륨을 함유함 심부전증 관련 고혈압 환자에게 매우 주의해야 한다. 임신범주: B; PB: 30-60%; t½: 1h
piperacillin-tazobactam(Zosyn)	A: IV: 3.375 g, q6h 30분 이상 7-10d	심한 충수돌기염, 피부감염, 폐렴 및 beta-lactamase-생성 박테리아치료 Tazobactam는 beta-lactamase 억제제임. 임신범주: B; PB: 30%; t½: 0.7-1.5h
ticarcillin-clavulanate(Timentin)	A: IV: 3.1g q6h C>3 mo: IV: 50mg/kg/d 4-6회 나누어 투여	Clavulanic acid는 ticarcillin을 beta-lactamse 효소로부터 파괴되는 것을 막아준다. 패혈증 및 하기도, 요로, 피부, 뼈 및 관절 감염을 치료함. 임신범주: B; PB: 45-65%; t½: 1h

A: Adult 성인; C, child 소아; d, day 일; GI, gastrointestinal 위장관; h, hour 시; IM, intramuscularly 근육내; IV, intravenously 정맥내; max, maximum 최대; NB, new born 신생; NSS, normal saline solution 생리식염수; PB, protein-binding 단백결합; PO, by mouth 경구; t½, half-life 반감기; UK, unknown 모름; UTI, urinary tract infection 요로감염; y, year 년; >, greater than 초과; <, less than 미만.

방되는 penicillin 유도체이다.

Peicillinase 저항 Pencillin계 약물

Peicillinase 저항 pencillin계 약물(antistaphylococcal penicillins)은 페니실린분해효소를 생산하는 세균를 치료하는 데 사용된다. Dicloxacillin은 이들 항생제의 경구용 약물이다. Nafcillin과 oxacillin은 IM과 IV 약물이다. 이 군의 약물은 그람음성 세균에 대해 효과적이지 않고, 그람양성균에 대해서는 penicillin G보다 덜 효과적이다. 원형약물차트 21-1은 광범위 항생제인 penicillin amoxicillin과 penicillinase 저항 penicillin dicloxacillin의 유사성과 차이점을 비교하고 있다.

확장된-범위 Penicillin계 약물 (항녹농균 Penicillin계 약물)

항녹농균 Penicillin계 약물은 광범위 penicillin계 약물이다. 이 군의 약물은 그람음성균이고, 치료가 어려운 그람음성 간균인 *Pseudomonas aeruginosa*에 대해 효과적이다. 이들 약물은 또한 *Proteus spp.*, *Serratia spp.*, *Klebsiella pneuromniae*, *Enterobacter spp.*, *Acinetobactor spp.*와 같은 다수의 그람음성 미생물에 대해 유효하다. 항녹농균 penicillin은 penicillinase 저항은 아니다. 그들의 약리작용은 aminoglycoside와 유사하지만, 그들은 독성이 덜하다.

표 21-3은 네 가지 범주의 penicillin 유형 항박테리아제를 기술하고 있다. 다양한 종류의 penicillin 투여경로(경구, IM, IV)는 cephalosporin과 함께 웹사이트에서 이용할 수 있다.

Beta-Lactamase 억제제

광범위 항생제(예, amoxicillin)를 beta-lactamase 억제제와 동시에 사용할 때, 이 복합약(예, amoxicillin-clavulanic acid[Augmentin])은 박테리아의 beta-lactamase를 억제하여 항생제 효과를 가능하게 하고 항균작용을 확대시킨다. 세 가지 beta-lactamase 억제제인 clavulanic acid, sulbactam, tazobactam가 있다. 이들 억제제는 단독으로는 투여하지 않지만, amoxicillin, ampicillin, piperacillin 혹은 ticarcillin과 같은 beta-lactamase 민감 penicillin을 같이 투여한다. 현재 시판되는 복합 약제는 다음과 같다.

- **경구투여 사용**: amoxicillin-clavulanic acid
- **경구외 투여 사용**: ampicillin-sulbactam(Unasyn), piperacillin-tazobactam(Zosyn), ticacillin-clavulanic acid(Timentin)

약동학 Amoxicillin은 위장관계에 잘 흡수되고, 반면에 dicloxacillin은 단지 부분적으로만 흡수된다. 단백결합능은 두 약물 간에 차이가 있는데, amoxicillin은 20%이고, dicloxacillin은 높은 결합력을 보인다(95%). 높은 단백결합능을 가진 약물을 dicloxacillin과 함께 사용하면 약물독작용이 생긴다. 두 약물은 모두 반감기가 짧다. Amoxicillin 60%는 소변으로 배출되고, dicloxacillin은 담즙과 소변으로 배출된다.

약역학 Amoxicillin과 dicloxacillin은 penicillin 유도체이고 살균제이다. 이들 약물은 세포벽합성을 억제하고 세포용해를 유발한다. Amoxicillin은 항박테리아제에 대한 저항성을 감소시켜 amoxicillin 파괴를 방지하는 clavulanic acid와 함께 혹은 단독으로 생산된다. Clavulanic acid의 첨가는 amoxicillin 작용을 강화시킨다. Amoxicillin-clavulanic

원형약물차트 21-1

Amoxicillin 및 Dicloxacillin

약물분류
amoxicillin: 광범위 penicillin
dicloxacillin: Penicillinase 저항 penicillin
상품명:
amoxicillin: Amoxil
dicloxacillin: Dynapen
임신범주: B

용량
amoxicillin:
A: PO: 250 q8h 혹은 500mg q12h
C: PO: 20–40mg/kg/d 3회 나누어 투여
dicloxacillin:
A: PO: 125–500mg q6h
C: PO: 12.5–25mg/kg/d q6h

금기
amoxicillin/dicloxacillin: penicillin에 과민, 천식, 염증성 장질환, pseudomembranous colitis, 궤양성 대장염
amoxicillin: mononucleosis
주의: amoxicillin/dicloxacillin: cephalosporins에 과민반응
amoxicillin: 신장기능이상

약물–임상검사–음식 상호작용
약물: amoxicillin/dicloxacillin: aspirin, allopurinol, probenecid와 병용 시 효과 증가; 구강 항응고제와 병용 시 효과 증가; methotrexate 효과 증가; tetracycline, erythromycin 병용 시 효과 감소
임상검사: 혈청 AST, ALT, BUN 및 creatinine 증가; PT, INR 증가
음식: 산성 과일 혹은 주스와 함께 복용 시 효과 감소

약동학
흡수: PO:
amoxicillin: >80% 위장관
dicloxacillin: 35–76% 위장관
분포: PB:
amoxicillin: 20%
dicloxacillin: 95–99%
Metabolism: t½:
amoxicillin: 1–1.5h
dicloxacillin: 0.5–1h
배출:
amoxicillin: 70% 소변으로; clavulanate: 30–40% 소변으로
dicloxacillin: 담즙 및 소변으로

약역학
amoxicillin:
PO: Onset: 0.5h
최고: 1–2h
작용시간: 6–8h
dicloxacillin:
PO: 개시: 0.5h
최고: 1h
작용시간: 4–6h

치료효과/응용
amoxicillin: 호흡기감염, 비뇨기계 감염, 중이염, 부비동염치료
dicloxacillin: 포도알균감염치료
작용기전: amoxicillin/dicloxacillin: 세포벽합성 억제; 살균

부작용
amoxicillin/dicloxacillin: 오심, 구토, 설사, 발진, 구내염, 발작, 위막대장염
amoxicillin: 부종, 불면증, 실어증
dicloxacillin: 복통, 장내가스

유해반응
amoxicillin/dicloxacillin: 균교대증(질염)
생명위협: amoxicillin/dicloxacillin: 혈액이상, 혈소판감소증, 호중구결핍증, 용혈성 빈혈, 골수억제, Stevens–Johnson 증후군
amoxicillin: 호흡곤란
dicloxacillin: 호산구증, 무과립구증, 혈관부종, 간독성

A, Adult 성인; ALT, alanine aminotransferase; AST, aspartate aminotransferase; BUN, blood urea nitrogen 혈액요소질소; C, child 소아; d, day 일; GI, gastrointestinal 위장관; h, hour 시; PB, protein–binding 단백결합; PO, by mouth 구강; t½, half–life 반감기; >, greater than 초과.

acid 약물은 amoxicillin trihydrate는 유사한 부작용 및 유해반응뿐만 아니라 유사한 약동학과 약역학을 가진다. Probenecid를 amoxicillin 혹은 dicloxacillin과 같이 사용 시 혈청 항박테리아제 농도는 증가한다. Amoxicillin의 효과는 erythrmycin과 tetracycline과 함께 사용 시 감소한다. Amoxicillin과 dicloxacillin의 작용개시, 혈청최고농도시간, 작용시간은 유사하다.

노인병학

대부분의 beta-lactam 항생제는 신장으로 배설한다. 노인은 신장기능조사가 가장 중요하다. 혈청 BUN과 creatinine은 반드시 모니터링해야 한다. 신기능이 저하되면 항생제의 용량을 줄여야 한다(표 21–2 참조).

부작용 및 유해반응

Penicillin의 투여로 인한 흔한 유해반응은 과민반응과 **중복감염(superinfection)**이다(표 21–2). 오심, 구토, 설사는 흔한 위장관장애이다. 발진은 미약에서 중등도 과민반응의 지표이다. 심한 알레르기 반응은 아나필락시스 쇼크(anaphylactic shock)을 유발한다. 심한 알레르기 반응의 임상적 양상에는 후두부종, 천명(stridor)이 있는 심한 기관지수축, 저혈압 등이 있다. 알레르기 반응은 penicillin 투여받는 환자의 5−10%에서 발생한다. Penicillin의 첫 번째와 그 다음 투여에서 밀접한 모니터링은 필수적이다.

약물 상호작용

광범위 페니실린(amoxicillin, ampicillin)은 경구용 피임약의 효과를 감소시킨다. 칼륨보충제는 칼륨 penicillin G 혹은 V를 투여했을 때 혈청칼륨농도를 증가시킬 수 있다. IV 용액에 penicillin과 aminoglycoside를 섞는다면 두 약물 모두 작용이 비활성화된다.

Cephalosporin계 약물

1948년에, *Cephalosporium acremonium*이라 불리는 곰팡이가 Sardinia 해변의 바닷물에서 발견되었다. 이 곰팡이는 그람양성과 그람음성 박테리아에 대해 활성화되고, beta-lactamase에 대해 저항성을 보인다. 1960년대 초에 Cephalosporin계 약물을 임상적 효과를 보며 사용되었다. 수많은 균에 대해 cephalosporin이 효과를 가지기 위해 그들 분자들이 변화되었고, 반합성약물이 생산되었다. 페니실린처럼 cephalosporin은 beta-lactam 구조를 가지며, 세포벽합성에 필수적인 박테리아의 효소를 억제한다. 세포에 용해(lysis)가 일어나고 박테리아는 죽는다.

1세대, 2세대, 3세대, 4세대 Cephalosporin

Cephalosporin계 항생제는 병원과 보건의료기관 등에서 사용되는 주요 항생제군이다. 이들 약물은 페니실린처럼 살균제이다. 항박테리아작용을 위해 cephalosporin의 beta-lactam 링은 필수적이다.

간호과정
환자-중심 협력간호

항박테리아: Penicillin 계통의 약물

사정

- Penicillin 혹은 cephalosporin에 대한 알레르기를 평가한다. Amoxicillin에 과민반응을 보이는 환자는 어떠한 penicillin도 복용해서는 안 된다. 심한 알레르기 반응이 일어난다. Penicillin에 알레르기를 보이는 환자의 작은 부분은 cephalosporin 약물에 민감할 수 있다.
- 검사실결과를 평가한다. 특히 간효소를 주목한다. Alkaline phosphatase, alanine aminotransferase 혹은 aspartate aminotransferase의 증가를 보고한다.
- 소변배출을 기록한다. 만약 배출량이 적절하지 않으면(<30mL/h 혹은 600mL/d), 약물이나 약용량을 바꿀 필요가 있다.

간호진단

- 수술 절개를 통한 박테리아 침투와 관련된 감염의 위험
- 발진과 관련된 피부에 대한 손상의 위험
- 경제적 문제와 관련된 약물 비순응도(noncompliance)
- 오심, 구토로 인한 신체요구량 부족과 관련된 영양불균형

계획

- 환자의 감염이 조절되거나 후에 제거될 것이다.

간호중재

- 항생제 치료시작 전에 감염 균(역시 *C&S*으로 알려진)의 검사실 배양과 항생제 감수성 검사를 위해 샘플을 취한다(예, 면봉 채취, 혈액, 객담).
- 특히, 고용량의 항생제를 장기간 사용한 환자에게서 균교대증의 징후와 증상을 모니터링한다. 징후와 증상에는 구내염(구강궤양), 생식기 분비물(질염), 항문 혹은 생식기 소양증을 포함한다.
- 특히 첫 번째와 두 번째 투여 후에 penicillin 약물에 대한 환자의 알레르기 반응을 검사한다. 발진과 같은 미약한 증상 혹은 호흡곤란이나 아나필락시스와 같은 심각한 증상들이다.
- 심각한 알레르기 반응을 줄이기 위해 epinephrine을 준비한다.
- 병합투여는 aminoglycoside의 작용을 감소시키기 때문에 고용량 혹은 광범위 penicillin G와 aminoglycoside를 병용하지 말라.
- 고용량의 penicillin을 투여했다면 출혈에 대해 환자를 조사한다. 혈소판응집(응고) 감소가 나타난다.
- 체온과 감염부위를 모니터링한다.
- 약물 팜플렛에 기재된 대로, 적절한 용액에 IV를 위한 항생제를 희석한다.

환자교육

일반

- 약병이 빌 때까지 amoxicillin과 같은 처방된 penicillin 전체를 복용하도록 환자를 교육한다. 만약 일부만을 복용한다면 향후에 항박테리아제에 대해 내성이 생긴다.
- Penicillin에 알레르기가 있는 환자는 약물인식 팔찌나 목걸이를 착용하고 알레르기를 명시하는 카드를 지니고 다녀야 한다. 환자는 건강 과거력을 말할 때 의료진에게 반드시 penicillin 알레르기를 보고해야 한다.
- 어린이의 손이 닿지 않도록 약을 보관하고, 어린이 보호

(childproof) 용기를 사용한다.

- 약물을 복용하는 동안 발생할 수 있는 부작용이나 유해작용을 보고하도록 환자에게 알린다.
- 수분섭취를 늘리도록 환자를 격려한다. 수분은 체온을 내리고 약을 배출하는 데 도움이 된다.
- 씹는 정제는 삼키기 전에 반드시 씹거나 부수어야 한다고 어린이의 부모에게 주의를 준다.
- Penicillin을 투여하는 동안 가임 여성 환자에게는 추가적인 형태의 피임을 하라고 조언한다.

식이

- 위장자극을 피하기 위해 음식물과 같이 약을 복용하도록 조언한다.

평가

- 감염이 멈추었는지, 균교대증과 같은 부작용이 있는지의 여부를 판단하여 항박테리아제의 효과를 평가한다.

Cephalosporin계 약물은 4군이 개발되어 왔고, **세대**(*generation*)로 표현한다. 각 세대는 넓은 스펙트럼의 박테리아에 효과를 나타낸다(표 21-4).

모든 cephalosporin이 beta-lactamase에 의해 영향을 받는 것은 아니다. 1세대 cephalosporin은 beta-lactamase에 의해 파괴되지만, 모든 2세대 cephalosporin은 이 효소에 영향을 받는 것은 아니다. 3세대 cephalosporin은 beta-lactamase에 대해 저항을 나타낸다. 대부분의 3세대와 4세대 cephalosporin계 약물(예, azobactam, imipenem-cilastatin)은 패혈증(sepsis)과 그람음성 bacilli에 의한 감염을 치료하는 데 효과적이다. Cephalosporin계 약물, ceftazidime과 cefepime은 aztreonam과 imipenem-cilastatin은 *Pseudomonas aeruginosa*에 효과적이다. 표 21-5는 다른 미분류 beta-lactam 항생제를 나열하고 있다.

페니실린에 알레르기를 보이는 사람 중 약 10%의 사람이 cephalosporin에 대해 알레르기를 보이는데, 왜냐하면 두 가지 군의 약물들이 유사한 분자구조를 가지기 때문이다. 만약 페니실린에 알레르기를 가진 사람이 cephalosporin을 복용한다면 비록 가능성이 낮더라도, 간호사는 cephalosporin에 대해 생길 수도 있는 알레르기에 대해 관찰하여야 한다.

단지 몇몇 cephalosporin계 약물만이 경구투여가 가능하다. 이들 약물에는 cephalexin(Keflex), cefadroxil(Duricef),

표 21-4 4세대 cephalosporins의 작용

세대	작용
1	그람양성균(연쇄상구균 및 대부분의 포도알균)에 대해 효과적임. 대부분의 그람음성균(대장균, *Klebsiella*, *Proteus*, *Salmonella*, *Shigella*)에 대해 효과적임.
2	제1세대와 동일한 효과. 다른 그람음성 박테리아(*H. influenza*, *Neisseria gonorrheae*, *Neisseria meningitis*, *Enterobacter spp*. 그리고 몇몇 혐기성 세균)에 대해 광범위한 작용을 가짐
3	제1 및 제2세대와 동일한 효과. 또한 그람음성균(*Pseudomonas aeruginosa*, *Serratia* spp. 및 *Acinetobactoer*, spp).에 효과 있음. 그람양성균에 효과가 미약함.
4	제3세대와 유사함. 대부분의 beta-lactamase 세균에 대해 저항. 제3세대보다 더 범위가 넓은 그람양성에 작용. *E.coli*, *Klebsiella*, *Proteus*, 연쇄상구균, 일부 포도알균 및 *P, aeruginosa*

표 21-5 기타 Beta-lactam 항생제

일반명(상품명)	투여경로 및 용량	응용 및 고려사항
aztreonam(Azactam)	심한 감염: A: IM/IV: 1.0-2.0g q6-8h; 최대: 8g/d C>9 m:IV: 30mg/kg q6-8h; 최대: 120mg/kg/d	하기도, 비뇨계, 피부 및 질의 그람음성 감염치료. 그람양성균에 효과적이지 않음. 기타 항생제와 병용 가능. 임신범주: B; PB: 56-60%; t½: 1.7-2.1h
imipenem-cilastatin(Primaxin)	A/C: IM: 500-750mg q12h A: IV: 250mg q6-8h; 최대 1g/d C: IV: 15-25mg/kg q6h	패혈증 및 하기도, 비뇨계, 피부, 뼈 및 관절의 심한 감염의 치료. *Pseudomonas aeruginosa*를 포함하는 대부분의 그람음성 세균에 대해 효과적. 임신범주: C; PB: 20-40%; t½: 1h
meropenem(Merrem)	A: IV: 1-2g q8h C>3mo:IV: 20-40mg/kg q8h	Cephalosporins와 유사한 carbapenem 항생제. *Pseudomonas aeruginosa*를 포함하는 대부분의 그람음성 세균 및 합병증의 충수돌기염, 복막염, 뇌수막염, 연부조직 감염에 대해 효과적. 임신범주: B; PB: 2%; t½: 1.2h

A, adult 성인; C, child 소아; d, day 일; h, hour 시; IM, intramuscular 근육내; IV, intravenous 정맥내; max, maximum chleo; min, minute 분; PB, protein-binding 단백결합; PO, by mouth 경구; t½ half-life 반감기; UK, unknown 모름; y, year 년; >, greater than 초과.

cefaclor(Ceclor), cefuroxime axetil(Ceftin), cefuroxime sodium(Zinacef), cefdinir(Omnicef), cef-tibuten(Cedax) 등이 있다. 원형약물차트 21-2는 ceftriaxone(Rocephin)과 관련된 약물자료를 기술하고 있다.

약동학 Cefazolin은 IM과 IV로 투여되고, cefaclor는 경구투여된다. Cefazolin의 단백결합능이 cefaclor보다 크다. 각 약물의 반감기는 짧고, 소변으로 60-80% 약물이 변하지 않은 상태로 배설된다.

약역학 Cefazolin과 cefaclor는 박테리아세포벽합성을 억제하고 살균작용을 나타낸다. Cefazolin의 IM과 IV 사용에 있어서, 작용개시시간은 대부분 투여 후 즉시이며, 최고농도시간은 5-15분이다. Cefaclor의 경구투여의 최대농도 도달시간은 30분-60분이다.

이들 약물과 probenecid를 동시에 투여할 경우에 cefazolin이나 cefaclor의 소변배출이 줄어들고, 작용이 증가한다. 만약 tetracycline 혹은 erythromycin을 동시에 투여하면 cefazolin이나 cefaclor의 작용이 감소한다. 이 약들은 특히 고용량을 사용할 때에는 단백뇨나 당뇨에 대한 위양성(false-positive) 결과를 초래할 수 있다.

표 21-6은 cephalosporin계 약물을 세대별로 약물, 용량, 고려사항을 나타내고 있다.

부작용 및 유해반응

Cephalosporin에 대한 부작용 및 유해반응에는 고용량투여에 의한 위장관장애(오심, 구토, 설사), 혈액응고시간(출혈증가), 기존의 신장장애가 있었던 환자의 신독성 등이 포함된다.

약물 상호작용

약물 상호작용은 일부 cephalosporin계 약물과 알코올에 의한다. 예를 들어, cefamandole 혹은 cefoperazone을 투여받는 동안 알코올의 소비는 홍조, 어지럼, 두통, 오심, 구토, 근육경련 등을 일으킨다. 요산배설촉진제를 같이 사용할 때는 cephalosporin의 배출을 촉진하므로 혈청농도를 증가시켜야 한다. 요산배설촉진제는 재흡수를 억제하여 요산의 소변으로의 배출속도를 증가시키는 약이다.

원형약물차트 21-2

Ceftriaxone

약물분류 ceftriaxone: 3세대 cephalosporin 상품명: Rocephin 임신범주: B	**용량** ceftriaxone: A: IM/IV: 1–2/d; max: 4g/d C: IM/IV: 50–75mg/kg/d 2회 나누어 투여; max: 100mg/kg/d
금기 Cephalosporins에 과민, 담낭질환, 위장막결장염, 출혈, calcium 염s IV 실시 시. 주의: penicillins에 과민; vitamin K 결핍, 항응고제	**약물–임상검사–음식 상호작용** 약물–임상검사–음식 상호작용 약물: loop 이뇨제, aminoglycosides, calcium 염, vancomycin과 병용 시 신독성 증가; 항응고제와 병용 시 출혈 증가 임상검사: AST, ALT, ALP, LDH 증가시킴, PT 및 INR 증가시킴
약동학 흡수: IM, IV 분포: PB: 85–95% 대사: t½:6–9h 배출: 소변	**약역학** IM: 개시: UK 최고: 1.5–4h 작용시간: UK IV: 개시: 즉시 최고: 30min 작용시간: UK
치료효과/응용 호흡, 배뇨, 뼈, 관절, 피부감염; 중이염; 수술 감염 예방, 패혈증, 임질, Klebsiella pneumoniae, *E. coli*, Streptococcus pneumoniae 및 S. aureus 작용기전: 박테리아세포벽합성 억제, 세포사 유발; 살균효과	
부작용 식욕부진, 오심 , 구토, 설사, 고창(위창자내공기참), 발진, 홍조, 발한, 소화불량, 복부통증, 발열, 소양증, 두통, 어지럼, 허약, 부종	**유해반응** 균교대감염, 코피, 혈관부종, 가슴두근거림, 담도폐쇄, 담석증, 혈뇨 생명위협: 발작, 아나필락시스, 무과립구증, 재생불량빈혈, 백혈구감소증, 혈소판감소증, 호중구결핍증, 범혈구감소증, 위막성 대장염, Stevens–Johnson 증후군

A, Adult 성인; ALT, alanine aminotransferase; AST, aspartate aminotransferase; BUN, blood urea nitrogen 혈액요소질소; C, child 어린이; d, day 일; GI, gastrointestinal 위장관계; h, hour 시; PB, protein–binding 단백결합; PO, by mouth 경구; t½, half–life 반감기; >, greater than 초과.

표 21-6 항세균제: Cephalosporins

일반명(상품명)	투여경로 및 용량	응용 및 고려사항
1세대		
cefadroxil(Duricef)	A: PO: 1–2g/d 1–2회 나누어 투여 C: PO: 30mg/kg/d 2회 나누어 투여	비뇨계 감염, beta–용혈 연쇄상구균감염 및 포도알균 피부감염 GI를 통해 잘 흡수, 음식에 영향 받지 않음. 임신범주: B; PB: 20% t½: 1–2h
cefazolin sodium(Ancef)	A: IM/IV: 250mg–1g q6–8h; 최대: 12g/d C: IM/IV: 25–100mg/kg/d 3회 나누어 투여; 최대: 6g/d	중이염, 피부, 뼈 및 호흡계 혹은 비뇨계를 포함하는 감염 임신범주: B: PB 85%; t½: 1.5–2.5h
cephalexin(Keflex)	A: PO: 260–500mg/q6h; 최대: 4g/d C: PO: 25–100mg/kg/d 4회 나누어 투여	GI를 통해 충분히 흡수되는 산에 안정한 첫 cephalosporin 중이염, 피부, 뼈, 호흡계 혹은 비뇨계를 포함하는 감염. 임신범주: B; PB: 5–15%; t½: 1h
2세대		
ampicillin(Principen) cefotetan(Cefotan)	원형약물차트 21–2 참조 A: IM/IV: 500mg–1g q12h 혹은 1–2g q24h; 최대: 6g/d	*Pseudomonas aeruginosa*를 제외하고 일부 그람음성 세균에 효과적. 임신범주: B; PB: 75–90%; t½: 3–4.5h
cefoxitin sodium(Mefoxin)	A: IM/IV: 1–2g q6–8h; 최대: 12g/d C: IM/IV: 80–100mg/kg/d 나누어 투여 q6–8h; 최대: 160mg/kg/d	심한 감염 및 패혈증. 임신범주: B; PB: 65–95%; t½: 45min–1h
cefprozil monohydrate(Cefzil)	A: PO: 250–500mg/d 혹은 q12h×10d; 최대: 1g/d C: PO: 7.5–15mg/kg q12h×10d; 최대: 30mg/kg/d	*Staphylococcus aureus*을 포함하는 그람양성 간균에 대해 효과적. 신장기능이 나쁠 시에 용량을 50%까지 낮추어야 한다. 임신범주: B; PB: 36%; t½: 1–1.3h
cefuroxime(Ceftin, Zinacef)	A: PO: 250–500mg q12h IM/IV: 750mg–1.5g q8h C: PO: 125–250mg q12h IM/IV: 50–100mg/kg/d 나누어 투여 q6–8h	Cefamandole과 유사. 뇌수막염 및 패혈증치료에 효과적, 심흉 처치 및 외과적 예방에 사용. 임신범주: B; PB: 33%; t½: 1.5h
3세대		
cefdinir(Omnicef)	A/C>43kg: PO: 300mg q12h C<43kg: PO: 7mg/kg q12h	새로운 3세대 cephalosporin. 중이염, 급성 부비동염, 만성 기관지염, 인두염 및 편도염, 피부감염에 효과적임. *Haemophilus influenzae, Streptococcus pyogenes, Neissera gonorrhoeae* 및 많은 종류의 장내 그람양성 간균에 효과적임. 임신범주: B; PB: 60–70%; t½: 1.7h
cefixime(Suprax)	A/C>50kg: PO: 400mg/d 나누어 투여 q12–24h C<50kg: PO: 8mg/kg/d 나누어 투여 q12–24h	상부 기관지감염, 중이염 및 질염에 사용. *Streptococcus pyogenes*, Streptococcus pneumonia와 *Haemophilus influenzae, Neissera gonorrhoeae*를 포함하는 그람음성 간균에 효과적임. 임신범주: B; PB: 65–70%; t½: 3–4h
cefoperazone(Cefobid)	A: IM/IV: 1–2g q12h	호흡기, 비뇨기 및 여성 생식기 감염에 사용됨. 녹농균에 매우 효과적임. 임신범주: B; PB: 80–90%; t½: 2h
cefotaxime(Claforan)	A/C>50kg: IM/IV: 1–2g q8–12h; 최대: 12g/d C<50kg: IM/IV: 50–180mg/kg/d 4–6회 나누어 투여; 최대: 12g/d	중이염, 호흡기 및 생식기 감염에 사용됨. 음식물이 약물흡수를 촉진함. 임신범주: B; PB: 22–33%; t½: 3h
cefpodoxime(Vantin)	A: PO: 200mg q12h for 10d C: 6 mo–12y: PO: 10mg/kg/d	중이염, 호흡기 및 비뇨기감염에 사용됨. 음식은 약물의 흡수를 강화함. 임신범주: B; PB: 22–33%; t½: 3h
ceftazidime(Fortaz)	A: IM/IV: 1–2g q8–12h; 최대: 6g/d C: 6 mo–12y: PO: 10mg/kg/d	*Pseudomonas* spp.에 아주 효과적임. 임신범주: B; PB: <10%; t½: 1.5–2h
ceftriaxone(Rocephin)	원형약물차트 21–2.	
ceftizoxime sodium(Cefizox)	A: IM/IV: 500mg–2g q8–12h; 최대: 12g/d C: IV: 50mg/kg q6–8h; 최대: 200mg/kg/d	호흡기, 비뇨기, 피부, 뼈 및 관절 감염에 사용. 수술예방에 사용됨. 임신범주: B; PB: 30%; t½: 1.7h

표 21-6 항세균제: Cephalosporins–계속

일반명(상품명)	투여경로 및 용량	응용 및 고려사항
ceftibuten(Cedax)	A: PO: 400mg×10d C: 6 mo–12y: PO: 9mg/kg/d×10d; 최대: 400mg/kg/d	만성 기관지염, 인두염 및 편도염에 사용됨. 그람양성 및 그람음성균에 효과적임. *H. influenzae, Streptococcus pneumoniae* 및 *Streptococcus pyogenes*에 효과적임. 임신범주: B; PB: 65%; t½: 2–2.5h
cefditoren pivoxil(Spectracef)	A/C: PO: 200–400mg b.i.d. for 10d: 최대: 800mg/d	만성 기관지염, 인두염, 편도염, 피부감염 및 기타 미약에서 중등도 세균감염에 사용됨. 임신범주: B; PB: 88%; t½: 1.6h
4세대		
cefepime(Maxipime)	미약한 상태에서 중등도 감염 A: IV: 0.5–2g q12h; 최대: 6g/d C: IV: 50mg/kg q12h; 최대: 50mg/kg/dose	3세대 cephalosporins과 유사함. 대부분의 beta-lactamase 생성균에 저항함. 폐렴, *E. coli, Klebsiella, Proteus*, 연쇄상구균, 일부 포도알균 및 *P. aeruginosa*에 효과적임. 3세대보다 더 광범위한 그람양성균에 효과적임. 임신범주: B; PB: 16–19%; t½: 2–2.3h

A: Adult 성인; b.i.d., two times a day 1일 2회; C, child 소아; d, day 일; GI, gastrointestinal 위장관 ; h, hour 시; IM, intramuscularly 근육내; IV, intravenously 정맥내; max, maximum 최대; mo, month 달; PB, protein-binding 단백결합; PO, by mouth 경구; t½, half-life 반감기; UK, unknown 모름.

간호과정
환자-중심 협력간호

항박테리아제: Cephalosporin계 약물

사정

- Cephalosporin 혹은 penicillin에 대한 알레르기를 평가한다. 만약 한 유형이나 한 종류의 약물에 알레르기를 보이고 있다면 환자는 어떤 다른 유형의 cephalosporin 혹은 penicillin을 투여받으면 안 된다.
- 활력징후와 소변배출을 기록한다. 체온 상승이나 소변량 감소와 같은 비정상 소견을 보고한다.
- 검사실소견을 평가한다. 특히 신장과 간장기능을 나타내는 소견(BUN, 혈청 creatinine, aspartate aminotransferase, alanine aminotransferase, alkaline phosphatase, albumin)을 중시한다. 비정상 소견을 보고한다. 기초 수치에 대해 이들 검사실결과를 이용한다.

간호진단

- 발진과 관련된 피부손상의 위험
- 침습적 과정과 관련된 감염의 위험
- 약물의 지식부족과 관련된 약물요법 비순응
- 오심, 구토로 인한 신체요구량 부족과 관련된 영양불균형

계획

- 환자의 감염이 조절되거나 후에 제거될 것이다.

간호중재

- Cephalosporin 치료시작 전에 감염부위를 배양한다. 배양에 의해 감염의 원인균을 결정하고, 균이 민감한 항생제를 감수성(C&S)으로 결정한다(배양 결과 전에 항생제치료를 시작할 수 있다. C&S 결과를 받은 후에 항생제 교체가 가능하다).

환자교육

일반

- 어린이의 손이 닿지 않도록 약을 보관한다. 어린이보호(childproof) 용기를 사용한다. 
- 구강궤양이나 항문 혹은 생식기 부분으로부터 분비물과 같은 균교차 감염의 징후를 보고하도록 환자에게 말한다.
- Cephalosporin을 장기간 사용에 따른 장의 균무리(flora)의 균교대감염을 방지하기 위해 환자로 하여금 버터, 우유, 요거트 혹은 장내상주균(acidophilus) 보충제를 섭취하도록 조언한다.
- 감염증상이 사라졌더라도 환자에게 모든 약물을 복용하도록 지시한다. 
- 모든 IV cephalosporin을 30분 이상에 걸쳐 투여하든지 통증과 자극을 방지하기 위해 지시를 따르면서 과민반응을 관찰한다.

부작용

- 경구 cephalosporin 투여에 의한 부작용을 보고하도록 환자에게 주의를 준다. 부작용에는 식욕부진, 오심, 구토, 두통, 어지럼, 가려움, 발진 등이 포함된다.

식이

- 만약 위장자극이 발생하면 음식과 약을 같이 복용하라고 조언한다.
- 설사로부터 탈수를 방지하기 위해 적절한 수분섭취를 하도록 독려한다.

평가

- 감염이 멈추었는지, 기회감염이 일어났는지의 여부를 결정하여 cephalosporin의 효과를 평가한다.

핵심 웹사이트

Information on oral ampicillin: *www.nlm.nih.gov/medlineplus/druginfo/meds/a685015.html*

Information on cephalosporins: *www.emedexpert.com/compare/cephalosporins.shtml*

학습 질문

1. 환자가 amoxicillin(Amoxil)을 투약받고 있다. 이 약의 작용은 어떤 과정을 걸쳐서 나는가?
   a. 단백합성을 억제함
   b. 막투과도를 변화시킴
   c. 박테리아 합성을 억제
   d. 박테리아 리보핵산합성을 변화시킴

2. 호흡기감염이 된 환자에게 amoxicillin(Amoxil)이 처방되었다. 간호사가 이 약에 대해 환자를 교육하고 있는데, 환자가 어떤 말을 하면 추가교육이 필요하다고 생각되는가?
   a. 이 약은 음식과 함께 먹으면 안 된다.
   b. 나는 모든 약처방을 따를 것이다.
   c. 나는 어떤 생식기의 가려움증을 의사에게 말해야 한다.
   d. 만약 내가 과도한 출혈을 경험한다면 나는 의료진을 찾을 것이다.

3. 환자가 dicloxacillin(Dynapen)을 처방받았다. 간호사는 환자의 어떤 유해효과를 관찰해야 하는가?
   a. 변비
   b. 신부전증
   c. 고혈압
   d. 용혈성 빈혈

4. 환자가 cefoperazone(Cefobid)를 복용하고 있다. 간호사는 이 약에 대한 어떤 적절한 간호중재에 참여해야 하는가? (맞는 답을 모두 고르시오)
   a. 신기능 결과 관찰하기
   b. 간기능 결과 관찰하기
   c. 30분 이상에 걸쳐 정맥투여를 실시한다.
   d. 구강궤양에 대해 환자를 살핀다.
   e. 음식과 함께 약을 복용하도록 환자에게 조언한다.

5. 환자가 amoxicillin(Amoxil)을 처방받아오고 있다. 간호사는 이 약에 대해서 어떤 사실을 올바르게 알고 있는 것인가?
   a. 정상 성인용량은 2gram, q6h
   b. 저혈압이 흔한 부작용이다.
   c. 근육내투여경로를 가진다.
   d. 이 약은 호흡계 감염치료에 사용된다.

6. Penicillin G가 환자에게 처방되고 있다. 이 환자를 위해 어떠한 간호중재가 실행되어야 하는가? (맞는 답을 모두 고르시오)
   a. 첫 투여 전에 배양 및 감수성을 수집한다.
   b. 구강궤양에 대해 환자를 관찰한다.
   c. 환자에게 하루에 1L의 액체를 섭취하도록 제안한다.
   d. 가능한 심각한 알레르기 반응에 대해 즉시 사용하도록 epinephrine을 준비한다.
   e. 이 환자에게 특별한 중재가 필요하지 않다.

7. 환자가 cephradine(Velosef)을 처방받았다. 간호사가 취해야 할 행동은 어떤 것인가? (맞는 답을 모두 고르시오)
   a. 어르신에게 발작을 요구한다.
   b. 요거트를 먹는 환자에게 중복감염을 예방하도록 조언한다.
   c. 알레르기 반응, 특히 첫 번째 및 두 번째 투여 후에 환자를 관찰한다.
   d. 만약, 위장관불편이 된다면 공복에 대해 약을 복용하도록 환자에게 조언한다.
   e. 첫 번째 약물투여 전에 감염부위를 배양한다.

답: 1. c, 2. a, 3. d, 4. a, 5. d, 6. a, b, d, 7. a, b, c, e

22장

Macrolides, Tetracyclines, Aminoglycosides, Fluoroquinolones

학습목표

- Erythromycin의 약동학 및 약역학을 기술한다.
- 환자교육을 포함한 tetracycline의 간호과정을 적용한다.
- Aminoglycosides 투여와 관련된 이독성 및 신독성을 인지하는 데 있어 간호사의 역할을 요약한다.
- Aminoglycosides의 최대농도와 최저농도에 관하여 설명한다.
- Fluoroquinolone(quinolone)을 처방받는 환자를 위한 교육계획을 개발한다.
- 각 약물의 범주에 대한 간호중재를 대조한다. Macrolides, tetracyclines, aminoglycosides 및 fluoroquinolones.

이 장에서는 macrolides(erythrmomycin, clarithromycin, azithromycin, dirithromycin), lincosamides, glycopeptides, ketolides, tetracyclines, glycylcyclines, aminoglycosides, fluoroquinolones(quinolones), lipopeptides를 포함하는 항박테리아제의 군들을 다룬다. Macrolides, lincosamides, tetracyclines는 기본적으로 **정균제**(**bacteriostatic**, 세균의 성장을 억제)이며, 용량에 따라서 혹은 **병원체**(**pathogen**, 병을 야기할 수 있는 미생물체)에 따라서 살균제가 될 수 있다. Glycopeptides, aminoglycosides 및 fluoroquinolones 등은 살균제이다.

Macrolides, Lincosamides, Glycopeptides, Ketolides

이 약물들은 구조의 차이는 있지만 항생효과가 penicillin과 유사하여 함께 다루고 있다. 이들 군의 약물들은 penicillin의 대체용으로 사용되며, penicillin에 알레르기가 있는 사람에게 쓴다. 환자가 penicillin에 과민하면 erythromycin이 자주 처방된다.

Macrolides

Macrolides에는 azithromycin(Zithromax), clarithromycin(-Biaxin), erythromycin(E-Mycin)을 포함하는 **광범위 항생제**(*broad-spectrum antibiotics*)이다. 최초의 macrolide는 erythromycin이고, 곰팡이와 유사한 박테리아인 *Streptomyces erythreus*에서 분리되었으며, 1950년대 초에 처음으로 도입되었다. Macrolides는 50S 리보솜 소단위에 결합하여 단백합성을 억제한다. 낮은 용량과 중간용량에서 macrolides가 세균발육저지효과를 가지고 고용량에서 살균효과가 있다. Macrolides는 근육내주사를 제외하고 경구투여 혹은 정맥내투여가 가능한데, 근육주사 시 너무 아프기 때문이다. 불필요한 통증(정맥염)을 피하기 위해 정맥내 macrolides의 투여는 서서히 이루어져야 한다.

위에서 erythromycin은 위산에 파괴된다. 그러므로 erythromycin에 산의 저항을 가진 염(예, ethylsuccinate, stearate, estolate)을 첨가하여 위장내에서 용해를 줄인다. 이는 약물이 장에서 흡수되도록 한다. 정상적으로 산에 저항하는 macrolides의 흡수를 방해하지 않는다. 표 22-1은 macrolides의 용량, 응용, 고려사항을 기술하고 있다.

Macrolides는 대부분 그람양성균에 대해 활성을 가지며, 일부 그람음성균에 대해 적절한 활성을 나타낸다. 치료하는 동안에 저항균이 발생할 수 있다. Macrolides는 미약한 수준에서 중증도의 호흡계, 부비동, 위장관계, 피부와 연조직의 감염, 백일해, 성병에 사용된다. Erythromycin은 mycoplasma 폐렴 및 Legionnaire병의 치료에 있어 선택약물이다. Biaxin XL은 7일간 지속될 수 있는 장시간 유리 정제의 clarithromycin이다. Azithromycin은 상부 및 하부 호흡기감

표 22-1 항박테리아제: Macrolides, Lincosamides, Glycopeptides, Ketolide 및 Lipopeptide

일반명(상품명)	투여경로 및 용량	응용 및 고려사항
Macrolides		
azithromycin(Zithromax)	원형약물차트 22-1 참조.	
clarithromycin(Biaxin)	A: PO: 250–500mg q12h×7–14d 혹은 XL 1g/d; 최대: 1g/d C: PO: 7.5mg/kg b.i.d.; 최대: 15mg/kg/d	상기도 및 하기도 감염, 피부 및 연조직 감염치료, *Helicobacter pylori* 및 mycobacterial species 그리고 그람양성 및 그람음성균. 지속적 설사가 보고됨. 임신범주: C; PB: 65–75%; t½: 3–6h
erythromycin base(E-Mycin); erythromycin ethylsuccinate(E.E.S., Pediamycin)	A: PO: 250–500mg q6h; 최대: 4g/d C: PO: 20–50mg/kg q6h; 최대: 2g/d	중등도에서 심한 감염(예, 폐렴사슬알균 폐렴, 급성 골반염증질환, 장아메바증, Legionnaires병, 클라미디어 감염). 지속적 설사 보고됨. 임신범주: B; PB: 73–81%; t½: PO: 1–2h; IV: 3–5h
erythromycin stearate(Erythrocin Stearate)		
erythromycin IV (Erythrocin lactobionate)	A/C/older adults: IV: 15–20mg/kg/d 4회 나누어 투여; 최대: 4g/d	IV 투여용. 보존제가 함유된 용액에는 약을 용해시키지 말라. 기본사항이 erythromycin과 동일.
Fidaxomicin(Dificid)	A: PO: 200mg b.i.d. 10d 동안; 최대: 400mg/d	Clostridium difficile–관련 설사치료. GI 출혈 야기 가능, GI 폐쇄 및 간효소 증가. 임신범주: B; PB: UK; t½: UK
Lincosamides		
clindamycin HCl(Cleocin)	A: PO: 150–600mg q6–8h; 최대:2700mg/d	심한 감염 시 사용. 캡슐 형태로 사용. 물을 충분히 섭취해야 함. 음식에 영향을 받지 않는다. 심각한 대장염을 야기함. 임신범주: B; PB: 92–94%; t½: 2–3h
clindamycin palmitate(Cleocin Pediatric)	C: PO: 8–20mg/kg/d 3–4회 나누어 투여; 최대:20mg/kg/d	
clindamycin phosphate(Cleocin Phosphate)	A: IM/IV: 600–1200mg/d 나누어 투여; 최대: 2700mg/d po, 심한 감염 시 4800mg/d IV C: IM/IV: 20–40mg/kg/d 3–4회 나누어 투여; 최대: 40mg/kg/d	
lincomycin(Lincocin)	A: IM: 600mg q12–24h IV: 600mg–1g q8–12h; 최대 8g/d C: IM: 10mg/kg q12–24h IV: 10–20mg/kg/d 18–12h	대부분의 경우, 이 약제는 clindamycin으로 대체됨. 심각한 대장염을 야기할 수 있음. IV 투여 시, 100mL IV 용액으로 희석해야 함. 임신범주: B; PB: 72%; t½: 4–6h
Glycopeptides		
vancomycin HCl(Vancocin)	A: IV: 500mg q6h 혹은 1g q12h C: IV: 40mg/kg/d 4회 나누어 투여; IV 용액에 희석; 60–90min 이상에 걸쳐 투여	*S. aureus* 저항감염 및 penicillin 알레르기가 있는 환자의 심장수술 시 예방목적으로 사용. 유해효과에는 혈관허탈, 이독성, 신독성 및 빨간목증후군 등이 포함됨. 임신범주: B(oral)/C(IV); PB: 55% t½: 4–8h
telavancin(Vibativ)	A: IV: 10mg/kg/d 60min 이상에 걸쳐 투여, 7–14d 동안; 최대: 10mg/kg/d	MRSA뿐만 아니라, 합병증이 있는 피부 및 피부구조의 감염치료. 유해반응에는 청각소실, 빨간목증후군, 혈액장애 등이 있다. 임신범주: C; PB: UK; t½: 4–8h
Ketolides		
telithromycin(Ketek)	A: PO: 800mg/d, 7–10d 동안	지역사회 획득 폐렴치료. 심각한 간독성 및 중증 근무력증을 악화시킴. 임신범주: C; PB: 60–70%; t½: 10h
Lipopeptides		
daptomycin(Cubicin)	A: IV: 4–6mg/kg/d	합병증이 있는 피부 및 피부구조의 감염치료. 그람양성 박테리아 및 S. aureus 저항성 감염의 광범한 치료에 사용. 임신범주: B; PB: 92%; t½: 8h

A, adult 성인; C, child 소아; d, day 일; h, hour 시; IM, intramuscular 근육내; IV, intravenous 정맥내; maint, maintenance 유지; max, maximum 최대; mo, month 달; PB, protein-binding 단백결합; PO, by mouth 경구; t½, half-life 반감기; UK, unknown 모름; y, year 년.

염에 자주 처방된다. 또한, 성병과 합병증이 없는 피부감염에도 사용된다. 표 22-1은 erythromycin 유도체로부터 개발된 약을 나타내고 있다. 원형약물차트 22-1은 azithromycin의 약리학적 작용을 기술하고 있다.

약동학 Erythromycin은 주로 십이지장에서 즉시 흡수된다. Azithromycin은 위장관계에서 불안전하게 흡수되고, 단지 37%만이 전신에 도달한다. Azithromycin은 정맥내투여가 가능하지만, 식염수에 희석시키거나 5% dextrose 용액에 희석시켜서 간헐적으로 투여하여 정맥염 혹은 주사부위의 작열감을 예방한다. Azithromycin은 250-500mL 용액에 희석하고 erythromycin 1g은 200-1000mL에 희석시켜야 한다. Macrolides는 담즙, 대변, 소변으로 배출된다. 단지 소량만이 소변으로 배출되기 때문에 신기능저하는 macrolides 사용에 금기는 아니다.

약역학 Macrolides는 박테리아 단백합성을 억제한다. Erythromycin의 경구용 약물의 작용개시는 1시간이고, 최고농도 도달시간은 4시간이며, 작용시간은 6시간이다. 새로운 macrolides는 긴 반감기를 가지며, 덜 빈번하게 투여된다. Clarithromycin은 하루에 2번 투여되고, Biaxin은 하루에 1번 투여된다. Azithromycin은 40-68시간의 반감기를 가지고, 5일 동안 한 번 복용하는 것으로 처방된다.

부작용 및 유해반응

Macrolides의 부작용과 유해반응은 위장관불편을 야기하는 것이다. 결막염은 azithromycin의 부작용이다. 부작용으로 결막염이 발생하면 콘택트렌즈 착용을 금한다. Erythromycin의 알레르기 반응은 드물다. Erythromycin과 azithromycin을 다른 간독성 유발약물(acetaminophen, phenothiazine, sulfonamide)과 병용하여 고용량을 투여할 때 **간독성(hepatotoxicity)**이 생긴다. 약을 중단하면 간손상은 회복될 수 있다. 수용체의 경쟁 때문에 erythromycin은 clindamycin 혹은 lincomycin과 같이 투여되면 안 된다.

약물 상호작용

Macrolides는 theophylline, carbamazepine 및 warfarin의 혈청농도를 증가시킨다. 이들 약을 macrolides와 함께 투여하면 이들의 혈청농도를 면밀히 조사하여야 한다. 심한 독작용을 피하기 위해 erythromycin은 다른 macrolides와 같이 사용하지 말아야 한다. 제산제와 동시에 투여하면 zithromycine의 최고농도를 낮추는 효과가 있다.

원형약물차트 22-1

Azithromycin

약물분류 항균 macrolide 상품명: Zithromax, AzaSite 임신범주: B	**용량** A: PO: 250-500mg/d IV: 500mg/d C>6 mo: PO: 10mg/kg/d on day 1; then 5mg/kg/d on days 2-5;max: 500mg/d
금기 과민반응, 서맥, 저칼륨혈증, 저마그네슘혈증 주의: 간기능이상, 유즙생성, 신기능이상	**약물-임상검사-음식 상호작용** 약물: digoxin, cyclosporine, warfarin의 증가된 효능; penicillins, clindamycin의 효능 감소
약동학 흡수: PO: 37% 흡수됨 분포: PB: 51% 대사: t½: 68h 배출: 담즙 및 소변으로 약간 배출	**약역학** PO: 개시: 1h 최고: 2.5-5h 작용시간: 24h IV: 개시: UK 최고: UK 작용시간: UK
치료효과/응용 그람양성 및 일부 그람음성균; penicillin에 과민한 환자; 상기도감염, 임질 및 피부감염치료. AzaSite를 세균성 결막염에 사용함. 작용기전: 단백합성단계를 억제함; 정균제 혹은 살균제 효과	
부작용 시야혼탁, 두통, 어지럼, 메스꺼움, 피로, 식욕부진, 오심, 구토, 설사, 이명, 복통, 소양증, 발진	**유해반응** 균교대증, 질염, 두드러기, 구내염; 청력 소실, 탈수, 혈관부종, 발작 생명위협: 간독성, 아나필락시스, Stevens-Johnson 증후군

A, adult 성인; C, child 소아; d, day 일; IV, intravenous 정맥내; PB, protein-binding 단백결합; PO, by mouth 경구; t½, half-life 반감기; UK, unknown 모름

확장 Macrolide군

Erythromycin 유도체는 다수의 세균치료에 효과가 있어 왔다. Erythromycin처럼 이 약들은 단백합성을 억제한다. 이들 macrolides의 많은 수는 긴 반감기를 가지고 하루에 1회 투여한다. Erythromycin 도입 후 개발된 첫 서방형 macrolides는 많은 세균감염에 사용되는 clarithromycin(Biaxin)이다. Clarithromycin은 하루에 2회 투여되며, XL 약물은 하루에 1회 투여된다. 또 다른 서방형 macrolide는 azithromycin(Zithromax)이다. 이 약은 40-68시간의 긴 반감기를 가진다. 그러므로 이 약은 5일간 1일 1회 투여된다.

이들 약물의 배설은 담즙과 대변을 통해서 이루어진다. Azithromycin은 상기도 및 하기도 감염, 성병, 합병증이 없는 피부질환에 자주 처방된다.

Erythromycin이 verapamil과 diltiazem, clarithromycin, fluconazole, ketoconazole, itraconazole 등과 병용 시 erythromycin의 혈중농도가 증가하고, 돌발적 심장사의 위험이 증가한다. 표 22-1은 erythromycin의 유도체로부터 개발된 약들을 나열하고 있다.

Erythromycin의 흔한 부작용은 오심, 설사, 복부불편 등이다. Azithromycin의 경우 흔한 부작용은 오심, 설사, 복통 등이다.

간호과정
환자-중심 협력간호

항박테리아제: Macrolides

사정

- 활력징후와 소변량을 조사한다. 비정상 소견을 보고한다.
- 간기능을 결정하는 검사실소견을 체크한다. 장시간 과량의 azithromycin을 복용하는 환자의 경우 정기적으로 간효소 검사를 시행해야 한다.
- 환자가 현재 복용하는 약물의 개인력을 사정한다. Azithromycin의 혈중농도는 제산제에 의해서 감소될 수 있다.

간호진단

- 손상된 피부를 통해 박테리아 침투에 관련된 감염의 위험.
- Azithromycin에 관련된 손상된 조직 구조의 위험.

계획

- 환자의 감염이 조절되어 염증반응이 제거될 것이다.

간호중재

- Azithromycin 치료 전에, 감염부위에서 시료를 취하고, 배양검사 및 감수성 검사를 위해 진단검사의학과로 보낸다. 항생제는 배양시료를 취한 후 실시할 수 있다
- 활력징후, 소변량 및 검사실소견, 검사실소견, 특히 간효소를 모니터링한다. Alakine phosphatase, alanine aminotransferase, aspartate aminotransferase 및 bilirubin.
- Azithromycin 같은 macrolide를 장기간, 고용량으로 사용한 후에는 환자의 간손상 여부를 모니터링한다. 간기능이상의 징후에는 간효소상승 및 황달이 있다. 
- 식전 1시간 혹은 식후 2시간에 경구 azithromycin을 투여한다. 충분한 양의 물을 마시고, 주스를 마시면 안 된다. 만약 위장관에 불편이 있으면 음식과 같이 약물을 투여한다. 씹는 정제는 반드시 씹어야 하며, 삼켜서는 안 된다.
- IV azithrmomuycin을 투여할 경우에는 약제 안내문에 표시된 대로 적절한 용액에 약물을 희석한다. 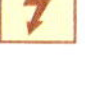
- Azithromycin 2시간 전 혹은 2시간 후 제산제를 사용한다.

환자교육

일반

- 환자에게 처방된 항생제를 모두 복용하도록 교육한다. 약물순응도가 모든 항균제(항생제)에 있어서 가장 중요하다.

부작용

- 환자에게 유해반응(오심, 구토, 설사, 복통, 가려움증)을 포함한 부작용을 보고하도록 독려한다. 
- **균교대증**(약물치료 후 나타나는 이차 감염)의 증거에 대해 교육한다. 구내염 혹은 장염이 균교대증에 나타난다.
- 묽은 대변이나 설사가 발생하면 보고하도록 환자에게 말한다. 위막 결장염을 배제한다. 

평가

- 감염이 조절되거나 중지되는 것 그리고 균교대증을 포함하여 부작용이 없는지의 여부로 azithromycin의 효과를 평가한다.

Lincosamides

Erythromycin처럼, lincosamides는 박테리아 단백질합성을 억제하고, 약물용량에 따라 정균제 및 살균제 작용을 모두 가진다. Clindamycin(Cleocin) 및 lincomycin(Lincocin)은 lincosamides의 예이다. Lincomycin보다 clindamycin이 더욱 광범위하게 사용되는데, 그 이유는 *Staphyococcus aureus* 및 혐기성 균을 포함하는 그람양성균에 더욱 효과적이기 때문이다. 그람음성균(예, Escherichia coli, Proteus, Pseudomonas)에는 효과가 없다. Clindamycin은 lincomycin보다 위장관계에서 더욱 흡수가 잘되고, 높은 혈청농도를 유지한다. Clindamycin이 lincomycin보다 효과가 뛰어나고 독작용도 덜 발생한다. 표 22-1은 lincosamides의 목록을 나타내고 있다.

부작용 및 유해반응

Clindamycin과 lincomycin의 부작용과 유해반응은 오심, 구토, 구내염을 나타내는 위장관자극을 포함하며, 발진이 나타날 수 있다. 심한 유해반응에는 결장염 및 아필락시스 쇼크가 포함된다.

약물 상호반응

Clindamycin과 lincomycin은 aminophylline, phenytoin(Dilantin), barbiturate, ampicillin과 함께 사용할 수 없다.

Glycopeptides

Vancomycin(Vancocin)은 glycopeptide 살균항생제로 포도알균감염을 치료하기 위해 1950년대에 많이 사용되었다. Vancomycin은 약물저항성 *S. aureus* 및 penicillin 알레르기 있는 사람의 심장수술예방을 목적으로 사용된다. 혈청 vancomycin 농도를 모니터링해야 한다.

Vancomycin은 장내구균의 치료에 비효과적이다. Quinupristin/dalfopristin은 생명의 위협이 되는 vancomycin 저항성 장내구균감염에 사용되는 혼합형 항생제이다. 항생제 저항성 장내구균은 포도알균성 심내막염을 야기시킬 수 있다.

Telavancin(Vibativ)는 glycopeptide로 선택성 그람양성 박테리아 및 피부감염을 치료한다. 이 약제는 vancomycin의 반합성 유도체로 MRSA에 대해 살균효과를 나타낸다. Telavancin은 하루에 1회 투여하는 장점이 있다.

약동학 Vancomycin은 포도알균성 소장결장염 및 Clostridium difficile에 의한 항생제 연관 위막성 결장염치료를 위해 경구로 투여된다. Vancomycin이 경구로 투여되면 전신으로 흡수가 되지 않고 대변으로 배설된다. Vancomycin은 MRSA에 의한 심한 감염, 패혈증 그리고 다른 항생제에 잘 듣지 않거나 항생제에 저항이 있는 뼈, 피부, 하기도 감염 시에 IV로 투여한다. 간헐적 vancomycin은 D_5W, NS 혹은 LR로 500mg인 경우 100mL, 1g인 경우 200mL에 희석하여 10mg/min 속도로 혹은 최소 60분에 걸쳐 투여한다. Vancomycin은 IV 시에 소변으로 배설된다. 30%의 단백결합을 하고, 6시간의 반감기를 가진다.

약역학 Vancomycin은 균의 세포벽합성을 억제하고, 몇몇 그람양성균에 대해 활성을 보인다. 최대작용은 투여 후 30분이 지나서 나타난다.

부작용 및 유해반응

Vancomycin은 신독성 및 이독성을 야기한다. **이독성(ototoxicity)**은 8번 뇌신경의 auditory 혹은 vestibular 분지에 손상을 야기한다. 이러한 손상은 영구적 청각소실(auditory 분지) 혹은 일시적 혹은 영구적 균형소실(vestibular 분지)을 야기한다. 부작용에는 오한, 어지럼, 발열, 발진, 오심, 구토, 주사자리에 정맥염 등이 포함된다. 매우 빠른 vancomycin의 IV 주입은 *red man* **증후군** 혹은 *red neck* **증후군**으로 알려진 상태를 야기한다. 이것의 특징은 얼굴, 목, 가슴 부위의 빨간 얼룩이 생기는 것인데, 이는 알레르기라기보다는 독성이다. 다른 유해효과에는 호산구증, 호중구결핍증, Stevens-Johnson 증후군 등을 포함한다. 심한 저혈압, 빈맥, 전반적 감각이상 그리고 드물게 심장정지 등이 유해반응이다.

약물 상호작용

Dimenhydrinate(Dramamine)은 vancomycin과 병용 시 이독성을 가릴 수 있다. Vancomycin을 furosemide, aminoglycosides, amphotericin B, colistin, cisplatin 및 cyclosporine과 병용 시 신독성 및 이독성이 증가한다. Vancomycin은 methotrexate의 배설을 방해하여 methotrexate의 독성을 증가시킨다. Vancomycin을 cholestyramine과 colestipol과 경구투여로 병용 시 흡수가 감소한다.

Ketolides

Ketolides는 구조적으로 macrolides와 연관이 있다. 이 군의 첫 약물은 telithromycin(Ketek)인데, 지역획득 폐렴에 걸린 18세 이상 성인에게 사용된다. 이 질환은 항상 *Streptococcus pneumoniae* 및 *Haemophilus influenza*에 의해 야기된다.

약동학 Telithromycin을 경구로 투여하면 위장관을 통해 잘 흡수되며, 음식물에 의해 영향을 받지 않는다. Telithromycin은 대변과 소변으로 배설된다. 단백결합은 60-70%이며, 반감기는 10시간이다.

약역학 Telithromycin는 세균의 리보솜 50S 소단위의 RNA 부위에 결합하여 균의 단백합성을 방해하여 균의 죽음을 초래한다. 최대작용 시간은 1시간이다.

부작용 및 유해반응

Telithromycin의 부작용 및 유해반응은 시각장애(흐린시야와 복시), 두통, 현기증, 미각변화, 오심, 구토, 설사, 간기능부전 등이다. Telithromycin은 중증 근무력증을 악화시킬 수 있다.

약물 상호작용

Telithromycin 농도는 항지질약물(simvastatin, lovastatin, atorvastatin), itraconazole, ketoconazole, benzodiazepine과 같이 사용할 때 증가한다. Telithromycin의 혈중농도는 rifampin, phenytoin, carbamazepine, phenobarbital에 의해 감소하며, 치료농도 이하의 수치를 야기시킨다. Telithromycin은 cisapride와 pimozide의 농도를 증가시킬 수 있고, 독성을 야기시킨다. 그러므로 이들 두 약은 telithromycin을 투여하고 있다면 금기이다. Digoxin, metoprolol, midazolam, ritonavir, sirolimus, tacrolimus 농도는 telithromycin와 동시에 사용할 때 증가한다. Telithromycin을 매각 알칼로이드 유도체와 동시에 사용하면 매각의 독성(심한 말초혈관수축, 감각이상)을 유발한다.

Tetracycline계 약물

Tetracycline계 약물은 1948년에 *Streptomyces aureofaciens*에서 분리되어 그람양성 및 그람음성 박테리아와 많은 다른 세균들(mycobacteria, 리케차, spirochetes, 클라미디아)에 대해 효과가 있은 첫 광범위 항생제이었다. Tetracycline계 약물은 박테리아 단백합성을 억제하여 정균작용을 한다.

Tetracycline계 약물은 *S. aureus*(새로운 tetracycline을 제외하고), *Pseudomonas* 혹은 *Proteus* 등에 효과적이지 않다. 그들은 *Mycoplasma pneurmoniae*에 사용할 수 있다. Metronidazole과 bismuth subsalicylate의 병용하는 tetracycline은 소화성 궤양을 일으키는 위장내세균인 *Helicobacter pylori*를 치료하는 데 효과적이다. 경구용 및 국소 tetracycline은 수년간 심한 여드름(acne vulgaris) 치료에 사용되어 왔다. 약물의 독작용을 최소화하기 위해 항상 저용량이 처방된다.

지속적인 tetracycline 사용은 약물에 대한 박테리아 저항성을 야기한다. Tetracycline계 약물에 대한 저항성은 폐렴구균(pneumococcal) 및 임질(gonococcal) 감염치료 시에 증가한다. 그러므로 tetracycline은 이들 감염에 유효하지 않다.

Tetracycline계 약물은 비록 IM 및 IV 사용이 가능하지만 자주 경구용으로 처방된다(원형약물차트 22-2). Tetracycline계 약물의 IM 투여는 주사부위에 통증을 유발하고 조직자극을 주기 때문에 이 경로는 좀처럼 사용되지 않는다. IV 경로는 심한 감염 시 선택된다. 새로운 경구용 tetracycline(예, doxycycline, minocycline)은 신속히 그리고 완전히 흡수된다. Tetracycline계 약물들은 마그네슘과 알루미늄 제산제 약물, 칼슘이 함유된 우유제품 혹은 철성분이 함유된 약물들과 동시에 사용하지 말아야 하는데, 그 이유는 이들 물질이 tetracycline에 결합하여 흡수를 방해한다. Doxycycline과 minocycline을 제외하고, tetracycline은 식사 1시간 전 혹은 2시간 후에 공복상태에서 투여해야 한다. Doxycycline과 minocycline은 음식섭취로 흡수가 증진된다. 표 22-2는 tetracycline 약물과 용량, 사용 및 고려사항들을 기술하고 있다. Tetracycline계 약물들은 단시간작용, 중간시간작용, 장시간작용에 따라 나열되어 있다.

비록 tetracycline이 널리 사용되고 있지만, 그들은 많은 부작용과 유해반응, 독성, 약물 상호작용을 가진다.

부작용 및 유해반응

오심, 구토, 설사와 같은 위장관 장애가 tetracycline의 부작용들이다. **광과민(photosensitivity**, 일광화상 반사)은 tetracycline 복용하는 사람, 특히 demeclocycline(Declomycin)을 복용하는 사람에게서 일어난다. 기형유발 때문에 임신 첫 3개월에는 tetracycline은 금기이다. 임신 마지막 2기와 8세 이하 어린이는 영구적 치아변색 때문에 tetracycline을 사용하면 안 된다. Minocycline은 내이(inner ear)의 전정 부분에 손상을 주어 균형 유지에 어려움을 유발한다. 오래된 tetracycline은 약물이 파괴되어 독성을 나타내는 부산물(toxic by-product)이 생기므로 버려야 한다. **신독성(nephrotoxicity**, 신장독성)은 고용량의 tetracycline과 다른 신독성 유발약을 같이 사용하면 야기된다. Tertacycline이 신체의 균무리(flora)를 파괴하기 때문에 **균교대감염(superinfection)**이 또 다른 유해반응으로 야기된다.

약물 상호작용

제산제(Maalox 및 기타 약물)와 철함유 약물은 GI로부터 tetracycline 흡수를 방해할 수 있다. 칼슘 함량이 높은 우유와

원형약물차트 22-2

Doxycycline

약물분류
항균제: tetracycline
상품명: Vibramycin, Vibra-Tabs
임신범주: D

용량
전신감염:
A: PO: 100mg q12h 첫 날, 이후 100/d
C >8 y & <45kg: PO: 2.2mg/kg q12h 첫 날, 이후 2.2mg/kg/d
A/C>45kg: IV: 200mg 첫 날, 이후 100-200mg/d
C>8 y 및 <45kg: 4.4mg/kg 첫 날, 이후 2.2-4.4mg/kg/d, 1-2 나누어 투여.

금기
과민반응, 아황산염 과민반응, 임신, 심한 간질환 또는 신장질환
주의: 신장기능이상 및 간기능이상, 저칼륨혈증, 서맥, 양자펌프억제제 치료, 모유수유

약물-임상검사-음식 상호작용
약물: digoxin 및 warfarin 작용을 증가시킨다. Sucralfate, antacids, iron, calcium, magnesium 및 zinc와 같이 사용 시 doxycycline 흡수를 억제한다. 경구피임약 및 ciprofloxacin의 효과를 줄인다. Lithium 농도를 변하게 한다.
임상검사: 혈청 potassium 농도를 줄인다.
음식: 유제품이 효과를 줄인다.

약동학
흡수: PO: 100% 흡수됨
분포: PB: 23-93%
대사: t½: 14-24h
배설: 소변 및 담즙

약역학
PO: 개시: 1-2h
최고: 2-4h
작용시간: 12h
IV: 개시: Rapid
최고: 0.5-1h
작용시간: 12h

치료효과/응용
흔하지 않는 그람양성 및 그람음성균에 의한 감염, 호흡계 및 피부감염 혹은 질환, 클라미디아감염, 임질, 매독, 리케차 감염 그리고 성인에서 장미진(rosacea)과 연관된 염증성 구진(papules) 및 농포(pustules).
기전: 단백합성 억제; 정균제 혹은 살균제

부작용
오심, 구토, 설사, 발진, 고창(위창자내공기참), 복부불편, 두통, 광과민, 소양증, 가슴쓰림, 색 시각변화, 치아변색

유해반응
균교대증, 심한 광과민, 혈관부종, 과혈당증, 고혈압
생명위협: 혈액이상, 간독성, 뇌내 고혈압, 위막성 대장염, Stevens-Johnson 증후군

A, adult 성인; b.i.d., 1일 2회; C, child 소아; CNS, central nervous system 중추신경계; d, day 일; IV, intravenous 정맥내; PB, protein-binding 단백결합; PO, by mouth 경구; t½, half-life 반감기; y, year 년

표 22-2 항박테리아제; Tetracyclines 및 Glycylcycline

일반명(상품명)	투여경로 및 용량	응용 및 고려사항
단기작용 Tetracycline		
tetracyline(Sumycin)	A: PO: 250mg q6h 혹은 500mg q12h; 최대: 4g/d C>8y: PO: 25-50mg.kg/d 4회 나누어 투여; 최대: 3g/d	그람양성 및 그람음성 세균에 의한 감염, 호흡계 및 피부질환, 클라미디아감염, 임질, 매독 및 리케차 감염. 임신범주:D; PB: 65%; t½: 6-12h
중간작용 Tetracycline		
demeclocycline HCl (Declomycin)	A: PO: 150mg q6h 혹은 300mg q12h C>8y: PO: 8-12mg/kg/d 2-3회 나누어 투여	그람양성 및 그람음성 박테리아. 심한 광과민이 야기됨. 임신범주: D; PB: 65-91%; t½: 10-15h
장시간작용 Tetracyclines		
doxycycline hyclate (Vibramycin)	원형약물차트 22-2 참조.	
minocycline HCl (Minocin)	A: PO/IV: 초기: 200mg; 100mg q12h C>8y: PO/IV: 초기; 4mg/kg/d; 2mg/kg q12h	박테리아감염 및 여드름. 음식과 함께 복용해야 함. 임신범주: D;PB: 55-88%; t½: 11-26h
Glycylcyclines		
tigecycline(Tygacil)	A: IV: 초기: 100mg; 이후 50mg q12h, 5-14days 동안	합병증이 온 피부 및 복부 내 감염. 임신범주: D;PB: 71-89%; t½:42h

A, adult 성인; C, child 소아; d, day 일; h, hour; IM, intramuscular 근육내; max, maximum 최대; PB, protein-binding 단백결합; PO, by mouth 경구; t½, half-life 반감기; UK, unknown 모름; y, year 년; >, greater than 초과.

약물은 tetracycline 흡수를 억제한다. 약물 상호작용을 피하려면 이들 약을 tetracycline과 적어도 2시간 차이를 두고 투여해야 한다. 지질용해 tetracycline(doxycycline과 minocycline)은 우유제품과 음식을 섭취할 때 위장관에서 흡수가 더욱 잘 된다.

경구용 피임제는 tetracycline과 같이 투여하면 원하는 작용이 덜해진다. Penicillin을 tetracycline과 함께 사용 시 작용이 줄어든다. Tetracycline은 penicillin의 작용에 대해 세균의 저항을 유도할 수 있다. Tetracycline을 aminoglycoside와 같이 투여하면 신독성위험이 증가한다.

Glycylcycline

Tigecycline(Tygacil)은 tetracycline의 합성 유사체로, glycylcycline으로 불리는 범주의 항생제이다. 이 약제는 박테리아세포 내 단백합성을 봉쇄함으로써 작용하여 정균작용의 결과가 초래된다. 응용적응증은 합병증이 온 피부감염, 복부내감염인데, *Staphylococcus aureus*, *Escherichia coli*, *Streptococcus pyogens*, *Klebsiella pneumoniae*, *Clostridium perfringens* 등을 포함한다.

약동학 Tigecycline는 IV 투여하는데, 초기에 loading dose 100mg을 30-60분에 걸쳐 투여하고 50mg q12h을 이후에 실시한다. Tigecycline의 단백결합능의 범위는 71-89%이고, 반감기는 42시간이다. 약물은 담즙, 대변, 소변을 통해 체외로 제거되는데, 담즙배출이 일차 경로이다. 임신범주는 D이다.

약역학 Tigecycline은 30S 리보솜 소단위에 결합하여 세포를 죽인다. 이 약제는 그람양성과 그람음성 박테리아에 대해 광범위작용을 가진다.

부작용 및 유해반응

그들의 관련된 구조적 화학식(formulas) 때문에 tigecycline의 많은 부작용은 tetracycline과 유사하다. 가장 흔한 tigecycline의 부작용은 오심, 구토, 복부통증, 설사를 포함한다. 가성 막대장염(pseudomembranous colitis)이 일어나지만 드물다. 다른 부작용으로는 광과민, 두통, 어지럼, 불면증, 고혈압, 저혈압, 빈혈, 백혈구감소증, 혈소판감소증 등이 있다. 고혈당증, 저칼륨혈증, BUN 상승, 간효소 증가 등이 야기된다.

약물 상호작용

경구용 피임약은 tigecycline과 동시에 투여하면 효과가 떨어진다. Warfarin 농도는 tigecycline과 함께 투여하면 증가되어 출혈을 야기한다.

간호과정
환자-중심 협력간호

항박테리아제: Tetracycline계 약물

사정
- 활력징후와 소변배출량을 평가한다. 비정상 소견을 보고한다.
- 검사실결과를 체크한다. 특히, 신장 및 간장기능을 나타내는 결과를 주목해야 한다(혈액 BUN, 혈청 creatinine, aspartate aminotransferase, alanine aminotransferase, bilirubin).
- 식사 섭취 및 환자가 현재 복용하는 약에 대한 개인력을 사정한다. 유제품, 제산제, 철, 칼슘, 망간은 약의 흡수를 저하시킨다. Digoxin 흡수가 증가되어 강심제 독작용이 생길 수 있다.

간호진단
- 호흡기로 박테리아 침투와 관련된 감염의 위험
- 질병의 부정으로 인한 약물요법의 비순응도
- Tetracycline의 유해효과와 관련된 피부손상의 위험
- 영양불균형: 오심, 구토와 관련된 신체요구량보다 저하됨

계획
- 환자의 감염이 조절되어 염증반응이 제거될 것이다.

중재
- 감염부위의 배양을 위한 샘플을 획득하고 배양검사 및 민감성 검사를 위해 검사실에 보낸다. 배양 샘플을 취한 후에 항생제 치료를 시작할 수 있다. 적절한 흡수를 위해 식사 1시간 전 혹은 2시간 후에 tetracycline을 투여한다.
- 간과 신장의 기능을 위한 검사실결과를 모니터링한다.
- 활력징후와 소변배출량을 기록한다.

환자교육

일반
- Tetracycline을 보관할 때 빛과 심한 열을 주의하라고 환자에게 말한다. Tetracycline은 빛과 열에 의해 변성되어 독성화된다.
- Tetracycline 병에 적힌 유효기간을 체크하라고 환자에게 조언한다. 유효기간이 지난 tetracycline은 독성을 띠게 된다. 
- 기형유발효과 때문에 임신을 기대하는 여성 환자에게 tetracycline 복용을 피하도록 알린다. 8세 이하dml 어린이는 영구적인 치아변색 때문에 tetracycline을 피하도록 부모에게 주의를 준다. 

■ 환자로 하여금 처방된 tetracycline을 완전히 복용하도록 독려한다.

부작용

■ 햇빛에 노출되는 동안에 햇빛차단제와 보호의류를 착용하도록 환자에게 조언한다. 광과민은 tetracycline과 관련이 있다.

■ 균교대감염의 징후를 보고하도록 환자에게 독려한다. 피임효과가 저하되기 때문에 추가적인 피임시술을 사용해야 하며, 항생제를 복용할 때 경구용 피임약에 의존하지 말라고 환자에게 조언한다.

■ 구강궤양을 방지하거나 경감하기 위해 하루에 수차례 효과적인 구강위생을 실천하도록 환자를 교육한다.

식이

■ 유제품, 철, 제산제를 피하도록 환자를 교육한다. 식사 후 컵에 가득 담긴 물을 사용하여 식사 전 한 시간 혹은 두 시간 후에 tetracycline을 복용해야 한다. 만약 위장관불편이 발생하면 비유제품 음식과 함께 약을 사용할 수 있다.

평가

■ 감염이 조절되는지 혹은 완치가 되었는지 그리고 부작용이 없는지의 여부를 결정함으로써 tetracycline의 효과를 평가한다.

Aminoglycoside계 약물

Aminoglycoside계 약물은 박테리아 단백합성을 억제함으로써 작용한다. Aminoglycoside계 약물 항생제는 그람음성 박테리아에 대해 사용된다. 일부 그람양성 구균은 aminoglycoside계 약물에 저항하기 때문에 penicillin 혹은 cephalosporin이 사용된다.

Streptomycin은 1944년에 bacterium *Streptomyces griseus*에서 분리된 임상에서 처음 사용된 aminoglycoside계 약물이며, 결핵치료에 사용되었다. 이독성과 박테리아 저항성 발생 때문에 오늘날에는 잘 쓰지 않는다. 이들 독성에도 불구하고 streptomycin은 야토병과 페스트 치료의 선택약물이다.

Aminoglycoside계 약물은 심각한 감염에 사용된다. Aminoglycoside계 약물은 위장관을 통해 흡수되지 못하고 뇌척수액으로 들어가지 못한다. 이들은 어린이의 혈액내장벽을 통과하지만, 어른의 혈액내장벽은 통과하지 못한다. 이들 약물은 일부 aminoglycoside계 약물을 제외하고 기본적으로 근육내주사와 정맥내주사로 투여된다. Neomycin은 수술 전 장관멸균을 위해 자주 사용된다. Paromomycin은 장아메바증과 편충감염치료에 유효하다.

Aminoglycoside는 현재 gentamicin, tobramycin, Amikacin을 포함하여 녹농균감염치료에 사용된다. Amikacin은 gentamicin과 tobramycin에 박테리아 저항이 있을 때 사용된다. 원형약물차트 22-3은 aminoglycoside계 약물인 gentamicin에 관련된 데이터를 보여 주고 있다.

약동학 Gentamicin은 IM과 IV로 투여된다. 이 약물은 짧은 반감기를 가지며, 약투여는 하루에 3-4회 투여된다. 이 약물의 배설은 변하지 않은 채로 소변으로 배출된다.

약역학 Gentamicin은 박테리아 단백합성을 억제하고 살균효과를 가진다. Gentamicin은 임신범주 G에 포함된다. 작용개시는 신속하거나 즉시 이루어진다. Gentamicin의 최고작용은 1-2시간이다. 원하는 혈액농도를 확보하기 위해 aminoglycoside계 약물은 항상 정맥내투여한다.

환자의 혈액농도는 규칙적으로 뽑아내어 약물의 최고혈액농도와 물동이농도를 결정한다. 치료약물농도는 물동이농도를 모니터링함으로써 유지되고, 최고농도는 독성을 보기 위해 모니터링하는 데 유효하다. 많은 다른 항생제들은 효과적인 혈액농도를 유지하기 위해 모니터링되어야 한다.

정맥내투여하는 aminoglycoside계 약물은 penicillin 및 cephalosporin과 함께 사용될 수 있으나 동일한 용기 안에 함께 섞으면 안 된다. 항생제를 복합하여 투여할 때 정맥내주사를 하면 정맥주사 라인은 항생제가 완전히 환자에게 투여된 것을 확인하기 위해 각 항생제가 투여된 후 세척되어야 한다.

부작용 및 유해반응

심각한 유해반응에는 이독성과 신독성을 포함한다. 신장기능, 약물용량 그리고 나이는 aminoglycoside계 약물치료로부터 환자가 신독성을 나타내는지 결정하는 모든 요인이 된다. 신중한 약물투여는 청년과 노인에게 특히 중요하다. 의료진은 환자의 청각, 균형 그리고 소변배출의 변화를 평가해야 한다. 장시간 aminoglycoside계 약물사용은 균교대감염을 야기한다. 특정 혈청 aminoglycoside계 약물농도는 조심스럽게 모니터링되어 유해반응을 피해야 한다. 표 22-3은 aminoglycoside계 약물과 그들의 용량, 사용 및 고려사항들을 나타내고 있다.

약물 상호작용

Aaminoglycoside가 penicillin과 동시에 투여될 때 aminoglycoside의 원하는 효과가 커진다. 이들 약물은 수시간간격

원형약물차트 22-3

Gentamicin Sulfate

약물분류 항박테리아제: aminoglycoside 임신범주: D	**용량** A: IM/IV: 3–5mg/kg/d, 3–4회 나누어 투여 C: IM/IV: 2–2.5mg/kg/ q8h TDM: 최대: 5–8mcg/mL; 최저: 0.5–2mcg/mL
금기 과민반응, 심한 콩팥질환, 임신 및 위막성 대장염 주의: 신질환, 신경근육질환	**약물–임상검사–음식 상호작용** 약물: loop 이뇨제와 병용 시 이독성 증가, methoxyflurane; amphotericin B, polymyxin, cisplatin, furosemide, vancomycin과 병용 시 신독성 증가 임상검사: BUN, 혈청 AST, ALT, LDH, bilirubin, creatinine 증가; 혈청 potassium 및 magnesium 감소
약동학 흡수: IM, IV 분포: PB: 0–30% 대사: t½: 2h 배설: 변하지 않는 상태로 소변으로 나옴	**약역학** IM/IV: 개시: 신속 최대: 1–2h 작용시간: 6–8h
치료효과/응용 그람음성균(예, Pseudomonas aeruginosa, Proteus)에 의한 심한 감염; 골반염증질환치료; methicillin 저항 Staphylococcus aureus 감염에 효과적. 작용기전: 박테리아 단백질합성 억제; 살균효과	
부작용 식욕부진, 오심, 구토, 발진, 감각이상, 시각이상, 두통, 혼돈, 우울, 진전, 이명, 청력 소실, 소양증, 근육경련 혹은 허약증, 광과민, 탈모, 관절통	**유해반응** 빈뇨, 두드러기, 두근거림, 균교대증, 말초신경병증, 후두부종, 저칼륨혈증, 저망간혈증, 저나트륨증 생명위협: 이독성, 신독성, 혈소판감소증, 무과립구혈증, 신경근육차단, 간손상

A, adult 성인; ALT, alanine aminotransferase; AST, aspartate aminotransferase; BUN, blood urea nitrogen; C, child 소아; d, day 일; h, hour; IM, intramuscular 근육내; IV, intravenous 정맥내; LDH, lactic dehydrogenase; PB, protein–binding 단백결합; PO, by mouth 경구; t½, half–life 반감기; TDM, therapeutic drug monitoring; UK, unknown 모름.

표 22–3 항박테리아제; Aminoglycosides

일반명(상품명)	투여경로 및 용량	응용 및 고려사항
amikacin sulfate (Amikin)	A: IM/IV: 10–15mg/kg/d q8–12h; 최대: 15mg/kg/d C: IM/IV: 7.5–22.5mg/kg/d 나누어 투여; 최대: 15mg/kg/d TDM: 최대: 25–35mcg/mL; 최소: <5mg/mL	기타 aminoglycoside에 저항하는 균을 포함하는 그람음성균에 대해 효과적임. 호흡기계, 뼈, 관절, 피부 및 연부조직 감염에 사용. 청력 소실, 간독성 및 신독성에 대해 모니터링해야 함. 임신범주: C; PB: 0–10%; t½:2–4h
gentamicin sulfate	원형약물차트 22–3 참조.	
kanamycin sulfate (Kantrex)	A/C: IM/IV: 10–15mg/kg/d 나누어 투여	간성혼수에 경구로 사용. Pseudomonas aeruginosa를 제외한 그람음성균에 사용. 청력 소실과 신독성을 모니터링. 임신범주: D; PB: 10%; t½: 2h
necmycin sulfate (Myciguent,Neo–Fradin)	Bowel prep: A: PO: 1g q1h for 4doses; 이후 1g q4h, 5회 용량으로 간성 혼수: A: PO: 1–3g q6h for 5–6d; 최대: 12g/d	장내세균 감소 및 수술 전 장멸균 위해 사용. E.coli에 의한 피부감염 및 설사에 사용. 임신범주: C; PB: 0–30%; t½: 3h
streptomycin sulfate (Steptomycin)	A: IM: 1–2g/d C:IM: 20–40mg/kg/d TDM:최대: 40–50mcg/mL; 최저: <10mcg/mL	결핵에 사용. 이독성이 큰 문제. 임신범주: D;PB: 35%; t½: 2–3h
febramycin sulfate (Nebicin)	A: IM/IV: 3–5mg/kg/d 나누어 투여 C: IM/IV: 2.5mg/kg/d 나누어 투여 TDM: 최대: 4–8mcg/mL; 최저: 0.5–2mcg/mL	P.aeruginosa에 대해 매우 효과적. 청력 소실 및 신독성을 모니터링. 다른 aminoglycoside에 비해 독성이 덜함. 임신범주: D; PB: 10%; t½: 2–3h

A, adult 성인; C, child 소아; d, day 일; GI, gastrointestinal 위장관계; h, hour; IM, intramuscular 근육내; IV, intravenous 정맥내; max, maximum, 최대; PB, protein–binding 단백결합; PO, by mouth 경구; t½, half–life 반감기; TDM, therapeutic drug monitoring; UK, unknown 모름; 자, week 주.

을 두고 투여해야 한다. Warfarin(Coumadin) 같은 항응고제의 작용은 aminoglycoside 투여와 동시에 실시할 때 증가할 수 있다. Erythromycin과 aminoglycoside를 투여할 때 이독성의 위험이 증가한다.

간호과정

환자-중심 협력간호

항박테이라제: Aminoglycosides

사정

- 활력징후와 소변배출량을 기록한다. 향후의 활력징후와 소변배출량을 비교한다. 대부분의 aminoglycoside계 약물에 대한 유해반응은 신독성이다.
- 신장 및 간장기능을 결정하는, 검사실결과를 평가한다. 이들 검사에는 혈액 BUN, 혈청 creatinine, aspartate aminotransferase, alanine aminotransferase, bilirubin 등이 있다. 혈청전해질이 반드시 체크되어야 한다. Aminoglycosides는 혈청칼륨과 망간 농도를 줄일 수 있다.
- 신장 혹은 청각 질환과 관련된 의학력을 사정한다. 고용량의 aminoglycosides는 신독성과 이독성을 일으킨다.

간호진단

- 박테리아 침범과 관련된 감염위험
- 발진의 aminoglycosides 부작용과 관련된 조직손상의 위험
- 음식물 섭취 불능으로 인한 신체요구량보다 적은 영양불균형
- 비효과적인 말초조직 관류의 위험: 신장 관련 aminoglycoside의 신독성 유해반응

계획

- 환자는 감염이 조절되어 염증반응이 제거될 것이다.

간호중재

- Aminoglycosides 치료 전에 세균을 결정하고 항생제 감수성을 결정하기 위해 배양을 위한 검사실로 감염부위의 샘플을 보내라.
- 섭취와 배출을 체크한다. 소변배출은 최소 600mL/d 이어야 한다. 만약 소변량이 줄면 즉시 보고해야 한다. 매일 소변검사를 지시해야 한다. 단백뇨, casts, 혈액세포 혹은 출현에 대한 결과를 체크한다.
- 청각소실을 체크한다. Aminoglycosides는 청각소실을 일으킬 수 있다.
- 검사실결과를 평가하고 기본 결과와 비교한다. 비정상 결과를 보고한다.
- 활력징후를 확인한다. 만일 체온이 저하되면 보고하여야 한다.
- IV 사용을 위해, gentamicin은 식염수 50–200mL 혹은 D_5W 물에 5% dextrose 용액으로 희석해야 하고 30–60분에 걸쳐서 투여한다.
- 최고 약물농도와 최저점약물농도(trough)를 알아보기 위해 치료약물 모니터링이 지시됐는지 체크한다. 약물투여 후 45–60분 후에 피를 뽑아 최고농도를 알아보고, 다음 용량투여 수분 전에 최저점농도를 알기 위해 혈액을 뽑는다. Gentamicin최고농도는 5–8mcg/mL이어야 하고, 최저점농도는 0.5–2mcg/mL이어야 한다.
- 균교대감염의 징후와 증상을 모니터링한다. 구강내염, 생식기 분비, 항문 혹은 생식기 가려움증.

환자교육

일반

- 만약 수분섭취를 제한하지 않는다면 환자로 하여금 수분섭취를 증가시키도록 독려한다.

부작용

- Aminoglycoside 부작용을 보고하도록 환자에게 교육한다. 오심, 구토, 진전, 이명, 가려움증(pruritus), 근육경축.
- 햇빛에 노출되는 동안 햇빛을 차단하고, 보호의류를 입도록 환자에게 조언한다. Aminoglycoside는 광과민(photosensitivity)을 야기한다.

평가

- 감염이 사라지고 부작용이 없음을 확인하여 aminoglycoside의 효과를 평가한다.

Fluoroquinolines(Quinolones)계 약물

Fluoroquinolone계 약물의 작용기전은 박테리아 DNA 합성에 필요한, 효소 DNA gyrase를 억제하는 것이다. 그들의 항박테리아 범위는 그람양성과 그람음성 세균에 대해 살균효과를 포함한다. Naldixic acid(NegGram)와 cinoxacin(Cinobac)은 fluoroquinolone계 약물 군의 초기 유도체이며, 흔한 그람음성균인 *E. coli* 같은 균에 의한 비뇨기계 감염에 사용된다. 이들 두 약제는 더 이상 미국에서 시판되지 않는다. Fluoroquinolone계 약물은 *Streptococcus pneumoniae*와 같은 일부 그람양성균에 대해, *Haemophilus influenzae*, *P. aeruginosa*, *Salmonella* 및 *Shigella*에 대해 효과적이다. 이 항생제 군은 비뇨기계, 뼈, 관절감염, 기관지염, 폐렴, 위장관염, 임질의 치료에 유용하다. 표 22–4는 여러 가지 fluoroquinolone계 약물을 나열하고 있다.

Ciprofloxacin(Cipro)과 norfloxacin(Noroxin)은 nalidixic acid와 관련 있는 합성 항생제이다. 이들 두 fluoroquinolone계 약물은 그람양성 및 *Pseudomonas aeruginosa*를 포함하는 그람음성균에 대한 광범위 항생제이다. Norfloxacin은 비뇨기감염에 사용된다. Ciprofloxacin은 비뇨기감염, 하부호흡기계, 피부, 연조직, 뼈, 관절감염에 사용승인되었다.

비뇨기계 항생제로 사용되는 fluoroquinolone계 약물은 26장에서 논의된다. 원형약물차트 22-4는 levofloxacin과 관련된 약물 데이터를 나열하고 있다. Levofloxacin의 사용은 비뇨기감염에 국한되지 않는다.

Levofloxacin은 지역획득 폐렴 같은 호흡기 문제, 만성 기관지염, 급성 부비동염, 비뇨기감염 그리고 합병증 없는 피부감염치료에 기본적으로 사용된다.

Moxifloxacin은 1일 1회 경구투여 및 비경구투여에 사용된다. 이 약은 다른 fluoroquinolone계 약물이 효과가 있는 감염증에 사용된다.

Moxifloxacin은 폐렴균에 대해 levofloxacin보다 더 효과적이다. 또한, 이 약물은 일부 종의 포도알균과 장내구균에 효과적이지만 VREF에 효과가 없다. 표 22-4에 fluoroquinolones가 포함되어 있다.

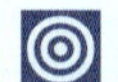

간호과정
환자-중심 협력간호

항박테리아제: Fluoroquinolones

사정

- 활력징후와 소변배출량을 기록한다. 향후의 활력징후와 소변배출량을 비교한다. 하루 최소 수분섭취는 2000mL/d이다.
- 신기능을 결정하는 검사실결과를 사정한다. 혈액 BUN과 혈청 creatinine.
- 약물과 식습관을 사정한다. 제산제와 철 약물은 levofloxacin 같은 fluoroquinolone계 약물의 흡수를 줄인다. Levofloxacin은 theophylline과 caffeine의 효과를 증가시킨다. Levofloxacin은 경구용 혈당강하제의 효과를 증가시킨다. Levofloxacin을

표 22-4 항박테리아제; Fluoroquinolines (Quinolones) 및 미분류 약물

일반명(상품명)	투여경로 및 용량	응용 및 고려사항
Fluoroquinolines		
ciprofloxacin HCl (Cipro)	A: PO: 250-500mg q12h A: IV: 400mg q12h C: PO: 10-20mg/kg q12h C: IV: 6-10mg/kg q8h	하기도, 신장, 뼈, 관절, 피부의 감염. 임신범주: C: PB: 20-40%; t½: 4h
levofloxacin(Levaquin)	원형약물차트 22-4 참조	
moxifloxain(Avelox)	A: PO/IV: 400mg/d 10일간	부비동염, 기관지염, 지역획득 폐렴 및 피부감염 *Streptococcus pneumoniae*에 대해서는 levofloxacin보다 4-8배 강함. 부작용은 다른 fluoroquinolones과 유사함. 임신범주: C;PB: 30-50%;t½: 12h
norfloxacin(Noroxin)	A: PO: 400mg b.i.d. 1-3wk 동안	급만성 배뇨관김염. Fluoroquinolone군 중에 가장 강력한 약물. 음식물이 약물 흡수를 억제할 수 있음. 임신범주: C; PB: 10-15%; t½:3-4h
ofloxacin(Floxin)	A: PO: 200-400mg q12h 7-10일 동안	호흡계 감염, 배뇨계 감염, 전립선염, 피부감염에 사용. 음식과 함께 복용하지 않아야 함. 균교대증이 일어날 수 있음. 과다한 햇빛 피하기. 임신범주: C; PB: 32%;t½: 4.5h
Unclassified Drugs		
chloramphenicol	A/C: IV: 50mg/kg/d 4회 나누어 투여 NB: 25mg/kg/d 4회 나누어 투여	심한 감염에 사용. 약물이 독성을 나타낼 수 있다. 악성 빈혈을 일으킬 수 있다. 임신범주: C;PB: 50-60%; t½:4-5h
quinupristin/dalfopristin (Synercid)	A: IV: 7.5mg/kg 1h 이상, q8h×10일	Vancomycin 저항 *Enterococcus faecium*에 효과적. *Staphylococcus aureus* 및 *Streptococcus pyogenes*에 의한 피부감염에 사용. 투여 부위에 정맥염이 생길 수 있음. 임신범주: B;PB: UK; t½:1-3h

A, adult 성인; b.i.d., 1일 2회; C, child 소아; d, day 일; GI, gastrointestinal 위장관계; h, hour; IM, intramuscular 근육내; IV, intravenous 정맥내; max, maximum, 최대; NB, newborn 신생아; PB, protein-binding 단백결합; PO, by mouth 경구; q.i.d., 1일 4회; t½, half-life 반감기; UK, unknown 모름; UTI, urinary tract infection 배뇨관염; wk, week 주.

NSAIDs와 같이 사용할 때에는 발작을 포함하는 중추신경계 반응이 유발될 수 있다.

간호진단

- 박테리아 침투와 관련된 감염의 위기
- Fluoroquinolone 유해작용인 Stevens-Johnson 증후군과 관련 있는 조직통합성(tissue integrity) 손상의 위험
- 약물요법의 중요성에 대한 이해 부족으로 인한 약물요법 비순응도

계획

- 환자의 감염이 조절되어 염증반응이 제거될 것이다.

간호중재

- 항생제 사용 전에 감염부위에서 시료를 획득하여 배양검사 및 감수성 검사를 위해 검사실에 보낸다.
- 섭취와 배출을 관찰한다. 소변배출량은 최소 750mL/d라야 한다. 환자는 수분섭취가 좋아야 하고, 결정뇨(crystalluria)를 방지하기 위해 수분섭취를 하루 2000mL 이상으로 한다. 소변의 pH는 <6.7이라야 한다.
- 활력징후를 기록한다. 비정상 소견을 보고한다.
- 검사실결과, 특히 BUN과 혈청 creatinine을 체크한다. 상승된 수치는 신기능저하를 의미한다.
-  흡수를 위해 제산제와 철분약물투여 2시간 전 혹은 후에 levofloxacin을 투여한다. 한 컵 가득 물을 먹인다. 만약 GI 장애가 나타나면 음식과 함께 약을 투여한다.
- Levofloxacin의 정맥투여는 원형약물에 지시된 drug circular에 지시된 대로 적절한 용량의 용액으로 항생제를 희석한다. 60분 이상 투여한다.
-  균교대증의 징후와 증상을 체크한다. 구강내염, 검은 혀, 항문 혹은 생식기 분비 및 가려움증.
-  동시에 투여될 때에 혈청 theophylline 농도를 관찰한다. Levofloxacin은 theophylline 농도를 증가시킨다. 중추신경계 흥분증상을 체크한다. 신경증, 불면증, 불안, 빈맥.
- 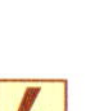 혈당을 관찰한다. Levofloxacin은 경구용 혈당강하제 효과를 증가시킬 수 있다.

환자교육

일반

- 매일 6-8잔의 액체를 마시도록 환자를 교육한다. 카페인 제품을 피하도록 독려한다.

원형약물차트 22-4

Levofloxacin

약물분류 항박테리아제: quinolone, fluoroquinolone 상품명: Levaquin 임신범주: C	**용량** A: PO: 500–750mg/d, 7–14days 동안 IV: 500mg/d infused, 60min 이상에 걸쳐
금기 심한 신장질환, 다른 quinolones 약물에 과민, 중증 근무력증, 임신 및 모유수유 주의: 발작질환, 신기능이상, 어린이 <14 y, 고령자, theophylline 치료, 탈수, 심부전증	**약물–임상검사–음식 상호작용** 약물: 경구용 혈당강하제 및 theophylline, caffeine의 효과를 증가시킨다. 제산제, 철분과 병용 시 약물흡수를 감소시킨다. Warfarin 효과를 증가시킨다 임상검사: AST, ALT 증가시킨다. 출혈시간 지연시킴
약동학 흡수: PO: well absorbed 분포: PB: 24–38% 대사: t½: 6–8h 배설: 변하지 않은 채로 소변에 나옴	**약역학** PO: 개시: 0.5–1h 최고: 1–2h 작용시간: UK
치료효과/응용 중등도에서 심한 하기도감염, 신장, 뼈 및 관절 감염, 탄저병, 봉와직염, 기관지염, 폐렴, 배뇨관염, PID, 임질, Staphylococcus aureus, 연쇄상구균 작용기전: 박테리아 DNA 합성에 필요한 DNA gyrase를 억제; 살균효과	
부작용 오심, 구토, 설사, 복통, 위창자내공기 참(고창), 두통, 시야혼탁, 어지럼, 피로, 불안, 혼돈, 우울, 불면증, 허약, 악몽, 진전, 발진, 홍조, 이명, 광과민, 건염, 드물게 건 파열	**유해반응** 가슴두근거림, 균교대증, 부종, 혈액이상, 아나필락시스, 고칼륨혈증, 저혈압, 혈관부종, 말초신경병증 생명위협: Stevens–Johnson 증후군, 간독성, 신독성, 뇌병증, 발작, 위막성 대장염, 심부정맥, 자살충동

A, adult 성인; ALT, alanine aminotransferase; AST, aspartate aminotransferase; DNA, deoxyribonucleic acid; h, hour; IM, intramuscular 근육내; max, maximum 최대; PB, protein–binding 단백결합; PO, by mouth 경구; t½, half–life 반감기; UK, unknown 모름; y, year 년; >, greater than 초과.

부작용

- 약물을 복용하는 동안 혹은 약물안전성이 확보될 때까지 약물 관련 졸림 때문에 위험한 기계류를 작동하거나 자동차 운행을 피하도록 환자에게 지시한다.
- 광과민이 대부분 fluoroquinolone의 부작용임을 환자에게 알린다. 환자는 태양에 노출될 때 선글라스를 사용하고 햇볕 차단 및 보호의류를 사용해야 한다.

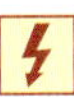

- 어지럼, 오심, 구토, 설사, 복부팽만, 복부경련, 이명, 발진 그리고 매우 드문 건파열과 같은 부작용을 보고하도록 독려한다. 노인일수록 부작용을 더 잘 일으킨다.

평가

- 감염이 멈추고 정상범위 내에 체온이 회복되는지의 여부를 관찰함으로써 fluoroquinolone의 효과를 평가한다.

약동학 Levofloxxacin은 위장관에 잘 흡수된다. 50%의 낮은 단백결합효과를 가지며, 6-8시간의 적절히 짧은 반감기를 가진다. Levofloxacin은 변하지 않은 채로 소변으로 배설된다.

약역학 Levofloxacin은 효소 DNA glyrase를 억제함으로써 세균 DNA 합성을 저해한다. 약물은 높은 조직분포를 가진다. 음식은 흡수속도를 느리게 하기 때문에 가능하다면 음식섭취 전에 약물을 투여해야 한다. 제산제도 흡수속도를 줄인다. Levofloxacin은 경구용 혈당강하제 theophylline 그리고 caffeine의 효과를 증가시킨다. Levofloxacin은 0.5-1시간의 평균적 작용개시시간을 가지고 최고농도시간은 1-2시간이다. 작용시간은 알 수 없다.

Lipopeptides

Daptomycin은 *lipopeptides* 범주에서 승인된 약물이다. Daptomycin은 세균막에 결합하여 막전이의 신속한 탈분극을 야기하고, 단백질 DNA와 RNA 합성을 억제한다. 이 작용으로 살균이 일어난다.

그람양성균에 의한 합병증이 온 피부감염 포도알균감염에 의한 세균혈증 그리고 MRSA에 의한 감염성 심내막염 등을 포함하여 daptomycin의 적응증이다.

약동학 Daptomycin은 4mg/kg/day 용량으로 정맥내주사한다. 약물의 각각의 500mg 바이알은 생리식염수 10mL에 희석하여 10분간 세워둔다. 희석을 시키기 위해 바이알을 천천히 돌린 후 30분 이상에 걸쳐 투여한다. 그러나 이 약은 dextrose가 포함된 희석액에는 섞지 말아야 한다. 단백결합능은 92%이고, 반감기는 8시간이다. Daptomycin은 기본적으로 신장을 통해 배설된다. 임신범주는 B이다.

약역학 Daptomycin은 세균막에 결합하여 살균시킨다. 효과적인 최저점농도는 5.9mcg/mL인데, 세 번째 투여에 의해 확보된다.

부작용 및 유해반응

Daptomycin 복용으로 인한 부작용은 고혈압, 저혈압, 빈혈, 감각이상, 어지럼, 불면증, 통증 혹은 배뇨 시 작열감, 오심, 구토, 설사, 변비, 창백 등을 포함한다. 더욱 심한 유해반응으로는 흉통, 저칼륨혈증, 고칼륨혈증, 고혈당증, 저혈당증, 출혈, 골격근파괴 등이 있다.

약물 상호작용

Daptomycin을 statin과 함께 투여할 때 골격근의 파괴위험이 증가한다. Daptomycin 독작용은 tobramycin을 동시에 투여할 때 증가한다. Warfarin을 daptomycin과 동시에 사용하면 출혈이 증가한다.

미분류 항박테리아제

Chloramphenicol, spectinomycin 및 quinupristin/dalfopristin 같은 몇몇 항생제들은 주요 약물분류에 포함되지 않는다. Chloramphenicol은 1947년에 발견되었고, 세균단백합성을 억제하여 정균작용을 나타낸다. Chloramphenicol의 독작용에는 혈액이상증이 있다. 그래서 심각한 감염치료에만 사용되고 있다. 이 약은 그람음성 및 그람양성 박테리아와 리케차, *Mycoplasma* 및 *H. influenzae*와 같은 많은 다른 미생물에 대해 효과적이다. Quinupristin/dalfopristin(Synercid)은 vancomycin 저항성 *Enterococcus faecium* 세균혈증 및 *S. aureus* 및 *S. pyogens*에 의한 피부감염에 효과적이다. 이 약제는 세균의 단백합성을 억제한다. 말초정맥 라인을 통해 약물을 투여할 때 통증, 부종 및 정맥염이 발생된다.

핵심 웹사이트

Information on aminoglycosides: *www.merck.com/mmpe/sec14/ch170/ch170b.html*
Information on fluoroquinolones: *www.merck.com/mmpe/sec14/ch170/ch170f.html*
Information on antibiotics: *www. nlm.nih.gov/medlineplus/druginfo/meds/a682098.html*

학습 질문

1. 환자가 Azithromycin(Zithromax)을 복용하고 있다. 이 환자에게 시행할 계획으로써 간호사의 중재는 어떤 것이 있는가? (맞는 답을 모두 고르시오)
   a. 정기적 간기능검사 실시
   b. 정맥주사를 위해 D_5W 50mL로 희석하기
   c. 어떠한 청각소실이라도 알리도록 환자에게 말하기
   d. 균교대증의 증거를 보고하도록 환자에게 말하기
   e. 1시간 a.c. 혹은 2시간 a.c. 약물을 경구투여하도록 환자를 교육하기
   f. 약물투여 2시간 전부터 2시간 후 사이에 제산제 복용을 피하도록 환자에게 충고하기

2. Lincosamides를 복용하는 환자에게 면밀히 간호사가 관찰해야 할 심각한 유해효과는 무엇인가?
   a. 발작
   b. 이독성
   c. 간독성
   d. 위장막결장염

3. 환자가 맥박 120, 혈압 70–50 그리고 안면과 목에 빨간 얼룩(red blotch)이 있는 것을 간호사가 발견하였다. Vancomycin(Vancocin)이 투여되고 있다. 간호사는 이 환자가 빨간목증후군이라고 불리는 심각한 유해효과를 경험하는 것으로 판단하였다. 간호사가 취해야 할 행동은?
   a. 약물투여를 멈추고 검사실에 의뢰한다.
   b. 약물투여를 분당 10mg으로 줄인다.
   c. 환자로 하여금 하루에 2L 이상의 물을 섭취하도록 독려한다.
   d. 의료진에게 Stevens–Johnson 증후군의 개시를 보고한다.

4. 환자가 tetracycline을 투여받는다. 이 환자에게 tetracycline에 관하여 어떠한 충고를 해야 하는가?
   a. 해변가에 갈 때 선크림을 가져가도록 한다.
   b. 심한 위장관불편을 방지하기 위해 제산제와 함께 약물을 투여한다.
   c. 청각소실의 조기발견을 위해 청력검사를 자주한다.
   d. 망막손상의 조기발견을 위해 안검사를 자주 시행한다.

5. 환자가 levofloxacin(Levaquin)을 복용한다. 이 약에 대해서 간호사가 알아야 할 사항 중 옳은 것은?
   a. 정맥주사만 한다.
   b. 고혈압을 일으킬 수 있다.
   c. aminoglycoside로 분류된다.
   d. 유해반응 중에 부정맥이 있다.

6. 어떤 지침을 gentamicin을 투여받는 환자에게 간호사가 교육을 해야 하는가? (맞는 답을 모두 고르시오)
   a. 어떠한 청력소실이라도 환자는 보고하여야 한다.
   b. 환자는 선크림을 사용하여야 한다.
   c. 정맥주사 gentamicin은 20분 이상에 걸쳐 투여한다.
   d. 환자는 구강궤양과 질염에 대해서 모니터링되어야 한다.
   e. 정맥투여 30분 전에 최대농도를 끌어내어야 한다.
   f. 환자는 수분섭취를 늘려야 한다.

7. Ciprofloxacin(Cipro)을 복용하는 환자에게 고려하여야 할 간호중재에는 어떤 것이 있는가? (맞는 답을 모두 고르시오)
   a. 약물투여 전에 배양을 실시한다.
   b. 환자에게 Cipro를 제산제와 함께 사용하지 말 것을 충고한다.
   c. 이명의 발생에 대해 환자를 모니터링한다.
   d. 결정뇨 예방을 위해 수분섭취를 독려한다.
   e. Cipro 정맥주사는 60분 이상에 걸쳐 실시한다.
   f. Cipro가 경구용 혈당강하제의 효과를 감소시키기 때문에 혈당을 체크하여야 한다.

답: 1. a, c, d, e, f, 2. d, 3. a, 4. a, 5. d, 6. a, b, d, f, 7. a, b, c, d, e

23장

Sulfonamide계 약물

학습목표

- 단시간작용 및 중간-시간작용 sulfonamide계 약물 간을 구별한다.
- Sulfonamide와 sulfamdiazine 사이의 유사점과 차이점을 비교한다.
- Sulfonamide계 약물의 약동학을 설명한다.
- Trimethoprim–sulfamethoxazole을 복용하는 환자에 대해 간호과정을 적용한다.

Sulfonamide계 약물은 감염치료에 사용되는 가장 오래된 항박테리아제 중 하나이다. Penicillin이 초기에 시판되었을 때 penicillin이 기적의 약물로 인식되었기 때문에 sulfonamide계 약물은 널리 처방되지 않았다. 그러나 sulfonamide계 약물의 새로운 개발과 다른 항박테리아제와의 조합의 결과로 sulfonamide계 약물의 사용이 증가하였다.

Sulfonamide계 약물

Sulfonamide계 약물은 1900년대 초기에 석탄 타르(coal tar) 유도체 물질로부터 처음 분리되었고, 1935년에 구균감염에 임상적으로 사용하기 위해 생산되었다. 이는 박테리아에 쓰인 첫 약물군이었다. Sulfonamide계 약물은 생물학적 물질로부터 획득되지 않았기 때문에 항생제로 분류되지 않는다. Sulfonamide계 약물은 박테리아의 성장에 필수적인 엽산합성을 억제하기 때문에 정균제이다. 사람은 엽산을 합성하지 않으지만 음식을 통해 획득한다. 그러므로 sulfonamide계 약물은 정상세포에 영향을 주지 않고 박테리아의 성장을 선택적으로 억제한다. 세포에서 엽산은 RNA, DNA, 단백질 생합성에 필요하다.

Sulfonamide계 약물의 임상적 유용성은 여러 이유로 감소되고 있다. Penicillin의 사용과 효과가 증가되고 있고, 일부 sulfonamide계 약물에 대한 박테리아 저항성이 발생될 수 있다. Sulfonamide계 약물은 penicillin에 과민한 환자에게 대체 약물로 사용된다. Sulfonamide계 약물은 비뇨계통 감염에 여전히 사용되고, 귀감염과 신생아의 눈감염 예방목적으로 사용된다. Sulfonamide계 약물은 *E. coli*에 대해 약 90% 효과가 있다. 그러므로 이 약제는 대장균에 의해 일어나는 비뇨기감염치료에 자주 선택된다. 이들은 또한 뇌수막염치료에 유효하고 *Chlamydia*와 *Toxoplasma gondii*에 대해 또한 효과적이다. Sulfonamide계 약물은 바이러스와 곰팡이에 대해 효과가 없다.

약동학 Sulfonamide계 약물은 위장관을 통해 잘 흡수되고 신체조직과 뇌에 잘 분포된다. 간에서 sulfonamide계 약물을 대사시키고 신장은 이를 배설한다.

약역학 위장관으로 잘 흡수되기 때문에 많은 sulfonamide계 약물을 경구투여한다. 용액으로 사용될 수 있고, 안과연고로 사용되며, 화상치료를 위해 크림 약물(silver sulfadiazine[Silvadene]과 mafenide acetate[Sulfamyon])로서 효과적이다. 초기 sulfonamide계 약물의 대다수는 단백결합률이 높고 단백결합 위치의 경쟁으로 인해 다른 약제를 대체시켰다. Sulfonamide계 약물은 작용시간에 따라 (1) 단시간작용 sulfonamide계 약물(신속 흡수와 배설 속도)과 (2) 중간작용 sulfonamide계 약물(중등도와 서서히 흡수되고, 서서히 흡수된다)의 두 범주로 나뉜다.

Sulfadiazine은 penicillin에 과민한 류마티스열 환자의 연쇄상구균의 예방적 치료에 유효하다. Sulfadiazine은 소변에 잘 안 녹아 불충분한 수분과 물을 섭취하면 신장에 손상을 줄 수 있는 결정화가 될 수 있다. 표 23-1은 sulfonamide군의 대부분 약물의 단백결합, 소변에서의 용해도를 나타내고 있다.

오래된 sulfonamide계 약물(예, sulfadiazine)은 소변에서 낮은 용해도와 결정화를 야기한다. 현재 sulfonamide계 약물은 높은 수용성을 보

표 23-1 선택된 Sulfonamide의 약동학

약물	단백결합 (%)	반감기 (시간)	소변내 용해도
단기작용			
sulfadiazine(Microsulfon)	20–60	17	+1
중기작용			
sulfasalazine(Azulfidine)	99	5–10	+1
trimethoprim–sulfamethoxazole(Bactrim)	50–65	8–12	+1–2

인다. 그러므로 소변내 결정형성은 신장의 손상을 야기한다. 표 23-2는 sulfonamide를 기술하고 있다.

부작용 및 유해반응

Sulfonamide계 약물의 부작용에는 피부발진과 가려움 같은 알레르기 반응을 포함한다. 아나필락시스는 드물다. 오랫동안 고용량을 사용하면 용혈성 빈혈, 악성 빈혈, 백혈구수 및 혈소판수 저하와 같은 혈액질환이 야기된다. 위장관장애(식욕감퇴, 오심, 구토) 또한 야기된다. 초기 sulfonamide계 약물은 산성 소변에서 녹지 않았고, **결정뇨(crystalluria)**와 혈뇨(hematuria)는 흔한 문제였다. 수분섭취 증가는 약물을 희석시켜 결정뇨 발생을 예방한다. **광과민(photosensitivity**, 직접 햇빛이나 자외선이 피부발적과 화상을 일으킴)이 발생하기 때문에 환자는 일광욕과 과도한 자외선을 피해야 한다. **교차과민(cross sensitivity**, 한 sulfonamide에 과민하면 다른 sulfonamide에 과민하거나 알레르기를 보임)은 다른 sulfonamide계 약물과 일어나지만, 다른 항박테리아제와는 일어나지 않는다. Sulfonamide계 약물은 임신 제3기 동안에 피해야 한다.

안전: 약물오류예방

혼돈하지 말라....

- **Septra**(항박테리아–sulfonamide)와 **Sectral**(부정맥치료에 사용되는 베타차단제)
- **Sulfadiazine**(단시간작용형 항박테리아–sulfonamide)와 **sulfasalazine**(즉시 작용형 항박테리아–sulfonamide)

Trimethoprim 및 Sulfamethoxazole

Trimethoprim은 합병증이 없는 비뇨기감염을 위해 단독으로 비뇨기 항감염제로 분류된다. 이 약물은 그람음성 박테리아 *Proteus spp.*, *Klebsiella spp.* 및 *E. coli* 등에 효과적이다. 1970년대에, sulfonamide에 대한 내성을 방지하고 많은 균에 대해 더 나은 항균 반응을 유도하기 위해 sulfonamide sulfamethoxazole(중간작용 sulfonamide)와 병용하였다. 약물을 병용할 때에는 단독으로 사용할 때보다 내성이 천천히 발생한다. 이 복합약물인 trimethoprim-sulfamethoxazole(TMP-SMZ[Bactrim, Septra])이 흔히 사용된다. 이 약의 비율은 trimethoprim 대 sulfamethoxazole가 1 대 5이다. 두 약물은 **상승효과(synergistic effect)**를 가져 바라는 약효를 증가시킨다.

표 23-2 항박테리아제: Sulfonamides

일반명(상품명)	투여경로 및 용량	응용 및 고려사항
단기작용		
Sulfadiazine(Microsulfon)	A: PO: LD: 2–4 g; 이후 2–4g/d 4–6회 나누어 투여 C>2mo: PO: LD: 75mg/kg; 이후 150mg/kg/d 4–6회 나누어 투여; 최대: 6g/d	전신감염에 사용. 단시간작용 및 중시간작용 sulfonamide로 분류될 수 있다. 이 약물을 투여할 경우 1일 2 리터 이상의 수분을 섭취해야 한다. 임신범주: C; PB: 38–48%; t½: 17h
중기작용		
Sulfasalazine(Azulfidine)	A: PO: 초기: 1g q6–8h; maint: 500mg q6h C>6y: PO: 초기: 40–60mg/kg/g 4–6회 나누어 투여; maint: 30mg/kg/d 4회 나누어 투여: 2g/d	궤양성 대장염, Crohn병, 류마티스성 관절염(일부 경우)에 사용. 대변에 *Clostridium* 및 *E. coli*를 줄인다. 음식섭취 후 복용하기. 부작용에는 오심, 구토, 혈액 동반 설사. 임신범주: B(거의 만삭 시: D); PB: 99%; t½: 6h
trimethoprim–sulfamethoxazole(Bactrim, Septra)	원형약물차트 23–1 참조	

A, adult 성인; C, child 소아; d, day 일; h, hour 시; LD, loading dose 투여용량; maint, maintenance 유지; max, maximum 최대; mo, month 달, PB, protein-binding 단백결합; PO, by mouth 경구; t½, half-life 반감기; y, year 년; >, 초과; ≥ 이상.

TMP-SMZ는 비뇨기감염, 장감염, 하부호흡기감염, 중이염, 전립선염, 임질의 치료에 사용한다. 후천성면역결핍증(acquired immunodeficiency syndrome, AIDS) 환자의 폐포자충증 폐렴을 예방하는 데 또한 사용된다. 소변의 결정을 피하기 위해 수분섭취를 권장한다. 원형약물차트 23-1은 TMP-SMZ의 약리작용을 기술하고 있다.

약동학 TMP-SMZ는 위장관에서 흡수가 잘되고 중등도로 단백에 결합한다. 반감기는 8-12시간이다. 게다가, 하루 2회 투여한다. 변하지 않은 대사물로 소변으로 배출된다.

약역학 TMP-SMZ는 여러 국가에서 총칭적으로 *co-trimoxazole*로서 알려져 있다. Trimethoprim은 비-sulfonamide 항생제로, 약물병용의 활성을 증대시킨다. TMP-SMZ는 세균단백질과 핵산의 합성을 봉쇄함으로써 살균작용을 나타낸다.

TMP-SMZ는 경구투여 혹은 IV 투여한다. 경구투여 시 약효 작용개시는 중간 정도로 빠르다. IV 투여 시 약효시작은 신속하다. 경구투여 시 작용혈청 최고농도시간은 2-4시간이고, IV하는 0.5-1시간이다. TMP-SMZ는 경구용 혈당강하제인 sulfonyurea와 동시에 투여 시 저혈당반응을 증대시킨다. 이 약물은 또한, 경구용 항응고제의 작용을 증가시킨다.

부작용 및 유해반응

TMP-SMZ의 부작용에는 약한 발진에서 중등도 발진, 식욕부진, 오심, 구토, 설사, 구내염, 결정뇨(crystalluria), 광과민 등을 포함한다. 심각한 유해반응은 드물다. 그러나 무과립구혈증, 악성 빈혈, 알레르기성 심근염(allergic myocarditis)이 생명을 위협하는 질환으로 보고되고 있다.

국소 및 안과용 Sulfonamide계 약물

Sulfonamide계 약물은 국소 및 안과용으로 투여할 수 있으나, 국소투여는 과민반응을 야기할 수 있으므로 자주 사용하지는 않는다. Mefenide acetate(Sulfamylon)는 sulfonamide 유도체로, 2도 및 3도 화상에서의 패혈증을 예방한다. Silver sulfadiazine(Silvadene)은 화상치료에 사용되는 또 다른 국소

원형약물차트 23-1

Trimethoprim-Sulfamethoxazole (TMP-SMZ)

약물분류 항박테리아제: sulfonamide 상품명: Bactrim, Septra 임신범주: C	**용량** A: PO: 160mg TMP/800mg SMZ q12-24h A/C: IV: 8-10mg/kg/d, 2-4 나누어 투여; 1-1.5h 이상 걸쳐 주입 C <40kg: PO: 8/40mg/kg/d, 2회 나누어 투여
금기 심한 신장 혹은 간질환, sulfonamides에 과민반응, 거대 적아구성 빈혈 혹은 엽산-결핍성 빈혈, 임신, 모유수유, 신생아 주의: 영양실조, 갑상선저하증, 고령자	**약물-임상검사-음식 상호작용** 약물: Warfarin과 병용 시 항응고효과 증가; 경구 혈당강하제와 병용 시 저혈당증 효과 증가, ACE 억제제와 potassium 보존이뇨제는 potassium의 농도 증가, digoxin 농도 증가, phenytoin과 methotrexate 독성 증가 임상검사: BUN, 혈청 creatinine, AST ALT, ALP 증가
약동학 흡수: PO: 잘 흡수됨 분포: PB: 44%, TMP; 70%, SMZ; 태반 통과 대사: t½: 8-10h, TMP; 6-12h, SMZ 배출: 대사물로 소변으로 배출	**약역학** PO: 개시: 0.5-1h 최고: 1-4h 작용시간: UK IV: 개시: 즉시 최고: 0.5-1h 작용시간: UK
치료효과/응용 요로감염, 중이염, 기관지염, Streptococcus pneumoniae, Pneumocystis carinii, Klebsiella, Escherichia coli, 방광염치료 작용기전: 엽산합성 및 핵산의 단백합성 억제; 살균효과	
부작용 식욕부진, 오심, 구토, 설사, 복통, 발진, 구내염, 피로, 우울증, 두통, 어지럼, 불면증, 광과민	**유해반응** 생명위협: 발작, 백혈구결핍, 혈소판결핍, 골수억제 증가, 용혈성 빈혈, 재생불량성 빈혈, 무과립구혈증, 혈관성 부종, 고칼륨혈증, 저나트륨혈증, 결정뇨, 위막성 결장염, Stevens-Johnson 증후군, 신부전증

A, adult 성인; AIDS, acquired immunodeficiency syndrome 후천성면역결핍증; ALP, alkaline phosphatase; ALT, alanine aminotransferase; AST, aspartate aminotransferase; BUN, blood urea nitrogen 혈액요산질소; C, child 소아; d, day 일; h, hour 시; IV, intravenous 정맥내; PB, protein-binding 단백결합; PO, by mouth 경구; SMZ, sulfamethoxazole; TMP, trimethoprim; t½, half-life 반감기; UK, unknown 모름; >, greater than 초과; <, less than 미만.

용 sulfonamide이다. 두 약제는 44장에서 더욱 상세하게 다루고 있다.

Sulfonamide sodium(AK-Sulf, Cetamide, Sodium Sulamyd, Sulf-10)은 안과용 및 국소용 목적의 sulfonamide이다. 안과 약물(용액/점안 및 연고)에서 sulfacetamide sodium은 결막염과 각막궤양치료에 사용된다. 눈손상 혹은 외부물질 제거 후 예방목적의 치료에 사용된다. **주의**: 약물 라벨에 "안과용" 표시가 없으면 눈에 사용하면 안 된다. Sulfacetamide sodium은 43장에 더욱 자세히 논의되어 있다.

피부에 사용하는 국소 sulfacetamide sodium은 연고이고, 지루성 피부염(seborrheic dermatitis)과 이차 피부감염에 사용된다. 피부과용 약물은 안과 목적으로 사용하면 안 된다.

간호과정
환자-중심 협력간호

항박테리아제: Sulfonamide계 약물

사정

- 환자의 소변량(>600mL/d), BUN(정상, 8–25mg/dL), 혈청 creatinine(정상, 0.5–1.5mg/dL)을 체크함으로써 신기능을 평가한다.
- 환자의 개인력을 사정한다. Co-trimoxazole(trimethoprim-sulfamethoxazole(TMP-SMZ[Bactrim, Septra])과 같은 sulfonamide계 약물은 신기능 혹은 간기능 저하 환자에게 금기이다.
- 환자가 sulfonamide계 약물에 과민한지 결정한다. 알레르기 반에는 발진(rash), 피부발진(skin eruption) 그리고 가려움 등이 있다. 심한 과민반응에는 **다형홍반[erythema multiforme**; 홍반 (erythematous macula), 구진(papular), 잔물집발진(vesicular eruption); 만약 심하면 전신에 나타날 수 있다) 혹은 **박탈피부염(exfoliative dermatitis**; desquamation, scaling, 피부소양증)을 포함한다.
- 현재 복용하고 있는 환자의 약에 대한 개인력을 사정한다. 경구용 항당뇨제(sulfonylurea)와 sulfonamide를 동시에 투여하면 혈당강하작용이 증가한다. Sulfonamide를 warfarin과 같이 사용하면 항응고작용이 증가한다.
- 기본적 검사실소견, 특히 CBC 결과를 평가한다. 혈액이상은 고용량을 사용하거나 지속적으로 사용하면 생명을 위협하는 상황을 초래한 결과로 발생한다.

간호진단

- 삽입된 카테터와 관련된 감염의 위험
- Sulfonamide와 관련된 광과민에 비효율적인 보호
- 장시간 고용량의 sulfonamide로 인한 소변 제거의 저하

계획

- 환자의 감염이 조절되고 사라질 것이다.

간호중재

- 한 잔 가득 충분한 물과 함께 sulfonamide를 투여한다. 충분한 물섭취가 결정뇨를 방지하고 신장결석을 예방한다.
- 환자의 섭취와 배출을 기록한다. 소변량이 최소 1200mL/d이어야 결정뇨위험을 줄인다. Sulfonamide sulfadiazine이 병용투여보다 결정뇨를 더 잘 일으킨다. 수분섭취는 적어도 2000mL/d이어야 한다.
- 활력징후를 관찰한다. 환자의 체온이 내려가는지를 주목한다.
- 생명의 위험을 초래하는 빈혈을 야기하는 혈액학적 반응에 대하여 관찰한다. 초기징후는 목통증, 자반(purpura), 백혈구 및 혈소판 감소 등이다. 환자의 CBC 및 기본 소견과 비교한다.
- 균교대감염의 징후와 증상을 체크한다. 증상에는 구내염, 흑모설(furry black tongue), 항문 혹은 생식기의 분비물 및 가려움증 등이 있다.

환자교육

일반

- 결정뇨의 합병증을 피하기 위해 sulfonamide를 투약할 때는 매일 1리터의 수분을 섭취하도록 환자를 독려한다.
- 임신 후반기 3개월 동안 sulfonamide를 투여하지 않도록 환자에게 조언한다.
- 제산제는 흡수를 낮추기 때문에 sulfonamide를 제산제와 함께 사용하지 말도록 환자에게 알린다.
- 교차민감 때문에 한 가지 sulfonamide에 알레르기를 나타내면 다른 sulfonamide를 피하고, 의료진의 하락을 받으라고 환자에게 주의를 준다. 발진 혹은 피부발진에 대해 환자를 관찰한다.

자가투여

- 충분한 물과 함께 식사 1시간 전 혹은 2시간 후에 sulfonamide를 복용하도록 교육한다.

부작용

- 환자에게 약물에 의한 혈액질환의 결과인 멍과 출혈에 대해 보고하도록 지시한다. 규칙적으로 혈구세포수를 관찰하게끔 환자에게 조언한다.
- 환자에게 광과민반응을 줄이기 위해 선글라스를 착용하고, 직사광선을 피하고 햇빛차단제를 바르고 옷을 입도록 주의를 준다.

평가

- 감염이 제거되었는지와 혈구수가 정상범위 내인지를 결정하여 sulfonamide의 효과를 평가한다.

핵심 웹사이트

Information on Bactrim(trimethoprim-sulfamethoxazole[TMP/SMZ]): *www. healthsquare.com/newrx/bac1046.htm*

학습 질문

1. Sulfasalazine(Azulfidine)이 환자에게 처방되었다. 간호사는 어떤 균종에 대해 약물이 가장 효과적인 것으로 알고 있는가?
   a. *Escherichia coli* 및 *Clostridium*
   b. *Neisseria gonorrhoeae* 및 *H. Influenza*
   c. *Pseudomonas aeruginosa* 및 *Helicobacter pylori*
   d. *Enterococcus faecium* 및 *Staphylococcus aureus*

2. 환자가 sulfasalazine(Azulfidine)을 복용하고 있다. 간호사는 환자가 무엇을 하도록 교육해야 하는가?
   a. 하루에 적어도 10잔의 물을 마셔야 한다.
   b. 고혈당증을 피하기 위해 혈당을 조심스럽게 모니터링한다.
   c. 이 약은 졸림을 유발하므로 자동차를 운전하면 안 된다.
   d. 위장관불편의 위험을 줄이기 위해 제산와 함께 복용한다.

3. 간호사가 환자에게 sulfadiazine(Microsulfon)을 교육하고 있다. 간호사는교육내용에 어떤 지침을 포함시켜야 하는가?
   a. Sulfonamide를 복용하는 동안 caffeine을 피한다.
   b. 30분 이상에 걸쳐 50mL의 수분을 섭취한다.
   c. 임신 제3분기에 sulfonamide를 피한다.
   d. 약효를 높이기 위해 자외선빛을 사용한다.

4. 환자가 trimethoprim–sulfamethoxazole(Bactrim)을 처방받았다. 간호사가 알아야 할 유해작용은 무엇인가?
   a. 기관지수축
   b. 심부정맥
   c. 위장막결장염
   d. Stevens–Johnson 증후군

5. 환자가 급성 요로감염으로 sulfonamide를 복용하고 있다. 간호사는 어느 약물을 단시간작용 sulfonamide로 인식하고 있는가?
   a. sulfasalazine
   b. sulfadiazine
   c. sulfamethoxazole
   d. co–trimoxazole/TMP–SMZ(Bactrim)

6. 간호사가 환자에게 trimethoprim–sulfamethoxazole(Bactrim)에 대해 교육하고 있다. 간호사는 어떤 사항을 포함시켜야 하는가? (맞는 답을 모두 고르시오)
   a. 어떠한 타박상이나 출혈을 보고한다.
   b. 어떠한 설사나 혈액이 수반된 대변을 보고한다.
   c. 어떠한 발열, 발진 혹은 목통증을 보고한다.
   d. 갈증과 다뇨를 보고한다.

답: 1. a, 2. a, 3. c, 4. d, 5. b, 6. a, b, c, d

24장

항결핵제, 항진균제, 펩티드, Metronidazole

학습목표

- 항결핵제 중 일차약물과 이차약물의 예를 각각 제시하고 효과를 비교한다.
- 항진균제 5종의 차이를 구별한다.
- Polyene의 사용에 대해 설명한다.
- 항결핵제, 항진균제 및 펩티드 약물의 유해반응을 구분한다.
- 항결핵제, 항진균제 및 펩티드 약물을 복용하는 환자의 간호과정을 적용한다.
- Metronidazole의 부작용 및 유해효과를 기술한다.

이 장에서는 항결핵약, 항진균약, 펩티드약 및 항원충제에 대해서 다룬다. 이 약들은 모두 다른 범주로 분류되지만, 그들은 각각 질병을 유발하는 유기체들을 죽이거나 억제하는 약들을 포함하고 있다.

결핵

결핵(*tuberculosis*)은 항산성 간균인 *mycobacterium tuberculosis*에 의해 발생한다. 이 병원체는 흔히 **결핵균**(*tubercle bacillus*)이라고 불린다. 결핵은 전 세계적으로 주요 질병에 해당하며, **후천성면역결핍증**[**acquired immunodeficiency syndrome(AIDS)**; 기회감염성의 질병의 특징을 가지는 면역장애]를 포함한 그 어떤 감염성 질병보다도 많은 사람들을 죽이고 있다. 15억 명이 넘는 사람들이 결핵을 가지고 있으며, 많은 사람들은 그들의 감염을 알지 못한다. 해마다 8백만 명이 넘는 새로운 결핵 사례가 진단되고 있다. 1980년까지 미국에서의 결핵의 발생 정도는 감소해 왔다. 그 후 결핵의 증가는 면역체계가 약해져 결핵이 활성화된 에이즈 환자의 증가에 기인한다. 도심지역 인구밀도의 증가 또한 부분적으로 결핵 발생 증가의 원인이다. 또한, 알코올중독이나 에이즈, 몸이 쇠약한 환자들은 결핵에 걸리기 더욱 쉽다.

병태생리학

결핵은 한 사람의 기침이나 재채기 등에 의해 공기 중으로 흩어진 물방울로 인해 다른 사람에게 전달된다. 그 유기체가 폐의 폐포 속으로 빨려 들어간다. 만약 몸의 면역체계가 충분히 강하다면 식세포가 결핵균의 증식을 멈출 것이다. 하지만 면역체계가 약해졌다면 결핵균은 혈액이나 림프계를 통해 폐에서 몸의 다른 조직으로 퍼져 나간다. 결핵균의 전파는 간, 신장, 비장 및 다른 기관에서도 발견된다. 결핵의 증상은 식욕부진, 기침, 가래, 발열, 밤에 땀을 흘리거나, 체중 감소 및 가래에서 항산성 간균의 양성반응 등이다.

항결핵약물

1944년 전에는 약물요법의 부재로 많은 사람들이 결핵으로 사망하였다. 비경구투여약물인 streptomycin이 결핵을 다루기 위해 사용된 첫 번째 약이다. 1952년에 발견된 isoniazid(INH)가 결핵균에 대한 첫 번째 효과적인 경구용 약물이다. Isoniazid는 결핵세포벽의 합성을 억제하고 세포내 효소 생성에 사용되는 pyridoxine(비타민 B_6)을 막는 살균제이다. Isoniazid가 처방되면 결핍과 말초신경증의 발병가능성을 막기 위해 pyridoxine이 같이 처방된다. 결핵치료에 사용되는 약물의 그룹명에는 **항마이코박테리아약물**(*antimycobacterial agents*)과 **항결핵약물**(**antitubercular drugs**)이 포함된다.

예방을 위한 항결핵성 요법은 결핵환자와 접촉한 개인들에게 제안된다. 예방은 또한 **인간면역결핍바이러스(human immunodeficiency virus, HIV)**검사나 결핵피부검사에 양성반응이거나 결핵을 가진 누군가와 가까이 접촉한 사람에게 추천된다. 결핵피부검사가 음성에서 양성으로 바뀐 환자들도 예방 isoniazid 요법 후보군으로 고려되어야 하며, 어린아이들의 경우, 활성형 결핵 환자들과 접촉했을 경우 굉장히 위험하므로 예방 항결핵요법을 받아야 한다. 어떤 사람이 결핵을 진단받으면 가족들은 보통 예방차원의 isoniazid를 6개월에서 1년 정도 받게 된다. 인간면역결핍바이러스 양성 환자이면서 결핵피부검사 양성 환자들은 rifampin과 pyrazinamide로 2개월의 예방차원의 치료를 받는다.

예방치료는 간질환이 있는 사람에게는 사용을 금해야 한다. Isoniazid는 항결핵약으로 우선 사용되지만 isoniazid로 인한 간손상을 일으킬 수 있다. 다른 항결핵약들도 또한 높은 복용량이거나 긴 시간 동안 주어지면 간손상을 일으킬 수 있다.

Isoniazid로의 단일 약 치료는 약에 대한 내성이 짧은 시간 안에 생기므로 결핵을 치료하는 데 효과적이지 못하다는 것이 증명되었다. 또한 항결핵약들이 조합되었을 때 병원체에 내성이 생기지 않으며, 치료기간 또한 2년에서 6–9개월로 줄어들었다는 것이 밝혀졌다. 다양한 약들의 조합이 사용될 수 있다. (1) isoniazid 및 rifampin, (2)isoniazid, rifampin 및 ethambutol, (3) isoniazid, rifampin 및 pyrazinamide. Rifampin과 ethambutol은 1960년대 초에 발견되었다. 두 약은 모두 하나만으로는 결핵균에게 효과가 없다. 사실 rifampin만 처방되면 균의 내성이 빠르게 생성된다. 원형약물차트 24–1에 isoniazid에 대한 약 데이터가 있다.

결핵에 대한 다약제 처방은 효과적이다. 치료요법은 크게 두 가지 구간으로 나누어진다. 첫 번째는 2개월 그 다음은 다음 4–7개월이다. 총 치료계획은 6–9달 정도로 잡으며, 항결핵제 요법에 대한 반응을 보고 결정한다. 표 24–1은 결핵을 치료하는 다양한 약의 식이요법에 대하여 다루고 있다.

만약 결핵균이 여러 약에 대한 저항을 가지고 지속된다

원형약물차트 24-1

Isoniazid

약물분류	용량
항결핵 상품명: INH, Nydrazid, 🍁 Isotamine 임신범주: C	예방 A: PO/IM: 300mg/d; 혹은 900mg/d, 9 mo 동안 2x/wk C: PO/IM: 10–15mg/kg/d 2–3x/wk; max:900mg/d 활성형 결핵: A: PO/IM: 5mg/kg/d 2 mo 동안; 이후 15mg/kg/d 혹은 2–3x/wk; max:900mg/d C: PO/IM: 10–15mg/kg/d, 6 mo 동안
금기	**약물–임상검사–음식 상호작용**
심각한 신장과 간 질환, 알코올중독, 당뇨망막병증	약물: 알코올과 rifampin, cycloserine 및 phenytoin과 병용 시 효과를 증가시킨다. 알루미늄 제산제를 먹는 동안 위장관흡수를 감소시킨다. 임상검사: AST, ALT, 빌리루빈을 증가시킨다
약동학	**약역학**
흡수: PO: 잘 흡수된다. 분포: PB: 10% 대사: t½: 1–4h 배출: 소변으로 75%	PO: 개시: 0.5h 최고 :1–2h 작용시간: 6–8h IM: 최고: 1–2h 작용시간: 6h
치료효과/응용	
결핵을 치료하기 위해 사용; 결핵에 대한 예방적 방법 작용방법: 세균의 세포벽합성 억제	
부작용	**유해반응**
졸음, 떨림, 발진, 흐린시력, 감광성, 이명, 어지럼, 메스꺼움, 구토, 구강건조, 변비	정신병적인 행동, 말초신경병, 비타민 B6 결핍, 고혈당 생명위협: 혈액질환, 마비, 저혈소판증, 무과립구증, 간독성

A, adult 성인; ALT, alanine aminotransferase; AST, aspartate aminotransfearse; C, child 소아; d, day 일; GI, gastrointestinal 위장관; h, hour 시; IM, intramuscular 근육내; max, maximum 최대; mo, month 달; PB, protein–binding 단백결합; PO, by mouth 경구; t½, half–life 반감기; wk, week 주; 🍁 캐나다 약이름.

표 24-1 결핵에 대한 가능한 투약요법

단계	예1	예2	예3	예4
제1단계(2 mo)*	isoniazid, rifampin	isoniazid, rifampin, pyrazinamid	isoniazid, rifampin, streptomycin	isoniazid, rifampin, pyrazinamide, kanamycin 혹은 ciprofloxacin
제2단계(4-7 mo)	isoniazid, rifampin	isoniazid, rifampin, etahmbutol	isoniazid, rifampin, capreomycin 혹은 cycloserine	isoniazid, rifampin, ethambutol, streptomycin 혹은 kanamycin 혹은 ciprofloxacin 혹은 clarithromycin 혹은 capreomycin

mo, Month 달

* 만약, isoniazid에 세균 지힝이 생기년, 제1기에 약물요법구성은 rifampin, ethambutol 및 pyrazinamide 등이다. 약물감수성에 따라 약물요법을 조절한다. 의료진은 항결핵약물을 정하고 어떻게 병용할 것인지 정한다. 약물독성의 증상을 면밀히 모니터링한다. 예3 및 예4는 다약제 저항에 대해 여러 병용으로 사용된다.

면 aminoglycosides(strepromycin, kanamycin, amikacin)나 flouroquinolones(ciprofloxacin, ofloxacin) 등의 다른 살균성 약이 다약제 처방에 포함될 수 있다. 약물요법 전에는 약물 내성에 대해 결정하는 민감성 검사를 해야 한다. 하지만 만약 환자가 약물요법치료에 반응이 없다면 가끔은 가래와 항결핵약에 대한 민감성 검사가 진행되기도 한다.

Streptomycin에 내성이 있는 *mycobacterium tuberculosis*는 kanamycin에 민감할 수 있다. Aminoglycoside는 신장기능장애가 있는 사람에게는 사용하지 않는다. 항균제가 지속적으로 또는 많은 양이 처방되고 있을 때 약의 독성을 피하기 위해서 혈청의 약물농도가 면밀히 관찰되어야 한다.

약동학 Isoniazid는 위장관으로부터 잘 흡수된다. 이것은 또한 근육내로 투약될 수 있다. 이것은 매우 낮은 단백결합률을 가지고 있으며, 1-4시간 정도의 반감기를 가진다. Isoniazid는 간에서 대사되며, 약의 75%는 소변으로 배출된다.

약역학 Isoniazid는 결핵균의 세포벽합성을 억제한다. 이것은 보통 다른 항결핵성 약들과 같이 처방된다. Isoniazid를 구강복용했을 때와 근육주사했을 때 활성시작과 효과가 가장 좋은 시간은 서로 같다. 말초신경증은 isoniazid의 역효과인데, pyridoxine이 말초신경증의 발병률을 낮추기 위해 isoniazid와 같이 처방된다. 약을 먹을 때 알코올의 섭취 또한 말초신경증의 확률을 높인다. 만약 phenytoin이 isoniazid와 같이 복용되면 phenytoin의 효과가 감소할 것이다. 제산제는 isoniazid의 흡수를 막는다.

항결핵약은 두 가지로 분류할 수 있다. 일차와 이차이다. 일차약물(처음 선택되는 약; isoniazid, rifampin, rifabutin, rifapentine, pyrazinamaide, ethambutol, strepomycin)은 이차약물보다 더욱 효과적이며, 독성이 덜하다고 생각되는 결핵약들이다. Rifapentine은 rifampin의 유사제인데, 최근에 나온 일차 결핵약이다. 환자들이 rifampin은 매일 먹어야 하는 반면 rifaentine은 일주일에 두 번만 먹으면 된다. 내성을 피하기 위해 rifapentine은 다른 항결핵제와 같이 사용되어야 한다. 이차약물(두 번째로 선택되는 약; para-aminosalicylic acid, kanamycin, cycloserine, ethionamide, capreomycin 및 기타)들은 일차약물보다 효과적이지는 않다. 또한, 몇몇 약물은 더욱 독성이 강하다. 이차약물은 결핵의 확산을 막기 위해 일차약물과 조합하여 사용된다. 일차약물과 이차약물은 표 24-2에 설명되어 있다.

부작용 및 유해반응

부작용과 역효과는 처방된 약에 따라서 다르다. Isoniazid의 경우에는 말초신경증이 문제가 될 수 있는데, 특히 영양실조이거나 당뇨병 혹은 알코올중독의 경우가 그렇다. 이러한 경우에는 pyridoxine으로 막을 수 있다. **간독성(hepatotoxicity)**은 isoniazid, rifampin, streptomycin 등의 역효과로 나타날 수 있다. 간에 문제가 있는 환자들은 간효소들이 증가할 것이기 때문에 간효소들을 면밀히 주시하지 않으면 이러한 약들을 복용하면 안 된다. Isoniazid, rifampin, streptomycin을 복용한 환자들은 두통이나 조혈장애, 손발이 저리거나, 위장계 및 안구독성 등이 생길 수 있다. Isoniazid는 고혈당증, 고칼륨혈증, 저인산혈증 및 저칼슘혈증 등을 일으킬 수 있다. Rifampin은 체액을 오렌지색으로 변화시키고 소프트 콘택트렌즈를 영구적으로 퇴색시킨다. Ethambutol을 먹은 환자들은 어지럼이나 혼란, 환각이나 관절통증 등을 겪을 수 있다. Streptomycin은 다양한 부작용을 나타낼 수 있는데, 예를 들면 내이신경독성이나 시신경독성, 뇌병증, 혈관부종, CNS, 호흡기 저하, 신장독성, 간독성 등이 있다.

안전: 약물오류예방

혼돈하지 말라....

- **rifampin**과 **rifabutin**과 같은 다른 항결핵제와 **rifapentine** 혹은 오염된 음식이나 물로 인한 설사를 치료할 때 함께 쓰이는, **rifaximin**이라 불리는 항생제.

표 24-2 항결핵약물

일반명(상품명)	투여경로 및 용량	응용 및 고려사항
일차약물		
ethambutol HCL (Myambutol)	A: PO: 15-25mg/kg/d; 혹은 50mg/kg 2x/wk; 혹은 25-30mg/kg 3x/wk, 2 mo 동안	활성형 결핵치료에 병용약으로 사용된다. 신장에 문제가 있다면 복용량을 줄인다. 백혈구감소증과 혈소판감소증을 일으킬 수 있다. 임신범주: B; PB 20-30%; t½: 3-4h
isoniazid(INH, Nydrazid) pyrazinamide PZA	A/C: PO: 15-30mg/kg/d 혹은 50-70mg/kg 2x/wk; 최대: 30mg/kg/d A: PO: 300mg/d, 1 혹은 2회 나누어 투여	치료의 초기단계에 다른 항결핵약들과 조합되어 사용된다. 액체상태로 복용이 추천된다. 광과민이나 혈관성부종, 간기능 상실, 혈소판감소증 등을 일으킬 수 있다. 임신범주: PB: 5-10%; t½: 평균 9-10h
rifabutin(mycobutin)	A: PO: 300mg/d, 1회 혹은 2회 나누어 투여	*Mycobacterium tuberculosis* 감염에서; HIV 감염이 심해진 *mycobacterium avium* 복합증을 예방하기 위한 것이다. 임신범주: B; PB: 85%; t½: 평균 45h
rifampin(rifadin)	A: PO: 600mg/d C: PO: 10-20mg/kg/d, 9-12 mo 동안 단일 투여; 최대: 600mg/d	Active TB 치료에 조합되는 약으로 사용된다. Neisseria menigtidis를 포함한 선택적인 그람양성 및 그람음성 박테리아에도 쓰인다. 간효소를 주의한다. 임신범주: C; PB: 80%; t½: 13h
rifapentine(priftin)	A: PO: 600mg 2x/wk, 2 mo 동안, 이후 600mg 1x/wk, 4 mo 동안.	결핵치료를 위해서는 약복용 사이의 간격이 최소 72시간은 되어야 한다. 약이 anticoagulant, anticonvulsant or digoxin과 같이 복용될 때의 독성에 주의한다. 경구용 피임약을 금지한다. 임신범주: C; PB: 95%; t½: 13h
streptomycin sulfate	A: IM: 15mg/kg/d; 최대: 1g/d C: IM: 20-40mg/kg/d	결핵에 사용되는 세 번째 약으로 isoniazid와 rifampin 혹은 isoniazid와 ethambutol이 사용된다. 결핵을 치료하는 처음 나온 약이다. 임신범주: D; PB: 15%; t½: 1h
Second-Line Drugs		
aminosalicylate sodium	A: PO: 14-16g/d, 2-3 나누어 투여. C: PO: 275-420mg/kg/d, 3-4 나누어 투여; 음식물과 함께 투여.	Second-Line의 항결핵약제이다. 폐질환과 폐 이외의 질환치료에 쓰인다. 다른 항결핵약과 조합되어 쓰인다. GI에 문제를 주는 것을 줄이기 위해 식후에 먹는다. 임신범주: C; PB: 15%; t½: 1h
capreomycin(capastat)	A: IM: 15mg/kg/d, 2-4 mo 동안, 이후 2-3 x/wk	*Mycobacterium tuberculosis*에 효과적이지만 다른 항결핵약들과 조합하여 사용되어야 한다. 단독사용 시 효과적이지 않다. 간균이 일차약물에 내성을 가질 때 효과적이다. 부작용으로는 청력감퇴가 있다. 환자는 말초신경증에 대비하여 pyridoxine을 보충해야 한다. 임신범주: C; PB: UK; t½: 4-6h
ethionamide(Trecator SC)	A/C>12y: PO: 15-20mg/kg/q8h; 최대: 1g/d	Tubercle bacilli를 상대로 효과적이다. First-line drugs가 실패했을시 쓰인다. 환자는 말초신경증을 피하기 위해 pyridoxine을 복용해야 한다. 부작용은 GI 불편이다. 주의: 당뇨병이나, 알코올중독, 간질병이 있는 환자들은 이 약을 복용할 때 주의하여야 한다. 임신범주: C; PB: 30%; t½: 2-3h
기타 이차약물		
Kanamycin, amikacin, ciprofloxacin, ofloxacin은 다른 항결핵제와 조합되면 결핵간균을 상대로 효과적이다. 21장에서는 aminoglycosides, fluoroquinolones 및 다른 항균약제들에 대하여 설명되어 있다.		

A, adult 성인; C, child 소아; d, day 일; GI, gastrointestinal 위장관; h, hour 시; HIV, human immunodeficiency virus 인간면역결핍바이러스; IM, intramuscular 근육내; max, maximum 최대; mo, month 달; PB, protein-binding 단백결합; PO, by mouth 경구; t½, half-life 반감기; TB, tuberculosis 결핵; UK, unknown 모름; wk, week 주; y, year 년; >, greater than 초과.

간호과정
환자-중심 협력간호

항결핵약제

사정

- 환자의 과거 결핵 사례에 대한 병력을 사정한다. 지난 정제단백투버큘린(ppd)검사와 그에 대한 반응, 지난 흉부방사선 사진과 결과 그리고 항결핵약제에 대한 알레르기 반응 등이 이전에 존재했는지에 대해 알아본다.
- 환자의 병력에 대해 알아본다. 만약 환자가 심각한 간질병을 가지고 있다면 대부분의 항결핵약제의 사용을 금한다.
- 실험실검사에서 간효소값, 빌리루빈, BUN(blood urea nirtogen), 혈청 creatine을 확인한다. 이 기본값들을 차후의 실험실 시험 결과와 비교해 볼 수 있다.
- 말초신경증에 대한 증상과 징후에 대해 평가한다(무감각이나 극도의 따끔거림).
- 만약 항결핵약 요법에서 streptomycin이 포함되어 있다면 환자의 청각변화를 평가한다. 내이신경독성은 streptomycin의 역효과 중 하나이다.

간호진단

- 부적절한 초기 대응으로 인한 감염위험
- 항결핵약제의 유해반응에 의한 감각 인식 교란
- 항결핵약제의 부작용에 의한 피부손상 위험
- 항결핵약제에 의한 말초신경증에 의한 이차 부상 위험
- 약물 불내성에 대한 지식부족

계획

- 환자의 가래침에 대한 항산성 간균시험이 항결핵약제를 처방받은 후 2–3개월 뒤에는 음성으로 나타날 것이다.

간호중재

- 흔히 주문하는 항결핵약제인 isoniazid는 식전 1시간이나 식후 2시간으로 조정한다. 음식은 흡수율을 낮춘다.
- 말초신경증을 막기 위한 pyridoxine을 isoniazid와 같이 처방한다.
- 간혈청효소 레벨을 관찰한다. 특히 환자가 isoniazid, rifampin 또는 streptomycin 등을 처방받았다면 증가한 레벨은 간독성을 나타낸다.
- 이른 아침에 항산성 간균을 보기 위한 가래의 샘플을 모은다. 보통 아침 가래를 연속 세 번 정도 모아 실험실로 보내며, 이런 일상을 몇 주간 반복한다.
- Isoniazid와 ethambutol을 복용하는 환자에게는 시력검사를 권한다. 이 항결핵약제들은 시각문제를 일으킬 수 있다.
- 약물과 관련된 식이요법을 따르는 것의 중요성을 강조한다.

환자교육

일반

- 환자에게 isoniazid와 같은 항결핵약제를 식전 1시간이나 식후 2시간에 복용하라고 말한다. 이것은 더 나은 흡수를 위함이다.
- 환자에게 항결핵약제를 처방받은 대로 먹으라고 지시한다. 효과적이지 못한 결핵치료는 증상이 약해지거나 환자가 괜찮아졌다고 느꼈을 때 약의 복용이 연속적이지 않을 때 발생한다. 약물 관련 식이요법을 따르는 것은 필수이다.
- 환자에게 항결핵약제를 복용하는 동안 제산제를 복용하지 말라고 교육한다. 제산제는 약의 흡수를 감소시킨다. 술이 간독성의 위험성을 증가시키기 때문에 환자는 술을 피해야 한다.
- 환자에게 지속적으로 진료 약속을 잡으며 가래검사에 참여하라고 조언한다. 가래검사는 약에 대한 식이요법의 효과를 평가하기 위한 중요한 수단이다.
- 임신을 고려하고 있는 환자에게 항결핵약제인 ethambutol과 rifampin을 먹는 것에 대해 경고한다.

부작용

- 환자에게 마비나 저림, 타는 듯한 느낌이 들 때 보고하라고 한다. 말초신경증은 isoniazid의 흔한 부작용이다. 비타민 B_6가 말초신경증을 막아준다. 신경통은 환자가 균형 잡힌 식사를 한다면 발생하지 않는다.
- 환자에게 광선과민증의 위험을 피하기 위해 직접적으로 햇빛을 쐬는 것을 피하게 한다. 환자는 낮에 자외선차단제를 발라야 한다.
- Rifampin을 복용하는 환자에게는 소변, 배설물, 침, 가래, 땀, 눈물이 무해하게 붉은오렌지색으로 바뀐다는 것을 알려준다. Soft contact lenses도 영구적으로 얼룩진다.
- 시력문제를 피하기 위해 ethambutol을 매일 한 번 복용하라고 전한다. Ethambutol을 나눠서 복용하면 시력문제를 겪을 수 있다.

평가

- 항결핵약제들의 효과를 평가한다. 항산성 간균을 위한 가래표본들은 몇 주나 몇 개월 간 항결핵약제들을 복용한 뒤로는 음성반응이어야 한다.

항진균제

균에 의한 감염은 **진균증**(*mycosis*)이라고 불려진다. 균류 또는 진균감염은 아마 피상적이거나 전신성일 것이다. 피상적인 진균증은 감염된 사람과의 접촉으로 얻어진다. **피부진균**(*dermatophytes*)이라고 알려진 균은 점막, 털, 손톱, 수분이 있는 피부 등의 외피계와 관련된 진균증을 일으킨다. 항

생제 치료 후에 정상세균총에 미생물이 허용할 수 없을 만큼 성장하는 것 또한 피상적인 진균증을 일으킨다. *Candida albicans*가 입에 영향을 주면 이를 **구강칸디다증**(*oral candidiasis*) 혹은 **아구창**(*thrush*)이라고 부른다. 질칸디다증은 임신 중이거나 당뇨 혹은 항생제나 피임약을 먹고 있는 여성에게 흔히 보인다. 전신성 감염은 보통 폐나 중추신경계 혹은 복부와 관련되어 있다. 이것들은 보통 개인의 흡입을 통하여 먼지나 흙 또는 동물의 배설물 등을 통하여 폐로 들어간다. 균감염은 무좀과 같이 약한 것부터 심각할 경우에는 폐의 상태에 이상을 주거나 뇌막염 등일 수도 있다.

균감염은 또한 **기회감염**여부로 분류될 수 있다. **기회감염성 감염(opportunistic infection)**은 보통 면역이 약해져 있거나 쇠약한 사람들 혹은 항생제, 코르티코이드(corticosteroid), 항암화학요법 또는 다른 면역억제제를 복용하고 있을 때 발생한다. 칸디다류의 균들은 보통 입, 피부, 장, 질 등의 한 부분인 정상세균총이다. 칸디다증 같은 기회감염성 감염들은 몸의 방어체계에 문제가 생겨 균의 과성장을 허용할 때 생긴다. 다른 기회감염성 감염들에는 *aspergillosis*, *cryprococcosis* 및 *mucormycosis* 등이 있다. *Sporotrichosis*, *blastomycosis*, *histoplasmosis*, *coccidioidomycosis*와 같은 기회감염성이 아닌 감염은 누구나 걸릴 수 있다.

항균성 약(antifungal drug)은 **항진균 약(antimycotic drug)**이라고도 불리며, 감염을 치료하기 위해 사용된다. 전형적으로 항균성 약은 균의 민감성과 복용량에 의존하여 균발육을 저지하거나 균을 죽인다. 항균성 약품들은 다음과 같은 그룹으로 분류된다(표 24-3).

- polyenes(amphotericin B, nystatin)
- azoles(ketoconazole)
- antimetabolites(flucytosine)
- echinocandins(caspofungin)
- antiprotozoals(atovaquone)

Polyenes

Amphotericin B

심각한 전신성 감염에 대한 폴리엔(polyene) 항균역제는 amphotericin B이다. 1956년에 소개되었으나 이것의 독성 때문에 면밀한 감독을 거쳐 최근에야 사용되었다. Amphotericin B는 수많은 세균 질병에 효과적이다. *Histoplasmosis*, *cryptococcosis*, *coccidioidomycosis*, *aspergillosis*, *blastomycosis*, *candidiasis*등(전신성 감염). 폴리엔 항균작용은 균이 세포막에 붙어서 채널을 열어 세포의 투과성과 세포내 구성물, 특히 칼륨의 누출을 증가시킨다.

약동학 Amphotericin B는 굉장히 단백질결합성이며, 긴 반감기를 가지고 있다. 또한, 오직 약의 5% 정도만이 소변으로 배출된다. 신장질병은 amphotericin B의 배출에 영향을 주지 않는다.

약역학 Amphotericin B는 위장관계로 흡수되지 않는다. 그러므로 전신감염을 치료하기 위해서는 저용량으로 정맥내로 투여한다. 최고효과는 정맥내투여의 1-2시간 후에 나타나며, 20시간 정도 지속된다.

부작용 및 유해반응

Amphotericin B의 부작용과 유해반응에는 붉어짐, 열, 오한, 메스꺼움, 저혈압. 손발저림 및 혈전정맥염 등이 있다. Amphotericin B는 독성이 강하다고 생각되며, 신장독성과 전해액의 불균형, 특히 저칼륨혈증, 저마그네슘혈증 등을 일으킬 수 있다(혈청의 칼륨과 마그네슘농도가 낮음). 소변량과 혈중요소 및 혈청크레아틴농도 또한 면밀히 관찰되어야 한다.

Nystatin

Nystatin(mycostatin)은 또다른 폴리엔 항균약제인데, *Candida* 감염을 치료하기 위해 구강 또는 국소적으로 투여되는 약이다. 이것은 서스펜션이나 크림, 연고 및 질정의 형태로도 이용가능하다. Nystatin은 GI tract를 통해서는 거의 흡수되지 않는다. 하지만 입으로 먹는 알약의 형태로 장관칸디다증(intestinal candidiasis)에 사용된다. Nystatin의 더 흔한 사용법은 칸디다증(candida)에 감염된 입에 서스펜션 형태로 사용하는 것이다. 환자에게 입속에서 액체를 휘휘 움직이며 점막에 접촉하게 한 뒤에 몇 분 후에 액체를 삼키도록 교육하되, 삼키기 전에 nystatin으로 가글을 하도록 한다.

약동학 Nystatin은 흡수가 잘 되지 않는다. 이것의 단백질결합력과 반감기는 알려져 있지 않다. 약은 배설물에도 변화하지 않은 채로 배출된다.

약역학 Nystatin은 균세포막의 투과성을 증가시킨다 그로 인해 균세포를 불안정하게 한다. 이 약은 균의 증식억제와 살균작용을 한다. 작용의 시작은 서스펜션이든 알약이든 둘 다 빠르다. 질정이나 크림의 작용개시는 대략 24시간이나 조금 더이다.

표 24-3 항진균제

일반명(상품명)	투여경로 및 용량	응용 및 고려사항
Polyenes		
amphotericin B(Fungizone)	A: IV: 0.3–1mg/kg/d D_5W 500mL로 희석, 7–14일 동안 2–6시간 이상에 걸쳐 투여하는 inline filter를 사용하고 빛을 차단해야 한다. 최대: 1.5mg/kg/d	aspergillosis, blastomycosis, coccidioindomycosis, cryptococcosis, gistoplasmosis 등의 다양한 전신감염을 위해 쓰인다. diphenhydramine, acetaminophen 혹은 ibuprofen, hydrocortisone 등의 사전검사가 필요하다. 많은 복용량이라면 신장독성의 위험이 있다. 저칼륨혈증이 발생할 수 있다. 임신범주: B; PB: 90%; t½: 24h
nystatin(mycostatin)	Intestinal infections: A: PO: 500,000–1,000,000units t.i.d	Candida 감염에 쓰인다. 임신범주: C; PB: UK; t½: UK
Azoles		
fluconazole(Diflucan)	원형약물차트 24-2를 보라	
itraconazole(sporanox)	A: PO: 200–400mg/d	다양한 전신감염에 쓰이며, 부분적으로 blastomycosis나 histoplasmosis에도 쓰인다. 임신범주: C; PB: 99%; t½: 34–42h
ketoconazole(nizoral)	A: PO: 200–400mg/d 단일 투여 C>2y: PO: 3.3–6.6mg/kg/d 단일 투여	candida spp, histoplasmosis, blastomycosis 및 다른 감염에 쓰인다. 전신감염치료는 1–6개월 간 지속된다. 위장관불편감을 치료하기 위해 음식과 복용한다. 임신범주: C; PB: 84–99%; t½: 2–8h
miconazole nitrate(Monistat)	A/C>12y: 질내투여: 100mg vaginal h.s 7d 동안; 200mg 3d 동안; 1200mg 단일 투여	뇌수막염과 방광염에 쓰인다. 또한 질감염에도 쓰인다. 임신범주: C; PB: 92%; t½: 24h
voriconazole(Vfend)	A/C>40kg: PO 400mg q12h 첫 날, 이후 200mg q12h C<40kg: PO: 200mg q12h 첫 날, 이후 100mg q12h A/C: IV: 6mg/kg q12h 첫 날, 이후 3–4mg/kg q12h	aspergillus 감염에 쓰인다. 임신범주: C; PB: 92%; t½: 6h
posaconazole(noxafil)	A: PO: 100mg/d에서 200mg까지 t.i.d., 14–21d 동안	면역에 문제가 있는 환자에게 aspergillus와 칸디다감염 침입을 예방하기 위해 쓰인다. 임신범주: C; PB: 98%; t½: 35h
Antimetabolites		
flucytosine(ancobon)	A: PO: 25mg/kg q.i.d 7–10d 동안; 최대: 150mg/kg/d TDM: 50–150mcg/mL	amphotericin B와 같이 사용하는 것은 독성도 증가하지만 치료효과도 증가한다. 단독으로 사용하면 내성이 생긴다. 임신범주: C; PB: 2–4%; t½: 3–6h
Echinocandins		
castopofungin(cancidas)	투여용량: A: IV: 70mg on day1 Maintenance dose: A: IV: 50mg/d over 1h for 7–14d	aspergillus 감염에 사용된다. 임신범주: C; PB: 97%; t½: 9–11h
micafungin(mycamine)	A: IV: 100–150mg/d, 1h 이상에 걸쳐, 14–21d 동안	식도칸디다증과 골수이식 환자의 칸디다감염을 막기 위해 쓰인다. 위장관계불편감, 두통, 간수치를 높일 수 있다. 임신범주: C; PB: 99%; t½: 14–17h
anidulafungin(eraxis)	식도 칸디다증 A: IV: 100mg 첫 날 투여용량, 이후 50mg/d IV, 7–14일 동안 (최종 배양검사 양성 후) 기타 칸디다증: A: IV: 200mg 첫 날 투여용량, 이후 100mg/d IV, 배양 양성 이후 14일간	식도칸디다증, 칸디다혈증, 다른 칸디다감염에 쓰인다. 임신범주: C; PB: 99%; t½: 30–60min
Antiprotozoals		
atovaquone(mepron)	A: PO: 750mg b.i.d 음식과 함께 x21d	약하거나 중간 정도의 pneumocystis carinii 폐렴에 쓰인다. 임신범주: C; PB: 99%; t½: 2–3d
tinidazole(Tindamax)	A: PO: 2g 음식과 함께 단일 투여, 3일 동안 C>3y: PO: 50mg/kg 음식과 함께 단일 투여, 3일 동안; 최대: 2g	giardiasis, 장아메바증, trichomoniasis 및 박테리아질증(bacterial vaginosis) 등에 쓰인다. 임신범주: D(첫 임신 3기) 및C(제2 및 제3 임신기); PB: 12%; t½: 12–14h

표 24-3 항진균제-계속

일반명(상품명)	투여경로 및 용량	응용 및 고려사항
기타 항진균제		
griseofulvin(Fulvicin)	A: PO: 300–500; 최대: 750mg microsize/d	머리백선증, 몸백선증 및 완선에 쓰인다. 임신범주: C; PB: UK; t½: 9–24h

A, adult 성인; b.i.d., 1일 2회; C, child 소아; d, day 일; D_5W, 5% dextrose in water; GI, gastrointestinal 위장관; h, hour 시; h.s., at bed time 취침시; inf, infusion 투여; IV, intravenous 정맥내; maint, maintenance 유지; max, maximum 최대; min, minute 분; mo, month 달; PB, protein-binding 단백결합; PO, by mouth 경구; supp, suppository 좌약; t½, half-life 반감기; TDM, therapeutic drug monitoring 치료약제 모니터링; t.i.d., 1일 3회; UK, unknown 모름; y, year 년; >, greater than 초과; <, less than 미만.

Azole group

Azole group은 전신적 혹은 상피성의 칸디다증(candidias), 콕시디오이드진균증(coccidioidomycosis), 히스토플라즈마증(histoplasmosis) 및 파라콕시디오이데스진균증(paracoccidioidomycosis) 등에 효과적이다. Ketoconazole은 입으로 흡수하는 최초의 효과적인 항균약제였다. Fluconazole과 itraconazole도 또한 azole 약물로, 전신진균감염을 치료하기 위해 사용되었다. 이러한 항균약제들은 오직 정맥내로만 가능한 amphotericin B와 caspofungin과는 달리 입으로도 복용할 수 있다. Azole 전신항진균제인 fluconazole은 원형약물차트 24-2에 소개되어 있다.

약초 경고 24-1

Ketoconazole

Ketoconazole을 약초 echinacea와 섭취했다면 간독성이 증가한다.

Azoles는 균세포에 있는 erogosterol 형성에 관여하는 cyrochrome p450을 억제한다. Ergosterol은 균의 세포막의 주요 sterol이기 때문에 세포의 투과성과 누출이 증가한다. 많

원형약물차트 24-2

Fluconazole

약물분류	용량
항진균제 상품명: diflucan 임신범주: C	A: PO/IV: 400mg/d x1, 이후 200–400mg/d 4주간 C: PO/IV: 1일째 12mg/kg, 이후 6–12mg/kg q12h
금기	**약물-임상검사-음식 상호작용**
과민반응 주의: 임신	약물: warfarin을 섭취했을 때 PT를 증가시킨다. oral sulfonyureas와 함께 섭취했을 때 저혈당의 가능성이 높아진다. Phenytoin, cyclosporine 및 haloperidol의 레벨이 높아진다. Cimetidine 및 rifampin과 병용 시 fluconazole 농도가 감소된다.
약동학	**약역학**
흡수: PO: 위장관계로 잘 흡수됨 분포: PB: 12% 대사: t½: 20–50h 배출: 소변으로	PO: 개시: UK 최고: 1–2h 작용시간: UK Vag: Onset: UK 최고: UK 작용시간: UK
치료효과/응용	
칸디다 감염과 cryptococcal 뇌수막염을 치료하기 위해 사용된다. 작용방법: 진균세포막의 투과성을 증가시킨다.	
부작용	**유해반응**
PO: 식욕부진, 메스꺼움, 구토, 설사 (대용량으로), 위경련, 발진, 두통 질: 발진, 작열감	알려진 바가 없다.

A, adult 성인; C, child 소아; d, day 일; GI, gastrointestinal 위장관; h, hour 시; IV, intravenous 정맥내; PB, protein-binding 단백결합; PO, by mouth 경구; PT, prothrombin time; t½, half-time 반감기; UK, unknown 잘 모름; wk, week 주.

은 수의 azoles들이 사람 몸의 국부의 칸디다증과 백선감염을 치료하기 위해 사용된다. 이러한 약들은 질정이나 연고, 크림, 연고 또는 용액의 형태로 사용할 수 있다. 국부항균제들(azoles 및 기타)은 표 24-4에 나와 있다.

항대사물질

항대사물질인 flucytosine은 선택적으로 균세포를 관통하여 이것을 fluorouracil로 전환시킨 후에 항대사물질이 균의 DNA와 RNA 합성을 방해하는 것으로 작용한다. 이 약은 위장관계로부터 잘 흡수된다. Flucytosine은 amphotericin B(표 24-3)와 같은 다른 항균약과 조합되어 사용된다.

Echinocandins

Echinocandins의 작용은 균세포벽의 필수 구성성분의 생합성을 억제하여 성장과 생식을 방해하는 것이다. Caspofungin(cancidas)가 *candida*와 *aspergillus* 감염치료를 위해 사용된다. 이 약은 위장관에서 흡수되지 않기 때문에 정맥내로만 투여된다. 그 정맥투여한 곳의 정맥염과 간효소수치(AST와 ALT)의 증가가 흔한 부작용이다.

Antiprotozoal

Atovaquone(Mepron)는 항원충제로, 약하거나 적당한 수준의 폐포자충 폐렴(Pneumocystis carinii pneumonia)을 치료하는 데 쓰인다. 이 약은 미토콘드리아의 전자운송을 방해하고, DNA 합성을 방해하는 것으로 작용한다.

간호과정
환자-중심 협력간호

항진균제

사정

- 환자의 신장이나 간에 심각한 문제의 병력이 있는지 확인한다. Amphotericin B, fluconazole(Diflucan), flucytosine(Ancobon) 및 ketoconazole(Nizoral)과 같은 항균제들은 심각한 간과 신장 질병을 가진 환자들에게는 금지되어야 한다.
- 간효소(alkaline phosphate[alp], alanine aminotransferase[alt],

표 24-4 진균감염에 대한 국소항진균약물

약물	약물형태	칸디다증	백선 감염: 족부백선	백선 감염: 완선	백선 감염: 체부백선
Azoles					
butoconazole nitrate(Femstat)	2% 질크림	X			
clotrimazole(femcare, mycelex, gyne-lotrimin)	1% 국소크림; 질정제; PO: 1 troche(lozenge)	X	X	X	X
econazole(spectazole)	1% 국소 크림	X	X	X	X
miconazole nitrate(monistat, micatin)	질좌약; 2% 질크림	X			
oxiconazole(oxistat)	크림		X	X	X
sulconazole(exelderm)	크림 용액		X	X	X
terconazole(terazol-3)	질좌약; 0.4% 및 0.8% 질크림	X			
기타 국소항진균제					
ciclopirox olamine(Loprox)	크림; 로션	X	X	X	X
haloprogin(halotex)	1% 크림; 용액		X	X	X
naftifine(naftin)	1% 크림; 젤		X	X	X
terbinafine HCL(Lamisil)	1% 크림		X	X	X
tolnaftate(aftate)	1% 크림, 젤, 크림		X	X	X
sertaconazole(Ertaczo)	2% 크림		X		

PO, By mouth 경구.

aspartate aminotransferase[ast], gamma-glutamyl transferase [ggt]), 혈중요소질소, 빌리루빈, 혈청크레아티닌의 실험실검사값을 확인한다. 높아졌다면 그것은 간이나 신장의 기능이상을 의미한다. 이 결과를 다음 검사에서 비교한다.

- 이전 항균제의 사용을 평가한다.
- 다음 검사의 비교를 위해 기본 vital signs을 기록한다.

간호진단

- 불건강한 생활양식으로 인한 감염위험
- 항균제의 부작용에 의한 소변배출 문제
- 항균제의 부작용으로 인한 체액부족

계획

- 환자의 감염이 해결된다.

간호중재

- 배양을 통해 균의 종류를 결정한다(candida).
- 환자의 소변을 주시한다. 많은 항균제들은 신장독성을 일으킬 수 있다.
- 실험실 결과를 체크하고 기본 수치들과 비교한다(BUN, serum creatine, ALP, ALT, AST, bilirubin, electrocytes). 항균제들을 높은 복용량으로 오랜기간 복용할 시 신장독성처럼 간독성도 생길 수 있다.
- 활력징후를 기록한다. 이를 기초량과 비교한다.
- 항균제의 부작용과 역효과를 관찰한다(antimycotics): 메스꺼움, 구토, 두통, 정맥염, 전해질불균형의 신호나 증상 등등 (amphotericin B로 인한 저칼륨혈증).

환자교육

일반

- 환자에게 약을 처방받은 대로 복용하라고 충고한다. 그대로 따르는 것은 가장 중요하다. 연속적이지 않은 복용은 재발로 이어진다.
- 혈청 간수치, BUN, 크레아티닌과 전해질의 실험실 결과를 주시한다.
- Ketoconazole을 복용하는 환자에게 술을 먹지 말라고 알린다.

자가투여

- Nystatin(mycostatin) suspension의 관리를 환자에게 교육한다. Nystatin을 1-2티스푼 정도 입에 넣고 가글한 후에 삼키도록 교육한다.

부작용

- Amphotericin B나 ketoconazole, flucytosine을 복용할 때는 환자가 위험한 장비를 운용하거나 오토바이를 타는 것을 피하게 한다. 왜냐하면 이 약들은 시각변화나, 졸음, 어지럼, 무기력증을 유발할 수 있다.
- 환자가 부작용을 기록하도록 격려한다(메스꺼움, 구토, 설사, 피부염, 발진, 현기증, 이명, 부종, 장내가스 등). 이러한 증상들은 항균약제들을 복용할 때 발생한다.

평가

- 감염의 사라짐으로 항균제(antimycotic)의 효과를 평가한다.

Peptides

Polymyxins과 bacitracin 두 그룹의 **peptides**가 항생제로 사용된다. Peptides는 *bacillus subtilis*로부터 왔으며, 이 그룹은 균세포막 기능에 간섭한다.

Polymyxins

Polymyxins는 초기 항박테리아 그룹이었다. 하지만 많은 초기 약들은 계속 쓰이지 못했는데, 그들이 신장독성을 일으키기 때문이다. Polymyxin B는 약으로서의 사용을 승인받았다. Polymyxins는 균의 세포막에 간섭하여 세포를 죽임으로써 살균효과를 만든다. 그들은 대부분의 그람음성 세균에 영향을 주는데, 여기에는 녹농균(*Pseudomonas aeruginosa*), *Eescherichia coli*, *Klebsiella* spp, *Shidella* spp 등이 포함된다.

결장에서 작용하고 배설되는 colistin을 제외하면 polymyxins는 입을 통한 경로로는 흡수되지 않는다. Polymyxins의 근육내 주입은 주입된 곳에 고통을 준다. 그러므로 느린 투여속도로 polymyxins를 정맥내로 투여하는 방법이 제안된다. 표 24-5에 polymyxins와 그들의 복용량과 사용량의 리스트가 있다.

심한 유해효과

혈청의 높은 polymyxins 농도는 신장독성과 신경독성을 일으킬 수 있다. 신장독성의 경우 혈중요소성 질소와 혈청 크레아틴 수치가 올라간다. 하지만 혈청약물농도가 감소하면 신장독성이 역행한다. **신경독성(neurotoxicity)**의 신호나 증상은 **감각이상(paresthesias)**이나 현기증 등이 있다. 신경독성은 보통 약복용이 연속되지 않은 경우에 생긴다.

Bacitracin

Bacitracin은 폴리펩티드 구조를 하고 있으며, 박테리아세포벽합성을 억제하고, 세포벽막에 손상을 입히는 역할을 한다. 약의 효과는 균증식억제나 살균 등이 될 수 있다. Bacitracin은 위장관계에서는 흡수되지 않으며, 구강으로 복용하면 배설물로 배출된다. Bacitracin은 대부분의 그람양성 박테리아에 효과적이며, 몇몇 그람음성 박테리아에도 효과적이다. 비전문의약품인 bacitracin 연고는 피부에 사용할 수 있다.

부작용 및 유해반응

Bacitracin의 부작용은 홍조, 발진, 메스꺼움과 구토 등이 있다. 심각한 역효과에는 신장손상과 이독성이 있다. 두드러기에서 과민증까지의 약한 정도에서 심각한 정도의 알레르기 반응이 일어날 수 있다.

Metronidazole

Metronidazole(FLAGYL)은 민감한 박테리아의 DNA 기능을 망가뜨려 작용한다. 이 약은 위장관계에 있는 유기체에 관련된 다양한 장애들을 치료할 때 우선적으로 사용된다. 이 약은 장의 아메바성 이질, 질편모충증, 염증성 장 질병, 혐기성 감염 그리고 감염성 질증에 처방되며 결장 수술 전후에 예방을 위해서도 사용된다. Metronidazole은 흔히 다른 약과 같이 위궤양 재발과 관련 있는 *Helicobacter pylori*를 치료하는 데 사용된다. 표 24–5에는 metronidazole과 관련된 데이터가 들어 있다. Metronidazole을 복용하는 환자는 알코올과 알코올을 함유하고 있는 약을 치료가 끝난 후 적어도 48시간은 피해야 한다. 알코올과 약이 만나면 disulfiram 반응(안면홍조, 심각한 두통, 심박급속, 고혈압, 호흡곤란, 발한, 불명료언어, 경련성 복통, 메스꺼움, 구토 등)을 일으킨다.

부작용 및 유해반응

Metronidazole의 부작용과 역효과에는 현기증, 두통, 혼란, 우울, 과민성, 무기력증, 불면증 등이 있다. Metronidazole을 높은 복용량으로 섭취한 환자는 어둡고 붉은 갈색의 소변을 보게 될 수 있으며, 입이 마르거나 금속이나 쓴 맛이 나고, 위장관계 불편 등이 발생한다. 무감각과, 비충혈, 성욕감퇴, 배뇨곤란, 실금 및 ECG 변화 등이 발생할 수 있다.

표 24–5 항박테리아제: 펩티드

일반명(상품명)	투여경로 및 용량	응용 및 고려사항
펩티드		
Bacitracin(BaciiM, Baci–RX)	A/C: 국소적: 얇은 막으로 적용 b.i.d 혹은 t.i.d. A/C: 안연고: 감염된 눈에 얇은 막으로 적용 q3–4h, 7–10일 동안	피부감염을 위한 국소연고제; 안염을 위한 눈 연고 임신범주: C; PB: <20%; t½: UK
colistimethate sodium(Coly–Mycin M)	A/C: IM/IV: 2.5–5mg/kg/d 나누어 투여; 최대: 5mg/kg/d	녹농균감염에 쓰인다. 임신범주: C; PB: UK; t½: 2–3h
Additional Antibacterial Agents		
metronidazole(Flagyl, MetroGel)	A: POI 250mg t.i.d. 혹은 500mg b.i.d 7일간 A: topical: 감염 부분을 청결히 한 후 얇은 막으로 작용	다른 항생제를 사용할 수 없거나 효과가 없는 심각한 그람음성감염(UTI, septicemia, bacteremia, meningitis, pseudomonas aeruginosa, skin infections, skin infections)에 쓰인다. 부작용에는 위장관불편, 두통 및 우울이 있다. 임신범주: B; PB: 10%; t½: 6–8h

A, adult 성인; C, child 소아; d, day 일; h, hour 시; IM, intramuscular 근육내; PB, protein–binding 단백결합; sol, solution 용액; t½, half–time 반감기; UK, unknown 잘 모름; y, year 년; >, greater than 초과; <, less than 미만.

핵심 웹사이트

Information on isoniazid: *www.nlm.nih.gov/medlineplus/druginfo/meds/a682401.html*

Information on fluconazole: *www.nlm.nih.gov/medlineplus/druginfo/meds/a690002.html*

학습 질문

1. 결핵치료를 위해 환자가 isoniazid와 rifampin 치료를 시작하였다. 간호사는 환자에게 어떤 지침을 주는가?
   a. 약물투여를 건너뛰지 말라.
   b. 음식과 함께 하루 2회 투여한다.
   c. 위장관불편을 줄이기 위해 제산제를 함께 복용한다.
   d. 처음에 rifampin을 투여하고, 2개월 후에 isoniazid를 시작한다.

2. Isoniazid를 복용하는 환자가 부작용을 염려하고 있다. 어느 것이 isoniazid의 유해반응으로 간호사는 알고 있는가?
   a. 이독성
   b. 간독성
   c. 신독성
   d. 시신경독성

3. 간호사는 amphotericin B를 투여받는 환자에게 어떠한 신호와 증상을 의료진에게 알려야 하는지 교육하는가?
   a. 시야 변화
   b. 청력 감소
   c. 소변 감소
   d. 동통을 동반한 발적과 물집

4. 환자가 심한 오심, 구토, 발열, 안면홍조, 어둔한 말투, 빈맥, 저혈압 및 가슴두근거림 등을 야기시키는 장아메바 진단을 받았다. 조사에 의해 환자가 몇 가지 음주를 하는 것으로 알려졌다. 간호사는 어느 약물의 이력을 알아야만 하는가?
   a. bacitracin(Baci-IM)
   b. fluconazole(Diflucan)
   c. metronidazole(Flagyl)
   d. ethambutol(Myambutol)

5. 환자가 질칸디다증에 걸렸다. 간호사는 이 상태에 대해 가장 적절한 치료제는 무엇으로 알고 있는가?
   a. terconazole(Terazol-3)
   b. Haloprogin(Halotex)
   c. terbinafine(Lamisil)
   d. tolaftate(Aftate)

6. 환자가 결핵 진단을 받았었고, 항결핵제인 isoniazid, rifampin 및 ethambutol를 복용하기 시작하였다. 간호사는 무엇을 해야 하는가? (맞는 답을 모두 고르시오)
   a. 정기적 안검사를 권한다.
   b. 환자에게 약물을 음식과 함께 복용하도록 한다.
   c. 위장관불편을 막기 위해 환자에게 제산제와 함께 복용하도록 한다.
   d. 손 혹은 발에 감각이상이나 저림을 의료진에 보고하도록 한다.
   e. 환자에게 소변이 오렌지색으로 변화될 수 있음을 알려준다.
   f. 환자에게 햇빛을 피하고 차단하도록 교육한다.

답: 1. a, 2. b, 3. c, 4. c, 5. a, 6. a, d, e, f

25장

항바이러스제, 항말라리아제, 항기생충제

학습목표

- 항바이러스제 및 항말라리아제의 사용을 설명한다.
- 항바이러스제, 항말라리아제 및 항기생충제의 작용을 구분한다.
- 항바이러스제, 항말라리아제 및 항기생충제의 부작용과 유해반응을 비교한다.
- 항말라리아제 및 항기생충제를 복용하는 환자를 위해 간호과정을 적용한다.

바이러스

바이러스는 대부분의 박테리아보다 박멸하기 어렵다. **바이러스(virus)**는 생존하기 위해 숙주세포 속에 살아야 하는 obligate intracellular organism이다. 바이러스는 건강한 세포로 들어가서 그 세포의 DNA와 RNA를 이용하여 더 많은 바이러스를 생산한다. 바이러스의 성장주기는 바이러스의 복제에 관여하는 숙주세포의 효소와 기질에 의존한다. 바이러스는 살아있는 세포 속에 있을 때 살아서 번식할 수 있다. 바이러스감염의 대표적인 예는 인플루엔자(독감), 헤르페스 바이러스감염증, 바이러스성 간염 감염 등이 있다.

바이러스감염

'**플루**(*flu*)'라고 불리기도 하는 인플루엔자는 감염성이 매우 높은 바이러스감염병으로, 코와 목 및 폐에 영향을 준다. 이 바이러스는 계절적 특징을 보이며, 가을에서 봄 사이에 더 유행한다. 인플루엔자는 A, B, C의 세 가지 항원 타입을 가지고 있다. 인플루엔자 A는 보통에서 심한 정도의 감염을 유발한다. 인플루엔자 B는 어린이에게서 약한 정도의 감염을 유발한다. 인플루엔자 C는 인간에게서 거의 발견할 수 없다. 이러한 바이러스감염은 기침, 재채기 또는 대화 중에 몸 밖으로 배출되는 감염된 체액들을 통해 쉽게 퍼진다. 방울들은 사람의 호흡기로 들어가서 복제를 시작하고, 24시간 후에는 증상이 나타난다. 보통 인플루엔자는 고열, 두통, 피로, 근육통과 함께 갑작스럽게 발병한다. 인후염, 마른기침, 묽은 콧물, 위약감, red watery eyes, 오한 및 광선공포증 또한 발생할 수 있다.

Herpesviruses는 감염을 일으키는 거대한 바이러스이다. Herpes simplex virus type1(HSV−1)과 type2(HSV−2)가 가장 일반적이다. Varicella-zoster viruses(HIV−3, VZV)는 **수두**(*chickenpox*), **대상포진**(*shingles*)으로 더 잘 알려져 있다. Epstein-Barr virus(HHV−4 또는 EBV) 및 cytomegalovirus(HHV−5,CMV), HSV−1은 보통 뉴런 속에서 자라는 구순포진(cold sores)과 관련되어 있다. HSV−1바이러스는 잠복기가 있다. HSV−2는 보통 소포장애, 생식기의 궤양과 관련되어 있다. HSV−2바이러스는 말초신경에서 천추의 후근절로 이동하며 휴면기가 된다. 이 바이러스는 신경근으로 돌아가 피부에 언제든지 재활성화가 될 수 있다. 휴면기 동안 이 바이러스는 계속 증식한다. HSV−1과 HSV−2는 재발되는 감염을 일으킬 수 있다. 이 두 바이러스는 점막과 인두중앙부 또는 생식기의 표면에서 복제할 수 있다. 바이러스는 감염된 병변 또는 분비물과의 접촉을 통해 감염된다. HSV−1은 경구분비를 통해 한 사람으로부터 다른 사람에게로 퍼진다. 구강성교 또는 손을 잘 씻지 않는 습관 때문에 입에서부터 생식기 쪽으로 퍼지기도 한다. HSV−2는 보통 성적인 접촉을 통해 퍼진다. 또는 감염된 엄마가 출산하는 동안 아기에게 바이러스를 옮길 수 있다. 나타나는 증상으로는 보통 작은 고름 또는 물집이 터지거나 열, 두통, 권태감, 근육통이 있다. 또한, 따끔거림, 가려움, 성기부분의 통증이 수반되기도 한다.

Varicella-zoster 바이러스는 수두와 대상포진을 유발한다. 수두는 매우 감염성이 높은 바이러스성 감염병으로, 전신에 소양성의 수포와 열을 유발한다. 수두는 백신 개발 이후로 드물게 나타난다. 그러나 여전히 발생하기도 한다. 대상포진은 고통스러운 수포성의 발진으로 신경세포에서 휴면상태가 될 수 있다. 이전에 수두에 감염된 사람이 나이가 들거나 면역계가 약해지면 VZV가 재개하여 휴면상태의 바이러스가 있던 신경세포가 있는 피부를 따라 발병한다. 발진뿐 아니라 환자에게 열, 권태감, 근육통이 생길 수 있다.

Epstein-Barr virus(HHV−4 또는 EBV)는 보통 감염성 단핵구증(infectious mononucleosis)을 유발한다. 감염성 단핵구증은 열, 편도염, 목의 림프절의 확장에 의해 나타나는 상태이다. EBV는 림프구, 상피세포, 근육세포 속에 있고 잠복기를 가진다.

Cytomegalovirus(HHV−5 또는 CMV)는 세계적으로 매우 흔한 감염병이다. 거의 모든 성인은 알게 모르게 이 병을 한 번은 앓았을 것이라고 생각된다. 대부분의 사람들은 면역시스템이 손상된 경우(예, 아기 또는 장기이식을 받은 사람)가 아니면 CMV에 대한 치료가 필요하지 않다. CMV는 침이나 소변과 같은 체액을 통해 전달된다. 키스나 성적인 접촉 또는 같은 음식을 먹는 것을 통해 전달될 수 있고 임산부로부터 태아에게로도 전달될 수 있다. 민감한 사람인 경우 CMV 감염은 치명적인 폐렴 또는 실명을 초래할 수 있다.

B형 간염(HBV)은 심각한 간에 생기는 감염병으로 B형 간염 바이러스에 의해 유발 된다. HBV는 보통 바늘에 찔리는 손상, 성적인 접촉, 출산을 통해 감염된다. HBV는 혈액, 정액, 질액을 포함하는 모든 체액에서 발견된다. HBV의 증상으로는 거식증, 구토, 설사, 황달, 권태감, 근육통이 있다.

바이러스감염병은 보통 바이러스가 자기복제를 한 후에야 발견될 수 있다. 바이러스는 적당한 정도에서 심한 정도까지의 감염을 일으킨다. 급성 바이러스감염의 대표적인 증상에는 두통, 약한 열, 메스꺼움, 구토, 설사, 근육통, 피로 그리고 기침이 있다.

백신

백신은 천연두, 수두, 볼거리, 광견병, 인플루엔자와 같은 질병에 대한 면역력을 키우고 질병을 막기 위해 고안된 약리학적인 예방책이다. 인플루엔자 바이러스는 매년 자신의 유전적인 구조를 바꾸기 때문에 인플루엔자 바이러스 백신은 해마다 바뀐다. 그러나 인플루엔자 백신은 여전히 바이러스의 변화하는 유전구조에도 불구하고 면역계에서의 항체생성을 증진시킨다. 인플루엔자 백신 접종 후에는 대부분에 사람들은 높은 항체역가 레벨을 가지며, 유사한 바이러스를 막아준다. 달걀은 플루 백신을 만들기 위해 사용된다. 따라서 플루 백신이 환자에게 투여되기 전에 달걀 알레르기에 대한 검사가 필요하다. 건강한 아이와 성인에게서 인플루엔자를 예방하는 백신의 성공률은 65−90%이다. 더 나이든 성인의 경우 백신은 60% 정도 효과적이지만, 여러 건강문제를 가지고 있는 경우 60%보다 더 낮다.

인플루엔자 진단검사

몇몇의 실험실검사는 인플루엔자를 진단하기 위해 사용될 수 있다. 진단검사 Directigen Flu A는 인플루엔자 A를 발견하기 위해 오랜 세월 동안 사용해 왔지만 그것으로 인플루엔자 B를 발견할 수는 없다. Flu OIA, QuickVue Influenza Test와 ZstarFlu는 인플루엔자 A, B를 둘 다 발견할 수 있는 진단검사이다. 이 검사들은 인후면봉, 비강면봉 또는 코흡입을 이용한다. 결과는 10−20분 안에 확인가능하다. QuickVue는 인플루엔자 A, B의 신속진단에 있어 쉽고 빠른 장점이 있다.

항바이러스 비-HIV 약물

항바이러스제(antiviral drugs)는 바이러스감염이 퍼지는 것을 막거나 지연시키기 위해서 사용된다. 항바이러스제는 세포 속에서의 바이러스의 핵산합성을 방해함으로써 바이러스의 자기복제를 막는다. 인플루엔자 A, B, herpes species, cytomegalovirus(CMV, 거대세포바이러스), 인체면역결핍바이러스(HIV)와 같은 다양한 바이러스에 대해 효과적인 항바이러스제들이 있다. HIV 약은 27장에서 다룬다. 비−HIV 항바이러스제들은 표 25−1에 있다. Interferon alfa−2a 및 2b는 B형, C형 간염바이러스를 치료하기 위해 사용된다.

비분류 항바이러스제

항바이러스제와 연관되어 있는 amantadine hydrochloride와 rimantadine hydrochloride는 인플루엔자 A를 치료하기 위해 사용된다. 두 항바이러스제들은 항바이러스제로 분류되지 않는다. 원래 amantadine은 파킨슨병을 치료하기 위해 사용되었다. 그리고 나중에서야 인플루엔자 A에 효과가 있다는 것이 밝혀졌다. Amantadine과 rimantadine 모두 인플루엔자 B에는 효과가 없다. 또 다른 분류되지 않은 항바이러스제들에는 CMV 망막염을 치료하기 위해 사용되는 cidofovir, AIDS 환자들의 HIV 망막염과 herpes simplex infection(단순포진감염)을 치료하기 위해 사용되는 foscarnet(Foscavir) 및 herpesvirus를 치료하기 위해 사용되는 vidarabine(Vira-A)가 있다. 1990년대에 FDA에서는 zanamivir(Relenza)와 oseltamivir phosphate(Tamiflu)라는, 증상이 생긴지 48시간 이내에 복용하면 인플루엔자 바이러스의 확산과 복제를 막을 수 있는 두 가지 약을 승인하였다.

부작용과 유해작용

Amantadine의 부작용과 유해작용에는 불면증, 우울증, 불안, 혼란, 운동실조와 같이 중추신경계(CNS)와 관련된 문제, 기립성 저혈압증, 무기력, 현기증, 불명료 언어와 같은 신경학적 문제 및 거식증, 메스꺼움, 구토, 설사와 같은 위장기능장애가 있다. Rimantadine의 중추신경계 부작용은 amantadine보다는 덜 발생한다.

국소 항바이러스제

세 가지의 국소 항바이러스제가 있다. Ioxuridine(Herplex Liquifilm), Penciclovir(Denavir), trifluidine(Viroptic). 이들은 herpes simplex viruses를 치료하기 위해 사용된다.

Neuraminidase 억제제

Neuraminidase 억제제는 감염된 세포로부터 바이러스가 방출되는 것을 감소시켜 바이러스의 확산을 막고, 플루증상의 지속시간을 감소시키는 약을 말한다. Zanamivir(Relenza)와 oseltamivir phosphate(Tamiflu)는 neuraminidase 억제제로, 플루증상이 생긴지 48시간 안에 복용되어야 한다. 이러한 약들은 neuraminidase의 활동을 억제하고 인플루엔자 A, B 바이러스에 효과적이다. Zanamivir와 oseltamivir phosphate는 "flu shot"의 대체제가 아니다.

감마 글로불린

감마 글로불린(IgG)은 혈액 속 항체에 풍부하다. IgG는 바이러스가 숙주세포로 침투하는 것을 막음으로써 바이러스에 대한 수동적 형태의 면역력을 준다. IgG는 바이러스의 공격을 막기 위해 감염의 초기단계 동안 투여된다.

표 25-1 비-HIV 항바이러스제

일반명(상품명)	투여경로 및 용량	응용 및 고려사항
전신성 비-HIV 항바이러스제 비분류 항바이러스제		
amantadine HCl	인플루엔자 A: A<65 y/C>9y: PO: 200mg/d, 1-2회 나누어 투여. 노인>65y: 100mg/d C 1-8y: PO: 5mg/kg/d, 2회 나누어 투여	일차적인 용도는 인플루엔자 A 예방이다. 위장관을 통해 잘 흡수된다. 임신범주: C; PB: UK; t½: 11-15h
cidofovir(Vistide)	A: IV:5mg/kg을 100mL NS에, 주 1회로 60분 이상에 걸쳐 투여하고 2주간 투여. 이후 2주마다 3-5mg/kg 투여. Probenecid 2g을 주입 3시간 전에 복용하고, 1g을 주입 8시간 후에 복용	특히 AIDS 환자의 CMV 망막염을 위한 약이다. 신장손상이 일어날 수 있다. 신장의 기능을 주시한다. 임신범주: C; PB: UK; t½: 17-65h
foscarnet(Foscavir)	CMV 망막염: A: IV: 60mg/kg 1시간 이상에 걸쳐 투여 1h, q8h, 2-3wk 혹은 90mg/kg/d, 2h 이상에 걸쳐 투여, q12h	헤르페스바이러스(HSV-1,HSV-2,VZV)와 CMV 망막염을 위한 약이다. 신장손상과 고인산혈증을 유발할 수 있다. 신장의 기능을 주시한다. 과립백혈구감소증 또는 혈소판감소증을 유발하지는 않는다. 임신범주: C; PB: UK: t½: 3-7h
rimantadine HCl(Flumadine)	A/C>10y: PO: 100mg b.i.d. 노인: PO: 100mg/d	인플루엔자 A 바이러스의 예방과 치료를 위한 약이다. 복용량은 보통 간이나 신장의 심한 손상을 가진 환자인 경우 줄어든다. 임신범주: C; PB: 40%; t½: 13-65h
Influenza virus vaccine(FLUCELVAX, Flublok)	Flublok: A: IM: 0.5mL, 인플루엔자 시즌 시작 때, 단일 투여함	Flublok은 인플루엔자 subtype A, B에 대한 예방을 위한 것이다. 인플루엔자 유행 초기에 삼각근에 근육주사한다. 임신범주: C; PB: UK; t½:UK(?)

표 25-1 비-HIV 항바이러스제-계속

일반명(상품명)	투여경로 및 용량	응용 및 고려사항
telbivudine(Tyzeka)	A: PO: 600mg/d	만성 HBV를 위한 약. 임신범주: B; PB 3.3%; t½: 49-49h
adefovir dipivoxil(Hepsera)	A/C >12y: PO: 10mg/d	만성 HBV를 위한 약. 임신범주: C; PB: <4%; t½: 7.5h.
entecavir(Baraclude)	A: PO: 0.5-1mg/d 2h a.c. 혹은 p.c.	만성 HBV를 위한 약. 임신범주: C; PB: 13%; t½: 128-149h.
Purine Nucleosides		
acyclovir(Zovirax)	원형약물차트 25-1 참조	
famciclovir(Famvir)	Herpes zoster: A: PO: 500mg q8h×7d Herpes simplex: A: PO: 125mg b.i.d.×5d 혹은 1000mg b.i.d. , 1일간	herpes zoster와 HSV-1을 위한 약이다. 임신범주: B; PB: <20%; t½: 2-3h
Varicella-zoster(대상포진) immune globulin(VariZIG)	A/Adol>40kg: IM: 625 international units/dose, 노출 96h 내에 C 10-20kg: 250 international units/dose IM, 노출 96h 내에	대상포진의 노출 후 예방을 위한 약이다. 임신범주: C; PB: UK; t½: 22-30d
ganciclovir sodium(Cytovene)	A/C: IV: 초기에: 5mg/kg, 1시간 이상에 걸쳐 q12h× 14-21d; *maint*: 5mg/kg/d, 7일 동안 1시간 이상에 걸쳐 투여 혹은 6mg/kg/d, 5일 동안 1시간 이상에 걸쳐 투여	면역력이 약화된 환자들의 CMV 전신감염을 위한 약이다. 임신범주: C; PB: 1-2%; t½: 2.5-6h
ribavirin(Virazole)	RSV: C: 에어로졸 흡입: 20mg over 12-18h/d, 3-7일 동안 C형 간염: A>75kg: PO: 600mg b.i.d., 24-48wk 동안 A<75kg: PO: 400mg, 아침 그리고 600mg, 저녁에 C: PO: 15mg/kg/d	아기와 어린이에게서의 respiratory syncytial virus 감염과 C형 간염을 위한 약이다. 임신범주: X; PB: NA; t½: 44h
valacyclovir HCl(Valtrex)	대상포진: A: PO: 1g t.i.d., 7일간 반복적인 생식기 포진: A: PO: 500mg b.i.d., 3일간	herpes zoster(shingles)와 재발되는 genital herpes를 유발하는 VZV에 효과적이다. 신장기능을 주시한다. 환자에게 물을 많이 마시게 한다. 부작용으로는 흔히 위장장애와 두통이 있다. 임신범주: B; PB: 14-18%; t½: 2.5-3.5h
valganciclovir(Valcyte)	A: PO: 900mg b.i.d., 음식과 함께 21일간	AIDS 환자에게서 망막염의 CMV 감염세포를 치료하기 위한 약이다. 바이러스의 DNA 합성을 방해한다. 백혈구감소증, 혈소판감소증, 골수 감소 및 무형성 빈혈을 유발할 수 있다. 임신범주: C; PB: 1-2%; t½: 18h
Neuraminidase Inhibitors		
oseltamivir phosphate(Tamiflu)	A/C >40kg: PO: 75mg b.i.d., 5일간 C 23-40kg: PO: 60mg b.i.d., 5일간 C 15-23kg: PO: 45mg b.i.d., 5일간 C <15kg: PO: 30mg b.i.d., 5일간	급성 단순 인플루엔자 A, B를 위한 약이다. 치료는 플루증상의 48시간 이내에 시작해야 한다. 식사와 관계없이 복용할 수 있다. 부작용으로는 일시적인 메스꺼움, 구토가 있다. 임신범주: C; PB: 3%, t½: 1-2h
zanamivir(Relenza)	A: 흡입기: 경구흡입 2회(1회 5mg blister/흡입) b.i.d., 5일간	인플루엔자 A, B 및 H1N1 인플루엔자를 위한 약이다. 치료는 플루증상의 48시간 이내에 시작해야 한다. 20% 미만이 전신에 흡수된다. 임신범주: C; PB: <10%; t½: 12min
국소 비-HIV 항바이러스제		
penciclovir(Denavir)	A: 국소: 4일에 걸쳐 q2h로 낮 동안 크림을 바름	재발하는 herpes labialis(구순포진, cold sores)를 위한 약이다. 임신범주: B; PB: UK; t½:UK
trifluridine(Viroptic)	A: 안약용액: 1gt q2h, 낮 동안; 최대: 9gtt/d	일차적으로 단순포진바이러스 때문에 생긴 각결막염에 사용된다. 임신범주: C; PB: UK; t½: 12min

A, adult 성인; a.c., before meals 식전; AIDS, acquired immunodeficiency syndrome 후천성면역결핍증; b.i.d., twice a day 하루 2회; C, child 소아; CMV, cytomegalovirus 거대세포 바이러스; d, day 일; DNA, deoxyribonucleic acid; GI, gastrointestinal 위장관계; gt, drop; gtt, drops; h, hour 시간; HIV, human immunodeficiency virus 인간면역결핍바이러스; HSV, herpes simplex virus 단순포진바이러스; IV, intravenous 정맥내; maint, maintenance 유지; max, maximum 최대; PB, protein-binding 단백결합; p.c. after meals 식후; PO, by mouth 경구; t½, half-life 반감기; t.i.d., tree times a day 1일 3회; UK, unknown 잘 모름; VZV, varicella-zoster virus; wk, week 주; y, year 년; >, greater than 초과; <, less than 미만.

인간면역 글로불린(Gamastan)은 근육 내에 투여된다. 일회량의 투여는 거의 2-3주 동안 보호가 가능하다. 첫 투여 다음에 2-3주 동안 반복될 수 있다. 즉각적인 면역 글로불린 레벨의 증가를 원하는 환자를 위해 정맥 면역 글로불린(Gamimune N)이 투여될 수 있다.

퓨린 뉴클레오시드

합성된 퓨린 뉴클레오시드 항바이러스제들은 바이러스의 핵산합성단계를 방해하는 데 효과적이다. 이러한 뉴클레오시드 유사체의 약에는 ribavirin(Virazole), acyclovir(Zovirax), famciclovir(Valtrex)가 있다. 이러한 약은 herpes simple viruses(HIV-1, HIV-2), herpes zoster(shingles) varicella-zoster virus(chikenpox) 및 CMV에 효과적이다. Valganciclovir(Valcyte)는 ganciclovir의 전구약물이며, 에이즈환자의 CMV 망막염치료에 효과적이다.

항바이러스제 ribavirin은 1986년 처음 시판되었다. Ribavirin은 어린이들에게서의 respiratory syncytial virus(RSV) 감염 그리고 노인에게서 인플루엔자 A, B 바이러스에 의한 호흡기감염을 치료하는 데 사용된다. Ribavirin은 분무형태로 투여한다.

Acyclovir

Acyclovir는 항암제로 소개되었고, 나중에 HSV-1, herpes zoster(shingles) 및 CMV(선천적인 결손을 유발할 수 있는)뿐만 아니라 특히 HSV-2에 효과적이라는 것이 발견되었다. Acyclovir에 대한 내성이 보고되기도 했는데, 이는 acyclovir를 효과적인 항바이러스제로 바꾸기 위해 필요한 바이러스-생성효소(thymidine kinase)의 부족으로 인한 것이다. 원형약

원형약물차트 25-1

Acyclovir Sodium

약물분류 항바이러스제 상품명: Zovirax 임신투약 안정성: B	**용량** 단순포진바이러스: A: PO: 400mg t.i.d. 5-10d 동안 A: IV: 5mg/kg q8h 10-21d 동안 대상포진바이러스: A: PO: 800mg q4h 5×/d for 7-10d 단순포진 뇌염: A: IV: 10mg/kg q8h, 10d 동안
금기 Hypersensitivity (과민증), 심한 신장 또는 간 질환 Caution: 전해질불균형, 탈수증, 발작장애, 유모, 어린이	**약물-임상검사-음식 상호작용** 약: aminoglycosides, probenecid, interferon과 함께 복용하면 신장의 신경독성을 증가시킨다. Phenytoin의 효과를 감소시킨다. Lab: AST, ALT, BUN을 증가시킬 수 있다.
약동학 흡수: PO: Slowly absorbed 분포: PB: 10-30% 신진대사: t½: PO: 2.5-3h 배출: 소변, 모유	**약역학** PO: 개시: UK Peak: 1.5-2h 지속시간: 4-8h IV: 개시: 신속 Peak: 1-2h 지속시간: 4-8h
치료효과/응용 HSV-1, HSV-2 (생식기) 치료 위해 작용기전: 바이러스의 DNA 합성을 방해	
부작용 메스꺼움, 거식증, 구토, 탈수증, 두통, 떨림, 불안, 무기력, 발진, 가려움증, 증가된 출혈시간, IV 부위에서의 정맥염	**유해반응** 두드러기, 빈혈증, 결정뇨, 이상 감각, 생명위협: 신경장애, 발작, 신독성(복용량이 많은 경우), 혈소판감소증, 백혈구감소증

A, adult 성인; ALT, alanine aminotransferase; AST, aspartate aminotransferase; BUN, blood urea nitrogen 혈액요소질소; C, child 소아; d, day 일; DNA, deoxyribonucleic acid; h, hour 시간; HSV, herpes simplex virus 단순포진바이러스; IV, intravenous 혈액내; PB, pretein-binding 단백결합; PO, by mouth 경구; t½, half-life 반감기; t.i.d. three times a day 1일 3회; UK, unknown 잘 모름.

물차트 25-1에 acyclovir sodium에 대한 약물 데이터를 열거해 놓았다.

약동학 Acyclovir는 복용량에 따라 천천히 흡수된다. 그리고 몸과 장기조직에 넓게 퍼진다. 약의 절반은 뇌척수액으로 간다. Acyclovir의 10-30%는 단백결합한다. 반감기는 2-3시간이다. Acyclovir는 변치않는 상태로 소변에 배설된다.

약역학 Acyclovir는 DNA의 바이러스 합성을 억제하며, 복제를 방해한다. 경구약물의 작용개시는 잘 모른다. 정맥내투여에 의해 작용시간이 빨라진다. 최대농도 도달시간은 두 경로 모두 2시간 이내이며, 작용시간도 비슷하다.

Probenecid는 acyclovir의 효과를 증대시킬 수 있다. 만약 aminoglycoside 혹은 amphotericin B와 acyclovir를 병용하면 신독성 가능성이 증가한다.

Valacyclovir(Valtrex)는 acyclovir로 바뀐다. Acyclovir는 HSV-1, HSV-2 및 varicella-zoster 또는 herpes zoster viruses에 대한 저해 활성이 있다. Herpes zoster에서 valacyclovir는 통증을 감소시키고, acyclovir(59일)보다 치료기간을 증가시킨다(40-43일).

Famciclovir(Famvir)는 valacyclovir 이전에 개발된 항바이러스제로, acyclovir와 똑같이 acute herpes zoster에 효과가 있다.

Ganciclovir(Cytovene, Vitrasert)는 herpesviruses와 CMV를 치료하는 데 효과적이다. Ganciclovir의 일차적인 용도는 CMV 감염을 치료하는 것이다. Ganciclovir는 심각한 유해작용을 가지고 있다.

부작용과 유해작용.

Acyclovir와 ganciclovir의 부작용과 유해작용은 위장장애를 포함한다(예를 들어 메스꺼움, 구토, 설사).

Acyclovir는 두통, 어지럼 및 혈뇨를 야기시킨다. 비록 빈번하지는 않지만, 불면증, 우울증 및 저혈압 등도 일어날 수도 있다. 증기된 혈액요소질소(BUN) 및 혈청 creatinine 농도는 신장이상으로부터 야기되는데, 신장이상은 항상 일과성이다.

Ganciclovir는 혈소판감소증 및 과립구감소증을 야기시킬 수 있다. 발생가능한 심각한 유해반응 때문에 이 약제는 면역약화 환자의 심한 전신 CMV 감염 때 기본적으로 사용한다.

간호과정
환자-중심 협력간호

항바이러스제: Acyclovir

사정

- 심각한 신장 또는 간 질환 환자에게서 의료기록을 확인한다.
- 총혈구검사(CBC)와 활력징후를 확인하여 향후 임상결과를 비교하는 데 활용할 수 있다.
- 기준 실험실 결과를 평가한다. 특히 혈액요소질소(BUN), 혈청 크레아티닌(serum creatinine), 전해질. 이러한 결과를 비교에 이용한다.
- 기준 활력징후와 요배설량을 평가하고 비정상적인 부분을 보고한다.

간호진단

- 병원균의 노출을 피하는 것에 대한 불충분한 정보로 인한 감염에 대한 위험.
- 잇몸증식증과 골수 감소로 증명된 항바이러스제의 유해작용에 의한 부상 위험.
- 발진과 가려움증으로 증명된 항바이러스제의 유해작용에 의한 피부손상 위험.
- 항바이러스제 치료를 경험하지 못함으로 인한 지식부족 .

계획

- 바이러스감염에 대한 환자의 증상이 감소할 것이다.

간호중재

- 환자의 CBC를 확인한다. 비정상적인 결과를 보고한다(백혈구감소증, 혈소판감소증, 낮은 헤모글로빈과 hematocrit). 
- 다른 실험실검사를 주시한다(BUN, serum creatine, 간효소); baseline value와 비교한다.
- 환자의 소변량을 기록한다. Acyclovir와 같은 항바이러스제는 신장기능에 영향을 미칠 수 있다. 
- 특히 혈압과 같은 vital sign을 주시한다. Acyclovir와 amantadine은 기립성 저혈압을 유발할 수 있다. 
- 부작용의 증상을 관찰한다. 대부분의 항바이러스제들은 부작용이 있다(원형약물차트 25-1 참조). 
- acyclvir와 같은 항바이러스제의 많은 복용량과 오랜 사용으로 인한 중복감염을 확인한다.
- 처방받은 대로 oral acyclovir를 투여한다. 경구용량은 식사시간에 먹을 수 있다.
- IV(정맥주사)를 놓을 때 항바이러스제를 원형약물에 표시된 대로 적당한 양의 용액으로 희석시킨다. 정맥주사를 하는 약물을 60분 동안 투여한다. 절대 acyclovir를 대량으로 주지 말라. 

환자교육

일반

- 약물치료를 위한 충분한 수화(hydration)와 소변배설량을 늘리기 위해 환자에게 충분한 양의 수분을 섭취하도록 권한다.
- 생식기 포진 환자에게 성적인 금욕 또는 콘돔을 사용함으로써 감염이 전파되지 않도록 교육하여야 한다. 생식기 포진 여성 환자에게 의료인이 권고한 대로 Pap test를 받도록 가르친다. 자궁경부암은 생식기 단순포진 환자들에게 더 흔하다.
- Zidovudine을 복용하는 환자들은 혈구검사를 직접적으로 모니터링해야 한다.

부작용

- 환자에게 하루에 몇 번 구강위생을 철저히 하도록 권한다. 잇몸비후는 항바이러스제의 장기적인 사용 때문에 생길 수 있다.
- 환자에게 소변배설량 감소와 어지럼, 불안감, 혼란과 같은 중추신경계의 변화와 같은 유해작용에 대해 보고하게 한다.
- 기립성 저혈압 때문에 생긴 어지럼을 가진 환자에게 앉은 자세에서 일어날 때 천천히 일어나라고 경고한다.
- 환자에게 항바이러스제와 관련된 어떠한 부작용이든 보고한다고 말한다(메스꺼움, 구토, 설사, 증가된 출혈시간, 발진, 두드러기, 월경 이상).

평가

- 바이러스를 제거하거나 증상을 완화시키는 데 있어서 항바이러스제의 효능을 평가한다.
- 부작용이 있는지 없는지 판단한다.

항바이러스 HIV 약제

인간면역결핍바이러스는 AIDS를 야기시킨다. HIV는 retrovirus이다. 두 종류의 항바이러스약제가 있는데, (1) 역전사효소억제제와 (2) 단백분해효소억제제이다. 항바이러스약제는 delavirdine(Rescriptor), didanosine(Videx), lamivudine(Epivir), nevirapine(Viramune), stavudine(Zerit) 및 zidovudine(Retrovir, AZT)를 포함하는 역전사효소억제제로 분류된다. 이 약물들은 바이러스 복제를 억제한다. Zidovudine은 FDA의 승인을 받은 첫 retrovirus 약제이다. 이는 바이러스 역전사효소를 억제하고 DNA 합성을 예방하고, 초기에 T4 림프구가 증가하도록 한다.

단백효소억제제 약물군에는 indinavir(Crixivan), nelfinavir(Viracept), ritonavir(Norvir) 및 saquinavir(Invirase) 등을 포함한다. 그 군의 항바이러스약제들은 역전사 바이러스(HIV-1 및 HIV-2)의 복제를 억제한다. 단백효소억제제가 역전사억제제와 병용 시에 인식하지 못한 바이러스 수준을 크게 줄인다. 약물병용은 HIV 약물저항을 줄이는 데 도움이 된다. HIV를 억제하는 항바이러스약물은 제27장에 논의되어 있다.

항말라리아제

말라리아는 *Anopheles* 모기감염에 의해 전파되는 원생 기생충 *Plasmidium* spp.에 의해 야기되는데, 아직 가장 유병률이 높은 원생기생충 질병이다. 모기가 사람을 감염시킨 후 원생 기생충은 두 단계, 즉 조직단계와 적혈구단계를 거친다. **조직단계(tissue phase**, 신체조직의 침투)는 사람에게서 임상적 증상을 야기하지는 않지만, **적혈구단계(erythrocytic phase**, 적혈구 침투)에서는 오한, 발열 및 발한증상을 일으킨다. 잠복기는 10-35일이며, 감기증상이 뒤따른다.

말라리아를 일으키는 데에는 50종의 *plasmodium*과 4종의 기생충이 있다. *P. malariae*, *P. ovale*, *P. vivax* 및 *P. falciparum*. *P. vivax*가 가장 흔하다. *P. falciparum*이 가장 심하다. 전 세계를 통틀어 2억 케이스의 말라리아가 있으나, 미국에서의 말라리아는 다른 나라로부터 우리나라로 입국한 사람들에게 주로 국한된다. 1960년 이래로 말라리아 발생은 증가하는데, 주로 말라리아 유행지역과 약물저항 말라리아 기생충이 있는 곳의 여행 때문이다.

말라리아치료는 *Plasmodium* 유형과 생체 사이클에 의존하여 정한다. 1820년부터 1940년대 초기까지 유일한 말라리아치료제는 quinine이었다. 이후에 합성 **항말리아치료제(antimalarial drugs)**가 개발되었는데, quinine과 비슷한 효과를 가지며, 독성이 거의 없다. 약물저항 말라리아가 발병 시에는 항말라리아약물의 병용투여가 치료효과를 증가시킨다. Chloroquine은 말라리아치료에 자주 처방되는 약이다. 만약 chloroquine에 약물저항이 나타나면 다른 항말라리아제가 처방될 수 있다.

말라리아 퇴치의 세 가지 방법은 말라리아예방, 급성 발병 시 치료 그리고 재발방지이다. 많은 합성 항말라리아제들(chloroquine, primaquine)이 예방적으로 사용된다. Chloroquine과 mefloquine은 급성 말라리아감염 때 흔히 사용된다. Mefloquine HCl 및 atovaquone/proquanil의 합성약물은 chloroquine 저항성 *P. falciparum* 치료에 사용된다. Chloroquine

과 hydroxychloroquine은 어린이에게 독성을 나타내며, 심지어 사망에 이를 수 있다. 그러므로 약용량은 주의 깊게 모니터링되어야 한다. 원형약물차트 25-2는 chloroquine에 대한 약물 데이터를 나타내고 있다.

약동학 Chloroquine은 위장관으로부터 잘 흡수된다. 이는 적절히 단백결합을 하고, 긴 반감기를 가진다. 첫 두 번의 투여로 인해 부여 용량 효과를 가진다. 이 약제의 긴 반감기 때문에 다음 용량투여는 6시간에 이루어지고, 세 번째 및 네 번째 용량투여는 24시간 및 48시간 경과 때 투여된다. 이후에 추가되는 투여는 2일간 하루 한 번 실시된다. Chloroquine은 간에서 대사되어 활성형 대사물로 바뀌고 소변으로 배설된다.

약역학 Chloroquine은 단백합성을 억제함으로써 말라리아 기생충 성장을 억제한다. 약물은 경구 혹은 근육내주사 모두 가능한데, 작용개시는 신속히 일어난다. 최대효과는 경구투여 시에 늦어진다. 약물작용시간은 매우 긴데, 수일에서 수주간 지속된다.

부작용 및 유해반응

일반적 부작용과 유해반응에는 위장관불편, 8번 뇌신경 증상(quinine 및 chloroquine), 신기능손상(quinine) 및 심혈관효과(quinine) 등을 포함한다.

표 25-2는 흔히 처방되는 항말라리아제 및 그들의 용량, 응용 및 고려사항을 나타내고 있다. **주의**: Quinine은 항말라리아약물이며, quinidine은 항부정맥치료제이다. FDA에 의해 개발된 약물투여지침은 매번의 mefloquine에 대해 설명하고 있다. 이 가이드라인은 심한 유해효과를 관찰하는 것이 필요한 약물에만 사용된다. Mefloquine 사용 후 나타나는 유해효과에는 심한 불안, 불안증, 지남력소실, 우울, 환각 및 자살충동 등이 포함된다.

안전: 약물오류예방

혼돈하지 말라....

- **quinine**(항말라리아제)와 **quinidine**(항부정맥제)

원형약물차트 25-2

Chloroquine HCl

약물분류 항말라리아제 상품명: Aralen HCl 임신범주: C	**용량** 급성 말라리아: A: PO: 1000mg/dose; 이후 500mg/dose, 6h 안에; 이후 500mg/d, 24h 및 48h에. C/Adol: PO: 16.5mg/kg, 이후 8.3mg/kg, 6h, 24h 및 36h에. 예방: 노출 2주전 및 노출 후 6–8주간 A: PO: 500mg/wk C: PO: 8.3mg/kg/wk
금기 과민반응, 신질환, 건선 주의: 알코올중독; 간기능이상; G-6-PD 부족; GI, 신경과적(발작, 청력 소실) 및 혈액학적 질환	**약물-임상검사-음식 상호작용** 약물: Digoxin, 신경근육 차단제 작용을 증가시킴; 제산제 및 연하제와 병용 시 흡수가 감소됨 임상검사: 간효소 증가; 적혈구 수, 헤모글로빈, hematocrit 감소 음식: 레몬이 효과를 감소시킨다.
약동학 흡수: GI에서 잘 흡수됨 분포: PB: 50–65% 대사: t½: 1–2 개월 배출: 서서히 소변으로 배출	**약역학** PO: 개시: 신속 최고: 1–2h 작용시간: 일–주
치료효과/응용 급성 말라리아치료; 말라리아 예방 작용기전: 말라리아 기생충의 pH를 상승시키면 기생충 성장을 억제함	
부작용 식욕부진, 오심, 구토, 설사, 복부통증, 피곤, 소양증, 두통, 신경증, 시야 손상, 불면증, 광과민, 머리카락 변색	**유해반응** ECG 변화, 저혈압, 정신병, 발작 생명위협: 무과립구혈증, 재생불량성 빈혈, 혈소판감소증, 이독성, 심혈관허탈

A, adult 성인; Adol, adolescent 청소년; C, child 소아; d, day 일; ECG, electrocardiogram 심전도; G-6-PD, glucose-6-phosphate dehydrogenase; GI, gastrointestinal 위장관계; h, hour 시간; IM, intramuscular 근육내; IV, intravenous 정맥내; max, maximum 최대; PB, protein-binding 단백결합; PO, by mouth 경구; PRN, as needed 필요시; t½, half-life 반감기; 자, week 주.

표 25-2 항말라리아제

일반명(상품명)	투여경로 및 용량	응용 및 고려사항
chloroquine HCl(Aralen HCl)	원형약물차트 25-2 참조.	
hydroxychloroquine sulfate (Plaquenil sulfate)	급성 말라리아: A: PO: 800mg, 이후 400mg at 6,18,24 및 36h C: PO: 13mg/kg/dose, 이후 6.5mg/kg, 6,18 및 24h에.	Chloroquine의 대체요법. 말라리아치료 시 다양한 용량으로. Primaquine에 대한 보조요법. 위장관불편을 줄이기 위해 음식과 같이 투여. 임신범주: C; PB: 45%; t½: 32–50d
mefloquine HCl	말라리아치료: A: PO: 단일 투여: 1250mg 말라리아 예방: A: PO: 250mg/wk, 여행전 1–2wk 및 여행 후 4wk; 물을 충분히 섭취한다	급성 말라리아의 예방 및 치료. 미국에서 말라리아치료의 선택약물이다. 임신범주: C; PB: 98%; t½: 10–21d
primaquine phosphate (Primaquine)	말라리아치료: A: PO: 15mg base/d, 14d 동안 말라리아치료: A: PO: 30mg base/d, 14d 동안	Pneumocystis carinii 폐렴뿐만 아니라 Plasmodium vivax, P. ovale 및 P.falciparum에 의한 말라리아치료에 사용. 백혈구 생산에 영향을 주고(과립구결핍증) G-6-PD 부족 환자에게서 용혈성 빈혈을 일으킴. 임신범주: C; PB: UK; t½: 3.7–9.6h
pyrimethamine(Daraprim)	말라리아 예방: A/C>10y: PO: 25mg/wk, 노출 전 2주간 및 노출 후 10주 간 계속 C 4–10y: PO: 12.5mg/wk C<4y: PO: 6.25mg/wk 말라리아치료: A/C>10y: PO: 25mg/d, a sulfonamide와 같이 2일간 C 4–10y: PO: 25mg/d, 2일간	말라리아의 예방적 사용. Chloroquine 저항성 P. falciparum 감염. Quinacrine, quinine 혹은 chloroquine과 함께 사용함. 임신범주: C; PB: 80–87%; t½: 80–123h
quinine sulfate(Qualaquin)	급성 말라리아: A: PO: 650mg q8h, 3–7d 동안	Chloroquine 저항 말라리아에 대해 병합 치료에 사용됨. 임신범주: C; PB: 70%; t½: 8–21h
병합 항말라리아 약제		
atovaquone/proguanil (Malarone)	A/C >40kg: PO: 250/100mg tabs: 3 tabs/d, 3d 동안 C 31–40kg: PO: 250/100mg tabs: 2 tabs/d, 3d 동안 C 11–20kg: PO: 250/100mg tabs: 1 tab/d, 3d 동안	말라리아에 대한 경구용 예방 및 치료. Chloroquine 저항 종에 효과적임. 임신범주: C; PB: 99%/75%; t½: 2–3d/12–20h
artemether/lumefantrine (Coartem)	A/C >35kg: PO: 4 tabs of artemether 80mg/ 진단 후 lumefantrine 480mg, 이후 4 tabs, 8h 안에, 이후 4 tabs b.i.d. 2d 동안 A/C 25–35kg: PO: 3 tabs artemether 60mg with lumefantrine 360mg, 동일 요법 C 15–25kg: PO: 2 tabs artemether 40mg with lumefantrine 240mg, 동일 요법 C 5–15kg: PO: 1 tab artemether 20mg with lumefantrine 120mg 동일 요법	약물에 민감하거나 혹은 약물에 저항하는 Plasmodium falciparum에 이–한 말라리아에 사용. 핵산과 단백합성을 억제하면서 작용함 유해반응은 안구탕진, wheezing, 저칼륨혈증, 혈액이상 및 간비대증을 포함한다. 임신범주: C; PB: 95%/99%; t½: 2–3h/3–6d

A, adult 성인; C, child 소아; G-6-PD, glucose-6-phosphate dehydrogenase; GI, gastrointestinal 위장과계; h, hour 시간; max, maximum 최대; PB, protein-binding 단백결합; PO, by mouth 경구; t½, half-life 반감기; tab, tablet 정제; UK, unknown 모름; wk, week 주; y, year 년; >, greater than 초과; <, less than 미만.

간호과정
환자-중심 협력간호

항말라리아제

사정

- 환자의 청력 특히 quinine 혹은 chloroquine을 복용하였을 때 이들 약물은 8번 뇌신경에 손상을 줄 수도 있다.
- 환자의 시력을 체크한다. Chloroquine 및 hydroxychloroquine을 복용하는 환자는 안과검사를 자주 할 필요가 있다.

진단

- 말라리아 병원체에 노출되는 것을 피해야 하는 데 대한 불충분한 지식과 관련된 감염의 위험
- 발열과 과도한 발한과 관계된 피부의 손상위험
- 영양의 불균형의 위험; 신체 필요량보다 부족할 경우에 구토와 설사의 부작용과 관련이 있게 된다.
- 시력손상의 위험은 시야혼탁 부작용과 관련이 있다.
- 항말라리아약물의 미경험과 관련된 지식부족

계획

- 환자의 말라리아 증상이 없어진다.

중재

- 환자의 신장 및 간 기능을 소변검사 및 간효소를 검사하여 모니터링한다. 항말라리아약물은 간에서 처음 농축된다. 만약 환자가 적당량 이상의 술을 마시거나 간질환을 앓고 있다면 간효소를 면밀히 관찰하여야 한다. 신기능저하가 항말라리아제 유해효과로써 나타난다.
- 만약 환자가 혈청간효소가 증가하거나 신기능검사가 비정상일 경우에 보고한다.

환자교육

일반

- 말라리아 위험국가를 여행하는 환자에게 떠나기 전, 방문 도중 그리고 돌아올 때 항말라리아약물을 예방적으로 투여받으라고 조언한다.
- 경구용 항말라리아약물은 음식과 같이 복용하고, 만약 위장관 불편이 있다면 식사 시에 복용하도록 교육한다.
- 말라리아 위험지역으로부터 돌아온 환자에게 말라리아증상에 대해 모니터링한다.
- Chloroquine 혹은 hydroxychloroquine을 복용하는 환자에게 시력이상이 있을 경우 즉시 알리도록 충고한다.
- 환자로 하여금 많은 양의 술을 섭취하지 말라고 주의를 준다.

부작용

- 환자에게 식욕부진, 오심, 구토, 설사, 복통, 소양증, 시각이상 및 어지럼 등의 증상을 보고하도록 조언한다.

평가

- 항말라리아제의 효능에 평가는 환자가 증상으로부터 자유로워지는 여부를 가지고 결정한다.
- 약물요법에 대한 환자의 이해를 평가한다.

항연충약물

연충(helminth)은 숙주조직에 서식하는 큰 개체(기생충)이다. 가장 흔한 연충증(기생충감염) 감염부위는 장이다. 다른 감염부위는 림프계, 혈관 및 간이다.

연충의 군에는 (1) 촌충, (2) 흡충, (3) 장선충(회충), (4) 조직침투선충(조직침투 회충 및 사상충) 등이 있다. 그들은 오염된 음식, 매개곤충 혹은 직접 피부관통을 통해 사람 숙주에 들어 온다. 촌충은 몸에 분절이 있고, 오염된 음식을 통해 사람에게 들어 간다. 촌충에는 *Taenia solium*, *Tenia saginata*, *Diphyllobothrium latum*, *Hymenolepis nana*의 4종이 있다. 분절의 촌충은 머리와 조직에 부착하는 갈고리 또는 빨판을 가진다.

흡충은 편평하며, 분절이 없는 기생충으로, 숙주에 기생한다. 흡충에는 *Fasciloa hepatica*, *Fascilopsis buski*, *Paragonimus westermani*, *Schistosoma*의 4종이 있다. 4종의 선충이 장조직에 기생하는데, *Ascaris lumbricoides*, *Necator americanus*, *Enterobius vermicularis*, *Strongyloides stercoralis* 및 *Trichuris trichura*이다.

2종의 선충은 조직침투를 하는데, *Trichinella spiralis* 및 *Wuchereria bancrofti*이다. 돼지회충 혹은 *T. spiralis*는 **선모충증(trichinosis**, *T. spiralis*의 유충을 함유하는 돼지고기를 날것으로 혹은 덜 익혀 먹어서 야기됨)을 야기하는데, 근육생검으로 진단한다. 회충이 존재하더라도 돼지고기를 충분히 익히면 이 기생충은 파괴된다.

부작용 및 유해반응

항연충약물의 흔한 부작용에는 위장관불편이 있는데, 식욕부진, 오심, 구토 및 종종 설사 및 위통 등이 나타난다. 항연충약물과 관련된 신경학적 부작용은 어지럼, 허약, 두통, 졸림 등과 연관이 있다. 약물을 단기간(1–3일) 사용하기 때문에 유해반응은 빈번하게 일어나지 않는다. 선상충과 돼지기생충 치료에 사용하는 thiabendazole은 예외이다. 만약 환자가 간질환이 있으면 thiabendazole을 피해야 한다.

표 25–3은 여러 가지의 기생충을 치료하는 데 사용되는 항연충약물 8가지를 소개하고 있다.

간호과정
환자–중심 협력간호

Anthelmintics

사정

- 환자가 먹은 음식에 대한 개인력을 사정하는데, 특히 육류 및 물고기 그리고 어떻게 음식을 조리했는지를 물어야 한다.
- 가정에서 다른 사람이 연충에 대해 확인받았는지의 여부를 체크한다.
- 항문소양증이 있는지 환자를 조사한다.
- 기본적인 활력징후와 검사를 위한 대변 샘플을 채집한다.

간호
- 연충의 감염과 관련된 방어대책
- 어지럼, 두통, 졸림 등과 관련된 활동장애
- 타인에게 거부당할 것에 대한 두려움과 관련된 손상된 신체 이미지
- 항연충약물요법의 미경험과 관련된 지식부족

계획
- 환자가 연충으로부터 완치될 것이다.
- 환자는 재발을 방지하기 위해 음식을 어떻게 조리하는가를 설명할 것이다.
- 환자는 감염조절을 위한 방법을 기술할 것이다.

간호중재
- 청결한 용기에 대변 시료를 채집한다. 대변을 수분, 소변 혹은 화학물질과 접촉하는 것을 방지하지 않으면 기생충이 파괴된다.
- 위장관불편을 예방하거나 방지하기 위해 식후 처방된 항연충 약물을 투여한다.
- 만약 환자가 부작용이 생기면 의료진에 보고한다.

환자교육
- 식사 전과 화장실을 다녀온 후 손씻기의 중요성을 환자에게 설명한다. 부적절한 위생상태는 가족 간 기생충 전파로 이어진다.
- 환자에게 매일 샤워, 목욕을 하지 말도록 조언한다.
- 시트, 목욕 가운, 타월 및 하의를 매일 바꾸어 사용하도록 환자에게 조언한다.
- 만약, 치료 후에도 연충감염이 지속되면 이차 코스의 항연충약물치료가 필수적이다.
- 표기된 시간에 약을 복용하고 의료진과의 약속을 지키는 것의 중요성을 환자에게 강조한다.
- 사용 전에 일반의약품 사용설명서를 읽도록 환자를 교육한다.
- 졸림이 야기될 수 있다고 환자에게 주의를 주고, 만약 이 증상이 야기되면 운전이나 기계조작 등을 하지 말도록 경고해야 한다.
- 어떠한 부작용/유해반응이라도 의료진에게 알리도록 조언한다.

평가
- 항연충 치료의 효과와 부작용의 결여에 대해 평가한다.
- 환자가 기생충감염을 방지하기 위해 적절한 위생을 유지하는지의 여부를 결정한다.
- 연충예방에 대한 환자의 지식을 평가한다.

표 25-3 항연충약물

일반명(상품명)	투여경로 및 용량	응용 및 고려사항
bithionol(Bitin, Lorothidol)	A: PO: 30–50mg/kg 음식과 함께 격일로 2일 용량을 10–15번 투여	흡충에 효과적. 약물 저하성 혹은 유해작용 때문에 praziquantel을 투여받을 수 없는 환자의 Paragonimus 혹은 Fasciola 치료
diethylcarbamazine(Hetrazan)	A/C>15kg: PO: 6mg/kg, 단일 투여	국소적 pulmonary eosinophilia 혹은 로아사상충증치료에 사용. CDC에서 연구용 약물로만 사용가능함.
ivermectin(Stromectol)	A/C>15kg: PO: 150–200mcg/kg, 단일 투여	광범위 항기생충 약제. 기생충의 마비를 유발. 여러 진드기에 대해 매우 효과적이다. 임신범주: C; PB: UK; t½: 16–28h
praziquantel(Biltricide)	A/C>4y: PO: 20-25mg/kg t.i.d. X 1-2d	소고기, 돼지고기 및 어류 조충 치료; 혈액 흡충; 간, 폐 및 장 흡충. 임신범주: B; PB: 80–85%; t½: 0.8–1.5h
pyrantel pamoate(Pin-X)	A/C>2y: PO: 10mg/kg, 단일 투여; 최대: 1 g	거대회충, 갈고리충 및 요충 치료. 임신범주: C; PB: UK; t½: UK

A, adult; b.i.d., two times a day; C, child; d, day; h, hour; max, maximum; PB, protein-binding; PO, by mouth; PRN, as needed; t½ , half-life; t.i.d., three times a day; UK, unknown; wk, week; y, year; > , greater than; <, less than.

핵심 웹사이트

Acyclovir에 대한 정보: *www.nlm.nih.gov/medlineplus/druginfo/meds/a681045.html*

계절성 인플루엔자: 질병: *www.cdc.gov/flu/about/disease.htm*

말라리아에 대한 정보: *www.cdc.gov/malaria*

학습 질문

1. 환자는 HSV-3로 진단되었다. 간호사는 이 질환이 어떤 이름으로 더 알려졌는지 이해하는가? (맞는 답을 모두 고르시오)
   a. 수두(Chickenpox)
   b. B형 간염
   c. 성인의 대상포진(Shingles)
   d. Cytomegalovirus

2. Zanamivir(Relenza)가 환자에게 처방되었다. 간호사는 이 약을 어디에 사용하는지를 알고있는가?
   a. HSV-2 치료
   b. HSV-1 치료를 위한 경구투여
   c. Varicella-zoster 바이러스치료
   d. 증상 시작 48시간 내에 투여하는 것이 효과적

3. Acyclovir를 투여하는 환자가 약에 대해 간호사에게 문의한다. 환자교육에 포함시켜야 하는 것은?
   a. 합병증을 막기 위해 수분섭취는 제한한다.
   b. 고혈압에 대해 모니터링한다.
   c. Stevens-Johnson 증후군이 유해효과이다.
   d. 신기능을 체크하기 위해 혈액검사가 중요하다.

4. 말라리아 과거력이 있는 환자가 chloroquine으로 치료받고 있다. 간호사는 환자에게 무엇을 하라고 조언하는가?
   a. 빈번한 청력검사
   b. 식전에 말라리아치료제 복용
   c. 빈번한 대변 샘플 검사
   d. 약물복용 전 심박수 검사

5. 선모충증으로 인해 환자가 thiabendazole을 투여받고 있다. 이 상태와 치료에 있어서 무엇을 알아차리는가?
   a. 약은 7일간 투여한다.
   b. 신장애가 있으면 약물의 사용을 피해야 한다.
   c. 가족에게도 동일한 질병을 검사해야 한다.
   d. 질병감염을 방지하기 위해 적절한 위생상태를 유지하도록 해야 한다.

6. Acyclovir(Zovirax)는 생식기 포진 환자에게 사용되어 왔다. 이 환자에게 어느 간호중재가 적절한가? (맞는 답을 모두 고르시오)
   a. 환자의 BUN 및 creatinine을 모니터링한다.
   b. 환자의 고혈압 여부를 모니터링한다.
   c. 30분 이상에 걸쳐 정맥내 acyclovir를 투여한다.
   d. 적절한 수분섭취하도록 환자에게 충고한다.
   e. 하루 수차례 구강위생에 신경 쓰도록 충고한다.
   f. 혈액이상에 대해 환자의 혈액검사(CBC)를 모니터링한다.

답: 1. a, c 2. d 3. d 4. a 5. d 6. a, d, e, f

26장

요로질환에 대한 약물

학습목표

- 요로감염치료제 및 항감염제 약물군을 비교한다.
- 요로감염치료제 및 항감염제 약물의 부작용 및 유해반응을 기술한다.
- 요로진통제, 요로자극제 그리고 요로 항경련제의 응용을 구분한다.
- 요로소독제 및 항감염제를 투여받는 환자의 간호에 있어서 교육을 포함하는 간호과정을 적용한다.

요로질환의 가장 많은 부분은 **요로감염(urinary tract infection, UTI)**과 요로의 어느 부분이든지 미생물 감염에 의해 발생한다. 요로감염은 신우신염과 같은 상부요로감염 또는 방광염, 요도염, 전립선염 등의 하부요로감염으로 발생할 수 있다. **요로감염치료제/항감염제(urinary antiseptics/antiinfectives)**라는 약물군은 신장과 방광에 세균의 성장을 방지할 수 있지만 전신감염에 대한 효과가 없다. 요로감염치료제/항감염제는 낮은 복용량에서 주어진 경우 **세균성(bacteriostatic,** 박테리아 성장을 억제) 효과가 있다. 더 높은 용량으로 주어졌을 때 그들은 또한 **살균효과(bactericidal,** 박테리아를 죽이는)가 있다.

요로감염치료제/항감염제, **소변진통제(urinary analgesics,** 요로의 통증과 화끈함을 약화), **소변자극제(urinary stimulants,** 요도근의 근육을 증가시키는 작용제들) 및 요로 항경련제/항무스카린성 약물이 이 장에 제시되어 있다. 제21, 22, 23장은 요로감염을 치료하는 데 사용되는 항생제, fluoroquinolones 및 sulfonamides를 설명한다. 이뇨제는 제34장에서 설명한다.

하부요로감염인 **급성 방광염(acute cystitis)**은 짧은 요도 때문에 여성 환자에서 자주 발생한다. 그것은 가임기 여성, 나이든 여성, 어린 소녀들에게서 더 흔하다. 급성 방광염은 일반적으로 대장균에 의해 발생한다. 다른 박테리아의 원인은 *Staphylococcus saprophyticus* 및 그람음성 *Klebsiella*, *Proteus* 및 *Pseudomonas*을 포함한다. 방광염의 증상은 배뇨의 통증과 화끈함 및 긴급한 배뇨를 포함한다. 소변배양은 일반적으로 항감염/항생제치료를 시작하기 전에 구해진다. 남성 환자에서 하부요로감염은 방광염과 유사한 증상이 대부분 전립선염이다.

상부요로감염인 **급성 신우신염(acute pyelonephritis)**은 일반적으로 가임기 여성, 나이든 여성, 어린 소녀들에게서 볼 수 있다. 대장균은 신우신염의 가장 일반적인 원인이다. 증상은 오한, 고열, 옆구리 통증, 배뇨 시 통증, 긴급 빈뇨 및 농뇨를 포함한다. 소변의 세균수는 100,000박테리아/mL를 초과한다. 심한 경우, 환자는 입원을 하고 정맥(IV)에 항생제(예를 들어 aminoglycoside, ticarcillin/clavulanic acid 또는 piperacillin/tazobactam)를 받을 수 있다. UTI 치료에 가장 일반적으로 사용되는 약물은 nitrofurantoin(Macrodantin), trimethoprim-sulfamethoxazole(Bactirm, Septra), nalidixic acid(NegGram), norfloxacin(Noroxin) 및 ciprofloxacin(Cipro)과 같은 floquinolones이다. 치료는 선택약물의 싱글 더블-강도, 3일 과정 또는 7-14일의 약물투여의 전통적인 방법으로 구성된다. Nitrofurantoin 원형약물인 fosfomycin tromethamine(Monuol)은 단일 투여치료로써 요로감염에 효과적이다. 요로감염을 치료하기 위해 쓰이는 다른 약물들은 경구 amoxicillin/clavulanic acid(Augmentin) 및 경구 3세대 cephalosporins(cefixime, cefpodoxive proxetil 혹은 ceftibuten)를

포함한다. 심각한 요로감염인 경우 경구약물치료와 정맥내 약물치료는 일반적으로 권장된다.

요로방부제/항감염제 및 항생제

요로방부제/항감염제는 요로감염의 치료로 제한된다. 약물작용은 신세뇨관 방광에서 발생하는데, 박테리아의 성장을 감소시키는 데 효과적이다. 소변검사뿐만 아니라 배양민감도검사는 일반적으로 약물치료를 시작하기 전에 수행된다. 요로감염치료제/항감염제는 nitrofurantoin, methenamine, trimethoprim 및 fluoroquinolones가 있다.

Nitrofurantoin

Nitrofurantoin(Macrodantin)은 1953년에 요로감염을 치료하기 위해 처음 처방되었다. Nitrofurantoin은 약물투여량에 따라 정균 또는 살균이고, 특히 대장균과 같은 그람양성 및 그람음성균에 효과적이다. 급성 및 만성 요로감염을 치료하는 데 사용된다. Nitrofurantoin의 약물 데이터는 원형약물차트 26-1에 제시되어 있다.

약동학 Nitrofurantoin는 위장관에서 잘 흡수된다. 약물은 일반적으로 위장관불편을 감소시키기 위해 음식과 함께 복용된다. 약물을 제산제와 같이 복용할 때 감소흡수가 발생한다. Nitrofurantoin 단백결합이 적당한 수준이다. 신장기능이 정상일 때 약물은 20분 정도의 짧은 시간의 빠른 속도로 제거된다. 그러나 혈청에 비뇨기장애와 함께 축척된다.

약역학 Nitrofurantoin가 예방 용도보다 저용량으로 주어진 경우, 약물은 제균효과를 갖는다. Nitrofurantoin의 높은 농도는 살균효과를 발생시킨다. Nitrofurantoin는 대장균, Neisseria, 연쇄상구균, 포도상구균 등과 같은 그람양성 및 그람음성균에 대하여 효과적이다. 그것은 녹농균, Proteus 종 및 일부 *Klebsiella* 종에 대해 효과가 없다. 개시 및 작용지속시간은 알려져 있지 않다. 피크 동작은 흡수 30분 후에 발생한다. 호흡곤란, 가슴통증, 기침, 발열, 오한 등의 갑작스러운 증상이 발병하면 환자는 의료 서비스 공급자에게 문의해야 한다. 증상은 약물을 중단 후 해결된다.

Nitrofurantoin의 간호과정은 다른 요로감염치료제/항감염제에 적용할 수 있다.

Methenamine

소변의 pH가 5.5 미만인 경우에는 Methenamine(Hiprex)은 살균효과를 보인다. 이는 그람양성 및 그람음성균, 특히

원형약물차트 26-1

Nitrofurantoin

약물분류 요로방부제 상품명; macrodantin 임신범주, B	**용량** A: PO;50–100mg q.i.d.(식사와 함께 및 h.s.); 음식섭취와 함께; 최대; 7mg/kg/d C>1 mo; PO; 1.25–1.75mg/kg/d q6h; 최대; 7mg/kg/d
금기 과민, 중등도에서 심한 신장손상, 핍뇨, 무뇨, 신생아 <1 mo, 임신, G6PD 결핍 신생아의 수유 주의: 비타민 B 결핍, 전해질불균형, 당뇨병	**약물-임상검사-음식 상호작용** 약물: Probenecid의 요청소율의 감소는 독성을 야기한다. 제산제의 흡수 감소; fluoroquinolones의 효과 감소; 경구용 피임약의 효과 감소
약동학 흡수: 위장관에서 흡수 좋음; 음식물로 흡수 증진됨 분포: PB; 20% –60%가 모유로 배출, 태반을 통과대사; t½; 20분 배설; 소변에서, 담즙에서 소량	**약역학** PO: 개시; 영국 최대: 30분 작용시간: UK
치료효과/응용 급성 및 만성 요로감염을 치료하려면 액션의 모드; 박테리아효소 및 대사억제, 또한 세균세포벽 형성을 저해	
부작용 식욕부진, 오심, 구토, 복통, 녹/갈색 소변, 설사, 발진, 소양증, 오한, 현기증, 두통, 졸음, 혼란, 우울증, 탈모의 갈색 변색, 안진	**유해반응** 균교대감염, 혈관부종, 말초신경병증, 용혈성 빈혈, 재생불량성 빈혈, 혈소판감소증, 무과립구증 생명위협: 아나필락시스, 간독성, Stevens–Johnson 증후군

A, adult 성인; C, child 소아; CLcr, creatinine clearance; G–6–PD, glucose–6–phosphate dehydrogenase; GI, gastrointestinal 위장관계; h.s., at bedtime; min, minute; mo, month; PB, protein–binding 단백결합; PO, by mouth 경구; q.i.d., 1일 4회; t½, half–life 반감기; UK, unknown 잘 모름; UTI, 요로감염; y, year 년; <, less than 미만.

대장균 및 녹농균(pseudomonas aeruginosa)에 대해 효과적이다. 그것은 만성 요로감염에 사용된다. 결정뇨의 발생가능성 때문에 Methenamine는 sulfonamides와 함께 복용하면 안 된다. 이는 위장관에서 쉽게 흡수되며, 약물의 약 90%는 그대로 소변으로 배출된다. Methenamine 산성 소변에서 암모니아와 포름알데히드를 형성하고, 따라서 소변은 살균작용을 하기 위해 산성화할 필요가 있다. 크랜베리주스를 하루에 한 잔 정도 마시면 소변의 산도를 낮추는 데 도움이 될 수 있다.

간호과정
환자-중심 협력간호

세균성 방광염치료제: Nitrofurantoin

사정

- 요로감염, 요실금 또는 기타 요로질환 임상문제의 환자에서 과거력을 확인한다.
- 요로감염의 징후와 증상에 관해 환자를 평가한다. 배뇨, sensation on urination, 자극, 급박한 통증이나 작열감
- 장기치료 환자에 완전한 혈액 카운트(CBC)를 모니터링; 정기적으로 모니터링
- 소변배양과 감도결과 모니터링
- 신장과 간기능을 평가
- 소변의 pH를 결정한다. 5.5의 pH가 요구된다. 그러나 소변을 알칼리화하지 않는 것이 좋다.

간호진단

- 요로에 염증과 관련된 급성 통증
- 병원균의 침입을 방지하기 위한 부족한 지식으로 인한 감염의 위험성

계획

- 환자는 10일 이내에 요로감염의 징후와 증상이 없어질 것이다.

간호중재

- 환자의 소변량과 소변의 비중을 모니터링한다. 무뇨 및 핍뇨 환자에 소변방부제를 관리할 때 출력에 세심한 주의가 필요하다. 소변출력 감소 시 즉시 보고한다.
- 요로감염을 치료하기 위한 약물치료를 시작하기 전에 감염 유기체를 식별하기 위해 소변배양을 얻는다.
- 부작용 및 요로방부제 약물에 대한 부작용에 대해 환자를 관찰한다. 말초신경병증(저림, 사지마비)은 신부전(약물을 배설할 수 없는) 또는 nitrofurantoin의 장기 사용으로부터 발생할 수 있다. 말초신경병증은 불가역적이다.

환자교육

일반

- 태블릿을 망치거나 캡슐을 열지 않도록 환자를 교육시킨다.
- 구강 nitrofurantoin 복용 후 완전히 입을 씻도록 환자를 조언한다. 약물은 치아를 얼룩지게 할 수 있다.
- 환자에게 제산제가 약물의 흡수를 방해할 수 있음을 교육한다.
- 관리하기 전에 흔들림을 정지하고 동결로부터 보호할 수 있도록 환자를 가르친다.
- 환자가 자동차 운전이나 위험한 기계를 작동할 수 없도록 경고한다. 약물은 졸음의 원인이 될 수 있다.
- 여성 환자에게 임신을 즉시 의료 서비스 제공자에게 보고하도록 조언한다.

식이

- 체액을 증가시키고 GI의 upset 최소화하기 위해 음식과 함께 약을 복용하도록 환자에게 알린다.

부작용

- 소변이 무해한 갈색 색상을 띌 수 있다고 환자에게 경고한다.
- 구내염 또는 항문방전이나 가려움증 등의 보조곰팡이 또는 균교대증(superinfection)의 흔적을 보고하도록 환자를 격려한다.

Methenamine

- 산성 소변을 유지하기 위해 크란베리주스를 마시고, 매실을 먹고 또는 비타민 C(보건의료제공자의 승인을 받은)를 먹도록 환자를 교육시킨다. 우유와 일부 야채와 같은 알칼리성 식품은 소변의 pH를 증가시킬 수 있다. 방부제가 효과적이기 위해서는 소변의 pH가 5.5 이상이어야 한다.

Fluoroquinolones

- 약을 복용하는 동안에 위험한 기계를 작동하거나 운전을 방지하기 위해 환자를 경고한다. 특히 현재 어지럼을 느끼는 경우 환자에게 경고해야 한다.
- 제산제가 약물의 흡수를 방해하기 때문에 음식과 함께 약을 복용하고 제산제를 피하도록 환자를 격려한다.
- 약물이 소변을 갈색으로 변하게 할 수 있다는 점을 환자에게 알린다.
- 균교대감염의 흔적이나 이차 곰팡이 또는 세균감염에 대해 보고하도록 환자에게 교육시킨다.
- 햇빛의 과도한 노출을 피하라고 환자에게 알린다.

평가

- UTI를 완화하는 데 있어서 비뇨기 항감염제의 효과를 평가한다. 환자는 부작용 및 약물부작용에서 자유롭다.

Trimethoprim 및 Trimethoprim-Sulfamethoxazole

Trimethoprim(Proloprim)은 trimethoprim에 저항성을 가진 유기체의 발생을 막기 위해 일반적으로 sulfonamide, sulfamethoxazole(일반적으로 *TMP/SMX*라고 불림)과 조합하여 사용하지만, 요로감염의 치료에 단독으로도 쓰일 수 있다. 이 약의 조합은 대부분의 그람양성균과 그람음성균에 대해 느린 살균효과를 가진다. TMP/SMZ(Bactrim, Septra)는 23장에서 다루었다. Trimethoprim은 급성과 만성 요로감염의 치료와 예방에 사용된다. 전립선액에 있는 trimethoprim의 양은 정맥에 있는 trimethoprim의 양보다 2–3배 많다. Trimethoprim의 반감기는 일반적으로 8–11시간이지만, 신기능장애가 있는 환자에게서는 더 길다.

Fluoroquinolones(Quinolones)

Fluoroquinolones는 하부요로감염에 효과적인 요로항생제의 한 종류이다. Nalidixic acid(NegGram), norfloxacin(–Noroxin), ciprofloxacin hydrochloride(Cipro) 및 ofloxacin을 포함한다. Norfloxacin, cip-rofloxacin 및 ofloxacin은 넓은 범위의 UTI에 대해 효과적이다. 신기능장애가 있다면 약물투여량은 감소되어야 한다. 이들 약물의 반감기는 통상 2–8시간이지만, 신기능장애 환자에서는 연장된다. 표 26–1은 요로방부제/항감염제 및 용량을 고려하여 나열하였다.

부작용 및 유해반응

Nitrofurantoin. Nitrofurantoin 사용의 부작용은 다음과 같다. (1) 식욕부진, 구역, 구토, 설사, 복통 등의 위장장애, (2) 호흡곤란, 가슴통증, 발열, 기침 등의 폐 반응.

Methenamine. Methenamine 사용은 메스꺼움, 구토, 설사를 포함한 위장관 부작용을 가지고 있다. Hiprex의 염료에 알레르기 반응이 발생한다. 방광에 염증과 결정뇨가 발생할 수 있다(대용량섭취 시).

Trimethoprim. 위장관증상(메스꺼움과 구토를 포함한)과 피부문제(발진과 가려움증을 포함한)가 trimethoprim 사용 시 동반될 수 있다.

Fluoroquinolones. Nalidixic acid의 사용은 두통, 현기증, 실신(기절), 말초신경염, 시각장애, 발진 등의 부작용을 가질 수 있다. 메스꺼움, 구토, 설사, 두통, 시각장애는 cinoxacin과 norfloxacin 사용으로 발생할 수 있다. 감광성도 fluoroquinolones에 동반되는 일반적인 부작용이다.

표 26–1 방부제 및 요로 항감염제

일반명(상품명)	투여경로 및 용량	응용 및 고려사항
fosfomcyin tromethamine (Monurol)	A: PO: 3–g packet dissolved in 4oz water, as a single dose	여성의 합병증이 없는 요로감염. 대부분의 그람음성 및 그람양성 세균에 대한 살균효과가 있다. 부작용은 두통, 설사 등이 있다. 임신범주: B; PB; 0%; t½; 3–8.5h
methenamine hippurate (Hiprex, Urex)	Hipppurate; A: PO: 1g b.i.d C 6–12y: PO: 0.5–1g q12h	For chronic UTIs. 소변의 pH는 산성이여야 한다(<5.5). Sulfonamides와 함게 쓰지 말라. 결정뇨를 유발할 수 있으므로 수분을 충분히 공급해야 한다. 위장관자극을 유발할 수 있으므로 식사와 함께 섭취한다. 임신범주: C; PB; UK; t½; 4h
nitrofurantoin(Macrodantin) trimethoprim(Proloprim)	원형약물차트 26–1 참조 A: PO: 100mg b.i.d 또는 200mg/d for 10–14d	남성과 여성 모두에서의 급성 및 만성 요로감염의 치료와 예방에 사용된다. 과용량은 GI upset을 유발할 수 있다. Sulfamethoxazole(Bactrim)와 조합될 수 있다. 임신범주: C; PB; 45%; t½; 8–10h
ertapenem(Invanz)	A/Adol: IM/IV: 1g/d for 10–14d C>3 mo; IM/IV: 15mg/kg b.i.d for 10–14d	반복되는 요로감염, 급성 골반감염, 당뇨 발감염을 방지한다. 그람양성균과 그람음성균에 대하여 유효하다. 일반적으로 설사, 메스꺼움, 두통이 발생한다. 임신범주: B; PB; 95%; t½; 4.5h
Sulfonamides		
trimethoprim–sulfamethoxazole(TMP–SMZ, Bactrim, Septra)	원형약물차트 30–1 참조	심각한 요로감염과 중이염에 효과적이다. 임신범주: C; PB; 44–70%; t½; 6–12h

표 26-1 방부제 및 요로 항감염제–계속

일반명(상품명)	투여경로 및 용량	응용 및 고려사항
Quinolones(fluoroquinolones)		
ciprofloxacin(Cipro)	A: PO: Mild to moderate; 250mg q12h for 3d A: PO: ER:500mg/d for 3d A: IV:200 q12h A: PO: 심함/합병증; 500mg q12h 7–14d 동안; 1g/d XR for 7–14d C: PO: 10–20mg/kg q12h, 10–21d 동안 A: IV:400mg q12h, 7–14d 동안; 희석하여 1h 이상 걸쳐 투여 C: IV:6–10mg/kg q8h, 10–21d 동안	광범위한 항균효과가 있다. 요로감염, 피부 및 연조직 감염, 뼈 감염, 관절감염 및 탄저병 감염에 사용된다. 제산제는 약물흡수를 억제한다. 발작장애 환자에서 주의하여 사용한다. 음식 없이 복용할 수 있다. 감광성이 발생할 수 있다. 햇빛에 과도한 노출을 피한다. 임신범주: C; PB; 20–40%; t½; 4h
nalidixic acid(NegGram)	A: PO: 1g q.i.d, 1–2wk 동안; 500mg q.i.d, 장기간 사용; 최대; 4g/d c>3 mo: PO: 55mg/kg/d, 4회에 나누어 투여, 1–2wk 동안; 33mg/kg/d, 장기간 사용	급성 및 만성 요로감염에 사용된다. 약물에 내성이 발생할 수 있다. 단백결합률이 높다. 전립선액에는 분포하지 않는다. GI 불편을 피하기 위해 음식과 함께 섭취한다. 감광성이 발생할 수 있다. 발작 또는 심한 두통이 발생하면 의료진에게 알려야 한다. 임신범주: C; PB; 93%; t½; 1–2.5h
norfloxacin(Noroxin)	A: PO: 400mg q12h for 3–21d 공복에	급성 및 만성 요로감염에 사용한다. Quinolone 그룹의 가장 강력한 약물이다. 음식은 약물흡수를 억제할 수 있다. 임신범주: C; PB; 10%15%; t½; 3–4h
ofloxacin	A: PO: 200mg q12h, 3–10d 동안	요로감염, 하기도감염, 피부감염에 사용된다. 두통, 현기증, 불면증을 일으킬 수 있다. 임신범주: C; PB; UK; t½; 4–8h
기타		
aztreonam(Azactam)	A: IM/IV: 500mg–1g q8–12h C>9 mo: IM/IV: 30mg/kg q6–8h	그람음성균에 의한 요로감염의 치료에 사용한다. 또한, 하부호흡기감염과 패혈증에 유용하다. 임신범주: B; PB; 56–60%; t½; 1.5–2h
imipenem/cilastatin sodium (Primaxin)	A: IV: 250mg q6–8h; 최대; 4g/d 혹은 50mg/kg/d	심각한 요로감염의 치료에 사용한다. 또한, 하기도 뼈 및 관절의 감염에 유용하다. 패혈증 및 심내막염. 임신범주: C; PB; imipenem 20%/cilastatin 40%; t½; 1h
polymyxin B SO_4	A/C: IV: 15,000–25,000units/kg/d 나누어 투여 q12h	요로감염과 폴리카테터로 인한 bacteruria의 예방에 효과적이다. 신독성을 일으킬 수 있다. 신장기능을 체크한다(BUN, 혈청 크레아티닌). 임신범주: B; PB; UK; t½; 4–6h

A, adult 성인; C, child 소아; G-6-PD, glucose-6-phosphate dehydrogenase; GI, gastrointestinal 위장관계; h, hour 시간; max, maximum 최대; PB, protein-binding 단백결합; PO, by mouth 경구; t½, half-life 반감기; tab, tablet 정제; UK, unknown 모름; wk, week 주; y, year 년; >, greater than 초과; <, less than 미만.

약물-약물 상호작용

다음 약물-약물 상호작용은 요도방부제/항감염제를 사용했을 때 발생할 수 있다.

- 제산제는 nitrofurantoin 흡수를 감소시킨다.
- 중탄산나트륨은 methenamine의 작용을 억제한다.
- Methenamine mandelate와 sulfonamides를 함께 복용하면 결정뇨의 위험도를 증가시킨다.
- Nalidixic acid은 warfarin(Coumadin)의 효과를 향상시킨다.
- 대부분의 요로방부제는 위양성 Clinitest 결과의 원인이다.

요로진통제

Phenazopyridine

Phenazopyridine hydrochloride(Pyridium), azo dye는 거의 40년 동안 사용된 비뇨기진통제이다. 이 약물은 lower UTI의 증상인 고통, 작열감, 잦은 소변과 소변을 참지 못하는 증상 등을 완화시키기 위해 사용되었다. 약물은 위장관장애, 용혈성 빈혈, 신독성, 간독성을 일으킬 수 있다. 소변이 염료에 의해 유해하지 않은 붉은 오렌지색이 될 수 있다. Phenazopyridine는 포도당 소변검사(Clinitest)를 변경시킬 수 있다. 따라서 포도당 수치를 검사하기 위해 혈액검사를 해야 한다.

요로자극제

방광기능이 (1) 신경 인성 방광(신경계의 병변에 의해 야기되는 장애), (2) 척수손상(마비, 편마비), (3) 심한 머리부상의 결과로 감소되거나 손실되면 부교감신경자극제가 **배뇨(micturition)**자극을 하기 위해 사용될 수 있다. 일차 선택약물인 bethanechol chloride(Urecholine)는 또한 **직접작용 부교감신경자극제**(*direct-acting parasympathomimetic*, cholinomim)로 알려진 소변자극제이다. 약물의 작용은 배뇨를 자극시키기 때문에 충분히 강하게 수축하는 배뇨근(detrusor urinal muscle)의 긴장을 증가시켜 방광의 긴장도를 증가시킨다. Bethanechol은 11장에 자세히 설명되어 있다.

요로 항경련제/항무스카린성 약물

감염이나 부상으로 인한 요로 경련은 요로의 평활근에 직접작용하는 **항경련제(antispasmodics)**에 의해 완화될 수 있다. 이 약들은(dimethyl sulfoxide(DMSO로도 불림), oxybutynin(ditropan) 및 flavoxate(urispas)) 비뇨기 또는 위장관이 폐쇄되거나 녹내장이 있는 환자에게는 금기이다. 항경련제는 **항무스카린성 약물(antimuscarinics**, 부교감신경을 차단하는 약물), 부교감신경차단제와 항콜린성 약물(제11장 참조)과 같은 효과가 있다.

부작용은 구강건조, 심장박동 증가, 현기증, 장팽창, 변비 등이 있다. Tolterodine tartrate(Detrol)는 잦은 배뇨를 유발하는 과민성 방광을 제어하는 데 쓰이는 항무스카린성 약물/항콜린성 약물이다. 이 약은 또한 요실금을 감소시킨다. 이것은 항경련제/항무스카린성 약물과 같은 부작용이 있다. 항경련제/항무스카린성 약물을 복용하는 환자는 소변정체, 심한 현기증, 흐린시력, 심계항진과 혼란이 올 수도 있다는 것을 알아야 한다. 환자는 열탈진을 피하기 위해 더운 환경에 주의하라는 충고를 받아야 한다. 표 26-2는 요로진통제, 자극제 및 항경련제/항무스카린성 약물을 보여 준다.

표 26-2 요로진통제, 자극제 및 항경련제

일반명(상품명)	투여경로 및 용량	응용 및 고려사항
요로진통제		
phenazopyridine HCl(Pyridium)	A: PO: 200mg t.i.d. p.c; 최대:600mg/d	만성 방광염에서 배뇨 시 고통과 작열감을 완화시키기 위해 사용한다. 소변이 적갈색의 오렌지색을 띨 수 있다. 항생제와 동시에 복용할 수 있다. 근본적인 원인은 치료하지 못하고, 증상만 치료한다. 진단되지 않은 요로의 고통에 길게 쓰지 않는다. 임신범주: B; PB: UK; t½: UK
요로자극제		
bethanechol Cl(Urecholine)	A: PO: 10–50mg t.i.d./q.i.d. 1h a.c. 혹은 2h p.c.; 최대: 200mg/d A: subQ: 5mg single dose, 3–4회 반복가능 PRN; 최대: 40mg/d	저긴장성 방광이나 무긴장성 방광의 치료에 사용된다. 궤양이 있다면 복용하지 않는다. 명치의 고통, 복부경련, 메스꺼움, 구토, 설사, 위 내의 공기가 차는 현상을 유발할 수 있다. 특히 누워있거나 앉아 있는 자세에서 일어서면 어지럼, 실신, 기절을 유발할 수 있다. 임신범주: C; PB: UK; t½:UK
요로 항경련제		
dimethyl sulfoxide(DMSO, Rimso–50)	Bladder instillation: 50mL of 50% sol retained 또는 15min; 반복 q2wk 경감될 때까지	방광염에 사용된다. 15분 동안 남아있게 하기 위해 방광에 투여한다. 추가적인 효과는 항염증, 마취 및 정균작용이 있다. 72시간 동안 호흡과 피부에서 마늘 맛과 냄새가 날 수 있다. 임신범주: C; PB: UK; t½: UK
Flavoxate HCl(Urispas)	A: PO: 100–200mg t.i.d./q.i.d.	요로경련에 사용한다. 녹내장이 있는 환자에게는 사용하지 않는다. 노인에게 사용 시 주의해야 한다. 부작용은 메스꺼움, 구토, 구강건조, 졸음, 흐린시야 등이 있다. 임신범주: B; PB: 50–80%
oxybutynin Cl(Ditropan)	A: PO: 5mg b.i.d./t.i.d.; 최대: 20mg/d 노인: PO: 2.5–5mg b.i.d.; 최대: 20mg/d C>5y: PO: 5mg b.i.d.; 최대: 15mg/d	요로 경련과 과활동성 방광에 사용된다. 심장, 신장, 간 및 전립선에 문제가 있는 환자에게는 사용하지 않는다. 부작용으로 졸음, 흐린시야, 구강건조 등이 있다. 임신범주: B; PB: UK; t½: 2–5h
mirabegron(Myrbetriq)	A: PO: 25mg qd	과활동성 방광의 치료에 사용된다. 임신범주: C; PB: 71%; t½: 50h

표 26-2 요로진통제, 자극제 및 항경련제-계속

일반명(상품명)	투여경로 및 용량	응용 및 고려사항
항무스카린성 약물/항콜린성 약물		
tolterodine tartrate(Dentrol, Detrol LA)	A: PO: 2mg b.i.d.; 최대: 4mg/d A: ER: 4mg/d	소변을 자주 누거나 참지 못하는 현상을 감소시킴으로써 과활동성 방광을 조절한다. 협각녹내장 환자는 이 약을 복용해서는 안 된다. 구강건조가 흔하다. 임신범주: C; PN: 96%; t½: 20-35h
trospium chloride(Sanctura, Sanctura XR)	A: PO: 20mg b.i.d.; 최대: 60mg/d A: ER: 60mg/d 아침에	무스카린성 수용체 길항제의 작용으로 과활동성 방광을 치료한다. 임신범주: C; PB: 50-85%; t½: 20-35h
solifenacin succinate(VESIcare)	A: PO: 5mg/d initially; 이후 견딜 수 있으면 10mg/d까지 증량; 최대: 10mg/d	무스카린성 수용체 길항제의 활동으로 과활동성 방광을 치료한다. 임신범주: C; PB: 98%; t½: 55h
darifenacin hydrobromide(Enablex)	A: PO: 7.5-15mg/d; 최대: 15mg/d	무스카린성 수용체 길항제의 활동으로 과활동성 방광을 치료한다. 임신범주: C; PB: 98%; t½: 13-19h

A, adult 성인; a.c., before meals 식전; b.i.d., 1일 2회; C, child 소아; d, day 일; ER, extended-release 서방; h, hour 시간; max, maximum 최대; min, minute; PB, protein-binding 단백결합; p.c., after meal 식후; PO, by mouth 경구; PRN, as needed 필요시; q.i.d., 1일 4회; subQ, subcutaneous 피하; sol, solution 용액; t½, half-life 반감기; t.i.d., 1일 3회; UK, unknown 잘 모름; week 주; y, year 년; >, greater than 초과.

핵심 웹사이트

Phenazopyridine에 대한 정보: *www.nlm.gov/medlineplus/druginfo/meds/a682231.html*

Urecholine에 대한 정보: *www.rxlist.com/cgi/generic3/bethane.htm*

Detrol에 대한 정보: *www.rxlist.com/detrol-drug.htm*

학습 질문

1. 환자가 nitrofurantoin(Macrodantin)을 투여받고 있다. 간호사는 어떤 것을 환자에게 교육해야 하는가?
   a. 소변 색깔이 파란색으로 변한다.
   b. 우유를 마셔서 소변을 산성으로 유지한다.
   c. 치아변색을 방지하기 위해 nitrofurantoin을 복용 후 물로 입 안을 세척한다.
   d. 경구 nitrofurantoin을 투여할 때에 위장관불편을 방지하기 위해 제산제를 복용한다.

2. 환자가 소변을 볼 때 작열감과 동통을 호소한다. 간호사는 어떤 요로진통제가 처방될 것으로 생각하는가?
   a. tolterodine(Detrol)
   b. oxybutynin(Ditropan)
   c. bethanechol(Urecholine)
   d. phenazopyridine(Pyridium)

3. 요로감염 때문에 환자가 요로방부제인 methenamine mandelate를 투여받고 있다. 간호사는 이 약의 경우, 어떤 약을 동시에 투여받으면 결정뇨가 생기기 때문에 피해야 하는가?
   a. ertapenem(Invanz)
   b. ciprofloxacin(Cipro)
   c. nalidixic acid(NegGram)
   d. trimethoprim-sulfamethoxazole(Bactrim)

4. 환자가 solifenacin succinate(VESIcare)를 투여받고 있다. 간호사는 어떤 약물이 이 상태를 치료하는 것으로 아는가?
   a. 만성 방광염
   b. 요로결석
   c. 요로감염
   d. 과민성 방광

5. 환자가 tolterodine tartrate(Detrol)를 복용하고 있다. 간호사는 이 환자에게 무엇을 교육할 것인가?
   a. 알칼리 소변
   b. 소변정체
   c. 과다눈물분비
   d. 붉은 오렌지색 소변

6. 간호사가 nitrofurantoin(Macrodantin)을 복용하는 환자를 돌보고 있다. 어느 간호중재가 환자에게 적절한가? (맞는 답을 모두 고르시오)
   a. 소변량과 소변비중을 모니터링한다.
   b. 환자의 말초신경병증 발생을 모니터링한다.
   c. 흡수를 돕기 위해 공복에 약을 복용한다.
   d. 햇빛에 과도한 노출을 피하라고 환자에게 주의를 준다.
   e. 소변색이 무해한 색으로 바뀐다고 환자에게 알린다.

답: 1.c, 2.d, 3.d, 4.d, 5.b, 6.a,b,e

7부

면역계 약물

27장

HIV- 및 AIDS- 관련 약물

학습목표

- 인간면역결핍바이러스(HIV)의 생활주기를 기술하고, HIV 질병치료에 사용되는 약리학적 약물의 작용을 바이러스 생활주기와 연관하여 설명한다.
- HIV 전파의 위험을 규명한다.
- 항레트로바이러스치료제의 6가지 분류를 기술하고, 각 군의 약물 예를 열거한다.
- 항레트로바이러스에 대한 약제의 특별한 이슈를 설명한다.
- 약물관리에 있어 간호사의 역할을 토론한다.
- 기회감염의 예방적 치료를 설명한다.
- 임신 중 모체-태아의 HIV 감염 전파를 방지하는 약물치료를 토론한다.
- 의료진의 HIV에 대한 노출의 위험을 토론하고, 권고에 대한 노출의 위험과 유형을 연관된다.
- HIV 감염 환자를 간호하는 데 있어서 교육을 포함하여 간호과정을 적용한다.

후천성면역결핍증후군(AIDS)은 1981년 미국에서 처음으로 보고되었고, 이로 인해 1981년까지 전 세계적으로 2,500만 명 이상이 사망하였다. 2009년 추정되는 바로는 180만 명이 사망하였고, 이것은 15세 이하 어린이 260,000명도 포함되었다. 2009년 전 세계의 3,330만 명이 HIV에 걸린 채 살고 있는 것으로 추정된다. 2009년 연간 HIV 감염자수는 260만 명으로, 2001년의 300만 명보다 줄었다. 미국에서는 2009년 말에 150만명이 HIV/AIDS에 걸린 채 생활하고 있으며, 21만명이 HIV 감염 사실을 모르고 있는 것으로 추산된다.

항레트로바이러스치료가 시작되면서 HIV 유병률과 사망률이 감소하였고, 다양한 원인에 의한 HIV 감염위험이 감소하게 되었다. HIV의 바이러스 억제를 달성하려면 적어도 두 가지 이상의 약물 종류에서 세 가지 활성 약물을 사용해야 한다.

이 치료방법은 **매우 활성된 항레트로바이러스치료(highly active antiretroviral therapy, HAART)**, **결합된 항레트로바이러스치료(combination antiretroviral therapy, cART)** 혹은 **항레트로바이러스치료(antiretroviral therapy, ART)**라고도 불린다. HIV 간호와 치료를 받고 있는 환자들은 이제 HIV를 죽음에 이르게 하는 질환으로보다는 만성 질환으로 경험하게 된다. 미국에서는 HIV/AIDS와 함께 살아가는 대략 30%의 사람들은 50세 이상이다. 고연령의 HIV 환자들에 대해 우려되는 영역들은 다음과 같다.

1. 나이든 HIV 감염 환자들은 HIV 감염의 관리를 더 어렵게 하는 나이 관련 합병질환에 걸릴 수 있다.
2. HIV는 조숙증과 같은 노화에 영향을 줄 수 있다.
3. 감소된 점막과 면역학적 방어들과 행동의 변화들은 증가된 HIV 감염과 전파의 위험을 초래할 수 있다.
4. 의료진들은 일반적으로 고령 성인들은 HIV위험이 적다고 인지하는데, 이는 이 연령층이 다른 연령층만큼 확인하지 않기 때문이다.

비록 HIV/AIDS의 치료에 대한 진전은 이루어져왔지만, 아직 숙제들은 남아있다. 하나의 중요한 사실은 현재 치료에 대한 약물저항성의 증가이다. HIV DNA 가닥들의 구성은 바이러스를 약물민감성에서 약물저항성 돌연변이로 만들었다. 환자들은 약물저항성을 최소화하기 위해 95% 이상에서 약물치료이행을 격려하지만, 연구들은 항레트로바이러스치료를 받는 환자의 6-16%에 이미 존재하는 유전자형의 저항성을 가지고 있다고 보고하였다.

간호와 공중보건측면에서 저항성 바이러스의 전파를 최소화시켜 피해를 줄이는 교육을 수립해야 한다.

HIV 감염: 병태생리

HIV는 RNA 레트로바이러스다. 이것은 사람의 세포 안에 살지 않는 한 생존하고 복제할 수 없다. HIV는 사람의 **면역반응(immune response)**에서 결정적인 역할을 하는 *CD4*+T세포(도움T세포 또는 CD4+림프구라고도 함)를 파괴한다. HIV에 의한 CD4 세포의 파괴는 면역결핍을 초래한다. CD4 세포의 수는 HIV에 있어서 면역기능의 한 지표가 된다.

정상 CD4 세포 수는 800–1200cell/mm^{3}이다. 초기 감염 후에 신속한 바이러스 복제가 일어나고, 이는 말초혈액에서의 높은 바이러스 수를 초래한다. 그에 상응하는 CD4 세포의 감소가 있는데, 이것은 면역반응을 유발하고, CD4 세포의 교체와 HIV 항체의 생산을 초래한다. 그 바이러스량은 면역반응에 따라 감소한다. 최근에 HIV에 감염된 사람들에서 증상은 중증으로, HIV 노출 후 2–12주 동안 경험된다. 이 기간은 **급성 레트로바이러스성 증후군**, **급성 혈청변환증후군** 또는 **초기** *HIV* **감염**이라고 부른다. 이 단계에서의 증상은 환자와 의료진들에게 있어 일시적인 독감과 유사한 질병이라고 오해받는다. 결과적으로, 극소수의 사람들만 이 시기에 제대로 진단을 받는다. 부가적으로, 감염부터 HIV 검사의 양성반응까지의 시간지연은 평균적으로 10–14일이지만, 몇 명은 3–4주 동안 혈청변환이 일어나지 않는다. 거의 모든 환자들은 6달 내에 혈청변환이 일어난다. 감염과 HIV 검사의 양성반응 사이의 시간 지연을 '**윈도 피리어드**(*window period*)'라고 알려져 있다. 이러한 이유 때문에 HIV 감염과 음성 검사반응의 위험이 있는 환자들은 3개월 이내에 재검사를 받도록 한다. 만약 HIV가 강하게 의심된다면 HIV RNA 정량적 검사가 진행되며, 높은 바이러스 수는 HIV 진단을 받는다.

시간이 경과되고 치료의 부재 동안, HIV 감염은 CD4 세포의 점전적인 감소와 함께 일반적으로 느리게 진행된다. AIDS는 HIV 감염의 발전된 질병을 가리키는 진단이며, 1993년 AIDS 감시 사례 정의는 모든 CD4 세포가 <200cells/mm^3 또는 모든 백혈구의 $<14\%$인 환자들을 포함한다. 기회감염의 위험은 CD4 수가 200cells/mm^3 아래로 떨어졌을 때 증가한다.

HIV 생애주기

HIV 생애주기의 단계들은 (1) **결합**(*binding*)**과 융합**(*fusion*): HIV는 CD4 표면의 수용체에 붙거나 CD4–T 백혈구 표면의 두 co-receptor 중 하나에 붙음으로써 생애주기를 시작한다. 바이러스는 숙주세포와 함께 융합한다. 융합 후 바이러스는 숙주세포로 RNA와 유전물질을 방출한다. (2) **역전사(reverse transcriptase, RT)**: HIV 효소는 단일가닥 HIV RNA를 이중가닥 HIV RNA로 전환한다. (3) **통합**(*integration*): 새로 형성된 HIV DNA는 **integrase**라고 불리는 HIV 효소가 숙주세포의 DNA에 숨겨주어 숙주세포의 핵으로 들어간다. 통합된 HIV DNA는 *provirus*라고 불린다. (4) **전사**(*transcription*): 숙주세포가 활성화될 수 있는 신호를 수신할 때, provirus는 RNA polymerase라고 불리는 숙주의 효소를 사용하여 HIV 유전물질의 복사본뿐만 아니라 mRNA라는 짧은 가닥의 RNA를 만든다. mRNA는 HIV 단백질의 긴 사슬을 만들 수 있는 청사진으로 사용된다. (5) **조립(assembly)**: **protease**라 불리는 HIV 효소가 HIV 단백질의 긴 사슬을 잘

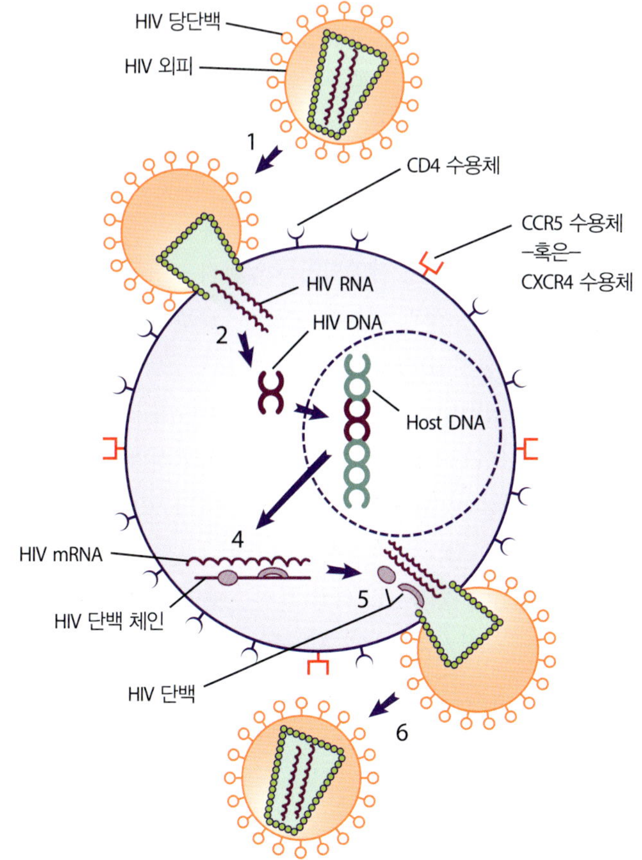

그림 27-1 인간면역결핍바이러스의 생애주기.(이미지 출처: 미국립보건원, NIH)

라 더 작은 개별 단백질로 만든다. 작은 HIV 단백질이 HIV RNA의 유전물질의 사본과 함께 와서 새로운 바이러스 입자가 조립된다. (6) **발아(budding)**: 새로 조립된 바이러스는 숙주세포로부터 밖으로 밀고나간다. 발아 동안 새로운 바이러스가 세포의 바깥막 일부를 훔친다. 외피역할을 하는 이 막은 HIV glycoproteins라고 불리는 당단백질이 있다. 바이러스가 CD4와 co-receptor에 결합하는데, 이 HIV glycoprotein이 필요하다. 미성숙 바이러스는 감염된 세포로부터 나온다. (7) **성숙**(*maturation*): protease는 HIV 단백질 사슬을 잘라 새 바이러스를 만들기 위해 조합하는 개별적인 단백질로 만드는 것을 끝냈다. HIV의 새로운 복사본은 지금 다른 세포를 감염시키러 이동할 수 있다.

HIV 전파

HIV는 혈액, 정액, 질분비물 및 모유와의 접촉을 통해 감염된다. 바이러스의 전파는 주로 다음의 것들에 의해 일어난다. (1) 성적인 접촉(구강, 질 및 항문 성교를 포함하여), (2) 직접 혈액접촉(공용의 주사바늘을 사용한 약물의 정맥투여, 약물, 면도기와 같은 오염된 개인위생용품 및 수혈[지금 미국에서는 매우 드물다]), (3) 엄마에서 아이로(모체-태아 순환을 통하거나 출산 도중 직접적인 혈액접촉이나 모유에 의해). 실수로 바늘에 찔린다던가 기증정액으로 한 인공수정이나 장기이식이 포함된다. HIV는 가벼운 접촉(포옹과 같은)이나 바이러스감염자가 만진 물건에 접촉한다던가 함께 운동을 한다고 해서 감염되지는 않는다. 고위험대상자들은 보호받지 않은 성관계를 하는 사람, 많은 성관계 파트너가 있는 사람(환자와 환자의 파트너들 모두), 바늘이나 약물을 공유하는 정맥내 마약 사용자 그리고 HIV를 가진 여성에게서 태어난 영아이다. 어머니에서 아이로의 전파(mother-to-child transmission, MTCT)의 위험은 ART가 없다면 25%이다. 성공적으로 ART를 사용하면 위험이 1-2%로 감소한다. MTCT의 위험을 증가시킬 다른 요인은 출산 시 viral load>1000copies/mL이거나, 막의 조기파열, C형 간염 바이러스의 동시 감염, 조기임신과 분만을 하는 어머니는 MTCT의 위험성을 증가시킨다.

임상검사

여러 임상검사는 환자의 치료시작, ART 없이 한 치료와 ART의 적용 이전과 이후 면역과 바이러스적인 효능을 평가하는데 중요하다.

약물치료를 시작하고, 효능을 검사하며 치료를 바꾸는 시기를 결정하는데, 이용되는 검사는 **CD4 T-세포** 계산, 혈장 HIV RNA 정량분석(혹은 **viral load**[VL]검사) 그리고 HIV 내성검사이다.

CD4 T-세포계산은 혈액 내를 순환하는 CD4 세포의 수를 반영한다. 결과는 절대 수(absolute count)와 상대적인 퍼센트를 보여 준다. 같은 환자에 있어서도 절대수치는 변할 수 있는데, 사용한 검사실 혹은 급성 질환에 따라 바뀔 수 있다. CD4 퍼센트는 면역계를 더 안정적으로 반영하고, 건강상태와 치료에 대한 반응을 보기 위해 절대수치와 결합하여 사용된다. 환자는 결과의 일관성을 위해 같은 임상검사를 같은 날, 같은 시간에 사용하도록 권장된다. 임상검사의 수치가 검사실마다 차이가 있기 때문에 간호사가 이전에 검사했던 검사를 확인해야 한다. HIV 바이러스 load는 혈액 내를 순환하는 바이러스의 레벨을 보여 주는 지표이고, 치료의 효능에 가장 결정적이다.

HIV 내성검사

항레트로바이러스약제의 저항성은 치료의 실패와 약물에 내성을 지닌 바이러스의 위험으로 이끈다. 약물에 저항성을 가진 HIV 균주를 찾는 것은 비효과적인 약물치료를 예방하는 데 중요하다. 두 가지 유형의 검사가 사용가능하다. 유전자형 내성시험은 약물저항성과 관련된 HIV의 유전자 코드에 생긴 돌연변이를 찾아낸다. 표현형 검사는 환자의 HIV가 특정 항레트로바이러스약제가 존재할 때에도 복제가 가능한지를 검사하는 방법이다. 유전자형 내성검사는 ART 시작 여부에 관계없이 치료를 시작하기 전에 하도록 추천된다.

분류

HIV 질환의 병기 분류 시스템은 HIV 감염병을 추적하고, 감시하고, 임상가와 환자에게 HIV의 병기와 관리방법에 대한 정보를 제공해 주는 중요한 도구이다.

두 가지 주요 분류체계는 Centers for Disease Control and

Prevention(CDC) staging system(1993년과 2008년에 개정됨)과 세계보건기구(World Health Organization(WHO)) system이다(2007년 최신 개정됨).

CDC 시스템은 CD4 세포 수와 특정 HIV 연관 질병의 존재로 HIV의 심각성을 평가한다. 이 시스템은 가장 낮게 기록된 CD4 세포 수(nadir CD4)와 전에 진단된 HIV 관련 질환에 기초한다.

치료목표

항레트로바이러스치료(ART)를 시작하는 가장 중요한 목표는 HIV의 유병률과 사망률을 줄이고, 삶의 기간과 질을 늘리는 것이다. 면역작용을 복구하고 보존하고, 최대로 오랫동안 혈장 HIV viral load를 억제하며, HIV 전파를 예방하는 것이다.

항레트로바이러스치료적응증

시작과 진행 중인 항레트로바이러스약제 치료를 포함한 HIV management에 대한 추천은 새로 올라온 임상적 자료와 전문가의 의학적 의견에 따라 급격히 가이드라인이 변화한다. 가이드라인은 ART를 모든 HIV 감염자에게 추천한다. 이 추천의 강도는 CD4 세포 수에 기초하여 다양하다. 그러나 CD4 숫자에 관계없이 ART는 HIV에 감염된 임신한 환자들에게 강하게 추천된다. HIV 관련 신경병증, HIV와 B형 간염의 동시감염과 같은 AIDS-defining 질환들의 과거력이 있는 사람들에게서 추천된다. 그리고 혈청 불일치 결합에서도 추천된다.

치료 옵션의 증가와 치료되지 않은 HIV 감염이나 조절되지 않은 바이러스 혈증의 더 나은 이해와 함께 ART에 대한 조기 치료가 고려되고 있다. ART로 HIV를 억제하는 것은 HIV 감염 코호트 연구에서 심혈관계, 신장질환, 간질환, 신경학적 합병증, 암과 관련 있는 염증과 면역의 활동을 억제한다. 치료가 시작된다면 약물은 적용할 수 있는 유전자형 저항성 검사, co-morbidities(간질환, 신기능장애, 우울증), 가능한 약물–약물 상호작용; 임신상태 및 시작에 대한 환자의 의지와 준비에 기초하여 선택된다. 약물치료에 대한 준비를 평가하는 것은 용량요법, 알약부하, 투여빈도, 식품제한, 부작용 및 환자의 일상생활을 포함한다. 복용이행을 향상시키는 방법(알람, 약물계획서)과 잠재적인 약물부작용을 관리하는 계획은 약물치료를 시작하기 전에 검토되어야 한다. 환자들은 95% 이상의 약물복용이행, 약물저항성의 잠재성 및 저항성의 임상적인 결과를 교육받아야 한다.

항레트로바이러스약물의 분류

역전사효소억제제(reverse transcriptase inhibitors), 단백분해효소억제제(protease inhibitors), 진입(융합)억제제[entry (fusion) inhibitors], CCR5 길항제(CCR5 antagonists) 및 **integrase 억제제(integrase inhibitors)**는 **항레트로바이러스치료제**로 알려진 약들의 분류이다. 역전사효소억제제는 **뉴클레오시드/뉴클레오티드**(NRTI) **유사체**와 **비뉴클레오시드**(NNRTI) 유사체로 자세히 나뉜다. 20개가 넘는 서로 다른 항레트로바이러스약제들이 FDA의 승인을 받았고, 다양한 약제들이 하나 이상의 약물분류에서 두 개 이상의 HIV 약물을 포함하는 고정복용량 복합치료법에 유용하다. 단백분해효소억제제는 수백만 명의 HIV 감염자들의 예후를 바꾸어 놓았다. 역전자효소억제제와 결합한 단백분해효소억제제는 혈장 바이러스를 찾을 수 없을 정도의 수준까지 감소시켰다.

가장 최근의 약제는 CCR5 길항제인 maraviroc(Selzentry), integrase 억제제인 raltegravir(Isentress)와 dolutegravir(Tivicay) 그리고 뉴클레오시드 역전사효소억제제인 etravirine(Intelence)와 rilpivirine(Edurant)를 포함한다.

항레트로바이러스약제

Zidovudine 단일요법이 후기 HIV 환자에게서 생명을 연장시키는 효과를 보여 준 1980년대 이래로 더 많은 발전이 이루어졌다. 새롭게 약물복용법이 발전되었다(적은 알약으로 더 편하게 복용하고, 투약 빈도와 알약 부하를 줄이는 방향으로 공식이 바뀌고, 하나의 알약에 두세 개의 약이 조합되어 복용한다). 다른 발전은 증가된 효과, 부작용 감소(위장관 효과의 감소) 및 ritonavir와 단백분해효소억제제 부스팅(boosting)을 포함한다.

ART는 HIV 감염을 치료하는 기준 치료이다. 다음의 조합은 antiretroviral-native 환자에게 선호되는 요법이다.

- Efavirenz(NNRTI)/tenofovir(NRTI)/emtricitabine(NTRI)
- Ritonavir-boosted atazanavir(PI) 및 tenofovir(NRTI)/emi-

tricitabine(NRTI) 병용
- Ritonavir-boosted darunavir(PI) 및 tenofovir(NRTI)/emitricitabine(NRTI) 병용
- Raltegravir(Integrase 억제제) 및 tenofovir(NRTI)/emtricitabine(NRTI) 병용

뉴클레오시드/뉴클레오티드 역전사효소억제제

일곱 개의 NRTI는 미국에서 사용이 승인되었다. Zidovudine(Retrovir), didanosine(VIDEX), stavudine(Zerit), lamivudine(Epivir), abacavir(Ziagen), tenofovir(비리어드), emtricitabine(Emtriva). 여섯 개의 고정용량복합제품도 사용할 수 있다. Combivir(lamivudine/zidovudine), Trizivir(Abacavir/lamivudine/zidovudine), Epzicom(abacavir/lamivudine), Atripla(efavirenz/emtricitabine/tenofovir), Truvada(emtricitabine/tenofovir), Complera(rilpivirine/emtricitabine/tenofovir). Tenofovir(Viread)만이 nucleotide 유사체이다.

ART의 기초인 NRTI는 HIV 바이러스 RNA-dependent DNA polymerase에 간섭하여 작용하는데, 그 결과 바이러스의 복제를 억제한다. 이러한 약제 중 두 개는 보통 ART 요법의 시작에 포함된다. 선호되는 두 개의 NRTI는 tenofovir/emtricitabine(또는 임신한 환자에게서는 zidovudine/lamivudine)이다.

Ddidanosine을 제외한 모든 NRTI들은 최적의 효과를 위해 음식과 함께 복용해야 한다. Didanosine은 최적의 흡수를 위해 식전이나 식사 후 2시간 뒤에 복용해야 한다. Aabacavir을 제외하고, NRTI는 신기능이 감소된 환자(creatinine 청소율이 < 50mL/min)에게서는 용량의 조절이 필요하다. 비슷하게, 고정용량 NRTI 복합제도 신기능이 감소된 사람에게는 복용을 피한다. 위장관 부작용(메스꺼움, 설사, 복통)은 일시적이고, 치료의 처음 2주 내에 호전된다.

NRTI는 신체의 신진대사의 변화와 미토콘드리아의 독성과 관련이 있다. 합병증은 말초신경병증, 근육병증, 췌장염, 지방위축증을 포함한다. 지방위축증 또는 사지, 얼굴, 엉덩이의 지방을 잃는 병은 만성적으로 NRTI를 복용하는 것과 관련이 있다. NRTI와 관련된 젖산산증과 간지방증 때문에 생기는 사망자는 드물다. NRTI는 약물 상호작용이 드물다. 위장관통증과 미토콘드리아 독성은 tenofovir에서 일어날 가능성이 더 적다. Tenofovir의 가장 심각한 부작용은 드물게 일어나는 신장독성이다.

NRTI의 복용이행은 하루 한 번 복용(abacavir, didanosine, emtricitabine, lamivudine, tenofovir)과 고정복용 복합약물(Combivir, Truvada)로 향상될 수 있다.

원형약물차트 27-1은 zidovudine, 원형약물차트 27-2는 tenofovir의 약리학적 정보를 제공한다.

비뉴클레오시드 역전사효소억제제

다섯 개의 NNRTI가 미국에서 사용된다. efavirenz(Sustiva), delavirdine(Rescriptor), nevirapine(Viramune), rilpivirine(Edurant), etravirine(Intelence). NNRTI는 reverse transcriptase enzyme이 활성 부위에 결합하는 것과 경쟁하여 바이러스의 복제를 방지한다. NNRTI를 사용하는 것의 가장 큰 장점은 이후에 사용할 protease-inhibitor에 기초한 치료를 보류할 수 있다는 점이다. 보통 NNRTI 요법은 대부분의 PI 요법에 비해 알약 부담이 적다는 것이다. 가장 큰 단점은 NNRTI 내성 바이러스주의 유병률과 NNRTI에 대한 내성이 발달하는 것에 대한 유전적 보호막이 낮다는 것이다(치료를 받지 않은 환자는 치료를 시작할 때 내성검사를 받는 것이 추천된다.). NNRTI는 또한 약물 상호작용을 일으킬 수 있다.

Efavirenz는 NNRTI 종류 중에서 가장 첫 번째로 선택되는 약물이다. 이 약물은 임산부에게는 주의 깊게 사용되어야 하는데, 그 이유는 임신초기에 노출이 되면 신경관의 손상이 보고되기 때문이다. 어지럼, 진정, 악몽, 다행감, 집중저하를 포함하는 중추신경계 독성이 50%의 환자들에게까지 일어날 수 있다. Efavirenz는 우울증이 있는 환자나 정신질환의 과거력이 있는 환자에게는 주의 깊게 사용되어야 한다. Efavirenz는 하루에 한 번 자기 전에 공복에 먹거나 과도한 약물의 흡수를 막기 위해 저지방식과 함께 복용하는 Atripla의 성분으로 투여되는 것이 최적의 투여방법이다.

Nevirapine은 임신(특히 첫 3개월 동안)중이거나, 임신을 계획 중이거나, 효과적이고 일관적인 피임을 하지 않는 성인 환자에게 대체제로 사용된다. Nevirapine은 심각한 발진과 간독성의 위험이 있다. Delavirdine은 항바이러스 활동이 가장 덜 효과적이고, 시작요법으로는 추천되지 않는다.

Etravirine은 NNRTI와 다른 antiretroviral 약제에 저항성이 있는 HIV를 가진 치유 경험이 있는 환자에게서 항바이러스

원형약물차트 27-1

Zidovudine

약물분류 뉴클레오시드 역전사효소억제제 상품명: ZDV, AZT, Retrovir 임신범주: C FDA 승인: 1987	**용량** 산모-태아 HIV 전파예방 산모요법: 분만이 시작될 때까지 PO: 100mg 5회/1일 분만 중: IV: 탯줄을 결찰할 때까지 30-60 동안 2mg/kg 부하용량 후 1mg/kg/h로 계속 주입. 제왕절개일 경우 수술 전에 3h 정맥주입 시작 신생아(시럽): PO: 6주까지 계속 투여 영아(만삭아): PO: 4mg/kg/dose 하루 2회(IV: 1.5mg/kg/dose 6시간마다) 영아(30-36주): PO: 2mg/kg/dose 12시간마다. 생후 2주에 3mg/kg/dose 12시간마다(IV: 1.5mg/kg/dose 12시간마다. 생후 2주에, 2.3mg/kg/dose 12시간마다) 영아(생후 30주 임신): PO: 2mg/kg/dose 12시간마다. 생후 4주에, 3mg/kg/dose 12시간마다(IV:1.5mg/kg/dose 12시간마다. 생후 4주에, 2.3mg/kg/dose 12시간마다) 치료: A: PO: 8시간마다 200mg 또는 300mg 12시간마다. IV: 1mg/kg 4시간마다(ATC: 5-6doses/d) C: 4주에서 18세 미만: PO: ≥30kg: 300mg 하루 2회; 9-29kg: 9mg/kg/dose 하루 2회; 4-8kg: 12mg/kg/dose 하루 2회. C: 6주에서 11세: IV: 120mg/m²/dose 6시간마다 또는 20mg/m²/h; 12세이상: 1mg/kg/dose 4시간마다 ATC(5-6doses/d)
금기 zidovudine에 생명을 위협하는 알레르기 주의: 골수손상, 신장과 간기능장애, 간혈류 감소	**약물-임상검사-음식 상호작용** 약물: Ganciclovir, probenecid, valproic acid 농도 증가/유해반응을 증가시킬 수 있음. Rifampin은 농도를 감소시킬 수 있음. 임상검사: ALT, AST증가
약동학 흡수: PO: 66-70% 분포: PB: 25-38%, BBB통과, 태반통과, peak serum levels: 30-90min 대사배출: t½: 0.5-3h; 간에서 일차 통과효과 증가 최고혈중농도: 소변으로 63-95%	**약역학** 해당사항 없음
치료효과/응용 HIV 감염 환자; 산모-태아 HIV 전파 예방 작용기전: 바이러스 역전사효소억제	
부작용 하지의 저림, 통증, 복통, 발진, 위장불내성, 열, 인후통, 두통, 소양증, 근육통, 연하곤란, 관절통, 불면증, 혼돈, 정신상태변화, 손톱의 청갈색줄	**유해반응** 오심, 구토 빈혈(피부창백, 피로, 쇠약), 중성구 감소(열, 오한, 인후통), 경련

A, adult 성인; b.i.d., twice a day 하루 2회; C, child 소아; d, day 일; FDA, Food and Drug Administration 식품의약국; GI, gastrointestinal 위장관계; h, hour 시간; HIV, human immunodeficiency virus 인간면역결핍바이러스; IV, intravenous 정맥내; max, maximum 최대; min, minute 분; PB, protein-binding 단백결합; PO, by mouth 경구; t½, half-life 반감기; wk, week 주; y, year 년; ≥, greater than or equal to 이상; <, less than 미만.

활동을 나타내는 첫 약제이다. Etravirine은 또한 fosamprenavir/ritonavir, atazanavir/ritonavir, other NNRTIs, carbamazepine, phenobarbital, rifampin과의 조합을 포함하는 많은 약물 상호작용이 있다. 일반적인 부작용은 발진(치료의 첫 6주 동안), 설사, 메스꺼움, 피로, 복통, 말초신경병증, 두통, 고혈압을 포함한다. Etravirine은 생명을 위협하고 치명적인 피부 반응(예를 들어, Stevens-Johnson syndrome)과 관련이 있다.

원형약물차트 27-3은 efavirenz의 약리학적 정보를 제공한다.

단백분해효소억제제

단백분해효소억제제(*protease inhibitors*, PI)를 기반으로 하는 치료(한 개나 두 개의 PI에 두 개의 NRTI를 더한 것)는 지속적인 바이러스억제, 향상된 면역기능 및 연장된 환자의 생명으로 HIV 감염의 치료를 혁명시켰다. 아홉 개의 PI가 FDA에 의해 승인되었다. Lopinavir/ritonavir(Kaletra), atazanavir(Reyata), fosamprenavir(Lexiva), tipranavir(Aptivus), darunavir(Prezista), saquinavir(Invirase), indivavir(Crixivan), ritonavir(Norvir), nelfinavir(Viracept). NRTI와 NNRTI

원형약물차트 27-2

Tenofovir

약물분류	용량
뉴클레오티드 역전사효소억제제(NtRTI) 상품명: Viread 임신범주: B FDA 승인: 2001	A/C≥12y: PO: 300mg 하루 1회, 음식과 함께 또는 공복(고지방음식이 생체이용률을 증가)
금기	**약물-임상검사-음식 상호작용**
FDA 승인 라벨에 있음. 주의: 신장과 간 기능장애	약물: acyclovir, ganciclovir, valganciclovir 이 tenofovir의 용량과 유해반응 증가 임상검사: triglycerides, AST, ALT, alkaline phosphatase 증가
약동학	**약역학**
흡수: PO: 25-40% 분포: PB: <7%, 최대혈청농도: 36-84min 공복 ; 음식물 존재 시 96-144min 대사: t½: 가수분해되어 세포내에서 tenofovir으로 전환됨, 이후 인산화되어 활성형 tenofovir diphosphate으로 됨. 배출: 소변으로 약물이 변하지 않고 그대로 70-80% 배출	해당사항 없음
치료효과/응용	
HIV 감염 환자치료; 만성 B형 간염치료 작용기전: 바이러스 HIV 복제에 필요한 바이러스 효소인 reverse transcriptase 억제	
부작용	**유해반응**
설사, 오심, 구토, 위장관가스참, 불면증, 매쓰꺼움, 우울증, 발열	젖산 산증, 지방증을 동반한 간비대

A, adult 성인; C, child 소아; d, day 일; FDA, 식품의약국; GI, gastrointestinal 위장관의; h, hour 시간; HIV, human immunideficiency virus 인간면역결핍바이러스; IV, intravenous 정맥내; max, maximum 최대의; min, minumte 분; PB, protein-binding 단백결합; PO, by mouth 경구; t½, 반감기; wk, week 주; y, year 년; >, 초과; ≥, 이상; <, 미만.

원형약물차트 27-3

Efavirenz

약물분류	용량
비뉴클레오시드 역전사효소억제제(NNRTI) 상품명: Sustiva 임신범주: D FDA 승인: 1998	주의: CNS 유해반응을 최소화하기 위해 취침 시 투여 A: PO: 600mg 하루 1회 C: PO: 10-<15kg: 200mg 매일; 15-<20kg: 250mg 매일; 20-<25kg: 300mg 매일; 32.5-<40kg: 400mg 매일; ≥ 40kg:600mg 매일
금기	**약물-임상검사-음식 상호작용**
efavirenz에 생명을 위협하는 알레르기 midazolam, triazolam, ergot alkaloids을 현재 사용 중 주의: 정신병, 약물남용을 한 환자; 간손상; 경련질환	약물: carbamazepine, nevirapine, phenobarbital, phenytoin, rifampin; St. John's wort는 atorvastatin, bupropion, clarithromycin, clopidrogel, methadone, and sertaline. See Contraindications 효과를 감소시킬 수 있음. 음식: 간/중추신경계 유해반응 때문에 알코올은 피함; 고지방음식은 흡수를 증가
약동학	**약역학**
흡수: PO: 고지방음식 증가 분포:PB: >99%, 넓게 분포(뇌척수맥에서 발견): 대사: t½: 40-55h; 간에서 대사 최고농도 3-5h 배출: 대변으로 16-41%, 소변으로 14-34%	해당사항 없음
치료효과/응용	
적어도 두 개의 다른 항레트로바이러스약물과 병용하여 HIV-1 감염치료 작용기전: 역전사효소에 결합하여 HIV-1 복제를 포함하여 RNA-dependent와 DNA-dependent DNA polymerase의 활동을 차단	
부작용	**유해반응**
발진; CNS 효과(어지럼, 불면, 비정상적인 꿈, 집중력장애, 건망증, 발작, 환각, 불안, 행복감): 오심, 설사	응집반응, 알레르기 반응, 경련, 간부전, 신경병증, 자살, 비정상적 시야

A, adult 성인; C, child 소아; CNS, central nervous system 중추신경계; CSF, cerebrospinal fluid 뇌척수액; DNA, deoxyribonucleic acid; FDA, Food and Drug Administration 식품의약국; h, hour 시간; HDL, high density lipoprotein; HIV-1, human immunodeficiency virus-1 인간면역결핍바이러스-1; PB, protein-binding 단백결합; PO, by mouth 경구; RNA, ribonucleic acid; t½, half-life 반감기; >, greater than 초과; ≥, greater than or equal to 이상; <, less than 미만.

와 다르게 PI는 새 viron의 최종 조립(assembly)을 위해 신생 단백질을 자르는 데 사용되는 효소인 protease의 활성을 억제함으로써 바이러스 조립을 타겟으로 HIV 생활주기의 마지막에 작용해 미성숙하고, 손상이 있으며, 비감염적인 바이러스 조각들을 만들고 내보내게 한다. 각각의 PI는 임상적 효능, 부작용, 약동학적인 성질을 기반으로 고유의 특징이 있다. Darunavir 또는 atazanavir(모두 ritonavir와 함께 쓰면 boost되는)는 ART에서 PI의 일차적으로 선택된다.

PI 기반 요법을 선택하는 것은 복용빈도, 음식과 액체 요구, 알약 부담, 잠재적인 약물 상호작용, 부작용 등을 고려해야 한다. PI와 치료를 시작할 때, 위장관 부작용(메스꺼움, 구토, 설사)이 심하고, 복용이행에 부정적으로 영향을 줄 것이다. 콜레스테롤과 중성지방이 크게 증가하는 물질대사이상, 지방이상분포 및 인슐린 저항성 당뇨는 각각 다른 PI가 이러한 물질대사합병증을 유발하긴 하지만 PI 사용과 관련이 있다. ART 시작단계에서 선호되는 PI인 atazanivir는 인슐린 저항성이 보고되지 않았고, 콜레스테롤과 중성지방을 상승시킬 가능성이 더 적다. 물질대사이상은 심근경색과 고혈압을 포함한 심혈관계 질환의 명확한 위험요소이므로 생활양식교정, 금연, 운동 및 심장위험 관리가 만성 PI 기반 치료를 위해 필요하다.

Ritonavir boosting은 상대적으로 새로운 개념이고, PI 치료의 중심 중 하나이다. Ritonavir의 cytochrome P450 3A4 isoenzyme에 대한 강력한 억제효과는 약동학적인 추진제로 다른 PI에 100에서 200mg 정도의 ritonavir를 추가할 수 있게 한다. 이 도움은 식사제한을 줄이고, 약물노출을 증가시키며, 신진대사를 억제하고, 같이 투여된 PI의 혈중 레벨을 최대화시켜서 복용빈도와 알약 부담을 줄이고 바이러스 저항성을 극복하게 한다. 촉진된 요법이 덜 복잡하기 때문에 환자들은 더 잘 따르고 견딜 수 있다.

원형약물차트 27-4는 atazanavir의 약리학적인 정보를 보여 준다.

진입억제제(Entry Inhibitors)

Enfuvirtide(Fuzeon)는 이 분류에서 승인된 유일한 약제이다. Enfuvirtide은 HIV의 세포침입을 방지하기 위해 gp41 융합을 억제하는 메커니즘에 의해 작용한다. 이 약제들의 분류는 HIV와 CD4 세포의 융합을 방지하는 것을 목표로 하고, 바이러스의 게놈을 CD4 세포로 전달하는 것을 방지한다. Enfuvirtide는 구제요법을 요구하는 제한된 치료 옵션을 가진 환자에게 세 개에서 다섯 개의 다른 antiretroviral 약제들의 조합을 쓸 때만 적용된다. 이 약은 비싸고, 하루에 두 번 90mg씩 피하주사로만 복용될 수 있다.

Enfuvirtide는 신부전이나 간장애가 있는 환자에게서 용량조절을 요구하지 않는다. 이 약은 CYP 효소에 의해 대사되지 않고, 어떤 CYP 매개 약물–약물 상호작용과도 관련이 없다. 주사부위 반응(피하결절, 발적)은 98%까지의 환자에게서 일어난다. 다른 알려진 부작용은 발진과 설사를 포함한다. 과민증, 열, 저혈압을 포함한 심각한 알레르기 반응은 1% 미만의 환자에게서 발생한다.

CCR5 Co-수용체 길항제

이 분류의 유일한 약제인 Maraviroc은 CCR5-tropic HIV가 면역세포에 들어가기 위해 필요한 CCR5 co-receptor를 억제해 바이러스의 복제를 막는다. 최소 두 개의 다른 antiretroviral 약제와 조합됐을 때, 이 약은 대부분의 antiretroviral 약제에 저항성을 가진 환자 중 50%의 환자들에게 효과적이다. Maraviroc이 효과적이기 위해서는, HIV가 침투할 때 CCR5 co-receptor를 CXCR4 co-receptor보다 더 쓰거나, 두 수용기가 섞인 것을 사용한다는 것이 보장되어야 한다. CCR5 수용체의 존재를 알려주는 혈액검사(tropism test)는 약물치료를 시작하기 전에 시행하여야 한다.

Maraviroc은 바이러스 복제와 여러 antiretroviral 치료에 저항성을 가진 HIV 균주의 증거가 있는 치료경험이 있는 성인 환자에게 다른 antiretroviral 약제와의 조합으로 처방된다. 가장 흔한 부작용은 기침, 열, 상기도감염, 발진, 복통, 어지럼이다. 알레르기 유형의 특징을 가진 약물유발 간 독성이 보고되었다. 간이나 심장질환, 기립성 저혈압의 과거력을 지닌 환자와 혈압을 낮추는 약물치료를 받고 있는 환자에게서는 사용하는 데 주의를 기울여야 한다.

Integrase Inhibitor

Raltegravir와 dolutegravir는 HIV가 증식하는 데 필요한 효소인 integrase를 방해함으로써 활성을 보여 주는데, 그러므로 바이러스의 복제와 다른 세포를 감염시키는 능력을 제한한다. 그들은 최소 두 개나 세 개의 다른 antiretroviral 약제와 함께 치료를 받은 적 없는 환자(시작 약제가 추천되는)와 치

원형약물차트 27-4

Atazanavir

약물분류 단백분해효소억제제 상품명: Reyataz 임신범주: B FDA 승인: 2003	**용량** **처음 치료** A: PO: 300mg + ritonavir 100mg 1일 1회 혹은 만약, ritonavir에 견디지 못하면 1일 1회 400mg C: PO: 6–17y, ≥39kg: 성인과 같이; 32–38kg ritonavir 100mg와 함께 250mg: 25–31kg: ritonavir 100mg와 함께 200mg 하루 한 번; 15–24kg: ritonavir 80mg와 함께 150mg 하루 한 번 **경험 치료** A: PO: ritonavir 100mg 추가 300mg 하루 한 번 C: PO: 6–17y, 39kg 이상: 성인과 같이; 32–38kg: ritonavir 100mg에 250mg 하루 한 번 ; 25–31kg: ritonavir 100mg에 200mg 하루 한 번
금기 atazanavir에 과민반응, alfuzosin, ergot derivatives, lovastatin, midazolam(경구), rifampin, simvastatin, St. John's wort 현재 복용시 주의: 전도장애환자(PR 간격연장), B형 간염, C형 간염, 혈우병 A 혹은 B	**약물–임상검사–음식 상호작용** 약물: azole 항균제, clarithromycin 농도와 유해반응을 증가시킬 수 있음; 제산제, carbamazepine, H_2차단제, 양성자 억제제 rifampin은 농도와 효과 감소시킬 수 있음. 임상검사: 콜레스테롤, 중성지방, 혈당 간기능검사, 상승 음식: 음식과 함께 복용 시 생체이용률 증가.
약동학 흡수: PO: 음식과 함께 복용 시 빠르게 흡수 분포: PB: 98%, 최고농도는 2–3h에 도달 대사: t½: 7–8h(ritonavir 추가 투여할 때 9–18h), 간에서 대사 배출: 일차적으로 대변으로 제거(70%); 소변(13%)	**약역학** 해당사항 없음
치료효과/응용 다른 항레트로바이러스약제와 병용으로 HIV–1 감염치료. 작용기전: HIV protease를 억제하여 미성숙된 HIV 조각을 만들어냄.	
부작용 발진, 오심, 기침	**유해반응** 고혈당, 당뇨, 황달

A, adult 성인; b.i.d., twice a day 1일 2회; C, child 소아; FDA, Food and Drug Administration 식품의약국; h, hour 시간; HIV, human immunodeficiency virus 인간면역결핍바이러스; mo, month 달; PB, protein–binding 단백결합; PO, by mouth 경구; t½, half–life 반감기; y, year 년; >, greater than 초과; ≥, greater than or equal to 이상; <, less than 미만.

료를 경험한 환자 모두에게 HIV–1 감염의 치료로 사용된다. Raltegravir의 일반적인 부작용은 메스꺼움, 두통, 설사, 열을 포함한다. Statin과 같은 근육질환의 위험을 증가시키는 약물을 복용하고 있는 환자를 포함해서 특정 종류의 근육질환(근육병증, rhabdomyolysis)의 높은 위험을 가진 환자들에게서 주의가 요구된다. Raltegravir는 하루에 두 번 투여된다.

Dolutegravir의 일반적인 부작용은 불면증과 두통을 포함한다. Dolutegravir는 하루에 한 번 투여된다.(efavirenz, fosamprenavir/ritonavir, tipranavir/ritonavir, rifampin과 함께 투여된다면 하루에 두 번)

표 27–1은 각각의 경로, 복용량, antiretroviral 약제의 참고사항을 제시하였다. 약물 상호작용에 관한 정보는 표 27–2에 있다.

항레트로바이러스치료에 있어서 간호사의 역할

환자의 생리적이고 심리사회적인 건강요구와 글을 읽고 쓰는 수준의 철저한 평가는 치료초기에 요구된다. ART 시작 이후 후속평가는 약물치료의 부작용, 복용이행 및 복용이행에 영향을 준 사안들을 포함해야 한다. 환자들은 약물부작용과 새로운 증상의 발현을 혼동할 수 있다. 조심스러운 후속평가로 추가적인 건강관리나 약물투여의 필요를 찾아낼 수 있다.

복용이행의 어려움은 어떤 약물치료에도 흔하지만 환자가 95% 이상의 복용이행이 요구되기 때문에 ART는 더 큰 어려움이 있다. 복용불이행은 HIV 바이러스의 복제와 잠재적인 약물내성을 일으킬 수 있다. 복용이행에는 다양한 전략이 가

표 27-1 항레트로바이러스약제

이름	사용가능	용량	참고사항
뉴클레오시드 역전사억제제 (NRTIs)			
abacavir(ABC)(Ziagen) Trizivir(with ZDV+3TC) Epzicom(with 3TC)	Ziagen: 300mg tabs 20mg/mL 경구 용액 Trizivir: ABC 300mg,ZDV 300mg, 3TC 150mg Epzicom: ABC 600mg, 3TC 300mg	Ziagen: 300mg b.i.d. 혹은 600mg 1일 1회 Trizivir: 1 tab b.i.d. Epzicom: 1 tab 1일 1회	음식과 무관하게 복용. Alcohol dehydrogenase에 의해 대사 신장으로 배설 Trizivir 및 Epzicom를 CLcr <50mL/min인 환자에게 사용하지 않음. t½: 1.5h 부작용: 과민반응(만약 HLA-B*5701이 양성이면 과민반응에 대한 위험 때문에 피한다); 증상은 발열, 발진, 오심, 구토, 근육통, 피로, 식욕부진; 호흡기계 증상에는 목통증, 기침, 호흡곤란, 간지방증을 동반한 젓산산증
didanosine(DDL)(Videx-EC)	Videx EC: 125mg, 200mg, 250mg, 400mg Videx 10mg/mL 경구용 용액을 위한 파우더	Body wt>60kg: 400mg once daily 혹은 200mg b.i.d. With TDF: 250mg/d Body wt<60kg: 250mg/d With TDF: 200mg/d	식전 ½h 혹은 식후 2h에 복용 신장을 통해 배설, 신기능저하 환자에게 용량조절 필요함. t½: 1.5h 부작용: 췌장염, 말초신경병증, 오심, 간지방증을 동반한 젓산산증(드뭄), 심근경색의 위험, 망막 변화, 시신경염, 인슐린 저항성 당뇨
emtricitabine(FTC)(Emtriva) Atripla(with EFV+TDF) Truvada(with TDF) Complera(with TDF and RPL)	Emtriva: 200mg caps 10mg/mL 경구용 용액 Atripla: EFV 600, FTC 200mg, TDF 300mg Truvada: FTC 200mg, TDF 300mg Complera: FTC 200mg, RPL 25mg, TDF 300mg	Emtriva: 200mg cap 1일 1회 혹은 240mg oral solution 1일 1회 Atripla: 1 tab 1일 1회 Truvada: 1 tab 1일 1회 Complera: 1 tab 1일 1회	음식과 무관하게 복용 신장으로 배설됨; 신기능저하에 용량을 조절해야 함. CLcr <50mL/min 인 환자에게 Atripla/Comlpera; 사용하지 않음. CLcr <30mL/min 인 환자에게 Truvada 사용하지 않음. t½: 10h 부작용: 간지방증을 동반한 젓산산증(드뭄), 색소 과다 침착, 피부변색
lamivudine(3TC)(Epivir) Combivir(with ZDC) Epozicom(with ABC) Trizivir(with ZDV+ABC)	Epivir: 150mg, 300mg tabs 10mg/mL oral solution Combivir: 3TC 150mg, ZDV 300mg Epzicom: ABC 600mg, 3TC 300mg Trizivir: ABC 300mg, ZDV 300mg, 3TC 150mg	Epivir: 150mg b.i.d. 혹은 300mg 1일 1회 Combivir: 1 tab b.i.d. Epizicom: 1 tab 1일 1회 Trizivir: 1 tab b.i.d.	음식과 무관하게 복용 신장으로 배설됨; 신기능저하시 용량을 조절해야 함. CLcr<50mL/min인 환자에게 Combivir, Trizivir를 사용하지 않음. t½: 5-7h 부작용: 최소한의 독작용, 간지방증을 동반한 젓산산증(드뭄).
stavudine(d4T)(Zerit)	Zerit: 15mg, 20mg, 30mg, 40mg caps 1mg/mL 경구용 용액을 위한 파우더	Body wt≥60kg: 40mg b.i.d. Body wt≤60kg: 30mg b.i.d.	음식과 무관하게 복용 신장을 통해 배설, 신기능저하 환자에게 용량조절 필요함. t½: 1h 부작용: 말초신경병증, 지방이상증, 췌장염, 고지혈증, 신속하게 상부 진행성 신경근육쇠약증(드뭄) 간지방증을 동반한 젓산산증(드뭄).
tenofovir(TDF)(Viread) Atripla(with EFV + FTC) Truvada(with FTC) Complera(with FTC and RPL)	Viread: 150mg, 200mg, 250mg, 300mg tabs Atripla: EFV 600, FTC 200mg, TDF 300mg Truvada: FTC 200mg, TDF 300mg Complera: FTC 200mg, RPL 25mg, TDF 300mg	Viread: 음식과 상관없이 1 300mg tab/d Atripla: 1 tab h.s. 공복 시 Truvada: 1 tab/d 음식과 상관없이 Complera: 1 tab/d 음식과 함께	신장으로 배설; 신기능저하 환자에게 용량조절 필요함. CLcr <50mL/min 인 환자에게는 Atripla/Complera을 사용하지 않음; CLcr <30mL/min인 환자에서는 Truvada 환자에서는 사용하지 않음. t½: 17h 부작용: 무력증, 두통, 설사, 오심, 구토, 장내가스, 신기능장애, 골연화증, 간지방증을 동반한 젓산성증(드뭄)
zidovudine(AZT, ZDV) (Retrivir) Combivir(3TC 함께) Trizivir(3TC+ABC 함께)	Retrivir: 100mg caps 300mg tabs 10mg/mL IV 용액 10mg/mL 경구용 용액 Combivir: 3TC 150mg, ZDV 300mg Trizivir: ABC 300mg, ZDV 300mg, 3TC 150mg	Retrovir: 300mg b.i.d. 혹은 200mg t.i.d. Comvivir: 1 tab b.i.d. Trizivir: 1 tab b.i.d.	음식과 상관없이 복용 신장을 통해 배설, 신기능저하 환자에게 용량조절 필요함 환자는 Combivir, Trizivir CLcr <50mL/min인 사용금지. t½: 1.1h 부작용: 골수억제, 대구성빈혈, 중성구 감소증, GI불편, 두통, 불면증, 무력증, 간지방증을 동반한 젓산산증(드뭄).

표 27-1 항레트로바이러스약제-계속

이름	사용가능	용량	참고사항
비뉴클레오시드 역전사효소억제제 (NNRTIs)			
delavirdine(DLV)(Rescriptor)	Rescriptor: 100mg, 200mg tabs	400mg t.i.d. (100mg may be mixed with 3oz water; 200mg tabs 정제 그대로 복용)	음식과 상관없이 복용 시토크롬 P450에 의해 대사, 소변/대변을 배설 t½: 5.8h 부작용: 발진, transaminase 증가, 두통
efavirenz(EFV)(Sustiva) Atripla(with TDF+FTC)	Sustiva: 50mg, 200mg caps 600mg tabs Atripla: EFV 600, FTC 200mg, TDF 300mg	Sustiva: 600mg h.s. 혹은 이전 위공복 때Atripla: 1 tab/d h.s. 혹은 이전에	공복 시 복용, 고지방/고칼로리음식이 농도 증가시킴. cytochrime P450에 의해 대사 Sustiva: 신기능장애 시 용량조절 필요없음. CLcr<50mL/min 인 환자는 Atripla 금지 t½: 40-55h 부작용: 발진, transaminase levels 농도 증가, 어지럼, 혼란, 발작, 환각, 다행감을 포함한 CNS 증상
etravirine(ETR) (Intelence)	25mg, 100mg, 200mg tabs	200mg b.i.d. 식후	칼로리 식사는 농도를 상승시킴: cytochrome P450에 의해 대사: 신기능장애 환자에게 용량조절 필요없음 t½: 41 +/- 20h 부작용: Stevens-Johnson syndrome을 포함한 발진, 오심
rilpivirine(RPL)(Edurant) Complera(FTC 및 TDF와 병용)	Edurant: 25mg tab Complera: FTC 200mg, RPL 25mg, TDF 300mg	Edurant: 25mg/d Complera: 1 tab 1일 1회. 음식과 함께	음식과 함께 복용 t½: 50h 부작용: 발진, 우울, 두통, 불면
nevirapine(NVP)(Viramune, Viramune XR)	Viramune: 200mg tabs 50mg/5mL oral suspension Viramune ER: 100mg, 400mg tabs	Viramune: 200mg/d for 14d, 이후 200mg bi.d. Viramune ER: 400mg 1일 1회	음식과 상관없이 복용 cytochrome P450에 의해 대사 t½: 25-30h 부작용: Stevens-Johnson syndrome을 포함한 발진, 간염
단백분해효소억제제(PIs)			
atazanavir(ATV) (Reyataz)	Reyataz: 150mg, 200mg, 300mg caps	Reyataz: 400mg 1일 1회 혹은 RTV 100mg + ATV 300mg 1일 1회	음식과 함께 복용 Cytichrome P450 3A4 억제제와 제산제는 피함 간기능저하 환자에게 용량조절 필요 t½: 7h 부작용: 고빌리루빈혈증, PR 간격연장, 고혈당, 지방분포이상, 혈우병환자의 출혈위험 증가
darunavir(DRV)(Prezista)	Prezista: 75mg, 150mg, 600mg, 800mg tabs	Prezista: (DRV 600mg+RTV100mg)b.i.d.	음식과 함께 복용(농도 증가) Cytochrome P450 3A4 억제제와 기질 간기능저하 환자에게 용량조절 필요 t½: 15h 부작용: 발진, 설사, 오심, 두통, transaminase 증가, 고혈당, 지방분포이상, 혈우병환자의 출혈증가, 고지혈증.
fosamprenavir(fAPV)(Lexiva)	Lexiva: 700mg tab 50mg/mL 경구용 서스펜션	Lexiva: 1400mg b.i.d. 혹은 fAPV 1400mg + RTV 200mg/d 혹은 fAPV 700mg + RTV 100mg b.i.d.	정제: 음식과 상관없음 경구용 서스펜션: 음식과 함께 복용 Cytochrome P450 3A4 억제제, 유도제와 기질 간기능저하 환자에게 용량조절 필요 t½: 7.7h 부작용: 발진, 설사, 오심, 구토, 두통, 고지혈증, transaminase 증가, 고혈당증, 지방 분포이상, 혈우병 환자에서 출혈경향 증가
indinavir(IDV)(Crizivan)	Crizivan: 200mg, 400mg caps	Crixivan: 800mg every 8h With RTV: IDV 800mg + RTV 100mg 혹은 200mg q12h	비-부스터: 식전 1시간 혹은 식후 2시간에 복용; RTV 경우: 식사와 같이 혹은 식사 하지 않고 복용 Cytochrome P450 3A4 억제제와 기질 간기능저하 환자에게 용량조절 필요 t½: 1.5-2h 부작용: 신장결석, GI 불편, 오심, 고빌리루빈혈증, 두통, 쇠약, 시야혼탁, 어지럼, 발진, 금속성 미각, 혈소판감소증, 탈모, 용혈성 빈혈, 고지혈증, transaminase 증가, 고혈당, 지방 분포이상, 혈우병 환자의 출혈 증가

표 27-1 항레트로바이러스약제-계속

이름	사용가능	용량	참고사항
lopinavir/ritonavir(LPV/r)(Kaletra)	Kaletra: Tab: LPV 200mg and RTV 50mg; LPV 100mg and RTV 25mg Oral solution: LPV 400mg and RTV 100mg/5mL	Kaletra: LPV 400mg+RTV 100mg b.i.d. 혹은 LPV 800mg+RTV 200mg 1일 1회	정제를 식사와 상관없이 복용; 경구용 용액의 경우 음식과 함께 복용 Cytochrome P450 3A4 억제제와 기질 t½: 5–6h 부작용: GI 불편, 오심, 구토, 설사, 쇠약, PR 간격연장, 췌장염, 고지혈증, trasaminase 수치 상승, 고혈당, 지방분포이상, 혈우병 환자의 출혈 증가
nelfinavir(NFV)(Viracept)	Viracept: 250mg, 625mg tabs	Viracept: 1250mg b.i.d. 혹은 750mg t.i.d.	음식 또는 스넥과 같이 복용 Cytochrome P450 3A4 억제제와 기질 t½: 3.5–5h 부작용: 설사, 고지혈증, transaminase 증가, 고혈당, 지방분포이상, 혈우병 환자에서 출혈 증가
ritonavir(RTV)(Norvir)	Norvir: 100mg tabs 100mg caps 600mg/7.5mL 용액	Novir: 부스터: 100–400mg 1–2회 나누어 투여	음식과 같이 복용 Cytochrome P450 3A4 억제제와 기질 t½: 3–5h 부작용: GI 불편, 오심, 구토, 설사, 감각이상, 간염, 쇠약증, 미각이상, 고지혈증, 고혈당증, 지방분포이상, 혈우병 환자의 출혈 증가
saquinavir(SQV)(Invirase)	Invirase: 200mg caps 500mg tabs	Invirase: SQV 1000mg + RTV 100mg b.i.d.	식사 후 2시간 내에 복용 Cytochrome P450 3A4 억제제와 기질 t½: 12h 부작용: GI 불편, 오심, 설사, 두통, 고지혈증, transaminase 증가, 고혈당, PR 간격연장, 지방분포이상, 혈우병 환자의 출혈 증가
tipranavir(TPV)(Aptivus)	Aptivus: 250mg caps 100mg/mL 경구 용액	Aptivus: TPV 500mg + RTV 200mg b.i.d.	음식물과 함께 복용 Cytochrome P450 3A4 억제제와 기질 t½: 6h 부작용: 간독성, 발진, 고지혈증, 고혈당, 지질분포이상, 혈우병 환자의 출혈 증가
진입억제제(Entry Inhobitor)			
enfuvirtide(T20)(Fuzeon)	Fuzeon: 재구성 후 파우더 90mg/mL를 주사	Fuzeon: 90mg subQ b.i.d.	상온에서 vial로 보관; 사용 후 내장 보관하며 24시간 내에 사용 t½: 3.8h 부작용: 국소 주사부위 반응(통증, 발적, 경화, 결절, 낭, 소양증, 반상출혈, 세균성 폐렴 빈도증가, 과민반응(발진, 발열, 오심, 구토, 오한, 저혈압, transaminases 증가)
CCR5 길항제(CCR5 Antagonists)			
maraviroc(MRV)(Selzentry)	Selzentry: 150mg, 300mg tabs	300mg b.i.d. 150mg b.i.d. CYP3A 억제제(예, itraconazole, clarithrimycin) 강하게 투여했을 때 600mg b.i.d. CYO3A 억제제(예, rifampin, carvamazepine, phenytoin) 강하게 투여했을 때	신기능부전 시 농도 증가(CrCL<50); 주의 약물병용 시 조절이 필요함(상호작용) 음식과 상관없이 복용 t½: 14–18h 부작용: 발열, 상기도감염, 기립성 저혈압, 간독성, 발진, 기침, 복통, 어지럼
인터그레이스 억제제(Integrase Inhibitors)			
raltegravir(RAV)(Isentress)	Isentress: 400mg tabs	400mg b.i.d.	음식과 상관없이 복용 신기능 혹은 간기능장애 시 조절 필요 없음 고지방식이가 흡수를 증가시킴 t½: 8h 부작용: 오심, 구토, 두통, 설사, 발열, 총콜레스테롤 증가, 피로, Stevens–Johnson 증후군, 중독성 표피박리(epidermal necrolysis)

표 27-1 항레트로바이러스약제-계속

이름	사용가능	용량	참고사항
dolutagravir(Tivicay)	Tivicay: 50mg tabs	50mg 1일 1회	음식과 상관없이 복용 신기능 혹은 간기능부전 시 조절 필요없음. 고지방식이로 흡수 증가 t½:14h 부작용: 두통, 불면증, 발진

b.i.d., twice a day 1일 2회; cap, capsule 캡슐; d, day 일; ER, extended-release 서방; GI, gastrointestinal 위장관; h, hour 시간; h.s., at bedtime 취침 시; subQ, subcutaneous 피하; t½, half-life 반감기; tab, tablet 정제; t.i.d., three times a day 1일 3회; wt, weight 몸무게; >, greater than 초과; <, less than 미만.

표 27-2 약물 상호작용

HAART와 관련 있는 약물 상호작용은 HIV 환자를 치료하는 입장에서 도전적 이슈가 된다. 초기치료에 사용되는 약물은 약물 상호작용과 관련이 있다. 동반이환 질병의 동시치료와 기회감염의 예방 및/혹은 치료는 향후 약물 상호작용의 위험을 증가시킨다.

뉴클레오시드 역전사효소억제제(NRTIs)

NRTIs와 관련된 약물 상호작용은 최소인데, 그 이유는 이들 약물이 CYP450계에 대사되지 않기 때문이다. 그럼에도 불구하고 약물 상호작용은 종류 내에서 야기된다.

비-뉴클레오시드 역전사효소억제제(NNRTIs)

이 군의 약물들은 CYP3A4를 통해 폭넓게 대사되며, CYP3A4의 유도체 또는 억제제로 작용하기 때문에 약물 상호작용이 잘 일어난다. Efavirenz와 nevirapine은 CYP3A4의 유도체로, delavirdine은 억제제로 작용한다.

단백분해효소억제제

모든 단백분해효소억제제는 CYP3A4의 강력한 억제제이며, 약물 상호작용을 초래한다. 약물의 수준이 또한 동일한 시스템에 의해 대사되기 때문에 현저히 증가될 가능성이 있어, 유해반응이 일어날 가능성이 커진다. 단백분해효소억제제인 ritonavir는 이 군에서 가장 강력한 CYP3A4 억제제이다.

CCR5 길항제

CCR5 길항제는 CYP3A의 기질이다. 강력한 CYP3A 억제제의 존재하에 농도가 현저히 증가하고, CYP3A 유도체의 존재하에 농도가 감소한다. 이들 약물을 사용 시에는 농도조절이 필요하다.

Integrase 억제제

Integrase 억제제 raltegravir는 UDP-glucoronosyltransferase 효소(UGTIA1)에 의해 조절되는 glucouronidation에 의해 기본적으로 제거된다. UGTIA1 효소의 강력한 유도체는 raltegravir의 농도를 많이 감소시킨다.

b.i.d., Twice a day 하루 2번; d, day 일; h, hour 시간; t.i.d., 하루 3번; wk, week 주.

능하고 환자와 함께 논의해야 한다. 약물치료 organizer, 휴대전화나 모바일 기기의 알람, 그림과 함께 있는 약물치료 '지도' 그리고 약물치료 일기는 유용한 도구이다. 친구, 가족 구성원 및 개인적인 지지 시스템은 환자가 복용을 이행하는 데 도움을 줄 수 있다. 간호사는 환자에게 약물치료, 신뢰관계의 발달 및 환자와 동업자 관계를 쌓는 것에 대해 교육하기 때문에 충분한 시간이 주어진다면 복용이행을 촉진시킬 수 있다.

간호평가는 약물을 복용하지 못한 이유를 묻는 것을 포함해야 한다. 이것들은 일반적으로 징후, 까먹음, 아픔, 부작용, 복용해야 할 때 약이 없는 것, 알약 피로, 약물의 가격, 건강보험의 분실 및 약국에 갈 교통수단의 부재를 포함한다. 만약 복용이행의 장벽이 확인된다면 환자와 HIV 관리제공자에게 개별적인 계획을 보내야 한다.

환자교육은 각각의 약물의 목적, 복용 스케줄, 음식과 액체 제한, 추천 음식 및 약물의 보관이 포함되어야 한다. 추가적인 제안은 이를 닦는 것과 같은 일상생활 중 약을 복용하는 것 또는 복용한 약물을 추적하기 위한 약물 달력을 사용하는 것을 포함한다. 약물의 예상된 부작용과 어떻게 그 부작용을 관리하는지에 대한 토론이 필요하다.

환자평가, 환자교육, 환자와의 옹호자가 되는 것 외에도 간호사는 추가적인 검사나 연구가 필요한 문제들에 대해 알아야 한다. HIV/AIDS 환자들의 개인적인 요구 때문에 환자의 협력을 증가시키기 위한 방안에 대한 연구가 필요하며 방법을 알아야 한다.

간호과정
환자-중심 협력간호

항레트로바이러스치료

사정

- 환자의 과거력을 얻는다. HIV 질병의 진행에 관련된 징후와 증상을 평가한다. 건강관리와 지시된 정신적인 지지와 관련된 생리적이고 심리사회적인 필요를 평가한다.
- 모든 처방, 일반 판매약 그리고 약초제품을 포함한 약물의 조화를 수행한다. 불법적인 약물과 다른 처방받지 않은 약물의 사용을 평가한다. 잠재적인 약물-약물 또는 약물-약초 상호작용을 보고한다.
- 영양결핍과 잠재적인 약물-식품 상호관련을 평가하기 위해 영양 과거력을 얻는다. 만약 환자가 지방장애나 당뇨가 진행될 위험이 있다면 치료 생활방식 변화의 필요성을 평가한다.
- 배울 준비와 선호되는 교육방법(글로, 말로, 그림으로)을 평가한다.

간호진단

- HIV와 AIDS에 관한 지식의 부족과 관련이 있는 부적절한 자기관리
- HIV 진단에 관련된 부정적인 낙인과 관련이 있는 두려움
- 식욕저하와 잦은 대변과 관련이 있는 불균형한 영양상태
- HIV 진단과 관련된 비효율적인 대처
- 면역저하와 관련된 특히 CD4<200일 때의 감염위험성
- 복잡한 약물에 따른 비효율적 자기관리
- 약물의 상호작용에 대한 지식부족
- 병의 진행이나 치료의 결과에 대한 지식 향상과 관련된 증가된 자기관리 준비성
- 약물치료에 관한 지식부족

계획

- 환자의 바이러스 역가(viral load)를 찾을 수 없게 하고 유지시킨다.
- 환자의 CD4 수치를 가능한 높게 만든다.
- 환자가 이차 감염을 겪지 않게 한다.
- 환자가 환자의 필요와 종교에 맞는 의학적 치료와 영적, 정신적 도움을 받게 한다.
- 환자가 지체 없이 증상이나 부작용의 발현을 기록하게 한다.
- 환자는 약처방에 관한 이행과 이행의 어려움을 말할 수 있다.

간호중재

- 환자를 약물과 약물투여의 계획표를 환자가 선호하는 방법으로 교육시켜 환자의 욕구를 만족시켜 준다.
- 환자에게 손을 씻는 방법과 건강을 유지하기 위한 방법을 알려준다.
- CD4 수치가 감소하거나 바이러스 역가가 증가하는 것을 주시하고 의사에게 알린다.
- 환자에게 PAP 검사나 안과 또는 치과검사 그리고 나이나 위험요소가 있다면 대장내시경을 받도록 요청한다.
- 필요에 따라 환자가 영양상담을 받도록 요청한다.
- 필요에 따라 환자에게 환자가 영적, 정신적인 도움을 받도록 요청한다.

환자교육

일반

- HIV가 면역계에 손상을 줄 수 있다는 것을 설명한다.
- HIV의 감염성과 다른 사람에게 감염을 막는 방법을 알려준다.
- 보통의 감정반응에 대해 설명한다.
- 건강수칙의 준수에 대한 모니터링의 필요성을 설명한다.
- 감염노출의 위협을 줄이기 위한 경고를 강조한다.
- 상기도감염이나 인플루엔자감염을 막거나 최소화하는 방법에 대해 조언을 한다(손씻기, 사람 많은 곳 피하기, 인플루엔자와 다른 바이러스들의 백신을 적절하게 맞기 등).

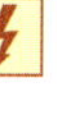

- 가임기 환자의 경우, 태아로의 수직감염을 막기 위하여 임신기의 관리에 관해 알려준다.
- 환자가 선호하는 방법으로 환자의 약물치료계획을 알려준다.

- 환자에게 특정 약물(OTC 포함), 음식, 약초 등이 항바이러스제에 영향을 미칠 수 있다는 것을 알려준다.
- 환자나 가족과 협력관계를 체결한다.

자기 관리

- 환자가 정확한 약을 정확한 용량으로 정확한 시간에 섭취할 방법을 세우는 데 도움을 준다.
- 투약계획이 방해받지 않고 적절한 약의 공급이 중요하다는 것을 환자에게 잘 설명한다.
- 약을 삼키지 못하는 소아 환자의 경우 삼키는 기술을 알려준다.

부작용

- 환자의 증상을 의사에게 즉시 말하도록 한다.
- 일어날 수 있는 약의 부작용과 그것들을 최소화하기 위한 전략을 잘 설명해 준다.

식이요법

- 환자가 다양한 음식을 먹고, 날달걀이나 날 생선을 먹지 않으며, 육류를 알맞은 온도로 조리하여 먹도록 조언한다.
- 환자에게 부작용을 최소화하는 방법을 조언한다(예, 특정 약물을 음식과 함께 복용).
- 설사의 관리를 위해 바나나, 밥, 사과소스, 토스트를 먹도록 조언한다.

평가

- 항레트로바이러스치료의 유효성을 평가한다.
- 바이러스감염 역가가 유의한지 결정한다. CD4 수치의 증가를 평가한다.
- 약물이행을 평가한다.
- 가능하다면 피임도구를 사용한 성행위, 공용주사기로 약물투여를 하지 않는 것, 주사바늘 교환 프로그램에 참여하는 등 HIV 전파의 가능성을 줄이는 행위들의 이행을 평가한다.

기회감염

HIV 감염이 진행될수록, 환자는 감염과 악성 변이에 더욱 취약해진 상태가 된다. 이것을 **기회감염(opportunistic infection)**이라 하는데, 이는 환자의 약해진 면역체계 때문에 쉽게 발생한다. HAART 요법의 발견으로 HIV-양성 환자 중 이 요법을 사용한 집단에서 기회감염의 발병률이 급격히 감소했다. 입원과 사망이 줄었음에도 기회감염은 아직 HIV 감염

자에서 가장 높은 발병률과 사망률의 원인이다. 기회감염의 예방과 치료는 여전히 필수적이다.

가장 흔한 형태의 HIV 연관 기회감염은 다음을 포함한다.

- 세균감염: 결핵, 세균성 폐렴, 패혈증
- 원충감염: 톡소포자충증(Toxoplasmosis), 크립토스포리디움증(Cryptosporidiosis), 리슈만편모충증(Leishmaniasis)
- 진균감염: 주폐포자충(Pnumocystis jiroveci) 폐렴, 칸디다증(Candidiasis), 크립토코쿠스증(Cryptococcosis)
- 바이러스감염: 거대세포바이러스, 단순포진, 대상포진
- HIV 관련 악성종양: 카포시육종(Kaposi sarcoma), 림프종, 편평상피세포종

HIV 감염단계에 따라 다른 증상이 나타난다. CD4 수치가 350cells/mL 이하이면 보통 다음의 증상이 나타난다.

- 단순포진바이러스가 입 안이나 성기부분에 궤양이나 소낭을 유발한다. 치료는 acyclovir, famciclovir, valacyclovir을 포함한다.
- 대상포진바이러스는 대상포진을 유발한다. 대상포진은 HIV 감염 환자에서 15배 높게 나타난다. 치료는 acyclovir, famciclovir, valacyclovir을 포함한다.
- 단순포진바이러스와 대상포진바이러스는 생명에 위협을 줄 수 있는 망막염이나 뇌염을 유발하기도 한다.
- 결핵감염은 폐에 매우 큰 영향을 미칠 뿐만 아니라 소장, 뇌, 심장이나 폐의 내벽, CNS의 내벽 같은 곳에도 영향을 미칠 수 있다. CD4 수치는 결핵의 위험도를 판단하는 데 도움을 주지 못한다. 치료는 isoniazid, pyridoxine, rifampin, pyrazinamide, ethambutol을 포함한다.
- 카포시육종(Kaposi sarcoma)은 피부, 점막, 소화기, 폐, 림프절 등 다양한 곳에 검푸른 병변을 유발한다. 이것들은 HIV 감염 초기에 보통 나타난다. 치료는 증상과 부위에 따라 달라진다. 국소 병변일 경우 vinblastine이 사용된다. 방사선치료는 눈과 같은 민감한 부위에 병변이 있을 때 사용된다. 화학치료는 심하고 광범위한 병의 치료에 선호된다.

CD4 수치가 200 cells/mL 이하이면 보통 다음의 증상이 나타난다.

- **칸디다식도염**은 매우 고통스러운 식도효모균감염이다. 구인두칸디다증은 구강이나 구인두 혹은 치아의 표면에 나타나는 무통의 희고 치석 같은 병변이 특징이다. Fluconazole이나 itraconazole으로 매우 효과적인 치료를 할 수 있다.
- 세균성 혈관종은 *Bartonella*에 의한 피부병변이 특징이며, 고양이의 할큄으로 생긴다. 치료는 erythromycin, clarithromycin, azithromycin, doxycycline을 포함한다.
- **주폐포자충(pneumocysitis jiroveci)** 폐렴은 곰팡이류에 의해 일어나며, 폐의 원충감염과 특징이 같다. 증상은 주로 폐렴이고, 열과 마른기침, 흉통, 호흡곤란 등의 호흡증상을 동반한다. 치료는 TMP-SMX, clindamycin이나 oral primaquine을 포함한다.

CD4 수치가 100cells/mL일 경우 보통 다음의 증상이 나타난다.

- 크립토코커스 뇌수막염(cryptococcal meningitis)
- AIDS 치매
- 톡소포자충성 뇌염(toxoplasmosis encephalitis)이 조리되지 않은 고기와 고양이의 대변으로 인해 걸린다. 증상은 두통이나 혼란, 운동약화, 열이다. 치료되지 않은 채로 있을 경우, 이 병은 발작, 혼미, 혼수로 발전할 수 있다. 치료는 pyrimethamine, sulfadiazine, clindamycin을 포함한다. Leucovoran도 pyrimethamine 치료를 하였을 때 혈액학적인 독성을 감소시키기 위해 추가된다.
- 진행성다발성백질뇌증(progressive multifocal leukoencephalopathy)은 뇌에 생기는 바이러스 질환이며, 인지작용과 운동기능의 심각한 장애를 초래한다.
- 소모성증후군(wasting syndrome)은 심각한 체중감소와 식욕 감소를 유발한다.
- 크립토스포리디움증(crytosporidiosis)은 소장의 점막, 대장, 장외부분을 감염시킨다. 증상은 다량의, 무혈의, 물설사를 포함하고, 종종 오심, 구토, 하복부경련을 포함한다.

CD4 세포가 50cell/mL인 경우에 흔한 것은 다음과 같다.

- *mycobacterium avium* 복합체(MAC)는 결핵과 관련된 박테리아의 혈액감염에 의해서 일어난다. MAC은 보통 여러 개의 장기에 영향을 미치며 발열, 식은땀, 체중감소, 피로감, 설사, 복통 등의 증상을 나타낸다. 국소증상으로는 폐렴, 골수염, 피부나 연조직의 농양 혹은 중추신경계 감염이 있다. 치료로는 clarithromycin, azithromycin, ethambutol, rifabutin이 있다.

- 거대세포바이러스감염(cytomegalovirus infection)은 전신적 감염이지만 가장 흔하게는 흐린시야를 동반하는 망막염의 형태로 나타난다. 이것은 실명으로 이어질 수도 있다. 거대세포바이러스는 또한 다른 장기들에게도 영향을 미치는데 발열, 설사, 오심, 폐렴과 같은 증상, 치매 등을 유발한다. 치료로는 ganciclovir, valganciclovir, foscarnet, cidofovir가 있다.

임신 중의 항레트로바이러스치료

최상의 약물치료법이 임신가능 연령과 임신 중의 여성에게 사용되어야만 한다. 임신가능 연령의 여성에게 ART를 시작할 때, 치료를 시작하는 기준과 치료의 목표는 다른 성인과 청소년들의 것들과 동일하다. 임신 중 태아로의 HIV 전파방지 때문에 임신부에게서의 치료시작의 시점과 약물요법의 선택은 다른 일반 성인,청소년들과는 다를 수 있다.

임산부들에게 있어서는 추가적인 목표가 모체에서 태아로의 전파를 막는 것이다. 모체에서 태아로의 감염을 막기 위해서 바이러스를 최소한 1000copies/mL 혹은 그 이하로 억제해야 한다. HIV에 감염된 환자는 바이러스를 임신 중, 분만 중 혹은 모유수유 중에 태아로 전파시킬 수 있다. 만약 예방적 약제가 사용되지 않고 모유수유가 이루어졌다면 태아가 감염될 확률은 25%이다. ART 치료법은 분유수유와 같은 다른 중재법들이 함께 이루어진다면 감염위험을 2% 이하로 감소시킨다. ART는 태아로의 HIV 감염을 막기 위한 바이러스적, 면역학적, 치료적 기준과는 관계없이 HIV 감염에 양성인 모든 임산부들에게 권유된다. 복합약물치료법은 모체의 HIV 감염치료와 모체에서 태아로의 전파확률 감소를 위한 예방적 방법 모두에서 표준적 치료로 간주된다.

임신 중이진 않지만, 임신가능 나이의 HIV 감염여성에게서는 ART를 성인치료 가이드라인에 따라 시작한다. 만약 환자가 임신을 원한다면 efavirenz가 항바이러스요법의 일부로 간주된다. 이때는 약물사용에 의한 위험성과 이익을 비교해야 하는 것이 필수적이다. 왜냐하면 efavirenz와 관련해서 임신 5-6주에 신경관결함의 위험성이 있기 때문이다.

ART를 받고 있는 HIV 감염 환자가 임신을 하게 되면 만약 진행 중인 요법이 효과적으로 바이러스를 억제 중이라면 진행 중인 요법을 계속 실시한다. 앞에 설명한 대로 만약 약물요법에 신경관결함의 위험성이 있는 efavirenz가 포함되어 있다면 임신 첫 5-6주에는 제한되어야만 한다. 임신은 종종 이 기간에는 인지되지 못한다. 임신 중 ART사용에 있어서의 불필요한 변화는 바이러스 통제력의 상실이나 모체태아감염의 위험성이 증가하였을 때와 관련이 있을수 있다. Efavirenz는 efavirenz를 기본으로 한 약물요법으로 대변되는 첫 임신 3개월에서의 출생 전 관리를 받고 있는 임산부에게서 계속해서 사용될 수 있다.

항레트로바이러스약물을 복용 중이지 않은 HIV 감염 임산부에게 ART는 모체태아감염의 예방적 방법으로 시작되어야만 한다. 가능하다면 zidovudine을 포함한 약물요법이 추천되어진다. ART는 첫 임신 3개월 이후로 미루어질 수도 있다.

ART는 분만 시에도 계속된다(zidovudine은 계속해서 혈액으로 투여하고 다른 약물들은 경구로 복용한다). 유아에 있어서 zidovudine은 생후 6-12시간 후부터 6주 동안 주어진다(원형약물차트 27-1에서 용량을 참조).

HIV에 직업적 노출과 노출 후 예방

HIV에 피부를 통한 노출후의 치료약물요법은 **노출후예방(postexposure prophylaxis, PEP)**으로 불린다. 많은 PEP 요법들이 환자들의 내약성과 가능성의 정도에 따라서 4주간의 치료가 가능하다. 기본 PEP와 확장된 PEP 요법은 표 27-3에 설명되어 있다. 잠재적 HIV노출에 대한 PEP는 사건발생 수시간 이내에 시작되어야 하고, 4주간 지속되어야 한다. PEP 요법을 하는 보건의료직들은 17-47% 정도 부작용을 나타낸 것으로 보고되었다. 가장 흔한 부작용은 오심, 거북함, 피로감이 있다.

표 27-3 기본 및 연장 노출후 예방요법

요법	약물요법
기본	zidovudine(Retrovir) + lamivudine(Epivir), Combivir로 시판 zidovudine: 300mg b.i.d. 혹은 200mg t.i.d. lamivudine: 300mg once daily 혹은 150mg b.i.d. Combivir: 1 tablet b.i.d. zidovudine + emtricitabine(Emtriva) zidovudine: 300mg b.i.d. 혹은 200mg t.i.d. emtricitabine: 200mg 1일 1회 tenofovir(Viread) + lamivudine tenofovir: 300mg 1일 1회 lamivudine: 300mg 1일 1회 혹은 150mg b.i.d. tenofovir + emtricitabine, Truvada로 시판 tenofovir: 300mg 1일 1회 emtricitabine: 200mg 1일 1회 Truvada: 1일 1정제
연장	Basic regimen + lopinavir/ritonavir(Kaletra) Kaletra: 400/100=2 정제 b.i.d.

b.i.d., Twice a day, 1일 2회.

HIV 예방에 있어서의 돌파구

HIV 감염예방에 있어서의 돌파구는 다음과 같다. (1) ART의 초기사용시작은 비감염 파트너에게 HIV 감염을 96% 감소시켰다(처방된 Truvada 치료를 받은 사람들은 감염확률을 획기적으로 낮출 수 있었다). (2) 증가된 HIV 검사와 증가된 ART 사용 환자들은 바이러스의 위험 감소를 통해 개인과 사회에 도움을 주었다. (3) 치료적 남성 포경수술은 성행위를 통한 여성에서 남성으로의 HIV 감염위험성을 대략 60% 정도 감소시켰다. 이것은 제한된 치료와 예방 대안을 가진 개발도상국에서는 중요한 시술이다.

핵심 웹사이트

AIDS Education and Training Center's National Evaluation Center: *www.aetcnec.ucsf.edu*

Association of Nurses in AIDS Care: *www.nursesinaidscare.org*

CDC National Prevention Information Network: *www.cdcnpin.org*

HIV/AIDS Bureau of Health Resources Services Administration: *www.hab.hrsa.org*

학습 질문

1. 일상적인 출산 전의 검사에서 환자는 HIV 감염진단을 받았다. HIV의 태아 전파를 방지하기 위해 간호사는 어떻게 도우는 것이 최선인가?
   a. AIDS 지지모임에 접촉할 수 있는 정보를 제공한다.
   b. 태아에 대한 HIV 질병의 위험에 대해 환자를 교육한다.
   c. 환자진단을 CDC에 알린다.
   d. 임신기간 동안 ART 사용에 대한 문서 및 구두 교육을 시킨다.

2. 환자가 정해진 방문 시간에 나타나지 않았을 때 간호사는 환자에게 전화를 걸어 왜 방문하지 않았는지에 대해 물었다. "나는 더 이상 올 필요성을 못 느껴요. 더 이상 HIV를 가지고 있지 않아서 너무 기뻐요"라고 말했다. 간호사는 검사소견에서 바이러스가 더 이상 검출되지 않아서 수주 일찍 환자가 약물을 복용하지 않았음을 알았다. 간호사의 반응은 어떠하겠는가?
   a. Viral load가 인지되지 않다는 것은 그의 약이 듣지 않음을 나타내는 것이기 때문에 환자는 즉시 병원에 방문해야 한다고 알린다.
   b. 환자의 스케줄을 다시 짠다.
   c. 치료 성공을 환자에게 축하해 준다.
   d. 계속적인 약물치료와 검사실소견 모니터링에 대해 환자를 교육한다.

3. HIV-양성 환자에게 혈액 내 CD4 계산에 대해 설명한다. 언제 어떻게 이 검사를 행해야 하는지 정확한 정보는 무엇인가?
   a. 가능한 때 언제든 동일한 시간대에 동일한 검사실에서
   b. 10시간 금식 후
   c. 항레트로바이러스약물투여 1시간 후
   d. 하루 중 어느때든 어느 검사실에서

4. 간호사는 ART를 하는 환자와 협력하여 간호계획을 작성한다. 어느 요소들을 계획에 포함시키는가? (맞는 답을 모두 고르시오)
   a. 환자의 바이러스 부하량(viral load)은 검출이 안 되고 그대로 머무를 것이다.
   b. 환자는 이차 감염을 경험하지 않을 것이다.
   c. 환자는 증상 및 부작용의 새로운 개시를 즉시 알릴 것이다.
   d. 환자의 검사실 혈액검사는 정상범위내에 나타날 것이다.
   e. 환자는 약물처방을 이행하고 관련된 어려움을 보고할 것이다.

5. 환자가 efavirenz(Sustiva 치료)를 시작하였다. 환자교육에 포함시켜야 할 가장 중요한 것은? (맞는 답을 모두 고르시오)
   a. 취침 시에 약물복용이 CNS 유해반응을 최소화한다.
   b. 간에 대한 유해반응 때문에 술을 피한다.
   c. CNS 유해반응을 최소화하기 위해 아침 식사를 한 후 약을 복용한다.
   d. 고지질음식이 약물흡수를 줄일 것이다.
   e. 고혈당증, 황달 및 당뇨가 부작용이다.

답: 1. d 2. d 3. a 4. a, b, c, e 5. a, b

8부

항신생물 약물

28장

항암제

학습목표

- 세포주기 특이적과 세포주기 비특이적 항암제를 구분한다.
- 항암제를 투여받는 환자를 치료하는 동안 사용되는 적절한 간호중재의 우선순위를 정한다.
- 알킬화약물, 항대사제, 항암항생제, 호르몬 및 생물치료제(biotherapy drugs)의 사용과 고려사항을 비교한다.
- 정맥내 화학요법과 일반적 비경구약물투여를 위한 지침을 비교한다.
- 간호사가 화학요법 약물에 노출을 피하는 방법에 대해 토론한다.
- 항암제와 관련된 교육을 포함하여 환자-중심의 협력간호를 적용한다.
- 항암제의 사용과 부작용에 대한 교육계획을 개발한다.

암 관련 사망률은 미국에서 심장질환 다음으로 두 번째이다. 1990년대 초 이후로 암 관련 사망률이 줄고 있지만 전 생애를 통해서 여성의 경우 3명당 1명, 남성의 경우 2명당 1명이 암에 걸릴 수 있다. 피부암을 제외하고 남성에 있어서 가장 높은 발생률을 보이는 것은 전립선, 폐, 대장 및 직장암이다. 여성의 경우 유방, 폐, 대장 및 직장암이 가장 높은 빈도를 보인다. 폐암의 경우 성별과 관계없이 가장 높은 암 관련 사망률을 보인다.

암은 세포성장조절이 안 되는 비정상적 성장에 관련된 질환군이고, 신체 다른 부위로 퍼져나갈 수 있다. DNA는 신체세포의 유전물질로서 효소생성과 단백합성에 필수적인 정보를 전달하는 기능을 가진다. 대부분의 경우에 암은 세포 내에서 DNA 손상에 의해 발생한다. 비록 일부 암은 유전이 되지만 유전자가 정상세포가 손상되거나 소실될 때 대부분 발생한다(돌연변이). 한 가지 이상의 돌연변이는 악성이 생성되기 이전에 필요한 요소이다. 그러므로 암발생이 완료되려면 수년에 걸친 다양한 과정을 거치게 된다.

제약은 암세포를 파괴하는 데 흔히 이용되고, 여러 다른 이름으로 불리는데, 가령 **항암제**(*anticancer drugs*), **암화학제재**(*cancer chemotherapeutic agents*), **항종양약**(**antineoplastic drugs**) 혹은 **세포독성치료**(**cytotoxic therapy**) 등으로 불리운다. 1970년도에 두 가지 혹은 그 이상의 화학치료제가 암을 치료하는 데 도입이 되었고, 치료반응률을 높이고 생존기간을 늘렸다. 화학치료는 암치료에 있어서 단독으로 사용될 수 있거나 다른 치료 방식과 결합된 형태로 상용될 수 있다(예, 방사선, 수술, 생물학적 반응조절제). **병용화학치료**(*combination chemotherapy*)는 일부 암을 완치하는 데 효과가 있는 것으로 증명되었다. 암이 완치되지 못할 때 항암제는 수개월에서 수년 동안 질병을 조절할 목적으로 투여되기도 한다. 만약 암이 더 이상 조절되지 못한다면 화학요법은 질병 관련 증상을 경감할 목적으로 쓰이든지 생활의 질을 높일 목적으로 쓰인다. 이것을 **완화치료**(*palliative treatment*)라고 한다.

유전, 감염, 환경, 식이에 의한 영향

암은 유전질환이다. 유전자는 정상적 세포활동에 필수적인 세포의 단백질생성과 기능에 대한 지침을 제공한다. 유전적 결손은 다양한 방식으로 일어나는데 결손, 전이, 중복, 역전 혹은 삽입 등을 포함한다. 이들 결손이 효과적으로 수정되지 못한다면 세포는 비정상적 특성과 조절되지 못하는 발육을 한다. 2,000가지 이상의 유전자가 암 형성에 관여한다. 암은 유방, 난소, 전립선, 자궁내막, 결장, 췌장 및 폐암(망막아종; 악성 흑색종)을 포함하여 유전적 영향이 있음이 입증되었다. 더욱 많은 유전적 영향이 발견될 것으로 기대하고 있다. 이들 암과 다른 형태의 암발생에 환경적 생활습관, 바이러스 및 식이 등이 영향을 미친다. 박스 28-1은 사람에게 있어서 암발생에 영향을 주는 발암적 효과를 가지는 환경생산물, 바이러스 및 음식의 종류에 대한 예를 나타내고 있다.

유전자는 세포가 몇 가지 방식으로 암세포로 되는 과정을 유발한다. **원종양유전자**(*proto-oncogenes*)는 정상유전자인데 성장, 분화, 사멸(**세포자멸사, apoptosis**)에 관여한다. 종양유전자는 원종양유전자의 돌연변이이다. 비정상적 종양유전자는 세포성장조절단백질에 영향을 줄 수 있고, 조절되지 못하는 세포분열을 촉진시킨다. 종양억제(tumor suppressor, TS) 유전자(항종양유전자)는 세포의 증식을 중지시키며, 종양유전자의 활성을 멈추게 한다. 만약 TS 유전자가 소실되거나 기능을 하지 못하면 세포는 조절되지 않은 채로 계속 분열을 하게 된다. 다른 유전자는 DNA 손상을 복구한다. 만약 이러한 DNA 복구유전자가 손상을 받게 되면 돌연변이가 고쳐지지 않고 이 상태로 딸세포(daughter cell)의 다음 세대로 전달된다. 충분한 세포 돌연변이가 일어나고 암이 발생하기 전까지 많은 시간이 걸린다. 결과적으로 암이 노인에게 많이 발생하는 것이다.

많은 바이러스가 암발생과 연관이 있다. 사람유두종바이러스(human papilloma virus)가 침습적 자궁경부암에 걸린 대부분의 여성에서 발견된다. HIV 감염된 사람은 림프종과 항문 혹은 성기에 암을 일으킨다. Epstein-Barr 바이러스는 중앙아프라카에서 Burkett 림프종에 걸린 대부분의 사람에게서 발견된다. 이들 바이러스는 비인두암을 일으킨다. 간세포암은 B형 혹은 C형 간염 바이러스와 연관이 있다. 다른 바이러스는 사람 T-세포림프구친화성바이러스 제1형, 사람 T-세포림프구친화성바이러스 제2형 및 Kaposi 육종 관련 포진바이러스를 포함하여 여러 암들과 관련이 있다.

세균도 암발생에 역할을 할 수 있다. 위내의 *Helicobacter pylori*의 존재는 위암발생의 위험과 연관이 있다. 일부 보고들은 세균이 담낭, 결장 및 폐암과 연관이 있다고 주장한다. 그러나 다른 암들은 세균감염과 연관에 대한 증거가 불확실하다.

환경적 요소는 담배, 식이, 감염원, 화학물질, 과도한 햇빛 노출 및 방사선 등을 포함하여 암발생과 연관이 있다.

박스 28-1 암발생에 있어 환경, 감염 및 식이의 영향

환경
담배
폐암, 자궁경부암, 방광암, 신장암, 대장암, 위암, 췌장암, 유방암
석면
폐암
벤젠
급성 골수성 백혈병
Formaldehyde
비인두암, 백혈병
염화비닐
육종
비소
폐암, 피부; 육종
이온화 방사선
백혈병; 갑상선 및 유방암
자외선
피부암
아플라톡신(aflatoxin)
간암
감염
단순포진 2형 바이러스(Genital Herpes)
자궁경부암
B형 및 C형 간염 바이러스
간암
Epstein-Barr 바이러스(감염성 단핵증의 원인)
비호지킨림프종, 호지킨병, 비인두암
사람유두종바이러스(HPV)
자궁경부암, 외음부암, 질암, 항문암, 두경부암
인간면역결핍바이러스(HIV)
Kaposi sarcoma, Non-Hodgkin's lymphoma, cervical cancer
사람 T-세포림프구친화성바이러스
T-세포백혈병
Helicobacter pylori
위암, 위점막 관련 림프조직림프종
식이
동물성 지방
결장암, 직장암, 유방암, 자궁암, 전립선암, 난소암
헤테로사이클릭아민(일부 훈제 고기에서 발견)
위암, 결장암, 췌장암, 유방암
알코올
구강암, 목암, 식도암, 간암, 유방암

세포주기 비특이적 및 세포주기 특이적 항암제

항암제는 세포증식을 방해하여 세포사를 야기하며, 세포에 대한 작용에 따라 분류된다. **세포주기 비특이적 약물(cell-cycle nonspecific drug, CCNS)**는 G0기(phase)를 포함해서 세포주기 어느 때이든지 작용하는 약이다. **세포주기 특이적 약물(cell-cycle specific drug, CCN)**은 세포주기의 특정 기(phase) 동안에 작용하는 약이다. CCS 약물은 빨리 자라는 암세포에 가장 효과적이다. 일반적으로 CCNS 약제에는 알킬화제(일부 약제가 CCS이긴 하지만), 항암항생제 및 호르몬제 등을 포함한다. CCS는 항대사제 및 vinca alkaloid를 포함한다. 그림 28-1은 일부 항암제의 예와 가장 효과가 있는 해당 기(phase)를 나타내고 있다.

성장분율(growth fraction)과 **배가시간(doubling time)**은 항

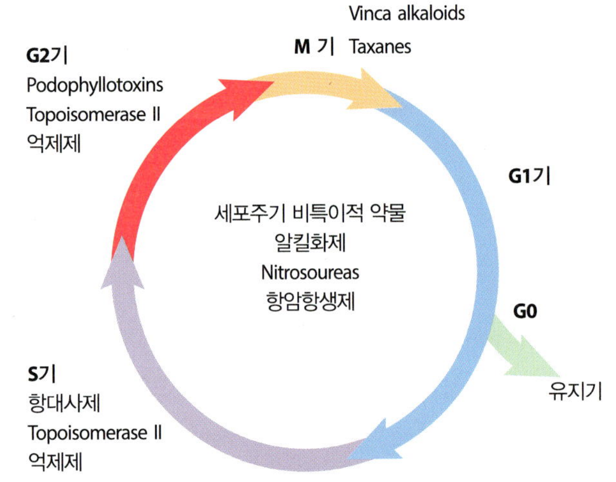

그림 28-1 선택 항암제와 가장 작용을 잘 나타내는 기(phase).

암제에 대한 암세포의 반응에 있어 중요한 두 가지 요소들이다. 높은 성장분율을 보이는 암세포에 항암제가 더욱 효과적이다. 백혈병 및 일부 림프종이 높은 성장분율을 보이고, 나아가 항암제에 잘 반응한다.

고형암은 G0기에 세포덩어리의 많은 비율을 차지 한다. 따라서 이들은 낮은 성장분율을 가지고 항암제에 덜 민감하다. 높은 용량의 항암제는 암세포를 죽이는 작용을 보인다. 암 종류에 따라서, 악성 암세포의 성장은 항상 암발생 초기에 더욱 빠르다. 암이 자라면서 혈액공급이 줄어들고 성장속도도 느려진다. 항암제는 충분한 혈액공급과 함께 크기가 작고 빠른 성장을 보이는 암세포에 효과적이다. 암이 자라면서 성장분율도 줄어들고, 배가시간이 늘어나며, 항암제 치료효과가 줄어든다. 고형암의 혈관형성은 일정하지 않을 수 있다. 암의 일부 부위는 적절한 혈액공급을 가지는 반면에, 다른 부위는 혈액공급이 원할하지 않다. 이러한 특징은 일부 큰 암이 항암제에 저항하며 치료를 힘들게 한다.

항암치료

항암제는 선택적이지 않고, 암세포와 정상세포 둘 다 영향을 받는다. 항암제의 부작용은 정상세포의 독작용에 크게 연관이 있다. 항암제는 정상세포가 스스로 회복하는 능력이 있고, 지속적으로 자랄 수 있으므로 효과적이나, 반면에 암세포는 이러한 경향이 덜하다. 게다가, 항암제의 부작용은 대부분 흔히 일시적이다. 신체의 다른 곳으로 전이된 암, 다수의 발생 부위 혹은 다른 수단(예, 수술)으로 제거하기에 너무 큰 암 등에 대해 전신요법으로 항암제를 투여한다. 경구, 근육내, 피하, 복강내, 뇌실내, 동맥내 혹은 국소적으로도 투여 가능하지만 정맥내투여가 가장 흔한 항암제 투여경로이다.

일부 암(예, Hodgkin 림프종, Burkitt 림프종, 고환암)은 항암제로 치료가 된다. 다른 종류의 암(예, 유방암, 결장암)은 우선 수술로 제거하고, 몸에 남아 있는 나머지 암을 제거하기 위해 항암제를 사용한다. 이를 **보조치료(adjuvant therapy)**라 한다. 가끔, **비보조치료(nonadjuvnt therapy)**는 항암제를 우선 투여하여 큰 암을 위축시키고나서 수술요법으로 제거한다. **완화 화학요법(palliative chemotherapy)**은 진행된 병과 관련된 증상을 경감시키고 삶의 질을 향상 시키는 데 이용된다.

항암요법은 잘 통제된 연구의 결과에 근거하여 개발된 특별한 프로토콜에 의해 안내된다. 치료기간은 악성 종양의 종류 및 범위, 투여되는 화학요법의 종류, 예상되는 약물의 부작용 및 정상세포가 회복하는 데 필요한 시간 등을 고려하여 정해진다. 화학요법은 암세포를 죽이고 정상세포 회복을 고려하여 사이클로 주어진다. 화학요법의 기간, 빈도, 사이클 수 등은 암 종류와 크기, **전이(metastasis)** 여부 및 환자상태에 따라 결정된다. 화학요법은 한 가지 약제 혹은 여러 가지 병합으로 이루어진다. 병용 화학요법은 하루 혹은 수일에 걸쳐 진행된다. 각 치료의 시간은 수분에서 수일 사이로 다양하고, 프로토콜에 의하여 매주, 2주 혹은 매달마다 반복된다. 박스 28-2에 항암/항신생물 약물의 분류에 따라 기술되어 있다.

병용 항암치료

항암제의 병용요법이 암사멸작용에 있어 더욱 효과적이기 때문에 단일약제치료는 암치료에 보통 사용되지는 않는다. 화학요법은 세포주기의 모든 단계에 암세포를 사멸할 수 있을 때 가장 효과적이다. 동시에 두 가지 혹은 그 이상의 항암약물을 사용하는 것이 이러한 효과면에서 더욱 유리하다.

세포사멸을 극대화시키기 위해서 CCS와 CCNS 약물들이 자주 병용투여된다. 두 가지 혹은 그 이상의 약물을 같이 사용하는 것은 상승효과를 가진다. 게다가, 각 약물은 작용방법이 다르고 다른 용량제한적 독성을 가져야만 한다. 항종양약물의 병용요법은 약물저항을 감소시키고, 암세포파괴를 증가시키는 유리한 측면을 가진다. 암치료에 사용되는 일부

박스 28-2 항암제 분류*

알킬화제
Mustard 가스 유도체
- nitrogen mestard(mechlorethamine hydrochloride)
- (Mustargen)
- chlorambucil(Leukeran)
- cyclophosphamide(Cytoxan)
- ifosfamide(Ifex)
- melphalan(Alkeran)
- temozolomide(Temodar)

Nitrosoureas
- camustine(BiCNU, BCNU, Gliadel)
- lomustine(CeeNU, CCNU)
- streptozocin(Zanosar)

알킬화-유사약물
- altretamine(Hexalen)
- carboplatin(Paraplatin)
- cisplatin(Platinol)
- dacarbazine(DTIC)
- oxaliplatin(Eloxatin)
- thiotepa(Thioplex)

Alkyl Sulfonates
- busulfan(Myleran, Busulfex)

항대사제
엽산길항제
- methotrexate(MTX, amethopterin, Folex, Mexate)
- pemetrexed disodium(Alimta)
- trimetrexate glucuronate(Neutrexin)

Pyrimidine 유도체
- azacitidine(Vidaza)
- capecitabine(Xeloda)
- cytarabine HCl(Cytosar-U, ARA-C)
- decitabine(Dacogen)
- fkixuridine(FUDR)
- fluorouracil(5-FU, Adrucil)
- gemcitabine HCl(Gemzar)
- nelarabine(Arranon)

Purine 유도체
- cladribine(Leustatin)
- clofarabine(Clolar)
- fludarabine(Fludara)
- 6-mercaptopurine(6-MP, Purinethol)
- thioguanine(Lanvis)

Ribonucleotide Reductase 억제제(효소억제제)
- hydroxyurea(Hydrea)
- 2-deoxycoformycin(pentostatin [Nipent]

식물 알칼로이드
Vinca Alkaloids
- vinblastine sulfate(Velban)
- vincristine sulfate(Oncovin)
- vincristine(liposomal)(Marqibo)
- vinorelbine(Navelbine)

Antimicrotubules 혹은 Taxanes
- docetaxel(Taxotere)
- paclitaxel(Taxol)

Podophyllotoxins
- etoposide(VP-16, Vepesid)
- teniposide(VM-26, Vumon)

Camptothecan 유도체
- Irinotecan(Camptosar, CPT-11)
- Topotecan(Hycamtin)

Retinoids
- bexarotene(Targretin)
- thalidomide(Thalomid)

항암항생제
- bleomycin sulfate(Blenoxane)
- dactinomycin(Actinomycin D, Cosmegen)
- daunorubicin HCl(Cerubidine)
- daunorubicin(liposomal)(DaunoXome)
- doxorubicin(Adriamycin, Rubex)
- doxorubicin HCl(liposomal)(Doxil, Caelyx, Myocet)
- epirubicin(Ellence)
- idarubicin(Idamycin)
- mitomycin(Mutamycin)
- mitoxantrone(Novantrone)
- valrubicin(Valstar)

호르몬, 호르몬유도체 및 효소 Androgens
- testolactone(Teslac)
- progesterone(Gesterol 50)

호르몬길항제 및 효소
- aminoglutethimide(Cytadren)
- anastrozole(Arimidex)
- bicalutamide(Casodex)
- exemestane(Aromasin)
- flutamide(Eulexin)
- fulvestrant(Faslodex)
- goserelin acetate(Zoladex)
- histrelin acetate implant(Vantas)
- letrozole(Femara)
- leuprolide acetate(Lupron)
- megestrol acetate(Megace)
- mitotane(Lysodren)
- nilutamide(Nilandron)
- raloxifene hydrochloride(Evista)
- tamoxifen citrate(Nolvadex)(nonsteroidal antiestrogen)
- toremifene(Fareston)

기타
효소
- L-asparaginase(Elspar)
- pegaspargase(Oncaspar)

백신
- Recombinant vaccines(Gardasil 및 Cervarix)

높은 주의를 요하는 약제
- 모든 항암제들이 모든 투여경로에 있어서 높은 주의를 요한다.

* 단 클론 항체와 표적치료는 29장을 참고하고, 생물학적 치료는 30장을 참고하시오.

항암제 병용요법은 표 28-1에 기술되었다.

일반적 부작용 및 유해반응

항암제는 신속히 발육하는 정상세포(예, 피부, 머리카락)에 유해반응을 나타낸다. 이들 약물은 위장관, 점막, 골수 및 생식계의 세포에 영향을 준다. 골수에 주요 세포(백혈구, 혈소판, 적혈구)가 크게 줄어드는 현상을 **골수억제(myelosuppression)**라 한다. 항암제 투여 후에 혈구세포의 수가 가장 낮을 때를 **최악의 순간(nadir)**이라 부르고 대체적으로 치료 후 7–10일에 일어난다. 표 28-2에 항암제에 의한 일반적인 유해반응에 대한 간호와 고려사항들을 열거하였다.

외래진료와 가정에서의 항암치료

외래에서 항암제를 투여하는 것은 비용효과적이며 편리하다. 비록 화학치료요법이 점차 힘들어지더라도 대부분의 환자들은 면밀한 관찰 혹은 상태가 매우 나쁘지 않다면 입원할 필요까지는 없다. 일부 화학요법제는 집에서도 투여가능하다. 가정에서 환자가 매우 강한 약물을 투여받는다면 심각한 유해반응이 일어나는지 혹은 적절한 수액화가 이루어지는지에 대한 면밀한 관찰이 필요하다. 가정에서 화학요법제가 투여될 때 종양내과의사와 가정건강관리국에서 제공된 지침을 따르는 항암제를 의료진이 확인하고 투여를 해야 한다. 정맥내투여 동안 화학요법제에 간호사가 직업적인 노출을 최소화하기 위해 다음 주의사항을 따라야 한다.

- 투여경로와는 무관하게 항암제를 다룰 때는 유해약물검사를 한 파우더(nitrile, polyurethane, neoprene)가 없는 1회용 장갑을 사용한다.
- IV 항암제를 투여할 때 가운(1회용, 비투과성, 린트가 없는)을 입는다.
- 에어로졸 위험이 있을 때, National Institute for Occupational Safety and Health 인증된 호흡기가 필수적이다. 외과수술용 장갑은 예방에 있어 안전하지 않다.
- 약물을 투여할 때나 체액을 접촉할 때는 얼굴을 차단하거나 얼굴차단과 마스크를 병용해야 한다.

표 28-1 항암제의 병용요법의 예

일반명(상품명)	두문자어(ACRONYM)*	응용의 예
doxorubicin(Adriamycin), bleomycin(Blenoxane), vinblastine(Velban), dacarbazine(DTIC)	ABVD	Hodgkin 림프종
fluorouracil(5–FU, Adrucil, doxorubicin/hydroxydoxorubicin(Adriamycin), cyclophosphamide(Cytoxan)	FAC*	유방암, 전립선암
cyclophosphamide(Cytoxan), doxorubicin/hydroxydoxorubicin(Adriamycin), methotrexate(Rheumaterex, Trexall)	CAM	전립선암
cyclophosphamide(Cytoxan), epirubicin(Pharmorubicin), fluorouracil(5–FU, Adrucil)	CEF	유방암
cyclophosphamide(Cytoxan), doxorubicin/hydroxydoxorubicin(Adriamycin), vincristine (Oncovin), prednisone, rituximab(Rituxan)	CHOP+rituximab(CHOP+R)	비Hodgkin 림프종
etoposide(VePsid, VP–16), leucovorin, fluorouracil(5–FU, Adrucil)	ELF	식도암, 위암
folinic acid(leucovorin), fluorouracil(5–FU, Adrucil), irinotecan(Camptosar)	FOLFIRI	대장암
folinic acid(leucovorin), fluorouracil(5–FU, Adrucil), oxaliplatin(Eloxain)	FOLFOX	대장암
gemcitabine(Gemzar), capecitabine(Xeloda)	GEMCAP	췌장암
idarubicin(Idamycin), cytarabine(ARA–C, Cytosar), etoposide(VP–16, VePesid)	ICE	급성 골수성 백혈병
mechlorethamine(Mustargen), vincristine(Oncovin), procarbazine(Matulane), prednisone	MOPP	Hodgkin 질병
melphalan(Alkeran), prednisone	MP	다발성 골수종
mitomycin C(Mutamycin), vinblastine(Velban), cisplatin(Platinol)	MVP	소세포폐암
paclitaxel(Taxol), carboplatin(Paraplatin)	PC	비소세포폐암
docetaxel(Taxotere), doxorubicin(Adriamycin), cyclophosphamide(Cytoxan)	TAC	재발성 유방암
vinblastine(Velban), bleomycin(Blenoxane), cisplatin(Platinol)	VBP	고환암

*두문자어는 선택된 프로토콜(예, ABVD[Adriamycin, bleomycin, vincristine, dacarbazine], FAC[fluorouracil, Adriamycin, cyclophosphamide])에 사용된 약물화학요법 약물명에 근거하였다. 일반명 및 상품명 둘 다 두문자어로 사용된다.

표 28-2 항암제의 일반적 유해반응

유해반응	간호 및 고려사항
골수억제	
적혈구 감소(빈혈)	피로, 호흡곤란, 낮은 혈압, 심박수 증가, 호흡수 증가, 빈뇨 사정. 청색증 사정. 휴식 기간을 계획한다. 처방한 대로 산소공급. 침상 머리부분 올려야 호흡 촉진됨. 통증이 산소 소비를 증대시키면 통증을 조절해야 한다. 화장실에 갈 때 도움을 제공한다. 정신상태 변화에 대해 모니터링한다. 빈혈은 ferrous sulfate 혹은 적혈구 투여로 치료된다. Erythropoietin은 적혈구 생성을 촉진한다.
백혈구 감소(백혈구감소증)	백혈구 감소함에 따라 감염의 위험이 커진다. 감기 혹은 감염이 있는 방문객은 조심(예, 마스크 착용)해야 하며, 환자를 방문하는 것을 피한다. 발열, 오한, 상기도감염 혹은 목통증 등이 있으면 의료진에 보고한다. 의료진과 방문자는 환자와 접촉 전후에 손을 세척한다. 호중구는 감염에 대항하는 기본적 백혈구이다. 일반적 감염 증상(통증, 부종, 발적, 열감, 고름)이 중성구 감소증 환자에게서 없든지 감소한다. 체온상승(혹은 하강)을 감시한다. 증가된 체온은 감염의 징후이다. 체온을 가릴 수 있는 약물복용을 피한다. 체온이 38.3℃ 이상이면 의료진에게 보고한다. 적합한 배양 샘플(예, 혈액,소변, 객담)을 모으고, 항생제 요법을 시작한다. 국소 감염을 조사한다. 호흡음을 청진한다. WBC 수를 모니터링한다. 집락자극인자(colony-stimulating factor, 예: filgrastim) 투여는 WBC 생성을 증가시킨다.
혈소판 감소(혈소판감소증)	점상출혈, 멍, 잇몸출혈, 코피 등이 혈소판 감소의 표시이다. 의료진에게 이 징후를 보고한다. 출혈, 점상출혈, 반상출혈 등을 조사한다. 소변, 대변 및 구토의 잠재출혈(occult bleeding) 등을 조사한다. 혈소판 수혈이 필요하다. 출혈을 일으키는 약물(예, aspirin)과 침습적 시술(예, 주사, 요로 카테터 삽입, 직장 온도)을 피한다.
위장관불편	
식욕부진	식욕부진은 일부 항암제에 의한 빈혈, 통증, 피로 혹은 쓴맛과 관련이 있다. 고칼로리 및 고단백질의 음식을 소량을 자주 투여한다. 휴식기간을 계획한다. 통증조절에 주목한다. 딱딱한 캔디 혹은 아이스 칩이 쓴 맛에 도움이 된다.
오심 및 구토	항종양제는 자주 chemoreceptor trigger zone(CTZ)를 자극하여 오심과 구토를 유발한다. 오심 및 구토는 위장관자극에 의해 야기될 수도 있다. 가슴, 배 혹은 뇌 부위에 방사선조사의 효과; 불안; 변비; 통증; 전해질불균형; 혹은 다른 약물들. Grading scale이 심각성을 사정하는데 유용하다. 항암제 요법 동안과 후에 항구토제를 제공한다. GI 불편을 조사하고 적절한 약물을 투여한다. 소음, 자극 및 냄새를 최소화한다. 구강 케어를 자주할 필요가 있다.
설사	설사는 3종류의 하나이다. 삼투압(흡수 장애), 분비성(세균감염, 종양) 혹은 삼출성(항암제에 대해 이차성). 설사와 흔히 관계되는 항암제로는 알칼화제, 항종양항생제 및 항대사제 등이다. 치료(예, 약물투여, 음식물 조절)는 상황에 맞게 조절된다. 설사는 다른 약제로도 발생한다(예, 항생제); 동반이환(예, Crohn 병); 혹은 장관영양(예, 위관 영양). 정상적인 배변습관을 사정한다. 전해질불균형과 탈수를 모니터링한다. 적절한 지사제(예, 항생제,항콜린성 약제, 항경련제, psyllium, kaolin 및 pectin, octreotide acetate)를 투여한다. 소량의 음식을 자주 먹도록 환자에게 교육한다. 낮은잔류식이권장; 매운 음식, 기름진 음식을 제한한다. 짠 음식, 전곡(whole grain), 신선 과일 및 채소를 제한한다. 카페인 및 탄산음료를 제한한다. 매우 뜨겁거나 매우 찬 음식을 피한다(연동운동을 자극할 수도 있다). 섭취량과 배출량을 모니터링한다. Grading scale이 심각성을 사정하는데 유용하다.
점막염(구내염)	많은 항종양약물들이 구강점막 변화를 초래한다. 일반적으로 치료시작 2–14일 후 일어난다. 미각변화, 조직부종, 발적, 통증, 구강건조, 구강점막에 흰색 부분(patch) 혹은 흰색 코팅 여부 등을 조사한다. 점막염의 심한 정도는 다양하다. 증상치료는 구강 세척, 국소마취, 항생제, 항진균약물, 타액 대체 및 진통약물 등을 포함한다. 환자는 알코올 성분을 포함하는 시판용 구강 세척액을 피해야 한다. 부드러운 칫솔이 추천된다. 아이스칩 등이 통증에 도움이 된다. 섭취량과 배설량을 체크한다. 칼로리 요구량을 체크한다. Grading scale이 심각성을 사정하는데 유용하다.
기타	모든 항암제들이 탈모 부작용을 가지는 것은 아니다. 약에 따라서 머리카락이 가늘어짐, 원형탈모 혹은 완전한 탈모가 생긴다.
탈모	신체 모든 털이 영향을 받는다. 탈모가 점진적(항암요법의 매번의 사이클로 진행됨)이거나 매우 신속히 일어난다. 항암제 치료가 완전히 끝나면, 체모의 재발육이 야기된다. 체모 질감은 바뀐다. 치료전 탈모 가능성과 이에 대한 대비(가발, 모자, 두건 등)를 어떻게 할 것인지 논의한다. 신체 이미지 변화에 대한 걱정을 조사한다.
피로	항암치료, 수면장애, 감정장애, 우울, 골수억제, 감염, 통증 혹은 전해질불균형 등에 의해 피로가 야기된다. Visual analogue scale로 피로를 조사한다(0=피로 없음; 10=가장 심한 피로). 피로를 일으킬 조건들을 조사한다(예, 수면부족, 통증, 수면). 환자에게 에너지를 유지하는 법을 계획한다. 균형 잡힌 식사를 계획한다. 환자에게 규칙적 운동을 하도록 격려한다. 스트레스 완화방법이다. 이미지상상을 격려한다.
불임	만약 불임이 생기면, 영구적일 수 있다. 치료전 면담이 필요하다.

GI, gastrointestinal 위장관; RBC, red blood cell 백혈구; WBC, white blood cell 적혈구

- 만약 화학요법 후 장갑이 오염되거나 구멍이 났다면 장갑을 교체한다.
- 세포독성 약물이 흡입되거나 피부 또는 점막에 접촉되고 심킬 수 있다. 이때는 다음 지침을 따라야 한다.
  1. 분리된 작업지역에서 화학요법을 준비한다. 플라스틱 통이나 흡수포를 사용하여 준비 동안 흐르는 부분을 담는다.
  2. 항암제를 투여하기 전과 후에 손을 세척한다.
  3. 항암제를 다룰 때 손–입 혹은 손–눈으로의 접촉을 피한다.
  4. IV 튜브 연결 및 사용 후 뺄 때 기관원칙을 참조한다.
  5. 이전 48시간에 항암요법을 받은 환자의 체액(소변, 대변, 관장)을 처리할 때 장갑을 착용한다.
  6. 항암제를 흘리거나 노출되었을 때 기관정책을 참고한다.

알킬화제

항암제 중 가장 폭넓은 분류 중의 하나가 **알킬화제(alkylating agents)**이다. 알킬화제는 DNA 가닥을 교차결합시키고 비정상적인 염기쌍 혹은 DNA 가닥의 파괴를 야기시켜 세포분열을 방지한다. CCNS 분류에 포함되는 이 군의 약물은 세포주기의 여러 기에서 암세포를 사멸시킨다. 그러나, 이 약제들은 G0기의 암세포에 대해서 가장 효과적이다. 알킬화제는 많은 종류의 암에 대해 효과적인데, 급성 및 만성 백혈병, 림프종, 다발성 골수종 및 고형암(예, 유방, 난소, 자궁, 방광 및 위장)이 포함된다. 이 분류의 약물들은 몇 가지 군으로 나뉘어진다. Mustard gas 유도체(예, cyclophosphamide[Cytoxan]), ethylenimine(예, thiotepa[Thioplex]. alkylsulfonates(예, busulfan[Myleran]), trizines(예, dacarbazine[DTIC]), nitrosoureas(예, carmustine[BiCNU]), 금속염(예, cisplatin[Platinol]). Nitrosurea는 혈액내장벽을 통과할 수 있으므로 뇌종양치료에 효과적인 유일한 약이다. 표 28–3은 알킬화제, 임상응용, 고려사항 등을 기술하고 있다.

알킬화제의 부작용에는 오심, 구토, 출혈성 방광염, 탈모증, 빈혈, 백혈구감소증, 혈소판감소증, 골수억제(빈혈), 백혈구결핍증, 혈소판감소증), 이차 악성 종양 및 불임증 등이 포함된다. 주요한 약물 제한적 독성은 혈액세포와 비뇨기계통에서 발생한다. 일반적인 유해반응은 표 28–2에 기술되었다.

Cyclophosphamide

Mechlorethamine은 암치료에 있어 처음으로 도입된 알킬화제인데, 이차세계대전 동안 임상에 사용되게 되었다. Mechlorethamine은 Hodgkin 병을 치료하기 위해 화학치료요법의 한 부분으로 투여되며, 특히 이 질병이 다른 약물병용요법에 저항성을 보일 경우에 사용된다. 이 약물은 조직이 침윤되면 조직괴사를 일으켜서 심한 수포를 형성한다. Cyclophosphamide(Cytoxan)는 nitrogen mustard의 유도체로 경구투여, 늑강내투여 혹은 정맥내투여의 목적으로 처방된다. 환자는 이 약을 투여받을 때 출혈성 방광염을 예방하기 위해서 수분화가 잘 되어야 한다. MESNA(2–mercaptoethane sulphonate sodium[MESNEX])는 **세포보호제(cytoprotectant)**로 방광 내에서 독성을 가진 대상물을 비활성화시키고 방광에 대해 손상을 최소화할 목적으로 고용량의 cyclophosphamide를 사용할 때 같이 투여한다.

약동학 Cyclophosphamide는 위장관에서 잘 흡수된다. 반감기는 중간 정도이며, 중등도로 단백질에 결합한다(60% 미만). 약은 간에서 대사되며, 소변으로 50% 미만이 변하지 않는 채로 배설된다.

약역학 Cyclophosphamide는 초기 항종양약물로써 유방암, 백혈병, 림프종, 다발성 신경종, 난소암, retinoblastoma 및 신경아종 등을 치료하는 화학요법 프로토콜에 여전히 쓰이고 있다. 그러나 약물작용은 2-3시간에 시작되고, 치료효과는 수일간 지속된다. 이 약은 경구투여가 가능한 항암제 중 한 가지이다. Cyclophosphamide와 몇 가지 약물은 상호작용이 일어난다. 환자는 일반약과 약초제제를 포함하여 복용하는 모든 약을 알려야 한다. Cyclophosphamide와 aspirin, 통풍치료제인 allopurinol, phenobarbital, warfarin, thiazide 이뇨제 그리고 몇 가지 정신과 약물을 같이 투약할 때 심각한 약물 상호작용이 야기된다. 약초 경고 28-1에는 cyclophosphamide와 상호작용하는 약초제제를 나열해 놓았다.

약초 경고 28-1

Cyclophosphamide

- 마늘(항응고작용), 은행(항혈소판작용 증대), echinacea(주: 데이지(daisy) 비슷하게 생긴 꽃, 면역억제작용을 줄임), 인삼(출혈시간을 변화시킴), 서양고추나물(St. John wart, 화학요법을 방해함) 및 kava kava(출혈 증가 위험) 등과 같이 사용 시 주의해야 함. 만약 동시에 투여 시 cyclophosphamide와 비타민 A의 독성과 작용은 변한다.
- 황기(astragalus)는 면역계를 자극하며, 면역억제를 유발하는 화학요법으로부터 빠른 회복을 돕는다. 황기는 혈액응고 억제효과를 가지며 cyclophosphamide와 같이 사용 시 출혈위험이 증가한다.

표 28-3 항신생물: 알킬화제

일반명(상품명)	투여경로 및 용량	응용 및 고려사항
Nitrogen Mustards		
Chlorambucil(Leukeran)	PO: 0.1–0.2mg/kg/d(equals 4–8mg/m^2/d) 3–6wk 동안	림프구성 백혈병, 림프종 및 유방암 및 난소암. 부작용에 오심, 구토, 식욕부진, 설사, 복부불편 및 백혈구결핍증이 포함된다. 임신범주: D; PB: 99%; t½: 1.5h
cyclophosphamide (Cytoxan) Ifosfamide(Ifex)	원형약물차트 28–1 참조 IV: 1.2–2g/m^2/d 5d 동안 mesna와 병용투여	고환암, 림프종, 폐암 및 육종. 비묘 계통 보호약물인, mesna을 출혈성 방광염 방지를 위해 추가사용. 임신범주: D; PB: 69–75%; t½: 7–15h(high dose)
mechlorethamine HCl (Mustargen)	IV: 0.4mg/kg 혹은 12–16mg/m^2 Intracavitary: 0.2–0.4mg/kg Topical: Dilute 10g, 60mL 멸균증류수, 장갑 사용(주의)	Hodgkin 질환, 고형암 및 폐암에 의한 늑막염. Chlorambucil과 유사한 부작용. 임신범주: D; PB: UK; t½: 1min
melphalan(Alkeran)	다발성 골수종에 사용: 0.25mg/kg/d; 6주마다 반복 골수이식에 사용: IV 50–60mg/m^2	다발성 골수종, 흑색종 및 유방암, 난소 및 고환암. 임신범주: D; PB: 30%; t½: 1.5h
temozolomide(Temodar)	PO: 150/mg/m^2/d; 28d마다 반복	Refractory anaplastic astrocytoma. 임신범주: D; PB: 15%, t½: UK
Nitrosoureas		
carmustine (BiCNU, BCNU)	IV: 75–100mg/m^2/d, 2d 동안	Hodgkin 질병, 다발성 골수종, 흑색종 및 뇌종양 유방과 폐암에 사용. 오심, 구토 및 구내염이 발생. 임신범주: D; PB: UK; t½: 15–30min
lomustine (CeeNU, CCNU)	PO: 130mg/m^2 매 6wk마다	진행성 Hodgkin 질병 및 뇌종양. 임신범주: D; PB: 50%; t½: 1–2d
streptozocin(Zanosar)	IV: 500mg/m^2/d, 5d 동안, 3–4wk마다 반복	췌장세포암 및 폐암, Hodgkin 질병, 대장암에 사용. 오심, 구토, 설사, 백혈구감소증이 생김. 임신범주: C; PB: UK; t½: 30–45min
Alkyl Sulfonates		
busulfan(Myleran, Busulfex)	PO: 4–8mg/d, 초기에 2–3wk 동안; 이후 유지 용량 IV: 0.8mg/kg	골수성 백혈병. 백혈구를 면밀히 관찰. 골수이식을 준비하는 약으로 사용. 임신범주: D; PB: UK; t½: 2.5h
Alkylating–Like Drugs		
altretamine(Hexalen)	PO: 260mg/m^2/d, 14d 혹은 21d 동안 4번의 동일한 용량으로 나누어 투여	난소암. 유방, 자궁경부, 결장, 자궁내막, 두경부 및 폐암에 사용.; 림프종. 오심 및 구토 및 말초신경염이 생김. 임신범주: D; PB: 6%; t½: 2–6h
carboplatin(Paraplatin)	IV: 360mg/m^2 4wk마다 Intraperitoneal: 200–650mg/m^2 2L에 준비 골수이식에 사용 1600mg/m^2 IV, 4d 이상 걸쳐 나누어 투여.	반복되는 난소암. 골수를 이식을 준비하는 약으로 사용. 임신범주: D; PB: 0%; t½: 2–6h
cisplatin(Platinol)	IV: 50–100mg/m^2 3–4wk마다 난소암에 사용: 복강내투여: 100mg/m^2 3wk마다	난소 및 고환암. 보조치료로 사용. 방광암, 두경부 암 및 자궁내막암에 사용됨 오심, 구토, 말초신경염, 구내염, 이명 및 시야혼탁이 생김. 이독성이 30% 환자에서 나타남. 임신범주: D; PB: >90%; t½: 58–75h
oxaliplatin(Eloxatin)	IV: 85–130mg/m^2 증류수에 55dextrose 용액 200–250mL	전이성 대장직장암. 5–FU 및 leucovorin과 병용함. 난소암, 두경부암 및 악성 흑색종에 사용. 임신범주: D; PB: >90%; t½: 20–40d
dacarbazine(DTIC)	IV: 375mg/m^2 2wk마다	전이성 악성 흑색종, 육종, 신경아세포종 및 난치성 Hodgkin 질병. IV bolus 혹은 IV infusion에 의함. 흔한 부작용에는 식욕부진, 오심 및 구토. 임신범주: C; PB: 5–10%; t½: 5h
thiotepa(Thioplex)	IV: 0.3–0.4mg/kg IV 1–4wk마다 1회 강내(intracavitary): 방광: 60mg, 매주 30–60 m6L 증류수에, 3–4wk 동안 유출: 0.6–0.8mg/kg 1–4wk	완화치료, 특히 유방암 및 난소암. 임신범주: D; PB: UK; t½: 1.5–2h

주의: 화학요법 용량과 스케줄은 프로토콜, 체표면적 (m2), 나이, 기능적 상태 및 동반외환(comorbid condition) 상태에 따라 달라진다.
5–FU, Fluorouracil; d, day; FDA, US Food and Drug Admiistration; GI, 위장관; h, hour 시간; IV, intravenous 정맥내; min, minute 분; PB, protein–binding 단백결합; t½, half–life 반감기; UK, unknown 모름; WBC, white blood cell 백혈구, wk, week 주; >, greater than 초과; <, less than 미만.

부작용 및 유해반응

Cyclophosphamide의 부작용은 이러한 종류의 항종양약물에서 나타나는 증상들이다. 출혈성 방광염은 고용량을 투여했을 때 야기되는 문제이다. 고용량이 투여된 환자는 이 약으로 치료하는 동안 심근병증과 SIADH에 대해 조사하여야 한다. 게다가, cyclophosphamide는 피부 혹은 손톱의 변화(검게 변함)를 일으킨다. 원형약물차트 28-1은 cyclophosphamide의 약리학적 작용을 자세히 나타내고 있다.

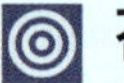

간호과정
환자-중심 협력간호

알킬화제; cyclophosphamide

사정

- 약물과의 상호작용을 피하기 위해 처방약 일반약, 제산제, 식이보충제, 비타민 및 약초약물을 포함한 현재의 약물치료에 대한 목록을 포함한 자세한 약물 과거력을 조사한다.
- 환자의 신체상태에 대한 기본적인 정보를 얻는다. 여기에는 키, 몸무게, 활력징후, 임상검사결과, 요산, 전해질, 간과 신장 검사, 심폐사정, 피부평가, 매일 활동상태(즉, 일상생활의 활동능력, 수면-휴식 주기), 영양상태, 기저질환의 증상의 유무 및 현재

원형약물차트 28-1

Cyclophosphamide

약물분류	용량
알킬화 약물 상품명: Cytoxan 임신범주: D	A: PO: 초기: 1-5mg/kg 2-5d 이상 IV: 초기: 40-50mg/kg 나누어 투여, 2-5d 이상; max: 100mg/d; C: PO/IV: 초기: 1-5mg/kg 나누어 투여 혹은 50-150mg/m²
금기	**약물-임상검사-음식 상호작용**
과민성, 심각한 골수억제 주의: 임신, 간혹 신장질환	약물: Digoxin 농도 줄임. Barbiturates 작용, chloramphenicol 반감기 및 항응고제 효과 증가시킴. 만약 thiazide 이뇨제와 같이 투여하면 백혈구감소증 연장됨. Doxorubicin(Adriamycin) 심장근육병증을 악화시킴. Cyclophosphamide와 병용 시 allopurinol, probenicid, colchicine, phenothiazines, potassium iodide, imipramine, warfarin 및 succinylcholine의 작용과 독성이 변함. Corticosteroids, phenytion 혹은 sulfonamides와 병용 시 독성이 변함. 약초: 마늘, 은행, 인삼, 에키네시아(echinacea), St. John's wort, kava kava, 포도씨 등과 같이 사용 시 주의. Cyclophosphamide과 vitamin A를 동시에 투여 시 작용과 독성이 변함. 겨우살이(mistletoe)와 같이 사용하지 말라. Astragalus membranaceus(Beg Kei, Buck Qi, Huang Chi, Milk Vetch, Yellow Leader)와 함께 투여하지 말라; 항암요법효과가 줄어 들 수도 있음 임상검사: 요산, 정제된 단백 유도체, mumps, Canadida와의 양성 반응이 억제될 수도 있음; Papanicolaou 검사(Pap smear)가 위양성이 나올 수 있음.
약동학	**약역학**
흡수: PO: 잘 흡수됨 분포: PB: <60% 대사: t½: 3-12h 배출: 25-40% 소변으로 변하지 않은 상태로; 5-20% 대변으로 Nadir: 7-14d	PO/IV: 개시: 7d 최고: 10-14d 작용시간: 21d
치료효과/응용	
유방, 폐, 난소암; 백혈병; 림프종, 다발성 골수종, 면역억제제 작용기전: DNA 알칼화에 의해 DNA 합성을 억제하여 단백합성을 방해함	
부작용	**유해반응**
오심, 구토, 설사, 체중감소, 혈뇨, 탈모, 발기부전, 불임, 난소섬유화, 두통, 어지럼, 피부염	출혈성 방광염, 이차성 종양, 골수억제 생명위협: 백혈구감소증, 혈소판감소증, 심장독성(매우 고용량에 의해), 간독성(장기간 사용 시)

A, adult 성인; C, child 소아; d, day 일; DNA, deoxyribonucleic acid; h, hour 시간; IV, intravenous 정맥내; maint, maintenance 유지; max, maximum 최대; PB, protein-binding 단백결합; PO, by mouth 경구; t½, half-life 반감기.
Note: 항암제는 체중에 근거하여 용량을 정하고 mg/kg 혹은 mg/m²으로 처방한다. 약물 프로토콜, 암 종류 및 단계, 나이, 기능 상태, 동반 이환(예, 심장병)에 근거해서 용량을 정한다.

혹은 과거의 약물과 치료에 대한 사항 등이 포함된다.

- 치료초기, 치료 동안에 특정시간간격(수주에서 수개월)으로 임상 검사결과를 평가한다. 만약 적혈구, 백혈구 혹은 혈소판수치가 사전에 결정한 수치보다 낮아질 경우에 약물투여를 중단한다.
- 폐기능검사, 흉부방사선검사와 신장 및 간 기능 검사를 치료 동안 실시하여야 한다.
- 체온을 평가한다. 체온이 섭씨 1 혹은 2도 변한다면 감염의 징후이다.
- 적절한 섭취량과 배설량을 모니터링한다.
- 환자의 교육수준, 교육에 대한 능력과 욕구, 지지 시스템, 과거 복귀 전략, 감정적 어려움의 유무 및 자가치료능력 등을 포함하는 심리사회적 상태에 대한 기본적 데이터를 얻는다.
- 치료요법에 관련된 환자와 가족의 지식을 평가한다.

간호진단

- 암화학요법치료의 부작용과 질병상태와 관련된 감염의 위험
- 화학요법의 위장관계부작용과 관련된 신체요구량보다 적은 영양불균형의 위험
- 화학요법에 의한 출혈성 방광염과 관련된 소변배출감소
- 방광 내부층과/혹은 골수억제에 대한 화학치료의 효과와 관련된 출혈의 위험
- 화학요법 프로토폴과 관련된 지식부족
- 정상월경주기(여성) 혹은 정자생성결핍(남성)의 저하와 관련된 성기능장애
- 암치료와 관련된 손상된 신체 이미지
- 암진단과 미지의 치료결과에 대한 불안
- 암진단, 치료, 돌봄부담감과 관련된 돌봄제공자의 역할긴장의 위험

계획

- 환자의 백혈구, 적혈구 및 혈소판이 원하는 범위 내에 있을 것이다.
- 환자는 감염이 없어야 한다.
- 환자는 영양상태를 유지할 것이다(적절한 수분섭취와 배설, 충분한 칼로리 섭취, 안정된 몸무게)
- 환자는 적절한 소변배설량을 유지할 것이다.
- 환자는 출혈성 방광염이 없어야 한다.
- 환자/가족/간병인이 화학치료 프로토콜(예, 용량, 투여)에 대해 이해할 것이다.
- 치료 전에 가능한 신체 이미지 손상에 대해 의논할 것이다.
- 환자/가족/간병인이 화학치료와 관계된 부작용과 유해반응 보고의 중요성에 대해 이해할 것이다.
- 환자와 가족들은 화학치료와 관련된 위험을 최소화하기 위한 전략을 설명할 수 있을 것이다.
- 환자의 부작용은 환자가 견딜 수 있고 생명에 지장이 없을만한 수준으로 조절될 것이다.

간호중재

- 세포파괴 산물의 배출을 촉진하고 출혈성 방광염의 위험을 줄이기 위해 하루에 수분을 최소 2리터를 마시도록 환자를 독려한다. IV 수액요법의 필요 여부를 사정한다.
- 화학요법을 시행하기 전에 IV 그리고/혹은 경구 수분공급으로 환자를 수액화시킨다.
- 혈뇨, 빈뇨 혹은 배뇨장애의 징후와 증상을 평가한다. 2–3시간마다 방광을 비우도록 환자를 지도한다.
- 약물투여 전 및 치료 동안 혈중요소질소(blood urea nitrogen)와 creatinine을 모니터링한다.
- 약물 조제와 투여 시 주의해서 약물을 다루어야 한다. 항암제가 직접 피부, 눈 및 점막에 닿는 것을 피한다. 프로토콜을 따른다.
- 자극과 정맥염 때문에 IV 부위를 자주 모니터링한다.
- 처방된 사전투약을 실시한다(약투여 30–60분 전)
- 수분섭취와 배설 및 영양분 섭취를 모니터링한다.
- 화학요법의 안전한 관리, 준비, 투여 및 조제를 위해 기관 지침을 따른다.
- 드레싱 교환과 침습적 조작 동안 의학적 무균상태를 엄격하게 유지한다.

환자교육

일반

- 밤 동안 약물이 방관 안에 축적되는 것을 방지하기 위해 cyclophosphamide를 하루 중 일찍 투여하도록 환자를 교육한다.
- 백신 투여 전에 의료진에 자문하도록 환자에게 상기시킨다.
- 감염[예, 체온 상승, 발열, 오한, 인두염(sore throat), 빈뇨와/혹은 배뇨시 작열감(burning sensation), 상처 주변의 발열상태/부종, 통증], 출혈[예, 잇몸출혈, 점상출혈(petechiae), 멍(bruises), 혈뇨, 대변내 혈액], 빈혈(예, 피곤증가, 호흡곤란, 기립성 저혈압)의 징후는 즉시 보고하도록 환자에게 충고한다.
- 환자로 하여금 호흡계 감염이 있는 사람은 방문하지 않도록 충고한다. 백혈구 감소는 환자에게 감염의 위험을 높인다.
- 필요하다면 보호를 위한 주위를 강조한다(예, 손씻기, 개인위생)
- 화학요법의 이유를 환자와 가족에게 설명한다.
- Cyclophosphamide가 모유에 분비되는 것을 모유수유 환자에게 알린다. 남자 환자에게는 고환위축과 가역적인 정자부족증(oligospermia)/무정자증(azoospermia)에 대해 설명한다.
- 적절한 피임법의 적용이 중요함을 알린다. 적적할 때 남자 환자라면 정자은행에 대해 의논한다.
- 가임기 환자에게 치료 동안 및 치료 완료 후 2년간 피임약을 사용하도록 충고한다.
- 화장물품(예, 가발)을 구입하는 곳에서 머리카락이 빠진다는 정보를 제공하여야 한다.

부작용

- 구내염(stomatitis) 때문에 부드러운 칫솔을 사용하며, 양호한 구강위생상태에 대해 환자에게 설명한다. 혈소판 수가 50,000/mm^3 미만이면 환자에게 부드러운 칫솔을 사용하게 한다.
- 폐경 전 환자에게 무월경, 불규칙한 월경 혹은 불임을 경험할 수도 있다고 알린다. 남자 환자에게는 발기부전(impotence)을 경험할 수도 있다고 알린다.
- 머리카락소실의 가능성을 환자에게 설명한다. 가발, 부분가발, 스카프 혹은 두건을 권한다.
- 화학요법제와 상호작용하는 대체/보완 치료의 적용을 평가한다.

식이

- 퓨린이 낮은 식이(예, 내장육(organic meat), 콩, 완두콩)를 먹도록 환자에게 조언한다
- 구연산(citric acid)을 피하도록 환자에게 설명한다.
- 환자에게 오심을 줄이는 음식(예, 콜라, 크래커, 생강)을 제공한다.
- 소령의 음식을 자주 먹도록 계획한다.

평가

- 환자가 감염상태가 아니다.
- 환자가 목표 체중을 유지한다.
- 환자가 영양상태를 유지한다.
- 환자에게 출혈성 방광염이 발생하지 않는다.
- 환자/가족/간병인의 교육요구가 충족된다.
- 성생활에 대한 질문에 답을 한다.

항대사제

항대사제(antimetabolites)는 신체에서 사용되기 위해 합성되고, 재활용되고, 분해되는 유기화합물의 천연대사물과 유사하다. 그러나 항대사제는 대사과정을 중지시키고 효소합성을 억제한다. 이들 약물은 CCS로 분류되고, 세포주기의 S기(DNA 합성 및 대사)에 항암효과를 나타낸다. 이 군의 분류는 이들 약물이 억제하는 물질이다. 이들 약물에는 엽산길항제(예, methotrexate[Rheumatrex, Trexall], pemetrexed[Altima]), pyrimidine 길항제(예, fluorouracil[Adrucil]), purine 길항제(예, 6-mercaptopurine[Purinethol]), adenosine deaminase 길항제(예, fludarabine[Fludara]), ribonucleotide reductase 억제제(예, hydroxyurea(Hydrea), 2-deoxycoformycin(pentostatin[Nipent])가 있다.

항대사제는 급성 및 만성 백혈병, 골수형성이상증후군(myelodysplastic syndrome, MDS), 유방암, 두부 및 경부암, 폐암, 골육종 및 림프종 등을 치료하는 데 사용된다. 이 군의 두 가지 약물, 5-FU[Adrucil] 및 floxuridine(FUDR)로 알려진 fluorouracil은 CCS뿐만 아니라 CCNS로 고려된다.

Methotrexate는 MTX(Rheumatrex, Trexall)로 표시되며, 엽산길항제로서 암과 비암(예, 류마티스성 관절염, 건선) 조건에 사용된다. 또한, Methotrexate는 자궁외임신(ectopic pregnancy)의 유산을 위해 사용된다. Methotrexate는 단백질과 DNA 합성에 필요한 엽산의 대체물로 작용한다. 고용량의 MTX를 투여받는 암환자는 약물유해반응으로부터 세포를 구원하기 위해 leucovorin calcium이 투여되어야 한다(**leucovorin rescue**).

수많은 약물이 MTX와 상호작용을 일으킨다. 단백결합약물(예, aspirin, phenytoin)이 MTX 독성을 증가시킨다. 비스테로이드성 항염증약물(nonsteroidal antiinflammatory drugs, NSAIDs)은 MTX 농도를 증가시키고 연장시킨다. Cotrimoxazole(Bactrim)과 pyrimethamine(Daraprim)은 MTX 수치를 증가시킨다. Penicillin, cyclooxygenase-2(COX-2) 억제제 및 일반 약초체를 복용하는 사람은 담당의사와 이 정보를 공유해야 하는데, 이들 제품은 MTX와 상호작용을 일으키기 때문이다. 표 28-4에 항대사제, 임상응용, 고려사항을 나타내고 있다.

항대사제의 일반적 부작용은 골수억제, 구강염, 오심, 구토, 탈모 및 간과 신장 기능이상 등을 포함한다. 주요 용량제한적 독성은 조혈 및 위장관계에서 발생한다. 화학치료제에 의한 일반적 유해반응은 표 28-2에 나타내었다.

Fluorouracil

Fluorouracil(5-FU, Adrucil)은 유방, 위, 간, 췌장 및 피부에 발생하는 암을 포함하는 다양한 암에 대한 치료에 있어서 중요한 약제이다.

약동학 Fluorouracil은 고형암을 치료하기 위해 IV 주사하며, 표재성 기저 세포암(superficial basal cell carcinoma)을 치료하기 위해 국소적으로 투여한다. 10% 미만이 단백결합을 하며, IV 경로의 반감기는 10분에서 20분이다. 소변으로 소량이 배설되며, 80%가 폐를 통해 CO_2 형태로 배설된다.

약역학 Fluorouracil은 DNA와 ribonucleic acid(RNA) 합성에 필수적인 효소활성을 차단한다. 약물은 낮은 치료지수를 가지며, 단독으로 쓰이거나 다른 항암제와 병용으로 사용된다. Fluorouracil은 혈액-뇌장벽을 통과할 수 있다. 작용시간은 30일이다.

약초 경고 28-2

5-Fluorouracil

- 인삼과 St. John's wort를 같이 사용 시 주의해야 한다(화학치료를 방해할 수도 있다). 암발육을 촉진할 수 있으므로 겨우살이와 함께 사용하지 말라.
- 황기(astragalus)는 면역계를 자극하며 면역억제치료로부터 회복을 돕는다. 황기는 혈액응고 억제성질을 가지므로 5-FU와 동시에 투여 시 출혈위험이 증가된다.

부작용 및 유해반응

5-FU(Adrucil)의 부작용은 기타 다른 항암제와 유사하다. 여기에는 식욕저하, 오심, 구토, 설사, 구내염, 탈모증, 광과민, 피부색소침착의 증가, 발진 및 홍반(erythema) 등이 포함된다. 구내염은 독성의 조기 징후이며, 담당의사에게 보고되어야 한다. 골수억제는 약물치료시작 후 4-8일 정도에 나타난다.

원형약물차트 28-2에 5-FU의 약리학적 정보가 제시되었다.

표 28-4 항종양제: 항대사제

일반명(상품명)	투여경로 및 용량	응용 및 고려사항
엽산길항제		
methotrexate(MTX)	IV: 저용량: 10-50mg/m², 중간용량: 100-500mg/m², 고용량: 500mg/m²(그리고 더 고용량은 이후에 leucovorin rescue 이어짐) IT: 10-15mg/m² IM: 25mg/m²	고형암, 육종, 융모암, 백혈병. 고용량에서 환자는 수분섭취를 잘 해야 함; 약물배설 동안 용해도를 위해 소변 pH를 7.0로 유지. 고용량에서는 정상세포를 구하기 위해 leucovorin을 사용함. 임신범주: D; PB: 50%; t½: 8-15h
pemetrexed disodium(Alimta)	IV: 500mg/m² 첫 날(매 21-d 사이클)	중피종(mesothelioma)과 비소세포폐암치료를 위해 다표적(multi-target) 항엽산제를 사용. 임신범주: D; PB: 81%; t½: 3.5h
trimetrexate glucuronate (Neutrexin)	IV: 45mg/m²/d; 60-90min 이상 걸쳐 주입, 21d 동안	Pneumocystis carinii 폐렴 대체치료; AIDS 환자치료, 대장암에 사용. CBC 모니터링. 임신범주: D; PB: 86-94%, t½: 11-13h
Pyrimidine 유사체		
azacitidine(Vidaza)	SubQ: 75mg/m² IV: 75-100mg/m²/d, 7d 동안, 4wk 반복	만성 골수단핵구 백혈병 치료. 임신범주: D; PB: UK; t½: 41min
capecitabine(Xeloda)	PO: 2500mg/m²/d, 2회 나누어 투여, 2wk 동안	고형암, 육종, 융모암, 백혈병. 고용량에서, 환자는 수분섭취를 잘 해야 함; 약물배설 동안 용해도를 위해 소변 pH를 7.0로 유지. 임신범주: D; PB: 50%; t½: 8-16h
cytarabine(Cytosar-U, ARA-C, cytosine arabinoside)	For leukemia IV: 100mg/m²/d 두경부 암에 대해 5-10d 동안 지속적 투여: 1mg/kg 12h마다, 5-7d 동안 IV 혹은 subQ 골수이식에 사용 1.5mg/m², 48h 동안 지속적 투여 IT: 5-75mg/m², 2-7d마다	급성 백혈병 및 림프종, 장기이식 후, 면역억제제로 사용. 다른 항암제와 병용 가능. 오심, 구토, 백혈구감소증 및 혈소판감소증이 흔한 부작용. 임신범주: D; PB: 15%; t½: 1-3h
floxuridine(FUDR)	동맥내(간): 0.1-0.6mg/kg/d, 7-14d 동안. 서서히 주입 펌프 이용	전이성 결장암 및 간암. 임신범주: D; PB: UK; t½: 20h
5-fluorouracil(5-FU, Adrucil)	원형약물차트 28-2 참조	
gemcitabine HCl(Gemzar)	유방암: IV: 1250mg/m², 21-d 사이클, 첫 날 및 8일째 30분 이상 걸쳐 췌장암: IV: 1000mg/m², 매주마다 30분 이상 걸쳐, 7wk 동안까지 For NSCL: IV: 1000mg/m², 난소암 경우, 1 및 8 및 15일째 30분 이상 걸쳐 난소암: IV: 1000mg/m² IV, 21-d 사이클, 첫 날 및 8일째 30분 이상 걸쳐	진행성 혹은 전이성 췌장선암, 비소세포폐암 및 방광암. 세포주기의 S기에 작용. 백혈구 및 혈소판수를 모니터링; 용량 수치를 매우 낮게 줄임. 임신범주: D; PB: UK; t½: 1-10h

표 28-4 항종양제: 항대사제-계속

일반명(상품명)	투여경로 및 용량	응용 및 고려사항
nelarabine(Arranon)	A: 1500mg/m^2 IV, 1, 3, 5일째 2시간 이상에 걸쳐; 3wk마다 반복 C: 650mg/m^2 IV, 1, 2, 3, 4, 5일째에 1시간 이상 걸쳐 투여; 3wk마다 반복	난치성의 재발 T-세포 림프아구 백혈병 및 T-세포 림프아구 림프종 치료. 임신범주: D; PB: <25%; t½: 30min–3h
Purine 유사체		
cladribine(Leustatin)	IV: 0.09mg/kg/d, 7d 동안 지속적 투여	모발세포백혈병, 만성 림프아구 백혈병 치료. 유해반응: 골수억제, 발열, 오심, 구토, 발한. 임신범주: D; PB: 20%; t½: 5.4h
clofarabine(Clolar)	IV: 52mg/m^2 IV, 5d 동안, 매일 2시간 이상에 걸쳐 투여	소아의 난치성 또는 재발성 림프아구 백혈병. 임신범주: D; PB: 47%; t½: 105min
fludarabine(Fludara)	PO: 40mg/m^2/d, 5d 동안; 28d마다 반복 IV: 25mg/m^2, 매일 30분 이상 투여, 5d 동안; 28d마다 반복	다른 알킬화제에 반응하지 않는 만성 림프구성 백혈병 환자; 낮은 등급의 비Hodgkin 림프종. 식욕부진, 오심, 설사, 발열 및 말초부종 야기됨. 임신범주: D; PB: UK; t½: 9h
6–mercaptopurine(Purinethol)	PO: 유도용량 2.5mg/kg/d, 이후 유지용량	급성 림프구성 백혈병에 1952 처음 사용됨. 또한 면역억제제로 사용됨. 유해반응에는 간독성, 골수억제, 고요산증. 임신범주: D; PB: 19%; t½: 45min
thioguanine(6–thioguanine, Lanvis)	PO: A: 100mg/m^2 every 12h, 5–10d 동안 C: 100mg/m^2 every 12h, 5–10d 동안 OR 1–3mg/kg/d	급만성 골수성 백혈병. 장시간작용. 임신범주: D; PB: UK; t½: 2–11h
Ribonucleotide Reductase 억제제(효소억제제)		
hydroxyurea(Hydrea)	PO: 20–30mg/kg/d	흑색종, 저항성 골수성 백혈병 및 난소암. 장시간작용시간. 임신범주: D; PB: UK; t½: 3–4h
pentostatin(Nipent)	IV: 4mg/m^2 격주로	알파–interferon에 잘 듣지 않는 모발세포백혈병. 매우 긴 작용시간. 임신범주: D; PB: UK; t½: 6h

주의: 화학요법 용량과 스케줄은 프로토콜, 체표면적 (m^2), 나이, 기능적 상태 및 동반외환(comorbid condition) 상태에 따라 달라진다.
AIDS, 후천성면역결핍증, CBC, complete blood cell count; h, hour 시간; min, minute 분; PB, protein–binding 단백결합; t½, half–life 반감기; UK, unknown 모름; wk, week 주.

간호과정
환자–중심 협력간호

항대사제: Fluorouracil

사정

- 약물–약물 상호작용을 피하기 위해 처방약, 일반약, 제산제, 식이보충제, 비타민 및 약초보조제 등을 포함하는 현재 복용하는 모든 약의 목록을 포함하는 상세한 약물 개인력을 조사한다.
- 환자의 신체상태에 대한 기본적 정보를 얻는다. 키, 몸무게, 활력징후, 임상검사(CBC, 요산, 전해질, 간 및 신장 검사결과, 심폐검사, 섭취 및 배출량, 피부평가, 일상생활상태[즉, ADLs을 수행하는 능력], 수면–휴식 주기), 영양상태, 기저 질병의 증상의 유무 및 현재와 과거의 약물과 치료 등이 포함되어야 한다.
- 치료시작 때와 치료기간 동안 특정 시간간격(수주에서 수개월)에 있어 임상검사를 평가한다. 만약 적혈구, 백혈구 혹은 혈소판이 예정된 수치보다 아래로 저하될 경우 약물투여를 중지한다.
- 약물치료 전과 동안에 신장기능을 평가한다.
- 체온을 사정한다. 발열은 감염의 조기 징후이다.
- 환자의 교육수준, 교육에 대한 능력과 욕구, 지지 시스템, 과거 복귀 전략, 감정적 어려움의 유무 그리고 자가치료능력 등을 포함하는 심리사회적 상태에 대한 기본적 데이터를 얻는다.
- 치료요법과 관련된 환자와 가족의 지식을 평가한다.

간호진단

- 골수억제와 관련된 감염의 위험
- 화학요법의 위장관계 부작용과 관련된 신체요구량보다 적은 영양불균형의 위험
- 화학요법의 위장관계 부작용과 관련된 급성 통증(점막염증/구내염)
- 화학요법에 의한 광과민과 관련된 피부손상의 위험
- 화학요법에 의한 설사와 관련 있는 항문주변 피부손상의 위험
- 화학요법프로토콜과 관련된 지식부족
- 암진단, 치료, 돌봄부담과 관련된 간병인의 역할긴장의 위험

원형약물차트 28-2

Fluorouracil, 5-Fluorouracil, 5-FU

약물분류

항대사제

상품명: Adrucil, 5-FU, Fluroplex, Efudex(국소)

임신범주: D/X(topical)

용량

A: IV: 12mg/kg/d×4d; max: 800mg/d; 6mg/kg을 6, 8, 10, 12일 혹은 필요할 때 반복한다. 용량용법은 다양함

국소: 1-2% 용액/크림 b.i.d.로 두경부손상 부위에; 다른 신체 부위에는 5%

금기

과민반응, 임신, 심한 감염, 골수억제, 좋지 않은 영양상태. 간 및 신장 기능이 나쁜 환자 혹은 영양상태가 나쁜 환자에게 용량을 줄인다.

약물-임상검사-음식 상호작용

약물: 골수억제는 독성 가능성을 증가시킴. 생바이러스백신은 바이러스 복제를 증폭시킬 수 있으니 피함. 5-FU의 독성은 leucovorin calcium과 병용 시 증가. Metronidazole은 5-FU 독성이 증가(5-FU의 제거가 준다). 5-FU는 cimetidine(Tagamet)과 병용 시 약리작용이 증가. Thiazide 이뇨제는 골수억제 증가.

임상검사: Albumin을 증가시킴; 소변에 5-HIAA 배출증가

약초: 인삼, St. John's wort 및 은행추출물과 주의해서 사용. 국소 peppermint oil 및 ducalyptus oil은 국소 5-FU의 흡수를 증가. 동시에 사용을 피함.

약동학

흡수: IV 및 국소: 5-10%

분포: PB: UK

대사: t½: 10-20min

배출: 소변 및 이산화탄소로 호기 배출

Nadir: 10-14d

약역학

혈구세포 수에 영향을 줌:

최고: 10-14d

IV: 개시: 1-9d

최고: 9-21d

작용시간: 30d

국소: 개시: 2-3d

작용시간: 30d

최고: 2-6 wk

작용시간: 4-8 wk

치료효과/응용

유방암, 대장암, 췌장암, 위암, 식도암 및 두경부암. Duke's stage C 결장암이 있는 환자에게서 수술 제거 후 levamisole과 병용사용함

작용기전: Thymidine synthase 생성을 억제하여 DNA 및 RNA 합성을 억제함; 세포주기 비특이적임.

부작용

구내염, 오심, 구토, 설사, 탈모, 발진, 광과민, 설사가 심할 수 있음.

유해반응

골수억제

생명위협: 혈소판감소증, 골수억제, 출혈, 신부전

5-FU, Flurouracil; 5-HIAA, 5-hydroxyindoleacetic acid; A, adult 성인; b.i.d., twice a day 1일 2회; d, day 일; DNA, deoxyribonucleic acid; IV, intravenous 정맥내; max, maxium 최대; min, minute 분; PB, protein-binding 단백결합-; RNA, ribonucleic acid; sol, solution 용액; t½, half-life 반감기; UK, unknown 모름; wk, week 주.

계획

- 환자의 혈액수치가 원하는 범위 안에 머무른다.
- 환자는 영양상태를 유지할 것이다(적절한 액체섭취와 배출, 적절한 칼로리 섭취, 안정된 몸무게).
- 환자는 적절하게 통증을 조절할 것이다.
- 환자는 햇빛에 노출을 자제한다.
- 환자는 항문 주변의 피부손상을 경험하지 않을 것이다.
- 환자/가족/간병인은 화학치료의 프로토콜(용량, 투여, 부작용 및 유해작용)을 이해할 것이다.

간호중재

- IV 위치를 자주 모니터링한다. 혈관외유출은 심한 통증을 유발한다. 만약 발생 시 얼음팩을 대고 의료진에 알린다.
- 약물제조 및 투여 동안 조심해서 약물을 다룬다. 항암제가 피부에 직접 닿지 않도록 한다. 프로토콜을 따른다.
- 구토를 예방하기 위해 항암제 투여 전 30-60분에 항구토제를 투여한다.
- 수분의 섭취와 배출 및 영양섭취를 모니터링한다. GI 효과가 흔하다.
- 5-FU를 투여한 정맥을 따라 색소침착을 평가한다.
- 드레싱 교환과 침습적 조작 동안 엄격한 의학적 무균상태를 유지한다.  
- 혈구세포 수와 검사실결과를 모니터링한다. 
- 환자에게 오심을 줄이는 음식과 액체(예, 크래커, 콜라, 진저에일)를 제공한다.
- 생리식염수로 2시간마다 입을 헹구도록 조언한다.
- 소량의 음식을 자주 먹도록 계획한다.
- 양호한 구강위생을 유지한다. 부드러운 칫솔로 양치질을 하고 왁스를 입힌 치실을 사용한다.

- 대변의 횟수와 양을 기록한다. 항문 주위의 피부상태를 모니터링한다.
- 광과민의 징후와 증상에 대해 환자/가족의 교육을 개발한다.

환자교육

일반

- 감염[예, 발열, 인두염(sore throat), 오한, 빈뇨; 배뇨 시 작열감(burning sensation), 상처 주변의 작열상태, 부종 혹은 통증], 출혈[예, 잇몸출혈, 점상출혈(petechiae), 멍(bruises), 혈뇨, 대변내 혈액], 빈혈(예, 증가된 피곤, 호흡곤란, 기립성 저혈압)의 징후를 즉시 보고하도록 환자에게 충고한다.
- 매일 구강을 검사하도록 하고 구내염 징후(쓰림, 궤양, 구강내 백색 부분)가 있으면 보고하도록 환자를 교육한다. 하루 중 수차례 구강위생이 필수적이다. 만약 구내염이 발생 시에 베이킹 소다 혹은 식염수로 구강을 씻어낸다. 부드러운 칫솔을 사용한다.
- 환자로 하여금 호흡기감염이 있는 그 누구에게도 방문하지 않도록 한다. 백혈구 수가 저하된 환자는 감염의 위험이 커진다.
- 환자로 하여금 1년 내내 광과민에 대해 주의하도록 한다. 외출 시 선스크린을 사용하도록 한다.
- 필요하다면 보호를 위한 주의를 강조한다(예, 손씻기, 개인위생).
- 점막염/구내염과 관련된 구강통증을 경감하기 위해 처방된 진통약물을 복용하도록 조언한다.
- 적절한 피임법의 적용이 중요하다는 것을 교육한다. 남성 환자라면 정자은행에 대해 논의한다.
- 대부분의 경우 항종양약물치료를 마친 후 3-4개월 동안 임신을 피한다고 교육한다. 일부 자료가 남녀 모두 치료를 마친 후 2년간은 임신을 피하라고 권장한다.

부작용

- 점막염/구내염 때문에 부드러운 칫솔을 사용하여 양호한 구강위생상태를 환자에게 충고한다. 만약 혈소판이 50,000/mm^3 이하라면 환자로 하여금 부드러운 칫솔을 사용하도록 한다. 식염수로 2시간마다 구강을 씻어내도록 하고 시중에 판매하는 알코올이 포함된 구강 청결제는 피하도록 한다.
- 폐경 전 여성에게는 무월경, 월경불순 혹은 불임을 경험할 수도 있다는 것을 알린다. 남성에게는 발기부전을 경험할 수도 있다고 설명한다.
- 머리카락소실의 가능성을 환자에게 설명한다. 가발, 부분가발, 스카프 혹은 두건을 권한다.
- 화학요법제와 상호작용하는 대체/보완 치료의 적용을 평가한다.

식이

- 적은 양의 음식을 자주 섭취하도록 권한다.
- 신선하고 무자극의 음식을 권한다.
- 입통증을 경감하기 위해 얼음조각 혹은 차가운 탄산수를 제공한다.

평가

- 환자는 감염상태가 아니다.
- 구강점막에 홍반 및 부종이 없다.
- 통증이 조절된다.
- 피부이상이 없다.
- 환자/가족/간병인의 교육요구가 충족된다.
- 성생활에 대한 질의에 답을 한다.

항암항생제

항암항생제(antitumor antibiotics; bleomycin[Blenoxane], dactinomycin(actinomycin-D)[Cosmegen], daunorubicin[Cerubidine, Daunomycin], doxorubicin[Adriamycin], mitomycin[Mutamycin], Mitoxantrone[Novantrone])는 단백과 RNA 합성을 억제하고, DNA에 결합하여 분절을 만든다. 항암항생제는 anthracycline과 기타 약물을 포함하여 몇 가지 종류가 있다. Bleomycin을 제외하고는 모두 G2기에 주로 작용하기 때문에 CCNS 약물로 분류된다. 항암항생제는 서로 다르고 백혈병과 많은 고형암을 포함하여 다양한 암치료에 사용된다. 표 28-5는 항암항생제, 임상응용, 고려사항들을 기술하였다.

항암항생제에 의한 유해반응들은 다른 항종양약물들과 유사하며, 탈모, 오심, 구토, 구내염 및 골수억제 등을 포함한다. 항암항생제는 수포형성(조직물집, vasication)이 가능하다. 이에 대한 예외 약물은 bleomycin(Blenoxane)과 plicamycin(Mithracin)이다. 화학요법에 의한 일반적인 유해반응은 표 28-2에 열거하였다.

Doxorubicin

Doxorubicin은 많은 암을 치료하는 데 사용되며, 많은 유사체(예, epirubicin[Ellence], idarubicin[Idamycin])를 개발하게 한 중요한 원형약물이다. 그러나 이 약물은 심각한 심장독성 부작용이 있어 주의해야 한다.

약초 경고 28-3

Doxorubicin

- 녹차(Camellia sinensis)는 doxorubicin의 항암효과를 증강시킨다. 의료진에 사용을 보고한다. 포도씨(doxorubicin을 방해함), 마늘(항응고작용, 항암효과를 저하시킴) 및 서양고추나물(St. John Wart, 항암효과를 경감시킴) 등과 같이 사용 시 주의를 요한다.
- 오미자(schisandra) 추출물은 doxorubicin의 심장독성을 감소시킬 수 있다. 오미자는 간대사를 촉진시켜 간을 통해 배설되는 doxorubicin을 억제한다.

약동학 Doxorucin은 IV로 투여하고 간에서 대사되어 비활성 대사물이 된다. 여러 대사물이 반감기에 영향을 준다. Doxorubicin의 초기단계는 12분이며, 중간단계는 3.5시간, 후기단계는 30시간이다.

약역학 Doxorubicin은 다른 항암제와 함께 병용요법으로 유방암, 난소암, 폐암, 방광암, 백혈병 및 림프종 등을 치료한다. 임상가의 주된 우려는 doxorubicin의 심장독성 유발이다. 이 약물을 투여받는 사람은 최대수명용량(maximum lifetime dose) 550mg/m^{2}로 제한된다. 이 용량은 이미 심장문제를 가진 개인, 다른 심장독성 유발약물을 사용하는 개인, 고령인 혹은 흉부방사선조사를 받은 개인에게는 낮은 용량이다. Doxorubicin 치료 전에 환자의 심장기능을 검사하여야 한다. Dexrazoxane(Zinecard)은 세포보호제로 doxorubicin 투여 시 심장독성을 방지하기 위해 투여할 수 있다.

부작용 및 유해반응

일부 항암항생제는 기관독성을 일으킨다. Bleomycin(Blenoxane)을 투여받는 개인은 폐섬유화로 발전되는 폐렴을 일으키기도 한다. Doxorubicin에 더하여 daunorubicin과 idarubicin 역시 심장독성을 야기시킬 수 있다.

원형약물차트 28-3에 doxorubicin의 약리학적 정보가 제시되었다.

표 28-5 항종양제: 항종양항생제

일반명(상품명)	투여경로 및 용량	응용 및 고려사항
bleomycin (Blenoxane)	5–20units/m^2 주 1회 혹은 10–20units/m^2 주 2회 IV: 지속적 15units/m^2/d, 4일간 강내: 늑막강 50–60units, 50–100mL 희석액에서	편평세포암, 고환암(vinblastine 및 cisplatin과 함께 사용) 림프종. 골수억제가 적게 발생. Lifetime dose, 400units/m^2. 심한 유해반응은 아나필락시스. 장시간작용. 임신범주: D; PB: 1%; t½: 2–5h
dactinomycin (Actinomycin D, Cosmegen)	IV: 10–15mcg/kg/d, 5d 동안(매 3–4wk) 용량은 적응증에 의존한다.	고환암, Wilms 암, 융모암 횡문근육종. 오심과 구토가 첫 24시간 동안에 발생. 장시간작용. 임신범주: C; PB: 80–90%; t½: 36h
daunorubicin HCl (Cerubidine)	IV: 30–60mg/m^2/d, 3d 동안	백혈병, Ewing 육종, Wilms 암, 신경아세포종, 비Hodgkin 림프종. 장시간작용. 임신범주: D; PB: 80%; t½: 19h
doxorubicin (Adiamycin)	원형약물차트 28–3 참조.	
epirubicin(Ellence)	IV: 100–120mg/m^2, 3–4wk마다	유방암, 폐암, 림프계암, 위, 난소암. 전이성 결절–양성 유방암; 항암치료의 보조요법. 유방암에 대해 cyclophosphamide와 fluorouracil(CEF)의 병용요법; cyclophosphamide, methotrexate와 fluorouracil(CMF)보다 우수한 생존률, 심장독성이 doxorubicin보다 덜함. 그리고 혈관외유출괴사(extravasation necrosis). Doxorubicin과 유사한 효과. 임신범주: D; PB: 77%; t½: 33h
idarubicin (Idamycin)	IV: Induction: 12mg/m^2 3d 동안 서서히 IV 투여	급성 단핵구 백혈병, 고형암. Daunorubibin 혹은 doxorubicin보다 강력함. 발포제(vesicant), CBC 모니터링. 소변이 붉을 수 있음. 임신범주: D; PB: 97%; t½: 22h
mitomycin (Mutamycin)	IV: 10mg/m^2 every 8wk 강내: 방광: 20–40mg, 물 20–40mL	유방, 위장, 췌장의 산재성 선암. 두경부암, 자궁경부암, 폐암에도 사용. 체온과 CBC를 모니터링. 임신범주: D; PB: UK; t½: 12min
mitoxantrone (Novantrone)	IV: 급성 백혈병: 유도: 12mg/m^2/d, 3d 동안	급성 비림프구성 백혈병; 유방암에 사용됨. 발진, 호흡곤란, 저혈압, 안면부종, 청색 소변, 공막, 피부색 변화 가능. 심한 간기능부전 야기됨(체외 배출 감소로 인해). 임신범주: D; PB: 95%; t½: 1.5–13d
valrubicin(Valstar)	낭내투여: 방광: 800mg(75mL 희석액) 6wk마다	방광암. 빈뇨, 절박뇨, 배뇨통, 혈뇨, 방광통 유발가능. 임신범주: UK; PB: >99%; t½: UK

Note: 화학요법 및 스케줄은 프로토콜, 체표면적 (m^2), 나이, 기능 상태 및 동반 이환에 의존한다.
CBC, Complete blood cell count 혈구수; d, day 일; h, hour 시간; min, minute 분; PB, protein–binding 단백결합; t½, half–life 반감기; UK, unknown 모름; wk, week 주.

원형약물차트 28-3

Doxorubicin

<table>
<tr><td>약물분류
항암항생제
상품명: Adriamycin
임신범주: D</td><td>용량
A: 40–75mg/m² 단일용량으로 3–4wk마다 혹은 1wk 휴식과 함께, 2주마다 30mg/m² 넘지 않게.
IV, 3d 동안, 4 wk마다
어린이에게 안전과 효능이 아직 정립되지 않음.
신장 및 간 기능부전 환자에게 용량을 줄여야 함.</td></tr>
<tr><td>금기
임신, 심한 심장질환. 심장상태와 심장박출률(cardiac ejection fraction)을 doxorubicin 치료 전에 검사해야 함. 생애 누적 용량을 550mg/m² 넘지 말아야 함(만약 환자가 사전에 흉부방사선요법 cyclophosphamide를 투여받았다면 450mg/m²). Dexrazoxane(Zinecard)은 심장 손상 예방 혹은 경감을 위해 사용.</td><td>약물–임상검사–음식 상호작용
약물: Calcium 통로차단제, paclitaxel(Taxol)와 mitomycin은 doxorubicin과 같이 사용 시 심장독성이 증가. Doxorubicin은 digoxin 농도를 낮춤. Doxorubicin은 phenytion 농도를 낮춤. Cyclophosphmide(Cytoxan)은 심장독성 및 출혈위험을 증가. Mercaptopurine과 같이 사용하면 간독성을 증가. Mercaptopurine과 같이 사용 시 doxorubicin의 혈장 제거율이 증가. Barbiturates와 함께 사용 시 doxorubicin의혈장 제거율이 증가. Doxorubicin을 heparin 혹은 5–FU와 사용 시 침전이 생길 수 있음. Alfa–interferon과 병용 시에, 5–FU(Adrucil)의 대사 제거가 줄고, 독성이 증가. 만약 doxorubicin과 cyclosporine을 동시에 사용 시 장시간의 신독성 효과가 나타날 수 있음. Zidovudine(Retrovir)과 같이 사용하지 않음, doxorubicin의 효과가 줄어들 수도 있다.
임상검사: ECG 변화. 요산 증가.
약초: 녹차가 항암작용을 증가시킴. 의료진에게 보고. 포도씨, 마늘, St.John's wort와 조심해서 사용.</td></tr>
<tr><td>약동학
흡수: IV
분포: PB: 80–90%
대사: t½: 3–30h
배출: 40% 담즙 및 5% 소변으로
Nadir: 10–14d(doxorubicin)</td><td>약역학
IV: 개시: 7–10d
최고: 14d
작용시간: 21d</td></tr>
<tr><td colspan="2">치료효과/응용
유방암, 방광암, 난소암 및 폐암; 백혈병; 림프종, 연조직과 골육종
작용기전: DNA 및 RNA 합성 억제; 면역억제작용 가짐</td></tr>
<tr><td>부작용
구내염, 식욕부진, 오심, 구토, 설사, 발진, 탈모. Doxorubicin는 강력한 수프 형성 약물
발적반응(flare reaction)을 일으킬 수 있음. 오심과 구토가 용량의존적으로 발생하고 투여 후 1–3시간 후에 발생함. 소변색이 48시간까지 변함(핑크에서 빨간색). 이전에 방사선조사를 받은 피부에 "radiation recall"을 야기할 수도 있음.</td><td>유해반응
식도염; 빈혈; 특히, 미국 흑인에게서 손톱, 혀 혹은 구강점막에 과다색소침착, 기형, 돌연변이, 암발생.
생명위협: 혈소판감소증, 백혈구감소증, 심장독성, 울혈성 심부전, 심전도 변화, 심한 골수억제, 아나필락시스.</td></tr>
</table>

5–FU, Fluorouracil; d, day 일; DNA, deoxyribonucleic acid; ECG, electrocardiogram 심전도; h; hour 시; IV, intravenous 정맥내, PB, protein–binding 단백결합; RNA, ribonucleic acid; t½, half–life 반감기; wk, week 주.

간호과정
환자–중심 협력간호

항암항생제: Doxorubicin

사정

- 약물–약물 상호작용을 피하기 위해 처방약, 일반약, 제산제, 식이보충제, 비타민 및 약초보조제 등을 포함하여 현재 복용하는 모든 약의 목록을 포함하는 상세한 약물 개인력을 조사한다.
- 환자의 신체상태에 대한 기본적 정보를 얻는다. 여기에는, 키, 몸무게, 활력징후, 임상검사결과(CBC, 요산, 전해질, 간 및 신장 검사결과, 심폐검사, 섭취와 배출량, 피부평가, 일상생활상태[즉, ADLs을 수행하는 능력], 수면–휴식 주기), 영양상태, 기저질병의 증상 유무 및 현재와 과거의 약물과 치료의 적용 등이 포함된다.
- 치료시작, 치료 동안에 특정 시간간격(수주에서 수개월)으로 임상검사결과를 평가한다. 만약 적혈구, 백혈구 혹은 혈소판이 예정된 수치보다 아래로 저하될 경우 약물투여를 중지한다.
- 매주 CBC, 감별계수, 혈소판 수를 평가한다.

- 철저한 신체검사와 검사결과 검토를 진행한다.
- 체온을 체크한다. 발열은 감염의 초기징후이다.
- 교육수준, 배움에 대한 능력과 의지, 지원 시스템, 과거 대처전략, 감정문제 유무 및 스스로 돌봄능력을 포함하여 환자의 심리사회적 상태에 대한 기초자료를 얻는다.
- 치료요법에 대한 환자와 가족의 지식을 평가한다.
- 임신에 대한 계획을 평가한다(적절하다면).

간호진단

- 골수억제와 관련된 감염의 위험
- 화학요법의 심장독성 효과와 관련된 심장관류저하의 위험
- 화학요법의 수포형성 작용과 관련된 손상된 피부의 위험
- 항종양요법과 관련된 지식의 부족
- 암치료와 관련된 신체 이미지의 손상
- 암진단과 치료에 의한 미지의 결과와 관련된 불안
- 암진단, 치료, 돌봄부담감과 관련된 돌봄제공자의 역할긴장의 위험

계획

- 바람직한 범위 내에 환자의 혈구세포 수가 유지될 것이다.
- 환자의 심장기능이상이 없을 것이다.
- 환자의 피부상태가 좋게 유지될 것이다.
- 환자/가족/간병인의 부작용을 포함하여 화학요법에 대해 이해할 것이다.
- 환자/가족/간병인의 화학요법 프로토콜에 대한 지식을 평가한다.
- 치료 전에 가능한 신체상(body image) 장애에 대해 논의한다.

간호중재

- 심장상태를 평가한다.
- IV 부위를 자주 확인한다. Doxorubicin은 효과가 즉시 명백하게 나타나지 않는 심한 수포형성 약제이다. 약물은 직경이 큰 관을 사용하여 신속히 IV 약물투여를 실시한다. 혈구세포수와 검사실 수치를 모니터링한다.
- 혈관외유출은 심한 통증을 유발한다. 만약 혈관외유출이 일어나면 즉시 약물주입을 중지한다. 환자에게서 IV 장치를 제거하지 않는다. 작은 주사기로 IV 장치에서 잔여 발포제를 제거하는 것을 시도하고나서 장치를 제거한다. 주사부위를 조사한다. 의료진에게 알린다. 첫 24시간 동안은 하루에 4번, 따뜻한 팩을 15–20분 동안 적용한다. 말초혈관외유출에 대해 사지를 높인다. 조직괴사는 약물이 조직에 침윤한 후 3–4주에 발생된다.
- 약물제조 동안 주의하여 약물을 다룬다. 약물이 피부에 직접 닿는 것을 피한다.
- 화학요법 전 30–60분에 항구토제를 투여한다.
- 소변색 변화(핑크색 정도에서 적색)를 모니터링한다.
- 환자에게 오심을 줄이는 음식과 액체(예, 크래커, 콜라, 진저에일)를 제공한다.
- 소량의 음식을 자주 먹도록 계획한다.
- 감염을 예방하기 위해 예방적 항생제를 투여한다.
- 처방하여 진통제를 제공한다.
- 드레싱 교환과 침습적 조작 동안 엄격한 의학적 무균상태를 유지한다.
- 양호한 구강위생을 유지한다. 부드러운 칫솔을 사용한다. 왁스가 처리된 치실을 사용한다.
- 수분섭취와 배설 및 영양섭취를 모니터링한다.

환자교육

일반

- 심장기능이상의 징후와 증상을 환자에게 교육한다(호흡곤란, 두근거림, 사지부종). 그리고 발생 시 의료진에 보고하도록 한다.
- 이 약물에 의한 소변색 변화에 대해 환자를 교육한다.
- 환자로 하여금 감염(예, 발열, 목통증), 출혈[예, 잇몸출혈, 점상출혈(petechiae), 멍(bruises), 혈뇨, 대변내 혈액)], 빈혈(예, 증가된 피곤, 호흡곤란, 기립성 저혈압)의 징후를 즉시 보고하도록 환자에게 충고한다.
- 필요하다면 보호를 위한 주의를 강조한다(예, 손씻기, 개인위생).
- 50mg/m^2 초과 용량은 완전한 탈모가 일어난다고 환자에게 알린다. 치료가 완료된 후 수개월 안에 머리카락이 다시 자란다고 교육한다.
- 이전에 방사선치료를 받은 피부로 불리는 "radiation recall"에 대해 교육한다.
- 환자에게 호흡기감염이 있는 그 누구에게도 방문하지 않도록 한다. 백혈구 수가 저하된 환자는 감염의 위험이 커진다.
- 적절한 피임법의 적용이 중요하다는 것을 교육한다. 남성 환자라면 정자은행에 대해 논의한다.
- 대부분의 경우, 항종양약물치료를 마친 후 3–4개월 동안 임신을 피하라고 교육한다. 일부 자료는 남녀 모두 치료를 마친 후 2년간은 임신을 피하라고 권장한다.
- 화장물품(예, 가발)을 구입하는 곳에서 머리카락이 빠진다는 정보를 제공해야 한다.

부작용

- 오심/구토를 평가하고 구토방지제를 처방한다.
- 적절한 피임법의 적용이 중요하다는 것을 교육한다. 남성 환자라면 정자은행에 대해 논의한다.
- 폐경 전 여성에게는 무월경, 월경불순 혹은 불임을 경험할 수도 있다는 것을 명심시킨다. 남성에게는 발기부전을 경험할 수도 있다고 조언한다.
- 머리카락소실의 가능성을 환자에게 충고한다. 가발, 부분가발, 스카프 혹은 두건을 권한다.
- 화학요법제와 상호작용하는 대체/보완 치료의 적용을 평가한다.

식이

- 소량의 음식을 자주 먹도록 권한다.
- 신선하고 무자극의 음식을 권한다.
- 너무 온도가 높거나 낮은 음식은 피한다.

평가

- 환자가 감염상태가 아니다.
- 심장기능이 유지된다.
- 환자/가족/간병인의 교육요구가 충족된다.
- 치료부작용이 조절되어야 한다.

식물 알칼로이드

천연물로부터 나온 **식물 알칼로이드**(plant alkaloids)는 CCS이며, 세포주기의 M기의 세포분열을 차단한다. **Vinca alkaloids**(예, vinblastine[Velban], vincristine[Oncovin] 및 vinorelbine[Navelbine])는 페리윙클(periwinkle, 협죽도과의 식물) 식물로부터 얻어진다. 항미소관제(antimicrotubules)나 taxane 군(예, docetaxel[Taxotere] 및 paclitaxel[Taxol])은 태평양 연안 북서에만 서식하는 주목(yew tree)의 침엽과 껍질로부터 얻어진다. 이 천연자원의 부족으로 인해 반합성 paclitaxel이 개발되었으며, FDA에 승인을 받았다. Decetaxel(Taxotere)는 paclitaxel의 반합성 유사체이다. Podophyllotoxins(예, etoposide[VP-16, Pepesid], teniposide[VP26, Vumon]) 및 camptothecan 유사체(예, Irinotecan[Camptosar, CPT-11], TopotecanHycamtin])은 topoisomerase 효소를 방해하여 암세포의 세포자멸사(apoptosis)를 유발한다. 몇몇 retinoid 유사체(예, bexarotene[Targretin], thalidomide[Thalomid])는 암치료에 제한적인 역할을 한다. 표 28-6은 식물 알칼로이드와 임상응용 및 고려사항 등을 기술하고 있다.

식물 알칼로이드에 대한 유해반응에는 백혈구결핍증, 과민반응, 완전 탈모, 변비, 오심, 구토, 설사 및 정맥염 등을 포함한다. 식물 알칼로이드는 말초신경섬유에 손상을 주며, 가역적 혹은 비가역적인 신경독작용을 야기시킨다. 신경독성의 증후와 증상에는 근력저하, 감각이상, 손가락과 발가락의 저림(tingling, 소위 stocking/glove syndrome), 변비, 운동 불안정 등이 포함된다. 이들 약물의 다른 유해반응은 심부건반사소실, 근력약화, 관절통 및 골수억제 등이 포함된다. Docetaxel은 체액정체를 야기시킬 수 있다. 화학치료제의 일반적 유해반응은 표 28-2에 명시되었다.

Vincristine

Vincristine(Oncovin)은 페리윙클 식물로부터 개발되었고, 1960년대에 소아의 빌름스종양 치료에 FDA 승인을 얻었다.

약동학 Vincristine은 IV로 투여한다. 반감기는 19-155시간 정도이며, 75% 정도가 단백결합을 한다. 이 약은 간에서 주로 대사된다.

약역학 Vincristine은 급성 및 만성 백혈병, Hodgkin 병, 비 Hodgkin 림프종, 신경모세포종, 육종, 빌름스종양, 유방암, 폐암 등을 치료하기 위한 화학요법 프로토콜에 사용된다. 수분 후에 약물작용이 시작된다. 그러나 치료효과가 나타나는 데에는 수일이 걸린다. *Vincristine*은 IV로만 투여하는 약물이다.

약초 경고 28-4

Vincristine

- Bromelain(파인애플에서 추출)과 같이 사용 시 주의해야 하는데, vincristine의 효능을 증대시킨다. Catharanthus roseus(페리윙클)은 vincristine과 같이 투여 시 골수억제가 증대된다. Schisandra 추출물(gomishi, Sheng-Mai-San)은 간대사를 촉진하며, 간을 통해 배설되는 vincristine을 방해한다.

부작용 및 유해반응

몇 가지 약물 상호작용이 vincristine(Oncovin)과 일어난다. 환자가 복용하는 일반약과 약초제품을 모두 알려야 한다. Vincristine과 함께 L-asparaginase(Elspar), 강심제 digoxin(Lanoxin), phenobatbital(Solfoton), 칼슘통로차단제 및 mitomycin(Mutamycin)과 함께 투여 시 심각한 상호작용이 야기된다.

간호과정
환자-중심 협력간호

식물 알칼로이드: Vincristine

사정

- 약물-약물 상호작용을 피하기 위해 처방약, 일반약, 제산제, 식이보충제, 비타민 및 약초보조제 등을 포함하여 현재 복용하는 모든 약의 목록을 포함하는 상세한 약물 개인력을 조사한다.
- 환자의 신체상태에 대한 기본적 정보를 얻는다. 키, 몸무게, 활력징후, 임상검사결과(CBC, 요산, 전해질, 간 및 신장 검사결과,

표 28-6 항종양 약제: 식물 알칼로이드

일반명(상품명)	투여경로 및 용량	응용 및 고려사항
Vinca Alkaloids		
vinblastine(Velban)	IV: 1.5–2.0mg/m²/d, 6d 동안 지속적 주입	고환암, 유방암 및 신장암치료, 림프종, 림프육종, 신경아세포종 치료에 사용 오심, 구토, 탈모가 흔한 부작용이다. 약물사용 전 CBC를 체크한다. 임신범주: D; PB: 75%; t½: 25h
vinblastine(Oncovin)	IV: 0.4–1.4mg/m²/wk	유방암, 폐암, 경부암; 다발성골수종, 육종, 림프종, 빌름스종양 신경학적 문제 사정, 병용요법으로 Hodgkin's disease 치료에 사용. MOPP(mechlorethamine, vincristine, procarbazine, prednisone). 임신범주: D; PB: 75%; t½: triphasic 2–85h(원형약물차트 28–4 참조)
vinblastine(Navelbine)	IV: 30mg/m²/wk	진행성, 재발되지 않는 비소세포폐암(NSCLC)을 가진 거동가능 환자의 일차 치료약. 4기 NSCLC 환자에서 cisplatin과 병용요법하여 또는 단독으로 사용. 3기 NSCLC에서 cisplatin과 병용요법 사용. 임신범주: D; PB: UK; t½: 27–43h
Antimicrotubules/Taxnes		
docetaxel(Taxotere)	IV: 60–100mg/m², 3wk마다 1–h 이상 주입	진행성 또는 전이성 유방암, 세포에서 유사분열억제. Paclitaxel(Taxol)보다 낮은 독성을 가지지만 더 높은 항암효과. 백혈구와 혈소판 수 모니터링. 임신범주: D; PB; UK; t½: 11h
paclitaxel(Taxol)	IV: 유방암: 175mg/m², 3wk마다 3–h 이상에 걸쳐. 난소암: 135–175mg/m², 24–h 이상 걸쳐 주입	전이성 난소암과 유방암, 활력징후와 ECG 모니터링. 장기간작용(3wk).. 최고작용은 11일. 임신범주: D; PB: 80–90%; t½: 5–17h
Podophyllotoxins		
etoposide(VP–16, Vepesid)	IV: 고환암: 50–100mg/m²/d, 5d 동안 소세포폐암: 75–200mg/m²/d, 3d 동안	고환암, 소세포폐암. 빠른 IV 주입의 부작용으로 저혈압이 있기 때문에 천천히 IV 주입(30–60min). 골수억제가 용량제한 독성. 임신범주: D; PB: wide variation; t½: 6–12h
teniposide(VM–26, Vumon)	IV: 100mg/m²/wk, 6–8wk 동안 혹은 50mg/m², 4주간 매주 2회	급성 림프구성 백혈병, 신경아세포종, 비 Hodgkin 림프종, 빠른 IV 주입의 부작용으로 저혈압이 있기 때문에 천천히 IV 주입(30–60min). 임신범주: D; PB >95%; t½: 5h
Camptothecan 유도체		
irinotecan(Camptosar, CRT–11)	IV: 180mg/m², 90min 이상	결장암, 직장암. 초기(투여 24시간 이내)와 후기 설사 유발. 장기능 사전치료(지사제 투약 제외)가 다음 화학요법 전 적어도 24시간 동안 유지되어야 함. 임신범주: D; PB >90%; t½: 6h
topotecan(Hycamtin)	IV: 난소암과 소세포폐암: 1.5mg/m²/d infusion, 21d 마다 5일 동안 30min 이상 걸쳐서 재발되는 소세포폐암: PO: 2.3mg/m²/d, 5d 동안	난소암, 폐소세포암, GI 독성(오심, 구토, 설사 흔함), 골수억제. 임신범주: D; PB> 35%; t½: 2–3h
Retinoids		
bexarotene(Targretin)	PO: 300mg/m²/d, 97wk 동안	피부 T–세포림프종. 사람에게서 선천성 기형유발. 임신부에게는 투여금지. 임신범주: X; PB >99%; t½: 7h
thalidomide(Thalomid)	PO: 200mg/d	다발성 골수종과 나성결정홍반(erythema nodosum leprosum)과 연관된 피부질환. 기형유발로 1960년대에 FDA 승인금지. 임산부에게 절대 투여금지. 임신범주: X; PB 55–65%; t½: 5–7h

Note: 화학요법 용량 및 일정은 프로토콜, 신체 표면적(m²), 연령, 기능상태 및 동반질병 조건에 따라 달라진다. 용량 계산에서 신체 표면적에 대한 자세한 내용은 부록; d, 일; h, 시; PB, 단백결합; t½ , 반감기; UK, 모름; WBC, 백혈구; wk, 주.

심폐 검사, 섭취 및 배출량, 피부 평가, 일상생활 상태[즉, ADLs을 수행하는 능력], 수면-휴식 주기), 영양상태, 기저 질병의 증상 유무 그리고 현재와 과거의 약물과 치료의 적용 등이 포함되어야 한다.

- 치료시작, 치료 동안에 특정시간간격(수 주에서 수개월)으로 임상검사결과를 평가한다. 만약 적혈구, 백혈구 혹은 혈소판이 예정된 수치보다 아래로 저하될 경우 약물투여를 중지한다.
- 매주 CBC, 감별 계수, 혈소판 수를 평가한다.
- Bilirubin 수치를 모니터링한다. 만약 수치가 1.5mg/dL 이상이면 용량을 줄인다.
- 철저한 신체검사와 검사결과검토를 진행한다. 용량의존적 독성으로 신경독성을 특히 잘 인지해야 한다.
- 말초신경병증(손과 발의 감각이상과 저림)의 징후, 심부건반사의 소실, 족하수(foot drop), 빠른 걸음 보행(slapping gait) 및 보행장애를 평가한다.
- 장기능을 모니터링한다. 자율신경병증은 변비와 마비성 장폐색증(paralytic ileus)을 초래한다. Vincristine과 마약성 진통제의 사용은 변비의 위험을 증가시킨다.
- 체온을 체크한다. 발열은 감염의 초기징후이다.
- 급성 기관지연축을 모니터링한다.
- 교육수준, 배움에 대한 능력과 의지, 지원환경, 과거 대처전략, 감정 문제 유무 및 스스로 돌봄능력을 포함하여 환자의 심리사회적 상태에 대한 기초 자료를 얻는다.
- 치료요법에 대한 환자와 가족의 지식을 평가한다.
- 임신에 대한 계획을 평가한다(만약, 적절하다면).

간호진단

- 골수억제와 관련된 감염의 위험
- 화학요법의 신경병증 부작용과 관련된 변비의 위험
- 급속 약물주입과 관련된 기관지경련에 의한 비효율적 호흡양상
- 화학요법의 신경병증 부작용과 관련된 손상의 위험
- 항종양요법과 관련된 지식의 부족

계획

- 바람직한 범위 내에 환자 혈구세포 수가 유지될 것이다.
- 환자는 적절한 장기능을 가질 것이다.
- 환자는 신경병증 기능이상이 생기지 않는다.
- 환자는 호흡 합병증(기관지경련)이 걸리지 않을 것이다.
- 환자/가족/간병인의 부작용을 포함하여 화학요법에 대해 이해할 것이다.

간호중재

- 약물투여 중과 후에 호흡장애에 대한 징후를 평가한다.
- 말초신경병증(손과/혹은 발의 감각이상과 저림, 감각소실, 심부건반사의 소실, 감각이상, 수족하수(foot and wrist drop), 보행장애)의 징후를 모니터링한다.
- IV 부위를 자주 체크한다. Vincristine은 효과가 즉시 명백하게 나타나지 않는 심한 수포형성 약제이다. 약물은 큰 관을 사용하여 신속히 IV 약물투여를 실시한다. 혈구세포수와 검사실 수치를 모니터링한다.
- 혈관외유출은 심한 통증을 유발한다. 만약 혈관외유출이 일어나면 즉시 약물주입을 중지한다. 환자에게서 IV 장치를 제거 하지 않는다. 작은 주사기로 IV 장치에서 잔여 발포제를 제거하는 것을 시도하고 나서 장치를 제거한다. 주사부위를 조사한다. 의료진에게 알린다. 첫 24시간 동안은 하루에 4번, 따뜻한 팩을 15-20분 동안 적용한다. 말초혈관외유출인 경우 사지를 높인다. 조직괴사는 약물이 조직에 침윤한 후 3-4주에 야기된다.
- 화학요법 전 30-60분에 항구토제를 투여한다.
- 장운동을 평가한다.
- 대변연화제(stool softener)나 완하제(laxative)를 처방한다.
- 수분섭취량과 배출량 및 영양섭취량을 모니터링한다.
- 드레싱 교환과 침습적 조작 동안 엄격하게 의학적 무균상태를 유지한다.

환자교육

일반

- 환자로 하여금 감염(예, 발열, 목통증), 출혈[예, 잇몸출혈, 점상출혈(petechiae), 멍(bruises), 혈뇨, 대변내 혈액], 빈혈(예, 증가된 피곤, 호흡곤란, 기립성 저혈압)의 징후를 즉시 보고하도록 환자에게 충고한다.
- 신경독성의 징후와 증상(손과/혹은 발의 감각이상과 저림, 감각소실, 심부건반사의 소실, 감각이상, 수족하수(보행장애)를 환자에게 교육한다. 옷 단추를 잠그거나 지퍼를 잠그기 힘든 경우 말초신경병증의 초기징후이다.
- 필요하다면 보호를 위한 주의를 강조한다(예, 손씻기, 개인위생).
- 환자로 하여금 호흡기감염이 있는 그 누구에게도 방문하지 않도록 한다. 백혈구 수가 저하된 환자는 감염의 위험이 커진다.
- 스타킹/글러브 증후군의 징후(손과/혹은 발의 감각이상과 저림)를 환자에게 교육한다. 이는 1년 정도 지속되거나 완전히 완화되지는 않는다.
- 완전한 탈모가 일어난다고 환자에게 교육한다. 치료가 완전히 끝난 후 수개월이 지난 후 머리카락이 다시 난다.
- 적절한 임신조절수단의 사용이 중요하다는 것을 교육한다. 남성 환자라면 정자은행에 대해 논의한다.
- 대부분의 경우, 항종양치료를 마친 후 3-4개월 동안 임신을 피하도록 교육한다. 일부 자료에서 남녀 모두 치료를 마친 후 2년간은 임신을 피하라고 권장한다.

부작용

- 환자에게 말초신경병증을 교육한다.

- 환자에게 변비와 복통이 있을 때 보고하라고 교육한다.
- 오심/구토를 평가하고, 구토방지제를 처방한다.
- 머리카락소실의 가능성을 환자에게 충고한다. 가발, 부분가발, 스카프 혹은 두건을 권한다.
- 적절한 임신조절수단의 사용이 중요하다는 것을 교육한다. 남성 환자라면 정자은행에 대해 논의한다.
- 폐경 전 여성에게는 무월경, 월경불순 혹은 불임을 경험할 수도 있다는 것을 명심시킨다. 남성에게는 발기부전을 경험할 수도 있다고 조언한다.
- 화학요법제와 상호작용하는 대체/보완 치료의 적용을 평가한다.
- 약물투여 3–4주 후에 발생하는 조직혈관외유출의 징후를 환자에게 교육한다.

식이

- 변비를 줄이기 위해 고섬유음식, 적절한 액체섭취 및 적절한 운동을 독려한다.

평가

- 환자는 감염상태가 아니다.
- 장기능이 유지된다.
- 말초신경염이 없다.
- 치료부작용이 조절되어야 한다.
- 혈관외유출과 조직괴사가 일어나지 않는다.
- 환자/가족/간병인의 교육요구가 충족된다.

표적치료

29장에서 이 치료양상에 대해 자세히 다루고 있다.

지방소체 화학치료

화학치료의 전달에 있어 더욱 최근의 변화는 *liposome*이라 불리는 합성 지방방울(fat globule)을 내부에 감싸고 있는 항암제를 사용하는 것이다. 지방으로 코팅을 한 경우 화학치료제가 체내에 오래 남아있고, 부작용(예, 탈모, 오심, 심장독성)이 적으며, 치료시간을 연장시킨다. 캡슐화 형태의 doxorubicin, daunorubicin 및 cytarabine은 **지방소체 화학치료**(*liposomal chemotherapy*)의 예이다.

호르몬제

비록 **호르몬(hormone)**이 진정한 화학치료제로 간주되지 않지만, 몇몇 종류의 호르몬제가 암치료에 사용된다. 여기에는 corticosteroids, 성호르몬, 항에스트로겐, aromatase 억제제, 생식선자극호르몬분비호르몬(gonadotropin-releasing hormone) 유사체 및 항안드로겐약물 등이 있다.

Corticosteroids

Corticosteroids(glucocorticoids)는 항염증약물로서 암성장과 관련된 염증과정을 억제한다. 비록 정확한 기전은 모르지만, 이 약물들은 세포표면의 steroid 특이수용체를 차단한다.이 차단작용은 암성장을 느리게 하며, 궁극적으로 지연시킨다. Prednisone(Cordrol, Deltasone), dexamethasone(Cortastat, Dalalone) 및 hydroxortisone(Hydrocortone, Solu-Cortef)은 악성 뇌종양에 의한 뇌부종을 줄이는 데 도움이 된다. Cortisone 약물은 환자로 하여금 안녕(well-being)의 느낌과 다양한 정도의 이상행복감(euphoria)을 부여한다. Cortisone 유도체는 많은 부작용을 나타내는데, 액체저류, 칼륨소실, 감염위험 증가, 혈당 상승, 지방분포 증가, 근육약화, 출혈경향 증가 및 이상행복감 등이 포함된다.

성호르몬

성호르몬(sex hormone; 예, estrogen, androgen) 혹은 호르몬 유사약물은 호르몬의존형 암(예, 전립선암, 유방암)의 성장을 느리게 하는 데 사용된다. Estrogen 치료는 남성에 있어서 전립선암의 진행을 저하시키며, 여성에 있어서 호르몬의존형 유방암의 성장을 느리게 하는 완화치료로 사용된다. Estrogen 약물은 암성장을 억제하며 1년 정도까지 암을 진정시킨다.이 군의 약물의 예는 diethylstilbesterol(Stilbesterol), ethyl estradiol(Estinyl), chlorotrianisene(TACE) 및 포함된(conjugated) estrogen(Premarin) 등이다.

Progestin은 유방암, 자궁내막암 및 신장암의 치료에 사용된다. 이들 약물(hydroxyprogesterone caproate[Duralutin]), medroxyprogesterone acetate[Depo-provera], megestrol acetate[Megace])들은 암조직을 위축시킨다. 유해반응에는 액체저류와 혈전증(thrombotic disorder)이 포함된다.

Androgen은 폐경 전 여성의 진행된 유방암을 치료하는

데 사용된다. 이 남성호르몬은 암의 진정을 촉진한다. 만약 androgen 치료를 장시간 시행하였을 경우 체모성장, 낮은 톤의 목소리, 근육성장과 같은 남성의 이차 성징이 나타난다. Tamoxifen(Nolvadex)과 fulvestrant(Faslodex) 같은 항에스트로겐은 estrogen 수용체 양성(ER+) 유방암의 치료에 사용된다. Tamoxifen은 폐경 전과 후의 여성에 있어서 암재발을 예방하는 효과가 입증되었으나, 적지 않은 부작용이 있다. 여기에는 일과성 열감(hot flash), 월경불순, 피로, 두통, 오심 및 구토 등이 포함된다. 남성이 tamoxifen을 복용할 경우 두통, 발기부전 및 성욕의 저하가 있다. Tamoxifen은 여성에 있어서 자궁암의 위험을 증가시킨다.

선택적 *estrogen* 수용체 조절제(SERMs)는 암성장을 늦추는 항에스트로겐과 유사한 작용을 하지만, tamoxifen보다는 적은 부작용을 나타낸다. 현재 사용되는 SERM에는 raloxifene(Evista)와 toremifene(Fareston) 등이 있다. 새로운 세대의 SERM이 재발성 유방암 예방에, 폐경기 뼈소실 감소와 심혈관질환 위험저하 등을 위해 평가 중에 있다.

원형약물차트 28-4에 vincristine(Oncovin)의 약리작용이 기술되어 있다.

생식선자극호르몬분비호르몬 유사체

황체호르몬분비호르몬(LH-RH) 작용제(예, leuprolide [Lupron], goserelin[Zoladex])는 뇌하수체로부터 난포자극호르몬(follicle-stimulating hormone)과 황체호르몬(luteinizing

원형약물차트 28-4

Vincristine

약물분류
식물 알칼로이드/vinca 알칼로이드
상품명: Oncovin
임신범주: D

용량
A: IV: free-flowing IV catheter를 통해서만 사용. 매주 0.4–1.4mg/m². 직접 혈청 bilirubin 수치가 3mg/100mL 이상이면 용량을 반으로 줄이기를 추천함.
C: IV: free-flowing IV catheter를 통해서만 사용. 2mg/m²
어린이 경우, <10kg, 개시 용량은 0.05mg/kg 매주
만약 말초신경병증이 야기된다면 용량 감소 혹은 치료중단이 필요.

금기
수막공간내투여 시 치명적;
방사선치료를 하는 환자에게 간을 통해 약물을 투여하지 않음
과민반응
Charcot-Marie-Tooth 증후군 환자에게 투여하지 않음
주의: 임신, 간 혹은 신장질환, 신경-근 질환 혹은 감염

약물-임상검사-음식 상호작용
약물: mitomycin(Mutamycin)과 같이 사용 시 급성 생명위협적 기관지수축을 일으킴. L-asparaginase(Elspar)는 vincristine의 간에서 제거 감소. Vincristine은 digoxin 효과를 줄임. Digoxin 농도 체크. Vincristine은 phenytoin 효과를 줄임. 환자의 발작 여부를 체크. pH가 3.5–5.5 범위를 벗어나지 않도록 용액을 희석시키지 않음. 물로 생리식염수 혹은 glucose로만 섞음.
약초: Bromelain(파인애플 추출물)과 주의해서 섞음. Catharanthus roseus (periwinkle)는 vincristine과 함께 사용 시 골수억제 위험이 증가할 수도 있음.
임상검사: 저나트륨혈증, 고요산혈증, 빈혈, 백혈구감소증, 혈소판감소증을 유발할 수 있음.

약동학
흡수: IV
분포: PB: 75%
대사: 간, t½: 첫 단계, 5min; 두 번째 단계, 21/4h; 최종 단계, 85h
배출: 80% 대변으로; 10–20% 소변으로
Nadir: 7–10d

약역학
혈액에 영향
IV: 개시: 7d
최고: 10–14d
작용시간: 21d

치료효과/응용
급성 백혈병, Hodgkin 병, 비Hodgkin 림프종, 신경아세포종, 횡문근육종, Ewing 육종, 빌름스종양, 다발성 골수종, 급성 및 만성 백혈병, 유방암, 폐암
작용기전: 세포분열주기의 M단계 작용하여 유사분열억제

부작용
말초신경병증, 심부근반사 소실, 정맥염, 변비, 경련, 오심, 구토, 근육약화, 가역적 탈모

유해반응
감각소실, 저혈압, 시각장애, 안검하수, 장폐색,
SIADH, 저나트륨혈증, 고요산혈증, 혈관외유출로 인한 심한 국소반응, 발열
생명위협: 장괴사, 발작, 혼수상태, 급성 기관지수축, 골수억제

d, Day 일; h, hour 시간; IV, intravenous 정맥내; PB, protein-binding 단백결합; SIADH, syndrome of inappropriate antidiuretic hormonesecretion 항이뇨호르몬부적절분비증후군; t½, half-life 반감기; ≤, less than or equal to 이하

hormone) 분비를 억제한다. 초반 testosterone 수치의 증가가 나타난다. 그러나 장기간 사용 시 뇌하수체는 이 자극에 대해 덜 민감해지고, 이로 인해 androgen과 estrogen의 생산이 줄어든다.

항안드로겐제

항안드로겐제(*antiandrogens*; 예, flutamide[Eulexin], nilutamide[Nilandron], bicalutamide[Casodex])는 전이된 호르몬-반응 전립선암을 가진 남자 환자치료에 유용하다. 이 약제들은 androgen 수용체에 결합하고, 전립선암세포에 dihydrotestosterone의 작용을 봉쇄한다.

Aromatase 억제제

폐경기 여성은 난소에서 더 이상 estrogen을 생산하지 않으며, 이 군의 여성에서는 androgen에서 estrogen으로 전환된다. Aromatase 억제제가 말초에서의 이 전환을 억제하고 폐경기의 estrogen 합성을 낮추고 암발육을 억제한다. Aromatase 억제제는 폐경기 여성에서 혹은 난소를 제거한 폐경 전 여성의 호르몬에 민감한 유방암의 치료에 사용된다. Anastrozole(Arimidex), letrozole(Femara) 및 exemestane(Aromasin) 등이 현재 사용되고 있는 aromatase 억제제의 예이다. 호르몬에 반응하는 폐경 여성의 전이형 유방암에 tamoxifen을 사용하기 전에 이들 약물을 많이 사용하였다. 표 28-7에 호르몬제, 임상응용 및 고려사항 등을 기재하였다.

기타 화학치료제

이 분류에는 기전이 명확하게 알려지지 않은 다수의 항종양제가 포함된다. 표 28-7에 asparaginase(Elspar) 및 pegaspargase(Oncaspar)의 두 종류를 제시하였다.

백신

간암을 일으키는 B형 간염 바이러스감염을 예방하는 데 사용되는 B형 간염 백신을 포함하여 백신(vaccines)은 암을 예방하는 데 사용된다. 두 가지 재조합형(recombinant) 백신인 Gardasil과 Cervarix가 자궁경부암을 일으키는 HPV 감염을 예방하기 위해 9–26세 여자 아이와 젊은 여성에게 접종한다. Cervarix는 성기 사마귀를 일으킬 수 있는 HPV 6형 및 11형을 예방하기 위해 9–26세의 남성에게 접종한다. 몇몇 실험 중에 있는 백신이 전립선암치료에 희망적이다.

표 28-7 항종양제: 호르몬, 호르몬길항제 및 기타 약제

일반명(상품명)	투여경로 및 용량	응용 및 고려사항
Androgens		
testolactone(Teslac)	PO: 250mg 4회/d	폐경 여성에서 유방암의 고전적 치료. 혈청칼슘농도 모니터링. 낮은 톤의 목소리, 안면에 체모가 증가함. 임신범주: D; PB: UK; t½: UK
호르몬길항제		
aminoglutethimide (Cytadren)	PO: 750–2000mg/d, 나누어 투여.	부신종양, 이소성 부신겉질자극호르몬(ACTH)–생성 암 부신 활성을 억제. 유방암치료에 사용. 치료는 3개월 지속. 임신범주: D; PB: 20–25%; t½: 7–15h
anastrozole(Arimidex) bicalutamide(Casodex)	PO: anastrozole 1mg/d bicalutamide 50mg/d	폐경 여성에서 진행성 유방암. 설사, 두통, 열성 홍조, 통증, 고혈압 및 호흡곤란이 일어남. 임신범주: D; PB: 40%; t½: 50h
exemestane(Aromasin)	PO: 25mg/d	진행성 전이성 전립선암. 임신범주: X; PB: UK; t½: 5.8d
flutamide(Eulexin)	PO: 250mg, 8h마다	폐경기 여성에서 진행성 유방암. 전립선암. 임신범주: D; PB: UK; t½: 24h
fulvestrant(Faslodex)	IM: 500mg, 2 5mL 용액에 주사제로, 1일, 15일 및 29일 그리고 이후 1달에 1회 한쪽 엉덩이에 번갈아 가며	전이성 전립선암, 항상 다른 약제와 병용으로 사용. 임신범주: D; PB: 95%; t½: 5–10h
goserelin acetate(Zoladex)	subQ: 3.6mg/mo 28일마다 상부 복벽에	폐경 여성에서 항여성호르몬제 사용 후 진행된 호르몬수용체–양성 전이성 유방암 임신범주: D; PB: 99%; t½: 40d

표 28-7 항종양제: 호르몬, 호르몬길항제 및 기타 약제-계속

일반명(상품명)	투여경로 및 용량	응용 및 고려사항
histrelin acetate implant(Vantas)	subQ implant: 50mg 상부 및 팔안쪽 피부 밑에 심음. 매 12months(새로운 것을 심을 때 이전 것은 뺀다)	진행된 전립선암치료. 팔 피부 아래 작고 얇은 임플란트. 약은 12개월간 효과적이고 이후 교환이 필요함. 임신범주: X; PB: 70%; t½: 3h
letrozole(Femara)	PO: 2.5mg/d	전이형 전립선암. 합성된 황체호르몬분비 유도체임. 또한 유방암과 자궁내막암에 사용됨. 여성형 남성유방 사용가능. 임신범주: X; PB: UK; t½: 4–6h
leuprolide(Lupron, Viadur)	IM: Depot 서스펜션 7.5mg 매달 Viadur implant 65mg 12mo마다 subQ: 1mg/d	폐경 여성에서 진행된 유방암. Estrogen 생합성 감소. Megestrol acetate 및 aminoglutethimide보다 더 효과적임. 임신범주: UK; PB: UK; t½: 2d 전립선암의 성장을 느리게 하는 데 사용. 매일 투여하거나(Lupron) 3–4개월 간격으로 투여(Lupron Depot). 자궁내막증에 사용. Benzyl alcohol에 민감한 사람에게서 과민반응. 임신 여성은 금기(태아손상 위험 큼). 임신범주: X; PB: UK; t½: 3h
megestrol acetate(Megace)	PO: 800mg/d	진행된 유방암과 자궁내막암의 고전적 치료. 식욕 증가로 체중 상승 유도함. 임신범주: X; PB: UK; t½: 15–20h
mitotane(Lysodren)	PO: 2–16g/d	수술이 불가한 부신겉질암의 고전적 치료. 유해반응에는 출혈성 방광염, 저요산혈증 및 고콜레스테롤혈증. 활력징후 체크 필요함. 임신범주: C; PB: UK; t½: 20–160d
nilutamide(Niandron)	PO: 300mg/d, 30d 동안, 이후 유지용량	전립선암. 성욕과 성생활 저하가 야기됨. 간기능 체크 필요함. 임신범주: C; PB: UK; t½: 24–72h
tamoxifen citrate(Nolvadex)	PO: 20mg/d	폐경 여성에서 림프절에 양성을 동반한 진행된 유방암의 고전적 치료. Estrogen 수용체에 estradiol과 경쟁. DNA 합성 감소. 폐경 여성의 유방암 위험 감소. 임신범주: D' PB: UK; t½: 7d
raloxifene(Evista)	PO: 60mg 매일	선택적 estrogen 수용체 조절제(SERM), 원래는 폐경 여성의 골다공증치료제로 사용됨. 유방암 위험 줄이며, tamixifen보다 부작용 적음. 임신범주: X; PB: 95%; t½: 27h
toremifene citrate(Fareston)	PO: 60mg/d	폐경 여성에서 진행된 유방암. 항여성호르몬제. 임신범주: D; PB: >99%; t½: 5d
기타 효소		
asparaginase(Elspar, L-asparaginase)	IV: 백혈병 induction 200units/kg/d, 28d 동안	급성 림프구성 백혈병. 다른 항암제와 병용사용. 흔한 부작용으로 오심, 구토, 식욕부진, 백혈구감소증, 췌장기능저하. 임신범주: C; PB: 30%; t½: 8–30h(IV)
pegaspargase(Oncaspar)	십대에서 21세 나이: 2500units/m^2, 14d마다 C: BSA 0.6m 2500units/m, 14d마다	급성 림프모구백혈병. G1기에 영향 주는 CCS DNA, RNA 및 단백합성 억제. 임신범주: C; PB: UK; t½: 1.4–5.2d
백신		
B형 간염(Engerix-B, Recombivax HB)	IM: 연속 3회 용량으로 투여: 0, 1 및 3mo	첫 항암 백신. B형 간염과 간세포암과 같은 심각한 결과 예방.
Gardasil(quadrivalent human papillomavirus[tyoes 6, 11, 16, 18] 재조합 백신)	IM: 0.5mL 연속 3회 용량으로 투여(0, 2, and 6mo), 상완의 삼각근	9–26세 여성의 사람유두종바이러스B형, 11(성기사마귀)과 16 및 18형(자궁경부암) 관련된 질병예방에 사용.
Cervarix	IM: 0.5mL 연속 3회 용량으로 투여(0, 1 및 6mo) 상완의 삼각근	자궁경부암 및 가장 흔한 암의 전단계를 일으키는 HPV 예방

Note: Chemotherapeutic doses and schedules will vary depending on protocol, body surface area (m^2), age, functional status, and comorbid conditions. For a full discussion of body surface area in dosage calculation, see Chapter 14.

CCS, Cell cycle-specifi c; d, day; DNA, deoxyribonucleic acid; h, hour; IV, intravenous; min, minute; mo, month; PB, protein-binding; RNA, ribonucleic acid; t½, half-life; UK, unknown; wk, week; > , greater than.

핵심 웹사이트

Agency for Healthcare Research and Quality: *www.ahrq.gov*
National Cancer Institute: *www.nci.nih.gov/cancertopics/chemotherapy-and-you*
Oncology Nursing Society: *www.ons.org/ClinicalResources*

학습 질문

1. 환자가 알킬화제, 항대사제 및 항암항생제 등을 포함하는 화학요법 프로토콜을 받았다. 환자는 간호사에게 왜 이렇게 많은 화학요법이 필요한지 문의하였다. 간호사로서 가장 최선의 답은 무엇인가?
   a. 세포를 죽이기 위해 S기에 작용하는 화학치료제의 병용요법
   b. 병용 화학요법의 근거는 암세포 사멸을 증가시킴
   c. 동일한 방식으로 작용하는 약물의 병용 화학치료
   d. 용량제한 독성이 없는 병용 화학치료 사용

2. 환자가골수억제를 유발하는 화학치료를 받을 계획이다. 간호사로서 취할 가장 중요한 행동은?
   a. 체온변화를 모니터링한다.
   b. 위장관기능을 평가한다.
   c. 심장기능를 평가한다.
   d. 미각변화에 대해 환자에게 질의한다.

3. Fluorouracil을 투여받는 대장암 환자를 간호하고 있다. 간호사에게 있어서 의료진에 보고할 증상 중 가장 중요한 것은?
   a. 오심
   b. 식욕감퇴
   c. 구강내염
   d. 변비

4. 외래암진료센터의 환자가 화학치료 후 피로를 호소한다. 가장 적절한 간호중재는 무엇인가?
   a. 그녀의 피로를 유발한 다른 요소에 대한 평가(예, 수면장애)
   b. 환자에게 고단백, 고칼로리 식이식단을 격려한다.
   c. 강도 높은 운동 프로그램 개발을 위해 환자를 물리치료사에게 의뢰한다.
   d. 피로를 경감하기 위해 가능한 낮 시간에도 잠을 자라고 환자를 격려한다.

5. 외래암진료센터의 환자가 fluorouracil 투여받은 후 구내염이 생겼다. 어떤 설명이 구내염에 대한 추가적인 교육이 필요한지를 나타내는가?
   a. "나는 식염수로 입 안을 자주 씻을 것이다."
   b. "내 입 안에 통증을 없애기 위해, 막대 아이스크림이나 얼음조각을 사용할 것이다."
   c. "입 안을 청결하게 하기 위해 나는 알코올로 씻을 것이다."
   d. "부드러운 칫솔을 사용하면 내 치아와 입 안이 깨끗할 것이다."

6. 암치료를 위해 환자에게 고용량의 cyclophosphamide를 IV 투여를 계획하고 있다. 환자에게 cyclophosphamide에 대한 교육을 한다면 간호사에게 가장 중요한 것은 무엇인가?
   a. 삽입된 요관이 제 위치에 있는지 확인한다.
   b. 하루에 최소한 2리터 물을 마시게 한다.
   c. 4–6시간마다 방광을 비우게 한다.
   d. 화학요법을 하는 동안 수분섭취를 제한한다.

7. 외래암진료센터에서 간호사가 doxorubicin을 환자에게 투여하고 있다. 환자 교육을 포함하여 간호사에게 어떤 정보가 가장 중요한가?
   a. 혈구세포 수가 대부분 정상이다.
   b. 이 약물투여로 인해 완전 탈모는 드물다.
   c. 의료진에게 호흡곤란, 두근거림 혹은 부종을 보고한다.
   d. 약물투여 2–3일 후에 조직괴사가 일어난다.

8. 암진단을 받은 환자가 vincristine 투여계획을 가지고 있다. 환자를 간호하는데 간호평가 시 우선순위인 것은?
   a. 탈모 정도
   b. 증가된 digoxin(Lanoxin) 농도
   c. 감소된 phenytoin(Dilantin) 효과
   d. 말초신경병증

9. 화학요법을 받은 환자의 구내염 증상치료로 가장 적절한가? (맞는 답을 모두 고르시오)
   a. 잦은 구강세척
   b. 항구토제
   c. 국소마취제
   d. 스트레스 감소
   e. 항생제

10. 화학요법을 받을 환자에게 혈소판감소증(thrombocytopenia)이 생길 것이라고 간호사가 교육한다. 환자교육계획에 포함되어야 할 사항은? (맞는 답을 모두 고르시오)
    a. 면도 시 전기면도기 사용하기
    b. 짧은모의 칫솔 사용하기
    c. 통증이나 두통 시에 aspirin 사용하기
    d. 매일 구강온도 체크하기
    e. 어떠한 출혈(잇몸, 점상출혈, 타박상, 혈뇨, 흑변)이라도 의료진에게 알리기

11. 10일 전에 화학요법을 마치고 7–14일에 약물최악의 순간(nadir)이 발생한 환자를 간호하고 있다. 현재 임상검사소견에서 hemoglobin 12.8mg/dL, 혈소판 수 162,000/mm^2 및 백혈구 수가 2,100mm^{2}이다. 지금 간호사가 시행해야 할 가장 적절한 것은?
    a. 환자 방에 들어갈 때마다 가운과 마스크를 착용해야 한다.
    b. 백신을 맞은 그 누구라도 피하라고 환자에게 조언한다.
    c. 보호를 위한 주의점(손씻기, 개인위생)을 강조한다.
    d. 잦은 휴식을 권한다.

답: 1. b, 2. a, 3. c, 4. a, 5. c, 6. b, 7. c, 8. c, 9. a, c, e, 10. a, b, e, 11. c

29장

표적항암치료

학습목표

- 표적항암치료의 작용기전을 표준항암치료제와 비교한다.
- 임상적응증, 가능한 부작용 및 유해작용, 투여경로 및 간호의무에 대하여 표적항암치료의 다른 유형을 구분한다.
- 표적항암치료를 하는 환자의 요구사항에 대해 간호과정을 적용한다.
- 임상응용 및 부작용에 대해 환자, 가족, 간병인을 위한 집중적 교육계획을 개발하고 평가한다.

제28장에서 설명한 것처럼, 암은 지속적인 유전자의 손상을 받은 정상세포에서 만들어진다. 암은 정상세포와 많은 점에서 다르며, 특히 끊임없이 성장한다는 점과 급속히 퍼진다는 점(전이)에서 그렇다. 이러한 과도한 성장은 유용한 기능이 전혀 없으며, 암세포가 주요 장기의 정상세포에 침범한 경우에는 생존유지에 필요한 기능을 더 이상 유지하지 않게 하여 사망에 이르게 한다.

전통적인 항암요법은 전체적, 전신적, 화학적, **세포독성(cytotoxic)**적인 치료법으로 세포를 직접적으로 사멸시키거나 여러 손상을 일으킨다. 화학요법 약제는 여러 종류가 있으며, 그 기전도 다양하다. 그러나 대개는 세포분열(유사분열)을 억제하고 세포사를 일으키게 된다. 종종 그러한 약들은 DNA에 손상을 입혀 DNA복제와 암세포 신생을 억제한다(28장 참조). 이러한 형태의 치료는 암의 조절과 장기간의 생존을 향상시켜 왔다. 항암제들은 암세포에 선택적으로 효과를 일으키기 위해 노력하지만, 많은 정상세포에도 독성을 일으킨다. 그 결과 전통적인 항암요법의 경우 불편감에서 생존을 위협할 정도의 급성 부작용을 일으키게 되었다. 그렇기 때문에 전통적인 항암요법은 정상세포에 가해지는 독성을 줄이기 위해 투여량이나 기간설정에 있어서 제한을 받아왔다.

표적치료(targeted therapy)는 정상세포에는 더 적게 발현되는 암세포의 수용체, 효소, 세포경로, 분자단백질과 같은 생물학적인 특징을 통해 전통적인 항암화학요법에 비해 많은 이득을 얻는다. 그래서 표적치료는 기존의 치료에 비해 그러한 기전에 특이적으로 작용한다. NCI(미국국립암연구소)는 표적치료를 종양의 성장이나 진행에 관여하는 특정 분자에 작용하여 암의 성장이나 전파를 막는 약이나 그러한 물질로 정의하였다. 그러므로 전통적인 세포독성 화학치료(거의 모든 세포의 DNA에 손상을 입히려고 노력하는)와는 달리 표적치료는 효과적인 수용체가 되는 특정한 분자의 표적이 필요하다는 것을 기억해야 한다. 표적치료의 특이도를 높인다는 것은 암세포의 표적이 목표가 되기 때문에 충분한 양인지 판별하기 위한 추가적인 검사가 필요하다는 것을 의미한다. 예를 들어, 모든 유방암세포가 transtuzumab(Herceptin)의 표적이 되는 것은 아니며, 모든 백혈병세포가 imatinib(Gleevec)의 표적이 되는 것은 아니다. **특정한 표적이 될 만한 물질이 충분히 있지 않은 암세포는 표적치료에 반응하지 않을 것이다.**

병태생리

정상세포의 성장조절

세포분열에 대한 유전자적 조절

세포주기에 진입하여 유사분열의 각 단계를 진행하기 위해서는 세포주기 체크포인트를 통과해야 한다. 세포가 세포주기에 진입해야 하는지의 여부를 결정하는 것은 먼저 일반적인 요소들이 작용한다.

신호전달체계(signal transduction)는 세포 밖의 사건, 환경, 물질들이 세포를 분열하게 할지, 하지 않게 할지, 혹은 원래의 기능을 수행하게 할지 결정하는 것을 가능하게 해 준다. 세포의 분열을 촉진한다고 알려진 외부나 내부 신호물질들 중 하나는 효소로, 부착단백질(adhesion protein), steroid 호르몬 등이 있다. 또한, 세포사이의 물리적, 화학적 전기적 작용 등도 포함된다. 그림 29-1은 신호전달체계경로에 상호 연결되는 세포의 여러 부분 등을 보여 주는데, 이러한 부분들이 활성화되면 세포분열을 촉진하는 단백질들의 유전자 발현을 활성화시키게 된다. 이 경로는 수용체에 결합한 성장인자나 세포막과 상호작용하는 특정 약물, adhesion protein의 존재, 이온움직임(특히 소듐과 칼슘)의 변화, ligand의 결합, 다른 세포간의 상호작용 등에 의해 활성화될 수 있다. 어떠한 이유로 세포전달경로가 활성화되면 세포 안의 tyrosine kinase의 양이 증가한다.

Tyrosine kinases(TKs)는 **인산화**(*phosphorylation*)라는 과정으로 알려진 인산기를 결합화는 과정을 통해 다른 물질들을 활성화시키는 효소군 중 하나이다. TKs는 여러 종류가 있다. 그 중 일부는 오직 암세포에서만 발현되어 특정한 유전자변이를 어떻게 pro-cell-division 신호전달경로가 활성화 됐던지 간에 TK 수치의 증가는 경로 안에 있는 다양한 전사인자를 활성화시킴으로써 신호를 전파시킨다.

세포분열의 **전사인자(transcription factor)**라는 것은 세포의 유사분열 시 필요한 핵에 들어가 신호를 전달하는 물질을 말한다. 많은 종류의 물질이 전사인자로써 작용한다. 전체적인 반응은 세포분열을 촉진시키는 oncogene products(cyclins)가 증가하고, 세포분열을 억제하는 suppressor gene의 발현을 감소시키는 쪽으로 일어난다. 세포는 세포분열이 필요하고 자원이 충분하다는 그러한 유사분열 신호에 반응하게 되면 세포는 세포주기의 G_0기에서 벗어나 G_1기에 들어가게 된다. 일단 세포가 G_1기에 들어가게 되면 다음 주기로 진행할지는 특정한 cyclin이 결정하게 된다(그림 29-2).

Cyclins는 세포의 세포주기 진행을 활성화시키고 촉진시키는 단백질의 종류 중 하나이다. Cyclin은 oncogene이 만들며, 대부분은 인산기가 cyclin의 화학구조에 결합하면서 활성화된다(인산기를 cyclin으로부터 제거하게 되면 [탈인산화] **cyclin**의 활성이 억제된다). Cyclin을 활성화시키는 kinase를 *cyclin-dependent kinase*(CDKs)라 일컫는다. CDKs는 cyclin과 결합하여 복합체를 형성하는데, 이것은 세포분열을 완성하기 위한 세포기전들을 시작하게 한다. 정상세포에서 cyclin을 생성하는 oncogene들은 suppressor gene에 의해 조심스럽게 조절되어 세포분열은 필요할 때만 일어나게 된다.

세포주기의 각 단계마다 발현되는 cyclin과 CDK의 양과 종류는 다양하다. 그러한 cyclin과 CDKs의 각 주기별 차이는 세포가 한 주기에서 다음 주기로 넘어갈지를 결정하게 된

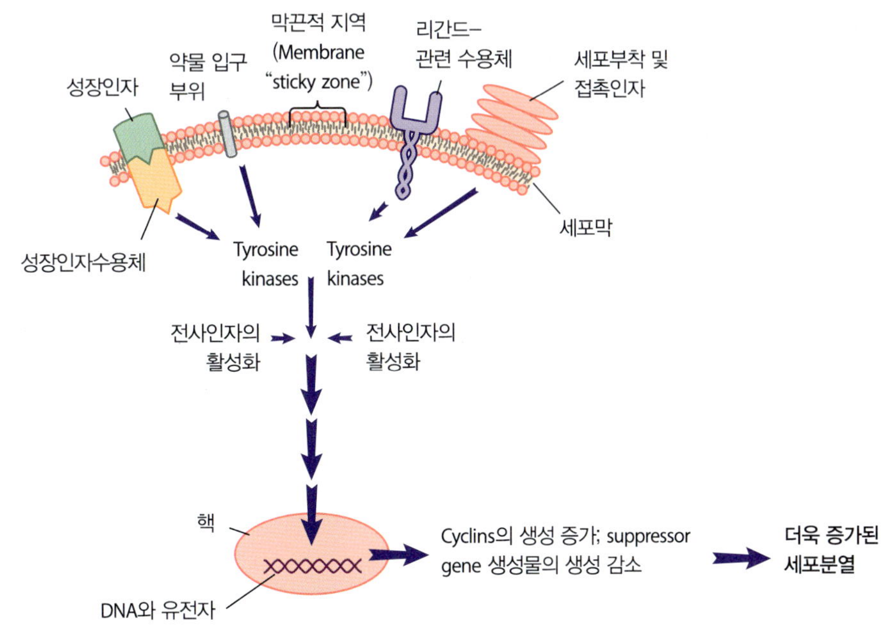

그림 29-1 세포분열을 촉진하는 신호전달체계 경로의 단순 그림

다. 많은 종류의 cyclin이 알려져 있는데, 그 중 D 그룹이 가장 잘 알려져 있다.

G_1기에서 세포분열 주기에 진입하고, 시작하는 공통적인 신호는 Cyclin-D가 적절한 CDK와 결합하여 Cyclin-D/CDK 복합체를 형성하는 것이다(그림 29-2). 세포주기가 G_1기에서 S, G_2, M기로 이동하는 것은 DNA 전사를 촉진하는 pro-cell-division 전사인자들의 계속적인 존재와 pro-cell-division cyclin과 CDK 합성의 증가 등에 의해 조절된다.

정상세포에서는 세포분열이 필요할지라도 그 과정은 잘 조절된다. Suppressor gene에 의해 합성된 단백질들은 과도한 세포분열이 되지 않는 안에서 세포분열을 일으키려면 oncogene 발현을 어느 정도로 해야 할지를 조절한다. 상처회복 과정은 그러한 조절의 전형적인 예가 된다. 예를 들어, 어떤 사람이 무릎에 피부가 벗겨졌을 때, 상처 가장자리의 피부세포들은 분열하여 상처부위를 메우라는 신호를 받는다. 상처부위가 완치되면 세포분열은 정상적으로 멈추게 된다. 만약 그 부위에서 세포분열에 대한 통제력을 잃게 되면 세포는 과도하게 증식하게 될 것이다.

세포분열이 필요하지 않을 때에는 성장인자 억제요소와 다른 세포의 세포막 주변에서 pro-cell division 신호전달경로를 억제하는 신호를 보내게 된다(그림 29-3). 억제의 결과 TK와 pro-cell-division 전사인자는 감소하게 되며, suppressor gene의 활성은 증가하게 되어 oncogene에 의해 생성되는 cyclin과 CDKs의 합성을 억제하게 된다. Suppressor gene은 모든 세포에 존재하지만, 특정한 suppressor gene은 특정한 조직에 더 활발하게 작용한다. 예를 들어, BRCA1 suppressor gene은 유방, 난소, 비뇨기계 조직에서 높은 활성도를 보인다. 그 특성이 가장 잘 알려진 suppressor gene중 하나는 Tp53이다. 이 유전자의 생성물질은 많은 세포의 세포주기 전 과정을 제한한다. Suppressor gene의 생성 물질이 없다면 oncogene은 계속적으로 과도하게 발현되어 불필요하고 조절되지 않는 세포분열을 일으킬지도 모른다.

세포영양부족이나 에너지원 부족과 같은 세포 내부상황은 suppressor gene을 활성시켜 pro-cell-division 신호전달경로를 방해할 수도 있으며, 심지어 외부상황이 세포분열을 일으킬 때도 활성화될 수 있다(그림 29-4). 즉, 세포분열이 인체의 중요한 관심사가 아닐 때에 정상적이고 활성화된 suppressor gene은 세포분열을 억제하게 된다.

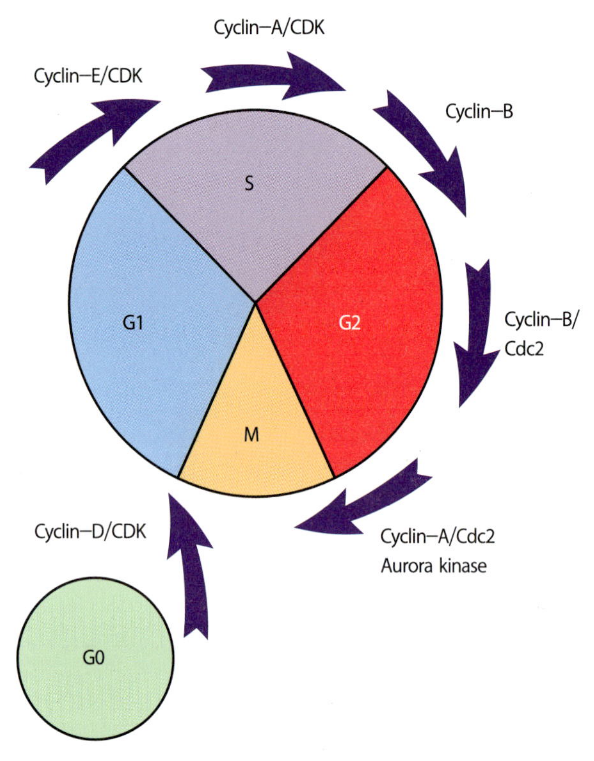

그림 29-2 세포주기를 통한 진행을 촉진하는 cyclin 활성

세포사멸에서 유전자 조절

세포는 노화가 되면서, 기능이 감소된다. 세포가 손상을 받게 되면 기능의 감소는 세포가 더 어릴 때에도 일어나게 된다. 세포분열을 할 수 있는 정상조직에서 손상된 세포나 노화된 세포는 세포예정사인 세포자멸사신호에 반응하여 조직과 장기가 건강하고 적절한 기능을 하도록 보장한다. 세포자멸사는 정상 조직에서는 엄격한 유전자적 조절을 받아 건강하고 기능을 유지하는 세포가 분열되는 속도보다 빨리 자가파괴되는 것을 막고, 그 기능을 수행하기 어려운 노화되거나 손상받은 세포가 조직에서 과도하게 분포하여 장기의 능력을 저하시키는 것을 막는다. 장기의 기능을 적절하게 유지하는 것은 세포분열과 세포자멸사 사이의 균형을 잘 유지하느냐에 따라 달려 있다.

노화된 세포는 **telomeric DNA**의 소실에 의해 세포자멸사 신호가 나올 수 있다. Telomeric DNA는 각 염색체의 끝부분에 존재하는 특별한 DNA로 신발끈이 풀리는 것을 막기 위한 플라스틱 뚜껑과 비슷하다고 할 수 있다. Telomeric DNA의 기능은 각 염색체에 있는 DNA 이중 가닥을 온전히 유지시키는 역할을 한다. 세포분열의 각 단계를 지나면서 telomeric DNA는 짧아진다. 세포가 수명을 다하게 되면 염색체

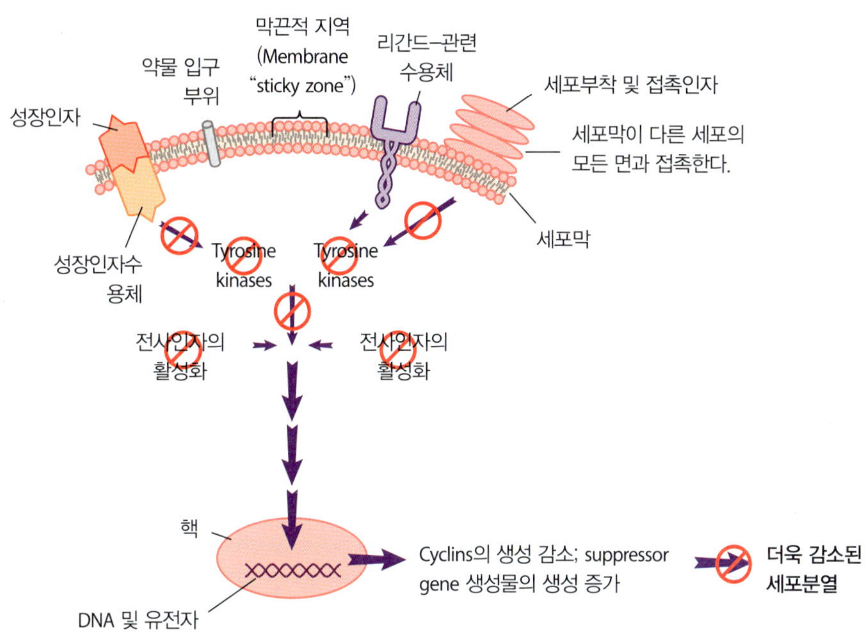

그림 29-3 세포분열을 감소시키는 신호전달체계의 외부 신호

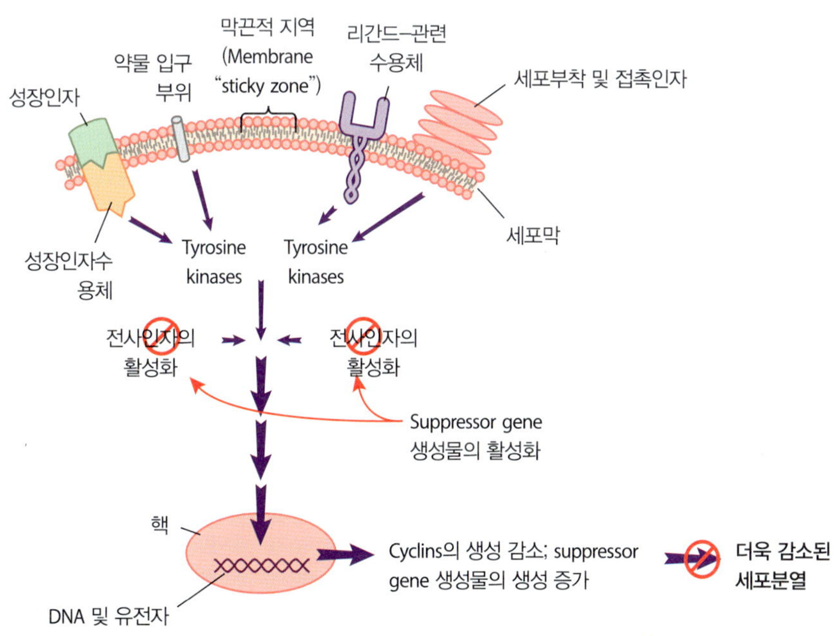

그림 29-4 세포분열을 감소시키는 신호전달체계의 suppressor gene 활성

를 보호하던 telomeric DNA는 닳아 없어지기 때문에 정상 DNA는 풀어지고 조각나게 된다. 이러한 과정은 caspase 9와 같은 자가효소의 작용을 통하여 세포내 자가–파괴 신호를 유발시키게 된다. 활성화된 caspase 9는 더 다양한 종류의 caspase 효소를 급격하게 활성화시키는 연쇄반응을 일으킨다. 이러한 효소들은 세포의 내부 구조물들을 분해시키고, 세포막을 용해시켜 세포를 작은 조각으로 분해시키게 되고, 백혈구에 의해 포식되어 제거되게 된다.

세포자멸사는 *Tp53*(tumor protein 53) suppressor gene을 포함하는 여러 유전자 생산물에 의해 조절된다. 세포가 노화되거나 DNA 손상을 받게 되면 Tp53 유전자가 발현되어 세포자멸사를 일으키거나 세포주기로 진행되는 것을 억제하게 된다.

성장조절과 암

세포성장에서의 유전자적 조절의 상실. 이 장의 앞부분에서 언급했듯이, 세포에서 발생한 암세포는 원래 정상세포였다. 외부나 내부 환경이 유전자에 손상을 입히게 되면 정상세포는 암세포가 되게 된다. Oncogene의 손상을 받은 정상세포에서도 암이 발생될 수 있지만, 일반적으로는 하나 또는 여러 개의 suppresor gene이 손상되어 더 이상 oncogene의 발현을 조절할 수 없을 때 암이 발생한다. 추가적인 oncogene의 발현 결과 cyclin과 CDKs가 과도하게 생성되어 필요하지 않는 세포분열을 일으키게 된다.

유전자 손상/변이에 따른 과도한 세포는 추가적인 유전자의 변이를 일으켜 다음과 같은 과정으로 영구적으로 분열이 일어나게 된다.

- 하나 혹은 그 이상의 pro-cell-division 신호전달경로를 더 활성화시킨다.
- pro-cell-division 신호전달경로를 일으키는 세포막 수용체의 발현을 증가시킨다.
- 특정한 TK나 전사인자의 생성을 증가시킨다.

세포자멸사의 소실. Suppressor gene을 비활성화시키는 DNA 손상의 결과로 suppressor gene에 발생하는 변이들은 oncogene 활성을 조절하는 것을 차단한다. Tp53 유전자 같은 몇몇의 suppressor gene들은 세포자멸사를 조절한다. 세포자멸사를 조절하는 suppressor gene의 비활성화는 암세포가 세포자멸사신호에 반응하지 않도록 만든다. 그러한 암세포들은 세포 자멸사에 저항하게 되고, 이것은 **세포불멸**(*cellular immortality*)이라 알려져 있다. 세포분열 조절이 부족해지고 세포자멸사가 소실되면서 암세포는 세포분열과 세포자멸사 사이의 균형을 잃게 된다. 그러한 불균형한 상태는 암세포의 계속적인 세포분열를 가능하게 한다.

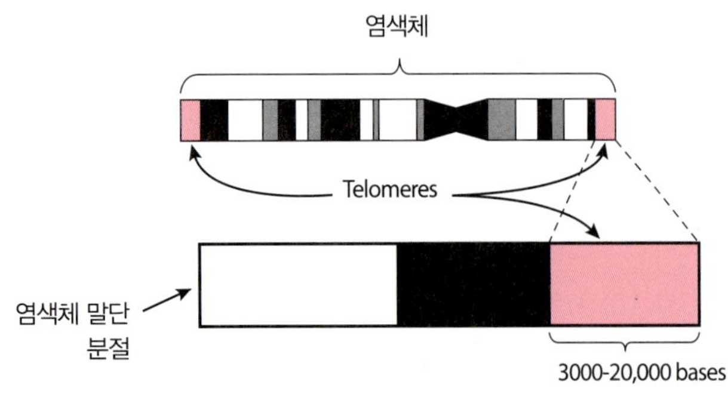

그림 29-5 Telomeric DNA를 가진 염색체와 telomeric DNA를 가진 염색체 말단 분절

표적치료약물

표적치료는 암치료에 있어 비교적 새로운 접근법이다. 약물은 암세포성장과 분열의 여러 과정에 간섭한다. 그러한 약들은 *signal transduction inhibitor*로 광범위하게 알려져 있다. 표적치료는 일반적으로 세포표면의 수용체를 막고, tyrosine kinase의 활성을 막고, 세포신호전달에 간섭하고, 암세포에 대한 면역체계의 공격을 자극하고, 세포가 자멸사를 하도록 하는 일련의 과정을 통해 암세포의 분열을 억제한다. 약물들은 단일치료요법으로 사용되거나 전통적인 항암화학요법이나 방사선요법과 병합하여 사용하게 된다. 몇몇의 약물들은 경구투여가 가능하여 환자가 집에서 편하게 먹을 수 있다. 모든 표적치료약물은 고위험군으로 분류되어 있다.

최근 들어 특정한 암세포표적의 발견이 급격하게 이루어짐으로써 표적치료도 계속 발전해 왔다. 몇몇은 비교적 흔하게 사용되고 있으며, 다른 일부는 덜 자주 사용되거나 더 드문 암 종류에 사용된다. 많은 표적치료는 시장에 처음 들어 왔기 때문에 가격이 높으며, 보험 혜택을 받을 수 없을지도 모른다. 새로운 표적치료들이 흔히 승인된다. 예전에 쓰던 표적치료약물은 다른 방법과 다른 암 종류에 새롭게 승인되어 사용된다. 이 장에서는 1년 혹은 그 이상 사용되어 온 약물을 다루려고 하는데, 새로 나온 치료들은 널리 사용되지 않고 있고, 그 부작용이 검증되지 않았기 때문이다.

작용기전에 따라 가장 흔한 표적치료는 몇 가지의 종류로 분류할 수 있다(표 29-1). 일부 표적치료는 한 가지 이상의 작용기전을 가진다. 이 장에서는 tyrosine kinase inhibitor, multikinase inhibitor, epidermal growth receptor inhibitor, proteasome inhibitor, angiogenesis inhibitor, 단클론항체와 같은 것들을 다룰 것이다. 표적치료는 단클론항체(MoAb)와 small-molecule inhibitor 2 범주로 나눌 수 있다.

Tyrosine Kinase 억제제

몇몇의 표적치료는 다양한 기전을 통해 tyrosine kinase를 억제한다. 그러한 작용기전을 가지는 약물들은 **tyrosine kinase inhibitors**(TKIs)라 불린다. 현재 가장 대표적인 TKIs는 imatinib mesylate(Gleevec)과 dasatinib(Sprycel)이 있다. 표

29-1에서 TKIs의 목록과 용량, 투여경로, 응용, 고려사항 등을 볼 수 있다. 원형약물차트 29-1은 TKI imatinib(Gleevec)과 관련된 특정한 약물의 정보를 소개한다. 다른 승인된 TKIs는 HER2 양성 유방암에 사용되는 약물인 lapatinib(Tykerb)를 포함한다.

TKI는 오직 특정한 종류의 tyrosine kinase를 직접적으로 억제하려고 노력한다. 이 약물이 억제하려 하는 것은 많은 세포(정상세포와 암세포)에 존재하는 SRC kinase와 아주 특정한 종류인 BCR-ABL tyrosine kinase이다. 그림 29-1에서 제시한 세포막의 수용체들은 tyrosine kinase를 활성화시켜 세포분열을 촉진하는 신호전달경로를 작동시키게 된다. TKI는 세포막의 수용체에 결합하지 않는 비수용체 kinase이다. 대신에 TKI는 tyrosine kinase molecule에 직접적으로 작용한다.

SRC kinase는 많은 종류의 세포에서 세포분열을 촉진시키는 신호전달경로와 연관되어 있다. BCR-ABL tyrosine kinase는 오직, 염색체의 구조적 재배열로 발생한 “Philadelphia chromosome”로 인해 특정한 유전자에 변이가 온 암세포에서만 발현된다. 이 변이는 대표적으로 만성 골수성 백혈병(Chronic myelogenous leukemia, CML)에서 존재하며, 그 외 다른 종류의 암세포에도 존재한다. 활성화되고 발현되게 되면 BCR-ABL tyrosine kinase은 강력한 pro-cell-division 신호전달경로를 활성화시켜 암세포의 증식을 일으킨다. TKIs는 tyrosine kinase의 활성을 억제하여 추가적인 신호전달경로의 활성을 억제하여 암세포의 증식을 멈추게 한다. 이러한 작용은 병을 조절할 수는 있겠지만, 제거하지는 못한다.

표 29-1 암치료에 있어 표적치료

일반명(상품명)	투여경로 및 용량	응용 및 고려사항
Tyrosine Kinase 억제제(TKIs)		
dasatinib(Sprycel)	A: PO: 100–140mg 아침에 1회 및 저녁에 1회, 음식과 함께 혹은 없이	만성 골수성 및 급성 림프구성 백혈병 치료에 승인. 정제를 부수거나 나누지 않음; 만약 정제가 부서졌으면 장갑을 끼고 만짐. 만약 환자가 제산제를 복용하면 약투여 2시간 전이나 2시간 후에 사용; H_2 차단제 및 proton pomp inhibitors(PPIs)을 피함. 임신범주: D; PB: 95%; t½: 3–5h
Imativib mesylate(Gleevec)	백혈병과 골수이형성 증후군에 사용: A: PO: 만성 단계 시에 개시 용량은 400mg/d로 추천되고, accelerated phase of blast crisis에서는 600mg/d 추천됨. 용량은 최대 800mg까지 증가 가능(하루 400mg을 2회 투여); 음식과 큰 컵의 물을 같이 복용할 수 있다. 약은 물과 사과주스에 녹을 수 있음. GIST에 사용: A: PO: 시작 용량은 400mg/d C>3y: PO: 340mg/m²/d(600mg/d 넘지 말기) PO로 매일 1회 투여 혹은 아침 1회 및 저녁 1회로 나누어 투여.	Philadelphia chromosome–양성 CML, 전이성 악성 GIST, ALL 및 MDS에 사용 승인. 임신 및 수유 여성 피함. 임신범주: D; PB: 95%; t½: 18–40h
Multikinase 억제제(MKIs)		
sorafenib(Nexavar)	A: PO 400mg 1일 2회 음식 없이 경구투여(식사 전 1시간 혹은 식후 2시간).	간세포암 및 진행성 신장세포암에 사용. 임신범주: D; PB: 99.5%: t½: 25–48h
sunitinib(Sutent)	A: PO: 50mg PO 1일 1회 4 주간, 이후 2주 치료중단. 음식물 유무 관계 없이 매일 투여.	GIST 및 진행성 신장세포암(RCC). 임신범주: D; PB: 90%; sunitinib의 t½는 40–60h 그리고 이의 주된 대사물 반감기는 80–110h
Epidermal Growth Factor/Receptor Inhibitors(EGFRIs)		
cetuximab(Erbitux)	A: IV: 초기투여용량 400mg/m² IV, 2h 이상에 걸쳐, 이후 매주 250mg/m² IV를 주입, 60min 이상에 걸쳐	대장암 및 두경부암. 주입조절장치를 사용한 경우만 IV 주입 그리고 bolus 혹은 IV push로는 주입금지. 낮은 단백결합 0.22–micron filter로 투여. 흔들거나 더 이상 희석금지. 다른 약과 함께 사용금지. 첫 용량 30–60분 전에 환자에게 H_1 차단제 줌(예, diphenhydramine 50mg IV). 임신범주: C; t½: 41–214h

표 29-1 암치료에 있어 표적치료-계속

일반명(상품명)	투여경로 및 용량	응용 및 고려사항
erlotinib(Tarceva)	A: po: 150mg 1일 1회 식사 1시간 전 혹은 2시간 후 공복에 투여(음식은 부작용 위험을 높인다). 식사 사이에 날마다 동일한 시간에 투여.	비소세포폐암(NSCLC) 및 췌장암. 임신범주: D; PB: 93%; t½: 36h
gefitinib(Iressa)	A: PO: 250mg 1일 1회 물과 같이 정제 투여, 음식을 관계 없이 투여	NSCLC 치료. 만약 설사가 생겨 잘 조절 안 되면, 약물을 14일까지 중지 할 수 있음. 임신범주: D; PB: 90%; t½: 48h
panitumumab(Vectibix)	A: IV: 6mg/kg을 2주마다 60분 이상에 걸쳐 투여.	EGFR-발현 암에 사용: 결장직장, 폐, 유방, 방광, 췌장, 신장, 두경부. 주입조절장치를 사용한 경우만 IV 주입 그리고 bolus 혹은 IV push로는 주입금지. 낮은 단백결합 0.2-micron 혹은 0.22-micron in-line filter와 함께 투여. 투여 전후 생리식염수로 라인을 세척. 다른 약과 혼합하여 투여금지. 수유 여성은 피함. 임신범주: C; t½: 7.5d
trastuzumab(Herceptin)	A: IV 4mg/kg을 첫 주에 90분 이상에 걸쳐 투여. 만약 초기투여에 환자가 잘 견디면, 두 번째 주에 시작해서, 매주 최소 30분 이상에 걸쳐 2mg/kg IV 실시.	EGFR2 과발현 유방암에 사용(HER2/neureceptor) IV push 혹은 bolus로 투여금지. 발열 혹은 오한, 호흡억제 혹은 심한 과민반응 같은 투여 관련 반응에 대해 모니터링. 만약 환자가 호흡곤란이나 중대한 저혈압을 나타내면 중단. 임신범주: D; t½: 25d
Vascular Endothelial Growth Factor/Receptor(VEGFR) 억제제		
bevacizumab(Avastin)	전이성 유방암에 사용: A: IV: 10mg/kg 2주마다, paclitaxel과 병용 대장암: A: IV: 5mg/kg 2주마다, 5-fluoriuracil-기본으로 된 화학요법과 병용 비소세포폐암: A: IV: 15mg/kg 3주마다, carboplatin과 paclitaxel과 병용 전이성 신장세포암: A: IV: 10mg/kg IV 2주마다 interferon alfa와 병용	전이된 유방암, 대장암(NSCLC, RCC.)에 승인. 주입조절장치를 사용한 경우만 IV 주입 그리고 약덩이 혹은 IV push로는 주입금지. 90분 이상에 걸쳐 IV 주입; 만약 잘 견디면, 60분 이상에 걸쳐 두 번째 용량투여함. 혼합 투여 시 0.9% 생리식염수만 사용하며 절대 dextrose 용액을 섞으면 안됨. 바이알에 남은 것은 무조건 버려야 함. 제품에 보존 성분은 전혀 없음. 임신범주: C; t½: 11-50d
Proteasome 억제제		
birtezomib(Velcade)	외투세포림프종: 1.3mg/m² IV bolus를 1, 4, 8 및 11일에 투여하고 이후 10-day 휴식기 가짐(12-21일). 다발성 골수종: A: IV: 9개의 6주 사이클 동안 투여. 1-4 사이클 동안, 1.3mg/m²/dose IV bolus를 1, 4, 8 및 11일에 투여하고 이후, 10-d 휴식기 가짐(12-21일) 그리고 다시 22, 25, 29 및 32일 실시하고 이후, melphalan과 prednisone 병용투여를 1-4일째에 실시하고 10-d 휴식기 가짐(33-42일); 이 6-wk 사이클을 1개 코스로 인식.	외투세포종(HCL) 및 다발성 골수종에 사용. 지속적인 bortezomib(Velcade) 투여 후 정상세포들의 회복을 위해 최소 72시간이 지나야 함. 3-5초 이상에 걸쳐 IV 주사 bolus 실시하고 이후 식염수 세척을 실시. 각 바이알을 최종 농도가 1mg/mL이 되게 3.5mL의 생리식염수로 희석(무색, 투명 용액이어야 함). 임신범주: D; PB: 83%: t½: 9-15h
Angiogenesis 억제제		
temsirolimus(Torisel)	A: IV: 25mg IV 1주 1회 30-60min 이상에 걸쳐	진행성 RCC에 사용 승인. 준비하는 동안 방안 빛 혹은 햇빛으로부터 약을 보호. 각 용량을 시작하기 약 30분 전에 diphenhydramine(Benadryl) 25-30mg IV 혹은 유사한 항히스타민을 전처치함. IV 투여전 2번의 희석이 필요. 초기 희석을 위해 공급된 희석액만을 사용. 5micron 이하 크기의 구멍의 in-line polyethersulfone 필터와 투여 펌프 사용. Polyethlylene-lined 필터와 투여 세트만을 이용. 투여는 30-60min 이상에 걸쳐 실시. 임신범주: D; t½: 17-20d

표 29-1 암치료에 있어 표적치료-계속

일반명(상품명)	투여경로 및 용량	응용 및 고려사항
단일클론항체		
alemtuzumab(Campath)	A: IV: 1일 1회 2시간 이상에 걸쳐 3mg IV에서 실시함. 3mg 용량에 견딜 수 있을 때(투여 반응이 2단계 혹은 미만일 때), 매일 1회에 10mg IV로 용량을 증가시키고, 2단계 혹은 미만이 될 때까지 연속적으로 투여하고, 이후에 30mg IV 용량을 하루 간격으로 주 3회 실시(예, 월, 수, 금요일); 용량 증가까지 포함하여 전체 치료기간은 12wk이다.	만성 림프구성 백혈병(CLL) 치료에 사용. 주입조절장치를 사용한 경우만 2시간 이상에 걸쳐 IV 주입 그리고 bolus 혹은 IV push로는 주입금지. 때로는 치명적인 투여-관련 반응을 모니터링해야 함. 어떤 용량 증가이든지 그리고 필요하면 첫 용량투여 30분 전에 diphenhydramine(Benadryl)(50mg) 및 acetaminophen(Tylenol)(500–1000mg)을 투여함 만약 3 혹은 4 등급 투여 반응이 나타나면 투여 중지 임신범주: C; t½: 12d
Ibritumomab tiuxetan(Zevalin)	A: IV: 1 단계: Rituximab 250mg/m^2 IV를 처음 실시한다(rituxibab monograph 참조). Rituximab 투여를 마친 4시간 이내에, 5 mCi(1.6mg total antibody dose)의 In–111 ibritumomab tiuxetan IV를 10min 이상에 걸쳐 투여한다. 2 단계: 1단계 이후 7–9d에, 두 번째 투여로 fituximab 250mg/m^2 IV를 실시한다. Rituximab 투여를 마친 4시간 이내에, Y–90 ibritumomab tiuxetan 0.4 mCi/kg(14.8 MBq/kg) 혹은 0.3 mCi/kg(11.1 MBq/kg) IV를 10min 이상에 걸쳐 투여함.	B–세포 NHL 치료. 방사능 치료제를 다루고, 준비하여 투여할 때 주의를 요함. 이미 투여했다면 In–111 ibritumomab tiuximab(Rituxan)을 투여하지 않음. 혈소판 수치가 <100,000/mm^3 이면, Y–90 ibritumomab tiuxetan를 투여하지 않음. 임신범주: D; t½: 30h
rituximab(Rituxan)	A: IV: 375mg/m^2 4번 투여를 매주 1회로 실시함; 추가 4 용량을 재치료함.	난치성 혹은 재발성, 저 등급 혹은 난포성 CD20–양성 B–세포 NHL. 투여 30분 전에 diphenhydramine(Benadyl) 50mg, acetaminophen(Tylenol) 650–1000mg(adults) 그리고 가능하면 corticosteroids를 투여함. IV push 혹은 bolus 투여금지. 시작 투여속도를 50mg/h에서 투여를 시작. 만약 과민반응 혹은 투여–관련 사고가 일어나지 않으면, 투여속도를 50mg/h에서 30분마다 증가하여 최대 400mg/h까지 높임. 투여 동안 심한 저혈압, 호흡곤란 및 심혈관계 투여–관련 반응에 대해 환자를 면밀히 관찰. 다른 약들과 rituximab 용액을 섞지않음. 임신범주: C; t½: 31.5–52.6h
I–131 tositumomab(Bexxar) (방사능 면역 치료제)	A: IV: Step 1: 선량측정 단계: 0날, give 450mg unlabeled tositumomab IV, 1h 이상 걸쳐, 이후 I–131 tositumomab 5 mCi(35mg tositumomab) IV, 20min 이상 걸쳐. 전체 신체 gamma counts(gamma 카메라 사용)는 0날 획득; 2, 3 혹은 4일; 그리고 day 6 혹은 7일. 이들 카운트 사용하여 표준 내부 방사선조사 선량 측정법에 근거하여 계산하여 최대 내성 용량인 75 cGy를 조사에 요구되는 방사선 표지된 tositumomab의 환자–특이 활성(in mCi)을 결정함. Step 2: 치료 단계: 450mg 방사선 비표지된 tositumomab IV, 1시간 이상 걸쳐, 이후 환자–특이 활성(in millicuries) iodine I–131 35mg, tositumomab에 첨가하여 IV, 7일과 14일 사이에.	난치성 CD20–양성, 난포 NHL. 1단계 및 2단계 최소 24시간 전에 갑상선보호약물투여. 쥐(murine)에 과민반응을 가진 환자에게 금기. 경구 diphenhydramine(Benadryl) 50mg 및 acetaminophen(Tylenol) 650–1000mg(adults) 30분 전에 전투여. 방사능 약제를 다루고, 준비하고 투여할 때 적절하게 주의함. IV 튜브 세트(0.22–micron in–line filter)를 통해 투여함. 전체 선량측정 단계 혹은 치료 단계에 걸쳐 동일한 IV 튜브세트와 필터를 사용. Iodine I–131 tositumomab(Bexxar)를 60분 이상에 걸쳐주입. Iodine I–131 tositumomab(Bexxar) 주입이 끝난 후, 주사기로의 멈춤꼭지를 잠금. Extension 세트를 물로 씻고, 이차 주사 위해 IV 주입세트를 0.9% 생리식염수로 준비. 임신범주: X; t½: 8.5d

d, Day 일; GIST, gastrointestinal stromal tumors 위장관 간질 종양; mBq, megabecquerels; mCi, millicuries; MDS, myelodysplastic syndrome 골수이형성 증후군, h, hour 시간; min, minute 분; wk, week 주; <, less than 미만.

Dasatinib

Dasatinib(Sprycel)은 만성 골수성 백혈병(Chronic myelogenous leukemia, CML)와 급성 림프성 백혈병(acute lymphocytic leukemia, ALL)에 승인된 약제이다.

약동학 Dasatinib은 경구약물로 위장관에서 직접 흡수되고, 식사와 상관없이 먹을 수 있다. 제산제가 흡수를 늦춘다. 이 약물은 간에서 cytochrome P450(CYP) 3A4 동위효소에 의해 광범위하게 대사된다.

약역학 Dasatinib은 CML 세포에 보이는 BCR-ABL tyrosine kinase에 특정하게 작용한다. 이 약물은 TK의 ATP 결합 장소를 막아, TK가 활성화되는 것을 막는다. BCR-ABL TK활성의 부족은 신호전달체계의 활성을 억제하여 암세포의 증식을 억제하게 된다. 이 약물은 Philadelphia chromosome과 같은 유전자변이를 보이는 암세포에게 가장 강력한 효과가 있다.

부작용과 역반응. Dasatinib은 전해질불균형을 초래하며, 특히 인산이나 칼슘의 혈청농도를 감소시키기 때문에 인산이나 칼슘의 보충이 필요할 수도 있다. 또한, QT 간격 증가와 같은 심전도상 이상소견이 발생할 수도 있다. 따라서 저칼륨혈증, 저마그네슘혈증, long QT 증후군의 가족력이 있는 사람과 같이 QT 간격 증가의 위험성이 있는 환자에게는 조심해서 사용해야 한다. 50% 이상의 환자에게서 체액저류가 발생한다. 또한, 빈혈, 혈소판감소증, 백혈구감소증과 같은 혈액학적 부작용도 상대적으로 흔하게 발생한다.

약물 상호작용. CYP3A4 효소억제제는 dasatinib의 대사를 감소시켜 혈청내농도를 증가시키고 독성의 위험도를 증가시킨다. Atazanavir, clarithromycin, indinavir, itraconazole, ketoconazile, nefazodone, nelfinavir, ritonavir, saquinavir, telithromycin, triazolobenzodiazepine 및 voriconazole과 같은 약물도 dasatinib의 혈청농도를 증가시킬 수 있다.

CYP3A4 효소를 활성화시키는 약물들은 dasatinib의 혈청농도를 감소시켜 약효를 줄일 수 있다. 그러한 약물로는 aminogluthimide, barbiturates, carbamazepine, dexametasone, griseofulvin, modafinil, nafcillin, phenytoin, primidine, rfabutin, rifampin 등이 있다. 또한, 제산제, H_2차단제, Proton pump 억제제들도 dasatinib의 효과를 떨어뜨릴 수 있다.

Dasatinib는 CYP3A4 효소계에 의한 다른 약물에 대사를 방해할 수 있는데 예를 들어, alfentanil, astemizole, terfenadine, cisapride, cyclosporine, fentanyl, pimozole, quinidine, sirolimus, tacrolimus 및 맥각 알칼로이드 등이 있다.

Multikinase 억제제

Multikinase 억제제(multikinase inhibitors, MKIs)는 암세포와 주변 혈관의 특정한 kinase의 활성을 직접적으로 억제한다(kinase가 암세포분열을 촉진시키는 신호전달경로를 활성화시키는 단백질을 포함한 다른 단백질을 활성화시킨다는 것을 기억하라). 표 29-1에서 MKIs의 종류와 용량, 투여경로, 응용, 고려사항을 볼 수 있다.

Sorafenib

Sorafenib(Nexavar)는 췌장암, 대장암, 비소세포성 폐암에서 가장 흔히 발견되며, 유전자변이에 의해 활성화되는 serine/threonine, receptor tyrosine kinase를 목표로 하는 multikinase inhibitor이다. 추가적으로 이 약은 이 표적이 과발현된 간세포암이나 신세포암에도 사용할 수 있다.

약동학 Sorefenib(Nexavar)는 경구약제로, 고지방식이식사에 생체이용률이 제한된다. 이 약은 간에서 주로 CYP3A4 enzyme system에 의해 대사된다. 이 약은 99.5%가 단백질에 결합하고, 혈청 수치는 3시간에 최대치를 보인다. 이 약은 대변이나 소변을 통해 배설되며, 반감기는 25-48시간이다.

약역학 Sorefenib은 RAF kinase, vascular endothelial growth factor(VEGF) receptor인 VEGFR-2와 VEGFR-3, platelet-derived growth factor receptor(PDGFR), kit receptor tyrosine kinase(KIT), fms-like tyrosike kinase3(FLT-3)와 RET을 억제한다. Cytokine이나 성장인자가 tyrosine kinase 수용체를 활성화하면 protein-kinase 매개 연속반응이 시작되어 조절불가능한 세포증식을 야기한다. Dorafenib으로 이러한 신호전달경로를 억제하면 암세포의 분열이 억제된다. 게다가, sorafenib은 특히 혈관신생에 관여하는 중요한 receptor tyrosine kinase인 두 VEGF 수용체(VEGFR-2, VEGFR-3)을 억제한다. 그 결과 암세포에서의 혈관형성이 억제된다. 이 항암 작용은 약물이 체내에 남아있을 때 발생하며, 치료를 종료하면 암은 다시 자라게 된다.

부작용 및 유해반응. Sorafenib은 많은 부작용이 있다. 고혈압은 아주 흔하며 치료의 첫 6주 이내에 발생할 수 있다. 여드름, 가려움증, 피부건조, 박탈피부염, 여드름, 홍조, 수족증후군 등을 일으킬 수 있으며, 이러한 증상은 첫 6주 안에 발현된다. 다른 부작용으로는 체중감소, 오심/구토, 설사, 거식증, 변비, 복통, 점막염, 연하곤란, 식사곤란, 경한 백혈구감소증과 혈소판감소증 등이 발생할 수 있다. 더 심한 부작용으로 췌장염, 성기능장애, 심근경색등이 있을 수 있다.

약물 상호작용. Sorafenib의 농도는 다른 약물의 농도에 의

원형약물차트 29-1

Imatinib Mesylate

약물분류 Tyrosine kinase 억제제 상품명: Gleevec 임신범주: D	**용량** 백혈병; myelodysplastic 증후군; GIST: A: PO: 만성 기간 동안, 개시 용량은 400mg/d이고 accelerated 단계 혹은 blast crisis 동안 600mg/d 권고함. 최고 800mg 용량을 증가시킴(하루 2회 400mg을 투여); C>3 y; PO; 260mg/m^2/day 투여는 매일 단일용량으로 투여하거나 용량을 아침 저녁 1회씩으로 나눔.
금기 가임 혹은 임산부 여성 혹은 모유수유를 하는 환자; 심한 심부전 혹은 신장질환 환자; 중등도에서 심한 간질환을 가지고 다른 간독성 화확요법 약을 투여받는 환자; 심한 호중구결핍증, 빈혈 혹은 혈소판감소증	**약물-임상검사-음식 상호작용** 약물; P450(CYP)3A4를 억제하는 약(ketoconazole, amiodarone, 역전사 바이러스 단백분해효소억제제, dalfopristin, quinupristin 및 mifepristone 등을 포함)은 imatinib의 대사를 줄이고 imatinib 농도를 증가시켜 유해반응의 가능성을 증가시킴. Cytochrome P450(CYP) 206은 약물(amoxapine, atomoxetine, carvediolol, metoprolol, timolol, clozapine, codeine, cyclobenzaprine, darifenacin, fenfluramine, dexfenfluramine, dextromethorphan, flecainide, haloperidol, hydrocodone, maprotiline, methadone, methamphetamine, mexiletine, morphine, oxycodone, paroxetine, perphenazine, propafenone, risperidone, thioridazine, tramadol, trazodone, 삼환 항우울제 및 venlafaxine)의 정상 혈중농도를 높임. St. John's wort는 imatinib 혈중농도와 그의 효능을 줄임. Imatinib을 acetaminophen과 함께 투여할 때에 acetaminophen의 독성이 커짐. Imatinib과 NSAID를 함께 복용하면 고혈압이 증가하고 혈소판응집의 이상이 일으킴. Imatinib과 warfarin을 함께 복용하면 심한 출혈위험 증가. 임상검사: 간효소 농도와 bilirubin 농도가 변할 수 있음. 음식: 포도주스는 imatinib 혈장농도를 증가시킴.
약동학 흡수: 생체이용률은 98%. 안정상태농도는 1-2일에 나타남. 분포: 95% PB이며, 광범위한 분포. 대사: 간에서 주로 대사되며 cytochrome P450(CYP) 3A4 및 CYP206 isoenzyme에 의함; t½는 18시간, 이 약물의 주된 대사물 반감기는 40시간. 배출: 주로 대변으로	**약역학** 구강흡수는 빠르고, 음식물 섭취에 영향받지 않음. 음식과 함께 복용 가능하고 큰 물잔에 물을 섭취함; 약물은 물 혹은 사과주스에 녹음.
치료효과/응용 백혈병, GIST 및 MDS에 승임 작용기전: Imatinib은 특정 Abl, PDGF, SCF 및 c-Kit에 대해 tyrosine kinase에서 ATP 결합부위에 경쟁적으로 억제하여 특정 tyrosine kinase 활성화를 방해함. 이 작용은 platelet-derived growth factor(PDGF) 및 줄기세포 인자(SCF) 매개 세포 반응을 억제함. 이는 암세포분열을 억제시키고, 세포자멸사를 유도함. 이 작용은 다운 스트림의 EGFR-TK 매개 신호전달체계를 차단하고 세포주기 정지 및 혈관형성을 억제함.	
부작용 부종, 체액정체, GI 자극, 오심, 구토, 호중구결핍증, 혈소판감소증 및 간독성	**유해반응** 알레르기 반응, 심한 호중구결핍증, 감염위험 증가, 과도한 출혈위험을 증가시키는 심한 혈소판결핍증, 간기능부전증, 신장기능저하.

A, adult 성인; GIST, gastrointestinal stromal tumors 위장관 간질 종양; MDS, myelodysplastic syndrome 골수이형성 증후군, PB, protein-binding 단백결합; PO, by mouth 경구; t½, half-life 반감기; y, year; 년>, greater than 초과.

해 증가되지 않으며, 심지어 sorefenib을 대사시키는 효소를 억제하는 약물에게도 그렇다. 그러나 대사효소의 활성을 증가시키는 약물들은 forefenib의 혈중농도나 효과를 증가시킬 수 있다. 그러한 약들에는 rifampin, phenytoin, phenobarbital, carbamazepine, dexamethasone, refabutin, rifapenten 등이 있다.

Sorafenib은 rapaglinide, amiodarone, ibuprofen, loperamide, irinotecan, propofol, warfarin의 혈중농도를 증가시킬 수 있다.

Sunitinib

Sunitinib(Sutent)는 80개 이상의 tyrosine kinase를 억제한다. 억제 결과, 특히 투명세포 신장세포암(Clear cell renal cell carcinoma(RCC)), gastrointestinal stromal cancer(GIST) 등의 종양의 퇴행을 일으킬 수 있다.

약동학 Sunitinib은 경구약물로, 식사에 상관없이 잘 흡수된다. 90%가 단백질에 결합하고, 6-12시간에 최대 혈중농도에 도달한다. 이 약은 간에서 주로 CYP3A4 enzyme system에 의해 대사되고, 대변을 통해 배설된다. 약의 반감기는 40-60시간이고, 이 약물의 주요 대사물의 반감기는 80-110시간이다.

약역학 Sunitinib의 작용은 platelet derived growth factor receptors(PDGFR), vascular endothelial growth factor receptors(VEGFR1, 2, 3) 같은 다양한 Receptor tyrosine kinase(RTKs)를 억제한다. 그 결과 암세포의 증식이 억제되고 혈관형성이 감소한다. 이 약은 특히 모발이나 피부와 같은 정상조직에 부작용이 있다.

부작용 및 유해반응. Sunitinib이 억제하는 kinase의 종류가 다양하기 때문에 여러 종류의 부작용과 유해효과가 존재한다. 심혈관계 영향으로 고혈압, 말단부종, 좌심실부전, QT 간격연장, 정맥혈전증 등이 발생할 수 있다. 소화기계에도 영향을 주어 오심/구토, 설사, 위염, 소화불량 등을 일으킬 수 있다. 신경, 근육계에서도 피로, 마비, 두통, 어지럼, 말초신경병증, 무기력증, 사지통, 근육통, 등통 등을 일으킬 수 있다. 또한, 간효소 수치 증가와 피부, 공막의 황달과 동반되는 간기능 악화도 생길 수 있다. 피부탈색, 발진, 건조, 수족증후군과 같은 피부계 질환도 있을 수 있다. 내분비적 변화로 갑상선기능저하증, 부신기능부전 등이 일어날 수 있다. 호흡기계와 연관되어 가벼운 호흡곤란이나 기침이 있을 수 있다.

약물 상호작용. Sunitinib의 혈중농도나 활성도는 CYP3A4 효소 수준을 억제하는 atazanavir, clarithromycin, ketoconazole, itraconazole, indinavir, nefazodone, nelfinavir, ritonavir, saquinavir, telithromycin, voriconazole, diltiazem 및 verapail과 같은 약물에 의해 증가될 수 있다. Sunitinib 치료를 하면서 이러한 약제도 같이 사용하게 되면 sunitinib으

원형약물차트 29-2

Erlotinib

약물분류 Epidermal growth factor/receptor 억제제 상품명: Tarceva 임신범주: D	**용량** 비소세포폐암 및 췌장암 치료 A: PO: 150mg 1일 1회
금기 가임 여성, 임산부 혹은 수유기 여성; 호흡기계통 기저질환 환자(폐섬유증 일으킴); 혹은 탈수 혹은 간기능이상(환자신부전증 위험 높음) 소화성 궤양 혹은 게실염 과거력이 있는 환자에게 사용주의(GI천공 위험 증가)	**약물-임상검사-음식 상호작용** 약물: 약물 중에 erlotinib의 혈중농도, 유해반응 혹은 독작용을 증가시키는 것들에는 ketoconazole, atazanavir, clarithromycin, indinavir, itraconazole, nefazodone, nelfinavir, ritonavir, saquinavir, telithromycin, troleandomycin(TAO) 및 voriconazole 등이 있음. Erlotinib의 효과를 줄이는 약물에는 rifampicin, rifabutin, rifapentine, phenytoin, carbamazepine, phenobarbital, H2 blocker 및 proton pump 억제제 등이 있음. 임상검사: Erlotinib은 INR을 증가시키고 출혈위험을 증가시킴. 음식: 포도과일주스는 erlotinib 농도를 증가시키고 유해반응의 위험을 증가시킴. St. John's wort은 erlotinib의 농도를 감소시키고 효과를 줄임. 담배는 erlotinib 농도을 감소시킴.
약동학 흡수: 생체이용 60%, 분포: 93% PB. 안정상태농도는 7-8일에 나타남. 대사: 간(CYP3A4 및 CYP1A2 효소) 배출: 주로 대변으로	**약역학** 식전 1시간 혹은 식후 2시간 공복에 약물투여(음식물과 같이 복용 시 부작용위험이 증가). 식사 사이의 매일 일정한 시간에 투여. 구강흡수는 적절히 빠르고, 음식물 섭취로 증가됨. 높은 위 산도는 구강흡수를 억제
치료효과/응용 비소세포폐암 및 췌장암치료에 승인 작용기전: Erlotinib은 EGFR-tyrosine kinase의 활성화를 선택적으로 억제.	
부작용 설사 및 피부반응	**유해반응** 눈 변화(염증, 각막 천공), GI 천공, 피부 낙설(desquamation), 신부전, 간부전

A, adult 어른; d, day 날; h, hour 시간; PB, protein-binding 단백결합; PO, by mouth 경구

로 인한 부작용이 더 자주 더 심하게 생기게 된다. Sunitinib의 배설을 촉진하고 효과를 감소시키는 약물로는 rifampin, phenytoin, phenobarbital, carbamazepine, dexamethasone, rifabutin 및 rifapentin 등이 있다.

Epidermal Growth Factor/Receptor 억제제

Epidermal Growth Factor/Receptor 억제제(EGFRIs)에는 erlotinib, gefitinib, panitumumab과 cetuximab이 있다. 대부분의 EGFRI는 tyrosine kinase를 억제할 뿐만 아니라 TKIs에 비해 좀 더 간접적으로 작용한다. 세포표면에 있는 성장인자 수용체는 tyrosine kinase를 활성화시켜 세포분열을 촉진하는 신호전달경로를 작동시킨다(그림 29-1 참조). EGFRIs는 다양한 epidermal growth factor receptor에 결합하여 이것의 활성을 막아 tyrosin kinase를 활성화시키지 못하게 한다. 그 결과 세포분열을 촉진하는 신호전달경로가 억제되어 세포분열은 강력하게 제한된다. 표 29-1에서 EGFRIs의 종류와 용량, 투여경로, 응용, 고려사항을 제시하였다. 원형약물차트 29-2에는 erlotinib(Tarceva)에 대한 특정 약물 정보가 나열되어 있다.

일부 epidermal growth factor/receptor inhibitor들은 유해반응에 대한 경고와 함께 포장되어 있다. 이 주의는 약이 몇몇 사람에서 이득을 뛰어넘은 심각하거나 심지어 생명을 위협하는 효과를 나타낼 수 있다는 것을 의미한다. 이 주의표시는 설명서에 검은색 경계로 표시되어 있다. 이러한 주의표시가 있는 약물은 여전히 사용될 수 있지만, 처방자는 그러한 약물들이 엄격한 기준을 만족하며 발생할 수 있는 유해반응의 심각성을 이해하고 있는 환자에게서만 사용되어야 한다.

간호과정
환자-중심 협력간호

암치료를 위한 Tyrosine kinase 억제제와 multikinase 억제제

사정

- 약물과의 상호작용을 피하기 위해 처방전, OTC 약물, 제산제, 영양보충제, 비타민류, 약초 등을 포함한 현재의 약물치료에 대한 목록을 포함한 자세한 약물 과거력을 조사한다.
- 처음 표적치료를 하기 전과 치료 중에 환자의 신체정보와 같은 기본정보를 조사한다. 키, 몸무게, 활력징후, lab 결과(CBC, 요산, 전해질, 간검사, 신장검사, 심장 관련 검사, 섭취량과 배설량) 등을 포함한다.
- CBC, 요산, 전해질, 간기능검사, 신장기능검사와 같은 검사를 치료시작과 치료 동안에 일정한 간격(주-월)을 두고 시행한다.
- 수술방법에 대한 환자나 가족의 지식을 평가한다.

간호진단

- 표적치료와 관련된 지식의 부족
- 치료의 독성과 피부부작용과 관련된 손상된 피부통합성의 위험
- 골수억제와 관련된 감염의 위험
- 치료의 위장관 효과와 관련된 수분부족의 위험
- 표적치료와 관련된 전해질불균형의 위험

계획

- 환자/가족/간병인은 항암치료 계획의 일부로써 표적치료에 대해 말로 표현할 수 있다.
- 환자/가족/간병인은 표적치료와 관련된 부작용이나 유해반응에 대해 보고한다.
- 환자/가족/간병인은 표적치료와 관련된 부작용에 대한 위험을 최소화하는 전략을 말로 표현한다.
- 환자의 부작용은 환자가 견딜 수 있으며, 삶에 위험을 주지 않을 정도로 조절해야 한다.
- 환자는 감염이 없어야 한다.
- 환자의 수액이나 전해질균형은 정상범위 안으로 조절해야 한다.

간호중재

- 첫 한 달간은 한 주 간격으로, 두 번째 달에는 격주로, 그 다음에는 2-3달에 한 번씩 백혈구 분획검사와 혈소판을 포함한 전혈구 검사를 시행해야 한다.
- 특히 인산이나 칼슘농도와 같은 전해질은 치료시작시부터 종료 8주까지 관찰해야 한다. 수치가 낮을 때에는 보충이 필요하기 때문이다.
- 간기능과 신장기능을 치료 중 최소 한 달간 격으로 검사한다.
- 혈압은 치료 중 최소 한 주 간격으로 감시한다.
- 심박출계수를 분기 간격으로 감시한다.
- 갑상선기능저하 증상(추위 불내성, 탈모, 기억력이나 의식 저하, 변비, 서맥)를 겪은 환자에 대해서 갑상선기능을 감시한다.
- 수술, 쇼크, 외상, 감염과 같은 스트레스에 노출된, sunutunib을 투여 중인 환자에서는 부신기능을 감시한다.
- 발적, 통증, 부종이나 물집을 동반하는 손발바닥 홍반성 감각이상의 증상을 알아보기 위해 손과 발을 감시한다.
- 표적치료의 안전한 조작, 준비, 투여, 조제에 있어 병원의 방침을 따른다.
- 특정 표적치료에 대해 확립된 프로토콜에 따라 전처치 처방을 한다.

- 수술 전에는 치료를 중단한다.
- Soratinib은 warfarin의 활성을 증가시키므로 환자의 INR을 매주 확인한다.

환자교육

- 위장장애를 최소화하기 위해 환자에게 imatinib을 섭취 시 음식을 섭취하거나 최소한 240mL의 물을 섭취하도록 교육한다.
- 환자에게 매일 스스로 체중을 측정하도록 교육하고, 1일 2파운드 이상 혹은 1주 4파운드 이상의 체중 증가가 있을 때 의료인에게 보고하도록 교육한다.
- 발적, 통증, 부종이나 물집을 동반하는 손발바닥 홍반성 감각이상의 증상을 감시하기 위해 환자에게 매일 손과 발을 검사하도록 교육한다.
- 알코올이나 간독성과 연관이 있는 불필요한 약물(예, acetaminophen)을 피하도록 한다.
- 특히 열, 오한, 인후염, 부종, 체중 증가, 숨참과 같은 약물의 부작용, 유해반응을 보고하도록 한다.
- 흑색변, 커피색 출혈, 쉽게 발생하는 출혈, 멍과 같은 출혈증상을 보고하도록 한다.
- 위장통, 복통, 피부나 눈의 황색화, 흑색뇨, 일반적이지 않은 피로와 같은 간기능저하 증상을 즉시 보고하도록 한다.
- 모유수유 환자에게 치료 중이나 치료종료 후 60일까지 모유수유를 중단하도록 한다.
- 과일주스를 섭취할 경우 혈당을 증가시켜 많은 표적치료약물에 있어 부작용을 증가시킬 수 있음을 교육한다. 표적치료 중인 환자에게 과일주스를 피하도록 교육한다.
- St. John's wort는 많은 약물의 효과를 저하시키기 때문에 치료 중에는 사용하는 것을 피하도록 교육한다.
- Wafarin을 투여하면서 sorafenib을 투여 중인 환자에게 INR 검사를 잊지 말고 받도록 상기시킨다.

평가

- 환자/가족/간병인의 요구가 충족되었다.
- 환자/가족/간병인은 치료와 관련된 부작용, 유해반응을 이해한다.
- 환자/가족/간병인은 부작용, 유해반응을 최소화하는 방법을 이해한다.
- 부작용은 효과적으로 관리된다.
- 환자는 감염이 없다.
- 환자의 체액이나 전해질균형은 정상수치 안에서 조절된다.

Gefitinib

Gefitinib(Iressa)는 선택적으로 epidermal growth factor receptor-tyrosine kinase(EFGR-TK)를 억제하는 합성 anilino-qunazoline이다. 이 약은 국소적이거나 진행된 전이성 비소세포성폐암에 주로 사용된다.

약동학 Gefitinib은 위장관을 통해 천천히 흡수되어 60%가 체내 순환에 도달한다. 이 약은 간에서 CP3A4 enzyme에 대사되어 주로 대변을 통해 배출된다. 반감기는 48시간이다.

약역학 Gefitinib은 선택적으로 EGFR-TK를 억제한다. 이 작용은 EGFR-TK와 연관된 신호전달경로를 막아 세포주기의 진행을 막고 혈관신생을 억제한다.

부작용 및 유해반응. Gefitinib은 결막염이나 비정상적인 속눈썹성장을 일으킬 수 있다. 발진은 약 43%의 환자에서 일어난다. 몇몇의 환자는 중등도에서 경한 정도의 오심/구토, 설사를 경험할 수 있다. 또한, 환자는 여드름, 가려움증, 식욕부진, 간효소수치 증가 등을 호소할 수 있다.

약물 상호작용. Gefitinib의 활성도는 dasatinib의 대사를 억제하는 CYP3A4 효소억제제의 영향을 받아 혈청내농도와 독성의 위험도가 증가할 수 있다. 그러한 약물에는 atazanavir, clarithromycin, indinavir, itraconazole, ketoconazole, nefazodone, nelfinavir, ritonavir, saquinavir, telithromycin과 voriconzaole 등이 있다. Gefitinib의 혈장내농도를 감소시켜 약효를 감소시키는 약물에는 carbamazepine, phenytoin, phnobarbital, rifabutin과 rifampin이 있다. Gefitinib은 산성 환경에서 효과가 가장 크기 때문에 H_2 억제제, proton pump 억제제의 복용 시 활성도가 저하된다. Warfarin과 함께 투여 시 warfarin의 효과가 크게 증가하여 출혈의 위험성이 증가한다. INR결과에 따라 warfarin의 투여량은 조절되어야 한다.

Panitumumab

Panotumumab(Vectibex)는 사람단백질로 이루어진 단일클론항체이다(표 29–2, 단일클론항체에 대해서는 이 장의 뒷부분에서 설명하는 항체의 종류에서 더 자세한 설명을 할 것이다). 이 약물은 주로 EGFR을 발현하거나 과발현하는 진행된 전이성 대장암에 주로 사용된다.

약동학 Panitumumab은 정맥을 통해 투여된다. 이 약물은 작은 immunoglobulin으로 대변을 통해 제거된다. 반감기는 7.5일이다.

약역학 Panitumumab은 EGFR이 암세포에서 과하게 발현될 때 이것에게 결합한다. 이 약물은 특히 정상세포와 암세포 모두에서 EGFR에 결합하여 epidermal growth factor에 주로 부착되는 ligand 형성을 막는다. 그 결과 EGFR-TK는 활성화되지 않아 신호가 전달되지 않게 된다. 이 약의 다른 작용으로는 세포성장억제, 세포자멸사 촉진, 염증성 cytokine 감소, vascular growth factor 증가 등이 있다. 추가적으로,

표 29-2 표적 암치료의 접미사

접미사	의미
mab	단일클론항체
momab	쥐단백으로만 구성
imab	쥐단백(~30%)보다 사람단백이 더 많음(>60%)
zumab	대부분의 사람단백질(95% 혹은 그 이상)과 일부 쥐단백(<5%)으로 이루어짐
umab	사람단백으로만 이루어짐
inib	Tyrosine kinase 억제제
zomib	Proteasome 억제제

panitumumab과 EGFR의 결합은 이 수용체를 세포 안으로 가져와 길항제와 결합하여 활성화되는 것을 막게 한다. EGFR을 발현하는 암에 있어 panitumumab은 후보약물이 될 수 있다.

부작용 및 유해반응. Panitumumab에서는 피부문제나 독성에 대해 경고하고 있다. 증상은 치료 첫 2주 안에 나타나며 발진, 피부 균열, 여드름, 건조, 손발톱주의염, 손톱이상 등이 있다. 전해질불균형(특히 저마그네슘혈증, 저칼슘혈증)도 일어날 수 있으며, 교정이 필요하다. Panitumumab을 irinotecan과 투여했을 때 심각한 설사가 일어날 수 있다. 저혈압, 기관지수축과 같은 증상이 혈관부종이나 아나필락시스와 같은 심각한 투여 부작용 시 발생할 수 있다. 이런 부작용은 드물지만, 투여 중인 환자는 면밀히 관리되어야 한다.

약물 상호작용. 이 약물은 일반적인 약물 상호작용과 연관이 있어 보이지는 않는다. 그러나 다른 EGFRI와 같이 투여했을 때, 부작용이나 유해반응은 증대되고 더 심할 수 있다. Panitumumab을 다른 항신생물 약제와 혼합하여 사용되는 것은 권장되지 않는다.

Cetuximab

Cetuximab(Erbitux)는 부분적으로 사람단백질로 구성된 단일클론항체(표 29–2 참조)이다. 이 약은 주로 대장암이나 두경부암에 사용된다.

약동학 Cetuximab은 정맥투여한다. 3주째 투여 시 정상상태에 도달한다. 반감기는 길어서 41–213시간으로, 평균 97시간이다.

약역학 Cetuximab은 30%의 쥐단백질을 포함하고 있다. 이 약물은 특히 정상세포와 암세포 모두에서 EGFR에 결합하여 epidermal growth factor에 주로 부착되는 ligand 형성을 막는다. 그 결과 EGFR-TK는 활성화되지 않아 신호가 전달되지 않게 된다. 약의 다른 작용으로는 세포성장억제, 세포자멸사 촉진, 염증성 cytokine 감소, vascular growth factor 증가, EGFR의 내재화 등이 있다. Cetuximab은 다른 항암치료나 방사선치료에 암세포가 잘 반응하도록 한다. 이 약물은 Wild-type K-RAS oncogene이나 EGFR이 과발현되는 암세포의 퇴행을 야기한다.

부작용 및 유해반응. Cetuximab에서는 보통 주입 시 발생하지만 주입 후반부에 심각하게 발생할 수 있다고 주입반응에 대해 경고하고 있다. 그 증상으로는 기도수축, 천명, 목쉼, 두드러기, 저혈압을 포함하는 급격한 기도폐색이 있다. Cetuximab은 머리, 흉부상부 등을 포함하는 피부변화가 있을 수 있다. 여드름형 발진은 환자의 90%에서 발생하며, 치료 첫 2주에 주로 발생한다. 대부분의 환자는 치료종료 후 최소 28일 동안 여드름병 발진이 존재한다.

약물 상호작용. 이 약물은 일반적인 다른 약물과 상호작용하지 않는다. 그러나 다른 EGFRI와 투여했을 때 부작용과 유해반응은 더해져 더 심해질 수 있다.

Transtuzumab

Transtuzumab(Herceptin)은 HER2수용체를 활성화하는 암세포표면의 HER2단백질에 결합하는 단일클론항체이다. HER2수용체는 구조적으로 EGFR과 연관되어 있다. HER2수용체는 유방암, 난소암, 대장암 일부에서 과다발현된다. 이 수용체가 과발현되면 암세포의 증식과 혈관신생이 증가한다. Transtuzumab은 HER2수용체를 과발현하는 유방암, 난소암, 대장암에서 항암치료약제로 혼합되어 흔히 사용된다.

약동학 Transtuzumab은 주마다 정맥투여된다. 반감기는 평균적으로 25일이나, 치료종료 후 최대 18주까지 혈중에 존재할 수 있다. 대부분의 단일클론항체처럼 Transtuzumab은 대변을 통해 천천히 제거된다.

약역학 Transtuzumab은 대부분 인간화 단일클론항체로 HER2수용체를 활성화하는 암세포표면의 HER2단백질에 결합한다. 이 약물은 특히 HER2수용체를 과다발현하는 암세포의 증식을 억제한다. 암세포 수용체에 transtuzumab이 결합하여 그러한 세포들을 면역세포, 특히 NK cell과 단핵구에 의해 죽는 것을 증가시킨다.

부작용 및 유해반응. Transtuzumab에는 이 약물이 단독으로 사용되었을 때 나타나는 울혈성심부전의 증상을 야기하는 심장비대에 대해 경고하고 있다. 그 위험도는 다른 심독성을 일으키는 약물, 예를 들어 anthracycline이나 cyclophosphamide와 같은 약물과 같이 사용될 때 증가한다. 아나필락시스를 포함하는 과민반응을 나타날 수 있으나 흔하지는 않다. Transtuzumab는 첫 투여 시 두통, 어지럼, 저혈압, 열,

오한, 오심과 같은 증상이 나타날 수 있다. 첫 투여 후에는 그러한 증상은 재발하지 않는다. 다른 부작용으로 두통, 근육통, 미각상실 등이 있다.

약물 상호작용. Transtuzumab은 anthracycline이나 cyclophosphamide와 병합하여 사용하는 환자에서 심기능장애의 발생을 증가시키고 악화시킬 수 있다. 이 약은 다른 항신생물의 골수억제효과를 증가시킬 수 있다.

Vascular endothelial growth Factor/Receptor 억제제

Bevacizumab

Bevacizumab은 사람단백질로 구성된 단일클론항체이다(표 29-1 참조). 이 약은 vascular endothelial growth factor(VEGF)에 결합하여 VEGF가 수용체로 내피세포표면에서 보이는 VEGFR-1(Flt-1), VEGFR-2(Flk-1/KDR)에 결합하는 것을 막는다. VEGF는 혈관신생에 아주 중요하다. 암세포에서 VEGF 발현의 증가는 미세혈관밀도 증가, 암세포 성장, 전이, 불량한 예후와 관련이 있다. Bevacizumab으로 치료 시 미세혈관성장 감소, 전이진행억제 등이 일어난다. Bevacizumab은 많은 종류의 악성 종양에서 항암치료 시 병용하여 사용하는 것으로 승인되어 있다.

약동학 Bevacizumab은 정맥으로 2-3주에 한 번씩 투여한다. 반감기는 약 20일(11-50일)이며, 정상상태에 도달하기까지 100일 정도 걸린다. 청소율은 체중, 성별, 종양의 크기에 따라 다르며, 남성이 여성에 비해 청소율이 높다.

약역학 Bevacizumab은 이 수용체를 과발현하는 암의 VEGFR에 결합한다. 그 결과 VEGF가 VEGFR에 결합하는 것을 경쟁적으로 억제한다. 이것은 종양의 혈관을 감소시키고, 종양괴사를 일으키며, 전이잠재력을 감소시킨다.

부작용 및 유해반응. Bevacizumab에는 위장관천공, 상처 벌어짐, 창상치유기능손상, 수술 후 누공생성 등을 경고한다. 그래서 이 약은 큰 수술 후 28일 이내에는 투여되면 안 된다. 저혈압은 Bevacizumab의 흔한 부작용이다. 다른 부작용으로는 백혈구감소증, 혈소판감소증을 포함하는 조혈억제가 있다. 단백뇨는 36%의 환자에서 보이며, 흔하지는 않지만 신증후군이 발생하는 경우도 있다. 혈전색전증, 심부정맥혈전증의 위험성은 대장암이나 비소세포성폐암 환자에서 투여 시 증가한다.

약물 상호작용. Bevacizumab과 관련되어 특별한 약물 상호작용은 보고된 바 없다. 하지만 비슷한 약리학적 기전을 가진 약물들, 특히 항암화학약물과 병용사용 시 독성을 포함한 여러 약리학적 효과를 야기할 수 있다.

간호과정
환자-중심 협력간호

암치료를 위한 EGFRIs와 VEGFRIs

사정

- 약물간 상호작용을 피하기 위해 처방전, OTC 약물, 제산제, 영양보충제, 비타민류, 약초 등을 포함한 현재의 약물치료에 대한 목록을 포함한 자세한 약물 과거력을 조사한다.
- 처음 표적치료를 하기 전과 치료 중에 환자의 신체정보와 같은 기본정보를 조사한다. 키, 몸무게, 활력징후, lab 결과(CBC, 요산, 전해질, 간검사, 신장검사, 심장 관련 검사, 유입과 유출) 등을 포함한다.
- CBC, 요산, 전해질, 간검사, 신장검사와 같은 검사를 치료시작과 치료 동안 일정한 간격(주-월)을 두고 시행한다.
- 수술방법에 대한 환자나 가족의 지식을 평가한다.

간호진단

- 표적치료와 관련된 지식의 부족
- 치료의 독성과 피부부작용과 관련된 손상된 피부통합성의 위험
- 골수억제와 관련된 감염의 위험
- 치료의 위장관 효과와 관련된 수분부족의 위험
- 표적치료와 관련된 전해질불균형의 위험

계획

- 환자/가족/간병인은 항암치료 계획의 일부로써 표적치료에 대해 말로 표현한다.
- 환자/가족/간병인은 표적치료와 관련된 부작용이나 유해반응에 대해 보고한다.
- 환자/가족/간병인은 표적치료와 관련된 부작용에 대한 위험을 최소화하는 전략을 말로 표현한다.
- 환자의 부작용은 환자가 견딜 수 있으며, 삶에 위험을 주지 않을 정도로 조절해야 한다.
- 환자는 감염이 없어야 한다.
- 환자의 수액이나 전해질균형은 정상범위 안으로 조절해야 한다.

간호중재

- 단일클론항체를 정맥주사할 때는 소생도구를 근처에 갖다 놓고, 투여 첫 15분간 환자 곁에 있다. 그 이후, 주입 동안 15-30분 간격으로 활력징후를 측정하고 주사 완료 후 1시간 동안에

도 체크한다.

- 방문 시 환자의 피부를 자세히 살피고 발적, 발진, 피부 박리, 물집이 있는지와 심한 정도를 확인한다. 또한, 다른 피부에 감염이 있지는 확인한다.
- 전해질은 치료 동안과 종료 후 8주 동안 관찰하고, 특히 인산이나 칼슘수치를 주의 깊게 확인하고, 부족 시에는 보충해야 한다.
- 하지의 심부정맥혈전을 방문 때마다 확인한다.
- 치료 동안 최소 한 달에 한 번씩 신기능을 검사한다.
- 감별계수를 포함한 CBC나 혈소판 수는 약물에 따라 권고되는 주기로 자주 검사한다.
- 특정 표적치료에 대해 확립된 프로토콜에 따라 전처치 처방을 한다.
- 표적치료의 안전한 조작, 준비, 투여, 조제에 있어 병원방침을 따른다.
- Gefitinib은 warfarin의 활성도를 증가시키므로 매주 INR을 체크한다.
- Trastuzumab을 투여하기 전에 환자가 햄스터나 햄스터 생산물에 대한 알레르기가 있는지 체크한다.
- 고령에 있어서 더 심각한 부작용의 발생의 위험이 증가하기 때문에 65세 이상의 환자는 주의 깊게 관찰한다.
- 치료 동안 적어도 2-3주 간격으로 혈압을 측정한다. 저혈압이 있을 시 더 자주 측정한다.
- 소변 스틱검사를 통해 단백뇨를 감시한다. 2+ 이상의 단백뇨가 관찰될 시 24시간 소변단백질 측정과 같은 추가적인 평가가 필요하다.
- Bevacizumab 치료는 큰 수술 후나 절개 봉합 회복이 덜 되었을 경우 최소 28일 이후에 시작한다. 수술을 하기 전 bevacizumab 치료를 중단하거나 치료중단 후 2개월 후 수술을 하는 것을 고려한다.

환자교육

- 흉통이나 뇌졸중 증상(예, 의식변화, 편측운동장애, 얼굴, 팔, 다리의 무감각, 근력약화, 간질 등), 심각한 복통, 부종 등이 있을 때 즉시 의료인에 알리도록 교육한다.
- 유해반응과 심각한 부작용의 증상, 특히 열, 오한, 인후통, 부종, 체중 증가, 숨참 등의 증상이 있을 때는 보고하도록 한다.
- 흑색변, 커피색 출혈, 쉽게 발생하는 출혈, 멍과 같은 출혈증상을 보고하도록 한다.
- Erlotinib을 투여 중인 환자에게 피부발진의 악화, 심하거나 계속되는 설사, 오심, 식욕부진, 구토, 설명되지 않는 호흡곤란이나 기침의 악화나 발생, 안구자극 등의 증상이 있을 때는 즉시 보고하도록 한다.
- 환자에게 매일 스스로 체중을 측정하도록 교육하고, 1일 2 pound 이상 혹은 1주 4pound 이상 체중 증가가 있을 때 의료인에게 보고하도록 교육한다.
- 거품뇨(소변 내 단백질 시사) 발생 시 의료인에게 알리도록 한다.
- Aspirin(저농도 aspirin은 제외)이나 celecoxib(Celebrex), ibuprofen (Advil, Motrin), Naproxen(Aleve)와 같은 NSAIDs는 추가적인 출혈을 막기 위해 피하도록 교육한다.

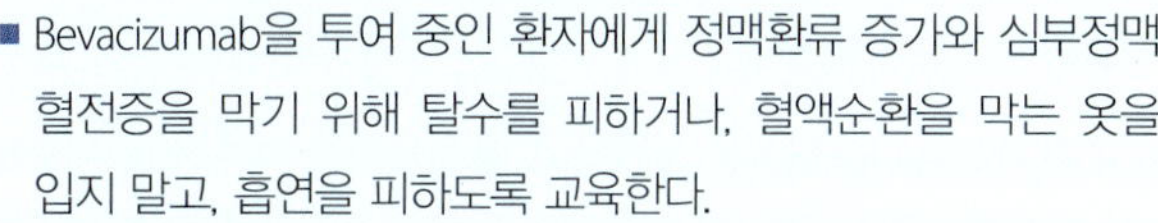

- Bevacizumab을 투여 중인 환자에게 정맥환류 증가와 심부정맥 혈전증을 막기 위해 탈수를 피하거나, 혈액순환을 막는 옷을 입지 말고, 흡연을 피하도록 교육한다.
- 가임기의 여성에서는 치료 중이나 치료 완료 후 12개월까지 임신을 피하도록 한다.
- 모유수유 여성에게 치료 중이나 치료 후 60일까지 수유를 중단하도록 한다.
- 피부부작용의 악화를 막기 위해 직사광선이나 태닝을 피하도록 교육한다.
- Erlotinib 투여 중에는 흡연을 피하도록 교육한다.
- Gefitinib을 투여하면서 warfarin을 투여하는 환자에게 INR 검사를 꼭 받도록 한다.

평가

- 환자/가족/간병인의 요구가 충족되었다.
- 환자/가족/간병인은 치료와 관련된 부작용, 유해반응을 이해한다.
- 환자/가족/간병인은 부작용, 유해반응을 최소화하는 방법을 이해한다.
- 부작용은 효과적으로 관리된다.
- 환자는 감염이 없다.
- 환자의 체액이나 전해질균형은 정상수치 안에서 조절된다.

Proteasome 억제제

Bortezomib

Bortezomib(Velcade)는 공통 proteasome 경로에 일부인 26S proteasome을 억제하는 작용을 한다(표 29-1 참조). **Proteasome**은 세포질이나 세포핵에 있는 거대 단백질복합체로, 단백질 발현을 조절하고 세포 내에 손상되거나 오래된 단백질을 분해시킨다. 이 작용은 세포기능을 활성화하거나 억제하는 데 중요하다. 이 체계는 세포주기 진행을 조절하는 물질(특히 oncogene 생성물과 cyclin)의 발현, suppressor gene(특히 Tp53), 세포자멸사를 신호하는 단백질 등을 중재한다. Proteasome이 암세포와 정상세포 모두 존재할지라도, 암세포는 정상세포에 비해 proteasome 억제에 더 큰 영향을 받는다. 그래서 Proteasome 억제는 암세포의 분열을 억제하고 세포자멸사를 증가시킨다. Bortezomib은 주로 **mantle-cell**

lymphoma나 **multiple myeloma** 조절에 사용된다.

약동학 Bortezomib은 정맥주시로 투여된다. 80% 이상이 단백질에 결합하여 심근조직을 포함한 대부분의 조직에 분포된다. 반감기는 9-15시간이다. Bortezomib은 간의 CYP3A4, CYP2C19, CYP1A2 효소에 의해 대사된다. 현재 제거경로는 알려져 있지 않다.

약역학 Bortezomib은 26S proteasome의 활성을 억제한다. 이 억제는 세포주기 checkpoint 활성을 증가하고, 세포증식을 억제하고, 세포자멸사에 대한 신호체계에 더 잘 반응하도록 한다. 그 결과 암세포의 증식은 억제되면서 세포자멸사는 증가하게 된다.

부작용 및 유해반응. Bortezomib의 가장 흔한 부작용으로는 오심, 구토, 식욕부진, 복통, 변비, 설사, 미각저하 등이 있다. 대부분의 환자들은 말초신경변증의 발생이나 영구적인 말초신경변증의 악화를 경험하며, 감각소실이나 기립성 저혈압과 같은 증상을 동반한다. 다른 일반적인 부작용으로는 두통, 불면증, 발진, 가려움, 등통, 관절통, 골통, 근경련 등이 있다. 호흡기계 증상으로는 호흡곤란, 기침, 폐렴 등이 있다. 무기력증이나 미열도 상대적으로 흔하다. 중등도에서 심한 혈소판감소증, 빈혈, 백혈구감소증 또한 치료 중 발생할 수 있다.

흔하지는 않지만 심각한 심장과 폐 부작용도 보고된 바 있다. 울혈성 심부전의 발생이나 악화, 좌심실기능의 저하, 폐렴 등이 발생할 수 있다.

추가적인 신경학적 부작용으로 불안, 피로, 두통, 무기력, 어지럼, 불면, 시야흐림 등이 발생할 수 있다. Bortezomib 투여 중인 환자에게서 가역적 후백질뇌병증 증후군(**reversible posterior leukoencephalopathy syndrome, RPLS**)가 발생할 수 있다. RPLS는 간질, 고혈압, 두통, 무기력, 혼동, 시각이상(시각소실 포함) 또는 다른 신경학적 이상을 동반한 가역적인 신경학적 상태를 말한다.

Bortezomib이 암세포를 급격히 죽이기 때문에 고칼륨혈증과 고인산혈증을 동반하는 종양용해증후군이 발생할 수 있다. 이 부작용은 bortezomib 치료시작 시 종양의 크기가 큰 환자에게서 더 잘 발생한다.

약물 상호작용. CYP3A4 효소를 억제하는 약물은 bortezomib의 혈청내농도를 증가시켜 심한 부작용의 위험을 증가시킨다. 그러한 약물에는 ketoconazole, atazanavir, clarithromycin, indinavir, itraconazole, nefazodone, nelfinavir, ritonavir, saquinavir, telithromycin, voriconazole, amprenavir, aprepitant, diltiazem, fluconazole, verapamil, cimetidine이 있다.

CYP3A4 효소의 활성을 증가시키는 약물은 bortezomib의 혈중농도를 감소시켜 효과를 떨어뜨린다. 그러한 약물에는 ripamfin, carbamazepine, phenytoin 등이 있다.

혈관신생억제제

Temisirolimus/sirolimus

Temisirolimus(torisel)과 이것의 대사물인 sirolimus는 이 계통의 대표적인 약물이다. 이 약물의 목표는 mammalian target of rapamycin(mTOR)라 알려진 protein kinase이다. Temisirolimus 또는 sirolimus가 FKBP-12라 불리는 세포내 단백질에 결합하게 되면 직접적으로 mTOR의 활성을 억제하게 된다. mTOR의 억제는 VEGF의 농도를 크게 낮추게 된다. 게다가, 특히 신장세포암에서 mTOR의 억제로 인해 세포분열성 신호전달경로가 방해받게 된다. 이 약은 주로 진행된 신장세포암의 조절을 위해 사용된다.

약동학 Temisirolimus는 정맥주사로 투여된다. 이 약은 간에서 CYP3A4에 의해 광범위하게 대사되어 sirolimus를 포함한 5대의 활성 대사산물을 만든다. Temisirolimus의 반감기는 17시간이고, sirolimus의 반감기는 54시간이다. 이 약과 대사물들은 대변을 통해 배설된다.

약역학 temisirolimus와 이 대사물들은 세포내 단백질에 결합하여 복합체를 형성하여 신장세포암에 존재하는 mTOR라는 protein klnase를 억제한다. 이러한 억제 결과 신장세포암은 혈관을 잃게 된다. mTOR의 억제는 또한 cyclin D의 생산을 감소시켜 세포주기의 진행이 일어나지 않게 한다. 신장이 저산소 상태되어 신장세포암 증식은 억제된다.

부작용 및 유해반응. Temisirolimus에 대한 과민반응은 흔하며 전처치가 추천된다(간호과정 참조). 고혈당은 temisirolimus 치료 중인 환자에서 흔하며(89%), 경구 고혈당 약물이나 인슐린이 필요할 수도 있다. 다른 흔한 부작용으로는 두통, 불면증, 오심, 구토, 요통, 관절통, 근육통, 점막염과 설사 등이 있다. 발진, 가려움, 손발톱장애, 피부건조, 여드름, 상처회복이상과 같은 피부증상도 나타날 수 있다.

호흡기계 부작용으로는 간질성 폐렴이나 간질성 폐질환이 있다. 간기능장애나 신기능장애도 보고되어 왔다. 심혈관계 부작용으로 부종, 흉통, 고혈압, 정맥혈전증, 혈전정맥염 등이 있을 수 있다.

약물 상호작용. CYP3A4 효소를 억제하는 약물은 temsirolimus의 혈청내농도를 증가시켜 심한 부작용의 위험을 증가시킨다. 그러한 약물에는 ketoconazole, atazanavir, clarithromycin, indinavir, itraconazole, nefazodone, nelfinavir, ritonavir, saquinavir, telithromycin, voriconazole, amprenavir, aprepitant, diltiazem, fluconazole, verapamil, cimetidine이 있다.

CYP3A4 효소의 활성을 증가시키는 약물은 bortezomib의 혈중농도를 감소시켜 효과를 떨어뜨린다. 그러한 약물에는 ripamfin, carbamazepine, phenytoin 등이 있다.

ACE 억제제나 angiotensin II 수용체 억제제 등을 복용 중인 환자는 temosirolimus 치료 동안 얼굴이나 상기도에 혈관부종의 발생위험도가 증가한다. Temosirolimus와 sunitinib의 병합요법은 홍반성 구진반점성 발진과 통풍/연조직염과 같이 입원이 필요한 피부독성을 나타낼 수 있다. 인플루엔자, 홍역, 볼거리, 풍진, 소아마비, BCG, 황열병, 수두, 티푸스와 같은 생백신의 사용은 temosirolimus 치료 동안에는 피해야 한다.

단일클론항체

단일클론항체(monoclonal antibodies)는 특정한 세포막 표면 단백질에 광범위한 효과를 갖는다. 현재 암치료에 사용되고 있는 모든 FDA의 승인을 받은 단일클론항체들은 정맥주사되는데, 위장관을 통해 투여되면 단백질의 구조가 변형되거나 비활성화되기 때문이다.

항암치료를 위해 공학적으로 설계된 단일클론항체는 정상 세포표면의 단백질이나 ligand를 표적항원으로 삼는다. 항암치료의 이상적인 표적항원은 암세포에 특이적이어야 하며, 세포표면에 위치해야 하고, 혈류로 퍼져서는 안 되며, 숫자가 많아야 하며, 암세포 생존에 역할을 하는 것이어야 한다.

단일클론항체는 암세포표면에 발현된 표적항원을 목표로 한다. 단일클론항체의 부작용은 면역체계 활성화, 표적항원의 위치, 단일클론항체의 종류와 연관되어 있다. 몇몇의 단일클론항체는 암세포의 항암치료에 대한 민감성을 증가시키거나 항암치료 내성을 극복하게 해 준다.

항체나 면역 글로불린의 기능은 항원을 인식하여 다른 혈청내 단백질과 상호작용하여 항원이나 항원과 연관된 세포를 제거하는 것이다. Y 형태의 항체는 두 활성부위(Fab, Fc)가 있으며, 두 가지 활성을 가진다.

1. 항체의 Fab 부분은 특정한 항원을 인식하여 결합하는 항원결합부위를 포함한다.
2. Fc 부분은 항체의 끝부분으로 면역체계가 항체가 결합한 세포를 죽이도록 신호를 보낸다.

항체와 항원의 결합은 아주 선택적이어서 열쇠와 자물쇠가 맞는 것과 같다. 항체가 선택적으로 특정한 항원에 결합하게 되면 그 항원/항체 복합체가 깃발이나 목표가 되어 다른 면역세포를 유인하여 결합된 세포를 제거하게 된다.

단일클론항체는 단일세포에서 복제되어 생산되며, 오직 한 개의 특별한 항원만 인식한다. 1975년에 개발된 혼성세포(hybridoma) 기술은 단일클론항체의 대량생산을 가능하게 하였다. 이 기술에서 쥐는 정제된 항원을 접종 맞고, 쥐의 비장에서 항체생성세포가 추출된다. 그러면 항체생성세포는 골수종세포(항체를 생산할 수 없는 immortal cell)와 융합된다. 항체생성세포가 골수종세포와 융합되게 되면 특정한 단일클론항체를 대량으로 생산할 수 있게 된다.

단일클론항체가 특정한 암세포의 표적항원에 결합하게 되면 암세포는 비활성화되거나 파괴된다. 여기에는 여러 가지 기전이 작용한다.

- 세포성장신호와 같은 항원의 정상 생물학적 효과를 직접적으로 방해하여 암세포의 성장을 막는다.
- 결합된 단일클론항체의 Fc 부분이 면역체계의 phagocyte, T cell, NK cell들을 불러들여 cytokine을 분비하게 하여 항체의존 세포-매개 세포독성(ADCC)을 촉진하여 표적세포를 파괴하게 된다.
- 보체계를 활성화시키는 보체의존 세포독성을 일으켜 항체가 결합된 세포의 면역체계에 의한 파괴를 증가시킨다.
- 직접적으로 세포자멸사를 유도한다.
- 인간항체에서 모든 단백질 서열은 인간의 것만을 갖도록 설계된다. 인간항체는 대개 umab이라는 접미사가 붙는다(표 29-2 참조)

마우스와 단일클론항체는 쥐에서 유래한다. 쥐항체는 인체에서 반감기가 아주 짧고, CDC와 ADCC체계에서 반응을 이끌어내기 때문이 인간항체만큼 효과적이지 않고, 인간항-마우스항체(human anti-mouse antibodies, HAMA)를 야기하여 쥐항체를 중성화시키고 종양에 덜 효과적으로 만든다. 쥐항체는 일반적으로 접미사로 "momab"이 붙는다. 키메라 단일항체(Chimeric monoclonal antibody)는 접미사 "ximab"으로 끝나며, 인간과 쥐의 단백질 서열 모두를 포함한다(일반적으로 70% 인간, 30% 쥐이다).

인간단일클론항체(humanized monoclonal antibody)는 "zumab"으로 끝나며, 인간과 쥐의 유전자서열을 모두 포함하지만 키메라로 간주되지는 않는데, 이것은 키메라로 단일클론항체에 비해 인간서열을 더 많이 포함하고 있기 때문이다. 보통 인간의 것이 90–95%이고 쥐의 것은 5–10% 정도이다.

단일클론항체가 명명되면 단지 접미사를 통해 구성이 어떻게 되는지 뿐만 아니라 이름을 보고 표적이 무엇인지도 알 수 있다. 만약 단일클론항체의 일반명에 u를 포함한다면, 이 약의 목표는 종양세포이다. 단일클론항체는 비결합형으로 다른 어떤 것도 결합되지 않을 수 있다. 이러한 약물을 다른 항암약물과 결합할지도 모른다(예, 항암화학약물, 독, 방사선동위원소). 특정한 종양세포에 표적이 되도록 항체와 결합된 약제라 하더라도 근처의 건강한 세포에 부정적인 효과를 일으킬 수 있으며, 특히 방사선동위원소가 사용될 시 그렇다. 만약 표적항원이 정상세포에도 발견되는 것이라면 그러한 세포에도 피해를 입힐 수 있을 것이다.

암치료에 사용되는 주요한 네 가지 단일클론항체로는 alemtuzumab, ibritumomab tiuxetan, rituximab 및 tositumomab 등이 있다(표 29–1 참조). 원형약물차트 29–3에 rituximab의 특정 약리학적 정보를 설명하였다.

Alemtuzumab

Alemtuzumab(Campath)는 세포표면의 CD52 항원에 작용하는 비결합성 humanized monoclonal antibody이다. CD52는 대부분의 B–와 T– 림프구, 상당수의 monocyte, macrophage, NK cell, 몇몇의 granulocyte, stem cell, mature spermatozoa에서 관찰된다. 정상세포가 이 항원을 발현할지라도 이 항체의 파괴작용 시 암세포가 더 민감하게 반응하다. 이 약은 주로 만성 림프구성백혈구의 치료를 위해 사용된다.

약동학 Alemtuzumab은 정맥주사로 투여된다. 반감기는 12일이며, 안정상태수치는 약 6주에 도달한다. 모든 단일클론항체는 표적세포표면에 결합하여 표적세포를 파괴시키기 때문에 그 잔해는 혈액을 통해 간으로 이동하며 대변을 통해 배설된다

약역학 Alemtuzumab는 CD52 표면항원을 발현하는 백혈구세포에 결합하여 항체 의존성 용해를 일으킨다. T-cell prolymphocytic leukemia 세포가 가장 잘 반응하고, monocytes와 monocytic leukemia는 이 항원을 비슷한 정도로 발현함에도 불구하고 잘 반응하지 않는다. 비결합성 단일클론항체로써 이 약은 세포자멸사 신호를 유도하고 보체로써 T cell의 공격과 세포파괴를 활성화시킨다. 또한, Alemtuzumab은 TNF, IL–6, INF-gamma의 방출과 연관이 있다.

부작용 및 유해반응. Alemtuzumab 치료의 주요 부작용은 피로로, 주사거부반응이나 범혈구세포감소증과 관련은 없다. 이 약의 주의문에서는 심한 정도에 따라 용량의 조절이나 감소를 필요로 하는 심각한 골수억제에 대해 경고하고 있다. 이 억제는 표준세포독성 화학요법을 받는 환자에게서 더 심하게 일어날 수 있다. 추가적으로 열, 오심, 오한, 혈압변화, 고혈당, 저산소증과 같은 주사반응이 흔하고, 항히스타민제나 acetaminophen의 사전투약을 자주 필요로 한다. 몇몇의 환자는 이후 주사에 반응이 감소되기도 한다.

약물 상호작용. 이 약과 상호작용하는 약물은 특별히 보고된 바가 없다. 그러나 비슷한 약리적 기전을 가진 약물과의 병용투여는 독성을 포함한 부작용을 증대시킬 수 있다.

Ibritumomab tiuxetan

Ibritumomab tiuxetan(Zevalin)은 결합형 마우스과(murine) 단일클론항체이다. Ibritumomab은 항체이고, tiuxetan은 Indium–111이나 Yttrium–90이 결합할 수 있는 linker-chelater이다. Rituximab과 같이 이 약은 인간 B 림프구에서 특히 발현하는 세포표면항원인 CD20에 결합한다. 이 약은 주로 세포표면에 CD20 항원을 발현하는 B–세포형 비호지킨성 림프종에 사용된다.

약동학 Ibritumomab tiuxetan은 정맥주사로 투여된다. 물리적인 반감기는 64시간이고, 방사능 감지에 결정되는 생물학적 반감기는 30시간이다. 이 약은 신장을 통해 약간 배출되기도 하지만, 주로 대변을 통해 배출된다.

약역학 Ibritumomab tiuxetan은 B 림프구나 림프종세포의 CD20 항원에 결합한다. CD20 항원에 결합하면서 결합된 방사선핵종인 Y–90에 의해 방출되는 베타선으로 발생한 free radical은 표적세포와 주변세포에 손상을 일으킨다. 세포손상은 세포가 분열하는 것을 방지하고 세포사를 일으킨다.

부작용 및 유해반응. Ibritumomab tiuxetan의 주의문에는 발열, 오심, 오한, 혈압변화와 같은 주사반응에 대해 경고하고 있다. 심한 주사반응의 경우 약을 중단해야 한다. 덜 심한 주사반응은 항히스타민제와 acetaminophen과 같은 사전투약으로 조절해야 한다. 몇몇의 환자는 두 번째 또는 계속되는

원형약물차트 29-3

Rituximab

약물분류 단일클론항체 상품명: Rituxan 임신범주: C	**용량** A: IV: 375mg/m2 IV 4 용량을 매주 1회씩; 추가 4 용량을 반복할 수도 있음
금기 가임 여성, 임신 중 혹은 수유기 여성; 과거 B형 간염 환자; 활성형 세균 혹은 바이러스감염상태; 중등도에서 심한 신장, 간, 그리고/혹은 심장질환; 혹은 이미 존재하는 폐섬유종 환자	**약물-임상검사-음식 상호작용** 약물: 항고혈압제와 병용 시 저혈압이 강화된다. 골수억제작용을 가진 다른 약과 병용 시 골수억제가 강화되어 감염 및 출혈위험이 커진다. 백신효과가 저하될 수 있다. 임상검사: 모름 음식: 모름
약동학 흡수: 정맥내주사 후 100% 생체이용률 분포: 세포외액 및 골수를 거쳐 이차적으로 림프조직(일차적으로 이자). 대사: 대변에 세포잔해 나옴.	**약역학** 항체가 B-림프구의 CD20 세포표면항원에 특징적으로 결합
치료효과/응용 CD 20-양성 비Hodgkin 림프종(NHL) 중등도에서 심한 류마티스성 관절염(낮은 용량) 작용기전: CD20-양성 림프구 및 림프종 세포에 결합하여 보체-의존 세포독성, 항체의존 세포성 세포독성 및 세포자멸사를 유발.	
부작용 골수억제 종양 용해증후군, 저혈압, 야간 발한, 관절 및 근육통, 두통, 주사부위 통증	**유해반응** 주입반응 휴면 바이러스의 재활성, 폐섬유증, 심장부정맥, 심부전

A, adult 성인; IV, intravenous 정맥내

주사에서 반응이 약해지기도 한다. 이 약에 대한 추가적인 경고주의문은 심각한 혈구감소증, 심각한 피부, 피부점막반응, 임신 중 투여 시 태아손상과 이차성 장애를 일으킬 수 있다고 경고하고 있다. 다른 모든 단일클론항체와 같이 이 약은 심각한 골수억제를 일으키기 때문에 투여량의 조절이나 감소가 심각성에 따라 필요할지도 모른다. 이러한 부작용은 표준세포독성 화학요법을 받는 환자에서 더 심하게 일어난다. Ibritumomab tiuxetan의 주사반응이나 골수억제와 관련되지 않는 부작용이나 역효과로는 오심, 구토, 설사, 복통, 기침, 발진, 가려움, 두드러기가 있을 수 있다.

약물 상호작용. Ibritumomab tiuxetan은 다른 항응고, 항혈소판 치료와 병행했을 때 출혈의 위험성을 증가시킨다. 다른 특별한 약물 상호작용은 보고된 바 없다. 그러나 비슷한 약리적 효과를 지닌 약물과 병용사용하는 것은 독성을 포함한 부작용을 증가시킬 것이다.

Tositumomab

Tositumomab(Bexxar)는 뮤린(murine) 단일클론항체로 방사성 iodine-131과 결합되어 있다. Rituximab과 ibritumomab tiuxetan가 같이 CD20 세포표면항원을 발현하는 인간 B 림프구에 특이적으로 결합한다. 이 약은 주로 Rituximab에 반응하지 않는 B-cell 비호지킨성 림프종에 사용된다.

약동학 Tositumomab은 정맥투여된다. 485mg을 투여했을 때 중간 혈액 청소율은 68.2mg/시간이다. 평균 반감기는 67시간이다. 방사능 동위원소(131I)의 반감기는 8일이고, 소변을 통해 제거된다.

약역학 Tositumomab은 CD20 양성 림프구나 림프종세포에 우선적으로 결합하여 면역학적 효과를 일으켜 세포독성을 일으킨다. 항체의 작용은 보체 매개 세포용해의 유도, 항체 의존 세포독성, 세포자멸사의 유도를 포함한다. 방사능은 항체로 표지된 세포뿐만 아니라 항체가 결합하지 않거나 표적항원을 발현하지 않는 인접 세포에도 작용한다(교차파괴효과). 그러한 작용이 함께 일어나면서 CD20 양성 림프구나 림프종세포의 순환을 고갈시킨다.

부작용 및 유해반응. Tositumomab의 주의문에서는 과민반응(아나필락시스), 심각한 골수억제, 태아손상에 대해 경고하고 있다. Tositumomab 특유의 부작용과 유해반응에는 무

기력, 두통, 저혈압, 오심, 구토, 복통, 설사, 갑상선기능저하증, 기침, 호흡곤란, 흉막삼출, 폐렴 등이 있다. 방사면역치료와 연관된 독성은 급성, 지연성, 만성으로 발생할 수 있다. 가장 흔한 급성 독성으로는 발열, 피로, 두통과 오심으로, 저혈압과 알레르기 반응은 덜 흔하다. 지연독성으로는 호흡곤란, 발열, 감염징후, 염증, 배뇨통, 발진, 관절통, 골수억제 등이 있다. 만성 독성으로는 골수형성이상, 급성백혈병, 이차성 종양, 갑상선기능저하증이 있다. 다른 단일클론항체처럼 이 약은 심각성에 따라 용량의 조절이나 감소를 필요할 정도의 심각한 골수억제를 일으킬 수 있으며, 세포독성화학요법치료를 받고 있는 환자에서는 더 심하게 발생할 수 있다. 추가적으로, 발열, 오심, 오한, 혈압변화, 고혈당, 저산소증과 같은 주사반응도 흔하며, 항히스타민제나 acetaminophen 전투약을 필요로 하는 경우가 자주 있다. 몇몇의 환자는 주사를 계속하면서 반응이 감소된다.

약물 상호작용. Tositumomab은 다른 항응고, 항혈소판 치료와 병행했을 때 출혈의 위험성을 증가시킨다. 다른 특별한 약물 상호작용은 보고된 바 없다. 그러나 비슷한 약리적 효과를 지닌 약물과 병용사용하는 것은 독성을 포함한 부작용을 증가시킬 것이다.

간호과정
환자-중심 협력간호

암치료를 위한 Proteasome 억제제, Angiogenesis 억제제, 단일클론항체

사정

- 약물과의 상호작용을 피하기 위해 처방전, OTC 약물, 제산제, 영양보충제, 비타민류, 약초 등을 포함한 현재의 약물치료에 대한 목록을 포함한 자세한 약물 과거력을 조사한다.
- 처음 표적치료를 하기 전과 치료 중에 환자의 신체정보와 같은 기본정보를 얻는다. 키, 몸무게, 활력징후, lab 결과(CBC, 요산, 전해질, 간검사, 신장검사, 심장 관련 검사, 섭취량과 배설량) 등을 포함한다.
- CBC, 요산, 전해질, 간기능검사, 신장기능검사와 같은 검사를 치료시작과 치료 동안 일정한 간격(주-월)을 두고 시행한다.
- 수술방법에 대한 환자나 가족의 지식을 평가한다.

간호진단

- 표적치료와 관련된 지식의 부족
- 치료의 독성과 피부부작용과 관련된 손상된 피부통합성의 위험
- 골수억제와 관련된 감염의 위험
- 치료의 위장관 효과와 관련된 수분부족의 위험
- 표적치료와 관련된 전해질불균형의 위험

계획

- 환자/가족/간병인은 항암치료 계획의 일부로써 표적치료에 대해 말로 표현한다.
- 환자/가족/간병인은 표적치료와 관련된 부작용이나 유해반응에 대해 보고한다.
- 환자/가족/간병인은 표적치료와 관련된 부작용에 대한 위험을 최소화하는 전략을 말로 표현한다.
- 환자의 부작용은 환자가 견딜 수 있으며, 삶에 위험을 주지 않을 정도로 조절해야 한다.
- 환자는 감염이 없어야 한다.
- 환자의 수액이나 전해질균형은 정상범위 안으로 조절해야 한다.

간호중재

- 간기능과 신장기능을 치료 동안 최소 한 달에 한 번 검사한다.
- 특정 표적치료에 대해 확립된 프로토콜에 따라 전처치 처방을 한다.
- 표적치료약물의 관리, 준비, 투여, 조제에 있어 병원 정책을 따른다.

Bortezomib

- 세포용해증후군의 위험을 줄이기 위해 치료 전, 동안, 후에 적절한 수분공급을 한다. 
- 세포용해증후군의 증상(소변배출량 감소, 고칼륨혈증, 고혈압)을 검사한다. 
- 치료 동안 매 방문 시 환자의 말초감각과 혈압을 검사한다.
- 예방적 allopurinol 치료가 필요한지 의료진과 상의한다.
- 혈청 포타슘 수치를 면밀히 감시한다.

Temsirolimus/Sirolimus

- 소생도구를 근처에 두고 주사 첫 15분 동안 환자 곁에 있는다. 그 이후 주사 동안 활력징후는 15-30분마다 체크하고, 주사 완료 후 1시간 동안에도 체크한다. 
- 약물투여 전, 동안, 후에 환자의 혈당을 체크한다.
- 환자에게 Temsirolimus/Sirolimus에 대한 과민반응이 있지는 없는지 물어본다.  
- 만약 diphenhydramin 25-50mg IV나 유사 항히스타민제를 처방받은 경우 투여 약 30분 전에 약물을 투여한다.
- 공복혈당과 혈청전해질을 치료 중 2주마다 검사한다.
- 호흡기계 독성 발생여부 확인을 위해 흉부 X-선 검사를 주기적으로 한다. 

단일클론항체

- 단일클론항체에 있어 정맥주입 주사반응은 흔하다. 소생도구를 근처에 두고 주사 첫 15분 동안 환자 곁에 있는다. 그 이후 주사 동안 활력징후는 15–30분마다 체크하고, 주사 완료 후 1시간 동안에도 체크한다.
-  Rituximab의 투여 시 세포용해증후군의 위험을 줄이기 위해 치료 전, 동안, 후에 적절한 수분공급을 한다.
-  단일클론항체는 심각한 골수억제를 일으켜 감염의 위험성을 증가시킬 수 있다.
- 감염의 증상이나 징후를 감시한다.
- Alemtuzumab을 투여하는 환자는 일반적으로 치료 첫째날에 예방적인 항생제 투여를 시작하여 심각한 감염의 위험성을 줄인다. 예방적 항생제는 치료종료후 2개월까지 투여한다.
- Gemtuzumab ozogamicin은 간독성을 일으킬 수 있다. 간기능을 면밀히 감시한다.
- Rituximab 치료시작 전 B형 간염 바이러스의 감염 유무를 조사한다.
- 배설량과 혈청 포타슘 수치를 면밀히 감시한다.
- 세포용해증후군의 증상(소변배출량 감소, 고칼륨혈증, 고혈압)을 확인한다.

일반

-  흑색변, 커피색 출혈, 쉽게 발생하는 출혈, 멍과 같은 출혈증상을 보고하도록 한다.
-  유해반응과 심각한 부작용의 증상, 특히 열, 오한, 인후통, 부종, 체중 증가, 숨참 등의 증상이 있을 시 보고하도록 한다.
-  위장통, 복통, 피부나 눈의 황색화, 흑색뇨, 비정상적인 피로를 포함하는 간기능장애를 시사하는 증상은 즉시 보고하도록 한다.
- 알코올이나 아세트아미노펜과 같이 간에서 제거되거나 간독성이 있는 불필요한 약물은 피하도록 한다.
- 가임기의 여성에서는 치료 중이나 치료 완료 후 12개월까지 임신을 피하도록 한다.
- 모유수유 여성에게 치료 중이나 치료 후 60일까지 수유를 중단하도록 한다.

Bortezomib

-  환자나 가족에게 경련, 지속되는 두통, 시야감소, 혈압 증가, 시야흐림과 같은 증상은 즉시 보고하도록 한다.
-  치료전, 치료 중, 치료 후 2일까지 최소 4리터의 수분을 매일 마시도록 교육한다. 24시간 동안 수분섭취를 계속하는 것의 중요성을 강조하고, 수분섭취계획을 하도록 도와준다.
-  적절한 수분섭취를 방해하는 오심이나 구토증상이 있을 시 즉시 의료진에게 알리고 비경구적 수분섭취를 시작할 수 있도록 한다.
-  시야흐림, 복시, 심한 피로 시 운전이나 위험한 기계 작동을 피하도록 교육한다.

Temsirolimus/Sirolimus

- 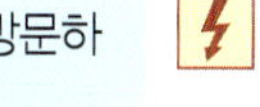 얼굴, 입술, 혀의 부종이 있을 시 즉시 가까운 응급실에 방문하도록 한다.
- 당뇨병이 없는 환자에서 고혈당 증상(심한 갈증, 소변량이나 빈도의 증가)이 있을 시 보고하도록 한다.
-  당뇨 환자에서는 혈당을 더 자주 검사하도록 한다. 만약 처방된 당뇨약이 목표 혈당을 유지하는 데 충분하지 않다면 당뇨치료 관련 의료진을 방문하도록 교육한다.
- 환자와 같이 사는 가족에게 종양전문의와 상의 없이 어떠한 예방접종도 받지 않도록 한다.

단일클론항체

- 환자에게 골수억제와 감염에 대한 증상이나 징후에 대해 교육한다.
-  Alemtuzumab 치료를 받고 있는 환자나 가족에게 치료 중이나 치료 완료 후 2달까지 생백신 접종을 받지 않도록 한다.
-  방사성동위원소가 결합된 항체(ibritumomab tiuxetan, tositumomab)를 투여 중인 환자에게 주사 후 얼마 정도 방사능이 있으며, 다른 사람에게 4–7일 동안 위험한 방사선을 일으킬 수 있다고 교육한다. 약물투여 후 1주까지 다음의 사항을 조심하도록 교육한다.
  - 다른 침대에서 자도록 한다.
  - 어린이나 임산부에서 6 피트 이상 거리를 유지한다.
  - 공공장소에서 시간을 보내는 것을 제한한다.
  - 다른 화장실을 사용하고 소변은 앉아서 보도록 한다.
  - 손을 자주 씻고, 특히 화장실 사용 후나 생식기를 만졌을 때 더 자주 씻도록 한다.
  - 수분섭취를 많이 하도록(최소 매일 3L 이상) 한다.
  - 다른 사람과 식사도구를 분리하여 사용한다.
  - 다른 사람과 세탁물을 분리하여 세탁한다.
  - 일회용품 사용을 피하도록 한다.
  - 성적인 접촉이나 임신을 피하도록 한다.
  - 흘린 소변이나 체액에 오염된 물질들을 청소하여 다른 사람이 부적절하게 만지지 않도록 한다.

평가

- 환자/가족/간병인의 요구가 충족되었다.
- 환자/가족/간병인은 치료와 관련된 부작용, 유해반응을 이해한다.
- 환자/가족/간병인은 부작용, 유해반응을 최소화하는 방법을 이해한다.
- 부작용이 효과적으로 관리된다.
- 환자는 감염이 없다.
- 환자의 체액이나 전해질균형은 정상범위 안에서 조절된다.

핵심 웹사이트

American Cancer Society: *www.cancer.org/cancer/cancerbasics/thehistoryofcancer/the-history-of-cancer-cancer-treatment-targeted-therapy*

National Cancer Institute: *www.cancer.gov/cancertopics/factsheet/Therapy/targeted*

National Comprehensive Cancer Network: *www.nccn.org*

학습 질문

1. 유방암 항암치료를 받는 환자가 왜 그녀의 여동생처럼 trastuzumab(Herceptin)을 투여받지 않는지를 물었다. 무엇이 가장 옳은 답인가?
   a. "당신의 유방암세포는 estrogen수용체 양성이고 표적치료가 필요하지 않다."
   b. "당신은 당신의 여동생보다 나이가 많아 치료를 잘 견디기 힘들 것이다."
   c. "약이 비싸고, 당신의 의료보험이 커버하지 못한다."
   d. "당신의 암세포가 trastuzumab의 표적을 가지고 있지 않다."

2. Imatinib을 투여받는 환자에게 교육을 할 때 간호사가 반드시 포함해야 할 중요한 원칙은?
   a. 이 약을 복용할 때 포도주스를 마시지 말라.
   b. 이 약을 복용하는 동안 두통이 오면 즉시 응급실에 방문한다.
   c. 당신 암이 항암제에 내성을 보이기 전, 항암제는 약 2개월만 효과를 나타낸다.
   d. 식전 1시간 내지 식후 3시간에 공복상태에서 복용해야 한다.

3. Epidermal growth factor/수용체 억제제를 투여받는 환자에게 무엇이 우선적인 간호진단인가?
   a. 골수억제와 호중구결핍증과 관련된 감염의 위험
   b. 피부부작용과 관련된 피부손상 위험
   c. 혈소판 활성 저하와 관련된 손상 위험
   d. 탈모증으로 인한 신체 이미지 손상

4. 어느 종류의 표적치료제를 투여할 때, 간호사는 투여반응에 항상 주의해야 하는가?
   a. Tyrosine kinase 억제제
   b. Multikinase 억제제
   c. Monoclonal 항체
   d. Proteasome 억제제

5. Sunitinib(Sutent)를 복용하는 환자가 그녀의 손과 발의 피부가 빨간색으로 변하고, 통증이 있고, 물집이 잡힌다고 말했다. 간호사로서 최선의 반응은 무엇인가?
   a. 이것은 미약한 부작용이므로 서류로만 남기면 된다.
   b. 추운 날씨에 외출할 때 장갑을 끼도록 환자에게 충고한다.
   c. 환자에게 손을 젖게 하거나 음식을 만지지 말라고 충고한다.
   d. 만약 항암제 감량이 필요한지 여부를 종양의사에게 결정하도록 알린다.

6. Tositumomab(Bexxar)을 투여받는 환자에게 간호사가 교육 중에 가장 중요한 것은 무엇인가?
   a. 이 약물을 투여받고 1주일 동안 술을 피한다.
   b. 전체 치료기간 동안 담배를 피한다.
   c. 이 약을 투여받은 후 1주 동안 화장실을 따로 쓰고 소변은 앉아서 보아야 한다.
   d. 식전 1시간 내지 식후 2시간에 공복상태에서 복용해야 함을 명심한다.

7. Erlotinib을 복용하는 환자가 피해야 할 행동은 무엇인가?
   a. 술 마시는 것
   b. Aspirin 혹은 aspirin 성분이 포함된 약물복용
   c. 군중이나 아픈 사람들에게 자신을 노출하는 것
   d. 직사광선 혹은 태닝 침대에 노출하는 것

8. 표적치료제를 투여받는 환자가 왜 St. John's wort를 피해야 하는지 간호사에게 묻는다. 간호사로서 가장 옳은 답은 무엇인가?
   a. 이 약초는 대부분 표적치료제의 혈중농도를 높이고, 심한 부작용 혹은 유해반응의 위험을 높인다.
   b. 이 약초는 대부분 표적치료제의 혈중농도를 낮추고, 약효를 줄인다.
   c. 표적치료제는 St. John's wort의 혈중농도를 높여 이 약초의 과량에 의한 위험을 증가시킨다.
   d. 표적치료제가 장내에서 St. John's wort와 결합하여 두 가지다 흡수를 방해한다.

9. Imatinib(Gleevec)을 복용하는 환자가 지난 주 몸무게가 5파운드가 늘었다. 이것이 우려할 만한 이유가 되는가?
   a. 아니다. 체중증가는 이 약이 식욕을 증가시키기 때문에 예상되는 부작용이다.
   b. 그렇다. 체중증가는 대사의 느림과 갑상선기능저하증의 가능성을 나타내는 것이다.
   c. 그렇다. 체중증가는 수분저류 및 신장기능이상의 가능성을 나타내는 것이다.
   d. 그렇다. 체중증가는 imatinib과 loop 이뇨제의 약물 상호작용을 나타내는 것이다.

답: 1. d, 2. a, 3. b, 4. c, 5. d, 6. c, 7. d, 8. b, 9. c

30장

생물학적 반응조절물질

학습목표

- 표준항암치료에서 생물학적 반응조절물질로 분류되는 약물의 작용기전을 비교한다.
- 다른 유형의 생물학적 반응조절물질 적응증, 흔한 부작용 및 유해반응, 투여 경로, 고려사항을 설명한다.
- Interferons, 집락자극인자 및 interleukin-2의 세 가지 흔한 부작용을 설명한다.
- 단일클론항체 치료 투여에 의한 아나필락시스양 반응과 아나필락시스 반응을 구분한다.

생물학적 반응조절물질(biologic response modifier, BRM)은 신체면역계를 증가시키는 데 사용되는 약물종류이다(또 다른 종류의 면역자극제들은 표적치료로 사용되는 단일클론항체이며, 제29장에서 다루고 있다). **재조합 DNA(recombinant DNA**, 다량의 인간단백질을 생산하는 유전공학 과정) 그리고 **하이브리도마 기술(hybridoma technology**, 다량의 단일클론항체 생성을 위해 마우스를 사용하는 과정)은 생물학적 반응조절물질의 상업적 다량 생산을 가능하게 하는 두 가지 발전이다(그림 30–1). Interferons(알파, 베타, 감마), colony-stimulaing factors, interleukin 및 단일클론항체는 일부 BRM로 알려져 있다. 단일클론항체의 예외와 함께 생물학적 반응조절물질은 면역계 세포에 의해 생산되는 복합단백질이다(그림 30–2). BRM을 투여받는 개인은 면역약화 상태에서 동시에 사용하는 약과 약초 사용을 상담받아야 한다(약초 경고 30–1).

약초 경고 30-1

생물학적 반응조절물질

약초약물은 BRM을 투여받는 사람에게 권장되지 않는다. 몇몇 약초(예, elderberry, echinacea, 인삼, goldenseal, 녹차)는 면역계를 자극한다. 그러나 BRM을 투여받는 사람은 면역이 억제되어 있고, 약초약물과 동시에 투여하는 것이 권장되지 않는다.

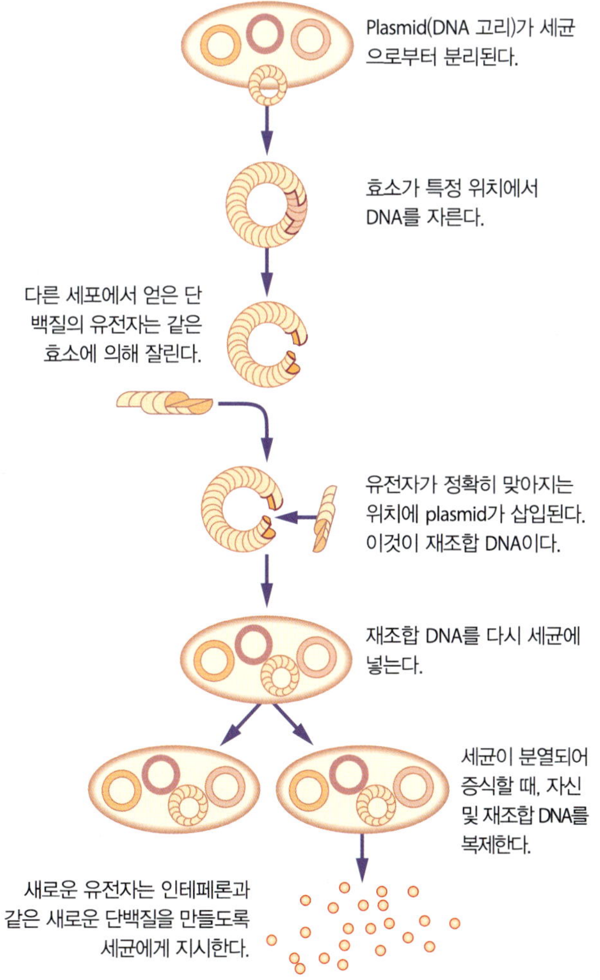

그림 30-1 재조합 DNA(Recombinant DNA)

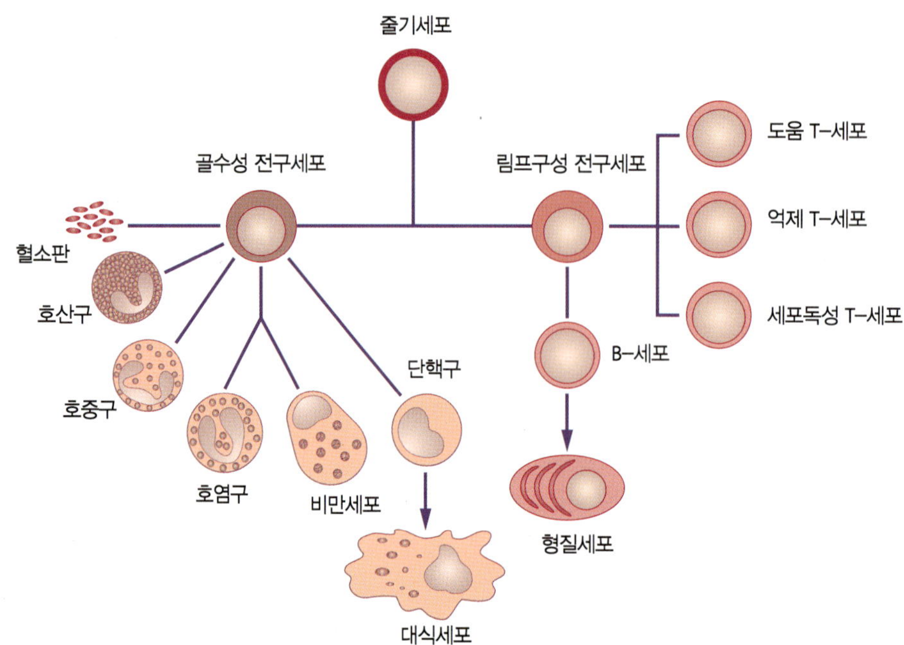

그림 30-2 **면역계의 세포들**

BRM의 세 가지 기능이 알려져 있다.

- 숙주 면역기능을 증강시킨다(면역조절).
- 암의 활성을 파괴하거나 억제한다(세포독성/세포증식억제).
- 줄기세포의 분화를 촉진한다(다른 생물학적 효과; 그림 30-2 참조).

새로운 BRM 약물은 항상 개발 중이며, 임상적 효능을 위해 연구되고 있다. 이들 약물 중 몇몇 범주들은 미식품의약국으로부터 시판이 허용되었다. Interferons, 집락자극인자(erythropoietin-stimulating agents, 과립구 집락자극인자, 혈소판 성장인자) 및 interleukin-2. 또한 다수의 단일클론항체는 FDA에 의해 승인되었다(29장 참조). Interferons, 집락자극인자 및 interleukin-2가 이 장에서 다루어졌다.

Interferons

Interferon(IFN)은 1950년대에 처음 발견된, 자연적으로 생성되는 단백물질이다. Interferon은 알파(α) IFN, 베타(β) IFN 및 감마(γ) IFN의 세 가지 유형이 발견되었다. 각각 유형은 면역계에서 각기 다른 세포에서 생성된다. 모든 세 가지 유형은 재조합 DNA 기술로 생성된다. 1형 IFN은 알파 및 베타를 포함하는데, 이들은 효능세포의 알파- 혹은 베타-세포표면수용체에 선택적으로 결합한다. Interferon-gamma는 2형이며, 다른 세포표면수용체에 결합한다. I 및 II 유형의 IFN에 공통적 능력은 (1) 침입하는 미생물에 대해 저항을 증가시키는 면역계의 조절, (2) 세포증식의 감소 등이다. 그러나 각각 IFN은 특정한 기능을 가진다.

Interferon 알파

B-세포, T-세포, **대식세포(macrophage**, 단핵세포 유형-면역계의 주요 탐식세포) 및 null 세포가 바이러스 혹은 암세포에 대해 반응하여 IFN-알파(Roferon-A, Intron A)를 생성한다. 이 IFN은 항바이러스, 항증식 및 면역조절기능을 보이는데, 이는 IFN-알파가 세포내에서 바이러스 DNA 증식억제, 암세포증식억제 및 natural killer(NK) 세포활성 증강을 의미한다. 재조합 IFN-알파는 Roferon-A(알파-2a)와 Intron A(알파-2b)로 생산된다.

Roferon-A는 (1) 모발세포백혈병, (2) 만성 골수성 백혈병, (3) AIDS 관련 Kaposi 육종 치료에 사용된다. Intron A는 (1) 악성 흑색종, (2) 모발세포백혈병, (3) 비-Hodgkin 림프종, (4) AIDS 관련 Kaposi 육종, (5) 비악성 만성 B형 및 C형 간염과 첨규콘딜롬(condylomata acuminata) 등의 치료에 이용된다. 임상적으로 IFN-알파는 비-Hodgkin 림프종(중등도 단계), 피부 T-세포 림프종, 다발성 골수종, 신장세포암, 방광암 및 유암종(carcinoid, 암유사질환) 치료에 사용된다.

IFN-알파의 낭포내 주입은 낮은 단계의 방광암에서 성공적이다. 복강내 IFN-알파 투여는 난소암치료에, IFN-알파의 병변내투여는 흑색종 및 기저세포암치료에 적용된다. IFN-알파-n3은 인간백혈구 생 interferon이며, IFN-알파-2b와 동일한 수용체에 결합한다. 이는 난치성 혹은 재발성의 외부 첨규콘딜롬치료에 FDA로부터 사용이 승인되었다.

Interferon 베타

Interferon 베타(IFN-베타; Betaseron, IFN-베타-1b)는 다발성 경화증치료에 사용된다. 특히, 이 interferon은 (1) suppressor T-세포의 활성을 증강시키고(thymocyte-의존 임파구로 세포매개의 면역반응의 활성 부분인 면역반응을 정지시킴), (2) 염증반응 일으키는 cytokine 생성을 감소시키며, (3) 항원표출(antigen presentation, 면역계가 면역반응을 일으키기 위해 도입하는 요소)을 줄이고, (4) 중추신경계로 림프구의 이동을 억제한다.

Interferon 감마

Interferon 감마(IFN-gamma; Actimmune, IFN-gamma-1b)는 (1) 심한 악성 골화석증(osteopetrosis)을 가진 환자의 병 진행을 늦추고, (2) 만성 육아종 질환과 관련된 심한 감염의 빈도와 심한 정도를 감소시키며, (3) 만성 골수성 백혈병과 신장세포암 환자를 치료한다. IFN-gamma-1b는 (1) 대식세포의 산화성 대사를 증대시키고, (2) 항체의존 세포독성을 증강시키고, (3) 자연살해세포를 활성화시키고, (4) Fc 수용체(항체표면에)와 주요 histocompatility antigens(HLA)를 강화시킨다. 악성 골화석증은 선천성 질병으로 두 가지 특징적 결함을 가진다. 파골세포의 결함은 뼈의 과다증식을 야기하고, 탐식세포의 산화성 대사의 결함은 IFN-gamma-1b와 함께 증진된다. 만성 육아종 질환은 침입 미생물을 죽이는 효소결손과 연관된 백혈구기능의 유전적 결함이다.

약동학 IFN-알파는 간에서 대사되고 신장에 의해 여과된다. 그러나 신체는 투약용량의 80%를 흡수한다. 최고혈청농도는 투여 4-8시간 후에 도달한다. 비록 피하 및 근육내 투여가 선호되지만, IFN-알파는 피하, 근육내 및 정맥내 투여가 가능하다. 혈소판이 5만 이하인 환자에게는 피하주사가 추천된다. Interferons-알파-n3, -베타 및 -감마는 항암제로 사용되지 않기 때문에 더이상 언급하지 않는다.

부작용 및 유해반응

IFN-α의 주된 부작용은 유행성 감기증상이다. 이 외에 위장관, 신경, 심폐기능, 신장, 간, 혈액, 피부계통에 부작용들이 있다.

유행성 감기증상의 특징적인 증상에는 오한, 열, 피로감, 권태감, 근육통이 있다. 오한은 IFN-α 투여 후 3-6시간에 발생하며, 오한으로 진행할 수 있다. 열은 오한이 발생한 이후 30-90분 안에 101-104℉(39-40℃)로 발생할 수 있고, 약 24시간 정도 지속된다. 피로감, 권태감, 근육통은 양에 따른 부작용이다. 피로감은 **용량제한독성(dose-limiting toxicity)**이다(다시 말하면 부작용 시에 약용량을 줄이거나 약을 중단한다).

위장관 부작용에는 오심, 설사, 구토, 식욕부진, 미각변화, 구강건조증(입마름)이 있다. 이러한 부작용들은 경미하다. 식욕부진은 용량제한독성으로 고려된다.

신경학적 부작용들은 가역적이며(약복용을 멈춘 후) IFN-α 복용 환자의 70%에서 발생한다. 부작용에는 경한 혼동, 졸림, 과민성, 집중력 저하, 발작, 일시적 실어증(일시적인 말하는 기능의 상실), 환각, 피해망상, 정신병 등이 있다. IFN-α를 복용하는 환자에서 우울증, 자살사고, 자살시도가 발생하면 약의 중단이 필요하다.

심폐기능의 부작용들은 복용량과 연관이 있고, 고령과 기저 심장질환이 있는 환자에서 더 빈번하게 발생한다. 부작용들에는 빈맥, 창백, 청색증, 비특이적 심전도 변화, 드물게 심근경색증, 기립성 저혈압이 있다.

신장과 간의 부작용은 복용량과 관련되어 있고, 증상이 적거나 거의 없다. 부작용은 요소질소(BUN), 크레아틴 수치, 단백뇨, 간세포효소 수치의 상승 등으로 나타난다.

혈액학적 부작용들은 가역적이며, 복용량과 관련되어 있다. 부작용에는 호중구감소증(혈액 내 호중구 수의 감소)와 **혈소판감소증(thrombocytopenia**, 혈액 내 혈소판 수의 감소) 등이 있다. 호중구감소증은 보통 드물고 감염된 환자에서 미리 진단되지 않는다. 혈소판감소증은 고형 종양이 있는 환자보다 조혈(혈구세포의 형성에 영향을 미치는) 질환이 있는 환자에서 더 빈번하게 발생한다.

IFN-α의 피부계통 부작용에는 몸통과 사지의 반구진성 발진, 소양증, 주사부위의 과민증, 낙설(피부표피세포의 허물), 탈모증이 있다. 탈모증은 4개월 이상 치료 시에 발생할 수 있다.

용량과 준비

Roferon-A는 0.5mL에 3백만 국제단위(IU), 0.5mL에 6백만 국제단위(IU), 0.5mL에 9백만 국제단위(IU)로 채워진 주사기로 공급된다. 모든 주사기는 36-46℉(2-8℃)로 보관되어야 한다. 주사기는 얼거나 흔들면 안 되고, 빛으로부터 차단되어야 한다.

Intron A는 일회용 유리병(가루나 액체), 다회용 유리병, 다회용 펜으로 공급된다. 동결건조된 가루는 일회용이며, 10, 18, 50백만IU로 이용된다. 가루는 1mL의 희석액(주사를 위해 소독된 물)로 녹이며, 용해시키기 위해 천천히 돌린다. 마지막 유리병의 농도는 10, 18, 50백만IU/mL이다. 주사용 일회용 유리병은 10백만IU(백만IU/mL)로 사용할 수 있다. 다회용 유리병은 18백만IU(3백만IU/0.5mL), 25백만IU(5 백만IU/0.5mL)로 사용할 수 있다. 주사용 다회용 펜은 3백만IU(22.5백만IU/1.5mL 농도, 3백만IU/0.2mL 주사, 6회 포함), 5백만IU(37.5백만IU/1.5mL 농도, 5백만IU/0.2mL 주사, 6회 포함), 10백만IU(75백만IU/1.5mL 농도, 10백만IU/0.2mL 주사, 6회 포함)으로 사용할 수 있다. 다회용 용액과 펜은 36-46℉(2-8℃)로 보관되어야 한다. 표 30-1에 IFN-α 복용량과 응용 및 고려사항들이 쓰여 있다.

투약

IFN-α의 투여는 IFN-α, 쥐 면역 글로불린 항체 혹은 어떤 관련된 물질에 대한 과민반응이 있다고 알려진 환자에서는 금기되어 있다. 심각한 심장 · 신장 · 간질환이 심한 환자와 발작질환 또는 중추신경계 손상이 있는 환자에서도 조심스럽게 사용되어야 한다. 제조사는 적절한 의사의 조언하에 18세 이상에서 처방받을 것을 권하고 있다. 가임기 여성에서

표 30-1 생물학적 반응조절물질: Interferons

일반명(상품명)	투여경로 및 용량	응용 및 고려사항
interferon 알파-2a(Roferon-A)	모발세포백혈병: A: subQ/IM: 3 백만IU 매일, 16-24wk 동안, 이후 유지 용량으로 3 백만IU-subQ/ IM 3회/wk 만성 골수성 백혈병: A: subQ: 9 백만IU 매일(점차 초기용량인 3 백만IU 매일을 3일 동안에서 6 백만IU, 3일 동안으로 증량 그리고 이후 최종 9 백만IU dose 매일로 증량)	모발세포백혈병, 만성 골수성 백혈병, 첨규콘딜롬 및 AIDS- 관련 Kaposi's 육종치료. 피로, 통증, 동통, 발열, 오한 및 두통 같은 감기 증상 유발. 임신범주: C; PB: UK; t½: 2-3h
interferon 알파-2b(Intron A)	모발세포백혈병: A: 피하/IM: 2 백만IU/m² 3 times/wk for up to 6 mo Kaposi's 육종: A: IM/subQ: 초기: 30 백만IU/m² 3회/wk, 심한 내성 혹은 16wk에 최대 반응까지; 단지 50-백만IU 강도로 사용하기; 심한 부작용 시 50% 용량 감소 악성 흑색종: A: 유도: 20 백만IU/m² IV 매일 20min 이상에 걸쳐, 5회 연속/wk, 4주간 Maint: 10 백만IU/m² subQ 3회/wk, 48wk 동안. 소포림프종: A: 5 백만IU subQ 3 times/wk for up to 18 mo. together with anthracycline-containing chemotherapy regimen and then alone after chemotherapy is completed	모발세포백혈병, 악성 흑색종의 수술을 위한 보조요법, 소포 비Hodgkin 림프종, 첨규콘딜롬, AIDS 관련 Kaposi's 육종 그리고 만성 B형 간염 및 비-A형 간염. 감기 유사 증상, 피로, GI 증상(오심, 구토, 설사) 야기됨. 낮은 혈액 세포수. CBC, AST, ALT, ALP, LDH 모니터링. 임신범주: C; PB: UK; t½: 2h
interferon 감마-1b(Actimmune)	체표면적: > 0.5m² A: subQ: 50mcg/m² 3회/wk 체표면적: <0.5m² A/C>1y: subQ: 1.5mcg/kg/dose 3회/wk	만성 육아종 질환치료. 감기 유사 증상 유발. 임신범주: C; PB: UK; t½: 0.5-6h
interferon 알파-n3(Alferon N)	첨규콘딜롬: A: 사마귀에 주사: 250,000units(0.05mL) 매주 2회; 최대: 8wk 치료종료 후, 반복하지 말기(>3 mo)	재발형 첨규콘딜롬(생식기 성병 사마귀)치료. 감기 유사 증상 유발. CBC, AST, ALT, ALP, LDH 모니터링. 임신범주: C; PB: UK; t½: 6-8h
interferon 베타-1b(Betaseron)	만약 다발성 골수종이 임상적으로 악화될 때에 줄임: A>18y: subQ: 0.0625mg 격일로 C: 권장 되지 않음	다발성 경화증치료. 감기 유사 증상 유발. 임신범주: C; PB: UK; t½: 8min-4.3h

A, adult 성인; AIDS, acquired immunodeficiency syndrome 후천성면역결핍증; ALT, alanine aminotransferase; ALP, alkaline phosphatase; AST, aspartate aminotranferase; C, child 소아; CBC, complete blood count; h, hour 시간; IM, intramuscular 근육내; IV, intravenous 정맥내; LDH, lactate dehydrogenase; maint, maintenance 유지; min, minute 분; mo, month 달; PB, protein-binding 단백결합; subQ, subcutaneous 피하; t½, half-life 반감기; UK, unknown 모름; wk, week 주; y, year 년; >, greater than 초과; <, less than 미만.

는 IFN-α가 혈중 estradiol과 progesterone 농도에 영향을 주기 때문에 처방받는 동안 피임을 할 것을 권하고 있다. 남성에서 생식기능과 기형이 발생할 영향에 대한 연구는 아직 증명되지 않았다.

IFN 처방을 받는 동안 주기적인 일반혈액검사(CBCs)와 간기능검사를 받을 것을 권한다. 제조사들은 반응이 있어 치료를 계속할지 반응이 없어 치료를 중단할지를 최소한 6개월 이상 IFN 치료를 받은 후에 결정할 것을 권하고 있다. 적절한 치료기간은 아직 정의되지 않았다. 특별히 악성 흑색종으로 치료받는 환자들은 IFN 치료를 받는 동안 수분공급을 잘 받아야 하는데, 심각한 부작용을 줄이기 위해서이다. 심각한 부작용이 발생하면 약의 용량을 50% 줄이거나 중단하는 것을 고려해야 한다. 미리 혹은 동시에 시행하는 화학치료요법이나 방사선치료는 IFN-α의 효과나 독성을 증가시킬 가능성이 있다.

집락자극인자

조혈 집락자극인자(hematopoietic colony-stimulating factor, H-CSF)는 골수줄기세포의 성장의 조절과 성숙, 분화를 자극하는 단백질이다. CSFs는 재조합된 DNA 기술로 제조된다.

CSFs가 종양세포를 직접 파괴하는 것은 아니지만 아래와 같은 이유 때문에 암치료에 유용하다.

- 치료 후 호중구감소증[**호중구(neutrophils)** 시간의 감소, 백혈구[WBC]의 종류가 화학요법 후에 감소한다] 기간 감소로 감염의 위험, 발생, 기간을 줄일 수 있다.
- 고용량의 약의 전달을 가능하게 한다. **골수억제(myelosuppression**, 골수활동의 억제)는 화학치료의 용량제한독성이다. 생명을 위협하는 부작용들로 인해 고용량, 아마도 종양세포파괴를 할 수 있는 양의 약이 처방되지 못한다. 집락자극인자는 골수억제독성을 최소화할 수 있으므로 고용량의 약을 처방할 수 있게 해 준다.
- 골수이식 후에 골수 회복시간을 줄여 준다.
- 대식세포와 과립구의 종양, 바이러스, 곰팡이 제거능력을 높인다.
- 골수억제 화학요법 후에 심각한 혈소판감소증을 막는다.

CSFs는 질병이나 치료로 인한 이차적인 호중구감소증 환자에서 쓰이고 있으며, 정맥내 혹은 피하 모두 처방될 수 있다. FDA에서 승인한 CSFs 용법은 erythropoietin-stimulating agents, 과립구 CSF, 과립구 대식세포 CSF, 혈전형성 성장인자이다.

Erythropoietin-Stimulating Agents

Erythropoietin-Stimulating Agents(ESAs)는 epoetin 알파(Procrit, Epogen), darbepoetin 알파(Aranesp)를 포함한다. **Erythropoietin**은 신장에서 생성되는 당단백이다. 저산소증(신체조직에 산소가 감소)에 반응하여 적혈구의 생성을 촉진한다. 특히 erythropoietin은 골수에서 적혈구전구세포(순환하는 적혈구가 될 모세포)의 분리와 분화를 자극한다. ESAs는 임상증례에서 정밀히 조사한 결과 암환자에서 ESAs를 받은 경우 적혈구 수혈을 받은 경우보다 사망률이 증가한 것으로 증명되었다. 그러므로 ESAs 조심스럽게 사용해야 하고, 지시하에 사용되어야 하는데, 이는 혈색소농도를 12g/dL 이상으로 올리기 위해 처방한 경우 사망률이나 심각한 심혈관계 사건을 일으킬 가능성이 증가하기 때문이다. Procrit는 만성 신질환(CRF), zidobudine(AZT) 치료를 받는 HIV 감염자, 항암화학치료, 수술을 받은 빈혈이 있는 환자에서 FDA의 승인을 받아 사용할 수 있다. Aranesp는 CRF로 인한 빈혈과 nonmyeloid malignancies에서 FDA의 승인을 받았다. 빈혈이 있는 환자에서의 ESAs 처방은 적혈구 수혈의 필요성과 빈도를 감소시킬 것이다.

약동학. ESAs는 정맥내(push) 혹은 피하로 주입될 수 있다. 제조사에 따르면 정맥내로 주입된 ESAs의 제거율은 first-order kinetics를 따른다(간과 신장의 혈류를 통해 제거되는 과정). CRF 환자에서 순환하는 약의 양이 절반이 되는 시간은 4-13시간이다. Procrit의 혈장농도는 적어도 24시간 동안 확인된다. CRF 환자에서 procrit을 피하로 주사하면 최고혈청농도에 5-24시간 후에 도달한다. CRF가 있는 환자에서보다 CRF가 없는 정상인에서 정맥내로 주사된 Procrit의 반감기는 20% 정도 더 짧다. 이 BRM에 대해 원형약물차트 30-1에 자세히 나와 있다.

부작용 및 유해반응

반드시 혈중혈색소의 농도는 12g/dL를 넘어서는 안 되는데, 사망률과 심각한 심혈관계 문제, 암성장률을 크게 증가시키기 때문이다. ESA에 반응하는 헤모글로빈의 주의 깊은 감시와 용량조절이 안전한 치료에 필수적이다.

Erythropoietin의 부작용에는 고혈압, 두통, 관절통, 오심, 부종, 피로감, 설사, 구토, 흉통, 주사부위 피부반응, 무력감, 현기증, 발작, 혈전, 알레르기 반응이 있다. 연구들에 따르면 ESA 처방에 보통 잘 순응하였고, 심각한 알레르기 반응이나 과민증은 보고되지 않았다. ESA 치료를 받고 있는 CRF 환자에서 초기치료 시에 혈색소 수치가 증가하면 혈압이 상승하였다. 투석을 받고 있는 CRF 환자의 25%에서 고혈압 약제를 시작하거나 증량하였다. 혈압의 상승은 혈색소 수치의 증가와 관련이 있을 것으로 예상된다. 그러므로 2주 안에 4점 이상 혈색소 수치가 상승할 경우 ESA의 감량을 권고한다. 비슷하게 혈색소 수치의 증가는 혈액투석을 받고 있는 환자에서 혈관 내 응고(인공신장과 연결된 부분의 혈관)를 일으킬 확률을 높일 것으로 예상된다. 인공신장의 응고를 막기 위해 ESA 치료를 받고 있는 환자는 헤파린 용량을 증가시킬 것이다. 임상시험 동안 ESA 치료를 받고 있는 CRF 환자에서 발작이 발생하였다. 치료의 첫 90일 내에 특히 더 분명하였다.

용량

Procrit은 CRF가 있는 환자에서 시작용량으로 50–100units/kg으로 주 3회 처방되어야 한다. 항암화학요법을 받고 있는 환자에서는 환자의 혈색소 수치가 10g/dL 이상일 경우 치료를 시작하면 안 된다. 혈색소는 안정 수치로 될 때까지 매주 확인되어야 한다. 용량은 수혈을 피할 수 있을 정도로 충분히 낮은 혈색소 수치를 유지하도록 적정량 투여되어야

원형약물차트 30-1

Epoetin 알파 (Erythropoietin)

약물분류 생물학적 반응조절물질 상품명: Epogen, Precrit, 🍁Eprex 임신범주: C 경고문구: 암환자에서 표적 Hgb가 >12g/dL일 때, ESAs는 사망 위험을 증가시킴.	**용량** A: Hemoglobin 표적을 유지하기 위해 용량을 조절 <12g/dL CRF: 50–100units/kg 3회/wk, 항암요법: 50–150units/kg 3회/wk 혹은 40,000units/wk IV: 투석 환자(투석치료 종료 시점에 투여) IV/subQ: 100 U/kg 3회/wk, 8 wk 동안(AZT-치료 HIV-감염 환자) 초기 EPO 용량을 <500 mU/mL로 하며, <4200mg 용량으로 AZT/wk; 치료반응이 안 좋으면 EPO를 >500mU/mL로 함. subQ: 항암요법
금기 조절 안 되는 고혈압, 포유류-세포 유래물 혹은 사람 albumin에 과민한 경우.	**약물-임상검사-음식 상호작용** 약물: 알려진 것이 없음 임상검사: Hematocrit 증가시킴, 혈장 수준을 낮춤 철 저장량이 모니터링과 대체 필요: 혈청 ferritin <100mcg/L이거나, 혈청 transferring saturation이 <20%일 경우 철보충제 치료 필요. 음식: 알려진 것이 없음 주의: 임신, 수유, 포르피린증; 어린이 안전은 확보된 것이 없음; 치사율 증가 그리고/혹은 암 진행, 만약 표적 hemoglobin이 12g/dL 넘으면 심각한 심혈관계 및 혈전증이 발생함.
약동학 흡수: subQ, IV 분포: PB: UK 대사: t½: 4–13h, CRF 환자에서; 정상 신장 사람에게서는 20% 미만 배출: 소변으로	**약역학** IV: 개시: 7–10d 최고: 2–4 wk 작용시간: UK subQ: 개시: 7–10d 최고: 5–4h 작용시간: UK
치료효과/응용 CRF 혹은 HIV 시에 AZT(zidivudine) 치료에 대한 이차적인 빈혈치료에 사용; 항암치료에 의한 이차적 빈혈치료에 사용 작용기전: 저산소 혹은 빈혈에 의한 RBCs 생성 증가	
부작용 행복감, 고혈압, 관절통, 오심, 부종, 피로, 주사부위 반응, 발진, 설사, 호흡곤란	**유해반응** 발작, 고칼륨혈증 생명위협: 뇌졸중(CVA), 심근경색증

A, adult 성인; CRF, chronic renal failure 만성 신부전증; h, hour 시간; HIV, human immunodeficiency virus 인간면역결핍바이러스; IV, intravenous 정맥내; PB, protein-binding 단백결합; RBC, red blood cell 적혈구; subQ, subcutaneous 피하; t½, half-life 반감기; UK, unknown 잘 모름; wk, week 주; <, lee than 미만; 🍁, Canadian drug name 캐나다 약이름.

한다. 성인에서의 Procrit 시작 용량은 150unit/kg으로 주 3회 혹은 40,000unit/week로 피하로 투여한다. 용량은 혈색소 수치가 2주 안에 1g/dL 이상 상승하거나 수혈을 피하기 위한 정도를 넘으면 25% 줄여야 한다. 혈색소 수치가 수혈을 필요로 하는 정도를 넘으면 용량을 유지해야 하고, 전 용량의 25% 낮춘 용량으로 다시 시작해야 한다. Aranesp는 매주 0.45mcg/kg으로 피하로 주입하거나, 500mcg로 매주 3번 피하로 주입한다. 만약 혈색소의 수치가 수혈을 피하기 위한 정도를 넘으면, 용량은 혈색소 수치가 수혈이 필요한 정도로 도달할 때까지 유지되어야 한다. 이때 용량은 과거의 25% 정도로 줄어야 한다. ECAs는 8주간의 치료에도 높은 농도의 혈색소나 수혈이 지속적으로 필요한 경우 중단되어야 한다. 반면에 화학요법의 종료 시에 ESAs도 멈추어야 한다.

아래는 환자가 ESA에 반응하거나 반응을 유지하지 못할 때 반드시 고려되어야 하고 평가되어야 하는 상황들이다.

1. 철결핍
2. 기저질환, 염증 혹은 악성 과정
3. 잠혈검사
4. 기저 혈액학적 질병
5. Folic acid, vitamin B_{12} 결핍
6. 용혈
7. 알루미늄 독성
8. 낭성 섬유성 골염(부갑상선기능항진으로 인한 이차적인 섬유성 낭종과 결절 형성)

투약

Erythropoietin-Stimulating Agents 처방은 (1) 조절되지 않은 고혈압, (2) 포유류 기원 조직에 대한 과민반응, (3) 인간의 albumin, polysorbate에 대한 과민반응이 있는 환자에서 금기이다. 철저장능도 erythropoietin 치료 중에 일어나야 한다. Transferrin 포화도는 최소한 20%여야 하고, ferritin은 적어도 100ng/mL여야 한다. 철분공급은 증가되어야 하고, Erythropoitin-stimulated erythropoisis의 지지를 위해 transferrin saturation을 유지해야 한다. ESA 약과 상호작용은 없다.

Aranesp는 polysorbate가 보존된 유리병에서 1mL 일회용으로 이용가능하다.

ECAs의 준비사항은 다음과 같다.

1. 흔들지 않는다. 왜냐하면 흔드는 것이 당단백의 변성을 일으켜서 생물학적으로 비활성화되게 할 수 있기 때문이다.
2. 유리병을 36–46℉(2–8℃) 사이에서 보관하고 얼리지 않는다.
3. 일회용 유리병의 Procrit은 보존제가 없기 때문에 쓰지 않은 약은 반드시 즉시 폐기되어야 한다. 다회용 유리병은 보존제가 있고, 반드시 36–46℉(2–8℃) 사이에 보관해야 한다. 첫 사용 후 21일 후 폐기한다.
4. Aranesp를 빛으로부터 보호한다.

과립구 집락자극인자

재조합 DNA 기술은 인간 **과립구(granulocyte**, 감염에 대항하는 백혈구의 한 종류)에 대한 집락자극인자를 만들었다. 두 개의 상업적으로 이용가능한 형태는 filgrastim(Neupogen)과 pegfilgrastim(Neulasta)이다. **과립구 집락자극인자(granulocyte colony-stimulating factor, G-CSF)**는 단핵구(백혈구의 한 종류), 섬유모세포(미성숙한 섬유를 생산하는 세포), 내피세포(심장내강과 혈관림프관을 이루는 세포)부터 만들어진다. 그리고 골수 안에서 호중구(과립백혈구, 백혈구)의 생성을 조절한다. 또한, 환자에서 감염의 발생률을 감소시키기 위해 다음과 같은 조건에서 사용가능하도록 승인하였다. (1) 골수억제 항암화학요법을 받는 경우, (2) 급성 골수성 백혈병에서 대하여 공고요법 시에, (3) 암에서 골수이식을 받는 경우, (4) 말초혈액 전구세포 수집과 치료 시(줄기세포를 동원하여 치료하기 위해), (5) 심각한 만성 호중구감소증에서. G-CSF는 고형암과 혈액 악성 종양에서 화학치료의 부가수단으로 평가되며, 여러 논문들에서 많은 다른 화학치료요법과 함께 사용되며, 평가되었다. Filgrastim과 pegfilgrastim은 G-CSF의 상업적으로 이용가능하도록 허가받은 형태이다. 원형약물차트 30–2에서 filgrastim(Neupogen)과 pegfilgrastim(Neulasta)에 대해 설명하였다.

Filgrastim

약동학. Filgrastim 처방 시에 2단계의 호중구 반응 결과가 나온다. 이른 반응은 24시간 내에 나오며 2번째 순환 호중구의 최고치가 화학치료로 인한 **최하점(nadir**, 혈구세포의 가장 낮은 수치) 때에 나타난다. 확산으로 인한 호중구 수치의 증가는 투약을 시작한지 4-5일 후에 나타나는데, 그 시기는 골수억제의 종류와 투약량, 환자의 기저질환, 과거 치료 경력에 따라 다를 수 있다. 정상인과 암환자에서 모두 G-CSF의 반감기는 3.5시간이다. 청소율은 대략 0.5-0.7mL/min/kg이다.

부작용 및 유해반응. Filgrasim 치료의 부작용은 오심, 구토, 골통증, 탈모, 설사, 호중구감소증, 열, 점막염, 피로, 식욕부진, 호흡곤란, 두통, 기침, 피부발진, 흉통, 전신적 무력감, 인두염, 위염, 변비, 비특이적 통증이 있다. 이러한 반응들 중 골통증은 유일하게 G-CSF 치료 중 지속적으로 관찰되며, 골수의 팽창과 연관이 있다. 골통증은 경도에서 중등도의 심각도로 나타나며, 비마약성 진통제로 잘 조절된다. 골통증은 상대적으로 고용량 정맥하치료(20–100mcg/kg/day)를 받는 환자에서 저용량 피하치료(3–10mcg/kg/day)를 받는 환자보다 더 빈번하게 발생한다. 드물게 비장파열이 발생할 수 있으며, 우상복부통증이나 어깨끝에 통증을 호소하는 환자에 있어서 비장비대나 비장파열을 평가해야 한다. 또한, 드물게 패혈증이 있는 호중구감소증 환자에서 성인호흡곤란증후군이 나타날 수 있고, 겸상적혈구빈혈을 가진 환자에서 겸상적혈구위기를 일으킬 수 있다.

용량. G-CSF는 화학요법을 받기 전 24시간과 받은 후 24시간 동안 처방되어서는 안 되는데, 이는 빠르게 분열하는 골수세포에 작용할 수 있기 때문이다. G-CSF는 화학요법 약물에 의해 파괴되어야 할 세포들이 빠르게 분열하는 것을 촉진한다. G-CSF는 피하와 정맥하로 주사할 수 있다. 골수억제 항암화학요법을 받고 있는 환자에서 추천되는 G-CSF 용량은 5mcg/kg/day을 피하 혹은 정맥내로 15–30분 동안 주입하는 것이다. 약물의 용량은 절대호중구수(ANC)의 최저농도의 정도와 기간에 따라 화학요법 주기마다 5mcg/kg/day씩 증량할 수 있다. **절대호중구수(absolute neutrophil count, ANC)**는 아래의 식으로 정의된다.

총 백혈구 수(WBC)×(% 호중구 + % bands)

G-CSF는 치료시작 1–2일 후에 호중구 수치를 일시적으로 증가시킬 수 있다. 그러나 충분한 치료적 반응을 얻기 위해서 G-CSF 치료는 화학요법 후 ANC 최저농도가 10,000/mm^3가 될 때까지 지속되어야 한다. 예측되는 ANC 회복 이전에 조기 G-CSF 치료중단은 추천되지 않는다. 골수이식을 위해 사용되는 G-CSF 용량은 10mcg/kg/day를 4시간 동안 정맥내로 주입하거나 24시간 이상 정맥으로 지속적으로 주입하는 것이다. 초기용량은 반드시 적어도 세포독성 화학요법 24시간 후, 골수 주입 24시간 후에 주어져야 한다. 그 다

원형약물차트 30-2

Filgrastim과 Pegfilgrastim

약물분류 과립구 집락자극인자 상품명: Neupogen, G-CFS, Neulasta 임신범주: C	**용량** A: IV/subQ: 5mcg/kg/d Neupogen C: Neupogen: 5mcg/kg/d; Neulasta: 6mg subQ×1 항암 사이클 동안 특정 프로토콜 참조
금기 대장균–유래 단백질에 과민한 경우; 세포독성 화학요법 24시간 전 혹은 후. 주의: 임신, 수유; 어린이에게서 안전이 확보 안됨	**약물–임상검사–음식 상호작용** 약: 알려진 것이 없음 임상검사: 젖산, LDH, alkaline phosphatase 증가; WBC 및 호중구 수 증가 음식: 알려진 것이 없음
약동학 흡수: subQ: 흡수 좋음 분포: PB: UK 대사: t½: 2–3.5h; Neulasta: 15–80h 배출: 소변으로	**약역학** IV/subQ: 개시: 24h 최고: 3–5d 작용시간: 4–7d
치료효과/응용 골수억제 화학요법을 하는 AML 환자와 골수이식을 하는 환자 등에서 감염가능성을 낮춤, 고형암과 혈액악성암에서 보조치료로 사용, 자가이식에 사용된 전구줄기세포의 움직임을 위해, 심한 만성 중성구 결핍증의 치료에 사용. 작용기전: 호중구 생성 증대 및 이들 세포탐식작용 증가.	
부작용 오심, 구토, 골격근 통증, 탈모, 설사, 열, 피부발진, 식욕부진, 두통, 기침, 흉통, 인후통, 변비	**유해반응** 호중구결핍증, 호흡곤란, 비장비대, 건선, 혈뇨 생명위협: 혈소판결핍증, 심근경색증, 폐혈증 환자에게 ARDS, 비장파열

A, adult 성인; C, child 소아; d, day 일; h, hour 시간; inf, infusion 주입; IV, intravenous 정맥내; LDH, lactate dehydrogenase; PB, protein–binding 단백결합; subQ, subcutaneous 피하; t½, half–life 반감기; UK, unknown 잘 모름.

음의 용량은 ANC에 달려 있다. 줄기세포가동화(전구세포 수집)를 위한 G-CSF 용량은 10mcg/kg/day로 피하 혹은 정맥으로 한꺼번에 혹은 지속적으로 주입된다. G-CSF는 첫 백혈구제거혈 수혈보다 4일 전에 주어져야 하며, 마지막 백혈구제거혈 수혈 때까지 지속되야 한다. ANC를 지속적으로 확인하고, WBC 수치가 100,000/mm^3 이상이 되면 용량을 변경한다.

투약. G-CSF 처방은 수컷과 암컷 쥐의 생식력에 영향을 준다고 증명되지는 않았다. 발암성 가능성에 대해서도 알려지지 않았다. 임산부나 요양병원 환자에게서 G-CSF 처방은 주의를 요한다. 제조사는 효과가 위험가능성을 넘을 때 사용할 것을 권한다.

Filgrastim의 소아에서의 효능은 충분한 자료가 소아에게서 성인에 비해 심각한 독성을 야기하지 않는다는 것을 나타냈음에도 아직 증명되지 않았다

아직 다른 약들과 filgrastim의 약물 상호작용에 대한 증거는 없다. 그러나 *E. coli*와 연관된 단백질에 과민증을 가진 환자에서는 처방이 금기된다.

준비. Neupogen은 filgrastim 300mcg를 1mL 유리병 안에 넣어 공급한다. 480mcg의 filgrastim을 1.6mL 혹은 채워진 주사기(SingleJect with UltraSafe needle guard)에 0.5mL 안에 300mcg 또는 0.8mL 안에 600mcg/mL의 filgrastim으로 공급한다. 유리병과 채워진 주사기 모두 방부제가 없어 제조사는 유리병과 주사기 모두 한 번만 사용되어야 하며, 6시간 이상 상온에 보관된 주사기는 모두 폐기되어야 한다고 권한다. Filgrastim은 36–46℉(2–8℃)로 냉장보관되어야 한다. 유리병과 주사기를 얼리거나 흔들어서는 안 된다.

Pegfilgrastim

약동학. Filgrastim은 신장에서 제거된다. Pegfilgrastim은 filgrastim의 pegylated 형태이다(**pegylation**은 polyethylene glycol[PEG]를 다른 분자에 추가하는 과정). 그래서 Pegfilgrastim은 더 큰 물질이기 때문에 신장을 통해 신체에서 쉽게 제거되지 않는다 신장에서의 제거율 감소는 이 G-CSF를 체내에 더 오랫동안 머물게 하고, 그로 인해 주사의 빈도 수를 낮춘다. Filgrastim은 효과를 보기 위해 적어도 2주 이상 매일 정맥 혹은 피하로 주입해야 하는데, pegfilgrastim은 효과를 보기 위해 화학요법 주기에 한 번씩만 주입하면 된다. 환자와 가족들에게 주입해야 하는 빈도의 감소는 매일 주사를 하기 위해 방문하는 부담을 덜어준다.

Pegfilgrastim은 열성 호중구감소증과 임상적으로 중요한 연관이 있는 화학요법을 받고 있는 비골수성 악성종양 환자에서 감염과 열성 호중구감소증를 감소시키는 것으로 FDA의 승인을 받았다.

부작용 및 유해반응. 가장 빈번한 부작용은 골통증인 것을 비롯해 filgrastim과 거의 유사한 것으로 나타났다. 골통증은 acetaminophen 650mg 혹은 ibuprofen 400mg을 4–6시간마다 경구투여했을 때 효과적으로 감소하였다.

용량과 투약. 추천 용량은 6mg의 pegfilgrastim을 화학요법 주기마다 화학요법 후에 적어도 24시간 후에 피하로 한 번 주사하는 것이다. 이 약을 세포독성 화학요법 14일 전과 24시간 후에 투여하면 안 된다.

준비, 보관, 관리. Pegfilgrastim은 0.6mL에 6mg을 담아 채워진 주사기로 주어진다. 이 무색의 보존제 없는 약품은 빛으로부터 차단되어야 하고, 36–46℉(2–8℃) 사이에서 냉장보관되어야 한다. 오직 한 번만 주입되어야 하며, 한 번도 사용되지 않은 pegfilgrastim은 반드시 폐기되어야 한다.

과립구—대식세포 집락자극인자

과립구—대식세포 집락자극인자(granulocyte-macrophage colony-stimulating factor, GM-CSF) 혹은 **sargramostim**은 조혈전구세포의 생존, 복제분화(maturation)를 돕는 성장인자 그룹에 속해 있다. 또한, 부분적으로 전구(모)세포를 과립성 대식세포(WBC의 일종으로 세균을 탐식하여 인식하고 파괴하는 역할)로 분리, 분화하게 한다. GM-CSF는 G-CSF와 달리 다중계통 요소로 골수단구성, 거핵세포성, 적혈구성 전구세포로 성장하게 유도한다. 활성화된 T-세포, 내피세포, 섬유모세포가 생체내에서 GM-CSF를 생성한다. 상품 GM-CSF 생산은 재조합 DNA 기술로 수행되었고, 골수재형성을 지지하고 유도하는 용도로 FDA의 승인을 받았다. (1) 급성 골수성 백혈병(AML)에서 관해 화학요법 (2) 자가 혹은 동종골수이식(BMT), (3) 자가 말초조혈모세포 이식, (4) BMT 실패 혹은 지연된 이식. Sargramostim(GM-CSF)은 Leukine이라는 이름으로 상업적으로 허가받았다. 원형약물차트 30–3에 sargramostim에 대한 약물자료가 있다.

약동학. GM-CSF는 자가 BMT에서 골수이식(골수와 순환하는 혈구의 활동성을 성장시키고 발달시킴)을 효과적으로 촉진시키는 것으로 확인되었다. 비호지킨성 림프종, 급성 림프구성백혈병, 호지킨병이 있는 자가 BMT 환자에서 GM-CSF 처방은 골수이식을 촉진하고, 항생제 사용기간을 줄이며, 감염 기간을 줄이고, 입원기간을 줄인다.

부작용 및 유해반응

GM-CSF 처방의 부작용에는 발열, 점막 질환, 무력, 불편감, 패혈증, 오심, 설사, 구토, 식욕저하, 간손상, 대머리, 발진, 말초부종, 호흡곤란, 혈액이상, 신기능부전, 중추신경계 질환이 있다. 이 약은 흉막 혹은 심막 삼출이 있는 환자에게 조심스럽게 처방해야 하는데, 체액저류를 증가시킬 수 있기 때문이다. GM-CSF 처방 시에 폐순환 안에서 과립구가 분리된다. 이 현상은 호흡곤란을 일으키며, 호흡기계 질병을 가지고 있는 환자에서는 GM-CSF를 투여하는 중이거나 투여하면서 특별한 관심을 기울여야 한다는 것을 의미한다. 환자가 호흡곤란을 경험한다면 GM-CSF 투여량을 줄이거나 중단해야 한다.

상심실성 부정맥(supraventricular arrhythmia)은 GM-CSF 투여 중에 보일 수 있어 기저 심장질환이 있는 환자에서 조심스럽게 처방해야 한다. 신장과 간의 기능부전으로 혈중 크레아틴, 빌리루빈 농도, 간기능검사 수치 증가는 GM-CSF 투여 중에 발생할 수 있다. 만약 이 수치들이 증가하면 GM-CSF 투여량을 감소시키고 중단해야 한다.

GM-CSF 치료는 과다한 말초혈액 혹은 골수 내 백혈병 골수모세포(>10%)와 GM-CSF, 유도, 다른 구성물질에 과민반응이 금기이다. 세포독성 화학요법이나 방사선치료에 대해 빠르게 분열하는 조혈전구세포의 민감성 때문에 GM-CSF는 화학요법 처방 24시간 전후와 방사선치료 12시간 전후에는 처방하면 안 된다.

GM-CSF는 완벽히 적용 대상이 된다면 임산부나 요양병원 환자에게 처방될 수 있다(예를 들어, 이익이 위험보다 더 클 때). 소아 인구에 대한 효능은 아직 인정받지 못했다.

발암성, 돌연변이 발생, 임신효과에 대해서는 아직 결정되지 않았다. 약물 상호작용에 대한 충분한 평가는 이루어지지 않았으나 GM-CSF의 골수형성 효과를 강하게 하는 리튬이나 스테로이드 사용은 주의를 기울여야 한다.

용량

GM-CSF의 추천되는 용량은 자가골수 주입 2–4시간 후에 250mcg/m^2/day로 21일간 2시간씩 주입한다. 또는 3일 연속 ANC가 >1500 cell/mm^3 될 때까지 11일간(완벽한 AML 관해요법 4일 후) 주입한다. 줄기세포 이식에 사용될 경우 줄

원형약물차트 30-3

Sargramostim

약물분류 과립구–대식세포 집락자극인자 상품명: Leukine 임신범주: C	**용량** A: IV: 250mcg/m^2/d을 2–h 주입 (골수동종이식 후 21일 동안) SubQ 투여를 프로토콜에 사용
금기 최종 방사선치료 후 12시간 이내 혹은 화학요법의 24시간 이내; 골수내에 과도한 골수모구세포백혈병; GM–CSF, 효모–기반 생성물에 민감한 경우. 주의: 임신, 수유, 심부전; 어린이 안전성 확립되지 않음; 어린이 사용에 대한 FDA 승인 없음	**약물–임상검사–음식 상호작용** 약: Lithium 및 steroid가 작용을 증가시킴 임상검사: WBC 및 혈소판, bilirubin, creatinine 및 간효소 증가시킴 음식: 알려진 것이 없음
약동학 흡수: IV: 흡수 좋음 분포: PB: UK 대사: t½: 2h 배출: 소변으로	**약역학** IV/subQ: 개시: 7–14d 최고: UK 작용시간: 투여 후 1주일에 기본적 WBC
치료효과/응용 동종골수이식에서 골수성장과 발육을 가속화시키고 혈구세포 수 증가시킴. 작용기전: 호산구, 대식세포, 단핵구 및 호중구 생성과 기능 활성 증가	
부작용 일반적으로 잘 견딤; 설사, 피로, 오한, 허약, 주사부위에 국소 자극; 말초부종, 발진	**유해반응** 늑간/심낭삼출, 오한, 위장관출혈, 호흡곤란

A, adult 성인; BMT, bone marrow transplant 골수이식조직; d, day 일; FDA, Food and Drug Administration 식품의약국; GI, gastrointestinal 위장관; h, hour 시간; IV, intravenous 정맥내; PB, protein–binding 단백결합; subQ, subcutaneous 피하; t½, half–life 반감기; UK, unknown 잘 모름; WBC, white blood cell 백혈구; wk, week 주.

기세포를 모으는 기간 동안 혹은 모으기 전 매일 주어진다. 줄기세포 재주입 이후에 사용되면 ANC가 >1500 cells/mm^3 가 될 때까지 매일 투여한다. 골수이식의 이식실패나 지연을 위해 사용될 경우 14일간 매일 2시간씩 반응을 평가하며 투여되어야 한다.

투약

GM-CSF는 정맥으로 2–4시간 동안 투여되거나 피하로 투여된다. 화학요법 24시간 안에 혹은 방사선치료 12시간 전후 안에는 처방하면 안 된다. 제조사는 심각한 거부반응, 모세포(덜 성숙한, 암세포의 가능성이 있는)의 출현 혹은 질병의 진행 시에 양을 줄이거나 멈추는 것을 권한다. 백혈구증가증으로 인한 합병증의 가능성을 피하기 위해 ANC가 >20,000 cells/mm^3 인 경우 멈추어야 한다.

준비

Leukein은 동결건조된 Leukein(250mcg)으로 사용가능하며, 섞어야 하는 무균, 흰색, 보존제 없는 파우더이거나 액상 Leukein(500mcg)으로 사용가능하다. 파우더는 주입을 위해 1mL의 멸균수를 사용한다. 섞는 동안 희석액이 유리병의 면으로 가야 하며, 흔들지는 말고, 조심스럽게 내용물과 섞어야 한다. 그리고 0.9% 염화나트륨과 희석되는 경우는 2시간 정맥주입을 준비할 때 뿐이다. 최종 용액의 농도는 10mcg/mL 이상이어야 한다. 주입은 준비로부터 완료가 될 때까지 안정성과 효능을 위해 6시간 안에 끝나야 한다. Sargramostim 파우더, 재형성된 유리병, 희석액은 36–46℉(2–8℃)에서 냉장보관되어야 한다. 액체 sargramostim 유리병은 36–46℉(2–8℃)에서 20일까지 보관될 수 있다.

혈소판 성장인자

Oprelvekin은 재조합된 인간 interleukin–11으로, 상품 Neumega로 이용가능한 **혈소판 성장인자**(*thrombopoietic growth factor*)이다. 이 약물은 예방할 심각한 화학요법으로 인한 혈소판감소증을 막을 수 있다. 제조사에 따르면, Oprelvekin은 거핵세포와 혈소판 생성을 자극한다. 이 효과를 통해 기능적, 형태적으로 정상적으로 순환하는 혈소판들을 만든다. Neumega는 심각한 혈소판감소증을 막고, 골수억제 화학요법을 받아 심각한 혈소판감소증의 위험이 있는 비골수성 악성종양 성인 환자들에서 혈소판 수혈의 필요성을 감소시키는 데 사용된다. Neumega는 골수소멸성(이식) 화학요법에는 쓰이지 않는다. 그리고 심각한 혈소판감소증을 막고 골수이식 화학요법을 받은 혈소판 이식의 필요성을 줄이는 데 사용될 수 있다. 효능은 과거에 화학요법을 받아 심각한 혈소판감소증을 경험한 환자들에게 가장 분명하다. 그러나 임상적으로 심각한 체액저류의 가능성이 사용을 제한하고 있다.

약동학. 투여는 화학요법이 끝난 후 6-24시간 후에 시작되어야 한다. 연구에 따르면 14일 동안 매일 피하로 주는 것이 용량에 따라 혈소판 수를 증가시키는 것으로 나타났다. 혈소판 수는 Neumega 처방 후 5-9일 사이에 증가하기 시작한다. 처방된 약을 멈춘 후에 혈소판 수는 7일까지 증가하고, 14일에 기저 농도로 돌아온다.

동물시험에서 Neumega는 혈청에서 빠르게 제거되며 관류가 높은 기관으로 분배된다. 신장은 제거하는 첫 번째 과정이고, 대부분의 생산물들이 배설되기 전에 대사된다. Neumega는 과민성이 있는 경우나 심부전이 있는 환자에서 처방해서는 안 된다.

부작용 및 유해반응

Neumega의 부작용에는 심각한 체액저류, 심혈관질환, 안질환, 심각한 과민반응이 있다. 말초부종, 운동성 호흡곤란, 기존의 흉막삼출액, 복수, 심막삼출액으로 인한 체액저류는 약을 끊고 나서는 회복이 가능하다. 일시적인 심방부정맥(세동 또는 조동)은 약 10%의 환자에서 발생하고, 시판 후 연구에서 심실부정맥 또한 발생하였다고 보고하였다. 이러한 부정맥들은 체액저류, 고령, 기저 심장질환과 관련이 있을 것으로 예상된다. 유두부종과 일시적 시야흐림은 약 1.5%의 환자들에서 보고되었다. 시판 후 연구에서도 아나필락시스를 포함한 과민반응이 발생하였고, 만약 기관지협착이나 아나필락시스 반응의 증거가 있다면 약을 중단해야 한다.

Neumega와 이뇨제를 포함한 약물 상호작용이 저칼륨혈증의 위험성을 증가시킬 수 있다. 헤모글로빈의 감소를 포함한 임상검사결과의 이상은 혈장부피의 증가(체액저류), 감소된 혈장단백(albumin, transferrin, 감마 글로불린), 증가된 혈장 fibrinogen과 관련이 있다. 어떤 연구에서도 발암가능성에 대해서 평가하지 않았고, 소아와 임신한 환자, 수유 중인 환자에서의 안정성과 효율성에 대한 평가도 없었다. 위의 경우에는 조심스럽게 평가되어야 한다.

표 30-4 Interleukin-2 투여 중지와 실행

기관계	아래 경우일 때 중지	아래 경우일 때 연속투여
심혈관	치료를 필요로 하는 심방세동, 상심실성 빈맥, 서맥을 가진 환자 혹은 이 질환들이 반복적이거나 지속적일 때. 수축기 혈압이 <90mm Hg이며, 승압제가 필요한 경우 흉통이 있든지 혹은 없든지 심근경색 혹은 허혈 시에 어떠한 ECG 변화가 있는 경우; 심장허혈의 느낌	환자는 자동적으로 정상 심장리듬을 회복함. 수축기 혈압이 90mmHg이고, 승압제 용량 안정 혹은 증가 환자는 증상이 없고, 심근경색이 배제되었고, 협심증의 임상적 의심이 낮음.
호흡	실내 O_2 포화도가 <94%이거나 nasal prongs에 의해 2L O_2 공급 시 <90%일 경우	실내 O_2 포화도가 94%이거나 nasal prongs에 의해 2L O_2 공급 시 90%일 경우
중추신경	보통의 혼돈과 불안을 포함하는 정신상태	정신상태가 완전히 해결됨
전신	환자가 패혈증 증후군을 가지고 임상적으로 불안정한 상태임	환자가 패혈증증후군으로부터 자유롭고, 임상적으로 안정한 상태이고, 감염이 치료가 되고 있음
신장	혈청 creatinine이 >4.5mg/dL 혹은 혈청 creatinine이 ≥4mg/dL(심한 체약량 증가, 산증 혹은 고칼륨혈증 시) 지속적인 소변량이 16–24시간 동안 10mL/h으로 발생하고 혈청 creatinine이 증가됨	혈청 creatinine이 <4mg/dL 그리고 체액과 전해질이 안정 상태임. 소변배출량이 >10mL/h이며 혈청 creatinine이 1.5mg/dL로 줄거나 정상화 됨.
간	증가된 복부, 간통증, 저혈당을 포함한 간부전 징후	모든 간부전증의 징후가 해결됨*
위장관	대변잠혈이 반복적으로 >3 to 4+	대변잠혈이 음성
피부	물집피부염(Bullous dermatitis) 혹은 이미 존재하는 피부질환의 악화(국소 steroid 치료 피하기)	모든 물집피부염의 징후가 해결됨

* 이 코스를 위해 모든 치료를 중단한다. 유해반응과 병원 퇴원 후 최소 7주가 지난 다음 새로운 코스의 치료시작을 고려한다.
BP, blood pressure 혈압; ECG, electrocardiographic 심전도의; h, hour 시간; MI, myocardial infarction 심근경색; O_2, oxygen 산소; >, greater than 초과; <, less than 미만.

표 30-5 Interleukin*

일반명(상품명)	투여경로 및 용량	응용 및 고려사항
interleukin–2(Proleukin)	휴식기간에 분리된 두 번의 5일간 치료 A: IV: 600,000 IU/kg(0.037mg/kg)의 용량을 최대 14회 투여 동안 q8h 15분 IV 주입을 실시한다. 9일의 휴식이 후, 14회 스케줄을 반복하여 최대 한 코스마다 28회	전이성 신장암 및 전이성 흑색종 치료에 사용. 만약 절대적으로 필요하지 않다면 dexamethasone을 투여하지 않는다. 이 약은 proleukin의 효과를 줄임.

* 환자가 IL–2를 어떠한 경로든, 어떠한 용량이든 그리고 어떠한 세팅이든–입원 혹은 외래–도성에 대한 신호를 항상 모니터링해야 한다.
A, adult 성인; d, day 일; h, hour 시간; IV, intravenous 정맥내; min, minute 분; wk, week 주.

부작용 및 유해반응

Kepivance의 가장 많은 부작용은 피부독성(발진, 홍반, 부종, 가려움증)과 구강 독성(혀비후, 구강/경부 주변 이상감각, 혀변색, 미각변화)이다. 다른 부작용에는 고혈압과 일시적인 혈중 리파아제, 아밀라아제 수치 증가이다. 가장 조심해야 할 발생가능성 있는 거부반응은 암성장을 자극할 가능성인데, 때때로 Kepivance에 의해 keratinocyte 성장인자가 자극되어 표피세포로 구성된 고형암의 성장이 자극될 수 있다. 이러한 이유로 이 약은 혈액암을 치료할 때 줄기세포 지지를 위한 골수억제 화학요법과 함께 사용될 때만 허용된다.

약물 상호작용

Kepivance는 헤파린에 붙기 때문에 Kepivance를 주입하기 전이나 주입한 후에 식염수로 헤파린이 포함된 관들을 세척해야 한다.

용량과 투약

Kepivance는 골수억제 화학요법을 투약 전 24시간과 투약 중 및 투약 후 24시간 동안에는 투여해서는 안 된다. Kepivance는 정맥내로 60mcg/kg/day을 골수억제 화학요법 3일 전과 3일 후에 총 6번 투약한다. 세 번째 약물은 화학요법을 하기 24–48시간 전에 투약한다. 네 번째 약물은 동일한 날 투약하지만, 그 이후로 세 번째 Kepivance 투약으로부터 적어도 4일 후에 줄기세포를 재주입해야 한다. 만약 헤파린을 이용한 관들은 Kepivance를 사용하기 전후에 식염수로 중심관들을 세척해야 한다.

준비, 보관, 관리

Kepivance는 희게 동결건조된 파우더로 사용될 수 있고, 1.2mL의 주사용 무균수에 타서 정맥으로 주입될 수 있다. 섞기 위해서 유리병을 흔들거나 거칠게 뒤집으면 안 된다. 희석된 용액은 상자 안에서 36–46°F(2–8℃)로 24시간까지 냉장보관될 수 있다. 처방하기 전에 1시간 동안 상온에 두고 상자 안에 두어 빛으로부터 차단한다. 냉장고로부터 나온지 1시간이 넘은 유리병은 폐기한다. 또한, 사용되지 않고 남은 약도 버린다. 약을 냉동시키거나 여과시키면 안 된다.

간호과정
환자-중심 협력간호

생물학적 반응 변화

사정

- 환자로부터 약과 약초보조식품의 대한 정보를 얻는다.
- 환자의 신체 상황에 대한 기본적인 지식을 얻는다. 여기에는 신장, 체중, 활력징후, 임상검사결과(전혈구 측정[CBC], 요산, 전해질, 혈중요소질소[BUN], 크레아티닌, 간기능검사), 심폐기능 평가, 섭취량와 배설량, 피부평가, 매일 활동하는 정도(예를 들어, 평소에 활동할 수 있는 움직임의 능력, 수면주기), 영양상태, 기저 질환의 존재 유무, 현재나 과거에 사용하는 약이나 치료가 포함된다.
- 치료로 인한 백혈구증가증과 혈소판증가증을 피하기 위해 매주 두 번, 치료를 시작하기 전에 CBC(filgrastim, pegfilgrastim, sargramostim, oprelvekin으로)를 평가한다. 기능부전(간효소, BUN, 혈중 크레아티닌)이 있는 환자의 경우 신장과 간기능검사를 한다. 적혈구생성 자극인자를 통해 적혈구용적과 헤모글로빈, 혈청 ferritin, 혈청 철-transferrin 포화도를 평가한다. 대부분의 환자들에서 추가의 철이 필요하다. 요구되는 정도는 >100ng/mL의 혈청 ferritin과 >20%의 혈청 철-transferrin 포화도이다. 치료를 시작하기 전에, 특히 치료초기에 혈압을 측정한다.
- 교육수준, 배우고자 하는 열의와 능력, 지지환경, 대처전략, 감정조절 여부, 자기관리능력에 대한 환자의 심리사회적 상태에 대한 정보를 얻는다.
- 피로나 오한, 설사, 무력감과 같은 BRM과 관련된 환자의 징후나 증상을 평가한다. Filgrastim은 기저 심장질환이 있는 환자에서 변화에 유의해야 한다. Oprelvekin에서는 말초부종과 심폐기능에 대한 영향을 평가해야 한다. Aldesleukin에서는 저혈압과 호흡곤란을 포함한 모세혈관누출증후군의 징후나 증상을 평가해야 한다.
- 환자/가족/간병인의 피하의 BRM을 관리할 수 있는 능력을 평가해야 한다.
- 환자/가족/간병인의 이해할 수 있는 BRM과 관련된 부작용을 결정해야 한다.

간호진단

- 생물학적 반응조절물질 치료부작용과 관련된 신체요구량에 감소된 영양불균형
- 항암화학요법의 부작용과 질병의 상태와 관련된 감염의 위험
- 항암화학치료의 부작용과 관련된 체액량 부족의 위험
- 항암화학치료와 질병의 상태와 관련된 구강점막 피부통합성 손상
- 생물학적 반응조절물질 치료의 부작용과 관련된 피로
- 암진단과 알지 못하는 치료의 결과와 관련된 불안
- 암진단과 관련된 두려움
- 암진단, 치료, 돌봄 부담감과 관련된 간병인 역할긴장의 위험

계획

- 환자와 가족은 BRM과 관련된 부작용을 보고하는 것의 중요함을 이해하고 말할 것이다.
- 환자와 가족은 옳고 안전한 BRM 투약을 시범보일 것이다.
- 환자와 가족은 BRM과 관련된 부작용을 다루는 방법을 잘 알 것이다.
- 환자는 감염에 걸리지 않을 것이다.
- 환자는 출혈이 없을 것이다.

간호중재

- 오한이 발생할 때의 환자의 체온을 확인한다.
- 세포파괴 산물의 배출을 촉진하기 위해 하루에 적어도 2L의 음료를 마시도록 환자를 격려한다.
- 환자로 하여금 쉬도록 격려하고, 피곤하거나 식욕부진이 있을 경우 의료진에게 알린다.
- 필요하다면 구토억제제를 복용하게 한다. 구토억제제를 미리 환자에게 처방하고, 오심과 구토를 지연시키기 위해 BRM 24시간 후 구토억제제를 처방한다.
- 미리 오한과 발열을 줄이기 위해 아세트아미노펜을 처방하거나 오심을 줄이기 위해 diphenhydramine을 처방한다.
- 피로를 줄이기 위해 저녁 때의 BRM을 투약한다.
- 오한이 있는 경우 따뜻하게 해 주기 위해 환자에게 담요를 덮어준다.
- 오한을 줄이기 위해 정맥으로 25–50mg의 meperidine을 미리 처방한다.
- 필요하다면 영양사와 사회복지사, 물리치료사, 직업치료사와 상담한다.
- 삶의 질에 영향을 주는 BRM 치료에 대해 토론할 기회를 환자와 가족에게 준다.

- BRM 치료에 문제가 있을 경우 삶의 질을 위해 경제상담가에게 환자와 가족을 보낸다.
- 동일한 상품의 BRM을 지속하고, 약품을 교체하고자 한다면 의료인에게 알린다.
- Palifermin이 heparin.과 결합하기 때문에 환자가 중심정맥관을 했다면 palifermin을 투약하기 전과 후에 생리식염수로 세척해 주어야 한다.

환자교육

일반적

- 환자와 가족들에게 BRM 치료의 이론적 근거를 설명한다.
- BRM 치료 동안 연구와 절차에 대한 근거와 빈도를 설명한다.
- 환자와 가족에게 대부분 BRM의 부작용이 치료를 중단하면 72–96시간 안에 사라진다는 것을 알린다.
- 출산가능한 나이의 환자에게 BRM 치료를 받는 동안과 치료를 끝낸 후 2년 동안 피임할 것을 권장한다.
- 성욕을 포함한 일상생활의 피로와 관련된 BRM의 효과에 관한 정보를 환자에게 제공한다.
- BRM 치료와 동시에 약초를 복용하는 것이 추천되지 않음을 설명한다(약초 경고 30–1 참조)

부작용

- 집중하기 어렵거나 혼동 혹은 졸림이 있다면 보고하도록 환자에게 조언한다.
- 체중감소에 대해 보고한다.
- 호흡곤란, 심계항진, 감염이나 출혈의 징후를 보고한다.

자가투여

- 정확한 약물투여 기술을 제공한다.
- 환자/가족/간병인에게 BRM 자가처방에 관한 책자, 비디오로 된 지침을 제공한다.

평가

- 환자/가족/간병인에게 BRM 치료가 삶의 질에 미칠 잠재적인 영향에 대해 토론하기 위하여 질문하도록 교육방법을 평가한다.
- 환자/가족/간병인의 BRM 투여 기술이 적절한지 평가한다.
- 주기적으로 환자/가족/간병인의 BRM과 관련된 부작용의 관리에 대해 평가한다.
- 환자는 자가골수이식 후에 감염 발생이 감소할 것이다.
- 환자는 화학요법 투여 후에 혈소판감소증 발생이 감소할 것이다.

핵심 웹사이트

American Cancer Society: *www.cancer.org/cancer/cancerbasics/thehistoryofcancer/the-history-of-cancer-cancer-treatment-targeted-therapy*

National Cancer Institute: *www.cancer.gov/cancertopics/factsheet/Therapy/targeted*

National Comprehensive Cancer Network: *www.nccn.org*

학습 질문

1. 환자가 만성 백혈병 치료를 받고 있다. 이 환자는 interferon 알파(Roferon–A)를 투여받고 있다. 이 생물학적 반응조절물질의 기본 작용은 무엇인가?
   a. 면역기능을 증진시킴, 백혈구 생성, 항원/항체 반응 생성
   b. 알레르기 반응 야기, 적혈구 생성, interferon 생성
   c. 면역조절, 세포독성/세포분열 억제효과 생성, 줄기세포의 분화
   d. Cytokine 생성, interleukin 생성, 감염 퇴치

2. 환자가 피부암인 악성 흑색종으로 진단받았으며, interferon 알파–2a (Roferon–A)으로 치료받고 있다. 간호사는 이 환자에게 interferon–alpha로 인해 나타날 어떤 부작용을 교육해야 하는가?
   a. 백혈구 증가
   b. 적혈구 증가
   c. 감기유사증후군
   d. 위장관증상

3. 환자는 혈소판 수치가 낮다(혈소판감소증). 간호사는 약품목록을 확인하고 어느 약이 혈소판 생성을 자극한다고 인식하겠는가?
   a. epoetin alpha(Procrit, Epogen)
   b. filgrastim(Neupogen)
   c. interleukin–11(Oprelvekin)
   d. sargramostim(Leukine)

4. 간호사는 이전에 병원 외래 혹은 집에서 생물학적 반응조절물질을 피하주사한 적이 있는 환자를 간호하고 있다. 지금 환자가 투여받는 약은 심한 부작용 때문에 임상에서 자주 사용되지 않고 있고, IV 주입으로 투여받아야만 한다. 어느 약물이 이 종류에 들어가는가?
   a. Epoetin alpha(Procrit 혹은 Epogen)
   b. interleukin–2(Proleukin)
   c. G–CSF(Neupogen 혹은 Neulasta)
   d. GM–CSF(sargramostim)

5. 환자는 병원에서 120마일 떨어진 곳에 살고 있고, 병원에 오고 가는 이동을 그녀의 아들에게 의존하고 있다. 환자를 돌보는 계획을 수립하는 데 있어, 간호사는 pegfilgrastim이 무슨 이유로 처방되었다고 생각하는가?
   a. Pegfilgrastim이 신장을 통해 제거된다.
   b. Pegfilgrastim이 filgrastim으로 페그(pegylated)화된다.
   c. Pegfilgrastim은 몸에서 쉽게 빠져나가지 못한다.
   d. Pegfilgrastim은 항암 요법 사이클당 1회 투여가 요구된다.

6. 오늘 erythropoietin–stimulating agent(ESA)의 투여를 해야만 하는 환자가 병원에 도착하였다. 환자는 검사소견은 다음과 같다. Hemoglobin 12.8mg/dL; 혈소판 수 148,000/mm^2; 백혈구 수 4,800/mm^2. 간호사가 시행해야 할 적절한 행동은?
   a. 검사결과에 근거하여 G–CSF와 같은 집락자극인자에 대한 수요를 의료진과 논의한다.
   b. 검사결과와 ESA의 처방을 중단하기 위해 의료진과 논의한다.
   c. 이전 결과와 환자의 결과를 비교하여 interleukin–2와 같은 집락자극인자를 투여할지를 결정하기 위해 의료진과 논의한다.
   d. ESA 투여 전에 검사가 더 필요한지를 의료진과 논의한다.

답: 1. a, 2. c, 3. c, 4. b, 5. d, 6. c

9부

호흡기계 약물

31장

상기도질환치료제

학습목표

- 항히스타민제, 충혈제거제, 진해제 및 거담제 약물군을 비교한다.
- 비염, 부비동염 및 인두염을 구분한다.
- 비강충혈제거제의 부작용과 예방방법을 기술한다.
- 감기치료에 사용하는 약물에 대한 간호과정을 적용한다.

상기도감염(Upper respiratory infection, URI)에는 감기, 급성 비염, 부비동염 및 급성 인두염이 있다. 감기는 상기도 감염 중 가장 흔한 유형이다. 성인은 연간 2–4회 감기를 앓으며, 어린이는 연간 4–12회 감기가 걸린다. 빈도는 계절에 의존적이고, 겨울에 50% 인구가 감기를 경험하고, 25%는 여름 감기를 경험한다. 감기가 생명에 위협적이진 않지만 육체 및 정신적 불편을 초래하고, 직장과 학업에 시간소실을 초래한다.

감기, 급성 비염, 알레르기성 비염

일반적인 감기는 rhinovirus에 의해 발생하고, 코인두도(nasopharyngeal tract)에 주로 영향을 미친다. **급성 비염(acute rhinitis**, 코점막의 급성 염증)은 감기를 자주 동반한다. 급성 비염은 꽃가루 혹은 이물질(foreign body)에 의한 건초열(hay fever)로 흔히 불리는 **알레르기성 비염(allergic rhinitis)**과는 같지 않다. 급성 비염과 알레르기성 비염 둘 다에서 코분비물이 증가한다.

감기는 증상 시작 전 1–4일과 감기를 앓는 첫 3일 동안 가장 감염력이 크다. 이러한 전파는 재채기(sneezing)로 인한 바이러스 분말에 의하기보다는 오염된 표면을 만지고 나서 코 또는 입을 만짐으로써 더욱 자주 발생한다. 감기 증상을 치료하는 데 사용되는 약물군들로는 항히스타민제, 충혈제거제, 진해제 등이 있다. 이들 약물은 단독 또는 병합투여한다.

감기의 증상에는 **콧물(rhinorrhea**, 물같이 흐르는 코분비물), 코충혈, 기침 및 점액분비 증가 등이 포함된다. 만약 감기로 인한 이차적으로 세균감염이 발생하면 감염성 비염이 발생하고, 코분비물은 노란색 혹은 황록색으로 된다. 코분비물은 백혈구와 박테리아감염에 대항하여 싸운 부산물인 조직파편(debris)에 의해서도 변색된다. 박테리아성 호흡기감염에 사용되는 항생제들은 21, 22, 23장에 설명되어 있다.

항히스타민제

항히스타민제(antihistamine)는 H_1차단제 혹은 H_1억제제로, histamine 수용체에 경쟁하여 histamine 반응을 예방한다. Histamine 수용체의 두 유형, H_1 및 H_2는 서로 다른 반응을 야기한다. H_1수용체가 흥분될 때 혈관외 평활근, 예를 들어 비강을 이루는 평활근이 수축한다. H_2수용체를 자극할 때 위산이 증가한다. 이로 인해 소화성 궤양(peptic ulcer)이 야기된다(제39장 참조). 이들 두 histamine 수용체를 혼돈하지 말아야 한다. 항히스타민제는 H_1수용체를 차단함으로써 코인두 분비물을 줄인다.

비록 항히스타민제가 감기약으로 자주 사용되지만, 이들 약제 또한 알레르기성 비염치료에 사용된다. 그러나 항히스타민제는 아나필락시스와 같은 응급상황에서 유용하지 않다. 대부분의 항히스타민제는 15분 내에 신속히 흡수되지만, 아나필락시스를 치료할 만큼 강력하지는 않다.

1세대 항히스타민제

항히스타민제는 1세대와 2세대로 나뉜다. 대부분의 1세대 항히스타민제는 졸림, 구강건조 및 다른 항콜린성 증상을 야기하는 반면에 2세대 항히스타민제는 항콜린성 효과를 덜 일으키고 졸림유발도 낮다. 많은 일반 감기요법에는 졸림을 유발할 수 있는 1세대 항히스타민제를 포함한다. 그러므로 이 약을 복용하는 환자는 운전을 하거나 위험한 기계를 작동하지 말아야 한다. 대부분의 항히스타민제의 항콜린성 작용은 구강건조 및 분비물의 억제를 유발하여 감기에 의한 비염을 치료하는 데 유용하다. 또한, 항히스타민제는 코간지러움, 재채기를 유발할 수 있는 가려움을 감소시킨다.

1세대 항히스타민제 diphenhydramine(Benadryl)은 수년 동안 사용되어 왔으며, 감기약으로써 다른 성분과 자주 병용된다. 이 약의 기본적 응용은 비염치료이다. 원형약물차트 31-1은 diphenhydramine의 약리정보를 제공하고 있다.

약동학 Diphenhydramine은 경구투여, 근육내주사 혹은 정맥내주사가 가능하다. 이 약은 위장관을 통해 잘 흡수되지만, 국소적 사용으로 인해 전신흡수는 미미하다. 이 약은 높은 단백결합률(98%)을 보이고, 평균 반감기는 2-7시간이다. Diphenhydramine은 간에서 대사되고, 소변으로 대사물이 배출된다.

약역학 Diphenhydramine은 1형 수용체를 차단하여 histamine 효과를 차단한다. 이 약제는 항콜린성 효과를 가지고 협각녹내장(narrow-angle) 환자에서는 금한다. 이 약의 주된 부작용은 졸림이다. 사실, 이 약은 때때로 수면제로 사용된다. Diphenhydramine은 진해제로도 사용된다. 작용개시는 경구투여 및 근육주사 시에 15분 정도에서 볼 수 있다. 정맥주사는 즉각적인 작용을 보인다. 정맥주사의 작용시간은 4-6시간이다.

Diphenhydramine은 알코올 마약성 진통제, 수면제 혹은 barbiturate계 약물과 동시투여 시 중추신경계 억제를 유발한다.

원형약물차트 31-1

Diphenhydramine

약물분류 항히스타민제 상품명: Benadryl ♣ Aller-Dryl 임신범주: B	**용량** A: PO: 25–50mg q6–8h, max: 300mg/d C: 6-12y: PO: 12.5-25mg q4-6h C: 2-6y: PO: 6.25 q4-6h A: IM/IV: 10-50mg as single dose, q4-6h; max: 400mg/d C: IM/IV: 5mg/kg/d in 4divided doses; max: 300mg/d
금기 급성 천식발작, 심한 간 질환, 하기도질환, 신생아 주의: 협각녹내장, 양성 전립선비대증, 임신, 신생아 혹은 미숙아, 모유수유, 소변정체	**약물-임상검사-음식 상호작용** 약물: 술, 아편유사제, 수면제, barbiturate를 동시에 섭취 시에 중추신경계 억제됨; MAOI 약물과는 같이 사용을 피해야 함.
약동학 흡수: 경구투여: 흡수 좋음 분포: PB: 98% 대사: t½: 2–7h 배출: 소변으로	**약역학** PO: 개시: 15–45min 최고치: 1–4h 작용시간: 4–6h IM: 개시: 15–30min 최고치: 1–4h 작용시간: 4–7h IV: 개시: 즉시 최고치: 0.5–1h 작용시간: 4–7h
치료효과/응용 알레르기성 비염 및 가려움증치료; 멀미 예방; 수면제; 진해제 작용기전: H_1수용체를 차단하여 알레르기 반응을 감소시킴; 호흡계, 혈관 그리고 위장관계에 영향을 미침	
부작용 졸림, 어지럼, 피로, 오심, 구토 소변정체, 변비, 시야흐림, 구강 및 목 건조, 분비감소, 저혈압, 복통, 설사, 청각장애, 어린이 흥분, 광과민	**유해반응** 생명위협: 무과립구증, 용혈성 빈혈, 혈소판감소증

A, 성인; C, 어린이; CNS, 중추신경계; d, 일; GI, 위장관계; h, 시간; IM, 근육내; IV, 정맥내; MAOI, monoamine oxidase 억제제; max, 최대; min, 분; PB, 단백결합; PO, 경구투여; t½, 반감기.
♣, 캐나다 약물명

대부분 1세대 항히스타민제의 부작용. 1세대 항히스타민제의 가장 흔한 부작용은 졸림, 어지럼, 피로 및 조정운동(coordination)의 저하 등이 있다. 피부발진과 항콜린성 증상(예, 구강건조, 소변저류, 시야흐림, 천명)이 일어난다.

2세대 항히스타민제

2세대 항히스타민제는 흔히 **비진정 항히스타민제**(*nonsedating antihistamine*)로 불리는데, 그 이유는 진정작용이 거의 없기 때문이다. 게다가, 이들 항히스타민제는 항콜린성 증상을 거의 유발하지 않는다. 비록 적당량의 알코올과 다른 중추신경계 억제제가 2세대 항히스타민제와 동시투여되더라도 많은 임상가들이 이러한 사용에 대해 충고한다.

2세대 항히스타민제인 cetirizine(Zyrtec), fexofenadine(Allegra) 및 loratadine(Claritin)은 7–15시간 정도의 반감기를 가진다. Astelin은 22시간의 반감기를 가지는 2세대 항히스타민제로, 비강 스프레이로 투여한다. 표 31–1은 알레르기성 비염에 사용되는 1세대와 2세대의 항히스타민제를 기술하고 있다.

코 및 전신충혈제거제

비강충혈은 감염, 염증 혹은 알레르기에 의한 코혈관의 확장에서 비롯된다. 이러한 확장으로 액체성분이 조직공간으로 스며들어가 비강의 부종을 야기한다. **비강충혈제거제(nasal decongestant**, 교감신경작용 amine)는 알파–아드레날린성 수용체를 자극하여 비강점막 내의 모세혈관의 혈관을 수축시킨다. 그 결과 비강점막의 위축과 액체분비의 감소를 초래한다.

비강충혈제거제는 코 스프레이(nasal spray) 혹은 점적약물(drops) 혹은 정제, 캡슐 혹은 액체형태로 투여된다. 비강 스프레이는 점적약처럼 비강점막충혈제거제의 빈번한 사용은 내성과 **반동성 비강충혈(rebound nasal congestion)**을 초래한다(혈관수축 대신 반동성 혈관이완). 반동성 비강 출혈은 코점막의 자극으로 발생한다.

전신충혈제거제(알파–아드레날린성 효능제)는 정제, 캡슐 및 액체형태로 사용가능하며, 이는 기본적으로 건초열과 급성 코감기(많은 양의 콧물분비)를 포함하는 알레르기성 비염에 사용된다. 전신성 충혈제거제의 예로는 ephedrine(Ephedrine), phenylephrine(Neo-Synephrine), pseudoephedrine(Sudafed) 등이 있다. 과거 phenylpropanolamine은 많은 감기처방에 사용되었다. 그러나 FDA는 일반 감기처방에 중단을 명령하였고, 체중감소제로 사용을 중지하였는데, 이는 이 약물이 뇌졸중, 고혈압, 신부정맥, 심부정맥을 일으키기 때문이다. Ephedrine, phenylephrine, pseudophedrine는 흔히 항히스타민제, 진통제 혹은 진해제와 함께 경구용 감기약물로 병용투여된다. 전신충혈제거제의 장점은 비강충혈제거제보다 더 긴 시간 동안 비강충혈을 경감시키는 것이다. 그러나 지금은 장시간작용 비강충혈제거제가 있다. 비강충혈제거제는 즉시 작용이 개시되며, 전신충혈제거제보다 부작용이 적다. 표 31–2는 전신 및 비강 충혈제거제와 용량, 응용, 고려사항들을 나열하고 있다.

간호과정
환자–중심 협력간호

항히스타민제: Diphenhydramine

사정

- 기본적 활력징후를 사정한다.
- 약물 과거력을 조사한다. 약물–약물 상호작용이 있다면 보고한다.
- 소변배출기능부전의 징후와 증상을 평가한다.
- 약물치료 동안 완전한 혈구 수를 체크한다.
- 심장 및 호흡계 상태를 평가한다.
- 환자가 최근 음식, 약물, 스트레스에 관련된 알레르기 반응이 있는지의 여부에 대해 환경에 노출에 대한 개인력을 조사한다.

간호진단

- 비강울혈과 관련된 비효과적인 기도청결
- 과도한 발한과 수분소실과 관련된 체액의 불균형 위험
- 잦은 기침으로 인한 수면부족

계획

- 환자는 비강울혈, 점막 점액분비 및 기침이 줄어들 것이다.
- 환자는 밤에 6–8시간 잠을 잘 것이다.

간호중재

- 위장불편을 줄이기 위해 음식과 함께 경구용 약제를 준다.
- 큰 근육에 근육주사한다. 피하주사는 피한다.

환자교육

일반

- 만약 졸림이 발생하거나 약물에 대해서 안정될 때까지 자동차 운전과 다른 위험한 활동을 피하도록 환자에게 주의를 준다.

- 알코올과 다른 중추신경억제제를 피하도록 환자에게 조언한다.
- 처방한 대로 약을 복용하도록 환자를 격려한다. 만약 혼돈 혹은 저혈압발생 시 의료인에게 알린다.
- 어지럼 예방약은 증상 발생 30분 전에 복용하도록 하며, 식전과 잠들 때 복용한다.
- 적은 양의 약물이 모유로 들어갈 수 있다고 모유수유 엄마에게 알려준다. 어린이는 항히스타민제에 부작용에 더욱 민감하기 때문에 약을 사용하는 동안 모유수유는 권하지 않는다.

부작용

- 어린이가 항히스타민제 효과에 더욱 민감하다고 가족구성원이나 부모에게 알린다. 악몽, 신경질, 짜증냄 등이 어린이에게 더욱 빈번하다.
- 노인들이 항히스타민제 효과에 더욱 민감하고 혼돈을 자주 경험하고, 배뇨곤란과 통증, 어지럼, 졸림, 구강건조, 코건조 목건조 등을 더욱 쉽게 느낄 수 있다고 알린다.
- 구강건조를 일시적으로 완화시킬 목적으로 설탕이 없는 캔디나 껌, 얼음조각 혹은 타액 대체물 등의 사용을 제안한다.

평가

- 알레르기 증상 완화 또는 수면보조제로서의 효과를 평가한다.

표 31-1 알레르기성 비염치료에 사용되는 항히스타민제

일반명(상품명)	투여경로 및 용량	응용 및 고려사항
1세대 항히스타민제 Alkylamine 유도체		
brompheniramine maleate (Dimetane)	A: PO: 4–8mg q6–8h 혹은 SR: 12–24mg once daily; 최대: 24mg/d A: subQ/IM/IV: 5–20mg q6–12h; 최대: 40mg/d C: >6y: PO: 2–4mg q6–8h; 최대: 12mg/d	알레르기 치료. 다양한 기침 및 충혈제거제에 포함됨. 임신범주: C; PB: UK; t½: 12–34h
chlorpheniramine maleate (Chlor–Trimeton)	A: PO: 2–4mg q4–6h; 최대: 24mg/24h SR: 12–18mg b.i.d.; 최대: 36mg/d C: 6–12y: PO: 2mg q4–6h; 최대: 12mg/d	알레르기 비염을 포함하는 알레르기 치료. 코 충혈제거제와 같이 사용될 수 있음. 임신범주: C; PB: 72%; t½: 10–24h
dexchlorpheniramine maleate	A/C >12y: PO: 2mg(5mL) q4–6h C: >6y: PO: 1mg(2.5mL) q4–6h C: 2–5y: PO: 0.5mg(1.25mL) q4–6h	알레르기 비염. 아나필락시스 반응 치료를 위해 epinephrine과 함께 사용. 임신범주: B; PB: 72%; t½: 20–24h
Ethanolamnine 유도체		
clemastine fumarate	A/C: >12y: PO: 1.34–2.68mg b.i.d./t.i.d; 최대: 8mg/d	알레르기 비염 및 두드러기. 임신범주: B; PB: UK; t½: 4–6h
diphenhydramine(Benadryl)	원형약물차트 31–1 참조	
Piperidine 유도체		
cyproheptadine HCl	A: PO: 4–20mg/d in divided doses; 최대: 0.5mg/kg/d C: 7–14y: PO: 4mg/d in divided doses; 최대: 16mg/d C: 2–6y: PO: 0.25mg/kg/d in divided doses; 최대: 12mg/d	알레르기 치료(비염, 결막염, 소양증). 흔한 부작용에 졸림, 구간 건조, 어지럼 및 명치불쾌감. 임신범주: B; PB: UK; t½: 1–4h.
Piperidine 유도체		
levocetrizine(Xuzal)	A/C> 12y: PO: 2.5–5mg once daily in evening C: 6–11y: PO: 1.25–2.5mg once daily in evening	알레르기 비염, 만성 두드러기. 흔한 부작용에 졸림, 피로 및 쇠약이 포함됨. 임신범주: B; PB: 91–92%; t½: 8–9h
다른 항히스티민제		
codeine, triprolidine and pseudo-ephedrine(Triacin–C)	Codeine 10mg, triprolidine 2mg, pseudoephedrine 30mg, 5mL 구강 시럽에. A: PO: 10mL q4–6H; 최대: 20mL/d C: 6–12y: PO: 5mL q4–6h; Codeine 20mg, triprolidine 4mg, pseudoephedrine 60mg, 구강 정제로. A/C: >12y: PO: 1 tab q6h	알레르기 비염. 항히스타민제와 충혈제거제와 병용. 임신범주: C; PB: UK; t½: 3h
azelastine and fluticasone(Dymista)	A: 비강 스프레이: 1 콧구멍당 1회 스프레이 b.i.d.	계절성 알레르기 비염. 가장 흔한 부작용은 기분 나쁜 미각. 임신범주: C; PB: 88–97%; t½: 8–25h

표 31-1 알레르기성 비염치료에 사용되는 항히스타민제-계속

일반명(상품명)	투여경로 및 용량	응용 및 고려사항
2세대 항히스타민제		
azelastine(Astelin)	비강 스프레이: A,C≥12y: 1 콧구멍당 1–2회 스프레이 q12h C: <11y: 1 콧구멍당 1회 스프레이 b.i.d.	알레르기 비염. 두통, 미약한 진정작용, 쓴맛 미각. 임신범주: C; PB: 88%; t½: 22h
cetrizine(Zyrtec)	A/C: >6y: PO: 5–10mg/d 노인: PO: 5mg/d	알레르기 비염 및 두드러기. 항콜린성 작용이 거의 없음. 임신범주: B; PB: 93%; t½: 8h
fexofenadine(Allegra) with pseudo-ephedrine(Allegra–D)	Fexofenadine 180mg, pseudoephedrine 240mg(Allegra–D 24–시간) A/C: ≥ 12y: PO: 1 tab, 1일 1회	알레르기 비염 및 비루. 진정작용이 적음. 임신범주: C; PB: 60–70%; t½: 14.4h
loratadine(Claritin)	A/C: >6y: PO: 10mg/d	알레르기 비염 및 두드러기. 장시간작용 H_1–차단 효과. 임신범주: UK; PB: 97%; t½: 12–15h
deslortadine(Clarinex)	A/C: >12y: PO: 5mg/d C: 6–12y: PO: 2.5mg/d C: 2–5y: PO: 1.25mg/d	알레르기 비염. 임신범주: C; PB: 82–87%; t½: 27h

A, 성인; bid, 1일 2회; C, 어린이; d, day 일; h, hour 시간; h.s., 취침 시; IM, intramuscular 근육내; IV, intravenous 정맥내; max, maximum 최대; mo, month 달; PB, protein–binding 단백결합; PO, 경구투여; q.i.d., 1일 4회; subQ subcutaneous 피하; SR, sustained–release 서방형; t½, 반감기; tab, tablet 정제; t.i.d., 1일 3회; UK, unknown 모름; y, year 년; >, 최과; <, 미만.

표 31-2 전신 및 비강 충혈제거제(교감신경흥분제)

일반명(상품명)	투여경로 및 용량	응용 및 고려사항
ephedrine HCl(Primatene)	기관지수축: A: PO: 25–50mg t.i.d. PRN; 최대: 150mg/d A: subQ/IM/IV: 12.5–25mg; 반복 가능; 최대: 150mg 매일 1일 1회 C PO: 6–12y: 2–3mg/kg/d in 4–6회 나누어 용량투여; 최대: 3mg/kg/d 비강충혈제거 위한 비강 스프레이: A/C: >12y: 각 콧구멍마다 2–3회 스프레이 q4h PRN C 6–12y: 1–2 스프레이 q4h PRN	코울혈, 천식치료; 급성 기관지수축, 아편계 약물로 인한 호흡을 호전시킴; 저혈압 교정. 알파– 및 베타–아드레날린성 효능제. OTC 약물이 단독으로 사용되든지 병용되든지. 임신범주: C; PB: UK: t½: 3–6h
naphazoline HCl(Privine)	A/C: >12y: 1–2 sprays 0.05% spray in each nostril q4–6h	코울혈 및 알레르기 비염치료. 반동성 충혈, 일과성 고혈압, 서맥 및 심부정맥을 일으킴. 임신범주: C; PB: UK; t½: UK
oxymetazoline HCl(Afrin)	A/C: >6y: 0.05% gtt 혹은 스프레이; 각 콧구멍마다 1–2회 스프레이 b.i.d. C: 2–5y<0.025% 용액으로만): 2–3gtt b.i.d	장시간작용 충혈제거제. 1일 2회 투여 (아침 및 저녁). 반동성 충혈야기 가능함. 3–5일 동안만 사용. 임신범주: C; PB: UK; t½: UK
phenylephrine HCl (NEO–Synephrine Nasal)	A: sol(0.25–1%): 각 콧구멍마다 2–3회 스프레이 q4h	비염에 사용. Epinephrine보다는 덜 강력. 일과성 고혈압 및 두통을 일으킴. 3–5일 동안만 사용. 임신범주: C; PB: UK; t½: 2.5d
pseudoephedrine(Sudafed)	A: PO: 60mg q4–6h; SR 120mg q12h; 최대: 240mg/d C: 6–12y: 30mg q4–6h; 최대: 120mg/d C: 2–5 y; 15mg q4–6h; 최대: 60mg/d	비염치료. Ephedrine보다 CNS 자극 및 고혈압이 적음. 임신범주: C; PB: UK; t½: 9–15h
tetrahydrozoline(Tyzine)	A/C: >6y: 비강: 각 콧구멍마다 2–4회 스프레이 q3h PRN C: 2–6y: 비강: 각 콧구멍마다 2–3회 스프레이 q3h PRN	비인두 충혈 치료. 임신범주: C; PB: UK; t½ : UK

A, 성인; bid, 1일 2회; C, 어린이; CNS, central nervous system 중추신경계; d, day 일; gtt, drops 방울; h, hour 시간; IM, intramuscular 근육내; IV, intravenous 정맥내; max, maximum 최대; OTC, over–the –counter 비전문의약품; PB, protein–binding 단백결합; PO, 경구투여; PRN, as necessary 필요시 마다. q.i.d., 1일 4회; sol, solution 용액; subQ subcutaneous 피하; t½, 반감기; t.i.d., 1일 3회; UK, unknown 모름; y, year 년; >, 최과; <, 미만.

부작용 및 유해반응

부작용의 발생은 비강점액제처럼 국소제재에서는 낮다. 충혈제거제는 환자로 하여금 신경증 혹은 불안을 유발할 수 있다. 신체가 약에 적응되면서 이들 부작용은 줄어들거나 사라진다.

비충혈제거제를 3–5일 이상 사용 시 반동성 비강충혈을 일으킬 수 있다. 비강점막의 수축 대신에 혈관확장이 일어나서 코막힘이 증가하고 비강울혈이 증가된다. 간호사는 비강 스프레이와 점적의 사용기간의 제한에 대해 강조해야 한다.

알파–아드레날린성 약물(예, 충혈제거제)의 사용으로 혈압과 혈당이 올라갈 수 있다. 고혈압, 심장병, 갑상선기능항진증 및 당뇨병 환자에게서 이들 약은 금기이거나 매우 신중하게 사용해야 한다.

약물 상호작용

다른 약과 충혈제거제를 사용 시 약물 상호작용이 일어날 수 있다. Pseudoephedrine은 베타차단제 효과를 줄인다. MAOI와 동시에 사용 시 충혈제거제는 고혈압 혹은 심부정맥의 가능성을 높인다. 충혈제거제에 의해 불안증이 증가되고 가슴두근거림이 증가되기 때문에 많은 양의 카페인(커피, 차)을 피하라고 조언한다.

비강내 스테로이드

비강내 스테로이드는 알레르기 비염치료에 효과적이다. 이 약들은 스테로이드로 항염증작용을 가지고, 게다가 콧물, 재채기, 울혈과 같은 알레르기 비염증상을 감소시킨다. 다음은 비강내 스테로이드의 예들이다.

- Beclomethasone(Beconase)
- Budesonide(Pulmicort, Rhinocort)
- Dexamethasone(Decadron)
- Flunisolide
- Fluticasone(Flonase, Flovent)
- Triamcinolone(Nasacort AQ)

이들 약은 단독으로 사용되거나 제1형 항히스타민제와 같이 투여된다. 지속적 사용으로 비강점막의 건조가 야기된다. 스테로이드의 전신효과는 거의 없으나 비강내 dexamethasone은 가끔 일어날 수 있으므로 30일 이상 사용되어서는 안 된다. 다른 비강내 스테로이드는 흡수 후에 신속히 비활성화된다. 대부분의 알레르기 비염은 계절성이다. 그러므로 의료인에 의해 다르게 처방되지 않는 한 이 약들은 단기간 사용한다. 표 31–3은 비강내 스테로이드의 용량, 응용, 고려사항들을 나타내고 있다.

표 31-3 비강내 Glucocorticodids

일반명(상품명)	투여경로 및 용량	응용 및 고려사항
beclomethasone(Beconase AQ, Qnsal)	A: 1–2 puffs/스프레이 b.i.d. C: 6–12y: 1번 스프레이 b.i.d.	계절성 혹은 지속형 알레르기 및 비알레르기 비염. 임신범주: C; PB: 87%; t½: 15h
budesonide(Pulmicort, Rhinocort)	A/C: >6y: 1–2번 스프레이 b.i.d. 혹은 아침에 4 스프레이	성인과 소아에서 계절성 비염. 천식의 유지 치료. 임신범주: C; PB: 90%; t½: 2.5–3h
dexamethasone(Decadron)	A/C: 6–12y: 1–2번 스프레이 b.i.d.	알레르기 및 염증. 경구, 정맥내, 눈 및 비강내에 투여함. 단기간 치료에 사용하는 steroid. 전신효과가 나타날 수 있음. 임신범주: C; PB: UK; t½: 2–3.5h
flunisolide	A: 2번 스프레이 b.i.d./t.i.d. C: 6–14y: 1번 스프레이 t.i.d. 혹은 2번 스프레이 b.i.d.	성인과 소아의 계절성 비염. Steroid–의존 천식에 사용가능. 임신범주: C; PB: UK; t½: 1–2h
flunisolide(Flonase, Flovent)	A: 2번 스프레이, 1일 1회 혹은 1번 스프레이 b.i.d. C: >6y: 1번 스프레이/d	계절성 알레르기 비염. 증상이 완화되면 1일 1회 스프레이로 감량. 임신범주: C; PB: 91%; t½: 8h
mometasone furoate (Nasonex)	A: 2번 스프레이, 1일 1회 C: 1번 스프레이, 1일 1회	계절성 알레르기 비염. 임신범주: C; PB: UK; t½: UK 주의: 비중격을 피해 뿌리고, 부드럽게 들이마심.
triamcinolone(Nasacort AQ)	A/C: 1–2번 스프레이, 1일 1회	알레르기 비염. 면역억제제와 같이 사용. 임신범주: C; PB: UK; t½: 2–5h

A, adult 성인; b.i.d., 1일 2회; C, child 소아; h, hour 시간; PB, protein–binding 단백결합; q.i.d., 1일 4회; t½, half–life 반감기; t.i.d., 1일 3회; UK, unknown 모름; y, year 년; >, 초과.

진해제

진해제(antitussive)는 기침반사를 줄이기 위해 숨뇌(연수)의 기침조절중추에 작용한다. 기침은 분비물 혹은 모여 있는 물질에 대해 기도를 깨끗하게 하기 위해 자연적인 방어기전이다. 목통증은 기침을 유발하여 목자극을 증가시킨다. 만약 기침이 마른기침이고 자극적이라면 진해제가 투여된다. 단단한 사탕은 지속적이고 자극적인 기침을 줄인다. 비마약성 진해제인 dextromethorphan은 널리 사용되는 일반감기 약제이다. 원형약물차트 31-2는 dextromethorphan과 관련된 약리학적 정보를 나열하고 있다. 진해제의 세 가지 유형에는 비마약성, 마약성, 병합제재 등이 있다. 진해제는 항상 다른 약과 병용되고 있다(표 31-4).

약동학 Dextromethorphan은 시럽 혹은 액체형태, 씹는 캡슐 혹은 알약 등의 형태로 많은 감기와 감기치료에 사용된다. 상품명 조성은 Robitussin과 Sucret을 포함한다. 이 약은 즉시 흡수되어 15-30분에 작용을 나타낸다. 이 약의 단백결합 정도는 알려지지 않았고, 반감기는 11시간이다. Dextromethorphan은 간에서 대사되고 소변으로 배출된다.

약역학 비마약성 진해제인 dextromethorphan은 숨뇌의 기침중추를 억제하지만 호흡을 억제하지는 않는다. 또한, 이 약은 신체의존성이나 내성을 유발하지 않는다. 만약 기침이 1주 이상 지속되고 발열 혹은 발진이 생기면 의료인에 알리고 의학적 도움을 구하도록 해야 한다. Dextromethorphan의 작용개시는 비교적 빠르고, 작용시간은 3-6시간이다. Dextromethorphan을 포함하는 제재는 항상 하루에 수차례 사용될 수 있다. 만약 약물을 알코올, 아편계 약물, 진정수면제, barbiturate 혹은 항우울제와 같이 사용한다면 중추신경억제를 일으킨다.

거담제

거담제(expectorant)는 기관지분비물을 묽게 하여 기침에 의해 제거되도록 한다. 거담제는 다른 약과 같이 사용하거나 단독으로 사용한다. 거담제는 진통제, 항히스타민제, 충혈제거제 및 진해제와 같이 많은 일반 감기약물에서 발견된다. 가장 흔히 사용되는 거담제로는 guaifenesin이 있다. 수분섭취가 최상의 자연적 거담제이다. 거담제를 복용할 때 환자는 점액을 묽게 하기 위해 하루에 최소 8잔의 수분을 섭취해야 한다. 표 31-4에 용량, 응용, 고려사항들을 제시하고 있다.

원형약물차트 31-2

Dextromethorphan Hydrobromide

약물분류 진해제 상품명: Robitussin, Sucrets, Benylin DM 임신범주: UK	**용량** A: PO: 10–20mg q4h; max: 120mg/d C: 6–12y: PO: 5–10mg q4h: max 60mg/d C: 2–5y: PO: 2.5–5.0mg q4h: max: 30mg/d
금기 만성 폐색성 호흡기질환, 만성 습관성 기침(가래 동반), 과민반응, 2세 미만	**약물–임상검사–음식 상호작용** 약물: MAOIs, SSRIs, SNRIs, 아편유사제, 진정수면제, barbiturates, 항우울제 및 술과 같이 복용 시 효능 /독성 증가됨 음식: 포도주스는 독성의 위험을 증가시킨다.
약동학 흡수: PO: 신속히 흡수됨 분포: PB: UK 대사: t½: 11h 배출: 소변	**약역학** PO: 개시: 15–30min 최고: UK 작용시간: 3–6h
치료효과/응용 마른기침의 일시적 억제를 제공한다. 점액의 점성을 줄인다. 작용기전: 숨뇌의 기침중추를 억제한다.	
부작용 오심, 어지럼, 졸림, 피로, 진정	**유해반응** 환각(고용량에서)

A, adult 성인; C, child 소아; h, hour 시간; MAOI, monoamine oxidase 억제제; max, maximum 최대; min, minute, 분; PB, protein–binding 단백결합; PO, by mouth 경구; t½, half-life 반감기; UK, unknown 모름; y, year 년.

간호과정
환자-중심 협력간호

감기

사정

- 만약 충혈제거제가 감기약의 성분일 경우에 고혈압 개인력을 사정한다.
- 기본 활력징후를 측정한다. 섭씨 37.2–38.3도로 체온이 상승 시 감기에 의한 바이러스감염의 징후가 된다.
- 약물 과거력을 조사한다. 만약 가능한 약물–약물 상호작용이 있다면 보고한다.
- Dextromethorphan HCl은 MAOIs, 마약성 진통제, 진정수면제, barbiturates, 항우울제 및 알코올과 같이 사용할 때 독성이 증가한다.
- 심장 및 호흡 상태를 평가한다.

간호진단

- 코충혈과 관련된 비효과적인 기도 청결
- 과도한 발한과 액체 소실과 관련된 체액불균형의 위험
- 만성 기침으로 인한 불면
- 불면과 관련된 피로
- 병원균에 대한 지식부족으로 인한 감염의 위험

계획

- 환자가 마른기침에서 회복된다.
- 환자가 이차 세균감염으로부터 회복된다.

간호중재

- 활력징후를 모니터링한다. 충혈제거제를 복용하면 혈압이 상승할 수도 있다. 심부정맥이 발생할 수 있다.
- 기관지분비물의 색을 관찰한다. 노란색 혹은 초록색 점액은 기관지감염의 징후이다. 항생제가 필요하다.
- 기침 억제를 위해 codeine을 사용 시 내성과 신체의존이 생길 수 있음을 환자에게 주의를 준다.

환자교육

일반

- Dextromethrophan을 MAOIs와 동시에 투여 시 저혈압과 고혈압이 일어날 수 있다고 환자에게 알린다.
- 비강 스프레이의 적절한 사용과 "puff" 혹은 짜는 제품의 적절한 사용에 대해 환자에게 교육한다.
- 5–7일간 하루 4–6회, 회당 1 혹은 2 puff 이상 사용하지 않도록 환자에게 알린다. 과사용 시에 반동성 충혈이 생긴다.
- 일반약의 상표를 읽도록 하고 감기약을 복용하기 전에 의료인과 상의하도록 충고한다. 이는 환자가 다른 약을 복용하고 있던지 혹은 고혈압 혹은 갑상선기능항진증 같은 주요 건강문제가 있을 때에 특히 중요하다. 또한, acetaminophen이 많이 포함되어 있는 약물은 과용량을 유발할 수 있다.
- 감기 바이러스에 항생제가 도움이 안 된다고 환자에게 알린다. 그러나 만약 이차 감염이 발생 시에는 항생제를 처방한다.
- 심장질환, 천식, 폐기종(emphysema), 당뇨 혹은 고혈압의 노인 환자의 경우 일반약을 포함하여 약물 선택에 관하여 의료인과 상의해야 한다.
- 졸림이 흔하기 때문에 항히스타민제가 포함된 감기약을 복용하고 초기에 운전을 하지 말도록 지시한다.
- 환자에게 적절한 수분을 섭취하도록 한다. 수분은 기침으로 기관지분비물이 쉽게 제거되도록 액화시킨다.
- 잠들기 전 혹은 잠자리에서 감기약을 복용하지 않도록 교육한다. 감기약에 충혈제거제가 포함되었다면 불면증이 생긴다.
- 환자에게 적당한 휴식을 권장한다.
- 감기와 독감 바이러스는 손과 손의 접촉 혹은 오염된 표면을 만짐으로서 전파된다고 환자에게 알린다. 감기 바이러스는 피부에서 수시간 동안 생존하며, 딱딱한 표면에서 수시간 생존 가능하다.
- 기침을 줄이기 위해, 환경오염물질, 향수, 흡연 및 먼지를 피하라고 조언한다.
- 수면중단을 피하기 위해 잠들기 전에 세 번의 효과적인 기침을 하도록 교육한다.
- 어린이가 손에 닿지 않도록 약을 보관하도록 환자와 부모에게 지시한다.
- 만약, 기침이 1주 이상 지속되거나 흉통, 발열 혹은 두통을 동반하면 의료인을 방문하도록 조언한다.

자가투여

- 코의 점적제와 흡입제 같은 자가투여약물에 대해 환자를 교육한다.
- 환자가 효과적으로 기침하도록, 기침 전에 깊은 숨을 쉬고, 똑바로 선 자세를 유지하도록 격려한다.

평가

- 약물치료의 효과를 평가한다. 환자가 마른기침이 없는지, 적절한 수분과 휴식을 취하는지 그리고 열이 없는지를 평가한다.

표 31-4 진해제 및 거담제

일반명(상표명)	투여경로 및 용량	응용 및 고려사항
아편유사 진해제		
codeine CSS II	A: PO: 10–20mg q4–6h; 최대: 120mg/d	Schedule II 약물. 감기 시럽이 포함시 schedule V. 보통 항히스타민, 충혈제거제/혹은 거담제와 병용. 졸림, 어지럼, 오심, 변비 및 호흡억제를 일으킴. 임신범주: C; PB: 7%; t½: 3–4h
guaifenesin와 codeine(Cheratussin AC, Tussi–Organidin NR) CSS V	Guaifenesin 300mg, codeine 10mg per 5mL A: PO: 5mL q4h; 최대: 60mL/d(codeine 120mg) C: 6–12y: PO: 2.5mL q4–6h; 최대: 20mL/d C: 2–6y: PO: 2.5mL q4–6h; 최대: 6mL/d	아편계 진해제가 포함된 감기, 기관지염에 의한 기침을 조절하는 데 사용. 임신범주: C; PB: UK; t½: 1–4h
homatropine와 hydrocodone (Tussigon, Mycodone) CSS III	A: PO: 5–10mg q4–6h; 최대: 15mg/d C: >6y: PO: 2.5mg q4–6h	기침과 통증완화. Codeine과 부작용이 유사함. 임신범주: C; PB: UK; t½: 3–4h
비아편유사 진해제		
benzonatate(Tessalon Perles)	A/C: >10y: PO: 100mg t.i.d. PRN; 최대: 600mg/d	호흡억제없이 마른기침을 완화시킴. 임신범주: C; PB: UK; t½: UK
dextromethorphan hydrobromide (Benylin DM)	원형약물차트 31–2 참조	
promethazine와 dextromethorphan	A: PO: 5mL q4–6h; 최대: 30mL/D C: 6–12y: PO: 2.5–5mL q4–6h; 최대: 20mL/d C: 2–6y: PO: 1.25–2.5mL, q4–6h; 최대: 10mL/d	기침에 사용. Phenothiazine와 비마약성 진해제 복합. 임신범주: C; PB: 80–93%; t½: 10–14h
거담제		
guaifenesin(Robitussin)	A: PO: 200–400mg q4h; 최대: 2.4g/d C: 6–12y: PO: 100–200mg q4h; 최대: 1.2g/d C: 2–5y: PO: 50–100mg q4h: 최대: 600mg/d	마른기침에 사용. 오심 및 구토유발. 다른 감기약과 병용 가능. 점액을 묽게 하기 위해 물과 함께 복용. 임신범주: C; PB: UK; t½: 1h
진해제/거담제		
guaifenesin와 dextromethorphan (Robitussin–DM)	A: PO: 20–30mL q4h PRN C: 6–12y: PO: 10mL q4h PRN C: 2–5y: PO: 5mL q4h PRN	마른기침. 임신범주: C; PB: UK; t½: UK

A, adult 성인; C, child 소아; CSS, Controlled Substances Schedule 규제 약품법; d, day 일; h, hour 시간; max, maximum 최대; PB, protein–binding 단백결합; PO, by mouth 경구; RN, as necessary 필요시 마다. t½, half–life 반감기; t.i.d.; three time a day 하루 1번; UK, unknown 모름; y, year 년; <, less than 미만.

부비동염

부비동염(sinusitis)은 1개 혹은 그 이상의 상악, 전두, 사골(ethmoid) 혹은 접형(sphenoid) 부비동의 점막의 염증을 말한다. 전신 혹은 비강 충혈제거제가 적용된다. Acetaminophen, 수분 및 휴식이 도움이 된다. 급성 혹은 심한 부비동염에 대해 항생제가 처방된다.

급성 인두염

급성 인두염(acute pharyngitis, 목염증 혹은 목통증)은 바이러스, 베타–용혈성 연쇄상구균(패혈성 인두염, strep throat) 혹은 다른 세균에 의해 발생한다. 단독으로 발생할 수 있고, 감기와 비염 혹은 급성 비염과 동반된다. 증상에는 체온 상승과 기침이 있다. 배양을 실시해서 베타–용혈성 연쇄상구균을 배제(rule out)해야 한다. 만약 베타–용혈성 연쇄상구균이 양상으로 나오면 10일간 항생제 처방이 실시된다. 식염수 양치질, 캔디형 알약 및 수분섭취 증가가 필요하다. Acetaminophen이 체온을 내리기 위해 사용된다. 항생제는 바이러스성 인두염 시에 효과적이지 않다.

핵심 웹사이트

Information on cetirizine: *www.nlm.nih.gov/medlineplus/druginfo/ medmaster/ a698026.html*

Information on loratadine: *www.medicinenet.com/loratadine/article.htm*

학습 질문

1. 환자는 OTC 항히스타민제, diphenhydramine(Benadryl)을 복용하기 시작했다고 간호사에게 말한다. 간호사가 환자에게 부작용을 설명할 때 무엇이 가장 중요한가?
   a. 불면증을 피하기 위해 잠잘 때 이 약을 복용하지 말라.
   b. 약에 안정화될 때까지 자동차를 운전하지 말라.
   c. 성인에서 악몽 및 신경증 등이 쉽게 나타난다.
   d. 약물복용이 과도한 분비를 일으킨다.

2. 환자는 목이 아프다고 호소하고, 이는 베타-용혈성 연쇄상구균에 의한 것이라고 한다. 간호사는 어떤 급성 상황으로 예상하는가?
   a. 비염
   b. 부비동염
   c. 인두염
   d. 비루

3. 환자는 충혈제거제인 oxymetazoline(Afrin)를 비강 스프레이로 처방받았다. 간호사는 무엇을 교육하는가?
   a. 만약 이 약이 졸림을 야기하면 취침 시 복용한다.
   b. 비중격을 피해서 직접 약물을 분무하고 부드럽게 흡입한다.
   c. 이 약은 천식유지치료 시에 사용된다.
   d. 반동성 비강출혈을 방지하기 위해 약을 5-7일간으로 제한한다.

4. 환자에게 guaifenesin(Robitussin)을 처방하였다. 간호사는 이 약의 목적이 무엇이라고 생각하는가?
   a. 알레르기 비염치료와 멀미를 예방하기 위해서
   b. 기침으로 쉽게 제거하기 위해 기관지분비물의 점도를 낮게 하기 위해
   c. Histamine과 수용체를 두고 경쟁하며 histmine의 작용을 억제한다.
   d. 알파-아드레날린성 수용체를 자극하여 비강점막의 모세혈관을 수축시킨다.

5. 알레르기 비염 환자에게 beclomethasone(Beconase)이 처방되었다. 이 약물에 대해 환자에게 간호사는 무엇을 가르쳐야 하는가?
   a. 급성 발작에 사용할 수 있다.
   b. 만약 환자가 선호하면 경구용 약물이 사용될 수 있다.
   c. 심박수가 증가하기 때문에 다량의 caffeine을 섭취하지 말라.
   d. 지속적인 사용하면 비강점막이나 표면을 건조시킨다.

6. 간호사가 환자에게 diphenhydramine(Benadryl)에 대해 교육한다. 환자의 교육계획에 있어 어떤 사항을 간호사는 포함시켜야 하는가?
   a. 흡수를 촉진하기 위해 공복에 약을 복용한다.
   b. 술과 다른 중추신경계 약물을 피한다.
   c. 만약 혼돈이나 저혈압이 나타나면 의료인에 알린다.
   d. 일시적으로 구강건조증을 완화하기 위해 무설탕 캔디, 껌 혹은 얼음조각을 사용한다.
   e. 약물이 안정될 때까지 위험한 장비를 취급하거나 위험한 활동을 수행하지 않는다.

답: 1. b, 2. c, 3. d, 4. b, 5. d, 6. b, c, d, e

32장

하기도질환치료제

학습목표

- 만성 폐색성 폐질환(chronic obstructive pulmonary disease, COPD)과 억제성 폐질환(restrictive lung disease)을 비교한다.
- COPD와 천식치료에 사용되는 약물군과 치료효과를 구별한다.
- 베타$_2$-아드레날린성 수용체 작용제와 methylxanthine계 약물의 부작용을 비교한다.
- 혈청 혹은 혈장 theophylline 치료농도와 독작용농도를 기술한다.
- COPD와 천식에 대한 leukotriene 억제제, glucocorticoids, cromolyn, 항히스타민제 및 점액분해제(mucolytics)의 치료효과를 비교한다.
- 천식과 억제성 폐질환을 포함하여 COPD에 흔히 쓰이는 약물을 복용한 환자에 대해 간호과정을 적용한다.

만성 폐색성 폐질환(chronic obstructive pulmonary disease, COPD)과 억제성 폐질환(restrictive lung disease)은 하기도질환의 두 가지 주요 질환이다. COPD는 공기흐름이 폐조직으로 유입될 때 기도저항이 증가되어 기도폐색에 의해 발생한다. 네가지(만성 기관지염, 기관지확장증, 폐기종, 천식)의 주요 호흡기질환이 COPD를 일으킨다. 만성 기관지염, 기관지확장증 및 폐기종이 자주 비가역적 폐조직손상을 일으킨다. 급성 천식발작에 의한 폐조직 변화는 정상적으로 가역적이다. 그러나 만약 발작이 빈번하고 천식이 만성으로 되면 폐조직의 비가역적 변화가 발생한다. COPD 환자는 폐기능검사에 의해 측정되는 대로 항상 1초간 노력성 호기량(Forced Expiratory Volume in onesecond, FEV_1)은 항상 줄어든다.

억제성 폐질환(restrictive lung disease)은 수분축적 혹은 폐탄성의 소실의 결과로 총 폐활량이 감소한다. 폐부종, 폐섬유증(pulmonary fibrosis), 간질성 폐렴(pneumonitis), 폐암, 흉부기형(thoracic deformities) 및 흉부근육벽에 영향을 주는 질환들이 억제성 폐질환의 유형이고 원인이다.

이 장에서 다루는 약물은 기본적으로 COPD, 특히 천식치료에 사용된다. 이들 약물은 **기관지확장제(bronchodilator**, 교감신경작용제), methylxanthine, leukotriene 억제제, glucocorticoids, cromolyn, 항콜린성 약물 및 점액용해제 등이다. 이들 약물 중 일부는 억제성 폐질환치료에 사용된다.

만성 폐색성 폐질환

천식(asthma)은 여러 정도의 기도폐색과 관련된 기도벽의 염증질환이다. 이 질환은 스트레스, 알레르겐 및 오염물질 같은 자극에 의해 시작된다. 자극에 의해 활성화될 때 기관지기도에 염증과 부종이 일어나서 공기통로가 수축된다. 염증은 자극에 대해 기도의 과민반응을 증대시켜 기관지세포로 하여금 점액분비를 증가시키고, 기도를 폐쇄시킨다. 이 폐쇄는 특히 밤 혹은 이른 아침에 천명, 기침, 호흡곤란, 가슴답답함을 일으킨다.

기관지천식은 COPD 폐질환 중 하나인데, 기관지경련, 천명, 점액분비, 호흡곤란 등이 특징이다. 기도폐쇄로 인해 공기흐름의 저항이 생긴다. 급성 및 만성 천식에서 질환과정이 사라질 때 폐조직의 구조와 기능에서 미미한 변화나 변화가 전혀 없다. 만성 기관지염, 폐기종, 기관지확장증에서는 폐조직의 물리적 구조의 영구적이고 비가역적 손상이 발생한다. 이들 세 가지 폐질환에서는 천명이 없는 것만 제외하면 천식과 증상이 유사하다. 그림 32-1은 COPD에서 중복되는 증상을 나열하고 있다. 수년간의 기간에 걸쳐 지속적인 악화가 발생한다.

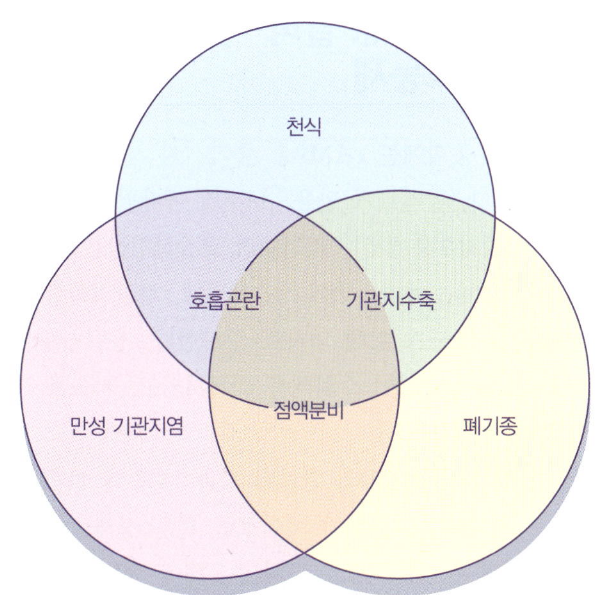

그림 32-1 만성 폐색성 폐질환(chronic obstructive pulmonary disease, COPD) 상태에서의 징후와 증상의 중복

만성 기관지염(chronic bronchitis)은 흡연이나 만성 폐감염에 의해 생기는 진행성 폐질환이다. 기관지염증과 과도한 점액분비는 기도폐쇄를 초래한다. 습성 해소(productive cough)는 과도한 점액분비와 만성 기관지 자극에 대한 반응이다. 청진 시 흡기와 호기 시에 수포음(rhonchi)이 들린다. 탄산과잉증(hypercapnia, 혈액 중 탄산가스가 과다한 것)과 저산소혈증(hypoxemia)은 호흡성 산증(respiratory acidosis)을 일으킨다.

기관지확장증(bronchiectasis)에는 빈번한 감염과 염증에 대한 이차 변화로 기관지와 세기관지의 비정상적 확장이 존재한다. 기관지점막의 상피세포파괴에 의해 세기관지가 폐쇄된다.

폐기종(emphysema)은 흡연, 대기오염 혹은 폐포낭(alveolar sac)을 파괴하는 단백분해효소를 억제하는 알파$_1$−antitrypsin 단백질의 결핍 등으로 인해 발생하는 진행형 폐질환이다. 단백분해효소는 세균과 탐식세포에 의해 폐에서 분비된다. 종말세기관지(terminal bronchiole)는 점액으로 막히게 되어 폐포에 섬유와 elastin의 망(network)이 소실된다. 폐포는 많은 폐포의 벽이 파괴됨으로써 커진다. 과도하게 팽창된 폐포에 공기가 갇히게 되어 비효율적 가스(산소와 이산화탄소)교환이 초래된다.

흡연이 COPD, 특히 만성 기관지염과 폐기종의 가장 흔한 위험인자이다. 이때 COPD 치료법은 없다. 그러나 대부분의 경우 예방은 가능하다. 흡연이 가장 직접적인 원인이기 때문에 금연은 COPD 진행을 막아주고 질환의 진행을 더디게 해준다.

COPD에 대한 약물처방은 다음과 같다.

- 좁아진 기도를 확장하기 위해 교감신경작용제, 부교감신경억제제 및 methylxanthine계 약물(caffeine, theophylline)과 같은 기관지확장제.
- 염증을 줄이는 데 사용되는 glucocorticoids.
- 폐조직의 염증을 줄이는 leukotriene 조절제와 비만세포에서 histamine과 다른 매개물질의 분비를 억제시켜 항염증약물처럼 작용하는 cromolyn과 nedocromil.
- 기도의 점액을 묽게 하는 거담제.
- 세균감염으로부터 심각한 합병증을 예방하는 데 처방되는 항생제.

금연 방법에 대해서는 이 장의 끝 부분의 핵심 웹사이트를 참조한다.

기관지천식

기관지천식(bronchial asthma)은 기관지수축을 특징으로 하는 COPD으로 천명과 호흡곤란을 초래한다. **기관지수축(bronchospasm, bronchoconstriction)**은 기관지수축반응을 자극하는 외부 혹은 내부 인자에 노출되어 발생한다. 천식발작을 촉진할 수 있는 요소에는 습도, 기압변화, 온도변화, 흡연, 향수와 배기가스, 스트레스, 감정흥분, 운동, 동물 진드기, 먼지 진드기, 음식 및 약물(예, aspirin, ibuprofen, 베타-아드레날린성 차단제)에 대한 알레르기 등을 포함한다. 반사성 기도질환(reactive airway disease)은 알레르기 항원, 먼지, 온도변화 및 흡연으로부터의 민감성 자극의 결과로 천식의 원인이다.

병태생리학

비만세포(mast cell)는 신체 전반에 걸쳐 결합조직에서 발견되는데, 천식반응, 특히 외부인자에 직접 반응한다. 알레르기 항원이 비만세포와 호염구(basophil)에 부착하여 폐의 비만세포에서 항원-항체반응을 일으킨다. 이후 비만세포는 histamine, cytokine, serotonin, 아나필락시스의 eosinophil 화학주화성 인자(chemotatic factor)와 leukotrienes와 같은 화학매개체를 유리한다. 호산구의 수는 알레르기 반응 시 항상 증가하고, 염증반응의 표지자이다. 이들 화학 매개체는 기관지수축, 점액분비, 염증 및 폐울혈을 자극한다. 히스타민은 강한 기관지수축제이다. 기관지평활근은 세기관지 주위는 나선모양으로 감고 있고, 이들 매개체에 의해 자극되어 수축한다. 알레르기 항원에 노출되면 기관지과다반응으로 기관지벽의 상피세포 탈락, 점액선 과다증식 및 과분비, 부종과 기관지수축이 생긴다.

그림 32-2는 기관지수축을 유발하는 인자를 보여 준다. 세포신호분자인 cAMP는 많은 세포작용에 관여하며, 기관지확장을 일으킨다. 히스타민, ECF-A, leukotriene이 cAMP 작용을 억제하여 기관지수축을 초래한다. 교감신경작용, 기관지확장제와 methylxanthine은 기관지조직세포에서 cAMP의 양을 증가시킨다.

급성 천식발작에서 단시간작용 교감신경작용제는 방어의 첫 번째 라인이다. 교감신경작용제는 cAMP 생성을 촉진하고, 기관지확장을 증대시킨다. 장시간작용 교감신경작용제는 유지에 사용된다. 기관지 작용제는 10장에서도 다루어져 있다.

교감신경작용제: 알파- 및 베타$_2$-아드레날린성 효능제

교감신경작용제에는 cAMP를 증가시켜 세기관지의 확장을 초래한다. 알레르기 반응으로부터 아나필락시스에 의해 급성 기관지수축에서는 비선택적 교감신경작용제인 epinephrine은 알파$_1$, 베타$_1$, 베타$_2$작용제인데, 기관지확장과 혈압 상승을 유도하기 위해 피하로 주사한다. 응급상황에서 epinephrine을 투여하여 순환계를 회복시키고, 기도를 확장시킨다(제4장 참조)

만성 천식 혹은 COPD와 관련된 기관지수축에 선택적 베타$_2$-아드레날린성 효능제가 에어로졸 혹은 정제로 투여된다. 이들 약물은 기본적으로 베타$_2$수용체에 작용한다. 그러므로 epinephrine보다 부작용이 덜 심하다.

Albuterol

천식에 사용되는 새로운 베타-아드레날린성 약물은 베타$_2$ 수용체에 더욱 선택적이다. 천식에 대해 베타$_2$-아드레날린성

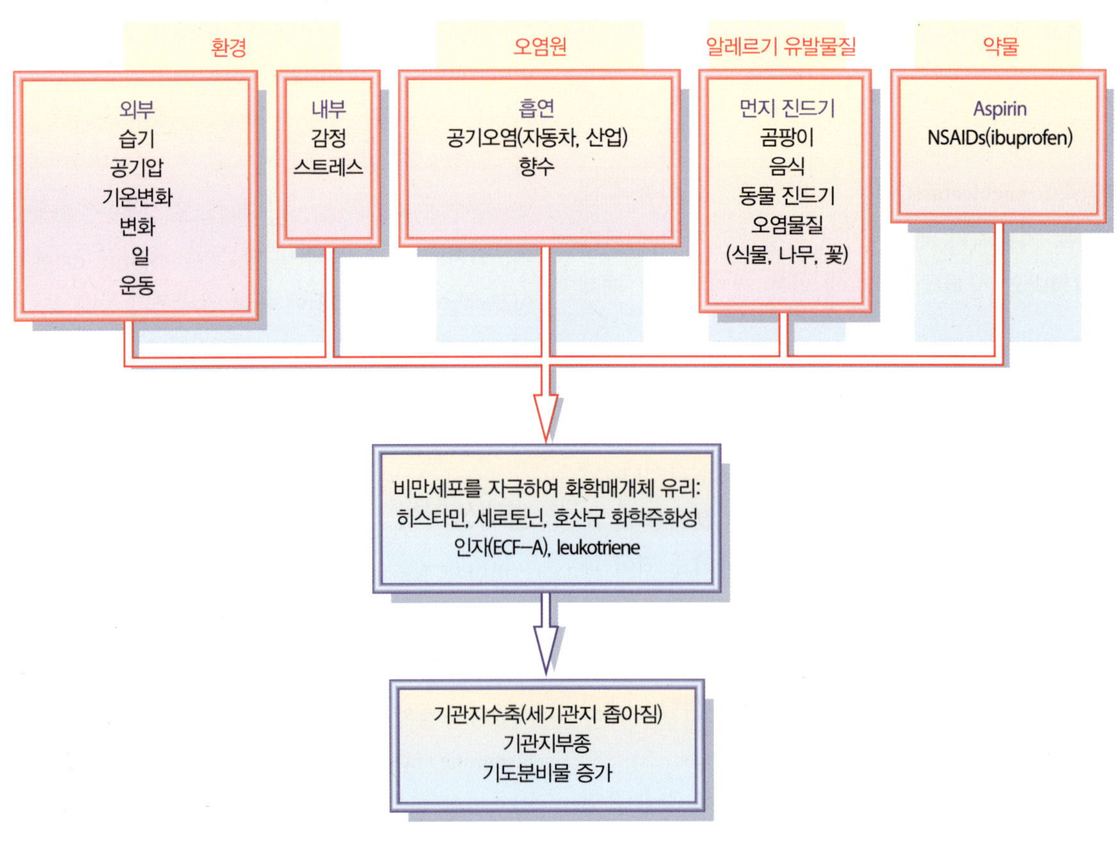

그림 32-2 기관지수축을 유발하는 인자들

약물을 높은 용량 혹은 과사용할 때에 신경증, 진전 및 맥박수 증가와 같은 베타$_1$-반응을 어느 정도를 일으킨다. 이상적인 베타$_2$-작용제는 빠른 작용개시, 긴 작용시간 및 적은 부작용을 가진다. Albuterol은 선택적 베타$_2$-약물로 기관지확장을 긴 시간 동안 유발하여 천식을 치료하고 조절하는 데 효과적이다(원형약물차트 10-2는 albuterol과 관련된 약리학적 정보를 보여 준다).

Metaproterenol

두 번째 베타-아드레날린성 약물은 metaproterenol이며, 1961년에 처음 시판되었다. 이 약물은 일부 베타$_1$ 효과를 가지지만 기본적으로 베타$_2$ 약물로 사용된다. 이 약물은 경구투여되거나 정량흡입기 혹은 nebulizer를 이용하여 흡입하기도 한다.

장시간 천식치료를 위해 베타$_2$-아드레날린성 작용제는 흡입에 의해 자주 투여된다. 이 투여경로는 수축된 기관지에 더욱 많은 약을 직접 투여하게 한다. 효과적인 흡입용량은 경구투여 때보다 낮으며, 또한 부작용의 빈도도 적다. 약물의 작용개시는 경구(15분) 때보다 흡입(1분) 시에 더욱 신속하다.

Isoproterenol

기관지수축에 처음 사용된 베타-아드레날린성 약물은 1941년에 도입된 isoproterenol(Isuprel)이다. 알파-작용제 작용은 없었으나, 베타$_1$과 베타$_2$수용체 둘 다를 자극하기 때문에 비선택적 베타작용제이다. 베타$_1$자극은 심박수 증가와 빈맥을 일으킨다. 베타$_2$자극은 기관지확장을 일으킨다. Isoproterenol은 흡입기 혹은 nebulizer를 이용하여 흡입하거나 심한 천식발작 시에 정맥내에 투여한다. 이 약물의 작용시간이 짧다. 이 약물은 베타$_1$반응에 관련된 심한 부작용 때문에 좀처럼 처방되지 않는다.

에어로졸 흡입기 사용

만약 베타$_2$-아드레날린성 작용제가 정량흡입기(metered-dose inhaler, MDI) 혹은 건조-파우더 흡입기(DPI)로 투여된다면 흡입기의 올바른 사용과 용량간격이 환자에게 설명될 필요가 있다. 만약 환자가 흡입기로부터 증상이 완화되지 못하였다면 사용방법이 잘못되었거나 용기통이 빈 것이다. 구강에 덜 침착되도록 하여 효과적으로 폐로 약물이 전달되기 위해 spacer device를 흡입기에 부착한다. 만약 환자가 약물전달을 위해 흡입기를 적절히 사용하지 못하면 약물이 상기도에 머물게 된다. 약물흡입 때문에 구강건조와 목 자극이 있다.

에어로졸 약물의 과다사용은 내성과 효과 소실이 가능하다. 반복적이고 고용량의 경구흡입으로 교감신경자극제 사용 시에 때때로 심한 역설적인 기도저항(기관지수축)이 초래된다. 빈번한 약물투여는 진전, 신경과민 및 심박수 증가 등이 나타난다. 표 32-1은 기관지확장제로서 교감신경작용제를 열거하고 있다.

부작용 및 유해반응

Epinephrine의 부작용 및 유해반응에는 진전, 어지럼, 고혈압, 빈맥, 가슴두근거림, 심부정맥 및 협심증 등이 있다. 환자는 epinephrine을 투여 시 면밀한 관찰이 필요하다.

베타$_2$-아드레날린성 약물(예, albuterenol)과 관련된 부작용에는 진전, 두통, 신경과민, 맥박 증가 및 가슴두근거림

표 32-1 아드레날린성 기관지확장제 및 항콜린성 약물

일반명(상품명)	투여경로 및 용량	응용 및 고려사항
알파- 및 베타-아드레날린성 작용 약물		
ephedrine sulfate(Primatene) 알파$_1$, 베타$_1$, 베타$_2$	A/C: >12y: PO: 12.5-25mg q4h; 최대: 150mg/d; subQ/IM/IV: 25-50mg	비충혈, 천식, 급성 기관지수축에 사용; 마약 과잉에 의한 호흡을 호전시킴; 저혈압위기 교정. 신경증, 빈맥 및 불면증이; 발생할 수 있음. 임신범주: C; PB: UK; t½ 3h
epinephrine(EpiPen) 알파$_1$, 베타$_1$, 베타$_2$	A: subQ: 0.2-1mg of 1: 1000 sol; 반복 가능 q10-15min PRN C: subQ: 0.01mg of 1: 1000 sol; 반복 가능 q15min-4h for 3-4 용량 혹은 q4h PRN	급성 기관지수축 및 아나필락시스, 혈관부종, 비충혈, 천식 지속증 치료. 분무기로 자주 사용. 부작용에는 신경증, 진전, 어지럼, 빈맥, 가슴두근거림 그리고 다른 심부정맥을 포함. 임신범주: C; PB: UK; t½: UK

표 32-1 아드레날린성 기관지확장제 및 항콜린성 약물-계속

일반명(상품명)	투여경로 및 용량	응용 및 고려사항
베타-아드레날린성 작용 약물		
albuterol(Proventil HFA, Ventolin HRA) 베타$_2$	A/C: >6y: inhal MDI: 1-2 흡입 q4h-6h 혹은 2 흡입, 운동 전 15min에. A: PO 즉시 유리됨: 2-4mg t.i.d./q.i.d.; 최대: 32mg/d A: PO: SR: 4-8mg q12h; 최대: 32mg/d C: 6-12y: PO: 즉시 유리됨: 2mg t.i.d/q.i.d; 최대: 24mg/d C: 6-12y: PO: SR: 4-8mg q12h; 최대: 24mg/d	급성, 만성천식, 기관지염, 운동으로 인한 천식. 구강 작용개시는 30분이며, 작용기간은 4-6시간(SR 8-12h) 임신범주: C; PB: UK; t½: 4-6h
isoproterenol(Isuprel) 베타$_1$ 및 베타$_2$	A/C: inhal: 1-2 흡입 q4h-6h; 최대: 12 inhal/d	급성 기관지수축, COPD, 비선택적(베타$_1$과 베타$_2$). 베타$_1$은 심박수를 증가시킴. 심박수, 혈압감시, 설하투여약의 흡수는 다양하고 비예측적임. 임신범주: C; PB: UK; t½: 2-5min
levalbuterol(Xopenex HFA 베타$_2$	기관지수축 예방 A/C: >12y: 분무기 0.63-1.25mg q8h 급성 기관지수축 A/C: >12yr: 1.25-2.5mg q20min, 2번 용량 위해, 이후 1.25-5mg q1-4h PRN; C: 6-11 yr: 0.75mg/kg q20min, 3회 투여 위해, 이후 0.075-0.15mg/kg q1-4h PRN	급성 기관지수축 및 운동-유발 천식 예방에 사용. Albuterol 유도체의 약물. 비쌈. 신속한 흡수 및 짧은 작용시간. 부작용에는 신경증 및 진전을 포함. 임신범주: C; PB: UK; t½: 3.3-4h
metaproterenol sulfate 베타$_1$(some) 및 베타$_2$	A: PO: 20mg t.i.d/q.i.d; 최대: 80mg/d	급성 기관지수축, 천식 및 COPD. 임신범주: C; PB: UK; t½: UK
formoterol fumarate(Foradil Aerolizer)	A/C: >5y: inhal: 다음 용량을 흡입 1 capsule(12mcg) q12h; 최대: 2 inhal/d	천식 및 운동-유발 천식 예방. 임신범주: C; PB: UK; t½: 10h
salmeterol(Serevent Diskus) 베타$_2$	기관지확장 유지 A/C: >4y: Ingal: 1 흡입 q12h 운동-유발 기관지수축 A/C: >4y: Inhal MDI: 1 흡입, 운동 전에 최소 30min에.	만성 천식 및 운동-유발 기관지수축. 급성 기관지수축에는 비효과적임. 장시간의 작용시간을 가짐(12h). 임신범주: C; PB: 94-98%; t½: 5h
terbutaline sulfate(Brethine) 베타$_2$	A: PO: 2.5-5mg t.i.d; 최대: 15mg/d subQ: 0.25-0.5mg q8h C >12y: PO: 2.5mg t.i.d; 최대: 7.5mg/d	천식, 급성 기관지염, 급성 기관지수축 및 기흉에 의한 가역적인 기도 폐기종 치료. 만약 과량복용 시 신경증, 진전, 가슴두근거림 혹은 빈맥을 일으킴. 임신범주: C; PB: 25%; t½: 3-4h
arformoterol tartrate(Brovana) 베타$_2$	A: inhal 분무기: 15mcg q12h; 최대: 30mcg/d	COPD의 장시간 유지 치료를 위해. 급성 기관지수축에 효과적이지 않음. 장시간의 작용시간을 가짐. 임신범주: C; PB: 52-65%; t½; 26h
indacaterol(Arcapta,Neohaler)	A: oral inhal: 75mcg/d; 최대: 1 inhal/d	장시간작용 베타$_2$ 아드레날린성 작용제, COPD로부터 공기흐름의 폐색을 치료. 유지 기관지확장제는 매일 동일한 시간에 투여되어야 함. 가장 흔한 유해반응은 호흡 후 기침과 비인두염을 포함. 임신범주: C; PB: 95%; t½: 45.5-126h
항콜린성 약물		
ipratropium bromide(Atrovent HFA)	COPD A: inhal MDI: 2 흡입 t.i.d./q.i.d., 최대: 12 inhal/d	천식을 포함하여 COPD와 관련 있는 기관지천식치료. 협각녹내장 환자에게 주의해서 사용. 임신범주: B; PB: UK; t½: 1.5-2h
ipratropium with albuterol(DuoNeb)	A: inhaled 분무기 통해서: 3mL q6h; 최대: 3mL q4h	베타$_2$-아드레날린성 작용제와 항콜린성 약물병용으로 기관지확장을 일으킴. 이 병용투여로 작용시간 연장됨. 임신범주: C; PB: UK; t½: 2-4h
aclidinium(Tudorza Pressair)	A: oral inhal: 400mcg b.i.d.	COPD와 관련 있는 기관지수축의 장시간 치료. 가장 흔한 부작용으로 두통과 비인두염. 마른 파우더와 같이 MDI로 투여. 임신범주: C; PB: UK; t½: 5-8h
tiotropium(Spiriva Handihaler)	원형약물차트 32-1 참조	

A, adult 성인; b.i.d., 1일 2회; C, Child 어린이; COPD, chronic obstructive pulmonary disease 만성 폐색성 호흡기질환; d, day 일; h, hour 시간; inhal, inhalation 흡입; IM, intramuscular 근육내; IV, intravenous 정맥내; max, maximum 최대; MDI, metered-dose inhaler 계량형 흡입기; min, minute 분; PB, protein-binding 단백결합; PO, 경구투여; PRN, as needed; q.i.d., 1일 4회; sol, solution 용액; SR, sustained-release 서방형; subQ subcutaneous 피하; t½, 반감기; t.i.d., 1일 3회; UK, unknown 모름; y, year 년; >, 초과.

(고용량) 등이 있다. 베타$_2$작용제는 혈당을 증가시켜 당뇨병 환자는 그들의 혈청 glucose 수치를 조심스럽게 관찰해야 한다. 1주 후에는 베타$_2$작용제의 부작용이 줄어든다. 지속적 사용은 기관지확장제의 효과를 감소시킨다. 이는 약물에 대한 내성 때문이다. 만약 내성이 일어나면 용량을 증가시킬 필요가 있다. 과거의 효과적 용량에 대한 반응의 실패는 용량 증가 전에 재평가를 필요로 하는 천식악화를 의미한다.

항콜린성 약물

Tiotropium(Spiriva)은 COPD와 관련된 기관지수축의 치료 유지에 사용되는 항콜린성 약물이다. 이 약물은 HandiHaler 디바이스(건조-파우더 캡슐 흡입기)만으로 흡입투여된다. 환자는 캡슐을 열고 나서 즉시 사용하지 않으면 버려야 한다. Handihaler는 따뜻한 물로 세척하고 말려야 한다. Tiotropium의 가장 흔한 유해반응에는 구강건조, 변비, 구토, 소화불량, 복통, 우울증, 불면증, 두통, 관절통 및 말초부종 등이 있다. Tiotropium 투여 후 가슴통증이 나타난다. 원형약물차트 32-1은 tiotropium과 관련된 약리학적 정보를 나타내고 있다.

Ipratropium bromide(Atrovent)는 기관지확장작용에 의해 천식치료에 사용된다. 다른 항콜린성 약물과 달리 ipratropium bromide는 전신효과가 거의 없다. 이 약물은 에어로졸로 투여된다.

베타작용흡입제를 사용하는 환자는 ipratropium 사용 5분 전에 투여해야 한다. 흡입된 glucocorticoid 혹은 cromolyn과 함께 항콜린성 약물을 사용할 경우 steroid 혹은 cromolyn 투여 5분 전에 ipratropium bromide를 사용해야 한다. 이는 세기관지를 확장시키고 나서 steroid 혹은 cromolyn을 세기관지에 침전되게 한다.

Ipratropium bromide와 albuterenol sulfate 혼합약물은 만성기관지염치료에 사용된다. 혼합사용은 단독사용보다 더욱 효과적이고, 장시간작용한다. 이들 혼합된 두 약물은 천식과 폐색성 폐질환의 평가지침인 FEV_1을 증가시키고, 기관지확장제에 대한 환자의 반응을 증대시킨다. 표 32-2에는 천식치료에 대한 흡입제를 나열하고 있다.

원형약물차트 32-1

Tiotropium

약물분류 항콜린성 약물 상품명: Spiriva 임신범주: C	**용량** A: 구강 흡입: 18mcg 흡입/d, 매일 동일한 시간에
금기 과민반응, 소아, 청소년 주의: Lactose 과민반응, 협각녹내장, 수유기 여성, 노인	**약물-임상검사-음식 상호작용** 약물: phenothiazines와 병용 시 항콜린성 작용 증가; 위장관운동촉진제의 작용을 억제함(cisapride, metoclopramide, 부교감신경작용제)
약동학 흡수: PO: 잘 흡수됨 분포: PB: 72% 대사: t½: 5-6d 배출: 대사물로 소변으로	**약역학** 흡입: PO: 개시: 30min 최고: 1-4h 작용시간: 4-24h
치료효과/응용 COPD와 관련 있는 기관지수축에 사용 작용기전: 기관지평활근이완; M3수용체 억제에 의한 기관지 이완	
부작용 불면, 어지럼, 우울, 두통, 오심, 구토, 복통, 변비, 소변정체, 고혈당증, 사지근육경련, 말초부종, 시야혼탁, 구강궤양.	**유해반응** 아나필락시스, 혈관부종, 탈수, 고혈당증 생명위협: 심부정맥, 심정지, 역설적 기관지수축

A, Adult 성인; C, child 소아; h, hour 시간; PB, protein-binding 단백결합; PO, 경구투여; t½, half-life 반감기; UK, unknown 모름; y, year 년.

표 32-2 천식 조절을 위한 흡입제

종류	흡입제
아드레날린성 작용제	
베타$_1$과 베타$_2$	isoproterenol(Isuprel)
베타$_2$와 일부 베타$_1$	metaproterenol sulfate(Alupent, Metaprel)
베타$_2$	albuterol(Proventil, Ventolin) pirbuterol acetate(Maxair) salmeterol(Serevent) terbutaline sulfate arformoterol tartrate(Brovana)
항콜린성 약물	ipratropium bromide(Atrovent) ipratropium 및 albuterol(Combivent)
항염증약물	
Cromolyn 및 nedocromil	cromolyn(NasalCrom) nedocromil
Glucocorticoids (corticosteroids)	beclomethasone(Beconase AQ) budesonide(Rhinocort Aqua) dexamethasone(Ducadron) flunisolide fluticasone(Flonase) mometasone furoate(Nasonex) triamcinolone(Nasacort AQ, Kenalog IV) prednisone delayed release tablets(Rayos)

Methylxanthine(Xanthine) 유도체

천식치료에 사용되는 두 번째 주요 기관지확장제 군은 methylxanthine(xanthine) 유도체인데, aminophylline, theophylline 및 caffeine 등이 있다. 또한, Xanthine계 약물은 중추신경계와 호흡계를 자극하며, 관상동맥과 폐혈관을 확장시키고, 이뇨작용을 유발한다. 호흡계와 폐혈관에 대한 이들 효과 때문에 xanthine계 약물은 천식치료에 사용된다.

Theophylline

Aminophylline은 첫 theophylline으로 1936년에 도입되었다. Theophylline은 효소 phosphodiesterase를 억제하여 기관지, 세기관지 및 폐혈관의 평활근을 이완시키며, 이로 인해 cAMP를 증가하여 기관지확장을 촉진한다.

Theophylline은 낮은 치료지수와 좁은 치료범위(10-20mcg/mL)를 가진다. 혈청 혹은 혈장 theophylline 농도는 심한 유해반응을 피하기 위해 자주 모니터링해야 한다. 독성은 혈청농도가 20mcg/mL 이상 시에 나타난다. 일부 theophylline 약물은 교감신경작용제와 같이 사용할 수 있으나 용량을 조절해야 한다.

Theophylline은 한 때 만성 천식과 다른 COPD 환자치료의 일차선택약물이었다. 그러나 theophylline 사용은 급격히 저하되는데, 그 이유는 심각한 유해반응(예, 심부정맥, 발작, 심폐허탈)와 베타작용제나 glucocorticoid보다 효과가 우수하지 않기 때문이다. 이 약물의 수많은 유해반응, 약물-약물 상호작용 및 좁은 치료범위 때문에 만성 안정적 천식과 다른 COPD를 가진 환자의 유지치료에 대부분 처방된다. Theophylline은 발작질환이나 심장, 신장, 간 질환을 가진 환자에게 사용하지 말아야 한다. 심각한 부작용과 약물 상호작용 때문에 theophylline 치료 환자는 면밀히 관찰되어야 한다.

표 32-3은 theophylline 약물과 용량, 응용, 고려사항들을 제시하고 있다.

약동학 Theophylline은 경구투여 후 항상 위장관에서 잘 흡수되지만, 특정 투약 유형에 따라 흡수율이 다양하다. 또한, Theophylline은 경구

표 32-3 Theophylline 약물

일반명(상품명)	투여경로 및 용량	응용 및 고려사항
aminophylline- theophylline ethylenediamine(Elixophyllin,-Theo-24)	급성 기관지수축 A: PO: IV: LD: 5-7mg/kg 20min 이상 걸쳐 투여; 최대: 25mg/min IV A: PO: maint: 300mg q8h; 최대: 900mg/d A: IV: maint: 0.5mg/kg/hr 투여 주의: 개별적 용량측정을 혈청 theophylline 농도에 근거함. A: PO: LD 400mg; 이후 체중에 근거해 증량함; 최대: 24mg/kg/d	IV는 급성 천식발작 시. IV 사용 시 반드시 희석해야 함. 경구 약물은 정제 혹은 elixirs 형태임. 경구 사용을 위해 GI 불편을 방지하기 위해 음식과 같이 복용함. 부작용은 불안, 졸도, 가슴두근거림, 빈맥, 과다호흡, 심부정맥 등이다. 치료범위: 10-20mcg/L, 임신범주: C; PB: 40%; t½: 6.5-10.5h
dyphyline(Lufyllin, Dylix, Neothylline)	A: PO: 15mg/kg q6h; 최대: 60mg/kg/d 치료혈청 theophylline 범위: 10-20mcg/mL	천식, 만성 기관지염, 폐기종 치료에 사용. Theophylline의 1/10 강도. 구조는 theophylline과 유사하지만, 체내에서 theophylline로 전환되지 않음. 임신범주: C; PB: UK; t½: 2h

A, adult 성인; C, Child 어린이; COPD, chronic obstructive pulmonary disease 만성 폐색성 호흡기질환; d, day 일; GI, gastrointestinal 위장관; h, hour 시간; IM, intramuscular 근육내; IV, intravenous 정맥내; LD, loading dose 부하 용량; max, maximum 최대; min, minute 분; PB, protein-binding 단백결합; PO, 경구투여; q.i.d., 1일 4회; t½, 반감기; UK, unknown 모름; y, year 년; >, 초과; <, less than 미만.

용 액체와 코팅되지 않은 일반 정제로부터 잘 흡수된다. 서방 약물은 서서히 흡수된다. 음식물과 제산제는 흡수속도를 늦추지만, 흡수 정도에는 변화를 주지 않는다. 많은 수분과 단백질이 풍부한 음식은 흡수속도를 증가시킨다. 또한, 용량은 흡수속도에 영향을 미친다. 높은 용량이 흡수가 늦다.

Theophylline은 IV 용액으로 투여가 가능하다. Theophylline은 간효소에 대해 대사되고, 90% 정도가 신장으로 배설된다. 흡연은 theophylline 대사를 증가시켜 반감기를 감소시킨다. 어린이에서 반감기가 더욱 짧아진다. 짧은 반감기로 인해 theophylline은 즉시 신장을 통해 배설되고, 이로 인해 치료적 혈청 및 혈장 범위를 유지하기 위해 용량이 증가될 필요가 있다. 비흡연자와 노인에게서 theophylline의 평균 반감기는 7-9시간이고, 용량은 줄일 필요가 있다. 그러나 흡연자와 어린이에서는 반감기가 4-5시간이며, 용량을 증가시켜야 한다. 미숙아에서는 반감기가 15-55시간이다. 심부전, 폐심장증(cor pulmonale), COPD 혹은 간질환이 있는 환자는 반감기가 12시간이다. 노인에서 신장기능이 저하되기 때문에 theophylline 용량에 주의하여 약물독성을 피해야 한다.

약역학 Theophylline은 cAMP 농도를 증가시켜 기관지확장을 유발한다. 평균작용개시시간은 경구용 약물 시에 30분이고, 서방(sustained-release) 캡슐인 경우 1-2시간이다. 서방제재의 경우는 8-24시간의 작용시간을 가진다. 그리고 다른 경구제재 및 정맥주사제는 약 6시간이다.

부작용 및 유해반응

Theophylline의 부작용과 유해반응에는 식욕감퇴, 오심, 구토, 위산분비 증가로 인한 위통, 장출혈, 신경과민, 어지럼, 두통, 과민성, 심부정맥, 빈맥, 가슴두근거림, 심한 저혈압, 과다반사 및 발작을 포함한다. 유해중추신경반응(예, 두통, 불안, 신경과민, 불면, 어지럼, 발작)은 어른보다 어린이에서 더욱 심하다. 부작용의 가능성을 낮추기 위해 환자는 theophylline을 복용하는 동안 다른 xanthine계 약물을 복용하지 말아야 한다.

Theophylline 독성은 혈청농도가 20mcg/mL 이상일 때 흔히 일어난다. Theophylline은 고혈당증, 혈액응고시간 감소 그리고 드물게 백혈구수치 증가(백혈구증식증)를 일으킨다. Xanthine계 약물의 이뇨효과 때문에 환자는 caffeine 제품(예, 커피, 차, 콜라, 초콜릿)을 피하고, 수분섭취를 증가시켜야 한다.

신속한 aminophylline(theophylline 약물) IV 투여는 어지럼, 홍조, 저혈압, 심한 서맥 및 가슴두근거림을 유발한다. 심한 유해효과를 피하기 위해 theophylline 제재의 정맥주사는 주입 펌프를 사용하여 천천히 투여해야만 한다.

약물 상호작용

베타차단제인 cimetidine(Tagamet), propranolol(Inderal) 및 erythromycin(E-Mycin)은 간대사속도를 줄이고, theophylline 반감기와 효과를 상승시킨다. Barbiturate와 carbamazepine(Tegretol)은 theophylline 효과를 줄인다. 양쪽 상황에서 theophylline 용량은 조절될 필요가 있다. Theophylline은 강심제 독성위험을 증가시키고, lithium 효과를 감소시킨다. Phenytoin은 theophylline 농도를 감소시킨다. 만약 theophylline과 베타작용제를 함께 투여한다면 상승효과가 일어나서 심부정맥을 일으킨다.

Leukotriene 수용체 억제제 및 합성 억제제

Leukotriene(LT)은 폐에서 염증변화를 일으키는 화학적 매개체이다. Cysteinyl leukotriene은 호산구 이동을 증가시키고 점액분비 및 기도벽부종을 증가시켜 기관지를 수축시킨다. 수용체 길항제 및 합성 억제제는 leukotriene 조절제로 불리고, 알레르기성 및 환경적 작용에 의해 야기되는 천식의 염증 증상을 감소시키는 데 효과적이다. 이들 약물군은 급성 천식발작치료에는 추천되지 않는다. 이들 약물은 운동유발 천식에 사용된다. 세 가지 leukotriene 조절제[zafirlukast(Accolate), zileuton(Zyflo CR), montelukast sodium(Singulair]가 미국에서 사용가능하다. 이들 약들은 표 32-4에 기술되어 있다.

간호과정
환자-중심 협력간호

기관지확장제

사정

- 의료와 약물 개인력을 조사한다. 가능한 약물 상호작용을 보고한다.
- 활력징후를 기록하고 비정상적인 맥박을 기록하고 향후 비교한다.
- 천명, 호흡음 감소, 기침, 객담 생성을 조사한다.
- 혼돈의 감각을 조사하고, 저산소증과 과탄산증에 의해 발생하는 불안을 조사한다.
- 수분화를 결정한다. 어린이와 노인에서 이뇨는 탈수를 일으킨다.
- 혈청 theophylline 농도를 평가한다. 20mcg/mL 이상 농도일 경

우에 높은 빈도로 독성이 유발된다.

간호진단

- 피로와 관련된 비효율적 호흡양상
- 기관지내 분비물 정체와 관련된 비효과적인 기도 청결
- 비효과적인 기도 청결과 관련된 가스교환장애
- 부적절한 경제적 사정과 관련된 약물치료의 비순응도
- 피로와 관련된 활동의 저하와 산소수요와 공급간의 불균형

계획

- 환자는 2–5일내에 천명이 나아지며 폐 부위가 깨끗해질 것이다.
- 환자는 처방한 대로 경구용 약물과 흡입제를 자가투여할 것이다.

중재

- 활력징후를 모니터링한다. 혈압과 맥박이 크게 증가할 수 있다. 심부정맥을 체크한다.
- 적절한 수분을 공급한다.
- 수분은 분비물을 묽게 하는 데 도움을 준다.
- 약물치료를 모니터링한다.
- 부작용을 관찰한다.
- 위장관불편을 감소시키기 위해 식사 후에 약물을 투여한다.
- 지속적인 치료농도를 유지하기 위해 규칙적인 간격으로 약물을 투여한다.
- 장용성 약물과 서방 약물, 캡슐은 부수지 않는다.
- 혈청 theophylline 농도를 체크한다(정상농도는 10–20mcg/mL).

환자교육

일반

- 맥박을 모니터링하도록 환자를 교육한다.
- 용기통에 남아 있는 약물의 양을 모니터링하도록 환자를 격려한다.
- 의료진의 확인없이 일반 약제를 복용하지 않도록 환자에게 조언한다. 일부 일반약물은 부가적 효과를 가질 수 있다.
- Theophylline제재를 복용하기 전에 임신 여성이 의학적 조언을 구하도록 교육한다.
- 흡연을 하지 않도록 환자를 교육한다. Theophylline 혈액농도에 영향을 주는 흡연량의 갑작스러운 변화를 피한다. 흡연은 약물 제거를 증가시켜 약물용량을 증가시킨다.
- 이완요법과 음악 같은 불안을 경감시키는 방법에 대해 의논한다.
- ID 팔찌 혹은 MedicAlert 꼬리표를 차서 천식발작이 있음을 알리도록 환자에게 조언한다.
- 일부 약초제재는 theophylline과 상호작용을 할 수 있음을 환자에게 알린다.
- 과격하거나 변화된 행동, 자살충동이 있을 때 의료진에게 알리도록 환자에게 충고한다.

자가투여

- 흡입기를 정확히 사용하도록 환자를 교육한다. 부작용과 내성이 발생할 수 있으므로 과사용에 대해 주의한다.
- 기본적 검사결과와 비교하여 맥박수에 어떠한 불규칙이 발생하면 의료진에 알리도록 환자를 교육한다.

식이

- 고단백, 저탄수화물 식이는 theophylline 제거를 증가시킨다고 환자에게 설명한다. 반대로 저단백, 고탄수화물 식이는 반감기를 연장시킨다. 용량조절이 필요하다.

베타$_2$작용제 투여를 위한 흡입기의 정확한 사용

- 플라스틱 마우스피스로 약물 용기통을 삽입한다.
- 사용 전에 흡입기를 잘 흔든다. 마우스피스로부터 캡을 제거한다.
- 입을 통해 숨을 내쉰다. 입을 크게 벌리고 입으로부터 마우스피스를 1–2인치 문다. 혹은 입 안으로 흡입기 마우스피스를 넣는다.
- 입을 열고 입을 통해 서서히 깊은 숨을 쉬고 동시에 한 번 약물 용기통의 윗부분을 누른다.
- 수 초간 숨을 참는다. 입술을 통해 천천히 숨을 내뿜는다.
- 두 번째 용량이 필요하다면 2분을 기다리고 마우스피스 뚜껑을 둔 채로 흡입기를 처음 흔든 절차를 반복한다.
- 새로운 흡입기의 측정된 용량을 투여하기 전에 시험용 스프레이를 실시하거나 최근에 흡입기를 한동안 사용하지 않았을 경우에도 시험용 스프레이 실시가 필요하다.
- 동시에 스테로이드를 사용할 때 자가투여 기관지확장제를 우선 투여한다. 그리고 이후 스테로이드 전 적절한 기관지확장제 효과를 위해 5분을 기다린다.

평가

- 기관지확장제 효과를 평가한다. 환자는 천명없이 호흡하고 약물부작용이 없다.
- 치료범위를 확인하기 위해 혈청 theophylline 농도를 결정한다.

Zafirlukast(Accolate)는 leukotriene 조절제 분류에 있어서 첫 약물이었다. 이는 LT 수용체 억제제로 작용하여 염증작용과 기관지수축을 줄인다. 이 약물은 경구투여되고 신속히 흡수된다. 이 약물은 중등도의 긴 반감기를 가지고 하루 두 번 투여한다. Zileuton(Zyflo CR)은 LT 합성 억제제이다. 이는 염증과정과 기관지수축을 감소시킨다. Zileuton은 2.5시간의 짧은 반감기를 가진다. Montelukast(Singulair)는 새로운 LT 수용체 억제제이다(원형약물차트 32–2). 이 약물은 2.7–5.5시간의 짧은 반감기를 가지고, 6세 및 그 이상의 어린이에게서 안전하게 사용된다.

표 32-4 만성 폐색성 폐질환에 사용되는 항염증약물

일반명(상품명)	투여경로 및 용량	응용 및 고려사항
Leukotriene Modifiers (급성 천식발작에 사용하지 말기)		
Leukotriene 수용체 길항제		
zafirlukast(Accolate)	A: PO: 20mg b.i.d. 식사 1h 전 혹은 2h 후; 최대: 40mg/d C: >5y: PO: 10mg b.i.d.; 최대: 20mg/d	만성 천식 예방 및 유지 치료를 위해 사용. 기관지와 기도의 염증을 줄임. 임신범주: B; PB: 99%; t½: 10h
monelukast(Singulair)	원형약물차트 32-2 참조.	
Leukotriene Synthesis Inhibitors		
zilleuton(Zyflo CR)	ER: A: PO: 1200mg b.i.d., 아침 및 저녁 식사 후 1h 이내에.	만성 천식 예방 및 유지 치료를 위해 사용. 기도염증과 기관지수축을 줄임. 간독성이 나타날 수 있음. 간효소를 면밀히 조사해야 함. 임신범주: C; PB: 93%: t½: 2.5h
Goucocorticoids (Corticosteroids)		
비강내 스프레이(제31장 참조)		
Phosphodiesterase-4 억제제		
roflumilast(Daliresp)	A: PO: 500mcg/d	심한 COPD의 악화 치료. 흔한 유해반응은 설사 및 체중감소. 중등도에서 심한 간기능손상에서 금기. 임신범주: C: PB: 99%; t½: 17h
beclomethasone(Beconase AQ, QNASL) budesonide(Pulmicirt, Rhincort Aqua) flunisolide fluticasone(Flonase) mometasone furoate(Nasonex) trlamcinolone(Nasacort AQ)		
에어로졸 흡입 (제45장 참조)		
beclomethasone(Qvar) flunisolide(Aerospan) budessonide(Pulmicrot Flexhaler) fluticasone(Flovent Diskus)		
구강 및 정맥내투여 (제45장 참조)		
betamethasone dipropinate cortisone acetate dexamethasone(Decadron) fludrocortisone acetate hydrocortisone(Cortef, Aquacort) methylprednisolone(Medrol, solu-Medrol, Depo-Medrol) prednisolone(Flo-Pred, Orapred) prednisone triamcinolone(Kenalog Ⅳ)		
복합약물: Glucocorticoid와 베타$_2$ 효능제		
fluticasone propionate와 salmeterol (Advair Diskus, Advair HFA	A/C: >12y: Inhal DPI Diskus: 1번 흡입 q12	천식치료; 급성 천식발작 시 치료에는 사용하지 않음. 만약 충분한 반응이 없으면 fluticasone 용량을 증가. 임신범주: C; PB: 91-98%; t½: 3-8h
fluticasone propionate와 vilanterol (Breo Ellipta)	A: Infal: 1 흡입 qd	기관지염 혹은 폐기종 같은 COPD의 장시간 유지요법에 사용. 임신범주: C; PB: 93.7-99.6%; t½: 21.3-24h
Cromolyn과 Nedocrimil (급성 천식발작 시 사용하지 말기)		
cromolyn sodium(Gastrocrom)	A/C: >6y: Inhal MDI: 1-2번 흡입, 운동 10-15min 전에	만성 천식과 예방 목적으로 사용. 기관지의 염증을 억제; 기관지확장 효과는 없음. Histamine 유리를 방지. 임신범주: B; PB: UK; t½: 80min
nedocromil sodium	A/C: >6y: Inhal MDI: 2 puffs q.i.d.; b.i.d./t.i.d로 줄일 수 있다.	경증부터 중등도 천식의 유지요법. 항염증작용. 히스타민 유리 억제. 임신범주: B; PB: UK; t½: 2.3h

A, adult 성인; b.i.d., 1일 2회; C, Child 어린이; DPI, dry-powder inhaler 건조 파우더 흡입기; ER, extended release; h, hour 시간; inhal, inhalation 흡입; MDI, metered-dose inhaler 용량 계량 흡입기; min, minute 분; PB, protein-binding 단백결합; PO, 경구투여; UK, unknown 모름; y, year 년; >, 초과.

이 범주의 약물은 천식조절에 사용되는 최신 약물군이다. LT 수용체 억제제 및 합성 억제제는 급성 천식발작 동안 사용하지 말아야 한다. 이 약물들은 예방목적 및 만성 천식약물 유지에만 사용된다.

간호과정
환자-중심 협력간호

LT 수용체 억제제

사정

- 병력, 약물, 약초 개인력을 조사한다. 가능한 약물-약물 혹은 약물-약초의 상호작용을 보고한다.
- 비정상을 규명하기 위해 기본적 활력징후를 기록하고 향후 비교한다.
- 천명, 호흡음 감소, 기침과 객담생성을 조사한다.
- 저산소증과 과탄산증에 의한 혼돈과 불안을 조사한다.
- Montelukast가 처방될 때 phenylketonuria의 개인력을 조사한다. 왜냐하면 어린이의 씹는 정제에는 phenylalanine이 함유되어 있기 때문이다.
- 수분화를 결정한다. 어린이와 노인에게서 이뇨작용은 탈수를 일으킨다.

간호진단

- 기관지내의 분비물 정체와 관련된 비효과적인 기도청결
- 산소공급과 수요간의 불균형과 관련된 활동저하
- 정보에 노출 부족과 관련된 일반약의 상호작용에 대한 지식 부족

계획

- 환자가 천명이 없거나 상당히 완화될 것이다.
- 환자의 폐부위가 2–5일 내에 깨끗해질 것이다.
- 환자는 처방한 대로 약물을 복용할 것이다.

간호중재

- 속도, 깊이, 리듬, 유형에 대해 호흡을 모니터링한다.
- 잡음, 천명에 대해 폐음을 모니터링한다.
- 청색증에 대해 입술과 손톱을 관찰한다. 효과에 대해 약물치료를 모니터링한다.
- 부작용을 관찰한다.
- 적절한 수분을 공급한다. 액체는 분비를 묽게 만드는 것을 돕는다.
- 간기능검사를 모니터링한다. AST 및 ALT는 증가된다.
- 폐치료를 제공한다.

원형약물차트 32-2

Montelukast

약물분류 기관지확장제: leukotriene 수용체 길항제 상품명: Singulair 임신범주: B	**용량** A: PO: 10mg/dm 운동 최소 2시간 전 C: 6–15y: PO: 5mg/d 운동 최소 2시간 전
금기 과민반응, 심한 천식발작, 지속형 천식 혹은 급성 기관지수축 주의: 심한 간질환, 자살충동, 수유, corticosteroid 금단	**약물–임상검사–음식 상호작용** Lab: 비정상 간기능검사(ALT, AST)
약동학 흡수: 잘 흡수됨 분포: PB: 99% 대사: t½: 2.7–5.5h 제거: 대변, 담즙	**약역학** PO: 개시: UK 최고: 3–4h 작용시간: 24h
치료효과/응용 기관지수축 예방 및 천식치료 유지 작용기전: Leukotriene 수용체에 결합하여 평활근수축 및 기관지수축을 억제함	
부작용 발열, 두통, 졸림, 메스꺼움, 피로, 불안, 불면, 혼돈, 우울, 비충혈, 기침, 목아픔, 치통, 독감, 호흡곤란, 오심, 구토, 복통, 체중 소실, 발진	**유해반응** 혈관부종, 출혈, 혈관염, 간질, 부종 생명위협: 아나필락시스, 자살충동, Stevens–Johnson 증후군

A, adult 성인; ALT, alanine aminotransferase; AST, aspartate aminotransferase; C, Child 어린이; h, hour 시간; PB, protein-binding 단백결합; PO, 경구투여; t½, half-ti,e 반감기; UK, unknown 모름; y, year 년.

환자교육

일반

- 만약 알레르기 반응이 일어난다면 약물을 중단하고 의료진에게 알려야 한다고 환자에게 교육한다.
- 규칙적인 간기능검사를 모니터링한다.
- 처음 의료진의 체크 없이 St. John's wort를 복용하지 않도록 환자를 지도한다. 왜냐하면 이 약초는 montelukast 농도를 감소시킨다.
- 홍차, 녹차 및 guanara를 montelukast, zafirlukast와 같이 사용 시 자극이 증가됨을 환자에게 주의를 준다.
- 금연하도록 환자를 격려한다.
- 불안을 경감하는 방법(이완요법, 음악)에 대해 의논한다.
- 빈번하거나 심한 천식발작을 하는 환자에게 ID 팔찌를 착용하도록 한다.
- 가임 여성은 montelukast 복용 전에 의학적 조언을 구하도록 격려한다.
- 즉시 사용 전에는 경구용 granule packet을 열지 않도록 환자나 다른 주요한 사람에게 주의를 준다. Packet을 연 후 15분 내에 약물을 투여해야 한다. 만약 어린이 분유 혹은 인증된 음식과 섞는다면 다음 사용을 위해 보관하지 않는다.
- 아스피린 민감성을 가진 환자는 기관지수축을 예방하기 위해 아스피린과 NSAID를 같이 사용하지 않도록 한다.

자가투여

- 급성 천식발작 완화를 위해 montelukast를 사용하지 않도록 한다. 왜냐하면 급성발작 예방과 만성 천식치료에만 권유되는 약이기 때문이다.
- 운동에 의해 발생된 기관지경련에 대해 흡입예방과 단시간작용 구급약물의 일반요법을 지속적으로 사용하도록 환자에게 교육한다.
- 일반적인 montelukast보다 더욱 빈번히 단시간작용흡입형 기관지확장제가 필요하면 의료진에게 알리도록 환자를 격려한다.
- 증상이 없는 기간에도 약물요법을 실시도록 환자에게 말한다.
- 삼키는 것은 약물흡수에 변화를 주기 때문에 씹는 정제는 철저히 씹도록 환자에게 교육한다(특히 어린이).

식이

- 최대의 효과를 위해 저녁시간에 LT 수용체 억제제를 복용도록 환자에게 말한다.

평가

- 기관지확장제 효과를 평가한다. 환자는 천명없이 호흡하고 약물부작용이 없다.
- 활동에 대한 내성을 평가한다.

Glucocorticoids(Steroid)

Glucocorticoid는 호흡질환, 특히 천식치료에 사용된다. 이들 약물은 항염증작용이 있으며, 만약 천식이 기관지확장제에 반응하지 않거나 환자가 theophylline 혹은 아드레날린성 약물의 최대용량에도 불구하고 천식발작이 있을 때 사용된다. Glucocorticoid는 베타$_2$작용제와 동시에 사용 시 상승효과가 있는 것으로 여겨진다.

Glucocorticoid는 다음 방법에 따라 투여된다.

- MDI 흡입기: beclomethasone(Beconase AQ, QNASL, Qvar)
- 정제: dexamethazone(Decadron), prednisone, prednisolone 및 methylprednisolone
- IV: dexamethazone(Decadron), hydrocortisone

흡입형 glucocorticoid는 충분한 효과를 나타내기까지 1–4주 소요되기 때문에 심한 천식발작에는 도움이 되지 않는다. 흡입형 glucocorticoid로 유지할 때 천식 환자는 증상 호전과 천식발작의 감소를 보인다. 흡입형 glucocorticoid는 천식증상조절에 있어서, 특히 기관지 과민반응 감소에 대해서는 베타$_2$작용제보다 더욱 효과적이다. 경구용 흡입기 사용은 경구용 전신 glucocorticoid 치료와 관련된 부신억제위험을 최소화한다. 만약 천식치료에 실패가 없으면 경구용 약물보다 흡입형 glucocorticoid가 더욱 효과적이다.

급성 천식 악화 환자에는 고용량(20–40mg prednisone, 5일간)의 전신형 glucocorticoids(즉, IV)를 신속하게 투여한다. 낮아진 용량으로 1주간 추가치료를 실시한다. 한 번 투여나 단시간사용으로 glucocorticoids는 증상이 좋아지면 갑자기 중단해도 된다. 부신기능의 저하는 1–2 주 내에 나타나지 않는다.

심한 천식으로 장시간의 glucocorticoid 치료가 필요할 때, 약물 중지나 감량이 천식증상 악화와 부신기능의 억제를 방지하는 데 필수적이다. 이전에는 일부 천식 환자에 경구용 prednisone의 격일제 치료가 사용되었다. 현재, 대부분의 천식환자치료에 흡입형 glucocorticoids가 더 선호되고 있다. 45장에 glucocorticoids 약물에 대해 설명하였다.

Glucocorticoids는 위장점막에 자극을 줄 수 있으므로 소화성 궤양을 피하기 위해서는 음식과 같이 투여한다. Glucocorticoids fluticasone propionate 100mcg와 salmeterol

원형약물차트 33-1

Digoxin

약물분류	용량
강심배당체 상품명: Lanoxin 임신범주: C	A: PO: 0.5–1mg 초기에 나누어 투여(강심제 투여) maint: 0.125–0.5mg/d IV: PO 용량과 동일하게, 그러나 5min을 초과하여 노인: 0.125mg/d C: 1 mo–2y: PO: 0.0.1–0.02mg/kg, 용량을 3회로 나누어 투여; maint: 0.012mg/kg/d, 2회 나누어 투여 C: IV: 다양한 용량으로 C: 2–10y: PO: 0.012–0.04mg/kg 나누어 투여 소아용량은 항상 mcg(elxir 형태)로 처방함.
금기	**약물-임상검사-음식 상호작용**
심실부정맥, 2도 혹은 3도 심장차단 주의: AMI, 신장질환, 갑상선기능저하증, 갑상선기능항진증, 간기능이상, 서맥, 저칼륨혈증	약물: quinidine, flecainide, verapamil과 병용 시 혈청 digoxin 농도 증가; 제산제, colestipol과 병용 시 dogoxin 흡수 저하; thiazide 이뇨제, loop 이뇨제와 병용 시 digoxin 독성위험 증가 임상검사: 저칼륨혈증, 저마그네슘혈증, 고칼슘혈증이 digoxin으로 안해 증가될 수 있음.
약동학	**약역학**
흡수: PO: tablet: 60–70%; PO: 액체: 90% PO: 캡슐: 90–100% 분포: PB: 20–30% 대사: t½: 30–40h 배출: 70% 소변에; 30% 간대사	PO: 개시: 30min–2h 최고: 2–6h 작용시간: UK IV: 개시: 5–30min 최고: UK 작용시간: UK
치료효과/응용	
HF, 심방세동 치료 작용기전: Sodium-potassium ATPase 억제, 심장수축력 증대, 심박출량 및 조직 관류 증가; 심실 속도 감소	
부작용	**유해반응**
식욕부진; 오심, 구토, 설사, 복통, 두통, 시야혼탁(yellow-green halos), 복시, 눈부심(photophabia), 졸림, 어지럼, 피로, 혼돈	서맥, 시력장애 생명위협: 방실차단, 심부정맥

A, adult 성인; AMI, acute myocardial infarction 급성 심근경색증; ATPase, adenosine triphosphatase; C, child 소아; d, day 일; HF, heart failure 심부전; h, hour 시간; IV, intravenous 정맥내; maint, maintenance 유지; min, minute 분; mo, month 달; PB, protein-binding 단백결합; PO, 경구투여; t½, half-time 반감기; y, year 년.

다. 이는 약물투여의 정지 혹은 용량 감소 후에 약물제거를 확신하는데 의료진에게 도움이 된다(이 장의 강심제 독성 부분 참조).

Digoxin의 30%는 간에서 대사되고, 대부분 변하지 않는 채로 50-70%가 신장으로 배설된다. 신장기능저하는 digoxin 배설에 영향을 미친다. 갑상선기능저하는 강심배당체 대사에 영향을 준다. 갑상선기능저하증 환자의 경우 digoxin 용량을 낮추어야 한다. 갑상선기능항진증에서는 용량을 높일 필요가 있다.

약역학 심부전 환자는 심장수축력을 증가시켜 심박출량을 증가시키고, 순환과 조직 혈액공급을 호전시킨다. 이들 약은 방실결절의 전도를 느리게 하기 때문에 심박수는 느리게 된다. 경구 및 IV digoxin의 투여의 개시 및 최대작용은 매우 변동적이다. **혈청치료범위(therapeutic serum level)**는 0.8-2.0ng/mL이다. 심부전치료를 위해 최소 혈청치료용량을 확보되어야 하고 심방세동치료를 위해 높은 치료용량범위가 요구된다.

Digoxin은 경구 혹은 정맥내 투여가 가능하다. 표 33-2는 강심제의 용량, 응용, 고려사항을 나타내고 있다.

강심제 독성

과량의 digoxin 혹은 축적으로 인해 강심제 독성이 나타난다. 징후와 증상에는 식욕부진, 설사, 오심 및 구토, **서맥(bradycardia)**, 조기 심실수축, 심부정맥, 두통, 무력감, 시야혼탁, 혼돈 및 섬망 등을 포함한다. 노인에게 독성이 더욱 잘 나타난다.

심장독성이 digoxin에 의한 심한 유해반응이다. 심실부정맥을 일으킨다. 세 가지 심장변화기능은 digoxin에 의한 심실부정맥을 초래할 수 있다. (1) 방실전도를 억제, (2) 자동능의 증가, (3) 심실근육의 불응기 감소.

심장독성은 부정맥치료제 phenytoin과 lidocaine은 digoxin에 의한 심실부정맥치료에 효과적이다. Lidocaine은 단기간

표 33-2 강심배당체와 심장수축촉진 약물

일반명(상품명)	투여경로 및 용량	응용 및 고려사항
신속작용 디지탈리스		
digoxin(Lanoxin)	원형약물차트 33-1 참조	
Phosphodiesterase 억제제(positive inotropic bipyridines)		
milrinone lactate	A: IV: 초기: 50mcg/kg/ 10분 이상 계속 투여: 0.375–0.75mcg/kg/min(0.45%–0.9% 식염수에)	HF의 단기 치료: 심장 이식전에 사용될 수도 있음. 심박수 및 혈압을 면밀히 관찰해야 함. 임신범주: C; PB: 70%; t½: 1.5–2.5h
심방나트륨이뇨 펩타이트 호르몬		
nesiritide(Natrecor)	A: IV bolus: 2mcg/kg, 이후 IV 투여로 0.01mcg/kg/min; 최대: 0.03mcg/kg/min으로 IV 지속투여	나트륨소실을 증가시켜 급성 HF 치료. 안정 시 호흡곤란 조절에 유용함. 혈관이완 야기함. 수축기 혈압 90mmHg 미만인 환자에 금기. 임신범주: C; PB: UK; t½: 18min
강심제 독성에 대한 해독제		
digoxin immune Fab(Digibind)	A: IV: 760–800mg IV(50mL NSS에 희석 시켜). 30min 이상 걸쳐서 투여.	심각한 강심제 독성치료. Digoxin과 결합하여 복잡한 분자를 형성(혈청 digoxin 농도가 >2ng일 경우 강심제 독성을 의미함). 작용개시: 30min; 작용시간: 3–4d. 임신범주: C; PB: UK; t½: 23h

A, adult 성인; BP, blood pressure 혈압; d, day 일; HF, heart failure 심부전; inf, infusion 주입; IV, intravenous 정맥내; LD, loading dose 투여용량; maint, maintenance 유지; max, maximum 최대; min, minute 분; NSS, normal saline solution; PB, protein–binding 단백결합; PO, 경구투여; t½, half–time 반감기; UK, unknown 모름; >, 초과.

치료에 국한된다.

심장/강심배당체의 해독제

Digoxin immune Fab(ovine, Digibind)는 심한 강심제 독성 치료에 사용된다. 이들 약은 digoxin과 결합하여 복합분자를 형성하여 소변으로 배설될 수 있다. 게다가, digoxin은 세포의 작용부위에 결합할 수 없게 된다. 강심제 독성의 징후와 증상은 즉시 의료진에게 보고해야 한다. 혈청 digoxin 농도는 면밀히 관찰되어야 한다. 강심제 독성은 일차, 이차 혹은 완전 심장차단을 일으킨다.

약물 상호작용

강심제와 약물 상호작용은 강심제 독성을 유발한다. Furosemide와 hydrochlorothiazide 같은 강력한 이뇨제의 많은 약들이 체내의 칼륨소실을 촉진한다. 그 결과로 저칼륨혈증은 심근세포에서 digoxin 효과를 증가시킴으로써 강심제 독작용을 유발한다. 전신에 투여되는 cortisone 약물은 나트륨 정체와 칼륨배설 또는 소실을 촉진하고 이로 인해 **저칼륨혈증(hypokalemia)**을 초래할 수 있다. 칼륨소실이뇨제 혹은 cortisone 약물과 digoxin을 함께 투여받는 환자는 저칼륨혈증과 강심제 독성을 피하기 위해 칼륨이 풍부한 음식을 섭취하고 칼륨보충제를 투여해야 한다. 만약 동시에 투여된다면 제산제는 강심제의 흡수를 방해한다. 이 문제를 방지하기 위해 용량을 조절하여야만 한다.

Phosphodiesterase 억제제

Phosphodiesterase 억제제는 또 다른 양성 심장수축 증가 약물로 심부전치료에 사용된다. 이 약물은 phosphodiesterase를 억제하여 양성수축반응과 혈관이완을 유발한다. 여기에 milrinone lactate이 있다. 이 약은 일회 박출량(stroke volume)과 심박출량을 증가시키고 혈관을 확장시킨다. 이 약은 정맥투여하는 데 48–72시간을 넘기지 말아야 한다. Phosphodiesterase 억제제의 사용으로 인해 심한 심부정맥이 초래되기 때문에 환자의 심전도와 심장상태를 면밀히 관찰해야 한다.

기타 심부전치료제

혈관확장제, angiotensin–전환효소(ACE) 억제제, angiotensin II 수용체 길항제(차단제), 이뇨제(thiazide계 약물, furosemide), spironolactone(Aldactone) 및 일부 베타차단제 등이 심부전에 사용되는 기타 약물들이다.

혈관확장제는 심부전에 사용된다. 혈관확장제는 심장으로 유입되는 정맥혈의 양을 줄여 심장충만(cardiac filling), 심실신장, 전부하 및 심장의 산소요구량을 줄인다. 세동맥의 확장제는 다음의 세 가지 방식으로 작용한다. (1)심장 후부하를 줄여 심박출량을 증가시킨다. (2)신장의 세동맥을 확장시켜, 신장 관류를 호전시키고 체액 배출을 증가시킨다. (3) 골격근으로 순환을 증가시킨다.

ACE 억제제는 심부전에 흔히 처방된다. ACE 억제제는 세정맥과 세동맥을 확장시켜 신장혈류를 증가시키고 혈액량을 감소시킨다. 또한, 이 약은 적정 수준으로 aldosterone 분비를 줄여 나트륨과 체액저류를 감소시킨다.

ACE 억제제는 칼륨농도를 증가시킬 수 있어, 특히 칼륨-보존이뇨제(예, spironolactone[Aldactone])를 동시에 사용할 경우 혈청칼륨농도를 관찰해야 한다. Valsartan(Diovan) 및 candesartain(Atacand)과 같은 angiotensin 수용체 차단제는 ACE 억제제에 반응이 없는 심부전 환자에게 사용이 승인되었다. ACE 억제제와 ARB에 대한 자세한 설명은 제35장에 제시되었다.

이뇨제는 체액량 감소 치료에 일차 선택약물이다. 이것들은 digoxin 혹은 기타 약제와 자주 같이 처방된다.

칼륨-보존이뇨제인 spironolacton(Aldactone)은 중등도에서 심한 정도의 심부전치료에 사용한다. Aldosterone 분비는 심부전에서 증가된다. 이 물질은 신장에서 칼륨과 마그네슘 배설을 촉진시키고 나트륨과 수분정체를 증가시킨다. Spironolacton은 aldosterone 생성을 방해한다. 이 약은 심장박동의 다양성을 호전시키고, 심장의 재형성을 촉진시키기 위해 심장과 혈관에 대한 aldosterone을 차단하는 심장보호 효과에 의해 심근섬유화를 억제한다. 권장용량은 1일에 12.5-25mg이다. 만약 환자가 50mg/day를 투여받지 않는다면 고칼륨혈증은 드물다. 그러나 혈청칼륨은 면밀히 관찰되어야 한다.

과거에 베타차단제가 심장수축력을 감소시키기 때문에 심부전 환자에게 베타차단제가 금기되었다. 약물용량조절 하에서 베타차단제(carvedilol[Coreg], metoptrolol[Lopressor, Toprol-XL] 및 bisoprolol[Zebeta])는 심장기능을 개선시키는 것으로 밝혀졌다. 초기에 낮은 농도를 투여하고 점차 증량시킨다. 효과가 나타날때까지 1-3개월이 소요된다. 제10장과 35장에서 베타차단제에 대한 더 많은 정보가 설명되었다.

Nesiritide(Natrecor)는 ANP 호르몬으로 소변의 나트륨배설을 증가시킴으로써 항이뇨호르몬(anti-diuretic hormone, ADH)을 억제한다. 심부전치료에 대한 이 약의 효과는 혈관확장, 나트륨 이뇨 및 이뇨작용에 의해 이루어진다. 이 약은 휴식 시 호흡곤란 혹은 약한 육체적 활동 시 호흡곤란을 유발하는 급성 비보상형 심부전 환자치료에 효과적이다.

Hydralazine(혈압조절약)과 isosorbide dinitrate(심장 통증 완화를 위한 혈관확장제)의 복합약물인 BiDil은 특히 미국 흑인의 심부전치료에 있어 FDA의 승인을 받았다. 미국 흑인의 경우 심부전 발생률에 있어 백인보다 두 배 이상 호발하며, 연구에 의하면 이들 약물이 미국 흑인의 심부전치료에 효과가 있었다.

간호과정
환자-중심 협력간호

강심배당체: Digoxin

사정

- 약물과 약초 개인력을 조사한다. 만약 약물-약물 혹은 약물-약초 상호작용이 있는지 확인한다. 만약 환자가 digoxin과 칼륨-소실이뇨제 혹은 cortisone 약물을 동시 사용 시 저칼륨혈증을 일으킨다. Thiazide 와/혹은 cortisone과 digoxin을 복용하는 환자는 칼륨보충제를 투여해야 한다.
- 향후 비교를 위해 기본적인 맥박을 측정한다. 심첨맥박은 1분 동안 충분히 측정하고 분당 60회 이상이어야 한다.
- 강심제 독성의 징후와 증상을 사정한다. 흔한 증상에는 식욕감퇴, 오심, 구토, 서맥, 심장부정맥 및 시야장애를 포함한다. 증상이 있을 때 즉시 의료진에게 보고한다.

간호진단

- 감소된 심장 펌프능력과 관련된 심박출량의 감소
- 감소된 심장 펌프기능과 관련된 비효율적인 말초조직 관류
- 심장 건강상태에 대한 위험과 관련된 불안

계획

- 환자가 digoxin 복용 전에 매일 맥박을 체크할 것이다.
- 분당 맥박수가 60회 미만이거나 맥박수의 현저한 감소 시에 환자는 맥박수를 보고할 것이다.
- 환자는 원하는 혈청칼륨농도를 유지하기 위해 칼륨이 풍부한 음식을 섭취할 것이다.

간호중재

- 만약 맥박이 분당 60회 미만이면 약을 투여하지 않는다.
- Digoxin 투여 전에 심첨맥박을 확인한다. 심부전의 증상인 말초 및 폐부종의 징후를 확인한다.
- 혈청 digoxin 농도(정상치료농도 0.8-2ng/mL)를 관찰한다. 혈청 digoxin 농도가 2ng/mL 이상이면 강심제 독성의 표시이다.

- 혈청칼륨농도를 모니터링하고, 만약 저칼륨혈증이 있으면 보고한다.

환자교육

일반

- 환자로 하여금 약물치료이행의 대한 중요성을 설명한다. 의료진은 약물이 적절히 투여되는지 확인한다.
- 우선 의료진과 상의없이 일반 약물을 복용하지 않도록 하며, 약물 상호작용의 유해반응을 피하도록 환자에게 조언한다.
- 어린이의 손이 닿지 않는 곳에 약을 보관한다. 어린이 방지 보관용기를 주문한다.
- 약물투여 전 맥박을 체크하도록 어린이의 부모나 환자를 교육한다.
- 약물–약초 상호작용에 대해 환자에게 설명한다.

자가투여

- Digoxin 투여 전에 맥박재는 방법을 환자에게 교육하고, 만약 맥박이 60회 미만이거나 불규칙하면 의료진에 알리도록 교육한다.

부작용

- 부작용을 보고하도록 환자에게 안내한다. 맥박 60회 미만, 오심, 구토, 두통, 설사 및 복시를 포함한 시각장애

식이

- 신선 및 말린 과일, 과일주스 및 감자를 포함한 채소 같은 칼륨이 풍부한 음식을 섭취하도록 환자에게 조언한다.

평가

- Digoxin의 효과와 부작용 여부도 평가한다.

항협심증약물

협심증치료제(antianginal drug)는 **협심증(angina pectoris)** 치료에 사용되는 약이다. 이 질병은 관상동맥 내에 플라그(plague)에 의한 폐쇄 혹은 혈관경련으로 심근에 혈액의 공급의 부족으로 급성 심장통증을 일으킨다. 감소된 혈류로 심근에 산소공급 감소로 통증이 발생한다. 환자들은 협심증통증을 답답함, 가슴중앙 부위의 압박 및 좌측 팔로 퍼져 내려가는 통증으로 표현한다. 심한 협심증의 경우 목과 좌측 팔로 이행되는 연관통이 흔하다. 협심증 발작은 심근경색(심장마비)으로 진행될 수 있다. 협심증통증은 항상 수분 정도만 지속된다. 관상동맥의 폐쇄 정도를 확인하기 위해 스트레스 검사, 심초음파, 심장프로파일, 임상검사 및 심장혈관조영술이 필요로 하고, 이후 이 질환을 치료하게 된다.

협심증의 유형

협심증통증의 빈도는 협심증의 유형을 포함한 많은 요소에 좌우된다. 협심증에는 세 가지 유형이 있다.

- **전형적(안정형)**: 예측되는 스트레스 혹은 운동으로 인해 발생한다.
- **비안정형(경색전)**: 활동과 관련 없이 점점 심해지며, 자주 변이 발생된다. 예측불가한 스트레스 운동 및 강도.
- **변형**(prinzmetal, **혈관경련형**): 휴식 동안 발생한다.

첫 두 가지 유형은 관상동맥의 좁아짐 혹은 부분 폐쇄에 의한다. 혈관수축형 협심증은 혈관경련(vasospasm)에 의해 발생한다. 전형적 및 혈관수축형 협심증을 모두 가진 환자도 흔한 편이다. 경색 전 협심증은 심근경색증을 포함한다. 이는 즉시 의학적 중재가 필요한 응급상황이다.

비약물적 협심증치료

약물과 비약물적 치료의 병용은 협심증 발작조절과 예방에 항상 필요하다. 협심증 발작을 줄이는 비약물적 방법으로는 과식, 흡연, 극심한 날씨변화, 강도 높은 운동, 감정적 흥분 등을 피하는 것이다. 적절한 영양, 적당한 운동(의료진과 상의한 경우에만), 적절한 휴식 및 이완요법 등이 예방적 요법으로서 사용된다.

항협심증약물의 종류

항협심증약물은 심근으로 공급되는 산소를 증가시키거나 심근에 의해 요구되는 산소를 감소시킴으로써 혈류량을 증가시킨다. 협심증치료제의 세 가지 유형으로는 질산염, 베타차단제, 칼슘통로차단제 등이 있다. 질산염의 주된 전신효과로는 정맥긴장도를 감소시켜 심장의 부담을 줄이고 혈관확장을 촉진하는 것이다. 베타차단제와 칼슘통로차단제는 심장의 부담을 줄여 산소요구를 감소시킨다.

질산염과 칼슘통로차단제는 변형(혈관수축형) 협심증에 효과가 있다. 베타차단제는 이 유형의 협심증에 효과가 없고 오히려 악화시키기도 한다. 전형적 협심증에 있어 협심증 발작을 예방하기 위해 베타차단제가 효과적으로 사용된다. 표 33-3에 협심증치료약물의 효과를 나타내고 있다.

표 33-3 협심증에 사용되는 항협심증약물의 효과

약물	변이형 (혈관경련형)	전형적 (안정형) 협심증
질산염(Nitrates)	관상동맥이완, 혈관경련감소, 산소공급증가	정맥확장, 전부하 감소, 산소요구량 감소
베타차단제(Beta blockers)	효과 없음	심박동수와 수축력 감소, 산소요구량 감소
칼슘통로차단제(Calcium channel blockers)	관상동맥이완, 혈관경련감소, 산소공급증가	동맥확장, 후부하 감소, 산소요구량 감소. Verapamil, diltiazem은 심박동수와 수축력을 감소시킨다.

O_2, Oxygen.

비안정형 협심증에 있어 즉각적인 의학적 처치가 필수적이다. 설하 및 정맥 내로 질산염의 투여가 필요하다. 만약 심장통증이 계속될 때에 베타차단제를 정맥내주사하고, 만약 환자가 베타차단제에 반응이 없는 경우 칼슘통로차단제로 대체한다.

질산염

질산염(nitrate)은 1840년에 개발되었고, 협심증을 완화시키는 데 사용된 첫 약물이었다. 이 약은 관상동맥과 정맥혈관에 영향을 준다. 질산염은 전반적인 혈관과 관상동맥을 확장시켜 관상동맥을 통해 심근세포로 유입되는 혈류량을 증가시킨다. 이 군의 약들은 심근허혈을 감소시키나 저혈압을 일으시킬 수 있다.

설하투여용 nitroglycerin 정제는 여러 가지 용량으로 사용되며, 혀밑에서 흡수되지만, 심장통증 후 평균적인 처방용량은 0.4mg이다. 만약 통증이 사라지지 않거나 악화된다면 119에 연락해야 한다. 설하투여용 nitroglycerin의 효과는 10분 정도 지속된다. 설하투여 정제는 열과 빛에 노출될 때 파괴되기 때문에 공기가 차단이 되는 유리병에 보관되어야 한다. 정제는 정상적으로 원래의 병에 보관되어야 하고, child-proof가 아닌 스크루캡 뚜껑을 가지고 있다. 이 병을 사용하는 이유는 사용의 복잡성을 줄이고 협심증 발작을 경험하는 노인에게 응급사용이 편리하도록 하기 위함이다. Nitroglycerin을 투여한 후 환자는 말초혈관확장으로 인해 어지럼, 창백 혹은 두통을 경험한다. 만약 통증이 지속될 때 환자는 즉시 의료진에 도움을 요청해야 한다.

설하투여용 nitroglycerin은 가장 흔히 사용되는 질산염이다. 이 약이 간에 의해 일차 통과대사를 거쳐 효과가 줄어들기 때문에 삼키면 안 된다. 대신 이 약은 설하의 혈관을 통해 전신순환으로 즉시 흡수된다. Nitroglycerin은 다른 형태로도 사용이 가능하다. 국소(연고, 경피패치, 경설, 경구용 캡슐, 정제, 에어로졸, 스프레이(흡입) 및 정맥내투여 등이 있다. 원형약물차트 33-2는 nitroglycerin의 작용을 요약하고 있다.

유기질산염에는 여러 유형이 있다. Isosorbide dinitrate(Isordil)는 설하정제형으로 투여될 수 있고 또한 씹는 정제, 즉시-유리 정제, 서방형 정제와 캡슐로도 사용가능하다. Isosorbide mononitrate(Imdur)는 즉시-유리와 서방형 정제 형태로 경구투여된다.

약동학 설하로 투여되는 nitroglycerin은 즉시 흡수되어 내경동맥과 우심방으로 직접 유입된다. 질산염의 약 40-50%는 위장관으로 흡수되어 간에서 일차 통과대사를 거쳐 비활성화된다. 연고와 패치 형태의 nitroglycerin은 피부를 통해 서서히 흡수된다. 이 약은 기본적으로 소변을 통해 배설된다.

약역학 Nitroglycerin은 혈관평활근에 직접작용하여 이완과 확장을 일으킨다. 이 약은 심장 **전부하(preload)**와 **후부하(afterload)**를 줄이고 심근의 산소요구량을 감소시킨다. 정맥확장으로 심장으로 들어가는 혈액이 감소되고, 동맥확장으로 인해 혈관수축과 저항이 감소된다.

Nitroglycerin의 작용개시는 투여방법에 의존한다. 설하 및 정맥내 사용에 있어 작용개시는 빠르다(1-3분). 이 약물은 경피투여방법으로 더욱 느리다(30-60분). 경피 nitroglycerin 패치의 작용시간은 약 24시간이다. 연고의 경우 단지 6-8시간 정도 효과가 있기 때문에 하루 3-4회 발라주어야 한다. 연고의 사용은 경피 nitroglycerin 패치의 발견이후로 줄어들고 있다. 패치는 하루에 한 번 적용한다. 패치는 밤시간에 반드시 제거하여 8-12시간의 질산염 사용중지시간을 가져야 하는 것이 중요하다. 이 역시 대부분 다른 유형의 nitroglycerin에서도 같다. 질산염 약물의 사용중지가 없거나 지속적으로 투여되는 것과 관련하여 내성을 피하는 것이 필수적이다. 표 33-4는 질산염의 종류와 용량, 응용 및 고려사항을 나타내고 있다.

부작용 및 유해반응

두통은 nitroglycerin의 가장 흔한 부작용 중 하나이다. 그러나 계속 사용 시 그 빈도는 줄어든다. Acetaminophen을 사용하여 두통을 경감시키기도 한다. 다른 부작용들로는 저혈압, 어지럼, 허약 및 창백 등이 있다. Nitroglycerin 연고 혹은 경피 패치를 중단할 때는 **심근허혈(myocardial ischemia)**에

원형약물차트 33-2

Nitroglycerin

약물분류
항콜린성 약물
상품명: Nitrostat, Nitro–Bid, Transderm–Nitro patch, NTG, ♣ Nitrogard SR
임신범주: C

용량
A: 구강 흡입: 18mcg 흡입/d, 매일 동일한 시간에;
SR: 2.5– 6.5mg, 2–4 times/d
IV: 초기: 5mcg/min; 용량 증가
연고: 2% 1–2 inches 가슴과 허벅지에
패치: 2.5–15mg/d 가슴과 허벅지에

금기
과민반응, 소아, 청소년
주의: Lactose 과민반응, 협각녹내장, 수유기 여성, 노인

약물–임상검사–음식 상호작용
약물: 알코올, 베타차단제, 칼슘통로차단제, 항고혈압제, 아스피린, benzodiazepines, 혈관확장제 함께 사용 시 효과 증가; 헤파린의 효과 감소
약초: hawthorn은 nitroglycerin의 농도를 증가시킴.

약동학
흡수: 설하: 75% 이상 흡수; 연고와 패치: 천천히 흡수

약역학
SL: 개시: 1–3min
최고: 4min
작용시간: 30min
SR Cap: 개시: 20–45min
작용시간: 8–12h
연고: 개시: 20–60min
최대: 1–2h
작용시간: 6–8h
패치: 개시: 30–60min
최대: 1–2h
작용시간: 20–24h
분포: PB: 60%
대사: t 1
2: 1–4min
배출: 간, 소변
IV: 개시: 1–3min
작용시간: 3–5min

치료효과/응용
협심증 조절
작용기전: 심근의 산소요구량 감소; 혈관확장에 의한 전부하 감소, 간접적으로 후부하 감소

부작용
메스꺼움, 구토, 두통, 흐린시야, 어지럼, 실신, 허약, 간지럼, 홍조, 혼돈, 창백, 발진, 건성입, 두근거림, 내성

유해반응
저혈압, 반사성 빈맥, 역설적 서맥
생명위협: 순환허탈

A, adult 성인; AMI, acute myocardial infarction, 급성 심근경색증; cap, capsule 캡슐; d, day 날; h, hour 시간; IV, intravenous 정맥내; MI, myocardial infarction 심근경색증; min, minute 분; NTG, nitroglycerin; PB, protein–binding 단백결합; PO, 경구투여; SI, sublingual 설하; SR, sustained–release 서방형; t½, half–life 반감기; ♣ 캐나다 약물이름.

의한 심한 통증의 반동효과를 방지하기 위해 수주에 걸쳐 용량을 줄여나가야 한다. 게다가, 질산염을 너무 급히 투여하게 되면 반사성 빈맥이 일어난다. 심혈관계에 과보상 때문에 심장박동수가 급격히 상승한다.

약물 상호작용

베타$_1$과 베타$_2$수용체를 차단하는 베타차단제, 칼슘통로차단제, 혈관이완제 및 알코올은 질산염의 저혈압효과를 상승시킬 수 있다. 정맥내 nitroglycerin 투여는 헤파린작용을 방해할 수 있다.

베타차단제

베타–아드레날린성 차단제는 베타$_1$과 베타$_2$수용체 부위를 차단한다. **베타차단제(beta blocker)**는 catecholamine의 작용을 차단함으로써 교감신경계 효과를 줄여 심장박동과 혈압을 감소시키게 된다. 이 약들은 협심증치료제, 심부정맥치료제 및 고혈압치료제로 사용된다. 베타차단제는 심장박동과 심근수축력을 감소시키기 때문에 이로 인한 산소소비요구량을 줄여 협심증통증을 감소시키기 때문에 협심증치료제로 효과가 있다. 이 약들은 안정형 협심증에 가장 효과적이다.

표 33-4 항협심증약물

일반명(상품명)	투여경로 및 용량	응용 및 고려사항
질산염		
단시간작용		
nitroglycerin(Nitrostat, Nitro-Bid, Transderm-Nitro)	원형약물차트 33-2 참조	
장시간작용		
isosorbide dinitrate(Isordil, Sorbitrate)	A: PO_IR: 처음에 5-20mg b.i.d/t.i.d.; maint: 10-40mg b.i.d./t.i.d. A: SL: 2.5-10mg q2-3h PRN A: SR: 40-160mg/d	협심증 발작 예방. 혈압 저하 가능. 전 시간에 걸쳐 내성 발생 가능. 두통, 어지럼, 가벼운 두통 및 홍조 발생할 수 있음. 임신범주: C; PB: UK; t½; 1-4h
isosorbide mononitrate(Imdur)	A: PO: IR: 5-20mg b.i.d.; 최대: 40mg/d A: PO: SR: 아침에 30-60mg; 최대: 240mg/d	협심증 발작 예방. SR 약물이 통증완화와 6시간 약물투약이 없는 시간에 제공되어 약물내성을 줄이고 효과를 증대시킴. 임신범주: C; PB: 5%; t½: 5h
베타-아드레날린성 차단제		
atenolol(Tenormin)(beta$_1$)	A: PO: 25-100mg/d; 최대: 200mg/d	협심증과 고혈압치료. 혈압과 심박수를 면밀하게 모니터링. 심장 선택성 약물; 베타$_1$수용체 차단. 천식 환자에게서 사용. 임신범주: D; PB: 5-15%; t½: 6-7h
metoprolol tartrate(Lopressor, Toprol XL)(베타$_1$)	A: PO: 50-100mg, 2회로 나누어 투여하고; 100-400mg/d로 증가 A: PO: ER: 100mg/d; 400mg/d까지 증가 A: IV: 5mg q2min; 이후에 1-2h 안에 PO: 25-50mg q6h	베타$_1$수용체 차단 atenolol과 유사함. 고용량의 metoprolol은 베타$_2$수용체에 영향을 줄 수 있고, 기관지수축을 일으킴. 심박수와 수축력 감소시켜 심장 산소요구량을 줄여. 임신범주: C; PB: 12%; t½: 3-7h
nadolol(Corgard)(베타$_1$ 및 베타$_2$)	A: PO: 40mg/d; 용량을 증가시킬 수 있다. 최대: 240-320mg/d, 용량을 나누어 투여함.	협심증과 고혈압치료. 임신범주: C; PB: 30%; t½: 10-24h
propranolol HCl(Inderal)(베타$_1$ 및 베타$_2$)	A: PO: 초기에: 40mg b.i.d.; maint: 160-480mg/d, 2-3회 나누어 용량투여; 최대: 640mg/d SR: 80-160mg/d; 120-160mg/d까지 용량을 증가시킬 수 있음; 최대: 640mg/d	최초 베타차단제; 베타$_1$ 및 베타$_2$차단. 기관지수축 위험으로 더 이상 협심증의 선택약물이 아님. 심박수, 혈압, 호흡 상태를 모니터링. 임신범주: C; PB: 90%; t½: 2-6h
칼슘통로차단제		
amlodipine(Norvasc)	A: PO: 초기에: 5mg/d; maint: 5-10mg/d; 최대: 10mg/d 노인: 초기에: 2.5mg/d	협심증과 고혈압치료. 다른 항협심증약 혹은 항고혈압제와 같이 사용가능. 임신범주: C; PB: 93%; t½: 30-50h
diltiazem HCl(Cardizem)	A: PO: 30-60mg q.i.d.; 360mg/d까지 용량을 증가시킬 수 있고, 4회로 나누어 용량투여: 480mg/d SR: 60mg q12h; 최대: 360mg/d CR: 120-180mg/d; 최대: 360mg/d	협심증치료. Nifedipine 만큼 저혈압효과가 크지 않음. 신장기능을 모니터링. 임신범주: C; PB: 70-80%; t½: 3.5-9h
felodipine(Felendil XL)	A: PO: 초기에: 5mg/d, 1회 용량으로; maint: 2.5-10mg/d; 최대: 10mg/d 노인: 초기에: 2.5mg/d; 최대: 10mg/d	만성 협심증과 고혈압치료. 심장 산소요구량 줄임. 강력한 말초혈관확장제; 심박수와 심근수축력 감소. 임신범주: C; PB: >99%; t½: 10-16h
isradipine(DynaCirc)	A: PO: 2.5-7.5mg b.i.d.; 최대: 10mg/d	기본적으로 고혈압치료에 사용. 협심증에 사용할 수도 있음. 임신범주: C; PB: 95%; t½: 8h
nicardipine HCl(Cardene SR, Cardnen IV)	A: PO: 20mg t.i.d.; maint: 20-40mg t.i.d. A: PO: SR: 30mg b.i.d.;maint: 30-60mg b.i.d. A: IV: 초기에 5mg/h, 주입; 최대: 15mg/h	협심증치료. 단독으로 사용하거나 다른 항협심증 약과 같이 사용. 고혈압에도 사용됨. 말초부종, 두통, 어지럼, 몽롱함이 발생. 임신범주: C; PB: 95%; t½: 2-4h
nifedipine(Procardia, Adalat)	A: PO: 초기에 10mg t.i.d.; 30mg q6-8h; 최대: 180mg/d A: PO: ER: 30-60mg/d; 최대: 90mg/d	협심증치료. 특히 환자가 질산염 혹은 베타차단제를 복용하는 경우(혈압을 주의 깊게 감시). 강력한 칼슘통로차단제. 임신범주: C; PB: 92-98%; t½: 2-5h
nisoldipine(Sular)	A: PO: ER: 초기에 17mg/d; maint: 17-34mg/d 노인: PO: 초기에 8.5mg/d; maint: 8.5-34mg/d	협심증과 고혈압치료. 심장수축력과 혈관평활근수축력을 억제함. 심박수 및 심박출량 감소. 혈압 감소. 주의: MI 및 HF의 가능성이 있는 환자. 임신범주: C; PB: 99%; t½: 7-12h

표 33-4 항협심증약물-계속

일반명(상품명)	투여경로 및 용량	응용 및 고려사항
verapamil HCl(Calan, Isoptin)	A: PO: 40–120mg t.i.d.; 최대: 480mg/d IV: 5–10mg, 2min 이상에 걸쳐; 필요시 30min 내에 반복함	협심증, 심부정맥, 고혈압치료. 말초부종, 변비, 어지럼, 두통 및 저혈압 발생가능. 임신범주: C; PB: 90%; t½: 3–8h

A, adult 성인; a.c., before meals 식사전; b.i.d., 1일 2회; CR, controlled–release; d, day 일; ER, extended–release; h, hour 시간; h.s., at bedtime 취심 시에; HF, heart failure 심부전; IR, immediate–release 즉시–방출형; IV, intravenous 정맥내; maint, maintenance 유지; max, maximum 최대; MI, myocardial infarction 심근경색; min, minute 분; O_2, oxygen 산소; PB, protein–binding 단백결합; PO, 경구투여; PRN, as necessary 필요시; q.i.d., 1일 4회; SL, sublingual 혀밑; SR, sustained–release 서방형; t½, half–time 반감기; t.i.d., 1일 3회; UK, unknown 모름; y, year 년; >, 초과.

베타차단제는 급격히 사용중지를 하면 안 된다. 이 약의 투여는 반사성 빈맥과 협심증통증의 재발을 피하기 위해 일정한 날들을 거쳐 용량을 줄여나가야 한다. 심장수축과 혈압이 낮은 환자는 베타차단제를 항상 사용할 수 없다. 2도 혹은 3도 방실차단을 가진 환자는 베타차단제를 사용하지 말아야 한다. 베타차단제는 제10장에 자세히 기술되어 있고, 비선택적 베타차단제와 선택적 베타차단제로 구분된다.

비선택적 베타차단제의 예로는 propranolol(Inderal), nadolol(Corgard) 및 pindolol(Visken)이 있다. 이들 약은 심장박동을 감소시키고 기관지수축을 유발할 수 있다. 심장선택성 베타차단제는 베타$_1$수용체에 더욱 강하게 작용하여 심장박동수를 감소시키나 기관지수축은 일으키지 않는다. 왜냐하면 이들 약물은 베타$_2$수용체에 작용을 나타내지 않기 때문이다. 선택적 베타차단제의 예로는 atenolol(Tenormin) 및 metoprolol(Lopressor, Toprol-XL) 등이 있다. 선택적 베타차단제는 협심증치료의 선택약물군이다. 표 33–4는 협심증에 가장 흔히 사용되는 베타차단제와 용량, 응용, 고려사항을 나타내고 있다.

약동학 베타차단제는 경구로 잘 흡수된다. 서방형 캡슐의 흡수는 서서히 일어난다. Propranolol(Indera)의 반감기는 3-6시간이다. 선택적 베타차단제 가운데 atenlolo(Tenormin)은 반감기가 6-7시간이며, metoprolol은 반감기가 3-7시간이다. 이들 약은 간에서 대사되고 배설된다. Atenlolo의 경구투여용량의 절반 정도가 위장관에서 흡수되고 나머지는 변화되지 않은 채로 대변으로 배설된다. 정맥내투여를 할 경우에 용량의 85%가 24시간 내에 소변으로 배설된다.

약역학 베타차단제가 심근수축력을 감소시키기 때문에 심근의 산소요구는 줄어든다. 그러므로 환자는 산소요구의 감소와 함께 증가된 운동에 견딜 수 있다. 베타차단제는 안정형 협심증에 효과가 있다.

비선택적 베타차단제 propranolol의 작용개시는 30분이다. 최고작용의 도달시간은 1-1.5시간이고, 작용시간은 4-12시간이다. 심장 선택적 베타차단제의 경우 atenlolo의 작용개시는 60분이며, 최고작용 도달시간은 2-4시간이고, 작용시간은 24시간이다. 선택적 metoprolol의 작용개시는 15분이며, 작용시간은 6-12시간이다.

부작용 및 유해반응. 비선택적과 선택적 베타차단제 모두 심박수를 줄이고 혈압을 낮춘다. 비선택적 베타차단제에 있어 기관지수축, 행동 혹은 정신적 반응 및 발기부전이 가능한 유해반응들이다.

활력징후는 베타차단제 치료 초기단계에 면밀히 관찰될 필요가 있다. 사용중단 시에 반사성 빈맥 혹은 치명적 심장부정맥 같은 반동성 효과를 방지하기 위해 1주 혹은 2주 동안 감량되어야 한다.

칼슘통로차단제

칼슘통로차단제(calcium channel blocker, CCB) 혹은 **칼슘차단제**(*calcium blocker*)는 안정협심증과 이형 협심증, 일부 부정맥 및 고혈압의 치료를 위해 1982년에 소개되었다. 칼슘은 심근수축을 활성화시키고, 심장의 작업부하를 증가시키며, 산소를 더욱 필요로 하게 한다. 칼슘통로차단제는 관상동맥경련(변이형 협심증, variant angina)을 이완시키고 말초세동맥을 이완시켜 심장의 산소요구량을 줄인다. 또한, 심장수축력을 감소시키고, 후부하를 감소시키고, 말초저항을 줄이며, 심장의 작업부하를 줄여 심장의 산소요구량을 줄인다. 칼슘통로차단제는 관상동맥을 이완시켜 변이형 협심증에 효과가 있으며, 산소요구량을 줄여 안정협심증을 치료한다. 그림 33–1은 안정협심증과 변이형 협심증치료에 있어 제안된 단계를 보여 주고 있다. 표 33–4는 협심증치료에 사용되는 칼슘통로차단제의 종류와 용량, 응용, 고려사항들을 나타내고 있다.

약동학 세 가지 칼슘통로차단제-verapamil(Calan), nifedipine(Procardia), diltiazem(Cardizem)-협심증의 장기치료에 효과적으로 사용되어 왔다. 칼슘통로차단제의 80-90%는 위장관점막을 통해 흡수된다. 그러나 간을 통한 일차 통과대사가 순환기 내의 유리형 약물 이용률을 줄이는데, 단지 verapamil의 20%, diltiazem의 45-65% 및 nifedipine의

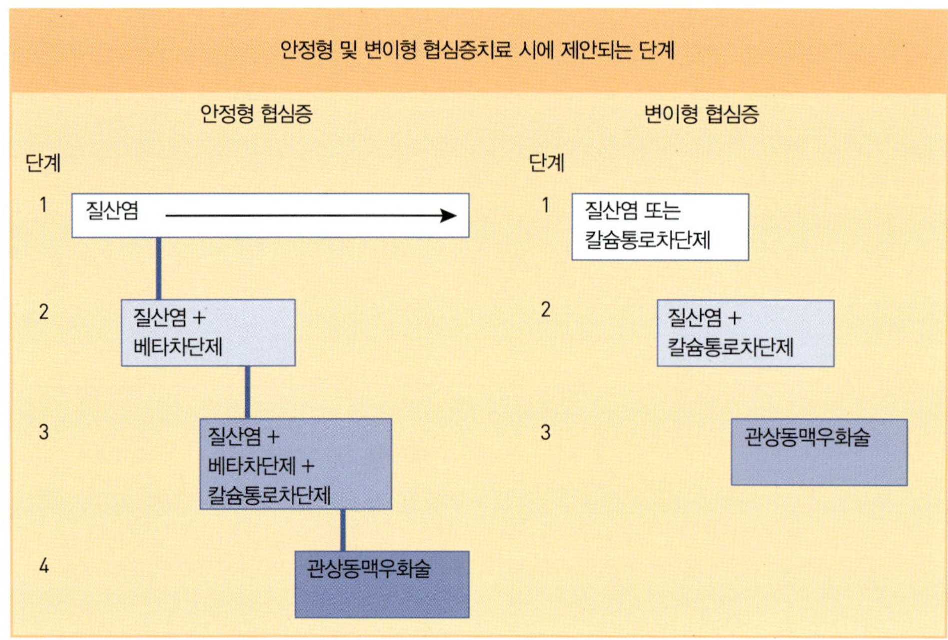

그림 33-1 안정형 및 변이형 협심증치료 시의 제안되는 단계

35-40%가 생체에 이용가능하다. 모든 세 가지 종류의 약물이 높은 단백결합력을 보이며(80-90%), 반감기는 2-9시간이다.

Nicardipine HCl(Cardene SR), amlodipine(Norvasc), felodipine(Felendil XL) 및 nisoldipine(Sular) 같은 일부 다른 칼슘통로차단제도 사용가능하다. 모두 높은 단백결합력을 보이며, nicardipine은 5시간의 가장 짧은 반감기를 보인다.

약역학 서맥은 첫 칼슘통로차단제인 verapamil 사용 시 흔한 문제이다. Nifedipine은 가장 강력한 칼슘통로차단제로 관상혈관과 말초혈관의 혈관이완을 촉진하며, 저혈압이 초래된다. 작용개시는 verapamil의 경우 10분이며, nifedipine과 diltiazem의 경우 30분이다. Verapamil의 작용시간은 경구투여 시 3-7시간이며, IV 시 2시간이다. Nifedipine과 diltiazem의 작용시간은 6-8시간이다.

부작용 및 유해반응. 칼슘통로차단제의 부작용에는 두통, 저혈압(nifedipine에 의해 더욱 빈번하며, diltiazem은 덜 빈번하다), 어지럼 및 피부홍조가 포함된다. 저혈압의 결과 반사성 빈맥이 일어날 수 있다. Nicardipine, nifedipine 및 verapamil을 포함한 몇몇 칼슘통로차단제에 의해 말초부종이 일어난다. 칼슘통로차단제에는 간과 심장의 기능에 변화를 초래한다. 정기적으로 혈청간효소를 체크해야 한다. 칼슘통로차단제는 협심증을 예방하기 위해 질산염과 같은 다른 협심증치료제와 함께 자주 사용된다.

Nifedipine은 즉시-유리형 약물의 경우 급작스러운 심장성 사망 발생과 관계가 있다. 특히 외래 환자에게 고용량을 처방할 때 나타난다. 이는 서방형 약물에서는 나타나지 않는다. 이러한 이유로 즉시-유리형 nifedipine은 갑작스러운 혈압 상승으로 입원 상태에서 필요할 때만 처방된다.

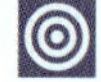

간호과정
환자-중심 협력간호

항협심증약물

사정

- 활력징후를 체크하여 향후 비교한다.
- 건강 및 약물에 대한 개인력을 조사한다. 현저한 저혈압 혹은 급성 심근경색증에 대해 nitroglycerin은 금기이다.

간호진단

- 심근관류저하와 관련된 심박출량 감소
- 사망위험 인지와 관련된 불안
- 비적절한 관상동맥혈류와 산소부족에 의한 협심증통증과 관련된 급성 통증
- 심장과 폐의 혈액 관류저하로 인한 산소부족과 관련된 활동의 내구성장애

계획

- 환자의 협심증통증은 nitroglycerin 혹은 다른 협심증치료제에 의해 조절될 것이다.

간호중재

- 활력징후를 관찰한다. 저혈압은 대부분 협심증치료제와 관련 있다.
- 처음 질산염을 복용할 때 환자는 앉거나 누운 자세를 유지한다. 투여 후 환자가 누워있은 후 앉을 때 활력징후를 체크한다. 환자가 일어나서 앉은 자세로 할 때 서서히 행해야 한다.
- 설하 질산염 투여 전에 물을 제공한다. 건조는 약물흡수를 방해할 수 있다.
- 정맥내 nitroglycerin의 효과를 관찰한다. 협심증이 지속될 때 보고한다.
- Nitro-Bid 연고를 종이 위에 표시된 마크에 적용한다.
- 약물이 흡수되기 때문에 손가락을 사용하지 않는다. 설압자 혹은 장갑을 사용한다.
- Transderm-Nitro 패치의 경우 약물 부분을 만지지 않는다.
- 제세동기 심장장치가 있는 가슴부위에 Nitro-Bid 연고나 Transderm-Nitro 패치를 적용하지 않는다. 폭발이나 피부화상이 야기될 수 있다.

환자교육

일반

- 만약 흉통이 있을 시 설하 nitroglycerin 정제를 투여한다. 만약 통증이 줄어들지 않거나 5분 내에 악화되면 119에 전화한다.
- 환자는 저혈압, 쇠약, 창백을 피하기 위해 nitroglycerin을 투여하는 동안 술을 먹지 않도록 조언한다.
- 만약 흉통이 완전히 제거되지 않는다면 의료진에게 알리도록 환자에게 조언한다. Nitroglycerin에 대한 내성이 생길 수 있다.

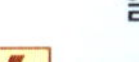

- 의료진의 허락없이 베타차단제와 칼슘통로차단제를 중단하지 않도록 환자에게 안내한다. 금단증상(반사성 빈맥 및 통증)이 심할 수 있다.

자가투여

- 설하 nitroglycerin 정제를 투여하는 방법을 시범보여 준다. 신속한 흡수를 위해 혀밑에 정제를 넣는다. 찌르거나 얼얼한 감각은 정제가 신선함을 의미한다. 그러나 신약 설하 nitroglycerin 정제는 얼얼한 감각이 존재하지 않을 수 있다.
- 약병을 빛이 차단되고 건조한 상태로 보관하도록 환자를 교육한다. 원래 스크루캡으로 된 갈색 유리병에 약물을 보관한다. 갈색 유리병은 빛을 차단시키며, 스크루캡 뚜껑은 공기 중 습기로부터 약물을 보호하여 약의 효과 저하를 막아준다.
- 환자에게 경피용 Nitro 패치에 대해 교육한다. 항상 아침에 하루에 한 번 적용한다. 피부에 부착 부위를 순환한다. 패치는 항상 가슴 부위에 적용하지만, 대퇴와 팔도 사용될 수 있고 털이 있는 부위를 피한다.
- 만약 nitroglycerin이 통증을 완화시키지 못하면 환자에게 의료상담을 구하도록 조언한다.

부작용

- Nitroglycerin을 처음 복용 시 흔히 야기되며 30분간 지속되는 두통완화를 위해 acetaminophen(Tylenol)을 환자에게 제안한다
- 설하 nitroglycerin에 의해 저혈압이 생기면 하지를 높인 상태로 누워있도록 환자에게 지시한다.
- 환자에게 맥박을 잴 수 있는 방법을 교육한다.
- 베타차단제와 칼슘통로차단제를 복용하는 환자에게 저혈압의 징후인 어지럼과 창백이 나타나면 의료진에 알리도록 조언한다.

평가

- 협심증통증경감에 대한 질산염의 효과를 평가한다. 두통, 어지럼, 창백을 주목한다.

항부정맥치료제

심장부정맥

심장부정맥[cardiac dysrhythmia, 부정맥(arrhythmia)]은 정상 맥박 혹은 심장박동 유형에 있어 일탈을 의미한다. 이는 너무 느린(서맥), 너무 빠른(빈맥) 혹은 불규칙적인 심장박동을 포함한다. **맥박 이상**(*dysrhythmia*)과 **부정맥**(*arrhythmia*)의 용어는 다소간의 의미 차이에도 불구하고 서로 혼용되고 있다.

심전도는 부정맥의 종류를 규명한다. 심전도의 P파는 심방흥분을 반영하고, QRS(complex)는 심실탈분극을 나타내며, T파는 심실 **재분극(repolarization**, 세포막 전위가 탈분극 후 안정기로 되돌아감)이 된다. P-R 간격은 방실전도(AV conduction) 시간, Q-T 간격은 심실 활동전위기간을 반영한다. 심방부정맥은 심실의 적절한 혈액의 유입을 막아 33% 정도의 심박출량을 감소시킨다. 심실부정맥은 심실의 비효율적인 혈액충만과 비효과적인 펌프작용으로 인해 심박출량이 줄거나 없게 되기 때문에 치명적이다. 심실빈맥에 있어 심실세동이 흔히 잘 일어나며, 이후 사망에 이른다. 심폐소생술(cardiopulmonary resuscitation, CPR)은 이들 환자치료에 필수적이다.

심부정맥은 심근경색 이후에 흔히 나타나거나 **저산소증(hypoxia**, 신체조직의 산소부족), **고탄소혈증(hypercapnia**, 혈액에 이산화탄소 증가), 갑상선질환, 관상동맥질환, 심장수술, 과량의 catecholamine 혹은 전해질불균형 등의 결과로 비롯될 수 있다.

심장의 활동전위

전해질은 심장근육세포막을 통하여 이동이 일어난다. 심장세포 안으로 나트륨과 칼슘이 유입될 때 **탈분극**(**depolarization**, 심근수축)이 일어난다. 나트륨이 유입되면서 즉각 탈분극이 시작되고, 칼슘이 이후 유입되면서 탈분극이 유지된다. 칼슘유입으로 근형질세망(sarcoplasmic reticulum)으로부터 세포내로 칼슘분비가 증가되고, 이로 인해 심장이 수축된다. 심근허혈 시 수축은 불규칙하게 될 수 있다.

심장 활동전위는 일시적 탈분극이며, 심근세포의 재분극이 뒤따른다. 그림 33-2는 심박동과정 동안 심실근육세포의 활동전위 그림이다. 제0기는 나트륨이온유입에 의해 일어나는 신속한 탈분극이다. 제1기는 초기 재분극으로, 나트륨이온유입의 종결과 동시에 일어난다. 제2기는 고원기(plateau)로, 칼슘이온이 유입되며, 활동전위가 연장되고, 심방과 심실근육수축을 촉진시킨다. 제3기는 칼륨이온유입에 의한 신속한 재분극이다. 제4기는 심장박동 사이의 안정막 전위이다. 심실근육에서 정상적으로 수평하지만 탈분극발생 바로 전에 **역치전위**(*threshold potential*)로 서서히 탈분극이 일어나면서 동방결절(sinoatrial)에서 상승되기 시작한다. 이후 다음 심장박동이 시작된다.

항부정맥약물 종류

항부정맥약물(antidysrhythmic)의 원하는 작용은 심장리듬이 정상적으로 회복되는 것이다. 박스 33-1은 작용기전에 대해 기술하고 있다.

항부정맥약물은 (1) 나트륨(신속)통로차단제 IA, IB, IC, (2) 베타차단제, (3) 재분극을 연장하는 약물, (4) 칼슘(느린)통로차단제의 네 군으로 분류한다. 표 33-5는 종류, 작용 및 적응점을 나타내고 있다. 표 33-6은 흔히 투여되는 항부정맥약물과 용량, 응용 및 고려사항을 나타내고 있다.

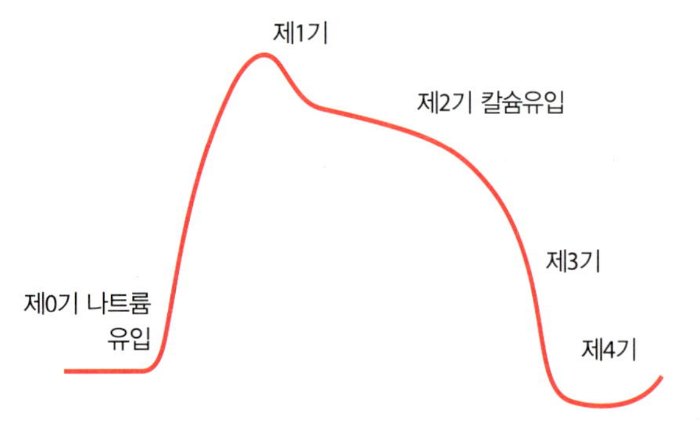

그림 33-2 심박동 동안 심실근육세포의 활동전위

박스 33-1 항부정맥약물의 약역학

작용기전
- 심장의 베타-아드레날린성 자극의 차단
- 심근 흥분과 수축의 억제
- 심장조직에서 전도속도의 감소
- 심근의 회복(재분극) 시간의 증가
- 자동능(automaticity, 박동 시작을 위한 스스로의 탈분극)의 억제

제I형: 나트륨통로차단제

나트륨통로차단제(sodium channel blocker)는 심근세포로의 나트륨유입을 차단한다. 약물에 대한 반응으로는 심장조직의 전도속도를 줄인다. 자동능의 억제로 이소성 부위(ectopic focus)의 흥분을 줄인다. 그리고 회복 시간을 증가시킨다(재분극 혹은 회복기). 나트륨통로차단제에는 세 가지 종류가 있다. 제IA형 약물은 전도를 느리게 하고 재분극을 연장시킨다(quinidine, procainamide, disopyramide). 제1B형은 전도를 느리게 하고 재분극을 단축시킨다(lidocaine, mexiletine HCl). 제1C형은 재분극에 거의 효과가 없거나 효과를 미치지 않는 가운데 전도를 연장시킨다(flecainide).

제IB형 나트륨통로차단제인 lidocaine은 국소마취제로써 1940년에 사용되었고, 아직까지 이 목적으로 사용되고 있다. 이후에 이 약은 항부정맥작용이 있는 것으로 알려져 있다. Lidocaine은 일부 심장의사에 의해 여전히 급성 심실부정맥치료에 사용되고 있다. 이 약은 전도속도를 늦추고 활동전위강도를 줄인다. 정맥내주사의 작용개시는 신속하다. Lidocaine의 3분의1 가량이 전신순환에 도달된다. Lidocaine 1회 주입은 작용시간이 짧다. 다른 제1B형 나트륨통로차단제로는 mexiletine이 있다.

제II형: 베타차단제

제II형의 베타차단제는 전도속도, 자동능 및 회복시간을 감소시킨다. 예로는 propranolol(Inderal), acebutolol(Sectral), esmolol(Brevibloc), sotalol(Betapace) 등이 있다. 베타차단제는 부정맥치료에 있어 나트륨통로차단제보다 더 빈번하게 처방된다. 원형약물차트 33-3은 베타차단제인 acebutolol HCl(Secral)과 관련된 약리학적 정보를 보여 주고 있고, 이 약물은 재발된 안정성 심실부정맥치료에 처방될 수 있다.

표 33-5 항부정맥약물의 분류 및 적응점

분류	작용	적응점
Class Ⅰ 나트륨통로차단제		
IA	전도속도를 느리게 하고 재분극을 연장시킴	심방 및 심실부정맥, 발작성 심방빈맥(PSVT), 상심실부정맥,
IB	전도속도를 느리게 하고 재분극을 단축시킴	급성 심실부정맥,
IC	재분극에 영향을 주지 않고 전도를 연장시킴	생명위협: 심실부정맥
Class Ⅱ		
베타차단제	칼슘 진입을 감소시킴 전도속도, 자동능 및 회복시간을 줄임(회복기)	심방세동 및 조동, 빈맥부정맥, 심실 및 상심실부정맥
Class Ⅲ		
재분극을 연장하는 약물	심실부정맥 동안 재분극을 연장시킴 활동전위를 연장시킴	다른 약에 효과가 없는 생명위협 심방 및 심실부정맥
Class Ⅳ		
칼슘통로차단제	칼슘 진입을 감소시킴 전도속도를 느리게 함 심근수축력을 줄임(negative inotropic) 방실결절의 회복을 증가시킴	상심실빈맥부정맥; PSVT 예방

AV, Atrioventricular, PVST, paroxysmal supraventricular tachycardia.

표 33-6 항부정맥제

일반명(상품명)	투여경로 및 용량	응용 및 고려사항
Class Ⅰ 나트륨통로차단제 IA		
disopyramide phosphate (Norpace)	A: PO: 100–200mg q6h; 최대: 800mg/d C: 4–12y: PO: 10–15mg/kg/d, 나누어 투여 A: PO: ER: 200–300mg q12h; 최대: 800mg/d	한개 혹은 다발성부위의 조기 심실수축(PVC)의 예방과 억제. 심실부정맥에 사용. 항콜린성 증상 가능. 혈청치료농도는 3–8mcg/mL. 임신범주: C; PB: 90%; t½: 4–10h
procainamide HCl	A: PO: LD: 1000–1250mg q3–4h A: IM: 50mg/kg/d in 4divided doses A: IV: LD: 20–50mg/min; maint: 1–4mg/min continuous inf C: IV: LD: 15mg/kg over 30–60min TDM: 4–10mcg/mL	부정맥(PVCs) 및 심실빈맥 조절. 심근조직의 전도를 느리게 해서 심근 흥분을 억제함. 임신범주: C; PB: 15%, t½: 3–4h
quinidine sulfate,	A: PO: 200–300mg t.i.d./q.i.d. A: PO: ER: 300–600mg q8–12h TDM: 2–6mcg/mL	심방, 심실, 상심실부정맥치료에 사용. 오심, 구토, 설사 및 복통이 흔한 부작용. 만약 digoxin과 병용 시 digoxin 농도 증가시킴. 임신범주: C; PB: 80–90%; t½: 6–7h
나트륨통로차단제 IB		
lidocaine(Xylocaine)	A: IV: 50-100mg bolus in 2-3min; 최대: LD: 300mg over 1h, then IV inf: 20-50mcg/kg/min TDM: 1.5-6mcg/mL	심근경색과 심장수술 뒤에 오는 급성 심실부정맥. 임신범주: B; PB: 60–80%; t½: 1.5–2h
mexiletine HCl	A: PO: 200–300mg q8h; 최대: 1200mg/d TDM: 0.5-2mcg/mL	Lidocaine 유사체. 급성 및 만성 심실부정맥치료. GI 불편을 줄이기 위해 음식과 함께 섭취. 흔한 부작용에 오심, 구토, 가슴 쓰림, 진전, 어지럼, 신경증. 임신범주: C; PB: 50–60%; t½: 10–12h
나트륨통로차단제 IC		
flecainide(Tambocor)	A: PO: Initial: 50–100mg q12h; 50mg q12h q4d으로 증가; maint 150mg q12h; 최대: 400mg/d	생명위협 심실부정맥치료와 PSVT와 PAF 예방. 심인성 쇼크, 2도, 3도 심장차단 혹은 우측 bundle branch 차단이 있으면 금기. 임신범주: C; PB: 40–50%; t½: 12–30h
propafenone HCl(Rythmol)	A: PO: 150–300mg q8h; 최대: 900mg/d A: PO: ER: 225–325mg q12h; 최대: 850mg/d	생명위협 심실부정맥치료. 만약 심인성 쇼크, 심장차단, 심한 저혈압, 서맥 혹은 기관지수축이 있으면 금기. 임신범주: C; PB: 85–97%; t½: 5–8h

표 33-6 항부정맥제-계속

일반명(상품명)	투여경로 및 용량	응용 및 고려사항
Class II **베타-아드레날린성 차단제**		
acebutolol HCl(Sectral)(베타$_1$ 차단제)	원형약물차트 33-3 참조	
esmolil(Brevibloc)(베타$_1$ 차단제)	A: IV: LD: 500mcg/kg over 1min, maint: 50-100mcg/kg/min; 최대: 200mcg/kg/min	심방조동 및 세동의 조절을 위해 사용. 단기간 사용에만. 수술 동안 부정맥이 보이는 환자에게 주로 사용됨. 서맥, 심장차단 및 심부전 발생가능. 임신범주: C; PB: 55%; t½: 9min
propranolol HCl(Inderal, Inderal LA) (베타$_1$과 베타$_2$차단제)	A: PO: 10-30mg t.i.d./q.i.d. ER: 80mg/d A: IV blois: 0.5-3mg at 1mg/min	심실부정맥, PAT 및 심방 및 심실 이소성 맥박(ectopic beats)에 사용. 천식 환자에 금기. 임신범주: C; PB: 90%; t½: 2-6h
sotalol HCl(Betapace) (베타$_1$과 베타$_2$차단제; 또한 Class III)	A: PO: 80mg b.i.d; 최대: 240-320mg/d, 나누어 투여하고, 신기능저하 시 투여 간극을 늘린다.	지속성 심실부정맥치료에 사용. 만약 기관지천식이 있거나 심장차단이 있으면 금기. Sotalol을 시작하기 전에 저칼륨혈증과 저마그네슘혈증을 교정함. 임신범주: B; PB: 0%; t½: 12h
Class III **재분극을 연장하는 약물**		
adenosine(Adenocard)	A: IV: 초기, 6mg 신속 IV bolus(1-2sec) 만약 필요시 반복가능: 12mg 신속 IV bolos×2doses	PSVT, Wolff-Parkinson-White 증후군 치료에 사용. 만약 2도, 3도 AV 차단 혹은 심방세동 혹은 조동이 있으면 금기. 임신범주: C; PB: UK; t½: <10sec
amiodarone HCl(Cordarone)	A: PO: LD: 400-1600mg/d, 나누어 투여; maint: 200-600mg/d; 용량은 개인에 맞추어 조절. TDM: 1-2.5mcg/mL	생명위협 심실부정맥. 초기용량 많고, 이후 시간이 흐름에 따라 감량. 임신범주: D; PB: >99%; t½: 7-50d
dofetilide(Tikosyn)	PO: 250-1000mcg/d, 용량을 나누어 투여 측정된 creatinine 청소율에 따라 용량은 항상 개인에 맞춘다.	재분극을 연장하는 선택적 칼륨통로차단제 심방조동 및 세동에 처방됨. 신장기능 모니터링함. 임신범주: C; PB: 60-70%; t½: 10h
ibutilide(Corvert)	A: >60kg: IV: 0.1mg/kg 혹은 1mg(1 vial), 10min에 걸쳐, 10min 내에 반복 가능하다. A: <60kg: IV: 0.01mg/kg, 10min 이상에 걸쳐주입	활동전위를 연장시키고 심방과 심실 불응기 증가시킴; Q-T 간격 증가. 심방조동 및 세동을 정상 sinus 리듬으로 전환 시 사용. 임신범주: C; PB: 40%; t½: 2-12h
sotalol(Betapace)	A: PO: Class II와 동일(Class II의 sotalol 참조)	베타차단제. Class II 혹은 III로 분류될 수 있음. 생명위협 심실부정맥(심실빈맥). 심박수 지연. AV 전도 지연, AV 불응기 증가 및 수축기 및 이완기 혈압 낮춤. 주의: 2도 혹은 3도 심장차단이 있으면 금기(Class II의 sotalol 참조)
Class IV **칼슘통로차단제**		
verapami HCl(Calan, Isoptin)	A: PO: 240-480mg/d, 3-4번 나누어 투여 A: IV: 2.5-10mg IV, 2min 이상에 걸쳐; 30min 안에 반복 가능	상심실빈맥 부정맥치료. PSVT, 협심증 혹은 고혈압 방지. 심인성 쇼크, 2도 혹은 3도 심방심실 차단, 심한 저혈압 혹은 심한 심부전이 있으면 금기. 혈청치료농도: 80-300ng/mL 혹은 0.08-0.3mcg/mL. 임신범주: C; PB: 90%; t½: 3-8h
diltiazem(Cardizem)	A: IV: 0.25mg/kg IV bolus 2min 이상 혹은 5-10mg/h in IV inf	PSVT 및 심방세동 혹은 조동. 2도 혹은 3도 심장 차단 혹은 저혈압이 있으면 금기. 임신범주: C; PB: 70-80%; t½: 3-8h
기타		
diagoxin(Lanoxin)	A: PO: LD: 10-15mcg/kg q6-8h 3번 나누어 용량 투여 A/C: >10y: IV: LD: 8-12mcg/kg 유지: 0.125-0.5mg/d	심방세동 혹은 조동; 발작성 심방빈맥 재발방지. 임신범주: C; PB: 30%; t½: >36h

표 33-6 항부정맥제-계속

일반명(상품명)	투여경로 및 용량	응용 및 고려사항
dronedarone(Multaq)	A: PO: 400mg b.i.d. 아침과 저녁 식사와 함께	심방세동 혹은 조동. 네 분류의 모든 항부정맥 속성을 가지고 있음. 광과민성과 심한 설사를 유발함.만약 심한 심부전이 있으면 금기. 포도와 포도주스를 피함. 임신범주: X; PB: 98%; t½: 13–19h

A, adult 성인; AV, atrioventricular 심방심실; b.i.d., 1일 2회; BP, blood pressure 혈압; C, Child 어린이; CR, controlled–release; d, day 일; ER, extended–release; FDA, US Food and Drug Administration; h, hour 시간; HF, heart failure 심부전; GI, gastrointestinal 위장관계; IM, intramuscular 근육내; inf, infusion 주입; IV, intravenous 정맥내; LD, loading dose 부하 용량; maint, maintenance 유지; max, maximum 최대; MI, myocardial infarction 심근경색; min, minute 분; PAT, paroxysmal atrial tachycardia; PAF, paroxysmal atrial fibrillation (or flutter); PVST, paroxysmal supraventricular tachycardia; PB, protein–binding 단백결합; PO, 경구투여; q.i.d., 1일 4회; SR, sustained–release 서방형; TDM, therapeutic drug monitoring; t½, half–time 반감기; t.i.d., 1일 3회; UK, unknown 모름; y, year 년; >, 초과; <, 미만.

원형약물차트 33-3

Acebutolol HCl

약물분류	용량
베타$_1$차단제: 심장 선택전 베타–아드레날린성 차단제 상품명: Sectral 임신범주: B	심실부정맥 A: PO: 200mg q12h 2회분할 투여로 600–1200mg까지 증가시킬 수 있음. 노인: PO: 200–400mg/d; max: 800mg/d <12 y 소아에 사용하지 말기
금기	**약물–임상검사–음식 상호작용**
2도 및 3도 심장차단, 심한 서맥, 심한 심부전, 심인성 쇼크 주의: 주요 수술한 경우, 신장 및 간 기능부전, 당뇨, 갑상선기능항진증, 천식, 기관지염, COPD	약물: 이뇨제와 같이 사용 시 효과 증가; insulin과 경구용 혈당강하제의 장시간 저혈당 효과; albuterol, metaproterenol, terbutaline과 함께 길항효과 임상검사: ALT, AST, ALP, ANA titer, BUN, lipoproteins, potassium
약동학	**약역학**
흡수: 잘 흡수됨 분포: PB: 26% 대사: t½: 3–4h; 대사물: 8–13h 배출: 담즙, 대변 및 소변으로 90–100%	심실부정맥 PO: 개시 1h 최고: 2.5–3.5h 작용시간: 10h
치료효과/응용	
재발성 안정형 심실부정맥, 협심증 및 고혈압 작용기전: 심장조직에서 베타$_1$–아드레날린성 수용체를 차단함	
부작용	**유해반응**
어지럼, 오심, 구토, 식욕부진, 부종, 두통, 시력장애, 저혈압, 발한, 피로, 불면, 변비, 설사, 발기부전	갑작스러운 금단으로 인한 가슴두근거림, 서맥, 가슴통증, 고혈당증, 저혈당증, 당뇨병

A, adult 성인; ALP, alkaline phosphatase; ALT, alanine aminotransferase; ANA, antinuclear antibody; AST, aspartate aminotransferase; b.i.d, 1일 2회; BUN, blood urea nitrogen 혈액 요산 질소; h, hour 시간; HF, heart failure 심부전; PB, protein–binding 단백결합; PO, by mouth 경구; t½, half time 반감기; <, less than 미만.

약동학 심장 선택적 베타 약물인 acebutolol(Sectral)은 위장간에 잘 흡수된다. 간에서 대사되고 활동성 대사물로 전환된다. 약의 50-60%가 대변을 통해 담즙으로 제거되고, 30-40% 정도가 소변으로 배출된다. 약의 반감기는 3-4시간이나 이 약물의 대사물의 반감기는 8-13시간이다.

약역학 Acebutolol은 협심증과 고혈압뿐만 아니라 심실부정맥에 처방된다. 부정맥치료제로서 작용개시는 1시간이다. 최고 시간은 4-6시간이고, 작용시간은 10시간이다. 고혈압을 치료하기 위해 작용시간은 20-24시간이다.

제III형: 재분극을 연장하는 약물

제III형 약물은 재분극을 연장시키고, 다른 부정맥치료제가 효과가 없을 때 심실부정맥의 응급치료에 사용된다. Amiodarone(Cordarone)은 불응기(refractory period)를 증가시키고, 활동전위기간(심장세포 활동)을 연장시킨다.

제IV형: 칼슘통로차단제

제IV형은 칼슘통로차단제인 verapamil(Calan, Isoptin)과

diltiazem(Cardizem)으로 구성된다. Verapamil은 느린 칼슘통로차단제로, 심근조직의 흥분과 수축력을 감소(음성 근육수축력)시킨다. 방실결절의 불응기를 연장시켜 심실반응을 줄인다. Verapamil은 방실차단 혹은 심부전 환자에게 금기이다.

항부정맥약물의 부작용 및 유해반응. 심부정맥치료에 사용된 최초 약물인 quinidine은 많은 부작용이 있다(예, 오심, 구토, 설사, 혼돈, 저혈압). 또한 심장차단과 신경과적, 정신과적 증상을 유발할 수 있다. Procainamide는 quinidine보다 심장억제작용이 덜하다.

고용량의 lidocaine은 심혈관억제, 서맥, 저혈압, 발작, 시야혼탁 및 복시를 초래한다. 덜 심각한 부작용으로는 현기증, 약간의 두통, 혼돈 등이 있다. Lidocaine은 진행형 방실차단 환자에게 금기이다. 이 약물은 간질환과 심부전 환자에게 주의를 요한다. Mexiletine과 tocainide는 lidocaine과 유사한 부작용을 나타낸다. 이들은 심인성 쇼크 혹은 2도 또는 3도 심장차단이 있는 환자에게는 금기이다.

베타차단제의 부작용은 서맥과 저혈압이다. Bretylium과 amiodarone은 오심, 구토, 저혈압 및 신경과적 문제를 일으킬 수 있다. 칼슘통로차단제의 부작용에는 오심, 구토, 저혈압 및 서맥이 포함된다.

모든 항부정맥약물은 전부정맥(proarrhythmic)의 가능성이 있음을 명심해야 한다. 이것은 심장에 대한 약물의 약리학적 작용과 약물사용 혹은 약물사용 없이 병적 상태에 심장의 선천적으로 예측불가한 작용 때문이다. 일부의 경우에 심장병 환자를 치료하기 위해 적절하고 기술적인 약물치료에서도 생명을 위협하는 심실부정맥을 일으킬 수 있다. 이러한 이유로 병원에서 환자의 심장리듬을 계속해서 관찰하는 동안에 흔히 부정맥치료가 시작된다.

간호과정
환자-중심 협력간호

부정맥약물

사정

- 건강 및 약물 개인력을 조사한다. 호흡곤란, 심장두근거림, 기침, 흉통, 과거의 협심증 혹은 심장부정맥 그리고 현재 환자가 복용하는 약물등을 포함한다.
- 향후 비교를 위해 기준 활력징후와 심전도를 확인한다.
- 향후 비교를 위해 초기 심장효소(aspartate aminotransferase, lactate dehydrogenase, creatine phosphokinase)와 troponin(심장-특이) 결과를 모니터링한다.

간호진단

- 심부정맥과 관련된 심박출량의 저하
- 불규칙한 맥박과 관련된 불안
- 불규칙한 심장박동으로 인한 산소부족과 관련된 활동 내구성 장애의 위험

계획

- 환자는 더 이상 비정상적인 동성리듬을 경험하지 않는다.
- 환자는 항부정맥약물처방에 따를 것이다.

간호중재

- 저혈압 발생 때문에 활력징후를 모니터링한다. 
- 2-3분 동안 또는 처방에 의해 정맥으로 투여한다.
- 심전도의 비정상적 유형을 관찰하고, 심실조기수축(premature ventricular contraction), P/R 및 Q-T 간격의 증가, QRS(complex)의 폭의 넓어짐과 같은 소견을 보고한다. 증가된 Q-T 간격은 torsades de pointes의 위험 요소이다.

교육

일반

- 약물이행이 필수적이기 때문에 지시대로 처방약을 복용하도록 환자를 교육한다.
- 각각 약에 대해 특정 지시사항을 교육한다(예, amiodarone의 광과민).

부작용

- 어지럼, 창백, 오심 및 구토를 포함하는 부작용과 유해반응을 의료진에 알리도록 환자에게 교육한다.
- 술, 카페인, 담배를 피하도록 환자에게 조언한다. 술은 저혈압 일으킬 수 있다. 카페인은 카테콜라민 농도를 증가시킨다. 그리고, 담배는 혈관을 수축한다.

평가

- 기준 맥박수와 심박수를 비교하고 약에 대한 환자의 반응을 사정하고, 처방된 부정맥치료제의 효과를 평가한다.
- 부작용과 유해반응을 보고한다. 약물처방이 수정될 필요가 있다. 전부정맥효과(proarrhythmic effect)로 약물의 사용중단이 요구되기도 한다.

핵심 웹사이트

American Heart Association: www.americanheart.org

American College of Cardiology: www.acc.org

학습 질문

1. 심부전치료를 위해서 digoxin을 투여받고 있는 환자가 어떤 모습을 보일 때 간호사는 병이 호전되고 있다고 판단하는가?
   a. 창백해지고, 사지가 차가울 때
   b. 말초 부위의 부종이 사라질 때
   c. 소변량이 4시간 동안 60mL
   d. 호흡곤란이 점점 심해진다고 호소할 때

2. 환자의 혈청 digoxin 수치가 3.0ng/mL였을 때, 간호사로서 이 수치를 어떻게 이해해야 하는가?
   a. 높은 수치다.
   b. 낮은 수치다.
   c. 정상범위이다.
   d. 평균 이하다.

3. 간호사가 환자에게서 digitalis 독성 가능성의 증거들을 찾고 있는데, 어떤 증상과 징후가 여기에 해당하는가?
   a. 심첨맥박의 맥박이 100회/분이다.
   b. 심첨맥박의 맥박이 72회/분으로 불규칙하다.
   c. 심첨맥박의 맥박이 90회/분으로 불규칙하다.
   d. 심첨맥박의 맥박이 48회/분으로 불규칙하다.

4. 환자가 칼륨을 소실하는 이뇨제와 digoxin을 복용하고 있다. 간호사는 낮은 K 수치가 digoxin에 어떤 영향은 줄 것이라 생각하는가?
   a. 혈청 digoxin 수준을 높인다.
   b. 혈청 digoxin 수준을 낮춘다.
   c. 혈청 digoxin 수준에 영향을 주지 않는다.
   d. 혈청 digoxin 수준의 평균치를 낮춘다.

5. 환자가 nitrate 처음 복용했을 때, 간호사가 예상할 수 있는 환자의 증상은?
   a. 오심과 구토
   b. 두통
   c. 위경련
   d. 불규칙한 맥박

6. 환자가 베타차단제를 처방받았는데, 협심증 약으로 효과가 있다고 알고 있는데, 그 이유는 무엇인가?
   a. 전신순환에 산소를 증가시킨다.
   b. 심박수와 혈압을 유지한다.
   c. 심박수를 줄이고, 심근수축성을 감소시킨다.
   d. 심박수를 줄이고, 심근수축성은 증가시킨다.

7. 의사가 환자의 베타차단제 복용을 중지할 계획을 세우고 있다. 간호사는 이를 고려해 환자에게 어떤 지침을 주어야 하는가?
   a. 다른 심장약이 처방될 때 베타차단제를 즉시 중지해야 한다.
   b. 베타차단제를 갑자기 중단해서는 안 되고 서서히 줄여나가야 한다.
   c. 베타차단제는 다른 협심증약을 복용하는 동안에도 유지되어야 한다.
   d. 다음 수주 동안 베타차단제를 절반으로 줄여 복용해야 한다.

8. 부정맥에 베타차단제인 acebutolol(Sectral)이 처방되었다. 이 약의 첫 번째 목적은 무엇인가?
   a. 심장조직에 베타$_1$과 베타$_2$수용체 수를 늘인다.
   b. 심장조직에 산소공급을 증가시킨다.
   c. 심장조직에 베타$_1$아드레날린수용체를 차단한다.
   d. 심장조직에 베타$_2$아드레날린수용체를 차단하다.

9. Nitroglycerin을 처방받은 협심증 환자에게 적절한 간호중재는? (맞는 답을 모두 고르시오)
   a. 환자에게 nitroglycerin을 혀밑에 넣었을 때는 앉거나 누워있도록 한다.
   b. 약을 먹고도 5분 이상 흉통이 지속되면 119에 신고하도록 교육한다.
   c. 피부화상이 생기지 않게 털이 난 부위의 Nitro 패치를 붙인다.
   d. 5알을 먹고도 흉통이 지속되면 의사에게 연락한다.
   e. nitroglycerin 먹을 때는 음주를 삼가도록 주의시킨다.

답: 1. b, 2. a, 3. d, 4. a, 5. b, 6. c, 7. b, 8. c, 9. a, b, e

34장

이뇨제

학습목표

- Thiazide, 고리 및 칼륨-보존이뇨제의 작용과 응용을 비교한다.
- Thiazide, 고리 및 칼륨-보존이뇨제와 관련된 부작용 및 유해반응을 구분한다.
- Thiazide, 고리 및 칼륨-보존이뇨제와 연관된 환자교육을 포함하는 간호중재를 설명한다.
- Thiazide, 고리 및 칼륨-보존이뇨제를 복용하는 환자를 위한 간호과정을 적용한다.

이뇨제(diuretics)는 두 가지 주된 목적으로 사용된다. 혈압을 낮추기 위한 것과 심부전과 신장질환 혹은 간질환에서 부종(말초 및 폐)을 줄인다. **고혈압(hypertension)**은 혈압이 높은 것이다. 이 장에서 언급되는 이뇨제는 혈압과 부종을 낮추기 위해 단독 혹은 병용사용된다.

이뇨제는 신장세뇨관에서 나트륨과 수분 재흡수를 억제하여 소변의 흐름이나 **이뇨작용(diuresis)**을 증가시킨다. 대부분의 나트륨과 수분 재흡수는 신장의 세뇨관 부분(근위, Henle 고리[하행고리 및 상행고리] 그리고 집합관)에 걸쳐서 일어난다. 이뇨제는 신세뇨관의 1개 혹은 그 이상의 부분에 영향을 준다. 그림 34-1은 수분과 전해질 재흡수과정과 함께 신세뇨관과 그 부위에 작용하는 이뇨제의 종류를 나타낸 것이다.

매 1.5시간마다 몸의 세포외액(ECF) 전체 양이 배출을 위해 신장을 통과한다. 이는 소변형성의 첫 단계이다. 전해질, 약물, 포도당 그리고 단백질대사 노폐물과 같은 작은 입자들이 사구체에서 여과된다. 단백질 및 혈구세포와 같은 큰 입자들은 정상 신기능에서 여과되지 않고 혈액순환에 남는다. 나트륨과 수분이 가장 많은 여과물질이다.

사구체에서 여과된 나트륨은 99%가 정상적으로 재흡수된다. 나트륨 재흡수의 50-55%는 근위세뇨관에서 일어나고, 34-40%는 Henle 고리에서, 5-10%는 원위세뇨관에서 그리고 집합관에서는 3% 미만이다. **나트륨배출(natriuresis)**은 사구체에 가장 가까이에 있는 세뇨관에 작용하는 이뇨제가 가장 효과가 크다. 전통적인 예로는 삼투성 이뇨제인 mannitol이다. 이뇨효과는 신장에 약물이 도달하고 세뇨관에서 약물 농도에 의존한다.

이뇨제는 나트륨과 염소의 재흡수를 억제하여 나트륨과 수분소실을 촉진함으로써 **항고혈압(antihypertensive)** 작용을 가진다. 이는 체액량과 혈압을 감소시킨다. 체액소실과 함께 부종도 감소한다. 그러나 나트륨이 보존된다면 수분도 역시 보존되어 혈압도 상승할 것이다.

많은 이뇨제들이 칼륨, 마그네슘, 염소 및 bicarbonate를 포함하여 기타 전해질소실을 일으킨다. 칼륨배출을 촉진하는 이뇨제를 **칼륨배출이뇨제(potassium-wasting diuretic)**라 하고, 칼륨저류를 촉진하는 이뇨제를 **칼륨-보존이뇨제(potassium-sparing diuretic)**라고 한다.

아래의 5가지 범주의 이뇨제들은 수분과 나트륨을 배출하는 데 효과적이다.

- Thiazide 및 thiazide-유사
- 고리 혹은 최고효능
- 삼투성
- 탄산탈수소효소(Carbonic anhydrase)억제제
- 칼륨-보존

Thiazide, 고리 및 칼륨-보존이뇨제가 심부전에 의한 고혈압 및 부종 치료에 가장 흔하게 처방된다. 칼륨-보존이뇨제를 제외하고 모든 이뇨제가 칼륨배출을 촉진한다.

칼륨-보존이뇨제와 칼륨배출이뇨제 둘 다 함유하는 복합

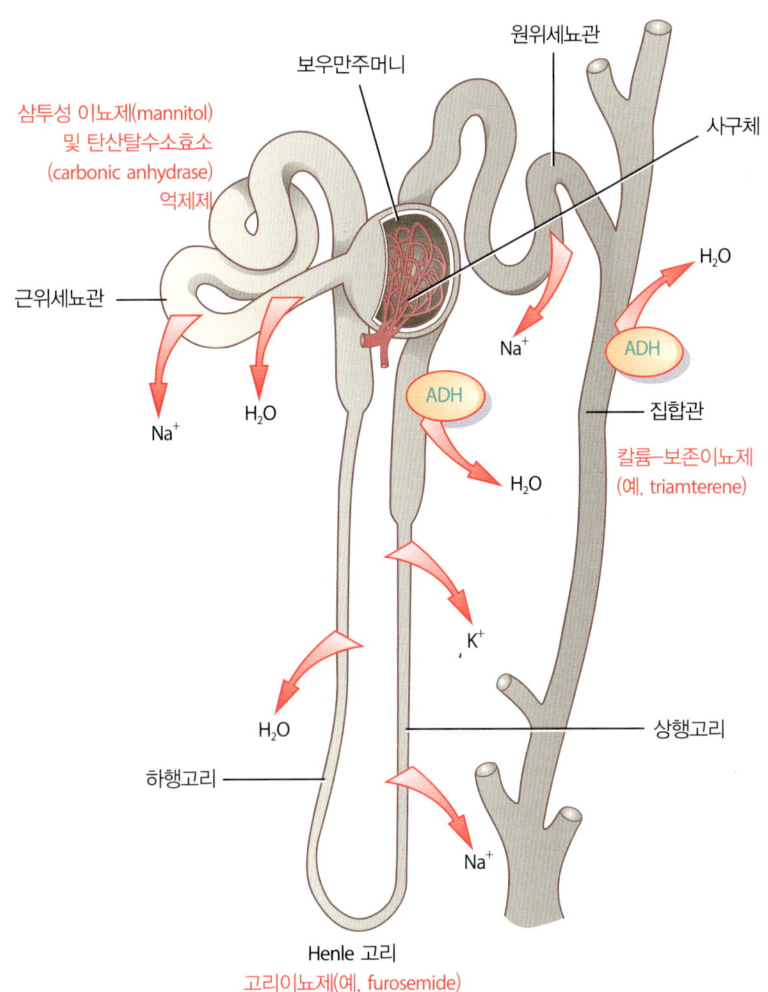

그림 34-1 **이뇨제는 신세뇨관의 각 부위에 작용한다. 삼투성과 탄산탈수소효소억제제 이뇨제는 근위세뇨관에 작용; 고리이뇨제는 Henle 고리에 작용; thiazide는 원위세뇨관에 작용; 그리고 칼륨-보존이뇨제는 기본적으로 집합관에 작용한다.**

약물이 기본적으로 고혈압치료를 위해 시판되고 있다. 복합약물이 혈압을 낮추는 데 부가적인 효과를 내고, 이 장 뒷부분의 칼륨-보존이뇨제 부분에서 더욱 자세히 다루고 있다. 제35장에서는 hydrochlorothiazide(HCTZ)와 함께 항고혈압 약물병용요법에 대해 자세히 다루고 있다.

Thiazides 및 Thiazide-유사이뇨제

첫 thiazide인 chlorothiazide(Diuril)은 1957년에 시판되었고, 1년 후 hydrochlorothiazide가 생산되었다. 많은 thiazide와 thiazide 유사이뇨제들이 있다. Thiazide는 Henle 고리 이후인 원위세뇨관에 작용하여 나트륨, 염소 및 수분 배출을 촉진한다. Thiazide는 고혈압 및 말초부종치료에 사용된다. 이들 약물은 즉각적인 이뇨작용을 일으키지 않기 때문에 심한 신장기능이상 환자에게 수분소실을 위해 사용하지 않아야 한다. 표 34-1은 thiazide와 thiazide 유사이뇨제의 용량, 응용 및 고려사항들을 나열해 놓았다. 고혈압과 부종치료에 대한 약제용량은 비슷하다.

Thiazide 이뇨제는 일반적으로 정상적인 신장기능 환자에게 사용된다. 만약 환자가 신장질환을 가지고 있고, creatinine clearance가 30mL/min일 때 thiazide 효과가 급격히 떨어진다. Thiazide는 나트륨, 칼륨 및 마그네슘소실을 유발하지만, 칼슘을 재흡수하여 **고칼슘혈증(hypercalcemia)**이 된다. 그래서 고칼슘혈증을 일으키는 암환자와 강심제를 복용하는 환자에 위험하다. Thiazide는 당내성에 영향을 미쳐 고혈당증을 일으킬 수 있다. Thiazide는 당뇨 환자에게 주의해서 사

표 34-1 이뇨제

일반명(상품명)	투여경로 및 용량	응용 및 고려사항
Thizides 단시간작용		
chlorothiazide(Diuril)	A: PO: 250–1000mg/d, 1–2회 나누어 투여 A: IV: 500–1000mg/d, 1–2회 나누어 투여 C: PO: 10–20mg/kg/d, 1–2회 나누어 투여	고혈압 및 부종 치료. 성인은 IV chlorothiazide 투여하지만, 유아 혹은 어린이는 권장되지 않음. 임신범주: C; PB: 20–80%; t½: 1–2h
hydrochlorkthiazide(Esidrix, HCTZ)	원형약물차트 34–1 참조	
중간시간작용		
bendroflumethiazide, Nadolol과 같이(Corzide)	A: PO: 40mg nadolol/5mg bendroflumethiazide; 최대: 80/5	심부정맥과 간경화에 의한 고혈압 및 부종 치료. 원형약물 HCTZ와 유사한 효과. 저칼륨혈증, 고혈당증 및 고요산혈증이 유발됨. 임신범주: C; PB: nadolol: 95%; bendroflumethiazide: 95%; t½: nadolol: 10–24h; bendroflumethiazide: 3h
장시간작용		
methyclothiazide	고혈압/부종: A: PO: 2.5–10mg/d; 최대: 고혈압치료에 5mg/d; 부종치료에 10mg/d	심부정맥과 신장 및 간 기능이상에 의한 고혈압 및 부종 치료. 부작용 및 약물 상호작용은 HCTZ와 유사함. 장시간작용 약물. 임신범주: B; PB: UK; t½: UK
Thizide 유사이뇨제		
chlorthalidone(Hygroton, Thalitone)	고혈압: A: PO: 12.5–50mg/d; 50mg/d C: PO: 2mg/kg/d 부종: A: PO: 25–100mg/d; 최대: 200mg/d	심부정맥과 신장 및 간 기능이상에 의한 고혈압 및 부종 치료. 매우 긴 작용시간(24–72h). 임신범주: B; PB: 75%; t½: 40–60h
indapamide	고혈압/부종: A: PO: 1.25–2.5mg/d; 5mg/d까지 증가; 최대: 5mg/d	고혈압 및 부종 치료. 장시간작용 약물. 고리이뇨제로 분류됨. 임신범주: B; PB: 71–79%, t½: 14–18h
metolazone(Zaroxolyn)	고혈압: A: PO: 2.5–5.0mg/d C: PO: 0.2–0.4mg/kg/d, 나누어 투여. 부종: A: PO: 5–20mg/d	고혈압 및 부종 치료. 중간시간작용 이뇨제. 신기능저하 환자에게서 thiazide보다 효과가 우수함. 임신범주: B; PB: 33%; t½: 14h

A, adult 성인; b.i.d., twice a day 1일 2회; C, child 소아; d, day 일; h, hour 시간; HF, heart failure 심부전; IV, intravenous 정맥내; maint, maintenance 유지; max, maximum 최대; mo, month 달; PB, protein-binding 단백결합; PO, by mouth 경구투여; t½, half-life 반감기; UK, unknown 모름; 자, week 주; y, year 년; >, 초과; < 미만.

용해야 한다. 임상검사결과(예, 전해질, glucose)를 감시해야 된다.

Thiazide 약물인 hydrochlorothiazide는 angiotensin-전환효소(ACE)억제제, 베타차단제, 알파차단제, angiotensin II 수용체 차단제 및 중추작용 교감신경억제제와 함께 고혈압치료에 병용으로 사용되고 있다. 원형약물차트 34-1은 hydrochlorothiazide의 약리학적 정보를 나타내고 있다.

약동학 Thiazide는 위장관에서 잘 흡수된다. Hydrochlorothiazide는 중간 정도의 단백결합을 보인다. Thiazide 약물의 반감기는 고리이뇨제보다 길다. 이러한 이유로 thiazide는 야뇨와 수면방해를 방지하기 위해 아침에 복용해야 한다.

약역학 Thiazide는 세동맥에 직접작용하여 혈관확장을 야기하여 혈압을 낮출 수 있다. 다른 작용에는 염분과 수분의 배출을 촉진하여 혈관내 체액량과 심박출량 감소로 혈압을 낮춘다. Hydrochlorothiazide의 작용개시는 2시간 이내이다. 최고농도 도달시간은 3-6시간으로 길다. Thiazide는 작용시간에 따라 단시간작용(12시간 미만), 중간 정도-작용(12-24시간) 그리고 장시간작용(24시간 이상)의 세 가지로 구분한다.

부작용 및 유해반응. Thiazide의 부작용 및 유해반응에는 전해질불균형(저칼륨혈증, 고칼슘혈증, 저마그네슘혈증 및 bicarbonate 소실), **고혈당증(hyperglycemia)**, 고요산증 및 고지혈증이 포함된다. 저칼륨혈증의 징후와 증상을 살피고, 혈청칼륨농도를 면밀히 감시해야 한다. 칼륨보충제가 자주 필요하다. Thiazide가 칼슘과 요산배출을 차단하기 때문에 혈청칼슘과 요산농도를 확인해야 한다. 특히 Thiazide는 높은 혈당수치를 보이는 환자에게 탄수화물대사에 영향을 미쳐 고혈당증을 나타낼 수 있다. Thiazide는 혈청 콜레스테롤, 저

원형약물차트 34-1

Hydrochlorothiazide

약물분류 Thiazide 이뇨제 상품명: HCT, Esidrix 임신범주: B	**용량** 고혈압: A: PO: 12.5–50mg/d; max: 50mg/d 부종: A: PO: 25–100mg/d, 1회 혹은 분할투여; max: 200mg/d C: PO: 1–2mg/kg/d, 분할투여 C: <6 mo: PO: 1–3mg/kg/d, 분할투여
금기 무뇨, 전해질소실과 관련된 신부전 주의: 간기능이상, 신기능이상, 당뇨병, 통풍, 전신홍반루푸스	**약물–임상검사–음식 상호작용** 약물: 만약 저칼륨혈증이 있으면, digoxin 독성이 증가; aspirin과 함께 사용 시 신독성이 있음; steroids와 함께 사용 시 칼륨소실 증가; 항당뇨 효과가 감소; NSAID, cholesturamine colestipol와 함께 쓰면 thiazide 흡수와 효과가 감소, 임상검사: 혈청 칼슘, glucose, 요산 증가시킴; 혈청칼륨, 나트륨, 마그네슘을 감소시킴.
약동학 흡수: 위장관에서 신속히 흡수됨 배출: PB: 65% 대사: t½: 6–15h 배출: 소변으로	**약역학** PO: 개시: 2h 최고: 4h 작용시간: 6–12h
치료효과/응용 소변배출량 증가 위해; 심부전, 간경화, 신장기능이상에 의한 고혈압 및 부종 치료 작용기전: 신장 원위세뇨관에 작용하여 나트륨 및 수분 배출 증가 및 심박출량 감소시킴; 또한 부종 감소시킴; 세동맥에 작용하여 혈관이완을 유발하여 혈압 낮춤	
부작용 어지럼, 현기증, 허약, 오심, 구토, 설사, 복통, 고혈당증, 변비, 발진, 광과민, 시야혼탁	**유해반응** 심한 탈수, 저혈압, 통풍 생명위협: 심한 칼륨소실, 현저한 저혈압, 재생불량성 빈혈, 용혈성 빈혈, 혈소판감소증, 무과립구증, 신부전

A, adult 성인; C, child 소아; d, day 일; GI, gastrointestinal 위장관계; h, hour 시간; HF, heart failure 심부전; maint, maintenance 유지; mo, month 달; PB, protein–binding 단백결합; PO, by mouth 경구투여; t½, half–life 반감기.

밀도지질단백 및 중성지방농도를 증가시킬 수 있다. 혈중지질농도를 낮추기 위한 약물이 처방될 수도 있다. 다른 부작용에는 어지럼, 두통, 오심, 구토, 변비, 두드러기(드뭄) 및 혈액이상(드뭄) 등이 있다. 표 34–2에서 thiazide와 관련된 혈청 화학적 이상소견을 제시하였다.

금기사항. Thiazide는 신부전 시 투약이 금기되어 있다. 심한 신기능저하의 증상에는 **핍뇨(oliguria)**, 혈중요산질소(BUN)와 혈청 creatinine의 증가 등이다.

약물 상호작용. 수많은 thiazide 약물 상호작용에서 가장 흔한 것이 digoxin과 함께 사용할 때이다. Thiazide는 **저칼륨혈증(hypokalemia)**을 일으켜 digoxin 작용을 증가시켜 강심제 독성을 일으킨다. 칼륨보충제가 자주 처방되고, 혈청칼륨농도가 모니터링되어야 한다. 또한, thiazide는 고칼슘혈증을 일으켜 digoxin 독성을 나타낸다. 강심제 독성의 징후와 증상(서맥, 오심, 구토, 시야변화)은 보고되어야 한다. Thiazide

표 34-2 Thiazide와 관련된 혈청 화학적 이상소견

혈청 화학적 소견 종류	비정상적 결과
전해질, 정상수치	
칼륨, 3.5–5.3mEq/L	저칼륨혈증. 원위세뇨관에서 칼륨이 배출된다.
마그네슘, 1.8–3.0mg/dL	저마그네슘혈증. 칼륨 및 나트륨소실이 마그네슘소실을 촉진한다.
칼슘, 4.5–5.5.mEq/L	고칼슘혈증. Thiazide가 칼슘 배출을 차단할 수도 있다.
염소, 95–105mEq/L	저염소혈증. 나트륨 및 칼륨소실이 염소 소실을 유발한다.
Bicarbonate, 24–28mEq/L	근위세뇨관에서 소량의 bicarbonate가 소실
요산, 2.8–8.0mg/dL	고요산혈증. Thiazide가 요산배출을 차단할 수도 있다.
혈당, 70–110mg/dL	고혈당증. Thiazide가 공복혈당과 당뇨전단계를 증가시킨다.
혈중지질	
콜레스테롤: <200mg/dL LDL: <100mg/dL 중성지방: 10–190mg/dL	Cholesterol, LDLs 및 중성지방을 증가시킬 수 있다.

LDL, Low–density lipoprotein.

는 lithium의 작용을 증가시켜 독성을 일으킨다. Thiazide는 다른 고혈압 약물의 작용을 증가시켜 고혈압의 병용약물치료의 이점을 나타내기도 한다.

고리(최고효능)이뇨제

고리 혹은 최고효능이뇨제는 Henle 고리의 두꺼운 상행고리에 작용하여 순환계로 나트륨의 염소운반을 억제(나트륨의 수동적 재흡수를 억제)한다. 칼륨, 칼슘, 마그네슘과 함께 나트륨과 수분이 소실된다. 고리이뇨제는 혈당에 영향을 줄 수 있고, 요산 수치를 증가시킨다. 이 그룹의 약물은 매우 강력하며, 현저하게 수분과 전해질을 소실시킨다. 이러한 높은 이뇨작용으로 인해 최고효능이뇨제 혹은 칼륨-소실이뇨제라 불린다. 고리이뇨제의 효과는 용량의존적(즉, 용량을 높이며 약물효과와 반응이 증가한다)이다. 이뇨작용에 있어 thiazide보다 강력한(나트륨 재흡수억제는 3배 강하다) 고리이뇨제는 고혈압치료제에서 덜 효과적이다.

만약 thiazide로 체액배출이 가능하면 고리이뇨제는 처방하지 않아야 한다. 만약 furosemide(Lasix) 단독으로 체액 제거에 효과가 없으면 thiazide를 추가할 수 있으며, furosemide는 다른 고리이뇨제와 결코 병용투여하면 안 된다. Furosemide는 항상 아침에 경구투여하거나 즉시 체액을 제거해야만 하는 환자 상태일 때, 예를 들어 급성 신부전 혹은 폐부종일 경우에 정맥내투여한다.

고리이뇨제는 신장혈류를 40% 증가시킬 수 있다. Furosemide는 말기 신장질환을 가진 환자와 creatinine 청소율이 30/min 미만인 환자에게 자주 처방되는 이뇨제이다. 이 고리이뇨제는 칼슘 배출을 억제하는 thiazide와 달리 칼슘소실을 일으킨다.

처음으로 시판된 고리이뇨제는 ethacrynic acid(Edecrine)이었고, 그 이후 furosemide(Lasix)와 lasix보다 훨씬 강력한 bumetanide(Bumex)가 시판되었다. Furosemide와 bumetanide는 sulfonamide의 유도체이다. Ethacrynic acid는 phenoxyacetic acid 유도체인데, sulfa 약물에 대해 환자가 과민반응을 보일 수 있기 때문에 잘 사용되지 않는다. 원형약물차트 34-2는 고리이뇨제인 furosemide의 약리학적 정보를 나열하고 있다.

약동학 고리이뇨제는 위장관에서 잘 흡수된다. 이들 약은 단백결합을 매우 잘하며, 반감기는 30분-1.5시간 정도로 다양하다. 고리이뇨제는 다른 높은 단백결합약물과 단백결합부위를 서로 경쟁한다.

약역학 고리이뇨제는 강한 염분소실 혹은 나트륨소실효과를 가지고 즉각적인 이뇨작용을 일으킬 수 있고, 혈액량을 줄이고 심박출량과 혈압을 떨어뜨린다. Furosemide는 thiazide 이뇨제보다 매우 강력하기 때문에 혈관이완효과를 일으킨다. 게다가, 이뇨작용 전에 신장혈류가 증가된다. Furosemide는 나트륨 제한 같은 다른 유지요법이 사용될 때 이용되며, 덜 강력한 이뇨제가 효과가 없을 때 사용된다. Furosemide의 경구투여용량은 정맥주사용량의 두 배에 가깝다. 고리이뇨제의 작용개시는 30-60분 사이이다. 정맥주사 furosemide의 작용개시는 5분이다. 작용시간은 thiazide보다 짧다.

부작용 및 유해반응. 고리이뇨제의 가장 흔한 부작용은 저칼륨혈증, 저나트륨혈증, 저마그네슘혈증 및 저염소혈증 같은 전해질불균형이다. 저염소성 대사성 알칼리증이 생기며 이는 저칼륨혈증을 악화시킬 수 있다. 기립성 저혈압이 나타날 수 있다. 혈소판감소증, 피부이상과 일시적 청력소실 등이 드물게 나타난다. 표 34-3은 고리이뇨제와 관련된 생리적 임상검사소견 변화를 나타내고 있다.

약물 상호작용. 주요 약물 상호작용은 강심제와 함께 사용할 때이다. 만약 digoxin을 고리이뇨제와 함께 사용한다면 강심제 독성이 나타날 수 있다. 저칼륨혈증은 digoxin 작용을 증가시키고, 강심제 독성위험을 증가시킨다. 환자는 음식 혹은 보충제로 칼륨을 보충할 필요가 있다. 혈청칼륨농도는 매우 면밀히 모니터링되어야 하고 특히 환자가 고리이뇨제를 고용량 복용 시 더욱 필요하다. 표 34-4에서 네 가지 고리이뇨제의 약리학적 정보를 제시하였다.

간호과정
환자-중심 협력간호

이뇨제: Thiazides

사정

- 활력징후, 체중, 소변배출량 및 혈청 화학검사의 기본적 수치를 조사한다.
- 부종의 여부를 위해 사지를 확인한다. 함몰부종(pitting edema)을 확인한다.
- 매일 복용하는 약과 약초제재에 대한 과거력을 조사한다. 약물 상호작용을 일으키는 약과 약초(digoxin, corticosteroids, 당뇨병약, gingko, licorice)를 확인한다.

간호진단

- Thiazide의 사용 혹은 남용과 관련된 체액부족의 위험
- 신장기능저하와 관련된 소변의 제거기능저하
- 체액정체와 관련된 체액과다

계획

- 환자의 혈압이 감소하여 정상수치로 회복될 것이다.
- 환자의 부종이 감소할 것이다.
- 환자의 혈청 화학수치가 정상범위 내에 있을 것이다.

간호중재

- 활력징후, 혈청전해질 특히 칼륨, 혈당, 요산 및 콜레스테롤 수치를 모니터링한다. 변화를 보고한다. 만약 환자가 digoxin를 복용하고 저칼륨혈증이 일어나면 digoxin 독성이 자주 발생한다.
- 저칼륨혈증의 징후와 증상을 관찰한다(예 근육쇠약, 다리경련, 심부정맥).
- 매일 환자의 몸무게를 체크한다. 2.2파운드의 몸무게 증가는 수분 1리터와 동등하다.
- 체액소실 혹은 증가를 결정하기 위해 소변배출량을 확인한다.

환자교육

일반

- 약물이행의 필요성을 강조한다. 환자는 어떤 때는 기분이 좋지 않거나 치료를 안 할 때도 기분이 좋아질 수도 있다.
- 야뇨증 때문에 생기는 수면방해를 피하기 위해 아침 일찍 hydroxychlorothiazide를 복용도록 환자에게 제안한다.
- 어린이가 손대지 않도록 약을 주의 깊게 보관하도록 한다. 어린이 방지 약병을 구한다. 

원형약물차트 34-2

Furosemide

약물분류

고리이뇨제
상품명: Lasix
임신범주: C

용량

A: PO: 20–80mg 단일 투여/d; 6–8h내에 20–40mg 증량; maint: 40–120mg/d; max: 600mg/d
A: IM/IV: 20–40mg, 1–2min 이상에 걸쳐 IV; 2h 내에 20mg 추가; max: 4mg/min 주입
C: PO: 1–2mg/kg 단일 투여; 6–8h 내에 반복 max: 6mg/kg/d
C: IM/IV: 1–2mg/kg 단일용량; 6–12h 내에 1mg/kg 반복; max: 6mg/kg/d

금기

심한 전해질불균형, 저체액량, 무뇨, 간성 혼수, sulfonamides에 대한 과민반응 존재
주의: 심부전, 당뇨병, 저혈압, 전신홍반성 루푸스, 통풍, 청각 손상

약물–임상검사–음식 상호작용

약물: 알코올과 함께 사용 시 기립성 저혈압이 증가됨; aminoglycosides와 함께 사용 시 이독성; 항응고제와 사용 시 출혈 증가; steroids, amphoteriac B 및 amiodarone와 함께 사용 시 칼륨소실 증가; digoxin과 저칼륨혈증 시에 강심제 독성 및 심부정맥 증가; lithium 독성 증가; amphotericin B 이독성 및 신독성 증가
음식: licorice은 칼륨소실 증가시킴
임상검사: BUN, 혈액/소변 glucose, 혈청요산, 암모니아 증가; 칼륨, 나트륨, 칼슘, 마그네슘, 염소 등의 혈청농도를 감소시킴.
약초: Hawthorn은 저혈압을 증가시킴, 인삼은 고리이뇨제 작용을 감소시킴.

약동학

흡수: PO: 위장관에서 즉시 흡수됨
분포: PB: 95%
대사: t½: 30–60min
배출: 소변으로, 일부는 대변으로; 태반을 통과함

약역학

PO: 개시: 60min 이내
최고: 1–4h
작용시간: UK
IV: 개시: 5min
최고: 20–30min
작용시간: 2h

치료효과/응용

심부전, 신기능이상, 간경화증에 의한 체액저류/체액 과부하를 치료함; 고혈압; 급성 폐부종
작용기전: Henle 고리 및 원위세뇨관에서 나트륨과 수분 재흡수억제; 칼륨, 마그네슘, 칼슘 배출.

부작용

오심, 설사, 전해질불균형, 어지럼, 복부경련, 변비, 발진, 두통, 허약, ECG 변화, 시야혼탁, 광과민, 근육경련

유해반응

심한 탈수, 현저한 저혈압, 고혈당, 통풍, 청력소실
생명위협: 신부전, 혈소판감소증, 무과립구증

A, adult 성인; BUN, blood urea nitrogen 혈액요소질소; C, child 소아; d, day 일; ECG, electrocardiogram 심전도; GI, gastrointestinal 위장관계; h, hour 시간; HF, heart failure 심부전; IV, intravenous 정맥내; maint, maintenance 유지; max, maximum 최대; min, minute 분; PB, protein-binding 단백결합; PO, by mouth 경구투여; t½, half-life 반감기.

■ Thiazide와 일부 약초제품은 상호작용을 일으킬 수 있다고 환자에게 알린다(약초 경고 34-1).

자가투여

■ 어떻게 혈압을 재고 매일 기록하는지에 대해 환자 혹은 가족들에게 교육한다.

부작용

■ 환자에게 어지럼은 기립성 저혈압의 결과로 발생할 수 있으므로 누웠다가 일어날 때 천천히 자세를 바꾸도록 알린다.

■ 고용량의 hydroxychlorothiazide는 혈당을 높일 수 있으므로 당뇨 전단계인 환자에게 정기적으로 혈당을 체크하도록 조언한다.

■ 환자가 광과민이 있을 시 햇빛차단제를 사용하도록 제안한다.

식이

■ 환자에게 칼륨이 풍부한 음식(과일, 과일주스 및 채소)를 섭취하도록 교육한다. 칼륨보충제를 처방할 수도 있다.

■ 위장관불편을 피하기 위해 환자에게 음식과 함께 약물을 복용하도록 알린다.

평가

■ 약물치료의 효과를 평가한다. 환자의 혈압과 부종이 감소할 것이고 혈액 화학적 소견은 정상범위 내에 머물 것이다.

■ 치료에 있어 부작용 및 유해반응이 없을 것이다.

약초 경고 34-1

이뇨제

- Aloe는 thiazide 같은 칼륨을 소실시키는 이뇨제와 병용 시 혈청칼륨농도를 낮추어 저칼륨혈증을 일으킨다.
- 은행 추출물은 thiazide 이뇨제와 같이 사용 시 혈압이 증가될 수도 있다.
- Licorice는 칼륨소실을 증가시켜 저칼륨혈증을 일으킨다.
- Hawthorn은 저혈압을 강화시킨다.

삼투성 이뇨제

삼투성 이뇨제는 **삼투압(osmolality)**을 증가시키고 Henle 고리와 근위세뇨관에서 나트륨 재흡수를 증가시킨다. 나트륨, 염소, 칼륨 및 수분이 배출된다. 이 군의 약물은 신부전을 방지하고, 뇌압을 감소시키고, 안압을 감소시키기 위해 사용된다. Mannitol은 뇌압 및 안압과 같은 응급상황에서 자주 사용되는 강력한 삼투성 칼륨배출이뇨제이다. 게다가, mannitol은 항암치료에 있어 cisplatin과 carboplatin과 같이 사용하여 이뇨작용을 나타내고 치료의 부작용을 감소시킬 수 있다.

표 34-3 고리이뇨제와 연관된 생리적 임상검사소견

생리학적 변화/임상검사 변화	고리이뇨제의 효과
생리학적 변화	
저혈압	ECFV 결핍으로 인해 기립성 저혈압이 생긴다.
이독성	비록 드물지만 이독성이 생기며, ethacrynic acid 사용 시 흔하다. 다른 종류의 이뇨제는 이독성이 생기지 않는다. 주의: Aminoglycoside 같이 이독성을 일으키는 약과 같이 사용하지 않는다.
피부이상	고리이뇨제를 고용량으로 장기간 사용할 때에 과민한 사람에게 소양증, 두드러기, 박리성 피부염 및 자반(purpura)이 나타난다.
광과민성	장시간 햇빛에 노출될 때 일광화상이 생긴다. 환자는 햇빛차단제를 반드시 사용해야 하고, 장시간 햇빛에 노출을 피한다.
체액감소	증가된 소변배출량에 의해 체액소실이 된다.
임상검사 변화	
저칼륨혈증, 저마그네슘혈증, 저나트륨혈증, 저칼슘혈증, 저염소혈증	증가된 소변배출을 통해 칼륨, 마그네슘, 나트륨, 칼슘 및 염소가 체외로 소실된다. 염소는 칼륨과 나트륨에 결합된다. 게다가, 염소는 칼륨과 나트륨과 함께 소실된다.
고혈당증	글리코겐분해 증가는 혈당 상승을 일으킨다. 당뇨 환자가 고리이뇨제를 복용할 때 혈당수치는 주의 깊게 확인해야 한다.
고요소혈증	요산 증가는 통풍환자에게 흔하다.
증가된 BUN 및 creatinine	ECFV소실에 의한 혈액농축(hemoconcentration)은 BUN 및 creatinine 증가를 유발하며, 체액량이 정상으로 될 때 그 수치는 가역적이다.
혈소판감소증, 백혈구감소증	혈소판과 백혈구의 감소는 드물지만 면밀히 모니터링되어야 한다.
증가된 지질	고리이뇨제는 고밀도지질단백(HDL)을 감소시키고, 저밀도지질단백(LDL)을 증가시킬 수 있다. Cholesterol이 높은 환자에서 HDL, LDL을 확인해야 한다. 지질에 대한 효과와 무관하게, 심부전에 의한 심한 체액정체를 가진 환자에게 고리이뇨제는 유용하다.

BUN, Blood urea nitrogen 혈액요소질소; ECFV, extracellular fluid volume 세포외액량; HF, heart failure 심부전

표 34-4 이뇨제: 고리, 삼투성 및 탄산탈수소효소억제제

일반명(상품명)	투여경로 및 용량	응용 및 고려사항
고리		
bumetanide	A: PO: 0.5–2.0mg/d; 최대: 10mg/d IV: 0.5–1mg/dose, 1min 이상에 걸쳐 천천히; 2–4h 내에 반복	신장질환 및 고혈압 그리고 심부전과 관련된 부종치료. Furosemide와 유사한 효과. 임신범주: C; PB: 96%; t½: 1–1.5h
erthacrynic acid(Edecrin)	A: PO: 50–100mg/d 혹은 b.i.d.; 최대: 400mg/d C: PO: 1mg/kg//d; maz: 3mg/kg/d A: IV: 0.5–1mg/kg/dose 혹은 50–100mg/d C: IV: 1mg/kg, 1일 1회	심한 부종(폐 및 말초). 빠른 작용개시를 나타내는 강력한 이뇨제. 고칼륨혈증에 사용. 중간에서 고용량은 이독성을 일으킴. 임신범주: B; PB: 95%; t½: 1–1.5h
furosemide(Lasix)	원형약물차트 34-2 참조	
torsemide(Demadex)	고혈압: A: PO: 초기: 5mg/d; maint: PO: 5–10mg/d; HF: A: PO: IV: 10–20mg/d; 최대: 200mg/d	Furosemide와 유사함. 임신범주: B; PB: 97–99%; t½: 2–4h
삼투성		
mannitol	ICP/IOP: A: IV: 초반에 1–2g/kg, 이후 0.25–1g/kg; 15–25%, 30–90min 이상에 걸쳐 용액 투여함. 부종, 복수 혹은 빈뇨: A: IV: 50–100 g; 10–20%, 90min–6h 이상에 걸쳐 용액 투여함.	핍뇨를 치료하고 ICP를 낮춤. 급성 신부전증 예방을 위해 사용. IOP를 낮추어 협각녹내장치료에 사용. 환자는 효과적인 신기능을 가지고 있어야 함. 강력한 이뇨제. 임신범주: C; PB: UK; t½: 15min–1.5h
탄산탈수소효소(Carbonic Anhydrase) 억제제		
acetazolamide(Diamox)	녹내장: A: PO: /IV: 250mg 1일 1회/q.i.d.; 최대: 1g/d A: IV: 500mg, 2–4h 내에 반복 가능; 최대: 1g/d A: SR: 500mg q12h; 최대: 1000mg/d 부종: A: PO: IV: 오전에 250–375mg	부종, 소발작(Absense seisure) 및 개방각녹내장(open-angle glaucoma) 치료에 사용. 고혈당증, 고요산혈증 및 고칼슘혈증을 일으킬 수 있음. 대사성 산증 발생가능함. 임신범주: C; PB: 90%; t½: 10–15h
methazolamide(Neptazane)	A: PO: 50–100mg b.i.d./t.i.d; 최대: 300mg/d	Dichlorphenamide와 유사. 임신범주: C; PB: 50–60%; t½: 14h

A, adult 성인; b.i.d., twice a day 1일 2회; C, child 소아; d, day 일; h, hour 시간; HF, heart failure 심부전; ICP, intracranial pressure 뇌내압; inf, infusion 주입; IOP, intraocular pressure 안내압; IV, intravenous 정맥내; maint, maintenance 유지; max, maximum 최대; min, minute 분; PB, protein-binding 단백결합; PO, by mouth 경구투여; sol, solution 용액; SR, sustained-release 서방형; t½, half-life 반감기; t.i.d., 1일 3회; UK, unknown 모름; y, year 년; >, greater than 초과.

Mannitol은 가장 흔히 처방되는 삼투성 이뇨제이고 그 다음이 요소(urea)이다. 이뇨작용은 정맥투여 후 1–3시간 이내에 일어난다. 표 34-4에서 mannitol에 대해 기술하였다.

부작용 및 유해반응. Mannitol의 부작용과 유해반응에는 체액 및 전해질불균형, 급속한 체액이동으로 인한 폐부종, 오심, 구토, 빠른 체액소실로 인한 빈맥 및 대사성산증 등이 포함된다. 바이알 안에서 mannitol의 결정체는 주로 저온에 노출 시 생긴다. 바이알을 반드시 따뜻하게 하여 결정체를 녹여야 한다. 만약 결정체가 존재하고 녹지 않았다면 mannitol 용액은 정맥투여를 할 수 없다.

금기사항. Mannitol은 심장질환과 신부전을 가진 환자에게 매우 주의를 요한다. 만약 환자가 심부전 혹은 신부전을 나타내면 즉시 투약을 중지해야 한다.

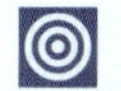

간호과정
환자-중심 협력간호

이뇨제: 고리이뇨제

사정

- 매일 복용하는 약물력을 조사한다. 만약 환자가 고리이뇨제와 상호작용하는 약물을 복용하는지의 여부를 파악한다(예, 알코올, aminoglycoside, 항응고제, corticosteroid, lithium, amphotericin B, 강심제). Furosemide는 단백결합이 매우 높다. Warfarin(Coumadin)과 같은 다른 단백결합약물과 경쟁할 수 있음을 인식한다.
- 활력징후, 혈청전해질, 체중 및 소변배출량의 기본적 자료를 조사한다.
- 권장되는 용량과 환자약물용량을 비교하고 차이를 보고한다.
- 환자가 sulfonamide에 과민반응이 있는지 확인한다.

간호진단

- 고리이뇨제의 과도한 사용으로 인한 체액손실과 관련된 체액 부족의 위험
- 전해질불균형의 위험(과도한 고리이뇨제의 사용으로 인한 칼륨소실)

계획

- 환자의 부종과 고혈압이 감소할 것이다.
- 환자의 혈청 화학적 수치는 정상범위 내에 있을 것이다.

간호중재

- 체액증가 혹은 소실을 결정하기 위해 소변배출량을 모니터링 한다. 소변배출량은 최소 30mL/h 혹은 600mL/24h 정도는 되어야 한다.
- 만약 소변배출량이 증가하지 않는다면 의료진에게 알린다. 심한 신장질환이 존재할 수도 있다.
- 체액소실 혹은 증가를 결정하기 위하여 환자의 몸무게를 잰다. 2.2파운드 소실은 체액 1리터 소실과 동일하다.
- 활력징후를 모니터링한다.
- 과도한 혈압의 감소에 주의를 요한다.
- Furosemide는 정맥으로 서서히 투여한다. 만약 신속히 투여 시 청력소실을 일으킬 수도 있다.
- 저칼륨혈증의 징후 및 증상, 예를 들어 근육쇠약, 복부팽만, 다리경련 및 심부정맥과 같은 것을 관찰한다. 특히 환자가 digoxin을 복용할 때 혈청칼륨농도를 모니터링한다. 저칼륨혈증이 digitalis 작용을 증가시켜 digitalis 독작용을 일으킬 수 있다.

환자교육

일반

- 수면방해와 야뇨증을 방지하기 위하여 환자에게 furosemide를 아침에 복용하고 밤에는 복용하지 않도록 조언한다.

부작용

- 체액소실로 인한 어지럼을 예방하기 위하여 눕거나 앉은 자세에서 서서히 일어나도록 환자를 교육한다.

식이

- 오심을 피하기 위하여 furosemide를 음식과 함께 복용하도록 교육한다.

평가

- 체액저류 혹은 체액과다를 감소시키고, 호흡곤란 감소와 심박출량 증가와 같은 약물의 효과를 평가한다.
- 부작용 및 소변배출량의 증가를 확인한다.

탄산탈수소효소억제제

탄산탈수소효소억제제(*carbonic anhydrase inhibitor*)인 acetazolamide, dichlorphenamide, ethoxzolamide 및 methazolamide는 신체의 산-염기 균형(수소와 bicarbonate 이온 균형) 유지에 중요한 효소인 탄산탈수소효소(carbonic anhydrase)를 억제한다. 이 효소의 억제는 나트륨, 칼륨 및 bicarbonate 배출을 증가시킨다. 장시간 사용 시 대사성 산증을 일으킨다.

이 군의 약물들이 기본적으로 광각녹내장(만성) 환자의 안압을 낮추는 데 사용된다. 이들 약물은 협각 혹은 급성 녹내장에 사용되지 않는다. 다른 응용으로는 이뇨, 간질, 고산병 치료 등이 있다. 표 34-4는 탄산탈수소효소억제제의 약리학적 정보를 나타내고 있다. 이 약은 이뇨제가 필요한 대사성 알칼리증 환자에게 사용한다. 탄산탈수소효소억제제는 고리이뇨제의 대체약물이다.

부작용 및 유해반응. Acetazolamide는 체액 및 전해질불균형, 대사성 산증, 오심, 구토, 식욕부진, 혼돈, 기립성 저혈압 및 결정뇨 등을 일으킬 수 있다. 용혈성 빈혈과 신장결석이 발생될 수 있다. 이들 약물은 임신 첫 3개월 동안 금기이다.

칼륨-보존이뇨제

칼륨-보존이뇨제(*potassium-sparing diuretics*)는 thiazide와 고리이뇨제에 비해 미약한 이뇨제로 사용되거나 혹은 다른 이뇨제(예, hydrochlorothiazide, 항고혈압제)와 병용투여한다. 칼륨-소실이뇨제의 계속된 사용은 신장에서 칼륨, 나트륨, 체액의 소실이 있기 때문에 매일 칼륨보충제를 먹어야 한다. 그러나 환자가 칼륨-보존이뇨제를 복용하면 칼륨보충제를 먹을 필요가 없다. 사실, 혈청칼륨이 높은 고칼륨혈증은 칼륨-보존이뇨제의 사용과 칼륨보충제를 복용할 때 생긴다. 환자가 지속적으로 칼륨-보존이뇨제를 복용할 경우 정기적으로 칼륨농도를 체크해야 한다. 만약 혈청칼륨농도가 5.3mEq/L를 초과하면 환자는 칼륨-보존이뇨제를 끊고 칼륨이 풍부한 음식을 제한한다.

칼륨-보존이뇨제는 기본적으로 집합관(collecting duct)과 원위세뇨관 끝부분에 작용하여 나트륨과 수분소실, 칼륨을 보존한다. 약물은 mineralocorticoid 호르몬인 aldosterone에 의해 영향을 받는 나트륨-칼륨 펌프를 억제한다.

Aldosterone 길항제인 spironolactone(Aldactone)은 첫 칼

륨-보존이뇨제로, 1958년에 개발되었다. Aldosterone은 나트륨 정체와 칼륨배출을 촉진하는 mineralocorticoid 호르몬이다. Spironolactone은 aldosterone의 작용을 억제하고 나트륨-칼륨 펌프를 억제한다(즉, 칼륨은 보존되고, 나트륨은 배출된다). 칼륨-보존 효과 때문에 spironolactone은 심장전문의에 의해 심장질환이 있는 환자에게 처방된다. Spironolactone의 효과로 인해 심박수는 더욱 규칙적으로 되고, 심근섬유화 가능성이 준다. Spironolactone의 효과는 48시간 지속된다.

Amiloride(Midamor), triamterene(Dyrenium) 및 eplerenone(Inspra) 추가적으로 흔히 처방되는 칼륨-보존이뇨제이다. Amiloride와 eplerenone은 효과적인 항고혈압제이다. Trimateren은 심부전 혹은 간경화로 인한 부종치료에 사용된다. 저용량의 spironolactone과 eplerenone은 만성 심부전에 효과적이다. 혈청칼륨농도를 증가시킬 수 있으므로 spironolactone, amiloride, triamterene 및 eplerenone은 ACE 억제제와 angiotensin II 수용체 길항제와 병용하면 안 된다. 원형약물차트 34-3은 spironolactone의 약리학적 정보를 제공한다.

칼륨-보존이뇨제는 단독사용 시 병용요법사용보다 체액과 나트륨을 감소시키는 데 효과가 낮다. 이들 약물은 기본적으로 hydrochlorothiazide 혹은 고리이뇨제와 같은 칼륨-소실이뇨제와 같이 사용한다. 칼륨-보존이뇨제와 칼륨-소실이뇨제의 병용은 효과도 증대되고 칼륨소실을 예방하는 데 효과적이다. 흔한 이뇨제 병용요법으로는 spironolactone과 hydrochlorothiazide(Aldactazide), amiloride와 hydrochlorothiazide(HCTZ) 그리고 triamterene과 hydrochlorothiazide(Dyazide, Maxzide) 등이다. 표 34-5는 칼륨-소실 및 칼륨-보존이뇨제를 나타냈다.

부작용 및 유해반응. 약물의 주된 부작용은 고칼륨혈증이다. 신장이 칼륨의 80-90%를 배출하기 때문에 신장기능이 나쁜 환자에게 칼륨-보존이뇨제를 투여하는 것은 매우 신중해야 한다. 소변배출량은 최소 600mL/day를 유지해야 한다. 혈청칼륨농도가 낮지 않다면 환자는 칼륨-보존이뇨제를 투여받는 동안 칼륨보충제를 사용하면 안 된다. 만약 칼

원형약물차트 34-3

Spironolactone

약물분류	용량
칼륨-보존이뇨제 상품명: Aldactone 임신범주: C	부종: A: PO: 25-200mg/d, 분할투여; max: 400mg/d C: PO: 1.5-3.3mg/kg/d, 분할투여; max: 3.3mg/kg/d 고혈압: A: PO: 50-100mg/d; max: 400mg/d
금기	**약물-임상검사-음식 상호작용**
심한 신장 혹은 간질환, 무뇨, 심한 고칼륨혈증 주의: 신장 혹은 간기능저하, 당뇨	칼륨보충제와 함께 사용 시 혈청칼륨농도가 증가하고, 항고혈압제와 lithium과 병용 시 효능을 증가시킴. 생명위협: 만약 ACE 억제제와 함께 사용 시 혈청칼륨농도가 증가하여 고칼륨혈증이 생김. BUN, AST, alkaline phosphatase 농도 증가. 혈청나트륨, 염소 감소시킴.
약동학	**약역학**
흡수: PO: GI에서 신속히 흡수됨 분포: PB: 90% 대사: t½: 1.5-2h 배출: 대부분 대사물로 소변으로 배출되고 담즙으로도 배출됨	PO: 개시: UK 최고: 2-3d 작용시간: 2-3일 혹은 그 이상
치료효과/응용	
소변배출량을 증가시키기 위해; 심부전, 간경화 혹은 신증후군과 관련된 체액저류/과부하를 치료 작용기전: 원위세뇨관에 작용하여 나트륨과 수분소실을 일으켜 칼륨 정체를 유발한다.	
부작용	**유해반응**
오심, 구토, 설사, 발진, 어지럼, 두통, 허약, 구강건조, 광과민	생명위협: 심한 고칼륨혈증, 혈소판감소증, 거대적혈모구빈혈(megaloblastic anemia)

A, adult 성인; ACE, angiontensin-converting enzyme angiotensin-전환효소; AST, aspartate aminotransferatse; BUN, blood urea nitrogen 혈액요소질소; C, child 소아; d, day 일; GI, gastrointestinal 위장관계; h, hour 시간; HF, heart failure 심부전; PB, protein-binding 단백결합; p.c., after meals 식후; PO, by mouth 경구투여; t½, half-life 반감기.

표 34-5 이뇨제: 칼륨-보존

일반명(상품명)	투여경로 및 용량	응용 및 고려사항
단일 약물		
amiloride HCl(Midamor)	A: PO: 5–10mg/d; 최대: 20mg/d	이뇨제-유발 저칼륨혈증; 고혈압, 심부전 및 간경화 치료에 사용. 혈청칼륨농도를 측정하여 고칼륨혈증을 감시함. 임신범주: B; PB: 40%; t½: 6–9h
eplerenone(Inspra)	A: PO: 25–50mg/d; 최대: 100mg/d, 고혈압치료; 50mg/d, 심부전.	고혈압 혹은 MI 이후 심부전. 2002에 승인됨. 또한 선택적 aldosterone 수용체 차단제. 혈청칼륨농도를 감시하며 고칼륨혈증을 확인해야 함. 임신범주: B; PB: 50%; t½: 4–6h
spironolactone(Aldactone)	원형약물차트 34-3 참조.	
triamterene(Dyrenium)	A: PO: 초반: 50–100mg b.i.d.; 최대:300mg/d	부종 및 저칼륨혈증치료에 사용. 마그네슘 배출을 증가시킴. 심한 고칼륨혈증을 일으켜 생명에 치명적인 심장부정맥을 유발. 임신범주: C; PB: 67%; t½: 1–2h
복합약물		
amilorid HCl and hydrochlirithiazide(Moduretic)	A: PO: 1–2 tab(amiloride 5mg/ hydrochlorothiazide 50mg)	복합약물이 칼륨배출이뇨제와 칼륨-보존이뇨제를 함유함. 약물은 고혈압 및 부종을 치료. 저칼륨혈증 발생 예방에 사용
spironolactone and hydrochlorothiazide(Aldactazide)	A: PO: 1 tab(25mg spironolactone/25mg HCTZ); 최대: 200mg/d of each	Moduretic과 동일
triamterene and hydrochlorothiazide(Dyazide, Maxzide)	A: PO: 1–2 cap p.c.(triamterene 37.5mg/hydrochlorothiazide 25mg)	Moduretic과 동일

A, adult 성인; b.i.d., 1일 2회; C, child 소아; cap, capsule 캡슐; d, day 일; h, hour 시간; HF, heart failure 심부전; MI, myocardial infarction 심근경색; PB, protein-binding 단백결합; p.c., after meals 식후; PO, by mouth 경구투여; t½, half-life 반감기; tab, tablet 정제; UK, unknown 모름.

륨-보존이뇨제를 항고혈압 ACE 억제제와 병용투여하면 두 가지 약제 모두 칼륨을 보존하기 때문에 고칼륨혈증이 더 심해지거나 생명에 위협이 된다. 혈청칼륨농도 모니터링은 안전한 약물치료에 필수적이다. 위장관장애(식욕부진, 오심, 구토, 설사 및 감각이상 및 손발이상감각)을 일으킨다.

간호과정
환자-중심 협력간호

이뇨제: 칼륨-보존

사정
- 매일 복용하는 약물력을 조사한다. 환자가 칼륨보충제나 염(salt) 성분을 복용하는지의 여부를 확인한다.
- 활력징후, 혈청전해질, 몸무게 및 소변배출량을 기본적으로 조사한다.
- 권장용량과 환자 용량을 비교하고 차이가 있을 시 보고한다.

간호진단
- 과다한 칼륨-보존이뇨제 사용으로 인한 체액소실과 관련된 체액부족의 위험
- 전해질불균형의 위험(칼륨-보존이뇨제 과도한 사용으로 인한 칼륨과다)

계획
- 환자의 체액저류와 혈압이 감소할 것이다.
- 환자의 혈청전해질이 정상범위 내에 있을 것이다.

간호중재
- Spironolactone의 반감기를 확인한다. 긴 반감기로 약물투여는 항상 하루에 한 번이고 가끔 하루 두 번이다.
- 소변배출량을 모니터링한다. 소변배출량이 증가되어야 한다. 만약 소변배출량이 <30mL/h 혹은 <600mL/day일 때는 보고한다.
- 활력징후를 기록한다. 비정상적인 변화를 보고한다.
- 고칼륨혈증(혈청칼륨 >5.3mEq/L)의 징후와 증상을 관찰한다. 오심, 설사, 복통, 손발의 감각이상, 다리경련, 빈맥 및 서맥 후에 심전도상에서 좁은 T-wave 혹은 빈뇨는 고칼륨혈증의 징후이다.
- 야뇨증을 피하기 위해 아침에 spironolactone을 복용하고 밤에는 복용하지 않도록 한다.

환자교육

일반

- 오심을 피하기 위해 spironolactone은 음식과 같이 혹은 식사 후에 복용하도록 환자를 교육한다.
- 의료진의 상의없이 약을 중단하지 않도록 환자에게 교육한다.

부작용

- 약물이 광과민을 일으킬 수 있으므로 직접 햇빛에 노출되는 것을 피하도록 환자에게 주의를 준다.

- 약물의 가능한 부작용을 보고하도록 환자에게 교육한다(예, 발진, 어지럼, 쇠약, 위장관불편)

식이

- 높은 혈청칼륨농도를 보이는 환자에게 칼륨-보존이뇨제를 복용할 경우에 칼륨이 풍부한 음식을 피하도록 한다.

평가

- 칼륨-보존이뇨제의 효과를 평가한다(예, triamterene). 부종이 줄거나 없어야 한다.
- 소변배출량이 증가했는지와 혈청칼륨농도가 정상범위 내에 있는지 확인한다.

핵심 웹사이트

Hydrochlorothiazide의 정보: *www.nlm.nih.gov/medlineplus/druginfo/meds/a682571.html*

Spironolactone의 정보: *drugs.com/spironolactone.html*

학습 질문

1. 환자가 매일 hydrochlorothiazide(HCTZ) 50mg과 digoxin(Lanoxin) 0.25mg을 복용 중이다. 발생할 가능성이 있어 간호사가 환자를 감시해야 하는 전해질 이상은?
   a. 저칼슘혈증(hypocalcemia)
   b. 저칼륨혈증(hypokalemia)
   c. 고칼륨혈증(hyperkalemia)
   d. 고마그네슘혈증(hypermagnesemia)
2. Hydrochlorothiazide(HCTZ)를 복용하는 환자를 간호사가 돌볼 때 올바른 것은? (맞는 답을 모두 고르시오)
   a. 저혈당 발생 징후를 감시한다.
   b. 처방된 칼륨보충제를 투여한다.
   c. 혈청칼륨와 요산수치를 감시한다.
   d. 약물투여 전에 혈압을 측정한다.
   e. 24시간 동안 핍뇨가 발생하면 의사에게 보고한다.
   f. 콜레스테롤과 중성지방 수치가 감소하는지 측정한다.
3. 환자가 심부전이 있어서 고용량의 furosemide(Lasix)를 처방받았다. 복용량에 대한 적절한 반응을 보여 주는 것은 무엇인가?
   a. 의식수준의 저하와 기면 증가
   b. 호흡수가 28회/분에서 20회/분으로 감소되고 호흡 깊이가 증가
   c. 호흡음에 울혈음이 증가하고 숨참을 호소
   d. 200mL 섭취했는 데 소변배출량이 4시간 동안 50mL
4. 환자에게 mannitol(Osmitrol)을 사용할 때 올바른 설명은?
   a. 뇌압을 떨어뜨린다.
   b. 안압을 상승시킨다.
   c. 나트륨과 칼륨을 체내에 정체시킨다.
   d. 수일 이내에 이뇨효과를 보인다.
5. 환자가 furosemide(Lasix)를 복용할 때 간호사가 해야 할 것은?
   a. 침대에서 나올 때 재빨리 자세를 바꾸도록 가르친다.
   b. 투여 전에 혈압을 측정한다.
   c. 최고의 결과를 얻기 위해서 취침 시 투여한다.
   d. 고칼륨혈증을 막기 위해서 과일을 피하라고 가르친다.
6. 이뇨제를 복용하는 환자를 위해서 triamterene과 hydrochlorothiazide를 함께 복용하도록 처방할 수도 있다. 이 병합요법의 이유는 무엇인가?
   a. 혈청칼륨 수치를 낮추려고
   b. 혈청칼륨 수치를 높이려고
   c. 혈당수치를 낮추려고
   d. 혈당수치를 높이려고
7. 환자가 심부전으로 spironolactone(Aldactone)을 매일 50gm 복용해 오고 있다. 간호사는 환자의 어떤 부분을 면밀히 감시해야 하는가?
   a. 저칼륨혈증
   b. 고칼륨혈증
   c. 저혈당증
   d. 고마그네슘혈증

답: 1. b, 2. b, c, d, e, 3. b, 4. a, 5. b, 6. b, 7. b

35장

고혈압치료제

학습목표

- 여러 범주의 고혈압치료제의 약리 작용을 구별한다.
- 교감신경억제제, 직접작용 혈관확장제 및 angiotensin 길항제 등의 부작용과 유해반응을 비교한다.
- 간호중재와 교육을 포함하여 고혈압치료제과 관련된 간호과정을 적용한다.
- 고혈압 진단에 대한 혈압 가이드라인을 기술한다.

고혈압

고혈압(hypertension)은 수축기 혈압이 140mmHg 이상이고 이완기 혈압이 90mmHg 이상인 혈압의 증가를 말한다. **본태성 고혈압(essential hypertension)**이 가장 흔한 유형이고, 고혈압 환자의 90%를 차지한다. 본태성 고혈압의 정확한 원인은 모른다. 그러나 유발요인으로 고혈압의 가족력, 고지혈증, 당뇨, 노화, 스트레스, 과도한 음주, 흡연 및 비만이 포함된다. 고혈압의 10%에서 신장 및 내분비질환과 관련이 있고, 이를 **이차 고혈압(secondary hypertension)**으로 분류한다.

혈압의 선택적 조절

정상혈압은 신장과 혈관이 조절하고 유지한다. 신장은 체액량을 조절하고, renin-angiotensin-aldosterone(RAA)계를 조절함으로써 혈압을 변화시킨다. 신장은 나트륨과 수분제거 및 저류를 조절하여 심박출량과 전신 동맥혈압을 조절한다. 그림 35-1은 RAA를 나타내고 있다. Renin은 angiotensin II 생성을 촉진하여 aldosterone을 분비시킨다. 나트륨과 수분의 정체는 체액량을 증가시켜 혈압을 올린다.

또한 대동맥과 경동맥동의 압력수용체와 연수의 혈관조절중추가 혈압조절을 한다. Catecholamine인 Norepinephrine 교감신경말단에서 분비되고, epinephrine은 부신수질에서 분비되어 혈관수축작용을 통하여 혈압을 상승시킨다. 혈압조절에 관여하는 다른 호르몬들에는 항이뇨호르몬(ADH), 심방나트륨이뇨펩티드(ANP)호르몬 및 뇌나트륨이뇨펩티드(BNT) 호르몬 등이 있다. ADH는 시상하부에서 생성되어 뇌하수체후엽에 저장되고 분비된다. 이 호르몬은 신장을 자극하여 체액량이 부족할 때 수분을 보존하고 정체시킨다. 체액이 과다할 때 ADH 분비는 억제되고, 이에 따라 신장은 수분을 많이 배출시킨다.

생리학적 위험요소

일부 생리학적 위험요소가 고혈압에 관여한다. 포화지방과 단당류가 많이 함유된 음식은 혈압을 증가시킨다. 탄수화물 섭취는 교감신경계 활성에 영향을 줄 수 있다. 알코올은 renin 분비를 증가시켜 angiotensin II를 생성시킨다. 비만은 심박출량, 수축량 그리고 좌심실 용적의 증가로 인해 교감신경계와 심혈관계에 영향을 준다. 고혈압 환자의 2/3가 비만이다. 정상적으로 체중감량은 고혈압을 낮추며, 경한 정도에서 중등도의 나트륨 제한도 중요하다.

노인의 고혈압

65세가 되면 남성의 26%와 여성의 30%에서 고혈압을 보인다. 65-75세 사이에서는 남성 30%와 여성의 45%가 고혈압환자이다. 수축기와 이완기 고혈압이 심혈관질환의 유병률과 치사율에 관련이 있다. 고혈압치료제로 심혈관질환의 감소가 나타나는데, 뇌졸중 34%, 관상동맥 심장질환의 19% 정도이다.

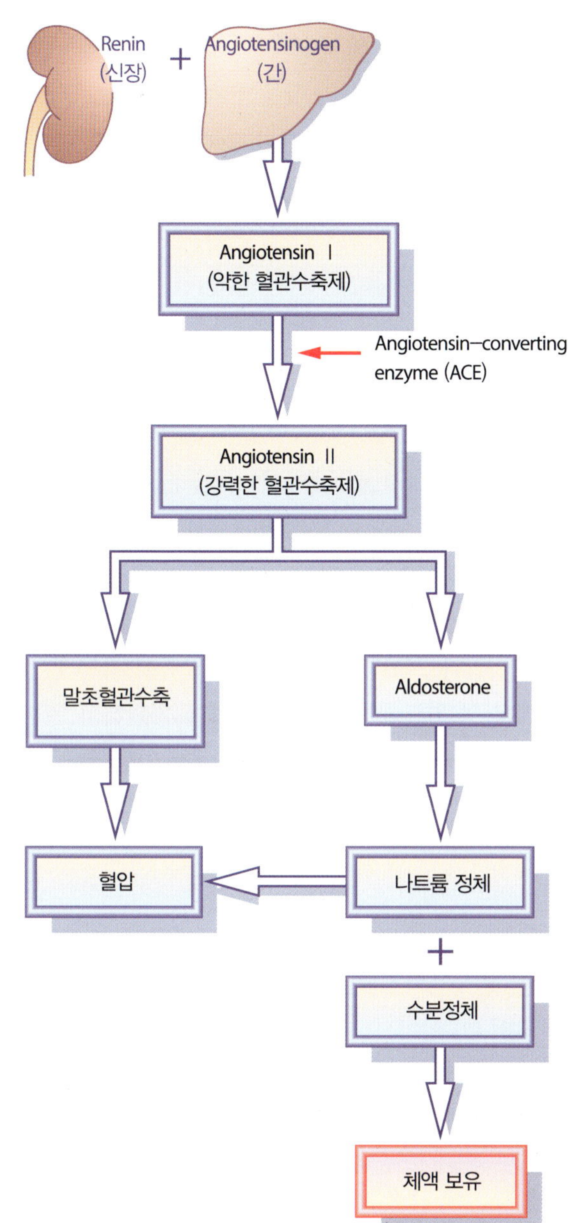

그림 35-1 레닌–안지오텐신–알도스테론계(RAAS). 레닌은 신장의 사구체옆세포에 존재하는 효소로 혈압이 떨어지면 분비된다. 이 그림은 RAA계의 체액균형과 혈압안정화를 보여 준다.

노인 특히 쇠약한 노인이나 스스로 활동할 수 없는 노인은 고혈압치료제의 부작용 중 하나가 기립성 저혈압(orthostatic hypotension)이다. 이러한 갑작스러운 혈압의 감소는 환자가 누워서 일어날 때 하지쪽으로 혈액의 쏠림현상으로 어지럼을 호소한다. 노인은 이런 상황을 신속히 교정하기 위한 교감신경계가 원활히 반응하지 않는다. 특히 고혈압치료제 투여로 더 심화된다. 만약 기립성 저혈압이 발생하면 고혈압치료제 용량을 낮출 필요가 있거나 다른 고혈압치료제가 고려된다. 노인 고혈압환자는 생활습관을 교정하도록 교육해야 한다. 여기에는 하루 2400mg의 식이 나트륨섭취제한, 금연, 식이요법, 운동 및 스트레스 저하 등이 포함된다.

고혈압의 비약물적 조절

혈압을 낮추는 많은 비약물적 방법이 있으나, 만약 수축기 혈압이 140mmHg 이상이면 **항고혈압치료제(antihypertensive drug)**가 일반적으로 처방된다. 혈압을 낮추는 비약물적 방법에는 스트레스 감소요법, 운동, 염분제한, 알코올 섭취 감소 및 금연 등이 포함된다.

비약물적 방법에 의해 고혈압이 조절되지 않을 때 고혈압 치료제가 처방된다. 그러나 고혈압조절을 위해 비약물적 방법과 고혈압치료제가 병용되어야만 한다.

고혈압을 위한 가이드라인

고혈압을 진단하기 위한 혈압 가이드라인은 Joint National Committee on Prevention, Detection, Evaluation, and Treatment of High Blood Pressure(JNC 7)의 보고에서 수정되었다. 이 가이드라인의 목적은 심혈관계 질환의 위험을 낮추는 데 있다. 정상혈압의 가이드라인은 120/80mmHg 미만이다. 고혈압 전단계는 수축기 혈압이 120–139mmHg이고, 이완기 혈압이 80–89mmHg이다. 1단계 고혈압은 140/90mmHg와 159/99mmHg 사이이며, 2단계 고혈압은 160/100mmHg 혹은 그 이상이다.

고혈압 환자의 2/3정도에서 조절되지 않는 고혈압을 앓고있거나 적절하게 치료하지 않는다. 50세 이상 환자는 수축기 혈압이 이완기 혈압보다 심혈관계 질환의 위험에 있어 더 중요하다. JNC 7에 의하면 만약 목표치보다 혈압이 20/10mmHg 정도 높다면 약물요법을 시작해야 한다. 심혈관계 질환의 위험은 115/75mmHg에서 시작하여 20/10mmHg씩 증가할 때마다 두 배가 된다.

고혈압의 약리학적 치료

모든 약은 고혈압치료 초기 약물로 고려된다. 다른 심혈관계 위험요소의 감소와 가장 낮은 효과농도에서 최소한의 약물이 사용됨을 강조한다. 고혈압치료는 한 가지 이상의 고혈압치료제를 흔히 사용하는데, 이는 유해효과를 낮출 수 있다.

고혈압치료제는 단독 혹은 다른 약과 같이 사용될 수 있는데, 다음의 6가지 범주로 분류된다. (1) 이뇨제, (2) 교감신경억제제, (3) 직접작용 세동맥혈관이완제, (4) ACE 억제제, (5) angiotensin II 수용체 차단제, (6) 칼슘통로차단제.

이뇨제

이뇨제(*diuretics*)는 나트륨배출을 촉진하여 세포외액량을 줄인다. 이뇨제는 약한 고혈압치료에서 일차 선택약물로 효과적이다. Hydrochlorothiazide는 과도한 체액량을 줄임으로써 약한 고혈압을 조절하는 데 가장 흔히 처방되는 이뇨제이다. 이 약은 최근에 진단되거나 약한 고혈압에 단독으로 사용될 수 있거나 다른 고혈압치료제와 병용된다. 많은 고혈압치료제는 수분정체를 일으킬 수 있어서 이뇨제가 자주 고혈압치료제와 함께 투여된다. 이뇨제의 여러 유형은 제34장에 설명되었다.

Thiazide 이뇨제는 심기능저하 환자에게 권장되지 않는다(creatinine 청소율이 30mL 미만). Furosemide(Lasix)와 같은 고리이뇨제(loop diuretics)가 항상 권장되는데, 이는 신장혈류를 저하시키지 않기 때문이다. 만약 고혈압이 renin-angiotensin계의 결과 때문이라면 고리이뇨제는 사용하지 않는데, 그 이유는 즉시 혈청 renin을 증가시키기 때문이다. 단독 thiazide 약물 대신에 칼륨소실 및 칼륨-보존이뇨제의 병용이 유효하다. 칼륨배설이 덜 일어난다. 게다가, thiazide는 효능을 증가시키기 위해 다른 고혈압치료제와 병용될 수 있다. 박스 35-1은 thiazide와 다른 약과의 병용을 나타내고 있다. 시판되고 있는 많은 약물은 thiazide 이뇨제와 칼륨-보존이뇨제, 베타차단제, ACE 억제제 혹은 angiotensin II 수용체 차단제와 복합 제재를 포함한다. ACE 억제제는 혈청칼륨농도를 증가시켜 thiazide 이뇨제와 병용 시 혈청칼륨소실이 최소화된다.

교감신경억제제

교감신경억제제(sympatholytics, sympathetic depressants)에는 다음의 5가지 분류로 구성된다. (1) 베타-아드레날린성 차단제, (2) 중추작용 알파2작용제, (3) 알파-아드레날린성 차단제, (4) 아드레날린성 신경차단제(말초작용 교감신경억제제), (5) 알파1 그리고 베타1아드레날린성 차단제. 베타-아드레날린성 차단제는 베타-수용체를 차단하고, 알파-아드레날린성 복합차단제는 알파-수용체를 차단한다.

베타-아드레날린성 차단제

베타-아드레날린성 차단제는 흔히 베타차단제로 불리며, 고혈압치료제로 사용되거나 이뇨제와 병용된다. 또한, 베타차단제는 협심증치료제와 심부정맥치료제로 사용되며, 제33장에 설명되고 있다.

박스 35-1 Thiazides와 항고혈압제의 약물 및 다른 복합약물

Thiazide와 칼륨-보존이뇨제
- hydrochlorothiazide with spironolactone(Aldactazide)
- hydrochlorothiazide with amiloride(Moduretic)
- hydrochlorothiazide with triamterene(Dyazide, Maxzide)

Thiazide와 베타차단제
- hydrochlorothiazide with bisoprolol fumarate(Ziac)
- hydrochlorothiazide with metoprolol(Lopressor HCT)
- bendroflumethiazide with nadolol(Corzide)
- hydrochlorothiazide with propranolol(Inderide)
- hydrochlorothiazide with timolol(Timolide)
- chlorthalidone(thiazide-like diuretic) with atenolol(Tenoretic)

Thiazide와 ACE 억제제
- hydrochlorothiazide with benazepril(Lotensin HCT)
- hydrochlorothiazide with captopril(Capozide)
- hydrochlorothiazide with enalapril maleate(Vaseretic)
- hydrochlorothiazide with fosinopril(Monopril HCT)
- hydrochlorothiazide with lisinopril(Prinzide, Zestoretic)
- hydrochlorothiazide with moexipril(Uniretic)
- hydrochlorothiazide with quinapril(Accuretic)

Thiazide와 Angiotensin II 길항제
- hydrochlorothiazide with canderartan(Atacand HCT)
- hydrochlorothiazide with eprosartan(Teveten HCT)
- hydrochlorothiazide with irbesartan(Avalide)
- hydrochlorothiazide with losartan(Hyzaar)
- hydrochlorothiazide with olmesartan medoxomil(Benicar HCT)
- hydrochlorothiazide with telmisartan(Micardis HCT)
- hydrochlorothiazide with valsartan(Diovan HCT)

Thiazide와 중추성 알파$_2$효능제
- chlorthalidone with clonidine(Combipres)
- hydrochlorothiazide with methyldopa(Aldoril)

Thiazide와 알파차단제
- polythiazide with prazosin(Minizide)

ACE 억제제와 Calcium 통로차단제
- 표 35-3 참조

Calcium 통로차단제와 Statin 약물의 병용
- amlodipine with atorvastation(Caduet)

ACE, Angiotensin-converting enzyme; HCT, hydrochlorothiazide.

베타-아드레날린성 차단제는 교감신경흥분에 작용하여 교감신경계 흥분을 감소시킴으로써 심박출량을 감소시킨다. 베타차단제의 지속적인 사용은 혈관저항을 줄여 혈압을 감소시킨다. 베타차단제는 심장박동, 수축력 및 renin 분비를 감소시킨다. 높은 renin 수치를 보이는 환자에게서 심한 저혈압반응을 나타낸다.

비선택적 베타차단제에는 베타$_1$(심장)과 베타$_2$(기관지) 수용체를 억제하는 propranolol(Inderal)과 carvedilol(Coreg)이 있다. 심박수는 감소하고 기관지수축이 일어나는데, 이는 부교감신경흥분 때문이다. 심장선택적 베타차단제가 더 선호되는데, 이들은 베타$_2$수용체보다 베타$_1$에 주로 작용하고 기관지수축을 덜 일으키기 때문이다. Acebutolol(Sectral), atenolol(Tenormin), betaxolol(Kerlone), bisoprolol(Zebeta) 그리고 metoprolol(Lopressor) 등이 베타$_1$수용체를 차단하는 심장선택적 베타차단제이다.

심장선택형은 기관지수축에 대해 완전한 보호를 보장하지는 않는다. 베타 반응성을 측정하는 차원에서, FEV$_1$을 측정하는 검사에서 atenolol만 완전한 보호를 나타내었다. 다른 심장선택적 베타차단제는 일부만이 효과적이었다. 이미 존재하는 기관지수축 혹은 기타 폐질환을 가진 환자에서는 가령 심장선택적이라 할지라도 베타차단제는 사용에 주의를 요한다. 일부 전문가들은 이를 상대적 금기로 간주한다. 베타선택성의 장점은 신장혈류의 유지와 베타차단의 저혈당증 효과를 최소화하는 것이다.

Hydrochlorothiazide와 베타차단제의 혼합은 정제형으로 함께 생산된다(박스 35-1 참조). 일반적 hydrochlorothiazide 용량은 12.5-25mg이며, 이는 평균용량의 절반 수준이다.

베타차단제는 높은 혈청 renin 농도를 보이는 환자의 혈압 감소에 더욱 효과적이다. 심장 선택적 원형약물인 metoprolol(Lopressor)이 원형약물차트 35-1에 기술되어 있다.

2도 혹은 3도 방실차단 혹은 동성서맥(sinus bradycardia)을 보이는 환자에게 금기이다. Propranolol(Inderal) 같은 비선택적 베타차단제는 만성 폐색성 폐질환을 가진 환자에게는 금기이다.

원형약물차트 35-1

Metoprolol

약물분류 항고혈압: 베타차단제 상품명: Lopressor, Toprol SR 임신범주: C; D (제2 및 제3 임신 3주기)	**용량** 고혈압: A: PO: 50-100mg/d 1-2회 나누어 용량; maint: 100-450mg 나누어 투여; max: 450mg/d 나누어 투여 C: >6y: PO: 1mg/kg/d; max: 2mg/kg/d SR: 50-100mg/d; max: 400mg/d 심근경색증: A: IV: 5mg q2min×3doses; 이후 25-50mgq6h 48h 동안; maint: PO: 50-100mg b.i.d.
금기 과민반응, 2도 및 3도 심장차단, 심인성 쇼크, 저혈압, 급성 심부전 서맥. 주의: 간, 신장 혹은 갑상선기능이상; 천식; 말초혈관질환; 제1형 당뇨병	**약물-임상검사-음식 상호작용** 약물: 강심제와 병용 시 서맥이 증가; 기타 항고혈압제, 알코올, 마취제와 병용 시 저혈압효과 증가; NSAIDs는 베타차단제 효과를 줄임 임상검사: 간효소 증가
약동학 흡수: PO: 95% 분포: PB: 12% 대사: t½: 3-7h 배출: 소변으로	**약역학** PO: 개시: 15min; 최고: 1.5h; 작용시간: 10-19h IV: 개시: 즉시; 최고: 20min; 작용시간: 4-10h
치료효과/응용 고혈압치료 작용기전: 베타$_1$-차단 효과로 혈압 강하 효과를 증대함	
부작용 피로, 쇠약, 어지럼, 오심, 구토, 설사, 정신 변화, 졸림, 두통, 시야혼탁 광과민, 코막힘, 발기부전, 성욕감퇴, 우울증	**유해반응** 서맥, 혈소판감소증, 저혈당증, 당뇨병 생명위협: 완전한 심장 차단, 기관지경련, 무과립구혈증

A, 성인 (Adult); b.i.d., 하루 2회; h, 시간; HF, 심부전 (heart failure); IV, 정맥내; maint, 유지 (maintenance); max, 최대 (maximum); min, 분 (minute); PB, 단백결합 (protein-binding); PO, 경구투여; SR, 서방형 (sustained release); t½, 반감기.

약동학 Metoprolol은 위장관에 잘 흡수된다. 반감기는 짧고 단백결합력은 낮다.

약역학 심장선택적 베타-아드레날린성 차단제는 $베타_1$수용체를 차단하기 때문에 심박수와 혈압을 낮춘다. 비선택적 베타차단제는 $베타_1$과 $베타_2$수용체를 차단하여 기관지수축을 일으킬 수 있다. 베타차단제는 태반을 통과할 수 있고 모유로 분비된다.

경구용 베타차단제의 작용개시는 항상 30분 혹은 그 이하이며, 작용시간은 6-12시간이다. 베타차단제를 정맥내주사할 때 작용개시는 즉시이고, 최고농도시간은 20분(경구투여 시 1.5시간과 비교)이며, 작용시간은 4-10시간이다.

부작용 및 유해반응. 부작용과 유해반응은 맥박수 감소, 현저한 혈압저하와 기관지수축(심장비선택적 $베타_1$ 및 $베타_2$차단제)이 포함된다. 베타차단제는 갑자기 투여를 중지하지 말아야 하는데, 반동성 고혈압, 협심증, 부정맥 및 심근경색증이 나타날 수 있기 때문이다. 베타차단제는 어지럼, 불면, 우울, 피로, 악몽 및 성기능장애를 유발할 수 있다. 기타 부작용은 33장에 설명되어 있다. 표 35-1은 고혈압치료에 사용되는 베타차단제와 용량, 응용, 고려사항을 기술하고 있다.

비선택적 베타차단제는 저혈당에 반응하여 글리코겐을 당으

표 35-1 고혈압치료제: 베타차단제와 중추 $알파_2$ 효능제

일반명(상품명)	투여경로 및 용량	응용 및 고려사항
베타-아드날린성 차단제		
acebutolol HCl(Sectral 심장 선택적 $베타_1$	A: PO: 400–800mg/d in 1–2회 나누어 투여; 최대: 1200mg/d	고혈압과 부정맥치료. 단독사용 혹은 thiazide 이뇨제와 사용. 어지럼, 피로, 저혈압, 서맥, 그리고 변비/설사를 포함하는 부작용. 활력징후를 면밀히 모니터링. 임신범주: B(D 2번째 및 3번째 임신 3개월); PB: 10–26%; t½: 3–13h
atenolol(Tenormin) 심장 선택적 $베타_1$	A: PO: 25–100mg/d; 최대: 100mg/d 노인: PO: 25–50mg/d; 최대: 100mg/d C: PO: 0.8–1.5mg/kg/d; 최대: 2mg/kg/d	고혈압과 협심증치료. Acebutolol과 유사한 부작용. 임신범주: D; PB: 5–15%; t½: 6–7h
betaxolol HCl(Kerlone, Betoptic–S) 심장 선택적 $베타_1$	고혈압: A: PO: 5–20mg/d; 최대: 20mg/d 녹내장에 사용될 수 있음	고혈압과 녹내장치료. 안구 내압을 줄이는데 안약 약물로 사용. 임신범주: C; PB: 50%; t½: 15h
bisoprolol fumarate(Zebeta) $베타_1$차단제	A: PO: 초기: 2.5–5mg/d; 최대: 20mg/d	고혈압과 협심증치료. 장시간작용 $베타_1$차단제는 맥박과 혈압을 줄임. 임신범주: C; PB: 30–36%; t½: 9–12h
carvedilol(Coreg) 알파차단 비선택적 $베타_1$및 $베타_2$	A: PO: 초기: 6.25mg, b.i.d. for 2wk; 최대: 50mg/d ER: A: PO: 초기: 20mg/d; 최대: 80mg/d	고혈압 및 울혈성 심부전치료. 음식이 흡수를 늦춤. 임신범주: C(D 2번째 및 3번째 임신 3개월); PB: 98%; t½: 7–10h
metoprolol(Lopressor) 심장 선택적 $베타_1$	원형약물차트 35–1 참조	
nadolol(Corgard) 비선택적 $베타_1$및 $베타_2$	A: PO: 40–80mg/d; 최대: 320mg/d	고혈압과 협심증치료. Carteolol HCl과 유사. 임신범주: C; PB: 30%; t½: 10–24h
penbutolol sulfate(Levatol) 비선택적 $베타_1$및 $베타_2$	A: PO: 10–20mg/d; 최대: 80mg/d	천식 환자에 금기. 임신범주: C; PB: 80–98%; t½: 5h
pindolol(Visken) 비선택적 $베타_1$및 $베타_2$	A: PO: 5mg b.i.d.; 최대: 60mg/d 나누어 투여	고혈압과 협심증치료. 단독사용 혹은 thiazide 이뇨제와 사용. 임신범주: B; PB: 40–60%; t½: 3–4h
propranolol(Inderal) 비선택적 $베타_1$및 $베타_2$	A: PO: 40mg b.i.d.; 최대: 640mg/d SR: 80mg/d; 최대: 640mg/d	고혈압, 협심증 및 부정맥치료. 베타차단제 처음 사용은 $베타_2$–차단 효과로 인해 기관지수축을 일으킬 수 있음. 임신범주: C; PB: 90%; t½: 3–6h
중추성 $알파_2$ 효능제		
clonidine HCl(Catapres)	A: PO: Initially: 0.1mg b.i.d. 혹은 t.i.d.; 최대: 2.4mg/d A: 경피 패치: 0.1mg/24h q7d	고혈압치료. 장시간작용. 위장관으로 잘 흡수됨. 단독사용 혹은 thiazide 이뇨제와 사용. 교감신경작용 감소. 졸음, 오심 및 구강건조 일으킴. 임신범주: C; PB: 20–40%; t½: 12–16h
guanfacine HCl(Tenex)	A: PO: 1mg/d h.s; 2–3mg/d으로 증가 가능; 최대: 4mg/d	고혈압치료. 장시간작용. 단독사용 혹은 thiazide 이뇨제와 사용. 임신범주: B; PB: 70%; t½: 17h
methyldopa	A: PO: 250mg b.i.d.; 최대: 4g/d IV: 250–1000mg q6–8h; 최대: 4g/d C: PO: 10mg/kg/d 2–4 나누어 투여	단독사용 혹은 thiazide 이뇨제와 사용. IV 가능함. 만약 위 장관 불편 시 음식과 같이 복용. 임신범주: B; PB: 15%; t½: 1.7h

A, 성인 (Adult); b.i.d., 하루 2회; C, 소아 (child); d, 날; GI, gastrointestinal; h, 시간 (hour); h.s., 취침 시 (at bedtime); IOP, 안구 내압 (intraocular pressure); IV, 정맥내; maint, 유지 (maintenance); max, 최대 (maximum); PB, 단백결합 (protein–binding); PO, 경구투여; SR, 서방형 (sustained release); t½, 반감기; t.i.d., 하루 3회; UK, 잘 모름; 자, week; >, 초과; <, 미만.

로 전환시키는 간기능을 억제한다. 이러한 부작용 때문에 베타차단제는 당뇨병 환자에게 사용 시 주의해야 한다. 게다가, 심박수저하는 저혈압증상(빈맥)을 숨길 수 있다.

간호과정
환자-중심 협력간호

고혈압치료제: 베타차단제

사정

- 환자로부터 약물과 약초사용 과거력을 획득한다. 만약 가능한 약물-약물 혹은 약물-약초의 상호작용이 있다면 보고한다.
- 활력징후를 획득한다. 비정상적 혈압과 서맥을 보고한다. 정상 결과와 활력징후를 비교한다.
- 정기적으로 신장과 간기능과 관련된 임상검사결과를 체크한다. 베타차단제 혹은 심장질환으로 인해 BUN과 혈청 creatinine이 증가될 수 있다. Aspartate transaminase(AST) 및 lactate dehydrogenase(LDH) 같은 심장효소의 증가가 베타차단제 혹은 심장질환에 의해 야기된다.

간호진단

- 혈압의 변화와 관련된 심박출량의 감소
- 많은 약물의 처방비용과 관련된 약물처방의 불이행
- 베타차단제의 부작용과 관련된 성기능장애
- 베타차단제의 미사용과 관련된 지식부족

계획

- 환자의 혈압이 낮아지거나 회복될 것이다.
- "환자가 처방한 대로 약물복용을 할 것이다"라고 말한다.
- 환자는 베타차단제 요법을 따르는 것의 중요성을 말로 표현할 것이다.

간호중재

- 활력징후 특히 혈압과 맥박을 모니터링한다.
- 임상검사결과 BNN, 혈청 creatinine, AST 및 LDH를 모니터링한다.

환자교육

일반

- 약물처방을 이행하도록 환자를 독려한다. 고혈압치료제의 갑작스러운 중단은 반동성 고혈압을 유발한다.
- 약초는 베타차단제와 상호작용을 유발할 수 있음을 환자에게 알린다(약초 경고 35-1).
- 의료인의 확인없이 일반약을 피하도록 환자에게 교육한다. 많은 일반약들은 고혈압 존재 시 혹은 고혈압치료제와 동시 사용 시 주의를 요한다.
- 건강문제와 처방약을 알리는 MedicAltert 팔찌나 카드를 지니도록 환자에게 설명한다.
- 외상 상황에서 매일 복용하는 약에 대해 의료인에게 알리도록 환자를 교육한다(베타차단제와 같은). 베타차단제에는 쇼크 상태에 대해 신체의 보상효과를 없앤다. 환자가 회복될 수 있도록 글루카곤이 필요할 수도 있다. 

자가투여

- 요골동맥 맥박과 혈압을 측정하는 법에 대해 그리고 비정상 소견을 의료인에 보고하도록 환자 혹은 가족에게 교육한다.

부작용

- 고혈압치료제는 어지럼을 유발할 수 있음을 환자에게 설명한다(기립성 저혈압). 누워있거나 앉아 있는 상태에서 일어설 때에 천천히 시행하라고 환자에게 교육한다.
- 의료인에게 어지럼, 느린 맥박, 혈압변화, 심장두근거림, 혼돈 혹은 위장관불편을 보고하도록 환자에게 설명한다. 당뇨 환자에게는 저혈당 증상이 나타남을 알려준다. 고혈압치료제는 성기능장애를 유발할 수 있음을 환자에게 알려준다(예, 발기부전).

식이

- 저염식이, 이완요법, 운동, 금연 그리고 절주(매일 1-2온스) 같은 혈압을 낮추는 비약물요법은 환자와 가족에게 교육한다.
- 변비는 보고하도록 환자에게 설명한다. 고섬유식이, 대변 연하제, 수분섭취 증가를 항상 권유한다.

평가

- 약물치료효과를 평가한다(혈압 강하 부작용 없음).
- 약물처방에 충실하게 이행하는지 평가한다.

약초 경고 35-1

항고혈압제

- 마황과 ephedra는 항고혈압제 작용을 감소시키거나 방해한다. 베타차단제를 투여했을 때, 고혈압이 지속되거나 증가한다.
- Ephedra는 베타차단제와 같이 사용 시 고혈압을 증가시킨다.
- Black cohosh는 고혈압제의 저혈압효과를 증대시킨다.
- 산사나무(Hawthorn)는 베타차단제와 ACE 억제제의 효과를 증가시킨다.
- Licorice는 항고혈압 약물의 작용을 길항한다.
- Goldenseal은 항고혈압 약물의 작용을 증가시킨다.
- 파슬리는 항고혈압 약물과 같이 사용 시 저혈압작용을 증가시킨다.

중추성 알파$_2$효능제

중추성 알파$_2$효능제는 뇌줄기로부터 말초혈관에 대한 교감신경반응을 감소시킨다. 이 약은 알파$_2$수용체를 자극하여 교감신경 활성을 감소시킨다. 미주신경 활성을 증가시킨다. 심박출량을 감소시킨다. 그리고 혈청 epinephrine, norepinephrine과 renin 분비를 감소시킨다. 말초혈관저항을 감소시키고 혈관확장을 증가시킨다. 이 군의 약들은 심박출량과 신장 관류에 대해 최소한의 효과만 가진다. 베타차단제는 약물치료 시 증가되는 서맥과 약물치료중단시의 반동성 고혈압 때문에 중추작용 교감신경억제제와는 같이 사용할 수 없다.

이 군의 약들로는 methyldopa, clonidine 그리고 guanfacine이 포함된다. Methyldopa는 고혈압조절에 널리 사용된 최초 약물 중 하나이다. 고용량에서 methyldopa와 clonidine은 나트륨과 수분을 정체시킨다. 흔히 methyldopa와 clonidine은 이뇨제와 함께 투여된다. Clonidine은 경피약물로 사용가능하며, 7일간 작용한다. 7일마다 경피 패치를 교환하고, 샤워 동안에 붙여둘 수 있다. 피부자극을 유발한다. Guanfacine은 clonidine과 유사한 효과를 나타낸다. Guanfacine은 반감기가 길어서 하루에 한 번 투여한다. 표 35-1은 베타차단제와 함께 중추성 알파$_2$효능제를 나열하고 있다.

부작용 및 유해반응. 알파$_2$작용제의 부작용과 유해반응은 졸음, 구강건조, 어지럼 및 서맥을 포함한다. Methyldopa는 간기능부전 환자에게 사용하지 않아야 하고, 모든 환자에게서 정기적으로 혈청간효소가 모니터되어야 한다. 이 군의 약들은 반동성 고혈압 위험을 초래하기 때문에 갑자기 약물투여를 중지하면 안 된다. 만약 약물을 즉시 중단할 필요가 있다면 반동성 고혈압 증상을 피하기 위해 또 다른 고혈압치료제가 항상 처방되어야 한다. Guanfacine는 반동성 고혈압이 거의 발생하지 않는다. 의료인은 처방약물복용의 필요성을 강조해야 한다. 이 군의 약들은 나트륨과 수분정체를 일으켜 말초부종을 초래한다. 수분 및 나트륨 정체(부종)를 줄이기 위해 이뇨제가 methyldopa, clonidine과 함께 처방된다. 임산부나 임신가능성이 있는 환자는 clonidine을 피해야 한다. Methyldopa는 만성 혹은 임신유발 고혈압치료에 자주 사용된다. 그러나 이 약물은 태반장벽을 통과하며 소량이 수유기 환자의 모유로 들어간다.

알파-아드레날린성 차단제

이 군의 약은 알파-아드레날린성 수용체를 차단하여(알파차단제) 혈관확장을 유발하여 혈압을 낮춘다. 이 약은 신장 혈류속도를 유지한다. 알파차단제는 지질이상환자의 고혈압 치료에 효과적이다. 이 약들은 VLDL과 LDL을 낮추어 동맥 내 플라그 형성을 줄이고 HDL 농도를 증가시킨다. 또한, 이 약은 당대사에 영향을 미치지 않기 때문에 당뇨 환자에게 안전하게 사용되며, 호흡기계에 영향을 미치지 않는다.

선택적 알파$_1$아드레날린성 차단제(prazosin, terazosin, doxazosin)는 혈압을 낮출 목적으로 주로 사용되고, 양성 전립선비대증치료에도 사용된다. Prazosin은 자주 처방되는 약이다. Terazosin과 doxazosin은 prazosin보다 긴 반감기를 가지며, 일반적으로 수면 시에 일회 투여한다. Prazosin이 알코올 혹은 다른 고혈압치료제와 같이 사용될 때 저혈압상태가 더욱 악화된다. 중추성 알파$_2$효능제처럼 이들 약은 부종과 함께 나트륨과 수분정체를 일으킨다. 그러므로 이뇨제는 사지의 체액축적을 감소시킬 목적으로 동시에 투여된다.

더욱 강력한 알파차단제(phentolamine과 phenoxybenzamine)는 기본적으로 고혈압위기와 부신수질의 catecholamine 분비암으로 인한 심한 고혈압치료에 사용된다.

약동학 Prazosin은 위장관을 통해 흡수되지만, 많은 양의 prazosin은 간의 일차 통과대사 동안 소실된다. 약물은 반감기가 짧아 하루 2회 투여되어야 한다. Prazosin은 단백결합률이 높고, 높은 단백결합률을 가진 다른 약물과 동시투여 시 유해반응에 대해 사정해야 한다.

약역학 선택적 알파-아드레날린성 차단제는 세동맥과 세정맥을 확장시켜 말초저항을 줄이고 혈압을 낮춘다. Prazosin 투여로 심박수는 약간 증가되며, 반면에 phentolamine 같은 비선택적 알파차단제를 사용할 경우 혈압이 크게 저하되고 반사적 빈맥을 일으킨다. 급성 고혈압의 경우 비선택적 알파차단제가 더욱 효과적이고, 본태성 고혈압치료의 경우 선택적 알파차단제가 더욱 유용하다.

Prazosin의 작용개시는 30분과 2시간 사이이다. Prazosin 작용기간은 10시간이다. 표 35-2는 선택적 및 비선택적 알파차단제의 약리학적 정보를 나타내고 있다.

부작용 및 유해반응. Prazosin의 부작용은 기립성 저혈압(어지럼, 창백, 불안, 초조 그리고 심박수 증가가 첫 약물투여 때 나타난다), 오심, 두통, 어지럼, 혈관확장으로 인한 비충혈, 부종 및 체중증가 등을 포함한다.

Phentolamine의 부작용에는 극심한 혈압 감소에 의한 반사성 빈맥, 혈관확장에 의한 비충혈, 위장관불편 등이 포함된다.

약물 상호작용. 알파-아드레날리성 차단제를 항염증약물과 질산염(협심증을 위한 nitroglycerin)과 함께 사용 시 발생한다. 말초부종은 prazosin과 항염증약물을 매일 함께 투여 시 더욱 악화된다. 만약 prazosin을 니트로글리세린과 함께 투여 시 혈압 감소에 의해 생기는 실신이 일어난다. 선택적 알파-아드레날린성 차단제 prazosin이 원형약물차트 35-2에 설명되었다.

아드레날린성 신경차단제(말초작용 교감신경억제제)

아드레날린성 신경차단제는 강력한 고혈압치료제로서 교감신경말단으로부터 norepinephrine 유리를 차단하여 norepinephrine 분비 감소로 인한 혈압 감소를 초래한다. 이로 인해 심박출량과 말초혈관저항 둘 다 감소한다. Reserpine(가장 강력한 약제)는 심한 고혈압치료에 사용된다. 기립성 저혈압이 흔한 부작용이며, 환자에게 눕거나 앉아있는 자세로부터 천천히 일어나도록 설명한다. 아드레날린성 신경차단제에는 만성 고혈압치료의 마지막 선택으로 고려되는데, 그 이유는 이들 약물이 기립성 저혈압을 일으킬 수 있기 때문이

표 35-2 항고혈압제: 교감신경차단제: 알파-아드레날린성 억제제와 말초작용 차단제 그리고 직접작용 혈관확장제

일반명(상품명)	투여경로 및 용량	응용 및 고려사항
선택적 α-아드레날린성 차단제		
doxazosin mesylate(Cardura)	A: PO: 초기: 1mg/d; 최대: 16mg/d 노인: PO: 0.5mg/dO	단독 또는 다른 항고혈압제와 같이 사용. 기립성 저혈압. 두통. 어지럼, 위장관장애 유발. 임신범주: C; PB: 98%; t½:22h
prazosin HCl(Minipress) terazosin HCl(Hytrin)	원형약물차트 35-2 참조 A: PO: 초기: 1mg h.s; 최대: 20-40mg/d	단독 또는 다른 항고혈압제와 같이 사용. 어지럼, 두통 유발. 임신범주: C; PB: 90-94%; t½: 9-12h
비선택적 알파-아드레날린성 차단제		
phenoxybenzamine HCl (Dibezyline)	A: PO: 초기: 10mg b.i.d; maint: 20-40mg/d	과도한 adrenalin 분비와 갈색 세포종과 관련된 고혈압치료. 말초저항감소, 긴 작용시간. 임신범주: C; PB: UK; t½:24h
phentolamnie(OraVerse)	크롬친화성세포종: A: IM/IV: 2.5-5mg; 5mg 용량을 반복함 PRN; 만약 SBP>35mmHg 및 DBP>25mmHg이 감소한다면, 검사가 양성이다. C: IV: 0.005-0.1mg/kg; 5mg PRN을 반복함 혈관외유출: 5-10mg in 10mL NS 12h 내에 국소 주사	노르에피네프린과 에피네프린의 혈관의 유출 후 조직괴사 예방과 갈색 세포종 진단. 임신범주: C; PB: UK; t½: 20min
아드레날린성 신경차단제 (말초 작용 교감신경차단제)		
reserpine	A: PO: 초기: 0.5mg/d for 1-2wk; maint; 0.1-0.25mg/d	고혈압치료. 악몽과 생생한 꿈을 유발. 임신범주: C;PB: 96%; t½: 50-100h
$α_1$-$β_1$-아드레날린성 차단제		
labetalol HCl(Trandate)	고혈압: A: PO: 초기: 100mg b.i.d.; maint: 200-400mg/d; 최대: 2.4g/d 고혈압성 위기: A: IV:20mg over 2min; 지속적 투여: 1-2mg/min; 최대: 300mg/dose	고혈압치료. 단독 또는 thiazide계 이뇨제와 함께 사용. 기립성 저혈압, 심계항진과 실신을 유발. 임신범주: C; PB: 50%; t½: 6-8h
직접작용 혈관확장제		
hydralazine HCl	A: PO: 초기:10mg q.i.d.; maint: 25-50mg q.i.d 심한 고혈압: IM/IV: 10-40mg, repeat PRN C: PO: 0.75-1mg/kg/d divided q12h; 최대: 7.5mg/kg/d q12h	고혈압치료. 작용시간 짧음. 부종감소 위해 이뇨제, 빈맥을 막기 위해 β-차단제와 같이 사용가능. 어지럼, 수전증, 두통, 빈맥과 심계항진 유발. 임신범주: C; PB: 0%; t½: 2-8h
minoxidill	A: PO: 초기: 5mg/d; 최대: 100mg/d C: PO: 초기: 0.2mg/kg/d; 최대: 50mg/d Alopecia: 국소: 2% sol b.i.d	고혈압치료. 부종감소 위해 이뇨제, 빈맥방지 위해 베타차단제와 같이 사용. 긴 작용시간. 사용을 갑자기 중단하지 않음. 고혈압이 다시 발생하지 않도록 천천히 중단. 임신범주: C; PB: 87%; t½: 4h
sodium nitroprusside(Nipride, Nitropress)	고혈압 응급: A: IV: 0.25-5mcg/kg/min in D_5W; 최대: 10mcg/kg/min	고혈압성 위기치료. 강한 항고혈압제. 빛에서 분해되므로 용기는 알루미늄 포일로 포장. 24시간이 지나면 유효하지 않음. 만약 약물이 빨갛거나 파란색이면 폐기. Cyanide의 독성이 발생할 수 있음. Cyanide와 thiocyanide 수치를 확인함. 심한 저혈압을 일으킬 수 있음. 임신범주: C; PB: UK; t½: 2min

A, 성인 (Adult); b.i.d., 하루 2회; C, 소아 (child); d, 일; GI, gastrointestinal; h, 시간 (hour); h.s., 취침 시 (at bedtime); IM, 근육내 (intramuscular); IV, 정맥내; maint, 유지 (maintenance); MAIO, monoamine oxidase inhibitor; max, 최대 (maximum); min, 분 (minute); NB, 신생아 (newborn); PB, 단백결합 (protein-binding); PO, 경구투여; PRN, as needed; q.i.d., 하루 4회;sec, second; t½, 반감기; UK, 잘 모름; wk, week.

원형약물차트 35-2

Prazosin HCl

약물분류 고혈압치료제: 알파–아드레날린성 차단제 상품명: Minipress 임신범주: C	**용량** A: PO: 1mg b.i.d./t.i.d.; maint: 3–15mg/d; max: 20mg/d 분할투여
금기 신장질환 주의: 협심증	**약물–임상검사–음식 상호작용** 약물: 다른 항고혈압제, 질산염, 알코올이 저혈압 작용을 증가시킴 임상검사: 간효소 증가시킴
약동학 흡수: GI: 60% (5%는 순환계로) 분포: PB: 95% 대사: t½: 3h 배출: 담즙 및 대변; 10% 소변으로	**약역학** PO: 개시: 0.5–2h 최고: 2–4h 작용시간: 10h
치료효과/응용 고혈압치료, refractory HF, 양성 전립성 비대 작용기전: 알파–아드레날린성 수용체 차단에 의한 말초혈관확장	
부작용 매스꺼움, 어지럼, 시야혼탁, 이명, 피로, 두통, 우울, 비충혈, 구강건조, 오심, 구토, 설사, 복통, 발기부전, 요실금	**유해반응** 기립성 저혈압, 심계항진, 서맥, 빈맥, 췌장염

A, 성인 (Adult); b.i.d., 하루 2회 (twice a day); h, 시 (hour); HF, 심부전 (heart failure); GI, 위장관 (gastrointestinal); maint, 유지 (maintenance); max, 최대 (maximum); PB, 단백결합 (protein–binding); PO, 경구 (by mouth); t½, 반감기 (half–life); t.i.d., 하루 3회 (three times a day).

다. Reserpine 사용은 혼란한 꿈과 악몽, 자살충동을 유발한다. 이 군의 약은 나트륨과 수분정체를 유발할 수 있으며, 단독으로 또는 말초부종을 줄이기 위해 이뇨제와 함께 사용될 수 있다.

알파$_1$과 베타$_1$아드레날린성 차단제

이 군의 약은 알파$_1$과 베타$_1$수용체 모두를 차단한다. Labetalol(Normodyne)은 알파/베타차단제의 예이다. 알파$_1$ 수용체의 차단은 혈관확장혈류에 대한 저항성 감소를 유발한다. 알파수용체에 대한 효과가 베타수용제에 대한 효과보다 더 강하다. 그러므로 혈압이 낮아지고 맥박은 적당히 감소한다. 심장의 베타$_1$수용체 차단에 의해 맥박과 방실수축력이 감소한다. 고용량의 알파/베타차단제는 베타$_2$아드레날린성 수용체를 차단할 수 있어서 기도저항을 증가시킨다. 심한 천식 환자는 고용량의 labetalol을 복용하면 안 된다. 표 35–2는 두 가지 알파/베타차단제를 나열하고 있다.

이들 약의 흔한 부작용에는 기립성 저혈압, 위장관장애, 신경과민, 구강건조 및 피로 등을 포함한다. 고용량의 labetalol은 방실심장차단을 유발한다.

간호과정
환자–중심 협력간호

고혈압치료제: 알파-아드레날린성 차단제

사정

- 현재 복용하고 있는 약을 포함하여 약물력을 조사한다. 가능한 약물–약물 혹은 약물–약초의 상호작용이 있다면 보고한다. Prazosin은 단백결합률이 높고 다른 높은 단백결합률의 약물을 치환시킬 수 있다.
- 향후 비교를 위해 기초 활력징후와 몸무게를 측정한다.
- 소변배출량을 확인한다. 만약 감소하였다면(1일 600mL 미만) 보고한다. 왜냐하면 신장질환 있다면 약물은 금기이기 때문이다.

간호진단

- 약물요법과 심장 상태와 관련된 활동 내구성의 위험
- 약물요법과 관련된 지식부족
- 베타차단제 혹은 다른 약물치료와 관련된 비효율적인 성기능장애

계획

- 환자의 혈압은 낮아질 것이다.
- 환자는 약물처방을 이행할 것이다.

간호중재

- 활력징후를 모니터링한다. 4주 동안은 prazosin의 치료효과가 충분히 나타나지 않을 수 있다. 갑작스러운 현저한 혈압 하강과 빈맥은 보고한다.

- 팔다리의 수분정체에 대해 매일 확인한다. Prazosin은 나트륨과 수분정체를 일으킨다.

환자교육

일반

- 약물요법을 따르도록 환자에게 교육한다. 고혈압치료제의 갑작스러운 중단은 반동성 고혈압을 일으킨다.

- 기립성 저혈압이 나타날 수 있음을 환자에게 알린다. 일어서기 전에 환자는 앉고 이후 발로 일어서야 함을 설명한다. 기립성 저혈압을 피하기 위해 약은 취침 시 복용한다.
- 환자에게 매일 스스로 몸무게를 체크하도록 교육한다. Prazosin은 부종을 일으킨다.

자가투여

- 환자와 가족구성원에게 혈압을 측정하고 기록하는 방법을 교육한다. 혈압을 차트에 반드시 기록하고 혈압 변화를 보고하도록 한다.

부작용

- 어지럼, 불안 및 졸음이 발생할 수 있음을 환자에게 주의를 주고, 특히 첫 처방 시에 이런 현상은 주의해야 한다. 만약 이들 증상이 발생할 때 의료인에게 알려야 한다.
- 고용량의 약이 처방된다면 발기부전을 일으킬 수 있음을 남성 환자에게 알린다. 이 문제는 의료인에게 보고되어야만 한다.
- 아침에 부종이 존재한다면 보고하도록 환자에게 알린다. 수분정체는 알파차단제의 문제이다.

- 감기, 기침 혹은 알레르기와 같은 일반 약제를 의료인과 처음 상의없이 복용하면 안 된다고 환자에게 알린다.

식이

- 의료인에 의해 특별히 지시된 바가 없으면 염분섭취를 줄이도록 환자를 격려한다.

평가

- 혈압조절에 있어 약물의 효과를 평가한다. 부작용이 없다.
- 약물복용이행에 환자가 충실함을 평가한다.
- 약에 대한 환자의 지식을 평가한다.

직접작용 세동맥혈관이완제

혈관이완제는 강력한 고혈압치료제이다. 직접작용 혈관이완제는 혈관, 특히 동맥의 평활근을 이완시킴으로써 작용하고, 이 결과 혈관이완을 유발한다. 혈관이완제는 뇌와 신장에 혈류를 증가시킨다. 혈관이완과 함께 혈압은 저하되고 나트륨과 수분이 정체되어 말초부종이 초래된다. 이뇨제를 직접작용 혈관이완제와 함께 부종을 줄일 목적으로 사용할 수 있다.

두 가지의 직접작용 혈관이완제인 hydralazine과 minoxidil은 중등도에서 심한(용량 관련) 고혈압에 사용된다. 이들 두 약은 세동맥의 최소확장작용 때문에 기립성 저혈압을 거의 일으키지 않는다. 그러나 혈관확장과 혈압 감소에 반응하여 반사성 빈맥과 renin 분비가 초래될 수 있다. 베타차단제는 세동맥혈관확장제와 함께 처방되어 맥박을 감소시킨다. 이는 반사성 빈맥 효과를 방해한다.

Nitroprusside는 급성 고혈압성 응급상황에 처방된다. 이 약은 신속히 혈압을 낮추는 매우 강력한 혈관이완제이다. Nitroprusside는 동맥 및 정맥혈관 둘 다에 작용한다. 표 35-2는 직접작용 혈관이완제를 나열하고 있다.

부작용 및 유해반응

Hydralazine의 효과는 매우 많으며, 반사성 빈맥, 두근거림, 부종, 코충혈, 두통, 어지럼, 위장관출혈, 루푸스 유사증상 및 신경과적 증상(저림, 무감각) 등을 포함한다. Minoxidil은 빈맥, 부종 및 다모증뿐만 아니라 유사한 부작용을 가진다. 이 약은 협심증 발작을 감소시키기 위해 사용된다.

Nitroprusside는 반사성 빈맥, 두근거림, 불안, 초조, 오심 및 혼돈을 유발할 수 있다. Nitroprusside는 제4장에서 더욱 자세히 설명되어 있다.

Angiotensin-Converting Enzyme(ACE) 억제제

ACE 억제제는 ACE를 억제하여 angiotensin II(혈관수축제)의 형성을 방해하고 aldosterone 분비를 차단한다. Aldosterone은 나트륨 정체와 칼륨배설을 촉진한다. Aldosterone이 차단될 때 나트륨이 물을 따라 분비되고 칼륨이 정체된다. ACE 억제제는 심박출량 혹은 심박수에 거의 효과를 나타내지 않고 이 약들은 말초저항을 감소시킨다(그림 35-1 참조). 이 약은 혈청 renin 농도가 증가된 환자에게 사용할 수 있다.

기본적으로 ACE 억제제는 고혈압치료에 사용한다. 이들 약의 일부는 심부전치료에 효과적이다. ACE 억제제로는 benazepril(Lotensin), captopril(Capoten), enalapril maleate(Vasotec), fosinopril(Monopril), lisinopril(Prinivil, Zestril), moexipril(Univasc), prindopril(Aceon), quiapril(Accupril), ramipril(Altace) 및 trandolapril(Mavik) 등이 있고, 모두 표 35-3에 소개되어 있다. 이들 약은 고혈압치료제로 일차 선택약으로 사용되지만, JNC-7에서는 thiazide 이뇨제를 권장한다.

ACE 억제제는 임신기간 동안 금기인데, 태반으로의 혈류가 감소하기 때문이다. 신기능부전 환자에게는 약용량 감소(fosinopril은 제외)가 필수적이다.

최상의 효과를 위해 공복에 사용되어야 하는 moexipril을 제외하고 ACE 억제제는 음식과 함께 투여될 수 있다.

부작용 및 유해반응. ACE 억제제의 기본적 부작용은 지속적이고 자극성 기침이다. 다른 부작용들로는 오심, 구토, 설사, 두통, 어지럼, 피로, 불면, 혈청칼륨과다(고칼륨혈증), 빈맥 등이 포함된다. 지속적이고 마른기침은 약 중단 시 호전된다. ARB가 기침 부작용이 없어 대체된다. 주요 유해반응으로 첫 용량투여 시 나타나는 저혈압과 고칼륨혈증이다. 혈관이완 효과 때문에 저혈압이 유발된다. 첫 용량 저혈압은 이뇨제를 투여하는 환자에게서 더욱 흔하다. 혈관부종(얼굴, 혀, 입술, 점막, 후두 및 사지부종)이 과민반응으로 발생한다. 이는 수시간 내 혹은 1주 안에 일어난다. 혈관부종은 약물중단으로 치유될 수 있다. 후두부종이 발생될 때 epinephrine이 요구된다.

금기. ACE 억제제는 임신기간 동안 사용해서는 안 된다. 태반으로의 혈류 감소 때문에 태아에게 유해하다. 이 군의 약은 spironolactone(Aldactone) 같은 칼륨-보존이뇨제나 칼륨을 함유하는 염치환제와 함께 사용하면 안 된다. 그 이유는 고칼륨혈증의 위험 때문이다(혈청칼륨과다).

간호과정
환자-중심 협력간호

고혈압치료제: ACE 억제제

사정
- 현재 복용하는 약물과 약초에 대한 약물력을 조사한다. 만약 약물-약물 혹은 약물-약초 상호작용이 있다면 보고한다.
- 향후 비교를 위해 기초 활력징후를 측정한다.
- 혈청단백질, 알부민, BUN, creatinine, 칼륨 및 백혈구 수의 임상검사소견을 확인하고 향후 혈청농도와 비교한다.

간호진단
- 약물요법과 관련된 지식부족
- 고혈압상태와 관련된 불안
- 기립성 저혈압과 관련된 낙상의 위험

계획
- 환자의 혈압이 원하는 범위 내로 있을 것이다.
- 환자는 중등도에서 심한 부작용이 없을 것이다. 혈관부종, 기침, 허약, 고칼륨혈증, 기립성 저혈압 및 신장기능저하가 부작용으로 나타난다.

표 35-3 항고혈압제: ACE 억제제와 안지오텐신 II 수용체 차단제

일반명(상품명)	투여경로 및 용량	응용 및 고려사항
안지오텐신 길항제 (ACE 억제제)		
benzepril HCl(Lotensin)	A: PO: 10-40mg/d, 1-2회 나누어 투여; 최대: 80mg/d	두통, 어지럼, 저혈압, 메스꺼움, 설사 또는 변비를 유발. 임신범주: D; PB: 97%; t½: 10h
captopril(Capoten)	A: PO: 초기: 12.5-55mg, b.i.d./t.i.d.; maint: 25-150mg, b.i.d/t.i.d.; 최대: 450mg/d	심부전과 고혈압치료. Angiotensin I이 II로 전환억제. 마른기침 유발. 칼륨보존. 임신범주: C and D; PB: 20-30%; t½: 2-3h
enalapril maleate(Vasotec); enalaprilat(Vasotec I.V.)	A: PO: 초기: 2.5-5mg/d; maint: 10-40mg/d 고혈압성 긴급증: IV:1.25-5mg 5min 이상에 걸쳐, q6h PRN	심부전과 고혈압치료. Captopril과 benazepril과 유사. 최소 5분 이상 시간을 두고 IV를 실시. 임신범주: C and D; PB: 50-60%; t½: 2-11h
fosinopril(Monopril)	A: PO: 5-40mg/d; 최대: 80mg/d	심부전과 고혈압치료에 사용. 말초저항(후부하) 감소, 심박출량 증가, 신장기능저하 때문에 용량 감소 필요하지 않음. 임신범주: D; PB: 97%; t½: 12h
lisinopril(Prinivil, Zestril)	A: PO: 초기: 10mg/d; maint: 20-40mg/d; 최대: 80mg/d	심부전과 고혈압치료. 일반적으로 이뇨제와 함께 투여. 24시간 길게 지속. 활력징후를 관찰. 임신범주: D; PB: 25%; t½: 12h
moexipril(Univasc)	A: PO: 7.5mg/d; 최대: 30mg/d 나누어 투여	고혈압치료. 혈장의 리튬 수치를 증가시키고 독성을 유발. 임신범주: C and D; PB: 50%; t½: 2-9h

표 35-3 항고혈압제: ACE 억제제와 안지오텐신 II 수용성 차단제-계속

일반명(상품명)	투여경로 및 용량	응용 및 고려사항
perindopril(Aceon)	A: PO: 4–8mg/d; 최대: 16mg/d	경증과 중등도 고혈압치료. 혈관수축 감소. 기침유발. 임신범주: D; PB: 10–60%; t½: 1–10h
안지오텐신 길항제 (ACE 억제제)		
quinapril HCl(Accupril)	A: PO: 10–20mg/d; 최대: 80mg/d 나누어 투여 노인: A: PO: 초기 2.5–5mg/d	심부전과 고혈압치료. 강력한 ACE 억제제. 전신혈관의 저항감소. 심박출량 증가. 임신범주: C and D; PB: 97%; t½: 24h
ramipril(Altace)	A: PO: 2.5–5mg/d; 최대: 20mg/d	심부전과 고혈압치료. Captopril과 비슷. 효과가 24시간 동안 길게 지속. 임신범주: C and D; PB: 73%; t½: 2–3h
trandolapril(Mavik)	A: PO: 1–2mg/d; 2–4mg/d까지 매주 증가시킴; 최대: 8mg/d	고혈압치료. 단독 또는 항고혈압제와 함께 사용. 임신범주: C 및 D; PB: 80%; t½: 6–10h
ACE 억제제와 칼슘차단제의 복합약물		
benazepril with amlodipine(Lotrel)	A: PO: amlodipine/benazepril 2.5/10mg/d; 5/10mg/d; 5/20mg/d	고혈압치료
trandolapril with verapamil(Tarka)	A: PO: trandolapril/verapamil SR: 2/180mg/d; 1/240mg/d; 2/20mg/d; 4/240mg/d	고혈압치료
안지오텐신 II 수용체 차단제 (ARBs)		
candesartan(Atacand)	A: PO: 16mg/d; maint: 8–32mg/d	심부전과 고혈압치료. 환자가 ACE 억제제에 반응하지 않거나 견디지 못할 때 사용. 혈압 하강의 효과적인 방법으로 칼슘통로차단제 amlodipine과 함께 사용. 임신범주: C and D; PB: 99%; t½: 9h
eprosartan(Teveten)	A: PO: 조기: 600mg/d; maint: 400–800mg/d; 최대: 900mg/d	경증과 중등도 고혈압치료. ACE 억제제와 관련된 기침을 유발하지 않음. 음식물이 약물흡수를 지연시킬 수 있음. 임신범주: C and D; PB: 98%; t½: 5–9h
irvesartan(Avapro)	A: PO: 150mg/d; maint: 150–300mg/d	고혈압치료. 단독 또는 항고혈압제와 함께 사용. 임신범주: C 및 D; PB: 90%; t½: 11–15h
losartan potassium (Cozaar)	A: PO: 25–50mg/d, 1–2회 나누어 투여; 최대: 100mg/d	고혈압치료. 단독 또는 항고혈압제와 함께 사용. 임신범주: C 및 D; PB: 98%; t½: 2h
olmesartan medoxomil (Benicar)	A: PO: 20mg/d; 40mg/d으로 증가시킬 수도 있음	Angiotensin II가 AT_1수용체와 결합 차단. 혈관확장을 촉진, 말초저항을 감소. 체액량이 감소된 환자에게는 추천되지 않음. 임신범주: C and D; PB: 99%; t½: 13h
telmisartan(Micardis)	A: PO: 40–80mg/d	경증과 중등도 고혈압치료. ACE 억제제와 관련된 기침을 유발하지 않음. 혈관부종 거의 발생하지 않음. 임신범주: C 및 D; PB: 99.5%; t½: 24h
valsartan(Diovan)	원형약물 도표 35–3을 참고한다	
azilsartan(Edarbi)	A: PO: 40–80mg/d; 최대: 80mg/d	고혈압치료, 단독 또는 다른 항고혈압제와 함께 사용. 설사와 기립성 저혈압과 같은 부작용이 적음. 임신범주: C 및 D; PB: 99%; t½: 11h
Aldosterone 수용체 길항제		
eplerenone(Inspra)	A: PO: 50mg/d; 50mg b.i.d.까지 증가시킬 수도 있음	Aldosterone을 mineralocorticoid와 결합. 금기: 혈청의 칼륨이 5.5mEq/L보다 많을 때, creatinine 수치가 50mL/min보다 작을 때, 제2형 당뇨병, 칼륨–보존이뇨제 복용. 고혈압, 심부전과 심근경색 후 치료. 임신범주: B; PB: 50%; t½: 4–6h
직접 Renin 억제제		
aliskiren(Tekturna)	A: PO: 150–300mg/d	경증과 중등도 고혈압에서 사용하는 첫 번째 직접 renin 억제제. 단독 또는 ARB valsartan(Diovan)과 같은 항고혈압제와 함께 사용. 단독치료에서는 고칼륨혈증은 흔하지 않음. 임신범주: C and D; PB: 49%; t½: 24h

A, 성인 (Adult); ACE, angiotensin–converting enzyme inhibitor; ARB, angiotensin II receptor blocker; AT, angiotensin I; b.i.d., 하루 2회 (twice a day); d, 일 (day); ER, extended–release; h, 시 (hour); HF, 심부전 (heart failure); IV, intravenous; maint, 유지 (maintenance); max, 최대 (maximum); min, minute; PB, 단백결합 (protein–binding); PO, 경구 (by mouth); t½, 반감기 (half–life); t.i.d., 하루 3회 (three times a day); UK, unknown; >, 초과 (greater than); < 미만 (less than).

간호중재

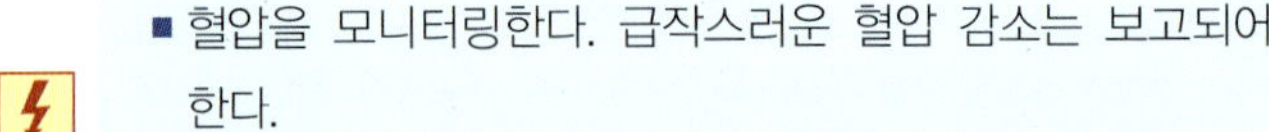

- 혈압을 모니터링한다. 급작스러운 혈압 감소는 보고되어야 한다.
- 신장기능과 관련된 임상검사소견(BUN, creatinine, 단백질)을 모니터링하고 혈당수치도 모니터링한다. **주의**: 당뇨 환자의 저혈당반응을 주시한다. 담금띠(dipstick)를 사용하여 아침에 소변단백을 체크한다.
- 피멍, 출혈의 발생을 의료인에게 보고한다. 이 현상은 captopril 같은 angiotensin 억제제에 대한 유해반응을 나타내는 것이다.

환자교육

일반

- 의료인에게 알리지 않고 갑자기 captopril을 중단하지 않도록 교육한다. 반동성 고혈압이 발생할 수 있다.
- 의료인을 만나지 않고 먼저 OTC 약물을 복용하지 않도록 환자에게 설명한다.
- 칼륨으로 된 염분 대용물을 사용하지 않도록 환자에게 조언한다.
- 임산부나 임신 가능성이 있는 여성은 ACE 억제제 혹은 안지오텐신 II 수용체 차단제를 사용하지 않도록 경고한다. 이 약들은 태아에게 해를 끼친다.
- 환자로 하여금 천천히 일어나서 기립성 저혈압을 예방하도록 교육한다.

자가투여

- 혈압측정과 기록에 대해 환자와 환자의 가족에게 교육한다. 혈압을 차트에 반드시 기록하고, 혈압변화는 보고하게 한다.

부작용

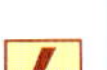

- Captopril 치료 첫 주 동안 어지럼이 발생할 수 있음을 환자에게 설명한다. 만약 어지럼이 지속될 때는 의료인에게 알려야 한다.
- 출혈이 발생하면 보고하도록 환자에게 교육한다.

식이

- 식사 전 20분에서 1시간 사이에 captopril을 복용하도록 환자에게 교육한다. 음식은 captopril 흡수의 35%를 감소시킨다.
- 약물치료 첫 한 달 동안 음식맛이 경감할 수 있다고 환자에게 설명한다.
- 고칼륨혈증이 ACE 억제제의 유해효과이기 때문에 환자에게 칼륨 함량이 높은 음식은 피하도록 교육한다.

평가

- 약물치료의 효과를 평가한다(심한 부작용의 부재, 혈압이 원하는 범위로 회복된다).
- 환자의 신장기능을 평가한다.

Angiotensin II 수용체 차단제

Angiotensin II 수용체 차단제는 aldosterone 분비를 억제하는 데 있어 ACE 억제제와 유사하다(나트륨 정체 호르몬). 그들은 RAA계에 작용한다. Angiotensin II 수용체 차단제와 ACE 억제제의 차이는 ACE 억제제가 angiotensin II 형성에서 angiotensin-전환효소를 억제하는 반면에, angiotensin II 수용체 차단제는 많은 조직에서 분포하는 angiotensin I 수용체에 대해 angiotensin II를 차단시키는 것이다. Angiotensin II 수용체 차단제는 혈관을 이완시켜 말초저항을 감소시킨다. ACE 억제제가 지속적인 마른기침을 유발하지만, 이 약은 일으키지 않는다. ACE 억제제처럼 임신 동안에 angiotensin II 수용체 차단제는 복용하지 말아야 한다.

Angiotensin II 수용체 차단제의 예들로는 losartan(Cozaar), valsartan(Diovan), irbesartan(Avapro), candesartan cilexetil(Atacand), eprosartan(Teveten), olmesartan medoxomil(Benicar) 그리고 telmisartan(Micardis)가 있다. 이들 약물들은 수용체 부위에서 angiotensin II의 혈관수축효과를 차단한다. Losartan potassium과 hydrochlorothiazide, valsartan과 hydrochlorothiazide, 다른 약제의 병용투여는 혈청칼륨의 상승 혹은 소실을 일으키지 않는다. Angiotensin II 수용체 차단제는 고혈압의 일차 치료에 사용된다.

원형약물차트 35-3은 varsartan의 관련된 약리학적 정보를 제시한다.

약동학 Valsartan은 기본적으로 고혈압치료를 위해 처방된다. 복합체제인 디오반 HCT는 valsartan과 저용량의 hydrochlorothiazide를 함유한다. 이들 약은 위장간을 통해 신속히 흡수되고 간에서 일차 통과대사를 거쳐서 활성형 대사물로 전환된다. 이 약은 단백결합률이 높고, 임신기간 동안, 특히 두 번째 및 세 번째 분기 동안에 투여하지 말아야 한다. 반감기는 6-9시간이다. 약물은 소변과 대변으로 배출된다.

약역학 Valsartan은 강력한 혈관이완제이다. 이는 많은 조직에서 발견되는 AT-1수용체에 angiotensin II가 결합하는 것을 차단한다. 최고 작용시간은 4-6시간이고, 긴 작용시간(24시간)을 가진다.

ACE 억제제처럼 angiotensin II 수용체 차단제는 혈관성 부종을 유발한다. 이 약물들은 음식과 동시에 혹은 음식 없이 복용될 수 있고, 약한 간기능저하 환자에게 적절하다.

직접 Renin 억제제

고혈압치료에 있어 최초로 FDA에서 승인된 직접 renin 억

원형약물차트 35-3

Valsartan

약물분류	**용량**
항고혈압: angiotensin II receptor blocker 상품명: Diovan 임신범주: C (첫 임신 3개월); D (2번째 및 3번째 임신 3개월)	Hypertension: A: PO: 초기 80–160mg/d; 유지: 80–320mg/d; max 320mg/d C: >6y: PO: 초기 1.3 m/kg/d; max: 2.7mg/kg/d
금기	**약물-임상검사-음식 상호작용**
과민반응, 임신, 모유수유 주의: 신장 및 간장 손상, 저혈압, 혈량저하, 고칼륨혈증	약물: 항고혈압제, 이뇨제, MAOIs, 알코올은 저혈압효과 증가; ACE 억제제, 아스피린은 고칼륨혈증과 신기능부전 증가; digoxin, NSAIDs는 신기능장애 증가; lithium은 독성 증가 임상검사: AST, ALT, ALP, 빌리루빈, BUN, 크레이틴, Hct, Hgb 증가
약동학	**약역학**
흡수: 신속히 흡수됨, 25–30% 혈액순환에 발견 분포: PB: 94–95% 대사: t½: 6–9h 배출: 소변으로 130%, 담즙/대변으로 83%	PO: Onset: 2h 최고: 4–6h 작용시간: 24h
치료효과/응용	
고혈압치료 작용기전: 강력한 혈관확장제; angiotensin II–결합 차단	
부작용	**유해반응**
어지럼, 기침 (드뭄), 시야혼탁, 두통, 설사, 불면, 관절통, 피로	기립성 저혈압, 저혈당, 고칼륨혈증 생명위협: 신장기능저하

A, 성인 (Adult); ALP, alkaline phosphatase; ALT, alanine aminotransferase; AST, aspartate aminotransferase; BUN, blood urea nitrogen 혈액요산질소; C, child 소아; d, day 일; h, 시 (hour); Hct, hematocrit; Hgb, hemoglobin; max, 최대 (maximum); PO, 경구 (by mouth); PB, protein–binding 단백결합; t½, 반감기 (half–life).

제제는 aliskiren(Tekturna)이다. Aliskiren은 renin에 결합하여 angiotensin I, angiotensin II, aldosterone 농도를 감소시킨다(그림 35–1 참조). 이 약은 경증에서 중등도의 고혈압에 효과적이다.

Aliskiren은 단독으로 또는 다른 항고혈압제와 같이 사용될 수 있다. 이 약은 thiazide 이뇨제 혹은 angiotensin II 수용체 차단제와 동시에 투여 시 효과적으로 혈압을 낮출 수 있다.

칼슘통로차단제

느린 칼슘통로는 심근 및 혈관평활근세포에서 발견된다. 유리형 칼슘은 근육수축, 말초저항 및 혈압을 증가시킨다. 칼슘통로차단제는 **칼슘길항제** 및 **칼슘차단제**라 하고, 혈관평활근세포의 칼슘통로를 차단하여 혈관확장을 촉진한다. 큰 중심 동맥인 관상동맥, 대뇌동맥은 말초혈관만큼 칼슘차단제에 민감하지 않다. 칼슘차단제는 단백결합률이 높으나 반감기가 짧다. 서방형 약물은 투여 빈도를 낮출 수 있다. 표 35–4는 세 종류의 칼슘통로차단제를 나열하고 있다. Diphenylalkylamine(verapamil), benzothiazepines(diltiazem) 그리고 dihydropyridine(amlodipine 및 기타).

Verapamil(Calan)은 만성 고혈압, 협심증 그리고 부정맥을 치료하는 데 사용된다. Verapamil과 Diltiazem은 세동맥과 심장에 작용한다. Dihydropyridines는 칼슘통로차단제중 가장 큰 군이고, 7개 약물로 구성되어 있다. 이들 중 6개는 고혈압치료에 사용된다. 칼슘통로차단제인 nimodipine은 자주 지주막하출혈에 동반하는 혈관경련에 의한 허혈성 뇌손상을 예방한다.

Nifedipine은 노인 환자, 낮은 혈청 renin 수치를 가진 사람에게서 혈압을 떨어뜨린다. Nifedipine과 verapamil은 강력한 칼슘통로차단제이다. 다른 혈관확장제와 같이, 칼슘통로차단제는 반사성 빈맥을 일으킨다. 이것은 nifedipine에 더 자주 발생한다.

약동학 Amlodipine은 다른 칼슘통로차단제처럼 단백결합률이 높다. 이는 위장관을 통해 점차적으로 흡수된다. Amlodipine은 다른 칼슘통로차단제보다도 반감기가 길기 때문에 하루에 한 번 복용한다.

약역학 Amlodipine은 다른 고혈압치료제와 같이 쓰지 않거나 같이 사용될 수 있다. 말초부종은 이 약의 혈관이완효과 때문에 발생한다.

따라서 부종이 있는 환자는 다른 항고혈압제를 복용할 필요가 있다. Amlodipine은 ACE 억제제인 benazepril과 동시 투여되고 Lotrel을 형성한다.

정상적으로 베타차단제는 칼슘통로차단제와 같이 처방되지 않는데, 그 이유는 두 약은 심근수축력을 감소시킨다.

부작용 및 유해반응 칼슘통로차단제의 부작용 및 유해반응에는 홍조, 두통, 어지럼, 발목부종, 서맥 및 방실차단 등을 포함한다.

표 35-4 항고혈압제: 칼슘통로차단제

일반명(상표명)	투여경로 및 용량	응용 및 고려사항
Phenylalkylamines		
verapamil(Calan SR, Isoptin SR)	A: PO: 40-80mg t.i.d. A: PO: SR: 90–240mg/d 2회 나누어 투여 최대: 480mg/d	고혈압치료를 위해(SR 제제), 첫 칼슘통로 봉쇄제 중 한 가지. 또한 변형 협심증이나 심부정맥에도 사용됨. 어지럼, 두통, 저혈압, 서맥 및 변비가 야기됨. 임신범주: C; PB: 94%; t½: 3–8h
Benzothiazepines		
diltiazem HCl(Cardizem CD, Tiazac)	A: PO SR: 초기, 120–240mg/d; 최대: 540mg/d	고혈압과 협심증치료를 위해(SR 제제); 심부정맥(심방세동) 치료를 위한 IV 제제. 두통, 서맥 및 저혈압 야기됨. 임신범주: C; PB: 75%; t½: 3–8h
Dihydropyridines		
amlodipine(Norvasc)	A: PO: 5–10mg/d 고령자: 2.5–5.0mg/d, maint: 5–10mg/d	약하고 중등도 고혈압과 협심증치료를 위한 약물. 말초혈관저항을 줄임(혈관확장). 단독 혹은 기타 항고혈압제제와 병용됨. 임신범주: C; PB: 95%; t½: 30–50h
felodipine(Felendil XL)	A: PO: 초기: 2.5–5mg/d; 최대: 10mg/d	고혈압, 심부전증 및 협심증을 위한 약. 강력한 칼슘통로 봉쇄제. 홍조, 말초부종, 가슴두근거림, 어지럼 및 두통 등이 야기됨. 장시간작용. 임신범주: C; PB: 99%; t½: 10–16h
isradipine(DynaCirc CR)	고혈압: A: PO: 2.5mg b.i.d.; 최대: 20mg/d 고령자: 2.5mg b.i.d.; 최대: 10mg/d	고혈압, 심부전증 및 협심증을 위한 약. 단일 혹은 이뇨제와 병용함. 임신범주: C; PB: 95–97%; t½: 5–11h
nicardipine HCl(Cardene SR)	A: PO: 20–40mg t.i.d. SR: 30–60mg b.i.d. ER: A: PO: 30–60mg b.i.d. A: IV: 초기에: 5mg/h; 최대: 15mg/h	본태성 고혈압과 혈관경련성 협심증치료를 위한 약. 단기간 고혈압치료를 위한 IV 치료. 전신 저항 감소; 심박수와 심박출량 증가. 임신범주: C ; PB: 95%; t½: 2–4h
nifedipine(Procardia XL, Adalat CC)	A: PO: XL: 30–60mg 1일 1회; 최대: Adalat CC: 90mg/d; Procardia XL: 120mg/d	고혈압과 협심증치료에 사용. 강력 칼슘통로 봉쇄제임. 어지럼, 현기증, 두통, 홍조, 말초부종 그리고 오심 야기됨. 단독으로 혹은 이뇨제와 병용됨. 임신범주: C; PB: 92–98%; t½: 2–5h
nisoldipine(Sular)	A: PO: 17–20mg/d 2회 나누어 투여; 최대: 오랜 Sular formulation: 60mg/d; 새로운 Sular formulation: 34mg/d	고혈압과 협심증치료에 사용. 단독으로 혹은 기타 항고혈압제와 병용. Nifedipine처럼 혈관확장을 유발하지만, nifedipine보다 10배 이상 강하다. 임신범주: C; PB: 99%; t½: 7–12h

A, adult 성인; b.i.d., 1일 2회; C, child 소아; d, day 일; ER, extended–release 광범위 방출; HF, heart failure 심부전증; h, hour 시간; IV, intravenous 정맥내; maint, maintenance 유지; max, maximum 최대의; min, minumte 분; PB, protein–binding 단백결합; PO, by mouth 경구; PRN, as needed 필요시; t½, 반감기; t.i.d., 1일 3회; > 초과.

핵심 웹사이트

고혈압치료제: *www.nhlbi.nih.gov/hbp/treat/bpd_type.htm*
Captopril: *www.nlm.nih.gov/medlineplus/druginfo/meds/a682823.html*
Management of hypertension: *www.aafp.org/afp/2008/0715/p270.html*

학습 질문

1. 환자의 혈압이 130/84mmHg이고, 의사는 비약물요법을 제안할 계획이다. 간호사는 어떤 것을 가르쳐야 하는가? (맞는 답을 모두 고르시오)
   a. 스트레스를 감소시키는 방법
   b. 운동 프로그램을 시작하도록
   c. 소금섭취의 제한
   d. 금연
   e. 고단백 식이요법
2. 환자가 경증의 고혈압일 때, 간호사는 환자의 고혈압을 치료하기 위한 일차 고혈압약제로 무엇을 예상할 수 있는가?
   a. 이뇨제
   b. 알파차단체
   c. ACE 억제제
   d. 알파베타차단제
3. 간호사는 어떤 이뇨제가 고혈압약과 함께 가장 자주 사용되는지 알아야 하는가?
   a. chlorthalidone
   b. hydrochlorothiazide
   c. bendroflumethiazide
   d. potassium–sparing diuretic
4. 간호사가 베타차단제를 환자에게 투여하기 시작했다. 입원 전에 확인해야 할 중요한 사항은?
   a. 요배출량
   b. 심첨부 맥박수
   c. 칼륨농도
   d. 혈청 내 처방약의 농도
5. Captopril(Capoten)이 환자에게 처방되었다. 간호사는 환자에게 ACE 억제제의 흔한 부작용으로 어떤 것을 설명해야 하는가?
   a. 오심과 구토
   b. 어지럼과 두통
   c. 위장장애
   d. 지속되는 마른기침
6. Losartan(Cozaar)를 처방받은 환자에게 간호사는 angiotensin II 수용체 차단제가 어떻게 작용하는지 설명해야 하는가?
   a. angiotensin–전환효소의 차단
   b. AT1수용체로부터 angiotensin II를 차단
   c. angiotensin I의 분비를 차단
   d. aldosterone 분비를 유도
7. 입원 수속 동안 환자가 amlodipine(Norvasc)를 복용한다고 말한다. 간호사가 환자에게 칼슘차단제의 흔한 부작용이 있는지 확인하기 위해 어떤 증상과 징후를 질문해야 하는가?
   a. 불면증
   b. 현훈증
   c. 두통
   d. 혈관부종
   e. 발목부종
   f. 마른기침

답: 1. a, b, c, d 2. a 3. b 4. b 5. d 6. b 7. b, c, e

36장

항응고제, 항혈소판제, 혈전용해제

학습목표

- 항응고제, 항혈소판제, 혈전용해제의 작용을 비교한다.
- 항응고제, 항혈소판제, 혈전용해제의 부작용과 유해반응을 구별한다.
- 항응고제와 혈전용해제에 대한 환자교육을 포함하여 간호과정을 적용한다.

순환계를 유지하고 회복하기 위해 여러 약물들이 사용된다. 이들 약물의 주요 세 가지 군은 (1) 항응고제, (2) 항혈소판제 및 (3) 혈전용해제들이다. **항응고제**(*anticoagulant*)는 혈액순환을 막는 혈전(clot) 형성을 예방한다. **항혈소판제**(*antiplatelet*)는 **혈소판응집**(**aggregation**, 혈소판이 응겨붙어 혈전을 형성함)을 차단한다. **혈전억제제**(*clot buster*)로 불린 **혈전용해제**(*thrombolytic*)는 이미 형성된 혈전을 녹인다. 이들 세 약물군을 각각 분리하여 설명한다.

병태생리학: 혈전형성

혈전(thrombosis)은 동맥 혹은 정맥 혈관의 혈액응고이다. 동맥혈전의 형성은 혈액정체(순환 감소), 혈관벽의 혈소판응집 또는 혈액응고에 의해 발생한다. 동맥혈은 대개 흰색 응괴(혈소판)와 빨간색 응괴로 구성되고, 그 이후 fibrin 형성과 fibrin 망으로 적혈구가 포획되는 현상이 뒤따른다. 정맥내의 혈액응고는 fibrin과 함께 적혈구와 결합된 혈소판응집에 의한다. 혈전의 두 가지 형태 모두 혈관으로부터 비롯되고, 색전(embolus, 혈액흐름을 통해 혈전이 움직임)으로 된다.

혈소판은 혈관 내의 혈관내피세포의 손상이 없다면 항상 서로 붙지 않는다. 혈소판이 손상된 혈관내피세포 표면에 부착되면 혈소판응집을 강하게 자극하는(prostaglandin의 생성물인) thromboxane A_2를 합성한다. Fibrinogen에 결합하는 혈소판수용체 단백은 glycoprotein IIb/IIIa 혹은 GP IIb/IIIa로 알려져 있고, 이 또한 혈소판응집을 촉진한다. Thromboxane A_2와 ADP는 이 수용체 활성을 증가시킨다.

혈전이 혈류의 흐름을 차단할 때 fibrin, 혈소판 및 적혈구가 혈전주위를 싸서 크기와 구조를 형성한다. 혈전이 혈관을 막으면 조직허혈이 발생한다. 정맥 내 혈전은 혈류흐름의 속도저하 때문에 항상 발생한다. 정맥혈전은 신속히 형성될 수 있다. 작은 조각의 정맥혈전은 떨어질 수 있고, 폐동맥으로 이동하여 폐로 들어간다. 폐에서 부적절한 산소화와 가스교환이 일어난다.

경구용 및 비경구용 항응고제(warfarin 및 heparin)는 주로 정맥혈전방지효과가 있는 반면에 항혈소판약물은 동맥혈전을 막는다. 그러나 두 약물군 모두 혈전을 억제한다.

항응고제

항응고제(anticoagulant)는 혈전형성을 억제하는 데 사용된다. 혈전용해제와 달리 그들은 이미 형성된 혈전을 용해시키지 않지만 새로운 혈전형성을 예방 차원에서 억제한다. 항응고제는 혈전형성의 높은 위험에 있는 정맥 및 동맥질환을 가진 환자에게 사용된다. 정맥에는 심부정맥혈전(deep vein thrombosis) 및 폐색전증을 포함하고, 동맥에서는 관상동맥혈전 혹은 **심근경색증(myocardial infarction)**, 인공 심장판막의 존재 및 뇌혈관질환(뇌졸중) 등을 포함한다.

Heparin

항응고제는 경구 혹은 비경구(피하 및 정맥내)로 투여된다. 1983년에 도입된 heparin은 간의 천연물질이며, 혈전형성을 억제한다. 이는 혈액응고를 방지하기 위해 수혈에 처음 사용되었다. 심부정맥혈전, 폐색전증 혹은 뇌졸중 때문에 혈전이 발생할 때 신속한 항응고효과를 위해 heparin이 적용된다. 또한, heparin은 혈액응고를 방지하기 위해 개심수술에 사용되고 파종성혈관내응고(disseminated intravascular coagulation, DIC)를 가진 중증 환자에게 사용된다. DIC는 혈관계내에 fibrin 혈전이 혈성될 때 발생한다. 이 혈전들은 단백질과 혈소판을 소모시켜 응고요소를 고갈시켜 과도한 출혈을 일으킨다. 그러나 heparin의 일차적 사용은 폐색전증 혹은 뇌졸중을 일으키는 정맥혈전을 예방한다.

Heparin은 antithrombin III과 결합하여 혈전형성을 예방하는 항응고반응체계를 촉진시킨다. Thrombin 작용을 억제함으로써 fibrinogen에서 fibrin으로 전환이 일어나지 않고 fibrin 혈전형성이 예방된다(그림 36-1).

Heparin은 위장관점막을 통해 흡수율이 낮으며, 상당 부분이 간효소인 heparin 분해효소에 의해 파괴된다. Heparin은 경구투여 시 흡수가 좋지 않기 때문에 예방목적으로 피하주사하거나 급성 혈전을 치료하기 위해 정맥내주사한다. 정맥내 1회 주사 혹은 계속 투여를 위해 정맥내 수액요법으로 투여될 수 있다. Heparin은 응고시간을 지연시킨다. **부분트롬보플라스틴시간**(**partial thromboplastin time, PTT**) 그리고 **활성화 부분트롬보플라스틴시간**(**activated partial thromboplastin time, aPTT**)은 일부 응고인자의 결손을 알아내는 데 이용되는 임상검사이며, 이들 검사는 heparin 치료를 관찰하기 위해 사용된다. Heparin은 혈소판 수를 감소시켜 혈소판감소증을 일으킨다. 만약 heparin 치료 동안 출혈이 일어난다면 항응고제 억제제인 protamine sulfate를 정맥내투여한다. Protamine sulfate는 항응고제가 될 수 있으나 heparin 존재하에서는 heparin 작용을 억제하는 길항작용을 가진다. Heparin을 중단하기 전에 경구용 wafarin 치료를 시작한다.

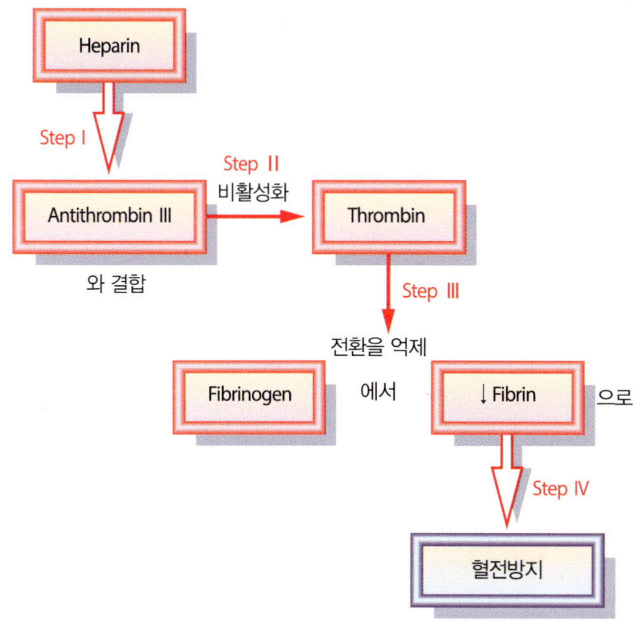

그림 36-1 비경구 항응고제 heparin의 작용

저분자량 Heparin

표준 heparin 유도체는 정맥혈전색전증을 예방하기 위해 도입되었다. 저분자량 heparin은 권장용량에서 더욱 안정된 반응을 나타낸다. 그 결과 aPTT의 잦은 검사결과를 요구하지 않는데 저분자량 heparin이 heparin의 표준효과를 가지지 않기 때문이다. Heparin은 응고인자 Xa 및 thrombin을 비활성화시키기 위해 anti-thrombin III과 결합하여 응고를 예방한다. 저분자량 heparin은 Xa 인자를 비활성화시키지만, thrombin을 비활성화시키는 효과는 덜하다.

저분자량 heparin에는 enoxaparin sodium(Lovenox), dalteparin sodium(Fragmin)이 있다.

항응고제 fondaparinux(Arixtra)는 공학적으로 합성된 항혈전약으로 1일 1회 피하주사함으로써 효과를 나타낸다. **선택적 인자** ***Xa*** **억제제**로 분류되는 fondaparinux는 구조적으로 heparin과 저분자량 heparin에 매우 밀접하고 동일한 목적으로 사용된다.

이들 약물들은 심부정맥혈전을 예방하는데 그리고 정형외과 혹은 복부수술 후 급성 폐색전증을 방지하는 데 가장 흔히 처방된다. 고관절 및 슬관절치환 항응고치료는 흔히 enoxaparin을, 복부수술은 dalteparin을 사용한다. aPTT 관찰이 필수적이지 않기 때문에 이 약은 가정에서 투여될 수 있으나 그 반면에 heparin은 병원에서 투여되어야만 한다. 저분자량 heparin은 약물처방에 따라 하루에 한 번 혹은 2회 피하주사하고 이미 약이 들어 있는 바늘이 있는 주사기로 사용가능하다. 환자 혹은 가족은 복부로 투여하는 피하주사방법에 대해 항상 교육을 받아야 한다. 평균 치료지속시간은 7-10일 정도이다. 저분자량 heparin은 수술 후 24시간 이내에 병원에서 항상 투여가 시작되어야 한다(표 36-1).

표 36-1 항응고제와 항응고제 길항제

일반명(상품명)	투여경로 및 용량	응용 및 고려사항
항응고제		
Heparins		
heparin sodium	원형약물차트 36-1 참조.	
저분자량 Heparins(LMWHs)		
dalteparin sodium(Fragmin)	수술: A: 피하: 2500 international units/d, 5-10d 동안 수술 전 1-2h 전 DVT: A: 피하: 5000units/d 혹은 q12h for 2-6 mo	수술 전 DVT 그리고 혈전색전증 예방. Enoxaparin과 유사함. 임신범주: B; PB: <10%; t½: 3-5h
enoxaparin sodium(Lovenox)	A: 피하: 40mg daily for 5 to 10d	혈전색전증에 사용. DVT와 폐색전증의 예방과 치료. 출혈이 유해반응임. CBC 모니터링함. 임신범주: B; PB: UK; t½: 4.5h
경구용 항응고제		
Coumarin		
warfarin(Coumadin)	원형약물차트 36-1 참조.	
선택적 인자 Xa 억제제		
fondaparinux(Arictra)	A: subQ: 2.5-10mg/d 5-9d 동안	간접적으로 Xa 인자 억제하여 혈전을 예방. Heparin과 LMWHs와 밀접한 연관이 있음. 고관절골절, 고관절치환술 및 슬관절치환술 후의 DVT 예방 그리고 폐색전증치료. LMWHs보다 더 출혈경향이 높음. 긴 작용시간. 임신범주: B; PB: 94%; t½: 17-21h
rivaroxaban(Xarelto)	A: PO: 10-20mg 저녁식사와 함께 일주일에 1번; 최대: 30mg/d	무릎이나 엉덩이 이식수술, 뇌졸중, 심방세동 및 심방조동을 겪는 환자들에게 PE와 DVT예방. 쉽게 가역적이지 않음. 일상적인 응고 감시를 요구하지 않음. 임신범주: C; PB: 92-95%; t½: 5-9h
apixaban(Eliquis)	A: PO: 5mg b.i.d.	비판막심방세동 및 심방조동과 관련된 뇌졸중과 혈전증을 예방. 규칙적인 응고 감시가 필요하지 않음. 임신범주: B; PB: 87%; t½: 5-12h
직접작용 트롬빈억제제: 항응고제 II(정맥주사)		
arhatroban(Argatroban)	A: IV: 2mcg/kg/min; adjust dose to maintain aPTT 1.5-3 times baseline; 최대: 10mcg/kg/min	직접적으로 Thrombin 억제. Lepirudin과 같은 효과. 새로운 혈전증의 발생을 막고 헤피린으로 인한 혈소판감소증을 치료함. 임신범주: C; PB: 54%; t½: 45-52min
bivalirudin(Angiomax)	A: IV: bolus: 0.75mg/kg; then IV infusion of 1.75mg/kg/h during and within 4h postprocedure; may require 0.2mg/kg/h up to 20h	Thrombin 수용체와 결합하여 thrombin을 억제. 심장조영술을 한 불안정협심증을 가진 환자의 혈전형성 예방. 유해반응은 출혈. 임신범주: B; PB: 0%; t½: 25min
desirudin(Iprivask)	A: subQ: 15mg/12h for 9-12d	Fibrin 생성, 혈소판응집, 응고인자 XII 활성화를 방해하고 thrombin을 비활성화시킴. DVT 예방. 임신범주: C; PB: UK; t½: 2-3h
lepriudin(Refludan)	A: IV bolus: 0.2-0.4mg/kg 15-20sec 이상에 걸쳐; 이후 0.15mg/kg/h, 2-10d 동안	직접적으로 트롬빈 억제. HIT에 의한 혈전을 예방하고 치료함. 간기능은 정상이어야 함. 유해반응은 출혈. 임신범주: C; PB: UK; t½: 1.3h
dabihatran(Pradaxa)	A: PO: 150mg b.i.d.; 최대: 300mg/d	뇌졸중과 심실세동 예방. 투여 전에 신장기능 사정. 임신범주: C; PB: 35%; t½: 12-17h
항응고길항제		
protamine sulfate	A: IV: 초기: 1mg/100units heparin; 15-50mg, 10-15min 동안 IV push 투여; 최대: 100mg, 2-h 동안	Heparin에 결합하여 중화시킴. Heparin 과다복용의 해독제. 임신범주: C; PB: UK; t½: 7.4min
phytonadione, Vitamin K_1(Mephyton)	A: PO/IM/IV: 1-10mg, q12-24h PRN C: subQ/IM: 0.5-5mg	응고인자들의 간합성을 촉진. Warfarin 과다복용의 해독제. 임신범주: C; PB: UK; t½: UK

A, 성인 Adult; aPTT, 활성화 부분트롬보플라스틴시간 activated partial thromboplastin time; b.i.d., 하루 2회; C, 소아 child; CBC, complete blood count; d, 날 day; DVT, 심부정맥혈전증 deep vein thrombosis; h, 시간 hour; HIT, heparin-induced thrombocytopenia; IM, 근육내주사 intramuscular; IV, 정맥내 intravenous; inf, 주입 infusion; INR, international normalized ratio; LD, loading dose; LMWH, low-molecular-weight heparin; maint, 유지 maintenance; min, 분 minute; PB, 단백결합 protein-binding; PO, 경구투여; PRN, 필요시; PT, prothrombin time;sec, 초second; subQ, 피하 subcutaneous; t½, 반감기 half-life; UK, 잘 모름 unknown.

저분자량 heparin의 반감기는 heparin 반감기보다 2–4배 길다. 환자는 저분자량 heparin 혹은 heparin을 투여받는 동안 aspirin 같은 항응고약물을 사용하지 않도록 한다. 저분자량 heparin의 사용 때문에 heparin을 투여하는 경우보다 출혈이 감소하였다. 저분자량 heparin 과량투여는 드물다. 만약 출혈이 발생한다면 protamine sulfate를 항응고억제제로 사용된다. 용량은 heparin 혹은 저분자량 heparin의 100unit마다 protamine sulfate 1mg을 투여한다.

금기사항

LMWH는 뇌졸중, 소화성 궤양 및 혈액이상 환자에게는 금기이다. 이들 약물은 눈, 뇌 혹은 척수수술환자에게 투여해서는 안 된다.

직접 Thrombin 억제제: 비경구 항응고제 II

비경구 항응고제는 fibrinogen에서 fibrin으로 전환되는 thrombin 작용을 직접 억제한다. 이들 약은 heparin 유사 항응고제와는 다르다. 이들 약들 가운데 다음 세 가지는 정맥내주사한다. Argatroban(Acova), bivalirudin(Angiomax), lepirudin(Refludan). Bivalirudin은 유리형의 thrombin에 결합하여 작용을 억제한다. Desirudin(Iprivask)는 피하로 투여한다. Dabigatrin(Pradaxa)은 일반적인 응고감시를 요구하지 않는 경구용 항응고제이다(표 36–1 참조). 이들 약은 다른 항응고제보다 더욱 비싸다.

경구용 항응고제

Warfarin(Coumadin)은 coumarin 약물계의 경구용 항응고제이다. Coumarin 약물인 dicumarol과 indanedione군의 anisindione은 많은 부작용으로 인해 시판이 중단되었다. Warfarin은 dicumarol로부터 합성되었다. Warfarin이 사람에게 쓰여지기 이전에 출혈을 일으켜 쥐를 죽이는 쥐약으로 사용되었다.

경구용 항응고제는 응고인자 2, 7, 9, 10에 영향을 주는 비타민 K의 합성을 억제한다. Warfarin은 혈전 정맥염, 폐색전증 및 뇌졸중을 유발할 수 있는 심방세동으로부터 형성된 혈전색전을 예방하는 데 쓰인다. 경구용 항응고제는 응고시간을 지연시키고 warfarin이 영향을 주는 일부 응고인자 존재하에 혈액에 응고가 일어나는 시간을 측정하는 **prothrombin 시간(PT)**에 의해 감시된다. 이들 임상검사는 치료용량에 도달하기 전까지 항상 다음 약물용량을 투여하기 바로 전에 시행되어야 한다. 오늘날 국제표준화비율(international normalized ratio, INR)은 PT 결과를 보고하는 데 가장 빈번하게 사용되는 임상검사이다. 이는 보고된 PT의 다양성을 설명하기 위해 도입되었다. PT 검사는 국제참조표준과 비교되고, INR로서 보고된다. 정상 INR은 1.3–2이다. Warfarin 치료를 하는 환자의 경우 INR은 2–3이다. 인공심장판막 혹은 재발하는 전신성 색전증을 가진 환자의 기대되는 INR은 2.5–3.5이지만 기대 수준이 4.5까지 높아질 수 있다.

규칙적 간격으로 시행하는 INR 모니터링은 약물치료 동안 요구된다. Warfarin은 긴 반감기와 매우 긴 작용시간을 가진다. 약물축적은 외부 혹은 내부출혈을 일으킬 수 있으므로 의료인은 정상출혈, 검은색 대변 및 토혈에 대해 관찰해야 하고, 가정에서도 동일하게 시행하도록 환자를 교육한다.

Warfarin 과량투여의 해독제는 비타민 K이나 효과를 나타낼 때까지 24–48시간 걸린다. 항상 낮은 용량의 경구용 비타민 K는 INR 5.5를 가진 환자에게 권유된다. 만약 과량의 비타민 K가 투여되었을 때 다시 효과를 나타내기 전에 warfarin은 1–2주가 걸린다. 급성출혈의 경우에 신선한 냉동혈장을 수혈한다. 비경구 및 경구용 항응고제(heparin 및 warfarin)는 원형약물차트 36–1에 설명하고 있다.

약동학 Heparin은 위점막 장관을 통해 잘 흡수되지 않고 간효소인 heparin 분해효소에 의해 상당부분 파괴된다. Heparin은 비경구적으로 투여되는데, 예방적 항응고치료를 위해서 피하주사 혹은 즉각적 반응을 위해 정맥내투여(1회 주사 혹은 지속적 투여) 경구용 항응고제인 warfarin은 위장관점막을 통해 잘 흡수된다. 음식은 흡수를 지연시키지만 억제하지는 않는다.

Heparin의 반감기는 용량과 관련되어 있다. 고용량은 반감기를 지연시킨다. Warfarin의 반감기는 1-7일인 반면에 heparin의 경우 0.5-2.5시간이다. Warfarin은 긴 반감기를 가지고 단백질에 많이 결합하기 때문에 약물은 축적효과를 가질 수 있다. 출혈은 일어날 수 있는데, 특히 다른 높은 단백결합률을 보이는 약물이 warfarin과 동시에 투여된다면 잘 발생한다. 신장 및 간질환은 heparin과 warfarin 둘 다의 반감기를 연장시킨다. Warfarin은 비활성대사물로 대사되어 소변과 담즙으로 배설된다.

약역학 Heparin은 급성 혈전색전증 질환에 투여하고 혈전형성과 색전증을 예방한다. 이 약은 작은 혈관에서 다수의 혈전이 생기는 DIC를 치료하는 데 효과적이다. Warfarin은 장기간 항응고치료에 대해 효과적이다. 높은 수준의 INR(3.5까지)은 인공심장판막, 심장판막질환 및 반복하는 색전증을 가진 환자에게 항상 요구된다. Heparin은 태반을 통과하지 않는다. Warfarin은 임신기간 동안 권장되지 않는다.

정맥내 heparin 투여는 신속하게 작용개시 한다. 최고작용시간은 수분 내에 도달하고 작용시간은 짧다. 1회 정맥내 heparin 투여 후에 환자의 응고시간은 2-6시간에 정상으로 회복될 것이다. 피하주사 heparin은 지방조직의 혈관을 통해 더욱 느리게 흡수된다. Warfarin은 긴 작용개시 시간을 가지고 최고농도와 작용시간이 길어 약물이 축적될 수 있다.

표 36-2는 투여방법, 약물작용, 적응증, 금기사항, 임상검사, 부작용, 유해반응 및 해독제를 포함하여 heparin과 warfarin 간의 비교하여 요약하였다.

원형약물차트 36-1

Heparin과 Warfarin Sodium

약물분류
항응고제
상품명(warfarin): Coumadin
임신범주: C(heparin)
임신범주: X(warfarin)

용량
Heparin:
A: subQ: 5000–10,000units q4–12h
IV: 한 회분: 5000unit; inf: APTT에 근거하여 24h 이상에 걸쳐 20000–40000units
C: IV: 50units/kg bolus; 이후 APTT에 근거하여 5–100units/kg q4h
Warfarin:
A: PO: LD: 5–10mg/d, 2–5d 동안; maint: 2–10mg/d
C: PO: 0.05–0.2mg/kg/d; titrate to INR

금기
Heparin/warfarin: 출혈장애, 위궤양, 심각한 간이나 신장질환, 혈우병
Wafarin: 혈액이상, 자간, 알코올중독, 출혈, 두부외상
주의: 당뇨병, 백혈병

약물–임상검사–음식 상호작용
약물: 헤파린: aspirin, NSAIDs, thrombolytics, probenecid의 효과를 증가시킴. Nitroglycerin, protamine sulfate의 효과를 감소시킴.
Warfarin: amiodarone, aspirin, NSAIDs, sulfonamides, thyroid drugs, allopurinol, $histamine_2$ 억제제, 경구용 혈당강하제, metronidazole, miconazole, methyldopa, 이뇨제, 경구용 항생제, vitamin E로 인해 효과가 증가됨. Barbiturates, laxatives, phenytoin, estrogens, vitamins C 및 K, oral contraceptives, rifampin에 의해 효과가 감소됨.
임상검사소견: AST, ALT을 증가시킴.
음식물: 비타민 K가 많은 식이에 의해 감소됨.

약동학
흡수: heparin: subQ 혹은 IV; warfarin: PO: 잘 흡수됨
확산: PB: heparin: >80%; warfarin: 99%
신진대사: t½: heparin: 0.5–2.5h; warfarin: 1–7d
배출: heparin: 천천히 소변과 세망내피계로; warfarin: 소변과 담즙으로

약역학
Heparin:
subQ: Onset: 20–60min
최고: 2h
지속시간: 8–12h
IV: 개시: 즉시
최고: 5–10min
지속시간: 2–6h
warfarin:
PO: 개시: >2d
최고: 1–3d
지속기간: 2.5–5d

치료효과/응용
heparin/warfarin: 혈액응고를 방지하기 위해
작용기전: heparin: 트롬빈 억제, fibrinogen이 fibrin으로 전환하는 것을 막음
warfarin: 혈액을 응고시키는 효소인 비타민 K를 간에서 합성하는 것을 억제함(II(prothrombin), VII, IX, and X)

부작용
Heparin: 가려움, 타는듯한 느낌, 오한, 주사부위반응
Warfarin: 식욕부진, 오심, 구토, 설사, 복부경련, 발진, 탈모, 열, 구내염

유해반응
Heparin: 출혈, 반상출혈, 혈뇨, 혈관부종, 골다공증, 뇌졸중, 혈소판감소증
생명위협: 출혈
Warfarin: purple–toe 증후군
생명위협: 출혈

A, 성인 Adult; ALT, alanine aminotransferase; aPTT, activated parial thromboplastin time; AST, aspartate aminotransferase; C, 소아 child; CVA, 뇌혈관질환cerebrovascular accident; d, 일 day; h, 시간 hour; inf, 주입 infusion; INR, international normalized ratio; IV, 정맥내주사 intravenous; LD, loading dose; maint, 유지 maintenance; min, 분 minute; NSAIDs, 비스테로이드성 항염증 약물 nonsteroidal antiinflammatory drug; PB, 단백결합 protein–binding; PO, 경구투여 by mouth; subQ, 피하 subcutaneous; t½, 반감기 half-life; >, 초과.

표 36-2 비경구와 경구 항응고제의 비교

고려요소	헤파린	와파린(쿠마딘)
투여방법	피하 정맥	주로 경구
약물작용	항트롬빈 III와 결합, 트롬빈과 응고인자들을 비활성화, 피브린 형성을 방지	프로트롬빈과 응고인자 VII, IX와 X를 감소시키는 비타민 K의 합성을 방지
적응증	정맥혈전증, 폐색전증, 혈전색전성 합병증의 치료(예, 심장수술, 파종성 혈관내 응고)	심부정맥혈전증, 폐색전증, 일과성 허혈 발작의 치료; 심장판막 예방
금기/주의	혈우병, 소화성 궤양, 심한 고혈압, 심한 간 또는 신장질환, 동맥류	혈우병, 소화성 출혈, 궤양, 혈액이상, 심한 간 또는 신장질환, 급성 심근경색, 알코올중독
임상검사	PTT: 60–70초 항응고제 치료 수준: 1.5~2초 단위 조절 aPTT: 25–30초 항응고제: aPTT: 30–85초	PT:11–15초 항응고제 치료 수준: 1.25~2.5초 단위 조절 INR: 1.3–2 항응고제:INR 2–3 인공 심장판막:INR 3.5까지
부작용/유해반응	출혈, 혈종, 심한 저혈압	출혈, GI 출혈, 반상출혈, 혈뇨
해독제	protamine sulfate: 헤파린 100단위마다 1mg	비타민 K_1 PO/subQ/IM/IV:2.5–10mg, C: subQ/IM: 5–10mg 유아:1mg

A, 성인 Adult; aPTT, activated parial thromboplastin time; C, 소아 child; d, 일 day; IM, 근육내주사 intramuscular; INR, international normalized ratio; IV, 정맥내주사 intravenous; PO, 경구투여 by mouth; PT, prothrombin time; PTT, patial thromboplastin time;sec, 초second; subQ, 피하 subcutaneous;.

부작용 및 유해반응. 출혈은 warfarin의 가장 중요한 유해반응이다. 환자는 출혈징후에 대해 면밀히 모니터링되어야 한다. PT혹은 INR을 실시해야 한다. 권장되는 검사는 일정한 간격에 맞춰 실시해야 한다.

약물 상호작용. Warfarin이 단백결합률이 매우 높기 때문에 약물 상호작용에 의해 영향을 받는다. 비스테로이드성 항염증약물인 aspirin, 다른 항염증약물, sulfonamide, phenytoin(Dilantin), cimetidine(Tagamet), allopurinol(Zyloprim) 및 당뇨치료를 위한 경구용 혈당강하제 등은 warfarin을 대신하여 단백결합부위에 결합함으로써 더 많은 유리형 항응고제를 가능하게 한다. 또한, 수많은 다른 약들이 warfarin의 작용을 증가시켜 출혈을 일으킨다. Warfarin을 복용하는 환자에게 aspirin 대신 acetaminophen을 사용해야만 한다. 과다한 유리형 약물로 인한 출혈은 비출혈을 줄이고 응고를 촉진시키는 응고제로서 비경구용 비타민 K를 투여한다. 그러나 이러한 방법은 주의가 요구되는데 prothrombin은 오랜 기간 동안 남아있기 때문이다.

표 36–1은 항응고제의 약리학적 정보를 나타낸다.

Xa 억제제: 경구용 항응고제. 새로운 경구용 항응고제는 Xa 억제제로 불리는 새로운 항응고제 범주를 형성한다. Rivaroxaban(Xarelto)은 2011년 7월에 FDA의 승인을 받았고, apixaban(Eliquis)은 2012년 12월에 FDA의 승인을 받았다. 이들 약은 일반적인 응고감시를 요구하지 않고, 하루 1회 혹은 2회 투여된다(표 36–1 참조).

항응고억제제

경구용 항응고제를 복용하는 환자의 약 10%에서 출혈이 발생한다. Warfarin의 억제제인 비타민 K_1는 warfarin 과량투여 혹은 조절되지 않는 출혈에 사용된다. 항상 1–10mg의 비타민 K_1이 1회 투여되고, 만약 출혈이 조절되지 않으면 신선한 전혈 혹은 신선한 냉동혈장 혹은 혈소판을 수혈한다.

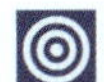

간호과정
환자-중심 협력간호

항응고제: Warfarin 및 Heparin

사정

- 심한 알코올중독 혹은 심한 간 혹은 심장질환 같은 응고에 영향을 주는 비정상적 응고 혹은 건강문제에 대한 병력을 획득한다. 혈액이상, 소화성 궤양, 뇌졸중, 혈우병 혹은 심한 고혈압을 가진 환자에게 warfarin은 금기이다. 급성 외상손상을 가진 환자에서 사용 시 주의를 요한다.
- 현재 약물과 환자가 사용하는 약초의 개인력을 조사한다. 만약 약물 및 약물 혹은 약물 및 약초상호작용이 있다면 보고한다.

Warfarin은 단백결합률이 높고 다른 단백결합률이 높은 약을 치환시키거나 warfarin이 치환되어 출혈을 일으킬 수 있다.
- PT 혹은 INR 그리고 warfarin 용량을 열거하는 플로차트를 작성한다. Warfarin을 투여하기 전에 PT 혹은 INR을 반드시 확인한다.

간호진단
- Heparin 혹은 warfarin의 유해반응에 의한 출혈과 관련된 손상의 위험
- 항응고제의 작용과 부작용과 관련된 지식부족

계획
- 환자의 PT는 비교수준보다 1.25–2.5배가 될 것이다. 혹은 INR이 2–3이 될 것이다.
- 환자는 과도한 출혈을 일으키지 않을 것이다.
- 환자의 aPTT 수준은 치료범위 내가 있을 것이다.

간호중재
- 활력징후를 모니터링한다. 증가된 맥박은 이후에 수축기 혈압이 감소되고 이는 외부 혹은 내부출혈의 결과로 인한 액체량의 부족을 나타낼 수 있다.
- 항응고제 투여 전에 warfarin의 PT 혹은 INR 그리고 heparin의 aPTT를 모니터링한다. PT는 비교수준에 비해 1.25–2.5배가 되어야 하거나 INR 경우는 2–3이어야 한다. 혈소판 수치를 모니터링한다(항응고제는 혈소판 수를 감소시킬 수 있다).
- 출혈에 대해 환자의 구강, 코, 소변 및 피부를 검사한다. 출혈에 대해 노인의 경우 면밀히 관찰한다. 그들의 피부는 얇고 모세혈관은 파괴가 되기 쉽다.
- 잠혈확인을 위해 정기적으로 대변을 체크한다.
- 약물용량이 증가되거나 출혈에 대한 징후가 있을 때 항응고길항제를 유지한다. 신선냉동혈장은 수혈 시에 필요할 수 있다.

환자교육
일반
- 환자는 항응고제를 복용할 때 치과의사에게 알리도록 교육한다. 의료인과의 접촉이 필요하다.
- 잇몸출혈을 방지하기 위해 부드러운 칫솔모를 사용하도록 환자에게 조언한다.
- 전기면도기를 사용해서 면도하도록 환자에게 주의를 준다. 면도 시 베인 자국으로부터 출혈은 멈추기 어렵다.
- PT 혹은 INR과 같은 임상검사가 의료인의 지시대로 이행되도록 환자에게 조언한다. Warfarin 용량은 PT로부터 비롯된 INR에 따라 조절된다.
- 환자로 하여금 이름, 전화번호 및 복용하는 약물을 기술한 의료카드 혹은 팔찌를 착용하도록 제안한다.
- 금연하도록 환자를 격려한다. 흡연은 약물대사를 증가시켜 warfarin 경우 용량을 증가시킬 필요가 있다. 만약 환자가 지속적으로 흡연 시 의료인에게 알리다.
- 일반 약물을 복용하기 전에 의료인에게 확인받도록 환자에게 설명한다. Aspirin은 warfarin의 작용을 증강시키고 출혈을 일으킬 수 있으므로 aspirin을 warfarin과 함께 복용하지 말아야 한다. 환자로 하여금 acetaminophen을 사용하도록 제안한다.
- 약초약물은 항응고제와 상호작용을 일으키고 출혈을 증가시킬 수 있음을 알린다. INR혹은 PT를 면밀히 모니터링한다.
- 사고나 손상 시 깨끗하고 건조한 흡수가 잘 되는 재료로 5–10분 강하게 압박하여 외부출혈을 막도록 교육한다.

부작용
- 환자에게 출혈에 대해 보고하도록 주의를 주어야 한다.

식이
- 환자에게 많은 양의 녹색잎이 무성한 야채, 브로콜리, 콩류, 콩기름(비타민 K 풍부), 커피, 차, 콜라(카페인), 과도한 음주 및 일부 약초 및 영양보충제(조효소 Q10)를 피하도록 조언한다. 조효소 Q10, 생선기름, 비타민 K가 풍부한 재료들, St. John wart, 인삼 및 비타민 C는 warfarin의 효과를 줄일 수 있다. 마늘, 생강, 카바카바, 녹차, 케모마일차, 은행추출물 및 급성 알코올중독은 warfarin의 효과를 감소시킨다.

평가
- 약물치료의 효과를 평가한다. 환자의 PT 혹은 INR 수치가 기대하는 범위 내이고 환자는 심각한 부작용을 보이지 않는다.

항혈소판약물

항혈소판약물(antiplatelets)은 혈소판응집을 억제함으로써 동맥 내 혈전을 방지하는 데 사용된다. Heparin과 warfarin은 동맥 내 혈전형성을 예방한다.

항혈소판약물치료는 주로 예방목적으로 사용되는데, (1) 가족력이 있는 환자의 심근경색증 혹은 뇌졸중 예방, (2) 재발하는 심근경색증 혹은 뇌졸중의 방지, (3) 일과성 허혈발작(TIA)을 가진 환자의 뇌졸중 예방 등이다.

장기간의 저용량 aspirin 치료는 혈소판응집억제를 위한 치료에 있어 효과적이고 저렴한 것으로 알려져 왔다. Aspirin은 혈소판에서 thromboxane A_2(TxA_2)를 합성하는 데 필요한 효소인 cyclooxigenase를 억제한다. 뇌졸중 혹은 심근경색증의 가족력을 가진 환자에게서 권장되는 aspirin 용량은 81, 162 혹은 325mg/d이다. Aspirin이 긴 항혈소판 작용을 가지기 때문에 수술 전 최소 7일간은 중단해야 한다. 기타 항혈

소판약물에는 dipyridamole(Persantine), ticlopidine(Ticlid), clopidogrel(Plavix), anagrelide HCl(Agrylin), abciximab(ReoPro), eptifibatide(Integrilin), tirofiban(Aggrastat) 및 tigagrelor(Brilinta) 등이 포함된다. Clopidogrel, dipyridamole, ticlopidine은 aspirin과 유사한 효과를 가지지만, 그들은 혈소판응집에 영향을 미치는 *adenosine diphosphate(ADP)* **억제제**[*adenosine diphosphate(ADP) antagonists*]로 알려져 있다. Cilostazol(Pletal)은 혈소판응집을 억제시키고 혈관을 확장시켜 간헐적 파행증(intermittent claudication)에 사용되기도 한다. Ticagrelor는 aspirin 75-100mg과 병용하여 유지요법에 이용된다. 100mg 이상의 용량은 피해야 한다. 표 36-3은 항혈소판제, 용량, 응용 및 고려사항을 나열하고 있다.

Clopidogrel(Plavix)은 이차 피해를 막기 위해 심근경색증 혹은 뇌졸중 후 빈번히 사용된다. 이 약은 단독 혹은 aspirin과 함께 처방될 수 있다. 만일 이들 약물이 각각의 항혈소판 치료에 사용되는 것보다 같이 사용될 때 혈소판응집억제에 있어 더욱 효과적이다. 원형약물차트 36-2는 clopidogrel의 약리학적 정보를 나타내었다.

표 36-3 항혈소판제

일반명(상품명)	투여경로 및 용량	응용 및 고려사항
anagrelide HCl(Agrylin)	A:PO 1mg, b.i.d. 0.5mg/d까지 증가가 필요하면 혈소판 수치:<600,000mcL;최대 10mg/d까지 매주	선택적으로 혈소판 생성을 방해. 혈소판응집 방해; 응집 요소 ADP, cAMP PDE III와 콜라겐에 영향. 유해반응은 HF, 심장 차단, 폐고혈압, 심근병증을 포함. 임신범주: C; PB: UK; t½: 3-4d
aspirin, ASA(Bayer, Stanback, Aspergum)	A: PO: 75-100mg/d	CVA나 MI의 전이나 후에 혈전증 예방. 환자는 항혈소판치료를 위해 의료인과 확인해야 함. Aspirin은 소화성 궤양 또는 간기능장애 환자에게 권장하지 않음. 장용성 코팅제는 GI 문제를 감소시킴. 임신범주: D; PB: 76-90%; t½: 15-20분
cilostazol(Pletal)	A: PO: 100mg, b.i.d. 식전 30분 또는 식후 2시간	혈소판응집을 억제하는 혈관확장제. 간헐적파행, 말초혈관질환. 흡연은 혈중농도를 감소시킬 수 있음. 유해반응은 HF, 빈맥, 대뇌허혈 및 심방세동을 포함. 임신범주: C; PB: 95-98%, t½: 11-13h
clopidogrel(Plavix)	원형약물차트 36-2 참조	
dipyriamole(Persantine)	A: PO: 75-100mg q.i.d	혈전색전증 후의 MI와 관련 보철장치(심장판막 및 고관절치환)의 예방; TIA의 예방; 혈압 모니터링; 임신범주: B; PB: 91-99%; t½: 10-12h
prasugel(Effient)	A: PO: 유도용량:60mg: maint: 10mg/d	혈전성 심혈관질환의 예방. 환자는 aspirin 75-325mg/d을 prasugrel과 같이 복용. 출혈을 모니터링. 임신범주: B; PB: 98%, t½: 2-15h
ticlopidine(Ticlid)	A: PO: 250mg b.i.d.	뇌졸중과 thrombin 형성의 위험의 감소. 간헐적 파행과 겸상적혈구 질환을 치료. 혈소판감소증 또는 소화성 궤양출혈 등의 조혈장애 환자에게는 권장되지 않음. 임신범주: B; PB: 98%: t½: 8-12h
ticagrelor(brilinta)	A: PO: 유도용량:180mg 아스피린과 325mg: 그 다음 90mg b.i.d 아스피린과 75-100mg/d; 최대: 180mg/d ticagrelor와 100mg/d aspirin	급성관상동맥증후군에서 혈전성 심혈관 사건의 예방. 혈소판에 비가역적 효과 없음. Aspirin과 복합약물로 줌. 임신범주: C; PB: 99%: t½:7h
항혈소판제의 복합약물		
dipyridamole과 aspirin(Aggrenox)	뇌졸중 방지: 1cab b.i.d.(아스피린 25mg과 ER-dipyridamole 200mg)	TIA를 가졌던 환자의 뇌졸중 예방을 위해 aspirin과 ER-dipyridamole의 복합
항혈소판: 당단백질(GP) IIb/IIIa 수용체 길항제		
abciximab(ReoPro)	A: IV bolus: 0.25mg/kg PTCA 10-60분 전에 주어짐. 4.5mL abciximab을 250mL NSS나 D_5W에 주입. 다음 12시간 동안 0.125mcg/kg/분의 연속적인 주입이 뒤따름. 최대: 10mcg/분	불안정협심증과 PTCA 전과 후에 급성 심근허혈예방. 두개내출혈을 일으킬 수 있음. 임신범주: C; PB: UK; t½: 10-30분
eptifibatide(Integrilin)	A: IV bolus: 180mcg/kg, 다음 2mcg/kg/분 72시간까지	급성 심장증후군(불안정협심증과 non-Q파 MI)에 사용, 혈관성형술에 사용. 임신범주: B; PB: 25%; t½: 1.5-2h
tirofiban(Aggrastat)	A: IV: 0.4mcg/kg/분 30분 동안, 그 다음 0.1mcg/kg/분 혈관성형술 후 12-24시간	급성 심장증후군(불안정협심증과 non-Q파 MI)에 사용, 혈관성형술에 사용할 수 있음. 임신범주: B; PB: 65%; t½: 2h

ADP, Adenosine diphosphate; AV, arteriovenous; cAMP, cyclic adenosine monophosphate; cap, capsule; HF, 심부전 heart failure; CVA, 뇌혈관 장애 cerebrovascular accident; d, 일 day; ER, extended-release; GI, 위장관계 gastrointestinal; h, 시간 hour; maint, 유지 maintenance; max, 최대 maximum; MI, 심근경색; NSS, 생리식염수 normal saline solution; PTCA, percutaneous transluminal coronary angioplasty; q.i.d., 하루 4회; t½, 반감기; TIA, 일과성 허혈 발작 transient ischemic attack; t.i.d., 하루 3회; UK, 잘 모름; 자, 주; >, 초과.

원형약물차트 36-2

Clopidogrel Bisulfate

약물분류 항혈소판제 상품명: Plavix 임신범주: B	**용량** A: PO: loading dose: 300mg 및 75mg/d
금기 뇌출혈, 소화성 궤양, 위장관출혈 주의: 간질환, 수술, 외상으로 인한 출혈, 신장질환	**약물–임상검사–음식 상호작용** 약물: NSAIDs, 항응고제, 항암제, azole 항진균제, barbiturate와 함께 사용 시 출혈 증가; phenytoin, warfarin, fluvastatin, tamoxifen, tolbutamide, NSAIDs, torsemide의 대사를 방해한다. thrombolytics, probenecid의 효과를 증가시킴. Nitroglycerin, protamine sulfate의 효과를 감소시킴. 임상검사: 출혈시간을 증가시킴. 약초: 생강, 마늘, 은행, feverfew, 녹차와 같이 사용 시 출혈 증가.
약동학 흡수: 신속히 확산: PB: 94–98% 대사: t½: 8h 배출: 50% 소변으로 그리고 50%는 대변으로	**약역학** PO: 개시: 1–2h 최고: 2–3h 지속기간: 3d 혹은 그 이상
치료효과/응용 심근경색과 뇌졸중 예방; 혈관질환 사망 예방 작용기전: 혈소판응집억제, ADP 혈소판 수용체에 ADP가 결합하는 것을 방지함	
부작용 복통, 감기 같은 증상, 오심, 코피, 두통, 피로, 흉통, 설사	**유해반응** 저혈압, 기관지수축 생명–위협: 무과립구증, 재생불량성 빈혈, 혈소판감소증

A, 성인 Adult; ADP, adenosine diphosphate; GI, 위장관계 gastrointestinal; h, 시간 hour; PB, 단백결합 protein–binding; PO, 경구투여 by mouth; MI, 심근경색증 myocardial infarction; NSAIDs, 비스테로이드성 항염증약물 nonsteroidal antiinflammatory drug; RTI, 호흡기계 감염 respiratory tract infection; t½, 반감기 half–life; >, 초과.

약동학 Clopidogrel(Plavix)은 즉시 흡수되고 단백결합력이 높다. 주요 대사물의 농도와 혈소판응집 사이에 관련성은 정립되지 않았다. 반감기는 8시간이다. 이는 항상 하루 1회 투여로 처방된다. 약물대사물의 배설은 소변과 대변을 통해 일어난다.

약역학 Clopidogrel(Plavix)은 ADP가 혈소판 ADP 수용체에 결합하는 것을 차단함으로써 혈소판응집을 억제한다. ADP에 의한 glycoprotein(GP) IIb/IIIa 복합체의 활성화가 혈소판응집을 억제한다. Plavix는 출혈시간을 연장한다. 그러므로 수술 전 7일간 중단시켜야 한다. Plavix의 작용개시는 1-2시간이고, 최대작용시간은 2-3시간이다. 만약 환자가 소화성 궤양에 의한 출혈, 어떠한 활성형 출혈 혹은 두개내 출혈이 있다면 약물을 복용하지 말아야 한다.

Abciximab, eptifibatide 및 tirofiban은 기본적으로 급성 관상동맥증후군에 사용되고, 경피적 관상동맥성형술(Percutaneous Transluminar Coronary Angioplasty, PTCA) 시행 후 재발되는 관상동맥 폐쇄를 방지할 목적으로 사용된다. 이들 약은 항상 PTCA 전과 후에 투여된다. 혈관성형술에 선택약물로 abciximab이 있다. Abciximab, eptifibatide 및 tirofiban은 fibrinogen이 혈소판 표면의 수용체에 결합하는 것을 차단한다. 그들은 *glycoprotein(GP) IIb/IIIa* **수용체 억제제**로 불린다. 정맥내투여 후 abciximab의 항혈소판 효과는 24–48시간 지속된다. Eptifibatide와 tirofiban의 경우 항혈소판 효과는 4시간 동안 지속된다.

약초약물은 항혈소판약물과 상호작용이 가능하다(약초 경고 36–2).

약초 경고 36-2

항혈소판제

당귀, feverfew, 마늘 및 은행추출물은 혈소판응집을 방해한다. 이들 약초를 aspirin 같은 항혈소판제와 동시에 복용하면 출혈이 증가된다.

혈전용해제

혈전색전증(thromboembolism, 혈전 혹은 색전에 의해 동맥 혹은 정맥의 폐쇄)은 폐쇄된 부위에 말단에 해당되는 조직의 **괴사(necrosis**, 사멸)를 일으키는 **허혈(ischemia**, 혈류부족)을 초래한다. 혈전이 자연적 섬유소용해기전에 의해 분해될 때까지 약 1–2주 소요된다. 만약 새로운 혈전 혹은 색전이 신속히 분해될 수 있다면 조직괴사는 최소화되고 부위로의 혈류흐름은 더욱 신속히 재확립된다. 이는 혈전용해치료의 기본이 된다.

혈전용해제(thrombolytics)는 1980년대부터 사용되었으며 섬유소용해기전을(혈전의 fibrin을 파괴하는 plasminogen에서 plasmin으로의 전환)를 촉진한다. **급성 심근경색증[acute myocardial infarction(AMI)**, 급성 심장마비] 후 4시간 이내에 혈전용해제가 투여될 때 혈전이 파괴된다. 폐쇄된 동맥으로부터 발생되는 괴사는 예방되거나 최소화되고 입원시간이 감소될 수 있다. 혈전용해치료 후 곧 심장우회 혹은 관상혈관성형술의 필요성에 대한 평가가 이루어질 수 있다. 혈전에 의한 뇌졸중인 경우 3시간 이내에 혈전용해 약물이 투여되어야 한다. 또한, 이 약물들은 폐색전증, 심부정맥혈전증, 급성 혈전색전증에 의한 비관상동맥폐색 및 혈전에 의한 뇌졸중치료에 사용된다.

흔히 사용되는 혈전용해제에는 urokinase(Abbokinase), alteplase tPA(Activase), reteplase rPA(Retavase) 및 tenecteplase TNK-tPA(TNKase) 등이 포함된다. Streptokinase와 urokinase는 plasminogen에서 plasmin으로의 전환을 촉진하는 전신작용효소들이다. 또한, Alteplase는 *tissue plasminogen activator*(tPA)로 알려져 있는데, 혈전–특이적이고, 혈전의 fibrin 표면에 결합하여 plasminogen이 plasmin으로의 전환을 촉진한다. 효소 plasmin은 혈전의 fibrin을 소화시킨다. 또한, plasmin은 fibrinogen, prothrombin 및 기타 응고인자를 파괴한다. 이들 5가지 약물은 **섬유소용해(fibrinolysis)**를 유발시킨다(fibrin 파괴). 원형약물차트 36–3은 alteplase의 약리학적 정보를 나열하고 있다.

Reteplase는 tPA의 유도체이다. 항응고 및 항혈소판약물은 출혈위험을 증가시킨다. 그러므로 혈전용해효과가 사라질때까지 그들을 피해야 한다. 의료진은 환자가 치료 전에 이들 약물을 복용해 왔는지의 여부를 결정할 필요가 있다.

원형약물차트 36-3

Alteplase (Tissue Plasminogen Activator[tPA])

약물분류 혈전용해제 상품명: Activase 임신범주: C	**용량** A: IV bolus: 15mg, 이때 50mg을 30분 이상에 걸쳐 주입 및 60분 이상에 걸쳐 35mg을 투여함; max: 100mg
금기 내부출혈, 출혈질환, 최근 CVA, 수술 혹은 외상, 세균성 심내막염, 심한 간기능 이상, 심한 고혈압, 뇌종양, 두부외상 주의: 심부정맥, 간 혹은 신장질환	**약물–임상검사–음식 상호작용** 약물: 항응고제, NSAIDs, cefotetan, plicamycin과 함께 사용 시 출혈 증가; nitroglycerin과 같이 투여 시 효과 감소 임상검사: plasminogen, fibrinogen, hematocrit 그리고 hemoglobin의 감소됨 약초: 은행 추출물, 마늘, feverfew, 생강, 녹차와 같이 사용 시 출혈이 증가.
약동학 흡수: 직접 IV 분포: PB: UK 대사: t½: 30–45min 배출: 소변	**약역학** PO: Onset: 즉시 최고: 5–10min 지속기간: 3h
치료효과/응용 급성 심근경색증, 폐색전증, 급성 허혈성 뇌졸중 후 혈전용해를 위해 작용기전: Alteplase가 plasminogen을 plasmin으로 전환을 촉진함. 효소 plasmin은 혈전의 기질인 fibrin을 녹인다. Alteplase는 fibrin용해를 개시한다.	
부작용 출혈, 오심, 구토, 열	**유해반응** 아나필락시스 반응, 후두부종, 혈관부종,; 콜레스테롤 미세색전증 (purple–toe syndrome, 손발가락 괴사, 고혈압, 척수경색, MI, 뇌경색, 장관경색, 횡문근융해) 생명위협: 뇌출혈, 뇌졸중, 심방 혹은 심실부정맥, 폐부종

A, 성인 Adult; CVA, 뇌혈관 장애 cerebrovascular accident; IV, 정맥내 intravenous; PB, 단백결합 protein–binding; max, 최대 maximum; min, 분 minute; NSAIDs, 비스테로이드성 항염증약물 nonsteroidal antiinflammatory drug; PO, 경구 by mouth; t½, 반감기 half–life; tPA, tissue plasminogen activator; UK, 잘 모름 unknown.

약동학 Alteplase(tPA)의 상품화 약물은 plasminogen을 plasmin으로 전환하는 효소인 천연 인간 tPA와 동일하다. Alteplase는 초기에 정맥 1회 투여로 주사하고, 이후 30분에 걸쳐 투여 및 60분에 걸쳐 투여한다. 100mg의 총 용량이 권장되는 최고 용량이다. 더 많은 용량은 두개내출혈위험이 있다. tPA의 반감기는 5분이다. 이는 streptokinase의 반감기보다 더욱 짧다. tPA는 매우 비싸나 TNKase 및 reteplase와 비슷하다. Alteplase에 대한 알레르기 반응은 다른 두 약제보다 덜하다.

약역학 Alteplase는 천연 인간 tPA와 유사하다. 이 약은 plasminogen을 plasmin으로 전환시킴으로써 혈전용해를 촉진하다. Plasmin은 fibrin, fibrinogen 및 V, VIII 및 XII 응고인자를 파괴한다. Alteplase는 streptokinase처럼 저혈압을 유발하지 않는다. Alteplase의 최고작용은 5-10분에 일어난다. 작용시간은 3시간이다.

부작용 및 유해반응. 알레르기 반응은 혈전용해치료를 더욱 복잡하게 한다. 아나필락시스 반응은 다른 혈전용해제보다 streptokinase에서 더욱 빈번하다. 만약 심근경색 후 관상동맥내 카테터를 통해 약물이 투여된다면 재관류부정맥 혹은 심근괴사 부위에서 출혈경색이 일어날 수 있다. 혈전용해 약물의 주요 합병증은 출혈이다. 항혈전용해 약물인 aminocaproic acid(Amicar)는 plasminogen 활성을 억제하여 출혈을 중지시키는 데 사용된다. 이로 인해 혈전용해가 억제된다.

표 36-4는 혈전용해제의 용량, 응용, 고려사항을 나열하고 있다.

간호과정
환자-중심 협력간호

혈전용해제

사정
- 향후 비교를 위해 활력징후를 사정한다.
- 기초 CBC, PT 혹은 INR을 혈전용해제 투여 전에 체크한다.
- 의학 및 약물 개인력을 조사한다. 혈전용해제 사용에 대한 금기사항으로는 최근의 뇌졸중, 활성형 출혈, 심한 고혈압 및 항응고치료를 포함한다. 만약 환자가 aspirin 혹은 NSAID를 복용한다면 보고한다. 최근 외상손상 병력, 특히 두부손상이 있는 환자에게 혈전용해제는 금기된다.

간호진단
- 과도한 출혈과 관련된 심박출량의 감소
- 관상동맥질환의 이차적으로 오는 미지의 질환에 대한 공포와 관련된 불안
- 심장마비 혹은 뇌졸중에 이차적으로 오는 혈전 혹은 색전과 관련된 조직의 손상
- 혈전 혹은 색전과 관련된 손상의 위험

계획
- 환자의 혈전이 녹을 것이다.
- 환자는 혈전용해치료 동안 및 후에 활력징후가 안정적으로 될 것이다.
- 환자는 혈전용해치료에 과도한 출혈을 보이지 않을 것이다.

표 36-4 혈전용해제

일반명(상품명)	투여경로 및 용량	응용 및 고려사항
혈전용해제		
reteplase, r-PA(Retavase)	A: IV bolus: 2분에 걸친 10unit 투여, 이후 30분 안에 10unit 반복(모두 20unit)	AMI 이후 혈전용해에 사용. 혈전의 fibrin을 억제함. tPA 유도체(Alteplase). 출혈위험이 적은 상태에서 더욱 효과적임. 임신범주: C; PB: UK; t½: 13-16분
tenecteplase, TNK-tPA(TNKase)	A: IV: 최대: 30-50mg 주의: 용량은 체중에 의해 결정됨	AMI와 관련된 사망률 감소. 1회 5초간 투여. 임신범주: C; PB: UK; t½: 11-138min
alteplase(tPA, Activase)	원형약물차트 36-3 참조.	
urokinase(Abbokinase)	A: IV: LD: 4400 Iu/kg, 10분간 주입, 다음에 연속주입; 4000Iu/kg, 12시간 동안: 4400 international units/kg over 12h	streptokinase와 같음. Streptokinase보다 알레르기 반응은 적으나 비용은 비쌈. 항antistreptokinase 항체에 감수성 없음. 말초동맥 폐색에 사용될 수 있음. 임신범주: B; PB: UK; t½: 10-20min
Plasminogen Inactivators		
aminocaproic acid(Amicar)	A: PO/IV: LD: 4-5g fi rst h Inf: 1-1.25g/h for 8h; 최대: 30g/d	과다한 혈전용해제로부터 과다한 출혈억제. 부작용은 기립성 저혈압, 두통, 혈전성 정맥염. 임신범주: C; PB: 0%; t½: 1-2h

A, 성인 Adult; AMI, 급성 심근경색증 acute myocardial infarction; d, 일 day; DVT, 심부정맥혈전증 deep vein thrombosis; CVA, 뇌혈관 장애 cerebrovascular accident; IV, 정맥내 intravenous; PB, 단백결합 protein-binding; max, 최대 maximum; min, 분 minute; NSAIDs, 비스테로이드성 항염증약물 nonsteroidal antiinflammatory drug; PO, 경구 by mouth; t½, 반감기 half-life; tPA, tissue plasminogen activator; UK, 잘 모름 unknown.

간호중재

- 활력징후를 모니터링한다. 증가된 맥박 이후 혈압의 감소는 혈액 소실을 나타내고 쇼크가 올 수 있음을 보여 준다. 활력징후를 기록하고 변화를 보고한다.
- 구강 혹은 직장에서 진행성 출혈의 징후와 증상을 관찰한다. 출혈은 혈전용해치료의 심각한 합병증이다. 출혈을 중지시키는 중재로써 aminocaproic acid가 주어질 수 있다.
- 혈전용해치료가 중단된 후 24시간 동안 진행성 출혈에 대해 환자를 조사한다. 첫 1시간 동안 15분마다 8시간까지 30분마다 그리고 매시간마다.
- 혈전용해와 관련된 알레르기 반응의 징후를 관찰하는데, 이 징후들에는 소양증, 홍조, 발열, 호흡곤란, 기관지수축, 저혈압 및 심혈관계 허탈 등이 있다.
- 환자가 혈전용해제를 복용하고 있을 때 통증 혹은 불편함을 위해 aspirin이나 NSAID 투여를 피한다. 혈전이 녹으면서 재관류, 심장부정맥의 존재 여부를 알기 위해 심전도를 모니터링한다. 항부정맥치료가 필요할 수도 있다.
- 정맥/동맥 주자를 피한다.

환자교육

일반

- 환자와 그의 가족들에게 혈전용해제 치료를 설명하고 지지해야 한다.

부작용

- 어지럼, 가슴두근거림, 오심, 가려움증 혹은 두드러기와 같은 어떠한 부작용이라도 보고하도록 환자에게 조언한다.

평가

- 약물치료의 효과를 결정한다. 혈전이 녹고, 활력징후가 안정되고, 진행형 출혈징후 또는 증상이 없고 환자는 통증이 없다.

핵심 웹사이트

Copidogrel: *www.medicinet.com/clopidogrel-oral/article.htm*

Anticoagulation: *www.acforum.org*

학습 질문

1. 환자가 heparin을 투여받는데, 간호사로서 환자가 가진 어떤 병이 heparin 투여로 혈전생성 방지효과를 볼 수 있는가? (맞는 답을 모두 고르시오)
   a. 관상동맥혈전증
   b. 급성 심근경색증
   c. 심부정맥증
   d. 출혈성 뇌혈관질환
   e. 파종성 혈관내 응고
2. heparin을 투여받는 환자가 출혈하기 시작했다. 간호사는 의사가 어떤 해독제를 쓸 것이라고 예상할 수 있는가?
   a. protamine sulfate
   b. 비타민 K_1(Mephyton)
   c. aminocaproic acid(Amicar)
   d. KCl
3. 환자가 enoxaparin(Levenox)를 처방받았다. 저분자량(LMW) heparin의 반감기는?
   a. heparin보다 길다.
   b. heparin보다 짧다.
   c. heparin과 같다.
   d. heparin보다 4배 짧다.
4. 간호사가 clopidogrel(Plavix)에 대해서 환자에 교육하고 있다. 간호사는 환자교육을 계획할 때 어떤 것을 포함해야 하는가?
   a. 변비가 생길 수 있다.
   b. 저혈압이 생길 수 있다.
   c. 아스피린을 먹을 때 출혈이 생길 수 있다.
   d. 정량이 매일 25mg 알약이다.
5. 환자가 정형외과수술을 받고 dalteparin(Fragmin)을 처방받았다. 퇴원 전 간호사는 환자와 보호자에게 이 LMW heprin에 대해서 무엇을 가르쳐야 하는가?
   a. 근육주사로 투여하는 방법
   b. PT와 INR을 매주 검사해야 함.
   c. 녹색 잎을 가진 야채 섭취를 삼가도록 함.
   d. 출혈이나 쉽게 멍이 드는지 살피도록 함.
6. 환자의 항응고제가 주사약물에서 경구제로 바뀌었을 때, 간호사는 경구로 어떤 항응고제를 쓸지 예상할 수 있는가?
   a. enoxaparin sodium(Lovenox)
   b. warfarin(Coumadin)
   c. bivalirudin(Angiomax)
   d. lepirudin(Refludan)
7. 환자가 심방세동으로 매일 warfarin 5mg을 복용하고 있는데 INR이 3.8이다. 간호사는 이 수치를 어떻게 보아야 하는가?
   a. 정상범위
   b. 높은 범위
   c. 낮은 범위
   d. 낮은-평균 범위
8. Cilostazol(Pletal)을 처방받은 관상동맥질환자에게 간호사는 항혈소판약물의 주요 치료목적이 무엇이라고 생각해야 할까?
   a. 응고된 피를 녹임.
   b. 조직괴사를 줄임.
   c. 비타민 K의 간내 합성을 차단
   d. 혈소판응집을 억제

학습 질문

9. 환자가 관상동맥혈관성형술을 받는데, 간호사는 시술 후에 관상동맥이 다시 막히는 것을 막기 위해서 일차적으로 투여되는 약물이 무엇이라고 예상할 수 있는가?
   a. clopidogrel(Plavix)
   b. abciximab(ReoPro)
   c. warfarin(Coumadin)
   d. cilostazol(Pletal)

10. 환자가 급성 심근경색으로 응급센터로 입원했다. 간호사는 의사가 관상동맥내 혈액응고를 막기 위한 약들을 투여한 뒤에 조직괴사를 막기 위해 어떤 약을 처방할 것이라고 생각하는가?
    a. heparin sodium
    b. clopidogrel(Plavix)
    c. alteplase(rPA, Activase)
    d. aminocaproic acid(Amicar)

답: 1. a, b, c, d, e, 2. a, 3. a, 4. c, 5. d, 6. b, 7. b, 8. d, 9. b, 10. c

37장

항고지혈증약물 및 말초혈관확장제

학습목표

- 항고지혈증약물과 말초혈관확장제의 작용을 기술한다.
- 항고지혈증약물의 부작용과 유해반응을 비교한다.
- 말초혈관확장제의 부작용과 유해반응을 비교한다.
- 항고지혈증약물과 말초혈관확장제에 대한 환자교육을 포함하여 간호과정을 적용한다.

혈액 내의 지질농도를 유지하거나 낮추며, 혈관확장을 촉진하는 데는 여러 약물이 사용된다. 혈액 내의 지방을 감소시키는 약을 항고지혈증약, 항지혈증약 등으로 불린다. 이 장에서는 지질단백을 낮추는 데 사용되는 약을 **항고지혈증약(antihyperlipidemics)**으로 부른다. **말초혈관확장제(peripheral vasodilators)**는 혈관수축으로 좁아진 혈관을 확장시킨다.

지질단백

지질(콜레스테롤, 중성지방 그리고 인지질)은 혈류로 지방을 운반하는 수송체인 단백질의 내부에 결합되어 있다. 혈액 내에 한 가지 혹은 그 이상의 과도한 지방이 있는 상태를 **고지혈증(hyperlipidemia)** 혹은 **고지질단백혈증**(*hyperlipoproteinemia*)이라 한다. 지질단백의 네 가지 주요 종류는 **고밀도지단백(high-density lipoprotein, HDL), 저밀도지단백(low-density piloprotein, LDL), 초저밀도지단백(very low-density lipoprotein, VLDL)** 및 chylomicron 등이다. HDL은 "우호적인" 혹은 "좋은" 지질단백으로 알려져 있고, 가장 작고 밀도가 높은 지질단백으로, 다른 종류보다 더 많은 단백질과 적은 지방을 함유하고 있다. HDL의 기능은 혈류로부터 콜레스테롤을 제거하여 담즙으로 배출하기 위해 간으로 운반하는 것이다. LDL은 나쁜 지질단백으로 알려져 있으며, 혈류 내의 콜레스테롤의 50–60%를 포함하고 있다. LDL이 증가될 경우에 동맥경화증과 심장질환 발생의 위험을 크게 증가시킨다. VLDL은 대부분의 중성지방과 적은 양의 콜레스테롤을 운반한다. **Chylomicron**은 가장 크며, 지방산과 콜레스테롤을 간으로 운반하며, 대부분이 중성지방이다. 표 37–1은 지질단백의 종류를 나타내고 있다.

혈청 콜레스테롤과 중성지방 측정은 규칙적인 신체검사 혹은 평가에 의한 한 부분이고, 기초검사결과로서 자주 사용된다. 만약 농도가 높을 경우 12–14시간 공복의 지방검사를 지시한다. 콜레스테롤, 중성지방 및 LDL이 증가할 때 환자는 관상동맥질환의 위험이 높다. 표 37–2는 혈청지방과 위험수준에 따른 검사결과(정상 혈청농도)를 제시하였다.

표 37-1 지질단백 종류

지질단백	지질단백의 조성			
종류	단백질(%)	cholesterol(%)	중성지방(%)	인지질(%)
Chylomicrons	1–2	1–3	80–95	3–6
초저밀도(VlDL)	6–10	8–20	45–65	15–20
저밀도(LDL)	15–20	50–60	4–8	16–20
고밀도(HDL)	45–55	15–20	2–7	26–32

표 37-2 혈청지질농도

지질	정상 (mg/dL)	심장질환위험수준 낮은 위험	중등도 위험	높은 위험 (mg/dL)
Cholesterol	150-200	200	200–400	>240
중성 지방	40-150	나이에 따라 다름	나이에 따라 다름	>190
지질단백				
LDL	<100	100–300	130–159	>160
HDL	>60	50–60	35–50	<35

CAD, Coronary artery disease 관상동맥질환; HDL, high–density lipoproteins 고밀도지질단백; LDL, low–density lipoproteins, 저밀도지질단백.

아포지질단백

지질단백 내의 **아포지질단백(apolipoprotein)**이 존재하고 아포지질단백인 아포-A-1, 아포-B,와 아포-E를 포함한다. 아포-A-1의 주요 요소는 HDL이다. 아포-B의 주요 요소는 LDL이며, 아포 B-100과 아포 B-48의 두 가지 형태로 존재한다. 아포 B-100은 LDL뿐만 아니라 VLDL에도 있으며, LDL 단독보다 관상동맥질환의 위험에 대한 좋은 지표이다.

콜레스테롤 감소를 위한 비약물요법

LDL을 낮추고 HDL을 올리는 약을 처방하기 전에 콜레스테롤 감소를 위해 비약물요법이 시작되어야 한다. 포화지방과 콜레스테롤은 식이에서 줄여야 한다. 총 지방섭취량은 칼로리 섭취의 30% 혹은 그 이하여야 하며, 콜레스테롤섭취량은 300mg/d이거나 그 이하여야 한다. 환자는 포장에 제시된 라벨을 읽어야 한다. 또한, 적절한 음식을 구입해야 한다. 환자는 닭고기나 생선과 같은 지방성분이 없는 육류를 먹어야 한다.

많은 경우에 식이요법 단독으로는 혈액의 지방농도를 낮추지 못한다. 혈청 콜레스테롤의 70-85%는 내인성으로 비롯되며, 식이조절 단독으로는 일반적으로 10-30%만 총 콜레스테롤 농도를 낮출 뿐이다.

운동은 콜레스테롤을 낮추고 HDL을 높이는 데 중요한 비약물요법이다. 노인들에게 운동은 걷기와 자전거타기이다. 흡연은 해서는 안 되며, 다른 위험요소이다. 흡연은 LDL, 콜레스테롤을 높이고 HDL을 낮춘다.

만약, 비약물적 방법이 콜레스테롤, LDL 및 VLDL 감소에 비효과적이고, 고지혈증이 지속된다면 혈액의 지방농도를 낮추는 항고지혈증약이 처방된다. 환자에게 약물치료가 시작된 후라도 식이변화가 필요하고, 운동이 중요함을 강조해야 한다. 처방되는 항고지혈증약물의 유형은 지질단백 표현형(phenotype)에 따라 다르다(표 37-3).

항고지혈증약물

지방농도를 낮추는 약에는 담즙산제거제인 fibrates(fibric acid), 니코틴산, 콜레스테롤 흡수억제제 및 간의 HMG-COA 억제제(3-hydroxy-3-methylglutaryl-coenzyme A, statins)가 있다. Statin 약물은 유해반응이 거의 없고 환자에게 잘 반응한다. 첫 항고지혈증약물(antihyperlipidemic) 중의 하나인 cholestyramine(Questran)은 담즙산제거제로 장내에서 담즙산에 결합하여 LDL 콜레스테롤을 낮추는 약이다. 제2형 고단백혈증에 대해 효과적이다. 이 군의 약은 statin 약물의 보조요법으로 사용된다. 이 약은 파우더 형태이고, 물 혹은 주스에 잘 섞어 사용한다. Colestipol은 cholestyramine과 유사한 다른 resin 항고지혈증약물이다. 두 약물 모두 콜레스테롤을 낮추는 데 효과적이다. 다른 담즙산제거제인

표 37-3 고지혈증: 지질단백 표현형(Phenotype)

유형*	주요 지질
I	Chylomicron 및 중성지방의 증가. 드묾.
IIA	저밀도지질단백과 cholesterol 증가. 흔함.
IIB	초저밀도지질단백, LDL, cholesterol과 중성지방 증가. 매우 흔함.
III	중등도로 cholesterol 및 중성지방 증가. 드묾.
IV	VLDL 증가, 중성지방의 현저한 증가. 매우 흔함.
V	Chylomicron, VLDL 및 중성지방 증가. 드움

* 관상동맥질환과 관련하여 II 및 IV형이 흔하다.

Colesevelam HCl은 chlestyramine과 cholestipol과 유사하며, 부작용이 거의 없다. 또한, Colesevelam은 다른 이전의 다른 약물보다 지용성 비타민 흡수에 대해 덜 영향을 미쳐 담즙산 제거약물로 일차 선택약물이다.

Gemfibrozil(Lopid)는 피브릭산유도체로, LDL 감소보다는 중성지방과 VLDL 농도저하에 더욱 효과가 크다. 이 약은 기본적으로 제4형 고지혈증을 줄이는 데 사용되지만, 이 약물 또한 제2형 고지혈증에 사용될 수도 있다. 이 약물은 단백결합력이 높고 항응고제와 함께 사용하지 말아야 하는데, 그 이유는 단백결합부위에 서로 경쟁하기 때문이다. 항응고제는 항고지혈증 약물치료 동안 용량을 낮추어야 하며, INR(international normalized ratio)은 반드시 면밀히 관찰되어야 한다. Fenofibrate는 gemfibrozil과 작용이 유사하며, 일부는 동일한 부작용을 가진다. 만약 warfarin과 동시투여 시에 출혈이 일어날 수 있다. 이 약물은 단백결합률이 높다.

니코틴산 혹은 niacin(vitamin B_3)은 VLDL 및 LDL을 낮춘다. 니코틴산은 실질적으로 콜레스테롤을 낮추는 데 매우 효과적이다. 이 약물은 많은 부작용이 있고, 고용량이 요구되기 때문에 약 20% 환자만이 niacin을 복용할 수 있다. 그러나 적절한 상담과 함께 조심스러운 약물 정량과 아스피린의 동시 사용으로 이 숫자는 60-70% 정도까지 높아졌다.

Ezetimibe(Zetia)는 소장의 세포에 작용하는 콜레스테롤 흡수억제제로 콜레스테롤의 흡수를 억제한다. 식이흡수로부터 콜레스테롤을 낮추어 혈청 콜레스테롤, LDL, 중성지방, apoB 농도를 낮춘다. Ezetimibe는 단지 약간의 HDL 상승을 초래한다. 이 약물은 적절한 효과를 위해 statin과 병용투여되어야 한다(ezetimibe와 simvastatin[Zocor], 상품명은 Vytorin이다).

Statin

Statin 약물은 콜레스테롤 생합성에서 HMG-CoA, reductase 효소를 억제한다. 그래서 statin을 HMG-CoA 환원효소 억제제로 불린다. 간에서 콜레스테롤 합성을 억제함으로써 콜레스테롤 농도를 낮추고, LDL을 낮추며, HDL 콜레스테롤을 약간 증가시킨다. 초기 시작 후 약 2주 정도 지나 LDL 콜레스테롤의 감소를 볼 수 있다. Statin계 약물은 관상동맥질환을 낮추고 사망률을 감소시키는 데 유효하다.

처음 도입된 이래 수많은 statin이 승인되었다. 현재 statin 군에는 여러 약물이 포함된다. 로바스타틴은 콜레스테롤을 낮추는 데 사용된 첫 statin이다. 이 약은 수주 내의 LDL 감소에 효과적이다. 초기 불편함으로 위장관 불쾌감, 두통, 근육경련 및 피로 등이 있다. 모든 statin은 혈청 간 효소를 모니터해야 하며, 매년 안검사가 필요한데, 이는 백내장이 생길 수 있기 때문이다. 치명적일 수 있는 골격근 파괴, 즉 횡문근융해증이 생길 수 있는 근육통증이나 근력 감소는 즉시 보고해야 한다.

Statin은 혈청 콜레스테롤 LDL, VLDL 및 중성지방을 감소시키며, HDL을 약간 상승시킨다. Atorvastatin, lovastatin 및 simvastatin은 다른 스타틴보다 LDL을 낮추는 데 더욱 효과적이다. Statin 약물은 혈압을 낮추고 혈액응고를 감소시키며, 항고지혈증 효과를 증강시키기 위해 다른 약물과 병용될 수 있다. 예로는 Advicor(lovastatin과 niacin), Caduet(atorvastatin과 amlodipine), Vytorin(simvastatin과 ezetimibe)가 있다. 표 37-4는 이들 약물의 용량, 응용 및 고려사항을 나열하고 있다.

만약 항고지혈증치료를 중단한다면 콜레스테롤과 LDL 농도가 치료 전 수준으로 되돌아간다. 항고지혈증약물을 복용하는 환자는 낮은 혈청지방농도를 유지하기 위해 일생 동안 복용하여야 된다는 사실을 이해해야 한다. Statin 약물을 갑자기 중단하는 것은 세 배 정도의 반동효과를 유발하여 급성 심근경색증(AMI)으로 사망을 초래하기도 한다.

임상검사

Homocysteine의 기준치는 4-17mmol(공복)이다. 아미노산인 homocysteine은 단백질의 부산물로 달걀, 닭, 소고기 및 체다치즈에서 발견된다. 고농도의 homocysteine은 심혈관질환, 뇌졸중 및 알츠하이머병의 가능성과 연관이 있다. 이는 혈액응고를 촉진하기도 한다. 혈청 homocysteine의 증가는 혈관 내측벽에 손상을 유발할 수 있다고 하며, 혈관 내의 비후 및 유연성의 소실을 촉진하는 것으로 언급되어 왔다. 혈청 homocysteine 농도를 낮출 수 있는 세 가지 vitamin 들로는 vitamin B_6(pyridoxine), vitamin B_{12}(cyanocobalamin) 및 엽산 등이다.

HSCRP(high-sensitivity C-reactive protein)의 기준치는 0.175mg 이하이며, 낮은 위험은 <1mg/L, 중등도 위험은 1-3mg/L, 고위험은 >3mg/L이다. 표준 CP(C-reactive protein)는 조직손상과 염증에 반응하여 간에서 생성된다.

HSCRP는 심혈관질환과 말초혈관질환과 관련있는 염증성

표 37-4 항고지혈증약물

일반명(상품명)	투여경로 및 용량	응용 및 고려사항
담즙산제거제(Bile-Acid Sequestrants)		
cholestyramine (Questran, Prevalite)	A: PO: 4g 1–2 번/d; mix powder in 120–240mL 액체에 파우더를 섞음; 최대: 24g/d C>6y: PO: 80mg/kg/d t.i.d.	제Ⅱ형 고지질단백혈증(LDL). 1주에 LDL이 현저히 감소. 4–6oz 액체에 파우더를 잘 섞음. VLDL과 HDL에 효과가 없으나, 중성지방은 증가시킴. GI 불편 및 변비가 일어날 수 있음. 위장관에서 흡수가 줄어들어 vitamin A, D 혹은 K 부족을 일으킴. 임신범주: C; PB: UK; t½: UK
colesevelam(Welchol)	A: PO: 3 tabs(625mg/tab) b.i.d. 혹은 6 tabs/d 음식과 함께	장에서 담즙염과 결합하여 대변배설물과 비용해성 결합물을 생성하여 LDL을 포함하여 혈중 cholesterol 강하 효과 가짐. 중성지방이 약간 상승함. 장폐색 시 금기. Statin과 병용 가능. 임신범주: B; PB: UK; t½: UK
colestipol HCl(Colestid)	A: PO: 5–20g/d, 나누어 투여; 최대: 30g/d	Cholesterol과 LDL 수치를 낮춤. Cholestyramine과 동일함. 임신범주: C; PB: UK; t½: UK
fibrates(Fibric Acid)		
fenofibrate(TriCor)	A: PO: 48–145mg/d; 최대: 148mg/d	제 Ⅳ형 및 제 Ⅴ형 고지혈증 및 고중성지방혈증치료. 특별한 식이요법이 약물치료의 한 부분이 되어야 함. 혈청 creatinine 농도를 감시해야 함. 임신범주: C; PB: 99%; t½: 20h
gemfibrozil(Lopid)	A: PO: 600mg b.i.d. 식전 30min; 최대: 1,200mg/d	VLDL 및 중성지방 상승에 사용; LDL이 감소할 수 있고, HDL이 증가될 수 있음. 제Ⅱ형(VLDL, LDL), Ⅲ형, Ⅳ형 및 Ⅴ형 고지혈증에 사용. CPK를 상승시킬 수 있으므로 Lovastatin과의 병용은 금기임. 임신범주: C; PB: 95%; t½: 1.5h
니코틴산(Nicotinic Acid)		
niacin(nicotinic acid)(Niaspan)	A: PO: 초기: 250mg/d; maint: 1.5–2g/d 음식과 함께 세 번에 나누어; 최대: 6g/d	VLDL 및 LDL 치료에 사용; 제Ⅱ형, Ⅲ형, Ⅳ형 및 Ⅴ형 고지혈증에 사용. VLDL을 낮추기 위해 RDA보다 용량이 100배 높음. 임신범주: C; PB: <20%; t½: 45min
Cholesterol 흡수억제제		
ezetimibe(Zetia)	A/C >10y: PO: 10mg/d	소장에서 cholesterol 흡수를 줄임. 총콜레스테롤, LDL, 중성지방감소, HDL 증가. 간기능장애 시 주의. 혈청 transaminase 증가시킴. 임신범주: C; PB: 90%; t½: 22h
Statins(HMG-CoA 환원효소억제제)		
atorvastatin calcium(Lipitor)	A: PO: 10–40mg/d; 최대: 80mg/d	이상 지질혈증과 고콜레스테롤혈증치료. 간효소 증가 여부를 감시함. 임신범주: X; PB 98%; t½: 20–30h
fluvastation sodium(Lescol)	A: PO: 초기에: 20–40mg h.s; maint: 20–80mg/d; 최대: 80mg/d	제ⅡA형 및 ⅡB형 고지혈증, 총 cholesterol 및 상승된 중성지방치료에 사용. HDL이 약간 상승됨. 간기능(간효소) 감시함. 임신범주: X; PB: 98%; t½: 2.5h
lovastatin(Mevacor)	A: PO: 10–20mg/d, 저녁 식사와 함께; 최대: 80mg/d	Cholesterol 합성을 억제함으로써 cholesterol 조절. LDL 감소, HDL 약간 상승. 간효소 감시함. 임신범주: X; PB: 95%; t½: 1–2h
pravastation sodium(Pravachol)	A: PO: 10–80mg/d; 최대: 80mg/d	혈청 cholesterol, LDL, VLDL 및 중성지방 감소시킴. HDL이 약간 증가됨. 간효소 감시함. 임신범주: X; PB: 50%; t½: 1.5–2.5h
rosuvastationcalcium(Crestor)	원형약물차트 37-1 참조.	
simvastatin(Zocor)	A: PO: 5–40mg/d, 저녁에; 최대: 40mg/d	Lovastatin과 유사. 간효소 감시함. 임신범주: X; PB: 95%; t½: 2h
pitavastation(Livalo)	A: PO: 초기에 2mg/d; maint: 1–4mg/d; 최대: 4mg/d	LDLs의 적절한 감소 및 HDLs의 약간의 증가. 골격근 융해의 가능성. 간효소와 근육통 감시함. 임신범주: X; PB: 99%; t½: 12h
기타 항고지혈증약물		
icosapent ethyl(Vascepa)	A: PO: 2g q12h; 최대: 4g/d	심한 고중성지방혈증(중성지방농도 >500mL/dL), 식이요법에 보조요법으로 사용. 장기간 사용 시 출혈시간 감시함. 임신범주: C; PB: 99%; t½: 89h
lomitapide(Juxtapid)	A: PO: 5mg/d, 2주 안에 10mg까지 증가 가능; 최대: 60mg/d	고콜레스테롤혈증치료. 가장 흔한 유해반응은 오심, 구토, 복통 및 설사 같은 GI 질환. 임신범주: X; PB: 99.8%; t½: 39.7h
Omega 3 fatty acids(Lovaza)	A: PO: 4g/d	고중성지방혈증치료. 임신범주: C; PB: UK; t½: UK

표 37-4 항고지혈증약물-계속

일반명(상품명)	투여경로 및 용량	응용 및 고려사항
복합약물		
niacin와 lovastatin(Advicor)	A: PO: 500mg niacin/20mg lovastain 또한 가능한 요법임: 750mg/20mg; 1000mg/20mg; 1,000mg/40mg	Niacin은 HDL, 중성지방을 증가시킴; lovastatin은 LDL을 낮춤. 고콜레스테롤혈증과 지질이상혈증에 사용.
amlodipine와 atorvastatin(Caduet)	A: PO: 2.5mg amlodipine/20mg atorvastatin/d; Also available: 2.5mg/40mg; 5mg/10mg–5mg/ 80mg; 10mg/10mg–10mg/80mg	칼슘통로차단제와 statin의 복합약물. 고혈압과 지질이상혈증치료에 유용함. 약을 분리해서 복용하는 환자에게 유용함.
ezetimibe/simvastatin(Vytorin)	A: PO: 10/10mg–10/80mg	Ezetimibe(Zetia)와 simvastatin(Zocor)의 복합약물. Ezetimibe는 소장에서 cholesterol의 흡수를 줄임; simvastatin은 간에서 cholesterol 생성을 억제함.
Ezetimibe와 atorvastatin(Liptruzet)	A: PO: 매일 10mg	고지혈증에 사용. ALT 및 AST 증가시킴. 임신범주: X; PB: 90–98%; t½: 14h

A, adult 성인; a.c., before meals 식전; b.i.d., 1일 2회; CPK, creatine phosphokinase; d, day 일; GI, gastrointestinal 위장관의; h, hour 시간; HDL, high density lipoprotein 고-밀도지질단백; h.s., at bedtime 취심 시; LDL, low-density lipoprotein 저-밀도지질단백; maint, maintenance 유지; max, maximum 최대; min, minute 분; PB, protein-binding 단백결합; p.c., after meals 식 후; PO, by mouth 경구; q.i.d., 1일 4회; RDA, recommended daily allowance 1일 권장량; t½, half-life 반감기; tab, tablet 정제; t.i.d., three times a day 1일 3회; UK, unknown 모름; VLDL, very low-density lipoprotein 초저밀도지질단백; >, 초과.

단백질을 찾아내는 데 매우 민감한 검사이다. 이 검사는 콜레스테롤 스크리닝 검사와 함께 자주 처방된다. 심장마비를 경험한 3분의 1의 사람은 정상 콜레스테롤 농도와 정상 혈압을 가진다. HSCRP 검사 양성은 환자가 관상동맥질환의 고위험군임을 의미하며, 이는 관상동맥질환을 예측하는 가치 있는 검사이다. 이 검사는 동맥계, 특히 관상동맥에서 죽상동맥판을 형성하는 염증과정을 찾아낼 수 있다.

원형약물차트 37-1은 항고지혈증에 자주 처방되는 rosuvastatin의 약리학적 정보를 나열하고 있다.

약동학 rosuvastatin은 10mg 용량에서 LDL을 46% 정도 감소시킨다. 이 약은 단백결합력이 높기 때문에 하루에 한 번 투여하는 것으로 처방된다. Rosuvastatin은 20시간의 반감기를 가진다.

약역학 rosuvastatin으로 지방을 낮추는 효과는 2주 정도에서 나타난다. Rosuvastatin 투여 후 최대농도시간은 3-5시간이다. 그러나 치료효과가 나타나기까지 2-4주 소요된다. 환자가 rosuvastatin의 고용량 혹은 다른 statin을 복용할 때 근육병증과 골격근용해가 일어난다. 만약 환자가 근육통 혹은 압통을 호소하면 즉시 보고해야 한다.

부작용 및 유해반응. Cholestyramine의 부작용 및 유해반응은 변비와 소화성 궤양이다. 변비는 수분섭취 증가와 고섬유식이를 하면 감소된다. 소화성 궤양의 초기징후에는 오심, 복부 불쾌감 이후의 복통과 팽만 등이 있다. 위장관불편을 피하기 위해 약물을 복용 시 충분한 물을 섭취해야 한다.

니코틴산의 많은 부작용(예, 위장관불편, 피부홍조, 비정상적 간기능[혈청간효소 증가], 고혈당증, 고요산혈증)은 이 약물의 유용성을 떨어뜨린다. 그러나 앞서 언급했듯이 아스피린과 신중한 약물 정량은 부작용을 감소시켜 대부분의 환자에게서 조절될 수 있는 수준으로 가능하게 하였다.

Statin 약물은 용량과 관련하여 간효소 수치를 증가시킨다. 혈청간효소 수치는 관찰되어야 한다. Statin 약물치료시작 전에 기본적인 간효소검사가 이루어져야 한다. 혈청효소의 미미한 일시적 증가는 환자가 정상범위 내이지만 일주 후 혹은 그 즈음에 재검사되어야 한다. 급성 간질환 환자는 statin 약물을 복용하면 안 된다.

심각한 골격근 유해반응으로 횡문근융해가 있으며, statin 약물사용으로 발생되는 것으로 보고되었다. 환자가 설명할 수 없는 근육압통, 근육악화, 열 혹은 근육통을 동반한다면 즉시 의료인에게 보고하도록 한다. 표 37-4는 항고지혈증약물의 약리학적 정보를 나열하고 있다.

말초혈관확장제

노인의 흔한 문제가 말초혈관질환이다(peripheral arterial disease, PAD, PVD). 이것은 감각이상과 사지의 냉증, 간헐적 통증 및 다리궤양 등을 특징으로 한다. 기본적 원인은 동맥경화증과 고지혈증이며, 이로 인해 죽상동맥경화증이 생기며 동맥은 막히게 된다.

원형약물차트 37-1

Rosuvastatin

약물분류 항고지혈증: HMG-CoA 환원효소억제제 상품명: Crestor 임신범주: X	**용량** A: PO: 5-40mg/d; 40mg/d
금기 활동성 간질환, 임신 주의: 간질환 개인력, 술섭취 증가, 외상, 심한 대사성 당뇨병, 조절 안 되는 발작	**약물-임상검사-음식 상호작용** 약물: 제산제, phenytoin 및 propranolol과 병용 시 효과 줄어듦. Digoxin과 경구용 피임약의 농도 증가됨. Macrolide 항생제, 항진균제와 병용 시 효과 상승됨.
약동학 흡수: 신속 분포: PB: 88% 대사: t½: 20h 배출: 주로 담즙으로 배출; 일부는 소변으로	**약역학** PO: 개시: UK 최고: 3-5h 작용시간: UK
치료효과/응용 Cholesterol 농도를 줄이고 특히, LDL/중성지방 같은 혈청지질을 줄임. 작용기전: 간에서 콜레스테롤 형성에 필수적인 HMG-GoA 환원효소를 억제.	
부작용 드물다. 두통, 발진/소양증, 변비, 설사	**유해반응** 골격근융해, 근육통, 광과민증, 고혈당증, 간효소 증가

A, adult 성인; C, child 소아; h, hour 시간; HMG-CoA, 3-hydroxy-3-methyl-glutaryl coenzyme A; PO, by mouth 경구; PB, protein-binding 단백결합; t½, 반감기; LDL, low-density lipoproteins 저-밀도지질단백.

말초혈관확장제는 사지로 혈류흐름을 증가시킨다. 이 약들은 정맥 및 동맥혈관의 말초혈관질환에 사용된다. 이 약들은 혈관폐쇄 혹은 동맥경화증(폐쇄성 동맥경화증, 폐쇄성 혈전동맥염[Buerger's disease]보다는 혈관경련(Raynaud 병)에서 비롯되는 질병에 더욱 효과적이다. Raynaud 병은 차가운 데 노출되거나 감정적으로 흥분하게 되면 발가락 및 손가락의 혈관경련을 유발한다. 이것은 혈관확장제에 효과적이다. 당뇨병 환자는 일반 환자보다 2-4배 가량 PAD가 더 잘 오며, 간헐적 통증 위험에 놓이게 된다.

Papaverine(Para-Time SR)은 직접작용 말초혈관확장제이다. 알파차단제 prazocin(Minipress)과 칼슘통로차단제 nifedipine(Procardia)은 또한 말초혈관확장제로 사용되고 있다.

고지혈증치료로 HMG-CoA 환원효소억제제를 사용하는 PAD 환자는 혈청지방을 낮출 뿐만 아니라 간헐적 통증이 호전될 수 있다. 또한, PAD 환자가 고혈압이 있다면 항고혈압 약물인 ramipril(Altace)을 복용하면 두 가지 양상이 좋아진다. 항혈소판제인 clopidogrel(Plavix)와 aspirin은 PAD 증상 감소에 사용되어 왔다. 또 다른 항혈소판약물인 cilostazol(Pletal)은 간헐적 통증치료에 대해 미국 FDA의 승인을 받았다. 이 약물은 동맥혈전을 줄인다. 은행추출물은 항혈소판약과 같이 투여하여 간헐적 통증치료에 사용된다. 비록 이 약초가 FDA의 승인을 받지 못했지만 혈관확장과 항산화작용이 있기 때문이다. PAD를 치료하는 데 사용되는 대부분의 약은 건강문제를 완치하지는 못하지만, PAD 증상을 경감하는 데 도움을 줄 수 있다.

Cilostazol은 항혈소판약물로 간헐적 통증치료에 있어 혈관확장유발뿐만 아니라 혈소판응집억제의 두 가지 목적을 가진다. 원형약물차트 37-2는 colistazol의 약리학적 정보를 나타내고 있다.

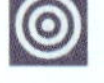

간호과정
환자-중심 협력간호

항고지혈증약물(Statins)

사정

- 활력징후와 기본적 혈청화학검사결과(cholesterol, 중성지방, aspartate aminotransferase[AST], alanine aminotransferase[ALT] 그리고 creatine phosphokinase[CPK])를 평가한다.
- 질병의 개인력을 조사한다. 간질환 환자는 statin 약물이 금기이다. 임신범주는 X이다.

간호진단

- 고지혈증으로 인한 죽상동맥경화증과 관련된 조직손상
- 관상동맥질환 가능성으로 인한 상승된 콜레스테롤 수치와 관련된 불안
- Statin 약물의 비사용과 관련된 지식부족

계획

- 환자의 콜레스테롤 농도는 6–8주 후 200mg 이하가 될 것이다.
- 환자는 저지방, 저콜레스테롤 및 저복합당분의 음식을 선택할 수 있을 것이다.

간호중재

- 환자의 혈중지방농도를 statin 치료 후 첫 6개월 동안은 6–8주마다 관찰하고, 이후 3–6개월마다 관찰한다. 지방농도검사를 위해 환자는 12–14시간 동안 굶어야 한다. 목표하는 콜레스테롤 농도는 <200mg/L, 중성지방농도는 <150mg/L, LDL은 <100mg/L, HDL은 >60mg/L이다. 콜레스테롤 농도 >240mg/L, LDL은 >160mg/L 및 HDL <35mg/L는 심각한 심혈관 혹은 뇌혈관질환을 일으킨다.
- 간기능(ALT, ALP 및 gamma-glutamyl transferase[GGT])에 대한 검사소견을 관찰한다. 항고지혈증약물은 간질환을 유발한다.
- 위장관불편에 대한 징후와 증상을 관찰한다. 약물복용 시 충분한 물 혹은 음식과 같이 섭취하여 일부 위장관불편을 경감한다.

환자교육

일반

- 혈액의 지방을 낮추기 위해 약물요법을 준수할 필요가 있음을 강조한다.
- 혈중지방농도가 감소하기 전에 수주 동안 약을 복용해야 함을 환자에게 알린다.
- 혈액 내 지방을 위한 검사를 3–6개월마다 해야 함을 설명한다.
- 의료인이 지시한 대로 혈청간효소를 검사해야 함을 환자에게 설명한다. Lovastatin, pravastatin, simvastatin은 급성 간질환과 임신에 금기이다. 
- 환자로 하여금 매년 눈검사를 받도록 하고, 시력의 변화를 보고하도록 안내한다. 
- Gemfibrozil을 복용하는 환자에게 이 약을 경구용 항응고제와 동시에 투여 시 출혈위험이 증가된다고 하고, 이 출혈은 반드시 보고되어야 함을 교육한다. 약물용량은 변할 수 있거나 또 다른 항고지혈증약물이 처방될 수 있다.
- 당뇨 환자 혹은 당뇨발생 위험 환자에게는 gemfibrozil을 복용 시에 혈당을 관찰하게 안내한다. 식이변화 혹은 인슐린조절이 필요할 수도 있다.
- Nicotinic acid를 복용하는 환자는 위장관불편을 감소하기 위해 식사와 함께 복용한다고 안내한다.

원형약물차트 37-2

Cilstazol

약물분류 직접작용 혈관확장제 상품명: Pletal 임신범주: C	**용량** A: PO: 식사 30분 전 혹은 2시간 후, 100mg q12h 30min /최고: 200mg/d
금기 Class III–IV 심부전, 과민반응, 출혈질환, 혈소판감소증 주의: 출혈질환, 간 및 신장질환, 백혈구감소증	**약물–임상검사–음식 상호작용** 약물: aspirin, cimetidine, clarithromycin, erythromycin, enoxaparin, ticlopidine, warfarin과 병용 시 효과 증가됨. 음식: 포도과일 및 녹차가 농도를 상승시킴; 생강 및 은행 추출물이 출혈시간을 연장시킴.
약동학 흡수: 즉시 흡수됨 분포: PB: 95–98% 대사: t½: 11–13h 배출: 소변(74%), 대변(20%)	**약역학** PO: 개시: 2–12주 최고: UK 작용시간: UK
치료효과/응용 말초혈관질환치료 작용기전: 직접 혈소판응집을 억제하고, 특히 대퇴혈관을 확장시킴	
부작용 오심, 구토, 어지럼, 실신, 눈에 출혈, 두통, 복통, 비정상 배변, 말초부종.	**유해반응** 빈맥, 심계항진

A, adult 성인; h, hour 시간; PB, protein–binding 단백결합; PO, by mouth 경구; q.i.d., three times a day 1일 3회; UK, unknown 모름.

자가투여

- Cholestyramine/colestipol 파우더는 물 혹은 주스에 잘 섞도록 환자에게 교육한다.

Cholestyramine/colestipol 및 Nicotinic Acid(Niacin)의 부작용

- Cholestyramine과 colestipol 복용 시 변비가 발생될 수 있음을 환자에게 설명한다. 수분섭취와 고용량의 음식이 이러한 문제를 줄이는 데 도움이 된다.
- Niacin 투여로 홍조가 흔히 발생하는 환자에게 약물사용을 줄여야 함을 설명한다. 항상 약물은 낮은 용량으로 치료를 시작한다.

- 고용량의 nicotinic acid를 복용하는 환자에게 혈관확장, 어지럼, 창백(졸도)를 야기할 수 있음을 환자에게 설명한다.

Ezetimibe의 부작용

- Ezetimibe가 두통과 위장관불편을 유발한다는 것을 환자에게 설명한다. 만약 계속될 때에는 의료인에 말한다.

스타틴의 부작용

- 혈청간효소 수치는 정기적으로 관찰되어야 함을 환자에게 설명한다.

- 환자에게 골격근용해로 설명되지 않는 근육통 혹은 허약에 대해 즉시 보고하도록 한다.
- 심각한 반동성 효과가 일어나서 급성 심근경색 및 사망까지도 일으킬 수 있으므로 환자에게 statin 약제를 갑자기 중단하지 않도록 주의를 준다. Statin을 중지하기 전에 환자는 의료진에 얘기해야 한다.

식이

- 대부분의 항고지혈증약의 흔한 문제가 위장관불편임을 환자에게 설명한다. 약을 복용할 때 물 섭취를 많이 하도록 교육한다.
- 동물성 지방, 콜레스테롤 및 복합 당이 낮은 음식을 섭취함으로써 저지방식이를 유지하도록 한다. 로바스타틴과 기타 항고지혈증약은 저지방식이에 대해 대체가 아니라 보조적 요법이다.

평가

- 항고질혈증약의 효과를 평가한다. 환자의 콜레스테롤 수치가 원하는 범위내에 있다.
- 환자가 저지방 및 저콜레스테롤 식이를 하는지 평가한다.

Cilostazol

약동학 Cilostazol은 위장관으로부터 흡수되는 직접작용 혈관확장제이다. 이 약의 반감기는 11-13시간이다. Cilostazol은 하루 두 번 복용한다.

약역학 Cilostazol 동맥을 이완시키는데, 특히 대퇴혈관에서 현저하다. 흔한 유해반응은 두통, 설사 및 비정상 대변이다. 이 약의 작용개시 시작은 2-12주이다.

부작용 및 유해반응. 어지럼, 빈맥, 심계항진 및 위장관불편이다. 동맥경화증이 존재할 때 혈관확장에 의한 혈류 증가에 있어 말초혈관확장제의 효과는 의문이다. 이들 약은 일부 뇌혈관의 혈류부족 문제에 의한 증상을 감소시킬 수 있다. 표 37-5는 말초혈관확장제의 용량, 응용 및 고려사항을 열거하고 있다.

Pentoxifylline

Pentoxifylline(Trental)은 혈액점도저하제로, 혈액점도를 줄이고 적혈구의 유연성을 증가시킴으로써 미세순환과 조직관류를 호전시키고, 조직산화를 증가시킨다. 이 약물은 혈소판과 적혈구의 응집을 억제하고 말초혈관을 통한 혈류를 증가시키는 데 도움이 되는데, 이는 혈액점도를 줄이기 때문이

표 37-5 말초혈관이완제

일반명(상품명)	투여경로 및 용량	응용 및 고려사항
직접작용 말초혈관확장제		
ergid mesylates	A: PO/SL: 1mg t.i.d.; 최대: 3mg/d	뇌혈관혈류 증진. 특히, 노인들에게서 인지기술, 자기관리 및 기분 증진. 설하정제는 반드시 혀밑에 넣어야 함. 위장관불편, 기립성 저혈압 일으킴. 임신범주: X; PB: UK; t½: 2.6–5h
혈액점도 저하제 (hemorrheologic)		
cilostazol(Pletal)	원형약물차트 37–2 참조	
pentoxifylline(Trental)	A: PO: 음식물과 함께 400mg t.i.d.	말초혈관질환에 사용. 파행(절뚝거림)을 줄임. 뇌혈관 관류 저하로 인한 뇌기능을 향상시킴. 재발성 일과성 뇌허혈(TIAs)을 가진 환자의 뇌졸중 빈도를 저하시킴. 임신범주: C; PB: UK; t½: 0.5–1.8h

A, adult 성인; b.i.d., 1일 2회; d, day 일; GI, gastrointestinal 위장관의; h, hour 시간; max, maximum 최대; min, minute 분; PB, protein-binding 단백결합; PO, by mouth 경구; SL, sublingual 혀밑; t½, half-life 반감기; TIA, transient ischemic attack 일과성 뇌허혈발작; t.i.d., three times a day 1일 3회; UK, unknown 모름.

다. 이 약물은 잔틴군의 유도체이다. Pentoxifylline은 FDA의 승인을 받았다. 그러나 한 연구에서 위약보다 pentoxifylline이 더 효과적이지는 않다고 보고되었다.

과량의 pentoxifylline에 대한 반응에는 피부홍조, 창백, 진정 및 위장관불편을 포함한다. 약은 반드시 음식과 함께 복용해야 한다. Nicotine이 혈관수축을 증가시키기 때문에 환자는 흡연을 피해야 한다. 고혈압치료제를 pentoxifylline과 함께 복용하는 환자는 부작용을 피하기 위해 고혈압치료제의 용량을 줄일 필요가 있다.

간호과정

환자-중심 협력간호

혈관확장제: Cilostazol

사정

- 향후 비교를 위해 기초 활력징후를 체크한다.
- 사지의 비적절한 혈류의 징후를 사정한다. 창백, 사지의 냉감 및 통증.

간호진단

- 불충분한 혈액공급과 관련된 손상된 조직 통합성
- 사지로의 부적절한 혈류와 관련된 급성통증

계획

- 사지로 가는 환자의 혈류가 호전되고 환자의 통증이 조절될 것이다.

간호중재

- 특히 혈압과 맥박수 같은 활력징후를 모니터링한다. 빈맥과 기립성 저혈압은 말초혈관이 문제가 될 수 있다.

환자교육

일반

- 원하는 치료반응이 나타날 때까지는 1.5–3개월 걸릴 수 있음을 환자에게 알린다.
- 금연하도록 환자에게 조언한다. 흡연은 혈관경련을 증가시킨다.
- 환자에게 aspirin 혹은 aspirin 유사물질을 사용 시에는 의료인의 승인이 있을 때만 가능하다고 설명한다. Salicylic acid은 혈소판 응집을 예방하는 데 도움이 된다.

부작용

- 환자에게 자세변화를 천천히 하여 기립성 저혈압을 피하도록 격려한다. 기립성 저혈압은 혈관확장제를 고용량투여할 때 흔하다.
- Cilostazol의 부작용에는 홍조, 두통 및 어지럼이 있음을 환자에게 알린다.

식이

- 위장관문제가 있는 환자는 음식과 함께 cilostazol을 복용하도록 한다.
- 저혈압반응을 일으키는 가능성 때문에 환자에게 혈관확장제를 알코올과 함께 섭취하지 않도록 조언한다.

평가

- Cilostazol 치료의 효과를 평가한다. 사지로의 혈류가 증가하고 통증이 가라앉는다.
- 환자는 처방약으로부터 부작용을 경험하지 않는다.

핵심 웹사이트

Cholesterol: www.nhlbi.nih.gov/health/prof/heart/index.htm#chol

Lipid-lowering treatment: www.nhlbi.nih.gov/health/allhat

학습 질문

1. 환자의 혈청 콜레스테롤 수치가 265mg/dL, triglyceride가 235mg/dL, LDL 180mg/dL였다. 이 수치들이 의미하는 바는 무엇인가?
   a. Hypolipidemia
   b. Normolipidemia
   c. Hyperlipidemia
   d. Alipidemia
2. 환자의 총 콜레스테롤 수치는 어느 범위에 있어야 하는가?
   a. 150–200mg/dL
   b. 200–225mg/dL
   c. 225–250mg/dL
   d. >250mg/dL

학습 질문

3. 환자의 LDL 수치가 175mg/dL, 고밀도지단백(HDL)이 30mg/dL였다. 간호사는 환자에게 어떤 교육을 시행해야 할까?
   a. 처방된 약과 식이 및 운동요법에 대해 상의한다.
   b. 생활방식의 변화 없이 현재 계획대로 지속한다.
   c. 칼로리 섭취량의 40%가 지방섭취가 되도록 한다.
   d. 식단일기 쓰는 것을 시작하고 임상검사를 6개월안에 반복검사하도록 한다.

4. 간호사는 어떤 검사결과가 심뇌혈관질환의 발생에 기여하는지 알아야 하는가?
   a. 항이뇨호르몬 감소
   b. homocysteine 수치의 증가
   c. triglyceride 감소
   d. HDL 수치의 증가

5. Lovastatin(Mevacor)를 복용하는 환자에게 간호사가 감시해야 할 가장 중요한 혈청 수치는?
   a. 혈중요소질소(BUN)
   b. 혈구 수치(CBC)
   c. 심근효소
   d. 간효소

6. Rosuvastatin(Crestor)를 복용하는 환자에게 간호사가 주의 깊게 관찰해야 할 골격근의 심각한 부작용은?
   a. 중증 근무력증
   b. 횡문근 융해증
   c. 운동장애
   d. 과립구감소증

7. Ezetimibe(Zetia)를 복용하는 환자가 간호사에게 이 약물이 어떻게 작용하는지 물었을 때 어떻게 설명해야 하는가?
   a. 식이로 섭취한 콜레스테롤이 소장에서 흡수되는 것을 막는다.
   b. 소장에서 담즙과 결합해서 LDL 수치를 낮춘다.
   c. 간에서 콜레스테롤 생산에 필요한 HMG-CoA reductase 작용을 방해한다.
   d. 불용성 복합체를 만들어서 혈중에 돌아다니는 콜레스테롤 수치를 감소시킨다.

8. 말초동맥질환으로 진단된 환자가 pentoxifylline(Trental)을 처방받았는데, 간호사가 이 약의 작용에 대해서 알아야 하는 것은? (맞는 답을 모두 고르시오)
   a. 고혈압과 서맥이 발생할 수 있다.
   b. 미세순환과 조직관류를 향상시킬 수 있다.
   c. 혈액 점도를 감소시키고 적혈구의 유연성을 증가시킨다.
   d. 간헐성 파행을 호전시킨다.
   e. 횡문근융해증과 같은 부작용을 흔히 일으킨다.
   f. 골격근의 동맥혈관을 확장시킨다.

답: 1. c, 2. a, 3. a, 4. b, 5. d, 6. b, 7. a, 8. b, c

11부

소화기계 약물

38장

위장관계 질환치료제

학습목표

- 구토, 설사 및 변비치료제를 비교한다.
- 항구토제, 구토제, 지사제 및 완화제 등의 작용과 부작용을 구별한다.
- 항구토제, 지사제 및 완화제를 복용하는 환자에게 간호과정을 적용한다.
- 항구토제, 구토제, 지사제 및 완화제 사용의 금기사항을 구별한다.

구토, 설사 및 변비를 교정하거나 조절하는 데 사용되는 약물군은 항구토제, 구토제, 지사제, 완화제 등이다. 각각에 대해 이 장에서 설명하고, 소화성 궤양에 사용되는 약은 39장에 다룬다.

구토

구토(vomiting)는 위장 내용물이 압박방출(expulsion)되는 것인데, 여러 원인이 있는데, 멀미, 바이러스성 및 박테리아성 감염, 음식불내성(food intolerance), 수술, 임신, 통증, 쇼크, 일부 약물의 효과, 방사선조사 및 평형에 영향을 주는 중이(middle ear)의 이상 등이 있다. 메스꺼운 감각인 오심(nausea)은 압박방출 전에 나타나거나 그렇지 않다. 구토의 원인은 규명되어야 한다. 만약 구토가 매우 심해서 탈수와 전해질불균형이 생기면 항구토제는 구토의 원인을 감출수 있어 원인이 결정되기 전에는 약물을 사용해서는 안 된다.

두 가지 주요 대뇌중추[연수 근처에 위치한 **화학수용체 방아쇠영역(chemoreceptor trigger zone, CTZ)**과 연수에 위치한 **구토중추(vomiting center)**]가 자극받을 때에 구토를 유발한다(그림 38-1). CTZ는 약물, 독 및 귀의 전정중추(vestibular center) 자극(impulse)의 대부분을 받고, 구토중추에 전달한다. Dopamine 유사작용을 가진 약물인 levodopa는 CTZ를 자극하여 구토를 일으킬 수 있다. 일부 감각자극, 즉 향수, 냄새, 맛 및 위점막자극은 구토중추를 직접 자극한다. 신경전달물질인 acetylcholine은 구토자극제이다. 구토중추가 자극

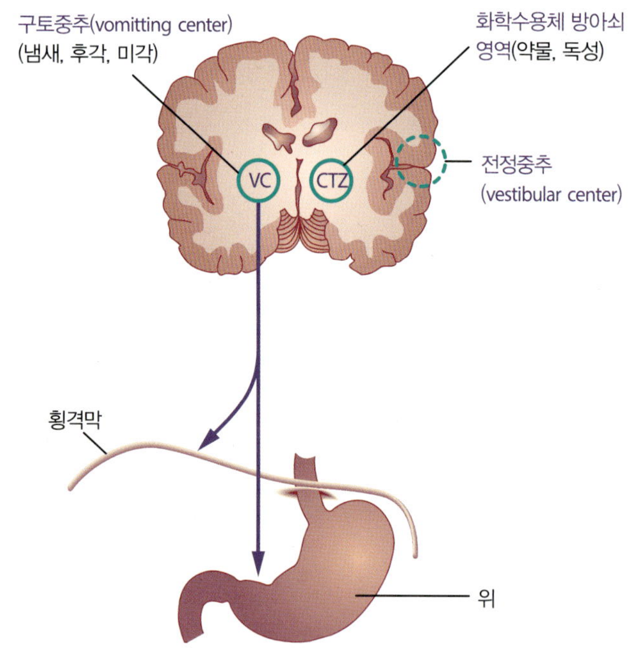

그림 38-1 화학수용체 방아쇠영역과 구토중추

받으면 운동신경은 횡격막, 전방복근과 위장관을 수축시킨다. 성대문(glottis)이 닫히고, 복압이 상승하며, 구토가 발생한다.

오심 및 구토가 있을 때에 우선 비약물학적 방법이 고려되어야 한다. 만약 비약물학적 방법이 효과가 없을 때는 항구토제가 비약물학적 방법과 동반되어야 한다. 항구토제의 두 가지 주요군은 비처방약물(항히스타민제, bismuth subsalicylate 및 phosphorated carbohydrate 용액)과 처방약(항히스타민제,

도파민 길항제, benzodiazepine계 약물, serotonin 길항제, glucocorticoids, cannabinoids 및 기타 항구토제)이다.

비약물학적 방법

오심 및 구토를 줄이는 비약물학적 방법에는 약한 차, 김빠진 탄산음료, gelatin, Gatorade 및 Pedialyte(어린이용) 등이 있다. 크렉커와 마른 토스트가 도움이 된다. 탈수가 심하면 정맥수액이 신체의 액체균형을 회복하는 데 필요하다.

비처방 항구토제

비처방 항구토제(nonprescription antiemetics)는 일반약으로 구입이 가능하다. 이들 약은 멀미를 방지하는 데 자주 이용되지만, 항암제사용, 방사선조사 및 독소에 의한 심한 구토에는 효과가 미미하다. 멀미를 예방하기 위해서는 여행 30분 전에 사용해야 한다. 이 약물은 구토가 시작된 후에는 효과가 없다.

움직임으로 인해 발생한 오심, 구토 및 어지럼 등을 예방하기 위해 dimenhydrinate(Dramamine), cyclizine hydrochloride(Marezine), meclizine hydrochoride(Antivert), dimenhydramine hydrochloride(Benadryl)를 OTC로 구입할 수 있다. 이들 약물은 중이의 전정자극을 억제한다. Benadryl은 히스타민 1형(H_1) 수용체에 길항작용을 하여 약물, 곤충 및 음식에 의한 알레르기 반응을 예방하거나 감소시킨다.

항히스타민 항구토제의 부작용은 항콜린성 약물과 유사한 졸림, 구강건조, 변비 등이다. 표 38-1에 멀미구토에 사용되는 비처방 항구토제를 나열하였다.

Bisthmus subsalicylate(Pepto-Bismol) 같은 몇 가지 비처방약은 구토를 억제하기 위해 위점막에 직접작용한다. 이들 약물은 액체와 씹는 알약 형태로 판매하고 있으며, 위장장애 혹은 설사에 사용된다. Phosphorated carbohydrate 용액(Emetrol)은 고삼투성 carbohydrate이며, 위장내 pH를 변하게 하여 오심과 구토를 줄인다. 이 약은 위장의 평활근수축을 줄이기도 한다. 항구토제로 이들의 효과는 입증되지 않았다. 당뇨 환자는 이 약물에 많은 당분을 함유하고 있어 피해야 한다.

한때 항구토제는 임신 첫 3기에 오심과 구토 치료에 자주 사용되었으나, 태아에 유해하기 때문에 더 이상 사용되지 않고 있다. 대신 임신 시의 오심과 구토에는 비약물학적 방법이 사용되고, 비처방 항구토제는 피해야 한다. 만약 구토가 점차 심하게 되어 산모와 태아가 많이 힘들게 되면 비록 약물이 임신범주 C에 속하더라도 trimethobenzamide(Tigan)와 같은 항구토제를 투여해야 한다. 다른 항구토제는 조심스럽게 처방되어야 한다.

처방 항구토제

일반적인 처방 항구토제는 다음과 같이 분류된다. (1) 항히스타민제, (2) 항콜린성 약물, (3) dopamine 길항제, (4) benzodiazepine계 약물, (5) serotonin 길항제, (6) glucocorticoids, (7) cannabinoids(암환자를 위해 사용), (8) 기타 약물들. 이들 중 많은 약들이 구토와 관련 있는 dopamine, histamine, serotonin 및 acetylcholine에 대해 길항제로 작용한다. 항히스타민제와 항콜린성 약물은 구토중추에 기본적으

표 38-1 비처방 항구토제: 항히스타민

일반명(상품명)	투여경로 및 용량	응용 및 고려사항
멀미		
cyclizine HCl(Marenzine)	A: PO: 50mg q4–6h; 최대: 200mg/d C: 6–12y: PO: 25mg q6–8h; 최대: 75mg/d	오심, 구토 및 멀미의 예방과 치료. 임신범주: B; PB: UK; t½: 13h
dimenhydramine(Dramamine)	A: PO: 50–100mg q4–6h; 최대: 400mg/d; IM/IV: 50mg PRN; 최대: 300mg/d C: 6–12y: PO: 25–50mg PRN; 최대: 150mg/d C: 2–5y: 12.5–25mg q6–8h PRN; 최대: 75mg/d	기본적으로 멀미의 예방에 사용. 졸림, 어지럼, 구강건조 및 저혈압 발생가능. 임신범주: B; PB: 78%; t½: 3.5h
meclizine HCl(Antivert)	A/C: >12y: PO: 25–50mg, 식후, 여행 1시간 전에; q24h 반복 가능 어지럼: A: PO: 25–100mg/d, 나누어 투여 함	오심, 구토 및 어지럼 예방. 졸림과 구강건조. 임신범주: B; PB: UK; t½: 5–6h

A, adult 성인; C, child 소아; d, day 일; h, hour 시간; IM, intramuscular 근육내; IV, intravenous 정맥내; max, maximum 최대; PB, protein–binding 단백결합; PO, by mouth 경구; ㅔ꾸, as needed 필요시; t½, half time 반감기; t.i.d., 1일 3회; UK, unknown 모름; y, year sus; >, greater than 초과; <, less than 미만.

로 작용한다. 그들은 CTZ와 전정경로에 흥분을 감소시킨다. Cannabinoids는 대뇌겉질에 작용한다. Phenothiazine계 약물, 기타 항구토제 및 trimethobenzamide는 CTZ 중추에 작용한다. 약물병용 치료는 화학요법유발 오심과 구토 조절에 흔히 사용된다. Lorazepam(Ativan), glucocorticoids 및 serotonin(5−HT_3) 수용체 길항제는 병용치료에서 효과가 뛰어나다. Lorazepam, haloperidol 및 glucocorticoids는 항구토제로는 미국 FDA의 승인을 받지 못했으나, 병용요법에 효과적이다.

항히스타민약물과 항콜린성 약물

몇 가지 처방 항히스타민약물과 항콜린성 약물이 오심과 구토 치료에 사용된다. 표 38−2는 이들 약물의 종류와 응용 및 고려사항을 기술하고 있다.

표 38-2 항구토제 처방

일반명(상품명)	투여경로 및 용량	응용 및 고려사항
처방 항히스타민제		
hydroxyzine(Vistaril)	A: PO/IM: 25−100mg t.i.d./q.i.d. PRN; 최대: 400mg/d C: IM: 1.1mg/kg q4h−6h	수술 후의 오심, 구토 및 어지럼. 오심 줄이기 위해 수술 전 마약성 진통제와 같이 투여. 깊은 근육내 hydroxyzine 투여. 졸림과 구강건조가 항상 일어남. 임신범주: X; PB: UK; t½: 14−25h
promethazine(Phenergan)	원형약물차트 38−1 참조.	
항콜린성 약물		
scopolamine(Transderm−Scop)	A: 경피 패치: 1.5mg(1mg dose over 3d); 향수호효과가 요구되기 4시간 전에 귀뒤에 붙임.	멀미에 사용. 항콜린성 부작용(어지럼, 졸림, 구강건조, 변비). 패치가 3일 동안 작용함. 3일 이상 사용 시 귀 외 다른 부위에 사용. 디스크/패치 적용 후 손을 씻음. 1번에 1개 이상의 디스크/패치를 사용하지 않음. 임신범주: C; PB: <25%; t½: 8h
Dopamine 길항제 Phenothiazines		
prochlorperazine maleate(−Compazine)	A: PO: /IM: 5−10mg t.i.d./q.i.d., PRN(깊은 IM 투여) SR: 10−15mg q12h PR: 25mg/b.i.d.; 최대: 40mg/d C: PO/PR: 2.5mg 1−3회/d; 최대: 15mg/d	기본 사용은 심한 오심 및 구토에 사용. 이차 사용은 불안과 긴장 및 정신병을 줄임. 졸림, 매스꺼움, EPS 및 구강건조 나타남. 임신범주: C; PB: 91−99%; t½: 3−7h
promethazine(Phenergan)	원형약물차트 38−1 참조.	
Butyrophenones		
droperidol(Inapsine)	A: IM/IV: 0.625−1.25mg; C: 2−12y: IM/IV: 0.1mg/kg; 최대: 0.1mg/kg	수술 및 진단 과정 동안 오심과 구토 예방. 저혈압, 빈맥, EPS를 유발할 수도 있음. 블랙박스 경고: 치매 관련 정신병 환자에게 승인되지 않음. 임신범주: C; PB: UK; t½: 2.5h
Benzodiazepines		
lorazepam(Ativan)	A: PO: 0.5−2mg q4h−6h PRN; 최대: 10mg/d A: IV: 0.025mg/kg C: IV: 0.05mg/kg q6h PRN	항암요법으로 인한 오심 및 구토 예방에 사용. 항구토제인 metoclopramide와 함께 사용. 임신범주: D; PB: 91%; t½: 12h
Serotonin(5−HT_3) 수용체 길항제		
dolasetron mesylate (Anzemet)	항암요법: A/C: >2y: PO: 100mg/kg 항암요법 1시간 전 A/C: >2y: IV 1.8mg/kg 항암요법 1시간 전; 수술 전 후: A: PO: 100mg 수술 2시간 전; IV: 12.5mg 15min 마치 전; 최대: 100mg	항암요법 혹은 수술 전의 오심 및 구토 예방. 위와 CTZ에 있는 serotonin 5−HT_3수용체에 작용. 임신범주: B; PB: 69−77%; t½: 10min
granisetron(Kytril)	항암요법: A: PO: 1mg b.i.d.(항암요법 후 1시간, 12시간) A/C:>2y: IV: 10mcg/kg 항암요법 30분 전에	항암요법으로 인한 오심 및 구토 예방. CTZ와 구토중추에 작용. 두통발생. 임신범주: B; PB: 65% ; t½: 5−12h

표 38-2 항구토제 처방-계속

일반명(상품명)	투여경로 및 용량	응용 및 고려사항
ondansetron HCl(Zofran)	A: PO: 8–24mg 항암요법 30분 전에, 이후 q8h×2 A/C: IV: 0.15mg/kg 항암요법 30분 전에 q4h×2	항암요법과 관련된 오심, 구토, 특별히 cisplatin치료에 사용. 임신범주: B; PB: 70–76%; t½: 3–6h
palonosetron(Aloxi)	A: IV: 0.25mg over 항암요법 30분 전에 30초에 걸려서	항암요법으로 인한 오심 및 구토 예방. 임신범주: B; PB: 52%; t½: 40h
Cannabinoids		
dronabinol(Marinol) CSS III	항암요법 유발 오심: A: PO: 5mg/m² 항암요법 1–3시간 전에, 그 다음 항암요법 후 2–4시간이다. 15mg/m²/dose	항암요법으로 인한 오심 및 구토 예방. 항암요법 24시간 전에 사용. AIDS 환자의 식욕자극. 흔한 부작용은 졸림, 어지럼, 구강건조 사고장애, 다행감. 임신범주: C; PB: 98%; t½: 25–36h
기타		
metoclopramide HCl(Reglan)	항암요법: IV: 1–2mg/kg 항암요법 30분 전; 그 다음에 q2h×2; 그 다음 q2h×3 Postoperative: A: IM/IV: 10–20mg, 수술 끝에 투여.	항암요법 및 수술 후 오심 및 구토 예방. 위 및 장의 배출시간 증가. 술과 CNS 억제제를 피함. EPS 발생. 임신범주: B; PB: 30%; t½: 4–6h
trimethobenzamide HCl(Tigan)	A: PO: 250–300mg t.i.d./q.i.d. PRN; 최대: 1200mg/d A: IM: 200mg t.i.d./q.i.d. PRN; 최대: 800mg/d	수술 후 오심 및 구토, 멀미 및 어지럼에 사용. Benzocaine 또는 국소마취제 유사약물에 민감하면 CNS 억제제와 함께 사용 피함. 임신범주: C: PB: UK; t½: 7–9h
aprepotant(Emend)	A: PO: 125mg 항암요법 첫 날 1h 전, 2–3일째 아침에 80mg	항암요법으로 인한 오심 및 구토 예방. 임신범주: B; PB: 95%; t½: 9–13h

A, adult 성인; a.c., before meal 식전; AIDS, acquired immunodeficiency syndrome; 후천성면역결핍증, b.i.d., 1일 1회; C, child 소아; CNS, contral nervous system 중추신경계; CSS, Controlled Substances Schedule 규제약물법령; CTZ, chemoreceptor trigger zone; d, day 일; EPS, extrapyramidal smptoms, 추체외로증상; h, hour 시간; IM, intramuscular 근육내; IV, intravenous 정맥내; max, maximum 최대; min, minute 분; PB, protein–binding 단백결합; PO, by mouth 경구; PR, per rectum 직장내투여; PRN, as needed 필요시; q.i.d., 1일 4회;sec,second 초; SR, sustained release 서방; t½, half time 반감기; t.i.d., 1일 3회; UK, unknown 모름; y, year 년; >, greater than 초과; <, less than 미만.

부작용 및 유해반응. 주된 문제는 어지럼, 구강건조, 동공산대에 의한 시야혼탁(blurred vision), 빈맥(항콜린성 약물사용에 의함) 및 변비 등이다. 이들 약물은 녹내장 환자에게 사용하면 안 된다.

Dopamine 길항제

이들 약물은 CTZ에서 $dopamine_2$수용체를 차단함으로써 구토를 억제한다. 이 범주에는 phenothiazine계 약물, butyrophenone계 약물 및 benzodiazepine계 약물 등을 포함한다. Dopamine 길항제의 흔한 부작용에는 dopamine 수용체 차단에 의해 발생하는 추체외로증상(extrapyramidal symptoms, EPS)과 저혈압이다. 19장에 EPS와 phenothiazine계 약물이 더욱 상세히 기술되어 있다.

Phenothiazine 항구토제

선택된 piperazine phenothiazine계 약물은 수술, 마취제, 화학요법 및 방사선치료에 의해 발생하는 오심과 구토에 사용된다. 약물의 작용은 CTZ를 억제한다. 암환자에게 사용할 때, 이들 약물은 흔히 치료 전의 밤에, 치료하는 낮과 치료 후 24시간 동안에 투여한다. 모든 phenothiazine계 약물들이 항구토제로 효과적인 것은 아니다. 구토 때문에 처방할 때 정신병 치료용량보다 항상 적은 용량을 사용해야 한다.

Chlorpromazine(Thorazine)과 prochlorperazine edisylate(Compazine)는 정신병과 구토에 모두 사용된 첫 phenothiazine이었다. Promethazine(Phenergan)은 1940년대에 항히스타민약물로 소개된 phenothiazine으로 진정작용이 있으며, 멀미, 오심 및 구토의 치료에 사용된다. Promethazine은 항구토제로 가장 많이 처방되는 약이다. 원형약물차트 38-1에 promethazine의 약리학적 정보를 제시하였다.

약동학 Promethazine은 위장관계에서 빠르게 흡수된다. 이 약은 93% 정도 단백결합을 한다. Promethazine은 간에서 대사되고, 소변과 대변으로 배출된다.

약역학 Promethazine은 작용 세포의 H_1-수용체를 차단하고 histamine 매개반응을 방해한다. 경구투여 및 IM 투여 후 작용개시시간은 20분이며, 작용시간은 4-6시간이다. IV promethazine의 작용개시는 3-5분이며, 작용시간은 경구투여와 동일하다.

원형약물차트 38-1

Promethazine HCl

약물분류 항구토제: phenothiazine 상품명: Phenergan 임신범주: C	**용량** A: PO/PR/IM/IV: 12.5–25mg q4–6h PRN C: >2y: PO/PR/IM/IV: 0.25–1mg/kg q4–6h PRN; max: 25mg/dose
금기 과민증, 협각녹내장, 심한 간질환, 장폐색, 혈액이상, 골수억제 주의: 심혈관질환, 간기능이상, 천식, 호흡기 폐색, 고혈압, 노인과 쇠약 환자	**약물-임상검사-음식 상호작용** 약물: 다른 CNS억제제, 알코올과 병용 CNS억제와 항콜린성 효과 증가; Phenytoin(Dilantion)와 병용 시 발작역치 감소. 임상검사: 거짓 임신반응검사.
약동학 흡수: PO: 장에서 잘 흡수됨 분포: PB: 93% 대사: t½: 10–14h 배출: 소변과 대변으로	**약역학** PO: 개시: 20min 최고: UK 작용시간: 4–6h IM: 개시: 20min 최고: UK 작용시간: 2–8h IV: 개시: 3–5min 최고: UK 작용시간: 4–6h PR: 개시: 20min 최고: UK 작용시간: 4–6h
치료효과/응용 멀미, 오심 및 구토 예방 작용기전: H_1수용체 차단; CTZ 억제함	
부작용 졸림, 혼돈, 식욕부진, 구강 및 안건조, 시야혼탁, 광과민, 고혈압, 저혈압, 일시적 백혈구결핍증, 소변정체	**유해반응** 추체외로증후군 생명위협: 무과립구증, 호흡억제

A, adult 성인; C, child 소아; CNS, central nervous system 중추신경계; CTZ, chemoreceptor trigger zone 화학수용체 발통대; GI, gastrointestinal 위장관; h, hour 시간; IM, intramuscular 근육내; IV, intravenous 정맥내; min minute 분; PB, protein-binding 단백결합; PO, by mouth 경구; PR, per rectum 직장내; PRN, as needed 필요시; t½, half time 반감기; UK, unknown 모름; y, year 년.

약물과 임상검사 상호작용. Promethazine을 알코올, 마약성 진통제, 진정수면제 및 전신마취제와 같이 사용할 경우 중추신경계 억제는 증가한다. Promethazine을 항히스타민제, atropine과 같은 항콜린성 약물 및 다른 phenothiazine계 약물 등과 같이 사용할 경우 항콜린성 작용이 증가한다. Promethazine은 소변임신검사를 방해하여 오류를 발생시킨다.

부작용 및 유해반응. Phenothiazine계 약물은 항히스타민과 항콜린성 작용을 가지고 있다. Phenothiazine계 항구토제의 부작용에는 중등도의 진정작용, 저혈압, EPS, CNS 효과(안절부절, 허약, 근육긴장이상반응, 초조) 및 미약한 항콜린성 증상(구강건조, 소변저류 및 변비) 등이 있다. 정신병보다 구토치료에 낮은 용량이 사용되기 때문에 부작용 발생은 낮다. Promethazine은 항구토작용 용량에서는 EPS가 비교적 없다. 표 38-2는 phenothiazine계 약물과 다른 항구토제의 약리학적 정보를 기술하고 있다.

Butyrophenone계 약물

Haloperidol(Haldol)과 droperidol(Inapsine)은 phenothiazine계 약물처럼 CTZ의 $dopamine_2$수용체를 차단한다. 이 약물들은 수술 후 오심과 구토 치료와 독소, 화학요법 및 방사선 치료에 관련된 오심을 치료하는 데 사용된다. Haloperidol의 경우 정신병치료보다 항구토작용에는 용량이 적다. Phenothiazine처럼 haloperidol과 droperidol은 장시간 사용 시 EPS가 발생한다. 저혈압이 유발될 수 있으므로 혈압을 감시해야 한다.

Benzodiazepine계 약물

선택된 benzodiazepine계 약물은 항암화학요법에 의해 나타나는 오심과 구토에 대해 간접적으로 조절한다. Lorazepam은 선택약물이다. 이전에는 diazepam(Valium)이 선호되는 benzodiazepine계 약물이었다. Lorazepam은 glucocorticoid와 serotonin 5-HT_3수용체 길항제와 병용투여할 때 효과적으로 구토조절이 가능하며, 진정, 불안 감소 및 망각을 일으킨다.

Serotonin(5-HT_3) 수용체 길항제

Serotonin 길항제는 CTZ 내와 상부 위장관의 구심성(afferent) 미주신경말단의 serotonin 수용체(5-HT_3)를 차단함으로써 오심과 구토를 억제한다.

Serotonin 길항제[ondansetron(Zofran), granisetron(Kytril), dolasetron(Anzemet) 및 palonosetron(Aloxi)] 항암요법에 의해 발생되는 구토와 구토유발항암제에 의한 오심과 구토를 억제하는 모든 항구토제 중 가장 효과적이다. Ondansetron(첫 serotonin 길항제), granisetron과 dolasetron은 dopamine 수용체를 차단하지 않는다. 그래서 phenothiazine 항구토제처럼 EPS를 일으키지 않는다. 이들 약물은 경구와 정맥으로 투여한다. 이 약물들을 수술 전과 후에 오심과 구토를 예방하는 데 효과적이다. 흔한 부작용에는 두통, 설사, 어지럼 및 피로 등이 있다.

Glucocorticoids(Corticosteroids)

Dexamethazone(Decadron)과 methylprednisolone(SoluMedrol)은 항암화학요법과 관련된 오심과 구토에 효과적인 두 약물이다. Glucocorticoids는 정맥주사를 하고 잠시 동안 부작용이 생기며, glucocorticoids와 관련된 부작용은 미미하다. 제45장에 glucocorticoids가 설명되어 있다.

Cannabinoids

Cannabinoids는 마리화나의 주성분이며, 항암요법으로 인한 오심과 구토 치료에 사용이 허가된 것은 1985년이다. 화학치료를 받은 환자가 다른 항구토제에 듣지 않을 때나 사용할 수 없을 때 처방된다. 이 약물은 정신질환자에게 금기이다. Cannabinoids는 후천성면역결핍증(AIDS) 환자에게 식욕촉진제로 사용된다. Cannabinoid dronabinol(Marinol)이 표 38-2에 기술되어 있다.

부작용 및 유해반응

Cannabinoid 사용에 의한 부작용에는 기분변화, 이상행복감, 어지럼, 두통, 이인증(depersonalization), 악몽, 혼돈, 조화운동불능(incoordination), 건망증(memory lapse), 구강건조, 기립성 저혈압 혹은 고혈압 및 빈맥 등이 있다. 덜 흔한 증상으로는 우울증, 불안증, 조증정신병 등이 있다.

기타 항구토제

Diphenidol(Vontrol)과 trimethobenzamide(Tigan)은 엄격히 항히스타민약물, 항콜린성 약물 혹은 phenothiazine계로 작용하는 것이 아니기 때문에 기타 약물로 분류된다. 이들 약물은 CTZ로의 자극을 억제한다. Diphenidol은 전정 부위에서 오는 자극을 억제하여 어지럼(vertigo)을 예방한다.

부작용 및 유해반응

기타 항구토제의 부작용과 유해반응은 졸림과 항콜린성 증상들(구강건조, 심박수 증가, 소변저류, 변비 및 흐린시야)이다. Trimethobenzamide는 저혈압, 설사, EPS(비정상적 불수의적 운동, 자세 불안정 및 근육긴장의 이상)를 일으킨다.

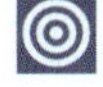

간호과정
환자-중심 협력간호

항구토제

사정

- 구토 시작, 빈도 및 양에 대한 과거력과 구토내용물을 확인한다. 만약 적절하다면 음식물(예, 해산물 음식, 마요네즈)과 같은 가능한 원인을 환자로부터 찾는다.
- 현재의 건강문제를 확인한다. 녹내장 환자는 항구토제를 피해야 한다.
- 비정상 여부와 향후 비교를 위해 활력징후를 기록한다.
- 치료 전과 동안에 소변검사를 실시한다.

간호진단

- 영양불균형: 음식물 섭취곤란과 관련된 신체요구량보다 적음
- 구토와 관련된 수분부족의 위험

계획

- 환자가 비약물학적 방법과/혹은 구토를 감소시키는 약물요법을 따른다.
- 환자의 구토원인이 치료될 것이다.
- 환자는 소량의 음식을 유지할 것이다.

간호중재

- 활력징후를 체크한다. 만약 구토가 심하면 탈수가 일어나고, 쇼

크와 같은 증상이 발생한다.

- 활동저하 혹은 활동과다에 있어서 장음을 모니터링한다.
- 구토 후 환자의 구강관리를 제공한다. 환자로 하여금 구강위생을 격려한다.

환자교육

일반

- 필요하다면 약을 밀폐된 상태, 빛 차단된 용기에 보관하도록 환자에게 설명한다.
- OTC 약물을 피하도록 환자에게 알린다.
- 항구토제를 사용할 경우 알코올을 섭취하지 않도록 한다. 알코올은 진정작용을 증가시킨다.
- 태아에게 가능한 기형유발효과 때문에 임신 첫 3개월 동안 항구토제를 피하도록 임신 여성에게 조언한다. 이들 환자에게 OTC 혹은 처방 항구토제에 대해 의학적 조언을 얻도록 격려한다.

부작용

- 인두염(sore throat), 발열 및 구강궤양(mouth sores) 발생 시 의료인에 알리고, CBC 검사를 위해 채혈한다.
- 항구토제는 졸림이 흔히 발생되므로 환자에게 운전이나 위험한 활동을 하지 않도록 교육한다. 졸림이 문제가 되면 약용량을 줄여야 한다.
- 간기능에 문제가 있는 사람이라면 phenothiazine계 약물투여 전에 의학적 조언을 얻도록 주의를 준다. 어지럼이 생기면 보고하라고 지시한다.
- 청량음료, 약한 차, 크렉커 및 마른 토스트와 같은 오심과 구토를 줄이는 비약물학적 방법을 환자에게 설명한다.

평가

- 구토가 없는 것을 인지하고 비약물학적 방법과 항구토제의 효과를 평가한다. 약물에 의한 부작용을 확인한다.

Metoclopramide

Metoclopramide(Reglan)는 CTZ 안의 dopamine 수용체를 차단함으로써 구토를 억제한다. 이 약물은 수술 후 구토, 항암화학요법 및 방사선요법의 치료에 이용된다. 고용량은 진정과 설사를 유발한다. 이 약물은 어른보다 어린이에게서 EPS가 더 잘 발생한다. Metoclopramide는 장폐색, 출혈 혹은 천공 환자에게는 금기이다.

표 38-2는 다른 처방 항구토제와 함께 기타 항구토제를 제시하고 있다.

구토제

구토제(emetics)는 구토유발에 사용되는 약물이다. 한 개인이 어떤 독성물질을 섭취했을 때 흡수되기 전에 물질을 분출시키기 위해 구토제가 이용된다. 약물을 사용하지 않고 구토를 유발하는 많은 방법들이 있는데, 인두 뒷부분에 손가락을 넣는 방법 등이다.

만약 원인물질이 암모니아, 염소표백제(chlorine bleach), 염료, 화장실세척제 혹은 배터리액(battery acid) 등이라면 구토를 유발하지 말아야 한다. 이들 물질을 역류시켰을 때 식도에 추가 손상을 가져온다. 기도로 내용물을 흡입하지 않기 위해 석유증류액을 삼킨 경우에도 구토를 하지 말아야 한다. 이들 물질에는 가솔린, 등유, 페인트 신나 및 라이터액 등이 있다. 활성화된 charcoal은 구토가 있을 때 금기이다.

Ipecac

이 약물의 투여는 많이 감소하였으나 여전히 쓰이고 있다. 미국임상독성학회와 유럽의 독성센터연합과 임상독성학자 협회는 2004년도에 독극물을 섭취한 사람을 치료하기 위해 ipecac 시럽을 일반적으로 투여하지 말아야 한다는 가이드라인을 제시하였다. 2004년 이후에 새로운 가이드라인은 나오지 않았다. 이 약물은 환자의 의식이 명확할 때 및 독성물질을 섭취한 후 60분 이내에 사용하는 것이 적절하다.

환자가 ipecac을 구입할 때 시럽을 구입하고 액체추출물을 구입하지 않도록 한다. 그 이유는 매우 강한 약물이고 치명적이기 때문이다. 가정에서 ipecac을 보관할 때 어린이의 손이 닫지 않아야 한다. 이 시럽은 연수의 CTZ를 자극하여 구토를 유발하고 위장점막에 직접 작용한다. Ipecac은 물과 함께 섭취해야 한다. Ipecac 시럽을 섭취한 후 구토가 발생하는 시간은 15–30분이다. 구토가 유발되지 않을 때는 환자에게 활성 charcoal 혹은 위세척 등과 같이 처치가 필요하다(표 38–3 참조). 식욕이상항진증(bullimia)과 거식증(anorexia nervosa) 환자들은 자주 이 약물을 남용하는 경우가 있는데, 이 경우에 심근병증, 심실세동(ventricular fibrillation) 및 사망을 일으킨다.

표 38-3 항구토제 처방		
일반명(상품명)	투여경로 및 용량	응용 및 고려사항
구토제		
ipecac syrup(OTC 약물)	A: PO: 15–30mL, 이후 8–16oz 물 섭취 C; 1–12y: PO: 15mL 이후 8–16oz 물 섭취 C: 6–11 mo: PO: 5–10mL, 4–8oz 물 섭취	독성분 섭취 후 구토 유발. 의식이 명료한 개인에게 독성분 섭취 60분 내에 투여. 임신범주: C; PBNA; t½: 2h
흡착제		
charcoal(CharcoAid, Charco-Caps)	독성분 섭취 시 CharcoAid 사용: A: PO: 6–8oz 물에 30–100 g C: PO: 6–8oz 물에 1–2g/kg C: <1y: PO: 1g/kg	독성분/독소의 흡수를 촉진. 전신흡수가 되지 않음. 임신범주: C; PB: NA; t½: NA

A, adult 성인; C, child 소아; d, day 일; NA, not applicable 해당 사항 없음; OTC, over-the-counter 비전문의약품; PB, protein-binding 단백결합; PO, by mouth 경구; t½, half time 반감기; y, year 년; <, less than 미만.

설사

설사(**diarrhea**, 흔한 수성 대변, liquid stool)는 장질환의 증상이다. 원인에는 (1) 음식(매운, 썩은 상태), (2) 대변막힘(fecal impaction), (3) 박테리아 혹은 바이러스, (4) 독성물질, (5) 약물반응, (6) 완화제 남용, (7) 흡수장애증후군, (8) 스트레스와 불안, (9) 장관암, (10) 궤양성 대장염이나 Crohn 병과 같은 염증성 장질환 등이 포함된다. 설사는 경증에서 중증까지 다양하다. 지사제는 2일 이상 사용하지 않으며, 열이 있는 경우는 사용하지 않는다.

장관의 수분에는 물, 나트륨, 칼륨 및 bicarbonate가 풍부하기 때문에 설사는 경하거나 심한 탈수와 전해질불균형을 일으킨다. Bicarbonate의 소실은 대사산증을 유발하여 위험하다. 설사하는 환자는 우유제품을 피하고 지방성분이 많은 음식도 피해야 한다. 설사는 매우 신속히 진행되며, 어린 환자와 고령자에게 생명을 위협할 수도 있는데, 이들은 수분과 전해질소실에 대한 보상능력이 떨어져 있기 때문이다.

비약물학적 방법

설사의 원인은 규명되어야 한다. 비약물학적 치료가 우선 권장되며, 이후 설사의 원인을 확인해야 한다. 여기에는 맑은 액체와 경구용 용액(게토레이, Pedialyte 혹은 Rehydrate) 및 IV 전해질용액 등의 사용이 포함된다. 지사제는 비약물학적 치료와 자주 병용된다.

여행자 설사

여행자 설사(*traveler's diarrhea*)는 **급성 설사**(**acute diarrhea**)로 불리며, 주로 *E. coli*에 의해 발생한다. 대체적으로 2일 미만 정도 지속된다. 그러나 심한 경우는 fluoroquinolone 항생제가 늘 처방된다. Loperamide(Imodium)가 연동운동을 느리게 하고 배변횟수를 줄이는 데 사용되지만, 위장관계로부터 세균의 배출을 지연시킬 수 있다. 여행자 설사는 판매되는 생수를 먹거나 과일을 씻고 요리된 채소를 먹음으로써 감소시킬 수 있다. 고기는 완전히 익혀서 요리를 해야 한다.

지사제

설사를 치료하고 증가된 장운동(증가된 연동운동)을 줄이기 위한 여러 가지 **지사제**들이 있다. 설사의 원인이 되는 요소들이 잘 교정될 필요가 있다. 지사제에는 (1) 아편 및 아편 관련 약물, (2) somatostatin 유사체, (3) 흡착제, (4) 기타 지사제 등이 있다.

아편 및 아편 관련 약물

아편(**opiates**)은 장운동을 줄여서 연동운동을 감소시킨다. 변비는 아편약물의 흔한 부작용이다. Codeine은 그 한 예이다. 아편은 다른 지사제와 자주 병용된다. 아편지사제는 알코올, 진정제 혹은 신경안정제와 같이 투여될 때 중추신경억제를 유발한다. 아편의 작용기간은 약 2시간이다.

Atropine과 diphenoxylate는 codeine과 같은 다른 아편약물보다 약물의존가능성이 낮다. Difenoxin(Motofen)은 diphenoxylate의 활성 대사물이지만 약효가 더욱 강하다. 이들 두 약물은 복통, 장운동 및 과다분비를 줄일 목적으로 atropine과 병용된다. Atropine과 diphenoxylate는 여행자 설사에 자주 처방되고, atropine과 difenoxin은 비특이적 및 만성 설사

치료에 처방된다. 이들 약물의 장기간 사용은 신체의존성을 유발한다. Diphenoxylate 지사제 제품은 거의 50%가 atropine 이어서 약물남용을 줄일 수 있다. 원형약물차트 38-2는 atropine과 diphenoxylate(Lomotil)의 약리학적 정보를 보여 주고 있다.

Loperamide(Imodium)는 구조적으로 diphenoxylate와 관련이 있으나 diphenoxylate와 difenoxin보다는 CNS 억제작용이 덜하다. 이 약물은 일반약으로 구입이 가능하고 설사, 대변량, 장의 액체, 전해질소실을 감소시킨다.

심각한 간기능장애를 가진 환자는 diphenoxylate, difenoxin이 포함된 약물을 사용하지 않는다. 어린이와 노인이 diphenoxylate를 섭취하는 경우에 다른 연령대보다 호흡억제가 쉽게 발생된다.

약동학 Atropine과 diphenoxylate는 위장관계에서 잘 흡수된다. Diphenoxylate는 간에서 대사되고, 대부분 대사산물이 된다. 두 가지 반감기가 있는데, diphenoxylate는 3시간이며, 대사산물은 3-14시간이다. 약은 대변과 소변으로 배설된다.

약역학 Atropine과 diphenoxylate는 항콜린성 작용(atropine)을 가진 아편작용제이다. 이 약제는 위장관운동을 감소시킨다. 이 약의 작용개시는 45-60분이며, 작용시간은 3-4시간이다. 많은 부작용이 항콜린성 약물인 atropine으로부터 야기된다. 심한 녹내장이 있는 환자는 항콜린성 작용이 없는 다른 지사제를 사용해야 한다. 만약 이 약물을 알코올, 마약성 진통제 혹은 진정수면제와 함께 복용하면 CNS 억제가 일어난다.

흡착제

흡착제(absorbent)는 위장관벽을 코팅하여 설사를 유발하는 박테리아나 독성물질을 흡수한다. 흡착지사제는 kaolin 및 pectin을 포함한다. 이들 약물은 경증에서 중등도 지사제로써 일반약으로 구입이 가능하고, 다른 지사제와도 병용투여된다. Bismuth subsalicylate(Pepto-Bismo)는 흡착제로 고려되는데, 주로 박테리아 독소를 흡수한다. 이 약물은 위장관장애의 제산제로서 이용되기도 한다. Pepto-Bismo는 일반약으로, 여행자 설사에 흔히 사용된다. Colestipol과 cholestyramine(Questran)은 결장에 많은 담즙산(bile acid)으로 인해 발생하는 설사치료에 사용되는 처방약이다. 비록 이들이 FDA에 승인을 받지 않았지만 이 목적으로 효과가 있다. 표 38-4에 지사제로 흡착제의 약리학적 정보를 제시하였다.

원형약물차트 38-2

Diphenoxylate와 Atropine

약물분류 지사제 상품명: Lomotil 임신범주: C CCS V	**용량** A: PO: 2.5–5mg t.i.d./q.i.d. PRN C: 2–12y: PO: 0.3–0.4mg/kg/d, 4회 나누어 투여
금기 중독 및 거짓막 장염으로 인한 심한 설사 심한 간성 혹은 신장질환, 녹내장, 심한 전해질불균형; 어린이 <2y	**약물–임상검사–음식 상호작용** 약물: 술 항히스타민제, 아편계 약물, 진정수면제와 병용 시 CNS 억제 증가; MAOIs 고혈압위기를 증대시킴 임상검사: 혈청간효소, amylase 증가
약동학 흡수: PO: 잘 흡수됨 분포: PB: UK 대사: t½: 3–14h 배출: 대변 및 소변으로	**약역학** PO: 개시: 45–60min 최고: 2h 작용시간: 3–4h
치료효과/응용 장운동을 느리게 함으로써 설사치료 작용기전: 위장운동 억제	
부작용 졸림, 어지럼, 변비, 구강건조, 허약, 홍조, 발진, 시야혼탁, 산동, 소변정체	**유해반응** 혈관부종 생명위협: 마비성 장폐색, 독성 거대결장, 심한 알레르기성 반응

A, adult 성인; b.i.d., 1일 2회; C, child 소아; CNS, central nervous system 중추신경계; CSS, Controlled Substances Schedule 규제약물법; d, day 일; h, hour 시간; MAOIs, monoamine oxidase inhibitor 단가아민 산화제 억제제; min, minute 분; PB, protein-binding 단백결합; PO, by mouth 경구; PRN, as needed 필요시; q.i.d., 1일 4회; t½, half time 반감기; UK, unknown 모름; y, year 세; >, greater than 초과; <, less than 미만.

기타 지사제

여러 기타 지사제들이 설사 조절 목적으로 처방된다. 이 군에는 rifaximin이 포함된다. 표 38-4에 기타 다른 지사제를 제시하였다.

변비

변비(constipation)는 노인에서 흔히 호소되는 주된 문제이다. 부족한 수분섭취와 잘못된 식습관이 주된 유발요소이다. 다른 원인으로는 (1) 대변막힘, (2) 장폐쇄, (3) 만성적 완화제 사용, (4)신경계 질환, (5) 배변신호의 무시, (6) 운동부족, (7) 항콜린성 약물, 마약성 진통제 및 일부 제산제와 같은 약물들이 있다.

간호과정
환자-중심 협력간호

지사제

사정

- 설사유발요소로 가능한 바이러스성 혹은 박테리아성 감염, 복용약물 및 음식의 개인력을 조사한다. 환자가 간질환, 마약성 진통제 의존, 궤양성 대장염 혹은 녹내장이 있다면 많은 지사제들은 금기이다.
- 향후 비교와 수분과 전해질 소실여부를 결정하기 위해 기본적 활력징후를 확인한다.
- 장운동의 빈도와 일관성을 사정한다.
- 장음을 체크한다. 활동과잉 장음은 장운동 증가를 나타낸다.
- 환자의 마약성 진통제 사용 여부를 알아낸다. 마약, 아편이나 아편 관련 지사제를 투여한다면 약물 오남용이 발생된다.

간호진단

- 변비치료제 남용과 관련된 설사
- 영양불균형: OTC 약물에 대한 오해와 관련된 신체요구량보다 작음

표 38-4 지사제: 아편 및 아편 관련 흡착제 및 기타 약물

일반명(상품명)	투여경로 및 용량	응용 및 고려사항
아편 및 아편 관련 약물		
deodorized opium tincture CSS II	A: PO: 0.6–1mL q.i.d., 물과 섞음; 최대: 6mL/d C: PO: 0.005–0.01mL/kg q3–4h; 최대: 6doses/d	급성, 비특이성 설사치료. 아편에 중독된 모체의 신생아에서 금단증상치료. 독성물질에 의한 설사에는 권장되지 않음. 알코올과 CNS 억제제를 피함. 임신범주: C; PB: UK; t½: 2–3h
difenoxin 및 atrpine(Motofen) CSS IV	A: PO: 초기: 2mg; 이후 loose stool 후에 1mg; 최대: 2일 동안,8mg/d	급성, 비특이성 및 만성 설사치료. 합성 마약성 진통제 및 atropine 병용 약물. 협각녹내장 환자에게 피함. 구강건조, 홍조 및 빈맥이 일어날 수 있음. 임신범주: C; PB: UK; t½: 12–24h
loperamide HCl(Imodium)	A: PO: Initially: 4mg; 이후 loose stool 후에 2mg; 최대: 16mg/d C: 9–11y: PO: 첫 날 2mg t.i.d., 이후 unformed stool 후 1mg/kg; 최대: 6mg/d C: 6–8y: PO: 2mg b.i.d. on day 1, 이후 unformed stool 후 0.1mg/kg; 최대: 4mg/d	설사치료: OTC 약물. CNS에 영향 주지 않음. 전신순환에 1% 미만 도달함. 임신범주: C; PB: 97%; t½: 11–24h
흡착제(adsorbents)		
bismuth subsalicylate(Pepto-Bismol, Kapectolin, Kaopectate)	A: PO: 2 tab 혹은 30mL q30–60min PRN; 최대: 8doses/d	설사, 위장장애치료. OTC 액상 및 정제. 임신범주: C; PB: UK; t½: UK
kaolin-pectin(Kaolin과 Pectin)	A: 60–120mL loose stool 후에 C: 6–12y: 30–60mL loose stool 후에	설사. 묽은변 후에 투여. OTC 약물. 임신범주: C; PB: UK; t½: UK
기타		
rifaximin(Xifaxan)	A: PO: 200mg t.i.d., 3일 동안	비침투성 *E. coli*에 의한 여행자 설사치료. 임신범주: C; PB: 67.5%; t½: 5–6h

A, adult 성인; a.c., before meal 식전; b.i.d., 1일 2회; C, child 소아; CNS, central nervous system 중추신경계; CSS, Controlled Substances Schedule 규제약물법; d, day 일; GI, gastrointestinal 위장관계; h, hour 시간; h.s., at bed time 취침시; max, maximum 최대; min, minute 분; mo, month 달; PB, protein-binding 단백결합; PO, by mouth 경구; PRN, as needed 필요시; q.i.d., 1일 4회; subQ, subcutaneous 피하; t½, half time 반감기; tab, tablet 정제; t.i.d., 1일 3회; UK, unknown 모름; wk, week 주; y, year sus; >, greater than 초과; <, less than 미만.

- 설사와 연관된 수분의 불균형

계획

- 환자는 정상적인 장운동을 가질 것이다.
- 환자의 체액은 회복될 것이다.

간호중재

- 활력징후를 기록한다. 빈맥 혹은 수축기 혈압이 10–15mmHg 감소할 때 보고한다. 호흡을 감시한다. 아편과 아편 관련 약물이 CNS 억제한다.
- 장운동 빈도와 장음을 확인한다. 만약 약복용 후 장운동이 감소하면 의료진에게 알린다.
- 지속적인 설사로 인한 탈수의 징후와 증상을 확인한다. 수분보충은 필수적이다. 장시간 설사의 경우 혈청전해질을 확인한다.
- 녹내장, 간질환 혹은 궤양성 대장염과 임산부에게는 지사제를 신중하게 투여해야 한다.
- 만약 설사가 48시간 이상 지속되거나 급성 복통이 있으면 약투여를 중단해야 한다.

환자교육

- 진정제, 신경안정제 혹은 다른 마약성 진통제를 함께 사용하지 않도록 교육한다.
- OTC 약물(알코올 성분이 있어 간에 해롭고, loratadine과 loperamide의 반복적 사용은 중요한 상호작용을 일으킨다) 사용을 피하도록 환자에게 설명한다.
- 환자에게 처방약만을 복용하도록 한다. 약물습관성이 생길 수 있다. 권장량보다 더 복용하지 않는다.
- 맑은 음료를 마시도록 격려한다.
- 설사가 멈출 때까지 튀긴 음식이나 유제품을 먹지 않도록 한다.
- 지사제 과다사용 시 변비가 올 수 있다고 환자에게 설명한다.

평가

- 약효과를 평가한다. 설사가 멈춘다.
- 아편과 아편 관련 약물의 장기간 사용에 따른 남용 가능성과 신체의존성을 감시한다.
- 활력징후 모니터링을 지속하며 비정상적 변화를 보고한다.

비약물학적 방법

비약물학적 방법에는 식이요법(고섬유식이), 물, 운동 및 일반적 배변습관 등이 포함된다. “정상” 장운동의 횟수는 주당 1–3일, 하루에 1–3번 사이 범위이다. 사람간의 정상적인 차이는 무엇인가? 간호사는 각 환자들에 대해서 정상 배변습관을 결정해야 한다. 완화제가 필요할 때 환자는 변비를 예방하기 위해 비약물학적 방법도 필요하다.

완화제

완화제(laxatives)와 **설사제(cathartics)**는 대변물질을 제거하는 데 사용한다. 완화제는 대변을 부드럽게 하고, 설사제는 부드러운 상태에서 경련통과 함께 수성 대변을 유발한다. 이 약물이 완화제 또는 설사제로 작용할지를 결정하는 것은 용량이다. 완화제와 설사제 용어는 자주 섞어서 사용하기 때문에 이 장에서는 완화제로 모두 사용한다. **하제(purgative)**는 “강한(harsh)” 설사제로, 복부경련통을 동반한 수성 대변을 일으킨다. 네 가지 형태의 완화제가 있다. (1) 삼투성(식염수), (2) 자극제(접촉 혹은 자극), (3) 부피형성, (4) 연화제(emollients).

완화제는 환자의 장이 폐쇄된 것 같은 문제가 있으면 피해야 한다. 만약 복통이 심하거나 충수돌기염(appendicitis) 증상이 있거나 궤양성 대장염 혹은 게실염(diverticulitis) 등의 증상이 있다면 피해야 된다. 대부분의 완화제는 연동운동을 촉진한다. 장기간 사용으로 인한 완화제 남용은 흔한 문제인데, 특히 노인에게 심하다. 완화제 의존은 점차 문제가 되므로 환자교육이 중요하다.

삼투성 완화제

삼투성 약제(osmotics)는 염 혹은 식염수약물, lactulose 및 glycerin 등을 포함한다. 식염수약물은 나트륨 혹은 마그네슘으로 구성되며, 소량만이 전신흡수가 된다. 전해질불균형을 피하기 위해 혈청전해질을 감시해야 한다. 고삼투성 염은 물을 결장으로 들어오게 하여 대변에 수분을 증가시켜 부피를 증가시키며, 이로 인해 연동운동을 촉진한다. 식염수설사제는 낮은 혹은 높은 용량에 의해 반형성(semiformed) 내지 수성 설사(watery diarrhea)를 유발한다. 과도한 염을 배출하기 위해서는 좋은 신장기능을 가져야 한다. 식염수설사제는 심부전(heart failure) 환자에게는 금기이다.

삼투성 완화제는 (1) 나트륨염(sodium phosphate 혹은 Phospho-Soda, sodium biphosphate), (2) 마그네슘염(magnesium hydroxide[milk of magnesia], magnesium citrate) 등을 포함하는 전해질염을 함유한다. 고용량의 염완화제는 진단과 수술 과정을 위한 준비에 대장청결(bowel preparation)에 사용된다. 대장청결에 사용되는 다른 완화제는 전해질이 함유된 polyethylene glycol(PEG)인데, GoLYTELY로 판매되고 있다. 그러나 PEG는 3시간에 걸쳐 3–4L의 많은 양의 용액을 섭취해야 한다. 입맛에 맞도록 GoLYTELY를 냉장보관하도록 환자에게 조언한다. 긍정적인 측면은 이 용액이 등장성이며, 나트륨염과 potassium chloride를 포함하는 비흡수성 삼투성 물질이며, 신장이나 심장기능저하 환자에게 사용될 수 있다는 것이다.

또 다른 식염수완화제는 lactulose로, 흡수가 안 되어 장으로 수분을 끌어당겨 대변을 부드럽게 하는 물질이다. 이 약물은 혈청 암모니아를 감소시켜 간경병증에 유용하다. Lactulose와 마찬가지로 glycerin은 대장 내에서 대변에 수분을 증가시킨다. 대변의 수분 증가로 인한 팽창(bulk)은 연동운동과 배변을 증가시킨다.

부작용 및 유해반응. 과도한 마그네슘을 배출을 위한 적절한 신장기능이 요구된다. 신장기능이상 환자는 마그네슘염을 피해야 한다. 과마그네슘혈증(hypermagnesemia)은 마그네슘염의 지속적 사용의 결과로 졸림, 쇠약, 마비, 완전 심차단(complete heart block), 저혈압, 홍조(flush) 및 호흡억제와 같은 증상을 일으킨다.

과도한 lactulose 사용에 의한 부작용에는 고창(flatulence), 설사, 경련성 복통, 오심 및 구토 등이 있다. Lactulose는 glucose와 fructose를 함유하고 있어 당뇨 환자는 이 약제를 피해야 한다.

자극성 연하제

자극성(자극, 접촉) 연하제(stimulant laxatives)는 장점막의 감각신경말단을 자극하여 연동운동을 증가시킨다. 유형에는 bisacodyl(Dulcolax), senna(Senokot) 및 caster oil(피마자유) 등이 있다. Bisacodyl은 가장 자주 사용되고, 남용 연하제이며, OTC로 구입이 가능하다. Bisacodyl과 몇몇 다른 약물들이 진단검사전에 장을 비울 목적으로 사용된다(바륨관장, barium enema). 원형약물차트 38–3에 자극성 연하제 bisacodyl의 약리학적 정보가 기술되어 있다.

피마자유는 소장에 작용하며, 수성 설사를 일으키는 강력한 완화제(설사제)이다. 이 작용은 2–6시간 안에 급히 일어나기 때문에 잠들 때 복용하면 안 된다. 피마자유는 변비를 개선하기 위해 좀처럼 사용되지 않는다. 주로 대장청결에 사용된다.

원형약물차트 38-3

Bisacodyl

약물분류 연하제: 자극제 상품명: Dulcolax 임신범주: C	**용량** A: PO: 5-15mg PRN; max: 30mg C: > 6y: PO: 5-10mg A/C: 6y: rectal supp: 10mg/d C: > 2y: 5mg
금기 과민반응, 분변매복, 장/담도폐색, 위장출혈, 충수돌기염, 복통, 오심, 구토, 직장치열	**약물–임상검사–음식 상호작용** 약물: 제산제, 히스타민$_2$차단제, 양성자펌프억제제와 같이 사용 시 효과 감소 음식: 우유
약동학 흡수: PO: 최소(5–15%) 분포: PB: UK 대사: t½: UK 배출: 담즙과 소변으로	**약역학** PO: 개시: 6–8h 최고: N/A 작용시간: N/A PR: 개시: 15-60min 최고: N/A 작용시간: N/A
치료효과/응용 장기간 변비치료; 진단검사를 위한 장준비 작용기전: 장내 평활근에 직접작용하여 연동운동 증가	
부작용 졸림, 혼돈, 식욕부진, 구강 및 안건조, 시야혼탁, 광과민, 고혈압, 저혈압, 일시적 백혈구결핍증, 소변정체	**유해반응** 의존성, 저칼륨혈증 생명위협: 강직

A, adult 성인; C, child 소아; d, day 일; h, hour 시간; max, maximum 최대; min, minute 분; PB, protein–binding 단백결합; PO, by mouth 경구; PR, per rectum 직장내투여; PRN, as needed 필요시; supp, suppository 좌약; t½, half time 반감기; y, year년; >, greater than 초과; <, less than 미만.

약동학 자극성 연하제 bisacodyl은 주로 위장관에서 미미하게 흡수된다. 이는 대변으로 배설되지만, 적은 양의 bisacodyl 흡수 때문에 일정 부분은 소변으로 배설된다.

약역학 Bisacodyl은 배변을 촉진한다. Bisacodyl은 대장을 자극하여 배변을 유발하고, 금불초(psyllium) 화합물은 대변량을 증가시키고 연동운동을 촉진한다. 경구용 bisacodyl의 작용개시시간은 6-8시간이며, 좌약(suppository)으로는 15-60분이다.

부작용 및 유해반응. 부작용에는 오심, 경련성 복통, 허약 및 phenolphthalein, senna 혹은 cascara의 배설에 의한 적갈색 소변 등이 있다.

과도하고 장시간 bisacodyl의 사용으로 액체와 전해질(특히, 칼륨과 칼슘) 불균형이 일어난다. 전신효과는 자주 일어나지 않은데, bisacodyl의 흡수가 미미하기 때문이다. 약한 경련과 설사가 bisacodyl의 부작용이다.

피마자유는 자궁수축을 유발하므로 임신 초기에는 사용하지 않는다. 자연유산이 일어난다. Senna의 장시간 사용은 신경손상을 일으켜 장의 평활근긴장이 소실될 수 있다. 표 38-5는 삼투성과 자극성 연하제의 복용량, 사용 및 고려사항들을 나열하고 있다.

부피형성 하제

부피형성 하제(bulk-forming laxative)는 천연섬유물질로,

표 38-5 완화제: 삼투성(식염수), 자극제 및 선택적 염수통로활성제

일반명(상품명)	투여경로 및 용량	응용 및 고려사항
삼투성: 식염수		
glycerin	A: Supp: 직장으로 1 supp; 15min간 정체 C: <6y: supp: 1 신생아 supp: 1 신생아 supp	변비치료. 심장, 신장 혹은 간장질환 환자 및 노인 혹은 탈수 환자의 경우 주의. 임신범주: C; PB: UK; t½: 30-45min
lactulose(Cephulac, Chronulac)	만성 변비: A: PO: 15-30mL/d, 60mL/d PRN까지 증가 가능	변비치료. 암모니아 제거를 위해 간질환에 사용됨. 바륨 촬영 후 변비에 사용가능. 흡수가 잘 안됨. 임신범주: B; PB: UK; t½: UK
magnesium citrate(Citroma)	A: PO: 150-300mL, 단일 투여 혹은 나누어 투여 C: 6-12y: PO: 100-150mL 단일 투여 혹은 나누어 투여 C: 2-5y: PO: 60-120mL 단일 투여 혹은 나누어 투여	변비치료 혹은 진단과정이나 수술 전에 관장에 사용. 임신범주: B; PB: UK; t½: UK
magnesium hydroxide(milk of magnesia)	A: PO: 15-60mL/d C: 6-11y: PO: 15-30mL/d C: 2-5y: PO: 5-15mL/D	변비치료. 아침 혹은 저녁에 한 컵의 물과 같이 복용. 자주 사용 시에는 좋은 신장기능이 필수적. 임신범주: B; PB: UK; t½: UK
magnesium oxide(Mag-Ox)	A: PO: 2-4g h.s., 8oz 물과 함께	Magnesium hydroxide와 유사함. 신부전증 환자에서 금기. 임신범주: A; PB: UK; t½: UK
sodium biphosphate(Flect Phospho-Soda)	A: PO: 15-30mL 물에 섞어서 관장: A: 60-120mL C: 30-60mL	변비치료 혹은 관장 목적으로 사용. 심부전 환자에게 금기. 임신범주: C; PB: UK; t½: UK
자극제		
bisacodyl(Dulcolax)	원형약물차트 38-3 참조.	
castor oil(Neoloid, Purge)	A: PO: 15-60mL/d C: 2-12y: 5-15mL/d	진단검사를 위한 장준비에 사용. 강력한 하제 혹은 설사약. 흔히 변비에 추천되지 않음. 임신범주: X; PB: UK; t½: UK
senna(Senokot)	A: PO: 1-2 tab 혹은 1-2tsp(granules) 물에 희석; 최대: 4 tab/d	변비치료. Granules, syrup 및 좌약 형태로 사용가능. 장시간 사용이 체액 및 전해질불균형을 일으킬 수 있음. 팽만(flatus) 및 복통 유발. 임신범주: C; PB: UK; t½: UK
선택적 염소통로활성제		
lubiprostone(Amitiza)	A: PO: 24mcg b.i.d.	성인에서 만성 원인불명의 변비치료 임신범주: C; PB: 94%; t½: 0.9-1.4h

A, adult 성인; b.i.d., 1일 2회; C, child 소아; HF, heart failure 심부전; h.s., at bed time 취침시; d, day 일; h, hour 시간; IV, intravenous 정맥내; max, maximum 최대; PB, protein-binding 단백결합; min, minute 분; PO, by mouth 경구; PRN, as needed 필요시; supp, suppository 좌약; t½, half time 반감기; tab, tablet 정제; tsp, teaspoon 찻 숟가락; UK, unknown 모름; y, year 년; >, greater than 초과; <, less than 미만.

수분흡수를 통해 크고, 부드러운 대변을 장으로 나오게 촉진하고, 대변을 팽창시키고, 연동운동을 증대시킨다. 이들 약물은 비흡수성이다. 배변은 8-24시간 내에 항상 일어난다. 그러나 대변이 부드럽게 형성되기까지는 치료시작 후 3일이 소요된다. 파우더 형태의 부피형성 하제는 향이 포함되고 당분이 없는 약물로, 물 혹은 주스 한 컵에 섞어 잘 섞은 후 즉시 마신 다음 물 한 컵을 마신다. 충분하게 물을 마시지 않으면 장내에서 약이 딱딱해져 장이 막히게 된다. 이 범주의 연하제는 연하제 의존을 일으키지 않고 게실증(diverticulosis), 과민성 대장증후군, 회장조루술(ileostomy) 및 장루(colostomy) 환자에게 사용된다.

Polycabophil(FiberCon), polyethylene glycol(MiraLax), methylcellulose(Citrucel) 및 psyllium(Metamucil)은 부피형성 하제의 예들이다. 고칼슘혈증 환자는 약물의 높은 칼슘함량 때문에 calcium polycarbophil을 피해야 한다. 원형약물차트 38-4는 부피형성 하제인 psyllium(Metamucil)의 약리학적 정보를 기술하고 있다.

약동학 부피형성 하제인 Mutamucil은 소화가 되지 않으며 흡수도 되지 않는 물질이며, 물과 섞어 점성이 있는 용액으로 사용한다. 이 약제는 흡수가 되지 않기 때문에 단백결합도 없고 반감기도 없다. Metamucil은 대변으로 배설된다.

약역학 Metamucil의 작용개시시간은 12-72시간이다. 최고의 작용시간은 1-3일이며, 작용기간은 모른다.

부작용 및 유해반응. 부피형성 하제는 전신적으로 흡수되지 않는다. 그러므로 전신효과가 없다. 만약 부피형성 하제를 과도하게 사용하면 오심, 구토, 고창(flatus) 혹은 설사가 일어난다. 만약 약을 건조한 형태로 사용하면 경련성 복통이 일어난다.

염소통로활성제

선택적 염소통로활성제(chloride channel activator)는 성인에 있어서 원인불명의 변비치료에 사용되는 완화제의 새로운 범주이다. 이 범주의 첫 약물은 Sucampo 제약회사에서 제조된 lubiprostone이다. Lubiprostone은 2006년 1월에 FDA의 승인을 받았다. 이 약은 소장에 분포하는 염소통로를 활성화시켜 장의 액체분비와 운동을 증가시킨다. Lubiprostone은 대변의 통과를 원활하게 하여 경련성 복통, 통증 및 더부룩함 등의 동반증상뿐만 아니라 변비도 완화시킨다. Lubiprostone은 물리적 위장관 폐쇄, Crohn병, 게실염 및 심한 설사 등의 과거력이 있는 사람은 금기이다. Lubiprostone의 유

원형약물차트 38-4

Psyllium

약물분류 완화제: 부피형성(bulk forming) 상품명: Metamucil 임신범주: B	**용량** A: PO: 8oz 물에 1-2tsp, 이후 1일 1-3회 8oz 물 섭취 C: >6y: PO: 8oz 물에 0.5-1tsp, 이후 1일 1-3회 4oz 물 섭취
금기 과민반응, 분변매복, 장폐색, 복통, 위장관출혈, 연하곤란, 충수돌기염	**약물-임상검사-음식 상호작용** 약물: 경구 항응고제, aspirin 및 digoxin 흡수의 감소
약동학 흡수: 흡수 안됨 분포: PB: NA 대사: t½: NA 배설: 대변으로	**약역학** PO: 개시: 12-72h 최대: 1-3d 작용시간: UK
치료효과/응용 만성 변비치료 작용기전: 장으로 물을 흡수시켜 부피형성함	
부작용 식욕부진, 오심, 구토, 복통, 복부팽만, 설사	**유해반응** 적절한 양의 물을 섭취하지 않으면 식도나 장이 막힘. 생명위협: 기관지수축, 아나필락시스

A, adult 성인; C, child 소아; d, day 일; h, hour 시간; NA, not applicable 상관 없음; PB, protein-binding 단백결합; PO, by mouth 경구; t½, half time 반감기; tab, tablet 정제; tsp, teaspoon 찻 숟가락; UK, unknown 모름; y, year 년; >, greater than 초과; ≥, greater than or equal to 이상.

해 반응에는 용량의존으로 보이는 오심, 설사, 두통, 복부팽만, 고창(flatulence) 등이 있다.

연화제

연화제(emollient)는 변비를 예방하는 데 사용되는 윤활제이고, 대변연화제이다. 이들 약은 배변 동안 힘주기(straining)를 줄인다. Mineral oil과 같은 윤활유는 대변의 수분함유를 증가시킨다. Mineral oil은 필수 지질 비타민 A, D, E 및 K를 흡수한다. 미네랄의 일부는 림프계로 흡수된다.

대변연화제(*stool softner*)는 장과 대변에서 표면장력을 낮추고, 수분축척을 촉진한다. 이 약물은 심근경색증 혹은 수술 후에 환자에게 자주 처방한다. 이들 약물은 분변매복(fecal impaction) 때문에 사용하는 다른 완화제의 투여 전에 사용한다. Senna와 같이 사용하는 docusate calcium(Surfak), docusate sodium(Colace) 및 docusate sodium(Peri-Colace) 등이 대변연화제의 예이다.

부작용 및 유해반응. 무기질 오일(mineral oil)의 부작용에는 오심, 구토, 설사 및 복부경련통(abdominal cramping) 등이 포함된다. 이 완화제는 무기질 오일을 흡입하면 지질 폐렴을 일으켜 어린이, 노인 혹은 쇠약한 환자에게 사용하지 않는다. Docusate 약물군은 미약한 경련통을 야기한다.

금기. 완화제 사용의 금기에는 위장관의 염증성 질환[충수돌기염, 궤양성 대장염, 장내의 염증으로 진단되지 않은 심한 통증(게실염, 충수돌기염)], 임신, 경련성 결장 혹은 장폐쇄 등을 포함한다. 완화제는 이들 상태가 의심되면 금기이다. 표 38-6에 완화제의 종류와 복용량, 응용, 고려사항 등을 제시하였다.

간호과정
환자-중심 협력간호

완화제: 자극제

사정
- 변비 과거력과 가능한 원인(수분 혹은 액체섭취 부족, 팽창 혹은 섬유질이 부족한 음식, 비활동), 대변빈도와 일관성 및 전반적 건강상태를 조사한다.
- 비정상 파악과 향후 비교를 위해 기초 활력징후를 기록한다.
- 신장기능을 평가한다.
- 완화제를 자주 사용하는 환자의 전해질균형을 평가한다.

간호진단
- 배변충동 무시에 의한 변비
- 이뇨제 치료와 관련된 수분부족의 위험
- 완화제 과사용(overuse)에 관련된 지식부족
- 사고를 판단하는 능력 부족과 관련된 비효과적인 건강유지

계획
- 환자는 정상적인 장배설 양상을 가질 것이다.
- 환자는 변비를 예방하기 위해 운동, 고섬유식이 및 적절한 수분섭취를 할 것이다.

간호중재
- 수분섭취와 배설을 감시한다.
- 수성 설사로 인한 수분과 전해질불균형의 징후와 증상을 보고한다. 습관적인 완화제 사용은 수분부족, 전해질소실 및 배변충동의 소실 등을 일으킨다.

환자교육

일반
- 수분섭취(만약 금기가 아니라면)를 하여 딱딱하고 마른 대변을 줄이도록 환자를 격려한다.
- 수분과 전해질불균형 및 약물의존성을 유발하는 완화제의 과사용을 피하도록 환자에게 조언한다. 연동운동을 증가시키도록 운동을 권한다.
- 정제를 씹지 말고 삼키라고 환자에게 교육한다.
- 좌약을 섭씨 30도 미만에서 보관하도록 교육한다.
- 흡수를 증가시키기 위해 물에 섞어 복용하도록 교육한다.
- 다른 약을 복용한 후 1시간 이내에는 약을 복용하지 않도록 교육한다.
- 약을 장시간 사용하지 않도록 환자에게 주의를 준다. 장이 긴장성을 잃을 수 있다.
- 활동이나 수면을 방해하지 않도록 약을 투여할 때 시간을 잘 계획하도록 한다.

부작용
- 만약 직장출혈, 오심, 구토 혹은 경련통이 있으면 약복용을 중단하라고 조언한다.

식이
- 겨, 전곡 및 과일과 같은 고섬유음식을 많이 섭취하도록 환자에게 정보를 준다.

평가
- 변비를 경감하는 비약물학적 방법의 효과를 확인한다.
- 변비를 조절하는 데 있어서 환자의 완화제 사용을 평가하고 완화제 남용을 확인한다.

표 38-6 완화제: 부피형성, 연화제 및 하제

일반명(상품명)	투여경로 및 용량	응용 및 고려사항
부피형성(Bulk Forming)		
polycarbophil(FiverCon)	A: PO: 1g 1–4회/d; 최대: 5g/d C: 6–12y: PO: 500mg/d 1–4회/d; 최대: 2 g C: 2–5y: PO: 500mg 1–2회/d; 최대: 1g/d	변비예방. 급성 비특이성 설사 혹은 과민성 대장증후군과 관련된 설사치료에 사용. 설사인 경우 물을 흡수하고 완전한 대변을 생성. 변비인 경우 정제를 씹고 물을 충분히 마신다. 임신범주: C; PB: NA; t½: NA
polyethylene glycol(MiraLax, GoLytely)	A: PO: 17g(1 Tbsp), 4–8oz 물 qd; 최대: 1 주 C: >6 달: PO: 0.5–1.5g/kg qd; 최대: 17g/d, 2 주	변비치료. 대장청결에 사용가능. 임신범주: C; PB: NA; t½: NA
methylcelluose(Citrucel)	A: PO: 5–20mL t.i.d., 8–10oz 물 C: 5–10mL b.i.d., 8oz 물	변비치료. Metamucil과 효능 유사. 최소 8oz 물과 섞고 나서 즉시 복용함. 임신범주: C; PB: NA; t½: NA
psyllium hydrophilic muchilloid(Metamucil)	원형약물차트 38–4 참조.	
연화제: 배변연화제(stool softners)		
docusate calcium; docusate sodium(Surfak, Dialose, Calace)	Docusate calcium: A: PO: 240mg/d Docusate sodium: A: PO: 50–300mg/d C: 2–12y: 50–150mg/d	변비예방. 완화제. 소장 및 대장에 작용; 거의 흡수 안됨. 처음 사용 시 작용을 나타내는 데 1–5days 소요됨. 칼슘, 칼륨 혹은 나트륨과 사용가능. 임신범주: C; PB: NA; t½: NA
docusate sodium with senna(Peri–Colace)	A: PO: 2–4 tabs/d C: PO: 1–2 tabs/d C: PO: 1 tabs/d	변비예방. 병용 약물: docusate sodium 100mg 및 casanthranol 30mg. 임신범주: C; PB: NA; t½: NA
연화제: 윤활제(Lubricant)		
mineral oil(Kondremul Plain)	A: PO: 15–45mL h.s	변비와 대변 막힘 치료. 심장질환자 및 항문 직장 수술 후의 환자에게 유용함. Vitamins A, D, E 및 K 이 소실되므로 장기간 사용 피함. 임신범주: UK; PB: NA; t½: NA
배설제/대장청결(Bowel preperation)		
polyethylene glycol–electrolyte 용액(GoLYTELY)	위장관검사 준비에 3–4h 요구됨. 공복 A: PO: 240mL q10–15min, 총 4L	위장관검사 전 대장청결. 임신범주: C; PB: NA; t½: NA

A, adult 성인; b.i.d., 1일 2회; C, child 소아; HF, heart failure 심부전; h.s., at bedtime 취침시; d, day 일; h, hour 시간; GI, gastrointestinal 위장관계의; max, maximum 최대; min, minute 분; NA, not applicable 무관함; PB, protein–binding 단백결합; PO, by mouth 경구; t½, half time 반감기; tab, tablet 정제; t.i.d., 1일 3회; UK, unknown 모름; y, year 년; >, greater than 초과.

간호과정
환자–중심 협력간호

완화제: 부피형성

사정

- 변비 과거력 및 가능한 원인(불충분한 물 혹은 액체섭취, 팽창 혹은 섬유에 있어 음식 부족, 비활동성), 배변빈도 및 일관성 및 일반적 건강상태를 파악한다.
- 비정상을 파악하고 향후 비교를 위해 기초 활력징후를 기록한다.
- 신장기능, 소변배출, BUN 및 혈청 creatinine을 조사한다.

간호진단

- 부족한 섬유식이와 관련된 변비
- 완화제의 과다사용에 의한 수분부족의 위험

계획

- 환자는 정상적인 배설양상을 가질 것이다.
- 환자는 변비를 예방하기 위해 운동, 고섬유식이, 적절한 수분을 섭취한다.

간호중재

- 수분과 섭취와 배설을 확인한다. 수성 설사로 인한 수분과 전해질불균형의 징후와 증상을 보관한다. 완화제의 습관적 사용은 수분부족과 전해질소실을 일으킨다. 
- 장음을 감시한다.
- 변비의 원인을 확인한다.
- Psyllium 먼지를 흡입하지 않는다. 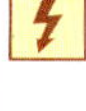

환자교육

일반

- 위장관폐색을 피하기 위해 약사용 직전에 물과 약을 섞도록 환자에게 교육한다. 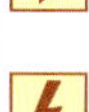
- 마른 형태로 약을 삼키지 않도록 환자에게 충고한다. 
- 수분과 전해질불균형과 약물의존성을 유발하는 완화제 과다사

용을 피하도록 환자와 상담한다. 연동운동을 증가시키기 위해 운동을 권한다.

- Psyllium 먼지를 흡입하지 않도록 환자에게 조언한다. 눈물 젖은 눈, 콧물 및 천명(wheezing)을 일으킨다.

부작용

- 오심, 구토, 복통, 직장출혈이 발생하면 투약을 중단하도록 한다.

식이

- 약을 8–10온스의 물에 섞어 즉시 마시도록 환자에게 안내한다. 적어도 한 컵의 물을 추가로 마셔야 한다. 불충분한 물은 약물을 단단하게 하고 마르고 단단한 대변 및 분변매복을 유발할 수 있다.
- 섬유소가 풍부한 음식(겨, 전곡, 채소, 과일)을 섭취하도록 환자를 격려한다.
- 단단하고 마른 대변을 줄이도록 물섭취를 증가하도록 환자에게 교육한다(최소 하루에 8온스의 물을 마셔야 함).

평가

- 변비를 완화하기 위해 비약물학적 방법의 효과를 확인한다.
- 변비를 조절하는 데 있어 환자의 완화제 사용을 평가한다.
- 완화제 남용을 평가한다.

핵심 웹사이트

활성화된 charcoal: *www.mayoclinic.com/health/drug-information/DR602267*

Promethazine: *www.nlm.nih.gov/medlineplus/druginfo/meds/a682284.html*

학습 질문

1. 변비를 호소하는 환자가 완화제를 요구한다. 변비를 일으키는 가장 흔한 원인은?
   a. 멀미
   b. 나쁜 식이습관
   c. 음식과민증
   d. 세균(*Escherichia coli*)

2. 오심이 있는 환자가 ondansetron(Zofran)을 복용하고 있다. 그녀가 간호사에게 이 약이 어떻게 작용하는지 물었다. 간호사는 이 약물의 작용을 어떻게 설명해야 하는가?
   a. 히스타민$_1$(H_1) 수용체 부위를 자극한다.
   b. CTZ에 있는 serotonin 수용체들을 차단한다.
   c. CTZ에 있는 dopamine 수용체들을 차단한다.
   d. 콜린성 억제 수용체 부위들은 자극한다.

3. 변비가 있는 환자에게 bisacodyl(Dulcolax) 좌약을 처방하였다. 간호사가 설명할 bisacodyl의 작용에 대해서 적절한 것은?
   a. 소장의 평활근에 작용해서 연동운동을 부드럽게 증가시킨다.
   b. 소장 내부로 수분을 이동시켜 대변 덩어리를 크게 만들어 연동운동을 증가시킨다.
   c. 표면장력을 낮추고 소장 내부에 수분을 증가시킨다.
   d. 대장 내부로 염분을 끌어당겨 대변 내부의 수분을 증가시켜서 덩어리를 크게 한다.

4. 멀미를 예방하려고 scopolamine(Transderm–Scop)을 사용하는 환자에게 간호사는 어떤 부작용을 설명해야 할까?
   a. 설사
   b. 구토
   c. 불면
   d. 구강건조

5. 오심 증상에 대해 metoclopramide(Reglan)를 투여할 때, 간호사는 환자가 어떤 음식을 피하도록 주의시켜야 하는가?
   a. 우유
   b. 커피
   c. 술
   d. 탄수화물 음료

6. 간호사가 환자에게 atropine이 혼합된 diphenoxylate(Lomotil)를 투여할 때, 환자에게 교육해야 할 내용은? (맞는 답을 모두 고르시오)
   a. 완화제의 남용을 피하도록 주의시킨다.
   b. 대변 보는 횟수를 기록하도록 한다.
   c. 진정제를 함께 복용하지 않도록 주의시킨다.
   d. 수분섭취를 늘이도록 격려한다.
   e. 협각녹내장 환자는 이 약을 먹지 않도록 한다.
   f. 이 약은 소장 내부로 수분을 끌어들여 작용한다고 환자에게 설명한다.

답: 1. b, 2. b, 3. a, 4. d, 5. c, 6. a, b, c, d, e

39장

소화성 궤양치료제

학습목표

- 소화성 궤양의 선행요인(predisposing factor)을 설명한다.
- 소화성 궤양인 위궤양과 십이지장궤양과 위식도역류질환과의 차이를 설명한다.
- 소화성 궤양 시 사용되는 항궤양치료제의 7가지 군의 작용을 비교한다. 신경안정제, 항콜린성 약물, 제산제, 히스타민$_2$길항제, proton pump 억제제, pepsin 억제제 및 prostaglandin 유사체.
- 항콜린성 약물, 제산제 및 히스타민$_2$길항제에 대한 환자교육을 계획한다.
- 항콜린성 약물과 전신 및 비전신제산제의 부작용을 구분한다.
- 항궤양치료제의 교육을 포함하여 간호과정을 적용한다.

소화성 궤양(peptic ulcer)은 식도, 위 혹은 십이지장에서 발생하는 궤양의 넓은 의미의 용어이다. 궤양은 발생 부위에 따라 좀 더 특징적으로 명명된다. 십이지장궤양은 위와 식도궤양보다 10배 이상 빈번하다. 위벽세포의 염산분비는 histamine, gastrin, acetylcholine에 영향을 받는다. 소화성 궤양은 염산과 pepsin의 과다분비로 발생하며, 위장관점막이 파괴한다.

위내의 위산분비는 pH 2–5 정도로 유지하도록 해야 한다. **Pepsin**은 소화효소로서 pH 2에서 활성화되며, 위산분비의 산–pepsin 복합체는 점막손상을 유발할 수 있다. 만약 위산분비의 pH가 5까지 증가하면 pepsin 활성은 줄어든다. **위점막(gastric mucosal barrier, GMB)**은 두껍고 끈적하며, 점액물질로 되어 있으며, 점막과 산성 위액 사이의 장벽을 이룬다. 위점막장벽은 위점막 표면의 완성도를 유지하고 부식물질에 대해 방어적 역할을 한다. 두 괄약근[분문부(위의 상부에 위치)와 유문부(위의 하반부에 위치)]이 식도와 십이지장으로 산의 역류를 방지한다. 그림 39–1은 소화성 궤양의 호발부위를 보여 준다.

산성 위산분비 역류로 인한 **식도궤양(esophageal ulcer)**은 분문부 괄약근의 결손 혹은 불안정성의 결과이다. **위궤양(gastric ulcer)**은 위점막장벽 파괴로 인해 자주 발생한다. **십이지장궤양(duodenal ulcer)**은 산의 과다분비가 십이지장으로 유입되어 발생하는데, (1) 위내에서 위산을 중화시키는 완충용액의 불충분, (2) 유문부 괄약근의 결손 혹은 불안정성, (3) 위의 과다운동성 때문이다. **위식도역류질환(gastroesophageal reflux disease, GERD)**은 위에서 식도로 위산물질의 역류로 인해 식도점막의 염증 혹은 미란(erosion)이다.

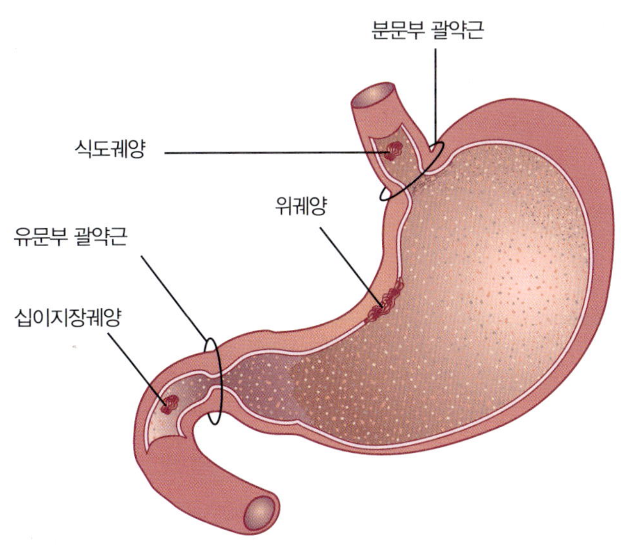

그림 39-1 소화성 궤양의 호발부위

소화성 궤양질환의 선행요인

의료인은 궤양의 가능한 원인을 규명하고 증상을 경감시키는 방법을 환자에게 교육한다. 선행요인들에는 기계적 장애, 유전적 영향, 세균, 환경적 요인 및 일부 약물 등을 포함한다. 궤양의 치료는 4-8주 소요된다. 흉터조직으로 인해 합병증을 일으킨다. 표 39-1은 소화성 궤양의 전구인자와 그의 효과를 나열하고 있다.

소화성 궤양의 고전적 증상에는 더부룩함, 통증이 있다. 소화성 궤양으로 인해 통증은 식후 30분에서 1.5시간에 나타나며, 십이지장궤양 시는 식후 2-3시간 후에 생긴다. 소량의 잦은 비자극성 음식 식사는 통증을 줄인다. 치료 시에 통증은 10일 안에 사라지고, 치료과정은 1-2개월 소요된다.

스트레스성 궤양(stress ulcer)은 심한 외상 혹은 대수술(예, 화상, 심장수술)과 같은 위기상황에 발생할 수 있다. 항궤양치료제의 예방적 사용은 스트레스성 궤양의 빈도를 줄인다.

Helicobacter pylori

*Helicobacter pylori*는 그람음성 간균으로, 소화성 궤양의 발생에 관련이 있고, 위염, 위궤양 및 십이지장궤양을 일으키는 것으로 알려져 있다. 항궤양치료 후에 소화성 궤양이 재발하고 aspirin 혹은 ibuprofen과 같은 NSAID에 의해서 궤양이 생기는 것이 아닐 때, 환자는 위점막을 감염시키는 박테리아 *H. pylroi*의 존재에 대해 검사를 받아야 한다. 과거에는 내시경과 위문부의 생검으로 *H. pylroi*을 확인하였다. 현재는 비침습적 호기검사인 Mertek UBT는 *H. pylroi*를 검출해낼 수 있다. 이 검사는 13C urea를 함유하는 액체를 마시고 용기통 안으로 숨을 내쉰다. 만약 *H. pylroi*균이 존재한다면 박테리아 urase는 요소를 가수분해하여 13CO_2를 분비하여 이를 스펙트로미터로 검출한다. 이 검사는 *H. pylroi* 검출에 90-95% 효과가 있다. 그리고 혈청학적 검사는 *H. pylroi*에 대한 항체를 확인한다.

H. pylroi 감염치료에 여러가지 프로토콜이 있으나 항박테리아제가 선택적 치료이다. 단 한 가지 항박테리아제는 *H. pylroi* 박멸에 효과가 있지 않다. 왜냐하면 세균은 즉시 그 약에 대해 저항을 나타낸다. 이 세균의 감염을 제거하는 치료에는 두 가지, 세 가지 혹은 네 가지 약물치료 프로그램이 여러 약의 조합으로 이루어지는데, 이 약들에는 amoxicillin(Amoxil), tetracycline(Achromycin V), clarithromycin(Biaxin), omeprazole(Prilosec), lansoprazole(Prevacid), metronidazole(Flagyl), bisthmus subsalicylate(Pepto-Bismol) 및 ranitidine citrate(Tritec)가 있고, 7-15일 치료기간에 주로 쓰인다. 약물의 병합치료는 환자의 약의 대한 내성에 따라 환자마다 달라진다. 흔한 치료 프로토콜은 세 가지 약물치료로서 metronidazole(혹은 amoxicillin), omeprazole(혹은 lansoprazole) 및 clarithromycin(MOC) 등을 사용한다. 약물요법은 *H. pylroi*에 의한 소화성 궤양의 약 90% 이상을 치유할 수 있다.

PPI 약물(예, omeprazole, lansoprazole) 중에서 한 개는 병용약물치료의 한 요소로서 빈번히 사용되는데, 이 약물은 위산을 만드는 데 필요한 수소-칼륨 ATPase 효소를 억제하여 산의 분비를 억제시킨다. 이들 약은 염산생산의 마지막 단계를 차단한다. 만약 세 가지 약물치료가 *H. pylroi*균의 박멸에 실패한다면 두 가지 항생제 PPI 및 bismuth 혹은 $histamine_2$ 차단제를 사용한 네 가지 약물치료가 권고된다. 치료요법을 완전히 시행한 후(6주간 표준 산억제) $histamine_2$차단제 치료가 권고된다. 표 39-2는 *H. pylroi* 치료제의 복용량, 응용, 고려사항들을 기술하고 있다.

표 39-1 소화성 궤양질환의 선행요인들

선행요인	효과
기계적 장애	산과 펩신의 과다분비. 비적절한 GMB 점액분비. GMB 저항. 손상. 위장의 과다운동. 분문부나 유문부 괄약근의 결함
유전적 영향	위장의 벽세포수 증가. 산 투과에 대한 점막의 민감성. 과다 acetylcholine 혹은 histamine에 대한 민감성. 외부자극에 의한 염산 과다분비
환경적 영향	Caffeine을 함유한 음식과 음료; 기름진 튀김, 매우 매운 음식; 술. 특히 흡연으로 인한 nicotine. 스트레스 상황.
Helicobacter pylori	그람음성세균. *H. pylori*는 위점막을 감염시켜 위염, 위궤양, 십이지장궤양을 일으킬 수 있다. 박멸하지 않으면, 소화성 궤양은 매년 자주 발병된다. *H. pylori*는 일부 환자에게 위축성 위염을 일으킨다. 혈청학과 호기검사로 *H. pylori*의 존재를 확인할 수 있다.
약물	비스테로이성 항염증약물(NSAIDs)

GMB, Gastric mucosal barrier 위점막장벽

표 39-2 Helicobacter Pylori를 치료하는 약물

일반명(상품명)	투여경로 및 용량	응용 및 고려사항
항감염약물		
metronidazole HCl(Flagyl)	A: PO: 250 q.i.d.	*H. pylori*를 포함하는 많은 세균치료. *H. pylori* 치료를 위해 다른 약물과 병용투여.
amoxicillin(Amoxil)	A: PO: 1000mg b.i.d.	*H. pylori* 치료를 위해 삼제 혹은 사제요법에 사용
clarithromycin(Biaxin)	A: PO: 500mg b.i.d.	*H. pylori* 치료를 위해 이제와 삼제요법에 사용
tetracycline(Sumycin)	A: PO: 500mg q.i.d.	*H. pylori* 치료를 위해 삼제와 사제요법에 사용
양성자펌프억제제 (PPIs)		
omerprazole(Prilosec)	A: PO: 20mg/b.i.d. 혹은 40mg/d	*H. pylori* 치료를 위해 이제 삼제와 사제요법에 사용
lansorprazole(Prevacid)	A: PO: 30mg b.i.d.	*H. pylori* 치료를 위해 이제 삼제에 사용
esomeprazole(Nexium)	A: PO: 40mg/d	*H. pylori* 치료를 위해
pattoprazole(Protonix)	A: PO: 40mg/d	*H. pylori* 치료를 위해
raberprazole(Aciphex)	A: PO: 20mg b.i.d.	*H. pylori* 치료를 위해
제산제		
bismuth subsalicylate	A: PO: 525mg q.i.d.(or 2 tabs q.i.d.)	*H. pylori* 치료를 위해 다른 약물과 병용치료 시 사용
bismuth subcitrate potassium	A: PO: 420mg(or 3 caps) q.i.d.	*H. pylori* 치료를 위해 다른 약물과 병용치료 시 사용

A, adult 성인; b.i.d., 1일 2회; d, day 일; PO, by mouth 경구; q.i.d., 1일 4회; t.i.d., 1일 3회; tab, tablet 정제.

위식도역류질환

위식도역류질환 또한 **역류성 식도염**(*reflux esophagitis*)으로 불리우며, 위산내용물이 식도로 역류됨으로써 식도점막에 염증이 일어나는 것이다. 주된 원인은 식도괄약근기능 감소 때문이다. 흡연은 이 질환과정을 촉진시킨다.

위식도역류질환의 약물치료는 소화성 궤양치료와 유사하다. 여기에는 위내용물을 중화시키고 위산분비를 억제하는 일반적인 궤양치료제가 포함된다. 치료에 쓰이는 약물에는 ranitidine과 같은 $histamine_2$차단 및 omeprazole과 같은 PPI를 포함한다. PPI는 $histamine_2$차단제보다 신속히 증상을 완화시키고 치유를 더 잘 유지한다. 만약 환자가 $histamine_2$차단제보다 PPI를 복용한다면 이 질환의 재발은 줄어든다.

위식도역류질환의 효과적인 치료는 식도점막의 치유와 환자의 증상을 완화시키나 위식도역류질환은 지속적인 관리가 필요한 만성 질환이다.

소화성 궤양과 위식도역류질환의 치료에 필요한 비약물적 방법

약물치료와 더불어 비약물적 방법은 위장관질환치료에 중요한 부분이다. 일단 위장관문제가 해결되면 환자는 질병의 재발을 피하기 위해 비약물적 방법을 지속적으로 행해야 한다. 담배와 술을 피하는 것이 위액분비 감소에 유리하다. 위식도역류질환이 있는 경우 nicotine은 하부식도괄약근을 이완시켜 위산역류를 촉진시킨다. 비만은 위식도역류질환을 증가시킨다. 체중 감소가 증상을 줄이는 데 도움이 된다. 환자는 위의 문제를 악화시킬 수 있는 뜨겁고, 맵고, 기름진 음식을 피해야 한다. Aspirin을 포함한 NSAID 같은 일부 약은 음식과 함께 복용하거나 용량을 줄여야 한다. steroid는 위궤양을 유발시킬 수 있고, 음식과 함께 복용해야 한다. 위식도역류질환의 증상을 경감시키기 위해 환자는 침대에서 머리를 높이고 자기 직전에 먹지 말고 헐렁한 옷을 입어야 한다.

항궤양약물

항궤양약물(*antiulcer agents*)에는 7가지 군이 있다. (1) 미주신경 활동을 줄이는 신경안정제, (2) 콜린성 수용체 차단에 의한 acetylcholine을 감소시키는 항콜린성 약물, (3) 위산을 중화시키는 제산제, (4) H 수용체를 차단하는 $histamine_2$ 차단제, (5) acetylcholine 혹은 histamine 분비와 관련 없이 위산분비를 억제하는 PPI, (6) pepsin 억제제 sucraltate, (7)

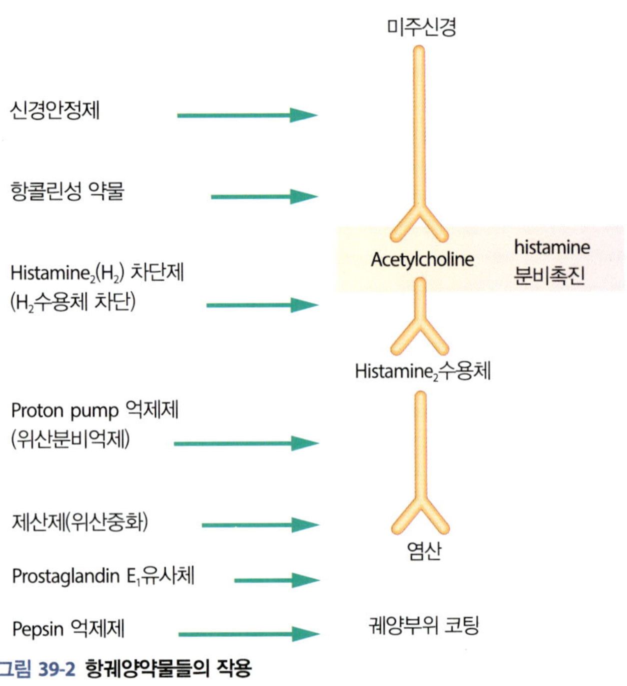

그림 39-2 항궤양약물들의 작용

prostaglandin E_1유도체 misoprostol. 현재 유해반응 가능성과 더욱 많은 효과적인 약물들로 인해 신경안정제와 항콜린성 약물은 덜 사용되고 있다. 그림 39-2는 항궤양약물들의 작용을 보여 준다.

신경안정제

신경안정제(*tranquilizer*)는 궤양의 예방과 치료에 최소한의 효과를 가진다. 그러나 이 약은 미주신경자극을 줄이고 불안을 감소시킨다. Librax의 일반약 버전은 항불안제 chlordiazepoxide(Librium)와 항콜린성 clinidium bromide(Quarzan)를 재조합한 약제인데, 궤양치료에 사용된다. 유해반응에는 부종, 보행장애, 혼돈, 추체외로증후군(ETS) 및 무과립구혈증 등이 있다.

항콜린성 약물

항콜린성 약물(*anticholinergics*)과 제산제는 오랫동안 소화성 궤양의 선택적 약물이었다. 그러나 항콜린성 약물의 사용은 1975년 histamine$_2$차단제 도입과 함께 급감하였다. 이들 약물은 위장관운동과 분비를 감소시켜 통증을 완화한다. 또한, acetylcholine을 억제하고 histamine과 염산을 차단함으로써 작용을 나타낸다. 항콜린성 약물은 위배출시간을 지연시키므로 위궤양보다 십이지장궤양에 더욱 자주 사용한다. 항콜린성 약물인 propanthelin bromine(ProBanthine)은 소화성 궤양치료에서 위액분비를 억제한다.

항콜린성 약물은 식사 중 산의 분비를 감소시켜 식사 전에 투여해야 한다. 제산제는 항콜린성 약물흡수를 지연시킬 수 있어 항콜린성 약물투여 2시간 후에 투여해야 한다. 표 39-3은 소화성 궤양치료에 쓰이는 항콜린성 약물을 일부 나타내고 있다. 항콜린성 약물은 보조치료로 사용되어야 하고, 궤양치료제로써만 사용되지는 않는다. 제11장에 항콜린성 약물에 대해 자세히 설명되어 있다.

부작용 및 유해반응

항콜린성 약물은 많은 부작용을 보이는데, 구강건조, 분비감소, 두통, 시야혼탁, 졸림, 어지럼, 허약, 가슴두근거림, 서맥, 빈맥, 소변저류 및 변비 등이 있다. 항콜린성 약물은 위장관운동을 감소시키기 때문에 위배출시간이 지연되어 위산분비를 촉진시킬 수 있고 궤양을 악화시킨다.

표 39-3 항궤양약물: 항콜린성 약물

일반명(상품명)	투여경로 및 용량	응용 및 고려사항
clidinium bromide와 chlordiazepoxide HCl	A: PO: 1–2cap t.i.d./q.i.d., a.c./h.s.	불안 및 GI 불편을 줄임. Benzodiazepine을 함유. 임신범주: D; PB: UK; t½: 5–100h
glycopyrrolate(Robinul)	A/C: >12y: PO: 1–2mg b.i.d./t.i.d.; 최대: 6mg/d IM/IV: 0.1–0.2mg t.i.d./q/i/d/	고산도(hyperacidity)에 의한 소화성 궤양 및 위장질환치료에 사용. 마취 전처치약으로 사용. Belladonna와 동일한 금기사항을 가짐. 임신범주: B; PB: UK; t½: UK
propantheline bromide (Pro-Banthine)	A: PO: 15mg t.i.d. 30min a.c. 및 30mg h.s.; 최대: 120mg/d 노인: PO: 7.5mg b.i.d./t.i.d. a.c.; 최대: 90mg/d	소화성 궤양치료; 위산분비, 과민성 장증후군, 췌장염 및 방광경련 감소. 표준 항콜린성 부작용. 임신범주: CB; PB: UK; t½: 1.6h

A, adult 성인; a.c., before meal 식전; b.i.d., 1일 2회; C, child 소아; cap, capsule 캡슐; d, day 일; GI, gastrointestinal 위장관; h, hour 시간; h.s., at bedtime 취침 시; IM, intramuscular 근육내; IV, intravenous 정맥내; max, maximum 최대; PB, protein-binding 단백결합; PO, by mouth 경구; q.i.d., 1일 4회; t½, half-life 반감기; t.i.d., three times a day, 1일 3회.

제산제

제산제(antacid)는 염산을 중화시키고 pepsin 활성을 감소시켜 궤양치유를 촉진한다. 이 약은 궤양을 코팅하지는 않는다. 두 유형의 제산제가 있다. 전신효과약물과 비전신효과약물. Sodium bicarbonate는 전신적으로 흡수되는 제산제인데, 첫 궤양치료제 중 한 가지이다. 이 약은 많은 부작용(과나트륨혈증과 수분저류를 유발하는 나트륨 과다. 과다 bicarbonate에 의한 대사성 염기증 및 반동성 산) 때문에 sodium bicarbonate는 소화성 궤양치료에 잘 사용하지 않는다. Sodium bicarbonate의 예가 Alka-Seltzer이다.

Calcium carbonate는 가장 효과적으로 산을 중화시킨다. 그러나 1/3–1/2 정도에서 약이 전신적으로 흡수되어 산의 반동을 유발한다. 고칼슘혈증과 과거에 milk-alkali 증후군으로 불린 Burnett 증후군이 과도한 calcium carbonate 사용으로 생긴다. 만약 유제품을 calcium carbonate와 함께 섭취한다면 Burnett 증후군은 더욱 심해진다. 알칼리증, 과칼슘혈증, 심한 결정뇨와 신부전증이 있는지 확인한다.

비전신성 제산제에는 aluminium(aluminium hydroxide) 및 magnesium(magnesium hydroxide, magnesium trisilicate)과 같은 alkaline염의 구성으로 되어 있다. 이들 염은 작은 정도로 전신흡수가 일으나며, 주로 aluminum의 경우이다. Magnesium hydroxide는 aluminium hydroxide보다 중화능력이 더 우수하다. Magnesium 화합물은 설사를 유발하고 aluminium과 칼슘복합물은 장시간 사용 시 변비를 유발한다. Magnesium과 aluminium염의 복합투여는 심한 설사나 변비 없이 위산을 중화시킨다. Simethicone(항가스약물)은 많은 제산제에서 발견되는데, 여기에는 Mylanta Gas, Maalox Antigas 및 Mylicon 등을 포함한다. 원형약물차트 39–1은 aluminium hydroxide의 제산제의 약리학적 정보를 보여 주고 있다.

약동학 Aluminium hydroxide는 염산 중화에 쓰인 첫 제산제 중 하나였다. Aluminium 약물은 높은 혈청(phosphate)인 농도를 낮추기 위해 자주 쓰인다. Aluminium hydroxide 단독으로는 변비를, magnesium 단독으로는 설사를 유발하기 때문에 aluminium hydroxide와 magnesium hydroxide 같은 복합약물은 이들 부작용을 감소시켜 더욱 많이 쓰인다.

단지 적은 양의 aluminium hydroxide가 위장관을 통해 흡수된다. 이 약은 기본적으로 인과 결합하고 대변으로 배출된다. 흡수된 소량은 소변으로 배설된다.

원형약물차트 39-1

Aluminum Hydroxide

약물분류 항궤양: 제산제 상품명: Amphojel 임신범주: C	**용량** 제산제 A: PO: susp: 5–15mL 1h p.c. 및 h.s. 고인산혈증(hyperphosphatemia) A: PO: 10–30mL(현탁액) t.i.d./q.i.d. 음식과 함께 복용
금기 알루미늄 약물에 과민한 경우, 저인산혈증 주의: 노인	**약물–임상검사–음식 상호작용** 약물: Tetracycline, phenothiazine, isoniazid, phenytoin, 강심제, quinidine, amphetamine의 작용을 줄임. Benzodiazephine의 효과를 증대시킴. 임상검사: 소변 pH를 올림.
약동학 흡수: PO: 소량만 흡수됨 분포: PB: UK 대사: t½: UK 배출: 대변; 소량은 소변으로	**약역학** PO: 개시: 15–30min 최고: 0.5h 작용시간: 1–3h
치료효과/응용 위산과다증, 소화성 궤양 및 역류성 식도염치료; 고인산혈증 감소 작용기전: 위장산도를 중화시킴	
부작용 식욕부진, 변비	**유해반응** 저인산혈증, 골다공증, 신장결석; 장시간 사용은 GI 폐쇄를 일으킴.

A, adult 성인; cap, capsule 캡슐; GI, gastrointestinal 위장관; h, hour 시간; h.s., at bedtime 취침 시; min, minute 분; PB, protein–binding 단백결합; PO, by mouth 경구; q.i.d., 1일 4회; susp, suspension 현탁액; t½, half–life 반감기; t.i.d., three times a day, 1일 3회; UK, unknown 모름.

약역학 aluminium hydroxide는 염산을 포함하는 위산을 중화시키고 위분비액의 pH를 증가시킨다(증가된 pH는 pepsin을 비활성화시킴). 작용개시는 명백하게 빠르나 작용시간은 다양한데, 이는 제산제를 음식과 같이 복용하는지의 여부에 의존한다. 만약 제산제를 식후에 복용한다면 작용시간은 3시간 이상이 되는데, 음식물이 위배출시간을 지연시키기 때문이다. 만약 제산제를 공복 혹은 치료과정에 조기에 투여된다면 잦은 약물복용이 필요하다.

이상적인 약물투여 간격은 식사 후 1-3시간이고, 잠잘 때이다. 공복에 제산제를 투여하는 것은 십이지장으로 통과하기 전 30-60분에 효과적이다. 씹는 정제는 삼키고 난 후 물을 마셔야 한다. 액체 제산제인 경우 역시 약이 위장으로 확실하게 도달하기 위해 물과 함께 복용가능하다(2-4온스). 그러나 4온스 이상의 물을 섭취하지 않는다. 그 이유는 물이 위배출시간을 단축시키기 때문이다.

Magnesium염을 함유하는 제산제는 높은 magnesium 혈중농도의 위험 때문에 신장기능이 저하된 환자에게는 금기이다. Magnesium은 기본적으로 신장을 통해 배출된다. 그러나 높은 magnesium 혈중농도는 신장기능부전이 없는 환자에게서는 magnesium 섭취에 있어서 문제가 되지 않는다. 장시간 aluminium hydroxide의 사용은 저인산혈증, 골다공증, 신장결석 및 골연화증을 유발할 수 있다. 만약 과인산혈증이 신기능부전 때문에 일어난다면 aluminium hydroxide는 인의 농도를 낮출 목적으로 투여될 수 있다. 신기능저하 환자에게는 aluminium염 섭취가 뇌의 aluminium 축적으로 인한 뇌병증을 야기할 수 있다. 표 39-4는 제산제 및 이들의 용량, 응용, 고려사항들을 나열하고 있다.

Histamine$_2$차단제

Histamine$_2$(H_2)차단제는(**histamine$_2$수용체 차단제**)는 위장 및 십이지장궤양치료에 널리 쓰이는 약물이다. Histamine$_2$ 차단제는 식도로 산이 역류되는 것을 막아준다(역류성 식도염). 이 약은 위의 벽세포에 있는 H_2수용체를 차단하여 위산

표 39-4 항소화성 궤양치료제: 제산제

일반명(상품명)	투여경로 및 용량	응용 및 고려사항
aluminum hydroxide(Amphojel, AlternaGEL) calcium carbonate(-Tums)	원형약물차트 39-1 참조 A: po: 0.4-2g b.i.d./t.i.d	위산과다에 의한 가슴앓이, 산성 소화불량, 식도염, 식도열공탈장을 완화시킴. 신장질환을 가진 환자의 고인산혈증에도 사용됨. OTC 약물. 용량의 1/30이 GI로부터 흡수됨. 변비가 문제가 됨. 임신범주: C; PB: 40%; t½: UK
magaldrate(Riopan)	A: PO: 5-10mL PRN 혹은 1-2 tab PRN: 최대: 100mL/d 혹은 20 tab/d	위산과다로 인한 가슴앓이, 위염, 식도염 및 소화성 궤양을 완화함. Aluminum과 magnesium hydroxide를 포함. 낮은 나트륨 함량. Simethicone은 위장내의 가스를 감소시킴. 약물은 최소한으로 흡수. 임신범주: B; PB: UK; t½: UK
calcium carbonate와 magnesium hydroxide(Rolaids, Mylanta, Tums)	A: PO: 시간과 음식 사이의 2-4 tab를 씹는다	가슴앓이, 소화불량, 복부 가스 충만 치료에 사용. 임신범주: C; PB: UK; t½: UK
magnesium hydroxide와 aluminum hydroxide(Maalox Caplet, Mylanta Ultimate Strength)	A: PO: 2-4 tab PRN: 최대: 16 tab/d 혹은 10-30mL, 1-3h p. c.와 h.s	Magaldrate와 동일. Magnesium 함량으로 인한 신장질환자에서 주의. OTC 약물. 임신범주: B; PB: UK; t½: UK
magnesium hydroxide와 aluminum hydroxide with/ simethicone(Mylanta, Maalox, Gelusil)	A: PO: 2-4tab q.i.d.:최대 :16 tab/d :or tab PRN: 최대: 24 tab/d	Magaldrate와 동일. 위장 속의 가스를 줄이는 OTC 약물인 simethicone 포함. 임신범주: B; PB: UK; t½: UK
magnesium trisilicate with/ aluminum hydroxide(Gaviscon Regular Strength)	A: PO: 2-4 tab q.i.d.: 최대: 16 tab/d	위산과다로 인한 위장장애 완화. OTC 약물. Magnesium trisilicate와 aluminum hydroxide를 함유. 임신범주: UK; PB: UK; t½: UK
sodium bicarbonate(Alka-Seltzer Heartburn Relief)	A: PO: 300mg-2g 1-4회/d	이전에는 위산과다에 사용. 전신흡수되는 단시간작용, 강력학 제산제. 산-염기 불균형이 일으킴. 임신범주: C; PB: UK; t½: UK

A, adult 성인; cap, capsule 캡슐; d, day 일; GI, gastrointestinal 위장관; h, hour 시간; h.s., at bedtime 취침 시; max, maximum 최대; OTC, over-the-counter 일반약품; PB, protein-binding 단백결합; PO, by mouth 경구; PRN, as needed 필요시; t½, half-life 반감기; tab, tablet 정제; tsp, teaspoon 찻 숟가락; UK, unknown 모름.

분비와 농도를 감소시킨다. 항히스타민제는 알레르기 질환을 치료하는 데 사용되는데, H_1에 대해 작용하며 H_2차단제와 같지 않다.

최초의 H_2차단제는 cimetidine(Tagamet)인데, 1975년에 소개되었다. Cimetidine은 짧은 반감기와 짧은 작용시간을 가지며, 4시간 동안 산분비의 약 70%를 막아준다. 좋은 신기능이 필수적인데, 그 이유가 소변을 통해 약물의 50–80%가 변하지 않고 배설되기 때문이다. 신기능저하 환자에서는 약의 용량과 투여횟수를 줄여야 한다. 제산제는 궤양치료요법의 한 부분으로서 cimetidine 투여 전과 후 1시간에 투여될 수 있다. 그러나 만약 이들 약을 동시에 투여하면 H_2차단제의 효과는 감소된다.

간호과정
환자-중심 협력간호

궤양치료제; 제산제

사정

- 유형, 기간, 심각성, 빈도를 포함한 환자의 통증을 사정한다.
- 환자의 신기능을 확인한다.
- 혈청 인과 칼슘 수준, 수분과 전해질불균형을 평가한다.
- 약물 개인력을 얻는다. 가능한 약물-약물 상호작용을 보고한다.

간호진단

- 반복적인 매운 음식과 알코올 섭취와 관련된 급성통증
- 제산제의 오용과 관련된 비효율적인 건강유지
- 잘못된 정보해석과 관련된 지식부족

계획

- 항궤양약물 사용 1–2주 후 환자의 복통이 줄어들 것이다.

간호중재

- 제산제는 다른 약의 흡수를 지연시키기 때문에 다른 경구용 약제와 제산제를 같이 쓰는 것을 피한다. 제산제를 tetracycline 등과 같이 쓰지 말아야 하는데, 그 이유는 제산제가 이들 약들을 결합하여 비활성화시키기 때문이다.
- 사용 전에 현탁액을 잘 흔든다. 그리고 물을 마신다.
- 전해질과 소변의 pH, 칼슘과 인 농도를 관찰한다.

환자교육

일반

- 통증, 기침 혹은 피섞인 구토를 보고하도록 한다.
- 약물이 위장에 잘 도달하도록 제산제 복용 후 2온스의 물을 마시도록 격려한다.
- 식사 1–3시간 후 및 잠잘 때 제산제를 복용도록 지시한다. 식사 중에 제산제를 복용하지 않도록 환자를 교육한다. 이 약은 위배출시간을 연장시킨다. 따라서 위장관 활성과 위액분비가 증가한다.
- 만약 변비 혹은 설사가 생기면 의료인에게 보고하도록 환자에게 설명한다. 제산제를 바꾸어야 한다. 자가치료는 피해야 한다.
- 제산제를 무한정 많이 복용하는 것은 금기라고 경고한다.
- 제산제를 우유와 함께 혹은 비타민 D가 많은 음식과 같이 섭취하지 않도록 경고한다.
- 다른 경구용 약제투여 1–2시간 내에 제산제의 복용을 피하도록 환자에 설명한다. 왜냐하면 제산제는 다른 약의 흡수를 방해하기 때문이다.
- 나트륨량에 대해 제산제 상표를 확인하기 위해 나트륨 제한식이를 환자에게 안내한다.
- 2주 이상 제산제를 자가처방하여 복용하기 전에 의료인에게 알리도록 한다.
- 이완요법의 사용에 대해 환자에게 알린다.

자가투여

- 환자가 올바르게 제산제를 사용하도록 교육한다. 씹는 정제는 잘 씹어야 하고 물을 마셔야 한다. 액체 제산제인 경우 환자가 제산제 복용 후 물을 2–4온스 마셔야 한다. 제산제와 물을 많이 마실 경우 위배출시간을 증가시킨다.

부작용

- 위장에 자극을 주는 음식과 음료수를 피하도록 지시한다(고지방 혹은 매운 음식, 카페인 함유 커피와 청량 음료수, 알코올)
- 환자에게 대변이 점차 희게 된다고 설명한다.

평가

- 항궤양치료의 효과와 부작용에 대해 평가한다. 환자는 통증이 사라져야 하고 치유가 반드시 진행되어야 한다.

H_2차단제인 ranitidine(Zantac), famotidine(Pepcid)와 nizatidine(Axid)은 cimetidine보다 더욱 강력하다. 위산분비 차단에 더하여 이 약물은 원인을 제거함으로써 궤양치유를 촉진한다. 이 약물들의 작용시간은 cimetidine보다 더 길며, 약물투여빈도도 적고, 부작용 및 약물 상호작용도 적다. 원형약물차트 39–2는 가장 흔히 사용되는 H_2차단제인 ranitidiner(Zantac)의 약리학적 정보를 나타내고 있다.

약동학 Ranitidine은 cimetidine보다 5-12배 강력하지만, famotidine보다 약하다. 이 약은 즉시 흡수되어 1회 용량으로 1-3시간에 최고농도에 도달한다. Ranitidine은 낮은 단백결합력을 가지고 짧은 반감기를

나타낸다. 간질환에 경우 ranitidine의 반감기는 연장된다. 흡수된 약의 50% 정도가 변하지 않고 소변으로 배출된다.

궤양완치는 70% 환자에서 4주 정도 걸리고, ranitidine 복용 환자 90%에서는 8주 정도 소요된다. Zolliger-Ellison 증후군 치료에 고용량의 ranitidine이 효과적이며, 반면에 cimetidine은 이 질환 증상조절에 비효과적이다.

약역학 Ranitidine은 H_2수용체 부위에서 히스타민을 억제한다. 이 약은 위장 및 십이지장궤양 치료에 효과적이며, 예방적으로도 사용가능하다. 이 약은 역류성 식도염 증상 완화, 주요 수술 후 발생된 스트레스성 궤양의 예방 및 위산분비의 흡수로 발생된 흡입성 폐렴방지에 유용하다.

Ranitidine은 cimetidine보다 긴 작용개시와 작용시간을 가진다. Cimetidine의 작용시간이 단지 4-5시간이므로 하루 3-4회 투여한다.

Famotidine은 cimetidine보다 50−80% 더욱 강력하고, ranitidine보다 5−8배 더욱 강력한다. 이 약물은 십이지장궤양과 Zolliger-Ellison 증후군에 대한 단기간 사용한다(4−8주).

Nizatidine(Axid)는 12시간 동안 야간 위산분비를 줄일 수 있는 H_2차단제이다. 이 약물은 famotidine과 ranitidine과 유사하며, 이들 약은 다른 약물의 대사를 억제하지 않는다. 십이지장궤양의 재발을 방지하기 위해 수면 시에 nizatidine 150mg/일 혹은 수면 시에 famotidine 20mg/일을 투여한다. Nizatidine과 famotidine 둘 다 비슷한 단백결합 시간과 반감기를 나타낸다.

표 39−5는 H_2차단제와 복용량, 응용 및 고려사항을 나열하고 있다.

부작용 및 유해반응 H_2차단제의 부작용 및 유해반응에는 두통, 어지럼, 변비, 가려움증, 피부발진, 여성형 남성유방, 성욕감퇴, 발기부전 등이 있다. Ranitidine과 famotidine은 cimetidine보다 부작용이 덜하다.

약물과 임상검사 상호작용 Cimetidine은 많은 약물은 상호작용을 한다. 간의 약물대사를 방해함으로써 이 약물은 경구용 항응고제, theophylline, caffeine, phenytoin(Dilantin), diazepam(Valium), propranolol(Inderal), phenobarbital는 칼

원형약물차트 39-2

Ranitidine

약물분류 항궤양: histamine$_2$차단제 상품명: Zantac 임신범주: B	**용량** A: PO: 150mg q12h 혹은 300mg h.s.; maint: 150mg h.s. A: IM: 50mg q6−8h A: IV: 50mg q6−8h 희석 C: PO: 2−4mg/kg/d 분할투여 q12h C: IV: 1−2mg/kg/g 분할투여 q6−8h
금기 과민반응, 심한 신장 혹은 간질환 주의: 임산부, 수유	**약물−임상검사−음식 상호작용** 약물: 제산제와 함께 사용 시 흡수가 줄어듦; ketoconazole 흡수를 감소시킴; metoprolol과 함께 사용 시 독작용 임상검사: 혈청 alkaline phosphatase를 증가시킴
약동학 흡수: PO: 소량만 흡수됨 분포: PB: UK 대사: t½: UK 배출: 대변; 소량은 소변으로	**약역학** PO: 개시: 15min 최고: 1−3h 작용시간: 8−12h IM/IV: 개시: 10−15min 최고: 15min 작용시간: 8−12h
치료효과/응용 소화성 궤양, 위식도역류, 및 스트레스성 궤양을 예방하고 치료. 작용기전: 벽세포의 histamine$_2$수용체에 histamine을 억제하여 위산분비를 억제함	
부작용 두통, 혼돈, 오심, 어지럼, 설사 혹은 변비, 우울, 발진, 시야혼탁, 근육통, 성욕 감소	**유해반응** 생명위협: 간독성, 심장부정맥, 혈액이상

A, adult 성인; C, child 소아; d, day 일; h, hour 시간; h.s., at bedtime 취침 시; IM, intramuscular 근육내투여; IV, intravenous 정맥내투여; maint, maintenance 유지; min, minute 분; PB, protein-binding 단백결합; PO, by mouth 경구; t½, half-life 반감기.

표 39-5 항궤양치료제: Histamine$_2$차단제

일반명(상품명)	투여경로 및 용량	응용 및 고려사항
cimetidine(Tagamet)	A: PO: 200mg q.i.d. 혹은 800mg h.s.; maint 300mg h.s. IV: 300mg q6–8h 50mL에 희석(15–30min 이상에 걸쳐 투여) IV: 연속적 투여: 37.5mg/h, 24시간 이상에 걸쳐; 최대: 900mg/d C: PO: 10–40mg/kg/d 나누어 투여 q6h	소화성 궤양(위장 및 십이지장) 치료. 처음 시판된 H$_2$차단제. 많은 약물 상호작용 및 부작용이 있음. 작용시간은 4–6h. 임신범주: B; PB: 20%; t½: 2h
famotidine(Pepcid)	A: PO: 20mg b.i.d.,혹은 40mg h.s.; maint: 20mg h.s. IV: 20mg b.i.d. 희석	활동성 십이지장궤양치료에 사용. 위산분비억제. Cimetidine보다 더 강한 작용. 임신범주: B; PB: 15–20%; t½: 2.5–4h
nizatidine(Axid)	A: PO: 150mg b.i.d. 혹은 300mg h.s.; maint: 150mg h.s.	Famotidine과 동일. 위식도역류성 질환에 사용. 식후 혹은 취침 시 투약. 제산제 투여 후 1시간 이내에 투약금지. 임신범주: B; PB: 35%; t½: 1–2h
ranitidine(Zantac)	원형약물차트 39–2 참조	

A, adult 성인; C, child 소아; d, day 일; h, hour 시간; h.s., at bedtime 취침 시; IV, intravenous 정맥내투여; maint, maintenance 유지; max, maximum 최대; PB, protein-binding 단백결합; PO, by mouth 경구; q.i.d., 1일 4회; t½, half-life 반감기.

슘통로차단제 등의 효과를 증대시킨다. Cimetidine BUN, 혈청 크레아티닌, 혈청 alkaline phosphatase 등을 증가시킨다. Cimetidine과 ranitidine은 제산제와 함께 쓰면 안 되는데, 그 이유는 H$_2$차단효과가 감소될 수 있기 때문이다. Ranitidine은 경구용 항응고제 효과를 증가시킨다. 표 39–5는 H$_2$차단제와 복용량, 응용 및 고려사항을 나열하고 있다.

간호과정
환자–중심 협력간호

항궤양약물; Histamine$_2$차단제

사정

- 유형, 기간, 심각성, 빈도 및 위치를 포함한 환자의 통증을 확인한다.
- 위장관불편을 평가한다.
- 정신상태를 확인한다.
- 섭취와 배설을 포함한 수분과 전해질불균형을 평가한다.
- 위내 pH(pH >5, 바람직함), BUN 및 크레아티닌을 감시한다.
- 약물 개인력을 확인한다. 가능한 약과 약의 상호작용을 확인한다.

간호진단

- 과도한 위산분비와 관련된 급성 통증

계획

- 환자의 복통은 약물치료 1–2주 후 줄어들 것이다.

간호중재

- 음식에 유도된 산분비를 줄이기 위해 식사 바로 전 혹은 수면시에 약물을 투여한다.
- 노인에서는 위산분비가 적으므로 약물용량을 줄일 필요가 있다. 대사성 산증을 예방해야 한다. 
- 20–100mL 용액에 섞어 정맥투여한다.

환자교육

일반

- 환자에게 통증, 기침, 피섞인 구토는 보고하도록 교육한다. 
- 약물효과를 감소시킬 수 있으므로 흡연을 피하도록 환자에게 교육한다.
- 효과가 나타나도록 처방한 대로 정확히 약물복용하도록 환자에게 당부한다.
- 최소 1시간간격으로 ranitidine과 제산제를 복용하도록 환자에게 설명한다. 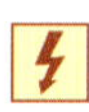
- 약물안전성이 확보될 때까지 운전을 하거나 위험한 활동에 참여하지 않도록 환자에게 주의를 준다.  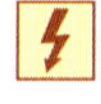 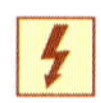
- 약물에 의한 발기부전과 여성형 남성유방은 가역적임을 환자에게 설명한다.
- 불안을 줄이기 위해 이완요법을 환자에게 교육한다.

식이

- 약물치료결과로 결핍을 피하기 위해 비타민 B$_{12}$가 풍부한 음식을 섭취하도록 환자를 교육한다.
- 카페인 함유 음료, 알코올 및 향신료(spices)와 같은 위장자극을 일으키는 음식이나 음료를 피하도록 환자에게 주의를 준다.

평가

- 약물치료효과와 부작용 혹은 유해반응의 존재에 대해 평가한다. 환자는 통증이 없고 치유가 진행되어야 한다.

Proton pump 억제제

PPI(proton pump inhibitor)는 수소/칼륨 ATPase를 억제함으로써 위산분비를 억제한다. 이 약물은 H_2차단제보다 90% 더 많이 위산분비를 억제하는 경향이 있다. 이들 약물은 위산생성의 마지막 단계를 차단한다.

Omeprazole(Prilosec)은 시판된 첫 PPI이다. 이후 lansoprazole(Prevacid), rabeprazole(Aciphex), pantoprazole(Protonix), esomeprazole(Nexium) 및 서방형의 경구용 캡슐 약물인 dexlansoprazole(Dexilant) 등이 개발되었다. 이들 약은 위산분비를 억제하는 데 효과적이고, 소화성 궤양과 위식도역류질환치료에 사용된다. Lansoprazole(Prevacid)의 경우 궤양이 1주 내에 완화된다. Rabeprazole은 위궤양보다 십이지장궤양에 더욱 효과적이나 위식도역류질환과 과다분비 질병치료에 가장 효과가 뛰어나다. Pantoprazole은 짧은 기간의 미란성 위식도역류질환치료에 처방된다. Pantoprazole 정맥투여는 과다분비질환(Zolliger-Ellison 증후군) 치료에 효과가 있다고 보고되었다. Esoprazole은 omeprazole보다 미란성 위식도역류질환치료에 매우 효과가 뛰어나다고 알려져 있다. Omeprazole은 새로운 효소가 합성될 때까지 비가역적으로 ATPase를 억제시킨다. 반면에 rabeprazole은 가역적으로 효소를 억제시킨다. Dexlanprazole은 미란성 식도염 및 비미란성 위식도역류질환 증상치료에 처방된다. 고용량의 모든 PPI는 항생제와 병용하여 궤양유발세균을 치료한다. 원형약물차트 39-3은 esoprazole의 약리학적 정보를 나열하고 있다.

PPI를 포함하는 두 복합약물은 sodium bicarbonate와 omeprazole(Zegerid) 및 naproxen과 esomemprazole이다. Zegerid는 심각한 질병환자에서 스트레스성 궤양방지에 사용된다. 또한, 이 약물은 역류성 식도염, 미란성 식도염 및 위궤양 혹은 십이지장궤양치료에 사용될 수 있다. Zegerid는 현재 일반약으로 시판되고 있다. Vimovo는 장용 NSAID를 증가하

원형약물차트 39-3

Esomeprazole

약물분류 항궤양: 양자펌프억제제 상품명: Nexium 임신범주: B	**용량** 미란성 식도염 (erosive esophagitis): A: PO: 20–40mg/d, 4–8주간, 이후 매일 20mg. GERD: A: PO: 15mg/d 4주간 C: PO: 1–11y: 1.5mg/kg/d max: 30mg/d *H. pylori*: A: PO: 40mg b.i.d. 2주간 10–14일 동안 병용 치료 십이지장궤양 A: PO: 15mg/d, 4주간
금기 과민반응, 임산부, 수유 주의: 간질환	**약물–임상검사–음식 상호작용** 약물: Theophylline 농도 줄일 수 있음; sucralfate는 lansoprazole 생체이용률을 낮춤; ampicillin, ketoconazole, digoxin의 흡수를 방해. 음식물: 음식은 최고농도를 낮춤.
약동학 흡수: PO: GI에서 신속히 흡수됨 분포: PB: 97% 대사: t½: 1.5h 배출: 대변; 기본적으로 소량; 또한 담즙과 대변으로 배출 가능	**약역학** PO: 개시: 2h 최고: 1.5–3h 작용시간: 24h
치료효과/응용 위 및 십이지장궤양, 위식도역류질환, 미란성 식도염, *H. pylori*와 Zolliger–Ellison 증후군 치료에 사용 작용기전: 위벽세포에서 hydrogen/potassium ATPase 효소를 억제하여 위산분비를 저해함	
부작용 두통, 어지럼, 시야혼탁, 피로, 갈증, 구강건조, 식욕증대, 식욕 감소, 오심, 딸꾹질, 설사, 변비, 발진	**유해반응** AST, ALT 증가

A, adult 성인; ALT, alanine aminotransferase; AST, aspartate aminotransferase; ATP, adenosine triphosphate; b.i.d., 1일 2회; C, child 소아; d, day 일; GERD, gastroesophageal reflux disease; GI, gastrointestinal 위장관; h, hour 시간; max, maximum 최대; PB, protein–binding 단백결합; PO, by mouth 경구; t½, half–life 반감기; wk, weeks 주; y, year 년.

여 즉시 유리되는 PPI이다. 이 약물은 NSAID 관련 위궤양 예방에 사용된다.

약동학 및 약역학 Esomemprazole의 작용시간은 24시간이다. 이들은 짧은 반감기와 높은 단백결합력(97%)을 가진다. PPI는 항상 식전에 투여되어야 한다. 간손상 환자에게서 주의가 필요하다. 간효소는 반드시 모니터되어야 한다. 가능한 부작용에는 두통, 어지럼, 설사, 복통, 발진 등이 포함된다. 장기간의 PPI 사용은 비록 사람이 아닌 마우스에서 증명되었지만, 암유발 위험을 증가시킬 수 있다.

표 39-6는 PPI와 복용량, 응용, 고려사항 등을 나타내고 있다.

약물 상호작용. PPI는 digoxin, 경구용 항응고제, 일부 benzodiazepine, phenytoin의 작용을 증대시키는데, 그 이유는 이들 약이 다른 약의 간대사를 방해하기 때문이다.

Pepsin 억제제(점막보호약물)

Sucralfate(Carafate)는 sulfated sucrose와 aluminium 복합체로, pepsin 억제제 혹은 점막보호약물로 분류된다. 이는 비흡수성이고 단백질과 결합하여 점도가 높은 물질을 형성하여 궤양 부위를 덮고 산과 pepsin으로부터 병소를 보호한다. 이 약은 산을 중화시키거나 산분비 감소를 시키지는 않는다.

Sucralfate의 용량은 1g이며, 식전과 잠잘 때 하루 4번 투여된다. 만약 통증을 줄이기 위해 제산제의 추가 시에는 sucralfate 투여 30분 전 혹은 30분 후에 이 약물을 투여한다. Sucralfate가 전신흡수가 되지 않기 때문에 부작용은 미미하다. 그러나 변비를 유발할 수 있다. 만약 약물을 공기차단 용기통에서 실온에 보관 시 2년 이상 안정하다. 원형약물차트 39-4는 sucralfate의 약리학적 정보를 나타내고 있다.

표 39-6 항궤양치료제: 양자펌프억제제, Pepsin 억제제 및 Prostaglandin 유사체

일반명(상품명)	투여경로 및 용량	응용 및 고려사항
양자펌프억제제(위산분비 억제제)		
esomeprazole magnesium (Nexium)	원형약물차트 39-3 참조	
lansoprazole(Prevacid)	A: PO: 15mg/d	십이지장궤양 및 위궤양, GERD 및 식도염치료에 사용. 임신범주: B; PB: 97–99%; t½: 1–1.5h
omeprazole(Prilosec)	GERD와 소화성 궤양: A: PO: 20mg/d, 4–8wk 동안 과다분비: A: PO: 초기: 60mg/d; 120mg t.i.d.까지 증량	GERD, 식도염, Zolliger–Ellison 증후군 및 *H. pylori* 치료에 사용. 잘 흡수되지 않음, 순화기에 약 35–40%만 들어감. 약과 함께 제산제 사용가능. 임신범주: C; PB: 95%; t½: 0.5–1.5h
pantoprazole(Protonix)	A: PO/IV: 20–40mg/d, 14day까지 사용.	십이지장궤양 및 위궤양 및 GERD 치료에 사용. Rabeprazole과 동일하게 작용함: 위산분비 억제. 임신범주: B; PB: 99%; t½: 3.5–10h.
rabeprazole(AcipHex)	십이지장궤양/GERD: A: PO: 20mg/d 과다분비질환: A: PO: 60mg/d, b.i.d.	십이지장궤양, GERD 및 과다분비 증후군(Zolliger–Ellison 증후군) 치료. 위벽세포에 있는 hydrogen/potassium ATPase를 억제하여 위산분비를 저해함. 임신범주: B: PB: 96–98%; t½: 1–2h
dexlansoprazole(Dexilant)	A: PO: 30–60mg/d, 8wk까지 사용	미란성 식도염 및 증상형 비미란성 GERD 치료에 사용. 음식 고려 없이 투약할 수 있음. 임신범주: B; PB: 96–98%; t½: 1–2h
Pepsin 억제제		
sucrafate(Carafate)	원형약물차트 39-4 참조	
Prostaglandin analogue		
misoprostol(Cytotec)	A: PO: 100–200mcg q.i.d. p.c.	NSAID–유발 위궤양 예방. Aspirin을 포함하여 NSAID 치료 중에 사용될 수 있음. 부작용에는 설사, 복통, 복부 가스팽만, 오심, 구토, 변비 및 월경 부정출혈 등이 포함. 짧은 작용시간. 임신범주: X; PB: 85%; t½: 20–40min

A, adult 성인; a.c., before meals 식전; ATP, adenosine triphosphate; b.i.d., 1일 2회; C, child 소아; d, day 일; GERD, gastroesophageal reflux disease; h, hour 시간; IV, intravenus 정맥내투여 p.c., after meal 식후; NSAIDs, nonsteroidal antiinflammatory drugs 비스테로이드성 항염증약물; PB, protein–binding 단백결합; PO, by mouth 경구; q.i.d., 1일 4회; t½, half–life 반감기; t.i.d., 1일 3회; UK, unknown 모름; wk, weeks 주; y, year 년; < less than 미만.

원형약물차트 39-4

Sucralfate

약물분류 항궤양약물: Pepsin 억제제 상품명: Carafate, 🍁 Apo-Sucralfate 임신범주: B	**용량** 활동성 질환: A: PO: 1g q.i.d. 1h a.c. alc h.s. Maint: A: PO: 1g b.i.d.
금기 과민반응 주의: 신부전증	**약물-임상검사-음식 상호작용** 약물: Tetracycline, phenytoin, 지질용해성 비타민, digoxin과 같이 사용 시 효과 감소시킴; ciprofloxacin, norfloxacin, 제산제 같이 사용 시 흡수를 변화시킴.
약동학 흡수: 미미함(5%) 분포: PB: UK 대사: t½: 6-20h 배출: 소변으로	**약역학** PO: 개시: 30min 최고: UK 작용시간: 5h
치료효과/응용 약(aspirin, NSAIDs)으로 인한 궤양 시 위점막손상치료; 궤양치료 작용기전: 위산과 결합 시 궤양 표면을 보호하는 막 형성	
부작용 어지럼, 두통, 오심, 복부팽만, 변비, 구강건조, 발진, 소양증, 졸림	**유해반응** 고혈당증, 저마그네슘혈증

A, adult 성인; a.c., before meal 식전; h, hour 시간; h.s., at bedtime 취침 시; maint, maintenance 유지; NSAIDs, nonsteroidal antiinflammatory drugs 비스테로이드성 항염증약물; PB, protein-binding 단백결합; PO, by mouth 경구; q.i.d., 1일 4회; t½, half-life 반감기; UK, unknown 모름; 🍁, 캐나다 약물명; <, 미만.

약동학 Sucralfate의 5% 미만 정도가 위장관에 흡수된다. 이 약은 6-20시간의 반감기를 가진다. 약의 90% 정도가 대변으로 배설된다.

약역학 Sucralfate는 궤양표면에 결합하여 치유를 촉진한다. 작용개시는 30분 내에 일어나고, 작용시간은 짧다. Sucralfate는 tetracycline, phenytoin, 지용성 비타민, 항균제는 10% 및 5% 등의 흡수를 저하시킨다. 제산제는 sucralfate의 효과를 감소시킨다.

간호과정
환자-중심 협력간호

항궤양약물: Pepsin 억제제

사정

- 유형, 기간, 심각성, 빈도를 포함한 환자의 통증을 사정한다. 궤양통증은 항상 식사 후 및 밤 동안 나타난다.
- 환자의 신장기능을 확인한다. 하루 소변량이 <600mL/d 혹은 <30mL/h이면 보고한다.
- 수분과 전해질불균형을 평가한다.
- 위장 pH(>5 바람직)를 측정한다.

간호진단

- 과도한 위산분비와 관련된 급성 통증

계획

- 항궤양약물사용 1-2 주 후에 환자의 복통이 좋아 질 것이다.

간호중재

- 공복에 약물을 투여한다.
- Sucralfate 투여 30분 전 혹은 30분 후 제산제를 투여한다. Sucralfate와 다른 처방약물 간에 1-2시간간격을 둔다. Sucralfate는 일부 약에 결합(예, tetracycline, phenytoin) 하여 다른 약의 효과를 감소시킨다.

환자교육

일반

- 지시한 대로 약물을 복용하도록 환자에게 교육한다.
- 적절한 궤양치료가 되려면 4-8주가 항상 소요된다. 만약 기분이 나아지면, 약물을 계속 복용하도록 한자에게 설명한다.
- 변비를 경감하기 위해 수분을 많이 섭취하고, 식사도 잘하고, 운동량을 늘이도록 한다.
- 이완요법을 환자에게 교육한다.
- 심하고 지속적인 변비를 감시한다.
- 지시된 대로 금연을 강조한다.

부작용

- 통증, 기침 혹은 피섞인 구토를 보고하도록 한다.

식이

- Caffeine 함유 음료나 알코올, 일부 지방과 향신료(spices) 같은 위를 자극하는 음식이나 음료를 피하도록 한다.

평가

- 항궤양약물의 효과와 부작용 여부도 평가한다. 환자는 통증이 없어야 하고, 상처치유가 진행되어야 한다.

Prostaglandin 유사체 항궤양약물

Misoprostol은 합성 prostaglandin 유사체로, 소화성 궤양 예방과 치료에 사용된다. 이 약물은 위산분비를 억제하고 위장관의 점액에 의한 보호를 증대시킨다. 이 약물은 pepsin 분비를 적절히 저하시킨다. Misoprostol은 cimetidine만큼 효과적이다. 장기간 치료로 처방된 aspirin과 indomethacin과 같은 NSAIDs에 의한 위장장애를 호소하는 환자에게 misoprostol은 도움을 준다. NSAIDs 고용량을 사용하는 환자는 NSAIDs 치료 동안 misoprostol이 자주 권장된다. Misoprosol은 임신 동안이나 가임 여성에게 금기이다.

표 39-6은 PPI, pepsin 억제제 및 prostaglnadin 유사체 등의 약리학적 정보를 나열하고 있다.

핵심 웹사이트

위염과 소화성 궤양: *www.emedicine.com/emerg/topic820.htm*

Proton pump inhibitors: *www.aafp.org/afp/20020715/273.html*

학습 질문

1. 환자가 소화성 궤양으로 진단받았는데, 간호사는 이 질환의 선행요소들이 무엇이라고 생각할 수 있는가?
   a. *Helicobacter pylori*
   b. pepsin의 과소분비
   c. HCl의 감소
   d. *Escherichia coli*
2. 학생 간호사가 sucralfate(Carafate) 투여를 준비하고 있다. 학생 간호사가 sucralfate의 작용기전을 이해한다면 어떤 말을 해야 하는가?
   a. "sucralfate는 위산을 중화합니다."
   b. "벽세포의 히스타민$_2$수용체를 차단해서 위산분비가 감소합니다."
   c. "수소/칼륨 ATP 분해효소를 차단해서 위산분비가 감소합니다."
   d. "sucralfate는 단백과 결합하여 점액 성분을 만들어서 궤양을 덮어서 보호합니다."
3. Ranitidine(Zantac)을 복용하고 있는 환자에게 간호사는 이 약에 대한 어떤 정보를 가르쳐 주어야 하는가? (맞는 답을 모두 고르시오)
   a. 약물로 인한 발기부전은 불가역적이다.
   b. 식전 30분에 약을 복용해야 한다.
   c. 제산제를 복용한다면 적어도 1시간 이상의 차이를 두고 이 약을 먹는다.
   d. 항상 magnesium hydroxide와 함께 복용해야만 한다.
   e. 이 약을 복용하는 동안에는 금연해야만 한다.
   f. 비타민 B_{12}가 많이 함유된 음식을 섭취해야 한다.
4. 환자가 소화성 궤양으로 인한 통증을 호소할 때 간호사는 왜 제산제를 투여하는가?
   a. 제산제가 장운동을 감소시킨다.
   b. 제산제가 위산분비를 감소시킨다.
   c. 제산제가 식도 하부 괄약근의 운동을 강화시킨다.
   d. 제산제가 HCl을 중화하고 pepsin의 활성도를 줄인다.
5. 환자가 gastrin 분비를 막기 위해서 famotidine(Pepcid)를 먹고 있다. 환자에게 설명해야 하는 부작용은 무엇인가? (맞는 답을 모두 고르시오)
   a. 설사
   b. 어지럼
   c. 구갈증
   d. 두통
   e. 몽롱함
   f. 성욕감퇴
6. 환자가 위식도역류염으로 esomeprazole magnesium(Nexium)을 복용하고 있는데, 간호사가 환자에게 교육해야 할 내용은?
   a. 아침식사를 매일 해야 합니다.
   b. 1주일 이내 호전이 되어야 합니다.
   c. 이 약이 위산분비를 감소시킵니다.
   d. 신기능을 확인하는 혈액검사를 해야 합니다.

답: 1. a 2. d 3. c, e, f 4. d 5. b, d, f 6. c

12부

영양과 전해질

40장 비타민 및 미네랄 대체요법
41장 체액 및 전해질 대체요법
42장 영양지원

40장

비타민 및 미네랄 대체요법

학습목표

- 비타민 약물사용의 네 가지 이유를 토론한다.
- 수용성 및 지용성 비타민의 차이를 안다.
- 각 비타민과 관련된 음식과 부족 상태를 연관시킨다.
- 철분의 필요성과 철 성분이 풍부한 음식을 설명한다.
- 철분, 구리, 아연, 크롬 및 셀레늄의 사용을 설명한다.
- 환자교육을 포함한 비타민과 미네랄 사용과 연관된 간호중재를 기술한다.

비타민과 무기질은 정상적인 신체기능을 위해 적절한 양이 필요하다. 비타민과 무기질의 남용, 특히 지용성 비타민과 철의 경우 비타민 또는 철 독성으로 이어질 수 있다.

비타민

비타민(*vitamin*)은 정상 대사기능과 조직성장 및 치유에 필요한 유기화합물이다. 신체는 매일 소량의 비타민을 필요로 하는데, 이는 식이를 통해 섭취가능한 양이다. 균형 잡힌 식단은 신체기능에 필요한 모든 비타민과 무기질을 포함한다. 급격한 신체성장, 임신 또는 수유기간, 쇠약한 질병, 흡수장애(예, 크론병)를 겪는 사람들과 부적절한 식이를 하는 사람(예, 알코올중독자, 노인성 질환자)에서는 비타민의 섭취를 늘려야 한다. 영양섭취가 부족하거나 영양실조에 걸린 아이들은 비타민 대체가 필요할 수 있다. 유행하거나 제한적인 식단을 먹는 사람들은 다양한 음식을 먹을 여유가 없거나 선택하지 않는 사람들처럼 비타민이 결핍될 수 있다.

미국에서 비타민의 판매는 수십억 달러의 사업이다. 많은 비타민과 생약이 콜레스테롤, 기억력, 폐경, 전립선과 같이 전문적인 필요에 사용가능하다. 환자는 이 약들을 구입하기 전에 건강관리제공자에게 여러 비타민과 생약의 건강 가치와 사용에 대해 논의해야 한다. 피로완화나 전반적인 건강 개선을 위해 비타민을 복용할 수 있는데, 이는 비타민 치료에 부적절한 적응증이다. 비타민보충제는 개인이 건강하고 균형 잡힌 하루 식단을 먹는다면 필요하지 않다. 그러나 환자들은 그들이 필요한 것을 확실히 얻기 위한 일종의 "보험"으로서 비타민을 복용할 수 있다.

미국국립과학원 식품영양위원회는 영양학 참고자료(Dietary Reference Intakes, DRI)를 마련하였다.

DRI의 영양권고는 다음과 같다.

1. **충분섭취량(adequate intake, AI)**: 과학적 정보가 없을 때 충분한 것으로 판단되는 양이다. AI는 건강한 상태를 유지하는 것으로 보이는 비타민 섭취 수준에 대한 자료에 기초한다.
2. **추정 평균요구량(estimated average requirement, EAR)**: 정의된 집단에서 건강한 사람들의 절반에게 충분한 섭취를 제공하는 것으로 생각되는 양이다.
3. **권장 식이허용량(recommended dietary allowance, RDA)**: 특정 연령대와 성별의 어린이와 성인의 98%가 필요하다고 생각되는 양이다. RDA는 결핍을 방지하기 위해 개발되었으며, 노인과 같은 모든 집단을 반영하지 않을 수 있다.
4. **상한 섭취량(tolerable upper intake level, UL)**: 특정 그룹의 건강한 사람에게 위험하지 않을 것으로 간주되는 최대 섭취량이다. 이는 복용하도록 권고되지 않는다.

비타민결핍은 세포 및 장기부전을 초래할 수 있는데, 이는 질병의 회복이 느려질 수 있다. 비타민보충제는 표 40-1에 기술된 비타민결핍에 필요하지만, 흔히 치료목적보다는 예방적으로 복용한다.

특정 건강상태에 대해 광고된 다량의 비타민을 복용할 수 있는데, 이러한 고용량은 독성을 나타낼 수 있다. 환자는 이러한 제품을 복용하기 전 의료 서비스 제공자와 연락해야 한다. 다량의 지용성 비타민(A, D, E, K)은 독성 효과를 나타낼 수 있다. 다량의 수용성 비타민은 소변으로 제거되어 일반적으로 독성이 없다. 신장결석과 신경손상은 각각 비타민 C와 비타민 B_6의 부작용으로 보고되고 있다. 그러나 비타민 B군이 노인들의 신진대사에 긍정적인 영향을 미칠 수 있다는 주장도 있다.

표 40-2는 지용성 및 수용성 비타민과 각각의 기능, 추천 식품공급원 및 결핍상태에 대해 나열한 것이다.

표 40-1 비타민보충제 사용의 이유

범주	결핍증
흡수장애, 설사감염 및 염증질환 (예, Crohn 병, Celiac 병)	
비타민 이용 불가	간질환(경화증, 간염) 신장질환, 일부 선천성 부족증
비타민소실 증가	염증과정에서의 발열, 갑상선기능항진증, 혈액투석, 암, 굶주림, 속성 다이어트(crash diet)
비타민요구량 증가	유아기, 임신, 쇠약하게 하는 질환(암, 알코올중독), 위장관수술, 특수 식이

표 40-2 비타민의 기능, 식품소재 제안, 선택적 결핍상태

비타민	기능	식품소재	결핍상태
A(retinol)	눈, 잇몸, 치아, 피부, 머리카락과 특정 샘을 건강하게 유지하고 발달시키는 데 필요. 지방대사에 필요.	강화된 우유, 버터, 달걀, 잎이 푸른 채소, 노란 채소와 과일. *Natural vitamin A: 동물성만 있음: 대구, 넙치, 상어, 참치	건조한 피부, 치아발달이상, 야맹증
B_1(thiamine)	당(에너지) 사용을 증진. 신경계와 심장기능증진에 필요.	빵과 시리얼, 효모, 간, 돼지고기, 생선, 우유, 렌즈콩, 당밀	감각장애, 성장지연, 피로, 식욕부진(거식증)
B_2(riboflavin)	세포에게 에너지를 전달하면서 체내 탄수화물, 단백질, 지방 사용 증가. 조직 완전성에 필요.	우유, 빵과 시리얼, 간, 살코기, 달걀, 아몬드, 맥아, 콩, 잎이 푸른 채소	몽롱한 시야, 광선공포증과 같은 시각적 결함, 구순구각염, 코에 발진, 손발의 마비
B_6(pyridoxine)	대사, 단백질합성, 적혈구 생산에 중요.	살코기, 잎이 푸른 채소, 통밀시리얼, 효모, 바나나, 연어, 콩, 씨앗, 견과류, 아보카도, 당근	신경염, 경련, 피부염, 빈혈, 림프구감소증
B_{12}(cobalamin)	핵산과 적혈구를 만드는 구성 요소. 신경계 작용을 증진.	간, 콩팥, 생선, 우유, 달걀, 닭고기, 칠면조	위장관장애, 성장지연, 빈혈
folic acid(folvite)	세포 핵에서 유전물질과 단백질합성을 도움. 장내 기능을 도움. 특정 빈혈을 방지.	잎이 푸른 채소, 노란색 과일과 채소, 효모, 내장육, 까만눈완두콩, 렌즈콩	백혈구수, 응고인자 감소, 빈혈, 장내 불편, 우울증
Pantothenic acid	체내 탄수화물, 지방, 단백질 사용 촉진. 특정 호르몬과 신경조절물질 합성에 필수.	달걀, 잎이 푸른 채소, 견과류, 간, 콩팥, 탈지우유, 씨앗, 견과류, 맥아, 연어	인간에게 없는 자연적 부족
Niacin	모든 체내 조직에 존재. 에너지 합성 과정에 필수적. 신경계 기능 도와줌.	달걀, 고기, 간, 콩, 완두콩, 풍부한 빵과 시리얼	성장지연, 펠라그라, 두통, 기억상실, 식욕부진, 불면증
Biotin	포도당에서 지방산합성과 에너지 생산. 체내 화학적 시스템에서 요구됨.	달걀, 우유, 잎이 푸른 채소, 간, 콩팥	인간에게 없는 자연적 부족
C(ascorbic acid)	조직 복구와 성장을 도움. 콜라겐 합성에 필요.	감귤류, 칸탈로프를 멜론, 토마토, 잎이 푸른 채소, 백리향, 감자, 딸기, 키위	치유지연, 출혈성 치은, 괴혈병, 감염에 취약
D(calciferol)	인과 칼슘 사용 촉진. 강한 치아와 뼈에 중요.	비타민 D-강화된 우유, 노른자, 참치, 연어, 간	소아구루병, 성인골연화증
E(알파-tocopherol)	지방산 보호. 적혈구, 근육 및 다른 조직의 합성과 기능을 도와줌.	통밀시리얼, 맥아, 식물성오일, 상추, 해바라기씨, 우유, 달걀, 고기, 아보카도, 아스파라거스	적혈구 파괴
K	혈액응고에 필수적.	잎이 푸른 채소, 간, 치즈, 노른자, 식물성오일, 토마토	응고시간증가, 출혈경향 증가

* 노란 과일과 채소에는 살구, 주황메론, 당근, 스웨덴 순무, 호박, 스쿼시 및 고구마를 포함된다.
† 잎이 있는 녹색 채소에는 양배추, 근대, 부루컬리, 케일, 시금치 및 순무와 겨자잎 등이 포함된다.

지용성 비타민

비타민은 지용성과 수용성 두 가지 범주로 나뉜다. **지용성 비타민(fat-soluble vitamin)**에는 A, D, E 및 K가 있다. 이들은 천천히 대사되고 지방조직, 간 및 근육에 상당한 양이 저장될 수 있으며, 천천히 체외로 배설된다.

비타민 A와 D는 지나치게 많은 양을 섭취할 경우 독성이 있다. 최근 연구는 비타민 D 독성은 매우 드물고 증상이 상당히 비특이적이다는 것을 보여 준다. 많은 사람들이 비타민 D 결핍인 것을 고려하면 고용량 비타민 D 치료(예, 50,000units/week)를 보는 것은 드문 일이 아니다. 역사적으로 비타민 E와 K는 비타민 A와 D에 비해 독성이 덜한 것으로 생각되었다. 비타민 E는 한때 운동과 뇌에 이로울 것으로 추정되는 "기적의" 약물로 여겨졌으나 나중에 비타민 E가 심장질환의 발병에 있어 독립적인 위험인자라는 사실이 밝혀졌다.

비타민 A, 비타민 D, 비타민 E 혹은 비타민 K가 풍부한 음식이 표 40-2에 나와 있다.

비타민 A

비타민 A는 뼈성장과 상피조직, 피부, 눈, 모발유지에 필수적이다. 비타민 A는 여드름과 같은 피부질환치료에 사용되어 왔다. 하지만 과용량은 독성을 나타낼 수 있다. 임신기간 동안 과도한 양의 비타민 A(>6000 IU)는 태아에게 기형유발효과(출생 결함)를 나타낼 수 있다. 원형약물차트 40-1은 비타민 A에 대한 약리학적 정보를 기술한 것이다. 근육주사(IM administration)는 급성 환자 또는 위장관흡수불량증후군과 같은 경구투여에 불가능한 환자에게 사용된다.

약동학 비타민 A 결핍인 경우, 결핍이 없거나 장폐색인 경우보다 비타민이 더 빨리 흡수된다. 비타민 A의 일부는 간에 저장되며, 간질환으로 인해 제한될 수 있다. 다량의 비타민 A는 과비타민A증(hypervitaminosis A)를 유발할 수 있고, 증상으로 탈모, 피부벗겨짐, 거식증, 복

원형약물차트 40-1

비타민 A

약물분류 지용성 비타민 상품명: Acon, Aquasol A, Del-VI-A 임신범주: A(X 만약 용량이 RDA를 초과하는 경우)	**용량** 심한 결핍: A 및 C >8y: PO: 100,000–500,000 international units/d×3d; 이후 50,000 international units/d×14d(심한 정도에 기반을 둠) C: 신생아에서 8y까지: IM: 5000–15,000 international units/d×10d 유지: C: 4–8y: IM: 5000–15,000 international units/d×2 mo C: <4 y 10,000 international units/d×2 mo
금기 고비타민A증, 임신(고용량)	**약물–임상검사–음식 상호작용** 약물: 미네랄 오일이 비타민 A, cholestyramine 흡수를 줄임. 임상검사: BUN, calcium, cholesterol, triglycerides를 증가시킴. 적혈구, 백혈구를 줄임. 음식: 알려진 것이 없다.
약동학 흡수: PO: 1h 분포: PB: UK 대사: t ½: 수주–수개월 배출: 소변	**약역학** PO: 개시: 1–2h 최고: 4–5h 작용시간: UK
치료효과/응용 비타민 A 결핍치료에 사용(담관 혹은 췌장질환, 대장염, 경화증, 셀리악병, 스프루),야맹증 예방, 피부질환치료, 뼈성장을 촉진함. 작용기전: 성장, 뼈 및 치아 발육, 시야, 피부 및 점막구조 유지 및 번식에 필수적임.	
부작용 두통, 피로, 졸림, 자극, 식욕부진, 구토, 설사, 건조피부, 시야변화	**유해반응** 독성이 있어야 명확하다. 백혈구결핍증, 악성 빈혈, 울혈유두, 뇌내압력 증가, 과비타민A증, 신생아에서 천문(fontanelles)의 부풀어 오름, 황달

A, adult 성인; C, child 소아; d, day 일; h, hour 시간; IM, intramuscular 근육내; PB, protein binding 단백결합; PO, by mouth 경구; RDA, recommended daily allowance 1일 권장량; t½, half life 반감기; UK, unknown 모름; y, year 년; <, less than 미만; >, greater than 초과.

통, 무기력함, 구역 및 구토가 있다.

비타민 A UL(상한 섭취량)은 일일 3000mcg(일일 3000mcg=10,000 IU)이다. 비타민 A의 과도한 사용은 보증되지 않는 한 피해야 하는데, 간, 신장, 지방에 저장되고 체외로 천천히 배출되기 때문이다. 과량의 비타민 A는 간에 2년까지 저장된다. 비타민 A 독성은 여러 장기, 특히 간에 영향을 미친다. 비타민 A 독성 발생을 예방하기 위해서는 건강한 사람을 대상으로 복용량이 7500IU를 넘으면 안 된다.

미네랄 오일, cholestyramine, 알코올, 항고지혈제(antilipemic drugs)는 비타민 A 흡수를 감소시킨다. 비타민 A는 신장과 대변을 통해 배출된다.

약역학 비타민 A는 많은 생화학적 과정에 필수적이다. 비타민 A는 야간시력에 필요한 시각색소형성에 도움이 된다. 이 비타민은 뼈성장 및 발달에 필요하고, 점막과 상피조직의 통합(integrity)을 촉진한다. 비타민 A 결핍의 초기징후는 야맹증이다. 이는 각막의 건조함 및 궤양, 실명으로 이어질 수 있다.

경구로 비타민 A를 섭취하는 경우 1-2시간 후 효력이 발생하여 4-5시간 사이에 최고점에 이른다. 지속기간은 알려져 있지 않다. 비타민 A는 간에 저장되어 있기 때문에 수일, 수주, 몇 달 동안 몸에 공급될 수 있다.

비타민 D

비타민 D는 칼슘 및 인의 대사조절에 주요한 역할을 하고, 장에서의 칼슘흡수에 필요하다. 식이를 통해 섭취한 비타민 D는 소장에서 흡수되며, 흡수에 담즙(bile salts)이 필요하다. 비타민 D에는 두 가지 성분이 있는데, 비타민 D_2, ergocalciferol(합성 강화 비타민 D)와 비타민 D_3, cholecalciferol(피부를 통해 자외선의 영향을 받은 자연적 형태의 비타민 D)이다. 처방전 없이 살 수 있는 비타민 D 보충제는 보통 비타민 D_3를 함유하고 있다. 일단 흡수되면 비타민 D는 간에서 calcifediol(25-hydroxycholecalciferol)로 전환된다. Calcifediol은 다시 신장에서 활성형의 calcitriol로 전환된다. 연구에 따르면 칼슘과 함께 비타민 D를 섭취하면 골절위험을 줄일 수 있다.

비타민 D의 활성형인 calcitriol은 부갑상선호르몬(PTH)과 calcitonin과 함께 호르몬으로 기능하고, 칼슘 및 인의 대사를 조절한다. Calcitriol과 PTH는 뼈의 칼슘과 인의 재흡수를 촉진한다. 비타민 D는 주로 담즙으로 배설되며, 소량만 소변을 통해 배출된다. 혈중칼슘농도가 낮으면 더 많은 비타민 D가 활성화된다. 혈중칼슘농도가 정상인 경우 비타민 D 활성화는 감소한다.

과도한 비타민 D 섭취(>40,000 IU)는 과비타민D증(hypervitaminosis D)과 고칼슘혈증(혈중칼슘농도 상승)을 유발할 수 있다. 거식증, 구역, 구토는 비타민 D 독성의 초기 증상이다.

비타민 E

비타민 E는 항산화 성질이 있어 세포구성요소가 산화되는 것과 적혈구용혈을 막는다. 비타민 E는 흡수에 담즙, 췌장분비, 지방에 의존적이다. 비타민 E는 모든 조직, 특히 간, 근육, 지방조직에 저장된다. 75%의 비타민 E는 담즙을 통해 배설된다.

일일 400-800 IU의 비타민 E를 섭취하는 것은 비약성 심근경색(nonfatal myocardial infarctions)을 줄인다고 보고되고 있다. 또한, 하루 200IU씩 몇 년간 복용하면 관상동맥질환(CAD)을 줄인다는 보고가 있지만, CAD를 위한 비타민 E 사용은 의문이 제기되고 있다. 그러나 여전히 많은 사람들이 항산화 효과 때문에 심장 및 동맥을 보호하고 황반변성(macular degeneration)의 예방에 도움이 된다고 말한다(즉, 자유라디칼이라는 유해한 물질을 차단함으로써 다른 구성물질의 산화를 억제한다). 많은 알츠하이머병 또는 파킨슨병 환자들은 비타민 E 보충제를 항산화 효과 때문에 복용한다.

안전: 약물오류예방

혼돈하지 말라....

- **Aquasol A** 혹은 **Aquasol E**와 치질 치료제로 보통 사용되는 항염증작용 약물인 **Anusol**

비타민 E 과량 부작용으로는 피로, 허약, 구역, 위장장애, 두통, 유방압통이 나타날 수 있다. 비타민 E는 프로트롬빈시간(PT)를 연장시킬 수 있다. Warfarin을 복용하는 환자는 PT를 주의 깊게 모니터링해야 한다. 철과 비타민 E는 동시에 복용하지 말아야 하는데, 철이 비타민 E의 흡수와 사용을 방해할 수 있기 때문이다.

Vitamin K

비타민 K는 네 가지 형태로 나타난다. 비타민 K_1(phytonadione)은 가장 활성화된 형태이다. 비타민 K_2(menaquinone)은 장내세균총에 의해 합성된 형태이며, 비타민 K_3(menadione)과 비타민 K_4(menadiol)는 합성적으로 생산된 것이다. 비타민 K_2는 상업적으로 이용할 수 없다. 비타민 K_1과 K_2는 담즙 존재하에 흡수된다. 비타민 K_3와 K_4는 흡수에 담즙이 필요하지 않다. 비타민 K가 흡수되면 주로 간과 다른 조직에 저장된다. 비타민 K의 절반은 장내세균총으로부터 생성된 것이며, 나머지는 식이를 통해 흡수된 것이다.

비타민 K는 prothrombin과 응고인자 VII, IX, X 생성에 필요하다. 경구 항응고제 과다복용의 경우 비타민 K_1(phytonadione)이 유일하게 치료로 사용가능하고, 출혈예방에 가장 효과적이다. 비타민 K_1 상용 약제로는 Mephyton과 AquaMEPHYTON이 이용가능하다. 비타민 K는 (1) 경구 항응고제 과다복용의 치료제(antidote), (2) 저프로트롬빈혈증의 비타민 K 결핍 예방 및 치료 두 가지 이유로 사용된다. 담즙 부족과 비타민 K 흡수를 방해하는 흡수불량증후군(celiac 병)으로 인해 비타민 K 결핍과 함께 자연출혈(spontaneous hemorrhage)이 나타날 수 있다. 신생아는 비타민 K 결핍 상태이고, 따라서 분만 후 즉시 phytonadione의 1회 투여가 권고된다. 이는 미국에서 흔하지만 다른 나라에서는 논란이 있다. 빌리루빈 수치를 상승시킬 수 있어 핵황달위험이 있는 고빌리루빈혈증을 유발할 수 있다. Phytonadione은 경구약물과 주사약물이 있는데, 정맥투여는 위험하고 사망을 유발할 수 있다.

수용성 비타민

수용성 비타민(water-soluble vitamin)은 비타민 B 복합체와 비타민 C이다. 이 그룹의 비타민은 극도로 과량을 섭취하지 않는 한 일반적으로 독성은 없다. 수용성 비타민들은 체내에 저장되지 않기 때문에 지속적인 보충이 필요하다. 수용성 비타민은 소변으로 쉽게 배출된다. 수용성 비타민의 단백질결합은 극소이다. 비타민 B가 풍부한 음식으로는 곡물, 시리얼, 빵 및 육류가 있다. 비타민 B군이 행복감을 촉진시키고, 에너지를 증가시키며 분노와 긴장 및 예민함을 감소시킨다는 보고가 있다. 감귤류 과일과 녹색 채소는 비타민 C가 풍부하다. 과일과 채소가 잘려 나가게 되면 많은 양의 비타민 C가 손실된다.

비타민 B 복합체

비타민 B_1(thiamine), 비타민 B_2(ribofloxacin), 비타민 B_3(nicotinic acid 또는 niacin), 비타민 B_6(pyridoxine)의 네 가지가 비타민 B 복합체이다. 이 비타민 B 복합체는 수용성이다. 임상, 특히 알코올중독자에게 흔히 투여하는 비타민이다.

Thiamine 결핍은 다발성 신경염과 beriberi에서 보이는 심장병리소견, 알코올남용과 관련된 코르사코프증후군으로 진행하는 베르니케뇌증으로 이어질 수 있다. 베르니케-코르사코프증후군은 착란, 안구진탕, 복시, 운동실조(ataxia), 최근 기억상실이 나타나는 심각한 중추신경계 장애이다. 치료하지 않으면 비가역적 뇌손상을 유발할 수 있다. 베르니케-코르사코프증후군의 치료에는 thiamine 정맥주사가 권고된다. 증상의 악화를 막기 위해 thiamine은 포도당 투여 이전에 처방해야 한다.

Riboflavin은 비늘피부염, 입꼬리찢어짐, 피부 및 혀의 염증과 같은 피부과적 질환관리를 위해 처방될 수 있다. 피부질환보다 편두통치료를 위해 처방되는 riboflavin의 용량이 더 크다.

Niacin은 펠라그라(pellagra)와 고지혈증 완화를 위해 처방되며, 고용량을 필요로 한다. 제37장에서는 콜레스테롤 수치 감소를 위한 niacin 사용에 대해 다루고 있다. 그러나 고용량은 위장통증(gastrointestinal irritation)과 혈관확장을 유발하여 홍조(flushing)를 유발할 수 있다.

Pyridoxine은 비타민 B_6 결핍 교정을 위해 투여한다. 또한, 결핵치료제인 isoniazid(INH) 유발 신경염증상 완화에 도움을 줄 수 있다. 비타민 B_6는 핵산, 적혈구형성, 헤모글로빈의 합성에 필수적인 구성요소이다. Pyridoxine은 적절한 식이 부족, 선천적 대사장애, INH에 대한 이차적인 약물유발 결핍, penicillamine, cyclosporine(또는 hydralazine) 치료에 의해 유발된 비타민 B_6 결핍 치료에 사용된다. 고식적 치료에 불응하는 신생아경련치료에도 사용된다. 비타민 B_6 결핍은 알코올중독자에서 다른 비타민 B 복합체 결핍과 함께 발생할 수 있다. 당뇨 환자 또는 알코올중독자는 매일 보충을 하면 도움이 된다. Pyridoxine은 공장에서 쉽게 흡수되어 간, 근육, 뇌에 저장된다. 그리고 간에서 대사되어 소변을 통해 배출된다.

안전: 약물오류예방

혼돈하지 말라....

Pyridoxine(비타민 B_6)과

- 항우울제인 **paroxetine**
- Anticholinesterase 억제제인 유기인살충제와 화학물질에 의한 중독을 치료하는 중화제인 **pralidoxime**
- 비뇨기계 진통제인 **phenazopyridine**(Pyridium) ·

비타민 C

비타민 C(ascorbic acid)는 소장에서 흡수된다. 비타민 C는 철의 흡수와 엽산 전환에 도움을 준다. 비타민 C는 체내에 저장되지 않고 소변을 통해 쉽게 배출된다. 비타민 C의 과도한 복용으로 인해 혈중 비타민 C 농도가 높은 경우 전환되지 않은 채 신장을 통해 배설된다.

성인 비타민 C 일일 권장량은 50–100mg/일이다. 상기도 감염, 암, 고콜레스테롤혈증치료를 위해 더 많은 양을 섭취하기도 한다. 많은 양의 비타민 C는 설사와 위장장애를 유발할 수 있다. 원형약물차트 40-2에 비타민 C에 관한 약리학적 세부사항이 기술되어 있다.

약동학 비타민 C는 위장관을 통해 쉽게 흡수되고 체액 전체에 분포한다. 비타민 C는 거의 전환되지 않은 상태로 신장에서 전적으로 배설된다.

약역학 비타민 C는 탄수화물대사와 단백질 및 지질 합성에 필요하다. 모세혈관내피, 결합조직과 조직수복(tissue repair), 뼈의 풋뼈조직(osteoid tissue)의 콜라겐 합성 역시 비타민 C를 필요로 한다. 다량의 비타민 C(>5-10g)는 경구 항응고제 효과를 감소시킬 수 있다. 흡연은 혈중 비타민 C 농도를 감소시킨다. 비타민 C(>500mg 이상 용량에서)는 철의 흡수를 돕는다.

다량의 비타민을 복용하는 **대용량 비타민치료(megavitamin therapy)**는 아무리 낙관해도 의심스럽다. 고용량의 비타민은 독성을 유발할 수 있고, 기대효과가 최소화될 수 있다. 대부분의 당국에서는 비타민 C가 감기의 치료나 예방에 효과가 없고 위약효과가 있는 것으로 믿는다. 게다가, 고용량의 비타민 C와 아스피린 또는 sulfonamide를 함께 복용하는 경우 소변결정을 형성할 수 있다(crystalluria). 과도한 비타민 C

원형약물차트 40-2

비타민 C

약물분류 수용성 비타민 상품명: Asorbicap, Cecon, Cevalin, Solucap C, ♣ Apo–C, Ce–Vi–Sol, Redoxon 임신범주: A(C 만약 RDA를 초과하는 용량을 사용 시)	**용량** 예방: A: PO: 45–60mg/d C: PO: 20–50mg/d 심한 결핍: 괴혈병(Scurvy) A: PO: IM: IV: 150–200mg/1일 2회(고용량은 추가적 이득이 없다.) C: PO: IM: IV: 100–300mg/d×2wk; 이후 35mg 혹은 매일 더 높은 용량으로 만성 질환/골절/상처 치유: A: IM/IV/PO: 200–500mg/d, 1–2달 동안 C: IM/IV/PO: 100–200mg/d, 1–2달 동안 임신 및 수유: A: PO: 160–80mg/d
금기 주의: 신장결석, 통풍, 빈혈: 겸상적혈구, 철적혈모구, 지중해빈혈(thalassemia)	**약물–임상검사–음식 상호작용** 아스코르브산을 살리실산과 같이 투여한다. 경구용 항혈전제의 효과를 줄인다. Aspirins 배출을 줄일 수 있다. 임상검사: bilirubin, 소변 pH를 줄인다. 요산, uric oxalate를 증가시킨다. 음식: 알려진 것이 없다.
약동학 흡수: PO: 빠름 분포: PB: 25% 대사: t½: UK 배출: 소변으로; 고용량 시 변화 없음	**약역학** PO: 개시: >2d 최고: UK 작용시간: UK
치료효과/응용 비타민 C 결핍을 예방하고 치료한다. 상처 치유를 증가시킨다. 화상 치료. 혈관을 온전히 보존한다. 작용기전: 수용성 비타민은 콜라겐 형성과 조직(뼈, 피부, 혈관) 회복에 필수적이다. 지방, 단백질, carnithine 합성	
부작용 경구투여: 오심, 구토, 설사; 속쓰림; 두통 비경구투여: 홍조, 두통, 어지럼, 주사자리에 통증	**유해반응** 신장결석, 결정뇨, 고요산혈증. G6PD 결핍이 있는 환자의 용혈성 빈혈. 생명위협: 겸상적혈구 위기, 심부정맥혈전

A, adult 성인; C, child 소아; d, day 일; IM, intramuscular 근육내; IV, intravenous 정맥내; PB, protein binding 단백결합; PO, by mouth 경구; t½, half life 반감기; UK, unknown 모름; >, greater than 초과; ♣ 약이름.

복용은 대변잠혈검사 위음성 소견과 Clinitest 방법으로 시행한 소변당 검사 위양성 소견을 유발할 수 있다. 다량의 대용량비타민을 중단하려면 비타민결핍을 피하기 위해 복용량을 점진적으로 줄여야 한다. 어린이들이 철분을 함유한 성인 또는 어린이 종합비타민을 과량복용할 위험이 있다.

엽산

엽산(folic acid, folate)은 소장에서 흡수되어 활성형의 엽산이 전 조직을 순환한다. 엽산의 1/3은 간에 저장되고, 나머지는 조직에 저장된다. 80%의 엽산은 담즙을 통해, 20%는 소변을 통해 배출된다.

엽산은 신체성장을 위해 필수적이다. DNA 합성에 필요하며, 엽산이 없으면 세포분열이 중단된다. 만성 알코올중독, 영양섭취 부족, 흡수불량증후군, 임신, 불충분한 흡수를 유발하는 약물(phenytoin, barbiturate), 엽산길항제(methotrexate, triamterene, trimethoprim)는 엽산결핍을 유발한다. 엽산결핍 증상으로는 거식증, 구역, 위염, 설사, 피로, 탈모, 혈액장애(거대적혈모구빈혈, 백혈구감소증, 적혈구감소증)가 있다. 이러한 증상들은 일반적으로 엽산 고갈 2–4달 후까지는 나타나지 않는다.

임신 제1삼분기의 엽산결핍은 태아 중추신경계 발달에 영향을 미칠 수 있다. 이분척추(spinal bifida, 척수의 불완전한 골구조 폐쇄) 또는 무뇌증(뇌형성결핍)과 같은 신경관결손(NTD)을 유발할 수 있다. 미국 공공의료 서비스에서는 모든 임신 여성들은 음식을 통해 섭취하는 것뿐만 아니라 매일 400mcg의 엽산보충제를 복용할 것을 권고한다. 합성 엽산은 음식보다 더 안정한데, 각각의 생체이용률은 >85%, <59%이다. 매일 400–800mcg(0.4–0.8mg)의 엽산을 섭취할 경우 관상동맥질환의 발생을 감소시킨다는 것에 근거가 있다. 엽산은 혈액에 homocystein이라는 아미노산을 감소시키는 것으로 생각되는데, 이것이 심장병에 영향을 미친다. 엽산은 또한 대장암 예방에도 효과가 있다.

> **안전: 약물오류예방**
>
> **혼돈하지 말라....**
>
> - 수분공급에 첨가하여 섭취하는 불소 성분인 **Florvite**와 **Folvite**

과량의 엽산복용은 비타민 B_{12} 결핍 징후를 감출 수 있는데, 이는 노인에게 위험하다. 발작조절을 위해 Phenytoin(Dilantin)을 복용하는 환자는 엽산섭취를 조심해야 한다. 엽산이 혈중 phenytoin 농도를 낮춰 발작의 위험을 높일 수 있다. 이러한 환자에서는 phenytoin 복용량을 조정할 필요가 있다. 이것은 완전히 이해되지 않는 복잡한 상호작용이지만, 잘 조절되는 뇌전증 환자들에게 하루 1mg 이하의 엽산은 안전하다고 생각된다.

비타민 B_{12}

비타민 B_{12}는 엽산과 같이 DNA 합성에 필수적이다. 비타민 B_{12}는 엽산이 활성형으로 전환하는 데 도움을 준다. 활성형의 엽산과 함께 비타민 B_{12}는 세포분열을 촉진한다. 또한, 정상조혈(골수에서의 적혈구 생성)과 신경계 완전성(integrity) 유지, 특히 수초(myelin)에 필요하다.

위의 벽세포는 장에서의 비타민 B_{12} 흡수에 필수적인 내인성 인자(intrinsic factor)를 생산한다. 내인성 인자가 없으면 비타민 B_{12} 흡수가 거의 또는 전혀 되지 않는다. 흡수가 되면 비타민 B_{12}는 transcobalamin II 단백질에 결합하여 조직으로 이동한다. 대부분의 비타민 B_{12}는 간에 저장된다. 비타민 B_{12}는 천천히 배출되고, 저장된 비타민 B_{12}가 고갈되어 부족을 알게 되기까지 2–3년 정도가 걸린다.

비타민 B_{12} 결핍은 내인성 인자와 장흡수에 장애가 있지 않다면 흔하지 않다. 악성 빈혈(내인성 인자 결핍)이 비타민 B_{12} 결핍의 주요한 원인이다. 비타민 B_{12} 결핍은 또한 육류, 생선, 유제품을 소비하지 않는 엄격한 채식주의자에서 나타날 수 있다. 다른 가능한 비타민 B_{12} 결핍 원인으로는 흡수불량증후군(암, 셀리악병, 특정 약물), 위절제술, 크론병, 간 및 신장질환 등이 있다. B_{12} 결핍은 흔히 metformin이나 proton pump 억제제(omeprazole) 복용 시 나타난다. 증상은 하지의 저림이나 아린감(tingling), 쇠약, 피로, 거식증, 미각상실, 설사, 기억손실, 기분변화,치매, 정신증, 혈액의 대적혈구성(정상보다 큰 적혈구) 또는 골수의 거대적아구성 거대적혈모구빈혈이 나타날 수 있다.

비타민 B_{12} 결핍 교정을 위해 결정질의 cyanocobalamin을 근육주사할 수 있다. 과민반응의 가능성 때문에 정맥으로 주사하지는 않는다. Cyanocobalamin은 경구투여가 가능하며, 흔히 종합비타민 약물에 포함되어 있다. 피하주사 역시 가능하다.

미네랄

철분, 구리, 아연, 크로뮴, 셀레늄과 같은 다양한 **미네랄**(**mineral**, 무기질)들이 신체기능을 위해 필요하다.

철

철분(**iron**; ferrous sulfate, gluconate, fumarate)은 헤모글로빈 재합성에 필수적이다. 체내 철분의 60%가 헤모글로빈에 포함되어 있다. 빈혈의 원인 중 하나가 철결핍이다. 정상 식이는 1일 5–20mg의 철분을 포함해야 한다. 철분이 풍부한 음식으로는 간, 살코기, 달걀노른자, 말린 콩, 녹색 채소(예, 시금치), 과일이 있다. 음식과 제산제는 철분흡수를 늦추고, 비타민 C는 흡수를 빠르게 한다.

임신기간에는 더 많은 양의 철분을 필요로 하지만 임신 제1삼분기에서 과량의 철분은 기형유발효과로 인해 금기된다. 고용량의 철분은 임신 제2, 3삼분기 때 필요하다.

6개월–2세 사이의 영유아는 체중에 따라 1.5mg/kg의 철분을 복용해야 한다. 성인은 헤모글로빈 재합성을 위해 50mg/일의 철분이 필요하다. Ferrous sulfate 정제는 325mg이며, 65mg이 철 원소이다. 따라서 필요하다면 ferrous sulfate 정제 1알이면 일일 철분섭취량으로 충분하다. 원형약물차트 40–3은 철분에 관한 약리학적 자료를 기술한 것이다.

약동학 철분은 장에서 흡수되어 heme의 형태로 혈장으로 가거나 ferritin의 형태로 저장된다. 음식으로 인해 흡수가 25–50%가 감소하지만, 위장장애를 피하기 위해 음식을 통해 철분을 섭취하는 것은 필요하다. 비타민 C를 >500mg 복용하면 철분 흡수를 약간 증가시키는 반면, tetracycline, quinolone계 항생제(ciprofloxacin, levoflaxicin 등), 제산제는 흡수를 감소시킬 수 있다(약초 경고 40–1).

원형약물차트 40-3

철

약물분류	**용량**
항빈혈제로서의 미네랄 상품명: ferrous sulfate(Feosol, Fer–Iron), ferrous gluconate(Fergon, Fertinic), ferrous fumarate(Feostat, Fumerin) 임신범주: A	Sulfate: A: PO: 250–325mg t.i.d. C: 6–12y: PO 3/kg의 철을 1–2번으로 나누어 투여. 임신: PO: 300–600mg/d Gluconate: A: PO: 320–640mg t.i.d./q.i.d. C: 6–12y: PO: 3mg/kg의 철을 매일 투여 C: <6y: PO: 100–300mg/d
금기	**약물–임상검사–음식 상호작용**
용혈성 빈혈, 혈철증(hemosiderosis), 소화성 궤양, 궤양성 대장염 주의: 기관지천식, 철과민증	비타민 C와 같이 사용 시 철 효과가 증가함; tetracycline, 제산제, penicillamine의 효과가 줄어듦. 임상검사: bilirubin을 증가시킴; 칼슘을 줄임. 음식: 모름
약동학	**약역학**
흡수: PO: 10–30% 장으로 분포: PB: UK 대사: t½: 6h 배출: 소변, 대변, 발한	PO: 개시: 4d 최고: 7–14d 작용시간: 3–4개월
치료효과/응용	
철결핍빈혈의 예방 및 치료 작용기전: RBC 발육과 헤모글로빈을 통한 산소운반을 가능하게 한다.	
부작용	**유해반응**
오심, 구토, 설사, 변비, 명치통증; 하제는 치아를 변색시킬 수도 있다.	이미 존재하는 GI 상태를 악화시킬 수 있다. 창백, 졸림 생명위협: 철중독(대부분이 어린이) 및 심혈관계 및 심혈관허탈, 대사성 산증 독성 창: 옴심, 구토, 설사(탄 색깔로 보임), 창백, 토혈, 창백, 청색증, 쇼크, 혼수

A, adult 성인; C, child 소아; d, day 일; GI, gastrointestinal 위장관; h, hour 시간; PB, protein binding 단백결합; PO, by mouth 경구; t.i.d., 1일 3회; q.i.d., 1일 4회; RBC, red blood cell 적혈구; t½, half life 반감기; UK, unknown 모름; y, year 년; ≥, greater than or equal 이상.

간호과정
환자-중심 협력간호

비타민

사정

- 치료를 시작하고 규칙적으로 투여하기 전에 환자에게서 비타민 부족을 체크한다. 예를 들어, 비적절한 영양섭취, 소모성 질환 및 위장관질환 등을 조사한다.
- 24 및 48시간의 식이 내용을 분석한다.

간호진단

- 비타민의 음식으로써의 섭취 부족으로 인한 영양불균형
- 비타민 함유 음식으로 대한 지식부족
- 음식 선택과 비타민 공급과 관련된 향상된 결정에 대한 준비

계획

- 환자가 균형 잡힌 식사를 할 것이다.
- 비타민결핍 환자가 처방된 대로 비타민 약물을 섭취할 것이다.
- 환자가 비타민 함유 음식에 대한 지식을 말할 것이다.

간호중재

- 흡수를 증대시키기 위해 음식과 함께 비타민을 투여한다.
- 약을 빛차단 용기에 보관한다.
- 점적 형태로 비타민을 공급 시 정확한 약을 위해 계산된 점적 용기를 사용한다. 용액은 음식과 섞어 섭취하든지 혹은 구강에 직접 떨어뜨린다.
- 경구투여가 힘든 환자는 일반적으로 근육내주사로 투여한다 (예, 위장관흡수불량증후군).
- 용혈성 빈혈 위험을 피하기 위해 비타민 A를 투여받는 신생아에게 비타민 E를 공급한다.
- 비타민 A의 치료 혈청농도를 모니터링한다(80-300IU/mL).

환자교육

일반

- 환자에게 처방된 양의 약을 복용하도록 조언한다.
- 어느 비타민이 가장 적절한 형태인지 비타민 라벨을 읽도록 환자를 상담한다.
- 처방된 약과 일반약 간의 상호작용에 대해 의료진/약사와 상담하도록 환자에게 조언한다.
- 의료진에 의해 특정 이유로 처방된 경우가 아니라면 환자에게 고용량 비타민을 장기간 복용하지 말도록 조언한다.
- 부족현상이 어느 순간 나타나는 것이 아니기 때문에 비타민을 1-2일 빠뜨리더라도 크게 염려할 필요가 없다고 환자에게 알린다.

평가

- 비타민의 사용목적과 그들의 올바른 사용에 대해 환자가 이해를 하고 있는지 평가한다.
- 음식의 적절한 양과 유형의 내용물에 대한 환자의 식이의 효과를 평가한다.
- 흡수장애를 가진 환자가 적절한 비타민 치료를 받고 있는지의 여부를 결정한다.

약초 경고 40-1

철

Chamomile, feverfew, peppermint 및 St. John's wort는 철과 다른 미네랄 흡수를 방해한다.

약역학 철분대체요법은 주로 혈액검사로 진단하는 철결핍성 빈혈을 교정하거나 조절하기 위해 시행한다. 철결핍성 빈혈 양성 소견은 소구성(microcytic) 저색소성(hypochromic) 적혈구이다. 임상 증상 및 징후로는 피로감, 쇠약감, 호흡가빠짐, 창백함이 있으며, 심각한 빈혈의 경우 위장관출혈이 증가한다. 예방적 요법의 ferrous sulfate 용량은 300-325mg/day이고, 치료요법의 경우 600-1200mg/day를 나눠서 복용한다.

철분치료의 효력이 발생하기까지는 며칠이 걸리며, 최대 효력은 수일-수주 동안 나타나지 않는다. 따라서 환자의 증상은 서서히 향상된다. 헤모글로빈과 적혈구용적률(hematocrit) 수치는 3-7일 사이에 상승한다.

철분독성(toxicity)은 아동중독의 심각한 원인이다. Ferrous sulfate 정제 10알(3g)을 한 번에 복용하면 12-48시간 이내에 치명적일 수 있다. 유리형 철분(unbound iron)의 궤양유발작용으로 인한 출혈은 쇼크로 이어진다. 부모님들은 아이의 손이 닿는 곳에 사탕(예, M&M)처럼 보이는 철분약물을 두지 않도록 주의해야 한다. 대부분의 철분약물들은 플라스틱 용기에 개별 포장된다. 아동에서 철분을 함유한 성인 또는 아동용 종합비타민 약물의 과복용 위험 또한 있다.

구리

구리(*copper*)는 적혈구 및 결합조직의 형성에 필요하다. 구리는 많은 효소의 조효소로서 작용하며, 기능은 신경전달물질인 노르에피네프린과 도파민 생성이다. 혈중 구리 수치 과잉은 윌슨병과 연관되는데, 이 병은 다량의 구리가 간, 뇌, 각막(brown 혹은 green Kayser-Fleischer ring), 신장에 침착되는 선천적 대사이상이다.

장기적인 구리결핍은 철분보충제로 교정할 수 없는 빈혈로 이어질 수 있다. 구리결핍에 의한 혈액 또는 피부변화에는 백혈구수 감소, 포도당불내성(glucose intolerance), 피부 및 모발색소 감소가 있다. 나이가 어린 경우 정신지체(mental retardation) 또한 나타날 수 있다.

구리의 RDA 용량은 1.5–3mg/day이다. 대부분의 성인은 약 1mg/day을 섭취한다. 구리가 풍부한 음식으로는 갑각류(게, 굴), 간, 견과류, 씨앗류(해바라기씨, 참깨), 콩과식물(legumes), 코코아가 있다.

아연

아연(*zinc*)은 많은 효소반응에 중요하고 정상성장과 조직수복, 상처치유, 미각 및 후각에 필수적이다. 최근 몇 년간 아연의 사용이 급격히 증가하고 있는데, 아연이 감기의 증상을 완화시키고 기간을 단축시킨다고 생각하는 사람들도 있다. 성인의 권장량(RDA)은 12–19mg/day이다. 아연이 풍부한 음식으로는 소고기, 양고기, 달걀, 엽채류, 뿌리채소가 있다.

150mg 이상의 과량을 복용하면 구리결핍, 고밀도지단백(HDL) 콜레스테롤(좋은 콜레스테롤) 감소, 면역력 약화를 유발할 수 있다. 아연은 tetracycline 흡수를 억제한다. 아연과 항생제를 같이 처방받은 환자는 동시에 복용하지 말아야 한다. 아연은 항생제 복용 최소 2시간 후에 복용해야 한다. 장기간 비경구영양을 한 환자는 아연결핍위험이 높다. 혈청 아연 수치는 결핍 정도와 일치하지 않을 수 있다.

크로뮴

크로뮴(*chromium*)은 제2형 당뇨병(인슐린 비의존성 당뇨)에 도움이 된다고 한다. 이 무기질이 세포에 대한 인슐린효과를 증가시켜 혈중 포도당 수치를 정상화하는 것으로 생각된다. 만약 고용량의 크로뮴과 경 혈당강하제 또는 인슐린을 사용하는 경우 저혈당이 나타나는지 혈중 포도당 수치를 주의 깊게 모니터링해야 한다. 경구혈당강하제 또는 인슐린용량을 줄여야 할 수 있다. 내당능장애가 있거나 당뇨가 없는 환자의 경우 크로뮴 섭취를 통해 효과를 볼 수 있다. 게다가, 크로뮴은 체중감소와 근육생성(building)을 촉진한다. 종합비타민과 무기질약물들은 크로뮴의 염소이온을 포함한다.

크로뮴의 권장량(RDA)는 없지만, 성인과 6세 이상의 아동에서 50–200mcg/day가 정상범주로 여겨진다. 크로뮴이 풍부한 음식으로는 육류, 통곡물류, 맥주 효모가 있다.

셀레늄

셀레늄(*selenium*)은 단백질 및 핵산의 산화적 손상으로부터 보호하는 항산화효소의 조효소로 작용한다. 셀레늄은 비타민 E와 함께 작용한다. 셀레늄은 항암효과가 있는 것으로 여겨지며, 200mcg 이하의 용량에서 폐암, 전립선암, 직장암의 위험을 감소시킨다. 200mcg 이상의 용량은 쇠약감, 탈모, 피부염, 구역, 설사, 복통을 유발할 수 있다. 또한, 피부와 호흡에서 마늘냄새가 날 수 있다.

셀레늄의 권장량(RDA)은 40–75mcg(여성은 저용량, 남성은 고용량)이다. 셀레늄이 풍부한 음식으로는 육류(특히 간), 해산물, 달걀, 유제품이 있다.

간호과정
환자-중심 협력간호

항빈혈, 미네랄: 철

사정

- 환자가 현재 사용하고 있는 약물-약초에 대한 약물력을 획득한다.
- 빈혈 과거력이나 빈혈을 야기할 수 있는 건강상의 문제를 획득한다.
- 피로, 근육통, 창백, 호흡곤란, 빈맥 및 심부정맥과 같은 철결핍 빈혈의 신호 및 증상에 대해 환자를 조사한다.
- 치료 전 및 치료하는 동안에 환자의 RBC 수치, 헤모글로빈, hematocrit, 철농도 및 망상적혈구를 조사한다. 

간호진단

- 철을 함유하는 음식의 부족한 섭취로 인한 영양의 불균형
- 철함유 음식에 대한 지식부족
- 음식 선택과 비타민/미네랄 공급과 관련된 결정에 대한 준비도

계획

- 환자는 철분이 많은 음식 이름을 최소 6가지를 말할 것이다.
- 환자는 철분이 많은 음식을 소비할 것이다.
- 철결핍빈혈 혹은 저헤모글로빈혈증 환자는 의료진이 추천하는 철대체요법을 받을 것이고, 그 결과 원하는 범위의 검사실소견을 보일 것이다.

간호중재

- 철이 충분히 섭취하도록 영양가가 높은 음식을 섭취하도록 환자를 독려한다. 철보충제는 영양결핍이 아니거나 임신이 아니거나 혹은 비정상적 월경을 나타내지 않으면 굳이 필요 없다.
- 빛차단 용기에 약을 보관한다.
- IM 주사 시에 피하조직이나 피부에 철분이 세어나와 피부를 자극하거나 염색이 되지 않도록 Z-트렉법으로 주사한다.

환자교육

일반

- 흡수가 잘 되도록, 최소 8온스 주스나 물과 함께 식사 사이에 정제나 캡슐을 복용하도록 환자에게 조언한다. 만약 위장자극이 야기되면 음식과 함께 복용하도록 환자를 안내한다.
- 정제 혹은 캡슐을 온전한 상태로 삼키도록 환자에게 조언한다.
- 역류로 식도의 부식 손상을 방지하기 위해 철약물을 경구투여한 후 30분간 몸을 세운 채로 유지하도록 환자를 독려한다.
- 제산제, 우유, 아이스크림 혹은 유제품을 섭취한 후 1시간 이내에 철 정제를 복용하지 말라.
- 일부 약초들이 철분과 다른 미네랄의 흡수를 방해한다고 환자에게 설명한다(약초 경고 40-1 참조).
- 변비를 피하고 경감하기 위해 환자에게 수분섭취를 많이 하고, 활동량을 늘리고, 부피가 큰 식이를 하도록 독려한다. 서방형의 철분약물은 변비와 위장자극을 줄인다.
- 어린이의 손이 닿는 곳에 철분약물은 두지 않는다. 만약 어린이가 많은 정제를 복용했다면 구토를 유도하고 즉시 지방독성조절센터에 연락한다. 전화번호는 대부분 전화번호부 앞에 있다(응급 번호들에 나열되어 있다).
- 철약물중독을 피하기 위해 처방된 약물만 복용하도록 환자를 독려한다. 많은 고용량 비타민 약물에 철성분이 있음을 알린다.
- 철염 가운데 철성분이 다양함을 주지시킨다. 그러므로 한 제품을 다른 것과 혼용해서는 안 된다.
- 빈혈치료기간은 대체로 6개월 미만이라고 환자에게 알려야 한다.

식이

- 환자에게 저지방육류, 달걀, 건조된 콩, 녹색 채소 및 과일 등과 같은 철이 풍부한 음식을 섭취하도록 상담한다.

부작용

- 치아 에나멜의 변색을 방지하기 위해 액상 철분약물은 섭취 시 빨대를 사용하도록 환자에게 조언한다.
- 약복용으로 인해 대변이 검은색 혹은 진한 녹색으로 변색된다고 환자에게 미리 알린다.
- 오심, 구토, 설사, 창백, 토혈, 쇼크 및 혼수상태 등을 포함하는 독성의 신호와 증상을 환자에게 알리고 이를 의료진에 보고하도록 조언한다.

평가

- 환자가 피곤해하거나 호흡곤란을 나타내지 않고 헤모글로빈 수치가 원하는 수준임을 확인하여 철분치료의 효과를 평가한다.

핵심 웹사이트

Center for Food Safety and Applied Nutrition: www.cfsan.fda.gov
Choose My Plate: www.choosemyplate.gov/
National Library of Medicine: www.nlm.nih.gov

학습 질문

1. 간호사는 환자의 검사소견과 현재 복용하는 약들 및 환자의 prothrombin 시간이 연장된 사실을 검토하고 있다. 간호사는 환자의 약들을 체크한다. 어떤 비타민과 미네랄이 이에 관여했겠는가?
   a. 비타민 A
   b. Selenium
   c. 비타민 D
   d. 비타민 E
2. 환자가 탈모 및 피부가 벗겨지는 것을 주호소로 하여 내원하였다. 간호사는 환자가 간질환을 위해 복용하는 많은 약들을 파악하였다. 환자는 어떤 비타민이나 미네랄을 과다복용하여 불편을 호소하였겠는가?
   a. 비타민 A
   b. 아연
   c. 비타민 C
   d. 비타민 E
3. 일반적으로 간호사는 비타민에 대한 사항을 포함하여 건강교육을 환자에게 실시한다. 비타민 D는 어떤 주요 기능을 하는가?
   a. 야간 및 색상에 대한 시력을 유지하는 것을 돕는다.
   b. 칼슘 및 인의 대사를 조절한다.
   c. 신체발육
   d. DNA 및 prothromin 합성
4. 간호사는 환자와 선입견 상담을 하고 있다. 엽산은 CNS 이상과 어떤 질병을 예방하기 때문에 건강교육계획에 포함되어 있는가?
   a. 결장 및 직장암
   b. 당뇨병
   c. 소아지방병증(Celiac disease)
   d. 편두통

학습 질문

5. 임신 중의 환자가 임신할 때에 비타민이 태아에게 해로울 수 있다는 이야기를 들어 비타민을 복용하지 않았다고 간호사에게 말한다. 간호사의 최선의 반응은 무엇인가?
   a. "비타민만이 당신과 아기에게 도움을 줄 수 있다."
   b. "지금 여분의 비타민을 복용하는 것이 복용하지 않은 비타민을 보상할 수 있다."
   c. "첫 임신 삼분기에 고용량 비타민은 해로울 수 있다".
   d. "어떠한 비타민이라도 RDA를 초과하는 것은 추천되지 않는다."

6. 환자가 간호사에게 지용성 비타민에 대해 물어 본다. 무엇이 간호사의 최선이 반응인가?
   a. "지용성 비타민은 즉시 대사된다."
   b. 지용성 비타민은 간에 저장되지 않는다."
   c. "지용성 비타민은 소변으로 천천히 배설된다."
   d. "지용성 비타민은 독성이 없다."

7. 환자가 야맹증을 앓고 있다. 간호사는 어떤 음식을 추천해야 하는가?
   a. 탈지우유 및 완두콩
   b. 강화우유 및 달걀
   c. 호두와 효모
   d. 농축빵과 시리얼

8. 알코올중독 환자가 그의 복용약물에 대해 질문한다. 알코올중독 환자에게서 어떤 비타민이 결핍되는지 간호사가 바르게 설명하는가?
   a. A
   b. B_{12}
   c. D
   d. K

9. 환자가 식욕부진, 오심 및 구토를 호소한다. 환자의 복용약 리스트에는 어떤 고용량의 복합 비타민이 포함되어 있는가?
   a. A
   b. B
   c. C
   d. D

10. 환자가 매일 철분약물을 복용한다. 환자의 어떤 언급이 철분과 관련된 건강교육을 필요로 하게 하는가?
    a. "나는 정제를 온전한 상태로 복용할 것이다."
    b. "나는 잠자리에 가기 직전에 복용할 것이다."
    c. "나는 고용량 비타민에 철분이 포함된 것을 안다."
    d. "나는 나의 아이들 손이 안 닿는 곳에 철분약물을 보관할 것이다."

11. 환자가 간호사에 묻기를, "구리약물이 나에게 어떤 작용을 하나요? 내 생각에는 나에게 안 좋을거 같아요." 어떤 반응이 간호사로서 최선인가?
    a. "구리는 적혈구의 형성에 도움이 됩니다."
    b. "당신의 식이에 호두와 씨앗이 포함되도록 해야 합니다."
    c. "왜 구리가 당신에게 안 좋다고 생각하세요?"
    d. 당신은 매일 5mg의 구리를 복용하고 있나요?"

답: 1. d, 2. a, 3. b, 4. a, 5. c, 6. c, 7. b, 8. b, 9. d, 10. b, 11. c

41장

체액 및 전해질 대체요법

학습목표

- 삼투압과 긴장성을 기술한다.
- 정맥내투여 용액의 혈청삼투압과 긴장성의 정상범위를 토론한다.
- 정맥내투여 유체를 분류한다.
- 주요 전해질의 기능을 토론한다.
- 주요 세포 내 전해질과 세포 외 전해질의 차이를 설명한다.
- 양이온과 음이온의 차이를 설명한다.
- 칼륨, 나트륨, 칼슘, 마그네슘, 염소 및 인의 결핍과 과다의 주요 표시와 증상을 기술한다.
- 칼륨, 칼슘 및 마그네슘과다를 교정하는 방법을 설명한다.
- 체액, 칼륨, 나트륨, 칼슘 및 마그네슘의 불균형을 경험한 환자를 돌보는데 간호과정을 적용한다.

체액과 전해질균형은 항상성 유지에 필수적이다. 체액균형을 위해 섭취량과 배설량은 동등해야 하며, 신체는 균형을 위해 끊임없이 노력하고 있다. 신장은 호흡기, 내분비, 위장관 및 외피계와 함께 체액과 전해질균형을 조절한다.

70kg 남성의 총체액량은 대략 60%(40L)이다. 이 비율은 나이, 성별, 체지방비율에 따라 다르다. 신생아는 70–80%의 수분을 가지는 반면 노인은 45–55%의 수분을 가진다. 여성은 남성에 비해 수분을 적게 함유하는 경향이 있는데, 호르몬의 영향과 수분을 거의 함유하지 않는 지방조직의 양이 더 많기 때문이다. 체액은 두 개의 주요 구획에 들어 있는데, 세포내액(ICF)과 세포외액(ECF) 구획이다. 세포외액은 혈장(혈관내), 간질액과 제3구획(third space–점액, 위장관액, 뇌척수액, 심장막액, 윤활액, 안구유체)이라고도 하는 세포횡단액(transcellular fluid)으로 구성된다. 표 41–1은 체액 구성과 총체액량의 비율을 나타낸 것이다. 체액은 균형과 항상성 유지를 위해 세포 내 구간과 세포 외 구간 사이에서 자유롭게 이동한다.

전해질(electrolyte)은 용액에서 이온(하전입자)으로 분리되거나 해리되는 물질로, 세포내액과 세포외액 모두에 풍부하다. 이온은 양전하(**양이온**)과 음전하(**음이온**)를 띠고 있다. 주요 양이온과 음이온은 표 41–2에 나열되어 있다. 전해질균형은 정상 생리학적 기능을 위해 필수적이며, 체액균형과 밀접하게 연관된다. 게다가, 대부분의 전해질은 산–염기평형을 위해 수소이온과 상호작용한다. 항상성 유지를 위해 전해질균형은 좁은 범위 내에서 유지해야 한다. 많은 질병과 신체 시스템의 변화는 전해질불균형을 일으키며, 심각한 후유증이 발생하기 전에 신속하게 교정되어야 한다.

표 41-1 성인 체액량

체액 구획	퍼센트
세포내액	40%
세포외액	20%
간질액	15%
혈관내액	5%
경세포액	모두 약 1–2L, 그러나 일반적으로 계산에는 포함시키지 않음
전체 체액	60%

표 41-2 양이온 및 음이온

양이온	음이온
Potassium(K^+)	chloride(Cl^-)
Sodium(Na^+)	Bicarbonate(HCO_3^-)
Calcium(Ca^{2+})	Phosphate(PO_4^-)
Magnesium(Mg^{2+})	Sulfate(SO_4^-)

표 41-3 체액의 전해질농도

세포내액	세포외액
주요 양이온	**주요 양이온**
Potassium	Sodium
Magnesium	Potassium
Magnesium	Calcium
Sodium	Magnesium
주요 음이온	**주요 음이온**
Phosphorus	Chloride Phosphorus

체액의 주요 전해질은 나트륨, 칼륨, 칼슘, 마그네슘, 염소, 인, 황산염, 수소, 중탄산이온과 많은 단백질이다. 세포내액과 세포외액의 전해질농도는 다르다. 표 41-3은 체액의 주요 양이온과 음이온을 나열한 것이다.

정맥주사액투여와 전해질 보충은 "통상적인" 간호로 생각될 수 있지만, 약물투여의 관리만큼 근면과 비판적 사고가 필요하다. 이 장은 체액보충요법과 특정 전해질불균형의 약리학적 관리 및 체액과 전해질불균형 환자의 간호에 대해 기술한다.

항상성

항상성(*homeostasis*)과 체액 및 전해질균형을 고려할 때 두 가지 원리가 중요하다. 첫 번째 원리는 음이온과 양이온이 각 구획 내에서 균형을 이루고 전기적으로 중성을 유지해야 한다는 것이다. 각 구획 내 체액의 양은 일정하게 유지되어야 한다. 구획은 지속적으로 체액균형을 유지하기 위해 일하고 중성 유지를 위해 이온 교체 및 교환을 한다. 두 번째 원리는 체액구획이 삼투질 평형상태로 유지된다는 것이다(일시적인 변화는 제외).

구획 간 및 구획 내 체액과 물질이동은 다수의 과정에 의해 조절되는데, 이는 삼투, 확산, 막수송, 정수압, 막투과성, 교질삼투압(혈장단백질)과 물질(이온)의 크기를 포함한다. 용액 내 용질의 수는 **오스몰(osmole)**이라고 하는 측정단위로 표현되며, 특히 삼투압성 경화제(osmotic solution)를 언급할 때 유용하다.

삼투질농도와 삼투도는 용액의 오스몰 또는 용질의 수를 나타내는 데 사용하는 두 가지 다른 용어이다. 임상적으로 이 두 가지 측정값의 절대값 차이는 무시할 수 있다. 그래서 이 용어는 종종 같은 의미로 사용된다. 그러나 이들은 두 가지 별도의 측정값이다. **삼투질농도(osmolality)**는 수분 kg당 오스몰수이며, mmol/kg(국제단위) 또는 mOsm/kg(보편적 단위)로 표시한다. **삼투도(osmolarity)**는 삼투에 의한 구획 간 물의 이동에 영향을 미치는 용액농도이다. 삼투도는 용액 1L당 오스몰수이며, mmol/L(국제단위) 또는 mOsm/L(보편적 단위)로 표시한다.

삼투질농도

삼투질농도(**오스몰농도**)는 혈청에 용해되는 나트륨, 요소(혈액요소질소, BUN), 포도당수를 나타낸다. 또한, 소변 kg당 용질의 농도의 측정이기도 하다. 정상 혈청삼투압 범위는 280-300mOsm/kg이다. 입자의 수가 증가함에 따라 용액의 농도도 증가한다. 입자의 농도변화는 화학작용과 수분이동에 영향을 미친다. 나트륨은 세포외액의 주요 전해질이며, 구획 내 수분을 유지한다.

다음 세 가지 체액농도는 체액의 삼투질농도에 기초한다.

1. **Iso-osmolar** 용액은 입자(예, 나트륨, 포도당)와 물의 중량비율이 동일하다.
2. **Hypo-osmolar** 용액은 물보다 적은 입자를 함유한다.
3. **Hyper-osmolar** 용액은 물보다 많은 입자를 함유한다. 혈장/혈청삼투압(순환 체액량의 농도)은 혈청나트륨농도를 알거나 나트륨, 포도당, BUN 농도를 알면 계산할 수 있다.

체액의 Hypo-osmolality는 과도한 물섭취나 과도한 물을 배출할 수 없어 생긴 체액과잉(부종)으로 인한 결과일 수 있다. 체액의 고삼투질농도는 심한 설사나 증가된 소금이나 용질(단백질)섭취, 부적절한 수분섭취, 당뇨, 케톤산증 또는 발한에 기인할 수 있다.

삼투질농도와 긴장성

삼투질농도(*osmolality*)와 **긴장성**(*tonicity*)은 서로 같은 의미로 사용되었다. 이 둘은 비슷하지만 동일하지 않다. 삼투압은 용질에서 입자의 농도를 의미하며, 체액과 관련하여 사용한다. **긴장성(tonicity)**은 체액의 삼투압과 비교하여 IV 용액의 농도를 측정 하는 데 사용된다.

체액교정

일반적 고려

체액균형을 평가할 때는 모든 체액섭취와 소실경로를 고려해야 한다. 체액요구량 설정을 위해 일반적인 가이드라인을 기초로 사용할 수 있다. 건강한 성인의 권장 물섭취량은 남성 3.7L, 여성 2.7L 또는 약 30−40mL/kg/d이다. 환자는 매일 다양한 경로로 체액을 소실한다. 호흡을 통해 약 350mL, 피부의 발한과 증발을 통해 450mL, 소변 1400mL, 대변을 통해 200mL를 소실한다. 의식하지 못하는 손실(폐, 피부, 대변을 통한 수분소실)은 측정불가능하다. 성인의 최소 소변배출량은 0.5−1mL/kg/h이며, 70kg 환자의 경우 35−70mL/h이다.

일일 수분요구량은 환자의 나이와 의학적 문제에 따라 다르다. 금식(NPO) 환자가 필요한 체액유지량은 다음과 같이 계산할 수 있다. 전체 체중의 첫 10kg은 4mL/kg/h, 다음 10kg은 2mL/kg/h, 나머지 체중은 1mL/kg/h으로 계산한다. 이 공식을 이용하면 70kg 환자는 110mL/h 또는 2460mL/d의 정맥주사(IVF)가 필요하다.

IVF는 환자의 체액 및 전해질균형, 체액요구량의 평가에 기초하여 처방한다. 몇 가지 질문을 다루어야 한다. IV 요법의 목적이 교정인가 유지인가? 환자의 수분, 전해질, 단백질 요구량이 얼마인가? 환자의 체중, 칼로리요구량, 체표면적이 그 외의 중요한 고려사항이다. 질병과 수술은 체액손실량을 증가시키고 체액 및 전해질요구량에 영향을 미친다. 체액 및 전해질불균형을 가진 환자에서 체액 및 전해질요법에 대한 환자의 반응을 지속적으로 평가하고 모니터링하는 것이 중요하다.

정맥용액

세포 외 구간의 **체액량 부족**(*fluid volume deficit, FVD*)으로 인해 간질 및 혈관공간으로부터 체액의 손실된다. 체액손실을 교정하기 위해 다른 종류와 농도의 IVF를 사용할 수 있다.

정맥용액의 형태

체액교정에 사용되는 IV 용액의 세 가지 일반적인 분류는 정질액(crystalloid, 전해질 유무 상관없이), 콜로이드(colloid), 혈액 및 혈액산물(blood and blood product)이다.

정질액

정질액(crystalloid)은 체액과 전해질을 포함하고 있으며, 모세혈관벽을 자유롭게 이동할 수 있다. 단백질은 포함하고 있지 않으며, 이는 수분이 혈관 내 공간에서 빠져나가는 것을 막는 교질삼투압 유지에 필수적이다. 정질액은 탈수와 전해질불균형에 이용되며, 단기유지용액으로 사용된다. 정질액은 콜로이드에 비해 조기혈장확대를 일으키지만 작용지속시간은 짧다.

정질액 IVF는 혈청삼투압과 비교했을 때 총삼투압에 의해 분류된다. 정질액 IVF의 세 가지 주요 분류는 등장액, 저장액, 고장액이다(표 41−4).

- **등장액(isotonic)**은 세포외액(ECF) 또는 혈장과 거의 같은 삼투압을 가진다. 삼투압평형으로 수분은 세포로 들어가거나 나오지 않는다. 따라서 적혈구에는 영향이 없다. 등장액은 주로 수분공급과 세포외액의 부피확장에 사용되는데, 그 이유는 용액이 혈관 내 공간에 남아있기 때문이다.
- **저장액(hypotonic)**는 세포외액보다 삼투압이 작은데, 이는 물이 세포 내로 이동하도록 한다. 저장액을 정맥투여하면 혈관 내 공간의 용질농도가 상승하고, 세포 내 공간과 간질공간으로 용액이 이동한다. 저장액의 과도한 투여는 용혈이나 혈압 감소, IVF 부피의 감소를 유발할 수 있다.
- **고장액(hypertonic)**은 세포외액보다 삼투압이 더 크고 혈청보다 용질농도가 높다. 고장액을 정맥주사하면 삼투압에 의해 간질공간의 물을 세포외 공간으로 당겨 수축(shrinkage)을 유발한다. 고장액을 투여하는 환자는 순환과잉징후를 주의 깊게 모니터해야 한다(ECF 부피 증가 때문에).

Dextrose를 포함한 주사액 생리식염수(normal saline)와 lactated Ringer's solution과 같은 다른 용액과 혼합하거나 다른 농도로 사용할 수 있다. **포도당용액**(*dextrose solution*)은 수분과 칼로리를 공급하고 혈당수치를 올린다. 포도당용액은 또한 정맥주사액과 약물 간의 양립이 확인된 후에 IV 약물을 희석하는 데 사용된다. 포도당은 또한 몇 가지 약물의 안정성에 영향을 미칠 수 있다. 혼합에 의문이 있으면 반드시 약사와 상의해야 한다. IV 용액에 포도당을 첨가하는 것은 주입된 후 용액의 긴장성에 영향을 미친다. 5% 포도당용액은 생리식염수나 lactated Ringer's solution에 첨가될 때 고장성이지만, 포도당이 이산화탄소와 물로 신속하게 분해되기 때문에 남은 용액은 등장성이다.

표 41-4 정맥내 용액의 긴장도

용액의 긴장성과 삼투질농도(mOsm/kg)	IVF의 예 및 대략적* 삼투질농도(mOsm/L)	일반적 적응증 및 사용 시 주의사항
등장성(280–300)	Lactated Ringer's solution(275) Ringer's solution(275) 생리식염수(308) 5% Dextrose 및 수분(250) (저장성 및 등장성으로 분류된다. 초기에 등장액이고, 이후 저장액으로 대사된다) Plasma–Lyte(294)	Lactated Ringer's solution은 전해질을 공급한다. (balanced electrolyte solution). 신부전증이 있고, 알칼리증이 있는 환자에게 사용 시 조심해야 한다. 간이 Lactated Ringer's solution을 bicarbonate로 전환한다. **수분공급(Hydration)** 탈수와 나트륨소실을 교정한다. 위장관소실을 보충한다. Dextrose는 약간의 칼로리를 공급한다. 심장질환 혹은 신장질환이 있는 환자에게 주의를 해서 사용한다. 체액과다 위기 알려진 혹은 의심되는 뇌압 증가 환자에 대한 등장액투여를 한다.
저장성(<280)	0.45% 정상 식염수(154) 0.33% NaCl(103) 2.5% Dextrose 및 수분	세포액체를 보충; 세포 내 탈수를 치료함 (당뇨병성 케톤산증, 고삼투성 고혈당증 상태) 신체소모의 배설을 허락하는 유리수분(free water)의 공급 Dextrose는 일부 칼로리를 제공한다. 알려진 혹은 의심되는 뇌압 증가 환자 혹은 간질환, 쇼크, 외상 혹은 화상 환자(혈관 내 부피 감소)에게 등장액투여를 한다. FVD의 신호를 모니터링한다. 혈관 부피의 감소로 인한 나빠지는 저체액량을 모니터링한다.
고장성(>300)	3% Sodium chloride(513) 5% Dextrose 및 0.45% 식염수(408) 5% Dextrose 및 생리식염수(560) 5% Dextrose in Lactated Ringer's(525) 10% Dextrose 및 수분(505) 50% Dextrose 및 수분(2526)	혈청 삼투질농도를 증가시킨다. 심한 저나트륨혈증을 교정한다. 대뇌부종 환자의 뇌압을 감소시킨다. Dextrose는 일부 칼로리를 제공한다. 혈관 내 부담과 폐부종을 야기할 수 있으므로 주위해서 사용한다. 주입조절기구와 함께 사용 시 천천히 주의해서 실시한다. 위급간호 부위에서만 사용하고, 지속적으로 모니터링한다. 전해질과 FVE의 신호를 모니터링한다. 장시간 사용을 피한다. 심장 혹은 신장질환자 및 탈수 환자 혹은 당뇨병성 케톤산증 환자에게는 금기이다. 고농도의 dextrose(>10%)는 중심정맥 이용 기구를 통해서 투여해야 한다. 완전 비경구영양법을 통해 아미노산용액에 첨가한다.

*정확한 삼투도를 위해 개인적 IVF 백에 있는 제조사 라벨을 참고한다.

Infusion Nursing Society's Practice Guidelines은 10% 이상의 포도당용액은 중심정맥(central vein)을 통해 투여할 것을 권고한다. 50% 포도당용액은 예외이며, 이는 저혈당 교정을 위해 소량을 말초혈액으로 투여할 수 있다.

포도당은 용액의 pH(3.4–4) 때문에 정맥에 자극을 줄 수 있다. 고장액을 희석하지 않고 말초로 주입한다면 정맥염증, 손상, 혈전증의 위험이 있다. 고장액의 장기간 사용은 전해질 고갈, 혈관 내 부피 증가, 체액과잉, 수분중독 및 폐부종을 야기할 수 있다. 포도당용액의 급속한 주입은 고혈당을 유발할 수 있으며, 이는 삼투성 이뇨와 체액 및 전해질불균형으로 이어질 수 있다. 고장성 정맥용액은 합병증을 지속적으로 모니터링할 수 있는 중환자실에서 투여해야 한다. 고장성 용액으로 인한 약물오류를 줄이기 위해서, 병원은 이러한 용액의 접근을 제한하고 조제실로부터 직접 조제하도록 할 수 있다.

나트륨 용액은 다양한 농도와 tonicity로 투여가 가능하다. 등장성 용액은 주로 수분공급과 혈액수혈 중 ECF 팽창을 위해 사용한다. 등장성 용액의 급격한 주입은 고나트륨혈증, 체액부피과다(fluid volume excess, FVE), 전해질 고갈을 유발할 수 있다. 장기간 사용 역시 피해야 하는데, 생리식염수는 칼로리를 공급하지 않기 때문이다. 저장성 용액 또한 수분공급과 고삼투성 당뇨를 다루기 위해 사용한다. 고장성 용액은 심각한 저나트륨혈증이나 저염소혈증에 사용되며, 과도한 교정을 막기 위해 전해질 수치를 주의 깊게 모니터링하는 것이 중요하다.

Lactated Ringer's solution과 Ringer's solution과 같은 균형전해질용액(balanced electrolyte solution)은 전해질(마그네슘 제외)과 포도당이 첨가된 최소 칼로리를 포함한다. 주로 수분공급과 전해질 교정에 사용한다. 그러나 구강섭취가 불가하거나 제한된 환자의 환자의 유지요법으로는 충분한 전해질을 공급하지 못한다. Lactated Ringer's solution은 혈장과 전해질농도가 비슷하다. 젖산은 완충제로 첨가되었으며, 중탄산염으로 대사된다. Ringer's solution과 lactated Ringer's solution 투여의 합병증은 장기요법으로 인한 체액과잉, 전해질과다, 대사성 산증이 포함된다. 젖산이 간에서 대사되기 때문에 lactated Ringer's solution은 간질환이 있는 환자에서 금기이다.

콜로이드

콜로이드(colloid)은 용액에 용해되지 않고 삼투압을 증가시키는 단백질이나 다른 큰 분자물질을 포함한다. 입자는 그 크기 때문에 말초혈관벽의 반투과성 막을 통과하지 못하고 혈관 내 공간에 머무른다. 그래서 콜로이드는 **혈장증량제**로도 알려져 있다. 교질삼투압을 증가시켜 체액을 간질공간에서 혈장 내로 당기고 혈액의 부피를 증가시킨다. 콜로이드의 구성은 단백질, 탄수화물, 지질을 포함한다. 콜로이드는 일반적으로 입자가 모두 하나의 크기인 알부민을 제외한 크고 작은 입자들을 갖는다. 흔히 사용하는 콜로이드는 표 41-5에 나와 있다.

혈액 및 혈액산물

혈액 및 혈액산물은 전혈과 원심분리를 통해 얻을 수 있는 물질들을 포함한다. 혈액산물은 적혈구농축액(packed RBSCs, PRBCs), 혈장, 혈소판, 동결침전약물(crypoprecipitate)을 포함한다. 혈장은 체액팽창제, 응고인자농축액 및 면역글로블린으로 추가 처리될 수 있다. PRBC 1단위는 대부분의 혈장과 혈소판은 제거되고 농축된 적혈구가 포함되어 있으며, 부피는 대략 350mL/unit이다. 전혈의 대략적인 부피는 500mL/unit이다. 전혈에 비해 PRBCs 주입의 이점은 주입된 농축세포가 적은 부피로 산소운반용량을 증가시키고 혈액의 다른 부분은 다른 치료로 처리될 수 있다는 것이다. 전혈 1단위는 헤모글로빈을 대략 0.5–1g/dL 상승시키며, 적혈구 농

표 41-5 공통 콜로이드 용액

공통용액	적응증	간호적용	유해효과 및 금기사항
고분자 무게 dextran(6% dextran 70 및 75)(합성 콜로이드)	출혈, 화상 혹은 외상에 의한 쇼크를 치료. 투여 후 1시간에 최대 부피 증가 효과 정상 신장기능과 함께 24시간 내에 증가된 부피가 배설됨	18-g 혹은 큰 바늘로 콜로이드를 투여한다. Dextran 용액은 혈액제품의 대용이 아니고, 산소운반기능이 없다. 교차적합시험(cross-matching) 혹은 혈액제품이 사용불가능이면 응급적으로 사용가능하다. 혈액형 및 교차적합시험을 위한 검사실 검사를 방해할 수 있다. 투여 전에 혈액 샘플을 뽑는 것은 필수적이다. 체액 증가는 hemoglobin과 hematocrit를 희석시킨다. 순환기 과부하를 야기하는 체액량 상태를 조사한다. FVE의 신호와 증상을 모니터링한다.	천명, 두드러기, 가슴답답함, 오심 및 구토 아나필락시스 반응은 드물다. 그러나 치명적일 가능성은 있음 신장질환, 심부전 및 출혈질환을 가진 경우 금기임
낮은 분자량 dextran 40(6%)(합성 콜로이드)	수술 중의 정맥 및 폐색전증의 예방 조기 체액 보충 및 쇼크의 저체액량치료	고분자량 dextran과 동일하다.	고분자량 dextran과 동일함
Hydroxyethyl starch(Hetastarch) 6%(사람 알부민과 밀접한 합성 중합체)	조기 체액대체 및 저체액량, 화상치료 투여 직후 최대의 체액량 증가 효과; 24–36시간 동안의 작용시간	0.9% 생리식염수의 Hetastarch 6%는 등장액(310 mOsm/L)이다. 7.2% NaCl의 Hetastarch 6%는 고장액이다. 혈액형 검사 및 교차적합시험을 방해하지 말라. 순환계의 과부하를 야기할 수 있는 체액량 상태를 조사한다.	심한 아나필락시스 반응 혈소판기능을 방해하여 출혈시간을 연장시킴 출혈질환과 신장, 심장 및 간질환 환자에게 금기임
Albumin(5% 및 25%) 사람 혈액과 혈액제품으로부터 준비됨; 혈액제품으로 여겨짐	혈장부피와 조직의 액체균형을 조절한다. 5% 용액은 등장액. 저체액량 치료에 사용 25% 용액은 고장액. 일반적으로 액체와 나트륨을 제한하는 환자에게 사용	순화기에 과부하가 가능한 체액량 상태를 조사한다.	심부전 혹은 심한 빈혈 환자에게 금기임 저혈압과 홍조를 포함하는 유해반응의 위험으로 인해 albumin 투여 최소 24시간 전에 ACEI를 멈춤

축액 1단위는 적혈구용적(hematocrit)을 3 증가시킨다.

간호사가 주입을 시작하기 전에 주입할 특정 혈액성분을 이해하고 있는 것은 중요하다.

최대주입속도는 냉장고에서 단위를 꺼내는 것부터 시작하여 단위당 4시간이다. 고리이뇨제는 종종 전혈이나 PRBCs를 받는 환자에서 순환과잉을 막기 위해 처방되는데, 특히 폐부종이나 FVE 위험이 높은 환자에서 처방된다. 여러 번 수혈을 받는 환자에서 혈청이온화 칼슘 수치를 모니터링해야 한다. PRBC와 전혈 둘 다 sodium citrate와 citric acid을 사용하여 항응고처리하였기 때문이다. 다중수혈은 혈장이온화(free) 칼슘 감소를 유발할 수 있다.

IV lipid emulsion은 7일 이상의 경구나 장관영양이 불가능한 환자에서 적응증이 된다. 비경구영양은 필수적인 영양을 정맥으로 공급하는데, 단백질, 탄수화물, 전해질, 미량 무기물(trace mineral)과 비타민을 포함한다. 지질은 종종 비경구 영양식에 첨가된다. 이러한 영양식을 'total nutrient admixture'라고 한다. 환자는 비경구영양을 받기 위해 중심정맥이나 말초정맥에 혈관통로(vascular access)를 가져야 한다(제42장 참조).

간호과정
환자-중심 협력간호

체액불균형

사정

- FVD 및 FVE 위험이 있는 환자를 파악한다. FVD의 기여요소에는 장시간의 수분섭취이상, 수분섭취곤란 혹은 불가 상황, 출혈 혹은 외상으로 인한 과다한 체액소실 및 체액의 GI 소실 등이 있다. FVE의 기여요소에는 심부전, 간질환, 신부전증, 과다 나트륨섭취 및 과다 혹은 빠른 IVF 주입 등이 있다.
- 체액부피 감소 혹은 탈수를 포함하여 체액부피 부족을 일으키는 것을 구분한다.
- 활력징후와 환자의 일반적인 기본 수치를 조사한다. 비정상적 결과를 보고한다.
- 환자의 검사실소견을 조사한다. 혈장 혹은 혈청삼투압은 환자의 수분상태에 대한 기본적 지표이다.
- 몸무게와 신장기능에 근거한 환자의 적정 소변배설량을 결정한다.
- 소변의 특정 비중(specific gravity, SG)을 획득한다. 정상범위는 1.005–1.030이다.
- 하루당 처방된 IVF(예, 주입량, 시간당 속도 및 긴장성 및 전해질농도의 용액)의 유형을 체크한다. 수액이 환자의 과거력과 임상적 조건에 적절한지 고려한다. 환자에게 적절한 체액보충을 결정하기 위해 인가된 의료진과 협력한다.
- 변경된 조절기전으로 환자에게 나트륨을 함유한 IVF의 과다투여는 FVE를 줄인다.
- 환자의 일상적 체중을 체크한다.

간호진단

- 체액량의 부족은 체액소실과/혹은 부족한 액체섭취, 조절기전의 실패 등과 연관이 있다.
- FVE는 변화된 조절기전과 과다한 체액 혹은 나트륨섭취와 연관이 있다.

계획

- 환자가 균형 잡힌 체액량을 보인다.
- 환자가 24시간 이상 동안 균형 잡힌 체액량을 보인다.
- 환자가 적절히 수분화되고, 이에 대한 신호로 촉촉한 점막, 탄력 있는 피부팽창(skin turgor), 적절한 소변배설량, 1.005–1.010 사이의 소변 SG, 안정된 몸무게, 정신상태의 무변화 등이 있다.
- 환자는 순환기 과부하의 신호를 보이지 않을 것이다.
- 환자와 가족은 FVD와 FVE와 연관된 교육과 요소들의 이해를 말로 할 것이다.

간호중재

일반

- 활력징후를 모니터링하고 기록한다. 환자의 기본 양상으로부터 경향과 편차(deviation)를 조사한다. 중요한 변화를 의료진에 보고한다.
- 매 1–4시간마다 섭취량과 배설량을 측정하고 기록한다. 소변의 SG를 측정한다.
- 환자가 투여받는 액체의 종류를 모니터링한다. 매일 한 종류만의 IVF만을 처방받는다면 보고한다. 이는 체액불균형을 야기할 수 있다.
-  정맥내투여 기구를 삽입할 때 철저하게 무균기법을 사용한다. 정맥내주사투여 위치에서 통과도와 정맥염과 침윤 같은 합병증의 신호를 체크한다. 주사부위의 순환과 드레싱 및 튜브교환 등에 대한 원칙을 따른다. 정맥내약물투여 시 오염을 피한다. 증거기반 수행 가이드라인을 따르고, 중심라인 연관 감염을 줄이기 위해 중재를 따른다.
- 적어도 매시간마다 정맥내투여를 모니터링한다. 매시간마다 처방한 대로 양이 투여되는지 확인한다. 정맥내투여 펌프 세팅이 올바르게 되도록 하고, 정확한 약물낙하속도를 유지하도록 한다.
- 동일한 시간에 동일한 스케일을 사용하여 동일한 무게의 의복상태에서 매일 환자의 몸무게를 측정한다. 1kg의 증가는 체액 1L와 동일하다.

FVD

- 등장액의 IVF를 처방한 대로 투여한다.
- 매시간마다 엄격한 섭취와 배설을 모니터링한다. 만약 환자가 가능하다면 빈번하게 경구투여를 하도록 독려한다. 만약 환자가 독립적으로 실행하지 못한다면 구강관리를 제공한다. 건조를 방지하기 위해 피부를 촉촉하게 유지한다. 2시간마다 환자의 자세를 바꾸고 뼈돌출부위를 패드로 두고 피부손상과 압력에 대해 자주 모니터링한다.
- 과도한 목마름(약한 탈수)을 포함한 탈수결과로 인한 FVD의 신호와 증상을 모니터링한다. 현저한 목마름, 점막건조, 나쁜 피부팽창, 소변배출량의 감소, 빈맥, 정신상태의 변화 및 약간의 수축기 혈압의 감소는 심한 탈수의 표식자들이다. 탈수는 체액의 세 번째 공간의 결과일 수 있다. 비록 중심체액량이 낮더라도 환자는 체중 증가가 일어나고, 전신부종 비정형적 FVD의 발생을 볼 수 있다.
- 체온상승, 약한 압박, 빈맥, 저혈압 및 호흡증가를 포함하는 FVD의 활력징후를 모니터링한다. 체액량저하로 일어날 수 있는 기립성 저하를 조사한다. 갑자기 자세를 변화하는 것을 피하기 위해 환자를 침대에서 의자로 옮길 때 안전경고를 이용한다. FVD의 다른 신호와 증사에는 평평해진 목정맥, 체중소실, 낮아진 피부팽창, 점막의 건조, 핍뇨, 농축뇨, 모세혈관재충전의 감소, 창백, 냉감, 피부건조 및 근육허약 등을 포함한다.
- 매일 FVD와 연관이 있는 실험실 결과를 모니터링한다. 여기에는 증가된 hemoglobin과 hematocrit, 소변비중 1.030 이상 및 나트륨, BUN, 혈청삼투압이 증가된다. 증가된 BUN을 평가할 때 혈청 creatinine 농도를 체크하는 것은 중요하다. 증가된 BUN은 탈수의 표시자이다. 그러나 BUN은 다른 이유들, 예를 들어 과도한 단백분해 등에 의해 상승될 수 있다. 혈청 creatinine의 평가는 신장손상 정도를 결정지을 수 있다. 불균형 여부를 알기 위해 전해질농도를 조사한다.

FVE

- 빈맥, 반동맥박, 빠른 호흡, 혈압 증가 및 증가된 맥박압 등을 포함하는 FVE를 나타내는 활력징후를 모니터링하고 기록한다. FVE의 다른 신호와 증상에는 변화된 정신상태, 전신부종, 지속적이고 자극성인 기침, 호흡곤란, 좌위호흡(orthopnea), 폐울혈, 줄어든 심음, 피로, 체중증가, 증가된 중심정맥압, 경정맥팽창 및 증가된 소변량 등이 있다.
- 증가된 BUN, 헤모글로빈 및 hematocrit, 나트륨, 혈청삼투압 및 소변 SG<1.010 등을 포함하는 FVE와 연관이 있는 검사실소견을 매일 모니터링한다. 전해질불균형 여부, creatinine과 알부민 농도를 모니터링한다. 가슴 X-ray 촬영은 폐울혈을 나타낸다.
- 처방된 이뇨제를 투여한다. 체액 및 나트륨제한을 시행한다. 만약 필요하다면 영양사의 상담을 권한다. 호흡이 용이하도록 침대의 머리 부분을 높여 환자의 자세를 취하고, 만약 필요하다면 추가의 베개를 제공한다. 압력의 신호에 대한 부종 부위와 변화된 피부조직을 모니터링한다. 최소한 2시간마다 세심한 피부관리와 환자 몸의 자세를 바꾸어 주는 것이 필요하다.

환자교육

- 목마름은 경미한 ECF 부족을 의미한다고 환자에게 알린다. 경구액체투여는 체액보충에 가장 좋은 방법이다. 액체섭취 증가는 중요하다. 고령 환자의 목마름기전은 흔히 줄어든다. 노인에게는 간호사가 스케줄에 근거하여 자주 액체를 공급한다.
- 환자로 하여금 빈번한 구토와 설사를 보고하도록 조언한다. 수일 혹은 그 이상 지속적으로 구토와 설사를 한다면 심한 체액량과 전해질불균형이 야기된다.
- 개인의 수분요구에 근거하여 전형적인 24시간 섭취계획을 세우도록 환자를 돕는다. 수분섭취와 배출에 대해 모니터링한다고 환자를 독려한다. 소변 패턴 변화, 피로, 호흡곤란, 체중증가(>2 lb/wk 혹은 >5 lb/wk) 혹은 소실, 말초부종 혹은 신발이나 반지가 꽉끼임 등을 포함하여 비정상적 소견을 의료진에 보고하도록 환자에게 충고한다. 환자에게 매일 적절한 수분섭취를 하도록 충고하고 지지에 가족을 포함시킨다.

평가

- 환자의 활력징후가 정상범위 안에 유지된다.
- 수분섭취와 배설이 균형을 이룬다. 소변배설량이 나이, 몸무게 및 개인력에 맞게 적절하다.
- 환자와 가족이 치료계획과 기대되는 결과에 대해 이해한다.
- IVF는 합병증이나 환자에게 해가 없이 처방한 대로 투여된다.

전해질

칼륨

칼륨(*potassium*, K^+)은 주요 세포 내 양이온이다. 신체 칼륨의 98%는 세포 내에서 발견되며, 2%는 세포외액에 있다. 칼륨은 신경근운동(neuromuscular activity)과 세포대사에 필수적이다. 칼륨 수치는 심근과 골격근 활동에 영향을 미친다.

칼륨은 세포 내외를 potassium-sodium 펌프를 통해 이동한다. 산-염기균형 또한 칼륨 레벨에 영향을 미친다. 산성 조건은 칼륨을 세포 밖으로 끌어내는 경향이 있다. 알칼리성 조건하에서는 칼륨을 다시 세포 내로 넣는 경향이 있다. 칼륨균형을 유지하기 위해 정상신장기능이 필요하다. 신장은 나트륨보존이나 칼륨의 배설을 조절하지 않지만 칼륨의 대부분은 신장을 통해 배설된다. 알도스테론 또한 칼륨배출에 중요한 역할을 한다.

일일 식이섭취는 필수적인데, 칼륨은 체내에 저장이 거의 되지 않기 때문이다. 일일 칼륨 섭취권장량은 40−60mEq이며, 칼륨이 풍부한 음식이나 보충제를 통해 섭취가 가능하다. 칼륨이 풍부한 음식으로는 참치, 망고, 아보카도, 토마토, 오이, 시금치, 바나나와 같은 채소와 과일이 있다.

기능

칼륨은 신경자극의 전도 및 전파와 골격근, 심근, 평활근 수축에 필수적이다. 또한, 정상신장기능과 탄수화물이 에너지로 쓰이기 위한 과정(해당과정), 아미노산을 단백질로 바꾸는 데 필요한 효소작용에 필수적이다. 칼륨은 간에서 글리코겐의 저장을 촉진하고, 세포액의 삼투압을 조절하며, 산−염기균형에 역할을 한다.

저칼륨혈증

저칼륨혈증(hypokalemia) 또는 칼륨부족은 혈청 수치가 <3.5mEq/L일 때 나타난다. 대부분의 저칼륨혈증은 섭취부족보다는 과다손실로 인해 발생한다. 세포가 외상, 부상, 수술 또는 충격으로 손상될 때마다 칼륨은 세포에서 혈관내액으로 누출되어 신장에 의해 배출된다. 칼륨의 세포소실로 칼륨은 혈장에서 세포로 이동하여 세포의 칼륨균형을 회복시킨다. 일반적으로 저칼륨혈증이 결과로 나타난다. 위장관 칼륨소실에는 구토, 설사, 흡인, 최근 회장조루술(ileostomy), 배출누관(draining fistulae)이 포함된다. 신체 칼륨의 80−90%는 소변으로 배출되고, 8%는 대변을 통해 배출된다. 주요 칼륨소실은 구토, 설사 또는 이뇨제 사용이 원인이다. 그 외의 원인으로는 화상, 완전비경구영양(Total parenteral nutrition, TPN), 알칼리증, 장기간 완하제 사용, 과도한 감초(licorice) 섭취, corticosteroid 사용, aldosterone 상승, 마그네슘 감소가 있다.

저칼륨혈증은 <3.0mEq/L까지 증상이 없을 수 있다. 심장마비와 사망으로 이어질 수 있는 심각한 저칼륨혈증을 막기 위해 조기 징후와 증상을 알아차리는 것이 중요하다. 조기 임상적 특징으로는 피로, 근약화, 식욕부진, 구역, 구토가 있다. 근약화는 칼륨 수치가 <2.5mEq/L까지 발생하지 않는다. 약화는 일반적으로 하지부터 시작하여 머리와 체부로 이어지며 마비로 이어질 수 있다. 호흡근 침범은 호흡정지를 유발할 수 있다. 사두근 침범은 가장 조기의 징후일 수 있다. 심각한 징후와 증상으로는 감각이상, 하지 경련, 장운동저하, 장폐색, 착란(confusion), 횡문근융해증, 미오글로빈뇨, 심방 및 심실부정맥, 심정지가 있다. 심전도 변화는 T파가 평평하게 되거나 반전되고, ST 분절의 하강이 나타난다. 저칼륨혈증에 의해 유발되는 부정맥의 위험이 높은 환자는 심장질환이 있거나, 저마그네슘혈증이 동반되거나, digoxin 또는 기타 항부정맥제를 사용하는 노인이다. 칼륨손실이뇨제(potassium wasting diuretics) 및 cortisone 약물과 같은 특정 약물은 칼륨손실을 촉진한다. 이러한 약물은 복용하고 있는 환자는 칼륨이 풍부한 음식이나 보충제를 통해 칼륨섭취를 늘려야 한다. 혈청칼륨 수치는 비정상적인지 정기적으로 모니터링해야 한다.

과도한 칼륨소실로 인한 저칼륨혈증의 치료는 손실의 심각도에 따라 다르다. 낮은 정상 혈청칼륨 수치를 가진 환자는 칼륨이 풍부한 음식섭취를 권장할 수 있다. 보통 성인의 일일 식이 칼륨섭취량은 50−100mEq이다. 일반적으로 200mEq 이상의 손실은 저칼륨혈증을 유발하기에 충분하다. 저칼륨혈증 환자의 관리목표는 생명을 위협하는 합병증을 예방 및 치료하고, 칼륨 수준을 정상화하고, 결핍의 원인을 진단 및 교정하는 것을 포함한다.

칼륨교정은 경구 또는 정맥을 통해 가능하다(박스 41−1). 표 41−6은 저칼륨혈증치료에 사용되는 칼륨약물을 나열하고, 원형약물차트 41−1은 경구약물과 정맥약물의 약동학과 약역학을 비교한 것이다.

약역학 칼륨은 신경근운동을 유지한다. 경구약물의 작용개시는 30분 이내이며, 정맥칼륨약물의 경우 즉각적이다. 칼륨의 작용시간은 알려져 있지 않지만, 섭취량에 따라 다르다. 다량 투여되었을 경우 ECG와 혈정 칼륨 레벨을 주의 깊게 모니터링해야 한다.

표 41-6 칼륨보충제

조제용 물질	약물
액상 경구약물	Potassium chloride: 10% = 20mEq/15mL, 20% = 40mEq/15mL(Kay Ciel, Kaochlor 10%, Kaon−Cl 20%
정제 혹은 캡슐 경구 약물	Potassium chloride: 장용 정제(Kaon, Kaon−Cl, Slow−K, 8mEq Kaochlor, K−Lyte, 거품유발 정제 K−Lyte/Cl, K−Dur, Micro−K, Ten−K, K−Tab)
정맥내투여 칼륨	Potassium chloride은 맑은 액체형태로 다용량 바이알 혹은 앰플 상태로 제조됨(2mEq/mL)

박스 41-1 경구 및 정맥내 칼륨 약물

경구용 칼륨 약물

- Potassium bicarbonate: 저칼륨혈증과 대사산증 환자에게 치료로 사용됨 (Potassium acetate는 IV 투여가 가능함)
- Potassium phosphate: 기본적으로 음식에 함유됨. 저칼륨혈증과 저인산혈증 환자에 적용됨.
- Potassium gluconate: 물약 혹은 정제로 사용가능함.
- Potassium chloride: 다른 모든 적응증으로 저칼륨산증을 포함함. 혈청 K^+ 농도가 potassium bicarbonate보다 더 빨리 상승함. 액체, 파우더, 정제, 캡슐, 결정체(염 대체물), 조절-유리 미세 캡슐화 정제, 왁스-기질-연장-방출성 정제, 장용정 및 용액을 위한 거품이 이는 정제.

경구용 약물에 대한 간호영향

- 액체 약물은 비싸지 않으면서 입에 맞게 제조되었다.
- 물이나 주스에 희석해야 한다. 제조사의 용법을 따라야 한다(90mL 용액으로 만들기 위한 최소량). 큰 유리컵의 물을 삼켜서 식도 연동을 촉진시킨다. 장 튜브를 이용하여 투여 전에 액체를 희석시킨다.
- 음식과 함께 약을 투약하고, 식도염을 방지하기 위해 환자를 앉혀 놓아야 한다. 투약 후 최소 30분은 환자를 선 채로 머물도록 안내해야 한다. 어떠한 약물이든지 오심과 구토를 유발한다. 큰 정제는 삼키기 힘들다.
- 구강궤양을 방지하기 위해 정제를 빨아먹지 말도록 충고해야 한다. 연장-방출성 정제를 부수거나 씹어먹지 말아야 한다.
- 장용 정제는 소장궤양과 관련이 있다. 왁스-기질-정제는 소장궤양, 협착 및 천공 등을 유발한다. 왁스-기질이 대변에 보일 수 있다고 환자에게 충고한다. 위장관 유해반응은 미세피막형성(microencapsulated) 약물로 최소화할 수 있다.
- 60mEq K^+ 이후 칼륨농도를 조사한다. 만약 즉시-작용 약물을 투여한다면 60분 후에 K^+ 농도를 뽑아낸다. 연장-방출성 정제에 대해서는 3시간 후에 K^+ 농도를 뽑아낸다. 유지용량을 투여받는 환자는 의료진에 의해 주기적으로 농도를 체크해야 한다.

정맥내 칼륨 투여에 대한 간호영향

- IV 치료는 경구치료에 견디기 힘든 환자에게 적응되거나 심한 저칼륨혈증에 대한 경구치료에 더하여 실시한다.
- 단지 희석된 염화칼륨이 IV로 투여된다. 농축된 KCl는 IV로 투여하지 않는다. KCl는 정맥으로 직접 투여하면 안 된다.*
- IV 주사부위를 모니터링하고 주입을 조심스럽게 실시하여 혈관 외 유출과 침윤을 피한다.
- 너무 빠른 주입은 치명적인 고칼륨혈증을 유발한다.
- 말초 혹은 중심정맥을 통해 투여한다. 눈금이 매겨진 주입장치를 이용하여 투여해야만 한다. 약물투여에 있어 개별 기관의 원칙을 참고한다. 통증은 말초주입과 관련이 있다. 가능한 한 언제든지 중심정맥을 통해 투여한다. 말초투여 시 권장되는 최대농도는 10mEq/100mL 혹은 40mEq/1000mL이다. 혈청 K^+>2.5mEq/L인 성인에 있어 최대주입속도는 10mEq/h 혹은 200mEq/24h이다.
- 10mEq/h보다 높은 속도는 지속적인 ECG 모니터링과 혈청 K^+ 농도 결정을 모니터링해야 한다. 급한 사용 혹은 만약 혈청 K^+이<2mEq/L이라면 주입속도를 높여 40/mEq/h까지 증량하거나 400mEq/d은 지속적 ECG 모니터링과 빈번한 혈청 K+ 모니터링을 할 경우 받아들여진다.
- 중심정맥 사용 기구를 통한 투여: 심한 저칼륨혈증 환자에게 선호되는 투여경로. 응급상황과 심한 저칼륨혈증 환자의 경우를 제외하고, 권장 투여속도는 10에서 20mEq/h이다.
- Potassium chloride는 dextros가 아닌 식염수에 녹여 투여한다. Dextrose 용액은 인슐린 분비를 촉진하고, 이는 세포 외 K^+를 세포 내로 이동하게 하여 이미 낮아진 K^+ 농도를 감소시킨다.

고칼륨혈증

고칼륨혈증(hyperkalemia)은 혈청칼륨 수치가 >5.3mEq/L로 정의된다. 원인으로는 과도한 섭취, 배출 감소, 세포 내에서 세포 외 공간으로의 이동이 포함된다. 가장 흔한 원인은 신부전과 칼륨배출을 방해하는 약물이다. 신장질환이나 신부전은 혈관 내에 칼륨 축적을 유발하여 고칼륨혈증을 초래한다. 고칼륨혈증의 위험이 높은 사람으로는 미숙아, 노인, 비뇨기질환 과거력이 있는 사람, 부신기능부전(adrenal insufficiency), 암, 조절되지 않은 당뇨, 다중약물투여(polypharmacy)가 있다. 고칼륨혈증은 주로 심장이나 신경근 증상이 나타난다. 징후와 증상으로는 초기 빈맥이 서맥으로 이어지는 ECG 변화를 포함한 심장부정맥과 얼굴, 혀, 손발의 감각이상 및 구역, 설사, 복부경련과 같은 위장관항진이 있다. 대사성 산증 역시 나타날 수 있다.

관리목표는 과잉원인을 제거하고, 칼륨을 다시 세포로 이동시키고, 칼륨배설을 증가시키고, 칼륨섭취를 줄이고, 고칼륨혈증의 추가발생을 예방하는 것이다. 경미한 고칼륨혈증의 경우 일반적으로 칼륨이 풍부한 음식섭취가 제한된다.

고칼륨혈증치료전략은 박스 41-2에 나와 있다.

칼륨균형에 대한 약물효과

칼륨소실이뇨제(potassium-wasting diuretics)는 저칼륨혈증의 주요 원인이다. 이뇨제는 칼륨소실이뇨제(kaliuretic)와 칼륨보전이뇨제(potassium-sparing, antikaliuretic)의 두 가지로 분류된다. 칼륨소실이뇨제는 칼륨과 나트륨, 염소와 같은 다른 이온들을 소변으로 배출시킨다. 칼륨보전이뇨제는 칼륨은 저류시키지만 나트륨과 염소는 소변으로 배출시킨다.

완하제, corticosteroid, 항생제와 칼륨소실이뇨제는 저칼륨혈증을 유발할 수 있는 주요 약물군이다. 고칼륨혈증을 유발할 수 있는 다른 약물군으로는 경구 및 정맥 potassium salts, 중추신경계(CNS) 약물, 칼륨보전이뇨제가 있다. 표 41-7과 41-8은 칼륨균형에 영향을 미치는 약물을 나열한 것이다.

원형약물차트 41-1

Potassium

약물분류	용량
전해질 상품명: Kaochlor, Kaon Cl, Kay Ciel, Micro K, K Dur 임신범주: A	A: 저칼륨혈증 예방: 20mEq을 매일 1–2회 용량을 나누어 투여. A: 대체: 40–100mEq을 매일 용량을 나누어 투여 A: IV: 10–60mEq/100mL의 용액; max: 200–400mEq/d; doses>10mEq/h은 지속적 ECG를 필요로 한다.
금기	**약물–임상검사–음식 상호작용**
신기능저하 혹은 부전증, Addison 병, 고칼륨혈증, 심한 탈수, 산증, 칼륨보존이뇨제	약물: 혈청칼륨농도를 증가시킴: ACE 억제제, 칼륨보존이뇨제, NSAIDs, 베타–아드레날린성 봉쇄제, heparin, 염 대체제. 혈청칼륨농도를 줄인다. Thiazide 및 고리이뇨제, amphotericin B, 제산제, insulin, fuluconazole, theophylline 및 하제 주의: 심장 혹은 신장질환, 화상 음식: 과다한 감초의 섭취는 저칼륨혈증과 나트륨 저류를 야기한다. 염 대체제는 칼륨을 함유하고 있다.
약동학	**약역학**
흡수: PO: 신속히 흡수됨, 95%가 체액으로 분포: PB: UK 대사: t½: UK 배출: 80–90% 소변으로; 10% 대변으로	PO: 개시: 30min 최고: 1–2h 작용시간: UK IV: 개시: 신속 최고: 1–1.5h 작용시간: UK
치료효과/응용	
칼륨부족을 교정하기 위해; 심장과 근육 활성을 강화시킨다. 위험상황의 환자에게서 저칼륨혈증을 예방함; 저칼륨알칼리증치료. 작용기전: 신경흥분을 전달 및 전도함; 골격근, 평활근 및 심장근육을 수축함.	
부작용	**유해반응**
오심, 구토, 설사, 복통, 흥분, 발진(드뭄); IV 투여로 인한 정맥염	고칼륨혈증(신장기능저하가 있는 고령 환자); 핍뇨, ECG 변화(높아진 T파, 넓어진 QRS complex, PR 간격 증가), GI 궤양 생명위협: 심장부정맥, 호흡곤란, 심실세동, 심장지

A, adult 성인; ACE, angiotensin–converting enzyme angiotensin–전환효소; ECG, electrocardiogram 심전도; GI, gastrointestinal 위장관계; h, hour 시간; IV, intravenous 정맥내; PB, protein–binding 단백결합; PO, by mouth 경구; t½, half–life 반감기; UK, unknown 모름; >, greater than 초과.

간호과정
환자–중심 협력간호

칼륨

사정

- 칼륨불균형의 신호와 증산을 조사한다. 저칼륨혈증의 증상은 다뇨 ,구토, 심장부정맥, 복부팽창 및 부드럽고 연약한 근육 등을 포함한다. 고칼륨혈증의 증상으로는 핍뇨, 오심, 복통, 빈맥 및 이후의 서맥, 허약 및 사지의 감각이상들을 포함한다.
- 혈청칼륨농도를 조사한다. 정상농도는 3.5–5.3이다. 혈청칼륨 부족 혹은 과다를 의료진에게 보고한다.
- 기본적 활력징후 및 심전도 소견을 확보한다. 비정상적 보고를 보호한다. 활력징후와 심전도 결과를 향후의 결과와 비교한다.
- 강심제재와 칼륨 소모성 이뇨제 혹은 코티손 제재를 투여받을 때 강심제 독작용의 신호와 증상의 대해 환자를 체크한다. 혈청칼륨 감소는 강심제의 작용을 증폭시켜 강심제 독작용의 유발을 증가시킬 수 있다 강심제 독작용의 신호와 증상에는 오심, 구토, 식욕부진, 서맥(맥박이 분당 60 미만 혹은 현저히 줄어듦), 심장부정맥 및 시야장애 등을 포함한다.

간호진단

- 칼륨농도의 영향을 미치는 약물과 음식에 대한 지식부족과 관련된 정보 결핍
- 과도한 혈청칼륨과 관련된 심박출량 감소의 위험
- 근육허약과 관련된 활동장애

계획

- 환자의 혈청칼륨농도는 정상범위 내로 될 것이다.
- 환자는 재발을 줄이기 위하여 칼륨불균형과 방법에 대한 이해를 말할 것이다. 저칼륨혈증을 가진 환자는 칼륨이 풍부한 음식을 먹을 것이다. 고칼륨혈증 환자는 칼륨이 풍부한 음식을 피할 것이다.

박스 41-2 고칼륨혈증: 치료 및 근거

칼륨제한
- 칼륨섭취 제한은 혈청농도를 천천히 낮춘다.
- 미약한 고칼륨혈증에 사용(약간 상승한 K^+ 농도) (5.4–5.6mEq/L, 칼륨제한은 정상적으로 효과가 있다)

Sodium Bicarbonate 정맥내투여
- pH를 상승시킴에 따라 칼륨은 세포로 되돌아가고 혈청농도를 낮춘다.
- 일과적 치료

10% Calcium Gluconate
- 고칼륨혈증으로 인해 심근의 과민을 억제한다.
- 일과적 치료; K^+ 소실을 촉진하지 않는다.
- 주의: 강심제를 복용하는 환자에게 투여할 때 강심제 독성이 나타날 수 있다.

Insulin 및 Glucose(10–50%)
- 칼륨이 세포로 되돌아간다.
- 일과적 치료; 약 6h 동안 효과가 있고 반복투여 시 항상 효과가 있지 않다.

Kayexalate(Sodium Polystyrene) 및 Sorbitor 70%
- Kayezalate는 심한 고칼륨혈증에 대해 양이온 교환에 사용된다. 저칼슘혈증과 저마그네슘혈증을 유발하고 나트륨 저류를 유발한다.
- 경구 혹은 직장으로 투여한다
- 대략적 용량:

경구투여
- Kayexalate: 10–20g, 매일 3–4회
- Sorbitol 70%: 매번 용량을 20mL

직장투여
- Kayexalate: 30–50g을 따뜻한 에멀젼으로 관장을 S자 결장에 투여함
- Sorbitol 70%: 50mL; 물 100–150mL와 섞음
- 변비는 흔한 유해작용임. 매일 장기능을 조사함. 분변막힘(fecal impaction)을 모니터링함. 약한 하제를 처방함.

표 41-7 저칼륨혈증을 유발하는 약물

물질	근거
하제	남용은 칼륨소실을 유발한다.
관장(고삼투성의)	
Corticosteroids	
Cortisone	이온교환약제
Prednisone	Steroids는 칼륨소실과 나트륨정체를 촉진한다.
Kayexalate	나트륨이온과 칼륨이온의 교환
Levodopa/L–dopalithium	소변을 통한 칼륨의 소실 증가
항생제I: amphotericin B, polymyxin B, gentamicin, neomycin, amikacin, tobramycin, cisplatin	신장세뇨관에 대한 독작용을 가지고 칼륨재흡수를 억제
항생제 II: penicillin, ampicillin, carbenicillin, ticarcillin, nafcillin, piperacillin, azlocillin	흡수불가능한 음이온의 조제로 인한 칼륨배설의 증가
알파–아드레날린성 봉쇄제	세포 내로의 칼륨유입을 촉진시키고, 혈청의 칼륨농도를 낮춤.
Insulin 및 glucose	
베타$_2$–작용제: terbutaline, albuterol	칼륨소실 증가.
Estrogen	

간호중재

- 경구용 칼륨은 충분한 양의 물 혹은 주스(최소한 3–8온스) 및 음식과 함께 제공한다. 칼륨은 위점막을 상당히 자극시킨다..

- 주입조절기구가 있을 때만 칼륨을 포함하는 정맥내투여용액을 단다. 시간마다 주입을 모니터링한다.

- 칼륨은 근육내주사로 투여할 수 없다. 칼륨은 정맥내투여 약 등이 혹은 Push로 투여할 수 없다. 정맥으로 직접 칼륨을 투여하면 심장부정맥과 심장마비를 야기시킨다.
- 소변배출량을 체크한다. 만약 환자가 칼륨을 투여받고, 소변배출량이 <25mL/h 혹은 <600mL/d일 때 칼륨의 축적이 일어난다. 소변으로 칼륨의 80–90% 소변으로 배설되는 것을 기억한다. 결과들을 의료진에게 보고한다.
- 혈청 creatinine, BUN, 포도당, 전해질 및 동맥혈가스뿐만 아니라 연속적으로 칼륨농도를 자주 모니터링한다. 비정상적 결과를 의료진에 보고한다.
- ECG를 모니터링한다. 저칼륨혈증으로, 평편한 혹은 뒤집어진 T파, 낮아진 ST segment 및 길어진 QT 간격 등이 야기된다. 고칼륨혈증으로 인해서는 좁고 높이가 높아진 T파, 폭이 넓어진 QRS complex, 길어진 PR 간격, 편평해진 혹은 없어진 T파 및 억제된 ST 세그먼트 등이 나타난다.
- 활동에 대한 환자의 반응을 모니터링하고 칼륨불균형과 관련된 근육허약의 의한 빈번한 휴식기간을 계획한다.
- 만약 환자가 칼륨을 정맥내투여를 한다면 정맥주사부위를 체크한다. 칼륨은 혈관 외 방출이 될 수 있고, 만약 피하조직에 침윤된다면 조직괴사를 일으킨다. 만약 침윤이 일어난다면 정맥내주사를 즉시 멈춘다.
- 지속되는 고칼륨혈증 혹은 의인성 저칼륨혈증의 신호 및 증상에 대한 약물투여를 하는 환자를 모니터링한다.

환자교육

일반
- 환자가투여받는 약물이 칼륨농도에 영향을 미치는 약물이 의료진에 의해 처방되면 규칙적 간격으로 혈청칼륨농도를 체크받도록 환자에게 조언한다.
- 경구로 칼륨약물을 복용할 때 충부한 물 혹은 주스를 섭취하도록 환자에게 알린다. 칼륨약물은 식사 중이나 식후에 섭취가능하다. 칼륨약물이 위장을 자극할 수 있다고 환자에게 알린다.
- 건강문제와 약물요법에 관련하여 처방된 칼륨용량, 규칙적 검사 및 의학적 추적검사 등을 따르라고 환자를 독려한다.
- 칼륨혈증과 고칼륨혈증의 신호와 증상을 보고하라고 환자를

표 41-8 과칼륨혈증을 유발하는 약물

물질	근거
potassium chloride(oral 혹은 IV) potassium salt substitutes potassium penicillin(pen-vee K) KPO_4 관장	과다한 섭취 혹은 주입은 칼륨 과다를 유발한다.
Angiotensin-전환효소억제제: captopril(Capoten), quinapril HCl(Accupril), ramipril(Altace)	저알도스테론혈증 상태(나트륨을 감소시키고 칼륨을 증가시킨다)를 증가시키고, 신장 칼륨배설을 억제 시킨다.
Angiotension II 수용체 길항제 Losartan potassium(Cozaar)	Aldosterone의 부신에서의 합성을 감소시킴: 칼륨이 보존되고 나트륨이 배설된다.
베타-아드레날린성 봉쇄제: propranolol(Inderal), nadolol(Corgard)	칼륨의 세포 내 유입이 줄고 Na-K-ATPase 기능이 감소한다.
Digoxin	치료용량은 영향을 받지 않지만 고용량으로는 칼륨과다가 일어난다.
Heparin	부신의 aldosterone 생성을 억제한다.
저분자량 heparin	Aldosterone을 억제한다. 칼륨항상성을 줄인다. 신장의 칼륨배설을 줄인다.
면역억제약물: cyclosporine, tacolimus, cyclophosphamide	저알도스테론증의 유도로 인해 칼륨배설이 줄어든다. 세포로부터 칼륨소실을 증가시킨다.
비스테로이드성 항염증약물: ibuprofen, indomethacin	칼륨항상성을 저해하고 세포의 칼륨유입을 차단한다.
Succinylcholine	세포 외로 칼륨배출을 허용한다.
CNS 약물: barbitureates, 진정제, 아편유사제, heroin, amphetamines	근육괴사와 세포로부터 혈청으로의 칼륨이동에 의해 특징지워진다.

교육한다.

식이

- 칼륨소실을 보완하는 약물을 복용하는 환자에게 칼륨이 풍부한 음식을 먹도록 독려한다.
- 칼륨불균형의 위험이 있는 환자에게 칼륨의 식이공급 및 음식의 칼륨함량에 대해 지도한다.

평가

- 환자의 혈청칼륨과 ECG를 평가한다. 부정맥 없이 심장리듬이 환자의 정상 기본 수준으로 돌아온다. 혈청칼륨농도가 정상범위 안에 있다. 만약 비정상적 결과가 있다면 의료진에 보고한다. 칼륨보충 및 식이는 조정이 필요하다.

나트륨

나트륨(*sodium*)은 세포외액의 주요 양이온이다. 정상 혈청 또는 혈장나트륨 수치는 135-145mEq/L이다. 혈청나트륨 수치가 <135mEq/L인 경우 **저나트륨혈증(hyponatremia)**이라고 하며, >145mEq/L인 경우 **고나트륨혈증(hyponatremia)**이라고 한다. 나트륨과 염소의 불균형은 일반적으로 같이 발생한다. 나트륨부족이나 과잉과 관련된 가장 심각한 문제는 탈수, 경련, 혼수이다.

나트륨의 식이요구량은 2-4g/d이다. 나트륨이 풍부한 음식에는 베이컨, 런천미트, 토마토주스, 피클, 소다크래커가 있다.

기능

나트륨은 대부분의 체액에 있으며, 체액부피 유지에 중요한 역할을 하고, 주로 혈장삼투압을 결정한다. 나트륨은 염소(Cl^-) 또는 중탄산이온(HCO_3^-)과 쉽게 결합하여 산-염기 균형을 촉진시킨다. 나트륨은 신경자극의 전파와 전도를 촉진시키며, sodium/potassium 펌프의 일부이다. 탈분극 동안 세포 내로 나트륨의 급속한 유입이 나타나며, 칼륨은 수분균형과 신경근운동을 위해 세포 밖으로 이동한다. 나트륨이 세포 내로 이동하면 탈분극이 발생한다. 재분극은 세포막이 주로 칼슘에 대해 투과성이 있고, 칼슘이 확산경사(diffusion gradient)로 인해 세포 밖으로 이동하는 경우에 발생한다. 나트륨불균형은 체액평형 때문에 일반적으로 수분불균형과 함께 발생한다.

저나트륨혈증

저나트륨혈증(*hyponatremia*)은 나트륨소실, 섭취부족 또는 수분획득에 의해 발생한다. 나트륨소실은 구토, 설사, 비위관흡인, 화상, 상처배액, 외상, 신부전, 심부전, third-spacing, 부적절한 항이뇨호르몬분비증후군, 고장액 또는 나트륨이 포함되지 않은 IVF의 과도한 사용, 수술, thiazide 이뇨제에 의해 나타날 수 있다. 저나트륨혈증은 저혈량증(hypovolemia), 고혈량증(hypervolemia)과 동반될 수 있다. 호소하는 증상은 발생과 소실 정도에 따라 다르다. 세포 내의 수분이동으로 인한 징후와 증상은 주로 신경근과 위장관 근력약화[깊은힘줄반사(deep tendon reflex) 감소, 두통, 무기력, 착란(confusion), 경련, 혼수(coma), 복부경련, 구역 및 구토, 빈맥 및 저혈압, 창백함, 점막건조]이다. 세포외액 감소(저혈량증)와 연관된 저나트륨혈증 징후로는 빈맥, 약하고 희미한 맥박, 기립성 저혈압으로 진행되는 혈압감소이다. 세포외액 증가(고혈량증)로 인해 발생한 저나트륨혈증이라면 징후와 증상으로 목정맥 확장, 체중 증가, 부종, 혈압 증가가 나타난다.

경구 나트륨 대체제는 환자가 할 수 있거나 부족이 경미한 경우 선호된다. 나트륨은 경관 튜브를 통해서도 교정이 가능하다. 혈청나트륨 수치가 125−135mEq/L인 경우 IV 생리식염수(0.9% sodium chloride)가 혈액의 나트륨을 상승시킬 수 있다. 혈청나트륨이 <120mEq/L인 경우 고장액인 3% 또는 5% 식염수용액이 필요하다.

고나트륨혈증

고나트륨혈증(*hypernatremia*)은 나트륨 증가, 저류 또는 수분소실로 인해 발생가능하다. 원인으로 과도한 경구 나트륨섭취, 물섭취부족, 고장성 경관식이, 고장성 IVF, 고알도스테론증, 쿠싱증후군, 코르티코스테로이드 사용, 급성 신손상 등이 있다. 다른 원인으로는 구토, 설사, 화상, 요붕증, 미네랄로코르티코이드 과다가 있다.

체액불균형의 징후는 원인에 따라 다르다. 수분소실은 FVD 증상과 함께 나타나는 반면, 나트륨의 증가는 FVE 증상과 함께 나타난다. 고나트륨혈증의 징후와 증상으로는 건조하고 끈적끈적한 점막, 상기되고 건조한 피부, 불안, 체온상승, 거칠고 마른 부종성의 혀, 구역 및 구토, 신경성 식욕부진증(anorexia), 빈맥, 고혈압, 근육경련, 반사항진(hyperreflexia), 경련, 혼수가 있다. 일반적으로 갈증이 나트륨부족의 첫 번째 증상이다.

고나트륨혈증의 관리는 원인과 부족의 심각도에 따라 다르다. 원인 질환의 교정과 함께 잦은 나트륨 수치의 모니터링이 필요하다. 혈청나트륨이 >145mEq/L으로 상승할 경우 나트륨의 제한이 권고된다. 치료에는 IVF와 이뇨제 투여가 포함된다.

간호과정
환자-중심 협력간호

Sodium

사정

- 나트륨불균형에 대한 신호 및 증상에 대해 환자를 조사한다. 저나트륨혈증의 증상에는 근육허약, 두통, 무기력, 혼돈, 발작, 복통, 오심 및 구토, 빈맥, 저혈압, 피부창백 및 점막건조 등이 있다. 고나트륨혈증의 증상으로는 홍조, 피부건조, 불안(agitation), 체온상승, 거칠고 마른 혀, 오심 및 구토, 식욕부진, 빈맥, 고혈압, 근육경축 및 과반사증 등이 있다.
- 혈청나트륨농도를 체크한다. 즉각적인 의학적 처치가 필요하기 때문에 낮은 비정상적 나트륨농도(<125mEq/L)를 보고한다.
- 나트륨 소실 혹은 과다를 나타낼 수 있는 건강상의 문제의 과거력을 확보한다.

간호진단

- 수분저류와 관련된 수분양의 불균형(과다)의 위험
- 나트륨이 풍부한 음식 교육에 대한 준비

계획

- 환자의 혈청나트륨농도가 3–5일 안에 정상범위에 들 것이다.
- 수분저류 환자에게서 부종이 줄어들 것이다.

간호중재

- 저나트륨혈증을 교정하기 위한 처방된 약물요법을 모니터링한다. 예를 들어, 수분제한, 정맥내 생리식염수(0.9% NaCl) 투여 혹은 3% 식염수용액을 혈청나트륨농도를 <115mEq/L 미만으로 교정한다.
- 혈청나트륨농도를 모니터링한다. 비정상적 농도를 보호한다.

환자교육

- 고나트륨혈증 환자에게 나트륨이 많은 음식을 피하라고 알려준다. 식탁에서 요리하고 음식에 소금을 첨가할 때 소금사용을 피하라고 환자에게 알려준다.
- 음식제품의 라벨을 읽는 것의 중요성을 강조한다.

평가

- 환자의 혈청나트륨농도를 평가한다. 만약 나트륨불균형이 지속되면 보호한다.
- 환자의 체액량 균형을 조사한다. 조심스럽게 섭취와 배출을 모니터링한다. 몸무게를 매일 잰다.
- 순환기 과부화와 결손의 신호에 대해 환자를 조사한다.

칼슘

칼슘(*calcium*)은 세포내액과 세포외액에 거의 동일한 비율로 있다. 혈청칼슘 수치는 4.5-5.5mEq/L 또는 8.5-10.5mg/dL이다. 칼슘부족(<4.5mEq/L)을 **저칼슘혈증(hypocalcemia)**, 칼슘과다(>5.5mEq/L)를 **고칼슘혈증(hypercalcemia)**이라고 한다. 체내 칼슘의 90% 이상이 뼈와 치아에 존재한다. 나머지 칼슘은 혈액에 있으며, 약 50%는 단백질, 주로 알부민에 결합하고 있다. 나머지 50%는 이온화된 칼슘(iCa)으로 혈관공간을 벗어나 세포기능을 활성화할 수 있다. 혈청 수치는 이온화된 형태와 단백질결합된 칼슘 둘 다 측정한다.

정상 혈청 iCa 범위는 2.2-2.5mEq/L 또는 4.25-5.25mg/dL이다. 칼슘 수치는 산-염기균형과 혈장 알부민 수치에 영향을 받는다. 산성일 경우 혈청단백질에서 분리되어 혈청 iCa 수치가 상승한다. 알칼리증인 경우 칼슘은 단백질에 결합하여 iCa가 감소한다. 혈청 알부민이 감소하면 혈청칼슘이 감소하더라도 유리순환칼슘(free circulating calcium)의 농도가 증가한다. 저알부민혈증 환자에서 혈청칼슘 수치를 교정하는 공식이 있다.

기능

칼슘은 정상 신경과 근육의 수축을 촉진하고 심장의 흥분성에 중요한 역할을 한다. 또한, 이 양이온은 정상세포투과성을 유지하고 프로트롬빈을 트롬빈을 변화시킴으로써 혈액응고를 촉진시킨다. 또한, 칼슘은 뼈와 치아형성에 필요하다. 칼슘 수치는 부갑상선호르몬과 칼시토닌에 의해 조절된다. 칼슘의 기능은 마그네슘 및 인과 밀접한 연관을 가진다. 칼슘과 인은 반비례 관계이다. 즉, 칼슘의 증가는 인의 감소로 나타난다.

비타민 D는 위장관에서의 칼슘흡수에 필요하다. 아스피린과 항경련제는 비타민 D를 변화시킬 수 있어 칼슘섭취에 영향을 미친다. 고리이뇨제 또는 고효능이뇨제(high-ceiling diuretics), 스테로이드(cortisone), 마그네슘약물 및 인 약물은 칼슘소실을 촉진한다. 반대로, thiazid 이뇨제는 혈청칼슘을 상승시킨다.

Hypocalcemia

부적절한 칼슘섭취는 칼슘이 뼈에서 유리되어 정상 혈청칼슘 레벨을 유지하도록 한다. 뼈의 칼슘소실(bone demineralization)로 인해 칼슘부족이 지속될 경우 병적 골절(pathologic bone fracture)이 나타날 수 있다. 고인산혈증, 급성 췌장염, 광범위한 뼈전이, 부갑상선기능저하증, 알칼리증, 설사, 알코올중독(alcoholism), 영양실조, 고리이뇨제 사용, 비타민 D 결핍, 수혈과다가 저칼슘혈증의 흔한 원인이다.

저칼슘혈증의 징후와 증상은 신경전도와 심장 및 근육 기능에서의 칼슘의 역할을 보여 준다. 신경학적, 신경근 증상은 불안, 과민반응, 경련(twitching), 깊은힘줄반사과다, 손발연축, 연축수축(spasmodic contraction), 후두경련, 경련 등이 있다. Chovostek's sign과 Trousseau's sign 양성은 경직과 관련된 저칼슘혈증의 전형적 징후이다. 심혈관계 특징으로는 심박출량 감소, 부정맥, 심전도상 QT시간 연장, ST 분절 연장, 심실빈맥(다형성 심실빈맥, torsades de pintes)이 있다. 저칼슘혈증은 또한 강심제(digitalis)에 대한 반응을 감소시키고, 그 외의 징후로는 건조하고 잘 부서지는 손톱 및 머리카락과 피부의 건조함이 있다.

대사성 산증이 저칼슘혈증과 동반된다면 산증에서는 칼슘이 단백질에서 분리되기 때문에 경직(tetany) 증상은 없다. 따라서 iCa가 더 높게 나타난다. 알칼리증인 경우 단백질에 더 많은 칼슘이 결합한다. iCa가 더 적으며, 경직증상이 일반적으로 나타난다.

많은 칼슘약물은 경구 또는 IV로 투여가 가능하다. 치료는 원인, 부족의 정도, 환자의 임상적 상태에 따라 다르다. 정맥 칼슘약물은 심한 증상이 있는 환자에서만 사용되어야 한다. 경구 칼슘약물은 정제(tablets), 캡슐, 가루약으로 복용 가능하다. 칼슘약물은 염소, 탄산염, 글루코산염(gluconate), gluceptate, 젖산과 같은 다양한 염과 결합되어 있다. 정맥 칼슘약물은 염화칼슘(CaCl, 10%)과 calcium gluconate(10%)이 이용가능하며, 두 가지 모두 급성 저칼슘혈증과 심장소생술에 사용가능하다. Calcium gluconate는 피하 또는 근육주사가 가능하다. 두 가지 약물 모두 mEq당 20mg의 기본적인 칼슘을 제공한다. Calcium gluconate는 강심제처럼 심장에 대한 작용이 있는데, 수축기의 수축력을 증가시킨다. 원형약물 차트 41-2는 칼슘약물의 약동학과 약역학을 기술한 것이다.

정맥 CaCl을 투여하기 전에 환자의 신장기능을 평가해야 하는데, 이 용액은 신기능부전(renal insufficiency)이 있을 때 독성을 나타낼 수 있는 알부민이 포함되어 있기 때문이다. 정맥 칼슘은 강심제를 복용하는 환자에서 조심스럽게 투여되어야 하는데, 혈청칼슘농도의 상승이 강심제 독성위험을

원형약물차트 41-2

Calcium

약물분류	용량
전해질 임신범주: C 약물형태: 정제, 캡슐, 액상, 주사제	Tetany: A: IV: 4–16mEq C: IV: 0.5–0.7mEq/kg t.i.d., q.i.d. 저칼슘혈증: A: PO: 500mg/d in divided doses
금기	**약물-임상검사-음식 상호작용**
신장기능부전, Addison 병, 고칼륨혈증, 신장결석, 강심제 독성, 심실세동 주의: 신기능부전, 신장결석, 탈수, 설사, 호흡성 산증 혹은 호흡부전	약물: 강심제 독성 증가; digoxin; 칼슘통로차단제, verapamil감소; tetracycline 흡수 감소; 혈청칼슘농도 증가; thiazide 이뇨실험실: gastrin, pH 증가; 인, 칼륨 감소
약동학	**약역학**
흡수: PO: 35% 흡수, 비타민 D 필요함 분포: PB: UK 대사: t½: UK 배출: 20% 소변으로, 70% 대변으로, 일부 타액으로	PO: 개시: UK 최고: UK 작용시간: 2–4h IV: 개시: 신속 최고: UK 작용시간: 2–3h
치료효과/응용	
칼슘부족 혹은 강직증상을 치료하고, 골다공증을 예방한다. 작용기전: 신경흥분을 전도, 골격근 및 심근수축, 세포투과도 유지; 강한 뼈와 치아 성장 촉진	
부작용	**유해반응**
PO: 오심, 구토, 변비, 통증, 졸림, 두통, 근육허약	고칼슘혈증, ECG 변화(QT 간극 좁아짐), 대사염기증, 심장차단, 반동 과산증 생명위협: 신부전증, 심장부정맥, 심장마비

A: Adult 성인; C, child 소아; ECG, electrocardiogram 심전도; GI, gastrointestinal 위장관; h, hour 시간; IV, intravenous 정맥내; PB, protein–binding 단백결합; PO, by mouth 경구; q.i.d., 1일 4회; t½, half–life 반감기; t.i.d., three times a day 1일 3회; UK, unknown 모름.

증가시키기 때문이다. 농축칼슘용액(10% CaCl) 투여를 위해서는 중심정맥관(central line)이 필요하다. 주입제어장치를 통해 천천히 투여해야 하며, 환자를 자주 모니터링해야 한다. 지나치게 급속한 주입은 심장성 실신과 말초혈관확장으로 인한 저혈압을 유발할 수 있다. 작은 구경의 바늘을 큰 정맥에 사용하는 것은 정맥자극(venous irritation)을 최소화한다. 환자는 주입속도가 빠르면 작열감을 호소할 수 있다. IV가 정맥 내에 위치하고 침투되지 않았는지 확인하는 것이 중요하다. 국소혈관외유출(extravasation)은 조직괴사와 피부벗겨짐(sloughing)을 유발할 수 있다. 침투가 발생하면 방침을 참조하면 된다.

저칼슘혈증 환자는 저마그네슘혈증, 저칼륨혈증, 산-염기 불균형을 평가하여 이상을 교정해야 한다. 저마그네슘혈증을 우선적으로 교정해야 한다. 낮은 마그네슘 수치는 저칼슘혈증에 대한 치료를 불응성으로 만들 수 있다.

약동학 비타민 D는 위장관에서의 칼슘흡수를 촉진하고 인은 칼슘흡수를 방해한다. pH는 iCa 농도에 영향을 미친다. pH가 감소하면(산성) 단백질결합부위에서 분리되어 유리 iCa는 많아진다. pH가 상승하면 (알칼리) 칼슘이 더 많이 단백질에 결합한다.

고칼슘혈증

혈청칼슘의 상승은 부갑상선항진증, 악성 종양, 저인산혈증, 과도한 칼슘섭취, 오래된 부동화(immobilization), 다발성 골절, thiazide 이뇨제와 steroid와 같은 약물사용으로 인한 결과일 수 있다. 고칼슘혈증의 징후와 증상으로는 피로, 근육약화, 깊은힘줄반사 감소, 착란(confusion), 기억손상, 신경성 식욕부진, 구역, 구토, 변비, 칼슘으로 구성된 신장결석이 있다. 심전도 변화로는 QT 시간과 ST 분절 감소가 나타난다. 환자는 심박수 감소와 부정맥을 보일 수 있다.

칼슘균형에 작용하는 약물

인 약물, 코르티코스테로이드, 고리이뇨제, aspirin, 항경련제, 황산마그네슘(magnesium sulfate), mithramycin은 혈청칼슘농도를 낮출 수 있는 약물이다. 과량의 칼슘염 섭취 및 투여와 thiazide와 chlorthalidone 이뇨제는 혈청칼슘농도 증가를 유발할 수 있다. 표 41–9는 칼슘균형에 영향을 미치는 약물을 나열한 것이다.

칼슘불균형의 임상적 조절

저칼슘혈증의 임상적 치료는 경구보충제와 IV 칼슘으로 구성된다. 표 41-10은 경구 및 IV 칼슘약물과 투여량, 형태를 나열한 것이다. 탄산칼슘(Calcium carbonate)은 이산화탄소를 생산하여 위장장애를 유발할 수 있다. 더 나은 칼슘흡수를 위해 칼슘보충제는 비타민 D를 포함하고 있고, 경구 칼슘은 식전 30분에 복용해야 한다.

고칼륨혈증의 치료목표는 칼슘과다의 원인을 고정하는 것이다. 칼시토닌이나 IV 식염수 용액과 같은 약물을 신속히 투여하고 고리이뇨제를 투여하면 칼슘의 요로배출을 촉진시킬 수 있다.

표 41-9 칼슘균형에 영향을 미치는 약물

물질	근거 (rationale)
저칼슘혈증 유발약물	
Magnesium sulfate	부갑상선호르몬/PTH 분비 억제 및 혈청칼슘농도 감소
Propylthiouracil(Propacil)	
Colchicine	
Picamycin(Mithracin)	
Neomycin	
과다 sodium citrate	
Acetazolamide	칼슘흡수에 필요한 비타민 D 대사를 변하게 할 수 있다.
Aspirin	
항경련제	
Glutethimide(doriden)	
Estrogens	
Aminoglycosides: gentimicin, amikacin,	
tobramycin	
인약물: 경구, 에네마(enema), 정맥내; sodium phosphate; potassium phosphate	혈청인농도를 증가시키고 혈청칼슘농도를 줄인다.
Corticosteroids; cortisone, prednisone	칼슘유동성을 줄이고 칼슘흡수를 억제한다.
고리이뇨제: furosemide(Lasix)	신세뇨관에서 칼슘흡수를 줄인다.
고칼슘혈증유발약물	
칼슘염	칼슘과 비타민 D의 과다한 섭취 및 칼슘 주입은 혈청칼슘농도를 증가시킬 수 있다.
비타민 D	
IV 지방	혈청칼슘농도를 증가시킬 수 있다.
Androgens	고칼슘혈증을 유도할 수 있다.
이뇨제; thiazides, chlorthalidone (Hygroton)	
Lithium	부갑상선호르몬/PTH 분비 증가

표 41-10 칼슘약물

칼슘이름	약물형태	약물용량
경구투여		
calcium carbonate	650–1500mg 정제	400mg/g*
calcium citrate	950mg 정제	211mg/g*
calcium gluconate	500–1000mg 정제	90mg/g*
정맥내투여		
calcium carbonate	10mL	272mg/g*, 13.5mEq
calcium gluconate	10mL	90mg/g*, 4.5mEq

*Elemental calcium: 1g

간호과정
환자-중심 협력간호

칼슘

사정

- 칼슘불균형에 대한 신호와 증상을 조사한다. 저칼슘혈증에 의한 신호와 증상에는 강직, 근육경련, 출혈경향 및 약한 심장수축력 등이 있다. 고칼슘혈증의 신호와 증상에는 무기력한 근육, 뼈 부위의 통증 및 칼슘 성분의 신장결석 등이 있다.
- Trousseau 신호(상지에 혈관과 신경에 압력이 가해질 때 손과 손목의 근육경련) 및 Chvostek 신호(안면신경의 두드림에 의한 안면근육의 수축)을 조사한다.
- 혈청칼슘농도를 체크한다. 비정상적인 검사결과를 보고한다. 혈청 iCa(정상: 2.2–2.5mEq/L 혹은 4.25 – 5.25mg/dL)는 유리형태의 순환하는 칼슘을 나타내고, 칼슘불균형을 결정하는 데 더욱 정확하다.
- Albumin의 농도를 조사하고, 혈청칼슘농도를 교정한다.
- 활력징후와 심전도 결과를 확보한다. 비정상적 소견을 보고한다. 활력징후와 심전도 결과는 향후 소견과 비교될 수 있다.
- 현재 환자의 약물력을 모은다. 칼슘은 digoxin 효과를 증가시킨다. 혈청칼슘농도의 증가는 강심제 독성을 야기한다. 강심제 독성의 신호와 증상에는 오심, 구토, 식욕부진, 서맥(분당 60회 미만이거나 현저히 줄어들어 있음), 심부정맥 및 시야지장 등이 포함된다. Thiazide 이뇨제는 혈청칼슘을 높일 수 있다. 칼슘효과를 감소시키는 약에는 칼슘통로차단제, tetracycline 및 sodium chloride가 있다.

간호진단

- 영양불균형인 위장관불편과 관련이 있다.
- 조직손상은 손의 감각이상과 연관이 있다.
- 칼슘이 풍부한 음식에 대해 지식을 가진다.

계획

- 환자의 혈청칼슘농도는 정상범위 안에 있을 것이다.
- 강직증상은 멈출 것이다. 환자는 처방한 대로 칼슘이 풍부한

음식을 먹거나 칼슘약물을 복용한다.

- 고칼슘혈증 환자는 칼슘이 풍부한 음식을 피한다.

간호중재

- 활력징후를 모니터링한다. 비정상적 소견을 보고한다. 기본적 활력징후를 비교한다. 만약 환자가 digoxin을 복용한다면 맥박수를 모니터링한다. 서맥은 강심제 독성의 신호이다.
- 10% calcium gluconate 혹은 염소를 함께 IVF를 천천히 투여한다. 신속한 침전이 일어나기 때문에 bicarbonate를 함유하는 용액에 칼슘을 첨가하지 말아야 한다.

- 만약 환자가 칼슘을 투여받는다면 정맥주사의 위치를 체크한다. 칼슘은 조직괴사와 벗겨짐을 야기할 수 있다. CaCl 약물은 중심 라인으로만 통해서 투여되어야 한다. 칼슘은 근육내주사가 가능한 유일한 칼슘약물이다.
- 혈청칼슘과 iCa 농도를 모니터링한다.
- 심전도를 모니터링한다. 저칼슘혈증시 ST 세그먼트는 길어지고 QT 간격도 길어진다. 고칼슘혈증에서는 ST 세그먼트가 줄어들고 QT 간격은 좁아진다.

환자교육

일반

- 환자로 하여금 제산제와 장기간의 하제의 사용을 피하도록 교육한다. 일부 제산제의 과다사용은 알칼리증을 유발하고 칼슘 이온화를 줄인다. 하제의 만성적 사용은 위장관으로부터 칼슘 흡수를 줄인다. 장을 통한 배설을 촉진하기 위해 섬유질이 풍부한 음식을 권유한다.
- 칼슘 정제가 흡수가능한지의 여부를 칼슘보충제를 사용하는 환자에게 체크하도록 권유한다. 이를 위해 정제 한 개를 1온스의 식초에 담궈 3분마다 젓는다. 정제는 30분 내에 부서지거나 용해되어야 한다.
- 흡수를 증가시키기 위해 음식물과 함께 혹은 식후에 경구용 칼슘보충제를 복용하도록 환자에게 조언한다.

식이

- 우유 및 유제품과 같은 고칼슘음식을 섭취하도록 환자에게 제안한다. 단백질과 비타민 D는 칼슘흡수를 촉진하는 데 필요하다.

부작용

- 근육허약, 뼈 부위 통증, 심전도변화 및 신장결석 등을 포함하는 칼슘과다 혹은 고칼슘혈증과 관련된 증상을 보고하도록 한다.

평가

- 환자의 혈청칼슘과 전해질농도를 평가한다. 만약 칼슘불균형이 지속된다면 보고한다.
- 칼슘불균형에 의한 신경근육 및 심장 관련 양상에 대해 환자를 모니터링한다.

마그네슘

마그네슘(*magnesium*)은 세포내액에서 가장 풍부하다. 마그네슘부족은 일반적으로 저칼륨혈증 및 저칼슘혈증과 같이 일어난다. 정상 혈청마그네슘은 1.5–2.5mEq/L 또는 1.8–3mg/dL이다. 마그네슘부족을 **저마그네슘혈증(hypomagnesemia)**, 마그네슘과다를 **고마그네슘혈증(hypermagnesemia)**이라고 한다. 일일 마그네슘요구량은 8–20mEq이다.

기능

마그네슘은 신경근 활동의 전달을 촉진한다. 이는 중추신경계(CNS) 신경전달의 중요한 매개체이다. 칼륨과 같이 심근(myocardium)의 수축을 촉진한다. 마그네슘은 탄수화물과 단백질대사와 관련한 많은 효소를 활성화하고, 세포막을 가로지르는 나트륨과 칼륨 운반을 담당한다.

혈청마그네슘결핍은 신경섬유의 시냅스전막(presynaptic membrane)에서의 acetylcholine 분비를 증가시켜 신경근흥분을 증가시킨다. 혈청마그네슘과다는 신경근 시스템(neuromuscular system)에 진정효과를 가져 깊은힘줄반사의 소실을 야기할 수 있다. 저마그네슘혈증의 결과로 심장(심실성)부정맥, 저혈압, 심차단(heart block)이 나타날 수 있다.

저마그네슘혈증은 가장 진단되지 않은 전해질 결핍일 것이다. 이는 저마그네슘혈증은 혈청마그네슘이 1mEq/L에 도달할 때까지 무증상이기 때문이다. 총 혈청마그네슘농도는 세포 마그네슘 레벨을 대표하지 않는다.

심각한 저마그네슘혈증을 교정하기 위해서 일반적으로 IV magnesium sulfate를 사용한다. 고마그네슘혈증에서는 calcium gluconate를 혈청마그네슘 감소를 위해 사용할 수 있다.

마그네슘균형에 대한 약물효과

나트륨은 마그네슘과 칼슘의 세뇨관(tubular) 흡수를 저해한다. 생리식염수를 장기간 투여할 경우 마그네슘과 칼슘소실을 야기할 수 있다. 이뇨제, 특정 항생제, 완하제, steroid는 마그네슘소실을 촉진하는 약물군이다. 저칼륨혈증과 같이 저마그네슘혈증은 강심제 작용을 강화하고 강심제 독성을 유발한다.

Magnesium sulfate는 저마그네슘혈증과 강심제 독성 증상을 교정한다. 혈관우회술(bypass surgery) 이후 또는 심근경색 환자에서 혈액수치가 정상이더라도 경구 magnesium sulfate를 투여하는 것은 임상적으로 흔한데, 수술기간(perioperative period)의 심실부정맥을 예방하기 위해서이다.

마그네슘의 과도한 섭취는 혈청마그네슘과다의 주요 원인이다. 흔히 사용하는 고마그네슘혈증을 유발하는 약물로는 완하제와 제산제가 있다. 특히 노인에서 완하제의 장기간 또는 빈번한 사용에 관한 환자교육은 전해질불균형을 예방하는 중요한 중재이다. 표 41-11은 마그네슘균형에 영향을 미치는 약물을 나열한 것이다.

간호과정
환자-중심 협력간호

Magnesium

사정

- 마그네슘불균형 환자의 신호와 증상을 조사한다. 저마그네슘혈증 환자의 신호와 증상은 과잉민감성(hyperexcitability)에 의한 강직유사증상이며, 심실세동과 고혈압을 야기하는 심실빈맥이다. 고마그네슘혈증의 신호와 증상은 무기력, 졸림, 허약, 마비, 심부근반사소실, 저혈압 및 심장차단 등이다.
- 마그네슘불균형을 알기 위해 혈청마그네슘을 체크한다. 마그네슘부족 증상은 혈청농도가 1mEq/L 미만이 될 때까지 나타나지 않는다.
- 강심제 독성을 발견하기 위해, 강심제를 투여받는 환자를 관찰한다. 칼륨부족과 마찬가지로 마그네슘부족은 강심제 작용을 증강시키고, 독성을 나타내게 한다.

간호진단

- 신체요구에 모자라는 영양불균형은 마그네슘이 풍부한 음식의 섭취부족과 연관이 있다.
- 저마그네슘혈증 혹은 고마그네슘혈증과 관련이 있는 심박출량저하
- 마그네슘불균형의 신호와 증상을 익히기 위한 준비

계획

- 환자의 혈청마그네슘농도가 정상범위 안이 될 것이다.
- 환자는 마그네슘불균형의 생명위협 증상을 경험하지 않을 것이다.
- 환자는 정상 혈청전해질농도를 가질 것이다.

간호중재

- 만약 환자가 NPO이고 장기간 마그네슘염 공급 없이 IVF를 받고 있다면 의료진에게 보고한다. 뜨겁거나 화끈거리는 감각을 방지하려면 IV magnesium sulfate 용액을 천천히 투여한다. 활력징후를 모니터링한다.
- 소변배설량을 체크한다. 신체 마그네슘의 대부분이 신장을 통해 배설된다. 만약 소변량이 <600mL/d이면 보고한다.
- 저마그네슘혈증을 가지고 강심제를 투여받는 환자에게서 강심제 독성(예, 오심, 구토, 서맥)을 모니터링한다. 마그네슘부족은 강심제의 작용을 증가시킨다.
- 활력징후를 모니터링한다. 비정상적 소견을 의료진에 보고한다.
- 혈청전해질 결과를 모니터링한다. 낮은 혈청칼륨 혹은 혈청칼슘농도를 보고한다. 낮은 혈청마그네슘혈증은 저칼륨혈증 혹은 저칼슘혈증을 야기한다. 칼륨부족을 교정할 때, 마그네슘이 교정될 때까지 세포 내 칼륨이 교정되지 않는다. 1mEq/L 혹은 미만의 혈청마그네슘농도는 심정지를 야기할 수도 있다.
- 심한 저마그네슘혈증의 Trousseau 및 Chvostek 신호와 증상을 체크한다. 강직증상이 마그네슘 및 칼슘 결핍에서 야기된다.
- 마그네슘부족에 대해 과도한 교정으로 인해 발생한 고마그네슘혈증의 응급적 교정에 사용가능한 calcium gluconate를 IV 한다.

환자교육

- 마그네슘이 풍부한 음식(푸른 채소, 과일, 생선, 곡류, 견과)을 섭취하게 하기 위해 환자에게 조언한다.
- 고마그네슘혈증 환자에게 마그네슘을 함유하는 하제와 제산제의 일상적 사용을 피하라고 충고한다. 약물 라벨을 체크하라고 환자에게 제안한다.

평가

- 환자의 혈청마그네슘농도를 평가한다. 마그네슘불균형이 지속되면, 보고한다.
- 이전의 마그네슘불균형에 의한 신호와 증상이 없는지의 여부를 결정한다.

표 41-11 마그네슘균형에 영향을 주는 약물

약물	효과근거
저마그네슘혈증을 유발하는 약물	
이뇨제: furosemide(Lasix) ethacrynic acid(Edecrin) mannitol	마그네슘의 소변으로 배설 증가
항생제: gentamicin, tobramycin, carbenicillin, capreomycin, neomycin, polymyxin B, amphotericin B, 강심제, calcium carbonate, insulin	신장을 통한 마그네슘소실 유발가능
연하제: cisplatin	남용은 위장관을 통한 마그네슘소실을 유발할 수 있다.
Corticosteroids: cortisone, prednisone	혈청마그네슘농도를 줄인다
고마그네슘혈증을 유발하는 약물	
마그네슘염(경구 및 에네마: magnesium hydroxide[milk of magnesium]),magnesium sulfate(Epsom)염, magnesium citrate, magnesium sulfate(maternity)	과다한 사용은 혈청마그네슘농도를 증가시킴. 독소혈증(toxemia) 치료에 과다한 magnesium sulfate의 사용은 고마그네슘혈증을 유발할 수 있다.
Lithium	고마그네슘혈증과 연관 있다.

염소

염소(*chloride*)는 세포외액의 주요 음이온이다. 염소이온은 산-염기균형과 위액의 산성도, 세포외액의 삼투질농도(osmolality)에 중요하다. 정상 혈청염소는 95-108mEq/L이다. **저염소혈증(hypochloremia)**은 혈청 염소가 감소한 것을, **고염소혈증(hyperchloremia)**은 증가한 것을 의미한다. 삼투질농도가 상승(>300 mOsm/kg)하면 물에 비례하여 더 많은 나트륨과 염소이온이 존재한다. 나트륨과 염소는 흔히 결합하여 작용한다. 예를 들어, 나트륨저류일 때 염소도 빈번하게 저류되어 수분저류의 증가로 이어진다. 저염소혈증의 임상적 특징은 진전(tremor), 경련(twitching), 느리고 얕은 호흡이다. 심한 염소손실이 있으면 혈압 감소가 나타난다. 고염소혈증의 임상적 특징은 쇠약감, 무기력함, 깊고 빠른 호흡, 궁극적인 무의식(eventual unconsciousness)이다.

인

인(*phosphorus*)은 세포내액과 세포외액에 모두 존재하지만 세포내액의 주요 음이온이다. 칼슘, 마그네슘과 마찬가지로 혈청인의 수치는 실제 신체 인농도를 반영하지 않는다. 신체 대부분의 인(phosphorus)은 인산염(phosphate) 형태이며, 이 두 용어는 같은 의미로 사용된다.

인과 칼슘농도 모두 부갑상선호르몬(PTH)에 의해 조절되고, 위장관에서의 흡수를 위해 비타민 D가 필요하다. PTH가 신세뇨관을 자극하여 인을 배출하면 혈청인의 수치는 감소한다(이에 수반하여 뼈로부터 칼슘유리를 야기하여 혈청칼슘을 증가시킨다). 정상 혈청인의 수치는 1.7-2.6mEq/L이다. 55%는 이온화되어 있고(유리형), 45%는 단백질에 결합되어 있다.

인은 뼈 및 치아형성과 신경근 활동에 필수적이다. 인은 핵산(DNA, RNA)을 형성하는 중요한 구성물질이고, 세포에서 에너지전달에 관여하며, 세포삼투압 유지를 돕고, 체액의 산-염기균형을 지원한다. **저인산혈증(hypophosphatemia)**의 임상적 특징으로는 근력약화, 진전, 이상감각, 뼈통증, 반사저하(hypo-reflexia), 경련, 과환기, 신경성 식욕부진증, 연하곤란이 있다. **고인산혈증(hyperphosphatemia)**의 증상은 저칼슘혈증과 비슷한데, 반사항진(hyperreflexia), 경직, Chvostek's 징후 및 Trousseau's 징후 양성, 이완성 마비, 근력약화, 빈맥, 구역, 설사, 복부경련이 있다. 인이 풍부한 음식으로는 전곡 시리얼(whole grain cereal), 견과류, 우유, 고기(meat)가 있다. 인 결핍은 위장관흡수저하, 영양실조, 알코올중독, 구토, 설사, 농축 포도당용액 사용, 호흡성 알칼리증, 당뇨(glycosuria), 저칼륨혈증, 저마그네슘혈증 또는 thiazide 이뇨제 사용의 결과일 수 있다. 저인산혈증은 용혈성 빈혈, 혈소판기능이상, 산소운반 감소로 이어질 수 있다. 고인산혈증은 대부분 만성신부전과 연관된다. 완하제 섭취 증가 또한 혈청 수치를 증가시킬 수 있다.

인불균형치료는 원인을 제거하거나 줄이는 것이 목표이다. 인, 칼슘, 마그네슘 레벨을 모니터링하고 환자의 전해질과 산-염기균형의 징후를 평가하는 것이 간호중재의 핵심이다. 인의 교정은 소실의 정도, 발생(onset), 환자상태에 따라 다르다. 경구섭취는 인의 교정에서 선호되는 경로이다. 정맥인 약물은 경구섭취가 불가능하거나 소실 정도가 심각한 환자에서 이용가능하다. Potassium phosphate는 인산염 대체요법에 사용되는 Institute for Safe Medication Practices(ISMP) 고위험약물이다. Potassium phosphate는 사용 전에 반드시 희석하여 주입제어장치를 통해 천천히 투여해야 한다. 급속한 주입은 심각한 신장 또는 부신기능부전 환자에서 인의 독성을 야기할 수 있다. 정맥투여 위치는 침투(infiltration)에 대해 모니터링해야 한다. 침투가 발생하면 Potassium phosphate는 조직괴사와 피부벗겨짐(sloughing)을 유발할 수 있다. 주입 후에는 인, 칼륨, 칼슘 수치와 신기능을 모니터링해야 한다. 고칼륨혈증이나 저칼슘혈증 환자에서 potassium phosphate 사용은 금기이다.

만성 신부전 환자에서의 고인산혈증치료는 식이 인 섭취, calcium acetate(Phoslo)와 같은 인결합약물 또는 투석을 제한하는 것이다. 고인산혈증은 이차성 부갑상선항진증과 골이영양증(osteodystrophy)으로 이어질 수 있다.

핵심 웹사이트

미국적십자가이드라인: arcblood.redcross.org/new_site/pdfs/Practice_Guidelines_for_Blood_Transfusion.pdf

National Healthcare Safety Network's Hemovigilance Module: www.cdc.gov/nhsn/bio.html

학습 질문

1. 환자가 대장절제술과 회장조루술(ileostomy)을 한 지 3일이 지났다. 그는 코-위 튜브로 계속 분비물을 제거하고, Foley 카테터를 삽입하고 있는 상태이다. 야간 당직 간호사는 회장조루술 부위에서 많은 배출이 있음을 보고하였다. 환자의 맥박은 불규칙적이고 다리가 허약하다고 보고하였다. 이러한 상황에 근거하여 간호사는 어떠한 형태의 불균형인지를 정확히 예측하는가?
   a. 저칼륨혈증
   b. 고칼륨혈증
   c. 저나트륨혈증
   d. 고칼슘혈증

2. 환자가 칼륨 IV 투여를 받고 있다. 이 약물이 투여될 때 간호적용에서 무엇이 가장 중요한가?
   a. 칼륨 IV 투여는 중심혈관 삽입기구를 이용하여야만 한다.
   b. 칼륨 IV 투여는 투여 전에 반드시 희석해야 한다.
   c. 칼륨 IV 투여는 투여 전에 차게 해야 한다.
   d. 칼륨 IV 약물은 방부제를 함유하지 않는다.

3. 환자는 생리식염수 100mL에 10mEq KCl을 1시간 IVPB 이상에 걸쳐 주입받는다. 환자는 22-게이지 말초 IV 라인을 우측 상완에 두고 있다. 환자는 투여 부위에 통증을 호소한다. 간호사는 주사부위가 빨갛고, 열이 나고, 건드리면 아픈 것을 발견하였다. 간호사는 어떤 조치를 취해야 하는가?
   a. 피를 뽑고 체크하고 나서 IV 투여속도를 느리게 한다.
   b. IV를 중단하고, 칼륨투여를 위해 중심정맥 라인을 잡는다.
   c. 주입을 정지하고 즉시 IV를 중단한다.
   d. IV 주입 부위를 따뜻하게 압박을 한다.

4. 의료진은 뇌부종을 앓는 70세 환자에게 고장 콜로이드 IV 용액을 처방하였다. 어떤 조사를 간호사가 의료진에 즉시 보고하여야 하는가?
   a. 증진된 혈압, 증가된 소변량 및 안정된 활력징후
   b. 고혈당증, 감소된 소변량 및 증진된 의식 수준
   c. 목마름, 구강건조, 차가운 사지 및 감소된 소변량
   d. 두통, 과민, 혼돈, 넓어진 맥박압(pulse pressure) 및 낮아진 의식 수준

5. 환자가 수액을 공급받고 있다. 이 환자를 위한 간호사의 건강교육에 어떤 제안이 포함되는가?
   a. 매일 체중을 잰다.
   b. 목마름은 미약한 수분부족을 의미한다는 것을 안다.
   c. 수분섭취량을 체크한다.
   d. 칼슘약물의 사용을 피한다.
   e. 배출량을 체크한다.

6. 환자가 2일 동안 몸무게가 10lb가 늘어 났다. 환자의 몸무게 증가는 수분저류에 의한 것으로 판명되었다. 간호사는 이 늘어난 몸무게가 얼마나 많은 수분양과 동일하다고 올바르게 추정하는가?
   a. 2L
   b. 4L
   c. 10L
   d. 11L

7. 환자가 고나트륨혈증이다. 간호사의 간호 계획에 어떠한 요소가 포함되어야 하는가? (맞는 답을 모두 고르시오)
   a. 발작 주위
   b. 의료진과의 검사실검사에 대한 약속을 지키는 것에 대한 필요성
   c. 고나트륨혈증의 신호와 증상(근육경련, 허약, 피로)
   d. 수분제한의 필요성
   e. 음식 라벨을 읽는 필요성

8. 간호사는 저나트륨혈증 환자의 약물복용 리스트를 확인한다. 어느 약물이 불균형에 원인이 되는가? (맞는 답을 모두 고르시오)
   a. Cortisol
   b. Licorice
   c. Azithromycin
   d. Estrogen
   e. Digoxin

답: 1. a, 2. b, 3. c, 4. d, 5. a,b,c,e, 6. b, 7. a,b,d,e, 8. a,b,e

42장

영양지원

학습목표

- 장관영양법과 비경구영양법의 차이를 설명한다.
- 장관영양공급(enteral feeding)의 경로를 기술한다.
- 장관용액의 예를 토론하고, 차이를 설명한다.
- 장관영양법을 적용하는 방법의 이점과 차이를 설명한다.
- 장관영양법과 비경구영양법의 사용 시 나타나는 합병증을 기술한다.
- 장관영양법과 비경구영양법을 적용받는 환자에 대한 간호중재를 토론한다.

영양소는 세포성장, 세포기능, 효소활동, 탄수화물–지질–단백질합성, 근육수축, 상처회복, 면역기능, 위장관기능 유지를 위해 필요하다. 적절한 영양지원이 없으면 위장관, 간, 신장, 심장, 호흡기계에 영향을 미칠 것이다. 면역 시스템 또한 그 기능이 감소된다.

영양상태가 양호한 환자는 주요한 건강문제가 없다면 14일 동안 영양소가 부족해도 보통 잘 견뎌낼 수 있다. 하지만 중한 상태의 환자는 장기기능부전, 감염 또는 사망으로 짧은 기간 정도만 버틸 수 있을 것이다. 만약 손상을 입은지 몇 시간 안에 영양지원이 시작된다면 중한 외상 및 화상 환자의 회복이 더 빨라진다. 중환자와 대수술을 받은 환자에서는 초기의 영양지원이 장과 간의 혈액흐름과 기능, 상처회복을 증진시키고, 감염률을 감소시키며, 건강회복을 증진시킨다. "조기영양공급"을 시행한 환자는 양의 질소균형(positive nitrogen balance)을 유지할 수 있고, 박테리아감염의 기회를 감소시킬 수 있다. 또한, 이는 재원기간을 감소시키게 된다.

5% Dextrose(D_5W), 생리식염수와 링거수액이 수분과 전해질을 제공하지만, 이는 영양지원을 위한 약물이 아니다. 환자는 일일 2000kcal의 열량이 필요하다. 중환자의 경우 3000–5000kcal의 열량이 요구될 수 있다. 광범위한 화상 환자의 경우 열량요구량이 더 많아질 수 있다. 장기간 금식을 하는 환자는 영양불량이 될 수 있다. 외상이나 신경계 손상(예, 경추골절)이 있는 환자에게 5일 정도 영양공급이 지연되는 것은 상처회복에 더 해로울 수 있고, 감염의 위험이 높아질 수 있다.

영양지원(nutritional support)을 위한 방법에는 경장영양법과 비경구영양법의 두 가지가 있다. 위장관기능을 이용하는 **경장영양법(enteral nutrition)**은 경구 또는 feeding tube를 이용하여 제공할 수 있다. 만약 환자가 삼킴작용에 문제가 없다면 영양지원의 준비는 경구로 가능하다. 만약 환자가 음식물을 삼키기 어렵다면 위나 소장에 관을 삽입한다. **비경구영양법(parenteral nutrition)**은 쇄골하정맥과 같이 큰 혈관을 통

표 42-1 영양지원을 위한 방법

경장영양법(Enteral nutrition)	비경구영양법(Parenteral Nutrition)
· 경구 또는 feeding tube를 이용한 방법 · 위나 소장에 관을 삽입하는 방법(경구섭취 불능 시)	· 쇄골하정맥 등 큰 혈관을 통해 고열량의 영양소를 주입하는 방법 · 완전비경구영양법(total parenteral nutrition, TPN), hyperalimentation(HA) 또는 intravenous hyperalimentation(IVH)라 함 · 조절되지 않는 구토, 흡수장애, 장폐색 등 위장관기능이상 시 제공 · 비경구영양법은 경장영양에 비해 가격이 높음(약 3배 이상) · TPN은 경장영양에 비해 감염률이 더 높음

해 고열량의 영양소를 주입하는 것이다. 이 방법은 완전비경구영양법(total parenteral nutrition, TPN), hyperalimentation(HA) 또는 intravenous hyperalimentation(IVH)라고 말한다. 비경구영양법은 경장영양에 비해 가격이 비싸고(약 3배 이상), 그 장점이 두드러지지는 않는다. 사실상 TPN은 경장영양에 비해 감염률이 더 높다. TPN 공급은 경장영양의 이점인 위장관기능, 간기능, 체중 증가와 같은 부분은 향상되지 않는다. 경장영양은 위장관기능을 필요로 한다. TPN은 조절되지 않는 구토, 흡수장애 또는 장폐색과 같이 위장관기능에 문제가 있을 때 필요하게 된다. 또한, TPN은 경구섭취량이 부족하거나 흡인의 위험이 높을 때 필요할 수 있고, 크론병과 궤양성 대장염이 악화되어 위장관의 휴식이 필요할 때 사용된다. 십이지장과 공장에서 흡수되는 elemental nutrition은 회장말단 및 상행결장의 크론병이 악화되었을 때 사용될 수 있다. 그리고 화상 환자를 포함하여 광범위한 외상 환자에게는 TPN과 경장영양이 함께 제공되어야 한다. 이는 위장관을 통해서 제공가능한 열량을 초과하여 더 높은 열량이 요구되기 때문이다.

경장영양과 비경구영양법의 약물에는 아미노산, 탄수화물, 전해질, 지질, 무기질, 비타민이 포함되어 있다.

경장영양법

경장영양은 소화, 흡수, 위장관운동과 같은 소장기능이 필요하다. 위장관운동에 문제가 있는지 판단하기 위해 간호사는 복부팽만, 장음의 감소 또는 부재를 사정하고 배변여부를 확인한다.

중환자에서는 종종 위배출시간이 지연되어 TPN이 요구된다. 위배출기능에 문제가 없고 흡인의 위험성이 낮아진 환자에서 경장영양이 더 선호된다.

경장영양공급

경장영양은 경구로 제공되거나 **코위영양관(nasogastric tube, NG tube,** 비강영양관), **위창냄술관**(**gastrostomy tube**, 위조루술관)을 이용해서 위로 제공될 수 있고, **코공장관(nasojejunal tube)** 또는 **공장창냄관(jejunostomy tube)**을 통해 소장으로 제공이 가능하다. NG tube가 짧은 기간 동안 경장영양을 하기 위해 가장 흔하게 사용된다. 위창냄술관, 코공장관, 공장창냄관은 더 긴 시간 동안의 경장영양에 사용된다. 그림 42-1은 장내공급에 사용되는 네 가지 유형의 GI관을 보여준다. 만약 흡인이 우려된다면 소장을 통한 영양지원이 추천된다.

경장용액

액체형태의 약물이 경장영양에 사용가능하다. 이 약물들은 각각의 영양소의 종류, 열량, 밀도, 삼투압에 따라 각각 다르다. 경장영양액은 다음 세 가지 종류로 나누어진다. polymeric(milk-based and lactose-free), elemental, monomeric. 상품화된 약물은 표 42-2에서 확인이 가능하다. 경장영

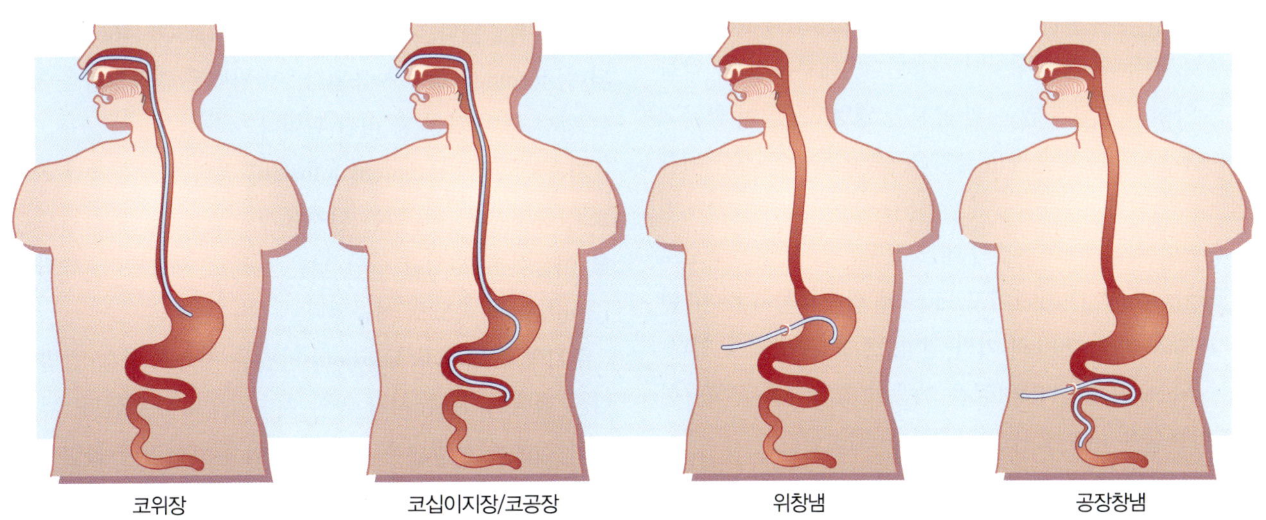

그림 42-1 경장영양공급에 사용되는 위장관 튜브의 종류. 코위관은 코로부터 위장을 통과한다. 코십이지장관/코공장관은 코를 통해 십이지장/공장에 다다른다. 위창냄관(gastrostomy tube)은 복벽을 통해 일과성 혹은 영구적으로 구멍(stoma)을 내어 위장에 다다르게 한다. 공장창냄관은 작은 구멍을 통해 공장에 직접 이른다.

표 42-2 경장영양공급을 위한 시판약물

제조 종류	시판약물	서술
Blenderized	Compleat	혼합천연식이 곧 사용하게 될 약물
Polymeric	Meritene	정상 혹은 거의 정상 위장관기능을 가진 사람에게 처방되는 보충제
우유-기반	Sustacal	
Lactose-free	Boost	항상 맛이 좋음
	Ensure	가장 흔히 처방되는 약물
	Entrition	관 영양공급, 음식 보충 혹은 경구 보충제 등으로 사용된다.
	Fibersource	
	Isocal	단백질, 탄수화물 및 지방을 함유한다.
	Osmolite	
	Resource	비타민과 미네랄의 매일 섭취하는 참고자료를 적절히 만족한다.
	Ultracal	
Elemental (monometric)	Criticare HN	영양공급을 위한 일부 소화되는 영양분
	Peptamen Liquid	
	Vital HN	질소(유리아미노산), 탄수화물 및 최소한의 지방(긴-연쇄상 중성지방)
	Vivonex TEN	
		다양한 위장관질환에 사용된다.

양액의 구성성분은 (1) dextrose, sucrose, lactose, starch, dextrin 형태의 탄수화물(단당류가 빠르게 흡수될 수 있다), (2) 단백질로써 원형 그대로의 단백질, 가수분해된 단백질, 아미노산 형태, (3) 옥수수기름, 콩기름, 홍화씨기름 형태의 지질(몇몇의 약물은 다른 것들에 비해 지질의 함유량이 높다)이 포함된다. 모든 경장영양에는 충분한 수분이 필수적이다.

혼합약물은 액체형태로 관을 통과할 수 있다. 이것은 환자의 영양적 요구량에 따라 개별적으로 준비된다. 종종 소아용 약물에는 액체가 추가적으로 필요하다. 만약 준비된 약물의 분자가 너무 크다면 삽입된 관이 막힐 수 있다.

중합약물은 우유로 만든 것과 젖당이 함유되지 않은 것의 두 종류가 있다. 대부분의 우유로 만든 중합약물은 파우더 형태로 우유나 물과 섞어서 사용한다. 대부분의 이 약물은 많은 양이 제공되지 않는 한 충분한 영양요구량이 공급되지 않는다. 주로 이 제품들은 영양요구량을 충족시키기 위해서 첨가제가 사용된다. 젖당이 함유되지 않은 약물은 액체형태로 제조되어 있다. 대부분의 이 약물들은 등장성 용액으로 300–340mOsm/Kg water이고, 50%의 탄수화물 15%의 단백질, 15%의 지질, 20%의 기타 영양소들로 구성되어 있다. Ensure, Isocal, Osmolite와 같은 제품이 중합약물에 해당한다. 이 약물들은 1mL에 1kcal의 열량을 제공한다.

특성화된 약물은 특정 질병을 치료하기 위해 만들어진 것이다. 예를 들면, 당뇨 환자에게 Glucorna and Diabetic Resource와 같은 제품은 탄수화물이 낮고 지질이 높으며 젖당 함유되지 않아 매우 도움이 된다. NutriHep은 낮은 지질함유량인 제품으로 젖당이 함유되지 않아 간질 환자에게 추천된다. Pulmocare 또는 Respalor은 탄수화물이 낮고 지질함유량은 높아 호흡기계 질환자에게 주로 처방된다. Nepro와 Novasource Renal은 수용성 비타민이 있고, 낮은 지질 및 아미노산 함유량으로 신장질환자에게 사용된다.

몇몇의 위장관기능부전에서는 성분 또는 단일체 약물이 효율적이다(예, Peptinex DT). 이 종류는 파우더와 액체 종류로 제조되어 있다. 이 약물들의 영양소는 소장에서 빠르게 흡수된다. 하지만 이 약물들은 다른 경장영양액에 비해 가격이 비싸다.

투여방법

경장영양은 볼루스 주입(bolus infusion), 간헐적 주입(intermittent infusion), 지속적 주입(continuous infusion), 주기적 주입(cyclic infusion)의 방법으로 제공이 가능하다. **볼루스 주입(bolus infusion)** 방법은 경장영양을 공급하는 첫 번째 방법이다. 이는 250–400mL의 경장영양액을 주사기나 깔대기를 통해 하루에 4–6번 제공하는 것이다. 이 방법은 주입시간이 10분 정도로 짧은 시간에 많은 양이 환자에게 제공되기 때문에 적응도가 낮을 수 있다. 이 방법은 오심, 구토, 흡인, 위경련, 설사를 초래할 수 있지만, 건강한 환자들은 빠른 속도의 주입을 잘 견딘다. 이는 보행이 가능한 환자에게 제공된다.

간헐적 주입(intermittent infusion) 방법은 3–6시간마다 30–60분 동안 중력을 이용하여 점적 주입하거나 펌프를 이용하여 제공된다. 주로 각 주입 시마다 300–400mL를 제공되며, feeding bag이 사용된다. 이 방법은 경장영양을 제공하는 방법 중 비교적 덜 비싼 편이다.

지속적 주입(continuous infusion) 방법은 중환자나 소장으로 경장영양을 제공받는 환자에게 처방된다. 이는 펌프 기계를 이용하여 24시간 동안 낮은 속도로 제공된다. 대략 50–125mL/hr의 속도로 제공된다.

주기적 주입(cyclic infusion) 방법은 지속적 주입 방법의 또 다른 형태로, 8–16시간 동안 지속적으로 주입한다. 낮 시간 동안 적용하는 방법은 주로 수면이 필요하거나 흡인의 위험성이 높은 환자에게 추천된다. 밤 시간 동안 제공되는 환자는 낮 시간에 활동이 더 자유롭기 때문에 보행하는 환자에게 가능하다.

합병증

경장영양이 제공될 때 충분한 양의 수분이 제공되지 않는다면 탈수가 나타날 수 있다. 몇몇의 경장영양액은 고장성 용액으로 혈청 내 삼투압을 유지하기 위해 세포에서 물을 뺏을 수 있다.

흡인성 폐렴은 경장영양의 주요한 합병증으로 의식이 없거나 누워있는 환자에게 일어날 수 있다. 침대의 머리를 30−45도로 높여야만 하고, 간호사는 경장영양을 제공하기 전 및 주입하는 동안 4시간마다 위 내용물을 흡인하여 잔여량을 측정해야 한다.

또 다른 주요한 문제는 설사이다. 이는 빠른 속도로 약물이 주입되거나 높은 열량의 약물이 사용된 경우, 영양불량, clostridium difficile, 약제로 인해 발생할 수 있다. 마그네슘을 포함하는 항균제나 약제(예, 제산제, sorbitol)는 설사 발생과 관련이 있다. 또한, 대부분의 액체형태의 경구약제는 고장성으로 위장관에서 수분을 장 내로 끌어당겨 설사를 발생시킬 수 있다.

설사는 경장영양액의 주입속도를 줄이거나 약물 희석, 약물 변경, 약제 중단, 수분섭취 증량, 식이섬유가 포함된 약물을 적용하여 관리할 수 있다.

환자에게 경장영양을 제공할 시 모니터링은 필수적이다. 모니터링을 위해 다음의 파라미터가 추천된다. 혈액검사(BUN, Cr, 전해질, glucose, triglycerides, 혈청단백), I&O, 체중. 모니터링의 빈도는 환자에 따라 다르며, 경장영양 시작 시에는 더 주의가 필요하다.

장내 안전

ASPEN(미국정맥경장영양학회)는 경장영양의 안정성을 증진시키기 위해 경관영양투약지침인 A.L.E.R.T. 캠페인을 시작했다.

- Aseptic technique: 경장영양을 준비하고 제공할 때 손씻기 기술을 잘 수행하고, feeding tube를 조작할 때에는 장갑을 낀다. 그리고 경장영양액 캔의 윗부분, 저장팩의 주입구, spike, spike port에 손이 닿지 않도록 한다.
- Label enteral equipment: 환자의 이름, 약물이름과 속도, 시작한 날짜와 시간, 시작한 간호사를 표기한다. 장비들은 24시간마다 변경되어야 하므로 반드시 새로운 장비에도 표기해야 한다.
- Elevated head of bed at 30 degrees: 임상적으로 가능하다면 침상머리를 올린다. 이는 위 내용물의 역류와 흡인의 위험을 완화시킬 수 있다.
- Right patient, right formula, right tube: 환자의 처방에 따라 약물과 주입속도를 잘 매치해야 한다. 경장영양 tube set를 확인하여 feeding tube를 약물에 잘 연결해야 한다.
- Trace all lines and tubing back to patient: misconnection을 피한다. 환자에게 연결된 모든 선들을 잘 찾아서 경장영양액은 feeding tube와 연결해야 한다.

장내 의약품

Pancreatin, pancre-lipase와 같은 췌장효소는 췌장절제술, 췌장폐색, 낭성 섬유증과 같은 특정 질환의 결과로 췌장효소가 부족한 환자에게 사용하는 제품이다. 이 두 약제는 소화를 증진시켜 주고 amylase, lipase, protease를 정상 수준으로 높여 영양소의 흡수를 도와준다. 식전에 투약하는 것이 가장 좋으며, 이 인공효소들이 음식물의 소화와 흡수를 높여준다.

경구로 투약할 수 있는 대부분의 약제들은 feeding tube를 통해서 제공할 수 있다. 약제는 액체형태여야만 하고, 액체에 용해될 수 있어야 한다. 용해할 수 없는 약제에는 서방형 약물, 장용정, 설하제, 부피형성 하제가 있다.

액체형의 약제는 feeding tube를 통해 제공할 때는 적절하게 희석되어야 한다. 약물은 주로 bolus 방법으로 주입하고 뒤이어 물을 주입한다. 대부분의 액체성 약물은 고삼투성(1000mOsm/kg water 이상)으로 위장관분비물의 삼투압 130−350mL/kg water에 비해 높다. 고삼투성인 액체형 약물이 위장관에서 잘 적응한다고 하더라도 복부팽만, 위경련, 구토, 설사가 희석되지 않은 고삼투성 액체 약제와 전해질용액에 의해 발생할 수 있다. 액체형 약제는 삼투압을 500mOsm/kg water로 감소시키기 위해 희석되어야 하고, 이것이 위장관계 부적응 증상을 감소시킬 수 있다. 표 42−3는 다양한 상품화된 약제의 삼투압을 보여 준다.

특정한 형태의 약제를 적용할 때 경장영양을 잠시 중단하는 것이 중요하다는 것을 알아야 한다. 몇몇의 약제들은 약물의 흡수를 위해 경장영양 주입이 30분간 중단되어야 한다. 예를 들면, phenytoin 현탁액의 흡수는 단백질이 있을 때 눈에 띄게 감소된다. 그래서 이 약제를 제공하기 1시간 전에 경장영양을 중단하는 것이 중요하다. 위궤양치료제인 sucralfate는 제공하기 30분 전에 경장영양을 중단하지 않으면 약제의 효과가 상실될 수 있다.

표 42-3 선택된 약물 현탁액 및 용액

약물	평균 (mOsm/kg)
acetaminophen elixir, 65mg/mL	5400
amoxicillin 혼탁액, 50mg/mL	2250
cephalexin(Keflex) 혼탁액, 50mg/mL	1950
cimetidine(Tagamet) 용액, 60mg/mL	5500
Digoxin elixir, 50mcg/mL	1350
docusate sodium(Colace) 시럽, 3.3. mg/mL	3900
furosemide(Lasix) 용액, 10mg/mL	2050
lithium citrate 시럽, 1.6mEq/mL	6850
magnesia 혼탁액 우유	1250
potassium chloride 액체, 10%	3550
prochlorperazine 시럽, 1mg/mL	3250
theophylline 용액, 5.33mg/mL	800

간호과정

환자-중심 협력간호

경장영양법

사정

- 영양공급 튜브가 안전하게 자리잡고 있는지 확인한다.
- 발생가능한 위장관장애(오심, 복통, 설사)를 포함하여 경장영양법에 대한 환자의 tolerance 환자의 적응을 조사한다.
- 소변배설량과 향후 비교를 위한 배설량 기록을 결정한다.
- 향후 비교를 위한 환자의 몸무게를 획득한다.
- 장음을 듣는다. 장음이 줄거나 없다면 즉시 의료진에 알린다. 또한, 복부팽창에 대해 촉진하고 타진한다.
- 기본 검사실결과를 조사한다. 향후 검사실결과를 비교한다.

간호과정

- 경장영양공급의 성분과 관련된 설사
- 코위장관을 통한 경장영양공급과 관련된 흡인(aspiration)의 위험
- 영양분 흡수 불가능 혹은 경구투여에 대한 내성과 연관된 신체 요구량보다 모자라는 영양불균형

계획

- 환자는 경장영양법(특히, 코위장관 경로) 동안 흡인하지 않을 것이다.
- 환자는 경장영양법을 통해 적절한 영양공급을 받을 것이다.
- 경장영양법과 관련된 설사의 합병증은 조절될 것이다.

간호중재

- 위장분비물을 뽑아내거나 혹은 튜브에 공기를 주입하여 위장의 공기움직임을 청진기로 들어보아 튜브가 잘 위치하고 있는지 체크한다(그러나 공기를 주입하여 위치를 확인하는 데 있어 잘못 해석할 수 있는데, 왜냐하면 튜브가 폐의 기저부에 들어가서 공기흐름이 튜브가 위장 내에 있을 때와 비슷한 소리를 생성할 수도 있다). 소장통로에 튜브의 위치에 대해서는 x-ray로 확인이 필요할 수도 있다.
- 경장영양법 시행 전에 위장의 잔여물에 대해 결정한다. 이전의 음식공급의 50% 이상 남았다면 지연된 위배출시간 상태인 것이다. 의료진에게 알린다. 일반적인 잔여물의 양은 0–100mL이다.
- 매 2–4시간마다 위장의 잔여물에 대해 지속적으로 체크한다. 만약 잔여물이 50mL 이상이라면 30분에서 1시간 동안 주입을 멈추고 다시 체크한다.
- 튜브로 영양을 공급하는 동안 참대에서 머리를 30에서 45도 각도로 높인다. 만약 침대의 머리를 올리는 것이 금기라면 환자의 위치를 우측으로 한다.
- 처방된 방법으로 경장영양공급을 실시한다. 약덩이, 위장 혹은 소장.
- 상황에 부응해서 영양공급 튜브를 물로 씻는다. 간헐적 영양공급, 4시간마다. 약물투여 30분 전과 후, 30mL. 만약 튜브가 막히면 따뜻한 물이나 콜라로 씻어낸다.
- 설사와 같은 경장영양공급의 유해효과를 모니터링한다. 설사를 조절하거나 교정하기 위해 경장영양 투여속도를 느리게 하고 설사가 줄어들면 영양공급속도를 높인다. 경장용액은 희석하고 점차 최대강도로 높인다. 그러나 희석된 용액은 영양섭취를 줄일 수 있다. 어떤 약제가 설사를 일으키는지 결정한다.
- 튜브를 통해 액체약물을 투여할 경우 약물삼투압을 500mOsm까지 희석한다. 의료진과 상의한다.
- 활력징후를 모니터링한다. 비정상적 소견을 보고한다.
- 하루 동안 추가 물을 투여하여 탈수를 예방한다. 의료진에게 상의한다.
- 몸무게 증가 혹은 소실을 결정하기 위해 환자의 몸무게를 잰다. 기본 몸무게와 비교한다. 환자는 동일한 스케일과 동일한 의복을 입고 각 날짜의 동일한 시간에 몸무게를 측정해야 한다.
- 매일 영양공급백을 교체해야 한다. 영양공급백의 오래된 용액에 새로운 용액을 첨가하지 말라. 영양액체는 상온이어야 한다.

환자교육

- 설사, 목앓이 및 복통 같은 경장영양공급과 관련이 있는 어떠한 문제점이라도 보고하도록 환자에게 안내한다.

평가

- 환자가 처방받은 약을 투여하는지 및 경장영양법의 합병증이 없는지를 결정한다.

비경구영양법

완전비경구영양법

완전비경구영양법(total parenteral nutrition, TPN)은 비경구적으로 완전한 영양소를 제공하기 위한 기본적인 방법이다. TPN은 고삼투성의 글루코스, 아미노산, 비타민, 전해질, 미네랄, 무기질을 주입하는 것이다. 이는 환자의 총 영양요구량에 적절하게 투여할 수 있다. TPN은 음의 질소균형(negative nitrogen balance)이 있는 심한 화상 환자, 췌장염, 크론병, 궤양성 대장염과 같은 영양소흡수장애가 있는 환자, 전이성 악성종양 또는 AIDS와 같은 소모성 질환을 가진 환자에게 적용된다.

TPN의 영양소는 일반적으로 물 30−40mL/kg/d, 열량 30−60kcal/kg/d, 아미노산 1−2g/kg/d, 필수지방산, 비타민, 미네랄로 구성된다. 용액은 kg/d당 더 많은 에너지와 아미노산이 요구되고, 수분요구량이 다양한 소아 환자에게는 다를 수 있다.

TPN에서 dextrose의 평균적인 비율은 25%이다. 이렇게 높은 glucose 농도는 상용화된 단백질과 지질약물과 섞이게 된다. 지질약물은 열량공급을 높여주고 지용성 비타민의 이동매개체 역할을 한다. 비타민과 전해질은 주입 전에 넣어준다. 전해질은 주로 환자의 혈청전해질 수준에 따라 주입 전에 즉시 넣어준다. 높은 glucose 농도는 말초정맥을 자극한다. 그래서 TPN은 쇄골하정맥 또는 내경정맥 또는 PICC와 같은 중심정맥을 통해서 주입되어야 한다.

경장영양은 TPN 시작 전에 반드시 고려되어야 한다. 경장영양은 패혈증의 위험을 줄이고, 위장관기능을 유지하며, 비용이 싸다. 심한 위장관계 질환 때문에 경장영양을 할 수 없을 때 TPN이 처방되어야 한다. TPN은 상처치유를 돕고 세포의 이화작용을 방지하여 필요한 영양소를 제공한다.

간호사는 TPN을 환자에게 제공하기 위한 장비를 다루는데 익숙해야 한다. 주입을 위해 다양한 기구가 사용가능하다. 어떤 튜브들은 역류방지밸브(antireflux valve)를 가지고 있고, 어떤 것은 클램프를 가지고 있다. 각각은 약제를 적용할 때도 영향이 있다. 정맥영양은 반드시 정확한 주입속도로 제공하기 위해 주입 펌프를 사용해야 한다.

정맥영양 및 경장영양을 제공받는 환자의 관리는 간호사, 의사, 영양사, 약사가 포함된 다학제적인 팀에 의해 잘 수행될 수 있다. TPN에 관한 정책과 과정은 지역, 기관에 따라 다양할 수 있고, 반드시 연구가 있어야 하며, 그에 맞춰 수행되어야 한다.

합병증

TPN과 관련된 합병증은 카테터 삽입과 TPN 주입과 관련되어 초래할 수 있다. 표 42−4는 TPN과 관련된 합병증을 보여 준다.

공기색전증을 방지하기 위해 모든 중심정맥 라인에는 용액백과 튜브를 교환할 때 완벽하게 잠겨질 수 있는 클램프가 있어야 한다. IV tube를 교환하고 삽입된 부위를 소독할 때에 엄격한 무균술은 필수적이다. 장갑, 마스크, 항균성 연고가 필요하다. TPN 용액은 미생물 성장에 탁월한 배지이다. 가수분해된 단백질이 있는 고장성의 dextrose는 효모와 박테리아 성장을 증가시킨다. 이런 미생물들은 crystalline amino acid 용액에서 가수분해된 단백질이 함유된 용액만큼 빨리 자라지 않는다고 보고되어 있다. 준비된 용액은 냉장보관하고 24시간 이내에 주입해야 한다. 대부분의 TPN은 약사에 의해 클린 벤치에서 준비된다.

고혈당은 20% 이상의 고장성 dextrose 용액을 주입하거나 TPN을 시작할 때 주로 발생한다. 이는 췌장이 높은 고혈당에 적응할 때까지 일시적일 수 있다. 또한, 고혈당은 TPN의 주입속도가 너무 빨라도 나타날 수 있다. 인슐린을 TPN 용액에 섞는 것이 피하로 insulin을 주사하는 것이 더 효과적이다. 보통 1L의 용액이 TPN을 시작하는 첫 24시간 동안 제공되도록 처방된다. 이것은 높아진 glucose 농도를 췌장이 수용할 수 있도록 도와준다. 요구되는 2.5−3L에 도달할 때까지 추가적으로 일일 500−1000mL씩 증량한다.

갑작스러운 TPN 중단은 저혈당의 원인이 될 수 있다. Glucose 농도가 낮아져도 insulin 농도가 유지되면서 저혈당 상태를 초래하게 된다. TPN을 중단한 이후에 등장성 dextrose 용액을 12−24시간 동안 주입하는 것이 추천된다. 또한, TPN 중단 시에 TPN 주입속도를 시간당 점차적으로 감량하는 것도 적용할 수 있다. 이 과정은 저혈당의 가능성을 낮춰준다.

TPN 용액과 tube는 24시간마다 반드시 교환되어야 한다. 드레싱 교환은 기관의 정책에 따라 48−72시간마다 필요하다. 몇몇의 기관에서는 처음 7−10일 동안은 드레싱을 24시간마다 교환한다.

표 42-4 완전비경구영양법의 합병증

합병증	원인	증상
카테터 삽입		
기흉	늑막강의 돌발적 천공	날카로운 가슴통증, 호흡음 감소
혈흉	카테터에 의한 큰 정맥의 손상	기흉과 동일함
수흉	카테터가 정맥을 천공시키고, 가슴으로 혈액이 새어 나옴	기흉과 동일함
완전비경구영양		
공기색전증	IV 튜브가 연결이 안됨 카테터에 클램프를 하지 않음 주입 접속 단자가 떨어져 나감 IV 튜브의 비적절한 교환[발살바 조작(Valsalva maneuver) 없이]	기침, 호흡곤란, 흉통, 청색증
감염	카테터 삽입 시 적절하지 않은 무균적 기술. 튜브 교환 시와 용액을 섞을 시 혹은 드레싱 교환 시에 오염됨	체온 >37.7℃, 빈맥; 오한; 발한; 홍조; 적열상태; 부기(swelling); 주입 부위에서의 배액(drainage); 목, 팔 혹은 어깨통증; 기면(lethargy)
고혈당증	너무 빨리 수액을 주입함. 비적절한 insulin 처치, 감염.	오심, 두통, 허약, 목마름, 혈당 상승
저혈당증	수액 공급을 갑자기 멈춤 너무 많은 insulin 투여	창백; 차고 냉습한 피부; 맥박 증가; 휘청거리는 느낌; 두통; 시야혼탁
수액과다 과혈량증	증가된 IV 속도 고장액 용액으로 인해 세포에서의 체액이 혈관 공간으로 이동함	기침, 호흡곤란, 경정맥 충혈(engorgement), 가슴수포음,(chest rales), 대사성 합병증

간호과정

환자-중심 협력간호

완전비경구영양법(TPN)

사정

- 향후 비교를 위한 기준선 활력징후를 확보한다.
- 기준선 체중을 확인한다.
- 검사실결과(전해질, glucose, 단백질[pre-albumin] 및 백혈구 수치 등은 TPN 치료 동안 자주 변화한다). 조기 검사실결과는 향후 비교 시에 유용하다.
- 소변배출량을 체크한다. 비정상적 소견을 보고한다.
- TPN 용액의 라벨을 읽는다. 처방된 용액을 비교한다.
- TPN 투여 위치에서 홍반, 누출 및 부종 등의 발생여부를 조사한다.

간호진단

- 과도한 체액주입 혹은 신장기능이상 혹은 고삼투성 TPN 용액으로 인한 삼투성 이뇨작용과 연관된 체액량불균형의 위험
- 변화된 형태의 영양공급과 관련된 영양불균형의 위험
- 고농도의 glucose를 함유한 TPN 용액과 연관된 감염의 위험
- 쇄골하 라인(subclavian line)으로의 주입으로 발생한 합병증과 관련 있는 비효과적인 호흡 패턴
- TPN 치료와 관련된 지식의 부족

계획

- TPN을 통한 환자의 영양수요가 충족된다.
- 감염을 피할 것이다.

간호중재

- 활력징후를 체크하고 변화를 보고한다.
- 체중을 결정하고 기준선 무게와 비교한다.
- 검사실결과를 모니터링하고 특히 전해질, 단백질 및 glucose와 같은 항목의 이상소견을 보고한다. 검사실소견을 기준선 결과와 비교한다.
- 섭취 및 배설을 측정한다. 체액량 부족 혹은 과다가 야기된다. TPN 용액은 고장액이기 때문에 체액이동이 일어나고, 이로 인해 이뇨작용이 발생한다.
- 감염 혹은 열성 상태를 파악하기 위해 체온변화를 모니터링한다. 드레싱 교체 및 용액병 혹은 백 교환 시 무균요법으로 한다.
- 혈당은 정기적으로 측정한다. TPN이 시작할 때에 인슐린 분비에 대해 췌장베타세포가 적응하기 전까지 일시적으로 혈당이 상승할 수 있다. 만약 이 현상이 야기되면 TPN 유속속도를 느리게 하고 혈당이 낮아지면서 점차 속도를 높인다.
- 사용하지 않으면 TPN 용액을 냉장고에 둔다. 높은 당농도는 박테리아 발육에 매우 좋은 배지이다.
- TPN 속도를 모니터링한다. 시작 시 60–80mL/h이며, 고혈당증을 피하기 위해 처방된 수준까지 서서히 상승시킨다.

■ 만약 TPN이 투여되어야 하는 다음 시간 전에 마친다면 dextrose 10%를 매단다.

■ 공기색전증을 피하기 위해 용액 백/튜브를 교환하는 동안 튜브를 완전히 닫는 클램프 없이 환자를 발살바(valsalva) 조작을 실시하게 한다. 발살바 조작은 심부정맥을 유발할 수 있으므로 심장을 모니터링해야 한다.

■ 과수분화에 대한 신호 및 증상을 체크한다. 기침, 호흡곤란, 목정맥충혈 혹은 가슴수포음의 결과를 보고한다.

■ 드레싱 및 튜브 교환 시에 기관 원칙을 따른다. 항상 매일 튜브를 교환하고, 첫 10일 동안은 매일 드레싱을 교환해 주고, 이후 48시간마다 교환한다.

■ TPN 라인으로 채혈, 약물주입, 중심정맥압을 측정할 경우 결과가 정확하지 않을 수 있으므로 금한다.

환자교육

■ TPN 치료 전과 동안에 환자와 가족들에게 감정적으로 지원한다.

■ 환자의 근심에 대해 상의해 주어야 하고, 적절한 의료진에게 환자를 의뢰한다.

■ 불편함이나 반응을 경험했다면 즉시 의료진에게 알려야 한다고 환자에게 지침을 전달한다.

■ TPN에 진행과 효능에 대해 환자에게 알린다.

평가

■ TPN 치료에 대한 환자의 긍정적 및 부정적 반응을 평가한다.

■ 환자의 전해질, 단백질 및 glucose 농도가 원하는 범위 내인지 여부를 주기적으로 결정해야 한다.

■ 체중변화, 에너지 수준, 좋은 영양공급, 증상조절 혹은 치유 등으로 영양상태를 평가 한다.

■ TPN 치료의 목적과 가능한 합병증에 대한 환자와 가족의 이해도를 평가한다.

Transitional 영양공급: 비경구에서 경장

정맥영양에서 경장영양으로 변경하는 이행기의 첫 단계는 25−40mL/hr 정도의 낮은 투여속도로 적은 양의 경장영양액을 주입하여 환자의 위장관적응도를 확인하는 것이다. 경장영양액의 속도를 8−24시간마다 25−40mL/hr씩 증량하면서 정맥영양은 적정량 감량한다. 정맥영양은 경장영양을 통하여 환자의 영양요구량의 75−80%에 도달하면 중단한다.

핵심 웹사이트

American Society for Parenteral and Enteral Nutrition: www.nutritioncare.org

Infusion Nurse Society: www.ins1.org

학습 질문

1. 간호사는 경장영양을 투여하기 전에 환자의 위장잔여물을 결정하였다. 마지막 영양투여는 240mL이다. 환자는 경장영양법으로 퇴원할 예정이다. 어느 정도 양보다 많은 잔여물은 지연위배출시간을 나타낸다고 건강교육에 포함시키는 것이 중요한가?
   a. 100mL
   b. 125mL
   c. 150mL
   d. 175mL
2. 간호사가 경장영양법으로 스스로 투여하려는 환자를 돕고 있다. 건강교육계획에 포함시킬 영양투여를 어느 온도에서 하는 것이 좋은가?
   a. 약간 따뜻한 온도
   b. 차가운 온도
   c. 얼음으로 차게 한 온도
   d. 실온
3. 간호사가 경장영양법을 실시하는 환자를 보살피는 계획을 검토하고 있다. 경장영양법의 가장 흔한 합병증은 무엇인가?
   a. 흡인
   b. 변비
   c. 설사
   d. 근육허약
4. 급성 간호 세팅에서 TPN을 받는 환자를 위한 적절한 간호 돌봄에 어떤 것이 있는가? (맞는 답을 모두 고르시오)
   a. 주기적으로 혈당을 모니터링한다
   b. 매 shift의 섭취와 배출을 잰다.
   c. TPN 라인을 통해 혈액제품을 주입한다.
   d. 발적, 흘러나옴 혹은 부종 등이 생겼는지 TPN 주입 위치를 모니터링한다.
   e. 환자의 몸무게를 매달 체크해서 중요한 변화가 있는지 알아 본다.

학습 질문

5. 환자가 1개월 동안 TPN을 해 오고 있고, 내일 TPN을 중단할 예정이다. 간호사는 TPN을 갑자기 중단하면 어떤 상황이 되기 때문에 의료진을 만나는가?
   a. 탈수
   b. 진전
   c. 소변정체
   d. 저혈당증

6. 환자가 가정에서 TPN을 받고 있다. 방문 간호사는 TPN 용액과 튜브의 교환을 포함하는 간호계획으로 가족들을 돕는다. 어느 정도 자주 튜브를 초기 교환을 하는 것을 권장하는가?
   a. 24시간마다
   b. 36시간마다
   c. 48시간마다
   d. 72시간마다

7. 방문 간호사는 집에서 TPN을 받는 성인과 소아의 담당 케이스를 가지고, TPN 용액에 대해 모든 처방을 체크하고 있다. 어느 처방(모두 적절한 양의 필수 지방산, 비타민 및 미네랄을 가진다)이 간호사로 하여금 의료진을 접촉하게 하는가?
   a. 성인: 물 32mL/kg/d; 에너지 32 kcal/kg/d; 아미노산 1.2g/kg/d
   b. 성인: 에너지 34 kcal/kg/d; 아미노산 2g/kg/d
   c. 소아: 물 32mL/kg/d; 에너지 120 kcal/kg/d; 아미노산 2.5g/kg/d
   d. 소아: 물 38mL/kg/d; 에너지 58 kcal/kg/d; 아미노산 2g/kg/d

8. 경장영양법을 실시하는 환자를 돌보는 계획을 간호사가 검토한다. 간호사에 의한 어느 중재가 이 전략에 적절한가? (맞는 답을 모두 고르시오)
   a. 매 2–4시간마다 위잔여물을 지속적으로 체크한다.
   b. 투여 전에 침대의 머리 부분을 30도에서 45도 정도 상승시킨다.
   c. 영양공급 백을 3일마다 교체한다.
   d. 감소 혹은 없어진 장음을 의료진에 보고한다.
   e. 환자에게 경험한 어떠한 설사도 영양공급과 연관이 있다고 설명한다.

9. 간호사는 경구로 삼키지 못하고 지속적으로 경장영양법을 실시해야 하는 환자에게 약물투여를 한다. 경장 약물투여 시에 어느 것이 옳은가?
   a. 처방된 약물을 경장영양액에 첨가한다.
   b. 액상약물은 희석시켜야 하고 약덩이로 투여하고 이후 물을 투여한다.
   c. 서방형의 약물을 녹이기 위해 추가 물을 투여한다.
   d. 희석되지 않는 고삼투압 약물은 액체 제한을 하는 환자에게 투여한다.

답: 1. b, 2. d, 3. c, 4. a,b,d, 5. d, 6. a, 7. b, 8. a,b,d, 9. b

13부

눈, 귀, 피부 관련 약물

43장

눈질환, 귀질환치료제

학습목표

- 눈과 귀의 질병에 흔히 쓰이는 약물군을 기술한다.
- 선택된 각 군의 약물의 작용기전, 투여경로, 부작용 및 유해반응, 금기사항을 이해한다.
- 각 군의 약물의 교육계획을 개발한다.
- 눈과 귀의 질병을 치료하고 조절하는 데 사용되는 약물에 관련된 간호과정을 기술한다.

눈질환 관련 약물

눈과 관련된 문제는 상처, 감염, 녹내장과 황반변성(macular degeneration)과 같은 특정 눈질병에 의해 나타난다. 이러한 것을 치료하는 약물 대부분은 민감한 눈을 위해 특별히 개발된 국소용 약물이다. 눈에 바르는 약들을 **눈약물(ocular drug 또는 ophthalmic drug)**이라고 부른다.

진단용 염색

진단용 염색(*diagnostic stains*, 표 43–1)은 병변, 이물질의 위치를 찾거나, 안구건조, 콘택트렌즈 오착용으로 인한 눈의 변화를 보기 위해 자주 쓰인다. 통증이 있을 때, 염색약은 국소마취제와 함께 결합하여 더 전반적인 검사를 할 수 있다. 환자들에게 **누관(lacrimal duct)**이 열려 있을 경우 이러한 염색약이 코분비물을 염색시킬 수 있다는 것을 미리 알려주어야 한다. 소프트 콘택트렌즈 또한 염색될 수 있으므로 투약 전 콘택트렌즈를 제거해야 한다. 염색 작업 후에 염색약은 생리식염수로 씻어내어야 하며, 콘택트렌즈는 1시간 뒤에 착용할 수 있다.

표 43-1 눈질환에 대한 진단 염색

진단시약	목적
Fluorescein sodium (Fluorescite)	각막상피세포의 결함을 보기 위함 검안경 혹은 Wood 램프에 코발트블루 필터를 사용하여 관찰하면 각막흠집과 병변에서 밝은 노란 초록색 형광을 나타냄
Rose Bengal	결막조직의 결함과 건조를 보기 위함 결함이 분홍–자색으로 염색됨 찌르는 듯하고 약한 조직독성 사용에 제한이 있음.
Lissamine green	결함이 녹색으로 염색됨 조직에 독성이 없고 짜르는 듯한 통증이 없기 때문에 Rose Bengal을 대신함

국소마취제

국소마취제(*topical anesthetics*)는 다양한 종류의 눈시술에서 종합적인 눈검사를 위해 사용된다. 눈의 국소마취제로 proparacaine HCl과 tetracaine HCl(Pontocaine)이 가장 흔하게 사용된다. 둘 다 점안하여 사용한다.

각막마취는 1분 내에 이루어지고, 대체로 약 15분간 지속된다. 눈을 깜빡이는 반사는 일시적으로 사라진다. 그러므로 각막의 상피는 건조해질 수 있다. 눈을 보호하기 위해서는 약물의 효과가 없어질 때까지 패치로 눈을 덮어준다. 그러나 패치의 사용은 회복을 더디게 할 수 있으므로 감각과 눈깜빡임반사가 돌아올 경우 패치를 제거해 주어야 한다.

눈마취는 환자가 스스로 투약하면 안 된다. 엄격한 감시하에서만 용량을 한 번 더 줄 수 있다.

표 43-2 눈 항감염증약물

일반명(상품명)	투여경로 및 용량	응용 및 고려사항
항박테리아제		
chloramphenicol	A/C: Ophthalmic: Instill 1-2gt 혹은 ½인치 띠 q3-4h, 48h 동안; 간격을 b.i.d./t.i.d.로 증가	다른 항생제에 안 듣는 심한 눈염증에 사용. 그람양성균 및 그람음성균에 효과적. 경고 주의문: 골수억제 및 사망이 국소투여에 의해 비롯됨. 눈이 정상으로 판명된 후 최소 48h 동안 지속적 치료. 치료 동안 콘택트렌즈 금지. 임신범주: C
ciprofloxacin(Ciloxan) 5mg/mL sol	세균성 결막염: 용액: A/C >1y: 1-2gtt q2h 깨어 있는 동안 2d간, 이후 q4h, 깨어 있는 동안, 5d간. 세균성 결막염: 연고: A/C >2y: ½인치 띠 t.i.d for 2d, then ½인치 띠 b.i.d for 5d 각막궤양: A/C >1y: Day 1:2gtt q15min, 6h 동안, 이후 2gtt q30min, 나머지 치료기간 동안 Day 2:2gtt q1h Days 3-14: 2gtt q4h	세균성 결막염 및 각막궤양에 사용. 치료 동안 콘택트렌즈 금지. 임신범주: C
erythromycin	Chlamydia trachomatis에 의한 클라미디아 결막염 혹은 신생아 안염(ophthalmia neonatorum): 경구용 용량: 신생아/영아: CDC 추천 50mg/kg/d PO, q.i.d.로 나누어, 14d 동안. 두 번째 코스가 요구되기도. CDC 언급하기를 전신치료가 필요할 때 국소치료 단독으로는 부적절하고 불필요하다. 신생아 안염(ophthalmia neonatorum)은 Neisseria gonorrhoeae 혹은 Chlamydia trachomatis에 의한다. 눈 용량은: A: 해당되는 각각의 눈에 b.i.d.로 1-2gtt of 0.25% 용액을 주입 혹은 0.5% 용액 1-2gtt를 1일 1회 주입. 0.5% 약물의 1gt보다 큰 용량은 b.i.d.는 일반적으로 IOP를 낮추지 못하고 권유되지 않는다. 신생아: 출생 후 1시간 넘지 않게 낮은 결막낭으로 0.5% 안연고를 적용한다.	C. trachomatis에 의한 클라미디어결막염 및 C. trachomatis 혹은 N. gonorrhoease에 의한 안염. 장시간 사용으로 인해 민감성이 나타날 수 있다. 치료 동안 콘택트렌즈 금지. 임신범주: B
gentamicin sulfate (Garamycin Ophthalmic, Gentak)	A/C: 0.3% 용액: 1-2gtt q4h; 심한 감염 시 2gtt q1h로 증가시킬 수도 있음 0.3% 연고: ½인치 띠 b.i.d./t.i.d.	안검염(blepharitis), 안검결막염(blepharo-conjunctivitis), 세균성 결막염, 각막궤양, 누낭염(dacryocystitis), 각막염(keratitis), 각막결막염 및 급성 마이봄선염(acute meibomianitis). N.gonorrhoeae에 의한 이차성 신생아 안염 이독성을 야기할 수도 있고(8번 뇌신경에 독성을 보임) 영구적일 수 있다. 치료 동안 콘택트렌즈 금지. 임신범주: C
levofloxacin	A: 1-2gtt q2h; 최대: 8doses/d, 1-2d 동안; 이후 q4h; 최대: 4doses/d, 5d 동안	세균성 결막염 및 각막궤양(맥립종, 누낭염 및 마이봄선염 등을 치료하기 위해 전신투여가 필요함). 치료 동안 콘택트렌즈 금지. 임신범주: C;
silver nitrate 1% (Dey-Drop)	신생아: 생후 1h 내에, 각각 눈에 2gtt 주입.	N.gonorrhoeae에 의한 신생아 안염 예방 임신범주: C
sulfacetamide (Bleph-10)	A/C >12y: 용액: 깬 동안에 1gt q1-3h; 이후 잠든 동안 q3-4h.	결막염 및 각막궤양 치료에 사용되고 클라미디어 결막염에 대한 보조요법으로 사용됨. PABA 및 화농성 분비물 존재하에 sulfonamide의 효과가 줄어든다. 따라서 안약을 점안하기 전에 삼출물을 제거한다. 치료 동안 콘택트렌즈 금지. 임신범주: C
tobramycin(Tobrex)	A/C >12y: Oint 0.3%: ½인치 띠 b.i.d./t.i.d 용액: 0.3%: 1-2gtt q4h 심한 감염에 사용: 연고: ½인치 띠 q3-4h Sol: 2gtt q30-60min, 호전 시까지, 이후 빈도가 줄어듦	외부 눈감염. 치료 동안 콘택트렌즈 금지. 임신범주: D

표 43-2 눈 항감염증약물-계속

일반명(상품명)	투여경로 및 용량	응용 및 고려사항
tetracycline HCl	A: 투여 1–2gtt b.i.d./q.i.d A: 투여 ½인치 띠 q2–12h	정균작용(bacteriostatic action); 신생아 안염을 예방하는 데 있어 silver nitrate의 대체약물 치료 동안 콘택트렌즈 금지. 임신범주: D
세 가지 항생제 안연고 (neomycin, polymyxin B Sulfate, bacitracin ophthalmic)	A/C >12y: 1cm를 결막낭에 도포 q3–4h	복합 항생제가 그람양성 및 그람음성 세균에 효과 있음. 10d 초과해서 치료 금지. 치료 동안 콘택트렌즈 금지. 임신범주: C
항진균제		
natamycin(Natacyn Opthalmic)	A/C: 용액: 5%: 1gt q2h, 3–4d 동안; 이후 14–21d 동안, 1gt q3h	일시적으로 찌르는 듯한 통증 혹은 시야혼탁 야기 가능. 임신범주: C
항바이러스제		
idoxuridine(IDU, Herplex Liquifilm)	A/C 용액: 1%: 초기: 낮 동안 1gt q1h 및 밤에 q2h; 명백한 호전이 있을 때, 낮에 1gt q2h을 사용 및 밤에 q4h; 완치가 된 후 3–7d 동안 계속 치료 연고: 0.5%: 깨어 있는 동안 ½인치 길이로 q4h 연고 도포	거대세포바이러스(cytomegalovirus) 및 단순포진각막염. 냉장 보관; 붕산과 섞기 금지. 1주 안에 반응이 없으면 치료 중단 임신범주: C
trifluridine(Viroptic)	A: 용액: 1%: 깬 동안 감염된 눈에 1gt를 투여 q2h; 최대: 9gtt/d를 각막에 상피세포가 다시 재생될 때까지; 이후 1gt q4h, 7d 동안; 최대: 21d 치료	HSV–1 및 HSV–2에 의한 포진바이러스에 의한 눈감염 및 각결막염 임신범주: C

* 전신흡수를 예방하기 위해, 내측 눈의 끝을 누르고 천천히 투여

A, adult 성인; b.i.d., 1일 2회; C, child 소아; d, day 일; IOP< intraocular pressure 안내압; HSV, herpes simplex virus 단순포진바이러스; gt, drop 방울; gtt, drops 방울들; h, hour 시간; max, maximum 최대; NA, 해당 사항 없음; oint, ointment 연고; PABA, paraaminobenzoic acid; PB: protein–binding 단백결합; q.i.d., 1일 4회; sol, solution 용액; t½, half–life 반감기; t.i.d., 1일 3회; wk, week 주; y, year 년; >, 초과.

항감염제

항감염제(*antiinfectives*, 표 43–2)는 눈감염에 흔히 쓰인다. 결막염은 눈과 속쌍커풀을 덮고 있는 약한 막의 염증을 말하며, 항생제치료가 필요한 안구질환 중 가장 흔하게 나타난다. 눈에 항감염제가 쓰이는 경우는 다음과 같다.

- 안검염(blepharitis): 눈꺼풀의 염증
- 산립종(콩다래끼, chalazion): 눈꺼풀의 마이봄선(meibomian glands)의 염증. 관을 막는 낭종을 형성함
- 박테리아성, 진균성 내안구염: 눈 안쪽 구조의 염증과 감염
- 맥립종(다래끼, hordeolum, stye): 안검 속눈썹 모낭과 관의 국소적 감염
- 감염성 각막염(Infectious keratitis): 각막의 감염과 염증
- 감염성 포도막염(Infectious uveitis): 눈의 혈관층(모양체, 맥락막, 홍채)의 감염

간호사는 눈에 항감염제를 투약하기 전에 환자가 이전에 알레르기 반응을 보인 적이 있는지 알아보아야 한다. 국소 항감염제의 부작용으로 비감염성 결막염과 국소적인 피부, 눈의 불편감이 있다.

항염증약물

눈의 염증은 NSAIDs와 corticosteroid와 같은 **항염증약물**(*antiinflmmatories*, 표 43–3)로 치료해야 한다. 염증이 박테리아와 진균감염에 의한 이차적인 것이라면 항생제 또는 항진균제도 함께 써야 한다. 바이러스에 의한 감염이 있을 때는 항염증약물은 금기이다.

알레르기로 눈염증이 생겼을 때는 기저원인치료를 위해 항히스타민제와 비만세포안정제를 처방할 수 있다. 항히스타민제는 조직의 히스타민수용체에 작용하는 히스타민을 차단한다. 눈에 사용하는 항히스타민제로는 emedastine(Emedine), epinastine(Elastat)이 있다. 눈에 사용하는 비만세포안정제로는 cromolyn(Crolom), nedrocromil ophthalmic(Alocril)이 있으며, azelastine(Optivar), epniastine, ketotifen(Zaditor), olopatadine(Patanol)과 같이 비만세포안정, 항히스타민효과를 모두 가지는 약도 있다. 화상, 두통, 찌르는 듯한 통증이 몇몇 환자에게 생길 수 있는 가장 흔한 부작용이다.

표 43-3 눈 항염증약물

일반명(상표명)	투여경로 및 용량	응용 및 고려사항
비스테로이드성 항염증약물(NSAIDs)		
diclofenac sodium(Voltaren Ophthalmic)	A: 1gt를 해당 눈에 q.i.d.로 2주간; 백내장수술 후 24h	백내장수술 후 염증 및 눈부심(수명, photophobia) 출혈 및 치유 지연. 각막염 위험 증가 및 IOP 증가. 임신범주: C
flubiprofen sodium(Ocufen)	A: 수술 전 2h 시작, 1gt q30min 투여, 4gtt	수술 중 축동 방지. 출혈 및 치유 지연. 임신범주: C
ketorolac tromethamine(Acular)	알레르기성 결막염: A/C >2y: Sol 0.5%: 1gt q.i.d. 투여. 백내장수술 후: A: 수술 24h 후 시작 q.i.d 및 2wks 동안 계속	알레르기성 결막염에 의한 가려움증 완화 및 백내장수술 후 염증조절
suprofen(Profenal)(Maple Leaf)	수술 전: A: 수술 전날 깨어있는 동안 q4h 2gtt 투여; 수술 전 3h, 2h, 1h에 결막낭에 2gtt 투여	수술 중 축동 방지. 출혈 및 치유 지연. 임신범주: C
Corticosteroids		
dexamethasone(Maxidex)	A/C: Oint: 결막낭에 투여 t.i.d./q.i.d.; 점차 용량 줄여 나중에 멈춤 Susp: 깨어 있는 동안 2gtt q1h를 투여 및 밤 동안 q2h를 투여; q3–4h으로 감량; 이후 t.i.d./q.i.d.	포도막염치료; 결막염, 각막과 눈꺼풀의 알레르기성 반응과 염증조절. 미약한 찰과상과 상처에는 추천되지 않는다. 치유가 지연됨. 바이러스감염 시에는 사용하지 않는다. 임신범주: C
medrysone(HMS Liquifilm)	A/C: Susp: 초기: 결막낭에 1gt를 투여 q1–2h(1–2d); 이후 1gt b.i.d./q.i.d.	결막염, 각막 및 눈꺼풀 알레르기 상태, 화상 및 염증. 치유 지연됨. 바이러스감염 시에는 사용하지 않는다. 임신범주: C
prednisolone acetate (Econopred Plus)	A: 초기, 원하는 효과 나타날 때까지, 깨어 있을 때 1–2gtt 투여 q1h, 밤 동안에 q2h; maint: 1gt q4–6h Susp: 0.125% 및 1%	결막염, 각막 및 눈꺼풀 알레르기 상태, 화상 및 염증. 치유 지연됨. 바이러스감염 시에는 사용하지 않는다. 임신범주: C
prednisolone sodium phosphate	A/노인: Sol 0.125% 및 1%: 낮 동안 1–2gtt q1h; 밤에 q2h; 반응이 있을 시에, 1gt q4–6h 투여. Oint: 얇게 도포 t.i.d./q.i.d.;반응이 있을 시 b.i.d.로 낮춘다. 이후 매일 투여한다.	염증과정에 대해 조직반응을 방지하거나 감소시킨다. 치유 지연됨. 바이러스감염 시에는 사용하지 않는다. 임신범주: C
눈 항히스타민제		
emedastine(Emadine)	A/C ≥ 3y: 1gt로 4 times/d까지 높인다.	알레르기성 결막염치료에 사용. 약물투여 후 10분이 지난 후 콘택트렌즈를 삽입한다. 임신범주: B
epinastine(Elestat)	A/C ≥ 3y: 1gt b.i.d.	알레르기성 결막염치료에 사용. 약물투여 후 10분이 지난 후 콘택트렌즈를 삽입한다. 임신범주: C
눈 비만세포안정제		
cromolyn(Crolom)	A/C ≥ 4y: 1–2gtt를 각 눈에, 4–6 times/d	알레르기성 결막염치료에 사용. 치료 동안 콘택트렌즈 금지. 임신범주: B
nedrocromil ophthalmic(Alocril)	A/C ≥ 3y: 1–2gtt b.i.d.	알레르기성 결막염치료에 사용. 약 40%가 두통을 경험한다. 10–30% 작열감을 경험한다. 치료 동안 콘택트렌즈 금지. 임신범주: B

표 43-3 눈 항염증약물-계속

일반명(상표명)	투여경로 및 용량	응용 및 고려사항
항히스타민제와 눈 비만세포안정제와의 병용 눈약제		
azelastine(Optivar)	A/C ≥ 3y: 1gt를 각 눈에, b.i.d.	알레르기성 결막염 치료에 사용. 항히스타민제 및 비만세포안정 작용. 11.5%는 졸림을 경험. CNS 억제를 증강시킴. 약물투여 후 10분이 지난 후 콘택트렌즈를 삽입한다. 임신범주: C
epinastine(Elestat)	A/C ≥ 3y: 1gt를 각 눈에, b.i.d.	알레르기성 결막염치료에 사용. 항히스타민제 및 비만세포안정 작용. 1–10%가 감기유사증상 나타남. 약물투여 후 10분이 지난 후 콘택트렌즈를 삽입한다.
ketotifen(Zaditor)	A/C ≥ 3y: 1gt를 각 눈에, q8–12h	알레르기성 결막염치료에 사용. 10–25%가 미약한 충혈 및 두통 경험. 약물투여 후 10분이 지난 후 콘택트렌즈를 삽입한다. 임신범주: C
olopatadine(Patanol)	A/C ≥ 3y: 0.1% sol: 1방울을 해당 눈에 6–8h 간격으로, b.i.d.	알레르기성 결막염치료에 사용. 전신흡수가 되면 CNS 억제제의 작용을 강화시키기도 함. 콘택트렌즈 삽입 전에 약물투여 후 약 10분 기다림. 눈이 빨갛게 되면 콘택트렌즈 금지. 임신범주: C

* 전신흡수를 예방하기 위해, 내측 눈의 끝을 누르고 천천히 투여

A, adult 성인; b.i.d., 1일 2회; C, child 소아; d, day 일; gt, drop 방울; gtt, drops 방울들; h, hour 시간; maint, maintenance 유지; max, maximum 최대; min, minute 분; NA, 해당 사항 없음; oint, ointment 연고; PB: protein–binding 단백결합; q.i.d., 1일 4회; sol, solution 용액; susp, suspension 현탁액; t½, half–life 반감기; t.i.d., 1일 3회; q.i.d., 1일 4회; wk, week 주.

충혈제거제

눈의 염증은 결막의 혈관출혈로 인해 빨갛게 되는 것이 특징적이다. 안구 **충혈제거제**(*decongestants*)는 이러한 혈관들을 좁혀주는 혈관수축제이다. 안구출혈완화제로는 phenylephrine(Neo-Synephrine Opthalmic), Naphazoline(Clear eyes), tetrahydrozoline(Opti-Clear), oxmyetazoline(Ocuclear)가 있다. 이러한 약제가 어느 정도 이상 흡수되면 교감신경계의 효과로 인해 고혈압이 생길 수 있다. 협전방각녹내장(좁은앞방각녹내장, narrow-angle glaucoma)이 있는 환자들은 폐쇄각을 일으켜 응급상황을 초래할 수 있으므로 이러한 약을 쓰면 안된다.

윤활제

눈의 **윤활제**(*lubricants*)는 안구건조로 인한 불편감을 완화시키는 눈물 역할을 한다. 또한, 콘택트렌즈와 인공눈을 촉촉하게 유지하는 데에도 쓰인다. 마취 중이거나 의식저하 또는 눈깜빡임 감소가 나타나는 급성 또는 만성 중추신경계 장애에서 윤활제는 눈을 촉촉하게 유지시켜 주고 눈의 상피표면을 유지해 준다.

대부분의 액체, 연고로 된 윤활유는 처방전 없이 살 수 있는 일반의약품이다. Isopto Tears, Tearisol, Ultra Tears, Tears Naturale, Tears Plus, Lens Mate 및 Lacri-Lube가 널리 쓰인다. 이러한 약제들은 안전하지만, 간호사들은 윤활유에 든 방부제의 알레르기 반응이 나타날 수 있음을 알고 있어야 한다.

면역억제제

Cyclosporine ophthalmic emulsion(Restasis)는 윤활제와는 다른 메커니즘으로 안구건조를 해소한다. 이 약제는 염증으로 인해 눈물의 생성이 감소된 환자에게 처방한다. Cyclosporine은 염증을 야기하는 면역반응을 억제하여 눈물생성이 다시 시작될 수 있게 한다.

안과용 corticosteroid는 또 다른 **면역억제제**(*immunosuppressants*)이다. Corticosteroid는 두드러지는 눈의 염증이 나타날 때 사용할 수 있다. Prednisolone(Pred Forte), dexamethasone(Maxidex), loteprednol(Lotemax), rimexolone(Vexol), flurometholone(FML) 등이 있다. Corticosteroid에 대한 자세한 정보는 제17장에 소개해 두었다.

녹내장치료제

녹내장(glaucoma)은 방수의 과다로 **안압(intraocular pressure, IOP)**이 상승하게 되고, 이로 인해 시신경손상이 생겨 나타나는 질환이다. 치료하지 않으면 영구적 시각손실이 일어날 수 있다.

눈의 방수가 생성됨에 따라 과도한 액체는 눈의 섬유주대(trabecular meshwork)를 따라 슐렘관(canal of Schlemm)으로 배출되고, 매우 적은 양이 홍채 바닥 포도막공막에 존재한다(그림 43-1, A). 녹내장에서는, 과도한 액체가 섬유주대로 방수되지 않는다.

녹내장에는 두 종류가 있다. **개방각녹내장(open-angle glaucoma)**에서는 섬유주대가 막혀 있다(그림 43-1, B). 시간이 지남에 따라 이 막힘이 심화되고, 안압이 증가한다.

협각녹내장(narrow-angle glaucoma, 폐쇄각녹내장(closed-angle glaucoma)이라고도 함**)**에서는 홍채가 굽혀지고 섬유주대가 막히면서 액체가 나가는 출구가 좁혀지거나 닫힌다(그림 43-1, C). 과도한 방수가 배출되지 않고 쌓이면서 안압이 증가한다. 좁은 앞방각녹내장은 주로 수술적 치료를 시행하지만, 때때로 약물치료를 하기도 한다.

녹내장은 일차성과 이차성으로 분류된다. 일차성 녹내장은 아무 이유 없이 눈에 병적인 변화가 생기는 것이다. **일차성 개방각녹내장(primary open-angle glaucoma, POAG)**이 가장 흔한 형태이고, 알 수 없는 이유로 섬유주대가 서서히 막히는 만성적인 질환이다. 이차성 녹내장은 상처, 질병, 약 등의 특정 원인에 대한 반응으로 생긴다. 많은 수의 약물들이 이차성 녹내장을 일으킬 수 있는 반면에, 산동을 유발하는 약제는 섬유주대를 막는 홍채의 유연성을 증가시키기도 한다. 특정 약초물질도 녹내장이 있는 환자에게 주었을 때 문제를 일으킬 수 있다(약초 경고 43-1).

방수의 정상흐름

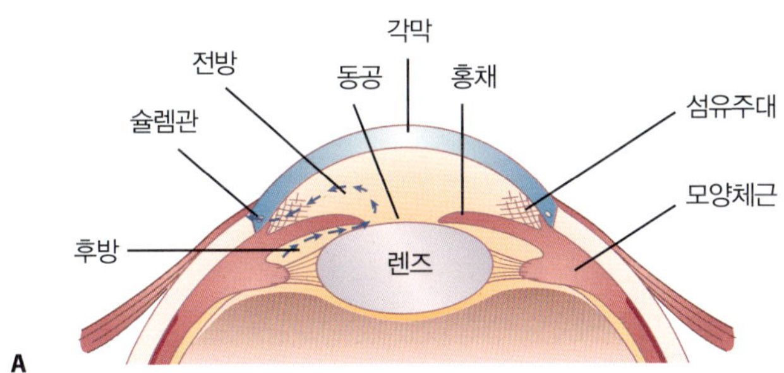

개방각녹내장

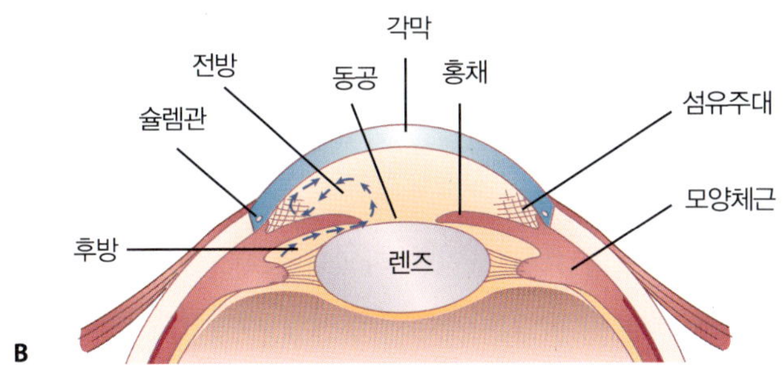

협각녹내장

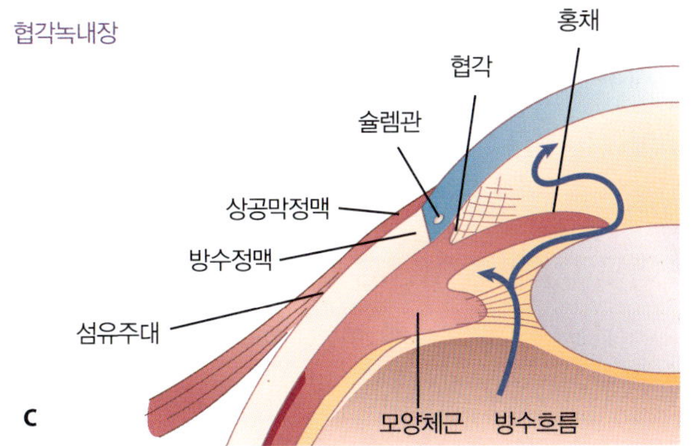

그림 43-1 **A. 방수의 정상흐름. B. 개방각녹내장. C. 협각녹내장.**

약초 경고 43-1

약초 및 항녹내장약물

다음 약초는 녹내장 환자에게 피해야만 한다. 광귤, 양귀비 뿌리, 애기똥풀, 커피, 커크우드, 마황, 골든씰 및 흰독말풀. 약초는 내제 독성이 있기 때문에 약초약물을 추천하기 전에 환자 의료진의 승인을 받아야 한다.

녹내장 치료제(prostaglandin analogues)는 prostaglandin 유사제, 베타-아드레날린성 차단제, 알파-아드레날린성 효능제, 전신성 고삼투성 약물 중 한 범주에 속한다. Prostaglandin 유사제와 베타-아드레날린성 차단제를 가장 먼저 사용하고, 그 뒤 알파-아드레날린성 효능제를 사용해 볼 수 있다. 각 범주는 각기 다른 방식으로 안압을 줄인다.

Prostaglandin 유사제

Prostaglandin 유사제(표 43-4)는 일차약물로 개방각녹내장에서 가장 먼저 사용한다. 하지만, 여러 연구에서 협각녹내장에서도 사용할 수 있다고 밝혀지고 있다. Prostaglandin 유사제는 섬유주대를 통한 안방수유출을 개선시키고, 방수유출의 보조적인 방법인 포도막공막을 통한 방수유출을 증

표 43-4 녹내장에 사용되는 Prostaglandin 유사제

일반명(상품명)	투여경로 및 용량	응용 및 고려사항
latanoprost(Xalatan)	A: 1gt 0.005% sol h.s.	개방각녹내장의 IOP를 줄인다. 협각녹내장에 역할을 가질 수 있으나, 더 연구가 필요하다. 유해효과가 거의 없다. 찢어진 렌즈 혹은 렌즈가 없는 환자 혹은 안구외상 환자에게 추천되지 않는다. 약물투여 후 15분 안으로는 콘택트렌즈를 끼지 않는다. 임신범주: C
bimatoprost(Lumigan)	A: 1gt 0.03% sol h.s.	개방각녹내장의 IOP를 줄인다. 협각녹내장에 역할을 가질 수 있으나, 더 연구가 필요하다. 유해효과가 거의 없다. 찢어진 렌즈 혹은 렌즈가 없는 환자 혹은 안구외상 환자에게 추천되지 않는다. 안구 내 염증을 악화시킨다. 개시는 4h, 최고작용은 4-12h에 나타난다. 임신범주: C
travoprost(Travatan Z)	A: 1gt 0.004% sol h.s.	개방각녹내장의 IOP를 줄인다. 협각녹내장에 역할을 가질 수 있으나, 더 연구가 필요하다. 유해효과가 거의 없다. 찢어진 렌즈 혹은 렌즈가 없는 환자 혹은 안구외상 환자에게 추천되지 않는다. 비미국 흑인보다 미국 흑인에게 더 효과적이다. 개시는 2h, 최고작용은 12h에 나타난다.
tafluprost(Zioptan)	A: 1gt 매일 저녁	개방각녹내장의 IOP를 줄인다. 협각녹내장에 역할을 가질 수 있으나, 더 연구가 필요하다. 유해효과가 거의 없다. 찢어진 렌즈 혹은 렌즈가 없는 환자 혹은 안구외상 환자에게 추천되지 않는다. 처방 정보/환자 복용 지침에 콘택트렌즈의 정보가 없다.

A, adult 성인; b.i.d., 1일 2회; gt, drop 방울; h, hour 시간; h.s., 취침 시; IOP, intraocular pressure 안구 내압; sol, solution 용액.

가시킨다. Prostaglandin 유사제에는 bimatoprost(Lumigan), latanoprost(Xalatan)(원형약물차트 43-1), tafluprost(Zioptan), travoprsot(Travatan)이 있다.

부작용 및 유해반응. Prostaglandin 유사제를 녹내장에 사용할 경우 독특한 부작용이 생길 수 있다. 이 약제는 갈색 색소를 증가시켜 홍채의 색깔을 점차적으로 바꾼다. 이러한 부작용은 녹갈색이나 황갈색 홍채를 가진 사람에게 잘 나타나는데, 영구적일 수 있다. 눈꺼풀이 까매질 수도 있다. 다른 특이한 부작용으로 속눈썹이 양적으로 많아지거나, 길이가 길어지거나, 두꺼워지거나, 색소침착이 과도하게 많이 일어날 수 있다. 15%의 환자들은 시야가 흐려지거나, 결막이 빨개지거나, 눈이 가렵거나, 찌르듯이 아픈 증상을 겪을 수도 있다. 그러나 전신적인 증상은 드물며, 다른 약물에 비해 견디기 쉬운 편이다.

콜린성 약물

콜린성 약물은 동공과 모양체를 수축시킴으로써 **축동(miosis)**을 일으킨다. 이러한 작용은 섬유주대를 넓게 하여 초과된 안방수를 유출시킨다. 동공이 수축함에 따라 홍채가 직선에 가까워지면서 협각녹내장에서 앞방각을 넓게 하는 효과를 가진다. 콜린성 약물에는 콜린성 작용제와 cholinesterase 억제제의 두 종류가 있다. 효과는 같지만, 두 가지는 각각 작용기전이 다르다.

콜린성 작용제는 직접작용 콜린성 약물이다. 직접작용 콜린성 약물은 콜린성 수용체를 직접 자극하여 부교감신경계 신경전달물질은 acetylcholine과 같은 작용을 한다. Pilocarpine(Isoptocarpine)이 대표적인 약제이다.

Cholinesterase 억제제는 간접작용 콜린성 작용제로 acetylcholine을 분해하는 cholinesterase를 비활성화시킨다. Acetylcholine의 효소로 인한 파괴를 막는 것으로, 더 많은 acethylcholine이 눈 안의 콜린수용체를 자극하게 된다. 종류로는 Echothiophate(Phospholine Iodide)가 있다. 그림 43-1 B와 C는 안압의 증가가 개방각녹내장과 협각녹내장에서 각각 어떻게 나타나는지 보여 준다. 표 43-5는 흔히 쓰이는 안구용 콜린성 약물과 복용량, 사용, 주의점을 나열하였다. 콜린성 약물에 대한 더 많은 내용은 제11장에 기술해 두었다.

베타-아드레날린성 차단제

베타-아드레날린성 차단제 또는 베타차단제는 녹내장치료에 일차 선택약물로 쓰인다. 베타-아드레날린성 차단제는 안방수의 생성을 감소시킴으로써 안압을 낮춘다. 안구용 베타-아드레날린성 차단제에는 betaxolol(Betopic), carteolol,

원형약물차트 43-1

Latanoprost

약물분류	용량
Prostaglandin 유사제 일반명: Latanoprost 상품명: Xalatan 임신범주: C	1gtt (1.5mcg)/d, 해당 눈에 적용
금기	**약물-임상검사-음식 상호작용**
절대 금기사항은 없다. 찢어진 렌즈 혹은 렌즈가 없는 경우, 안구내 염증 혹은 홍반부종의 위험이 있는 환자에게 주의를 요한다. 약물이 소프트 콘택트렌즈에 의해 흡수되므로 환자에게 시야교정 대체 수단을 사용하도록 조언한다. 협각녹내장, 혈관신생녹내장 및 염증성 녹내장에서는 제한된 검사만 적용되기 때문에 개방각녹내장에만 적용됨. 망막박리, 망막색전 및 초자출혈을 경험한 latanoprost를 복용하는 당뇨성 망막병성 병력을 가진 환자. Latanoprost와 관련 있을 수도 아닐 수도 있으나, 주의가 중요하다.	약물: Thimerosal 포함하는 안약을 동시에 투약하면 용액에서 latanoprost가 침전되게 한다. Bromfenac 안약용액은 NSAID로, latanoprost의 IOP를 낮추는 효과를 줄인다. Bimatoprost 안약용액은 속눈썹을 자라게 하기 위해 처방되는데, latanoprost의 IOP를 낮추는 효과를 줄일 수도 있다.
약동학	**약역학**
흡수: Latanoprost는 전구약물이다. 각막을 통해 흡수된 후, 이는 활성형으로 가수분해된다. 분포: 0.16 ± 0.02L/kg. 일차 농도 측정은 눈에서 이루어지며 혈청농도가 자주 측정되지 않을 수도 있다. 대사: 간 배출: 소변으로 주로 배출 (88%), 나머지는 대변으로 배출.	개시: 3–4h 최고: 8–12h 작용시간: 24h
치료효과/응용	
녹내장에서 IOP를 줄인다	
부작용	**유해반응**
홍채에 갈색 침착; 눈꺼풀에 암화(darkening); 눈썹의 수, 길이, 두께 및 암화가 증가된다. 5–15%가 시약 혼탁을 경험; 가려움, 작열감 혹은 찌르는 통증; 결막충혈; 1–4%는 안구건조 혹은 눈물과다. 안구통증, 눈꺼풀불편 및/혹은 가피형성(crusting), 햇빛에 민감. 렌즈 손상환자에게 사용 시 황반부종이 야기된다.	당뇨망막변성을 가진 환자에게서 망막 문제는 드물게 보고된다(색전, 박리 및 초자출혈). Latanoprost를 사용하는 환자의 4%에 이르는 환자가 호흡기 문제를 나타낸다. Latanoprost를 사용하는 환자의 4%에 이르는 환자가 흉통, 근골격계 불편 및 피부발진을 나타낸다.

h, Hour; IOP, intraocular pressure; NSAID, nonsteroidal antiinflammatory drug.

levobunolol(Betagan), metipranolol(OptiPranolol), timolol(Timoptic)이 있다.

부작용 및 유해반응

베타-아드레날린성 차단제(표 43-5 참조)는 대부분의 안약이 그러하듯이 눈의 불편감을 초래할 수 있다. 몇몇은 축동을 일으킬 수 있다. 어두운 환경에서는 산동이 즉시 일어나지 않기 때문에 이 약을 복용하는 환자는 밤에 시야장애를 겪을 수 있다.

대부분의 안약이 전신적인 순환에 영향을 끼치지 않는 반면에 베타-아드레날린성 차단제는 전신적인 영향을 줄 수 있다. 베타-아드레날린성 차단제는 심박동수를 낮추어 서맥, 방실차단, 심부전을 악화시킬 수 있다. 또한, 이러한 약제들은 천식이나 다른 폐쇄성 폐질환을 가지고 있는 환자에게 부적절한 기관지확장을 일으킬 수 있다. 아드레날린성 차단제에 대한 더 자세한 설명은 제10장을 참조한다.

알파-아드레날린성 효능제

알파-아드레날린성 효능제는 안방수의 생성을 감소시키고 유출을 개선시켜 안압을 감소시킨다. Apraclodine(Iopidine), brimonidine(Alphagan), epinephrine, dipivefrin, epinephrine 전구약물 등이 있다.

부작용 및 유해반응

국소적으로 사용했을 때 나타날 수 있는 가장 흔한 부작용은 화상, 찌르는 듯한 아픔, 흐릿한 시야, 두통이 있다. Epi-

표 43-5 콜린성 약물과 베타-아드레날린성 차단제

일반명(상품명)	투여경로 및 용량	응용 및 고려사항
직접작용 콜린성 약물		
pilocarpine 염산(Isopto Carpine, Pilocarpine HS)	A/C: sol: 1–2%, gel 최대 q.i.d Gel: 눈꺼풀의 하단에 h.s로 ½인치 길이로 투여.	개방각과 급성 폐쇄각녹내장의 IOP를 감소; 수술 후 IOP 상승을 방지함. 축동은 어두운 곳에서 시력을 감소시킴. 망막박리는 기존 망막 환자에게 일어날 수 있음. 기존 홍채염을 악화시킬 수 있음. 임신범주: C
간접작용 Cholinesterase 억제제		
echothiophate iodide(Phospholine Iodide)	A: sol 0.03%–0.25%: 1gt 하루에 1–2번	백내장 및 녹내장수술 후, 만성 개방각녹내장 및 만성 폐쇄각녹내장에서 IOP를 감소시킴. 어두운 곳에서 축동은 시력을 감소시킴. 전신작용 cholinesterase 억제제를 복용하는 중증 근무력증 환자에게서 첨가효과가 나타남. 망막박리, 홍채낭(iris cyst) 및 수정체혼탁 등이 나타날 수 있음. 임신범주: C
베타–아드레날린 차단제		
betaxolol HCl(Betoptic s)	A: Susp 0.25% 혹은 0.5%: 항상 1–2gtts b.i.d이다.	만성 개방각녹내장과 고안압증의 IOP를 감소시킴. 다른 베타억제제처럼 축동을 발생시키지 않음. 천식, 서맥을 가진 환자와 베타차단제의 전신효과 때문에 HF인 사람은 상대적으로 제한됨. 경구 베타차단제를 복용한 환자에게는 추가적인 효과가 있을 수도 있음. 복용 후 15분을 기다린 후 콘택트렌즈 삽입. 임신범주: C
carteolol 염화수소	A: sol 1%: 1gt b.i.d	고안압증과 만성 개방각녹내장의 IOP를 감소시킴. 협각녹내장에서는 효과가 떨어짐. 서맥, 천식과 HF인 환자는 제한됨. 경구 베타차단제를 복용한 환자에게는 추가적인 효과가 있을 수도 있음. 축동은 야간시력을 감소시킴. 복용 후 15분을 기다린 후 콘택트렌즈 삽입. 임신범주: C
levobunolol(Betagan Liquifilm)	A: 0.25%의 용액을 1–2방울 각각 eye b.i.d로 투여하거나 0.5%의 용액을 각각 눈에 매일 첨가한다. 사용은 0.5%의 1주입량보다 커야 한다. B.i.d를 준비하는 것은 IOP를 줄이지 못하기 때문에 추천하지 않는다.	녹내장의 IOP를 감소시킴. 축동을 감소시킴. 서맥, 천식과 HF인 환자는 제한됨. 경구 베타차단제를 복용한 환자에게는 추가적인 효과가 있을 수도 있음. 복용 후 15분을 기다린 후 콘택트렌즈 삽입 . 임신범주: C
timolol maleate(Timoptic)	A: sol 0.25%에서 0.5%: 처음에는:1gt b.i.d: 다수의: 1gt/d 한 번의 반응이 처음 복용에 반응한다.	만성 개방각녹내장과 고안압증에서 IOP를 줄임. 서맥, 천식과 HF인 환자는 제한됨. 경구 베타차단제를 복용한 환자에게는 추가적인 효과가 있을 수도 있음. 임신범주: C

A, adult 성인; b.i.d., 1일 2회; C, child 소아; d, day 일; gt, drop 방울; gtt, drops 방울들; HF, heart failure 심부전; IOP, intraocular pressure 안구내압; maint, maintenance 유지; NA, 해당 사항 없음; oint, ointment 연고; PB: protein–binding 단백결합; q.i.d., 1일 4회; sol, solution 용액; susp, suspension 현탁액; t½, half–life 반감기; t.i.d., 1일 3회; wk, week 주.

nephrine과 dipivefrin은 빈맥 및 고혈압과 같은 심혈관계 부작용을 일으킨다. Dipivefrin에서는 흔하지는 않다. 개방각녹내장 환자가 epinephrine과 dipivefrin을 복용할 경우, 동공을 확장시켜서 홍채가 안방수의 유출을 막아 급성 폐쇄각녹내장을 일으킬 수 있으므로 복용해서는 안 된다. 반면에, 선택성 알파$_2$작용제인 aparaclonidine과 bimonidine은 산동 등의 부작용을 일으키지 않으면서 안압을 감소시키지 않는다. 알파$_2$아드레날린성 효능제의 상대적 안정성 때문에 베타–아드레날린성 길항제가 금기일 때 종종 사용된다.

Carbonic Anhydrase 억제제

Carbonic Anhydrase 억제제(carbonic anhydrase inhibitor, CAI)는 방수의 생성을 감소시켜 안압을 감소시킨다. 이 약제는 처음에 이뇨제로 개발되었으나 녹내장에서 보조적 요법으로도 때때로 사용된다. 개방각녹내장, 급성 폐쇄각녹내장 모두에서 사용할 수 있다. Carbonic anhydrase 억제제는 다른 녹내장 약제만큼 효과적이지는 않고, 부작용의 위험도 높다. 이런 이유로 이 약제는 더 이상 쓸 수 있는 약물이 없을 때 사용한다. 국소적, 전신적 사용 모두 가능하다. 국소적 carbonic anhydrase 억제제는 brinzolamide(Azopt), dorzolamide(Trusopt)가 있고, 전신적 약물에는 Acetazolamide(Diamox), metazolamide가 있다. 표 43-6은 이 약제들의 부가적인 정보를 보여 준다.

부작용 및 유해반응. Carbonic anhydrase 억제제의 유해반응(특히 전신적 사용에서)은 무기력, 졸림, 두통, 발작, 감각이상, 정신이상 등과 같은 중추신경계 영향을 포함한다. 메스꺼움, 구토, 설사, 식욕변화, 신경성 식욕부진증과 같은 소화기계 증상이 나타날 수도 있다. 이뇨작용이 있어서 다뇨, 다갈로 인한 수분과 전해질이상이 잘 생길 수 있다. 고요산혈증으로 인해 통풍을 촉발시킬 수도 있다. 간질환을 악화시켜 간성뇌증이나 간세포괴사를 일으킬 수도 있다. 이 약제는 sulfonamides 약물이기 때문에 sulfonamide약물에 알레르기 반응이 있는 사람에게 주어서는 안 된다.

삼투성 약제

삼투성 약제는 수술 전후로 눈의 유리액을 감소시켜 안압을 감소시킨다. 안압을 빨리 감소시키기 때문에 급성 폐쇄각녹내장과 같은 응급치료 시에 사용한다. 주로 사용되는 삼투성 약재는 표 43-7에 있다.

부작용 및 유해반응. 삼투성 약제는 두통, 메스꺼움, 구토, 설사를 유발할 수 있다. 전해질불균형에 의한 방향감각상실이 특히 노인에서, Mannitol urea과 요소의 사용에 의해 나타날 수 있다.

간호과정
환자-중심 협력간호

항녹내장약물

사정

- 병력을 청취한다.
- 약물 복용력(알레르기, 한약, 향정신성 의약품)를 청취한다.
- 추후 비교를 위한 기준 활력징후를 측정한다.
- 기준 시각 활성 정도를 측정한다.
- 기준 안압을 측정하거나 측정하는 것을 돕는다.
- 항녹내장약물의 절대적 금기 또는 상대적 금기증
  - Prostaglandin 유사제는 호흡기 증상을 악화시킬 수 있다.
  - 베타-아드레날린성 차단제는 서맥, 심장차단, 천식이나 만성 기관지염과 같은 폐쇄성 호흡기증을 악화시킬 수 있다.
  - 알파-아드레날린성 효능제는 협각녹내장, 빈맥, 고혈압과 같은 상황을 악화시킬 수 있다.
  - Cholinergic 작용제와 Cholnesterase 억제제는 급성 홍채염, 서맥, 심차단, 심부전, 천식, 만성기관지염 같은 폐쇄성 호흡기 증상을 악화시킬 수 있다.
  - Carbonic anhydrase 억제제는 탈수, 전해질이상, 당뇨, 천식, 만성 기관지염과 같은 폐쇄성 호흡기 증상, 골수억제, 간질환, 협각녹내장을 악화시킬 수 있다.
  - Mannitol과 같은 전신적 고삼투 약제는 탈수, 전해질이상, 폐부종, 심부전, 천식, 만성기관지염과 같은 폐쇄성 호흡기 증상을 악화시킬 수 있다.

표 43-6 Carbonic Anhydrase 억제제

일반명(상품명)	투여경로 및 용량	응용 및 고려사항
acetazolamide(Diamox)	A: PO: 250-1000mg/d을 250mg 초과 양이 되도록 나누어 투여; 1000mg 초과하는 용량은 이득이 없음	개방각녹내장 및 협각녹내장의 IOP를 감소 체액소실은 탈수와 기립성 저혈압을 야기할 수도 있음. 임신범주: C
brinzolamide ophthalmic susp 1%(Azopt)	A: 1gt t.i.d.	국소: 방수생성을 줄임으로써 고안압증 혹은 개방각녹내장에서 IOP 증가에 사용. 임신범주: C
Cosopt(timolol/dorzolamide 0.5%/2%)	A: 1gt 0.25%를 해당 눈에 b.i.d.로 투여	방수생성을 감소시킴. Sulfa 알레르기 시에 금기사항. 유해효과는 천식, 기관지수축, 서맥 및 호흡곤란 등을 포함함.
dorzolamide(Trusopt)	A: sol 2%: 1gt t.i.d.	경구용 carbonic anhydrase 억제제와 같이 사용하지 말것. 부작용에는 작열감, 찌르는 통증 및 쓴맛 등이 있음.

A, adult 성인; b.i.d., 1일 2회; C, child 소아; d, day 일; gt, drop 방울; h, hour 시간; IOP, intraocular pressure 안구내압; PB: protein-binding 단백결합; PO, 경구투여; t½, half-life 반감기; t.i.d., 1일 3회; UK, unknown 모름; >, 초과.

표 43-7 삼투성 약제

일반명(상품명)	투여경로 및 용량	응용 및 고려사항
Glycerin(Osmoglyn, Ophthalgan)	Osmoglyn: A/C: PO: 1-1.8g/kg을 수술 1-1.5h 전에 투여함. Ophthalgan: A: 부종이 나타난 각막에 1-2gtt 투여.	방수의 양을 줄여 안구긴장을 낮춤. 탄수화물; 당뇨병 환자에게 사용 시 주의. 임신범주: C; PB: UK; t½: 30-45min
mannitol(Osmitrol)	A: IV, sol 15-20%, 1.5-2g/kg을 0.5-1h 이상에 걸쳐 투여.	I & O를 모니터링함. 체중을 매일 측정. 심한 폐울혈, 무뇨증 및 탈수 시에 금기임. HF 환자에게 주의를 요함. 임신범주: C; PB: UK; t½: 15-100min

A, adult 성인; b.i.d., 1일 2회; C, child 소아; HF, heart failure 심부전; h, hour 시간; I&O, intake and output 흡입량과 배출량; IV, intravenous 정맥내; min, minute 분; PB: protein-binding 단백결합; PO, 경구투여; q.i.d., 1일 4회; sol, solution 용액; t½, half-life 반감기; UK, unknown.

간호진단

- 항녹내장약물의 사용과 목적에 대한 부족한 지식
- 약물로 인한 시각변화와 연관된 시각이상
  - Prostaglandin 유사제, 베타-아드레날린성 차단제, 알파-아드레날린성 효능제, 콜린성 약물은 흐린 시야를 초래할 수 있다.
  - 베타-아드레날린성 차단제는 야맹증을 유발할 수 있는 축동이 잘 일어난다.
  - 알파-아드레날린성 효능제는 빛에 대한 민감성을 증가시켜 산동이 잘 일어난다.
  - 콜린성 작용제와 Cholinesterase 억제제는 근시와 야맹증을 잘 일으킨다.
  - Carbonic anhydrase 억제제는 수정체를 불룩하게 할 수 있다.
- 시각손상과 연관된 부상 위험
- Carbonic anhydrase 억제제와 전신적인 삼투제에 의한 이차적 전해질이상
- 약물로 인한 시각변화에 대한 불안감

계획

- 환자가 처방받은 항녹내장약물의 투약용량과 투약시간을 잘 지킬 수 있다.
- 환자가 적절한 방법으로 약을 투약할 수 있다.
- 환자가 튜브나 점적기의 끝을 오염시키지 않을 수 있다.
- 환자의 안압을 목표 범위 내로 감소시킬 수 있다.

간호중재

- 환자상황의 중요한 변화를 감시한다.
  - Prostaglandin 유사제를 투약 중인 환자에게 흐릿한 시각, 호흡불안, 폐에서 수포음, 폐이상음(wheeez)이 나타나지 않는지 감시한다.
  - 베타-아드레날린성 길항제를 투약 중인 환자에게 흐릿한 시각, 서맥, 폐이상음(wheeez)이 나타나지 않는지 감시한다.
  - 알파-아드레날린성 효능제 유사제를 사용 중인 환자에서 흐릿한 시각, 빈맥, 혈압 증가가 나타나지 않는지 감시한다.
  - 콜린성 약물을 사용 중인 환자에서 흐릿한 시각, 입마름, 서맥, 페이상음(wheeez)이 나타나지 않는지 감시한다.
  - Carbonic anhydrase 억제제를 사용하는 환자에서 흐릿한 시야, 탈수, 전해질이상, 고혈당증, 혈액이상, 폐이상음(wheeez)이 나타나지 않는지 감시한다.
  - 전신적인 고삼투약제를 사용하는 환자에서 탈수, 전해질이상, 폐이상음(crackles, wheeze), 말초부종이 나타나지 않는지 감시한다.

환자교육

일반

- 의료인의 승인 없이 갑자기 약물사용을 중지하지 말 것을 교육한다.
- 시야가 잘 보이지 않을 경우에는 기계를 작동하거나 운전하지 말 것을 교육한다.
- 녹내장이 있는 환자에게 안압을 올릴 수 있는 가능성이 있는 약을 피할 것을 교육한다(표 43-8).
- 점안제와 연고를 모두 처방받은 환자에게 점안제를 먼저 사용할 것을 교육한다.
- 점안제가 한 개 이상 처방된 경우, 두 번째 점안제 투여 전에 최소한 5분을 기다리라고 교육한다.

평가

- 환자와 가족의 약물의 투약목적과 방법에 대한 지식을 평가한다.
- 약물사용의 효과에 대해 평가한다. 안압은 기준 측정값보다 감소하여야 한다.
- 항녹내장치료 후 발생한 부작용에 대한 중재효과를 평가한다.

항콜린성 산동제과 안근마비제

산동제(mydriatic)는 동공을 크게 하고, **안근마비제(cycloplegic)**는 눈을 조절하는 근육을 마비시킨다. 둘 다 진단적 목적과 눈수술에 사용된다. 항콜린성 약제는 acetylcholine수용체에 결합하여 acetylcholine을 차단하여 양쪽 눈의 산동을 일으키고, 콜린수용제가 자극될 경우 눈동자를 수축시키는 조임

표 43-8 녹내장을 악화시킬 가능성이 있는 약물

약물	효과
acetazolamide(Diamox)	급성 협각녹내장에 적절한 반면에, 만성 협각녹내장에 장기간 사용 시 악화될 수 있다.
항콜린성 약물	항콜린성 약물은 산동을 일으켜 협각녹내장을 악화시킬 수 있다.
Corticosteroids	Corticosteroid는 방수의 방출을 감소시킬 수 있다. Steroid-유발 IOP는 모든 환자에게 발생하지 않으나 개방각녹내장 환자에게 부적절한 표현 야기시킬 수 있다.
정신질환 약물 • Monoamine oxidase 억제제 • Phenothiazines • Serotonin-norepinephrine re-uptake 억제제 • Serotonin-norepinephrine re-uptake 억제제 • 삼환 항우울제 • trihexyphenidyl(Artane)	이들 약물은 항콜린성 성질을 가진다. 항콜린성 약물은 산동을 일으켜 협각녹내장을 악화시킨다.
항콜린성 성질을 가진 기타 약제 • cyclobenzaprine(Flexeril) • 1세대 항히스타민제 • 눈, 코 및 전신작용 충혈제거제 • scopolamine(Transderm Scop) • 비뇨기이완제	이들 약물은 항콜린성 성질을 가진다. 항콜린성 약물은 산동을 일으켜 협각녹내장을 악화시킨다.
Sulfonamides	이들 약물은 렌즈와 모양체 앞쪽에 부종을 야기시켜 급성 협각녹내장을 촉발시킨다.

근의 반응을 차단하여 눈조절근육의 마비를 야기한다. 주로 처방되는 항콜린성 산동제와 안근마비제는 표 43-9에 나타나 있다.

부작용 및 유해반응

국소 항콜린성 약제의 부작용은 안구건조증, 광선공포증, 시야흐림이 있다. 전신적 부작용은 국소적 사용보단 덜 흔하지만, 입마름, 빈맥, 변비와 같은 모든 항콜린성 약제에서 전형적으로 나타나는 현상을 보인다. 이들 약제들은 마비된 홍채가 안방수의 유출을 막을 수 있으므로 협각녹내장 환자에게 금기사항이다(그림 43-1, C).

황반변성용 약제

연령 관련 황반변성(age-related macular degeneration, ARMD)은 65세 이상 환자의 시각손실의 가장 큰 원인이다. 황반은 선명한 중심시각을 담당하는 부분이다. 황반에 손상을 입을 경우 손상받은 눈의 중심시각이 흐릿해진다. 연령 관련 황반변성에는 진행속도가 빠른 (1) 건성 황반변성(신생혈관성, 삼출성), 수년에 걸쳐 시력 감소가 일어나는 (2) 습성 황반변성(위축성)의 두 종류가 있다.

건성 연령 관련 황반변성이 더 흔하게 나타난다. 건성 황반변성은 황반에 *drusen*이라는 세포외물질이 축적되어 나타난다. 이는 황반의 위축된 부분과 결부되어 나타난다. 가끔, 건성 황반변성은 습성 황반변성으로 이어지기도 한다.

습성 연령 관련 황반변성은 망막 뒤의 비정상적인 혈관의 생성과 연관되어 있다. 이 혈관들에서부터 유출된 액체는 망막 뒤에 모아지고, 황반을 눌러 이동시킨다. 습성 연령 관련 황반변성은 연령 관련 황반변성의 10-15%를 차지한다. 하지만, 이는 더 심각한 파괴를 일으키고, 심각한 시각손상 또는 법적 시각장애의 80%를 차지한다.

건성 연령 관련 황반변성에 효과가 있다고 확인된 약은 없지만, 몇몇의 약들이 시행단계에 있다. 몇몇의 연구에서 항산화제와 아연보조제가 건성 황반변성의 진행을 늦추고 예방하는 역할이 있다고 밝혀졌다.

습성 황반변성의 약리학적 치료는 눈의 비정상적 혈관 증식 역할을 하는 혈관내피증식인자(VEGF)를 목표로 한다. VEGF 억제제는 유리체내 작용하는 약제로 안과의사가 국소적인 약물이 작용하는지 평가하기 위해 사용된다. VEGF 억제제에는 ranibizumab(Lucentis), bevacizumab(Avastin), peg-aptanib(Macugen), aflibercept(Eylea)가 있다.

안전: 약물오류예방

혼돈하지 말라....

- betaxolol ophthalmic (Betoptic)과 timolol ophthalmic (Timoptic)
- bevacizumab (Avastin)과 Avostatin
- cyclopentolate (Cyclogyl)과 cyclopentolate/phenylephrine (Cyclomydril)
- loteprednol ophthalmic (Lotemax)과 alosetron (Lotronex)
- ofoxacin ophthalmic (Ocuflox)과 flurbiprofen ophthalmic (Ocufen)
- prednisolone ophthalmic (Pred Forte)과 chlorzoxazone (Parafon Forte)
- prednisone (Deltasone)과 prednisolone ophthalmic (Pred Forte)
- timolol ophthalmic (Timoptic)과 atenolol (Tenormin)
- timolol/dorzolamide (Cosopt)과 dorzolamide (Trusopt)
- tobrmycin ophthalmic (Tobrex)과 dexamethasone/tobramycin (TobraDex)
- 용액의 다른 강도(예, Isopto Carpine 1%과 Isopto Carpine 2%)
- 안과용액과 귀 혹은 동일 이름의 다른 국소 용액 (예, cortisporin 안과용액과 cortisporin 귀용액)

표 43-9 산동제 및 안근마비제

일반명(상품명)	투여경로 및 용량	응용 및 고려사항
atropine sulfate(Atropisol, Isopto Atropine)	A: sol 1%: 1–2gtt, q.i.d.까지 증가 C: sol 0.5%: 1–2gtt, t.i.d.까지 증가 Oint 1%: 아래눈꺼풀낭에 적용하며, t.i.d.까지 증가	가장 강력한 마비제. 특히 어린이에게서 교정을 위해; 홍채염 및 포도막염(uveitis)을 위해. 녹내장 혹은 빈맥에 사용 안함. 다른 약 사용 전에 5분을 기다린다. 임신범주: C
cyclopentolate HCl(Cyclogyl)	A: sol 0.5–2%: 1–2gtt; 이후 5min 내에 1gt C: 1–2gtt x 1; 5–10min 내에×1 반복, 0.5% 혹은 1% sol	눈검사를 위해 산동 및 마비제. 임신범주: C
epinepjrine HCl(Epofirn, Glaucon)	A/C: sol 0.1–2%: 1–2gtt 1–2회/d	개방각녹내장과 눈수술 동안 사용. 갈색 혹은 침전된 용액은 버린다. 임신범주: C
epinephrine borate(Epinal)	수술: A: sol 0.5–1%: 3회 1–2gtt 투여 개방각녹내장: A: sol 0.5% 혹은 1.0%: 눈에 1gt를 b.i.d.로 투여.	개방각녹내장과 눈수술 동안 사용. 협각녹내장에 금기사항이다. 장시간 사용 시 안압계를 모니터링한다. 압력을 증가시킨다. 임신범주: C
homatropine hydrobromide (Isopto Homatropine)	A/C: sol 2% 및 5%: 1–2gtt q3–4h Cy: 단지 2% 만을 사용	Atropine과 유사하지만, 작용개시와 시간이 짧다. 눈검사를 위해 산동 및 마비제. 임신범주: C
phenylephrine HCl(AK–Dilate)	산동: A/C: sol 2.5% 혹은 10%: 검사 전 눈에 1gt을 적용 혈관수축과 함께 산동: A/C >12y: 눈에 1gt 투여; 1h 안에 1회 반복 PRN Cy: 2.5% sol: 눈에 1gt 투여; 1h 안에 1회 반복 PRN	눈검사 혹은 개방각녹내장과 포도막염의 수술과 치료를 위해 사용한다. 임신범주: C
scopolaine hydrobromide (Isopto Hyoscine)	A: sol 0.25%: 검사 전 눈에 1–2gtt; 치료를 위해 1–2gtt, q.i.d.까지 투여.	Atropine sulfate에 민감한 환자에게 사용한다. Atropine보다 더 빠른 시작과 짧은 사용 시간을 보인다. 임신범주: C
tropicamide(Mydriacyl Ophthalmic)	굴절(Refraction): A: 1%: 1–2gtt; 5min 안에 반복 안저검사(fundus examination): 0.5%: 검사 전 15–20min, 1–2gtt 적용	눈검사를 위해 산동 및 마비제. 임신범주: C

*전신흡수를 최소화하기 위해, 누관에 가벼운 압력을 가한다.
A, adult 성인; b.i.d., 1일 2회; C, child 소아; Cy, cycloplegic 마비제; gt, drop 방울; gtt, 방울들; h, hour 시간; IOP, intraocular pressure 안구내압; min, minute 분; PB: protein–binding 단백결합; PRN, 필요시; q.i.d., 1일 4회; sol, solution 용액; t½, half–life 반감기; t.i.d., 1일 3회; NA, 적용 불가; UK, unknown 모름; y, year 년; >, 초과.

안과적 질환을 가진 환자들을 위한 일반적인 제안과 교육

- 환자의 걱정을 잘 들어준다. 실명을 유발할 수 있는 안과질환을 가진 환자들은 특히 걱정이 많다. 환자에게 약물의 효과, 용량, 부작용과 의료진에게 언제 알려야 할지 교육한다.
- 교육을 할 때에는 의학용어보다는 쉬운 용어로 설명한다.
- 혼돈이 있거나 잘 잊어버리는 환자들에게는 용지에 적어준다.
- 환자교육자료를 만들 때는 5학년에서 8학년 수준(미국 학년을 기준)으로 만든다. 크고, 읽기 쉬운 글씨체를 사용하고, 환자의 모국어로 제작한다.
- 명확히 전달하기 위해 그림과 픽토그램을 이용한다.
- 환자나 보호자에게 처방전에 1–2방울 사용하라고 되어 있을 때는 1방울을 쓰는 것이 더 낫다고 설명해 준다. 아래쪽 눈꺼풀의 결막낭은 1방울을 사용했을 때 넘치지 않고, 2방울째부터는 흘러내릴 수 있으며, 전신적인 독성이 나타날 확률이 높아지며, 비용이 증가한다.
- 만약 동시에 두 가지 국소약이 처방되었을 경우, 환자에게 처음 약을 넣고 5분을 기다린 후, 두 번째 약을 넣도록 교육한다.
- 환자나 보호자에게 점안액이나 연고의 적절한 관리를 교육한다. 무균적으로 투약하는 방법과 투약기가 오염되지 않도록 교육한다.
- 환자가 정확히 수행할 수 있을지, 추가적인 교육이 필요할지 확인하기 위해 설명을 잘 이해했는지 확인한다.
- 연고를 바르면 이로 인해 생긴 눈 위의 막 때문에 시력 감

소로 인한 안전문제가 생길 수 있으므로 가능하면 환자가 잘 시간에 연고를 바르도록 교육한다.

- 안약은 열을 피해 두도록 교육한다.
- 처방한 의료진의 사전동의 없이 갑자기 약물을 중단하지 않도록 설명한다.
- 약사와 함께 OTC 약물 라벨을 확인하도록 조언한다.
- 어떤 약제에 알레르기가 있을 경우, 신분증을 가지고 다니거나 MedicAlert 목걸이를 항상 착용하도록 교육한다.
- 환자가 진료날짜를 잘 지키도록 하고, 환자의 상태나 약에 대해 궁금한 것을 적어오도록 조언한다.
- 콘택트렌즈를 착용하는 환자에게는 그에 맞게 설명해 준다. 콘택트렌즈와 안과 약물사용으로 인해 생길 수 있는 모든 특수상황을 설명하고, 눈에 감염이 생겼을 때는 콘택트렌즈 착용을 피하라고 충고한다.

귀질환치료약물

항감염제

귀질환 중에는 급성 중이염과 수영자의 외이염으로 알려진 급성 외이염에서 항생제를 주로 사용한다. 급성 중이염은 주로 어린이에게서 많이 발생하며, 가장 많이 일으키는 병인은 *Streptococcus pneumoniae*이며, 그 다음으로 *haemophilus influenzae*, *moraxella cataralis* 순이다. 급성 중이염은 virus와 같은 다른 미생물에 의해서도 나타날 수 있다.

급성 중이염의 발병 위험인자는 2세 미만, 보육시설을 다니는 경우 간접흡연, 공기오염에 노출된 경우이다. PCV (Pneumococcal conjugate vaccine)이 2000년에 도입된 이후로 급성 중이염의 발병이 확실히 감소하였다. 이 백신이 *S. pneumoniae*에 대한 면역을 제공하기 때문에 어린아이가 있는 가정에서는 급성 중이염의 예방뿐만 아니라 이 백신으로 예방할 수 있는 다른 심각한 질병을 막기 위해 PCV13을 맞도록 하여야 한다.

Amoxicillin이 급성 중이염치료에 가장 좋은 약제이고, 하루 두 번, 40−45mg/kg로 환자의 나이와 질병의 심각도에 따라 5−10일 투약하도록 권유된다. Penicillin에 심한 알레르기가 있을 경우에는 Azithromycin과 clarithromycin을 사용한다. Penicillin 알레르기가 심하지 않을 경우에는 cephalosporin을 사용할 수 있다. 이 경우에는, 간호사가 pecnillin-cephalosporin 교차반응이 나타나지 않는지 잘 주시하여야 한다.

외이염(otitis externa)은 과도한 습기와 피부장벽의 파괴로 박테리아나 진균이 조직을 침윤으로 외이도가 감염된 것이다. *Pseudomonas aeruginosa*와 *Staphylococcus aureus*가 주병인이다. 주로 감염원에 따라 국소 항생제와 항진균제로 치료한다. 소염제와 함께 처방되는 경우가 많으며, 진통제가 필요한 경우도 있다.

외이도가 너무 부어서 약이 외이도 내부로 들어가지 못할 경우, 그림 43−2에 나타난 것과 같은 고압흡수재질로 된 얇은 실린더(wick)를 삽입하여야 한다. Wick을 부어오른 관 사이로 삽입한 후 약을 실린더의 노출부위 끝에 떨어뜨린다. Wick을 적실만큼 충분한 양의 약을 사용해야 한다. Wick이 적셔짐에 따라 약이 wick을 따라 흐르며, 외이도 조직에 약이 노출된다. Wick은 24−48시간마다 교체되어야 한다. 붓기가 가라앉을 경우 wick이 저절로 떨어져 나가거나 제거할 수 있다.

국소 항생제가 선호되며, 경구항생제는 외이염이 귓바퀴까지 확장될 경우 사용된다.

국소 항생제를 사용할 때는 고막천공을 고려하여야 한다. 특히, 외이도 부종으로 인해 고막이 잘 보이지 않을 때 조심하여야 한다. 외이염치료에는 polymyxin B가 *P. aeruginosa*에, neomycin이 *S. aureus*에 효과적이기 때문에 Neomycin-polymyxin B-hydrocortisone과 같은 국소 항생제가 매우 효과적이다. 하지만, 고막천공이 있는 환자에게 이 약을 함께 주었을 때는 심각한 이독성을 일으킬 수 있다. Chloram-

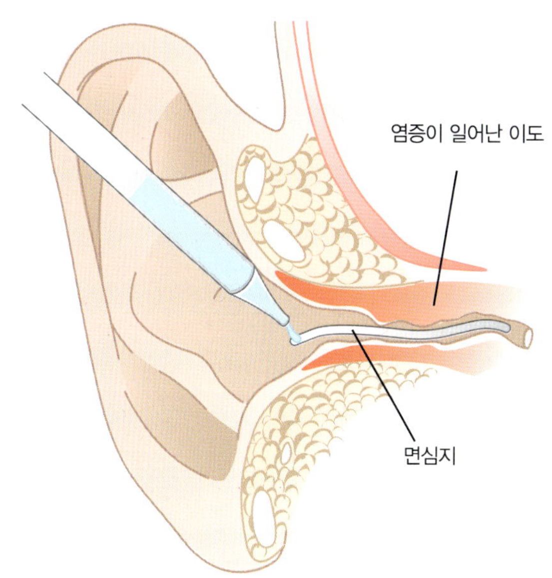

그림 43-2 부종이 일어난 이도에 심지 삽입.

phenicol도 외이염에 가끔 처방되지만, 고막천공 시 금기이다. 반면에 fluoroquinolones은 두 미생물 모두에 효과적이고, 고막에 문제가 있어도 안전하게 사용할 수 있으므로 외이도염치료에 가장 좋은 약이다. 외이도염이 진균에 의해 생긴 것이라면 초산과 같은 산성 용제로 산성 환경을 만들어 주는 것이 효과적이다. 진균감염이 심할 경우는 clotrimazole과 같은 국소항진균제가 쓰인다.

부작용 및 유해반응

가장 흔한 부작용은 화끈거리면서 찌르는 듯한 통증이다. Aminoglycoside계열 항생제를 쓸 경우 이독성이 생길 수 있다. Chloramphenicol은 골수억제를 유발하여 적혈구, 백혈구, 혈소판의 수치를 떨어뜨릴 수 있다. 비감수성 미생물의 기회감염은 어떤 약물에 의해서도 발생할 수 있다. 약물과민반응이 있을 경우 금기이다.

표 43-10에 귀질병을 치료하는 데 사용하는 항생제의 용량, 적응증, 고려사항을 기재하였다.

간호과정
환자-중심 협력간호

국소 항감염제: 귀상태

사정

- 병력을 청취한다.
- 약물 복용력(알레르기, 한약, recreational drug)을 청취한다.
- 추후 비교를 위한 기준 활력징후를 측정한다.
- 추후 비교를 위한 이경검사를 시행한다.
- 청력검사, 고실측정 및 그 외에 지시된 다른 검사를 수행한다.
- 항감염제가 절대적 혹은 상대적 금기증인 경우를 평가한다.

간호진단

- 약물 사용에 관련된 부족한 지식(목적, 처방된 약물복용, 약물관리)
- 진단된 질병으로 인한 감각(청력)이상
- 감염과 관련된 통증
- 약물부작용과 관련된 상처 위험

계획

- 환자는 약물복용 후 귀감염이 완전히 치유된다.
- 부작용을 최소화한다.

표 43-10 귀: 항감염제

일반명(상품명)	투여경로 및 용량	응용 및 고려사항
국소 (안약)		
초산(Acetasol, Borofair, VoSol)	A/C >3y: sol 2%: 포화된 심지(wick)를 삽입함. 습도를 유지 X 24h; 4-6gtt q2-3h 조건으로 주입	OE에 사용 용액의 산도가 항박테리아 및 항진균 작용을 제공함. 특히 조직에 염증이 있거나 붕괴가 있다면 찌르는 감각과 자극을 야기하기도 함. 고막천공 시에 금기임. 임신범주: C
chloramphenicol(Chloromycetin Optic)	A/C: 0.5% 귀용액: 6-8h마다 귀로 2-3gtt 주입	OE에 사용 국소투여 후 골수억제에 대해 경고 다른 항생제에 저항하는 심한 감염에 제한적으로 사용 임신범주: C
Fluoroquinolones		
ciprofloxacin(Cetraxal, Floxin Optic) ofloxacin(Oculflox)	A/C: 0.25mL 용기 안에 1회 사용으로 0.2% 귀용액: 7d 동안 12h마다 귀 안으로 내용물 주입	OE에 선택약물 진균과 같은 저항균의 과다증식으로 인한 중복감염 시에 중단함. 임신범주: C
polymyxin B 및 neomycin	A/C: 3-4gtt t.i.d./q.i.d., 7-10d 동안	OE에 사용 복합제제; 각 약물은 OE에 대한 각기 다른 기본적 원인균에 작용함. 귀질환치료 조합에 corticosteroid 항상 포함됨. 진균 과다증식에 의한 중복감염 예방을 위해10일 후 중단함. 비가역적 이독성위험의 증가 때문에 고막천공 시에 금기임. 임신범주: C

A, adult 성인; b.i.d., 1일 2회; C, child 소아; d, day 일; GI, gastrointestinal 위장관; gtt, 방울들; h, hour 시간; IM, intramuscular 근육내; IV, intravenous 정맥내; max, maximum 최대; min, minute 분; NA, 적용 불가; OE, otitis media 중이염; OTC, over-the-counter 일반약; PB: protein-binding 단백결합; PO: 경구; q.i.d., 1일 4회; sol, solution 용액; t½, half-life 반감기; t.i.d., 1일 3회; UK, unknown 모름; y, year 년; >, 초과.

간호적 중재

- 약을 사용하기 전에 배양검사와 민감성 검사를 완료한다.
- Fluoroquinolones이 아니라면 약투여 전에 고막천공 가능성을 확인한다.
- 통증발생 시 관련 통증을 해소시켜 준다.
- 환자 상태의 변화를 감시한다.
  - 화끈거리거나 귀불편감으로 아세트산을 사용하는 환자를 잘 감시한다.
  - 감염, 출혈경향, 골수억제로 인한 창백으로 chloramphenicol을 사용하는 환자를 잘 감시한다. 중복감염의 발달을 평가한다.
  - Fluoroquinolones을 복용하는 환자에서 귀에 중복감염이 생기지 않는지 감시한다.
  - Neomycin-polymyxin B-hydrocortisone을 복용 중인 환자에서 청력감퇴나 청력균형악화로 인한 이독성이 나타나는지 감시한다.

환자교육

- 환자가 전체 약복용(주로 10-14일)을 모두 하도록 교육하고, 귀 상태가 좋아지더라도 복용을 중단하지 말 것을 교육한다.
- 환자가 수영이나 샤워 후 외이도염에 걸리기 쉽다면 외이도염을 예방하는 방법을 알려준다. 질병관리 및 예방센터에서는 다음과 같은 것을 권유한다.
  - 귀에 딱 맞는 귀마개를 사용하여 귀에 물이 들어가지 않도록 한다.
  - 만일 귀에 물이 들어간다면 물이 빠져나갈 수 있게 귀를 아랫방향으로 기울인다. 물이 빠져나갈 수 있도록 귀를 다른 방향으로 민다.
  - 빨리 말리기 위해 휴대용 드라이기를 사용한다.
- 약물에 알레르기가 있을 경우, 의료경보 목걸이를 착용하게 한다.

평가

- 환자와 가족의 약물의 목적과 투약법에 대한 지식을 평가한다.
- 약물사용의 효과에 대해 평가한다.
- 부작용이 감소하였는지 물어본다.

항히스타민제와 충혈완화제

몇 년간 항히스타민제와 충혈완화제는 중이의 울혈을 완화시켜 주고, 비화농성 중이염인 삼출성 중이염과 연관된 유스타키오관기능장애를 감소시켜 주는 것으로 생각되었다. 그 이유는 이 약들이 유스타키오관의 부종을 완화시켜 주어 중이에서의 배액을 도와준다고 여겨졌기 때문이다.

2006년에, 의학전물 학술지인 Cochrane review는 항히스타민제와 충혈완화제가 그렇게 효과적이지 않으며, 부작용의 위험이 이익을 넘어선다고 결론내렸다. 그 직후, 미국소아학회에서 이 약물들을 소아의 귀에 사용하지 않도록 권유하였다. 미국보건의료품질연구소의 2012년 보고서에서 이 약물을 삼출성 중이염에 사용할 때는 다음과 같이 기록하였다. "여러 단기 혹은 장기 결과에서 삼출성 중이염치료에 플라시보보다 더 이익이 있지 않다. 재검토 연구에서 이 약물의 사용이 부작용을 늘린다는 증거를 발견하였다." 불행하게도, 많은 환자들이 이 발견에 대해 모르고 계속해서 사용하고 있다.

이 문제와 관련하여 환자를 교육시키는 데 간호사의 역할이 중요하다. 다양한 OTC 항히스타민제-충혈완화제는 잘 모르는 환자가 언제든지 사용할 수 있다. 항히스타민제에는 chlorphenamine(Chlor-Trimeton), clemastine(Tavist), diphenhydramien(Benadryl) 등이 있고, 충혈완화제에는 phenylphrine(Neosynephrine), pseudoephedrine(Sudafed)가 있다(Psudoephedrine은 몇몇 주에서는 처방전이 있어야 한다). 더 큰 문제는 이러한 약제들이 항히스타민제와 충혈완화제 모두 포함된 조합으로도 가능하다는 것이다(상기도약물에 대한 토의는 제31장 참조).

귀지용해제

귀지(cerumen)는 외이도의 바깥쪽 ½ 부분의 샘에서 만들어진다. 주로, 귀지는 저절로 밖으로 내보내지지만, 때때로 귀지가 과도하게 생산되거나 좁은 외이도로 인해 축적되기도 한다. 이런 경우에 귀지는 외이도에서 점차 딱딱해지며 귀지봉쇄를 형성하기도 한다.

귀지용해제(ceruminolytics)는 국소적으로 사용하는 귀약으로, 귀지를 부드럽게 하거나 깨드려서 제거될 수 있게 한다. 주로 미네랄 오일과 과산화수소로 구성되어 있다. 예를 들면, OTC인 carbamide peroxide(아우로귀약, Debrox)가 있다. 환자들은 또한 귀지를 부드럽게 하고 귀지봉쇄를 예방하기 위해 규칙적으로 미네랄 오일을 사용할 수도 있다. 대체로 2-5방울을 하루에 2번, 4일 동안 투약하면 충분하다.

귀약의 투여

귀약은 관리를 쉽게 하기 위해서 액체운반체에 들어 있다.

세척

때때로 귀지용해제만으로는 불충분할 수 있다. 이런 경우에는 귀세척이 귀지를 외이도에서 씻어내는 데 도움이 될 수 있다. **세척**(*irrigation*)은 고막이 바로 보일 경우에 가장 좋은 방법이다. 세척 시에는 고막을 손상시키지 않도록 부드럽게 시행하여야 한다. 또한, 오심, 구토를 예방하기 위해 따뜻한 물을 사용하는 것이 중요하다.

자주 사용되는 세척용액에는 과산화수소 3%와 따뜻한 물, 생리식염수, 따뜻한 물과 섞은 초산(vinegar)을 1:1로 조제한 것이 있다. 세척의 금기는 고막천공이나 이전 과민반응이 있는 경우이다.

귀질병이 있는 환자: 일반적인 교육 방안

- 환자에게 외이도에 어떤 이물질도 넣지 말 것을 교육한다.
- 약물을 열에 가까이 하지 않도록 교육한다.
- 예상되는 약물의 효과, 용량, 부작용, 언제 의료진에게 알려야 할지를 교육한다.
- OTC 약물, 특히 항히스타민제와 충혈완화제의 문제에 대해 교육한다. OTC 약물은 처방된 약물과 상호작용할 수 있으며, 약물이익보다 위험이 더 클 수 있음을 인지시킨다.
- 귀질병의 치유를 위해 OTC 약물이나 한약제를 먹기 전에 의료진에게 상의하라고 조언한다.
- 환자에게 다음 관리 약속을 잘 지킬 수 있도록 격려한다.

핵심 웹사이트

American Society of Ophthalmic Registered Nurses: *www.asorn.org*

Society of Otorhinolaryngology and Head–Neck Nurses: *www.sohnnurse.com*

U.S.Pharmacopeia: *www.usp.org/usp-healthcare-professionals/related-topics-resources/usp-pictograms*

학습 질문

1. 안과의사가 급성 협각녹내장 환자에게 수술을 기다리는 동안 몸무게 1kg당 1.5g의 20% mannitol을 정맥투여하라고 처방하였다. 투여 전에 간호사가 확인해야 할 환자의 상태는?
   a. 탈수
   b. 변비
   c. 위장관출혈
   d. sulfonamide 알레르기 반응

2. 환자가 안구내압을 낮추기 위해 경구로 acetazolamide(carbonic anhydrase inhibitor)를 복용하고 있다. 약물복용을 지도할 때, 간호사는 환자에게 어떤 일이 발생할지 예상해야 한다고 충고해야 하는가?
   a. 몸무게 증가
   b. 광과민 발생
   c. 안구에 타오르는 느낌이나 찌르는 듯한 느낌 발생
   d. 요배출량의 증가

3. 캠프 간호사가 다가오는 캠프 시즌에 필요한 약품 구매목록을 재점검하고 있다. 간호사는 귀지를 막고 치료하는 약으로 어떤 것을 구입해야 하는가?
   a. 과산화수소수
   b. 소독용 알코올
   c. Charcoal
   d. 정자유(Clove oil)

4. 환자가 진단적 안검사를 받으려고 한다. 안과의사가 간호사에게 tetracaine (Pontocaine), fluorescein stain(Fluorescite), atropine(Isopto Atropine) 투여를 돕도록 준비시켰다. 시술을 돕기 전에 간호사가 안과의사에게 꼭 알려주어야 할 환자의 과거력에 해당하는 것은?
   a. 백내장
   b. 협각녹내장
   c. 개방각녹내장
   d. 황반변성

5. 환자가 스스로 안약을 투여하도록 할 때, 다음에 나열된 방법을 순서대로 정리하시오.
   a. 하안검을 눈으로부터 잡아 당겨 안약이 들어갈 주머니 공간을 만든다.
   b. 약병을 조심스럽게 흔들어서 약이 골고루 퍼지게 한다.
   c. 2–3분간 눈 안쪽 모서리를 손가락으로 누른다.
   d. 뚜껑을 연다.
   e. 고개를 뒤로 젖히고 눈은 위쪽으로 바라본다.
   f. 눈이나 손가락을 약병 끝으로 건드리지 않고 안약병을 주머니 공간 바로 위에 위치시킨다.
   g. 손을 씻는다.
   h. 주머니 공간으로 약을 한 방울 짜서 떨어뜨린다.

6. 일차성 개방각녹내장을 가진 환자의 약물 복용력을 청취할 때 간호사는 녹내장을 악화시키는 약들을 확인해야 하는데, 어떤 약을 우선 고려해야 하는가?
   a. cyclobenzaprine(Flexeril), 진경제
   b. oxymetazoline(Afrin nasal spray, 비충혈제거제
   c. predinsone(Deltasone), 콜티코스테로이드
   d. sulfamethoxasole 복합된 trimethoprim(Bactrim), sulfonamide 항생제 복합물

7. 유아에게 귀약를 투여하도록 부모에게 가르칠 때 투여 절차 가운데 간호사가 추가로 교육해야 할 것은?
   a. 아픈 귀를 위로 바라보게 위치시킨다.
   b. 귀를 뒤쪽 위쪽으로 잡아당긴다.
   c. 한 방울 떨어뜨리고 3–5분 지나서 다음 방울을 떨어뜨린다.
   d. 귀약을 귀안에 넣고 귀구슬(tragus)을 덮어 부드럽게 누른다.
   e. 5분간 귀를 위로 바라보게 위치시켜 놓는다.

답: 1. a, 2. b, 3. a, 4. b, 5. g, b, d, e, a, f, h, c, 6. c, 7. b, c

44장

피부질환치료제

학습목표

- 여드름, 건선, 약물유발피부염 및 접촉성 피부염을 구분한다.
- 경미한 여드름을 치료하는 비약리학적 수단을 기술한다.
- 약물유발피부염 및 그들의 특징적 증상을 최소 세 가지를 기술한다.
- 화상 피부감염을 예방하는 국소 항세균제를 비교한다.
- 여드름, 건선 및 화상에 흔히 사용되는 약물과 연관된 교육을 포함한 간호과정을 토론한다.

많은 피부병변과 발진은 순한 약물치료에서부터 적극적인 약물치료를 요구한다. 몇몇 피부질환은 여드름, 건선, 습진, 접촉성 피부염, 약물유발피부염, 화상감염을 포함한다. 피부발진은 바이러스감염(예, herpes simplex, herpes zoster), 진균감염[예, **무좀**[**tinea pedis**, 운동선수의 발], **머리백선**(**tinea capitis**)], 박테리아감염에 의해 생길 수도 있다.

대부분의 피부발진은 국소크림, 연고, 페이스트, 젤, 로션, 용액으로 치료할 수 있다. 피부병변은 **반점**(**macule**, 평평하면서 다양한 색깔의 병변), **구진**(**papule**, 융기된, 뚜렷한, 지름 1cm 이하 병변), **소수포**(**vesicle**, 융기된, 액체로 찬, 지름 1cm 이하 병변), **판**(**plaque**, 단단하고, 거칠면서 융기된, 윗부분은 평평한 병변)으로 나타날 수 있다. 피부질환과 약물요법은 별도로 논의된다.

여드름

여드름(*acne*)은 미국에서 가장 흔한 피부병변이다. **여드름(acne vulgaris)**은 얼굴, 목, 어깨, 등에 구진, 결절, 낭을 형성한다. 이들은 모낭 근처의 털기름샘 기저부의 각질마개에 의해 생긴다. 여드름이 있는 사람의 90%는 청소년이다. 청소년기에 생기는 androgen의 생산 증가가 피지를 증가시킨다. 피지는 keratin과 결합하여 마개를 형성하고, 이는 여드름을 발생시킨다. 표 44-1은 여드름을 조절하기 위해 흔히 사용되는 약의 용량, 사용법, 고려사항을 나열한 것이다.

비약리학적 접근

약물치료 이전에 비약리학적 방법이 선행되어야 한다. 처방되거나 제안된 클렌징 용품의 사용이 모든 종류의 여드름에서 필요하다. 피부는 하루에 여러 번 부드럽게 씻어야 하며, 격렬하게 문질러 씻는 것은 피해야 한다. 균형 잡힌 식사도 요구되며 스트레스를 줄이고, 감정적 지지를 해 주는 것도 필요하다. 만약에 약물요법이 필요하다면 비약리적 방법 또한 잘 유지되어야 한다.

국소 여드름약

가벼운 여드름은 부드럽게 씻는 것과 케라틴용해제(benzonyl peroxide, resorcinol, salicylic acid)를 사용하는 것이 요구될 수 있다. Benzonyl peroxide는 하루에 1–2번, 크림, 로션 또는 젤 형태로 바른다. 이 약은 표피의 각질층을 느슨하게 한다.

비타민 A 유도체인 tretinoin(Retin-A, Renova)은 각질화가 일어날 수 있는 가벼운 여드름에서 중간 정도의 여드름에 사용하는 국소 약물이다. 다른 여드름약으로는 adapalene(Differin), azelaic acid(Azelx), tazarotene(Tazorac)이 가벼운 여드름에서 중간 정도의 여드름에 사용된다. Adapalene은 tretinoin과 작용이 유사하다. 항염증작용과 블랙헤드 제거기능을 갖고 있고, tretinoin보다 여드름 병변수를 줄이는 데 더 효과적이다. Adapalene은 광범위하게 햇빛에 노출되었거나

표 44-1 여드름과 건선에 대한 치료제

일반명(상품명)	투여경로 및 용량	응용 및 고려사항
여드름		
전신작용 약물		
tetracycline HCl	A/C >12y: PO: 처음 1–2주 동안은 125–150mg씩 매일 투여한다. 이후 125–550mg/d 혹은 q.i.d로 낮춘다.	심한 여드름에 적당히 사용. 임신 중 금기 . 식사 1시간 또는 2시간 전에 먹는다. 우유제품이나 제산제 용품과 함께 먹지 말라. 임신범주: D: PB: 65%,t½: 6–12h
erythromycin(Ery–Tab)	A: PO: 250mg q.i.d. 국소용량: 1.5%나 2% 용액 추가, 영향을 받는 부위에 연고를 2% 바른다.	심한 여드름을 가라앉힌다. Tetracycline에 대한 대체약물. 임신범주: B: PB: 73–81%; t½: 1.5–2h
minocycline HCl(Solodyn)	A: PO: ER: 매일 1mg/kg 복용	심한 여드름에 비결절성의 중등도에서 심한 여드름의 1일 1회 치료에 사용. 식도자극을 감소시키기 위해 음식과 같이 섭취. 씹거나/자르거나/부수지 말기. 임신범주: D: PB: >90%; t½: UK
doxycycline(Adoxa)	A: PO: 100mg/d 하루에 12시간씩 매일 100mg으로 시작 한다.	여드름을 가라앉힌다. 심한 여드름 조절. 임신범주: D: PB: >90%: t½.15–24h
isotretinoin(Amnesteem, Claravis, Sotret, Absorica)	A: PO: 2번 나누어 0.5–1mg/kg/d 투여, 만약 결절수가 70보다 적어진다면 최소한 15주에서 20주는 섭취한다. **최대:** 2mg/kg/d. 식사와 같이 섭취한다. 약물 없이, 적어도 2개월 후 반복 코스로 PRN을 반복할 수 있다.	심한 여드름에 사용. 피지분지 감소시킴. 사용된 항생제가 실패했을 때 사용. 햇빛, 콘택트렌즈를 하지 말고, 독성을 줄이기 위해 tetracycline, 비타민 A와 함께 사용. CBC, 혈당, 지질농도를 모니터링한다. 임신범주: : X: PB: 99%, t½: 10–20h
국부의 준비		
azelaic acid(Azelex)	A/C>12y: 국소: 크림 20% b.i.d.로 적용	여드름을 치료하는 데 사용. 정상 멜라닌세포의 과도한 활성을 막는다. 가려움증, 홍진, 건조 및 피부 박피(peeling) 등이 일어날 수 있다. 임신범주: B: PB: UK; t½ 12h
benzoyl peroxide(Benzac, Persa–Gel)	A/C: 2.5–10% 1–4회/d	미약한 여드름에서 중등도 여드름을 치료하는 데 사용한다. **각질 용해**를 촉진한다. 피부가려움을 일으킬 수 있다.
salicylic acid	항여드름/항지루: A/C: 2–6% 크림/젤 및 샴푸. 지시대로 사용한다.	여드름을 다루는 데 사용한다. 박리작용을 촉진한다.
resorcinol(Bicozene)	A/C: 1–10% 크림, 연고, 로션 및 샴푸	미약한 여드름에서 중등도 여드름을 치료하는 데 사용한다.
resorcinol and sulfur	A/C: 2% resorcinol + 5% sulfur A/C: 2% resorcinol + 8% sulfur 지시대로 사용.	미약한 여드름에서 중등도 여드름을 치료하는 데 사용한다.
항생제: 국소		
tetracycline	연고: 3% sol: 2.2mg/mL 지시사항대로 사용	중등도 여드름치료에 사용한다. 임신범주: B; PB: N/A; t½: N/A
erythromycin	연고: 2% 젤: 1.5–2% 지시사항대로 사용	중등도 여드름치료에 사용한다. 임신범주: B; PB: N/A; t½: N/A
clindamycin	젤: 1/5 로션: 1% sol: 1% 지시사항대로 사용	중등도 여드름치료에 사용한다. 임신범주: B; PB: N/A; t½: N/A
국소 비타민 A 유도체		
tretinoin(Retin–A)	크림: 0.025–0.1% 젤: 0.025–0.1% 적용 h.s	미약한 여드름에서 중등도 여드름을 치료하는 데 사용한다. 비타민 A 유도체이다. Benzoyl peroxide와 함께 쓰인다. 개방된 상처에는 사용하지 않는다. 우선 상처 부위를 세척한다. 임신범주: B; PB: UK; t½: UK
adapalene(Differin)	A/C: >12y: 국소의 0.1% 크림, 젤 혹은 로션 0.3% 세척 후 젤 뿌림. h.s	미약한 여드름에서 중등도 여드름을 치료하는 데 사용한다. 광범위한 햇빛의 노출 전이나 후에 사용해서는 안 된다(일광화상이 증가될 수 있다). 가려움증이 발생할 수 있다. 임신범주: C; PB: UK; t½: UK

표 44-1 여드름과 건선에 대한 치료제-계속

일반명(상품명)	투여경로 및 용량	응용 및 고려사항
adapalene 0.1% + benzoyl peroxide 2.5% gel(Epiduo)	A; 세안 후 매일 얇은 막으로 얼굴 및 몸통 부위에 적용함. 만약 심한 자극이 발생하면 빈도를 줄이거나 치료를 중단한다. C: 추천되지 않음	환자의 여드름을 다룬다. >12years. 임신범주: C; PB: N/A; t½: N/A
구강피임약		
Estrostep	A: PO: 1 tab/d, 21d 동안; 7d 동안, tab 섭취하지 않는다. 스케줄대로 OC 복용한다.	FDA 승인된 여드름치료제. 임신범주: X; PB: N/A; t½: norethindione과 병용 시 5–14h; ethinyl estradiol과 병용 시 26h.
Ortho Tri–Cyclen	A: PO: 1 tab, 21d 동안; 7d 동안, tab 섭취하지 않는다. 스케줄대로 OC 복용한다.	FDA 승인된 여드름치료제. 임신범주: X; PB: N/A; t½: deacetyl norgestimate와 병용 시 12–30h; ethinyl estradiol과 병용 시 26h.
Drospirenone/ethinylestradiol(Yaz 및 기타)	A: PO: 3mg/0.02mg, 24d 동안, 매일 1개 활성 tab, 이후 4d 동안 매일 1개 비활성(inert) tab 복용	≥14y 여성 환자의 중등도 여드름을 치료하는 데 쓰인다. 매일 동일한 시간에 사용한다.
건선		
methoxsalen(Oxsoralen, 8MOP, Oxsoralen Ultra, Uvadex)	A: PO: 10–70mg(체중에 따라) 치료용 자외선에 노출되기 2h 전에. 자외선 노출 전 국소 적용.	심각한 건선에 쓰인다. 전신성 항대사제이다. 약물치료 동안 햇빛을 피한다. 햇빛은 화상이나 수포를 야기한다. 임신범주: C/D; PB: 80–90%; t½: >2h
acitretin(Soriatane)	A: PO: 초기: 1일, 식사 시 1회 25–50mg. 유지용량은 25–50mg/d으로 초기치료에 대한 환자의 반응에 의존한다. 임상 시험은 건선의 반응에 25mg/d가 50mg/d와 효과가 비슷하고, 심한 임상적 검사실적 유해반응이 거의 없다.	판, 물방울, 홍피, 손–발바닥 및 농포 등을 포함하는, 치료가 힘든 건선에 사용한다. 치료에 반응을 보이는 데 6개월 정도까지 시간이 걸린다. 임신범주: X; PB: 99%; t½: 4–8d
국소 약물		
anthralin(Psoriatec)	A: 국소: 1.0–1.2% 크림	중등도 건선에 사용한다. DNA 합성을 방해해서 피부세포의 증식을 억제한다. 의류, 피부나 머리카락 등에 착색을 일으킬 수 있다.
calcipotriene(Dovonex)	A: 국소 크림, 연고 및 두피 용액: 0.005%; 매일 혹은 b.i.d	미약한 정도에서 중등도의 판형 건선에 이용한다. 작열감, 따끔거리며 홍진이 나타날 수 있다. 과다한 사용은 혈청칼슘농도를 올릴 수 있다. 임신범주: C; PB: UK; t½: UK
calcipotriol/betamethasone dipropionate(Taclonex)	건선판: A: 국소: 연고: 해당 부위에 1일 1회 4주간 바른다. 최대: 100g/wk	최초의 1일 1회 바르는 국소연고
clobetasol propionate(Clobex)	A: 로션: 얇게 바른다 b.i.d.; 최대: 50g/wk 스프레이: b.i.d.로 스프레이하고, 부드럽고 완전하게 문지른다. 최대: 50g/wk, 4주 연속; 두 형태에서 모두 막힘을 피한다. <18y 소아에 추천되지 않는다.	심한 판형 건선에 사용하는 강력한 corticosteroid이다. <20% BSA. 유해반응에는 가역적 시상하부–뇌하수체–부신 축 억제 및 국소 부위 작열감을 포함한다. 치료 2주 후에 병변을 재평가한다. 겨드랑이, 얼굴 및 사타구니에는 사용을 금한다. 임신범주: C
coal tar(Scytera)	A: 국소: 샴푸, 반죽, 비누, 연고, 로션, 용액, 포말	미약한 정도에서 중등도의 건선에 사용된다. DNA 합성을 억제하여 유사분열을 감소시킨다. 옷, 피부 혹은 머리카락에 착색을 일으킬 수 있다.
tazarotene(Tazorac)	A: 국소: 0.05% 및 0.1% 젤. 저녁에 상처 부위에 적용한다. 적응증이 되어 20% BSA까지 증량한다.	미약한 정도에서 중등도의 건선에 사용되며, 여드름에도 사용될 수 있다. 내피감염을 감소시켜 주며, 광민감성이 일어날 수 있다.
 **생물학적 약물**		
alefacept(Amevive)	A: IM: 15mg q1wk, 12주 동안	심한 판형 건선에 이용된다. T 림프구의 활성을 막는다. 임신범주: B; PB: UK; t½: 270h
adalimumab(Humiral)	중등도에서 심한 건선: A: subQ: 40mg q, 다른 주에. 처음에 80mg subQ로 시작; 이후 1주째에 40mg subQ q2wk. 건선 관절염: A: 40mg subq q2wk	사람 IgG1 단일클론 TNF–알파 항체이다. 임신범주: B; PB: UK; t½: 10–20d
etanercept(Enbrel)	A: subQ: 건선 관절염: 50mg b.i.w. 건선: 3Mo 동안은 시작 시 50mg b.i.w로; 이후 50mg/wk	중등도에서 심한 건선에 이용된다. 임신범주: B; PB: UK; t½ 115h

표 44-1 여드름과 건선에 대한 치료제-계속

일반명(상품명)	투여경로 및 용량	응용 및 고려사항
infliximab(Remicade)	A: IV: 건선: 5mg/kg IV 주입(>120min), 0, 2, 6주, 이후 q8wk	1999년에 FDA가 건선치료제로 승인하였다. 임신범주: C; PB: UK: t½: 9.5d
ustekinumab(Stelara)	A: >18y <100kg: 45mg subQ 1회, 이후 4wks 지나고, 1회 q12wk. >100kg: 90mg subQ 1회, 이후 4wks 지나고, 1회 q12wk. C: <18 y 어린이에게 권장되지 않음	심한 판형 건선에 이용된다. CYP 450의 기질에 영향을 미칠 수 있다. 임신범주: B
각질용해제		
salicylic acid, sulfur, resorcinol		여드름 참조

A, adult 성인; BSA, body surface area 체표면적; b.i.d., 1일 2회; b.i.w., 1주 2회; C, child 소아; d, day 일; DNA, deoxyribonucleic acid; ER, extended-release 서방; FDA, U.S. Food and Drug Administration 미식품 및 의약품안전국; h, hour 시간; h.s., 취침 시; IR, immediate release 즉시 방출형; IV, intravenous 정맥내; max, maximum 최대; mo, month 달; N/A, not available 해당사항 없음; OC, oral contraceptive 경구피임약; PB: protein-binding 단백결합; PO, by mouth 경구; q.o.d., 격일로; sol, solution 용액; subQ, subcutneous 피하; t½, half-life 반감기; tab, tablet 정제; TNF, tumor necrosis factor; UK, unknown 모름; wk, week 주; y, year 년; >, 초과; < 미만.

일광화상을 입었을 경우에는 사용하면 안 된다. Adapalene은 화상위험을 증가시키고, 이미 있는 화상을 더 심화시킬 수 있다. Azelaic acid는 benzonyl peroxide와 tretinoin만큼 효과가 좋다. Adapalene과 azelaic acid는 여러 번 사용 시 화상, 가려움, 발적을 일으킬 수 있지만, azelaic acid보다는 덜 흔하게 나타난다. Adapalene과 tazarotene은 레티노이드 수용체에 선택적으로 붙어서 부작용이 덜한 편이다.

중간 정도의 여드름은 더 고농도의 benzonyl peroxide(10%), 국소 항생제(예, tetracycline, erythromycin, clindamycin)가 치료약물에 추가될 수 있다. Erythromycin과 clindamycin은 가장 흔하게 처방되는 국소 항생제이고, 부작용이 적다.

전신 여드름약

심한 여드름에서, 경구항생제(doxycyline과 minocycline[일차 선택약], tetracycline, erythromycin)와 국소 글루코코르티코이드가 처방될 수 있다. 임산부는 tetracycline이 태아기형을 유발할 수 있으므로 절대 먹으면 안 된다. 환자는 상태가 안정화되고 나면 국소용 약물사용으로 바꾼다.

Isotretinoin(Amnesteem)은 낭성 여드름의 치료에 쓰인다. 이 약은 경구섭취와 국소 도포로 약효를 나타내는데, 피지 생성과 분비를 줄이고 항염증과 keratin 분해효과가 있다. 특정 환자는 4–6개월 정도 약을 먹게 된다. 부작용으로 입술염(90%), 어지럼, 결막염, 피부과민, 가려움증, 비출혈, 다모증, 광과민성을 보일 수 있다. 기형유발효과 때문에 임신 중에는 isotretinoin을 사용하면 안 된다. VitA나 tetracycline을 함께 사용하는 것은 부작용을 더 일으킬 수 있다. 기본적인 혈액검사가 isotretinoin 치료를 시행하기 전과 치료 중 사이사이에 필요하다. 추가적인 주의점은 다음과 같다. 모유수유 주의, 치료 중 또는 치료 후 한달 내에 수혈하기, 의사의 조언 없이 다른 약제나 건강식품 병용, 야간시력에 대한 isotretinoin의 영향을 알지 못한 채 야간운전, 피부를 부드럽게 하는 미용적 시술을 받는 것 등은 주의한다. 또한 과도한 활동을 피하고 근육약화가 있을 때에 이는 심각한 근육손상을 의미하는 것일 수 있으므로 의사의 상담을 받고 약을 끊도록 지도한다. 혈구세포의 개수, 당, 지질농도를 모니터링하고, 기초적인 소변검사를 하는 것이 중요하다. Isotretinoin은 임신 중 절대로 사용하면 안 된다. 범주 X에 속한다. 왜냐하면 이 약제는 강한 기형유발효과를 가지기 때문인데, isotretinoin에 관련된 기형을 예방하는 위험관리 시스템이 FDA의 피부과안과자문위원회에 의해 2002년에 만들어졌다. 이는 System to Manage Accutane-Related Teratogenicity(SMART)라고 이름 붙여졌고, 어떤 환자도 약을 먹는 동안 또는 적어도 isotretinoin 치료를 끝내고 한 달 안에 임신을 하지 않도록 한다는 목적을 가진다. SMART는 2005년 12월에 iPLEDGE 프로그램으로 대체되었다. 인터넷을 기반으로 한 처방 시스템인 iPLEDGE는 isotretinoin 사용자들을 추적하고 약제에 접근하기 위해 중심적인 데이터를 이용한다. 이 종합적인 프로그램은 의사, 환자, 약사, 약품판매자들에게 따라야 할 규칙을 제시한다.

- 여성 환자의 책임: 사용 전에 여성 환자들은 반드시 기형유발성에 대한 경고를 구두와 서면으로 모두 받아야 한다. 약제 사용을 시작하기 전에 두 임신 테스트가 음성이 나와야 하며, 매달 새로운 약제를 처방받기 위해서는 하나의 음성 테스트가 필요하다. 피임을 위한 두 효과적인 방법이 isotretinoin 사용 한 달 전부터 isotretinoin을 끊고 한 달 뒤까지 필요하다(완전 금욕과 자궁절제 이후인 경우는 예외). 환자들은 반드시 기형유발약물을 사용하는 중에 피임의 이유를 포함하는 다양한 주제들에 대한 iPLEDGE 교육자료를 다시 보아야 한다. 서명된 환자정보 제공문서가 필요하다.
- 의사들의 책임: 의사의 iPLEDGE에 대한 등록이 필요하며 치료 전, 치료 중 달마다, 치료 한 달 뒤 환자들은 반드시 전화와 인터넷으로 추적되어야 한다. 이러한 접촉 중에 출산 제한방법과 프로그램의 필요에 관련된 질문에 대답하도록 환자는 지시받아야 한다. 등록하고 iPLEDGE를 따르는 것을 동의한 후에 의사는 반드시 환자가 사용하고 있는 피임의 두 가지 방법과 달마다의 임신 테스트 결과에 개입해야 한다. 처음 처방과 재처방 과정에도 역시 개입해야 한다.
- 약사들의 책임: 약사들은 반드시 iPLEDGE에 등록되어야 한다. Isotretinoin은 반드시 iPLEDGE에 등록된 판매자들에게서 획득해야 한다. 약사들은 각각의 처방전에 대해 iPLEDGE의 인증을 받고 처방날짜가 일주일 내이고 최대 한 달 사용분을 처방한 것에 대해 iPLEDGE에 확인을 받아야 한다.
- 판매자들의 책임: 판매자들은 반드시 iPLEDGE에 등록되어야 한다.

iPLEDGE는 남성 환자들과 가임기가 아닌 여성 환자들에게 최근 덜 엄중해졌다.

건선

건선(psoriasis)은 만성적인 피부질환으로, 미국 인구의 2–4%가 가지고 있다. 시작은 보통 30세 이전이지만 더 이른 나이인 10살 쯤에도 발병할 수 있다. 건선은 은색의 각질로 덮인 적색의 구진과 판을 특징으로 한다. 이는 두피, 팔꿈치, 손바닥, 무릎, 발바닥에서 보일 수 있다. 건선을 가졌다면 표피의 세포성장과 전환이 정상 성장보다 다섯 배나 빨라진다. 항건선 약물치료 준비로 건선을 확인가능한 상태로 유지하기 위해 coal-tar 약물과 anthralin을 사용하지만 보통은 완화와 약화의 시기가 있다.

국소 및 전신 약물

건선 각질은 keratin 용해제(salicylate, sulfur)로 느슨해진다. 국소 steroid는 때로는 약한 건선에 대항하여 사용된다. 다른 국소 준비는 anthralin과 coal-tar, oxipor VHC, balnetar 및 scytera를 포함한다. 1% anthralin의 적용은 홍반이 생기게 할 수 있다. 이것은 옷, 피부, 머리카락을 염색한다. coal-tar 제품은 샴푸, 로션, 크림으로 사용될 수 있다. 이들은 불쾌한 냄새를 가지며, 화상을 유발할 수 있어 드물게 쓰인다. 약한 건선에서 보통 정도의 건선에 쓰이는 국소 제품은 합성 Vit D_3 유도체로 세포증식을 억제하는 calcipotriene(Dovonex)이다. 이 약은 국소 자극 증상을 유발하고, 고칼슘혈증이나 고칼슘뇨와 같은 심각한 부작용이 있다. 국소적 항건선약제인 tazarotene(Tazorac)은 약한 건선에서 보통 정도의 건선에 쓰인다. 광과민성이 부작용이므로 이를 쓰는 환자들은 태양열로 인한 화상을 방지하기 위해 선크림을 발라야 한다.

항암약물인 methotrexate는 전신 약물로 빠른 성장을 느리게 한다. 이것은 심한 건선에서 표피세포의 과도하게 빠른 증식을 줄이는 데 처방된다. 

자외선 A(UVA)는 체세포분열을 하는 것을 억제하는 기능이 있다. 자외선과 psoralen 유도체인 methoxsalen(광과민약제)의 병합요법인 광화학치료는 표피세포의 증식을 억제하는 데 쓰인다. 이 타입의 치료는 psoralen and UVA(PUVA)라고 불린다. PUVA는 낮은 용량의 methoxsalen과 UVA를 주어도 효과가 있게 한다.

고가의 생물학적 약물은 UVB 광치료에 내성을 가지면서 통제 정도를 높혀야 하는 환자에서 도움이 된다. FDA가 인증한 약물은 T-세포 길항제인 alefacept(Amevive)와 TNF 저해제인 entanercept(ENbrel), infliximab, abalimumab 및 인터류킨저해제인 ustekinumab을 포함한다. 모든 TNF 저해제는 기회감염의 위험이 있다. 이런 생물학적 약물들은 비싸지만 전신적인 치료와 비슷한 효능을 가지면서 더 적은 부작용을 가진다.

Alefacept(Amevive)는 합성 단백질로, 염증과정을 조절하고, T 림프구의 기억과정을 활성화한다. 기회감염과 악성종양의 발생을 늘리는 것은 관찰되지 않았다. 약은 12주 동안 매주 IM을 투여한다. 오한은 가장 흔한 부작용이다. 12주 주기의 두 번째 주기가 시작되면 첫 번째 주기보다는 효과가 떨어진다. 매주 CBC와 T-세포를 모니터링하는 것이 요구되며 alefacept는 CD4 T-세포 수가 250/microliter 이하로 떨어지면 반드시 중단되어야 한다.

Etanercept(Enbrel)는 수용성의 합성 TNF-알파저해제이다. 이 약제는 감염을 악화시키는데, 특히 결핵을 악화시킨다. 치료 전에 tuberculin 테스트가 필요하다. Etanercept는 심부전 역시 악화시킨다. 약제는 매주 두 번 12주간 투여되며 이후 매주 한 번 투여한다.

Infliximab(Remicade)은 단일클론항체로 TNF-알파 정제 단백유도체를 중화한다. 약은 0, 2, 6주에 정주되고, 그 후에는 8주마다 투여되어도 된다. 기회감염률은 다른 약물보다 더 높다. Tuberculin 테스트가 치료시작 전과 치료 중에 필요하다. 주요한 부작용은 감염의 위험성이 높아지는 것이다.

Adalimumab(Humira)은 TNF-알파억제제이다. 이 약은 주마다 피하에 투여된다.

표 44-1는 건선을 조절하기 위한 약제들이다.

부작용 및 유해반응

- Anthralin: 정상 피부에 홍반, 눈의 염증, 염색 효과
- Coal tar: 화상 등의 피부과민, 광과민성, 염색 효과
- Methoxsalen: 구역, 두통, vertigo, 발진, 가려움증과 화상, 피부벗겨짐. 반작용으로 빈혈, 백혈구감소증, 혈소판증가증, 궤양성 잇몸염, 출혈, 탈모, cystitis
- Alfacept: 주입 부위의 반응(홍반, 가려움증, 통증, 부종), 어지럼, 목의 염증, 메스꺼움, 근육통, 오한
- Etanercept: 주입 부위의 반응(홍반, 가려움증, 통증, 부종), 결핵재활성화를 비롯한 감염
- Infliximab: 정주반응과 결핵재활성화를 비롯한 감염.
- Adalimumab: 주입 부위의 반응(홍반, 가려움증, 통증, 부종), 결핵재활성화를 비롯한 감염
- Ustekinumab: 비인두염, 상기도감염, 두통, 피로

사마귀

흔한 **사마귀**(*wart*)는 단단하고 뿔과 같은 nodule로 손과 발을 비롯한 몸의 어느 부위에서나 생길 수 있다. 사마귀는 양성이거나 전암병변일 수 있는데, 이는 주로 서혜부에 발생한다. 그것들은 응고법, 전기소작법이나 수술적 절제로 없앨 수 있다. 약제는 주로 salicylate와 podophyllum resin을 포함한다. Salicylate는 껍질이 벗겨지는 것을 촉진한다. 이는 피부로 흡수될 수 있고, 살리실산 중독(salicylism)이라는 독성이 생길 수 있다. Podophyllin resin은 주로 성매개 사마귀에 적응되고, 흔한 사마귀에 대해서는 잘 듣지 않는다. 이 약도 역시 피부로 흡수되는데, 넓은 부위가 치료되는 경우 말초신경병증, 혈액 질환, 신장손상이 초래될 수 있다. Podophyllum은 기형유발성이 있어 임신 중인 여성에서 사용되면 안 된다. Imiquimod와 podofilox는 podophyllin의 대체제로 처방된다. 두 약 모두 외부생식기와 항문주위의 사마귀에 대한 국소적 치료제로 사용된다.

Cantharidine은 흔한 사마귀를 없애는 데 사용된다. 하지만 정상적 피부에는 손상을 입힐 수 있다. 보통의 사마귀를 치료하기 위해서는 catharidin을 부위에 바른 뒤 말리고, 그 부위가 비다공성 테이프(non porous tape)로 덮어 24시간 동안 있도록 한다. 이 과정은 1-2주 동안 반복된다.

많은 OTC 약물이 사마귀를 없애는 데 쓰인다. 몇 개의 약물의 효과에 대해서는 의심되지만 salicylate와 같은 화학성분을 함유한 약물일 경우 효과적인 듯 하다.

간호과정
환자-중심 협력간호

사마귀와 건선

사정

- 환자에게서 피부손상부위의 시작시점을 알아낸다. 가족력이 있는지 적는다.
- 환자의 피부손상 정도를 확인한다. 만약 있다면 부위, 위치를 확인하고 배농할 수 있다.
- 피부손상부의 농에서 배양결과를 얻는다.
- 활력징후를 측정한다. 체온 상승을 보고한다.
- 피부손상과 신체 이미지 변화에 대한 심리적 영향의 정도를 측정한다.
- 건선 부위의 종류를 확인한다(농포, 판 혹은 guttate).

간호진단

- 피부손상부의 관리와 치료에 사용되는 약물의 부작용에 대한 불충분한 지식

- 손상된 피부의 완전성이 어떤 약제의 부작용에 의한 것일 위험성
- 특정한 약물에 의한 감염위험성
- 피부손상으로 인한 완전한 신체 이미지의 방해 위험성
- 피부손상에 관련된 낮은 자존감에 대한 위험성

계획

- 환자들은 피부상태관리에 대해 더 많은 정보를 알게 될 것이다.
- 환자들의 손상 부위가 크기가 줄어들고 약물치료와 피부관리에 의해 없어질 것이다.
- 환자들은 개선된 신체 이미지를 보고할 것이다.

간호중재

- 라포 형성을 한다. 환자들은 부끄러워할 것이기 때문이다.
- 무균적으로 피부손상부에 약제를 도포한다.
- 활력징후를 측정하고 비정상적인 발견을 보고한다.
- 약물치료로 개선되는 동안이나 약물치료로 부작용이 있는 동안 손상부위를 확인한다.

환자교육

일반적

- 독한 클렌저를 사용하는 것을 피하고 피부를 하루에 몇 번씩 부드럽게 씻을 것을 조언한다.
- 국소적 연고나 크림을 위생적인 방법으로 바르도록 교육한다.
- 약물복용에 대한 부작용을 통지한다.
- 비정상적인 발견이 있다면 바로 보고하도록 조언한다.
- 임신하거나 임신의 가능성이 있다면 의사에게 말하도록 교육한다. 여드름을 치료하는 많은 약물들이 태아에 대한 기형유발성이 있다.
- 환자에게 건강관리에 대한 약속을 지키도록 하고 처방된 대로 검사를 받아야 함을 교육한다.

자가투여

- 환자와 가족에게 어떻게 생물학적 약물을 장관경로로 받는지 교육한다(예, Amevive의 준비와 복용: 희석된 용액을 냉장고에 보관하고 4시간 안에 사용한다. 약물을 흔들지 않는다. 주사부위를 바꿔주고 각각 1인치는 떨어져야 한다).

평가

- 환자의 상태관리에 대한 지식을 측정한다.
- 약물치료의 효율성을 측정한다. 개선이 확실히 보이지 않으면 약물치료나 피부관리방법을 바꾸어야 할 수도 있다.
- 다양한 약물치료법에 대한 호전이 다양하게 다른 기간을 가짐을 안다.

약물유발피부염

약물치료의 부작용은 피부손상을 유발할 수 있는데, 발진, 두드러기, 구진, 수포에서 생명을 위협할 수 있는 다형홍반(erythema multiforme), Steven Johnson 신드롬과 독성 표피괴사와 같은 피부손상까지 다양하다. 약물과민반응은 감작된 림프구에 의해 일어난다. 다양한 약물요법이 사용된다면 마지막으로 사용된 약물이 과민성과 피부손상에 대한 원인일 것이다. 보통의 피부반응은 몇 시간에서부터 하루까지 일어나는데, 시간이 걸리는 발진 및 일어나는 데 몇 분 밖에 걸리지 않는 두드러기이다. 페니실린과 같은 특정 약물은 과민성을 유발한다고 알려져 있다.

다른 약물유발성의 피부질환은 원반홍반루푸스와 박리성 피부염 등을 포함한다. Procainamide와 같은 hydralazine hydrochloride(isoniazide, phenothiazines, 항간질 약물 및 항부정맥제)는 루푸스와 비슷한 증상을 일으킬 수 있다. 만약 루푸스증상이 일어나면 약물을 반드시 끊어야 한다. 특정한 항생제와 항전간제가 박리성 피부염을 일으킬 수 있는데, 피부의 홍반, 가려움증, 벗겨짐, 털빠짐 등을 초래한다(예, sulfa 항생제는 독성 표피의 괴사를 일으키는 한 원인이다).

접촉성 피부염

접촉성 피부염(contact dermatitis)은 **외부유래피부염**(*exogenous dermatitis*)이라고도 불리는데, 화학적, 식물의 자극에 의해 생긴다. 가려움증, 붓기, 진물, 벗겨짐을 동반한 피부발진이 이 질환의 특징이다. 화학적 접촉은 화장품, 청소물질, 향수, 옷, 염색제, 국소적 약물을 포함한다. 식물자극은 아이비, 떡갈나무나 옻나무를 포함한다.

약물을 사용하지 않고 직접적인 접촉을 피하는 방법이 있다. 일과 원인물질이 연관되어 있다면 보호장갑이나 옷이 필요한데, 자극물질과 접촉한 피부는 바로 씻어야 한다. 패치 테스트가 원인물질을 알아내는 데 필요하다.

치료는 Burrow 용액(aluminum acetate)을 함유한 젖은 드레싱, zinc oxide를 함유한 calamine 같은 로션, 항히스타민제인 diphenhydramine을 함유한 glycerin calamine 로션(이는 주로 식물유발피부염에 사용된다)으로 구성된다. 만약 간지럼증이 지속된다면 항간지럼증약(전신적 diphenhydramine[Benadryl])이 사용된다. 국소적 Benadryl은 전신적

인 것에 비해 알레르기 반응을 높일 위험성이 있어 추천되지 않는다. 국소적 항간지러움증약은 개방 상처이거나 눈, 서혜부 주변에는 발라서는 안 된다. 다른 항간지러움증치료는 귀리 목욕과 glucocorticoid 연고, 크림, 젤이 있다.

Dexamethasone(Decadron) 크림, hydrocortisone 연고나 크림, methylprednisolone acetate(Medrol) 연고, triamcinolone acetonide(aristocort) 및 flurandrenolide(Cordran)은 국소 glucocorticoid의 예인데, 악화된 피부염에 도움이 된다. 박스 44-1은 피부염과 관련된 간지럼증과 염증을 낫게 하는 능력에 따라 선별된 국소 glucocorticoid이다.

국소 glucocorticoid의 일정 부분은 체내 순환에 전신적으로 흡수될 수 있다. 흡수되는 양과 비율은 제형이나 약물농도, 약의 구성과 도포되는 피부의 위치에 따라 달라진다. 흡수는 피부가 투과성이 높을수록 많다. 얼굴, 두피, 눈꺼풀, 목, 액와 부위가 더 투과성이 높다. 부작용은 더 오래 국소적 약물을 사용하거나 약물이 드레싱으로 지속적으로 쓰일 때 생길 수 있다. 오랜 기간의 국소 glucocorticoid의 사용은 표피와 진피를 위축시켜 피부를 얇게 하고 미세혈관을 터지게 하여 자반증을 유발한다. 그래서 오랜 기간의 사용은 지양된다.

농가진

흔한 *Staphylococcus aureus*의 감염으로 생기는 **농가진**(*impetigo*)은 흔히 2-5세 사이의 어린이들에게 보일 수 있다. 국소적 약물이 경하거나 중등도의 감염에서 사용되며, 경구 약물이 중증의 감염에서 사용된다. 두 가지 일차 선택제는 muprocin(bactroban)과 retapamulin(Altabax)이다. 다수의 손상부위와 효과가 나타나지 않는 국소적 치료에서 경구항생제가 필요하다.

탈모와 대머리

머리카락이 빠지고 모낭이 다시 머리카락을 만들 수 없을 때 남성형 대머리가 생겨난다. 영구적인 탈모는 가족력에 관련되며, 노화과정에서 생겨나는데, 몇몇 사람들은 다른 사람들보다 더 이른 나이에 생기기도 한다. 탈모를 유발한다고 알려진 약제는 항암제, sulfonamide, 항경련제, aminoglycoside, indomethacin과 같은 몇몇 NSAIDs가 있다. 심각한 열성 질환, 임신, 점액부종(갑상선저하에 의해 생기는 상태) 및 항암치료는 일시적인 머리빠짐에 관련되어 있다.

2% minoxidil(Rogaine) 용액은 남성과 여성에서 대머리치료에 대해 FDA의 승인을 받았다. 5% 용액은 남성에서만 승인받았다. Minoxidil은 혈관확장효과가 있어 표층혈관의 혈

박스 44-1 국소 Glucocorticoids

매우 강력

betamethasone dipropionate, augmented 0.05%
- Diprolene(o,g)

clobetasol propionate 0.05%
- Clobex(l, sh, s)
- Olux(f)
- Olux-E(f)
- Temovate(c, g, o, s app)
- Temovate E(e crm)

fluocinonide 0.1%
- Vanos(c)

flurandrenolide 4mcg/sq cm
- Cordran(t)

halobetasol propionate 0.05%
- Ultravate 0.05%(c,o)

강력

amcinonide 0.1%

betamethasone dipropinate, augmented 0.05%
- Diprolene(l)
- Diprolene AF(e crm)

desoximetasone 0.05%
- Topicort(g)

desoximetasone 0.25%
- Topicort(e crm, o)

diflorasone diacetate 0.05%
- Psorcon E(e crm, e oint)

fluoc

halcinonide 0.1%
- Halog(c, o, sol)

triamcinolone acetonide 0.5%
- Kenalog(c)

중등도 강도

betamethasone valerate 0.12%
- Luxiq(f)

clocortolone pivalate 0.1%
- Cloderm(c)

desonide 0.5%
- DesOwen(c, l, o)
- Desonate(g)
- Verdeso(f)

desoximetasone 0.05%
- Topicort LP(e crm)

fluocinolone acetonide 0.01%
- Derma-Smoothe/FS(oil)
- Capex(sh)

fluocinolone acetonide 0.025%
- Synalar(c, o)

flurandrenolide 0.025%
- Cordran SP(c)
- Cordran(o)

flurandrenolide 0.05%
- Cordran(l, o)
- Cordran-SP(c)

fluticasone propionate 0.005%
- Cutivate(c, l)

hydrocortisone probutate 0.1%
- Pandel(c)

hydrocortisone butyrate 0.1%
- Locoid(c, o, sol)
- Locoid Lipocream

hydrocortisone valerate 0.2%
- Westcort(c, o)

mometasone furoate 0.1%
- Elocon(c, l, o)

prednicarbate 0.1%
- Deramatop(e crm, o)

triamcinolone acetonide 0.1%
- Kenalog(c, l)

약한 강도

alclometasone dipropionate 0.05%
- Aclovate(c, o)

fluocinolone acetonide 0.01%
- Synalar(sol)

hydrocortisone base 혹은 acetate 0.5%
- Cortisporin(c)

hydrocortisone base 혹은 acetate 1%
- Cortisporin(0)*
- Hytone(c, o)
- U-cort(c)
- Vytone(c)*

hydrocortisone base 혹은 acetate 2.5%
- Anusol-HC(crm)
- Hytone(c, o)

triamcinolone acetonide 0.025%
- Kenalog(c, l, o)

* 1 활성 성분 초과

C, cream 크림; e crm, emollient cream 수렴 크림; e oint, emollient ointment 수렴 연고; f, foam 거품; g, gel 젤; l, lotion 로션; o, ointment 연고; s, spray 스프레이; s app, scalp application 두피적용; sh, shampoo 샴푸; sol, solution 용액; t, tape 테이프

류를 증가시킨다. 증가된 혈류는 모낭이 자라는 것을 촉진한다. 하지만 약물을 끊으면 3-4개월 내에 다시 탈모가 생긴다. 전신적 흡수가 매우 적어서 부작용은 드물게 생긴다. 때때로 두통과 약간의 수축기 혈압의 감소가 생긴다.

Finasteride(propecia, proscar)는 경구약제로 남성 탈모에 쓰인다. 1mg 알약이 사용가능하다(5mg 알약은 양성 전립선 비대증에 사용된다). Finasteride는 머리카락을 자라게 하는 데 절반 정도의 남성에서 효과를 보였으나 증가된 용량은 나이가 많은 남성들에게는 상대적으로 효과가 떨어지는 것이 보고되었다.

자외선차단제

화학적 차단제는 UV 방사선을 흡수하는 것이고, 물리적 차단제는 UV 방사선을 산란시키는 것이다. FDA의 승인을 받은 대부분의 자외선보호제가 화학적 차단제이다. 대부분 UV-UVB를 흡수하며, 반 이하에서 UVA를 흡수하고, avobenzone만이 UVA와 UVB 모두에서 보호효과가 있다. 물리적 차단제는 UV의 피부투과를 막는다. 예를 들어, titanium dioxide와 zinc oxide가 있는데, 일반적으로 코나 귀와 같은 한정된 부위에 도포된다.

UV 방사선은 많은 문제를 일으키는데, 피부의 조기노화나 화상피부암이 그것이다. 자외선보호제는 태양광 화상 광과민성에 대해서 보호기능을 하지만 흑생종이나 바닥세포암종에 대해서는 보호효과가 없다. 태양보호요소(SPF)는 자외선보호제의 UVB에 대한 보호 정도를 평가한다. 가장 높은 정도는 SPF30+이다. 더 높은 보호지수가 UVB를 막는 정도에 비례적이지는 않다. 예를 들면, SPF 15는 93%의 UVB를 차단하고 SPF 30은 96.7%를 차단한다. SPF 15 이상의 자외선보호제가 6개월 이상의 아이들과 모든 어른들에서 추천된다.

FDA는 UVA 평가를 요구하면서 UVB와 UVA의 SPF 보호정도를 구분하여 표기하기를 요구한다. Sunblock이라는 단어의 사용의 허용되지 않았다. UVA 보호기능이 없는 것은 제품의 라벨에 명확하게 표시되어 있다. FDA의 자외선보호제에 대한 요구사항은 표 44-2에 기술되어 있다.

일상생활에 사용하는 것이 피부를 보호하는 가장 좋은 방법이다. 자외선은 오전 10시에서 오후 3시에 가장 강하다. 외출 30분 전에 적어도 적절히 자외선보호제를 바른다(PABA나 padimate를 포함한 경우에는 2시간 전에 발라준다). 자외선보호제는 적절히 발랐을 경우에 두 시간의 보호기능을 가지며, 땀이나 수영 등 수분의 노출을 피한다. 보호목적의 의복을 착용하는 것도 좋은 방법이다(챙이 넓은 모자, 선글라스, 긴팔 티셔츠 등). DEET 벌레퇴치제를 같이 사용하는 경우 자외선보호제의 효과를 약화시키지 않도록 퇴치제를 먼저 발라준다. 접촉성 피부염과 광과민반응은 PABA 유도체로 생기는 가장 흔한 부작용이다.

화상과 화상 전처치

열로 인한 화상(온도화상이 가장 흔함), 전기(전기화상), 화학용품(화학적 화상) 등이 피부손상을 유발할 수 있다. 화상은 정도와 조직손상의 깊이에 따라 분류한다(표 44-3).

적당히 중증의 태양열 화상은 1도 화상의 예이다. 중증의 태양열 화상은 2도 화상까지 초래한다. 화상은 조직손상의 정도나 깊이에 상관없이 신속한 관찰이 필요하다.

1도 화상(표층)과 약한 화상에 대해서는 차갑게 젖은 것으

표 44-2 햇빛차단제의 FDA 조건

보호	UVB 단계 및 라벨링	UVA 단계 및 라벨링
낮음	UVB SPF 2-14	*
중등도	UVB SPF 15-29	**
높음	UVB SPF 30-50	***
매우 높음	UVB SPF 50+	****

FDA, 미식품 및 의약품안전국; UV, ultraviolet 자외선

표 44-3 화상 정도와 조직 깊이

종류	정도 (degree)	깊이	특징
천층 표피(superficial epidermis)	1도	표피	홍반(erythema), 통증
부분-두께 천층(partial-thickness superficial)	1-2도	표피, 진피 상부	물집, 매우 아픔
깊은-두께(deep-thickness)	2도	표피, 진피 하부	얼룩덜룩함, 물집, 심한 통증
전층 두께(full-thickness)	3도	표피, 진피, 신경말단 침범, 피하 조직	진주빛 백색 피부, 까맣게 탄, 통증 없음

로 눌러주는 처치를 하는데, 이는 화상부위의 혈관을 축소하고 부종을 감소시키기 위해서이다. 이러한 처치는 통증의 정도 역시 감소시킨다. 화상부위가 더 빨리 차가워질수록 더 적은 조직손상이 유발된다. 기름진 연고나 드레싱을 적용되면 안 되는데, 이는 그것들이 열손실을 방해하고 조직손상을 증가시키기 때문이다. 비처방항생제인 Polymyxin B(Polysporin)를 포함한 bacitracin이 사소한 화상에 대해 사용될 수 있다. 별개로 사용되는 polymyxin B나 neomycin은 일차 처방약제가 아닌데, 이는 광범위한 효과가 없기 때문이다. 화학적 화상에 대해서는 의복이 신속히 제거되어야 하고, 피부를 완전히 물로 씻어야 한다.

진피와 피하조직을 포함하는 2도 화상(deep)과 3도 화상(full thickness)을 입은 사람들은 화상센터나 병원에서의 처치가 반드시 필요하다. 정주치료는 바로 시작되고, 마약성 또는 비마약성 진통제가 통증경감을 위해 투여된다.

화상은 살균된 생리식염수와 포비돈요드(Betadine)과 같은 소독약으로 세척한다. 만약 포비돈요드 용액을 사용할 경우에, 환자가 요오드나 해산물에 알레르기가 없는지 검사해 보아야 한다. 주로 많은 그람양성, 그람음성, 진균감염에 작용하는 광범위 국소 항생제를 화상부위에 발라야 한다. 이러한 항생제로는 mafenide acetate(Sulfamylon), silver sulfadiazine(Silvadene), silver nitrate 0.5% 용액이 있다. 원형약물차트 44-1은 항생제 mafenide acetate(Sulfamylon)에 대한 약리자료를 나열한 것이다.

진통제가 통증조절을 위해 요구되며, 주로 규제약물이나 NSAIDs가 쓰인다.

Mafenide Acetate

약동학 Mafenide acetate는 피부로 흡수되어 간에서 대사된다. 그 후 소변으로 배설된다. 이 약물과 약물대사체는 강력한 carbonic anhydrase 저해제로, 산성 상태를 만들고(예, 대사성 산증, 호흡성 알칼리증), 약한 이뇨작용으로 탈수를 일으킨다. 호흡이 빠르고, 부자연스럽고, 얕아지면 크림은 산-염기균형이 되돌아올 때까지 며칠간 휴약하여야 한다.

약역학 Sulfonamide 유도체인 mafenide는 세포벽합성, 대사, 정균작용에 관여한다. 화상감염을 방지하기 위해 국소 수용성 항생제로 사용된다. 화상이 세척되고 잔해가 제거된 뒤에 1/16인치의 mafenide 크림을 하루에 1-2회 바르고, 드레싱으로 가볍게 덮는다. 환자는 약을 바를 경우에 타는 듯한 감각을 호소할 수 있다.

표 44-4는 화상에 사용하는 국소 약물과 약물의 용량, 사용, 주의점을 나열한 것이다.

원형약물차트 44-1

Mafenide Acetate

약물분류 국소 항감염제 상품명: Sulfamylon cream 임신범주: C	**용량** 활성형 질환: A/C: 국소: 해당되는 부위에 1/16인치 두께를 적용 b.i.d.; PRN으로 다시 적용
금기 과민반응, 흡입손상 주의: 신부전증	**약물-임상검사-음식 상호작용** 알려진 것이 없음
약동학 흡수: 일부 흡수 분포: PB: UK 대사: t½: UK 배출: 소변으로	**약역학** 국소: 개시: 접촉 시 최고: 2-4h 작용시간: 적용시간 동안
치료효과/응용 2도 및 3도 화상치료; 화상조직 부위에 세균침투 예방; 화상감염치료 작용기전: 세균세포벽합성 억제	
부작용 발진, 작열감, 두드러기, 소양감, 부종	**유해반응** 대사성 산증, 호흡알칼리증, 물집, 기회감염 생명-위협: 골수억제, 악성 용혈성 빈혈

A, adult 성인; b.i.d., 1일 2회; C, child 소아; h, hour 시간; PB: protein-binding 단백결합; PRN, 필요시; t½, half-life 반감기; UK, unknown 모름.

표 44-4 국소 항염증약물: 화상

일반명(상품명)	투여경로 및 용량	응용 및 고려사항
mafenide acetate(Sulfamylon) silver nitrate	원형약물차트 44-1 참조 0.5 sol; 10%, 25% sticks; 해당 부위에만 2-3회 적용	2도 및 3도 화상. 0.5% silver nitrate에 적신 드레싱을 적용하고 마르기 전에 제거한다. 일부 그람음성균에 효과적이다. 만약 많이 사용 시 전해질불균형이 생길 수 있다. 임신범주: C; PB: NA; t½: NA
silver sulfadiazine(Silvadene, SSD)	1% 크림, 1/16인치층으로 b.i.d.로 적용.	2도 및 3도 화상의 감염을 예방하고 치료하는 데 사용. 10% 약물이 흡수됨. 많은 사용 혹은 과도한 적용 부위에 sulfa 결정(crystalluria)이 생긴다. 임신범주: C; PB: NA; t½: NA

b.i.d., 1일 2회; d, day 일; NA, 상관 없음; PB: protein-binding 단백결합; t ½, half-life 반감기; sol, solution 용액; wk, week 주.

Silver Sulfadiazine

Silver sulfadiazine(Silvadene, SSD)는 2도와 3도 화상에서 패혈증을 막고 치료하기 위해 주로 쓰인다. 이 약물은 세포막과 세포벽에 작용하여 살균효과를 나타낸다. 이것은 mafenide와는 다르게 carbonic anhydrase 저해제가 아니다. 만삭의 임산부에서 금기이다.

1% 이하의 은이 흡수되고 10% 정도의 sulfadiazine이 흡수된다. 부작용과 유해반응으로 피부의 착색이나 화상감각, 발진, 홍반, 피부괴사, 백혈구감소증 등이 생길 수 있다.

간호과정
환자-중심 협력간호

국소적 항감염약물: 화상

사정

- 감염을 방지하기 위해 화상을 입은 조직을 관찰한다(지독한 냄새, 농, 홍반, 열감).
- 진물이 나는 상처를 배양한다.
- 환자의 활력징후를 측정한다. 체온 상승 등 비정상적인 소견을 보고한다.
- 체액상태를 확인한다. 저체액 상태나 고체액 상태를 보고한다.

간호진단

- 화상 이후의 피부표면손상 정도
- 화상 이후 이차적 체액이동으로 체액량 불균형의 위험
- 화상치료에 대한 불충분한 지식
- 열손상에 대한 급성 통증
- 피부완전함을 잃은 뒤 신체 이미지 악화의 위험성

계획

- 환자를 감염에 걸리지 않게 한다.
- 환자의 통증은 줄어들 것이며, 조절될 수 있다.

간호적 개입

- 처방된 진통제를 필요하다면 시술 전에 투여한다.
- 무균적으로 화상부위를 깨끗하게 한다.
- 국소적인 항균약물과 드레싱을 위생적으로 적용한다.
- 환자의 체액균형과 신장기능을 모니터링한다.
- 국소적 약물에 대한 환자의 부작용을 모니터링한다.
- 환자의 활력징후를 모니터링하고 감염징후에 대해 신경쓴다. 환자의 급성 신부전에 대해 주의를 기울인다.
- 환자의 산-염기평형 특히 호흡기와 신장의 부전에 존재에 대해 알고 면밀히 모니터링한다.
- 약은 상온의 건조한 장소에서 보관한다.

환자교육

일반적

- 환자와 보호자에게 통증조절, 화상에 대한 약제, 체액과다 또는 부족에 대한 화상합병증 징후에 대해 교육한다.

자가투여

- 환자와 보호자에게 화상부위에 대한 관리는 무균적으로 처치된다고 설명한다.
- 환자와 보호자에게 화상부위에 대한 국소적 약물과 드레싱이 어떻게 적용되는지 설명한다.
- 환자와 보호자에게 감염의 징후와 증상에 대해서 알리고 관찰되면 의사에게 신속히 알리기를 교육한다.

평가

- 화상처치에 대한 환자와 보호자의 지식 정도 측정
- 환자는 정상적인 체액량 상태로 유지될 것이며, 화상합병증에 걸리지 않을 것이다.
- 치유과정이 진행되는지 또다시 감염이 생기지는 않았는지를 확인하여 화상부위에 대한 치료중재적 개입의 효율성을 측정한다.

핵심 웹사이트

PLEDGE: *www.ipledgeprogram.com*
National Psoriasis Foundation: *www.psoriasis.org*
피부 및 피부질환: *www.noah-health.org./en/skin*

학습 질문

1. 간호사가 환자의 약물 명단을 살펴보고 있다. 환자가 '각질용해' 약물이 무엇을 없애는 거죠? 하고 물었을 때 가장 적절한 대답은?
   a. 진피의 겉층
   b. 표피의 겉층
   c. 홍반 손상부위
   d. 모근

2. 남성 환자가 isotretrinoin 치료를 받고 있는 중 "이 약제로 치료받는 동안 내가 기억해 둬야 할 것을 무엇입니까?"라고 물었다. 간호사의 가장 적절한 답변은? (맞는 답을 모두 고르시오)
   a. 햇빛을 피하시오.
   b. 몸무게를 지속적으로 관찰하시오.
   c. 연구실 검사를 제때 받으시오.
   d. 임신을 피하시오.
   e. 항상 음식과 함께 약을 먹으시오.

3. 건선 환자에게 간호사가 건강교육을 하고 있다. 건선치료를 위한 infliximab과 같은 생물학적 약물에 대한 간호적 설명으로 옳은 것은?
   a. 날마다 몸무게를 측정하시오.
   b. 전해질 수치를 지속적 확인하시오.
   c. 소변배출량을 지속적 확인하시오.
   d. 혈액 내 혈세포 수에 대한 지속적 확인하시오.

4. 55세 남자가 머리 빠짐에 대해 걱정하고 있다. 환자의 대머리가 어떤 경구 약제로 치료될 수 있는가?
   a. dexamethasone
   b. PABA
   c. mupirocin
   d. finasteride

5. 간호사가 환자의 약물력을 살펴보고 있다. 환자의 국소 glucocorticoid 지속적 사용에 대해 간호학적 측정이 무엇이 필요한가? (맞는 답을 모두 고르시오)
   a. 체중증가
   b. 얇아지는 피부의 두께
   c. 홍반 부위
   d. 자반증
   e. 요정체

6. 20살 여자가 isotretinoin 사용에 대한 추적 검사를 위해 병원을 찾았다. 간호사는 iPLEDGE 프로그램을 살펴보았는데 어떤 중요한 정보가 있었을까? (맞는 답을 모두 고르시오)
   a. 하나의 피임방법이 치료하는 동안 반드시 필요하다.
   b. iPLEGE 교육방법에 대한 정보
   c. 달마다 새로 약을 주기 전에 임신테스트 음성결과가 필요하다.
   d. 제공된 정보에 대한 동의는 필요하지 않다
   e. 60일치의 약에 대한 처방전이 주어질 것이다.

7. 학교 간호사가 고등학교 학생들의 자외선 안전에 대한 프로그램을 준비하고 있다. 어떤 중요한 정보를 제공해야 하는가? (맞는 답을 모두 고르시오)
   a. 자외선보호 용품이 UVA와 UVB 차단지수에 대한 정보를 포함해야 한다.
   b. UVB 방사선은 오전 열시부터 오후 3시 사이에 가장 강하다.
   c. 구름이 햇빛을 가리기 때문에 흐린 날은 자외선보호제가 필요없다.
   d. 자외선보호제에서 SPF는 반드시 적어도 15는 되어야 한다.
   e. 날마다 한 번 보호제를 발라주면 된다.

8. 환자가 etanercept를 받아 쓴다. 간호전 중재로 적절한 것은 무엇인가? (모두 골라라)
   a. 피하 경로로 약제가 적용된다.
   b. PPD가 치료시작 전에 필요하다.
   c. 주사부위에 대한 관찰이 필요하다.
   d. 경련에 대한 지속적 관찰이 필요하다.
   e. 심부전에 대한 지속적 관찰이 필요하다.

9. 간호사가 오늘 clobetasol 치료를 시작하기 위해 환자에게 교육을 하려고 한다. 교육에서 포함되어야 할 정보는 무엇인가? (모두 골라라)
   a. 6개월 치료기간에 대한 적절한 안내
   b. 모든 피부 부위에 로션으로 바를 수 있다.
   c. 고효율의 corticosteroid
   d. 주당 50g이 최대용량
   e. 밀봉 드레싱이 회복을 빠르게 함.

답: **1.** b, **2.** a, c, d, **3.** d, **4.** d, **5.** b, d, **6.** b, c, **7.** a, b, d, **8.** a, b, c, e, **9.** c, d

14부

내분비계 약물

45장 내분비계 약물: 뇌하수체, 갑상선, 부갑상선, 부신 질병
46장 당뇨병치료제

45장

내분비계 약물: 뇌하수체, 갑상선, 부갑상선, 부신 질병

학습목표

- 선뇌하수체와 신경뇌하수체로부터의 호르몬을 비교한다.
- 뇌하수체호르몬의 작용과 응용을 구분한다. thyroxine(T_4), triiodothyonine(T_3), 부갑상선호르몬 및 glucocorticoids.
- Thyroxine(T_4)과 triiodothyonine(T_3)의 부작용을 구별한다.
- 뇌하수체, 갑상선, 부갑상선, 부신의 호르몬 치환 혹은 호르몬 억제와 관련된 약물에 대한 환자교육을 포함하는 간호과정을 적용한다.

이 장은 뇌하수체, 갑상선, 부갑상선, 부신으로부터의 호르몬분비를 방해하고 다양한 내분비[관이 없는 선(gland)으로, 모든 신체부위로 가는 내부의 분비를 담당]호르몬과 그들의 기능이 내분비기관에 적용되는 약제를 이해하는 데 도움이 될 것이다.

뇌하수체

전엽

뇌하수체(hypophysis)는 전엽과 후엽으로 구성되어 있다. **뇌하수체전엽**(*anterior pituitary gland*)은 **선뇌하수체(adenohypophysis)**라고 불리며, 다음과 같이 여러 분비선과 조직을 대상으로 하는 호르몬을 분비한다.

- **성장호르몬**(*growth hormone*, *GH*): 조직과 뼈의 성장을 자극한다.
- **갑상선자극호르몬**(*thyroid-stimulating hormone*, *TSH*): 갑상선에 작용한다.
- **부신자극호르몬**(*adrenocorticotropic hormone*, *ACTH*): 부신분비선을 자극한다.
- **성호르몬**[*gonadotropins*, **황체형성호르몬**(*follicle-stimulating hormone*, *FSH*), **여포자극호르몬**(*luteinizing hormone*, *LH*)]: 난소에 작용한다.

선의 활동을 자극하거나 억제하는 선뇌하수체에 작용하는 약제는 치료용법에 따라 논의된다.

성장호르몬

두 뇌하수체호르몬이 성장호르몬을 조절한다. (1) **성장호르몬분비호르몬**(*growth hormone-releasing hormone*, *GH-RH*), (2) **성장호르몬분비억제호르몬**(*growth hormone-inhibiting hormone*, *GH-IH*; somatostatin). 성장호르몬은 특정한 표적기관이 없다. 이는 신체의 조직과 뼈에 작용한다. 성장호르몬의 대체요법은 종축의 조직과 뼈의 성장을 촉진한다. 성장호르몬제는 소화효소에 의해 불활성화되기 때문에 경구로 투여할 수 없다. 피하 또는 근육내에 주입을 필요로 한다.

만약 아이의 키가 평균에 비해 많이 작은 경우 성장호르몬의 양이 측정되고 **왜소증**이 진단될 수 있다. 성장호르몬대체요법은 매우 비싸서 치료의 필요성에 대해 많은 테스트가 시행된다. 성장호르몬은 새로 뼈가 만들어지는 데 작용하기 때문에 성장판이 닫히기 전에 투여되어야 한다. 몇 년에 걸친 성장호르몬의 투여는 발크기 정도 키를 늘린다. 장기간의 성장호르몬치료는 insulin분비를 억제하고 당뇨를 유발하게 할 수 있다. 운동선수들은 근육을 축적하는 용도로 성장호르몬을 투여받지 않도록 조언되는데, 이는 혈당과 다른 부작용에 대한 역효과 때문이다.

약물치료: 성장호르몬 부족

Somatotropin은 성장호르몬으로, 뇌하수체에서 성장호르몬이 부족하게 분비되는 아이들의 성장 실패에 대한 치료로 쓰인다. Somatotropin은 사람의 성장호르몬과 똑같은 아미노산을 가지는 제품이다. Prader-willi 증후군이나 심각한 비만, 심각한 호흡기적 문제를 가진 성장부족 환아에 대해서는 금기인데, 이러한 위험인자와 관련된 사망률의 증가가 보고되었기 때문이다.

약물치료: 성장호르몬 과다

거인증(gigantism, 성장기의 과다성장), **말단비대증(acromegaly**, 사춘기 이후의 과다성장)은 성장호르몬의 과다한 분비에 의해 유발될 수 있고, 자주 뇌하수체의 종양에 의해 유발된다. 종양이 방사선에 의해 파괴되지 않으면 prolactin 분비억제제인 bromocriptine이 뇌하수체의 성장호르몬분비를 억제할 수 있다.

Octreotide는 합성 성장호르몬으로, 성장호르몬분비를 억제하는 데 효과적이다. 단독으로나 수술과 방사선치료와 동반되어 쓰인다. 이 약제는 비싸고, GI 부작용이 흔하다. 유암종에 의한 심각한 설사의 치료에 쓰일 수 있다.

표 45-1은 성장호르몬의 대체와 억제를 위해 쓰이는 약물과 용량, 응용 및 고려사항 등이다.

갑상선자극호르몬

선뇌하수체는 시상하부에서 분비되는 **갑상선자극호르몬 분비호르몬**(*thyroid-releasing hormone*, *TRH*)의 자극에 의해 **갑상선자극호르몬(thyroid-stimulating hormone, TSH)**을 분비한다. TSH는 갑상선이 thyroxine(T_4)과 triiodothyronine(T_3)을 분비하는 것을 자극한다. 과다한 TSH 분비는 **갑상선기능항진증**(*hyperthyroidism*)을 유발하고, TSH의 부족은 **갑상선기능저하증**(*hypothyroidism*)을 유발한다. 갑상선기능저하증은 갑상선질환에 의해 일차적으로 발생하거나 TSH 분비가 줄어들어 이차적으로 발생할 수 있다. Thyrotropin은 TSH 정제 추출 약제로, 일차적과 이차적 원인의 갑상선기능저하증을 진단하는 데 쓰인다(표 45-1 참조).

표 45-1 뇌하수체전엽 및 후엽 호르몬

일반명(상품명)	투여경로 및 용량	응용 및 고려사항
전엽		
성장호르몬 (GH)		
someatropin(Nutropin, Genotropin)	C: subQ/IM: Nutropin: 0.006mg/kg/d; Genotropin: 0.04mg/kg, 6–7회 매일 동일한 용량으로; 최대: 0.08mg/kg/wk	성장호르몬결핍시. 장골의 성장판에서 뼈성장을 촉진함. 임신범주: Nutropin: C; Genotropin: B: PB: 20%; t½: 15–60min
성장호르몬 억제약물		
bromocriptine mesylate(Parlodel)	A: PO: 1.25–2.5mg/d, 3d 동안; 범위: 10–30mg/d; 최대: 100mg/d	말단비대증. GH 농도 낮추기 위해 뇌하수체 방사선조사 혹은 수술에 사용됨. 유즙 분비 줄이고 프로락틴종(prolactinoma)에 사용됨. 임신범주: B; PB: 93%; t½: 3–6h
octreotide acetate(Sandostatin)	A: subQ: 50–100mcg t.i.d.	말단비대증. 전이성 유암종(carcinoid) 및 다른 암과 관련된 심한 설사치료. 임신범주: B; PB: 65%; t½: 1.5h
lanreotide acetate(Somatuline Depot)	A: subQ: 초기 90mg q4wk, 3 mo 동안; 이후 60–120mg q4wk, 4 mo 동안	GH 억제. 혈당수치를 모니터링. 임신범주: C; PB: 69–78%; t½: 23–30d
갑상선자극호르몬 (TSH)		
thyrotropin(Thyrogen)	갑상선암: A: IM: 0.9mg, 대둔근에 투여하고 두 번의 용량을 24h 안에 반복함; 최대: 0.9mg/d	갑상선 암치료는 마지막주사 후 주입함. I가 마지막 주사 후 주입함. 임신범주: C; PB: UK; t½: 15–35h
부신겉질자극호르몬 (ACTH)		
corticotropin(H.P. Acthar 젤)	원형약물차트 45–1 참조.	
cosyntropin(Cotrosyn)	A/C:>2y: IM/IV: 2분 이상에 걸쳐 0.25mg 혹은 6h 이상에 걸쳐 천천히 주입 C:<2y: IM/IV: 0.125mg, 6h 이상에 걸쳐 천천히 주입	부신기능저하의 뇌하수체 및 부신의 원인을 구분하는 진단에 사용. 투여 30분 전과 후에 혈장 cortisol 농도를 안다. 임신범주: C; PB: UK; t½: 15min

표 45-1 뇌하수체전엽 및 후엽 호르몬-계속

일반명(상품명)	투여경로 및 용량	응용 및 고려사항
후엽		
항이뇨호르몬 (ADH)		
desmopressin acetate(DDAVP, Stimate)	DDAVP: A: 코 안에: 0.1–0.4mL/d, 나누어 투여 Stimate: A: subQ/IV: 0.2–0.4mcg A/C:>11 mo: 코 안에: 150mcg/kg	DI, hemophilia A 및 von Willebrand 질병치료. 장시간작용이 가능함(5–21h). 임신범주: B; PB: UK; t½: 1.5–2.5h
vasopressin(액상)(Pitressin)	요붕증(Diabetes insipidus): A: subQ/IM: 5–10units, b.i.d./ q.i.d. C: subQ/IM: 2.5–10units, b.i.d./ q.i.d.	DI 치료. 장 팽창을 완화한다. 식도 정맥류로 인한 GI 출혈을 줄인다. 코 안에 투여 가능함. 신장세뇨관으로부터 수분 재흡수를 촉진함. 작용시간은 2–8h. 임신범주: C; PB: UK; t½: 15min
demeclocycline(Declomycin)	A: PO: 600mg/d, 3–4회 나누어 투여	SIADH 치료. 원위세뇨관에서 ADH–유발 수분 재흡수. 나트륨농도를 면밀하게 관찰하야 함. 임신범주: C; PB: 99%; t½: 12h
conivaptan(Vaprisol)	A: IV: LD 20mg, 30min 이상에 걸쳐; maint: 20mg를 24h 이상에 걸쳐 연속적 IV; 이후 20mg/d, 1–3d 동안; 최대: 4 일간 치료	SIADH와 관련된 과다체액량 저나트륨혈증치료. 나트륨농도 면밀히 모니터링해야 함. 임신범주: C; PB: 99%; t½: 5h
tolvaptan(Samsca)	A: PO: 초기 15mg/d; then 15–30mg/d; 최대: 60mg/d	SIADH와 관련된 저나트륨혈증치료. 나트륨농도 면밀히 모니터링해야 함 임신범주: C; PB: 99%; t½ 12h

A, adult 성인; ADH, antidiuretic hormone 항이뇨호르몬; b.i.d., 1일 2회; C, child 소아; d, day 일; DI, diabetes insipidus 요붕증; GI, gastrointestinal 위장관계; h, hour 시간; IM, intramuscular 근육내; IV, intravenous 정맥내; LD, loading dose 부하용량; min, minute 분; NSS, normal saline solution 생리식염수; PB: protein–binding 단백결합; PO, by mouth 경구; q.i.d., 1일 4회; subQ, subcutneous 피하; t½, half–life 반감기; t.i.d., 1일 3회; UK, unknown 모름; wk, week 주; y, year 년; >, 초과; < 미만.

부신겉질자극호르몬

시상하부는 corticotropin 분비요소(corticotropin-releasing factor, CRF)를 분비하여 뇌하수체의 **부신겉질자극호르몬(adrenocorticotropic hormone, ACTH)** 분비를 촉진한다. ACTH 분비는 cortisol과 aldosterone, 부신겉질에서의 androgen 분비를 자극한다. 보통 ACTH와 cortisol 분비는 하루의 리듬을 따르는데, 아침 일찍 더 많이 분비되고 이후 점점 줄어든다. 수술, 패혈증, 심한 외상과 같은 스트레스는 리듬에 영향을 끼쳐 ACTH와 cortisol의 분비가 증가하게 한다.

ACTH 약제인 corticotropin(Acthar)은 부신선의 질환을 진단하고, 부신겉질기능저하증을 치료하며, 알레르기 반응에 대한 항염증요법에 사용된다. 부신겉질에 이상이 없다면 ACTH를 정주할 경우 혈중 cortisol 농도가 30–60분 안에 증가해야 한다. 만약 steroid 부족이 시상하부의 문제에 의한 것이라면 ACTH는 결국 cortisol 분비를 자극할 것이다. ACTH는 악화기 동안에 다발성 경화증의 증상을 감소시킨다. 원형약물차트 45–1은 저장소 corticotropin의 약리정보를 나열한 것이다.

약동학 부신겉질자극호르몬은 부신을 자극하여 corticosteroid를 분비하게 한다. 수용액과 젤로 된 약품은 순환계로 잘 흡수된다. 아연이 흡수율을 낮추기 위해 첨가되기도 한다. 약의 어떤 부분은 단백질에 결합하기도 한다. 하지만 그 비율은 알려져 있지 않다. 약의 반감기는 15-20분이다. 소변으로 배설된다.

약역학 부신겉질자극호르몬은 염증반응과 면역반응을 억제한다. 부신겉질자극호르몬은 부적절한 부신겉질자극호르몬의 분비로 인한 이차적인 부신기능부전을 치료하기 위해 처방하기도 한다. 약물은 근육내주사와 정맥내주사로 주입한다. 작용의 시작, 최고농도시간, 작용시간은 근육내주사 시에 더 늘어난다. 정맥내주사는 수용액 형태로 주입되어 젤이나 아연첨가약물보다 더 빠르게 작용한다.

약물 상호작용. 부신겉질자극호르몬은 여러 약물 상호작용을 갖고 있다. 이뇨제 및 piperacillin과 같은 항녹농균 penicillin은 체내의 칼륨농도를 낮출 수 있다(저칼륨혈증). 만일 환자가 digitalis를 복용 중이고, 저칼륨혈증이 있다면 digitalis 독성이 나타날 수 있다. Phenytoin, rifampin, barbiturates는 대사율을 증가시켜 ACTH 약물의 효과를 낮출 수 있다. ACTH가 cortisol 분비를 자극하여 혈당을 높일 수 있기 때문에 당뇨가 있는 환자는 insulin과 경구당뇨약을 증량시킬 필요가 있다.

원형약물차트 45-1

Repository Corticotropin

약물분류 뇌하수체 부신겉질호르몬 상품명: H.P. Acthar Gel 임신범주: C	**용량** 염증: A/C: subQ/IM: 40–80units, q24–72h; max:80units/d 급성 다발성 경화증(MS): A: subQ/IM: 80–120units/d for 2–3 wk; max: 120units/d
금기 심한 진균감염, 부신기능저하, Cushing 증후군, HF, 소화성 궤양, 골다공증, 피부경화, 단순포진, 최근 수술 주의: 간질환, 정신질환, 심장질환, 당뇨병, 신장기능저하, 고혈압, 갑상선기능저하, 중증 근무력증증	**약물–임상검사–음식 상호작용** 약물: Aspirin alc NSAIDs과 병용 시 궤양형성 및 부갑상선기능저하증의 가능성이 증가됨; thiazide와 고리이뇨제와 병용 시 칼륨소실 증가; barbiturates, phenytoin은 corticotropin 효과를 저하시킴; estrogens은 corticotropin 효과를 증가시킴
약동학 흡수: IM: 잘 흡수됨 분포: PB: UK 대사: t½: 15–20min 소변으로 배출	**약역학** IM: 개시: <6h 최고: 6–18h 작용시간: 12–24h IV: 개시: UK 최고: 1h 작용시간: UK
치료효과/응용 부신겉질질환을 진단하기 위해; 항염증약물처럼 작용함; 급성 MS 치료 작용기전: 부신겉질을 자극하여 cortisol을 분비함	
부작용 오심, 구토, 설사, 변비, 감정기복(이상행복감에서 우울), 점상출혈, 수분 및 나트륨 정체, 저칼륨혈증, 저칼슘혈증, 여드름	**유해반응** 부종, 반상출혈, 골다공증, 근육위축, 성장저해, 상처회복저해, 백내장, 녹내장, 발작, 월경불순, 고혈압, 생명위협: 궤양 천공, 췌장염

A, adult 성인; d, day 일; h, hour 시간; HF, heart failure 심부전; IM, intramuscular 근육내; inhal, inhalation 흡입; IV, intravenous 정맥내; MS, multiple sclerosis 다발성 경화증; PB: protein–binding 단백결합; t½, half–life 반감기; UK, unknown 모름; wk, week 주; <, 미만.

후엽

신경뇌하수체(neurohypophysis)로 알려진, **뇌하수체후엽**(*posterior pituitary gland*)은 **항이뇨호르몬(antidiuretic hormone, ADH)**과 oxytocin을 분비한다.

ADH는 체내의 수분균형를 유지하기 위해 신세뇨관의 물의 재흡수를 촉진한다. ADH가 부족할 경우 대량의 수분이 신장으로 배설된다. 이러한 상황은 **요붕증(diabetes insipidus, DI)**이라고 불리며, 심각한 체액량부족과 전해질불균형을 야기할 수 있다. 시상하부와 뇌하수체의 손상을 야기하는 두부손상과 뇌종양 또한 요붕증을 일으킬 수 있다. 이러한 환자들은 체액불균형과 전해질불균형을 엄밀히 감시해야 하며, ADH 대체요법이 필요할 수 있다. ADH 약물인 vasopressin(Pitressin)과 desmopressin acetate(DDAVP)는 비강 혹은 주사를 통해 줄 수 있다.

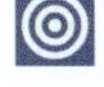

간호과정

환자–중심 협력간호

뇌하수체호르몬

사정

- 추후의 비교를 위해 기저 활력징후를 기록한다.
- 환자의 체중과 소변량을 추후의 비교를 위해 측정한다.
- 환자의 감염과정을 확인한다. 부신겉질자극호르몬은 감염의 징후나 증상을 억제할 수 있다.
- 환자의 신체성장을 기록한다. 보고된 표준 어린이 성장과 비교하여 보고한다.

간호진단

- 약물요법 유지불능과 연관된 건강상태
- 성장호르몬 자극부족과 연관된 지연성장 및 발달
- 약물경험부족과 연관된 지식부족

계획

■ 적절한 약물로 환자의 뇌하수체질환을 치료할 수 있다.

간호중재

ADH(항이뇨호르몬)

■ 활력징후를 확인한다. 박동수의 증가와 수축기압의 감소는 ADH 생산 감소에 의한 체내 수분량손실을 의미할 수 있다. ADH 분비 감소와 함께 더 많은 수분이 배설되며, 혈액량이 감소될 수 있다(저혈량증).

■ 소변량을 기록한. 소변량의 증가는 ADH 감소로 인한 수분손실을 의미할 수 있다.

Corticotropin 저장소

■ 부신겉질기능항진이 있는 환자에서 corticotropin 투여를 피한다. Corticotropin은 부신의 cortisol 분비를 자극할 수 있다.

■ Corticotropin을 투약하는 아이의 성장과 발달을 감시한다.

■ 체중을 측정한다. 체중증가가 있을 경우 부종이 있는지 체크한다. Repository corticotropin의 부작용은 나트륨과 수분의 저류이다.

■ Corticotropin을 중단하였을 때 부작용을 조심스럽게 관찰한다. 약의 용량을 서서히 줄여야 하며, 갑자기 중단해서는 안 된다. 부신기능저하가 나타날 수 있다.

■ 검사실검사결과, 특히 전해질 수치를 체크한다. 전해질대체요법이 필요할 수 있다.

성장호르몬(GH)

■ 성장호르몬을 투약 중인 환자에서 혈당과 전해질 수치를 감시한다. 고용량에서는 고혈당이 생길 수 있다.

환자교육

부신겉질자극호르몬(ACTH)

■ 환자에게 약물을 고수할 것을 충고한다. Corticotropin과 같은 특정 약물의 중단은 자극되는 분비선의 기능저하가 나타날 수 있다.

■ 부종을 줄이거나 피하기 위해 소금의 섭취량을 줄이라고 지시한다. 칼륨보조제가 필요할 수도 있다.

■ 근력약화, 부종, 점상출혈, 반상출혈, 성장저하, 상처치유저하, 월경 불규칙과 같은 부작용이 있을 경우 보고하라고 교육한다.

성장호르몬(GH)

■ 성장호르몬의 부작용이 생길 수 있으므로 운동선수에게는 복용하지 않도록 한다. 성장호르몬은 어린이의 키가 나이대의 정상 기대치보다 훨씬 낮을 때 복용하면 효과적일 수 있다. 성장호르몬이 뼈의 신생에 작용하므로 골단이 융합되기 전에 투약한다.

■ 당뇨가 있는 환자에게 혈당을 면밀히 감시하라고 지시한다. 인슐린의 조절이 필요할 수 있다.

■ 환자나 환자 가족에게 환자의 성장률을 감시하도록 한다.

평가

■ 약물요법의 효용성을 평가하여라.

뇌하수체후엽에서 항이뇨호르몬이 과다분비될 경우 가장 흔한 원인은 폐의 소세포암종(small cell carcinoma)이다. 약물, 다른 악성 종양 및 스트레스 요인(예, 통증, 감염, 걱정, 외상)은 원인요소가 될 수 있다. 이러한 상황은 과도한 수분저류로 세포내액량이 증가할 수 있다. 이런 체액량의 증가는 신사구체여과 증가와 세뇨관의 나트륨 흡수를 감소시킬 수 있다. 나트륨뇨배설항진이 나타나고 저나트륨혈증이 초래된다.

SIADH는 수분제한, demeclocycline, conivaptan 및 tolvaptan으로 치료될 수 있다. 체내의 나트륨농도가 면밀히 감시되어야 한다. 표 45-1에 뇌하수체질병에 사용되는 약물의 종류와 약물용량, 사용, 고려사항을 나열하였다.

갑상선

Thyroxine(T_4)와 **triiodothyronine**(T_3)는 갑상선에서 분비된다. T_4와 T_3는 단백질합성과 효소작용을 조절하고 미토콘드리아 산화과정을 촉진한다. 순환 중인 T_3의 약 20%는 갑상선에서 분비되고, 80%는 말초에서 T_4의 약 40%가 분해되어 생성된다. T_4와 T_3는 thyroxine 결합 글로불린(TBG)과 albumin에 의해 혈액에서 옮겨지고, 이들은 호르몬의 분해를 막는다. T_3는 T_4보다 더 강력하며, 부착되지 않은 유리 T_4와 T_3만이 작용하며 호르몬반응을 일으킨다.

갑상선에서 T_4와 T_3의 분비는 되먹임기전에 의해 조절된다. 시상하부는 갑상선자극방출호르몬(TRH)을 방출하고, 이는 뇌하수체에서 TSH 방출을 자극한다. TSH는 갑상선에서 T_4와 T_3의 방출과 합성을 자극한다. 유리 T_4와 T_3의 과다는 시상하부-뇌하수체-갑상선(HPT)축을 억제하여 TRH와 TSH 분비를 감소시킨다. 마찬가지로 너무 낮은 양의 T_4와 T_3는 HPT축의 작용을 증가시킨다.

갑상선기능저하증에서 합성 T_4와 T_3 모두 또는 각각 처방될 수 있다. 갑상선이 갑상선호르몬을 과도하게 분비할 경우(갑상선기능항진증), 항갑상선약이 처방될 수 있다.

갑상선기능저하증

갑상선기능저하증(hypothyroidism, 갑상선호르몬분비 감소)은 일차적인 이유(갑상선질병), 이차적인 이유(TSH 분비저하) 모두에서 가능하다. 일차 갑상선기능저하증이 더 흔하게 일어난다. T_4 감소와 TSH 증가는 일차 갑상선기능저하증을 의미하고, 급성 또는 만성 갑상선염증, 방사성요오드 치료, 항갑상선약물과다, 수술에 의한 것일 수 있다. **점액수종(mxydema)**은 어른에서 심각한 갑상선저하증이다. 증상으로는 무기력, 무관심, 기억력저하, 감정변화, 느린 대화, 깊고 거친 목소리, 눈썹과 얼굴의 부종, 건조한 피부, 추위민감증, 서맥, 변비, 체중증가, 비정상적인 월경이 나타날 수 있다. 어린이에서 갑상선기능저하증은 선천적(크레틴병)으로 생기거나 사춘기 이전(청소년 갑상선기능저하증)에 시작될 수 있다. T_4와 T_3를 모두 또는 각각 포함하는 약은 갑상선기능저하증을 치료하기 위해 사용할 수 있다.

약물치료: 갑상선기능저하증

Levothyroxine sodium(Synthroid)가 갑상선기능저하증치료를 위한 대체요법의 일차 치료제이다. 이 약은 T_4와 T_3의 농도를 높인다. Levothyroxine은 단순 갑상선종과 만성 림프구성 갑상선염(Hashimoto) 치료에도 사용된다.

Liothyronine(Cytomel)은 합성 T_3로, 짧은 반감기와 작용시간 때문에 유지요법으로는 추천되지 않는다. Liothyronine은 위장관에서 levothyroxine보다 더 잘 흡수되고 빠른 약효발현시간과 짧은 반감기 때문에 점액수종의 초기치료로 자주 이용된다.

Liotrix(Thyrolar)는 levothyroxine sodium과 liothyronine sodium을 4:1의 비율로 혼합한 것이다. 갑상선기능저하증을 치료에서 levothyroxine sodium 단독요법에 비해 liotrix를 사용하는 것이 특별한 이점이 없는데, 이는 levothyroxine이 말초조직에서 T_4를 T_3로 변환시키기 때문이다.

원형약물차트 45-2는 levothyroxine의 약리학적 자료를 나열한 것이다.

약동학 Levothyroxine(T4)는 합성 갑상선호르몬 약물이다. 위장관의 점막은 50-70%의 levothyroxine을 흡수한다. 이것은 단백질과 단단히 결합하고, 경구 항응고제와 같은 높은 단백결합약물과 복용하였을 때

원형약물차트 45-2

Levothyroxine Sodium

약물분류 갑상선호르몬 상품명: T_4Synthroid 임신범주: A	**용량** A: PO: 초기: 25–50mcg/d; maint: 50–200mcg/d A: IV: 50–100mcg/d C: >12y: PO: 2–3mcg/kg/d
금기 갑상선중독증, 심근경색증, 심한 신장질환, 부신기능저하 주의: 심혈관질환, 고혈압, 협심증, 당뇨병, 골다공증	**약물-임상검사-음식 상호작용** 약물: Epinephrine과 사용 시 심장기능부전 증가; 항응고제, 삼환 항우울증약물, 혈관수축제, 충혈제거제의 효과 증가; 항당뇨약물 (경구용 및 insulin), 강심제 약물효과 감소; estrogens, 제산제, cholestyramine, colestipol과 병용 시 흡수 감소; 강심제 독성위험 증가 음식: 공복에 섭취해야 함, t½–1h 식전에
약동학 흡수: PO: 50–75% 분포: PB: 99% 대사: t½: 6–7days 배출: 담즙 및 대변	**약역학** PO: 개시: UK; 최고: 24h–1wk; 작용시간: 1–3 wk IV: 개시: 6–8h; 최고: 24–48h; 작용시간: UK
치료효과/응용 갑상선기능저하증, 점액수종(myxedema) 및 크레틴병(cretinism) 작용기전: 대사율, 산소소비 및 신체성장 증가	
부작용 오심, 구토, 식욕부진, 설사, 복통, 진전, 신경증, 과민, 불면증, 두통, 체중감소, 다한증, 무월경	**유해반응** 빈맥, 고혈압, 두근거림, 골다공증, 발작 생명위협: 갑상선 위기, 협심증, 심부정맥(심방세동), 심혈관허탈 (cardiovascular collapse)

A, adult 성인; C, child 소아; d, day 일; h, hour 시간; IV, intravenous 정맥내; maint, maintenance 유지; PB: protein-binding 단백결합; PO, by mouth 경구; t ½, half-life 반감기; t.i.d., 1일 3회; UK, unknown 모름; wk, week 주; y, year 년; >, 초과.

부작용이 생길 수 있다. Levothyroxine의 반감기는 liothyronine보다 길다. Levothyroxine은 담즙과 변으로 배설된다.

약역학 Levothyroxine은 대사율, 심박동, 단백합성, 글리코겐의 사용을 높인다. 최대농도시간과 작용시간은 liothyronine보다 levothyroxine이 더 높다. Liotrix는 T_4와 T_3의 조합인데, T_4의 농도가 더 높다.

약물 상호작용. 많은 상호작용이 T_4와 T_3 약물과 연관되어 있다. 갑상선약물은 경구 항응고제의 효과를 증가시키는데, 이는 갑상선약물이 단백결합 자리로부터 항응고제를 이동시키기 때문이다. 이러한 갑상선 대체약물이 교감신경흥분약과 복용되었을 때(예, 항울혈제, vasopressor), 심장과 중추신경계의 작용이 증가한다. Levothyroxine과 liothyronine은 digitalis의 효과를 감소시킬 수 있다. Estrogen은 liothyroine의 효과를 증가시킬 수 있다. Insulin과 경구 당뇨약의 용량을 증가시켜야 할 수 있다.

표 45-2는 천연 갑상선약과 합성 갑상선약의 종류와 용량, 사용, 고려사항을 나열한 것이다.

갑상선기능항진증

갑상선기능항진증(hyperthyroidism)은 갑상선의 과다한 작용 또는 하나 이상의 갑상선 결절에서 갑상선호르몬이 과다하게 나와 순환 T_4와 T_3 농도가 증가한 것이다. 갑상선기능항진증은 증상이 거의 없을 정도로 가볍거나, 갑상선폭풍처럼 심각하여 혈관붕괴로 죽음이 초래될 수 있다. **Graves' 병(Graves' disease)**이나 **갑상선중독증(thyrotoxicosis)**이 갑상선의 기능과다로 인한 갑상선기능항진증의 가장 흔한 유형이다. 빈맥, 심계항진, 과도한 발한, 열과민증, 신경과민, 자극과민성, 안구돌출증, 체중감소가 특징적으로 나타난다.

갑상선기능항진증은 갑상선의 일부분을 수술적 제거(갑상선 아전절제), 방사성요오드 치료, 갑상선호르몬의 합성 또는 분비를 막는 항갑상선약으로 치료할 수 있다. 이러한 치료는 갑상선기능저하증을 유발할 수 있다. Propranolol(Inderal)은 갑상선기능항진증으로 인한 심계항진과 빈맥같은 심혈관 증상을 조절할 수 있다. 이는 T_4와 T_3를 낮추지는 않는다.

표 45-2 갑상선호르몬: 치환과 항갑상선호르몬

일반명(상품명)	투여경로 및 용량	응용 및 고려사항
갑상선 치환: 갑상선기능저하증		
levothyroxine sodium(synthroid)	원형약물차트 45-2 참조	
liothyronine sodium(cytomel)	A: PO: 초기: 5-25mcg/d: maint: 25-75mcg/d	갑상선기능저하증. 합성 T_3 약물 24-72시간에서 본 다른 갑상선효과보다 더 빨리 행동. 심장 부작용. 임신범주: A; PB: 99%; t½: 2.5d
liotrix(thyrolar)	C: PO: 초기: 5mcg/d>3y: 25-75mcg/d A/C: PO: 초기: 50-100mcg/d	갑상선기능저하증에 사용. 합성 T_4 및 T_3 약물; 4:1 비율. 흔한 부작용에는 불안증, 신경증, 불면, 빈맥 및 체중감소가 있음. 임신범주: A; PB: 99%; t½: <7d
thyroid(Armour, thyrotab)	A: PO: 초기: 15-30mg/d: maint: 60-120mg/d C: >6mo: PO; maint; 30-90mg/d	Goiter 크기를 감소시키기 때문에 저갑상선기능 시 사용. 천연 약물은 동물에서 추출. T4 및 T3: 4:1 비율. 흔한 부작용에는 불안증, 신경증, 불면, 빈맥 및 체중감소가 있음. 임신범주: A; PB: 99% t½: <7d(T3: 1-2h; T_4: 6-7d)
항갑상선약물 : 갑상선기능항진증		
Thioamides		
methimazol(Tapazole)	A: PO: 15-60mg/d in 1-3divided doses C: PO: 0.2-0.4mg/kg/d in 1-3divied doses	갑상선기능항진. 갑상선호르몬의 합성을 억제. 행동의 발병: 효과1주령. 발진, 두드러기, 두통 및 소화기계 문제가 발생할 수 있음. 임신범주: D: PB: 0% t½: 5-9h
propylthiouracil(PTU)	A: PO: 초기 300mg/d, 나누어 투여 q8h: 이후 100-150mg/d devied 18h	갑상선기능항진증, Grave 질환에 대한 임신. 월의 변환이 수술이나 방사성 요오드치료 및 독성 갑상선종의 완화를 제어하기 전에 사용금지. 심각한 간손상, 간장애, 사망을 일으킬 수 있다. 임신범주: D: PB: 80%; t½: 1-5h
Iodine		
potassium iodine(SSKI)	A: PO: 수술 전 250mg t.i.d for 10-14d,	갑상선기능항진. 크기와 toroud 동맥의 혈류를 줄일 수 있음. 약물을 희석, 치아의 변색을 피하기 위하여 빨대로 마심. 10-15일 후 최대효과. 임신범주: D: PB: UK: t½: UK

A, adult 성인; C, child 소아; d, day 일; GI, gastrointestinal 위장관계; h, hour 시간; maint, maintenance 유지; PB: protein-binding 단백결합; p.c., 식 후; PO, by mouth 경구; t½, half-life 반감기; T_4, thyroxine; T_3, triiodothyronine; t.i.d., 1일 3회; UK, unknown 모름; wk, week 주; y, year 년; >, 초과; <, 미만.

약물요법: 갑상선기능항진증

항갑상선약물의 목적은 갑상선호르몬(T_4 및 T_3)의 분비를 억제하여 과도한 분비를 줄이는 것이다. 수술적 치료(갑상선 아전절제술), 방사성요오드 치료는 갑상선기능저하증을 자주 유발한다. Thiourea 유도체(thiamides)는 갑상선호르몬생산을 줄이는 일차치료제이다. 이 약물 그룹은 갑상선호르몬의 합성에 간섭한다. Thiourea 유도체는 갑상선 조직을 파괴하지는 않지만 갑상선호르몬의 작용을 막는다.

Prophylthiouracil(PTU)와 methimazole(Tapazole)은 효과적인 thioaide 항갑상선약물이다. 이 약물들은 갑상선 위기 치료와 갑상선 아절제술 준비에 유용하다. Methimazole은 PTU처럼 말초에서 T_4가 T_3로 바뀌는 것을 억제하지는 않지만, PTU보다 10배는 더 강하고 더 긴 반감기를 가진다. Thioamide를 오래 사용하게 되면 TSH분비 증가와 T_4와 T_3 합성 억제로 인한 갑상선종을 일으킬 수 있다. 갑상선종을 피하기 위해 thioamides의 최소 사용량을 주어야 한다.

요오드화 칼륨과 같은 강한 요오드 약물은 Graves' 병으로 갑상선 아절제술을 한 환자의 갑상선 작용을 억제시키기 위해 사용한다. 표 45-2는 갑상선기능항진증을 치료하기 위해 사용하는 항갑상선 약제의 종류와 용량, 사용, 고려사항을 나열한 것이다.

약물 상호작용. 항갑상선 약제는 다른 많은 약물과 상호작용한다. 경구 항응고제와 사용하였을 때,(예, warfarin[coumadin]). 항응고작용이 증가할 수 있다. 게다가, 갑상선약물은 인슐린과 경구 당뇨약의 효과를 감소시킬 수 있다. Digoxin과 lithium은 갑상선약물의 작용을 증가시키고, phenytoin(Dilantin)은 T_3 농도를 증가시킨다.

부갑상선

부갑상선(*parathyroid gland*)은 **부갑상선호르몬(parathyroid hormone, PTH)**를 분비하는데, 이는 혈액내의 칼슘농도를 조절한다. 혈중칼슘이 감소하면 PTH 분비가 자극된다. Calcitonin은 칼슘의 신장배설을 촉진시킴으로써 혈중칼슘농도를 감소시킨다.

부갑상선기능저하증

부갑상선호르몬은 **부갑상선기능저하증**(*hypoparathyroidism*)을 치료한다. 저칼슘혈증(혈청칼슘부족)은 PTH 부족, 비타민 D 부족, 신장장애, 이뇨치료, 칼슘부족을 교정하기 위한 PTH 대체요법에 의해서 야기될 수 있다. PTH의 작용은 위장관에서 칼슘흡수촉진, 신세뇨관에서 칼슘재흡수의 촉진, 비타민 D의 활성이 있다.

Calcitriol

Calcitriol은 비타민 D 유사체로, 위장관에서의 칼슘흡수, 뼈에서 혈액내로 칼슘의 분비를 촉진한다. 원형약물차트 45-3은 calictriol의 약리학적 자료를 나열한 것이다.

약역학 Calcitriol은 위장관에서 흡수된다. 반감기는 적당하다(3-8시간). 대부분의 약은 대변을 통해 배설된다.

약동학 Calcitriol은 저칼슘혈증의 관리에 이용된다. 이는 혈청칼슘을 신장과 장관에서 흡수를 증가시킴으로 농도를 증가시킨다. Calcitriol은 작용하기까지, 최고농도에 도달하기까지, 작용시간이 오래 걸린다.

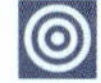

간호과정
환자-중심 협력간호

갑상선호르몬: 치환과 항갑상선 약품

사정
- 추후의 비교를 위해 기준 활력징후를 측정한다. 비정상적인 결과를 보고한다.
- 혈청 T_3, T_4 및 TSH 농도를 측정한다. 비정상적인 결과를 보고한다.

갑상선 치환요법
- 현재 환자가복용하는 약물의 정보를 얻는다. 갑상선약은 경구항혈전제, 교감신경작용제, 항우울제의 작용을 증가시키고, 인슐린, 경구혈당강하제, digitalis 준비의 작용을 감소시킬 수 있으므로 주의한다. Phenytoin과 aspirin은 갑상선호르몬작용을 증가시킬 수 있다.

항갑상선약물
- 갑상선 발작(갑상선 급성 발작)의 징후와 증상을 유의한다. 빈맥, 심부정맥, 발열, 심부전, 홍조, 무관심, 혼돈, 변화된 행동, 이후의 저혈압과 혈관허탈이 나타날 수 있다. 갑상선 발작은 갑상선 제거 시(과도한 갑상선호르몬이 분비된다), 항갑상선약물을 갑자기 끊었을 때, 과도한 갑상선호르몬약물을 복용하였을 때, 갑상선수술 전 항갑상선약물복용을 하지 못하였을 때 발생할 수 있다.

간호진단

- 약물투약을 유지하지 못해서 나타나는 건강상태과 연관된 효과적이지 않은 건강수준 유지
- 갑상선호르몬의 저분비에 따른 효과적이지 않은 말초조직관류
- 활동장애와 연관된 전반적인 약화

계획

- 갑상선기능저하증 환자의 징후와 증상은 갑상선호르몬 대체약 처방과 함께 2–4주 이내에 완화되며, 환자는 부작용을 경험하지 않을 것이다.
- 갑상선기능항진증 환자의 징후와 증상은 항갑상선호르몬약 처방과 함께 1–3주 이내에 완화될 것이다.

간호중재

- 활력징후를 기록한다. 기능저하증 환자의 경우 체온, 심박수, 혈압이 일반적으로 감소한다. 기능항진증 환자의 경우 빈맥, 심계항진이 주로 나타난다.

환자교육

갑상선호르몬 치환약물

- 매일 같은 시간에 약을 복용할 수 있도록 환자를 격려한다. 아침 식사 이전에 먹는 것이 좋다. 음식은 약의 흡수를 방해한다.
- OTC 약물의 설명서의 주의를 잘 살펴보도록 교육한다. 심장이나, 갑상선질환이 있는 환자에게 사용을 주의하라는 OTC 약물은 피한다.
- 약물의 과다복용이나 누적에 의한 갑상선기능항진증의 증상(빈맥, 흉통, 심계항진, 과도한 발한)이 나타나면 보고하도록 교육한다.
- 환자에게 MedicAlert 인식표를 들고 다니도록 제안한다.

식이: 갑상선기능저하증

- 갑상선분비를 억제할 수 있는 식품섭취를 피하도록 교육한다(딸기, 복숭아, 배, 양배추, 순무, 시금치, 케일, 싹양배추, 컬리플라워, 무, 콩).

갑상선기능항진증에 사용하는 항갑상선약제

- 환자에게 위장관증상을 줄이기 위해 약물을 식사와 함께 복용하도록 교육한다.
- 환자에게 요오드화 소금, 조개, OTC 기침약에 들어가 있는 요오드가 미치는 영향에 대해 교육한다.

- 약물순응도의 중요성을 강조한다. 갑자기 항갑상선약을 중단하는 것은 갑상선 발작을 유발할 수 있다.
- 환자에게 갑상선기능저하증의 증상과 징후를 설명한다. 피곤함, 얼굴과 눈의 부음, 두꺼워진 혀, 쉰목소리와 느린 말투, 땀나지 않음, 서맥이 있다. 갑상선기능저하증은 갑상선기능항진증치료에서 나타날 수 있다.

원형약물차트 45-3

Calcitriol

약물분류	**용량**
비타민 D 유사제 상호명: Rocaltrol 임신범주: C	A/C: >6y: PO: 0.25mcg/d
금기	**약물–임상검사–음식 상호작용**
과민반응, 고칼슘혈증, 과다비타민D증, 흡수장애증후군 주의: 심혈관질환, 신장결석, 신부전증, 고인산혈증, 탈수, 과도한 햇빛 노출	약물: digoxin, verapamil과 병용 시 심부정맥 증가; cholstyramine과 병용 시 calcitriol 흡수 감소 임상검사: thiazide 이뇨제, 칼슘보충제와 병용 시 혈청칼슘 증가
약동학	**약역학**
흡수: PO: 잘 흡수 유통: PB: UK, 태반을 통과 물질대사: t½: 3–8시간 배출: 대부분 대변	PO: 2–6h 최고: 10–12h 작용시간: 3–5d
치료효과/응용	
부갑상선기능저하증 및 만성 심부전에서 저칼슘혈증 관리 작용기전: 뼈에 칼슘 침전을 증대	
부작용	**유해반응**
식욕부진, 오심, 구토, 설사, 복통, 졸림, 두통, 현기증, 금속맛, 무기력, 광공포증	고칼슘뇨증, 고칼슘혈증, 고인산혈증, 혈뇨

A, adult 성인 d, day 날짜; h, hour 시간; PB: protein–binding 단백결합; PO, by mouth 경구; t½, half–life 반감기; UK, unknown 모름.

- 환자가 임신 중이거나 모유수유 중에는 항갑상선약 복용을 피할 것을 교육한다. 임신 중 항갑상선약의 복용은 태아나 영아에서 갑상선기능저하증을 초래할 수 있다.

자가-평가

- 환자에게 스스로 맥박을 재는 방법을 교육한다. 스스로의 맥박을 관찰하고 증가나 감소가 있을 경우 보고하도록 교육한다.

부작용

- 환자에게 항갑상선약물의 부작용을 교육한다. 피부발진, 두드러기, 메스꺼움, 탈모, 머리색의 빠짐, 점상출혈, 반상출혈, 기력저하가 나타날 수 있다.
- 환자에게 항갑상선약물을 복용하는 중에 목아픔이나 발열이 나타나면 의료기관에 연락하도록 교육한다. 심각한 항갑상선약물의 부작용으로 과립구감소증(백혈구의 감소)이 있다. 일반혈액검사를 통해 백혈구감소증을 감시한다.

평가

갑상선 치환요법

- 갑상선약물의 효과와, 약물순응도를 평가한다.
- 약물의 축적과 과다복용에 의한 부작용을 관찰한다.
- 환자의 약물투약요법에 대한 지식수준을 평가한다.

항갑상선약물

- 항갑상선약물의 효과를 갑상선기능항진증의 증상과 징후가 줄어듦을 통해 평가한다. 만약 증상과 징후가 약물투약 시작 2–3주 후에도 지속된다면 갑상선기능항진증을 해결하는 다른 치료방법을 고려해 본다.

부갑상선기능항진증

부갑상선기능항진증(*hyperparathyroidism*)은 부갑상선의 악성종양이나 이소성 PTH 분비 종양, 예를 들어 폐암, 갑상선기능항진, 장기간의 부동, 뼈에서 칼슘소실이 일어날 때 나타날 수 있다. 합성 칼시토닌은 부갑상선기능항진증의 치료에 이용될 수 있다. 표 45-3은 부갑상선기능저하증이나 부갑상선기능항진증에서 사용할 수 있는 약과 용량, 용법, 고려사항을 나타내고 있다.

부신

한 쌍의 **부신(adrenal gland)**은 부신겉질과 부신수질로 이루어져 있다. 부신겉질은 두 종류의 호르몬 혹은 corticosteroids를 분비하는데, glucocorticoid(cortisol)과 mineralcorticoids(aldosterone)이다. Cortisol은 시상하부-뇌하수체-부신(HPA)축의 피드백 결과에 의해 부신에서 분비된다. 혈청 cortisol의 감소는 CRF와 ACTH 분비를 증가시키고, 이는 부신에서 cortisol의 분비를 자극하게 된다. 혈청 cortisol의 증가는 음성 피드백 작용에 의해 HPA축을 억제하고, 이는 부신에서 cortisol 분비가 감소되는 결과로 이어진다.

Corticosteroid는 나트륨저류와 칼륨분비가 일어나게 한다. 나트륨이온은 신장에서 칼륨이온과 교환이 일어나며 재흡수된다. 이때 칼륨이온은 배설되게 된다. 이러한 기능으로 전해질, 탄수화물, 단백질, 지방의 대사에 관여하며, corti-

표 45-3 부갑상선 질병의 약물치료

일반명(상품명)	투여경로 및 용량	응용 및 고려사항
부갑상선기능저하증 및 저칼슘혈증치료: Vitamin D 유사체		
calcitriol(Rocaltrol)	원형약물차트 45-3 참조	
ergocalciferol(Drisdol)	부갑상선기능저하증: A/C: PO: 1250–5000mcg/d	부갑상선기능저하증 및 리케차. 칼슘 및 인의 흡수를 증강. 장시간 작용. 임신범주: C; PB: UK; t½: 12–24h
부갑상선기능항진증 및 고칼슘혈증치료		
calcitonin-salmon(Miacalcin, Fortical)	고칼슘혈증: A: 1 nostril 200units/d, alternate nostrils	파제트병(변형성 골염), 부갑상선기능항진증 및 고칼슘혈증치료. Calcitonin은 파골세포의 수용체에 결합하여 혈청칼슘을 낮춘다. 임신범주: C; PB: UK; t½: 1–1.5h
etidronate	A: PO: 5–10mg/kg/d; 최대: 20mg/kg/d	파제트병; 항암제 치료에 의한 고칼슘혈증에 사용. 임신범주: C; PB: UK; t½: 6h
cinacalcet(Sensipar)	A: PO: 초기에 30mg/d; 개별 용량 q2–4wk으로 잰다	부갑상선기능항진증 및 고칼슘혈증치료. 임신범주: C; PB: 93–97%; t½: 30–40h

A, adult 성인; b.i.d., 1일 2회; C, child 소아; d, day 일; h, hour 시간; IM, intramuscular 근육내; maint, maintenance 유지; max, maximum 최대; PB: protein-binding 단백결합; PO, by mouth 경구; subQ, subcutaneous 피하; t ½, half-life 반감기; UK, unknown 모름.

costeroids의 결핍은 심각한 질병이나 죽음에까지 이를 수도 있다. Corticosteroids 분비의 감소는 부신기능부전 **Addison 병(Addison's disease)**이라고 하며, corticosteroids 분비의 증가는 부신의 과분비[**Cushing 증후군(Cushing's syndrome)**]라 불린다.

간호과정
환자-중심 협력간호

부갑상선호르몬 부족

사정

- 혈청칼슘농도를 확인한다. 이상 시 보고한다.
- 저칼슘혈증에서 나타날 수 있는 근육강직성경련의 증상을 확인한다. 입의 경련, 얼얼하며 감각저하된 손가락, 손과 발의 경련, 경련성 근수축, 후두의 경련.

간호진단

- Calcitriol의 부작용과 관련된 설사
- 구토와 다뇨로 인한 체액소실과 연관된 저체액량
- 부갑상선 약제 복용과 관련한 지식부족

계획

- 환자의 혈청칼슘치를 정상화한다.

간호중재

- 환자의 혈청칼슘농도를 관찰한다. 정상치는 4.5–5.5mg/dL(이온화된 혹은 자유 칼슘) 혹은 8–10mg/dL(전체, albumin과 결합된 칼슘 포함)이다. 혈청칼슘이 4.5mg/dL 미만 혹은 8mg/dL 미만인 경우는 저칼슘혈증, 이온화칼슘이 5.5mg/dL 이상 혹은 총 혈청칼슘이 10.5mg/dL 이상인 경우는 고칼슘혈증을 의미한다. 혈청이온화된 칼슘이 주로 이용되는데, 이는 많은 칼슘이 단백질과 결합해 있는 비이온화 상태의 비활성화 상태이기 때문이다.

환자교육

부갑상선기능저하증

- 환자에게 근육강직성 경련증상이 있을 때 보고하도록 한다.

부갑상선기능항진증

- 환자에게 부갑상선기능항진증의 증상과 징후를 보고하도록 교육한다. 뼈의 통증, 신경성 식욕부진증, 구역, 구토, 갈증, 변비, 무기력, 빈맥, 다뇨.
- 여성의 경우 calcitriol을 복용하기 전에 임신여부를 의료진에게 이야기하도록 교육한다.
- 환자에게 OTC약에 들어가 있는 칼슘성분을 확인하도록 교육한다. 특히 고칼슘혈증일 경우 일부 비타민약물과 제산제는 칼슘을 포함하고 있다. 환자에게 칼슘성분이 들어 있는 약을 복용하게 될 경우 의료진에게 말하도록 교육한다.

평가

- 약물치료의 효과를 관찰한다.
- Calcitonin을 처방했을 경우 지속적으로 저칼슘혈증의 증상과 징후를 관찰한다.
- 환자의 약물복용에 관한 지식을 평가한다.

Glucocorticoids

Glucocorticoids는 뇌하수체전엽에서 분비된 ACTH에 의해 영향을 받는다. 이는 탄수화물, 단백질, 지방의 대사와 근육과 혈구의 활동성에 영향을 준다. Mineralcorticoids의 기능 또한 가지고 있기 때문에 glucocorticoids는 신장에서 나트륨의 흡수를 일으킬 수 있다. 이는 물의 저류, 칼륨의 소실, 혈압 증가를 일으킬 수 있다. Cortisol은 glucocorticoids의 대표인데, 항염증, 항알레르기, 항스트레스 작용을 가진다. 치료목적의 glucocorticoids 사용은 외상, 수술, 염증, 불안에 사용될 수 있다. 표 45-4는 부신기능부전(Addison's병)과 기능항진증(Cushing's 증후군)의 생리학적 측면을 다루고 있다.

다양한 glucocorticoids 약물은 일반적으로 cortisone 약물이라 불리는데, 이는 인위적으로 합성하여 만들어진다. 이 약물들은 경구, 비경구(IM, IV), 도포(크림, 연고, 로션), 에어로졸(흡입기) 등 다양한 경로로 투여한다. IM 방법은 잘 쓰이지는 않지만, 근육 깊숙이 주입되어야 한다. 피하주사는 추천되지 않는다.

Glucocorticoids는 많은 질병과 염증, 알레르기, 쇠약한 병세 등의 건강문제를 치료하기 위해 사용된다. Glucocorticoids를 필요로 하는 염증상황은 자가면역질환(예, 다발성 경화증, 류마티스관절염, 중증 근무력증), 궤양성 대장염, 사구체신염, 쇼크, 안구와 혈관의 염증, 결절성 다발동맥염, 간염이다. 알레르기 상황은 천식, 약물반응, 접촉피부염, 아나필락시스를 포함한다. 쇠약한 병세는 주로 암에 의한 것이다. 장기이식 수혜자도 거부반응을 막기 위해 사용할 수 있다.

Glucocorticoids의 종류는 많고, 몇몇은 다른 것보다 더 강력하다. Dexamethasone(Decadron)은 두부손상이나 알레르기 반응으로 생긴 심각한 염증반응을 치료하기 위해 사용된다. 자주 처방되는 값싼 glucocorticoids는 prednisone이다. 원형약물차트 45-4에 prednisone의 약물자료가 있다.

표 45-4 생리학적 데이터: 부신 분비 저하 및 분비 증가

신체계통	부신분비저하	부신분비과다
대사		
당	저혈당증	고혈당증
단백질	근육약화	근육소실; 피부 얇아짐; 상처치유 곤란; 골다공증;
지방		안면(moon face), 목뒤(buffalo hump) 및 몸통(배돌출)에 지방이 축적 됨; 고지혈증; 콜레스테롤 증가
중추신경계	무관심(apathy), 우울증, 피로	신경활성 증가; 기분고조; 과민; 발작
위장관계	오심, 구토, 복통	소화성 궤양
심혈관계	빈맥, 저혈압, 심혈관계 허탈	고혈압; 부종; 심부전
눈	없음	백내장
체액 및 전해질	체액량 부족; 저나트륨혈증; 고칼륨혈증	체액량 증가; 고나트륨혈증; 저칼륨혈증
혈액세포	빈혈	백혈구 및 호중구 증가; 혈액응고 문제 야기

원형약물차트 45-4

Prednisone

약물분류 항궤양약물: glucocorticoid 상품명: Deltasone 임신범주: C	**용량** A: PO: 5–60mg/d 단일 혹은 나누어 투여 C: PO: 0.1–0.15mg/kg/d 단일 혹은 나누어 투여
금기 과민반응, 정신병증, 진균감염, 소화성 궤양 주의: 당뇨병, 신질환, 심부전증, 심근경색증, 고혈압, 골다공증, 발작, 백내장, 녹내장	**약물–임상검사–음식 상호작용** 약물: estrogen, diltiazem, ketoconazole과 사용 시 효과 증가; barbiturate, phenytoin, rifampin과 함께 사용 시 효과 감소. Aspirin과 NSAIDs와 동시에 사용 시 GI 독성 증가; 이뇨제와 amphotericin B은 potassium 부족 증가됨; 강심배당체 동시에 사용 시 심부정맥과 강심제 독성 증가됨.
약동학 흡수: PO: 흡수 잘됨 분포: PB: 70–90%; 태반 통과 대사: t½: 3.5h 배출: 소변으로	**약역학** PO: 개시: UK 최고: 1–2h 작용시간: 24–36d
치료효과/응용 염증 빈도 감소; 면역억제제로서; 피부과 질환치료 작용기전: 염증과 부신기능 억제시킴	
부작용 오심, 설사, 복부팽만증, 식욕 증가, 발한, 두통, 우울증, 홍조, 정동 변화, 백내장, 무월경	**유해반응** 점상출혈, 반상출혈, 고혈압, 빈맥, 골다공증, 근소실, 나트륨과 체액정체 치명적: 위장관출혈, 췌장염, 순환기 허탈, 정맥염, 색전증

A, adult 성인; C, child 소아; d, day 일; GI, gastrointestinal 위장관계; h, hour 시간; PB: protein–binding 단백결합; PO, by mouth 경구; t½, half–life 반감기; UK, unknown 모름.

약동학 Prednisone은 소화기관에서 쉽게 흡수된다. 3-4시간의 짧은 반감기를 가지고, 단백결합능력이 우수하다. Prednisone은 소변에서 주로 배설된다.

약역학 Prednisone의 주 작용은 급성 염증반응 억제와 면역억제이다. 세포매개 면역반응을 막는다. 최대 반응은 1-2시간 내에 일어나고, 작용의 기간은 1-1.5일로 길다.

주로 사용되는 glucocorticoids 약물은 표 45-5에 나열하였다. 대부분의 glucocorticoids는 임부투여안정성 C 약물이다. 부신겉질기능저하증에 사용되는 약제는 glucocorticoids와 무기질 corticoids 둘 다 포함하는데, 항염증 또는 면역억제로 사용하는 경우는 대부분 glucocorticoids이다.

표 45-5 부신 호르몬: Glucocorticoids, Mineralocorticoids 및 Glucocorticoid 억제제

일반명(상품명)	투여경로 및 용량	응용 및 고려사항
Glucocorticoids		
단시간작용		
cortisone acetate	A: PO: 10–37.5mg/d	부신겉질기능부전. Glucocorticoid 및 mineralocorticoid를 함유. 염증과정을 줄임. 경구투여 시 GI에서 신속히 흡수됨. 깊은 IM으로 투여. 음식과 경구투여 함. 임신범주: D; PB: UK; t½: 8–12h
hydrocortisone(Cortef, Hydrocortone)	A: PO: 20–240mg/d, 3–4회 나누어 투여 IV: 15–500mg/d 직장 투여: 10–25mg	For adrenocortical insufficiency and inflammation. Parenteral from: hydrocortisone sodium phosphate. Acetate form of drug may be injected into joints. Available in cream, ointment, lotion, and spray. 임신범주: C; PB: 79%; t½: 1.5–2h
중간 시간작용		
methylprednisolone(Solu–Medrol, Depo–Medrol)	A: PO: 2–60mg/d, 1회 이상 나누어 투여 A: IV: Succinate: 10–80mg/d IM: Acetate: 10–80mg/wk	관절염, 기관지천식, 알레르기 반응 및 뇌 부종 같은 염증 상황에 사용. 임신범주: C; PB: UK; t½: 18–36h
prednisolone(AK–Pred)	A: PO: 5–60mg/d C: PO: 0.1–2mg/kg/d, 나누어 투여	항염증 혹은 면역억제효과. 비경구투여 사용. 관절과 연조직에 주사 가능. 강력한 스테로이드. 임신범주: C; PB: 65–90%; t½: 3.5h
prednisone(Deltasone)	원형약물차트 45–4 참조.	
장시간작용		
beclomethasone dipropinoate(Qvar, Beclovent, Vanceril)	A: Inhal: 1–2 puffs b.i.d.	기관지천식, 기관지염증 및 계절성 비염에 흡입용으로 사용. 모든 glucocorticoid 흡입제처럼, 예방 목적으로 사용. 급성 천식발작에는 사용하지 않는다. 임신범주: C; PB: 87%; t½: 15h
betamethasone (Celestone)	A: PO: 0.6–7.2mg/d, 단일 혹은 나누어 투여 IM/IV: 1–9mg/d; 최대: IM: 12mg/d	강력한 항염증 스테로이드 약물. 관절에 주사할 수도 있음. 기관지천식, 관절염, 심한 알레르기 반응 및 뇌 부종 치료에 효과적임. 음식과 함께 투여. 임신범주: C; PB: 64%; t½: 35–54h
dexamethasone(Decadron)	염증: A: PO: 0.75–9mg/d, 2–4회 나누어 투여 C: PO: 0.024–0.34mg/kg/d, 나누어 투여 A: IV: IM: 0.5–9mg/d, 2–4회 나누어 투여	강력한 항염증약물. 급성 알레르기 질환, 천식발작, 뇌부종 및 반응이 없는 쇼크 치료에 효과적. Cushing 증후군 및 우울증 진단에 사용. IV로 투여 가능. 음식과 함께 경구투여. 임신범주: C; PB: 80–90%; t½: 3–4.5h
Mineralocorticoids		
fludrocortisone(Florinef)	A: PO: 0.1–0.2mg/d	부신겉질기능부전, Addison 병. 또한, 염–소실 부신생식기증후군(adrenogenital syndrome). 그 것의 mineralocorticoid 효과에 의한 부분으로만. 임신범주: C; PB: 92%; t½: 18–36h
부신기능이상 진단		
corticotropin(Acthar)	부신 및 뇌하수체 기능을 보는 진단검사	원형약물차트 45–1 참조.
cosyntropin(Cortosyn)	부신 및 뇌하수체 기능을 보는 진단검사	표 45–1 참조.

A, adult 성인; ACTH, adrenocorticotropic hormone 부신겉질자극호르몬; b.i.d., 1일 2회; C, child 소아; d, day 일; GI, gastrointestinal 위장관계; h, hour 시간; IM, intramuscular 근육내; inhal, inhalation 흡입; IV, intravenous 정맥내; PB: protein–binding 단백결합; PO, by mouth 경구; q.i.d., 1일 4회; t½, half–life 반감기; t.i.d., 1일 3회; UK, unknown 모름; wk, week 주.

부작용 및 유해반응. Glucocorticoids의 부작용으로는 고용량 또는 장기사용으로 인해 생긴 고혈당, 얼굴과 몸통의 비정상적은 지방축적(moon face, buffalo hump), 사지의 크기 감소, 근육 감소, 부종, 나트륨과 수분축적, 고혈압, 다행감 또는 정신병, 자반증이 동반된 얇은 피부, 안압증가(녹내장), 위궤양, 성장장애가 있다. Glucocorticoids의 장기복용은 부신의 위축을 일으킬 수 있다(부신기능상실). 약물치료를 중단할 때는 부신겉질이 cortisol과 다른 corticosteroid를 분비할 수 있도록 용량을 서서히 줄여야 한다. 약을 갑자기 중단할 경우 심각한 부신겉질기능상실을 일으킬 수 있다.

약물 상호작용. Glucocorticoids는 동시에 복용한 약(aspirin, 비스테로이드성 항염증제(NSAIDs)의 효능을 증가시켜 위장관출혈과 궤양의 위험을 높인다. 칼륨을 배설시키는 이뇨제(예, Lasix)를 corticosteroid와 함께 복용할 경우 칼륨 손실을 증가시켜 저칼륨혈증을 유발할 수 있다.

Barbiturates, phenytoin, rifampin은 glucocorticoids의 대사

를 증가시켜서 prednisone의 효과를 감소시킨다. 원하는 효과를 위해서는 glucocorticoids 과용량을 복용하여야 할 수 있다. Prednisone을 장기간 복용할 경우 심각한 근력저하를 일으킬 수 있다.

강력한 glucocorticoids인 dexamethasone은 많은 약물과 상호작용한다. Phenytoin, theophylline, rifampin, barbiturates, 제산제는 dexamethasone의 작용을 감소시키는 반면 NSAIDs, aspirin, estrogen은 작용을 증가시킨다. Dexamethasone은 경구항생제의 효과를 감소시킨다. Glucocorticoids는 혈당을 증가시킬 수 있어 insulin이나 당뇨약의 용량을 증가시켜야 한다. 만약 약물이 이뇨제나 녹농균 penicillin과 함께 사용한다면 혈중칼륨 수치가 눈에 띄게 감소할 수 있다.

Mineralcorticoids

Mineralcorticoids는 corticosteoids의 한 종류이다. Aldosterone은 renin-angiotensin 시스템에 의해 조절된다. ACTH에 의해 조절되지 않는다. 이들 호르몬은 체액량의 조절에 관여한다. 나트륨을 신장에서 재흡수하고 흡수된 나트륨은 물을 끌어당기게 되어 물을 저류시킨다. 저혈량증이 일어나면(순환체액량의 감소) 더 많은 aldosterone이 분비되어 나트륨과 물을 저류시켜 체액량을 교정한다. 나트륨의 재흡수과정에서 칼륨을 소실하고 저칼륨혈증을 유발할 수 있다. 일부 glucocorticoids 약물은 mineralcorticoids를 함유하는데, 대표적으로 cortisone과 hydrocortisone이다. Addison 병에서 볼 수 있는 현상으로 심각한 mineralcorticoids의 결핍은 저혈압과 혈관허탈을 초래할 수 있다. Mineralcorticoids 결핍은 glucocorticoids 결핍과 함께 나타나며, 이는 일반적으로 corticosteroids 결핍이라 불린다.

Fludrocortisone은 경구 mineralcorticoids로 glucocorticoids와 함께 주어질 수 있다. 음성 질소평형을 일으킬 수 있으므로 고단백식이가 요구된다. 칼륨의 배설이 mineralcorticoids와 glucocorticoids를 함께 쓸 때 일어나기 때문에 혈중칼륨농도가 감시되어야 한다.

추후의 비교를 위해 기저 활력징후를 기록한다.

실험실검사 항목을 평가한다. 특히 혈중전해질농도와 혈당을 평가한다. Prednisone과 같은 glucocorticoids를 장기간 복용하면 혈중칼륨농도는 감소하고, 혈당은 증가한다.

환자의 체중과 소변량을 추후의 비교를 위해 측정한다.

환자의 약물 복용력과 한약 복용력을 확인한다. 환자가 녹내장, 백내장, 위궤양, 정신과적 문제, 당뇨가 있을 경우에는 보고한다. Glucocoticoids는 이와 같은 질병을 악화시킬 수 있다.

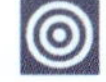
약초 경고 45-1

약초와 Corticosteroids

- 약초연화제(cascara, senna)와 약초이뇨제(셀러리 씨앗, juniper)는 혈청칼륨 수치를 줄인다. 이러한 약초들을 corticosteroids와 함께 복용 시 저칼륨혈증이 더욱 심해진다.
- 인삼을 corticosteroids와 함께 섭취 시에 중추신경계를 자극하고 불면증을 초래할 수 있다.
- Echinacea는 corticosteroids 효과를 감소시킬 수 있다.
- Licorice는 corticosteroids 효과를 강화시키고, 혈청칼륨 수치를 점차적으로 감소시킨다.

간호과정
환자-중심 협력간호

부신호르몬: Glucocorticoids

사정

- 추후의 비교를 위해 기저 활력징후를 기록한다.
- 실험실검사 항목을 평가한다. 특히 혈중전해질농도와 혈당을 평가한다. Prednisone과 같은 glucocorticoids를 장기간 복용하면 혈중칼륨농도는 감소하고, 혈당은 증가한다.
- 환자의 체중과 소변량을 추후의 비교를 위해 측정한다.
- 환자의 약물 복용력과 한약 복용력을 확인한다. 환자가 녹내장, 백내장, 위궤양, 정신과적 문제, 당뇨가 있을 경우 보고한다. Glucocorticoids는 이와 같은 질병을 악화시킬 수 있다.

간호진단

- 건망증으로 약물중단
- 체액저류로 인한 과도한 체액량

계획

- Glucocorticoids 치료와 관련된 환자의 부작용을 최소화
- 환자의 염증반응 감소
- 환자의 약물사용요법에 대한 지식습득

간호중재

- 활력징후를 확인한다. Prednisone과 같은 glucocorticoids는 혈압 증가와 나트륨과 체액의 저류를 일으킬 수 있다.

- Glucocorticoids를 처방한 대로 사용한다. 투여경로는 경구, IM(삼각근에는 사용하지 않는다), IV, 에어로졸, 도포가 있다. 도포할 경우 얇게 도포한다. 발진, 감염, 자반증이 생기면 보고되어야 한다.
- 체중을 측정한다. 며칠간 2.5kg 이상의 체중증가가 있을 경우 보고한다. 이는 주로 수분저류에 의해 발생한다.
- 혈중전해질농도와 혈당을 측정한다. 혈중칼륨농도는 3.5mEq/L 미만으로 감소할 수 있고, 혈당은 증가되어 있을 것이다.
- 저칼륨혈증의 증상과 징후를 주의한다. 구역, 구토, 근력약화, 복부팽만, 마비성 장폐색, 부정맥이 있다.
- Glucocorticoids를 10일 이상 복용하거나 고용량을 복용했을 때 부작용에 유의한다. Cortisone은 갑작스럽게 중단해서는 안 된다. 부신발작이 일어날 수 있다.
- 고연령에서 골다공증의 증상과 징후를 유의한다. glucocorticoids는 뼈에서 칼슘을 빼내게 된다.
- 근력의 변화가 있을 때 보고한다. 고용량의 glucocorticoids는 근력의 저하를 일으킬 수 있다.

환자교육

일반

- 환자에게 처방한 대로 약을 복용할 것을 교육한다. 갑자기 약을 중단하지 않도록 교육한다. 약을 중단할 경우 1–2주간 점차 약의 용량을 줄여가는 방식으로 한다.
- 용량을 4–5일 동안 감소할 수 있게 처방한다. 단기간 사용(10일 미만)에서 prednisone이나 다른 cortisone과 같은 glucocorticoids도 서서히 양을 줄여야 한다. 예를 들어, 1일째 하루 1알씩 4번, 2일째 하루 1알씩 3번, 3일째 하루 1알씩 2번, 4일째 하루 1알씩 1번.
- 임신기간 중에는 cortisone의 약을 복용하지 않도록 교육한다. 태아에게 악영향을 미칠수 있다.
- 일부 한약이나 이뇨제가 glucocorticoids 약과 상호작용을 하여 저칼륨혈증을 심각하게 일으킬 수 있다.
- 환자에게 이 약은 면역을 억제하기 때문에 호흡기계 감염 환자는 피할 것을 교육한다. 이것은 환자가 고용량 glucocorticoids를 복용할 경우 특히 중요하다.
- 다른 의료진에게 약을 처방받기 전 glucocorticoids를 복용 중인 것을 알리라고 교육한다. 특히, 이것은 수술 전에 중요하다.
- 환자에게 glucocorticoids를 복용 중인 상태라는 것을 알리는 MedicAlert 증명카드, 태그, 꼬리표를 들고 다니게 한다.

자가 관리

- 환자에게 에어로졸 분무기를 사용하는 것을 교육한다. 환자에게 반발효과를 피하기 위해 에어로졸 과사용을 피할 것을 경고한다.

부작용

- 환자에게 약물과용 또는 Cushing 증후군(moon face, 부은 눈꺼풀, 발의 부종, 멍의 증가, 어지럼, 출혈, 불규칙적인 월경)증상과 징후를 알리라고 교육한다.

식사

- Cortisone을 식사시간 또는 음식과 함께 섭취하라고 조언한다. Glucocorticoids는 위점막을 자극하여 위궤양을 일으킬 수 있다.
- 환자에게 신선한 과일, 말린 과일, 야채, 고기, 견과류와 같은 칼륨이 풍부한 음식을 섭취하라고 조언한다. Prednisone은 칼륨손실을 촉진하여 저칼륨혈증을 일으킬 수 있다.

평가

- Glucocorticoids 치료의 효과를 평가한다. 만약에 염증이 좋아지지 않는다면 약물치료를 바꾸는 것이 필요할 수 있다.
- 부작용을 계속해서 감시한다. 특히, 환자가 고용량의 glucocorticoids 복용 시 주의하여야 한다.
- 환자의 glucocorticoids 치료에 대한 지식

핵심 웹사이트

Levothyroxine: *www.nlm.nih.gov/medlineplus/druginfo/medmaster/a682461.html*

Myxedema coma: 진단 및 치료: *www.aafp.org/afp/20001201/2485.html*

학습 질문

1. Somatropin(Genotropin)을 복용하는 환자가 있다. 간호사는 이 약이 어떤 작용을 하는지 알아야 하는가?
   a. 소염제로 작용한다.
   b. 대사율과 산소소모량이 증가한다.
   c. 긴뼈의 성장판에서 성장을 촉진한다.
   d. 신세관에서 수분재흡수를 촉진한다.
2. Desmopression acetate를 투여받는 환자가 있다. 간호사는 환자가 어떤 상태일 경우에 이 약으로 치료를 해야 하는지 알아야 되는가?
   a. 거인증
   b. 당뇨
   c. 요붕증
   d. 부신기능부전

학습 질문

3. 환자가 levothyroxine(Synthroid)을 복용하고 있을 때, 간호사는 환자의 어떤 부작용을 감시해야 하는가?
   a. 빈맥
   b. 기면증
   c. 변비
   d. 몸무게 증가

4. 환자가 calcitriol(Rocaltrol)을 이제 막 먹기 시작하였다. 이 약에 대해서 간호사가 파악하여 적용해야 할 것은?
   a. 환자의 몸무게 감시
   b. 혈청칼슘 수치 감시
   c. 탈모나 점상출혈의 부작용이 생기는지의 여부
   d. 호흡기감염을 막기 위한 지시

5. 환자에게 corticotropin(Acthar)를 줄 때, 간호사는 환자의 어떤 상태를 감시해야 하는가?
   a. 몸무게 증가
   b. 고칼륨증
   c. 저혈당증
   d. 탈수

6. 간호사가 여러 가지 약을 복용하는 새로 입원한 환자에게 prednisone (Deltasone)을 투여하고 있다. 간호사가 고려해야 할 약물 상호작용은? (맞는 답을 모두 고르시오)
   a. 아드레날린 약물을 먹으면 심장과 중추신경계 활동이 증가한다.
   b. K이 빠져나가게 하는 이뇨제는 혈청내 K 소실 증가로 저칼륨혈증이 생기게 한다.
   c. Aspirin과 NSAIDs 복용을 하면 소화관내 출혈과 궤양의 위험도가 증가 한다.
   d. Phenytoin(Dilantin)과 함께 복용하면 prednisone 작용이 감소하는데, 이는 phenytoin이 glucocorticoid 대사를 증가시키기 때문이다.
   e. 강심성 배당체를 함께 복용하면 부정맥과 digitalis 독성 발생의 위험도가 증가한다.
   f. Glucocorticoid와 함께 복용하면 당뇨약의 용량이 늘어날 수도 있다.

7. 간호사가 환자에게 vasopressin(Pitressin)을 투여하고 있다. 이 약에 대해서 간호사가 파악하여 적용해야 할 것은? (맞는 답을 모두 고르시오)
   a. 소변배출량을 기록한다.
   b. 몸무게의 변화, 부종발생 여부를 관찰한다.
   c. 혈압저하를 감시한다.
   d. 환자의 혈당수치를 면밀히 감시한다.
   e. 환자의 맥박이 빨라지는지 감시한다.
   f. 매일 환자의 칼슘 수치를 기록한다.

답: 1. c, 2. c, 3. a, 4. b, 5. a, 6. b, c, d, e, f, 7. a, b, c, e

46장

당뇨병치료제

학습목표

- 제1형 당뇨병과 제2형 당뇨병을 비교한다.
- 당뇨병의 증상을 기술한다.
- 저혈당반응과 고혈당반응의 증상을 구별한다.
- 초속효성(rapid–acting), 속효성(short–acting), 중간형(intermediate–acting) 및 지속형(long–acting) insulin의 작용개시, 최고농도, 작용시간을 비교한다.
- 경구용 당뇨병치료제의 작용과 부작용을 비교한다.
- Insulin, 경구용 당뇨병치료제 및 glucagon을 비교한다.
- Insulin과 경구용 당뇨병치료제를 투여받는 사람에게 간호과정을 적용한다.

당뇨병치료제(*antidiabetic drug*)는 탄수화물대사에 영향을 주는 만성 질환인 당뇨병을 치료한다. 당뇨병치료제에는 (1) insulin, (2) 경구용 혈당강하제(당뇨병치료제)의 두 군이 있다. 췌장의 베타세포에서 분비되는 단백질인 **인슐린(insulin)**은 탄수화물대사에 필수적이며, 단백질과 지방대사에 중요한 역할을 한다. **베타세포**(*beta cell*)는 췌장의 75%를 차지하고 **알파세포**(*alpha cell*)는 췌장의 20%를 차지하는데, 혈당상승물질인 *glucagon*을 분비한다. **경구용 당뇨병치료제(oral hypoglycemic drug)**로 알려진 **경구용 혈당강하제(oral hypoglycemic drug)**는 insulin 분비를 촉진시키거나 고혈당증이 되는 대사반응을 변화시키는 합성약물이다.

당뇨병

당뇨병(diabetes mellitus)은 당대사결핍으로 인한 만성 질환으로, 베타세포에서 insulin 분비가 불충분하여 발생한다. 이로 인해 혈당이 상승한다. 당뇨는 **다뇨증(polyuria)**, **다음증(polydipsia)**, **다식증(polyphagia)**의 세 가지 특징을 가진다. 당뇨병은 췌장의 질환이며, 반면에 요붕증(diabetes insipidus)은 뇌하수체후엽의 질병이며, 45장에 자세히 다루고 있다.

표 46–1에 네 가지 당뇨병을 나타내고 있다. 바이러스감염, 환경적 조건 및 유전인자는 **제1형 당뇨병(type 1 diabetes mellitus)** 발생에 관여한다. **제2형 당뇨병(type 2 diabetes mellitus)**은 가장 흔한 당뇨병이다. 일부 자료들은 유전과 비만이 제2형 당뇨병의 주요 요소라고 제시한다. 제2형 당뇨병에서는 다양한 양의 insulin을 분비하는 일부 베타세포기능을 보인다. 일부 제2형 당뇨병 환자는 경구용 혈당강하제와 미국 당뇨병학회에서 권장하는 식이요법으로 고혈당증이 조절될 수 있다. 그러나 제2형 당뇨병 환자의 1/3은 insulin을 필요로 한다. 한 가지 혹은 두 가지 경구용 당뇨병치료제를 사용하는 제2형 당뇨병 환자는 수년 후에 insulin 의존성이 된다.

표 46-1 당뇨의 종류와 발생

당뇨의 종류	발생백분률
제1형	10–12%
제2형	85–90%
2차성 당뇨(약물, 호르몬의 변화)	2–3%
GDM	1%(모든 임신부 중 2–5%)

GDM, Gestational diabetes mellitus 임신성 당뇨

혈당을 상승시키는 일부 약은 당뇨 전단계(prediabetes) 사람에서 고혈당증을 야기한다. 여기에는 glucocorticoids(cortisone, prednisone), thiazide 이뇨제(hydrochlorothiazide[HydroDIURIL]) 및 epinephrine 등을 포함한다. 이 약을 중지한 후 혈당은 정상으로 회복된다.

임신 중기와 후기에 progesterone, cortisol 및 human placental lactogen(hPL)과 같은 호르몬이 증가한다. 증가된 호

르몬은 신체의 insulin 이용을 억제한다. 이는 임신기간 동안 임신성 당뇨병 발생의 원인 요소가 되고, 당이 조직과 지방 저장 부위로부터 유리된다. 임신 후 혈당수치가 감소되지만, 일부는 당뇨를 유발하고, 수년 후 제2형 당뇨병으로 발전할 수 있다.

Insulin

Insulin은 혈당상승에 반응하여 랑거한스섬의 베타세포로부터 분비된다. 경구 당부하는 정맥내 당부하보다 더욱 효과적으로 혈청 insulin 농도를 높인다. Insulin은 당, 아미노산 및 지방산의 흡수를 촉진하고, 이 물질을 신체세포에 저장되는 물질로 전환시킨다. 포도당(glucose)은 향후 필요한 당으로 쓰기 위해 간과 근육에 glycogen 형태로 전환되어 저장되며, 이로 인해 혈당이 낮아지게 된다. 일반적인 혈액의 포도당의 정상범위는 60−100mg/dL이며, 혈청이나 혈장의 포도당은 70−110mg/dL이다. 혈당이 180mg/dL를 초과할 때 소변에 당이 나오게 된다. 혈당상승은 **삼투성 이뇨제**(*osmotic diuretic*)와 같은 작용을 나타내어 다뇨증을 유발한다. 혈당이 200mg/dL 이상 높게 유지될 때 당뇨병이 발생한다.

2009년에, 미국당뇨병학회에서 당뇨병의 진단을 위해 헤모글로빈 A_{1c}(HbA_{1c})를 포함하는 권고사항을 개정하였다. 전에는 이 검사가 치료를 관찰할 목적으로 이용되었다. HbA_{1c}는 적혈구의 헤모글로빈과 당의 상호작용의 결과물이다. 적혈구의 수명이 약 120일이므로 HbA_{1c} 수치는 3개월까지의 평균적 혈당농도를 반영한다. 치료를 관찰하는 데 있어 그 목적은 당뇨 환자의 HbA_{1c}가 7% 이하로 유지하는 것이다. HbA_{1c} 농도가 5% 이하일 때 환자가 당뇨가 아님을 나타내며, 5.7−6.4%는 당뇨 전단계를 나타내고, 6.5% 이상은 당뇨병으로 진단한다.

베타세포의 insulin 분비

췌장의 베타세포는 Insulin을 하루 0.2−0.5unit/kg을 분비한다. 70kg 몸무게의 환자는 하루에 14−35unit의 insulin을 분비한다. 만약 개인이 더 많은 칼로리를 섭취하면 더욱 많은 insulin이 분비된다. 당뇨 환자는 하루 0.2−1unit/kg을 필요로 한다. 높은 필요 범위는 비만, 스트레스 혹은 조직의 insulin 저항성 때문에 비롯된다.

상품화된 insulin 제품

현재 insulin은 모두 DNA 기술을 이용한다. 사람 insulin은 1983년에 도입되었고, 사람 신체의 췌장에서 분비하는 insulin을 복제하였다. 사람 insulin의 예로는 Humulin R과 Novolin N이 있다. Humulin insulin의 사용은 알레르기 효과와 insulin 저항성을 낮추었다. 사람 insulin 유사체는 사람 insulin과 반응하여 작용개시와 작용시간을 변하게 하였다. Insulin lispro(Humalog)와 insulin aspart(Novolog)는 사람 insulin 유사체의 예이다.

Insulin은 피하로 투여한다. Insulin의 복부주사는 다른 신체부위보다 더 빨리 흡수되고 더욱 지속적이다. Insulin 의존형 당뇨병으로 새로이 진단된 사람은 사람 insulin을 처방받는다. 게다가, 임신기간 동안 고혈당증으로 생기거나 이미 당뇨병을 갖고 있는 임신 환자의 경우 항상 사람 insulin을 처방받는다.

Insulin 농도는 100unit/mL 혹은 500unit/mL이며, insulin은 10mL 바이알에 포장되어 있다. Insulin 500unit은 단시간 작용형 regular insulin이다. Insulin 500unit은 응급상황과 심한 insulin 저항성(>200units/day)이 있는 환자를 제외하고는 잘 사용하지 않는다. Insulin 주사기는 일반적으로 1mL당 100unit의 단위가 표시되어 있거나 insulin 100U에 대해 0.5mL당 50unit으로 표시되어 있다. Insulin 주사기는 정확한 용량을 위해 사용되어야 한다. 용량오류를 방지하기 위해 의료진은 insulin 주사기의 unit 계산과 insulin 농도가 맞는지 확인해야 한다. 사용 전에 환자나 간호사는 혼탁한 insulin 병을 흔들지 말고 굴려서 insulin과 그의 내용물들이 잘 섞이도록 해야 한다. Insulin 병을 흔들 경우 거품이 생겨 비정확한 용량을 초래할 수 있다. Insulin의 수요는 다양하다. 운동의 증가로 인해 insulin이 덜 필요할 수도 있고, 감염과 고열이 있을 경우에는 더 많은 insulin이 요구된다.

Insulin 투여

Insulin은 단백질이며 위장관 분비물이 insulin 구조를 파괴하기 때문에 경구투여를 할 수 없다. Insulin은 45−90도 각도 정도에서 피하로 투여한다. 90도 각도는 피부와 지방조직을 들어 올려 가능하게 한다. 지방과 근육 사이에 포켓을 만들어 여기로 insulin을 주사한다. 마른 사람은 지방조직이 적기 때문에 45−60도 각도가 사용된다. Regular insulin은 정맥투여가 가능한 유일한 형태이다.

Insulin 주사부위와 깊이는 흡수에 영향을 미친다. Insulin 흡수는 다리와 엉덩이 부위에 주사하는 것보다 복부에 투여할 때 더 효과적이다. 열과 마사지는 피하흡수를 증대시킬 수 있다. 피하부위를 차갑게 하면 흡수가 감소된다.

Insulin은 항상 아침식사 전에 투여한다. 이는 하루에 수차례 투여할 수 있다. Insulin 주사부위는 insulin 흡수를 방해할 수 있는 **지방위축(lipodystrophy)**을 방지하기 위해 회전시켜야 한다. 지방위축은 피부표면 하부에 꺼지는 현상이며, 기본적으로 여성과 어린이에게서 발생한다. 지방비후은 피부에 올라온 덩어리이며, 남성에게 더욱 흔하다. 이 현상은 동일한 피하부위에 반복적으로 주사 시 발생한다. 지방위축을 피하고 insulin 흡수를 촉진시키기 위해 부위회전 패턴의 개발이 필요하다. 여러 가지 insulin 회전 프로그램이 있는데, 예를 들어 8일 회전 스케줄이 있다. 미국당뇨병학회는 1주일 동안 선택된 부위에 매일 주사를 놓는 것을 제안하였다. 각 날에 한 부위에서 1.5인치 떨어진 곳에 주사해야 한다. 환자가 하루 두 번(아침, 저녁) insulin 주사를 할 때 아침에 오른쪽 부위를 선택하고 저녁에 왼쪽 부위를 선택한다. 그림 46-1은 insulin 주사부위를 표시하고 있다. 주사부위와 날짜는 기록하여 보관하여야 한다.

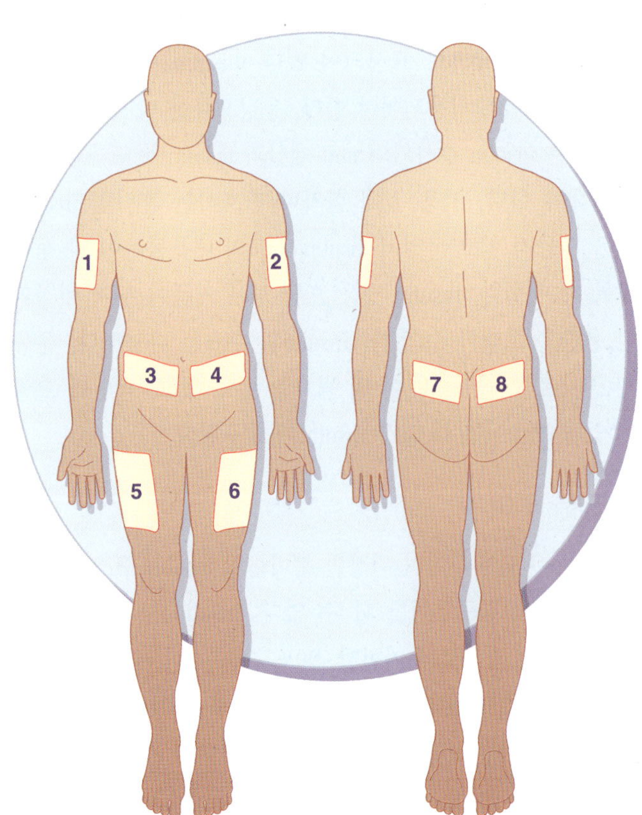

그림 46-1 인슐린 주사부위

질병과 스트레스는 insulin을 더욱 필요로 한다. 감염과 스트레스와 같은 질병이 발생하면 insulin을 아끼지 말아야 한다. 고혈당증과 케톤산증은 부족한 insulin으로부터 비롯된다.

Insulin 유형

Insulin에는 몇 가지 표준형(초속효성, 속효성, 중간형, 장시간형 및 혼합형)이 있다. 초속효성 및 속효성 insulin은 insulin 작용의 연장을 위해 첨가하는 물질 없이 맑은 용액으로 존재한다. 중등도형 insulin은 혼탁하고 insulin 작용을 연장시키는 단백질 protamine을 함유하고 있거나 작용개시를 늦추고 작용시간을 연장하는 목적으로 아연을 포함하기도 한다.

초속효성 insulin은 insulin lispro(human analog)(Humalog)와 human insulin aspart를 포함한다. Insulin lispro는 human regular insulin(Humulin)에 두 아미노산을 역전시켜 만든다. 또 다른 human insulin 유사체인 insulin aspart(rDNA 유래)는 즉시 혈류로 들어가서 다른 물질과 덩어리를 형성하지 않도록 하기 위해 aspartic acid와 proline 아미노산을 치환한 형태의 insulin이다. Insulin lispro와 insulin aspart는 regular insulin보다 더욱 작용이 빠르며, 식사 전에 일찍 투여해야 한다.

속효성 insulin은 30분-1시간의 작용개시시간을 가진다. 최고작용은 2.5-5시간에 일어나고 작용시간은 6-8시간이다. Regular insulin은 정맥주사와 피하주사가 가능한 단시간 작용형 insulin이다. Regular insulin은 일반적으로 식사 30분 전에 투여한다.

중간형 insulin(intermediate-acting insulin)에는 neutral-protamine-Hagedorn(NPH), Lente 및 Humulin N 등이 포함된다. NPH와 Humulin N처럼 isophan insulin은 insulin 작용을 연장시키는 물질인 protamine을 함유하고 있다. 중간형 insulin은 작용개시시간이 1-2시간이며, 최고작용은 6-12시간, 작용시간은 18-24시간이다.

Insulin glargine(Lantus)은 지속형 insulin으로, 1시간의 작용개시시간을 가지고 24시간 지속된다. 취침 전 하루 1회 투여하는데, 이는 지속적으로 유리되기 때문에 야간 저혈당증이 다른 insulin처럼 흔하지는 않다. Insulin detmir(Levemir)는 또다른 지속형 insulin으로, 6-8시간의 최고농도시간 및

12–24시간의 작용시간을 가진다. 이들 두 insulin은 human insulin의 유사체(analogue)이다. 2000년에 FDA에 의해 승인된 Glargine은 제1형 및 제2형 당뇨병 환자를 위한 최초의 지속형 재조합 DNA(rDNA 유래) 사람 insulin이다. Glargine과 detmir는 insulin 펜 모양의 기구인 "OptiPen One"의 미리 채워진 3mL 카트리지로 사용가능하다. 일부 환자들은 NPH insulin보다 glargine을 투여한 주사부위가 더 아프다고 호소한다.

Insulin 혼합형은 일반적으로 미리 섞여 있다. 여기에는 Humulin 75/25, Novolin 70/30, Humulin 50/50 및 Humalog Mix 75/25 있는데, 이들 조합이 널리 사용된다. Humulin 70/30 바이알 혹은 미리 채워진 1회용 펜에는 70%의 human insulin isophane(중간형 insulin)과 30%의 regular insulin(속효성 insulin)이 포함되어 있다. Insulin 펜은 외형적으로 만년필과 유사하다. Humulin 50/50 바이알 혹은 미리 채워진 1회용 펜은 50% isophane(NPH) insulin과 50%의 regular insulin을 함유하고 있다. Humalog 75/25 혼합은 바이알이나 미리 채워진 1회용 펜으로 사용가능하며, 여기에는 75%의 lispro protamine insulin과 25% lispro "속효성" insulin을 함유하고 있다. Humalog 75/25는 70/30 혹은 50/50 복합 insulin에서 나타나는 저혈당증을 예방하며, 고혈당증을 더욱 효과적으로 조절한다. Humalog75/25 펜은 300unit의 insulin을 함유하고 있으며, 첫 사용 후 냉장보관은 필요하지 않으며, 10일까지는 상온에 보관이 가능하다. 이들 혼합 insulin에서 한 가지 insulin이 효과가 있는 한 환자는 regular와 NPH, 두 가지 insulin을 혼합하지 말아야 한다. 그러나 일부 환자는 25% 혹은 30% 이하의 regular insulin을 필요로 하고, 더욱 많은 중간형 insulin을 필요로 한다. 이들 환자는 처방된 비율대로 두 가지 insulin을 섞을 필요가 있다.

속효성 insulin(Regular insulin)은 동일한 주사기 내에서 protamine 혹은 아연과 섞을 수 있다. 그러나 혼합형 insulin은 흡수속도를 변하게 할 수 있다.

Insulin 저항성

동물성 insulin을 투여받는 사람에게서 시간이 지나면 항체가 생겨난다. 이는 insulin 작용개시를 늦추고, 작용시간을 연장시킨다. 항체 발생은 insulin 저항성과 insulin 알레르기를 유발할 수 있다. 비만이 insulin 저항성의 원인요소가 될 수 있다. 각기 다른 insulin 약물로 피부검사를 시행하여 알레르기 여부를 결정한다. Human insulin과 속효성 insulin은 알레르기 항원(allergen)을 거의 유발하지 않는다.

Insulin 보관

개봉하지 않은 insulin 바이알은 사용할 때까지 냉장보관해야 한다. 일단 insulin 바이알을 개봉하면 (1) 1개월 동안 상온에 혹은 (2) 냉장보관으로 3개월 동안 보관이 가능하다. Insulin은 상온에서 주사할 때 조직자극이 덜하다. Insulin 바이알은 냉동시키면 안 된다. 게다가, insulin 바이알은 직사광선과 고온의 장소를 피해야 한다. 미리 채운 주사기는 냉장보관해야 하고, 1–2 주 내에 사용해야 한다. Insulin 바이알은 개봉 후 약 3개월 후에 약효를 상실한다.

원형약물차트 46–1은 insulin의 여러 유형의 약리학적 자료를 나열하고 있다.

약동학 모든 insulin은 피하주사하지만, 속효성 insulin(regular insulin)은 정맥주사가 가능하다. 반감기는 다양하며, insulin은 간과 근육에서 대사되고, 소변을 통해 배설된다.

약역학 Insulin은 체세포에 의해 당의 이용을 촉진시켜 혈당을 낮춘다. Insulin은 근육에서 당을 glycogen으로 저장하는 것을 촉진한다. 피하주사한 초속효성 insulin의 작용개시는 5-15분이다. Regular insulin의 피하주사 시 작용개시는 30분-1시간이며, 정맥주사 시 작용개시시간은 10-30분이다. 중간형 insulin의 작용개시시간은 1-2시간이다. Insulin의 최고작용은 중요한데 작용시간 동안 저혈당반응의 가능성 때문이다. 초속효형 insulin의 최고작용은 30분-3시간이다. 속효형 insulin의 최고작용시간은 2.5-5시간이다. 중간형 insulin은 6-12시간이다. 간호사는 신경과민, 진전, 혼돈, 발한 및 맥박수 증가와 같은 저혈당반응의 징후와 증상에 대한 평가가 필요하다. 만약 이 반응이 발생하면 오렌지주스, 설탕첨가 음료수 혹은 딱딱한 캔디를 보관하였다가 제공해야 한다. 만약 환자가 신속히 탄수화물을 섭취하지 못하면 glucagon을 투여할 수 있다. Glucagon은 간에서 glycogen을 파괴하여 10분 내에 혈당을 올릴 수 있다.

Regular insulin은 insulin 투여를 조절하는 동안에 하루 수차례 투여될 수 있다. 중간형 insulin과 지속형 insulin은 하루에 1회 투여한다. 속효 insulin은 중간형 insulin과 혼합하여 쓸 수 있고(Humulin N), 특히 신속한 작용개시가 요구될 때 필요하다. Insulin의 한 유형에서 다른 유형으로 전환이 될 때 사람 insulin은 짧은 작용시간을 가지기 때문에 환자에게 용량조절이 요구된다.

슬라이딩–스케일 insulin 범위

Insulin은 개인의 혈당검사결과에 따라 용량을 조절한 후 투여되어야 한다. 당뇨 환자는 insulin이 요구되는 상황(입

원형약물차트 46-1

Insulins

약물분류 항당뇨: Insulin Humalog(Lispro): 초속효성 Regular Humulin R: 속효성 Humulin N: 중간형 Glargine(Lantus): 장시간형 임신범주: B	**용량** 개별화되어야 한다. 환자의 혈당과 건강상태에 따라 달라져야 한다.
금기 과민반응, 저혈당증 주의: 저칼륨혈증, 발열, 수술 혹은 외상, 오심 혹은 구토	**약물-임상검사-음식 상호작용** 약물: Aspirin, 경구용 항응고제, 술, 경구용 혈당강하제, 베타차단제, 삼환 항우울제, MAO 억제제, tetracycline과 병용 시 저혈당증 효과가 증가된다. Thiazide, glucocorticoids, 경구용 피임약, 갑상선약물, 흡연 등에 의해 저혈당증 효과가 줄어든다.
약동학 흡수: Lisptro 및 Humulin R은 피하주사부위에서 즉시 흡수됨. Humulin N이 느린 속도로 흡수됨. Glargine이 서서히 흡수되고 분포도 느리게 이루어진다. 분포: PB: UK 대사: t½: insulin 유형에 따라 다양함 배출: 주로 소변으로	**약역학** Lispro(Humalog): subQ: 개시: 5-15min 최고: 30-60min 작용시간: 3-4h Regular Humulin R: subQ: 개시: 30-60min 최고: 2.5-5h 작용시간: 4-8h Humulin N: subQ: 개시: 1-2h 최고: 4-12h 작용시간: 18-24h Glargine(Lantus): subQ: 개시: 1h 최고: 없음 작용시간: 24h
치료효과/응용 당뇨를 조절하기 위해; 혈당을 낮추기 위해 작용기전: 체세포가 당을 사용하는 것을 촉진함	
부작용 혼돈, 불안, 진전, 두통, 홍조, 배고픔, 허약, 무기력, 피로, 두드러기, 홍조상태(redness), 주사부위의 자극 혹은 부종	**유해반응** 빈맥, 두근거림, 저혈당증 반응, 반동성 저혈당증(Somegyi 효과), 지방이영양증(lipodystrophy) 치명적: 쇼크, 급성 중증과민성, 케톤산증

h, hour 시간; MAIO, monoamine oxidase inhibitor; min, minute 분; PB, protein-binding 단백결합; subQ, subcutaneous 피하; t½ 반감기; UK, unknown 모름.

원, 수술, 질병 혹은 감염)에 상당한 변수가 있다. 이 경우 조절된 용량 혹은 슬라이딩-스케일 insulin 범위는 더욱 일정한 혈당 수준을 제공한다. 혈당검사는 일정한 간격(항상 식전)으로 하루 수차례 시행한다. 미리 세팅된 스케일에는 항상 초속효형 혹은 속효형 insulin 투여에 대한 방법을 포함하고 있다.

약물 상호작용. 이뇨제, glucocorticoids(cortisone 약물), 갑상선제재 및 estrogen과 같은 약물은 혈당을 상승시킨다. 그러므로 insulin 용량의 조절이 필요하다. Insulin 요구를 감소시키는 약들로는 삼환 항우울제, MAOI, aspirin 약물 및 경구용 항응고제 등이 있다.

표 46-2는 초속효형, 속효형, 중간형, 지속형 및 혼합 insulin의 용량, 응용, 고려사항을 제시하고 있다.

부작용 및 유해반응. 당대사시 필요한 것보다 많은 insulin이 투여될 때 **저혈당반응(hypoglycemic reaction)** 혹은 **인슐린 쇼크(insulin shock)**가 일어난다. 신경과민, 차가운 피부, 두통

표 46-2 항당뇨병 약제: Insulins

일반명(상품명)	투여경로 및 용량	임신범주	반감기	작용		
				시작	최고	작용시간
초속효성						
Insulin lispro(Humalog) Insulin aspart[rDNA origin] (NovoLog) insulin glulisine(Apidra)	A: 0.5–1unit/kg/d; 용량은 개개인에 맞추어 정함	Humalog: B NovoLog, Apidra: C	26–81min	5–15min	Humalog, Apidra: 30–90min NovoLog: 1–3h	Humalog: 2–5h NovoLog: 3–5h Apidra: 1–2.5h
속효성						
Insulin regular(Humulin R, Novolin R, regular insulin)	A/C: subQ/IV: 100units/mL; 용량은 개개인에 맞추어 정함	B	10min–1h	30min	2.5–5h	6–8h
중간형						
Insulin isophane NPH(Humulin N, Novolin N)	원형약물차트 46-1 참조	B	13h	1–2h	6–12h	18–24h
지속형						
Insulin glargine(Lantus)	용량은 개개인에 맞추어 정함	C	UK	1h	None	24h
Insulin detemir(Levemir)	용량은 개개인에 맞추어 정함	B	5–7h	3–4h	6–8h	24h
복합 Insulin						
Humulin 70/30(isophane NPH 70%, regular 30%)	용량은 개개인에 맞추어 정함	B	13h	30min	4–8h	22–24h
Insulin isophane NPH 50/50(Humulin NPH 50%, regular 50%)	용량은 개개인에 맞추어 정함	B	13h	0.5h	4–8h	24h
Humalog 75/25(lispro protamine 75%, lispro 25%)	용량은 개개인에 맞추어 정함	B	<13h	5–15min	0.5–6h	20–24h

* Protamine 현탁액이 regular insulin에 첨가됨.
A, adult 성인; C, Child 소아; h, hour 시간; IV, intravenous 정맥내; min, minute 분; NPH, neutral-protamine-Hagedorn; subQ, subcutaneous 피하; UK, unknown 모름; <, 미만.

증상이 나타나며, 일부 환자는 공격적이고 비협조적으로 된다. 경구로 설탕투여 혹은 정맥투여로 insulin 투여 시 즉시 증상을 사라지게 한다.

과도한 insulin 용량에 반응하여 당뇨 환자는 Somogyi 현상을 유발한다. 이러한 저혈당증은 오전 2-4시 사이의 새벽 시간에 시간에 일어난다. 밤시간 동안 급격한 혈당감소는 지방분해, 당신생 및 glycogen 분해에 의한 혈당 상승을 유발하는 호르몬(예 cortisol, glucagon, epinephrine)의 분비를 촉진한다. Somogyi 현상을 조절하기 위해 오전 2-4시 사이 혈당을 관찰하고 수면 시 insulin 용량을 감소한다.

깨어날 때 고혈당증은 **새벽현상**(*dawn phenomenon*)으로 알려져 있다. 환자는 항상 두통과 함께 깨고, 야간의 발한과 악몽을 보고한다. 새벽현상의 조절을 위해 취침 시 insulin 투여용량을 증가한다.

비적절한 insulin 용량으로 인해 당은 대사되지 못하고 지방분해가 일어난다. 에너지원을 위한 지방산의 사용은 **케톤산증**(**ketoacidosis**, 당뇨산증 혹은 당뇨혼수)을 유발한다. 표 46-3은 저혈당반응과 케톤산증의 징후와 증상을 나열하고 있다.

Insulin 펜 주입기

Insulin 펜은 만년필과 유사하다. 펜에는 일회용 바늘과 일회용 insulin이 주입된 카트리지를 포함하며, 일회용과 재사용형의 두 유형이 있다. 이들 insulin 펜은 전통적인 100unit 주사기와 바이알보다 더욱 정확한 용량이 투여된다.

Insulin 펜을 작동할 때 필요한 insulin unit의 숫자에 다이알을 맞추어 insulin 용량을 측정한다. 이들 일회용과 재사용형 insulin 펜의 용량은 150-300unit 혹은 1.5-3mL이다.

표 46-3 저혈당증 반응과 당뇨 케톤산증

반응	징후와 증상
저혈당증 반응(insulin 쇼크)	두통, 몽롱함(lightheadedness), 신경증, 불안 진전 다한증; 차갑고, 축축한 피부 빈맥 부정확한 발음 건망증(memory lapse), 혼돈, 발작 혈당 <60mg/dL
당뇨 케톤산증(고혈당증 반응)	매우 목마름 다뇨 과일향 호흡냄새 Kussmaul 호흡(깊은, 빠른, 힘든, 괴로운, 숨참) 빠른, 가는 맥박 마른 점막, 나쁜 피부 팽만 혈당 >250mg/dL

>, 초과; <, 미만.

Insulin 펜의 1.5mL 카트리지 교체용 펜은 더 이상 사용되지 않는다. 시중에서 구입가능한 insulin 펜으로는 Novolog FlexPen(Novo Nordisk), Humalog KwikPen(Lilly), Apidra SoloSTAR(Sanofi-Aventis), Lantus SoloSTAR(Sanofi) 및 Levemir FlexPen(Novo Nordisk) 등이 있다. Insulin 펜은 다른 주입방식보다 더욱 비싼 경향이 있으나 그들의 장점이 추가비용을 상쇄시킨다.

Insulin 펜의 사용은 insulin 요법에 대한 환자의 순응도를 증가시킨다. 펜의 편리함이 가장 매력적이다. 환자는 이 펜의 휴대성 때문에 insulin 펜을 선택한다(예 근무 중, 여행 동안). 다른 시기에는 전통적 insulin 주입방법이 사용된다. 바이알 형태의 insulin 가격은 일회용 펜보다 다소 싸다. 그러나 대부분의 환자가 전통적 insulin 주사기보다 insulin 펜의 주사통증이 덜 하다고 한다.

Insulin 펌프

Insulin 펌프는 혈당 모니터링과 탄수화물 측정과 관련하여 매일 사용되는 insulin 주입에 대한 대체법이다. 이를 컴퓨터화한 도구는 insulin 보관용기와 지속적으로 24시간에 걸쳐 다른 시간대에 여러 양으로 초속효형 insulin을 주입할 수 있는 프로그램 능력을 가진다. 이들 펌프는 대체적으로 휴대전화기보다 작다. Insulin 펌프의 유형에는 삽입형과 휴대형이 있다. 삽입형 insulin 펌프는 복부내에 수술적으로 삽입시키는데, 기본적 주입과 식후 추가적 주입이 가능하다. 이는 복강내로 투여되며, 삽입형 insulin 펌프의 사용으로 저혈당반응이 거의 일어나지 않고 혈당이 조절된다. 펌프의 장기간 효과는 현재 연구 중이다.

성공적인 insulin 펌프 치료는 insulin 사용과 당뇨상태와 관련된 개인의 지식과 순응도에 좌우된다. 제1형 당뇨병 환자는 insulin 펌프치료를 사용하는 것이 유용하다. Insulin 투여방법은 속효성 insulin 주사를 여러 회 맞는 것보다 더욱 효과적으로 간주되고, 장기간 당뇨합병증을 줄이는 것으로 생각된다. 연구들에 의하면 세심한 혈당조절에 의해 심근경색증, 신장병, 신경손상, 안구손상 및 사망이 크게 감소된다고 한다. 또한, 당화혈색소, 신경병성 통증, 성생활 등이 insulin 펌프 조절 사용으로 향상되었다.

Insulin 제트 주입기

Insulin 제트 주입기는 바늘없이 직접 피부를 통해 지방조직으로 insulin을 주입한다. Insulin이 높은 압력하에 주입되기 때문에 통증, 화상 및 피멍이 발생할 수 있다. 이러한 insulin 주입법은 어린이나 노인에게는 권장되지 않는다. 이 유형의 기구는 비싸며, 피하주입기보다는 2–10배 가량 비싸다.

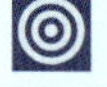

간호과정
환자-중심 협력간호

당뇨병치료제: Insulin

사정

- 현재 환자가복용하는 약물을 규명한다. 알코올, aspirin, 경구용 항응고제, 경구용 당뇨병치료제, 베타차단제, 삼환 항우울제, MAOI 및 tetracycline 같은 일부 약물은 insulin과 함께 사용 시 저혈당반응을 증가시킨다. Thiazide, glucocorticoids, 경구용 피임제, 갑상선약물 및 흡연은 혈당을 증가시키는 것을 주의한다.
- Insulin의 종류과 용량을 평가한다. 하루에 한 번 투여인지 혹은 여러 번 투여인지를 주의한다.
- 혈압, 심박수 및 혈당을 주의한다. 빈맥과 심장두근거림이 저혈당증에서 발생한다. 고혈당증으로 인해 고혈압이 발생한다. 비정상적인 결과는 보고한다.
- 당뇨와 insulin 사용에 대한 환자의 지식을 결정한다.
- 저혈당증 반응(insulin 쇼크), 고혈당증 혹은 케톤산증의 징후와 증상을 체크한다.

간호진단

- insulin 주사부위의 회전 실패로 인한 피부손상의 위험

- 대사요구와 연관된 과도한 섭취로 인한 신체요구를 상회하는 영양의 불균형
- 저혈당반응에 의한 혼돈에 관련된 손상위험
- Insulin 치료 무경험에 의한 지식부족

계획

- 환자의 혈당이 정상범위 내에 머물 것이다(70–110mg/dL).
- 환자가 올바르게 insulin을 자가투여할 것이다.

간호중재

- 활력징후를 관찰한다. 빈맥이 insulin 반응 동안 발생할 수 있다.
- 혈당수치를 관찰하고 변화를 보고한다. 혈당의 참고수치는 60–100mg/dL이고, 혈청당은 70–110mg/dL이다.
- 당뇨조절 피드백을 위해 환자의 HbA_{1c}를 모니터 한다.
- 건강문제, 식이 및 약물치료에 대한 환자지식에 근거한 교육을 준비한다.

환자교육

일반

- 환자에게 두통, 신경과민, 발한, 진전, 맥박 증가와 같은 저혈당증 증상과 갈증, 소변배출량 증가, 달고 과일향과 같은 호흡 고혈당반응 증상을 인지하도록 하여 즉시 보고하도록 환자를 교육한다.
- 최고작용시간 동안 저혈당증이 잘 일어날 수 있음을 환자에게 설명한다. 대부분의 당뇨 환자는 그들이 저혈당반응을 가진다는 사실을 알지만, 일부는 혈당강하에 대해 높은 내성을 가지며, 이에 대한 인지 없이 심각한 반응을 가질 수 있다.
- 저혈당반응이 시작될 때에는 오렌지주스, 설탕-포함 음료 및 딱딱한 캔디를 섭취하도록 설명한다.
- 만약 환자가 저혈당반응이 야기되고 설탕함유 액체를 마실 수 없을 때는 주사로 glucagon을 투여하도록 가족구성원에 말한다.
- 일부 약초가 insulin과 경구용 당뇨병치료제와 상호작용하여 저혈당증 혹은 고혈당증이 야기될 수 있음을 설명한다(약초 경고 46–1).
- 처방된 insulin과 식이의 순응도의 필요성에 대해 환자를 교육한다. HbA_{1c}는 적절한 당뇨조절의 가장 정확한 자료를 제공한다.
-  건강문제와 insulin 용량을 명시한 MedicAlert 카드, 꼬리표 혹은 팔찌 등을 지니도록 환자에게 교육한다.

자가투여

- 혈당계로 혈당을 체크하는 법을 환자에게 안내한다(Sure Touch, One Step, Accu-Chek).
- Insulin 용기통과 주사기의 관리에 대해 환자를 교육한다. Regular insulin과 NPH insulin을 같이 투여하는 환자는 NPH insulin 전에 regular insulin을 투여하도록 교육한다.

식이

- Insulin 투여하는 환자에게 일정한 스케줄대로 처방된 식이를 하도록 교육한다. 식이정보는 ADA 혹은 영양사로부터 얻는다.

평가

- 혈당이 수용가능한 범위 안에 농도인지를 주목하여 insulin 치료의 효과를 평가한다.
- 환자의 자가관리능력을 평가한다.
- 저혈당증 혹은 고혈당증 반응의 징후와 증상에 대한 환자의 지식을 평가한다.

약초 경고 46-1

당뇨병치료제

- Chromium은 insulin 요구량을 줄인다.
- 블랙 코호시(Black Cohosh)는 insulin과 당뇨병치료제의 혈당강하작용을 강화시킨다.
- 마늘, 고야(bitter melon), 알로에 및 gymnema는 insulin 농도를 증가시키며, 이로 인해 insulin 혹은 경구용 당뇨병치료제 사용 시 저혈당증이 생긴다. 그들은 직접 혈당강하작용을 가진다.
- 인삼은 혈당을 낮춘다. Insulin 혹은 경구용 당뇨병치료제 사용 시 저혈당증 혹은 반응이 생긴다.
- Bilberry는 insulin 혹은 경구용 당뇨병치료제 사용 시 저혈당증을 강화시킨다.
- 로즈메리(rosemary)와 stinging nettle은 insulin과 경구용 당뇨병치료제의 효과를 경감시킨다(혈당상승 작용을 가진다).

경구용 당뇨병치료제(경구용 혈당강하제)

1세대 및 2세대 Sulfonylureas

경구용 당뇨병치료제(*oral antidiabetic drug*)는 **경구용 혈당강하제**(*oral hypoglycemic*)라고도 하는데, 제2형 당뇨병 환자에서 사용된다. 제1형 당뇨병 환자는 사용하면 안 된다. 제2형 당뇨병 환자는 췌장에서 어느 정도의 insulin이 분비된다. 당뇨병치료제인 sulfonylurea는 화학적으로 sulfonamide와 관련이 있으나 항박테리아작용은 없다. 이 약물은 insulin 세포 수용체를 증가시켜 당대사를 할 때 insulin에 결합하는 능력을 증가시킨다.

Sulfonylurea는 1세대 및 2세대로 분류된다. 1세대 sulfonylurea는 단시간, 중간작용 및 장시간작용 당뇨병치료제로 분류된다. Tolbutamide(Orinase)는 1세대 단시간작용 sulfonylurea이다. Chlorpropamide(Diabinese)는 1세대 장시간작용 sulfonylurea이다.

2세대 sulfonylurea는 insulin에 대한 조직반응을 증가시키며, 간에 의한 당생성을 줄인다. 이들 약은 1세대보다 더욱 강한 혈당강하작용을 가진다. 2세대 약의 효과용량은 1세대보다 적다. 이들 약은 작용시간이 길고 부작용도 거의 없다. 2세대 약물은 단백결합약제인 salicylate와 warfarin과 같은 약에 의해 단백결합부위의 치환이 잘 일어나지 않는다. 2세대 sulfonylurea는 간 혹은 신장기능이상 시 투여하지 말아야 한다. 노인에게서 저혈당반응이 더욱 빈번하다.

2세대 sulfonylurea에는 glimepiride(Amaryl)과 glipizide(−Glucotrol, Glucotrol XL)이 있으며, 베타세포에서 insulin 분비를 자극하여 혈당을 낮춘다. 제2형 당뇨 환자에게 insulin과 함께 투여한다. 부작용으로는 오심, 구토, 설사, 복통과 같은 위장장애가 있다.

표 46−4는 sulfonylurea와 용량, 사용, 고려사항을 기술하고 있다.

약동학 Glipizide는 위장관에서 잘 흡수되고, 단백결합률이 높다. Glipizide는 간에서 대사된다. 기본 대사물은 비활성이며, 주로 소변으로 배설된다.

약역학 Glipizide는 제2형 당뇨병치료에 가장 흔히 사용되는 sulfonylurea이다. 이 약은 췌장의 베타세포를 자극하여 혈당을 낮춘다. 작용개시는 항상 15-30분에 일어나며, 최고작용시간은 1-2시간 사이이다. Glipizide는 24시간 정도의 긴 작용시간 때문에 정상적으로 아침에 하루 1회 투여한다.

표 46-4 항당뇨약물

일반명(상품명)	투여경로 및 용량	응용 및 고려사항
1세대 sulfonylureas: 단시간작용		
tolbutamide(Orinase)	A: PO: 250–3000mg/d, 1–2 나누어 투여	2형 당뇨를 치료한다. Sulfonamide와 화학적으로 연관이 되어 있으나 항감염 작용은 없다. 과다복용 시 저혈당증이 일어날 수 있다. 임신범주: C; PB: 98%: t½: 4–7h
1세대 sulfonylureas: 중간시간작용		
tolazamide(Tolinase)	A: PO: 100–250mg 1–2회/d; 최대: 1g/d	당뇨치료에 식이요법과 운동이 포함되어야 한다. 작용시간은 10–20시간이다. 임신범주: C; PB: 90%; t½: 7h
첫세대 sulfonylureas: 장시간작용		
chlorpropamide(Diabinese)	A: PO: 100–250mg/d; 최대: 750mg/d	2형 당뇨를 치료한다. 제1형 당뇨 환자의 insulin 복용량을 낮추는데도 쓰인다. 식이 요법과 운동은 당뇨치료에 포함되어야 한다. 물과 소금의 정체가 일어날 수 있다. 임신범주: C: PB: 60–90%; t½: 25–60h
2세대 sulfonylureas		
glipizide(GFlucotrol)	원형약물차트 46–2 참조	
glyburide(DiaBeta, Glynase, Micronase)	A: PO: 시작 시 1.25mg/d; maint: 1.25–20mg/d; 최대: 20mg/d	Chlorpropamide와 작용이 같다. 강력한 약제이다. 작용시간은 10–24시간이다. 임신범주: C: PB: 99%; th: 10h
glimepiride(Amaryl)	A: PO: 초기에 1.25mga.c; maint: 1–4mg/d a.c; 최대: 8mg/d a.c	2형 당뇨를 치료하는 데 쓰인다. Insulin과 같이 사용한다. 2시간의 식후 당 수준을 낮춘다. 임신범주: C: PB: 99%; t½: 5–9h
Nonsulfonylureas		
Biguanides		
metformin(Glucophage)	원형약물차트 46–3 참조	
알파–Glucosidase 억제제		
acarbose(Precose)	A: PO: 초기 25mg t.i.d, 첫 음식섭취 시작과 동시에 투약; 최대: 만약<60kg이면, 150mg/d, 만약>60kg, 300mg/d,	2형 당뇨 환자의 고혈당증을 치료하는 데 사용한다. 단독으로 쓰이거나 설폰약물과 함께 쓰인다. 임신범주: B; PB: UK: t½: 2h
miglitol(Glyset)	A: PO: 25–100mg t.i.d. a.c	2형 당뇨치료에 사용된다. 설폰약물과 같이 복용 식이용법과 운동과 함께 사용한다. 소화관 거부반응이 일어날 수 있다. 임신범주: : B; PB: <4%; t½: 2h

표 46-4 항당뇨약물-계속

일반명(상품명)	투여경로 및 용량	응용 및 고려사항
thiazolidinediones(insulin 증강 약제)		
pioglitazone HCl(Actos)	A: PO: 15–45mg/d	2형 당뇨를 치료한다. 당제어능력을 높이고 insulin 저항성을 낮춘다. 포도당신생과정을 억제하고 지방조직과 근육의 insulin 감수성을 증가시킨다. 단일치료로, 설폰 약물이 insulin과 같이 쓰일 수 있다. 간효소를 모니터링한다. 심장병 증상을 가지고 있거나 Class 3 혹은 CHF와 같은 병이 있는 환자에게는 사용을 금한다. 임신범주: C; PB: 99%; t½: 16–24h
Meglitinides		
repaglinide(Prandin)	A: PO: 0.5–4mg t.i.d/q.i.d. a.c; 최대: 16mg/d	2형 당뇨를 치료한다. 혼자 쓰이거나 metformin과 같이 쓰이기도 한다. 설폰약물과 작용은 유사하지만 구조가 다르다. 베타세포에서의 insulin의 합성을 증가시킨다. 임신범주: C: PB: 98%; t½: 1h
nateglinide(Starlix)	A: PO: 60–12mg t.i.d. a.c; 최대: 360mg/d	2형 당뇨를 치료한다. 베타세포에서 insulin을 분비하는 것을 증가시킨다. 혼자 쓰이거나 metformin 결합과 한 형태로 사용한다. 임신범주: C; PB: 98%; t½: 1.5h
DPP–4 억제제		
sitagliptin phosphate(Januvia) 병합 약물: sitagliptin/ metformin(Janumet)	A: PO: 100mg/d	2형 당뇨를 치료한다. 운동이나 식이요법과 병행하며 사용한다. 임신범주: B: PB: 38%; t½: 12h
saxagliptin(Onglyza)	A: PO: 2.5–5mg/d	2형 당뇨를 치료한다. 식이요법과 운동을 하는 중에 사용한다. 임신범주: B: PB: UK, t½: 2.5h
linagliptin(Tradjenta)	A: PO: 5mg/d	2형 당뇨병을 다룬다. 식이요법과 운동을 하는 중에 사용한다. 임신범주: B: PB 75–99% t½: 12h
alogliptin(Nesina)	A: PO: 25mg/d	2형 당뇨병을 다룬다. 식이요법과 운동을 하는 중에 사용한다. 임신범주: B: PB 20%; t½: 21h
선택성 sodium–glucose transporter2		
canaglifrozin(Invokana)	A: PO: 100mg/d, 첫 음식 전에; 최대: 300mg/d	2형 당뇨를 치료한다. 운동과 식이조절과 함께 복용 시 좋다.
Amylin 유사제		
pramlintide(Symlin)	1형: A: subQ: 초기 15mcg. a.c, 이후 30–60mcg: 최대: 120mcg/dose 2형: A: subQ: 초기에 60mcg a.c., 이후 60–120mcg, 최대: 120mcg/dose	1형 및 제2형 당뇨병치료에 있어, insulin 치료의 보조요법이다. 식후 당과 glucagon의 농도가 감소한다. 매번 주된 식사 전에 복부 및 대퇴 subQ에 즉시 투여한다. 임신범주: C; PB: 40%; t½: 48min
Glucagon 유사 peptide 1작용제		
exenatide(Byetta, Bydureon)	주사 혼탁액(Byetta) A: subQ: 5mcg b i d, 아침 및 저녁 식사 전 60min 내에 투여; 최대: 20mcg/d 주사 혼탁액(Bydureon) A: subo: 2mg/주	2형 당뇨를 치료한다. Glucagon 분비를 억제한다. 복부, 팔 혹은 대퇴에 사용한다. 임신범주: C: PB: 40%, t½: 2.4h
liraglutide(Victoza)	A: subQ: 0.6mg/d, 1 주 동안, 이후 1.2–1.8mg/d	2형 당뇨를 치료한다. 환자의 몸을 유심히 관찰한다. 갑상선 C–세포암을 유발한다. 임신범주: C; PB: 98%; t½: 12–13h
경구용 항당뇨약제의 고정된 병용 약제		
glyburide/metfromin(Glucovance)	A: PO: 초기: 1.25/250mg(glyburide/metformin), 1일 1회 혹은 b.i.d. a.c. 2 주 간격으로 용량을 증가시킨다. maint 2.5/510mg/d 혹은 5/510mg/d 혹은 b.i.d. a.c., 최대: 20/2,000mg/d	2형 당뇨를 치료한다. 다른 약으로 혈당조절이 안 될 때 사용된다. 젖산산증이 생기기 때문에 신장기능이 나쁜 환자에게 금기이다. 임신범주: B; PB: UK, t½: 6–10h

A, adult 성인; a.c., 식전; b.i.d., 1일 2회; CHF, congestive heart failure 심부전; d, day 일; GI, gastrointestinal 위장관계; h, hour 시간; maint, maintenance 유지; max, maximum 최대; PB: protein–binding 단백결합; PO, by mouth 경구; q.i.d., 1일 4회; t½, half–life 반감기; t.i.d., 1일 3회; UK, unknown 모름; wk, week 주; 년; >, 초과; < 미만.

원형약물차트 46-2

Glipizide

약물분류	용량
Glipizide: sulfonylurea, 2세대 상품명: Glucotrol, Glucotrol XL 임신범주: C	A: PO: 초기 2.5–5mg/d a.c.; maint: 10–15mg/d a.c.(만약 15mg 초과이면 용량을 나누어 사용); max 40mg/d A: PO: ER: 5–10mg/d; max: 20mg/d
금기	**약물-임상검사-음식 상호작용**
당뇨병성 케톤산증 주의: 간 또는 신장장애, 고령자, 쇠약하거나 영양실조 환자, 부신 혹은 뇌하수체기능부전	약물: 알코올이 disulfiram 유사반응(홍조, 두통, 발한, 오심, 심한 구토, 쇠약); 베타차단제, 전신성 azole 항진균제, clarithromycin, 경구 항응고제, MAOIs, 비정형 항정신병 약물, salicylates, probenecid, sulfonamides, 제산제, cimetidine, clofibrate 및 phenybutazone은 저혈당을 강화시킨다. 경구용 피임약, thiazide 이뇨제 및 경구용 항응고제 및 항경련제는 고혈당증을 증가시킨다. 임상검사: 간기능검사를 변화시킨다. 음식: 녹차는 저혈당을 유도할 수 있다.
약동학	**약역학**
흡수: 신속하게 GI에서 흡수 분포: PB: 92–99% 대사: t½: 2–4h 배출: 주로 소변	PO: 개시: 15–30min 최고: 1–2h 작용시간: 12–24h
치료효과/응용	
제2형 당뇨병의 고혈당증치료 작용기전: 췌장 베타세포에 직접작용하여 insulin 분비를 증가시킨다. 말초 insulin 수용체의 감수성을 간접적으로 변화시켜 insulin 결합을 증가시킨다.	
부작용	**유해반응**
졸음, 두통, 혼돈, 시각장애, 불안, 배고픔, 식욕부진, 오심, 변비, 설사	저혈당, 빈맥 생명위협: 발작, 혼수, 호흡억제

A, adult 성인; a.c., 식사전; d, day 일; GI, gastrointestinal 위장관; h, hour 시간; MAOIs, monoamine oxidase inhibitor; max, maximum 최대; min, minute 분; PB, protein-binding 단백결합; PO, by mouth 경구; ER, extended-release 서방; t½, half-life 반감기; >, 초과.

부작용, 유해반응 및 금기사항. 대부분의 경구용 당뇨병치료제의 부작용은 insulin의 경우와 비슷하다. 적절한 음식섭취 없이 당뇨병치료제를 사용 시에 신경과민, 진전 및 혼돈과 같은 징후와 증상의 insulin 반응을 나타낸다. 유해반응에는 악성 빈혈, 백혈구감소증 및 혈소판감소증과 같은 혈액질환을 포함한다. 체중 증가, 발작 및 혼수상태가 또한 나타난다. Sulfonylurea는 제1형 당뇨병, 당뇨병성 케톤산증, 임신 및 수유, 스트레스, 수술 혹은 심각한 감염 동안에는 금기이다.

Sulfonylurea의 주요 부작용은 저혈당증이다. Acarbose는 sulfonylurea 혹은 insulin과 함께 사용하지 않으면 저혈당증을 유발하지 않는다. 이는 고창(flatulence) 증가, 설사 및 복부팽창 등을 야기한다.

약물 상호작용. Aspirin, 경구용 항응고제, MAOIs, sulfonamide계 약물, cimetidine 및 일부 NSAIDs는 혈장단백에 결합하고 sulfonylurea를 치환시킴으로써 특히 1세대의 sulfonylurea 작용을 증가시킨다. Sulfonylurea의 작용은 동시에 사용하는 thiazide 이뇨제, isoniazid, phenytoin 및 corticosteroids로 인해 감소한다. 알코올이 반감기를 증가시키고, 저혈당증을 야기하기 때문에 sulfonylurea를 복용하는 환자는 알코올을 섭취하지 않도록 환자에게 교육해야 한다.

Nonsulfonylurea계 약물

당대사의 폭넓은 지식이 제2형 당뇨병치료에 새로운 기전을 나타낸다. Metformin과 acarbose는 식사 후 혈청 당조절에 다른 방법을 사용한다. Insulin을 분비하고 수용체와의 상호작용을 증대시키는 sulfonylurea와는 달리 이들 약물은 간과 GI의 당생성에 영향을 미친다.

Biguanide계 약물: Metformin(Glucophage)

Metformin은 biguanide 화합물로, 간에 저장된 글리코겐으로부터 당(glucose)의 생성을 감소시킨다. 이 약물은 식사 후 혈청 당의 상승을 억제하고, 식사 후 고혈당의 정도를 억제한다. Metformin은 또한 소장에서 당흡수를 억제하고, 세포차원의 말초에서의 당재흡수뿐만 아니라 insulin 수용체 감수성을 증가시킨다. Sulfonylurea와는 달리 metformin은 저혈당증이나 고혈당증을 야기하지 않고 위장장애를 발생시킨다.

Metformin은 51–60%의 생체이용률을 가지며, 기본적으로 소장에서 흡수된다. 이 약제는 간대사를 거치지 않으며, 변하지 않는 상태로 소변으로 배출된다. Metfromin 단독으로 효과가 있다. 그러나 이 약은 경구용 당뇨병치료제에 저항성이 있을 때 sulfonylurea와 병용하는 것이 유용하다. Metformin 치료는 조영제를 정맥주사하는 경우 48시간 전 혹은 후에는 사용을 중지해야 하는데, 젖산산증(lactic acidosis) 혹은 급성 신부전증이 야기되기 때문이다.

알파–Glucosidase 억제제: Acarbose(Precose) 및 Miglitol(Glyset)

Acarbose는 식이의 복합 탄수화물로부터 당분비를 담당하는 소장의 소화효소를 억제하는 작용을 나타낸다. Alpha glucosidase를 억제함으로써 복합탄수화물의 흡수가 지연된다. Acarbose는 아직 입증된 전신효과가 없고, 많은 양이 신체에 흡수되지 않지만 저혈당반응을 일으키지 않는다. Acarbose는 환자가 식이요법 만으로 결과를 얻지 못할 때 사용이 고려된다. Acarbose처럼, miglitol은 위장관에서 흡수된다. 이 약은 저혈당증을 유발하지 않으나, sulfonylurea혹은 insulin과 동시투여 시 저혈당증이 일어난다.

Thiazolidinediones

Pioglitazone(Actos)와 rosiglitazone(Avandia)은 안전한 thiazolidinedione로 여겨졌다. 그러나 2007년에 FDA가 Avandia 사용자에게서 심장마비와 사망의 위험이 커진다는 언급을 한 후 Avandia 포장에 주의문구가 추가되었다. 두 약물은 증상이 있는 심장질환과 울혈성 심부전에는 금기이다. 이들 두 약제는 단독으로 사용되거나 다른 당뇨병치료제와 같이 사용될 수 있다. Pioglitazone은 sulfonylurea 혹은 insulin과 병용투여될 수 있고, rosiglitazone은 metformin(원형약물차트 46–3)과 병용투여가 가능하다. 이들 약제는 단독으로 투여 시 저혈당증을 유발하지 않는다. 이들 약은 insulin 저항을 낮추고 혈당조절을 개선한다.

Meglitinides

Repaglinide(Prandin)과 nateglinide(Starlix)는 meglitinide 경구 당뇨병치료제로 분류된다. 이들은 베타세포를 자극하여 insulin을 분비시킨다. Repaglidine과 ateglinide 작용은 sulfonylurea와 유사하다. 이들 약물은 제2형 당뇨 환자에게 단독 혹은 metformin과 병용투여한다. 이들은 단시간작용 당뇨병치료제이다. Repaglinide와 nateglinide는 간대사율저하 때문에 간기능저하 환자에게는 사용하지 말아야 한다. 많은 약이 체내에 남아있고, 이로 인해 저혈당반응이 야기될 수 있다.

Incretin 조절제

경구용 당뇨병치료제 sitagliptin phosphate(Januva)와 saxagliptin (Onglyza))는 제2형 당뇨병치료에 사용되는 incretin 조절제(또한 dipeptidyl peptidase–4[DPP–4] 억제제 및 gliptins)로 분류된다. DPP–4 억제제 작용은 incretin 호르몬 농도를 증가시키며, insulin 농도를 증가시키고, glucagon 분비를 감소시켜 혈당을 낮춘다. 이러한 incretin 조절제는 공복 및 식후 혈장 당을 낮추기 위해 운동 및 식이요법과 함께 보조치료로 사용된다.

제2형 당뇨병치료에 대한 경구용 당뇨병치료제(혈당강하제)의 가이드라인

아래 사항은 경구용 당뇨병치료제 사용의 기준이다.

- 40세 혹은 그 이상 나이에서 당뇨병이 시작
- 5년 이하의 당뇨 진단
- 정상 체중 혹은 과체중
- 공복혈당이 200mg/dL 이하
- 하루 40unit 이하의 insulin이 필요함
- 정상 신기능 및 간기능

기타 당뇨병치료제

Exenatide(Byetta)와 liraglutide(Victoza)는 incretin mimetics(또한 glucagon-like peptide–1작용제 혹은 GLP–1작용제)로 알려진 당뇨병치료제의 분류에 속한다. 이들 약은 베타세포 반응성을 증대시키는데, 제2형 당뇨병 환자의 당조절을 향상시킨다. Exenatide와 liraglutide의 작용은 insulin 분비를 증강시키고, 베타세포 반응을 향상시키고, glucagon 분비를 억제시키며, 위배출시간을 연장시키고, 음식흡수를 줄인다. Exenatide와 liraglutide는 insulin 대체약물은 아니고, 당뇨병

원형약물차트 46-3

Metformin

약물분류 Metformin: biguanide 상품명: clucophage, glucophage XR 임신범주: B	**용량** PO: 초기 500mg 1–3 times/d 식사와 함께 혹은 직후; 점차 용량 증가 max; 2550mg/d A: PO: ER: 500mg/d을 저녁에 음식과 같이 사용; max: 2,000mg/d
금기 당뇨병, 성 케톤산증, 방사선 대비 관리, 동시감염 혹은 신장장애, 심폐기능부전, 주의: 임신,수유	**약물–임상검사–음식 상호작용** 약물: ACE 억제제, ARBs 약물, 칼슘통로차단제, 베타차단제, procainamide, quinidine, digoxin, furosemide, 알코올, cimetidine, ranitidine, azole 항진균제, trimethoprim, vancomycin 및 quinine은 저혈당을 강화시킨다. 요오드 조영제, nicotine, morphine, triamterene, thiazide 이뇨제는 젖산 산증 혹은 급성 신장부전증을 야기할 수 있다. 임상검사: 간기능검사를 변화시킨다. 음식: 녹차는 저혈당증을 유발할 수 있다.
약동학 흡수: 51–60% 흡수됨 분배:PB0% 대사:t½ 6–17h 분비: 소변으로 주로 배출	**약역학** PO: 개시: UK 최고:1–3h 작용시간: UK
치료효과/응용 2형 당뇨병의 저혈당증을 다루기 위해 사용한다 작용기전: 수용기에 결합하는 인슐린 양이 많아지고 insulin에 대한 조직의 민감도가 증가하며 지방조직과 근육으로 glucose 전달을 증가시키며 간에서 glucose 생산을 감소시키고, 장으로부터 glucose 흡수를 줄인다.	
부작용 어지럼, 피로, 두통, 불안, 쓴맛 혹은 금속성 맛, 식욕부진, 오심, 구토, 설사, 체중감소	**유해반응** 젖산산증; 아미노산과 비타민 B_{12} 및 엽산의 흡수 장애 생명위협: 젖산산증

A, adult 성인; d, day 일; h, hour 시간; max, maximum 최대; PB, protein–binding 단백결합; PO, by mouth 경구; ER, extended–release 서방; t½, half–life 반감기; t.i.d., 1일 3회; UK, unknown 모름.

성 케톤산증, 심한 신장장애 혹은 심한 위장관질환 환자에게는 투여하지 말아야 한다. Exenatide의 흔한 유해효과에는 두통, 어지럼, 신경과민증, 오심, 구토 및 설사 등이 포함된다. Exenatide는 하루에 2회 미리 채워진 펜으로 주사하는데, A_{1c} 농도가 뚜렷하게 향상되지만 많은 환자에게서 체중감소가 야기될 수 있다. Liraglutide는 하루 1회 피하에 투여된다.

Pramlintide(Symlin)은 amylin 유사체로 불리는 분류에 속하는 또 다른 당뇨병치료제로 제1형 및 제2형 당뇨병의 성인을 위한 약으로 FDA의 승인을 받았다. Pramlintide의 기본 사용목적은 insulin을 사용하지만 당조절유지를 할 수 없는 당뇨 환자의 식후 당조절을 개선하기 위함이다. Pramlintide의 작용에는 glucagon 분비의 억제, 위장배출의 연장 및 포만감 유도에 의한 식욕의 조절 등이다. Glucagon 분비억제는 약 3시간 동안 식후 간의 당을 감소시킨다. 위배출시간을 연장시켜 당의 흡수속도를 줄인다. 포만감은 음식섭취를 줄인다. 흔한 유해반응에는 어지럼, 식욕감퇴, 오심, 구토 및 피

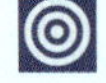

간호과정
환자–중심 협력간호

경구용 당뇨병치료제

사정

- 현재 환자가복용하는 약물을 규명한다. Aspirin, 알코올, sulfonamide계 약물, 경구용 피임제 및 MAO 억제제는 저혈당증 효과를 증대시킨다. 경구용 당뇨병치료제 용량을 줄인다. Glucocorticoids(cortisone), thiazide 이뇨제 및 estrogen은 혈당을 증가시킨다.
- 활력징후와 혈당을 주목한다. 비정상 소견을 보고한다.
- 당뇨병에 대한 환자의 지식과 경구용 당뇨병치료제 사용에 대해 결정한다.

간호진단

- 시력장애의 부작용과 관련된 손상의 위험
- 과도한 음식물섭취와 관련된 신체요구량을 능가하는 영양불균형

■ 적절한 음식과 경구용 당뇨병치료제에 대한 교육 부족과 관련된 지식의 부족

계획

■ 환자의 혈당이 정상 혈청농도내(70–110mg/dL)에 들어갈 것이다.
■ 처방된 식이, 혈액검사 및 약 사용에 대해 환자는 따를 것이다.
■ 환자는 경구용 혈당강하제와 그들의 중요성에 대한 지식을 보여 줄 것이다.

간호중재

■ 활력징후를 결정한다. 경구용 당뇨병치료제는 심장기능과 산소소비를 증가시켜 심장부정맥을 유발한다.
■ 위장불편을 최소화하기 위해 경구용 당뇨병치료제를 음식과 함께 복용한다.
■ 혈당을 관찰하고 변화를 보고한다. 혈당의 참고수치는 60–100mg/dL이며, 혈청 당수치는 70–110mg/dL이다.
■ 건강문제, 식이 및 약물치료에 대한 환자의 지식에 근거한 교육계획을 준비한다.

환자교육

일반

■ 경구용 혈당강하제 특히, sulfonylurea 약물을 사용 시 저혈당증 반응이 야기됨을 환자에게 교육한다. 이 약은 췌장의 베타세포에서 insulin의 분비를 촉진한다. 경구용 당뇨병치료제는 insulin이 아니다. 제1형 당뇨병 환자는 정상적으로 기능을 하는 베타세포를 가지지 않으므로 insulin 투여가 가능하지만 경구용 당뇨병치료제를 복용하면 안 된다. 제2형 당뇨병 환자에게 sulfonylurea가 처방된다.
■ 저혈당증 반응(두통, 신경과민, 발한, 진전 및 빠른 맥박)과 고혈당증 반응(목마름, 소변배출량 증가, 발한, 과일 호흡향)이 증상을 인지하도록 환자를 교육한다.
■ 스트레스, 수술 혹은 심한 감염 동안에는 경구용 당뇨병치료제 대신 insulin이 필요하다는 것을 설명한다. 스트레스 시에는 항상 혈당이 증가된다.
■ 식이와 약물에 대한 순응도의 필요에 대해 환자에게 말한다.
■ 건강문제 및 당뇨병치료제 약용량을 나타내는 MedicAlert 카드, 꼬리표 혹은 팔찌를 지니고 다닐 것을 환자에게 교육한다.

자가투여

■ 혈당계로 혈당을 체크하는 방법을 환자에게 교육한다. 환자는 비정상 결과를 기록하고 보고해야 한다.

부작용

■ 구토, 설사 및 발진 같은 부작용을 보고하도록 환자에게 교육한다.

식이

■ 저혈당증 반응을 피하기 위해 알코올과 당뇨병치료제를 함께 복용하지 말라고 환자에게 주의를 준다.
■ 경구용 당뇨병치료제를 복용하는 환자는 계획대로 처방된 식사를 하도록 조언한다. 식사의 지연이나 단식은 저혈당증을 유발한다.
■ 저혈당증 반응이 야기되면 오렌지주스, 설탕함유 음료 혹은 딱딱한 사탕을 사용하도록 설명한다. 이러한 문제를 의료진에게 상의하는 중요성을 설명한다.
■ 위장자극을 줄이기 위해 경구용 당뇨병치료제를 음식물과 같이 복용하도록 환자를 지시한다.

평가

■ 혈당이 인정되는 범위인지를 주목함에 의해 약물치료의 효과를 평가한다.
■ 당뇨요법에 대한 환자의 지식을 결정한다.

로가 포함된다. Pramlintide는 식사 전에 복부 혹은 대퇴부에 피하주사한다. 이 약제는 팔에 주사하면 안 된다.

고혈당증약물

Glucagon

Glucagon은 췌장의 랑거한스섬의 알파세포에서 분비되는 고혈당증 호르몬이다. Glucagon은 간에서 glycogen 분해자극을 통해 혈당을 높인다. 이는 신체기능에 필요한 영양분과 에너지를 제공함으로써 신체세포를 보호하는데, 특히 뇌세포와 망막세포를 보호한다.

Glucagon은 비경구투여로 사용가능하다(피하, 근육내 혹은 정맥내). Glucose를 공급하는 다른 수단이 없을 때 insulin에 의한 저혈당증치료에 사용된다. 예를 들어, 환자가 반의식상태나 무의식상태일 때 및 당을 포함하는 약물을 섭취하지 못할 때이다. 심한 저혈당증의 위험이 있는 당뇨 환자는 가정에 glucagon을 구비하여야 하며, 가족구성원들은 응급 저혈당반응 동안 피하 혹은 근육내주사를 어떻게 하는지 교육받아야 한다. 약제투여 후 10분 내에 혈당이 상승하기 시작한다.

Diazoxide

경구용 diazoxide(Proglycem)은 화학적으로 thiazide 이뇨제와 관련이 있고, 베타세포에서 insulin 분비를 억제하고 부

신수질에서 epinephrine 분비를 자극하여 혈당을 증가시킨다. 이 약은 저혈당증 반응에 적응되지 않는다. 오히려 베타세포암 혹은 증식에 기인된 고 insulin 혈증에 의한 저혈당증에 사용된다. Diazoxide의 비경구용 약제는 악성 고혈압에 처방된다. 경구용 diazoxide는 항상 저혈압을 야기하지 않는다.

Diazoxide는 긴 반감기를 가지며, 단백결합력이 크다. 이 약의 작용개시는 1시간이며, 작용시간은 8시간이다. 대부분의 약이 변하지 않은 상태로 소변으로 배설된다.

핵심 웹사이트

Insulin Lispro Injection: *www.humalog.com*

Diabetes: *www.diabetes.org*

학습 질문

1. 환자가 제2형 당뇨로 진단되었는데, 다음 중 환자에 병에 대한 적절한 내용은?
   a. 환자는 대개 10대이다.
   b. 환자는 대부분 10살 이하의 소아이다.
   c. 유전성과 비만이 주요 원인이다.
   d. 바이러스감염이 발병에 가장 큰 영향을 준다.

2. 당뇨약들은 당뇨의 증상과 징후를 조절하도록 설계된다. 간호사는 다음 중 어떤 것이 우선 감소할 것이라 예상할 수 있는가?
   a. 혈당
   b. 지방대사
   c. Glycogen 저장
   d. 단백질이동

3. 환자는 아침식사 전에 insulin을 투여받는데, 아침식사 배달시간이 불규칙하다. 식사가 배달되어 환자가 식사할 준비가 될 때까지 투여하면 안 되는 인슐린은?
   a. Humulin N
   b. lispro(Humalog)
   c. glargine(Lantus)
   d. Humulin R

4. 환자가 Humulin N insulin을 매일 아침 7시30분에 투여받는데, insulin 효과가 가장 크게 나타나는 시간대는?
   a. 오전 8시 15분
   b. 오전 10시 30분
   c. 오후 5시
   d. 오후 11시

5. 환자가 glipizide(Glucotrol)를 처방받았다. 간호사가 예상할 수 있는 부작용은? (맞는 답을 모두 고르시오)
   a. 빈호흡
   b. 빈맥
   c. 각성상태 증가
   d. 몸무게 증가
   e. 시력장애
   f. 허기짐

6. 간호사가 환자에게 저혈당의 증상이 어떤지 설명하고 있다. 가르쳐야 할 증상에 해당하는 것은? (맞는 답을 모두 고르시오)
   a. 두통
   b. 민감해짐
   c. 서맥
   d. 식은땀
   e. 구갈
   f. 단 냄새가 입에서 남

7. 환자가 제1형 당뇨로 새롭게 진단되어 매일 insulin 주사를 맞아야 한다. Insulin 투여 때 간호사가 환자에게 교육해야 할 사항은?
   a. 가족구성원들에게 환자가 고혈당증으로 보일 때를 대비해 glucagon 주사 투여법을 가르친다.
   b. 처방된 insulin 치료에 대한 순응이 필요함을 가르친다.
   c. 환자에게 insulin 작용시점에 저혈당반응이 생길 수 있음을 가르친다.
   d. 환자에게 insulin 용기와 주사기를 관리하고 조작하도록 가르친다.

답: 1. c, 2. a, 3. b, 4. c, 5. b, e, f, 6. a, b, d, 7. b

15부

생식기계 약물

47장 여성 생식주기 Ⅰ: 임신과 조기분만약물
48장 여성 생식주기 Ⅱ: 진통, 출산 및 조산 신생아약물
49장 산후 및 신생아약물
50장 여성의 생식기계 건강과 폐경기에 사용되는 약물
51장 남성 건강과 생식기계 장애에 관한 약물
52장 여성 건강장애, 불임 및 성매개감염을 위한 약물

47장

여성 생식주기 I : 임신과 조기분만약물

학습목표

- 임신 중 환자에 의해 섭취하는 물질 중 건강증진과 악화효과의 가능성에 대해 설명한다.
- 자궁근수축력을 변화시키는 약물을 기술한다.
- 조기분만 동안 사용하여 신생아 호흡기이상 빈도나 심화를 줄이는 약물을 토론한다.
- 분만 동안 전신 혹은 국소 진통제를 비교한다.
- 임신성 고혈압에 사용되는 약물을 기술한다.
- 임신기간 동안 및 조기분만 동안에 사용되는 약물과 관련된 환자교육을 포함하는 간호과정을 기술한다.

임신의 생리

임신을 하게 되면 신체의 정상 생리가 변화하기 때문에 정상적이고 기대되는 약동학과 약역학 또한 변화하게 된다. 임신 중의 약효의 변화는 (1) 약의 간대사과정에서 순환하는 스테로이드호르몬의 효과, (2) 감소된 위장관의 운동성과 증가된 위의 pH, (3) 사구체여과율과 신장관류의 증가로 더 빨라진 약의 신장에서의 배설, (4) 모체에서 순환하는 혈액량의 증대로 인한 약의 희석, (5) 임신 후기의 약의 청소율 변화로 인한 약의 혈청과 조직농도의 감소를 포함한다.

임신말기와 출산과 같은 요소는 처방의 반감기를 변화시킬 수 있다. 항생제와 barbiturates는 임신 중 반감기가 짧아지는 예이다. 임신 후기와는 대조적으로 출산은 진통제, 수면제, 항생제의 반감기를 증가시킨다. 환자가 앙와위 시 자궁의 수축과 관련되어 혈류가 일시적으로 감소됨으로써 약의 청소율은 감소된다고 믿어진다. 또한, 몇 가지 질병상태가 임신 중의 처방에 미치는 영향이 있다. 당뇨나 임신성 고혈압과 같은 장애는 신장관류와 이 후의 약의 축적을 감소시킬 수 있다.

태반은 약의 이용과 대사에 중요한 역할을 한다. 한 때는 태반이 장벽역할을 한다고 생각했지만 지금은 태반이 약물을 포함한 다양한 물질을 교환하는 장기로서 중요한 역할을 수행한다고 알려져 있다. 이것은 여러 변수에 의존하여 몇 가지 물질이 모체와 태아 사이에서 더 빨리 혹은 더 느리게 전달되는 것을 가능하게 한다. 그 변수로는 (1) 모체와 태아의 혈류, (2) 물질의 분자량(저분자량의 물질은 고분자량의 물질보다 쉽게 이동한다. 대부분의 약물은 저분자량이기 때문에 태반을 쉽게 통과할 수 있다), (3) 약의 분자의 이온화 정도(분자가 더 이온화되어 있을수록 태반을 통과하기가 어렵다), (4) 단백질결합의 정도(강하게 결합되어 있는 약은 태반을 통과하기가 어렵다), (5) 태반의 대사활성(대사활성은 분자가 태아에게 영향을 줄 수 있는 활성 대사산물로 생체 내 변환 할 수 있게 한다), (6) 모체 복용량이 있다.

임신 중의 약처방에 대한 지침에는 반드시 모체-태아계에 주는 이득이 단기, 장기 위험성보다 높아야 한다는 것을 포함한다. 최소한의 효율적인 용량과 가장 짧은 치료기간 동안 조심스럽게 선택하고 관찰하는 것이 요구된다. 임신 중의 생리적인 변화에 따른 교체도 반드시 고려되어야 한다.

태아에서 약물의 간대사는 간의 미성숙으로 인해 훨씬 느리다. 그러므로 소아에서의 약물대사는 느리고, 모체보다 더 길고 확실한 약물효과를 일으킨다. 태아가 약에 노출되는 정도와 그의 부산물이 태아에게 약이 전달되는 비율보다 훨씬 더 태아의 상태에 중요하다.

약물이 태반을 통과하는 기전은 약물이 유방조직을 침투하는 기전과 유사하다. 젖분비가 유방으로의 혈류 증가로 인해 생기며, 약물이 단순확산을 통해 유방지방조직에 축적된다. 장기간 약물에 노출된 모유를 먹은 태아에 대한 영향은 아직 알려져 있지 않지만, 약물이 모유에 쌓인다는 것은 알려져 있어서 모유수유를 하는 환자는 이와 같은 축적가능성에 대해 알고 있어야 한다.

태아기의 교육과 공익광고, 매체를 통해 전달되는 정보에도 불구하고 임산부의 법적, 불법적인 약물의 사용이 이어지고 있다. 게다가, 의료인들은 태아에게 간접적으로 영향을 미칠 수 있는 산모의 질병에 대한 약을 처방하고 있다. 그러나 대부분의 산모에게 필요한 약들은 안전하게 이용될 수 있다. 하지만 임산부들이 사용하는 약들 중 절반 이상이 처방 없이 살 수 있는 약들이다. 가장 많이 먹는 약들에는 철분제와 비타민제, 항구토제, 제산제, 완화제, 코막힘 완화제, 경한 마취제, 항생제가 있다. 임산부들은 그들의 의료인이나 약사들과 상담하기 전에는 이런 처방 없이 살 수 있는 약들을 사용해서는 안 된다.

결과적으로 태아에게 안전하다고 증명된 약들은 매우 적다. 임상시험들이 믿을만한 약의 정보를 제공해 줄 수 있다. 하지만 임산부들에게 약의 안전성과 효과성을 위해 처방하는 것은 비윤리적이다. 동물시험들이 약을 실험할 때 요구되지만, 그런 연구들로 얻어진 정보들은 사람에게 추론되기 때문에 어려운 점이 있다. 사례 보고 또한 제한된 발생을 대표하기 때문에 제한점이 많다. 임신 시에 약물의 안전성에 대한 정보의 출처는 주로 미국의 FDA 분류 시스템이다. 이 분류는 임산부들에게 필요한 약물에 대한 정보와 안전한 처방을 돕기 위해 만들어졌다

많은 약들이 **기형발생물질(teratogens,** 발육이상을 초래하는 물질)로 알려져 있다. 시기, 용량, 노출기간은 주어진 약의 기형발생력을 결정짓는 데 매우 중요하다. 사람의 경우 기형발생기간은 임신 후 2주 후이다. 첫 2주 동안 배아는 기형발생물질에 민감하지 못하다. 결과적으로 이 시기의 기형발생약물에 대한 노출은 배아의 사망을 야기하거나 선천적 기형 없이 적은 세포학적 손상이 있을 수 있다. 제태기간 2주부터 10주까지는 기관형성기간이다(주된 구조물과 기관을 형성). 표 47-1에 임신 중에 주로 사용되는 불법적인 약물들의 부작용들이 기술되어 있다.

임신기간 중 치료적 약물과 약초요법

임신기간 중 가장 권장되는 약물치료는 철분, 비타민, 미네랄의 보충과 메스꺼움, 구토, 위산, 경한 불쾌감을 치료하는 것이지만 이는 또한 주의를 요한다(약초 경고 47-1).

약초 경고 47-1

임신

약초약물은 임신 중에 일반적으로 추천되지 않는다. 특히, 아래 약초들은 반드시 피해야 한다.

- Feverfew와 sage는 자궁의 혈류를 자극하기 때문에 월경촉진약(emmenagogue)이다.
- Kava kava는 혈소판을 줄인다.
- Dong quai, 마늘 및 은행 추출물은 항응고제와 함께 사용 시 출혈을 증가시킨다.
- 인삼은 항응고제의 작용을 감소시킨다.
- St. John wort는 발육하는 태아세포에 기형효과를 가진다.

철

임신기간 중에는 임산부와 태아의 하루 요구량을 충족시키기 위해 **철**(*iron*)은 정상요구량의 약 2배 정도가 필요하다. 임신을 하지 않은 19-30세 사이 여성에서 하루 철 요구량은 18mg/day인데 반해, 임산부에서는 27mg/day이다. 철의 보충은 일반적으로 태아가 철을 저장하기 시작하는 임신 중기까지는 필요하지 않다. 철보충의 목적은 태아에게 공급하기 위해서가 아니라 임산부의 철결핍빈혈을 예방하기 위해서이다. 태아에서 철이 태반을 통해 적절히 공급되는 반면 임산부에서는 결핍된다. 임신 후반기에는 철이 최대로 필요하게 되는데, 임신 초기와 중기에 각각 6.4mg/day, 18.8mg/day이 요구되는 것과 비교하여 임신 후반기에는 22.4mg/day이 요구된다.

비록 임신을 하지 않은 여성에서 정상적인 식이로 하루에 18mg의 철이 공급되지만, 빈혈이 없는 임산부에서는 보통 60mg의 철보충이 필요하며, 빈혈이 있는 임산부에서는 120mg의 철보충이 필요하다. 철염(iron salt)에는 황산제일철(ferrous sulfate) 20%(300mg의 ferrous sulfate에 60mg의 철이 들어 있다), 건조황산염(exsiccated ferrous sulfate) 30%, ferrous gluconate 12%, ferrous fumarae 33%이 있다. 임신기간 동안 약 800-1000mg의 철이 필요한데, 이는 250mg의

표 47-1 임신기간 동안 흔히 남용되는 약물의 유해효과

물질	모체에 대한 영향	태아에 대한 영향*
Alcohol(고위험: 6 oz 혹은 이상/d)	1oz(2drinks) 알코올 2회/wk: 자연유산의 위험을 높임(2–4배)	태아알코올증후군(Fetal alcohol syndrome, FAS): 미약에서 중등도의 정신박약, 안면기형, 저체중 출산, 소두증, 저긴장성 및 운동조화장애. 심한 FAS는 일부 어린이에게서만 나타남; 다른 아이들은 단지 태아알코올 효과를 나타낸다(fetal alcohol effect, FAE).
Caffeine	2잔은 30분 후 epinephirne 농도를 증가시킴. 그리고 융모 사이에 혈류를 저하시켜 자연유산의 가능성을 높임(용량과 임신기간에 좌우됨)	과다섭취(>6–8 cups/d)는 태아에 독성이 될 수 있다. 기형유발에 대한 증거가 없다.
Cocaine	소변을 통한 48h 제거. 첫 임신 3기에 자연유산 빈도 증가. 태반혈관수축 및 고혈압과 연관된 조산 및 태반조기박리(abruptio placentae)	간의 미성숙 및 cholinesterase의 결핍으로 인해 4–5d의 제거 시간. 자궁내 성장 감소, 머리둘레 크기 감소, 자궁내 뇌경색. 금단증후군은 없으나 자극성 과반사와 떨림은 증가함. 조직화와 상호작용 능력은 떨어짐. 4개월까지 과긴장도, 떨림 및 운동발달장애를 여전히 보인다. 6개월까지, 자기제어가 나타나지만, 자기간 연구가 필요하다.
Heroin	첫 임신 3기에 자연유산, 조산, 비적절한 산모의 칼로리 및 단백질섭취	신생아태변흡입증후군(Neonatal meconium aspiration syndrome); 생후 9개월을 통해 체중이 줄고 신장이 준다(몸무게와 키가 12개월까지 따라 잡는다); 작은 머리둘레(따라 잡지 못함); 상호작용 능력 손상(위안을 주고 관계를 맺는데 힘듦); 일관성이 없는 행동 반응; 떨림과 과민함의 증가
Marijuana	과다사용(주 5회 이상): 임신기간을 단축시킴(<37wk); 자궁자극을 통해 분만을 촉진할 수도 있음	Marijuana만으로는 심각한 출생결함이 높게 나타나지는 않는다. 분만 동안 태변(meconium)의 통과빈도가 높다.
Tobacco/nicotine	산소교환부족 부분에 퇴행성 태반손상; 태반조기박리의 증가된 빈도; 전치태반(placenta previa), 임신 동안 질출혈; PROM 가능함; 양막염증 가능; 모유수유를 덜 하게 됨	작은 키, 작은 머리와 팔 둘레; 치사율 혹은 선천성 기형 증가는 없음(구열 증가에 대한 일부 증거가 있음); 출산 전후를 지나서 호흡계 감염 증가
Methadone	임신 전에 투여했다면 임신기간 동안 제독을 느리게 하고, 2주마다 용량 5mg을 줄인다. 자연유산의 높은 위험 때문에 임신 14주 전에는 제독하지 말 것	생후 9개월을 통해 체중이 줄고 신장이 준다(몸무게와 키가 12개월까지 따라 잡는다); 작은 머리둘레(따라 잡지 못함); 임신 32주 이후에 제독하면 금단유도 태아가사(fetal distress) 야기됨
Barbiturates	CNS 억제; 무기력; 졸림; 미묘한 기분변화와 판단력/정밀 운동기술의 24시간 동안의 장애. 알려지지 않은 자궁긴장도 혹은 수축력에 대한 변화. 마취작용이 없이 선택적 항간질작용이 있는 것으로 인해 임신 시 간질치료에 사용될 수 있는 이유가 된다. 길항제가 없기 때문에 분만이 임박한 경우 금기이다.	태반을 즉시 통과함; 과다사용/고용량 시에 CNS 억제를 유발하여 호흡억제, 행동과다 및 흡입반사(sucking reflex) 감소를 야기함
Tranquilizers	용량의존적; 독성 반응에는 보행장애, 실신, 어지럼 및 졸림 등을 포함한다. 분만 동안의 급성 간질을 치료한다.	Benzodiazepine(diazepam[Valium])의 첫 임신 3기에 사용 시 구열이나 다른 기형과 연관이 없다. 고용량을 3번째 임신 3기 혹은 분만 시에 만성적으로 노출 시 근긴장저하(hypotonia), 저체온증, 고빌리루빈혈증 및 흡입반사저하 나타남. 만약 산모에게 전신진통제를 투여하면 효과가 증진된다. 태아에 대한 효과는 길어진다.

*출생 전에 약물에 노출된 어린이는 5세에 있어 약물에 비노출된 어린이에 비교하여 언어, 학교 읽기 능력, 충동 조절 및 시각 집중시간/과정에서 점수가 유의하게 낮다. CNS, central nervou system 중추신경계; d, day 날; h, hour 시간; min, minute 분; PROM, premature rupture of fetal membranes 조기 양막 파열; 자, week 주; <, 미만; >, 초과.

기본 소실과 태아와 태반으로 가는 320mg, 적혈구량 증가에 필요한 350mg, 혈중에서 운반 중 소실되는 250mg를 계산한 것이다. 임산부들은 분만 후 6주 동안 지속적으로 철분제를 복용해야 한다.

임산부는 보통 임신 후반기 초기에 적혈구용적률이 감소한다. 그래서 적혈구용적률이 30% 미만인 임산부들은 철보충량을 늘려야 하고, 혈소판과 ferritin을 포함한 일반 혈액검사를 시행해야 한다. 철결핍빈혈인 임산부에서 철보충에 대한 반응은 5–7일에 현저히 나타나고, 3주 이내에 망상구 적혈구와 혈색소 증가가 나타난다. 적정 용량에서 기형유발약물반응은 나타나지 않은 것으로 보고된다. 이와는 대조적으로 산전 철분제의 복용은 임신 중반기에 혈당장애와 고혈압을 일으키는 데 관련이 있다는 증거들이 증가하고 있다. 철분제(표 47–2)의 많은 일반의약품과 전문의약품은 다양한 용량에서 가능하며, 철염의 형태로 각기 다른 용량의 철이 들어 있다.

표 47-2 철약물

일반명(상품명)	투여경로 및 용량	응용 및 고려사항
ferrous sulfate(Fer-In-Sol, Feosol, Fero-Gradumet, Mol-Iron, Fer-Iron)	A: PO: 300-600 mg/d 나누어 투여 325mg/d는 임신 여성에 있어 비철분결핍 시에 충분함; 철결핍 시에는 추가로 325mg 2-3회/d	조혈제: 철결핍빈혈에 사용; 임신 시 철결핍 예방. RBC 발달을 위해 철성분 보충이 필요함. 경구투여 시 장에서 5-30% 흡수율 보임; 그러므로 GI 부작용이 있다. 독작용에는 창백, 객혈, 쇼크, 심혈관계 허탈 및 대사성 산증을 포함한다. 과민 및 소화성 궤양 환자에게서 금기이다. Tetracycline, penicline 및 제산제의 흡수가 준다. Ascorbic acid의 흡수가 증가한다. 달걀, 우유, 커피, 차 등과 함께 섭취 시 흡수가 준다. 음식에서 아연의 이용을 줄인다. GI 불편을 줄이기 위해 취침 시 보용한다. 오렌지주스나 다른 vitamin C 계통을 함께 섭취 시 흡수가 증진된다. 스트로우를 사용한다(elixir); 정제/캡슐을 삼킨다. 공복에 물과 함께 섭취. 역류를 방지하기 위해 약을 삼킨 후 앉은 채로 30분간 머문다. 수분, 활동 및 음식량을 증가시킨다. 어린이가 닿지 않게 보관한다. 망상적혈구증가증(reticulocytosis)이 최고로 됨: 5-10d; hemoglobin이 증가함: 2-4wk 임신범주: A; PB: UK; 개시: 3-10d; 작용시간: 3-4 mo
ferrous gluconate(Fergon)	A: PO: 200-600mg t.i.d.	위와 동일
ferrous fumarate(Fumasorb, Femiron, Feostat, Fumerin)	A: PO: 200mg t.i.d./q.i.d.	위와 동일

A, adult 성인; cap, capsule 캡슐; d, day 일; GI, gastrointestinal 위장관계; min, minute 분; mo, month 달; PB, protein-binding 단백결합; PO, by mouth 경구; q.i.d., 1일 4회; RBC, red blood cell 적혈구; t½, half-life 반감기; t.i.d., 1일 3회; tab, tablet 정제; UK, unknown 모름; 자, week 주.

유해반응

철분제 복용의 흔한 부작용으로는 메스꺼움, 변비, 검은색 혹은 타르색의 변, 위장장애, 심와부통증, 구토, 소변색 변화, 설사가 있다.

간호영향

액상약물은 일시적으로 치아의 변색을 일으킬 수 있으므로 희석해서 써야 하고, 빨대를 통해 섭취해야 한다. 철분제는 공복 시 가장 흡수가 잘 되며, 물이나 주스와 함께 같이 복용하는 것이 좋다(철 30mg당 vitamin C 200mg을 같이 복용하는 것이 철흡수를 증가시킨다). 그러나 속쓰림증상이 있다면 음식과 같이 복용하는 것이 좋다. 철분제는 일부 약의 흡수를 방해할 수 있으므로 복용 간격을 그에 맞게 적절하게 조절해야 한다(예, 철분제는 제산제 복용 2시간 전이나 4시간 후에 복용해야 한다). Levodopa, levothyroxine(Levothroid, Synthroid), methyldopa, penicillamine(Cuprimine, Depen), quinolones, tetracyclnes과 같은 약들도 철분제와 복용 시 적절한 간격을 두어야 한다. 이와 같은 이유로 철분제를 우유, 곡물, 차, 커피, 달걀과 같이 복용하면 안 된다.

엽산

산전 계획의 일부로서 **엽산**(*folic acid*)을 섭취하는 것은 임신의 결과를 향상시킨다. 임신기간 동안 엽산(vitamin B_9, *folate*)의 요구량은 증가한다. 임신 초기의 엽산결핍은 자연유산이나 선천성 결함, 특히 신경관결손(배아에서 신경관이 제대로 닫히지 못해 척추이분증이나 두개골과 뇌의 기형을 초래하는 질환)을 초래한다. 또한, 엽산결핍은 미숙아, 저출생아, 태반조기박리를 초래할 수 있다. 미국에서 일 년에 약 4,000명의 임산부에서 신경관결손이 초래된다. 여러 임상시험연구들은 엽산섭취가 이러한 발생률을 50%까지 감소시킬 수 있다는 것을 보여 준다.

정상적으로, 엽산의 하루 요구량은 180mcg이다. 하지만 The United States Preventive Services Task Force는 임신을 계획하는 여성에서 임신 1개월 전부터 임신 후 2-3개월까지 매일 0.4-0.8mg의 엽산을 섭취할 것을 권장한다. ACOG는 선천성 결함을 예방하기 위해 모든 가임기 여성에서 매일 400mcg의 엽산을 섭취할 것을 권장한다(임신 시 엽산의 하루 요구량은 600mcg로 증가한다). 그 이유는 계획되지 않고 예상하지 못한 임신이 많기 때문이다.

신경관(*neural tube*)은 임신 첫 3주내에 닫힌다(수정 후 18-26일). 그러므로 엽산의 하루 권장량을 소비하는 것이

중요하다. 이전 신경관결손의 경험이 있는 경우는 더 높은 용량의 엽산섭취(임신 전 1-3개월 전부터 4mg 복용)가 필요하다.

섭취된 음식에서 자연적으로 형성되는 엽산의 양은 날마다 다르고, 이러한 엽산의 섭취는 잘 흡수되지 않기 때문에 엽산이 풍부한 음식과 엽산보충제를 섭취하여야 한다. 엽산이 풍부한 음식으로는 빵, 옥수수, 쌀, 파스타, 곡물 등이 있다.

유해반응

엽산보충제의 부작용은 흔하지는 않지만, 알레르기성 기관지경련, 발진, 가려움, 홍반, 전신권태감이 있을 수 있다. 또한, 엽산보충제가 소변을 진한 노란색으로 변하게 할 수도 있다.

종합 비타민

임산부에서 산전 비타민 복용은 보통 권장되며, 일반적으로 비타민 A, D, E, C, B 복합체, B_{12}, 철, 칼슘, 미네랄을 포함한다. 선천성 결함(예, 구순구개열, 사지결함)에 대한 산전 비타민의 효과는 아직 증명되지 않았다.

불충분한 영양을 보충제만으로는 교정할 수 없다. 비타민은 음식을 통해서 섭취될 때 우리 몸에서 가장 큰 효과를 가지며, 칼로리와 단백질은 보충제로 공급될 수 없다.

임신기간 동안 비타민과 미네랄의 과다복용은 건강을 향상시키지 않고, 임산부, 태아 혹은 모두에게 해를 끼칠 수 있다. 비타민 A의 과다복용은 기형을 유발할 수 있고, 비타민 D, E, K의 과다복용 또한 해로울 수 있다.

임산부의 약한 불편감에 대한 약물

임산부는 평균적으로 임신기간 동안 3개의 약물을 복용하는데, 그 중 2개는 비타민과 미네랄 보충제이다. 임산부의 불편감이 가장 심한 임신 초기와 후기에 주로 약물을 복용하게 된다. 임신 시 소화관에 문제가 가장 많이 나타난다(메스꺼움, 구토, 속쓰림, 변비). 메쓰거움과 구토의 발생기전은 아직 명확하지 않다. 생리적으로 메스꺼움은 임신기간 동안의 hCG의 증가와 관련되어 있다고 알려져 있다. 임신기간 동안 평활근을 이완시키는 progesterone이 증가해 속쓰림과 변비를 일으키는데, 그 이유는 증가한 여성 성호르몬이 위장관운동성을 변화시키기 때문이다. 또한, 자궁의 크기가 커져서 장의 위치를 변화시킨다.

메스꺼움과 구토

메스꺼움과 구토(입덧)는 대부분(약 88%)의 임산부에서 임신 초기에 가장 주된 불만거리이지만, 임신오조(입원해서 수분과 영양공급이 필요한 심한 메스꺼움과 구토증상)는 대개 낮은 발생률을 보인다(1-3%). 메스꺼움과 구토증상을 줄이기 위한 비약물학적 방법으로는 다음과 같은 것들이 있다. (1) 증상이 생기기 전에 크래커, 토스트 등의 탄수화물 먹기, (2) 고지방식, 양념이 많이 된 음식 피하기, (3) 조금씩 자주 먹기, (4) 마실 것을 식사 중에 먹기보다 식사 사이에 먹기, (5) 식사 사이에 사과주스나 탄산음료 먹기, (6) 취침시간에 고단백질 과자먹기, (7) 금연하기, (8) 취침시간에 철분제 먹기. 이러한 방법들은 대부분의 환자에서 효과가 있지만, 구토증상이 심각한 경우에는 수액보충과 약물요법이 필요하다.

FDA에서 입덧에 대해 하나의 약물을 승인하였는데, 그것은 바로 doxylamine succinate 및 pyridoxine hydrocholoride (Diclegis)이다. 항구토제에 대한 연구에 따르면 위약도 종종 도움이 될 수 있다는 결과가 있다. 표 47-3을 보면 임신기간 동안 메스꺼움과 구토증상을 치료하기 위한 약물들과 그 약물의 용량, 사용법, 주의사항이 나와 있다.

많은 환자들은 임신에서의 메스꺼움과 구토를 완화시키키기 위해 생강을 이용하기도 하지만, 이는 안전성과 효율성 측면에서 증거가 충분하지 않으며, 많은 양을 먹었을 때에 오히려 유산을 일으키기도 한다. 한 연구에서는 생강을 알맞은 양으로 사용하는 것은 안전하지만, 치료의 목적으로 사용하는 것은 주치의와의 상담이 필요하다고 한다. 생강은 출혈의 위험성을 증가시킬 수 있는데, 특히 출혈성 질환의 과거력이 있었던 환자에게서 더 위험하다. 연구에 따르면 임산부에서 생강의 안전용량은 최대 1,000mg/day이다. 그러므로 임산부는 1,000mg/day 이상으로 생강을 복용하면 안 된다.

메스꺼움과 구토증상을 가지고 있는 임산부에서 만약 철분제를 보충하고 있다면 위장장애를 겪을 수도 있다. 이때 철분제를 음식과 함께 먹거나 취침시간에 먹는 것 또는 철분제 복용을 잠시 중단하는 것은 도움이 될 수 있다. 또한, 산전 비타민 복용은 메스꺼움과 구토의 발생을 크게 증가시키므로 주의해야 한다. 많은 의사들은 철분제가 위장장애를 일으켰을 때 철분제를 어린이용 씹어먹는 멀티비타민 두 알과 같이 먹을 것을 권유한다. 염장식품은 구토로 소실된 염화물을 보충해 줄 수 있고, 칼륨과 마그네슘이 풍부한 음식은 소실된 영양분을 보충해 줄 수 있다.

표 47-3 임신기간 동안의 메스꺼움과 구토의 관리를 위한 약물

일반명(상품명)	투여경로 및 용량	응용 및 고려사항
비타민		
pyridoxine(B_6)	PO: 25mg 까지 t.i.d.	단백질, 탄수화물, 지방 등 다양한 신진대사에 필요한 조효소이다. 부작용은 드물며 두통, 메스꺼움, 졸림, 신경병 등이 있다. 임신범주: A; 공장에 흡수되고 간에서 신진대사되어 소변으로 나온다.
항히스타민제		
meclizine(Antivert)	PO: 20–50mg/d	구토를 일으키는 CTZ를 막는다. 부작용은 어지럼, 졸림, 코와 입의 건조, 흐릿한 시야, 복시, 발작, 두통 등이 있다. 심혈관의 작용은 저혈압, 심계항진, 심박급속증 등이 있다. 약물이나 특정 성분에 민감한 환자에게는 금지되어 있다. 협각녹내증이 있는 환자에게는 금지되어 있다. 임신범주: B; 간에서 신진대사되어 분뇨로 방출된다. t½: 6h; Onset: 1–2h; 지속기간: 8–24h
doxylamine(Unisom) (unlabeled use)	PO: 25mg(½ tab b.i.d.)	적당하고 사용가능한 OTC를 고려한다. H_1수용체 자리에 닿기 위해 히스타민과 비교한다. 만약 pyrixodine 25mg이 효과가 없다면 건강 제공자들은 docylamine 25mg과 pyridoxine 25mg t.i.d(자기 직전 1알, 아침과 오후에 반 알씩)를 제안한다. 진정제 효과를 낼 것이며, 두꺼운 기관지의 분비물, 졸림, 두통, 현기증, 변비, 복통, 시야흐림, 신체조정력 저하, 입술마름현상 등을 일으킬 수 있다. 심각한 천식이나 고혈압 의심환자 또는 심혈관질환이나 갑상선기능항진증을 앓고 있는 환자는 복용하지 말 것. 주의: 건강관리제공자가 지정해 준 기준을 지킬 것. 임신범주: A; t½:1.25h; 개시시간: 1–2h
Antihistamine plus Vitamin B_6 Analogue		
doxylamine succineate(10mg)/ pyridoxine 10mg(Diclegis)	PO: 자기 직전 두 알 만약 복용량이 다음날 증상을 제어한다면 자기 직전에 2알을 계속 섭취한다. 만약 증상이 두 번째 날 오후까지 계속된다면 3번째 날부터 3알을 먹는다(아침 1알, 자기 직전에 2알). 만약 3알이 적절하게 증상을 제어하면 계속 매일 3알을 먹는다. 만약 증상이 계속되면 4째날부터 4개를 먹는다(아침 1알, 낮 1알, 자기 직전 2알).	행동의 메커니즘: 모름 부작용: 졸림(피곤함), 알코올을 포함한 CNS 억제제와 병용 시 사고가능성. 주의사항: doxyamine, ethanolamine 유도체, 항히스타민제, 피리독신 염산에 과민성을 띠는 여성에게 사용하지 말 것. Monoamine oxidase 억제제는 Diclegis(임산부가 사용하는 입덧 약)의 효과로 중추신경계의 부작용을 강화시키고 연장시킴. 항콜린 성질을 띠어야 하고, 천식, 안(眼)압상승, 좁은 각 녹내장, 협착성 소화성 궤양 및 유문십이지장 방해와 방광경부경화증 증상을 앓는 여성환자에게 사용에 있어서 주의할 것. 임신범주:A; 공장에 흡수되고 간에서 신진대사되어 doxylamine은 간으로 일차 배출 된다. t½: 0.5h; 최대 혈장농도 시간: 7–8h(doxylamine); 5–6h(pyridoxine)
Phenothiazines		
promethazine (Phenergan)	PO/IV/IM/PR: 12.5–25mg q4–6h PRN	뇌의 신경절후 중간뇌변연 도파민성 수용체(postsynaptic mesolimbic dopaminergic receptors)를 봉쇄함; 강한 알파-아드레날린성 수용체 차단 효과와 시상하부와 뇌하수체호르몬 억제효과를 보인다. H_1 수용체에 대해 histamine과 경쟁함 부작용에는 어지럼, 졸림, 흥분, 피로, 불면증, 광과민반응, 오심, 구토 및 변비를 포함한다. 약물 혹은 어떤 성분에 과민한 환자, CNS 억제, 혼수에 금기이다. 심혈관계 질환자는 주의를 요한다. subQ 혹은 동맥내투여는 추천되지 않는다. 주사제에는 sulfites가 포함되어 있는데 일반적으로 알레르기 반응을 일으킨다. 임신범주: C; t½: 9–16h; 개시: IM: 20min; IV: 3–5min; 작용시간: 2–6h
Anticholinergics		
scopolamine	PO/IM/IV/subQ: 0.3-0.65mg q4-6h	Histamine과 serotonin을 길항한다. 부작용에는 혼돈, 졸림, 두통, 피로, 건조피부 변비, 구토, 및 부른 느낌(bloated feeling). 심혈관 부작용에는 기립성 저혈압, 심실세동, 빈맥 및 가슴두근거림을 포함한다.

표 47-3 임신기간 동안의 메스꺼움과 구토의 관리를 위한 약물-계속

일반명(상품명)	투여경로 및 용량	응용 및 고려사항
		약물과 어떠한 성분에라도 과민반응을 보이는 환자와 협각녹내장, 급성 출혈, GI 혹은 GU 폐쇄, 심장 부전에 의한 빈맥 및 중증 근무력증에 금기이다. 간 및 신장 기능부전 환자에게 주의를 요한다. 임신범주: C; 개시: IM: 0.5–1h; 작용시간: 4–6h
위장운동 촉진제		
metoclopramide (Reglan)	PO: 10-15mg q.i.d. 30min a.c.	CNS의 CTZ의 dopamine 수용체를 차단하여 분비촉진 없이 위장운동성을 증진시키고 위배출시간을 단축시킨다. 부작용에는 불안증, 졸림, 설사, 허약 및 불면증 등을 포함한다. 약물과 어떠한 성분에라도 과민반응을 보이는 환자와 GI 폐색, 천공 혹은 출혈, 갈색세포종(pheochromocytoma), 혹은 발작 과거력이 있는 경우 금기이다.
기타		
trimethobenzamide (Tigan, T–Gen)	200mg PR q6–8h	작용이 불명확함; CTZ를 통해 작용. 구토중추에 대해 직접 자극을 억제하지는 않는다. 화학적으로는 ethanolamine 유도체로 분류된다. 심부정맥, 협각녹내장, 천식 및 유문십이지장폐색 시 금기임. 직장내투여 약용량은 더욱 예측하기 힘들다. 부작용에는 졸림, 두통, 시야혼탁, 설사, 우울증, 저혈압, 근육경련, 알레르기 반응, 추체외로증상 및 혈액이상 등을 포함한다. Benzocaine과 동시 사용 금기이며, 약물에 과민한 환자는 금기이다. 신생아와 미숙아에게 좌약을 사용한다. 주의: 증상을 가리는 것을 방지하기 위해 급성 오심 환자에게 사용하지 말라. Phenothiazines/barbiturates, belladonna와 약물 상호작용이 있다. 임신범주: C; t½: UK; 개시: PO/PR: 10–40min; IM: 15–35min; 작용시간: 3–4h
ondansetron (Zofran)	8mg PO/IV 8h 마다	항구토제; 선택적 5-HT_3수용체 길항제. 미주신경말단과 CNS의 CMZ에서 serotonin을 억제함 부작용에는 두통, 변비, 설사, 근육통/피로 등을 포함한다. 약물 혹은 다른 선택적 5-HT_3길항제에 대해 과민한 환자에 금기임 주의: 스케줄에 의해 투여함, PRN은 아님. Qt 간격을 늘리는 선천성/질병 상태 혹은 Qt 간격을 늘리는 약물을 사용하는 환자에게 주의를 요한다. 약물 상호작용: 간효소의 활성을 변화시키는 약물 임신범주: B; t½: 3–6h; 개시: 30min; 작용시간: 4–5h

* 추천되지는 않는다

a.c., 식사전; b.i.d., 1일 2회; CNS, central nervous system 중추신경계; CTZ, chemoreceptor trigger zone; d, day 일; GI, gastrointestinal 위장관; GU, gentourinary 비뇨생식기; H_1, histamine$_1$; h.s., 취침 시; IM, intramuscular 근육내; IV, intravenous 정맥내; min, minute 분; OTC, over-the-counter 일반약; PO, by mouth 경구; PR, by rectum 직장내; PRN, 필요시; subQ, subcutaneous 피하; t½ 반감기; t.i.d., 1일 3회; tab, tablet 정제; q.i.d., 1일 4회; UK, unknown 모름.

증상이 지속되고 체중감소와 탈수가 나타난 환자에게는 정맥주사를 통한 수액과 전해질, 비타민 공급이 필요하다. 항구토치료(보통 phenothiazine으로 치료하는)가 사용될 수 있고, hyperemesis gravidarum의 심각한 경우에서는 ondansetron(Zofran)이 사용될 수 있다.

속쓰림

속쓰림(*pyrosis*)은 상복부와 흉골 근처에서 위산의 역류로 인해 발생되는 타는 듯한 느낌이다. 임신기간 동안 이러한 속쓰림 증상은 80%까지 나타날 정도로 흔하다. 임산부에서 나타나는 프로게스테론호르몬의 정상적인 증가로 위장관의 운동성은 감소한다. 또한, progesterone은 분문괄약근(cardiac sphincter, 하부식도괄약근이라고도 하며, 이는 식도에서 위로 들어가는 입구에 존재하는 괄약근이다)을 이완시켜 역류를 일으키는 데(역류성 연동운동) 관여를 한다. 임신 시에는 임신하지 않았을 때보다 소화와 위배출시간이 느리다. 속쓰림은 임신한 여성이 식사를 하고 바로 앉거나 누울 때 많이 나타나는데, 이는 자궁이 위에 위쪽으로 압력을 가하게 되면서 역류를 통해 위산과다가 일어나기 때문이다. 이러한 속쓰림은 임신 중기와 후기에 주로 나타나게 된다.

속쓰림을 완화시키기 위해서 비약물학적 치료들이 우선되는데, 이는 다음과 같은 것들을 포함한다. (1) 식사를 적게

하기, (2) 양념이 과하거나 기름진 음식 피하기, (3) 가스를 생성하는 음식 피하기(예, 양배추, 양파), (4) 천천히 먹고 꼭꼭 씹기, (5) 감귤 주스 먹지 말기, (6) 음료를 충분히 마시되 음식은 적당히 먹기, (7) 식사 후 바로 눕지 않기.

제산제(*antacid*)는 비약물학적 치료에 반응하지 않는 환자들에게서 첫 번째 치료가 된다. 임산부를 위한 제산제는 보통 전신으로 흡수되지 않는 저나트륨제품(영양학상으로 무염이라 불리는)이 사용되고, 이는 알루미늄과 마그네슘(수산화물의 형태로)을 포함한다. 하지만 마그네슘 제산제의 장기복용 혹은 과다복용은 신장, 호흡기, 심혈관계, 근육계통에 문제를 일으킬 수 있다. Sucralfate(Carafate)는 전신으로 흡수되지 않기 때문에 임산부에게 안전하다. 탄산칼슘제산제는 산과 중화되며 역효과를 일으킬 수 있으므로 임산부에서 사용해서는 안 된다. TUMS가 속쓰림이 있는 임산부에서 주로 사용되지만, 이는 칼슘이 기초가 되는 약물이므로 변비를 일으킬 수 있다.

대부분의 환자들은 임신하지 않았을 때 흔히 사용하던 치료(예, 베이킹소다라든지 Alka-Seltzer와 같은 제산제)가 임신기간 때는 위험할 수 있단 사실을 모른다. 잘못된 제산제를 선택하면 설사, 변비, 전해질불균형과 같은 부작용이 생길 수 있다. 비약물학적 치료와 함께 안전한 제산제를 최소용량으로 사용하는 것이 가장 효과적인 방법이다.

액상형태의 제산제는 균일하게 용해되고 빠르게 작용하며 더 큰 효과를 나타낸다는 점에서 임신 때 가장 많이 쓰이는 제산제이다. 알약형태의 제산제도 철저히 씹고 충분한 양의 물과 섭취한다면 이용가능하고 어떤 점에서는 더 편리하기도 하다.

Histamine$_2$수용체 길항제도 임신 때 사용될 수 있지만, 이는 의사와의 상담을 통해 처방받아야 하며, 제산제를 통한 초기치료가 실패하였을 경우에만 사용되어야 한다. 이러한 약물이 발암물질인가 하는 것에 대해서는 아직 명확히 밝혀지지 않았지만, cimetidine(Tagamet), ranitidine(Zantac), famotidine(Pepcid) 및 nizatidine(Axid)는 FDA의 임신범주 B에 속한다. 벽세포의 H$_2$수용체에 가역적이며 경쟁적으로 결합하는 H$_2$수용체 길항제는 위산분비를 감소시킨다. 약의 효과는 보통 1시간이 지나 나타나고, 6–12시간 동안 지속된다.

속쓰림에 양성자펌프억제제를 사용하는 경우는 많이 없다. 이 약은 벽세포의 표면에 존재하는 양성자펌프를 억제하여 위산분비를 막는다. 임신기간 동안 속쓰림을 완화시키기 위해 omeprazole(Prilosec OTC)을 쓰는 것에 대해서는 많은 환자들이 의문을 가진다. 환자들이 가능한 선택지를 의사와 상담할 수 있도록 도와주어야 한다. 현재 omeprazole의 사용은 치료를 통한 이익이 그 위험성보다 더 중요한 환자에게만 이뤄지고 있다.

표 47–4를 보면 임신기간 동안 속쓰림증상에 주로 사용하는 약들이 나와 있다.

변비

변비(*constipation*)는 임신기간 동안 자주 나타나는 증상이다. 이는 호르몬의 변화, 특히 위장관의 운동성을 감소시키는 progesterone과 연관이 크다. 속쓰림에서와 같이 변비에서도 비약물학적 치료가 우선시되어야 하며, 다음을 포함한다. (1) 음료를 많이 마시기, (2) 섬유질이 풍부한 음식 많이 먹기, (3) 적절히 운동하기. 만약 이러한 방법이 효과가 없다면 치료를 시작해야 하며, 섬유소를 포함해서(예, Metamucil) 전신으로 흡수되지 않기 때문에 가장 안전한 부피팽창약물을 사용할 수 있다. 또한, docusate sodium(Colace), 연하제(Stool softer)가 임신 중에 일차 치료약물사용될 수 있다. Milk of magnesia, magnesium citrate, lactulose(Contrulose, Enulose), sorbitol, bisacodyl(Correctol, Ducolax), senna(Senokot, Ex-Lax)는 상황에 따라서 사용될 수 있다.

Castor oil(피마자유)은 자궁근육수축을 촉진시키므로 임신기간 동안 금기시된다. 미네랄 오일 또한 임신기간 동안 금기시되는데, 이는 비타민 K와 같은 지용성 비타민의 흡수를 감소시키기 때문이다(신생아에서 저농도의 비타민 K는 출혈을 일으킬 수 있다).

통증

임신 26주 동안 두통증상이 매우 흔한데, 이는 호르몬의 변화로 인한 신체변화, 부비강울혈, 눈의 피로로부터 발생된다. 임산부에서 요통, 관절통, 원인대 통증(round ligament pain, 경미한 복통과 찌릿한 통증), 경미한 부상으로부터의 통증은 일반적이지 않다. 통증완화를 위해 비약물학적 치료가 우선시되는데, 이는 휴식, 조용한 환경, 긴장을 푸는 운동(이완운동), 일상의 변화, 심상, 아이스팩, 따뜻하고 습한 열기, 자세변화, 신체역학 교정, 신발바꾸기 등을 포함한다.

표 47-4 임신 시 흔히 사용되는 일반약 제산제

일반명(상품명)	투여경로 및 용량	응용 및 고려사항
aluminum hydroxide(Amphojel)	A: PO: 지시한 대로*	320mg의 aluminum hydroxide gel per 300mg 정제 혹은 per 5mL를 포함; ANC 8; saccharin 및 sorbitol 포함. OTC 약물. 역류에 의한 속쓰림 위산을 중성화함 부작용에는 변비를 포함하고 유해반응에는 탈수, 저인산혈증(장시간 사용). GI 폐색을 포함한다. Tetracycline, phenothiazine, benzodiazepines, isoniazid, digoxin과 함께 사용 시 작용 감소; 물과 함께 섭취. 임신범주: C; PB: UK; t½: UK; 개시: 15-30min; 최대: 0.5h; 작용시간: 1-3h
magnesium hydroxide 및 aluminum hydroxide와 simethicone(Mylanta Extra Strength Liquid, Almacone)	40-125mg PO q.i.d. 식후 및 h.s.; 500mg/d까지	Mylanta Extra Strength Liquid: 매 5mL에는 400mg aluminum hydroxide, 400mg magnesium hydroxide, 40mg simethicone, parabens, saccharin, sorbitol 및 2mg sodium을 함유함 OTC 약물 Almacone 정제: 각각 정제는 200mg aluminum hydroxide, 200mg magnesium hydroxide 및 20mg simethicone을 함유함 OTC 약물. 정제는 철저히 씹어야 한다. 항팽만작용은 위와 동일하다. 위산을 중화하고 항팽만작용이 있음. 유해반응에는 산반동(acid rebound)이 있다. Aluminum 기반 제산제는 변비를 야기할 수 있고, 반면에 magnesium 기반 제산제는 연하효과가 있다. Aluminum 및 magnesium 기반 복합제는 변비와 연하작용의 균형을 맞춘다. 신장질환이 있는 환자에게 magnesium 기반 제산제를 사용하지 말아야 한다. 약물 상호작용: Digoxin, indomethacin(Indocin) 혹은 철염을 동시에 사용하면 이들 약물의 흡수를 줄인다. Chlordiazepoxide hydrochloride와 동시 사용 시 chlordiazepoxide 흡수속도를 줄임. 제산제를 다음 약물과 사용 시 약리작용을 줄인다. Benzodiazepines, captopril, corticosteroids, fluoroquinolones, histamine H_2길항제, hydantoins, ketoconazole, penicillamine(Cuprimine, Depen), phenothiazines, salicylates 및 ticlopidine(Ticlid). Levodopa, sulfonylureas 및 valproic acid의 작용을 상승시킨다. 임신범주: C; PB: UK; t½: UK

* 제산제의 권장용량은 의료진에 의해 명확히 해야 한다. 그러나 일반적인 규칙에 의하면 약제품의 강도에 의존하여 24-시간 동안 12 정제 혹은 12tsp 초과하면 안 된다. 주요 부작용에는 장운동 변화 (변비 혹은 설사), 오심, 구토, 알칼리증 및 고마그네슘혈증 등이 있다. 제산제는 위장내 pHdp 영향을 주고 잘 흡수되지 않는 성질 때문에 다른 약과의 결합 등의 특성으로 말미암아 많은 약들과 상호작용을 보인다. 제산제는 철분, 강심제 약물, tetracycline 혹은 phenothiazine을 복용한 2시간 이내에 절대 복용해서는 안 된다.

A, adult 성인; ANC, acid-neutralizing capacity 산성-중화 능력 (정제당 혹은 5mL 당); d, day 일; GI, gastrointestinal 위장관; h, hour 시간; min, minute 분; OTC, over-the-counter 일반약; PB, protein-binding 단백결합; PO, by mouth 경구; q.i.d., 1일 4회; t½, 반감기; tsp, teaspoon 찻 숟가락; UK, unknown 모름.

Acetaminophen

Acetaminophen(Tylenol)은 para-aminophenal 진통제로, 임신범주 B에 속하며, 임신기간 동안 의사의 처방 없이 가장 널리 사용되는 약이다. Acetaminophen은 진통, 해열 목적으로 임신 전 기간 동안 단기간으로 쓸 수 있다. 이 약은 약한 prostaglandin 억제제이고, 항염증작용이 크지 않다.

약동학 Acetaminophen의 흡수율은 위배출속도와 관련이 있다. Acetaminophen은 20-50% 정도 단백질과 결합하여 태반을 통과하고, 이는 모유에서 적은 농도로 검출되기도 한다. Acetaminophen은 간에서 부분적으로 비활성 대사산물로 대사된다. 그런데 만약 acetaminophen을 고용량으로 섭취한다면 고활성의 대사산물(N-acetyl-p-benzoquinone)로 대사되는데, 이는 간독성과 신독성을 가지고 반감기는 2-3시간 정도이다. Acetaminophen 사용이 태아기형을 일으킨다는 구체적인 증거는 없으며, 임신 중이나 모유수유 중에 acetaminophen을 사용했을 때 모유수유아에게 부작용을 일으킨다는 보고 또한 없다.

약역학 Acetaminophen의 하루 최대용량은 4000mg이고, 간과 신장에 대한 독성 때문에 임신 시에는 하루 동안 325mg(regular strength), 500mg(extra strength) 약물을 각각 12알, 8알 이상 복용해서는 안 된다. 또한, 4-6시간 간격을 두고 약을 복용해야 한다. 경구섭취 후 10-30분 이내에 약의 효과가 나타나며, 1-2시간 후에 최대 효과를 나타내고,

3-5시간 동안 지속된다.

Acetaminophen의 과량복용이 빈번하게 일어나면서 acetaminophen이 함유된 일반의약품 제조업체에서는 acetaminophen의 하루 최대용량을 3000mg으로 낮췄다. 과량복용이 빈번했던 이유 중 하나는 환자들이 acetaminophen이 포함된 여러 일반의약품을 한꺼번에 복용하기 때문이다.

신장질환이나 간질환이 없는 대부분의 환자들은 acetaminophen이 문제가 되지 않는다. 또한, 이 약물에 과민성을 가지고 있는 환자에서도 사용할 수 없다. 그리고 감염의 위험이 높은 환자에서 그러한 증상과 징후를 나타나게 하지 않을 가능성이 있기 때문에 acetaminophen의 사용에 주의를 기울여야 한다. 흔한 부작용으로는 약물발진, 두드러기, 특이한 멍, 발전, 저혈당, 황달, 용혈성 빈혈, 호중구감소증, 백혈구감소증, 범혈구감소증, 혈소판감소증 등이 있다.

Aspirin과 Ibuprofen

Aspirin, salicylate는 약한 진통제로 분류되며, 임신범주 C에 속한다(임신 후기에 사용되는 최대용량의 aspirin은 범주 D에 속한다). Aspirin은 prostaglandin 합성효소저해제이며, 해열, 진통, 항염증작용을 한다. 기형유발성에 대한 효과는 확실히 밝혀지지 않았지만, 기형을 유발할 가능성은 어느 정도 존재한다.

Aspirin은 자궁수축에 관여하여 분만의 시작을 저해하고 사실상 분만을 지연시킨다. 그러므로 임신기간 동안 aspirin의 사용은 추천되지 않는다. 또한, 임신 후기에 aspirin을 사용하면 분만 중 실혈을 증가시켜 임산부의 빈혈위험성을 높이고, 산전출혈을 일으킬 수도 있다. 또한, 임산부가 aspirin을 임신 마지막 2개월 동안 복용하였을 때 신생아에서 혈액 정체를 일으킬 수 있다. Aspirin은 혈소판이 응집되어 혈전이 되는 과정을 억제하는데, 이는 분만 후 비가역적인 작용이며, 신생아가 골수에서 새로운 혈소판을 만들 때까지 기다려야 한다.

Ibuprofen은 임신범주 C로 분류된다(임신 후반기 사용은 t 임신범주 D이다). 임신 후반기 복용 시 동맥관 조기폐쇄를 일으킨다. Ibuprofen은 prostaglandin 합성효소저해제로 해열, 진통, 항염증작용을 한다. 출혈경향은 aspirn과 유사하지만, aspirin보다 혈소판응집억제작용은 적다.

항우울제

항우울제의 사용과 우울증 상황 모두 유해한 분만 결과를 나타낸다. 유해한 결과는 저체중 출생, 태아발육지연, 조산, 신생아의 불안정(neonate irritability) 증가, 주의력 감소를 포함한다. 임신 중 선택적 세로토닌재흡수억제제(SSRI)의 사용은 저제충 출생아와 태아발육지연의 출생과 관련이 있다. SSRI나 tricyclics를 복용한 환자에서 조산(제태연령 37주 전 출산)은 흔하게 나타난다. 임신 중 TCA(삼환계 항우울제)은 태아의 구조적 기형과는 관련이 없지만, 자궁내 노출은 신생아의 신경과민(jitteriness)과 과민성(irritability)과 관련이 있다. 빈맥, 과민성, 저혈당, 약한 울음과 같은 일시적인 증상을 나타내는 용어인 *poor neonatal adaptation*은 임신 후반기에 SSRI에 노출된 신생아에서 보고된다. 임산부에게는 정신심리치료가 단독으로 시행되거나 의료인과의 상담을 통한 약물치료가 병합될 수 있다.

간호과정
환자-중심 협력간호

분만전 약물

사정

- 환자의 질병력과 약물(불법약물, 한약, 비의약품, 의약품) 복용력을 파악한다.
- 기초 활력징후를 획득한다.
- 약물남용의 위험군을 파악하고, 위험을 최소화시키기 위해 다른 전문의와 협진한다.
- 제산제의 사용이 흡수를 저해하는지 알기 위해 약물 복용력을 평가한다.
- 출산을 위해 입원한 환자에서 aspirin 복용력을 확인한다. Aspirin을 복용했다면 주치의에게 알리고, 출혈경향을 모니터링한다.
- 알코올중독, 간질환, 바이러스감염, 신장질환력을 확인하고, 이러한 환자에서 acetaminophen을 주의해서 사용한다.
- 임신 시 Group B colonization 여부를 확인하고, 신생아에서 예방을 한다.

간호진단

- 임신 시 건강유지 요구에 대한 부족한 정보
- 기형유발 물질에 노출되었을 때 잠재적으로 일어날 수 있는 치명적인 결과에 대한 부족한 정보

계획

- 환자는 임신기간 동안 조언받은 대로 다양한 약물을 사용하거나 피할 것이다.
- 환자는 의약품이나 한약을 사용하기 전에 주치의 또는 약사와 상의를 할 것이다.

간호중재

일반

- 하나의 약물사용이 다양한 약물남용의 일부가 될 수 있다는 것과, 그것이 산모–신생아 간의 감염과 관련이 있을 수 있다는 사실을 인지한다.
- 산전관리의 중요성에 대해 강조하며, 전문의료진과 두려움에 대해 환자와 논의하고, 약물남용 시 법적인 약물에 대해서도 이야기 나눈다.

특별한 사항

- 임신 시 흔히 나타나는 불편감을 완화시키기 위한 비약물학적, 약물학적 조치들에 대해 조언한다.
- 적절하다면 담배, 알코올, 약물치료 프로그램에 대해 언급한다.
- 영양학적 또는 치료목적으로 임신 시 필요한 보충제에 대해 설명해 준다.
- 병원의 프로토콜에 따라 산전 환자들의 헤모글로빈, 적혈구용적률을 모니터링한다.

철

- 철분제를 복용 중인 환자에게 메스꺼움, 변비, 대변습관의 변화가 있었는지 질문한다.
- 치아변색을 예방하기 위해 희석된 액상형의 철분제를 플라스틱 빨대로 섭취하게 한다. ascorbic acid 함량이 높은 오렌지주스와 함께 철을 섭취하면 철의 흡수가 증가한다.
- 빛이 들어가지 않는 용기에 철을 보관한다.
- 철분제를 섭취할 경우 분변잠혈검사에서 위양성 결과가 나올 수 있다는 사실을 인지한다.

환자교육

일반

- 담배, 알코올, 카페인 복용이 태아에게 부정적인 영향을 미칠 수 있다고 조언한다.
- 약물[불법약물, 일반의약품, 전문(처방)의약품]을 복용하기 전에 기형유발가능성에 대해 주치의와 상담한다.
- 모유수유를 계획하기 전에 주치의와 상의한다.

Aspirin/Acetaminophen/Ibuprofen

- 임신기간 동안 aspirin보다는 acetaminophen 복용을 권유한다. Aspirin과 ibuprofen은 임신 후기에 특별히 금기되는 약물이다.
- 통증, 기침/감기의 조절을 위해 다양한 일반의약품을 섭취하지 않도록 조언한다. 많은 비일반의 약품은 acetaminophen을 함유한다.

산전약물

- 비스테로이드성 항염증제(NSAIDs)를 acetaminophen과 복용하지 않도록 조언한다.
- 임신 중기 이후 NSAIDs를 복용하지 않도록 조언한다.

Caffeine/Alcohol/Nicotine

- 환자에게 커피를 하루 1–2잔으로 제한하도록 한다. 그 외 카페인이 함유된 다른 음료도 제한한다(차, 콜라, 초콜릿, 특정 약물들).
- 주치의가 카페인 섭취를 허용했다면 하루 중에 카페인 섭취를 일정하게 할 것을 권유한다. 카페인이 대사되지 않는다면 그것은 즉시 태아에게 전달될 수 있다. 카페인은 태반융모 사이의 혈류를 감소시킨다.
- 환자에게 디카페인 음료나 카페인이 희석된 음료를 권한다.
- 약초에 예상하지 못한 해로운 성분이 있을 수 있으므로 환자의 약초사용을 주의해서 하도록 한다(약초 경고 47–1 참조).
- 환자가 모유수유를 계획할 때, 카페인 섭취 후 15분 이내에 섭취된 카페인의 1% 정도가 모유에서 검출될 수 있다는 것을 설명한다. 그러므로 한 잔의 커피는 괜찮지만, 연속해서 여러 잔을 마시는 것은 현명하지 않다. 과량의 카페인은 신생아의 조직에 축적될 것이다. 태어난 지 7–9개월이 된 신생아에게는 카페인을 적절히 대사시켜 줄 효소가 부족하다.
- 태아에게 있어 알코올의 안전용량이 얼마인지 아직 밝혀지지 않았으며, 적은 양 노출 시 태아알코올효과를 일으키며, 과량 노출 시 태아알코올증후군을 일으킬 수 있으므로 임산부에서 알코올섭취를 자제시켜야 한다.
- 흡연이 vitamin A, vitamin C, 엽산, cobalamine(비타민 B_{12}), 칼슘과 같은 영양소결핍을 초래할 수 있음을 조언한다. 흡연은 제태연령을 단축시키며, 저체중 출생아를 초래할 수 있다.

제산제

- 장용 코팅정제(enteric-coated tablet)를 복용한 후 1시간 이내에 제산제를 복용하지 말 것을 설명한다. 산에 저항성을 가지는 코팅은 위의 알칼리 상황에서 녹을 수 있으며, 의도한 대로 약물이 분비되지 않을 것이다. 또한, 소화불량이 생길 수도 있다.
- 액상형 제산제를 냉동시키지 말고 상온에 보관한다(더 맛있게 만들기 위해서는 냉장보관한다). 그리고 먹기 전에 잘 흔든다.

철

- 붉은 고기, 견과류와 씨앗, 맥아, 시금치, 브로콜리, 말린 자두, 철분이 강화된 곡물에 철이 함유되어 있다.
- 식사 사이에 철분제를 보충하면 흡수가 잘 된다는 사실(또한 부작용도 증가한다)을 환자에게 설명한다. 식사 1시간 전에 철

분제를 복용하는 것이 추천된다. 오렌지주스나 물과 함께 복용하되 우유나 제산제와는 피한다.

철과 제산제 자가복용에 대한 설명

- 철분제 알약을 씹지 말고 한 번에 삼켜야 한다. 액상 철분제는 치아변색을 예방하기 위해 빨대로 복용해야 한다.
- 제산제를 철분제와 함께 복용하지 않아야 한다. 제산제는 철분제의 흡수를 저해한다. 만약 철분제와 제산제를 함께 처방받았다면, 2시간의 간격을 두고 복용해야 한다.

철과 제산제의 부작용

- 아이들이 철분제 알약에 접근하지 못하도록 해야 한다. 철분제 알약은 사탕과 같이 생겼고, 어린 아이가 2g 미만의 ferrous sulfate를 복용하였을 때 그것이 사망에 이르게 했다는 보고가 있다. 철은 아이들에서 치명적인 중독의 주요 원인이다. 제산제 복용 시 배변습관의 변화가 나타날 수 있다는 사실을 설명한다. 알루미늄과 탄산칼슘 제품은 변비를 일으킬 수 있고, 마그네슘은 설사를 일으킬 수 있다. 많은 제산제들은 부작용을 줄이기 위해 여러 성분들을 추가한다.

평가

- 처방된 약물의 효율성을 평가하고, 부작용을 보고한다.
- 산모의 약물[전문(처방)의약품, 일반의약품, 불법약물]사용, 흡연, 알코올 섭취가 태아에게 초래할 수 있는 영향에 대한 산모들의 이해도를 평가한다.

자궁근육의 수축력을 감소시키는 약물들

조기진통

조기진통(preterm labor, PLT)은 임신 20–37주 사이에 진통이 오는 것이며, 태아의 체중은 500–2499g으로 측정된다. 정상적인 자궁수축은 10분 미만의 가격으로 30–60분 이상 나타나며, 이는 2cm의 자궁경부 확장과 80%의 자궁경부숙화(자궁경부의 분만준비상태)를 초래한다. 조기진통은 전체 임신의 약 8–10%에서 나타난다. 이른 출산으로 태어난 미숙아는 생존하기 위한 여러 생리학적 도전에 직면하게 된다. 그렇기 때문에 조산을 일으키는 조기진통은 미국에서 주산기 질병률과 사망률(기형을 가진 태아는 제외)를 증가시키는 주요한 요인이다.

비록 조기진통에 단일한 위험인자는 밝혀지지 않았지만 여러 위험 요인이 존재하며, 그것은 다음과 같다. 임산부의 나이가 18세 이하 또는 40세 이상, 낮은 사회경제적 지위, 조산 과거력(17–37% 정도 재발함), 자궁내 감염(예, 세균성 질증), 양수과다증, 다태임신, 자궁기형, 산전출혈, 흡연, 약물사용, 요로감염, 자궁목 무력증. 다음과 같은 상황에서는 조기진통을 막으려는 시도를 해서는 안 된다. (1) 20주 미만의 임신(초음파로 확인된), (2) 조기양막파수, (3) 태아사망이 확인되었거나 살릴 수 없는 기형이 존재할 때, (4) 산모의 출혈과 심각한 태아손상의 증거, (5) 융모양막염.

조기산통의 비약물학적 치료에는 침상안정, 수액공급(하루 6–8잔 정도의 물을 마시며, IV로 주기도 한다), 골반안정(성접촉이나 질세척을 하지 않는다), 자궁내 감염 또는 요로감염에 대한 선별검사가 있다. 환자평가에는 자궁활성도(빈도, 지속 기간, 강도), 질출혈, 질분비물, 태아감시가 있다.

자궁수축억제제

진성 조기진통(자궁경부 변화가 동반된)에서는 특별한 금기 상황 없이 **자궁수축억제제(tocolytic therapy**, 자궁근육수축을 감소시키기 위한 약물)를 사용하게 되고, β_2작용제(예, terbutaline)를 쓰거나 더 흔하게 칼슘길항제인 황산마그네슘을 사용한다. 잘 쓰지 않는 자궁수축억제제로는 칼슘통로차단제(예, nifedipine[Procardia]), prostaglandin 억제제(예, indomethacin[Indocin])가 있다. 칼슘통로차단제는 칼슘이온의 유입을 막아 자궁근층의 이완을 초래한다. Prostaglandin 또는 cyclooxygenase(COX, 프로스타글란딘합성효소)는 arachidonic acid를 변환시키는 효소이고, 세포내 이용가능한 칼슘을 증가시킨다. 그러므로 prostaglandin 억제제는 자궁수축에 관여하는 칼슘을 감소시키게 된다. β_2작용제와 황산마그네슘의 안전성 측면을 우려하여 후자(칼슘통로차단제, prostaglandin 억제제)에 대한 관심이 높아지고 있다. 자궁수축억제제의 목표는 다음과 같다. (1) 자궁수축을 방해하거나 억제하여 태아가 자궁에서 성숙하는 시간을 늘리기, (2) 분만시기를 늦춰 폐아의 폐성숙을 촉진시키는 steroid를 사용할 수 있게 하기, (3) 환자가 적절한 시설에 안전히 갈 수 있도록 하기. 조산을 예방하기 위해 progesterone을 질을 통해 혹은 근육주사로 사용하는 것은 아직 연구 중이다. 표 47–5를 보면 자궁수축을 감소시키기 위한 약물과 그것의 용량, 용법, 주의사항이 나와 있다.

표 47-5 자궁수축력을 감소시키는 약물

일반명(상품명)	투여경로 및 용량	응용 및 고려사항
베타-아드레날린성 약물		
tergutaline	특정 지침과 개별 주치의의 오더에 대한 Agency protocol; subQ 제공될 수 있음; 일반적 치료는 0.25-0.5mg subQ 3-4h마다	베타$_2$-아드레날린성 효능제인 교감신경흥분제. 부분적으로 간에서 대사됨; 신장에 의해 분비됨. 반복치료가 요구됨; 경구투여 시작 3 주 후, 40-50% 비율로 자궁긴장이완제의 사용에 있어 약효가 듣지 않고, 조산 발생이 있음(베타수용체에 대한 탈감작에 의함). MHR을 모니터링한다. 이동형 저농도로 지속적으로 간헐적 bolus 용량을 주입하는 펌프에 대해 현재 연구가 초점이 맞추어져 있다. 산모 펄스와 FHR이 증가한다. 태반을 즉시 통과한다. 짧은 반감기로 인해 모유수유가 금기는 아님. CNS 억제제(마취제, 진정수면제)와 근신경차단제에 대해 부가효과(additive effect)를 가짐. 임신범주: B; t½: 11-16h; 개시: 15min IV/subQ 및 30-45min PO; 작용시간: 4-8h PO 및 1.5-4h subQ; 최대혈청농도: 0.5-1h IV/subQ 및 1-2h PO
Calcium 길항제		
magnesium sulfate	특정 지침과 개별 주치의의 농도와 mL/h IV에 대한 오더에 대한 Agency protocol 항상 LD: 4-6 g, 100mL로 15-20min 이상에 걸쳐; maint: 40g, 1L IVF, 2-4g/h으로. 용량은 혈청 magnesium 농도, DTR 사정 및 자궁반응에 따라 좌우된다.	Calcium 길항제 및 CNS 억제제. calcium 치환에 의해 자궁평활근의 이완을 나타냄. 정확한 용량을 위해 주입 펌프를 사용해야 한다. 태반을 잘 통과함. 생명을 위협하는 합병증을 가진 환자에게서 금기사항은 거의 없다. 혈청분석, DTR, 호흡수 및 소변배출량을 통해 산모의 magnesium 농도를 모니터링한다. 7d 동안 신생아에서 높아진 농도는 증거가 될 수 있다. 만약 산모가 치료를 했다면 신생아는 독성에 대해 24-48시간 동안 모니터링해야 한다. 모유수유 금기는 아님. 해독제: IV: calcium gluconate 1 g, 3min 이상 임신범주: B; 개시: IV로 즉시; 작용시간: 30min

CNS, central nervous system 중추신경계; d, day 일; DTR, deep tendon reflex 심부건반사; FHR, fetal heart rate 태아심박수; h, hour 시간; IV, intravenous 정맥내; IVF, intravenous fluid 정맥내액체; LD, loading dose 부하 용량; maint, maintenance 유지; in, MHR, maternal heart rate 모체 심박수; minute 분; PO, by mouth 경구; subQ, subcutaneous 피하; t½ 반감기; 자, week 주.

β-교감신경흥분제

β-교감신경흥분제는 자궁평활근 섬유의 $β_2$수용체를 항진시킨다. 근육이 이완하면 자궁수축의 빈도와 강도는 감소한다. Terbutaline은 임신 초기와 중기에 이용되며, 급성 수축억제제로, 주로 단일용량을 투여하는 것으로 사용이 제한된다. 의학적 사용이 승인되었지만, 자궁수축억제제에 특이적으로 사용되는 것은 아니다. Terbutaline은 자궁수축을 효과적으로 감소시킬 수 있지만, 이 약물의 사용은 모체와 태아의 심혈관계와 태반혈류에 악영향을 미치므로 미국에서는 잘 사용하지 않는다. FDA는 injectable terbutaline가 임신부의 심장문제와 사망률을 증가시키므로 조기진통의 예방 또는 유지치료(48-72시간)로 사용하지 않을 것을 권장하였다(*www.fda.gov/drugs/drugsafety/ucm243539.htm*).

안전: 약물오류예방

혼돈하지 말라....

- **Terbutaline sulfatye**(조기분만 시 자궁수축을 감소시킴)와 함께 **methylergonovine**(Methergine; 산후 출혈을 예방하고 치료하기 위해 자궁수축을 촉진함). 이들 약물은 동일한 포장으로 되어 있으나 서로 반대작용을 가진다. 둘 다 amber 플라스틱과 amber 팩으로 되어 있고, 호일에 싸여져 있으며, 목 부위에 색이 있는 태두리가 표시되어 있다. 함께 보관하지 말라.

약동학 수축이 일어나는 환자에게 처음으로 피하 terbutaline을 주사한다. 임산부의 맥박이 130회/분 미만이라면 1-6시간마다 반복해서 주사할 수 있다. 드물게 2.5-5mcg/분의 속도로 지속적인 정맥주입을 할 수 있는데, 20-30분마다 2.5-5mcg/분씩 속도를 증가시켜야 하며, 속도는 25mcg/분을 넘어선 안 된다. 또한, 수축이 줄거나 없어지는지 계속해서 감시해야 한다. Terbutaline은 단백질과 적게 결합(25%)하며 간에서 비활성 대사산물로 대사된다. 반가미는 11-16시간이다.

약역학 경구용 terbutaline은 복용 후 30-45분 후에 효과가 나타나며, 1-2시간 후 혈중 최고농도를 나타내며, 4-8시간 동안 효력이 지속된다. IV와 피하 terbutaline은 15분 후에 효과가 나타나며, 30-60분 후 혈중 최고농도를 나타내며, 1.5-4시간 동안 효력이 지속된다.

유해반응. 모체에서 나타나는 부작용으로 떨림, 불안, 약함, 호흡곤란, 빈맥, 수축기 혈압 증가, 이완기 혈압 감소, 흉통, 메스꺼움, 구토, 설사, 변비, 발적, 발한, 저혈당, 저칼륨혈증이 있다. 이러한 것들은 terbutaline이 β_1 교감신경 수용체와 교차반응하기 때문에 주로 일어난다. 더 심각한 부작용으로는 폐부종, 부정맥, 케톤산증, 아나필락시스 쇼크가 있다. 태아에게 나타나는 부작용으로는 빈맥과 모체의 저혈당으로 인해 발생한 태아의 고인슐린혈증으로 인한 잠재적인 저혈당이 있다. Terbutaline은 심장문제가 있는 환자, 갑상선항진증이나 당뇨가 잘 조절되지 않는 환자에서 금기된다.

약물의 상호작용. 약물을 사용하여 전신마취 시 그 효과가 증대되어 저혈압을 일으킨다. Corticosteroid를 동시에 사용할 경우 폐부종을 초래한다. Epinephrine, abuterol, isoproterenol과 같은 다른 교감신경흥분제를 같이 사용했을 경우 심혈관계에 문제를 일으킬 수 있다. Propanolol HCl(Inderal), nadolol(Corgard), pindolol timolol maleate 및 metoprolol tartrate(Lopressor)과 같은 β-교감신경억제제는 β-교감신경흥분제의 길항작용을 한다.

황산마그네슘

칼슘길항제이자 중추신경억제제인 **황산마그네슘**(*magnesium sulfate*)은 칼슘이동을 통해 자궁의 평활근을 이완시키며, 자궁수축억제제로 가장 흔히 이용된다. 이 약물은 정주 시 자궁근육수축을 직접적으로 억제하는 효과를 가진다. 또한, 자궁내 관류를 증가시켜 태아에게 치료효과를 가진다. 가격도 저렴하며, 부작용이 적으므로 β-교감신경흥분제보다 더 안전하게 사용할 수 있다. 그리고 이 약은 β-교감신경흥분제가 금기시되는 상황에서도 사용할 수 있다(예를 들어, 당뇨 환자나 심혈관계 문제가 있는 환자에서). 약은 신장에서 배설되며 태반을 통과한다. 황산마그네슘은 2-4g/h의 속도로 20분 넘게 지속적으로 정맥주입한 후 4-6회 더 투여해야 한다. 유지용량은 희석되어야 하고, 마그네슘용량은 환자의 임상양상에 따라 조절할 수 있다. 황산마그네슘은 중증 근무력증 환자에서 금기이며, 신장기능저하, 최근 심근경색에서 상대적인 금기가 된다. 신장기능이 저하된 환자에서는 용량을 조절해 볼 수 있다.

부작용. 용량과 관계된 부작용으로는 홍조, 열감, 땀, 어지럼, 메스꺼움, 두통, 무기력, 불분명한 말, 나태, 코막힘, 무거운 눈꺼풀, 시야흐림, 소화작용 감소, 맥박 증가, 저혈압이 있다. 반응감소, 혼동, 마그네슘독성(호흡저하, 호흡정지, 순환허탈, 심정지)이 나타나면 더 심한 상태임을 시사한다. 태아에게 나타나는 부작용으로는 태아심장박동 변동성 감소가 있고, 신생아에서는 호흡저하, 반응저하를 동반한 근육긴장저하, 24-48시간 동안의 무기력이 있다. 모체의 신경학적, 호흡, 심장기능저하가 나타날 때 해독제는 글루콘산칼슘이다(1g을 3분 이상에 걸쳐 IV).

자궁수축억제제 치료 동안 간호중재

- 활력징후, 태아심장박동, 태동, 자궁활성도를 순서대로 감시한다. 호흡수가 12회/분 미만이면 황산마그네슘 중독을 시사한다.
- 섭취량과 배설량을 확인한다(I&O). 소변량이 <30mL/hr인 경우 보고한다.
- 호흡음과 장음이 정상적인지를 적어도 4시간마다 평가한다.
- 치료를 시작하기 전에 심부건반사(DTRs)와 경련이 있는지를 평가한다. 심부건반사(반사소실 혹은 반사저하)와 경련이 있다면 의료진에게 알린다.
- 통증과 자궁수축을 평가한다.
- 매일 동일한 시간에 체중을 잰다.
- 혈청마그네슘농도를 확인한다(치료범위는 4-7mg/dL).
- 해독제로 작용할 수 있는 calcium gluconate를 챙긴다(1g을 IV로 3분 이상에 걸쳐 투여한다).
- 분만 전에 산모에게 약이 주어졌다면 신생아의 24-48시간 동안 마그네슘 효과를 관찰한다.

간호과정
환자-중심 협력간호

베타$_2$작용제: Terbutaline

사정

- 임신 초기의 PTL의 위험률을 확인한다.
- 환자가 조기자궁수축이 있을 경우 병력, 완벽한 신체진찰, 생체징후, FHR, 소변검체를 자궁내 감염과 요로감염을 확인해 보기 위해 얻어야 한다.

간호진단

- 걱정은 조산과 출산, 유산의 가능성과 관련이 있다.
- 부족한 정보가 PTL에서의 원인, 비약학적, 약학적 간섭과 연관이 있다.
- 비효율적인 자기 건강관리는 PTL에서의 비약학적, 약학적 간섭과 관련이 있고, 환자와 태아와 유아의 장기간 복용과 연관이 있다.
- 활동제한에 대한 위험성이 PTL에서의 비약학적, 약학적 간섭과 관련이 있다.

계획

- 환자의 조기자궁수축이 왼쪽으로 돌아누운 자세, 증가된 수액 섭취, 골반을 편안히 하고, 자궁수축억제제 치료로 중단될 수 있다.
- 환자는 점진적인 자궁경부의 변화가 없다.

간호 조정

- 자궁의 활동성과 FHR를 평가하고 확인한다.
- 자궁태반의 관류를 가능한 원활하게 하기 위해 환자를 왼쪽으로 눕힌 자세로 유지한다.
- 활력징후 중에서 특히 모체의 박동을 확인한다. 모체의 심박동수가 130회/분 이상이면 보고한다.
- 심장의 부정맥을 청진하면 보고한다. 심전도(ECG)를 사용한다.
- 매 4시간마다 호흡음을 청진한다(앞, 뒤, 양가쪽). 의료인에게 호흡수가 1분에 30회 이상 될 경우나 호흡의 질이 바뀔 경우 알린다(천명음, 수포음, 기침).
- 매일(하루 중 동일한 시간에) 체중을 확인하여 체액과다를 평가한다. I&O을 철저하게 시행한다.
- 최저한의 FHR가 180회/분 이상이 되거나 치료 전에 확실하게 자궁수축의 정도가 증가하면 보고한다.
- 자궁수축억제제 치료에도 불구하고 지속적인 자궁수축 시에 보고한다.
- 양수의 누출, 자궁출혈이나 분비물, 직장압의 불편감시를 보고한다.
- 베타 교감신경흥분제를 멈추고 5시간 내에 모체의 고혈당, 신생아의 저칼륨혈증, 저혈당이 올 경우 알린다.

환자교육

일반

- PTL(월경 비슷한 복통, 골반압의 감각, 하부요통, 질분비물의 증가, 복부불편감)의 징후와 증상에 대해 환자에게 조언한다.
- 환자가 PTL 수축을 경험한다면 비스듬히 왼쪽으로 기울여 자궁혈류량을 증가시키고, 추가적인 음료를 마시도록 조언한다. 만약 자궁수축이 멈추지 않거나 빈번하게 자궁수축이 증가한다면 그녀의 의료진에게 알릴 수 있도록 강조한다.
- 베타 교감신경흥분제의 부작용에 대해 설명한다. 심장박동이나 어지럼 시에 의료진에게 알린다.
- 자궁수축억제제 치료 중에는 다른 약을 먹기 전에 의료진과 만나라고 조언한다.

평가

- 1시간에 자궁수축이 6회 이하로 보고되었는지 혹은 의료인의 진단이 있었는지로 자궁수축억제제의 효과를 평가한다.
- 비약물학적으로 조기수축의 감소를 측정하는 것에 대한 환자의 이해도를 평가한다. 휴식, 수분섭취 증가, pelvic rest, 왼쪽으로 눕는 것.
- 환자의 생체징후, FHR, 자궁활동을 지속적으로 확인한다. 변화가 있으면 즉시 보고한다.

조산에 있어서 Corticosteroid 치료

분만지연제 치료의 기대결과는 조산과 제왕절개의 예방에 있다. 조산(24-34주의 재태기간)의 위험성이 있는 환자들은 출산 전에 betamethasone(Celestone)이나 dexamethasone의 corticosteroid 치료를 반드시 받아야 한다. 눈가림검사로 사용한 결과 출산 전 corticosteroids 복용은 재태기간 동안의 태아의 폐성숙도와 폐계면활성제 발달을 가속화시켜 호흡곤란증후군의 발생률과 증상의 심각도를 감소시키고 조산아생존률을 증가시켰다. 출산 전 치료는 영아의 생존률, 호흡곤란증후군 및 뇌실내 출혈을 감소시켰다(24-34주의 재태기간으로 태어난 아이). Corticosteroid 복용의 효과는 복용 24시간을 기점으로 최대 1주까지 효과를 보인다고 한다. 48시간까지의 분만지연으로 glucocorticoids의 효과를 극대화하는 것이 목표이다. 건강관리 연구 및 질 관리국의 조사결과에 따르면 대략 5분의 1의 환자가 조산아의 분만 전에 권고되는 corticosteroids를 복용하지 않았다.

계면활성제는 두 가지의 주요 phospholipid(sphingomyelin과 lecithin)로 이루어져 있다. Sphingomyelin가 lecithin보다 먼저 상당한 양이 만들어진다(약 임신기간 24주). 그러나 33주에서 35주의 재태기간에는 lecithin의 생성이 최고조에 이르러 lecithin: sphingomyelin의 비율이 2:1로 이루어진다. 이것을 **L/S 비율(lecithin/sphingomyelin ratio**; 양수를 검사하여 태아의 폐성숙도를 결정하는 방법)이라 부르며, 양수를 통해 측정된다. L/S 비율은 태아의 폐성숙도와 영아호흡곤란증후군의 위험도를 측정하는 지표가 된다.

임신성 고혈압(*patients with gestational hypertension, PROM*), 태반 미성숙, 여러 종류의 당뇨, 마약중독을 앓는 환자들은 스트레스에 의한 체내 corticosteroid 생성이 증가되어 L/S 비율이 재태기간에 따른 정상수치보다 높을 것으로 보여진다.

Betamethasone

조산이 32주 재태기간 이전에 발생하면 betamethasone corticosteroid 치료는 금지되어 있다. 보통 용량은 12mg IM(근육내주사)로 24시간에 2회 맞는다.

유해반응

Betamethasone의 부작용은 드물지만 경련, 두통, 현기증, 부종, 고혈압, 발한, 반점, 반상 출혈, 얼굴홍반 등이 있다.

Dexamethasone

임상대조실험에서 betamethasone과 dexamethasone의 작용이 직접적으로 비교된 적이 없기 때문에 dexamethasone보다 betamethasone을 권유하지 않는다. 연구결과들은 dexamethasone보다 betamethasone의 복용으로 신생아 낭포성 심실주위백색연화증과 뇌실내출혈의 위험성이 감소되는 경향이 있다고 보고 있다. Dexamethasone은 빠른 작용과 더 짧은 작용기간이 있어 betamethasone에 비해 더 자주 처방되어야 한다. 분만 전 dexamethasone 권장량은 6mg IM으로 12시간마다 4회 복용이다.

안전: 약물오류예방

혼돈하지 말라....

- **Dexamethasone**은 corticosteroid로 **desoximetasone**과 함께 임신 24–34주 동안 태아 폐 성숙을 촉진하는 데 사용된다.

유해반응

Dexamethasone치료와 관련된 잠재적 부작용은 불면증, 불안, 식욕 증가, 두통, 과민반응 및 관절통 등이다. 표 47–6은 계면활성발육에 쓰이는 약물, 용량, 응용 및 고려사항을 나타내고 있다.

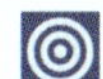

간호과정

환자–중심 협력간호

Betamethasone(Celestone)

사정

- 과민반응의 병력 평가
- 활력징후 평가: 비정상결과 기록
- 태아심장박동수 평가

간호진단

- 태아 미성숙으로 인한 불안정한 태아분만과 조산의 잠재적 걱정
- 조산아의 태아 폐성숙도 향상을 위한 분만 전 corticosteroid 치료의 부족한 지식

계획

- Betamethasone을 분만 24시간 이내에 받지 않을 환자들

표 47-6 계면활성 발달을 위한 출산 전 치료

일반명(상품명)	투여경로 및 용량	응용 및 고려사항
betamethasone(Celestone)	IM: 12mg IM	Corticosteroid. 태아의 폐에 계면활성 생성을 자극하기 위해 분만 전에 산모에게 주사함으로써 미숙아의 RDS 예방하기 위해 투여한다. 분만 후에는 미숙아에게 효과가 없다. 만약 최소 25시간에(아마도 48–72h) 그러나 33주 분만 혹은 이전에 7d보다 이전에 투여한다면 대부분 효과적이다. 심한 임신성 고혈압 및 전신 진균 감염증 시에 금기이다. Terbutaline과 동시에 사용 시 폐부종의 위험을 야기시킬 수도 있다. 융모양막염의 신호를 가릴 수 있다. 그래서 막파열 시 항상 사용하지는 않는다. 간에서 대사되고 신장을 통해 배설된다. 태반을 통과한다. 모유에 유입된다. 다태아 출생 시에 치료가 덜 효과적이고 남자 아이인 경우도 치료가 덜 효과적이다. 임신범주: C; PB: 64%; t½: 6.5h; 개시: 1–3h; 최대: IV: 10–36min; 작용시간: 7–14d
dexamethasone	IM: 6mg q12h × 4doses	Betamethasone과 동일하지만, 반감기가 짧고 순환혈청농도에서 더욱 중요하게 변화가 심하다.

d, Day 일; h, hour 시간; IM, intramuscular; IV, intravenous 정맥내; min, minute 분; PB, protein–binding 단백결합; RDS, respiratory distress syndrome 호흡곤란증후군; t½ 반감기.

간호중재

- 혼탁액을 잘 흔들기. 과도한 열과 빛 피하기
- 국소 위축을 피하기 위해 큰 근육에 주사(삼각근 제외)
- 산모 활력징후 모니터링
- 정확한 input 및 output 유지
- 당뇨 환자에게 사용할 시에는 혈중 포도당농도 체크

평가

- 환자의 활력징후 계속 모니터링. 변화 기록
- 태아심박도 모니터링. 변화 기록
- 신생아 패혈증과 신생아 저혈당 모니터링

임신성 고혈압치료제

임신성 고혈압(**gestational hypertension**, 정상 분만을 했던 환자 중 재태기간 20주 후 단백뇨 없이 혈압이 올라간 경우)은 임신에 있어서 가장 심각하고 흔한 합병증인데 태아, 산모 모두에게 악영향을 끼칠 수 있다. 임신성 고혈압은 임신 유도 고혈압(**pregnancy-induced hypertension**)으로 용어가 대체되었고, 기존 용어는 임상적 상황에서 자주 사용되지만, 더 이상 맞지 않은 용어이다. 임신성 고혈압의 적절한 처치 하에 환자 신생아의 예후는 둘 다 좋다. 고혈압질병은 모든 산모 환자 중 10–20%로 보고되며, 모든 산모 중 5–8%는 **전자간증**(**preeclampsia**, 단백뇨가 있는 임신성 고혈압)으로 통계된다. 재태기간 20주 후, 임신기간 동안, 임신 후 72시간 이내에 많이 관찰되는데, 후기 산후 전자간증은 산후 48시간–4주 이내에 발견될 수도 있다.

박스 47-1 전자간증에 있어 소인적 요인

- 미국 흑인
- 초임부
- 전자간증 과거력
- 20세 미만 혹은 35세 이상(특히 초임부)
- 다태임신
- 전자간증 가족력
- 임신영양막 질환(Gestational trophoblastic disease)
- 임신 전 당뇨
- 기존 고혈압, 혈관질환 혹은 신장질환
- 항인지질항체증후군(Antiphospholipid antibody syndrome)

많은 가설이 존재하지만 전자간증의 원인은 밝혀지지 않았다. 전자간증과 **자간증**(**eclampsia**, 전자간증이 있는 환자에서 경련이 첫 발생한 경우)의 병리기전은 혈관을 확장시키는 prostaglandin의 수치가 낮아져 혈관수축을 일으키기 때문이라고 알려져 있다.

임신성 고혈압의 두 가지 항목(전자간증, 자간증)은 임상적인 양상에 기초되어 있다. 전자간증은 재태기간 20주 이후의 정상혈압의 산모 환자에서 고혈압(수축기 혈압이 140mmHg보다 크거나 이완기 혈압이 90mmHg보다 큰 경우)과 단백뇨(≥300mg 24시간 요)의 존재가 있을 때에 진단한다. 전자간증은 경한 전자간증과 심각한 전자간증으로 분류된다(표 47–7).

표 47-7 미약한 전자간증, 심한 전자간증, 자간증의 비교

미약한 전자간증	심한 전자간증	자간증
혈압이 >140 및/혹은 >90까지 상승됨 이완기이지만 <160 수축기 단백뇨 >300mg, 24h 내에 혹은 +1±2dipstick 결과; 부종 그러나 일반적이지는 않음; 손과 발에 나타남	혈압이 >160/110으로 상승됨. 적어도 6h 간격으로 두 번인 경우(환자는 침대에 누움) 24h에 >5g 단백뇨 혹은 3+ 혹은 그 이상, 4시간 간격의 2번의 무작위 샘플; 부종, 전반적이지는 않음; 얼굴, 손, 복부 및 의존 부위	미약한 혹은 심한 전자간증 및 한 가지 대발작의 표시와 증상
체중 증가 >1 lb/wk, 32wk 전에 혹은 34wk 후 >2.5 lb/wk	1wk 안에 10lb까지 체중 증가	
팔과 다리의 심부건반사가 약간 증가됨(0: 무반응; 1+: 느릿하게 움직이는/낮은; 2+: 정상적으로 활성적; 3+: 빠름)	손과 다리의 심부건반사는 항진됨(4+: 과반응/일과성 간대(clonus); 5+: 빠름; 간대 지속)	
적절한 소변배출(1mL/kg/h)	빈뇨 존재(<400mL, 24h당)	
주요 대뇌 혹은 시각증상 없음	대뇌 혹은 시각증상, 특히 시야혼탁, 반점, flashing lights, 그리고/혹은 전두쪽에 지속적 두통	
약한 전두두통	심한 두통	
상복부통증 없음	상복부통증 존재 가능; 폐부종, 청색증	

h, hour 시간; wk, week 주; >, 초과; <, 미만.

약 5%의 적절한 산전관리가 없는 전자간증 환자에서 자간증으로 진행되는데, 경련이 발생하며, 산모사망률이 후진국과 중진국가에서 10-15%에 다다른다. 전자간증의 초기 진단과 적절한 치료는 대부분의 전자간증 환자들이 자간증으로의 진행을 예방할 수 있다. 대략 13-16%의 자간증이 산후에 발생한다.

전자간증의 심각한 후유증은 **HELLP 증후군[HELLP syndrome**; 용혈(*H*emolysis), 간효소 상승(*E*levated *L*iver enzymes), 낮은 혈소판 수치(*L*ow *P*latelet count)로 정의된]로 알려져 있는데, 2-12%의 임신성 고혈압 환자에서 발생한다. 심각한 전자간증을 앓는 환자들은 대부분 HELLP 증후군 또한 갖고 있다.

태아의 분만 및 환자와 가족에 대한 심리적 지원 외에 전자간증의 두 가지 주요 치료목적은 혈관수축억제와 경련 예방이다.

신생아와 태반의 분만(임신 시 생성물들)이 전자간증의 유일한 치료법으로 알려져 있다. 질식분만이 마취제, 수술적 위험성이 없기 때문에 더 선호된다. 자궁경부숙화를 통한 유도분만은 분만을 시작하기 쉽게 만들어 줄 수도 있다. 질식분만에 한하여 경막외 마취나 경막외 마취와 척수마취의 혼합은 종종 통증완화를 위해 시행된다. 산모의 저혈압은 경막외 마취를 행한 고혈압인 산모에게 있어 중요한 주의 요소이다. 반대로, 전자간증이나 태아곤란증이 심각한 만삭산모는 제왕절개술을 시행하는 것이 좋다. HELLP 증후군 환자들은 재태기간 32주 이상일 때 질식분만을 시행하는 것이 좋다. HEPLLP 증후군 환자들에게 있어 재태기간 32주 이하인 경우에는 제왕절개술을 시행하는 것이 고려된다.

자간증으로 병이 진행됐다면 분만이 태아상태가 허락한다면 보통 분만이 1-3시간 지연된다. 유도분만이나 제왕절개술은 환자가 경련으로 저산소증이나 산증이 존재하게 된다면 추가적 스트레스 요소로 작용할 수 있다. 이상적으로는 신배출기능이 향상되고 산증/저산소증이 감소된 활력징후가 안정된 상태일 때 분만을 시행하는 것이 좋다.

전자간증의 비약리학적 치료로는 활동제한, 왼쪽으로 눕기, 단백질을 많이 섭취하기(추가적으로 90g/day 섭취), 심리사회학적 치료, 생체 피드백 등이 있으나 임상적 효과가 아직 입증되지 않았고, 연구 중이다. 그러므로 보통 약물치료가 행해진다.

Methyldopa, Hydralazine, Magnesium Sulfate

Methyldopa, hydralazine 및 Labetalol(Trandate)들은 산모에게 많이 사용되고, 임상적으로 안정한 약이라고 입증되어 있기 때문에 전자간증의 첫 치료로 시행된다. 추가적인 대체제는 베타차단제 prazosin(Minipress), 칼슘통로차단제 nifedipine(Procardia), 알파효용제 clonidine(Catapres) 등이 있다. 베타차단제는 보통 안전하다고 생각되지만, 임신 초기에 사용된다면 잠재적인 태아발달저해가 있다. Nifedipine은 중요 문제가 없어 사용되어 왔다. 환자들은 혈장용량에 잠재적 대체가 있기 때문에 이뇨제는 피해야만 한다. 2기, 3기의 산모 환자들은 잠재적 태아신독성이 있기 때문에 angiotensin 전환효소억제제를 피해야만 한다. 표 47-8에는 전자간증 치료에 가장 일반적으로 사용되는 두 가지 약물인 magnesium sulfate과 hydralazine의 복용량, 사용 및 고려사항이 나열되어 있다.

Methyldopa의 유해반응

말초부종, 불안감, 악몽, 기면증, 두통, 마른 구강, 약에 의한 발열, 우울증이 있는 환자들이 관찰된 것으로 보아 methyldopa의 가장 흔한 잠재적 부작용이다.

Hydralazine의 유해반응

두통, 구역감, 구토, 비강협착, 현기증, 빈맥, 심계항진, 협심증 등이 관찰되었다. 태아 저산소증을 유발할 수 있는 갑작스러운 산모 저혈압을 피해야만 한다. Hydralazine은 태아에 직접적인 부작용은 알려지지 않았다.

Magnesium Sulfate의 유해반응

무기력, 안면홍조, 열감, 발한, 목마름, 진정감, 무거운 눈꺼풀, 발음 불명확, 저혈압, 심부건반사와 근육긴장의 감소 등이 혈중 magnesium 수치가 증가함에 따라 발견됐다. 부작용은 보통 혈중 magnesium 수치가 10mEq/L 이상 증가될 때 나타난다. 치료목표 수치는 4-7mEq/L이다. 슬개골반사의 소실은 magnesium 독성이 8-10mEq/L일 때 첫 증상으로 종종 나타난다. 호흡부전은 10-15mEq/L 이상일 때 나타나며, 심정지는 20-25mEq/L 이상일 때 나타난다.

표 47-8 심한 전자간증에 사용되는 약물

일반명(상품명)	투여경로 및 용량	응용 및 고려사항
magnesium sulfate	LD: IV: 6g, 20min 내에; 투여 펌프를 통한 업기(piggyback); maint: 2–3g/h IV, 투여 펌프를 통함	전자간증과 관련된 발작의 예방 및 치료. CNS 억제제처럼 작용. 운동신경으로부터 acetylcholine 감소하여 신경근육 전달을 봉쇄하고 발작 빈도 줄임. Magnesium sulfate가 평활근을 이완시키는 데 대한 이차작용으로 혈압을 낮춤. 혈관이완에 의한 자궁혈류 증가와 함께 말초혈관계에 이차적으로 영향을 주고 첫 시간 동안에 일시적으로 혈압을 낮춘다. 또한, 자궁수축을 억제한다. DTRs과 호흡을 억제한다. 반사, 호흡속도, 소변배출량 및 magnesium 농도에 따라 용량을 조절한다. 주요 위험은 비정상적인 높은 혈청 magnesium 농도이다. 치료농도는 4–7mEq/L이다. 발작을 예방하는 데 효과적이다. 만약 환자의 호흡속도가 <12/min, 소변배출량이 <30mL/h, DTR이 소실되거나 저반사일 경우 위험하다. 혈청 magnesium 농도가 8–10mEq/L이라면 슬개건반사(patella reflex)가 없어진다. 산모의 호흡억제는 >10–15mEq에서 야기됨; 심정지는 >20–25mEq/L에서 야기됨. 위의 사항이 어떤 것이 있더라도 의료진에 알려야 한다. IV 혹은 IM(드뭄) 투여가 가능하다. 심차단이나 심근손상 환자에게는 비경구투여를 하지 말아야 한다. 신장기능이상 환자에게는 주의를 요한다. 흡수된 magnesium은 신장으로 배설된다. 모유를 통해 배설되지만, 수유는 금기는 아니다. 중증 근무력증 환자에게는 금기이다. 비교적 금기인 경우: 심근손상 혹은 심차단. 해독제: IV: calcium gluconate 1g을 IV로 3분 이상에 걸쳐 서서히 투여. 임신범주: B; PB: UK; t½: UK; 개시: IV 즉시, IM 1h; 작용시간: IV 30min, IM 3–4h; 투여는 출산 24h 후
hydralazine hydrochloride	IV: IV push: 20min 마다 5–10mg; 최대: 누적합계: 20mg 또는 혈압이 조절될 때까지 일반적으로 사용되지 않는 IM 및 PO 경로	항고혈압제. 세동맥확장을 야기함. 수축기 BP보다 이완기 BP를 항상 낮춘다. 목표는 이완기 혈압을 90–110mmHg로 유지하는 것이다. 항상 이완기 혈압 105mmHg인 임신 전자간증 환자에 투여하지는 않는다. 그 이유는 융모 간의 혈류 감소의 위험 때문이다. 신장기능손상 환자에게 낮은 용량을 투여해야 함. 비경구투여: 개시: 5–20min; 최대: 10–80min; 작용시간:2–6h; 잘 견딘다. 산모 빈맥과 심박출량과 산소소모 증가가 야기됨. 경구투여: 개시: 20–30min; 최대: 1–2h; 작용시간: 2–4h
methyldopa (♣ Apo-Methyldopa)	IV:250–500mg 6–8h 마다; 최대: 1g 6h 마다 PO: 250mg b.i.d., 최대: 3g/d	중추 알파-아드레날린성 수용체 자극하여 심장, 신장 및 말초혈관에 교감신경계 흥분을 야기함. 약물 혹은 성분에 과민반응을 보인 사람에게 금기임. Methyldopa의 활발한 사용, 동시에 MAOIs와 사용. 주의: 초기치료와 용량 증가 동안 진정은 일시적이다.
labetalol (Trandate)	IV:20mg, 이후 40mg, 80mg 및 80mg을 10min 마다 혈압이 조절될 때까지 투여하거나 혹은 최대 축적 용량이 220mg 될 때까지 투여한다.	임신범주: C; t½: 75–80min; 개시 3–6h; 작용시간 12–24h

b.i.d., 1일 2회; BP, blood pressure 혈압; CNS, central nervous system 중추신경계; d, day 일; DTR, deep tendon reflex 심부건반사; h, hour 시간; IM, intramuscular 근육내; IV, intravenous 정맥내; LD, loading dose 부하 용량; maint, maintenance 유지; MAOIs, monoamine oxidase inhibitors; max, maximum 최대; minute 분; PB, protein-binding 단백결합; PO, by mouth 경구; t½반감기; UK, unknown 모름; >, 초과; <, 미만, ♣, 캐나다 약물.

감소된 변동성은 보통 태아심박수 추적 시에 발견된다. 환자가 magnesium sulfate를 분만 직전에 복용한다면 신생아는 낮은 Apgar 점수, 근긴장저하, 무기력증, 위약감, 잠재적 호흡곤란증후군을 보일 것이다. 태아의 magnesium 수치는 보통 복용 3시간 안에 산모의 수치의 90%를 웃돌게 된다. 선천기형과 산모 저칼슘혈증, 고마그네슘혈증에 관한 상관관계에 대한 증거는 없다. 태아에 더 큰 위험은 산모의 전자간증에 의해 감소된 태반혈류량과 자궁내 발달 저하이다.

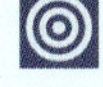

간호과정

환자-중심 협력간호

임신성 고혈압

사정

- 임신 초기 활력징후로부터 산전 진찰에서의 혈압을 측정
- 환자의 병력을 통해 전자간증으로의 가능성 확인
- 전자간증, 진단, 치료 양상, 환자와 신생아의 일반적인 결과에 관한 부족한 지식
- 신장관류와 뇌와 말초조직의 관류의 부족함. 건강한 태아의 이차적 혈관수축 위험

- 산전 입원의 가능성과 태아, 산모의 부정적 결과의 가능성에 대한 불안감
- magnesium 독성과 산모 경련과 관련된 손상에 대한 위험성
- 동맥기 고혈압과 나타나는 혈관수축으로 인해 혈관내 용액이 혈관외 공간으로의 이동과 관련된 체내수분량 부족

계획

- 환자의 혈압이 정상범위에 유지되도록 한다.
- 환자가 전자간증의 병리, 신호와 증상, 비약리적 및 약리적 치료방법에 대해 이해하도록 한다.
- 환자가 계획된 전자간증 치료에 대해 승낙하고 이해하도록 한다.
- 태아는 손상없이 적절한 분만이 이루어지고 손상된 자궁태반 혈류를 견딜 수 있게 한다.
- 치료적 magnesium 농도는 유지되도록 한다.
- Magnesium sulfate 주입이 산후 24시간 이내에 계획되도록 한다.

환자교육

일반

- 환자에게 전자간증과 전자간증이 신생아, 태아, 산모에게 어떤 영향을 줄 수 있을지 설명한다.
- 환자가 전자간증의 비약리적 및 약리적 치료방법에 대해 이해하도록 한다.
- 환자에게 감염의 노출을 피하도록 충고한다.
- 환자에게 당뇨를 주의시켜 혈중 포도당농도를 체크하도록 한다.

부작용

- 환자에게 호흡곤란, 위약감, 현기증이 있으면 즉각 알리도록 한다.
- 환자에게 변의 변화, 쉽게 멍듦, 출혈, 시야 흐릿함, 비정상적 체중 증가, 감정변화가 있으면 알리도록 한다.

안전

- 환자에게 왼쪽 자세로 누워있게 하고 이성적으로 설명한다.
- 환자에게 진행되는 전자간증의 증상과 신호에 대해 그리고 언제 의학적 보조가 필요할지 교육한다.
- 환자에게 태아의 상태를 biophysical profile(BPP), nonstress test(NST) 등을 이용하여 설명하고 전자간증의 심각성에 대해 설명한다(NST 그리고/혹은 BPP, 주 1~2회).
- 가족에게 경련의 가능성을 교육하고 경련이 일어날 때 올바른 대처법을 알려준다.

식이 요법

- 신장을 통한 소실된 단백질을 보충하기 위해 추가적인 단백질 섭취(90g), 정상 나트륨섭취, 적절한 음수에 대한 영양상담을 제공한다.
- 환자에게 매일 체중의 변화에 대해 설명한다.

Magnesium sulfate

- 환자에게 왜 환자가 카테터, 주입 펌프, 지속적 태아 모니터링, DTRs와 clonus(심부건반사와 간대성 경련)의 평가가 필요한 지 설명한다. 치료가 산후 24~48시간 후까지 전문적으로 필요할 것이라고 설명한다. 
- 환자에게 방문자 제한과 환경 자극이 적어야 함을 설명한다. 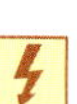
- 환자에게 홍조, 열감, 구토, 구역질과 같은 것들이 약 주입 초기에 일어날 수 있음을 인지시킨다. 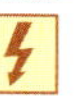
- 환자에게 치료적 범위의 magnesium 수치가 식욕 감소, 말더듬, 흐릿한 시야, 위약감을 일으킬 수 있음을 설명한다. 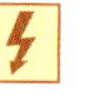

Hydralazine

- 환자에게 간호사들이 약 주입 후 혈압이 괜찮아지는지 계속해서 모니터링하고, 괜찮아지면 매 15분간 또 측정할 것이라고 설명한다. 
- 환자에게 Intake 및 Output 측정함이 필요하다고 설명한다. 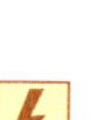
- 환자에게 두통이 부작용으로 나타날 수 있다고 설명한다.

간호중재

Magnesium Sulfate

- 지속적 전자 태아 모니터링을 제공한다. 
- 산모 독성을 모니터링한다. 위약감, 무기력함이 신경근육 전도를 차단함으로써 나타난다. 발한, 홍조, 열감, 코막힘이 근육이완으로 인한 혈관이완으로 나타날 수 있다. 
- 기도흡인, 소생장비, 응급약물이 구비되도록 준비한다. 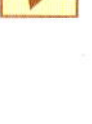
- 해독제를 구비해 놓는다. Calcium gluconate(1g) IV를 3분 이상 준다. 
- 환자가 왼쪽 자세로 눕고 적은 환경 노출이 되도록 유지한다. 면밀한 관찰이 필요하다. 
- IM 주입 시에 Z-track 기술을 사용하고 주입위치를 바꾸어가며 투입한다(약물이 통증과 저림 유발). 
- 혈압, 맥박, 호흡수를 agency protocol에 맞춰 모니터링한다. DTRs, clonus, I 및 O를 매시간 측정. 
- 온도, 호흡음, 장음을 4시간마다 모니터링한다.
- 단백뇨가 있는지 매시간 확인한다.
- 상부복통, 두통, 시야증상, 감각변화, 부종, 의식변화 및 경련에 대해 평가한다.
- 혈중 magnesium 수치를 4~7mEq/L에 있는지 agency 프로토콜에 따라 모니터링한다.
- 만약 관찰한다면 의료진에 보고한다. 호흡 <12회/분, DTR 소실, 소변배출량 <30mL/h, 수축기 혈압 ≥ 160mm Hg, 만약 다르게 오더되지 않았다면 magnesium 수치 >7mEq/L, 장음이 없거나 호흡음이 변함, 상복부통증 혹은 우측 상부복통(간 캡

술의 당김을 유발하는 간부종과 관련됨), 두통, 시각증상(시야 혼탁), 감각변화, 의식변화, 발작.

- 낮은 혈소판 수치, 간효소상승(AST, LDH) 및 bilirubin 수치에 대한 검사실소견을 모니터링한다. 과다출혈에 대한 증거를 관찰한다.
- 태아상태를 모니터링한다. FHR 기본값은 110–160회/min이다.
- 만약 오더가 났다면 24시간 소변에서 단백질의 양을 모니터링한다(300mg/day 이상일 경우 비정상이다).
- Magnesium 독성에 대해 환자를 모니터링한다.
- 과도한 magnesium sulfate에 대한 태반노출의 영향에 대해 신생아를 모니터링한다. 비록 빈번하지는 않지만 신생아의 부작용에는 무기력증, 신경학적 혹은 호흡억제 및 근육저긴장증을 포함한다.

Hydralazine

- 약물을 투여하는 동안 5분 간격으로 맥박과 혈압을 모니터링해야 하거나, 안정될 때까지 15분마다 전자혈압계로 모니터링해야 한다. 일부 의료진은 수동 혈압측정을 원하기도 한다.
- 90–110mmHg 사이에 이완기 혈압이 유지되는지 혹은 오더 한 대로 유지되는지 관찰한다. 
- 의식과 두통의 수준에 변화가 있는지 관찰한다.
- 저혈압 에피소드를 혹은 과다부하를 피하기 위해 I&O를 모니터링한다.
- FHR을 모니터링한다. 

평가

- 혈압을 낮추기 위한 치료의 효과를 평가한다.
- 활력징후를 지속적으로 모니터링한다. 변화를 보고한다.
- 전자간증의 치료와 위험에 대해 환자의 지식부족에 있어 교육과 배움의 효과를 기록한다.
- 태아 모니터링과 태아발달사정에 의한 약물치료효과의 증거에 대해 이차적으로 태아의 웰빙을 모니터링한다.
- Magnesium sulfate 농도에 관련하여 산모의 생리학적 변화를 모니터링한다.
- FHR을 계속 모니터링한다. 변화를 보고한다.

핵심 웹사이트

American College of Obsteterics and Gynecologists: www.acog.org
Fetal development: www.pregnancy.org/fetaldevelopment
Pregnancy and drugs: www.fda.gov

학습 질문

1. 임신 33주의 임산부가 조기분만통으로 진단되었다. 간호사는 betamethasone 12mg 투여를 준비하고 있다. 환자가 "이 약이 태아의 폐성숙을 도울 것이고..." 라고 말하고 있다면 간호사는 환자가 이 약에 대해서 알고 있다고 보아야 하는데, 그 밖에 환자가 뭐라고 말하면 이 약을 이해한다고 보아야 하는가?
   a. "투여 24시간 안에 작용하고 1주일까지 지속된다."
   b. "앞으로 6주간 침대에 누워있어서 한다."
   c. "매일 같은 시간에 약을 복용해야 한다."
   d. "남은 임신기간 동안에 성관계를 피해야 한다."
2. 임산모의 산전검사에 Rh 음성, 혈색소 9.7g/dL, HIV 양성, rubella 양성, PPD 양성으로 나왔다. 이 결과를 근거로 양수천자 후에 간호사가 투여를 준비해야 할 것은 무엇인가?
   a. RhO(D) immune globulin
   b. Measles–mumps–rubella 예방접종
   c. B형 간염(Engerix–B, Recombivax HB) 예방접종
   d. isonizide(INH)
3. 간호사가 임산모에게 산전 비타민 섭취로 생긴 위장관장애를 줄이는 방법을 교육하고 있다. 어떻게 가르쳐야 하는가?
   a. "매 끼니 사이에 비타민을 복용하세요."
   b. "비타민을 먹을 때 식사도 하세요."
   c. "비타민을 먹을 때 오렌지주스를 마셔요."
   d. "비타민을 먹을 때 우유를 마셔요."
4. 불임진료소에 간호사가 부부에게 초기치료개념을 잡도록 하는 일을 하고 있다. 간호사는 부인에게 적어도 임신 3개월 전부터는 섭취하기 시작해야 하는 무기질을 교육하는데, 이것은 무엇인가?
   a. 철분
   b. 생강
   c. 엽산
   d. 비타민 B_6
5. 산전진료소에 간호사는 그날 오후에 재방문 메시지를 환자에게 보내야 하는데, 우선 전화를 해 주어야 할 환자는?
   a. 임신 10주의 첫 임산모로 오심과 구토가 있어서 임신에 대한 교육이 필요함.
   b. 35주 2번째 임산모로 Braxton Hicks 수축이 있어서 카페인 섭취에 대한 정보가 필요함.
   c. 32주 2번째 임산부로 임신성 당뇨로 혈당이 132인데, insulin 사용에 대한 정보가 필요함.
   d. 28주 초산모로 전자간증이 있어서 두통에 대해 Motrin을 복용하고자 정보를 요구함.
6. 심한 전자간증이 있어서 magnesium sulfate를 복용하는 환자로 magnesium sulfate 수치가 7mEq/L인데, 가장 적절한 초기 간호중재는 무엇인가?
   a. 이 수치는 치료범위인데 환자를 계속 감시해야 한다.
   b. 의사에게 수치를 보고한다.
   c. Calcium gluconate 1g을 투여하도록 준비한다.
   d. 환자를 왼쪽으로 돌려 눕히고, 비강으로 산소를 분당 1L 속도록 투여한다.

학습 질문

7. Magnesium sulfate를 투여받는 조기산통을 호소하는 환자의 상태를 평가할 때 다음 중 가장 유의해야 할 것은?
   a. 무기력함.
   b. 따뜻한 느낌.
   c. 슬개(골)반사 소실
   d. 양측에 +2 수준의 간대성 경직

8. 환자가 심한 전자간증을 치료하기 위해 24시간 동안 magnesium sulfate를 주사로 투여받고 있다. 입원 당시 환자의 상태가 다음과 같았다. 체온 37.3도, 맥박수 88회/분, 호흡수 14회/분, 혈압 138/76mmHg, 슬개(골)반사 21, 발목경직은 음성. 초기 간호중재는?
   a. magnesium sulfate 수치를 확인하다.
   b. magnesium sulfate 중단한다.
   c. 의사와 접촉한다.
   d. 감시를 지속한다.

9. 임신 8주 초산모가 첫 산모검진을 받기 위해서 산전진료소를 찾았다. 매일 아침 오심과 구토를 호소했다. 다음 중 어떤 말이 환자가 더 교육이 필요함을 시사하는가?
   a. "내 친구가 생강 과자를 먹으라고 줘요."
   b. "일어서기 전에 마른 과자(크래커)를 먹고 있어요."
   c. "냄새가 많이 나는 음식을 피하려고 노력해요."
   d. "카모마일차를 매일 먹고 있어요."

10. 분만장 간호사가 환자에게 재방문 메시지를 점검하고 있다. 어느 환자에게 먼저 전화해야 하는가?
    a. "32주 산모로, 속쓰림으로 TUMS를 먹고 있는데, 다른 것은 없을까요?"
    b. "38주 산모로, 두통으로 Motrin을 먹고 있는데, 아스피린도 먹어야 하나요?"
    c. "8주 산모로, 엽산을 먹고 있는데, 중단하면 저나 아이가 다치나요?"
    d. "친구의 기계로 혈당을 측정했는데 120이어서 당뇨가 아닌 것 같은데, 그럼 정상인가요?"

11. 1번 임신과 자녀가 없는 산과력의 청소년이 29주 임신상태인데 조기분만통으로 분만장에 입원하였다. 간호중재는? (맞는 답을 모두 고르시오)
    a. 분만전 glucocorticoid를 투여
    b. 간기능검사
    c. 좌 측와위로 누움
    d. 덩어리 수액 정주
    e. 자궁수축억제제 투여
    f. 고혈압약 투여

12. 환자가 임신을 계획하고 있는데 경구피임약을 중단하기 전에 환자를 상담할 때 간호사의 환자에게 지시할 적절한 행동은? (맞는 답을 모두 고르시오)
    a. 금연
    b. omega-6 지방산을 매일 복용
    c. 종합비타민제 복용
    d. 비전문의약품인 acetaminophen 복용 금지
    e. 주치의 만남.

답: 1. c, 2. a, 3. b, 4. c, 5. d, 6. a, 7. c, 8. d, 9. d, 10. b, 11. a,c,d,e, 12. a,c,e

48장

여성 생식주기 II: 진통, 출산 및 조산 신생아약물

학습목표

- 진통 시 통증조절을 위한 전신 및 국소적 약물의 작용, 부작용 및 간호적용에 대하여 정리한다.
- 진통과 분만 동안 사용되는 약물과 관련된 환자교육을 포함하는 간호과정을 설명한다.
- 진통 동안과 태반추출 후 자궁수축을 향상시키는 약물 및 그들의 작용, 부작용, 간호적용을 비교한다.
- 조산 신생아의 계면활성제(surfactant) 치료와 관련된 간호과정을 기술한다.

진통 동안 통증조절을 위한 약물

진통과 분만은 4단계로 나뉘는데, 첫 3단계는 진통과 분만에 특정적이다. 제1단계, 자궁경부확장 단계 동안 자궁경부의 탈락(effacement)과 확장이 일어난다. 경부가 얇아지고 10cm 정도 충분히 확장된다. 첫 단계는 휴지기단계(1–4cm), 활성단계(4–7cm), 전이단계(8–10cm)의 세 가지로 나뉜다. 제2단계인 진통단계는 골반단계로, 자궁경부가 완전히 열림으로써 시작하고 신생아 출산으로 끝난다(그림 48-1). 진통의 3단계 동안 자궁벽으로부터 태반이 분리되고 추출된다. 진통의 4단계 혹은 분만 후 첫 1–4시간은 산모의 생리학적 안정화 기간이고, 가족믿음(familial attachment)의 시작이다.

진통의 첫 단계 동안, 자궁수축으로 인해 점진적인 자궁경관소실(cervical effacement) 및 이완이 일어난다. 진통 1단계가 진행됨에 따라 자궁수축은 더욱 강해지고 연장되며, 빈도 또한 증가하고, 불편이 가중된다. 진통의 통증과 불편함은 자궁수축, 자궁경부의 확장 및 소실, 자궁근육의 저산소증, 태아의 위치부분(presenting part)으로 인한 회음부의 압력 등에 의한다. 통각은 생리학적, 심리학적, 사회적, 문화적 요소에 영향을 받으며, 특히 여성의 과거 통증경험, 통증예견, 공포 및 불안감, 진통과 분만과정에 대한 지식부족 및 지지하는 사람의 존재여부 등에 영향을 받는다.

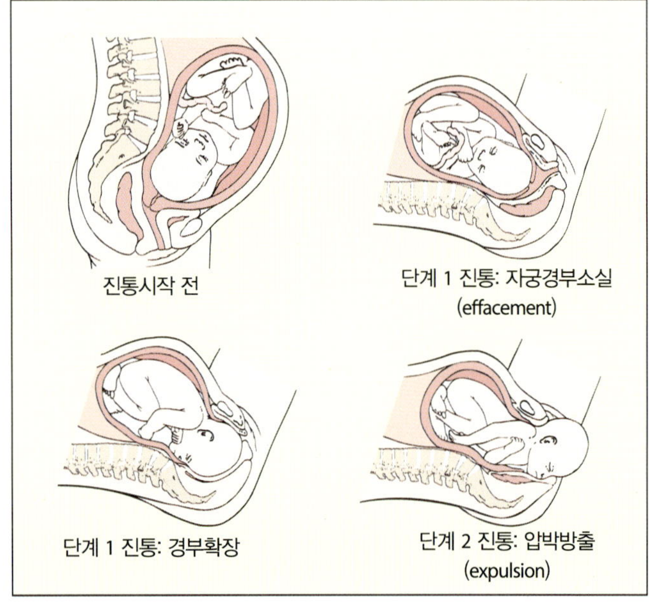

그림 48-1 진통의 첫 번째 및 두 번째 단계

약리학적 치료 적용 전에 비약리학적 수단이 시작되어야 한다. 분만 동안 통증완화를 위한 비약리학적 수단으로는 (1) 걷기, (2) 임신 자궁의 지지자세와 자궁혈류의 증진, (3) 접촉과 마사지, (4) 위생과 편리한 조치, (5) 지지하는 사람, (6) 호흡과 이완요법, (7) 경피하 전기적 신경자극, (8) 수면, (9) 침술, (10) 수분요법(온수목욕 혹은 샤워) 등이 있다.

다른 비약리학적 치료로는 대체 및 보완의학을 포함한다. 특별한 우려로는 임신 말미에 진통을 촉진하기 위해 임산부에 의해 섭취되는 약초보조제이다. 예를 들어, 일부 여성은 rasberry, 쐐기풀, 페퍼민트 잎 등을 포함하는 임신 토너 차(pregnancy toner tea)를 섭취한다. 다른 약초보조제로서 꿩의다리아재비(blue cohosh), 피마자 오일 및 달맞이꽃 오일 등을 포함하여 사용된다. 임산부는 자가투여하거나 그들의 전통적인 믿음과 건강체계의 한 부분을 따를 수도 있다.

약초보조제의 우려되는 사항은 약초의 수많은 생리적 활성 성분, 불순물, 불일정한 용량 및 입증된 효능의 결핍 등과 관련이 있다. 임신 후기에 복용되는 약초로 인해 조산 혹은 분만 동안 출혈증가 등이 야기될 수 있다. 간호사는 임신 동안, 특히 임신 후반 주수에 약초보조제와 건강요법의 사용에 문화적 차원에서 민감해야 한다.

통증완화에 약리학적 중재가 필요할 때, 약물이 비약리학적 수단에 보조적으로 사용된다. 약물은 환자의 통증을 줄일 뿐만 아니라 환자 및 태아 혹은 신생아에 대한 부작용을 최소화하도록 선택되어야 한다. 분만 시 통증완화는 정신적 진통제와 부분마취제로 이루어질 수 있다. 진통제는 무의식의 유발없이 통증에 대한 환자의 감각을 변화시킨다.

진통/진정

분만 동안 사용되는 전신 약물로 진정정온제 마약류 및 혼합마약작용제-길항제 등을 포함한다. 이들은 경구(진정수면제), 정맥내주사 혹은 근육내주사를 한다(표 48-1). 근육 내 주사로 인한 약물반응과 혈액농도의 다양함 때문에 이들 약은 정맥내투여를 하게 된다. 이들 약물은 자궁수축 시작 시에 투여되어야 하는데, 수축 시작 시 비경구약물투여는 자궁과 태아에 대한 혈류가 감소됨으로써 신생아의 약물에 대한 노출이 줄어들게 된다.

진정정온제 약물은 **가진통**(*false labor*), 잠복진통 혹은 진성진통 없이 막이 파열되는 경우 가장 흔히 투여되는 약물이다. 이들 약물은 산모의 불안과 공포를 최소화하는 데 쓰여진다. 이들 약물은 휴식과 이완을 촉진시키고, 공포와 불안을 감소시키지만, 이들 약물이 통증을 완화하는 것은 입증되지 않았다. 가장 흔히 사용되는 진정제는 barbiturate 혹은 수면제[일반적으로 secobarbital sodium(Seconal)과 pentobarbital sodium(Nembutal)]이다. Phenothiazine 유도체 및 hydroxyzine과 같은 것으로, 초기진통 시 단독으로 사용가능하거나 환자가 진통 중에 있을 때 마약류 작용제와 병용사용이 가능하다. 불안과 우려를 줄이는데 더하여 이들 약물은 아편유사제의 진통작용을 강화하고, 구토를 최소화한다. 이들 약물로는 phenothiazine인 promethazine(Phenergan) 및 진정수면제인 hydroxyzine hydrochloride(Vistaril) 등이 포함된다.

분만 중 투여되는 두 번째 약물군으로 마약작용제가 있다. 이들 약물은 비경구 혹은 국소차단 등을 통해 투여된다. 신경축(neuroaxial) 마취로 약물이 투여될 때는 효과적인 통증완화를 위해 낮은 용량의 마취제가 요구되며, 이로 인해 부작용을 최소화할 수 있다. 이들 약물은 뇌의 겉질밑단계에서 통증유발을 억제한다. 통증완화를 효과적으로 하기 위해 아편유사제는 mu 및 kappa 수용체와 상호작용한다. 예를 들어, morphine sulfate는 mu와 kappa 수용체를 모두 활성화시킨다.

Meperidine(Demerol)은 진통 동안 통증조절을 위해 가장 많이 처방되는 합성 아편유사제이다. 진통 동안 통증완화에 사용되는 두 번째 마약작용제로는 fentanyl(Sublimaze)이 있다. Fentanyl은 단기작용 합성 아편유사제로서 짧은 작용시간 때문에 정맥내주사하는 것이 가장 좋다. Morphine sulfate는 진통 중에 통증조절에 사용되지만, 자주 사용되지는 않는다. 고용량의 아편유사제는 비경구투여할 때 효과적인 분만진통을 위해 요구된다.

분만 시 통증완화에 사용되는 세 번째 군의 전신약물로는 혼합형의 마약작용제-길항제 효과를 가지는 아편유사제이다. 이들 약물은 한 군데 이상에서 효과를 나타낸다(한 위치에서는 작용제로 또 다른 위치에서 결항제로 이용된다). 가장 흔히 사용되는 두 가지 마약작용제-길항제는 butorphanol tartrate와 nalbuphine이다. 이들 약물의 일차적 장점은 용량최대한계효과이다. 이것은 추가적인 용량이 호흡억제, 산모, 및/혹은 신생아에 대해 그 정도를 증가시키는 의미는 아니다. 따라서 이들 약은 아편유사제와 달리 호흡억제작용이 덜하다. 호흡억제 최대한계용량은 kappa 작용제 및 약한 mu 길항제 작용의 결과로 보여진다.

유해반응

진정수면제(secobarbital, pentobarbital)의 유해효과로는 역설적으로 통증과 흥분의 증가, 무기력, 가라앉은 기분, 감소된 감각 및 저혈압을 포함한다. 태아와 신생아 부작용으로는 태아맥박 가변성 저하와 신생아호흡억제, 졸음, 근긴장저하 및 4일 정도까지의 모유빨기반응의 저하 등을 포함한다.

Phenothiazine 유도체와 항구토제/항히스타민제(prometh-

표 48-1 진통 시 통증완화에 흔히 사용되는 전신 약물

일반명(상품명)	투여경로 및 용량	응용 및 고려사항
진정수면제		
secobarbital(Seconal)	IM: 50-100mg; PO: 100-200mg	진통의 휴지기 동안 불안증을 감소시키기 위해 사용. 개시: 15–30min; 최대: 15–30min; 작용시간: 1–4h. 자궁긴장 혹은 수축에 대해 효과가 없다. 태반을 잘 통과한다. 심박수에 대한 CNS의 조절을 감소시키기 때문에 FHR의 가변성을 줄인다. Barbiturate에 대한 길항제가 없기 때문에 secobarbital은 진통이 24–48h 동안 기대할 수 없을 때만 사용된다. 신생아에게서 연장된 억제제 작용이 나타날 수 있다. 모유로 분비된다. 모유수유와 양립할 수 있다. 알코올, 마약성 진통제, 항히스타민제, 정온제 및 단가아민산화제 억제제(MAOIs)와 병용 시 CNS 억제가 증가될 수 있다. Valerian, St. John's work, kava kava, goto kola를 피한다. 임신범주: D; PB: 45–60%; t½: 15–40h
pentobarbital(Nembutal)	IV: 시작: 100–200mg	단기작용 barbiturate. 진정제. 임신범주: D; PB: 지방용해도에 따라 다양하다. t½: 15-50h; 개시: IV: 5min 안에 즉시
promethazine (Phenergan)	IM/IV: 12.5-50mg q3-4h 혹은 IM: 25-50mg with 25-75mg meperidine 혹은 IV: 15-25mg	Phenothiazine 항히스타민; 진통 1단계에 마약성 진통제에 보조제로 사용된다. 항구토작용. 시작: IM: 20min; IV: 3–5min. subQ로 투여하지 않는다. IV 투여 동안 조직손상을 예방하거나 최소화하기 위해, 희석하고, 정맥으로부터 가장 먼 곳의 IV 라인을 통해 투여하고, 가능하면 큰 구멍을 낸 종맥을 통해 실시한다. 투여 동안 통증과 작열감에 대해 보고하도록 환자에게 알려준다. 휴식과 수면을 위해 단독으로 사용한다. 마약성 작용제의 효과를 증대하고, 용량을 줄인다. FHR의 가변성을 줄일 수 있다. 수유기 동안 금기이다. 만삭 시에 태반을 잘 통과한다. 15min 안에 태아와 모체의 농도가 평형이 된다. 신생아 농도는 4h 동안 지속된다. 신생아에서 3일 동안 일과성 저긴장, 무력감 및 뇌파 변화 등이 나타난다. 산모빈맥이 나타난다. 신생아 혈소판응집이상을 야기한다. 만약 meperidine과 함께 투여한다면 태반을 통해 태아에게 즉시 농도가 상승하는 것을 막기 위해 수분 이상에 걸쳐 수축 시작 시에 천천히 투여한다. 유해반응: 매스꺼움, 구강건조, 과다진정, 허약증, 시야혼탁 및 불안증. 임신범주: C; PB: 35–55%; t½: 22h
promethazine HCl(Phenergan)	IV: 12.5-25mg IM: 25-50mg q4-6h; 필요시 반복 산과에서 진정 목적: IM 혹은 IV 용량 주의: 깊은 IM 주사가 비경구투여에서 선호된다. IV 주사는 임상에서 가장 흔히 선택되는 경로이다. IV 투여는 심한 조직손상과 연관이 있다. >25mg/ min IV 속도로 투여하면 안 된다. 투여 전에 희석을 고려하고 10–15minutes에 걸쳐 투여한다. 임신 여성: 25–50mg IM 혹은 IV을 진통 초기단계에 실시하고, 진통 후에 25–75mg을 투여한다. 한 번 용량을 반복하거나 필요시 4시간마다 두 번 투여한다. 진통 중에 환자에게 24시간 기간당 최대 총용량 100mg을 투여한다.	항불안제: 항히스타민; 항구토제; 진정수면제. 진통 조기 혹은 이후에 마약성 작용제의 작용을 강화하기 위해 단독으로 사용. 개시: IV: 3–5min; IM: 20min; 최대: IV/IM: UK; 작용시간 on: 2–6h. IV는 선호되는 경로는 아니지만 산부인과 환자에서 자주 선택된다. IV 용액은 25–100mL에 희석되거나 D_5W에 희석되고 15–30min 이상에 걸쳐 <25mg/min 속도로 천천히 투여된다. 통증을 줄이기 위해 Z-track 주사법을 IM 시에 사용한다. 동맥내 혹은 subQ 투여는 권장되지 않는다(혈전 및 손발가락 괴저가 일어남). 혈관외유출은 무균농양(sterile abscesses)과 현저한 조직경결(induration)이 야기된다. 만성 폐색성 폐질환과 천식 환자에서 주의를 요한다. Crosses 태반을 통과한다. 약물을 분만 근처에 투여한다면 호흡억제가 가능하다. FHR의 가변성을 줄인다. 모유수유는 추천되지 않는다. 진통 혹은 신생아 Apgar 스코어에 영향을 주지 않는다. 유해반응: 저혈압, 졸림, 어지럼, 보행장애; 알코올, 진통제, barbiturate, 마약성 진통제로 인해 CNS 억제가 가능하다. Epinephrine의 효과를 줄인다. 임신범주: C; PB: 93%; t½: 3h
hydroxyzine pamoate(Vistaril)	불안증: PO: 25–100mg 수술 전 진정: 50–100mg IM: 25–100mg	항불안제; 항구토제; 항히스타민제. 불안증과 수술 전 및 수술 후 진정을 위해 보조용법으로 사용된다. 개시: 15–30min; 최대: 2h; 작용시간: 4–6시간. 큰 근육 내에 깊이 투여한다. IV 혹은 subQ로 투여하지 않는다. 에탄올, St. John's wort, kava kava, 항콜린성 약물 및 중추억제제 사용 시 추가효과가 나타난다. 임신범주: C; PB: UK; t½: 3–7h
마약류 작용제		
fentanyl citrate (Sublimaze)	IM/IV: 50-100mcg	IV: 개시: 1–2min; 최대: 3–5min; 작용시간: 30–60min; IM 개시: 7–15min; 최대: 20–30min; 작용시간: 1–2h. Morphine의 50–100배 강력하다. 근육경직이 IV투여 시 매우 신속하게 일어난다. 3–5min 이상에 걸쳐 투여한다. 태반을 통과하고 모유에 나타난다. 진통 시 이 약제를 투여받으면 신생아와 산모에게서 호흡억제를 잘 관찰해야 한다. 임신기간 동안 산모가 규칙적 아편유사제 투여해 온 환자라면 신생아에서 금단증상을 볼 수도 있다. CNS 억제제, phenothiazines, 에탄올 및 삼환계 항우울제를 사용하는 환자라면 과량투여에 대한 위험을 인지해야 한다. 약초 상호작용에는 St John's wort, kava kava 및 gotu kola 사용으로 인한 CNS 억제가 있다. 심한 천식 환자에게 금기이다. 임신범주: C; PB: UK; t½: 2–4h

표 48-1 진통 시 통증완화에 흔히 사용되는 전신 약물-계속

일반명(상품명)	투여경로 및 용량	응용 및 고려사항
morphine sulfate(Duramorph)	IM/IV: 5–10mg 혹은 IV 2–5mg q4h	아편유사제; CNS 아편수용체에 결합하여 상행통증경로를 억제한다. 중등도에서 심한 통증완화에 수술 전처치로서 및 마취보조제로 사용된다. 개시: IM: 3–4h; IV: 3–5h. 해독제로 사용가능하면 naloxone을 준비한다. 만약 naloxone이 산모와 태아 호흡안정에 필수적이라면 산모와 신생아에게 투여하기 위함이다. t. CNS 억제제와 삼환 항우울제는 morphine의 효과를 강화시킨다. MAOIs와 meperidine과 같이 사용할 경우 주의를 요한다. 선택적 serotonin 재흡수억제제(SSRIs) 혹은 meperidine은 serotonin 증후군을 촉발시킨다. 담도 질환과 발작 환자는 주의를 요하면서 사용한다. 금단증상은 마약진통제 의존 환자 및 마약진통제 의존 환자의 신생아에서 발생한다. 졸림과 호흡억제, 진정, 이상행복감, 환각, 두통 및 가슴두근거림 등을 유발한다. 만약 호흡수가 분당 12회 미만이면 투여하지 않는다. Morphine은 태반을 통과한다. 미숙아를 분만하는 경우 FHR의 변화를 유발할 수 있으므로 사용에 주의를 요한다. 신생아는 중등도의 중추신경억제를 보이고 출생 시 무력증과 행동억제를 나타낸다. IV 실시할 때 증류수 4–5mL에 희석하고 천천히 주입한다(15mg을 3–5min 이상에 걸쳐). 약초 상호작용에는 valerian, St. John's wort, kava kava 및 gotu kola과의 병용으로 중추신경억제가 나타난다. 모유에 들어간다. Morphine 단일용량으로 인해 모유와 양립할 수 있다. 만성 morphine 사용은 신생아에 유해효과를 일으키고 권장되지 않는다. 임신범주: C(D, 만약 오랫동안 사용하거나 고용량을 사용할 시에); PB: 30–35%; t½: 2–4h
혼성 마약중독자–반작용자		
butorphanol tartrate	IV: 0.5–1mg q1.5–2h 혹은 1–2mg q4h	혼합 아편유사제 작용제/길항제. IV 개시: 5–10min; 최대: 4–5min; 작용시간: 3–4h. 약초 상호작용에는 valerian, St. John's wort, kava kava 및 gotu kola과의 병용으로 중추신경억제가 나타난다. 해독되지 않는 아편 의존 환자에게 금기이다. 금단증후군 야기가 가능하다. 신장 혹은 간장기능저하 환자에게 사용 시 주의를 요한다. 태아기능부전이 없는 상태의 37주 초과하는 임신에 사용된다. 만약 분만이 4시간 미만으로 진행된다면 대체 진통제를 사용한다. 만약 모유수유를 한다면 모유수유 직후 혹은 다음 수유 3–4h 전에 투여한다. 임신범주: C/D: PB: 80%; t½: 2.5–4h
nalbuphine	IV: 10mg q2-3h	혼합 아편유사제 작용제/길항제. 마약진통제. 개시: 2–3 m; 최대: 2–3min; 작용시간: 3–6h. 제한적인 호흡억제. Mrphine보다 덜한 진통효과. 분만하는 여성의 10–15%가 nalbuphine 사용 시 환각을 경험한다. 간기능이상 환자는 주의를 요한다. 아편의존 환자는 금단증후군을 나타낼 수 있으므로 사용을 피한다. 태아서맥을 모니터링한다. 신생아의 호흡억제 혹은 서맥을 모니터링한다. 주사는 2–3분에 걸쳐 실시한다. 만약 모유수유를 한다면 모유수유 직후 혹은 다음 수유 3–4h 전에 투여한다. 약초 상호작용에는 valerian, St. John's wort, kava kava 및 gotu kola과의 병용으로 중추신경가 나타난다. 독성은 naloxone 투여로 역전된다. 임신범주: B; PB: UK; t½: 5h

CNS, central nervous system 중추신경계; d, day 일; FHR, fetal heart rate 태아심박수; h, hour 시간; IM, intramuscular 근육내; IV, intravenous 정맥내; MAOI, monoamine oxidase inhibitor 단가아민 산화효소억제제; max, maximum 최대; min, minute 분; PB, protein–binding 단백결합; PO, by mouth 경구; PRN, as needed 필요시; subQ, subcutaneous 피하; t½, half–like 반감기; UK, unknown 모름; <, 미만; >, 초과.

azine, hydroxyzine)의 부작용으로는 promethazine에 의한 혼란, 지남력장애, 과도한 진정, 어지럼, 저혈압, 빈맥, 시야혼탁, 두통, 흥분, 허약과 요정체 및 hydroxyzine에 의한 졸림, 구강건조, 어지럼, 두통, 요정체 및 변비 등이 포함된다. 태아맥박 가변성의 저하가 나타나고, 신생아가 중추신경계 억제를 경험할 수 있고, 근긴장저하, 무기력, 영양섭취저하 및 저체온증 등도 경험할 수 있다.

아편유사제의 유해효과는 mu 및 kappa 수용체의 반응에 의존한다. Mu 수용체의 흥분은 진통, 위장관운동 감소, 이상행복감, 호흡억제, 진정 및 생리학적 의존을 나타낸다. 반대로, kappa 수용체 흥분은 진통, 위장관운동 감소, 축동 및 진정을 야기시킨다. 비경구투여를 실시할 때 아편유사제의 부작용으로는 오심, 구토, 진정, 기립성 저혈압, 소양증, 산모 및 신생아의 호흡억제가 야기된다. 숨뇌의 화학수용체 발통대(chemoreceptor trigger zone)의 흥분의 결과로 오심, 구토가 나타난다. 운동차단은 또 다른 우려사항이다. 산모는 의사에 의해 적용되는 아랫방향 압력에 저항하는 하지직거상검사(straight leg raise)를 유지할 때까지 분만 후에 걸을 수 없다. 태아와 신생아 효과에는 태아심박수 가변성과 신생아 호흡 및 Apgar 점수의 저하 등이 있다. 신생아의 신경행동의 억제는 낮은 Apgar 점수로 알 수 있다. 예를 들어, meperidine 투여 후 신생아 호흡은 2–3시간 내에 나타난다. 신생아 호흡억제는 naloxone(Narcan) 투여에 의해 역전된다. Mu 및 kappa 수용체 억제를 통해 naloxone은 아편유사제 효과를 반전시킨다. **주의**: naloxone의 모체 투여로 인해 통증이 증가될 수 있다.

마약작용제(morphine, fentanyl)는 기립성 저혈압, 오심, 구토, 두통, 진정, 저혈압 및 혼란을 야기시킬 수 있다. 감소된 태아맥박 가변성과 신생아 중추신경계 억제는 meperidine

투여로 나타날 수 있다.

혼합 마약작용제-길항제는 오심, 진정, 발한 호흡억제, 어지럼, 무력감, 두통 및 홍조를 야기한다. 태아와 신생아에서 부작용은 태아맥박 가변성의 감소, 중등도의 중추신경억제, 출생 시 근긴장저하증 및 미약한 행동억제 등을 포함한다.

간호과정
환자-중심 협력간호

통증조절약물

사정
- 기관의 통증척도를 이용하여 환자의 통증수준을 평가한다.
- 임신 후반기에 있어 보완 및 대체의약의 사용결정에 있어 환자의 문화적 배경을 평가한다.
- 예상되는 기준과 관련하여 이완 및 진통의 진행에 있어 환자의 진통에 대한 행동을 평가한다.
- 진통을 견디도록 지원적 혹은 비지원적 데이터에 대한 언어적 및 비언어적 행동을 평가한다.
- 산전 입원의 가능성과 태아, 산모의 부정적 결과의 가능성에 대한 불안감
- 통증관리의 효과를 결정하기 위하여 기본 활력징후, 혈압, 호흡음, 자궁수축의 질, 소실 및 이완 정도, 태아의 심박수 등을 진통제 투여 전에 조사한다.
- 임신기간 동안 환자로부터 보완 및 대체의학(약초보조제 등을 포함)에 대한 사용여부를 물어본다.
- 약물 간에 상호작용에 있어 확실한 가능성에 대한 약물 과거력을 스크리닝(특정한 성질을 갖고 있는 것을 찾아내는 일)한다.
- 통증경험과 관련된 문화적 기대치를 조사한다.

간호진단
- 진통경험과 개인적 대처능력에 대한 불확실성과 관련된 불안증
- 진통과 출산과정과 관련된 급성 통증
- 과정과 출생 및 진통 중재에 대한 기대되는 감각에 대한 지식 부족으로 인한 공포감

계획
- 환자는 진통 동안에 통증경감의 정도를 원하는 부분을 말할 것이다.
- 진통 동안 통증조절약물로부터 부작용이 최소한이거나 거의 없음을 환자는 보일 것이다.
- 기관 통증척도에 있어 1-10까지의 척도에서 환자는 통증 감소에 대해 언급할 것이다.

간호중재
- 진통단계에 있어 적절한 통증완화를 제공하고 적절한 분만방법을 제공한다. 진통에 대해 의사결정을 하는 데 관여하는 부분에 있어 환자와 지지하는 사람을 독려한다.
- 기관의 프로토콜에 있어 약물투여를 서류화한다.
- 약물투여 후 적절한 안전사항들을 제공한다.
- 어떠한 약물혼합에 있어 차트를 체크한다. 올바른 해독제의 존재를 확인한다.
- 기관 프로토콜 안에는 안전한 시술 및 환자의 특성 통증과 불안증이 극도에 달하기 전에 약물을 투여하는 부분이 포함되어 있다.
- 진통제 투여 후 30-60분 후 기관별 통증척도를 사용하여 환자의 통증 정도를 평가한다.

진정수면제: Barbiturate
- 만약 진통이 시작되지 않았다면 약물을 투여하지 말라.
- 태아심박수를 모니터링한다. 가변성의 감소를 기대한다.

Phenothiazine 유도체

Promethazine(Phenergan)
- 만약 정맥내투여를 약물을 투여하는 경우 자궁수축 즈음에 실시한다. 투여속도는 분당 25mg을 넘지 않는다.
- 24시간 내에 환자가 투여받는 promethazine의 양을 모니터링한다. 약물투여 후 산모의 맥박수를 모니터링한다.

HYdroxyzine(Vistaril)
- 이 약물은 근육내주사만 가능하다. 피하내 정맥내주사를 하지 말라.

마약작용제 및 혼합 마약작용제-길항제
- 환자의 임신 출산 과거력 및 분만까지의 대기하는 시간을 조사한다.
- 신생아의 호흡억제의 위험 때문에 2시간 내에 분만할 동안 약물을 투여하지 말라.
- 소변배출량을 모니터링한다.
- 약물투여 전과 약물투여 동안에 태아의 웰빙을 평가하기 위해 태아심박수를 모니터링한다.

Fentanyl
- 진통 전에 일반적으로 투여하지 말라. 필요하다면 해독제로 naloxone을 준비한다.
- 만약 약을 정맥내에 투여한다면 태반을 통해 태아에게 약물이 투여되는 양을 줄일 목적으로 수분 이상을 걸쳐 수축을 완만하게 시작하도록 투여한다.
- 호흡을 평가한다. 약물투여 전 12회를 초과해야만 한다.
- IM: 근육에 깊게 주사. IV: 시작 수축 시에 천천히 주사한다. 피

하로 주사하지 말라.
- 보조적 치료로써 휴식을 취할 수 있는 환경을 제공한다.
- 환자가 걸을 수 없을 때는 침대 윗부분를 올려서 유지하고, 환자가 걸을 때는 안전한 도움이 필요하다. 약물투여 전과 투여 동안에 태아의 웰빙을 조사하기 위해 태아맥박수를 모니터링한다.
- Naloxone을 준비한다.

Butorphanol Tartrate
- 마약에 의존성을 보이는 환자에게서 마약 금단증상에 대한 신호를 모니터링한다.
- 산모 그리고/혹은 신생아의 호흡억제를 모니터링한다.
- 호흡을 조사한다. 약물투여 전 12회를 초과해야 한다.
- 근육내주사는 근육내에 깊이 주사한다. 정맥내주사는 수축 시작 시에 천천히 주사한다. 피하주사는 하지 않는다.
- 보조적 치료로 휴식을 취할 수 있는 환경을 제공한다.
- 약물투여 전과 약물투여 동안에 태아의 웰빙을 평가하기 위해 태아맥박수를 모니터링한다.
- 환자가 이동하지 않을 때 침대를 높이 올리고 이동 시 안전한 도움이 필요하다.
- Naloxone을 준비한다.

환자교육

일반
- 환자로 하여금 (1) 처방된 약, (2) 약물투여와 그 이유, (3) 진통 시 약물의 기대되는 효과, (4) 환자와 태아 혹은 신생아에 대한 가능한 약물의 효과에 대해 조언한다.
- 진통과 분만 동안에 통증완화를 위해 쓰이는 대부분의 약은 경구투여하지 말도록 교육을 시키는데, 그 이유는 진통 동안 위장간기능이 더욱 느리게 되고 약물흡수가 감소하기 때문이며, 이로 인해 경구투여가 비효과적이기 때문이다.
- 약물을 투여받을 동안에 안전한 주의사항이 환자에게 조언되어야 하는데, 여기에는 (1) 침대에서 위치하기, (2) 옆 레일을 이용하기, (3) 걸을 때 도움받기 등이 포함된다.

평가
- 통증완화에 대한 약의 효과를 평가한다.
- 통증에 대한 공포와 불안감을 평가하고 진통에 대한 대처능력을 평가한다.
- 산모의 호흡, 맥박, 혈압, 자궁수축, 이완 및 소실, 기본적 데이터로부터 태아맥박의 변화 등을 모니터링한다. 정상적으로 진행되는 진통에 기대되는 수준을 벗어나는 사항에 대해서 보고한다.
- 기관 프로토콜과 산부인과 간호 표준수칙에 근거하여 환자의 소견사항을 서류화한다.

마취

진통과 분만에 있어 **마취**(*anesthesia*)는 의식소실이 동반하거나 동반하지 않은 상태에서 통각의 소실을 말한다. 아기 출산 시 두 종류의 통증을 겪을 수 있다. 자궁경부와 경부로부터 내장통증은 교감신경섬유에 의해 전달되고 흉수 10, 11, 12 및 요수 1번 부위의 척수신경축으로 들어간다. 조기 진통통증은 흉수 11, 12로 들어가고 이후 흉수 10번과 요추 1번으로 진행된다. 체성통증은 회음부와 질의 부분과 팽창에 의한 압력에 기인된다. 이 통증은 전이단계와 진통의 두 번째 단계의 통증으로, 음부신경(pudendal nerve)을 통해 천수 2, 3 및 4구역으로 전달된다.

국소마취

국소마취(*regional anesthesia*)는 진통 및 분만 시에 의식소실 없이 통증완화를 유발한다. 국소마취제 주사는 뇌로 진행하는 감각신경경로를 따른 통증전달을 일시적으로 차단한다(표 48–2). 국소마취제는 환자로 하여금 진통 및 분만 시에 차단된 부위에 불편함으로부터 완화시켜 주게 된다. 마취는 기본적으로 두 유형이 있다. (1) 국소침습(예, 회음절개)을 위한 국소마취제, (2) 국소차단(예, 경막외; 표 48–3). 가장 흔한 경막외 마취(peridural anesthesia)는 척수, 경막외 및 척수–경막외 병행 마취 등이 있다(그림 48–2). 다른 덜 빈번히 투여되는 국소차단으로는 천골마취, 경추결 및 음부차단 등을 포함한다. 마취과의사 혹은 간호마취사는 국소마취제 투여를 담당한다. 간호사는 마취투여를 보조하고 약제투여 중 및 후에 약효와 부작용에 대해 환자를 관찰한다.

여성이 진통과 분만을 위해 비경구진통제를 투여받는다면 회음부 절개나 회음부열상에 대해 더욱 초점을 맞춘 마취가 요구된다. 국소마취제는 단독으로 투여될 수 있고, 기본적으로 투여되는 마취제는 lidocaine(Xylocaine)이다. 주사부위의 작열감은 가장 흔한 부작용이다.

척수마취는 안장차단마취(saddle block)로 알려져 있고, 흉추 10번에서 천추 5번 부위의 지주막하공간에 약물을 투여하는 것이다. 이 마취는 단일용량투여 혹은 척수–경막외 병합으로 약물을 투여할 수 있다. 척수마취는 진통 바로 직전 혹은 태아의 머리가 회음부바닥(perineal floor)에 나타날 때인 두 번째 단계 후반부에 실시한다. 약물은 흔히 단독으로 투여하거나 질분만에 대한 국소마취제, 예를 들어 fenta-

표 48-2 산과영역에서 사용되는 마취제

마취제	상시 농도	상시 용량(mg)	시작	평균작용시간 (min)	임상응용
Chloroprocain	1–2	400–600	신속	15–30	국소 혹은 음부 차단
(Nesacaine)	2–3	300–750		30–60	경막외
Tetracaine	0.2	4	느림	70–150	낮은 척수차단
(Pontocaine)	0.5	7–10	빠름	75–150	제왕절개를 위한 척수
Lidocaine	1	200–300	신속	30–60	국소 혹은 음부 차단
(Xylocaine)	2	300–450		60–90	제왕절개를 위한 경막외
	5	50–75		45–60	제왕절개를 위한 척수 튜브 결찰
					튜브 결찰 및 질분만을 위한 척수
Bupivacaine	0.5	50–100	느림–중등도	90–150	제왕절개를 위한 경막외
(Marcaine)	0.25	20–25	중등도	60–90	진통을 위한 경막외
	0.75	7.5–11		60–120	제왕절개를 위한 척수
Ropivacaine	0.5	75–100	느림–중등도	90–150	제왕절개를 위한 경막외
(Naropin)	0.23	20–25	느림–중등도	60–90	진통을 위한 경막외

min, Minute 분; PP, postpartum 분만 후.

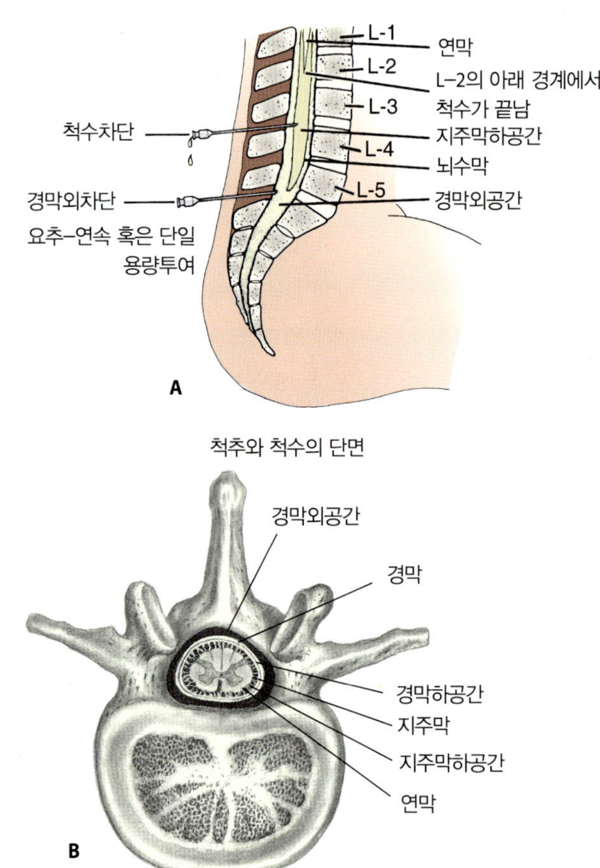

그림 48-2 A. 척수의 막과 공간 및 천수, 요수, 흉수 신경의 높이(level). B. 척추와 척수의 단면(참조 Lowdermilk D, Perry S, Cashion C, Alden K: Maternity and women's health care, ed 10, St. Louis, 2012, Mosby.)

nyl(25mcg)과 bupivacaine(Marcaine; 2.5–3mg)을 포함하는 약물과 병합투여한다. 용량은 마취제 단독으로 투여하거나 epinephrine과 함께 투여하는 여부에 따라 다양해진다. 척수마취는 즉각 작용개시가 일어나 국소마취제의 양이 덜 필요하게 되고, 높은 위험군 환자에게 사용될 수고 있다. 경막천공 후 통증은 일차적 우려사항인데, 경막천공 후 6–48시간 후에 나타난다. 이는 경막외 마취 시 경막천공 사고 후 야기될 수 있다. 경막천공 후 두통치료로는 진통제, 체액증가 및 안정 등이 포함된다. 지속되는 두통에 대해서 일부 의료진은 생리식염수 1–2L에 카페인 500mg을 섞어 2시간 이상에 걸쳐 투여한다. 그러나 카페인제재는 효능이 입증되지 않았다. 경막외 혈액패치(10–20mL)는 경막천자 후 두통(postdural headache)치료에 가장 효과적인 처방이다.

요추경막외 투여는 단일주입, 간헐적 주입, 지속적 환자조절, 경막외 마취 그리고 척수–경막외 병합으로 시행된다. 경막외 약물은 단일마취제로 사용되거나 아편계 진통제 혹은 epinephrine과 함께 사용된다. 단일용량투여 경막외 마취는 진통 목적으로 자주 사용되지 않고 단일투여작용에 국한된다. 간헐적 경막외 약덩이(bolus) 투여는 한때 통증완화에 흔히 쓰였다. 국소마취제의 용량은 경막외 카테터에 간헐적으로 주입되었다. 이 방법의 제한점으로는 주입 스케줄 때문에 자주 주입할 필요가 있고, 통증조절의 감소 등이 포함된다. 가장 빈번하게, 환자는 지속적 경막외 주입을 받는 것이며, 이는 더욱 일정한 약물농도를 가능하게 하고 통증완화에 더욱 효과적이다. 구조투여량(rescue dose)은 통증완화를 취

표 48-3 마취 유형

마취 유형	적응증	유해반응/부작용*	정상용량	NURSING IMPLICATIONS †
척수차단(지주막하 차단)	분만을 위해 높은 수준의 통증완화	높은/척수차단(차단에 의해 호흡근육 기능 저하), 신경염, 차단 실패, 전체 척수마취로 인한 무호흡	질분만: 2.5 혹은 3mg bupivacaine(Marcaine)와 25mcg fentanyl(Sublimaze). Epinephrine 0.2mg 및 fentanyl 10–25mcg 혹은 sufentanil(Sufenta) 5–10mcg 혹은 morphine(Duramorph) 0.1–0.25mg 제왕절개: 12mg bupivacaine mixed with 8.25% dextrose 와 10–25mcg fentanyl. 수술 후 0.1–0.25mg morphine 추가함	자궁경부는 투여 전에 완전히 확장되어야 함. 신생아의 호흡기능손상을 방지하기 위해 수축 직후 마취를 해야 함. 환자는 일반적으로 앉거나 관리를 위해 구부러진 옆으로 누운 자세를 취함. 처음 10분 동안 1–2분마다 BP를 모니터링함. 투여 후 5–10회 BP 모니터링하여 진통수준을 평가함. 금기사항: 부위 감염, 두개내압 증가, 국소마취제에 대한 알레르기, 응고 병, 중증혈액량 감소, 중증 대동맥 또는 승모판협착 또는 환자동의 부족.
요추경막외차단(단일 용량)	진통 제1 및 2단계에서 통증완화	신경염, 경막외 혈종, 높은/척수차단, 카테터 합병증, 혈관내 감염, 직접 척수손상, 혈액 탭	질분만: bupivacaine(Marcaine) 0.125% to 0.25%, lidocaine(Xylocaine) 1.5%, with 1:200,000 epinephrine 이후 0.1%–0.2% ropivacaine(Naropin)와 fentanyl(Sublimaze) 2mcg/mL 제왕절개분만: 5mL 2% lidocaine와 1:400,000 epinephrine 아니면, 5mL 0.5% bupivacaine 혹은 0.5% ropivacaine 혹은 3% 2–chloroprocaine(lidocaine 혹은 2–chloroprocaine every 1–2minutes, bupivacaine 혹은 ropivacaine 매 2–5miutes)	특히 중요한 것은 진통 중 통증완화를 위한 양측 진통. 편측성 진통이 발생하면 환자를 반대쪽으로 돌리고 더 많은 마취제를 주입함. 금기사항: 척추 차단과 동일
경막외공간에 드리워진 카테터를 사용한 지속적인 요추경막외차단	제1 및 제2 단계에서 통증완화. 진통통증조절에 있어 가장 흔히 사용되는 마취방법. 지연된 진통에 유용함.	소양증, 카테터 합병증, 혈관내 주입, 직접 척수손상, 혈관성 탭	지속적인 주입 옵션 (속도는 12–15mL/h): 0.1% 혹은 0.15% ropivacaine 혹은 bupivacaine(Marcaine)와 1–2mcg/mL fentanyl(Sublimaze)	증가 통증은 마취제 투여량의 증가된 주입속도로 치료됨.
자가조절 경막외 투여	제1 및 제2 단계에서 통증완화. 지연된 진통에 유용함.	위와 동일	느림–중등도 、 중등도	위와 동일
척수–경막외 병합	제1 및 제2 단계에서 통증완화. 척수마취는 조기진통통증을 완화시켜 주고 경막외 마취는 진통 동안의 통증을 조절함.	위와 동일	척수: 10–25mcg fentanyl(Sublimaze) 혹은 2.5–10mcg sufentanil(Sufenta) alone 혹은 1mL bupivacaine(Marcaine) 0.25% 경막 외 bupivacaine 0.03%–0.0625%와 fentanyl 1–2mcg/mL 혹은 sufentanil 0.1–0.3mcg/mL.	위와 동일
국소침윤	회음부 절개 및 회음부 열상 회복. 투여 시: 투여 혹은 회복 바로 직전. 국소차단: 주사 위치 옆 국소 부위. 주사위치: 회음부 피하 조직	주사 동안 미약한 불편 그리고/혹은 작열감. 태아 혹은 신생아: 없음.		완전한 통증완화를 얻지 못할 수 있으며, 다량 국소마취제의 추가 주사가 필요함.

* 아래 유해반응/부작용은 위의 각 사항에 해당된다. 환자: 저혈압; 감각이상 혹은 신경손상, 경막천자 후 두통, 감염, 오심, 구토, 요통, 소변정체. 사용된 바늘이 작은 크기 (25게이지)이기 때문에 두통이 덜하다. 태아 혹은 신생아: 산모 저혈압에 대해 만약 이차적이지 않으면 거의 없고, 이후 늦은 태아맥박수 감소가 발생한다.

† 아래 간호 고려를 모든 종류의 경막외에 적용한다. 시험용량(1:200,000의 epinephrine이 포함된 3mL의 lidocaine 1.5%)이 카테터가 정확한 자리에 위치하는지 확인하는 데 사용된다. 만약 국소마취제가 정맥으로 들어가면 환자는 현기증, 귀에 벨소리, 구강감각이상, 금속성 미각 혹은 독성 반응 등을 경험한다. 산모의 측와위는 대동맥정맥 압박을 예방하기 위한 것이다. 경막외 마취 전에 산모 이완기 혈압은 110mm Hg 미만이어야 한다. 산모에게 저혈압이 발생하면 환자의 왼쪽으로 눕히고, 즉시 IV 주입을 실시하고, ephedrine 5–15mg를 IV 하거나 40–80mcg의 phenylephrine을 IV 한다. 필요하면 반복가능하다. 첫 10min 동안 1–2분마다 BP를 체크하고 차단으로부터 회복될 때까지 10–30min마다 실시한다. 진통 정도를 조사한다. 진통제를 투여한 후 걷기 전에 근력을 조사한다.

하기 위해 필수적으로 투여한다.

아편유사제는 국소마취제와 함께 투여되며, 체성통증의 이행과 두 번째 단계의 진통통증을 더욱 효과적으로 조절한다. 아편유사제 중 국소마취제(예, 0.125% bupivacaine, 0.2% ropivacaine)와 가정 빈번하게 병용되는 약제로는 fentanyl 혹은 sufentanil(Sufenta) 등이 있다. Fentanyl 혹은 sulfentanil은 친지질 아편유사제로, 지속적 혹은 PCEA 경막외 투여로 빈번히 사용된다. 이들 아편유사제는 신속한 진통을 정화하고 친수성 아편유사제보다 부작용이 거의 없다. 반대로 morphine sulfate와 hydromorphine은 친수성 아편유사제이다. 이들은 작용개시가 천천히 나타나며, 작용시간에 변화가 심하고, 부작용이 증가되는데, 특히 호흡억제가 있다(표 48-4).

국소마취제에 또 다른 첨가제는 epinephrine이다. Epinephrine은 국소마취제의 작용시간을 증가시키고, 뇌척수로부터 약물의 흡수(uptake) 및 제거(clearance)를 줄이며, 이로 인해 신경차단강도가 증진된다. 단일 및 간헐적 약재 주사는 약물농도와 약물농도의 폭넓은 변화 및 덜 효과적인 통증조절을 보인다. 연속적 요추경막외 투여는 더욱 고른 간격의 약물농도를 가능하게 한다. 더욱 효과적인 통증조절을 위해 마취제가 덜 요구된다. 지속적 주입 PCEA는 10mL/h의 기본 주입속도, 5mL 약물용량 및 10mL 약물주입 정지(lock out) 등 환자의 마취에 대한 자가조절을 가능하게 한다. 빈번히 단일, 간헐적 및 PCEA는 진통을 증진시키기 위해 구조투여량을 요구한다.

최종적으로, 척수-경막외 병합 진통요법은 경막외 마취 카테터를 통한 지속적 약물주입을 실시함으로써 신속한 진통과 척수마취의 특별한 카테터의 위치를 연관짓고, 진통 후반부에 통증완화를 제공한다.

특히 경막외 마취처럼 국소부위의 진통효과에 관해 논란의 여지는 있다. 일부 연구에서는 진통에 아무런 효과를 보이지 않는다고 하며, 반면 다른 연구에서는 산모의 밀어내는 힘을 감소시키고, 진통의 시간을 늘린다고 보고했다.

제왕절개를 위한 마취는 전신척수 혹은 경막외 마취가 있다. 척수 혹은 경막외 마취가 금기시되는 때에 응급분만을 위해 전신마취가 필수적일 수 있다. 이는 신속한 마취유도와 기도조절을 가능하게 한다. 위산의 감소를 위해 전신마취제 투여 전에 citric acid/sodium citrate(Bicitra) 30mL 경구투여를 실시한다. 위산 흡입에 의한 합병증 감소를 위해 제산제가 투여된다. 다른 약물로서 citric acid/sodium citrate 대신 사용되는 약은 cimetidine(Tagamet) 300mg, ranitidine(Zantac) 50mg 혹은 metoclopramide 10mg이다. 더욱 빈번히, 척수 혹은 경막외 마취가 제왕절개수술에 이용된다. 척수마취가 제왕절개에 더욱 흔히 선택되는 이유는 신속한 작용개시, 높은 신뢰 및 경막천자두통의 감소를 위해 설계된 척수바늘의 개선(작아진 게이지와 모양[Sprotte needle]) 등이다. 척수마취에 있어 국소마취제가 더욱 흔히 사용되는 것은 fentanyl 25mcg와 bupivacaine(Marcaine) 2.5-3mg 병합투여이다. 통증완화는 5분 내에 시작되고, 2시간 동안 지속된다. 아편유사제 fentanyl 10-25mcg 혹은 sufentanil5-10mcg와 morphine(Duramorph) 0.1-0.25mg이 투여될 수 있다. 첨가제와 함께 척수마취는 18-24시간의 통증완화를 제공할 수 있다. 경막외 유도를 위해 시험용량이 투여되는데, 이 경우 1:200,000 epinephrine이 함유된 lidocaine(Xylocaine) 1.5% 3mL를 투여하고, 이후 국소마취제 bupivacaine 0.125-

표 48-4 진통과 분만에 사용되는 경구외 아편유사제 투여

아편유사제	용량	진통효과 시작	최대 진통 효과	작용시간
meperidine (Demerol)	IM: 50-100mg IV: 25-30mg	IM: 10-45min IV: ☒5min	IM: 30–50min IV: 5–10min	IM: 2–4h IV: 2–3h
fentanyl (Sublimaze)	IM: 50-100mcg IV: 50-100mcg	IM: 7–15min IV: 거의 즉시	IM: 30min IV: 3–5min	IV: 30–60min IM: 1–2h
morphine sulfate (Duramorph)	IM: 10mg IV: 2-5mg	IM: 15-60min IV: 5-10min	IM: 1–5h IV: 20min	IM: 3–5h IV: 3–5h
nabuphine	subQ: 5-10mg IV: 5-10mg	subQ:☒15min IV: ☒1-3min	subQ: N/A IV: 30min	subQ: 3-6h IV: 3-4h
butorphanol	IM: 1-2mg IV: 1-2mg	IM: 5-10min IV: ☒10min	IM: 30–60min IV: 4–5min	IM: 3–4h IV: 2–4h

h, hour 시간; IM, intramuscular 근육내; IV, intravenous 정맥내; min, minute 분; subQ, subcutaneously 피하; <, less than 미만.

0.25% 혹은 ropivacaine 0.1-0.2%를 fentanyl 2mcg/mL를 병용투여한다. 이후, 용량을 나누어 15-20mL의 약덩이를 투여한다. 경막외 유지주입에 있어 1-2mcg의 fentanyl과 0.1-0.15% ropivacaine 혹은 bupivacaine을 12-15mL/h 속도로 계속 주입한다. 통증완화는 5-10분 내에 시작되어야 하고, 그 이후 15-20분이 지나면서 개선되어야 한다. 경막외 약물주입은 18-24시간 동안의 통증완화를 제공한다.

경막주입마취의 금기는 주사부위의 피부감염, 혈액응고 이상, 활성적 신경계 질환이나 심한 동맥 혹은 승모판협착증, 과거 마취제에 대한 과민반응 및 저체액혈증을 가진 환자이다. 특히 중요한 사항은 환자가 사전동의 절차에 대해 이해하는 것이다.

국소마취제의 유해효과는 그들의 화학적 특성에 의존하지만, 기본적으로 중추신경계와 심혈관계가 영향을 받는다. Bupivacaine을 제외하고는 대체적으로 중추신경계효과가 심혈관효과를 앞서서 나타난다. Bupivacaine 경우 두 가지 유해효과가 동일한 약용량에서 나타난다. 산모의 전신적 저혈압은 국소마취에 있어 가장 빈번한 합병증이다. 중추신경계 유해효과로는 어지럼, 혼란, 두통, 불분명한 발음, 금속성 미각, 오심, 구토, 발작 및 혼수상태 등을 포함한다. 심혈관계 증상으로는 고혈압, 빈맥이 문제로 나타나고, 이후 저혈압, 심부정맥, 심정지 등이 뒤따른다. 산모의 저혈압 이후 태아의 신체기능장애가 유발되고, 그 후 자궁태반혈류량이 감소된다.

국소마취제의 유해효과는 매우 다양한데, 약물과 약물 공급방식에 좌우된다. 척수 및 경막외 마취에 있어 근본적인 우려는 산모의 저혈압이다. 저혈압은 기본적 혈압에 대해 수축기 혈압이 20-30% 감소되거나 100mmHg 떨어질 때를 말한다. 경막외 약물투여 전에 산모 저혈압을 줄이기 위해 결정체 500-1000mL를 정맥내 약물주입을 한다. 저혈압이 유발된 환자는 태반에 혈액공급을 촉진시키기 위해 그들의 왼쪽으로 신체를 위치하게 하고 결정체 정맥내 용액투여를 신속히 실시한다. 만약 저혈압이 체액약물투여로 개선되지 않는다면 ephedrine 5-10mg 혹은 phenylephrine 40-80mcg를 정맥내에 투여하고, 필요에 따라 반복할 수 있다. Morphine을 투여받는 여성 환자가 빈번히 소양증을 호소하는데, 이 경우 diphenhydramine(Benadryl)로 개선될 수 있다.

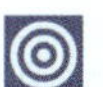

간호과정
환자-중심 협력간호

국소마취제

사정
- 국소마취 약물에 대한 과민반응을 알아 보기 위해 환자의 과거력을 체크한다.
- 진통 극복에 대한 기대 및 진통제 및 마취제에 대한 믿음으로 환자의 "진통계획"을 평가한다.
- 국소마취에 대한 지식을 평가한다.
- 정보 확장, 소실 및 진통과정을 평가한다. 태아상태를 모니터링한다. 국소마취에 대한 금기사항의 과거력을 살펴본다. 마취의사에게 알린다.

간호진단
- 국소마취와 진통에 대한 지식부족과 기대 감각과 관련된 공포
- 진통 및 분만과정과 관련된 급성 통증
- 경막외차단에 의한 이차적인 산모 저혈압에 기인된 태아 가스교환의 억제로 인한 위험
- 진통제와 마취제의 효과 및 산모 자세와 관련된 비효과적인 조직관류 산모 태아
- 국소마취에 의한 신체운동성 저하
- 국소마취에 의한 소변정체의 위험

계획
- 환자는 진통 동안 원하는 정도의 통증완화를 말로써 표현한다.
- 환자는 정상혈압으로 나와 있고 정상 맥박수를 유지할 것이다. 태아심박수는 정상 파라미타 범위 내에 머물 것이다.
- 환자는 방광팽창을 경험하지 않을 것이다.
- 환자는 진통과 분만통증조절에 있어 국소마취제의 사용을 토론할 수 있을 것이다.

간호중재
일반
- 국소마취제 투여 전에 수화상태를 평가하고, 마취제의 저혈압 효과에 대하여 모니터한다. 국소마취제 투여 전에 500-1000mL로 처방된 약물의 정맥내투여를 제공한다.
- 약물투여 전에 산모의 수화상태를 모니터링할 목적으로 소변 카테터를 삽입하여 유지한다.
- 환자는 그녀를 좌측으로 묶거나 마취과의사에 의해 제시되는 자세와 지지를 실시한다.
- 자궁수축의 빈도와 혹은 강도가 감소하는지에 대해 진통과정을 모니터링한다.
- 산모의 활력징후 및 태아심박수를 모니터링한다. 
- 응급사용약물 및 ephedrine, 항히스타민, 산소, 소생에 대한 장

비를 보유한다. 환자를 Trendelenburg 자세로 어떻게 두는지를 알고 있어야 한다.

- 경막외 천자 후 두통을 모니터링한다. 마취과의사에게 알린다.

척수

- 자궁수축상태를 평가한다. 수축 후 마취제를 즉시 투여한다.
- 기관 프로토콜에 대해 저혈압효과에 있어 혈압을 모니터링한다. 양압 인공호흡 장비를 산소와 함께 즉시 제공한다.
- 약물투여 후 진통제의 농도를 평가하고 분만 후 감각 및 운동상태를 평가한다.
- 기관 프로토콜에 있어 절차를 서류화한다.

경막외

- 순환계 부피를 증가시키고 산모 저혈압을 예방하기 위해 시술 전, 등장용액을 정맥내에 500–1000mL를 환자에게 투여한다.
- 태아심박수와 진통과정을 모니터링하고 태아상태의 저하를 막을 수 있는 마취제를 염두에 둔다.
- 기관 프로토콜에 있어 저혈압효과에 대해 혈압을 모니터링한다.
- 투여 후 진통제의 농도를 평가한다.
- 만약 산모 저혈압이 발생하면 환자를 좌측으로 눕히고 정맥내 투여로 수분공급속도를 높인다. 주치의에게 알린다.
- 방광팽창을 조사한다. 만약 배뇨가 성공적이지 않다면 관을 삽입한다.
- 분만 후 환자가 걷는 것을 허락하기 전에 감각과 운동상태를 평가한다.
- 통증평가 진행을 실시한다. 만약 통증의 성격이 변화한다면 마취의 필요성을 평가하기 위해 마취과의사를 접촉한다.
- 기관프로토콜에 있어 시술과정을 문서화한다.

꼬리

- 약물투여를 위한 마취과의사에 의해 요구된 환자의 자세로 둔다.

경부부근 봉쇄

- 약물투여 후 태아 서맥을 보기 위해 지속적인 태아맥박수 모니터링을 유지한다.
- 산모의 혈압을 모니터링한다.

환자교육

일반

- 기술가능한 이득 및 환자의 특별한 마취방법의 부작용을 토론한다.

부작용

- 국소마취는 진통을 느리게 하고 환자에게 있어 자궁수축을 촉진하는 약이 필요할 수 있다고 알린다.
- 척수마취 혹은 경막외 마취에 있어 경막천자 후 두통에 대해 환자를 평가한다. 환자로 하여금 침대에 안정을 취하고 경구진통제 카페인 혹은 자가 혈액 패치를 사용하여 두통을 완화시키도록 안내한다.

기술

- 경막외 투여에 있어 어떻게 자세를 굽히게 하는지를 교육한다.
- 환자에게 포셉 혹은 진공분만이 필요할 수도 있다는 것을 충고한다.
- 꼬리마취에 있어 마취과의사에게 요구되는 좌측와위 혹은 다른 자세를 취하는 방법을 교육한다.
- 경막외 마취를 하는 환자에게 IV를 실시하고, 태아맥박수의 주의 깊은 모니터링 및 마취에 의한 자궁수축에 대해 환자에게 조언한다.

평가

- 시술 전의 기본값으로의 혈압을 비교 분석한다. 가변성에 있어서의 변화 및 감소에 대해 태아맥박수를 평가한다.
- 불편함을 완화시키기 위한 마취제의 효과를 평가한다. 마취에 대한 정보부족을 평가한다. 만약 패치를 붙이고 있다면 마취과의사에게 알린다.
- 방광팽창을 평가한다. 만약 배뇨곤란이 있으면 관을 삽입한다.
- 분만 후 환자로 하여금 걷는 것을 허락하기 전에 감각과 운동상태를 평가한다.
- 자궁 기저부의 단단한 정도를 평가한다.

척수차단(지주막하차단)

유해반응

환자: 저혈압, 감각이상 혹은 신경손상 높은/척수차단(차단에 의해 호흡근육이 손상된다), 경막천자 후 두통, 신경염, 차단실패. 작은 크기의 바늘(25게이지)이 사용되기 때문에 두통이 흔치는 않다. 환자는 척수마취 혹은 감염으로 인해 오심, 구토, 요통, 요정체, 무호흡 등을 보일 수 있다. **태아 혹은 신생아:** 산모 저혈압에 대한 이차적 사항이 아니면 아무 유해반응이 없다. 이후 태아심박수는 뒤늦게 줄어들 수 있다.

정상용량

질출산: 지주막하공간으로 척추내에 주입하는 bupivacaine 2.5–3mg 투여 혹은 fentanyl 25mcg를 투여한다. **제왕절개분만:** dextrose 8.25%를 bupivacaine 12g을 혼합하여 T2–T4 감각 레벨로 주입하고, 내장기관의 불편을 최소화하기 위해 fentanyl 10–25mcg를 첨가한다. 수술 후에 morphine 0.1–

0.25mg을 국소마취제에 첨가한다.

간호적용

환자는 수분공급이 좋아야만 한다. 처방한 대로 정질액(crystalloid) 500-1000mL를 투여한다. 약물투여 전에 자궁경부는 충분히 열려야 한다. 신생아의 호흡기능저하를 피하기 위해 수축 후 마취제를 즉시 투여해야 한다. 약물투여 후 일반적으로 환자를 앉게 하거나 옆으로 누운 자세를 취하게 한다. 첫 10분 동안 1-2분마다 혈압을 모니터링한다. 약물투여 후 5-10분마다 혈압을 모니터링한다. 진통제의 농도를 평가한다. 자궁의 위치변동에 의한 산모 저혈압을 치료하기 위해 환자 엉덩이 밑에 베개를 둔다. 만약 환자가 morphine을 투여받았다면 호흡억제와 소양증을 모니터링한다.

금기사항

주사부위의 감염, 뇌압 증가, 국소마취제 알레르기, 혈액응고이상, 심한 저체액량, 심한 동맥 혹은 심모판 흡착 혹은 환자동의서 부재 등이다.

적응증

분만을 위해 높은 수준의 통증완화가 필요하다. 기본적으로 제왕절개분만, 포셉분만 혹은 회음부의 외상적 열상의 치료에 대한 분만 후 기간 혹은 잔류태반의 제거를 위해 사용된다. **사용될 때**: 분만 바로 직전, 회음부에 태아의 두부가 놓일 때(질분만), 제2단계의 후반부(질분만). 부위 차단: 질분만 시 배꼽과 발가락. 제왕절개 시 검상돌기 바로 하방에서 발가락. **주사부위**: 환자를 앉히거나 옆으로 눕혀 L4-L5 수준의 지주막하공간으로 마취제를 주사한다.

요추경막외차단(단일용량)

유해반응

환자: 저혈압, 감각이상 혹은 신경손상, 신경염, 경막천자 후 두통, 경막외 혈종 및 높은/전체 차단(차단에 의해 호흡근육이 방해됨). 작은 사이즈(25게이지)의 바늘이 사용되기 때문에 두통은 드물다. 환자는 오심, 구토, 요통, 소변정체, 감염, 카테터 합병증, 정맥내주사, 직접 척수손상 및 혈액성 탭을 가진다. **태아 혹은 신생아**: 만약 산모 저혈압에 의한 이차적인 것이 아니라면 태아심박수의 후반부 저하는 거의 일어나지 않는다.

정상용량

질분만: 1:200,000 epinephrine을 섞은 1.5% lidocaine 3mL를 시험용량으로 투여하고, 국소마취제 bupivacaine 혹은 ropivacaine 0.1% 혹은 0.125%를 투여한다. 이후 용량을 나누어 15-20mL를 투여하고, 시간당 12-15mL를 연속적으로 주입한다. **제왕절개분만**: **비응급적 제왕절개**: 1:400,000 epinephrine을 섞은 2% lidocaine(sodium bicarbonate를 포함 혹은 포함하지 않은)을 투여한다. 자궁처치 시 통증을 최소화하기 위해 fentanyl 50-100mcg를 첨가한다. 이미 경막외 카테터를 삽입하고, 응급적 제왕절개를 필요로 하는 환자에게 3% 2-chloroprocaine(1-2분마다 lidocaine 혹은 2-chloroprocaine 3%, 2-5분마다 bupivacaine 혹은 ropivacaine(Naropin)이 사용된다. 15-20mL를 사용한다. 척수마취처럼 morphine 3mg을 첨가하고 호흡억제와 소양증을 모니터링할 필요가 있다.

간호적용

경막외 마취 전에 환자는 dextrose가 없는 정맥내투여 용액 500-1000mL로 수분공급을 한다. 마취과의사 혹은 간호마취사에 의해 시험용량(1:200,000, epinephrine 섞은 lidocaine 3mL)을 투여하고, 카테터 위치가 정확한지 확인한다. 만약 국소마취제가 정맥으로 주입된다면 환자는 어지럼증, 귀의 벨소리, 구강감각이상, 금속성 미각 혹은 독성반응 등을 경험할 수 있다. 압하통반사의 소실 혹은 감소는 분만에 있어 낮은 포셉분만 혹은 진공분만이 필요함을 의미한다. 이는 진통의 느린 진행을 유발할 수 있다. 대동맥-대정맥 압박을 예방하기 위해 산모의 측와위 위치가 요구된다. 산모의 이완기 혈압은 경막외 마취 시작 전에 110mmHg 미만이어야 한다. 산모 저혈압이 발생 시에 산모를 좌측으로 눕게 하고, 즉시 정맥내에 체액주입을 하고, ephedrine 5-15mg을 정맥내에 투여하거나 phenylephrine 40-80mcg를 정맥내에 투여하고 필요시 반복한다. 첫 10분 동안에는 1-2분마다 혈압을 모니터링하고 차단이 완전히 마칠 때까지 10-30분마다 모니터링한다. 진통제의 농도를 평가한다. 분만 후 걷기 전에 운동강도를 평가한다. 특히 중요한 점은 진통 동안에 통증완화를 위해 신체 양측 진통의 평가이다. 만약 편측 진통이 발생되면 반대쪽으로 환자를 돌리고 추가적인 국소마취제를 투여한다.

금기사항

주사부위감염, 뇌압 증가, 국소마취제에 대한 알레르기, 응고장애, 심한 체액감소증, 심한 대동맥 혹은 승모판 협착 혹은 환자동의 부재 등이다.

적응증

진통제 제1 및 제2단계에 통증완화. 사용될 때: 초산부에서 본격적 진통 시 5-6cm 이완되고, 다산부에서 3-4cm 확장된다. **부위차단**: 배쪽 뿌리신경절의 T12-S5(골반 전체) 부위이며, 용량과 주사약제에 의존한 다양한 정도의 운동 및 감각소실을 보인다. **주사부위**: L2-L3, L3-L5 혹은 L4-L5 경막외공간(머리에서 천부까지의 경막과 척추 사이의 가능한 공간). 경막내는 아니다. 척수가 끝나는 부위인 L1보다 위에 투여하지 말아야 한다. 약물이 돌아 다닐 수 있고 경막외 바늘에 의해 쉽게 제거되기 때문에 척수간 아래로 신경이 위치할 수 있다. 목적은 국소마취제의 분산에 신경의 노출에 있다.

경막외공간에 삽입한 카테터를 이용하여 지속적인 요추경막외차단

유해반응

환자: 저혈압, 감각이상 혹은 신경손상, 경막외천자에 따른 두통. 사용된 바늘의 작은 사이즈(25게이지) 때문에 두통은 드물다. 환자는 오심, 구토, 요통, 소변정체, 감염, 카테터 합병증, 정맥내주사, 직접 척수손상, 혈액성 탭 등을 가질 수 있다. **태아 혹은 신생아**: 산모 저혈압에 의한 이차성이 아니라면 태아심박수의 후반부 저하는 거의 없다.

정상용량

연속적 주입조건(12-15mL/h 속도): bupivacaine 혹은 ropivacaine 0.1 혹은 0.15% fentanyl 1-2mcg 첨가 시 0.0625%-0.2%.

간호적용

경막외 투여 전 환자는 doxtrose 없는 정맥내주사 체액 500-1000mL로 투여시킨다. 마취과의사 혹은 간호마취사에 의해 시험용량(1:200,000 epinephrine을 섞은 lidocaine 3mL)을 투여하고 카테터의 정확한 삽입을 확인하는 데 사용된다. 만약 국소마취제가 정맥내에 주사된다면 환자는 어지럼, 귀의 벨소리, 구강감각이상, 금속성 미각 혹은 독성 반응을 보인다. 압하통반사의 소실 혹은 감소는 분만에 있어 낮은 포셉분만 혹은 진공분만이 필요함을 의미한다. 이는 진통의 느린 진행을 유발할 수 있다. 대동맥-대정맥 압박을 예방하기 위해 산모의 측와위 위치가 요구된다. 산모의 확장기 혈압은 경막외 마취 시작 전에 110mmHg 미만이어야 한다. 산모 저혈압이 발생 시에 산모를 좌측으로 눕게 하고, 즉시 정맥내에 체액주입을 하고, ephedrine 5-15mg을 정맥내투여를 실시한다. 첫 10분 동안에는 1-2분마다 혈압을 모니터링하고 차단이 완전히 마칠 때까지 10-30분마다 모니터링한다. 진통제의 농도를 평가한다. 마취제 투여 후 걷기 전에 운동강도를 평가한다. 통증은 마취제의 구조용량의 주입속도를 늘여서 치료한다.

적응증

첫 번째와 두 번째 단계 동안 통증을 완화한다. 이는 진통조절에 있어 가장 널리 사용되는 마취방법이다. 지연되는 진통에 효과적이다. **사용될 때**: 활동적 진통이 진행될 때 초산모인 경우에는 5-6cm 확장되고, 다산모인 경우에는 3-4cm 확장된다. **부위차단**: 요추경막외차단과 동일하다. **주사부위**: 요추경막외차단과 동일하다.

장점

분만과 회음부 회복까지에 있어 지속적인 마취를 제공한다. 환자는 움직임과 압력을 느낄 수 있으나 통증은 느끼지 않는다. 질분만 혹은 제왕절개분만에 사용될 수 있다. 감각수준은 변화될 수 있고 차단빈도는 조절될 수 있다. 경막외 morphine PF 혹은 국소진통을 위한 경막외공간에 fentanyl 투여에 사용될 수 있다(매우 효과적). 소양감을 경험한 환자는 diphenhydramine 혹은 naloxone 정맥내투여에 의해 효과적으로 완화된다.

고려사항

압하통의 소실 혹은 감소는 포셉분만 혹은 흡입분만이 필요하다는 것을 의미한다. 국소마취제의 용량 증가를 요구한다. Bupivacaine은 낮은 농도(1/16% 만큼 낮음) 및 fentanyl과 병합투여가 가능하다.

합병증

요추경막외차단과 동일하다.

부작용

소양증(상부 흉부 분절까지 약물이 도달할 때 2–3시간내), 소변정체 및 오심과 구토는 진통 동안에 저혈압을 예방하기 위한 수분공급의 비효율적일 때와 연관이 있다.

자가조절 경막외 약물투여

유해반응

환자: 저혈압, 감각이상 혹은 신경손상, 경막천자 후 두통, 사용된 바늘의 작은 사이즈(25게이지) 때문에 두통은 드문 편이다. 환자는 오심, 구토, 허리통증, 소변정체, 감염, 카테터 합병증, 정맥내투여, 직접 척수손상 및 출혈성 천자 등을 가질 수 있다. **태아 혹은 신생아**: 만약 산모의 저혈압에 의한 이차적인 것이 아니라면 태아맥박수의 늦은 감소는 매우 드문 편이다.

간호영향

경막외 약물투여 전에 환자는 dextrose가 없는 정맥내투여용액 500–1000mL로 잘 투여되어야 한다. 시험용량(1:200,000 epinephrine과 혼합된 lidocaine 3mL)을 카테터가 정확하게 위치하는지를 검증하기 위해 사용된다. 만약 국소마취제가 정맥 안으로 주입될 때 환자는 어지럼, 귀의 벨소리, 구강감각이상, 금속성 미각 혹은 독성 반응을 보일 수 있다. 압하통반사의 소실은 분만에 있어 포셉분만 혹은 흡입분만이 필요한 것을 의미한다. 진통이 느려질 수 있다. 산모의 자세는 대동맥–대정맥 압박을 방지하는 데 필요하다. 산모의 확장기 혈압은 경막외 마취 시작 전에 110mmHg 미만이어야 한다. 산모 저혈압이 일어날 때 환자는 그녀의 좌측으로 위치를 두고 즉시 정맥내에 체액투여를 실시하고 ephedrine 2–15mg 정맥내투여 혹은 phenylephrine 40–80mcg을 정맥내에 투여한다. 필요시 반복 가능하다. 첫 10분 동안 1–2분 간격으로 혈압을 모니터링하고, 그 이후 감각차단이 사라질 때까지 10–30분마다 체크한다. 진통제의 농도를 평가한다. 분만 후 걷기 전에 운동강도를 평가한다. 극심한 통증은 마취제의 구조농도를 증가된 속도에 의해 치료될 수 있다.

적응증

첫 번째와 두 번째 단계 동안 통증을 완화한다. 지연되는 진통에 유용하다. **사용될 때**: 활동적 진통이 진행될 때 초산모인 경우에는 5–6cm 확장, 다산모인 경우에는 3–4cm 확장된다. **부위차단**: 요추경막외차단과 동일하다. **주사부위**: 요추경막외차단과 동일하다.

장점

첫 단계부터 분만과 회음부 회복을 통해서 지속적인 마취를 제공한다. 환자는 움직임과 압박을 느낄 수 있으나 통증을 느끼지는 않는다. 환자는 조절이 가능한 상태이고, 환자가 통증을 인지하는 데 따라서 자가조절이 가능하다. 감각정도는 변화될 수 있고, 차단정도는 조절될 수 있다. 국소진통제를 위해 경막외공간으로 경막에 morphine PF 혹은 fentanyl을 공급하는 데 사용될 수 있다(매우 효과적). 환자가 소양증을 경험할 수 있는데, 이 경우 diphenhydramine 혹은 naloxone 주입으로 완화될 수 있다.

고려사항

압하통의 소실 혹은 감소는 포셉분만 혹은 흡입분만의 필요함을 의미한다. 국소마취제의 용량 증가가 필요하다. Bupivacaine은 낮은 농도(1/16% 정도의 낮음)로 사용되고 fentanyl과 병합투여할 수 있다.

합병증

요추경막외차단과 동일하다.

부작용

소양증(흉부 분절까지 약물이 도달할 때 2–3시간 이내에 발생), 소변정체, 오심 및 구토가 진통 동안 환자의 저혈압을 예방하기 위한 수분공급이 원활하지 않음과 관련이 있다.

척수–경막외 병합투여

유해반응

환자: 저혈압, 감각이상 혹은 신경손상, 경막천자 후 두통, 사용된 바늘의 작은 사이즈(25게이지)에 의해 두통은 드물다. 환자는 오심, 구토, 요통, 소변정체, 감염, 카테터 합병증, 정맥내주사, 직접 척수손상 및 출혈성 천자 등을 보인다. 적절한 카테터 위치가 이루어지지 않을 때, 만약 경막외 카

테터가 응급적 치료에 필요하다면 이는 문제가 될 수 있다. **태아 혹은 신생아**: 만약 산모의 저혈압에 의한 2차성이 아니라면 매우 드물다. 그리고 태아맥박의 후반부 감소가 일어날 수 있다.

정상용량

척수: fentanyl 10–25mcg 혹은 sufentanil 2.5–10mcg 단독 혹은 2.5%의 bupivacaine 1mL와 병합투여하는 경우 fentanyl 1–2mcg/mL, sulfentanil 0.1–0.3mcg/mL와 bupivacaine 0.03%–0.0625%를 병합하여 시작한다.

간호적용

경막외 투여 전에, 환자는 dextrose가 없는 정맥내투여 용액 500–1000mL로 잘 투여한다. 시험용량(1:200,000 epinephrine을 섞은 lidocaine 3mL)을 카테터가 정확하게 위치하는지를 확인하기 위해 사용된다. 만약 국소마취제가 정맥내로 주입될 때 환자는 매스꺼움, 귀의 벨소리, 구강감각이상, 금속성 미각 혹은 독성 반응을 경험할 수 있다. 압하통반사의 소실 혹은 감소는 포셉분만 혹은 진공분만이 필요하다는 것을 의미한다. 진통이 느려질 수 있다. 산모의 자세는 대동맥–대정맥 압박을 방지하는 데 필요하다. 산모의 확장기 혈압은 경막외 마취 시작 전에 110mmHg 미만이어야 한다. 산모 저혈압이 일어날 때 환자는 그녀의 좌측으로 위치를 두고 즉시 정맥내에 체액투여를 실시하고 ephedrine 2–15mg 정맥내투여 혹은 phenylephrine 40–80mcg를 정맥내에 투여한다. 필요시 반복 가능하다. 첫 10분 동안 1–2분 간격으로 혈압을 모니터링하고, 그 이후 감각차단이 사라질 때까지 10–30분마다 체크한다. 진통제의 농도를 평가한다. 분만 후 걷기 전에 운동강도를 평가한다. 극심한 통증은 마취제의 구조농도를 증가된 속도에 의해 치료될 수 있다.

적응증

첫 번째와 두 번째 단계 동안 통증을 완화한다. 척수마취는 조기진통의 통증완화를 돕고 경막외 마취는 진통 동안의 통증완화에 도움이 된다. **사용될 때**: 활동적 진통이 진행될 때. **부위차단**: 척수마취와 요추경막외차단과 동일하다. **주사부위**: 척수마취와 요추경막외차단과 동일하다.

장점

첫 단계부터 분만 및 회음부 회복을 통해서 지속적인 마취를 제공한다. 환자는 움직임과 압박을 느낄 수 있으나 통증을 느끼지는 않는다. 감각 수준은 변하며, 통증차단밀도는 조절이 가능하다. 국소진통제를 위해 경막외공간으로 경막외 morphine PF 혹은 fentanyl을 공급하는 데 사용될 수 있다(매우 효과적). 환자가 소양증을 경험할 수 있는데, 이 경우 diphenhydramine 혹은 naloxone 주입으로 완화될 수 있다. 국소마취제와 아편유사제의 병합투여는 더욱 효과적으로 체성통증과 제2단계 진통의 통증 전달을 차단할 수 있다.

고려사항

압하통의 소실 혹은 감소는 포셉분만 및 흡입분만의 필요함을 의미한다. 국소마취제의 용량 증가가 필요하다. Bupivacaine은 낮은 농도(1/16% 정도의 낮음)로 사용되고, fentanyl과 병합투여할 수 있다.

합병증

요추경막외차단과 동일하다.

부작용

소양증(흉부 분절까지 약물이 도달할 때 2–3시간 이내에 발생), 소변정체, 오심 및 구토가 진통 동안 환자의 저혈압을 예방하기 위한 수분공급이 원활하지 않음과 관련이 있다.

꼬리(경막외 마취의 유형)

적응증

첫 번째와 두 번째 단계 동안 통증을 완화한다. 빈번하게 쓰이지는 않는다. **사용될 때**: 활동적 진통이 진행될 때. **부위차단**: 회음부의 자궁수축을 가린다. **주사부위**: 천추열공(sacral hiatus) S4를 통해 경막외공간으로 투여한다.

장점

대사, 폐 및 심장질환이 있는 여성에 효과적이다. 매우 신속히 회음부 마취와 근이완이 일어난다. 계속 사용가능하다.

고려사항

밀어내는 힘이 약할 때 포셉분만 혹은 흡입분만의 필요성이 증대된다. 전신 독작용의 위험이 있다. 마취의 단계를 취하기가 어렵다.

자궁경관주위차단

적응증

첫 번째 단계 동안 통증을 완화한다. 태아 서맥의 높은 유발 빈도 때문에 자궁경관주위차단이 빈번하게 쓰이지는 않는다. **사용될 때**: 첫 단계의 활성기 때(8cm 확장 때까지 규칙적으로 반복가능). **부위차단**: 자궁, 경부, 질(자궁수축을 가린다). **주사부위**: 경부 옆의 질원개(viginal fornix)의 점막하.

장점

신속작용개시. 60–90분 지속된다. 경부 이완 및 수축 시 통증을 완화시킨다. 질하부와 회음부는 차단하지 않는다.

고려사항

신속흡수(혈관이 매우 풍부한 부위에 주사하기 때문). 분만 혹은 회음부 절개 회복을 위한 마취를 제공하지 않는다. 진통 과정에서 다양한 효과를 가진다.

부작용

환자: 주사부위의 조직에 혈종(hematoma). **태아**: 약한 혹은 심한 서맥 혹은 감소된 가변성과 함께 장시간 태아심박수 감소가 흔하다.

외음부 차단

적응증

하부 포셉분만, 회음부 절개, 열상회복. 자주 사용되지 않는다. **사용될 때**: 출생 직전. **부위차단**: 회음부, 음부신경(pedendal nerve). **주사부위**: 경질(transvaginal) 방식으로, 각각 엉치가시인대(sacrospinal ligament) 뒤로 음부신경을 차단한다.

고려사항

진통 제1단계에서는 통증조절에 유효하지 않다.

국소침윤

적응증

회음부 절개, 회음부 열상. **사용될 때**: 분만 혹은 상처회복 바로 전에. **부위차단**: 주사 인근 부위 국소면적. **주사부위**: 회음부 피하조직.

이득

태아맥박수에 혹은 환자의 활력징후에 아무런 효과가 없다.

고려사항

완전한 통증완화가 이루어지지 않을 수 있고 추가적인 주사가 필요할 수 있다. 국소마취제의 많은 용량이 요구가 된다.

유해효과 및 부작용

환자: 미약한 불편 그리고/혹은 주사 동안에 작열감. **태아 혹은 신생아**: 없음.

국소마취에 대한 상대적 금기사항

아래사항은 국소마취에 대한 상대적 금기사항이다.

- 심한 임신성 고혈압(기저질환 상태와 관련된 심한 저혈압의 증가된 위험)
- 혈액응고질환과 감소된 혈소판으로 인한 출혈위험(환자는 정상 pTT와 정상 혈소판수를 가진다)
- 전신적 패혈증 혹은 바늘주사위치에 국소감염

자궁근육수축증진약물

자궁내막제(*uterotropic drug*)는 자궁의 평활근을 자극하여 자궁수축력을 증강시킨다. Oxytocin, 맥각 알칼로이드 및 일부 prostaglandin은 자궁내막제이다.

Oxytocin은 시상하부에서 합성되고 내하수체후엽의 신경말단으로 이송된다. 적절한 자극하에 신경말단으로부터 호르몬이 분비된다. 모세혈관으로 물질이 흡수되어 전신순환으로 이행되고, 자궁평활근수축을 촉진시킨다.

적절한 estrogen 농도(주로 임신 3분기에서)하에서 oxytocin의 정맥내투여는 자궁수축을 촉진시킨다. Oxytocin은 합성약물이 나와 있으며 Pitocin으로 판매되고, 미국식품의약국에 의해 진통유도와 진통촉진이 인정되었다. 박스 48–1은 진통유도에 흔히 쓰이는 약물의 적응증을 나타내고 있다.

진통유도(**labor induction**, 진통의 촉발과정 혹은 시작) 시작 전에 이득과 손해, 산모와 태아의 상태가 평가되어야 한다. 유도에 대한 사전동의가 반드시 이루어져야 한다. 태아의 임신 나이를 동시에 태아의 위치와 함께 고려해야 하고, 환자의 골반에 존재하는 태아의 크기 또한 고려되어야 한다.

박스 48-1 진통유도 적응증

- 임신성 고혈압
- 만성 고혈압
- 막파열 >24시간
- 융모양막염
- 사후일자(postdates; >42주 임신)
- 자궁내 성장 저하
- 양성 수축 스프레스 검사
- 산모 당뇨병증(class B–F)
- 산모 신장질환
- 동종 면역(isoimmunization)
- 자궁내 태아 사망

환자의 **자궁경부숙화(cervical ripening,** 자궁경부의 부드러움)를 또한 평가되어야 한다. 자궁경부가 숙화되고, 분만유도에 대해 준비가 되어야 한다. 이 경우에 자궁경부는 부드러워지고, 소실되고, 부분적으로 확장된다. 객관적 점수화 시스템을 **Bishop score**라고 부르는데, 이는 분만유도의 준비에 대한 평가에 이용된다. 수정된 Bishop score 시스템에 평가되는 요소로 확장소실 멈춤, 자궁경부 일관성 및 자궁경부 위치 등이 있다. 수정된 Bishop score는 8 또는 그 이상인데, 성공적인 진통유도와 연관이 있다.

일부 환자는 가능한 이득보다 처치의 위험이 더 크기 때문에 진통유도에 적절한 후보군이 될 수 없다. 박스 48-2는 진통유도에 있어 일부 주요 금기사항을 나열하고 있다.

진통유도의 두 가지 접근법(기전적 방법, prostaglandin)이 숙화멈춤 및 자궁경부확장시작에 이용된다. 이 경우에 진통유도에 대한 의약적 성과적 적응증을 고려할 수 있다.

한 가지 기전은 36F 유치 카테터를 확장되지 않은 경부와 내부 입구를 통해서 삽입하는 방법으로, 향후 30mL 풍선의 팽창을 유도한다. 삽입된 카테터의 벌브는 막을 벗겨내는 것과 유사한 물리적 자극을 제공한다. 카테터를 뽑아낼 때 환자는 oxytocin 정맥내주사를 시작한다. 두 번째 메커니컬한 방법은 진통을 유도하기 위해 안쪽 자궁경부 입구와 태반막 사이의 공간으로 풍선 카테터를 이용하여 양막외 식염수를 주입을 하는 것이다. 세 번째 메커니컬한 방법은 막을 벗겨내는 것이다. 막을 벗겨냄으로써 탈락막으로부터 prostaglandin F_2의 분비 혹은 자궁경부로부터 prostaglandin E_2가 분비된다. 자연적 진통은 감염률 증가없이 막을 벗겨낸 72시간 내에 유도된다. 양막절개는 막의 인위적인 파열인데, 이는 부분적으로 확장되고 멈춘 자궁경부를 가진 환자에게 흔히 시술된다. 5 cm 정도 이루어졌을 때 확장된 자연적 진통이 1–4시간 정도로 줄어들고, 이 경우 산모나 태아의 합병증 증가는 없다. 막의 파열과 함께 간호사는 태아심박수 평가 및 탯줄중첩(umbilical cord prolapse)을 포함하여 평가가 이루어져야 한다. 융모양막염과 탯줄압박이 보고된다.

진통유도의 두 번째 접근에는 prostaglandin E_2의 자연적 생성물인 dinoprostone의 투여를 이용한다. 자궁경부내 혹은 질내의 PGE_2 투여는 수축–유발 및 경부–성숙의 특성으로 인해 자궁경부소실과 부드러워짐을 초래하는데, 이는 아마도 점막하 수분의 증가와 prostaglandin E_2의 반응에 의한 콜라겐분해효소의 분비로부터 콜라겐분해의 증가로 인한 것으로 생각된다. 또 하나의 접근법은 0.5mg dinoprostone 자궁경부 젤이 미리 채워져 있는 시판형태의 주사기를 사용하게 되는데, 이는 자궁경부 입구 안으로 주입하게 된다. 두 번째 접근법은 후반 질원개(vaginal fornix)에 10mg의 자가조절로 분비되는 dinoprostone을 포함하는 dinoprostone(Cervidil) 시간당 0.3mg 분비되는 속도로 질내 삽입하는 것이다.

또한 prostaglandin E_1은 FDA의 승인 없이 사용됨에도 불구하고 자궁경부성숙을 촉진하는 데 효과적이다. Cytotec 또는 misoprostol 약물은 질내 혹은 경구투여로 사용가능하다. 용량범위는 25–100mcg로, 세 시간에서 여섯 시간마다 투여한다. 

Prostaglandins 사용과 관련된 부작용으로는 자궁의 과다흥분이 포함되는데, 이는 terbutaline sulfate로 치료가능하다. 드물게 일부 환자는 오한, 발열, 구토 및 설사를 경험할 수 있다. Prostaglandins 사용으로 인한 금기사항으로는 활성형 질출혈과 Prostaglandins에 대한 알려진 과민반응 등이 포함된다. 간 혹은 신장질환이 있을 때에 prostaglandin E_2의 조심스러운 사용이 권유된다. 녹내장 환자에게서는 사용이 금기

박스 48-2 진통유도 금기사항

- 태아 머리와 산모 골반의 불균형(머리골반불균형)
- 불리한 태아의 태위(presentation)
- 자궁수축에 대한 태아의 민감성
- 조산
- 전치태반 혹은 태반조기박리
- 심한 임신성 고혈압
- 다분만(6 혹은 초과)
- 다태임신
- 자궁외상 과거력
- 경부 혹은 자궁에 주요 수술 과거력
- 고전적 자궁절개 과거력
- 활성 생식기 대상 헤르페스(포진)감염
- 제대탈출
- 자궁과팽창을 유발하는 양수과다

시된다. Prostaglandins E_1의 금기사항으로는 과거 제왕절개 혹은 자궁적출술을 받은 경우이다.

표 48-5는 경부성숙을 위해 dinoprostone의 사용에 있어 용량, 응용, 고려사항을 나타내고 있다.

Oxytocin

진통유도에 더하여 oxytocin 정맥내투여는 진통유도에 사용될 수 있다. 이 약은 이미 진통이 시작된 환자의 자궁에 평활근수축을 촉진하지만 비적절한 **자궁수축(uterine contractility)**을 경험할 수 있다(자궁근육의 긴장증가 및 짧아짐). **자궁무력증(uterine inertia)** 증상(자궁의 비활성 혹은 저긴장성 수축)을 가진 환자는 진통이 시작하지 않은 환자보다도 oxytocin에 대해 더욱더 반응성이 높을 수 있다. 그러므로 낮은 시작 용량이 필요하게 된다.

진통유도 및 **진통촉진(labor augmentation)** 두 가지에 있어서(일단 진통이 시작된 자궁수축의 효과적인 측면을 증가시킨다) oxytocin은 개개인에 맞는 용량속도의 처방에 맞춰 투여되고, 자궁과 태아반응에 근거해서 고정된 간격으로 속도를 증가, 감소 혹은 유지시킨다. 목적은 진통진행을 촉진하는 적절한 자궁수축 패턴을 이루는 것이며, 일반적으로 중등도 강도로 50-60초 동안 지속되는 진통이 2-3분마다 이루어진다. Oxytocin을 투여받는 환자는 자궁이 과다흥분을 경험하지 않는 것이 중요한데, 자궁과다흥분으로 인해 통증이 현저히 증가하고 태반관류의 이상으로 인해 이차적으로 오는 태아심박수 패턴 이상이 생길 수 있다. 지속적인 간호관찰이 진통유도 혹은 진통촉진 동안에 매우 중요하다. 정확한 약물주입속도의 필요성은 정맥내 piggyback 라인으로 oxytocin을 투여하는 주입 펌프 사용이 요구된다. 일단 자궁경부가 5-6cm 확장되고 적절한 수축 패턴이 명백하면 oxytocin 주입속도를 자주 감소시키거나 정지시킬 수 있다.

분만 후에 oxytocin 20mg은 항상 정맥내투여 용액에 첨가하여 자궁이 수축된 상태로 머물고 태반 위치에서 자궁공간을 닫도록 하는 데 도움이 된다. 이 약은 태반을 빼낸 후에 근육내주사로도 사용될 수 있다. 원형약물차트 48-1은 oxy-

표 48-5 자궁경부성숙을 위한 Dinoprostone

일반명(상품명)	투여경로 및 용량	응용 및 고려사항
dinoprostone cervical gel, 0.5mg (Prepidil gel)	경부내: 경부내에 사용을 위해 2.5mL 젤 안에 0.5mg의 dinoprostone을 함유. 만약 경부 혹은 자궁의 반응이 없으면 6-12시간에 반복한다. 최대 24-h 용량은 1.5mg, 3회 용량으로 제공됨. Prepidil 투여 후 oxytocin(Pitocin, Oxytocin) 투여 전, 6-12h 지연되어야 한다.	천연 형태의 prostaglandin E2(PGE2). 성숙이 힘든 자궁경부 혹은 진통유도가 필요한 임산부에서 만삭에 가까이에 사용 폐, 간 및 신장에서 대사됨; 신장으로 제거됨. 환자는 첫 용량투여 후에 비스트레스성 검사에 반응할 수도 있음. 자궁활동과 FHR을 모니터링한다. 용량투여 전에 20min FHR st을 제안함. 투여 전 실온상태여야 하고 무균적으로 다루어야 한다. 자궁경부 입구보다 높은 수준으로 위치하면 안 된다. 환자는 젤 투여 후 15-30min 동안, 삽입 후는 2h 동안 누워있어야 한다. 다른 자궁수축제를 늘린다. 그러므로 동시 사용은 하지 않는다. 젤 사용 후 6-12h 후 연속적 사용이 권장된다. 삽입은 최소량의 수용성 윤활제를 같이 삽입시킨다. 약물투여 시 멸균된 장갑을 착용한다. 아래 참조.* 임신범주: C; PB: UK; t½: UK; 시작: 10-6min; 최대: UK; 작용시간: 12h
dinoprostone(Cervidil 질삽입)	질: 서방형 삽입에 있어 10mg의 dinoprostone, 0.3mg/h 속도로 유리됨. 삽입한 상태로 12h 동안 둔다. Oxytocin(Pitocin)은 삽입 약물을 제거 후 30-60min에 시작. 젤 형태와는 반대로, 삽입 약물은 FHR 감소 혹은 자궁과흥분과 함께 제거한다. 성숙이 어려운 자궁경부: 질내: 10mg을 12h 이상에 걸쳐; 삽입 후 12h 혹은 본격적인 진통 시작에	삽입된 것을 제거한다. 그리고 과민자궁치료를 위해 산소를 공급하든지 베타-아드레날린성 약물을 투여한다. 상온에서 삽입 약물투여한다. 질, 후원개의 높은 곳에 삽입약을 투여할 때 흡수위험을 줄이기 위해 멸균장갑을 낀다. 삽입시간 때 경부확장과 소실을 평가한다. 투여 후에, 환자는 30min에서 2h 동안 누워있는다. FHR과 자궁 자극을 모니터링한다. 복통, 설사, 오심 및 구토 같은 위장관계 부작용이 빈번할 경우 가능한 약물로 치료한다. 아래 참조.* 질분비물을 조사한다. 개시: UK; 최대: UK; 작용시간: 2-3h까지 정도. 임신범주: C; PB: UK; t½: UK
*dinoprostone dervical gel, 0.5mg(Prepidil gel) and dinoprostone(Cervidil vaginal inserts)		약물투여 때 멸균장갑을 낀다. Prostaglandin 과민반응, 아두골반부적합, 막파열 및 설명할 수 없는 출혈 시에 금기이다. 천식, 발작, 녹내장 혹은 심혈관, 신장 혹은 간질환 시에 환자에게 주의를 요한다. 자궁수축제가 금기인 환자 혹은 장시간 자궁수축, 전치태반 혹은 활성형 생식기 herpes인 경우 권장되지 않는다(질분만이 적응되지 않는다). 유해반응: 자궁과 흥분, 오심, 구토, 설사, 요통, 질의 열감, dinoprostone 유발 발열 및 태아고통. 미온목욕과 증가된 체액을 가진 환자 50%에서 발생하는 dinoprostone 유발 발열 치료. 발열은 aspirin으로 치료되지 않는다. 사용 중에 자주 질분비물을 조사한다.

FHR, Fetal heart rate 태아심박수; h, hour 시간; min, minute 분; PB, protein-binding 단백결합; t½, half-life 반감기, UK, unknown 모름.

tocin의 약리학적 자료를 나타내고 있다.

Oxytocin은 코 안으로 투여할 때 코점막을 통해 흡수가 잘 된다. 단백결합 퍼센트는 낮고 반감기는 1–9분이다. Oxytocin은 간에서 즉시 대사되고 간에 의해 배설된다.

Oxytocin의 정맥내투여 후 작용개시시간은 3–5분이고 최대용량 시간은 알려지지 않았고, 작용시간은 2–3시간 정도이다. 정맥내투여 후 oxytocin의 작용개시시간은 즉각적이며 최대농도시간은 알려지지 않았고, 작용시간은 1시간이다. 코 안의 점막을 통한 oxytocin의 작용개시시간은 수분이며, 최대용량 시간은 알려지지 않았고 작용시간은 20분 간이다.

진통유도 혹은 촉진을 위해 약제를 희석시키고 정맥내투여 피기백(piggyback)으로 투여한다. Oxytocin은 다양한 방법으로 희석시키고, 희석에 의해 볼륨이 정해 놓고 mL/min 용량으로 주입 펌프를 통해 투여한다. 갑작스러운 급성 저혈압반응의 위험 때문에 희석하지 않은 oxytocin은 권장되지 않는다.

원형약물차트 48-1

Oxytocin

약물분류 자궁수축약물: Oxytocin 상품명: Pitocin 임신범주: X	**용량** 진통의 유도 혹은 증강 A: IV: 10 유닛(1amp)을 1000mL lactated Ringer 용액에 희석하여 10milliunits/mL로 주입(Resulting concentration is 10milliunits oxytocin per 1mL of IV fluid). Piggyback 라인으로써 바늘 위치 가까이에 기본적 IV 라인에 연결한다. 저용량 oxytocin 요법: 0.5–1.5 또는 2milliunits/min으로 개시하고 1–2milliunits/min 혹은 4milliunits/min까지 용량을 증가시킨다. 최고: 만약 의료진과 상의가 없다면 20milliunits/min 고용량 oxytocin 요법: 4 또는 4.5 혹은 6milliunits/min IV로 oxytocin개시하고 15min마다 4milliunits/min 혹은 15–30min마다 4.5milliunits/min 혹은 20–40min마다 6milliunits/min; 최고: 만약 의료진과 상의가 없다면 40milliunits/min. 투여 후: A: IV: 10–20units을 1000mL 전해질 혹은 dextrose 용액에 추가한다. 자궁무력증을 예방하는 속도로 주입한다. IM: 태반에 주입 후 10units 코 분무: 수유 혹은 펌프 전 2–3min에 한 쪽 혹은 두 쪽 콧구멍에 1분무 실시; 임신기간 동안 사용하지 않는다.
금기 질분만, 입증된 두부골반불균형, 노동에 대한 태아불내성, 과민성, 예상되는 비질분만, 임신(비강 내 스프레이)	**약물–임상검사–음식 상호작용** 약물: 혈관수축제와 사용 시 고혈압, 저혈압 및/또는 서맥, cyclopropane 마취제.
약동학 흡수: PO: 흡수가 좋지 않음; 코 안 및 IM은 매우 신속함 분포: PB: 낮음; 세포외액에 광범위하게 분포; 태아순환에 극히 적은 양 대사: t½: 1–9min; 간에서 즉시 대사됨 배출: 소변으로	**약역학** IM: 개시: 3–5min 최고: 40min 작용시간: 2–3h IV: 개시: 1min 내 최고: UK 작용시간: 1h 코 안: 개시: 수분내 최고: UK 작용시간: UK
치료효과/응용 진통 수축 유도 혹은 증폭시키기 위해; 자궁무력증치료를 위해; 모유를 빼기(letdown) 위해(코 안 분무) 작용기전: 자궁근육내에 세포내 칼슘농도를 증가시켜 자궁수축을 증진시키는데, myosin 경–사슬 kinase 효소의 칼슘–의존 인산화의 활성을 증가시킨다. 코 분무는 모유를 큰 관 및 방(sinus)으로 나오게 함으로써 작용한다. 유방 alveoli와 유관을 싸고 있는 평활근 섬유의 수축을 야기시켜 oxytocin은 모유분비를 촉진한다.	
부작용 희석시키지 않은 IV 사용으로 산모에 대한 효과: 고혈압, 부정맥, 자궁과수축(tachysystole) 및 자궁과흥분. 과수축은 20min 창 안에서 6회 이상의 자궁수축을 말한다(과흥분은 최소 2분 이상 지속되거나 10min 창 안에 5회 이상의 수축이 일어날 때를 말한다).	**유해반응** 발작, 만약 전해질이 없는 용액 혹은 20milliunits/min 초과하는 속도로 주입된다면 수분중독증(수분중독증으로 인해 오심, 구토, 저혈압, 심부정맥이 야기됨.). 생명위협: 환자: 뇌내출혈, 심부정맥, 질식; 태아: 황달, 저산소증

A, adult 성인; amp, ampule 앰플; h, hour 시간; IM, intramuscular 근육내; IV, intravenous 정맥내; min, minute 분; PB, protein–binding 단백결합; PO, by mouth 경구; t½, 반감기 UK, unknown 모름.

혈관수축제의 동시 사용은 심한 고혈압 유발을 나타낼 수 있다. Cyclopropane 마취의 동시 사용과 희석하지 않은 IV 주입 투여로 인해 저혈압이 유발된다. The Insitute for Safe Medication Practices(ISMP)는 오류 시에 중요한 해를 미칠 수 있는 높은 위험을 가진 고위험약물의 목록을 포함한다.

간호과정
환자-중심 협력간호

자궁수축의 증강: Oxytocins

사정

- 진통을 유도하거나 촉진하기 전에 환자에게 사전동의를 받는다.
- 진통을 유도하거나 촉진하기 전에 만삭임을 확인한다.
- 약물주입 전에 산모의 맥박 및 혈압, 임신 과거력, 자궁활동 과 FHR 양상 등을 포함하는 정확한 기본값 데이터를 확보한다.
- 환자와 면담하고 금기사항이 없는지 알아보기 위해 개인력을 체크한다.

간호진단

- 자궁수축력 증대시키는 약물과 연관된 지식의 부족

계획

- Oxytocin은 산모와 태아에게 영향을 주지 않고 자궁수축을 증대시킨다.
- 환자의 활력징후가 진통, 분만 및 분만 후 기간 동안 받아들일 수 있는 범위내에 머물 것이다.
- FHR은 진통과 분만 전체에 걸쳐 정상의 속도, 양상 및 가변성을 보일 것이다.

간호중재

- 자궁수축억제제를 투여하고 산소가 즉시 이용된다.
- 주입과 배출을 모니터링한다.
- Oxytocin 투여 동안 산모의 맥박과 BP, 자궁활동 및 FHR을 모니터링한다.
- 태반에 주입을 촉진하기 위해 앉은 자세 혹은 측와위 자세로 산모를 둔다.
- 자궁파열의 신호, 즉 FHR 감소, 갑자기 증가하는 통증, 자궁수축 소실, 출혈 및 갑자기 발생하는 혈액량 감소 쇼크 등을 모니터링한다.
- 약물투여 시 IV 펌프를 사용한다.

환자교육

- 약물은 IV 투여하고 자궁수축 패턴에 대한 반응에 따라 용량을 조절한다고 환자에게 알린다.
- 모유 감소(letdown)를 위해, 코 안에 약물투여의 시기와 방법에 대해 환자를 교육한다.

평가

- 효과적인 진통과정을 평가한다.
- 매 30-60min마다 및 용량 증가에 따라 산모의 활력징후를 모니터링하고, 진통 1단계에서 15분 마다 및 진통 2단계에서 5분마다 FHR을 체크한다. 활력징후 및 FHR의 변화, 특히 늦은 감소 및 질출혈변화를 보고한다.

맥각 알칼로이드

맥각 알칼로이드(ergot alkaloid, 곰팡이로부터 유래된 맥각의 큰 그룹 중 하나임)는 직접 평활근세포 수용체 자극을 통해 효과를 나타낸다. 이들 약은 진통 동안에 사용되지 않는데, 그 이유는 지속적인 자궁수축을 야기시켜 태아저산소증을 유발하고 자궁의 파혈을 유발할 수 있기 때문이다. 자궁은 또한 이 약에 대해 점차 민감해진다. 그러나 분만 후 지속적인 자궁수축은 분만 후 출혈 혹은 자궁퇴화를 예방하는 데 효과적이다.

가장 흔히 사용되는 맥각 유도체로는 methylergonovine maleate(Methergine)이다. Methylergonovine maleate는 경구투여가 가능하지만, 근육주사로 가장 흔히 투여된다. 정맥내투여는 권장되지 않고 응급상황에서만 투여가 가능하다. 만약 methylergonovine maleate를 정맥내주사를 한다면 1분 이상에 걸쳐 0.2mg을 투여한다. 일시적으로 눈에 띄는 혈압현상이 나타나는데, 정주 시 나타난다. 임신성 고혈압 및 고혈압 혹은 말초혈관질환이 있는 환자는 맥각유도체를 사용하지 말아야 한다. 표 48-6은 흔히 사용되는 자궁수축약물 및 그들의 용량, 사용, 고려사항을 나타내고 있다.

부작용 및 유해반응

맥각 알칼로이드의 부작용으로는 자궁경련, 오심 및 구토, 어지럼, 정맥내투여로 인한 고혈압, 발한, 이명, 흉통, 호흡곤란, 가려움증 및 갑자기 발생되는 심한 두통 등을 포함한다. 맥각 독성(ergotism)의 신호로는 팔, 다리, 허리의 통증, 감각이상, 수족냉증, 근육약화, 설사, 환각, 발작 및 혈액의 과응고성 등을 포함한다.

표 48-6 자궁수축증진을 위해 자주 사용되는 자궁수축성 약물

일반명(상품명)	투여경로 및 용량	응용 및 고려사항
oxytocin(Pitocin)	원형약물차트 48-1 참조	
15 methyl prostaglandin F_2-alpha 혹은 carboprost tromethamine(Hemabate)	0.25mg, IM하고 필요시 15-90min마다 반복한다. 만약 고혈압이 존재하면 4 용량을 줄 수 있다.	Prostaglandin. 자궁평활근을 직접 자극. 자궁무력증에 의한 분만 후 출혈의 치료. IM: 개시: 모름; 최대: 15-60min; 작용시간 24h. 최대용량: 2mg. Tuberculin 주사기로 깊은 IM 실시. 태반분만 전에 금기임. 급성 신장질환, 심장질환, 고혈압, 여성 골반 내장기관 염증성 질환 및 천식 시에 주의를 요한다. 유해반응: 설사, 오심, 구토, 발열, 복통. 임신범주: C; t½: UK
methylergonovine maleate(Methergine)	PO: 0.2-0.4mg, q6-12h; 최대: 1wk IM: 0.2mg를 앞쪽 어깨 분만 후(만약 완전한 산과적 감독), 태반분만 혹은 분만 후; q2-4h 반복; 비경구투여 후 경구 가능 IV: IM과 동일; 그러나 1min 이상에 걸쳐 천천히 투여하고, BP을 조심스럽게 모니터링한다(IV 투여는 급성 응급상황에서만)[(예, 출혈)]	출산 후, 자궁의 퇴축부전(subinvolution), 유산 후 출혈예방 및 치료. Ergotamine과 유사한 자궁에 대한 작용을 보이지만, 기본적으로 자궁근에 작용하여 지속적인 수축과 3기 진통의 시간을 단축시킨다. IV: 개시: 즉시; 작용시간: 45min. IM: 개시: 2-5min; 작용시간: 3h. PO: 개시: 5-25min; 작용시간: 3h. 간에서 대사; 소변으로 배설. 갑작스러운 고혈압 및 뇌혈관질환 발생으로 인해 IV는 평소 실시하지 않는다. 고혈압 환자에게 국한해서 쓴다(특히 IV). 산모패혈증, 진통유도, 급박 자연유산 시 금기임 ; 혈관수축제나 다른 맥각 알칼로이드와 같이 사용하지 않는다. 모유에 나올 수 있으나, ergonovine보다는 덜 제한적이다. 유해반응: 일시적 고혈압, 발한증, 가슴두근거림, 어지럼, 두통, 오심, 구토, 이명, 일시적 흉통, 호흡곤란. 임신범주: C; PB: UK; t½: 이상성(biphasic): 초기: 1-5min; 말기: 30min-2h

BP, Bood pressure 혈압; h, hour 시간; IM, intramuscular 근육내; IV, intravenous 정맥내; max, maximum 최대; min, minute 분; PB, protein-binding 단백결합; PO, by mouth 경구; t½, half-life 반감기; tab, tablet 정제; UK, unknown 모름; wk, week 주.

간호과정
환자-중심 협력간호

기타 Oxytocins: Ergonovine 및 Methylergonovine

사정

- Ergonovine 혹은 methylergonivine을 투여하기 전에 오로(분만 후 배출되는 분비물)와 자궁긴장도를 평가한다.
- 국소 분비와 자궁긴장도에 대해 자궁 마사지 및 oxytocin의 효과를 평가한다.
- 이들 두 약물이 고혈압을 유발할 수 있는 혈관수축작용을 가지는 것을 인지한다. Ergonovine은 metyhlergonovine보다 더욱 혈관에 대해 수축적이다.
- 투여 전에 기준치 혈압을 측정한다.

간호중재

- 기관 프로토콜에 준해 환자 혈압을 모니터링한다.
- 빛을 차단하여 약을 보호한다.

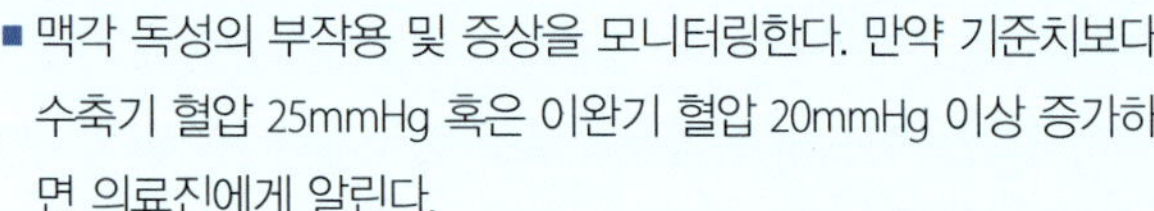

- 맥각 독성의 부작용 및 증상을 모니터링한다. 만약 기준치보다 수축기 혈압 25mmHg 혹은 이완기 혈압 20mmHg 이상 증가하면 의료진에게 알린다.

환자교육

- 약물투여 후 더욱 강력한 자궁통증을 느낄 경우 진통제로 완화된다고 환자에게 조언한다.

- 흡연을 피하라고 조언한다. Nicotine은 이들 약물의 혈관수축작용을 증대시킨다.

부작용

- 만약 산모가 모유수유를 한다면 약물이 prolactin 농도를 낮추어 산후 유즙분비가 줄어들 수 있다고 설명한다. Ergonovine은 methylergonovine보다 더욱 유즙분비를 억제할 수 있다.

평가

- 오로(분만 후 배출되는 분비물)와 자궁긴장도를 조사함으로써 약효를 평가한다. 하음부 패드를 카운트하고 무게를 잰다.
- 산모의 활력징후를 모니터링한다. 특히 맥박과 혈압을 주목한다. 산모의 활력징후 변화, 지속적인 질출혈 혹은 자궁무력증에 대해 보고한다.

조산에 있어 계면활성제 치료

합성 계면활성제

조산아에 있어 호흡곤란의 첫 접근법은 계면활성제 대체 치료법이다. 이는 계면활성의 생성이 없거나 부족 혹은 변화가 있는 신생아의 **호흡장애증후군(respiratory distress syndrome, RDS)** 발생을 예방하기 위한 것이다. **계면활성제(Surfactant)** 대체치료는 또한 진단 후 심한 호흡장애증후군을 줄이는 목적으로 사용된다. 내인성 계면활성제의 양을 보충하게 되면 이로 인해 폐포의 팽창을 유지를 가능하게 하고, 이 치료의 핵심이다.

FDA는 beractant(Survanta), calfactant(Infasurf) 및 poractant alfa(Curosuf)의 사용을 승인하였다. Beractant는 호흡동안에 폐포표면의 긴장을 낮추고 폐포를 안정화시킨다. Beractant 기관지내의 현탁액은 천연 소폐의 추출물로써 인지질을 포함하고 천연지방, 지방산 및 계면활성제 관련 단백질을 포함하는데, 여기에 colfosceril palmitate(DPPC), palmitic acid 및 tripalmitin이 첨가된다. Beractant는 재구성을 요구하지 않는다. Calfactant 송아지폐의 추출물로써 호흡장애증후군의 예방목적으로 호흡 전에 사용되거나 호흡 후에 사용된다. Poractantalfa는 돼지폐의 추출물로써 구조치료를 위해 사용된다. 이들 제품 각각은 예방적 및 구호 목적으로 다르게 사용되고, 용량과 투여조건에 있어 상이함을 나타낸다. 표 48-7은 호흡장애증후군의 예방 및 치료에 사용되는 계면활성 약물과 그들의 용량, 사용응용 및 고려사항을 나타내고 있다. 모든 제품들은 뚫려 있는 기관지 내의 튜브를 필요로 하고, 이를 통해 특정 자세변화를 요구하는 신생아에게 약물의 주입을 확실히 하도록 절차를 진행한다. 이들 정확한 자세 변화는 신생아의 폐, 특히 폐포표면으로 약물이 분포하는데 도울 수 있는 중력을 가하도록 해 준다.

수포음(rales, moist breath)은 이들 제품을 투여한 후 일시적으로 들릴 수 있고, 특히 beractant의 경우에 빈번하다. 추가적으로 poractant alfa의 경우 일시적 산소비포화상태가 나타나고, calfactant를 사용하는 임상연구에 있어 39%의 영아에게서 기도폐쇄가 나타났다. 만약 현저한 기도폐쇄의 신호가 나타나지 않으면 약물투여 후 2시간 동안 흡입이 필요하지 않다.

표 48-7 호흡억제 증후군 예방과 치료를 위한 출생 후 계면활성제 치료

일반명(상품명)	투여경로 및 용량	응용 및 고려사항
beractant(Survanta) 기관지내 현탁액	두 가지 모드에서 한 가지로, 4mL/ kg 용량으로 ET(1/4로 용량을 나누어 투여하고 매번 투여 시마다 신생아의 자세를 다르게 한다): 예방: 만약 가능하면 출생 15min 내에 1 용량 투여; 만약 호흡억제 증후군이 지속 시에는 6h 안으로 반복한다. 48h(6h apart) 안에 최대 4 용량투여 가능. 구조: 4mL/kg 기관자내투여(또한 1/4 용량으로 나누고 매 1/4 용량 투여 시 신생아 자세를 달리 해야 한다). RDS로 진단되는 즉시 약물을 투여한다. 출생 후 8h 내에 투여하는 것이 좋다. 6h 안에 반복하고, 48h 안에 최대 4 용량을 줄 수 있다.	인지질, 중성 지방, 지방산 및 계면활성 연관 단백질을 포함하며, 여기에 colfosceril palmiate(DPPC), palmitic acid 및 tripalmitin이 첨가되었다. 각각 1mL에는 2.5mg 인지질을 함유한다. 호흡억제 증후군에 대한 예방과 구조 목적으로 인공호흡기를 경험한 의료진에 의해 투여되어야 한다. ET 관에 삽입된 용량 카테터로써 5 French end-hole 카테터를 통해 약물을 투여한다. 각각 1/4 용량을 투여한 후, ET 튜브에서 카테터를 제거하고 안정화까지 신생아에게 인공호흡기를 30sec 동안 사용한다. 예방은 1250g 미만의 RDS의 높은 위험군 혹은 폐의 미성숙이 명백한 좀 더 큰 신생아에게 국한된다. 구조는 중등도 혹은 심한 RDS에 국한된다. 생체물리학적 효과가 폐포표면에 나타난다. 호흡 동안 폐포표면의 표면 긴장도를 낮추고, 안정기 압력에서 허탈이 안 일어나도록 폐포를 안정화시킨다. 전신 산소 혹은 이산화탄소의 신생아 동맥 혹은 경피하 측정을 실시하여 모니터링한다. 약물은 황백색에서 옅은 갈색으로 나타난다. 얌전하게 약을 휘젓는다 ; 흔들지 말라. 약간의 거품이 생기는 것은 정상이다. 36°–46°F에 보관(2°–8°C); 실온에서 20min 동안 혹은 손에서 최소 8min 동안 따뜻하게 한다. 인위적으로 약을 덥히지 말라. 예방적 투여를 위해, 신생아 출생 전에 준비를 시작한다. 1회 이상 약을 덥히거나 다시 냉장고에 두는 것을 말아야 한다. 유해반응: 일과성 서맥, 산소불포화(투여 절차와 연관), ET 튜브 역류, ET 막힘, 창백, 혀관수축, 저혈압, 저탄산혈증, 무호흡. 모든 반응은 대증치료로 해결한다. 아래 내용을 참고한다.*
calfactant(Infasurf)	출생 후 가능한 빨리 출생 시 3mL/kg 으로 투여함. 총 3번의 용량을 투여하며, 12h마다 1.5mL/kg으로 두 번 용량투여한다.	호흡억제 증후군에 대한 예방과 구조 목적으로 인공호흡기를 경험한 의료진에 의해 투여되어야 한다. 저산소혈증이 있는 미숙아의 안정화는 calfactant 투여 전에 반드시 이루어져야 한다. Give preferably within 30min after birth. ET 튜브를 통해 투여한다. 20-게이지 바늘을 사용한다. 거품이 발생하는 것을 방지한다. 약물 확산 시 부드럽게 한다. 투여 전에 덥히지 않는다. 36°–46°F(2°–8°C)에 냉장보관한다. 유해반응: 서맥, 기도폐색, 무호흡, 호흡저하, 청색증, ET 튜브 역류, ET 차단. 아래 내용 참조한다.*
poractant alfa(Curosurf)	출생 시 2.5mL/kg 용량으로 투여. 2번 추가 1.25mL/kg 용량으로 투여 가능하고 12h마다 투여 가능; 최대 용량은 5mL/kg이다.	ET 관에 삽입된 용량 카테터로써 5 French end-hole 카테터를 통해 약물을 투여한다. 왼쪽 혹은 오른쪽 옆으로 자세를 취한 신생아에 따라서 각각 주요 기관지 안으로 용량의 반반씩 투여한다. 호흡억제 증후군에 대한 예방과 구조 목적으로 인공호흡기를 경험한 의료진에 의해 투여 되어야 한다. 만약 기도폐색이 일어나지 않으면, 계면활성제 치료 후 1시간 동안 흡입하지 말라. 다수용량투여 요법은 효과에 증거가 있다. 만약용량투여 후 순차적으로 가슴 확장이 호전된다면 즉시 호흡기의 흡기 압력이 줄어든다. 금기사항으로는 poractant alfa 약물의 어떠한 성분에도 과민한 경우. 유해반응: 동맥관개존증(patent ductus arteriosus) 빈도증가, 저혈압, 일과성 산소 불포항증, 무호흡 및 홍조
*beractant(Survanta) 기관지내 현탁액 및 calfactant(Infasurf)		재구성을 요구하지 않음. 희석하거나 흔들지 말라. 빛을 차단한다. 알려진 금기사항이 없다.

ET, endotracheal 기관지내; h, hour 시간; min, minute 분; RDS, repiratory distress syndrome 호흡억제 증후군;sec,second 초.

> **안전: 약물오류예방**
>
> **혼돈하지 말라....**
>
> - **fentanyl citrate**은(Sublimaze)는 전신마취보조제 혹은 국소마취제로 쓰이거나 수술 후 지속성, 중등도에서 심한 통증에 사용되며, **sufentanil**(Sufenta)은 다른 약제와 함께 마취유도제로 쓰이거나 단독 마취제로도 쓰인다.

계면활성제 대체요법은 호흡장애증후군의 심도를 감소시키는 데 효과적이다. 폐의 팽창과 산소화에 있어 신속한 호전은 폐의 과다팽창과 폐공기의 유출을 방지하는 데 사용되는 호흡기를 덜 필요로 하게 된다.

유해반응

약물투여의 부작용에는 산소 감소와 함께 기관지내 튜브의 역류발생을 포함한다. 다음과 같은 경우에 용량을 천천히 주입하거나 주입을 정지하게 되는데, 만약 신생아가 (1) 짙은 색깔로 신생아가 변할 때, (2) 무기력해질 때, (3) 일시적 서맥을 경험할 때, (4) 산소포화도가 95%를 초과하는 증가를 나타낼 때, (5) 가슴팽창이 증진될 때 경험하는 경우, (6) 동맥 혹은 경피하 이산화탄소 분압이 30mmHg 미만일 때 등이다. Exosurf로 치료한 영아에게서 폐출혈이 발견된다. 용량저하 전에 흡입은 용량주입 동안 기관지내 튜브 폐쇄의 기회를 감소시키게 된다. 장기간 합병증 혹은 합성 계면활성제 치료의 후유증은 보고되지 않았다.

간호과정
환자-중심 협력간호

Beractant, Calfactant 및 Poractant Alfa

사정

- 사전동의서를 평가한다. 다태아 임신 출산 시 분리된 동의서가 필요하다.
- 신생아의 활력징후를 평가한다.

간호진단

- 태아 미성숙에 관련된 이차적 폐 계면활성제의 부족과 관련된 가스교환의 저하

계획

- 신생아의 산소요구량과 호흡노력이 줄어들 것이다.
- 신생아의 인공호흡기 장착의 필요성이 급격히 줄어들 것이다.
- 계면활성제 투여한 시간 내에 호흡곤란을 겪는 신생아는 없을 것이다.

간호중재

Beractant의 기도내 현탁액

- 20분 정도 실온에 가깝게 따뜻해질 때까지 약물에 대해 적절한 시간 동안 약을 준비하거나 최소 8분 정도 손 안에 둔다. 인위적으로 약을 따뜻하게 하지 말라.
- 약을 흔들지 말라.
- 시술에 있어 사용에 대한 황백색(off-white)에서 옅은 갈색 약물만을 제공해야 한다.
- 프로토콜에 상세히 나타낸 것처럼 매번 1/4 용량을 투여 후 신생아 자세를 잡는 데 돕는다. 

Calfactant

- 과도한 기포가 생기는 것을 피한다.
- 20게이지 혹은 큰 바늘을 사용하여 약물을 투여한다.
- 기도내 튜브의 옆 부분을 통하여 약물을 투여한다.
- 1:1 용량으로 신생아에게 약물을 투여하고 연속되는 용량에 대해서 반대쪽으로 돌린다.
- 각 용량마다 20–30 호흡수 이상에 걸쳐 인공호흡을 지속하는 동안 투여한다. 흡기 사이클 동안 작은 파열을 보인다.

Beractant 기도내 현탁액 및 Calfactant

- 가슴팽창, 색깔, 동맥혈가스, 산소포화도, 심박수, 안면표정, 기관내 튜브 관통성, 혈압 및 심전도에 대해 주의 깊게 신생아를 모니터링한다.
- 인공호흡 압력과 호흡음을 모니터링한다.
- 약물투여 후 신생아 폐의 소리의 건조함이 사라짐을 기대한다. 2시간 동안 기관내 튜브를 통해서 흡입하지 말라.

Poratant Alfa

- 20게이지 혹은 큰 바늘을 사용하여 약물을 주입한다.
- 약물투여 전에 흡입(suction)한다.
- 약물투여 동안 혹은 후에 기관내 튜브의 점액으로 막힐 가능성이 있다.
- 만약 기도폐쇄의 징후가 있지 않으면 계면활성제 투여 후 1시간 동안 기도를 흡입하지 말라.
- 인공호흡의 흡기압력을 모니터링한다. 이는 약물투여 후 가슴팽창이 호전된다면 즉시 감소되어야 하는 것이다.

환자교육

일반

- 호흡곤란증후군이 무엇인지 그리고 신생아에게 계면활성제가 어떻게 도움이 되는지를 환자에게 설명한다.
- 신생아의 컨디션에 대해서 비현실적으로 가지는 우려를 감소

하기 위해 다수의 모니터링 기구의 목적에 대해 부모에게 설명한다.
- 사용에 있어 사전동의를 확보한다.

부작용
- 약물사용과 관련된 위험에 대해 이해하는지를 말로 설명하도록 부모에게 동의한다.

평가
- 약물투여 전에 호흡음과 인공호흡 압력을 약물투여 후의 상황과 비교하여 평가한다.

핵심 웹사이트

National Center for Alternative and Complementary Medicine: nccam.nih.gov

Clinical Trials: Pregnancy Complications: clinicaltrials.gov/ct/

학습 질문

1. 임신 3번, 출산 2회 한 40주 6일 된 임산모가 "아이를 낳을 준비가 되었는데, 약을 쓰지 않고 분만을 시작하는 다른 방법이 있나요?"라고 물었을 때 적절한 답변은?
   a. "분만이 시작될 때까지 우리가 할 수 있는 것은 아무것도 없어요."
   b. "분만을 시작하기 전에 폐가 성숙했지는 확인하기 위해서 양수천자를 해야만 해요."
   c. "몇몇 여성들은 성관계를 갖거나 울퉁불퉁한 도로 위를 달리는 차를 타고 분만을 시작해요."
   d. "경부가 성숙해지면 몇몇 의사들은 풍선 카테터를 위치시키거나 양막을 벗겨낼 수도 있어요."
2. 임산모가 분만 중에 nalbuphine 10mg 정맥투여를 받고 있는데, 언제 nalbuphine 투여계획을 세워야 하는가?
   a. 자궁수축 동안
   b. 자궁수축 끝에
   c. 자궁수축 사이에
   d. 자궁수축 기간 언제든지
3. 환자가 분만 10분 직전에 butorphanol 2mg을 정주 받았다. 간호를 할 때 중요한 것은?
   a. 피하주사
   b. naloxone(Narcan) 사용을 용이하게 준비
   c. 수액을 덩어리로 정주
   d. 비강으로 산소를 분당 10L 투여
4. 환자가 요추부 경막상부(하반신) 마취를 받았다. 의사가 어떤 것을 투여하도록 간호사에게 준비시키겠는가?
   a. citric acid/sodium citrate(Bicitra)
   b. promethazine(Phenergan)
   c. 등장액 500-1000mL 덩어리 정주
   d. Rho(D) immune globulin(RhoGAM) 투여
5. 분만 중인 33세 임산모가 심한 요통을 경험하였다. 가장 효과적인 간호중재는?
   a. 엉치뼈를 눌러 준다.
   b. Pant-blow 호흡 방법
   c. 마사지
   d. 깬 상태로 긴장풀기, 지시적 심상법
6. 환자가 분만 중에 경막외 부위를 통한 통증조절을 받고 있다. 신체 사정 중에 간호사는 환자의 혈압이 뚝 떨어졌음을 알았다. 우선적으로 취해야 할 간호중재는?
   a. 저류성 산소 투여
   b. 왼쪽으로 돌아 눕힘.
   c. 소변배출량을 측정
   d. 질출혈을 감시
7. 임산모가 태아내림이 너무 늦어져서 제왕절개를 받는데, 수술 전에 간호사가 citric acid/sodium citrate(Bicitra)를 투여한다. 환자교육을 고려하면 다음 중 어떤 반응이 제대로 된 것인가?
   a. "citric acid/sodium citrate가 제왕절개 이후에 감염을 막을 것이다."
   b. "약이 위장 내용물을 중화시킨다."
   c. "citric acid/sodium citrate가 제왕절개 이후에 진통제 요구를 줄일 수 있다."
   d. "약제는 제왕절개 이후에 구토 예방을 위해 투여한다."
8. 제왕절개 중에 통증을 줄이기 위해서 척수마취를 모르핀(Duramorph)로 하는데, 환자가 가려워하면 간호사를 어떤 약물투여를 준비해야 하는가?
   a. diphenhydramine
   b. ephedrine sulfate
   c. butorphanol tartrate
   d. lidocaine(Xylocaine)
9. 조산아의 호흡장애증후군 발생을 막기 위해서 beractant(Survanta)를 투여했다. 신생아의 폐를 진찰하면서 간호사가 축축한 수포음을 청진했다. 이때 우선적으로 시행한 간호중재는?
   a. 의사에게 연락한다.
   b. beractant를 즉시 제거하기 위해서 흡인을 한다.
   c. 환아를 다시 잠재운다.
   d. 일시적인 소견으로 기록한다.
10. 임신 2회, 출산 1회의 산과력이 있는 39주 6일의 임산모가 분만장에 입실하였다. 의사가 양수막을 절개했다. 간호사가 우선적으로 시행할 중재는?
    a. 자궁수축의 빈도와 강도를 감시한다.
    b. 맥박수를 점검한다.
    c. 자궁경부가 열리고 사라짐을 확인한다.
    d. 탯줄이 눌리는지 점검한다.

학습 질문

11. 분만 중인 임산모가 경막외 약물투여를 받고 있다. 이렇게 투여받기 전에 간호사가 시행할 중재는? (맞는 답을 모두 고르시오)
    a. 지시된 500–1000mL를 덩어리로 정주한다.
    b. 산모의 혈압을 점검한다.
    c. 태아의 맥박을 확인한다.
    d. 산모의 방광이 비어 있게 한다.
    e. 산모가 lithotomy(배석위) 자세를 취하게 한다.
    f. 비강으로 2L/분 속도로 산소를 투여한다.

답: 1. d, 2. a, 3. b, 4. c, 5. a, 6. b, 7. b, 8. a, 9. d, 10. b, 11. a, b, c, d

49장

산후 및 신생아약물

학습목표

- 출산 후 기간 동안 흔히 사용되는 약물에 대한 사용목적, 작용, 부작용 및 간호적용을 토론한다.
- 신생아에게 사용되는 약물에 대한 사용목적, 작용, 부작용 및 간호적용을 토론한다.
- 분만 후 동안 사용되는 약물 및 분만 직후 신생아에게 사용되는 약물과 관련된 환자교육을 포함하는 간호과정을 토론한다.

이 장은 분만 후 신모와 신생아에 대해 약리학적 고려에 대해 다루고 있다. 또한, 분만 후 산모가 흔히 겪는 불편완화에 대해 적용되는 약리학적 및 비약리학적 수단들을 다루고 있다. 또한, 분만 후 신생아에게 흔히 사용되는 약물들을 언급하고 있다.

산후 기간 동안 사용하는 약물

산욕기간(**puerperium**, 출산에서 산후 6주까지의 기간) 동안 산모의 몸은 분만 전과 분만 시의 스트레스 요인으로부터 회복하고, 임신 전의 상태로 돌아간다.

산후 기간 동안 흔히 조절하는 약리적 및 비약리학적인 방법은 다음 다섯 가지 주요 목적을 가지고 행해진다. (1) 자궁이완과 산후출혈 방지, (2) 자궁수축, 회음부 상처, 치핵으로부터 오는 통증완화, (3) **수유**(**lactation**, 젖샘에 의한 모유 방출과 산물) 촉진 또는 억제, (4) 장기능 촉진, (5) 면역력 강화(박스 49-1)

가능한 한 비약리학적인 조치가 약물사용보다 더 선호되거나 약물과 함께 사용된다(약초 경고 49-1). 산후조리는 간호사와 새 가족의 협업으로 이루어지는 것이 이상적이다. 간호사는 산모의 건강을 위해 산모와 그 가족과 함께 하며 산모의 자존감과 불편한 몸을 제어할 수 있는 능력을 높여준다. 이러한 시스템에서 간호사의 역할은 세 부분으로 나뉜다.

- 환자의 육체적인 변화와 고통관리에 다가가 이야기를 나누고, 표준범위 안에서 이루어지는 치료과정과 약물의 효과에 대해 결정함.
- 환자에게 산후 약물에 대해 알려주고 투약함.
- 비마약성 진통제에 의해 고통이 완화되지 않을 경우 환자에게 마약성 진통제를 알려주고 투약함(처방대로).

약초 경고 49-1

수유 동안 약초 사용

약초약물의 안정성이 알려진 것이 거의 없기 때문에 일반적으로 수유 동안 권장되지는 않는다. 모유수유 환자는 약초약물을 사용하기 전에 의료진에게 논의하도록 해야만 한다. 수유기 여성에게 금기된 것으로는 알로에, 벨라도나, 홍차, 브로멜레인, 갈매나무 껍질, 우엉, cat's claw, chondroitin, 컴프리, 에키나시아, 마황, 유칼립투스, 아마씨, kava kava, 라벤더, 감초, 밀크 씨슬, pennyroyal 및 쏘팔메토 등이다. 이 리스트는 철저하지는 않다.

자궁수축에 대한 통증완화

"**후산기통증**(*afterbirth pain*)"은 산후 첫 며칠 동안 일어날 수 있는데, 자궁조직이 수축하는 동안 허혈이 일어나며, 특히 출산경험이 있는 산모에게나 모유를 먹일 때 일어난다. NSAIDs는 산후의 불편함과 고통을 덜어주기 위해 사용되는데, 제왕절개분만, 난관결찰 또는 회음열상 후에 겪는 환자의 고통과 같은 심한 고통을 위한 마약성 물질과 함께 사용된다. 박스

박스 49-1 산후에 흔히 처방되는 약물

질분만 후 약물
일반적 처방
oxytocin(Pitocin) 20 유닛, 1L D_5LR 혹은 10 유닛 IM
ferrous sulfate($FeSO_4$) 325mg PD b.i.d/t.i.d
Prenatal vitamin 1 tab 매일 PO
Motrin 800mg t.i.d
PRN 처방
변비 OR에 docusate sodium(Colace) 100mg PO b.i.d. PRN,
변비에 Dulcolax 좌약 PR PRN
만약 모유수유를 한다면, Lanolin PRN
만약 예방접종이 안 되어 있다면 홍역–볼거리–풍진 예방접종을 실시

제왕절개분만 후 약물
일반적 처방
cefazolin(Ancef) 1 gram IVPB X 1 용량을 제왕절개 시에 투여
oxytocin(Pitocin) 20 유닛, 1L D_5LR 혹은 10 유닛 IM
POD 1
ferrous sulfate($FeSO_4$) 325mg PD b.i.d./t.i.d.
분만 전 vitamin 1 tab 매일 PO
Motrin 800mg t.i.d
PRN 처방
POD1
nalbuphine 5–10mg subQ 혹은 IV q2–3h
혹은
통증에 대해 meperidine(Demerol) 50–75mg IM q3–4h PRN
통증에 대해 acetaminophen/codeine(Tylenol No. 3) 1–2 tab PO q3–4h PRN
혹은
통증에 대해 oxycodone/acetaminophen(Percocet) 1 tab PO q6h PRN
오심에 대해 hydroxyzine(vistaril) 25–50mg IM q3–4h PRN
오심에 대해 prochlorperazine(Phenergan) 25–50mg IV q3–4h PRN
만약 모유수유를 한다면 A & D 크림 혹은 Lanolin PRN
POD2
변비에 대해 bisacodyl(Dulcolax) 좌약 PR PRN 혹은
magnesium hydroxide(milk of magnesia) 30mL PO q6h PRN
트럼 그리고/혹은 가스에 대해 simethicone(Gas–X) 80mg PO q.i.d. PRN
만약 예방접종이 안 되어 있으면 풍진 예방접종(Merucax II) subQ

b.i.d. Twice a day 1일 2회; h. hour 시간; IM. intramuscular 근육내; IVPB. intravenous piggyback 정맥내 피기백; PO. by mouth 경구; PRN. as needed 필요시; q.i.d., 1일 4회; subQ. subcutaneous 피하; tab. tablet 정제; t.i.d., 1일 3회.

49–2는 산후 기간 동안 일반적으로 사용되는 전신진통제를 보여 준다.

몇몇의 전신진통제(codein, meperidine)는 의식저하를 유발하기 때문에 간호사는 안전확보를 위해 산모가 신생아를 돌보는 동안 산모를 관찰하는 것이 중요하다. morphine sulfate나 codeine sulfate와 같은 opioid를 투약한 환자는 장기능과 호흡을 지켜보아야 한다. 지속적인 opioid 사용이 고려되는 환자는 약물이 임신성 변비를 악화시킬 수 있으므로 병력을 살펴볼 필요가 꼭 있다. 분만 시 여성은 금식이거나 제한된 액체만을 먹을 수 있으며, 이동이 불가하다. 이들은 모두 장활동을 억제시키는 요인들이다. 또한 아편유사제를 투약한 환자들의 호흡을 지켜보는 것이 중요한데, 이는 호흡억제가 일어날 수 있기 때문이다. Ibubrufen과 ketorolac tromethamine 물질은 산후 불편함과 통증을 줄여주기 위해 자주 사용된다. 비스테로이드성 항염제(NSAIDs)는 cyclooxygenase(COX) 효소를 억제한다. 이는 두 개의 동종효소가 있으며, COX–1 또는 COX–2이다. 둘 다 prostaglandin 합성을 억제한다. 이러한 약물은 산후의 자궁수축, 회음절개, 치핵, 회음부 상처에 의한 약하거나 중간 정도의 고통을 완화시키기에 효과적이다. NSAIDs는 보통 위장의 염증을 유발하므로 환자들은 위장관 통증완화를 위해 다량의 물, 음식과 함께 약을 복용하도록 권장하고 있다. NSAIDs 투약과 함께 낮은 마약성 진통제의 투여는 통증을 조절할 수 있다. NSAIDs의 사용은 위장출혈의 지속적인 관찰을 요구한다. 이러한 약들은 혈소판 합성을 억제하고 출혈시간을 연장시킬 수 있다. 몇몇 NSAIDs는 일반의약품으로 구입이 가능하기 때문에 환자에게 이러한 약물의 범주를 알려주는 것이 매우 중요하다. 환자교육에는 임신 중 위장출혈증상(어두운 흑색 변, 혈뇨, 커피색 구토)이 일어나면 이러한 약물을 피할 것과, 위장의 독성위험을 높일 수 있는 alcohol, aspirin, corticosteroid와 동시에 사용하는 것을 금하는 내용을 포함하고 있다.

박스 49-2 분만 후 전신진통제로 흔히 사용되는 약물

acetaminophen(Tylenol)
acetaminophen/codeine(Tylenol No. 3)
acetaminophen 및 propoxyohene
ibuprofen(Motrin)
codeine sulfate
ketorolac tromethamine(Toradol)
acetaminophen nd hydrocodone(Lortab)
meperidine(Demerol)
morphine sulfate
nalbuphine oxycodone acetaminophen(Percocet)

회음부 상처와 치핵에 대한 통증완화

임신과 분만 과정은 회음부의 부드러운 조직에 부담을 가하게 된다. 이 조직은 반상출혈과 부종이 될 수 있다. **회음절개(episiotomy**, 신생아 분만을 촉진하기 위해 질입구를 확장시키려고 하는 절개)나 회음열상이 있다면 부종의 확장, 반상출혈, 통증이 나타날 수 있다. 회음은 발적, 반상출혈, 부종, 분비물, 그와 비슷한 것(REEDA)에 의해 가늠할 수 있다. 또한, 임신 중 진행된 치핵은 분만 중의 압박에 의해 더 악화

될 수 있다. 안정 조치(출산 직후 아이스팩, 앉기 전 엉덩이 조이기, 페리바틀 사용, 차갑거나 따뜻한 좌욕)와 연고 약물(하마메리스[witch hazel]와 dibucaine 연고)가 통증과 불편함을 완화시킬 수 있다(표 49-1). 4도 회음열상을 입은 여성에게는 직장좌약을 사용하지 않는다는 점을 명심해야 한다.

부작용 및 유해반응

가장 널리 알려진 연고 및 좌약의 부작용은 화상, 찌르는 통증, 압통, 부종, 발진, 조직과민, 딱지 및 **조직괴사(necrosis**, 질병이나 상처에 의한 조직 죽음)가 있다. 가장 널리 알려진 hydrocortisone 연고와 좌약의 부작용은 화상, 가려움증, 과민, 건조, **모낭염(folliculitis**, 자극이 있는 물질이나 알레르기 유발 항원과의 접촉에 의한 피부염증), 알레르기성 접촉피부염 및 이차 감염이 있다. 이러한 부작용들은 밀폐(즉, 폐쇄성) 드레싱을 사용할 때 나타날 가능성이 올라간다.

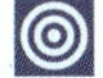

간호과정
환자-중심 협력간호

회음부 상처와 치질에 의한 통증완화

사정

- 환자의 건강에 대한 문화적 배경을 평가한다.
- 기관의 통증척도를 사용하여 환자의 통증 정도를 평가한다. 상처와 치질의 회음부 면적을 평가한다(크기, 색깔, 위치, 통증 정도, REEDA).
- 국소 분무 캔, 병 및 연고 튜브에 적힌 유효기간을 체크한다.

표 49-1 회음부 상처와 치질에 의한 통증을 완화하기 위한 약물들

일반명(상품명)	투여경로 및 용량	응용 및 고려사항
회음부 상처(회음부 절개 혹은 열상)		
benzocaine(Americaine, Dermoplast)	회음부 청결을 한 후 회음부에서 6-12인치 외측으로 t.i.d./q.i.d.로 스프레이를 적용한다. 에어로졸 benzocaine 20%를 적용한다.	국소마취제; 세포막의 나트륨이온의 투과도를 낮춤으로써 감가신경의 전도를 방해한다. 해당 부위에서 6-12인치 떨어진 곳에 적용한다. 최대: 1min; 작용시간: 30-60min. 혈장과 간(적용 양)에서 cholinesterase에 의해 가수분해된다. 소변으로 대사물 형태로 배설된다. 점막과 외상을 입은 피부에서 잘 흡수되다. 조직에 이차 감염의 경우와 알려진 과민반응이 있는 환자에게 금기이다.
witch hazel pads(Tucks[50% witch hazel을 글리세린, 물 및 methyparaben과 함께])(치질에 사용될 수도 있다)	상처 부위에 미리 습도를 높인 패드를 적용 t.i.d./q.i.d.	단백질을 수렴하여 조직을 수축시킨다. 추가적 편안함을 위해 원래 용기에 넣어 차게 하거나 냉장보관한다. 만약 액체라면 얼음을 넣고 용액 안에 흡수제를 담군다. 희석시키면 변한다. 만약 직장출혈이 있으면 의학적 중재를 강구한다. 부작용: 국소자극(사용중지)
치질		
hydrocortisone acetate 10mg(Anusol-HC, Tucks 연고[pramoxine HCl 1%, 미네랄 오일 46.7%, zinc oxide 12.5%])	1 좌약 b.i.d. for 3-6d	자극된 항문 직장조직의 통증과 가려움을 완하한다. Hydrocortisone acetate를 함유한 Anusol-HC는 항염증 약제로 사용된다. Hydrocortisone 없이 사용가능하다. 장갑을 낀다. 개시: UK; 최대: UK; 작용시간: UK. 알려진 과민반응이 있을 때 금기이다. 만약 조직에 2차 감염이 있으면 중단한다. 7일 안에 항문 직장 부상이 호전되지 않거나 출혈, 돌출 혹은 삼출(seepage)이 있으면 의료진에 알린다. 만약 4도 열상이 회음부에 있으면 사용하지 말라. 모유에 나오는지 알려지지 않았다. 주의를 해서 사용한다. 임신범주: C
hydrocortisone acetate 1% 및 pramoxine HCl 1% 국소 에어로졸(Proctofoam-HC)	1도포용 도구를 2×2인치 패드에 적용한 후, 직장에 b.i.d./t.i.d.로 그리고 장운 동 후 적용한다	위와 같이 동일한 작용과 고려사항으로 국소 corticosteroid 에어로졸 foam이다. 비스테로이드 약물로 사용가능하다. 사용 전 거품이 나게 흔든다. 개시: UK; 최대: UK; 작용시간: UK. 매개체의 온전함, 외피벽과 폐쇄 드레싱에 의해 피하의 국소 corticosteroids의 흡수가 결정된다. 모유에 어느 정도 양이 검출되는지의 여부가 알려지지 않았다. 부작용: 작열감, 가려움, 자극, 건조, 드문 모낭염 반응.
dibucaine 연고, USP 1%(Nupercaine) oxandrolone(Oxandrin)	24h에 1튜브 초과해서 사용하지 않고 위에처럼 적용한다. t.i.d./q.i.d.	Dibucaine 1%를 함유하는 국소마취제 연고. Benzocaine과 동일한 작용 보임. 개시: 15min 내; 최대: UK; 작용시간: 2-4시간. 만약 직장출혈이 있으면 사용하지 말라. 눈 주변, 피부가 벗겨진 표면 혹은 물집에 적용하지 말라. 만약 amide 유형의 국소마취제에 과민반응이 알려진 것이 있으면 사용하지 말라. 부작용: 작열감, 압통, 자극상태, 염증, 접촉성 피부염, 두드러기, 피하병소, 부종. 임신범주: C

b.i.d., Twic a day 1일 2회; h, hour 시간; min, minute 분; q.i.d., 1일 4회; t.i.d. 1일 3회; UK, unknown.

- 회음부 위치의 감염여부를 평가한다. 감염된 회음부 조직에 benzocaine의 사용을 피한다.

간호진단

- 통증과 불편함의 원인에 대한 지식부족, 치료수단 비약리학적 및 약리학적과의 비경험
- 회음부 절개, 회음부 열상 혹은 치질과 관련된 급성 통증

계획

- 환자의 회음부 불편함은 국소 스프레이, 압박, 좌욕 및 연고 사용으로 경감될 것이다.

간호중재

- 환자로 하여금 peribottle 사용에 대해 교육한다. 앞에서 뒤쪽에 걸쳐 회음부에 따뜻한 물을 직접 사용한다(깨끗한 곳에서 더러운 곳으로).
- 회음부 감염이 존재한다면 benzocaine 스프레이를 사용하지 말라.
- Benzocaine 스프레이 캔은 흔들어 사용한다. 허벅지를 위로 하여 측와기로 위치한 상태에서 환자의 회음부로부터 6–12인치 떨어진 곳에서 약물을 적용한다. 그리고 앞쪽을 향해 최대한 노출되도록 한다. 이 방법은 변기의 변좌에 한쪽 발을 올려 놓고 사용이 가능하다.
- 효과적인 약물에 추가하여 해당되는 위치에 아이스팩과 차갑게 해 주기 위해 패드를 사용하여 하마메리스(witch hazel) 압박(glycerin 및 witch hazel[Tucks] 혹은 하마메리스 용액)을 사용한다.
- 섭씨 30도씨 이하의 pramoxine 및 zinc oxide 혹은 hydrocortisone acetate 좌약을 사용하지만, 얼지 않도록 보호한다. 약물 적용 시 장갑을 사용한다. 환자가 만약 모유수유를 한다면 환자가 hydrocortisone이 포함되지 않는 제재로 바꿀 준비가 되어 있는지의 여부를 결정해야 한다(이는 가능한 한 빨리 좌약을 중단하는 것이 목적인 것이다).
- 제조번호와 유효기간을 체크한다.
- 약제가 항문 안으로 들어가고 이는 산과환자에게 일반적으로 행해지는 것이 아니기 때문에 pramoxine HCl(Proctofoam-HC)을 사용할 때 주의를 하라고 설명한다(이 약은 항문 내로 스며들 때 회음부 상처를 가질 수 있다). 4도의 회음부 열상을 가진 환자는 직장좌약을 사용하지 말아야 한다.

환자교육

일반

- 회음부 상처치유의 과정을 기술한다.
- 기대되는 작용과 부작용을 설명한다. 냉각과 부드러운 감각이 완화를 제공할 것이다.
- 연고와 좌약은 부드럽고, 윤활 및 점막을 코팅할 것이다. Pramoxine HCl은 화학적으로 –caine 타입의 국소마취제와 연관이 있지 않고, 다른 국소마취제에 과민한 환자에게서 교차민감반응의 가능성이 줄어든다.
- 환자에게 약을 장기간 사용하지 말도록(7일을 초과해서는 안 됨) 혹은 광범위한 부위에 적용하지 말도록 조언한다.
- 국소진통제는 수시간 정도 지속된다고 설명한다.
- 좌약이 녹지 않도록 30℃ 미만으로 보관하고 얼지 않도록 한다고 환자에게 조언한다. 출혈이 있는 치질 환자는 약을 조심해서 사용하고, 7일 내에 상태가 나빠지거나 호전되지 않는다면 의료진에게 알리라고 상담한다.

자가투여: 회음부 상처: Benzocaine을 포함하는 국소 스프레이

- 하루 세 번에서 네 번 혹은 지시대로 적용한다.
- 민감한 지역에 건드리지 않고 적용한다.
- 해당 부위에서 6–12인치 떨어져서 약물을 투여한다. 뒤쪽으로부터 스프레이를 하는 동안 침대에서 측와위로 누워서 스프레이를 적용하거나 의자 혹은 좌변기에서 한쪽발로 선 상태에서 스프레이를 적용한다.
- 약초 제재를 포함하여 보완대체약물을 사용하는지 조사한다.
- 약물이 눈에 닿지 않도록 한다.
- 조직에 화상을 일으킬 수 있으므로 약물을 투여한 후 회음부에 열이 발생하는 램프 사용을 하지 말도록 환자에게 교육한다.
- 수일 내에 상태가 나빠지거나 증상이 재발한다면 의료진에게 알리고 지시가 있을 때까지 약물투여를 중단한다.
- 출산 후 및 그 이후 가정에서 어린이들이 약물에 접근하지 않도록 보관한다. 만약 삼켰다면 즉시 독극물 조절센터에 연락한다.
- 49℃ 미만으로 보관한다. 모두 쓰고 남은 캔은 천공을 하거나 뚫지 않고 버린다.

자가투여: 치질 및 회음부 상처: 하마메리스 압박

- 얼음조각에 하마메리스 액체를 붓는다. 용액 안에 부드럽고 깨끗한 흡수성 사각형 패드를 둔다. 과도한 습기를 제거하기 위해 사각형을 잘라낸다. 회음부 절개 부위 혹은 치질에 대하여 촉촉한 사각형 패드를 접어서 둔다.
- 만약 판매용 약용 패드를 사용한다면, 전체 용기를 냉장고에 둔다.
- 회음부 상처 옆에 둔 패드의 표면에 닿지 않도록 한다.
- 환자로 하여금 압박변화를 할 때를 교육하고 아이스팩을 어떻게 두는지와 압박 위에 패드 주변에 어떻게 두는지를 교육시킨다.
- 약용 패드를 직장으로까지 넣지 않도록 한다.
- 어린이가 손이 닿는 않는 곳에 제품을 보관한다.
- 만약 직장에 출혈이 있다면 사용하지 않는다.
- 만약 국소적 자극이 발생한다면 사용을 중단한다.

자가투여: 치질: 연고를 밀어 넣고 좌약을 밀어 넣는다.

- 분만 후 기간에 연고를 외용으로 적용한다.
- 항문관(anal canal) 아래쪽 부분에 좌약을 넣는다. 주의: 만약 4도 열상이 존재한다면 직장으로 제품을 삽입하지 않는다. 

- 2×2인치 거즈 패드 위에 적은 양의 연고를 적용한다. 하루 5회 정도 항문 직장 조직의 부종에 대해 패드 주변 안쪽에 넣어준다.
- 만약 좌약이 처방된다면 얼지 않는 상태에서 냉장보관하도록 환자에게 말한다. 직장에 삽입하기 전에 랩으로 포장된 것을 제거한다(좌약을 똑바로 세우고 잡은 다음 아래쪽으로 방향을 바꾼다). 녹을 수 있으므로 좌약을 오랫동안 잡고 있지 않는다. 사용 전에 좌약이 물렁해진다면 포일에 싸서 2–3분 동안 찬물에 넣어둔다.
- 연고에 어떤 성분에 대해 환자가 과민반응을 보이는지를 확인한다(예, pramoxine HCl 1%, mineral oil 46.7%, zinc oxide 12.5%).
- 눈에 약물이 닿지 않도록 피한다.
- 특히 항문조직이 완전하지 않다면 일부 환자에서 연고는 작열감을 때때로 유발시킬 수 있다.
- 만약 홍반, 자극, 부종 혹은 통증이 발생하거나 증가된다면 사용을 중지하고 의료진에게 의뢰한다.
- 만약 출혈이 발생한다면 의료진에게 알린다.

자가투여: Hydrocortisone, Pramoxine, Pramoxine HCl

- 환자로 하여금 이 제품은 항문 혹은 항문 주변에만 사용하도록 충고를 하고 직장 안으로 삽입하지 않도록 이야기한다.
- 국소장치(applicator)를 채우기 전에 캔을 세운다.
- 2x2인치 거즈패드 위에 적용하는 내용물을 펼치고 직장에 대해 패드 주변 안쪽에 넣는다.
- 하루 2–3번 및 장운동 후에 사용한다.
- 매번 사용 후 국소장치를 떨쳐내고 따뜻한 물로 씻는다.
- 분만 후 및 이후 가정에서 에어로졸 용기를 어린이의 손에 닿지 않도록 보관한다.
- 49℃ 미만에서 보관한다.
- 천공 혹은 구멍을 내지 않고 에어로졸 컨테이너를 버린다.
- 눈에 약물이 닿지 않도록 한다.
- Corticosteroid의 국소적용이 모유에 검출되는 양으로 충분히 전신흡수가 일어나는지의 여부가 아직 알려지지 않았음을 환자에게 충고한다. 특히 폐쇄형의 드레싱을 사용하는 경우에 작열감, 가려움증, 자극, 건조 및 모공염이 생길 수도 있다.

자가투여: Dibucaine 연고 1%

- 조직 위에 혹은 2x2인치 거즈 패드위에 적용기로부터 패드를 펼치고 항문에 대해 위치하게 한다. 국소장치를 직장 내로 삽입하지 않는다. 효과는 15분 내에 일어나고 2–4시간 정도 지속된다. 온전한 피부를 통해서는 연고가 잘 흡수되지는 않지만 점막 혹은 벗겨진 피부를 통해서 흡수가 잘된다.

- 눈 주변에 제품을 사용하지 않고 벗겨진 표면이나 수포가 생긴 부위에도 사용하지 않고 직장출혈이 있다면 사용하지 않아야 한다.
- 24시간 안에 한 개 튜브(30g 크기)보다 초과하는 양을 사용하지 않는다.
- 어린이 손에 닿지 않는 곳에 약을 보관한다.
- 환자에게 amide 종류의 마취제에 과민반응이 있는지 물어본다. 만약 그렇다면 이 제품은 금기이다.
- 국소효과로는 작열감, 압통, 자극, 염증 및 접촉성 피부염을 포함한다. 만약 이들이 발생한다면 의료진에게 알려야 한다.
- 다른 부작용으로써 부종, 피하상처, 두드러기 등을 포함한다.

평가

- 비약리학적 및 약리학적 수단을 사용한 후에 통증에 대한 환자의 감각을 재평가한다. 추가적인 환자교육이 필요한지를 규명한다.
- 완전한 완치 그리고 어떠한 부작용에 대해서 회음부와 항문조직을 재평가한다.

수유억제

과거에는, 수유는 보통 다음 세 가지 중 하나를 포함한 약물요법으로 조절되었다. Chlorotranisene(TACE), Deladumone OB(estradiol valerate와 testosterone enanthate 형태로 estrogen과 androgen의 결합), bromocriptine mesylate(Parlodel). 현재 수유억제를 위한 과용량투여와 관련한 혈전정맥염의 발생가능성과 발암의 우려로 인해 estrogen성 물질은 과거보다는 인기가 적어졌다. 비록 이러한 물질들이 현재 쓰여지고 있지 않지만, 과거에 수유억제를 위해 제공된 이러한 약물에 대해 환자와 그들의 가족들이 물어볼 수 있다. 현재 10–14일 정도 지탱해 주는 보조 브래지어를 하루 24시간 동안 입는다거나 보조 아이스팩 사용과 같이 비약학적인 치료가 수유억제를 위해 더 권장되고 있다(표 49–2). 다른 방법으로는 5일간 pyridoxidine(vitamin B_6) 200mg 복용, 세이지차를 약 6시간마다 마시기, 점막을 통해 6시간마다 3–4mL의 알코올 팅크제 사용 및 차가운 양배추잎을 가루로 만들어 가슴과 유륜에 올리고 잎이 시드는 30분마다 교체하기 등이 있다.

장기능 촉진

변비는 산후 기간 동안 흔하게 발견된다. 평활근에 미치는 progesterone의 잔여효과가 장의 연동운동을 축소시킨다. 이는 연동운동을 저하시키고, 나아가 진통 중에 액체섭취를 줄이게 되며, 활동을 줄이고, 복부근육의 이완을 불러일으켜

표 49-2 흔한 산후 필요 사항에 대한 비약리학적 조치

적응증	중재
자궁수축	3–4d 동안 20–30min씩 베개를 배 밑에 넣고 엎드린다. 오락활동, 호흡기술, 치료적 접촉, 이완, 심상유도, 걷기 자궁이완과 출혈 증가로 인해 복부에 열을 가하지 않는다.
회음부 절개 혹은 열상에 의한 회음부 상처	출산 후 6–8시간 동안 아이스팩/장갑(조직을 보호하기 위한 얇고 흡수되는 물질로 덮혀 있는) 가능하면 다리 사이에 베개를 넣고 측와위로 자세를 취한다. 조기 및 빈번한 걷기 회음부 운동(Kegel 운동) 분만 후 차가운 좌욕(sitz bath)을 2–3h 실시 분만 후 t.i.d./q.i.d.로 따뜻한 좌욕을 12–24h 실시 눌러 짜내는 플라스틱병의 스프레이, 클렌징 샤워기 혹은 Surgi–Gator를 사용하여 신체 앞에서 뒤로 청결히 한다. 앉기 전에 엉덩이를 타이트하게 하고 엉덩이를 같이 쥐어 짜고 키크고 편평하게 안고 꼬리뼈로 뒤로 밀어붙이지 않는다. 탐폰, 질세척 혹은 여성 청결 스프레이를 사용하지 않는다. 오로가 멈출 때까지 성생활을 중지하거나 의료진에게 조언을 구한다.
치질	위에서 처럼 그러나 특히: 얼음 정맥환류량을 돕기 위해 Sims 자세를 취한다. 따뜻하고, 촉촉한 열; 좌욕 하마메리스 패드(Withch hazel pads; 예, Tucks)
유즙분비억제	타이트한 브라를 계속해서 10–14일간 착용한다. 정상 수분섭취 유방을 촉진하거나 자극하지 않는다. Pyrioxidine(B_6)200mg을 5일 동안 6시간마다 샐비어 차를 마신다. 알코올 팅크제 3–4mL를 6시간마다 사용한다.
젖몸살(engorgement)	위에서 처럼, 만약 분유를 먹이면 유방의 겨드랑이 부분에 얼음을 대거나 모유수유를 하면 따뜻한 압박을 가한다. 신생아가 수유를 위해 유방에 접근하기 전에 적은 양의 초유(colostrum) 혹은 모유(만약 모유수유를 한다면)를 손으로 표현함으로써 빗장을 쉽게 걸 수 있도록 한다.
아프거나 혹은 갈라지는 젖꼭지	젖꼭지의 습도를 유지하기 위해 흡수성의 유방 패드를 착용한다. 젖꼭지에 비누를 사용하지 않는다. 수유 후 드라이기로 젖꼭지를 말린다. 적은 양의 모유를 젖꼭지 위에 적용하여 보호 윤활제로 사용한다. 저알레르기 유발 정제된 lanolin(Lansinoh, PureLan)을 유두에 예방적 윤활제로 발라서 치유를 촉진한다. 갈라진 유두를 위해 젤 패드를 사용한다(Hyderogel 패드). 피부마찰을 촉진하기 때문에 유두 보호막을 사용하지 말라. 신생아의 모유수유의 시간을 제한하지 말라. 반대로 유관(milk ducts)이 비어지지는 않을 것이며, 압력 상승이 일어난다. 수유를 위해 적절한 자세를 취한다. 유두가 덜 아플 때 수유를 실시한다. 수유 후 유두를 당기는 것을 방지하기 위해 약지로 모유흡입을 멈춘다.

b.i.d., Twice a day 1일 2회; d, day 일; h, hour 시간; 시; MAOI, manomaine oxidase inhibitor MAO 억제제; min, minute 분; NA, not applicable; PB, protein–binding; p.c., after meals 식후; PO, by mouth 경구; q.i.d. 1일 4회; supp, suppository 좌약; tab, tablet 정제; t.i.d. 1일 3회.

문제를 확대시킨다. 제왕절개분만을 한 환자는 변비와 **장내 가스(flatus**, 장의 가스)를 경험할 확률이 높다.

비약물적 방법(antiflatulent, 고섬유질 음식, 조기보행, 매일 최소 64온스의 물 마시기, 배변충동에 즉각 반응하기)가 분만 후 일반적으로 시작된다(표 49–3).

부작용 및 유해반응

다음과 같은 부작용이 보고되었다.

- Docusate sodium(Colace): 쓴맛, 목염증, 발진
- Sennosides 및 Docusate sodium(Pre-Colace): 매스꺼움, 복부경련, 설사, 발진
- Dulcolax: 직장염과 염증
- 수산화마그네슘(마그네시아유): 복부경련, 매스꺼움
- Senna(Senokot): 매스꺼움, 구토, 설사, 복부경련. 모유수유한 아기에게 설사를 유발시킬 수도 있음.
- Mineral oil: 매스꺼움, 구토, 설사, 복부경련. 흡입할 경우 지방폐렴을 유발할 수 있음.

표 49-3 산후 장기능 증진을 위한 약물

일반명(상품명)	투여경로 및 용량	응용 및 고려사항
3mg 나트륨과 같이 docusate sodium(Colace) 550mg, 100mg cap with 5mg sodium(Dulcolax-대변 유연제) 100mg과 5mg sodium docusate calcium(Surfak) 240mg cap	매일 100mg PO b.i.d. 50-400mg PO를 1-4회 나누어 투여; 상시 용량은 매일 50-360mg	대변의 오일-수분 접점(interface)의 표면장력의 감소는 수분과 지방의 함유를 증가시키고 이후의 대변을 부드럽게 한다. 개시: 12-72h. Docusate 염은 상호교환 가능하다(용량당 Na, Ca, 혹은 K는 임상적으로 중요하지 않다). 미네랄 오일과 동시에 사용하지 말라. 장폐색, 급성 복통, 오심 혹은 구토가 있는 환자에게 금기이다. 1wk 초과해서 사용하지 말라 장기간, 자주 혹은 과다사용은 장의존 혹은 전해질 불균형을 야기한다. 모유수유와 같이 실시할 수 있다. 부작용: 발진. 임신범주: C; PB: NA; t½: N/A
sennosides와 docusate sodium (Peri-Colace, Senokot); docusate sodium 50mg; sennosides, 8.6mg	1-2 tabs PO, 할상 h.s	약한 자극성 하제. 충분한 물을 섭취한다. 개시: 8-12h, 그러나 24h까지 요구된다. 복통, 오심 혹은 구토가 있는 환자에게 금기이다. 모유수유와 동시에 가능. 유해반응: 발진, 복통, 설사, 오심. 임신범주: C; PB: NA; t½: NA
bisacodyl USP(Dulcolax)(좌약 10mg 혹은 tab 5mg)	2-3 tabs PO 혹은 1	자극성 하제. 장평활근 자극하고, 결장 및 근육내 신경총 벽속신경얼기(intramural plexus) 자극이 가능하다. 수분 및 전해질 분비를 변경시켜 장체액을 증가시켜 하제효과를 나타내게 한다. 개시: PO: 6-10h; 직장투여: 15min-1h. 흡수: 5% 정도가 경구 혹은 직장내투여 후 전신적으로 흡수된다. 간에서 대사되어 축합대사물이 된다. 모유, 담즙 및 소변으로 분비된다. 정제를 부수지 말라(장용 코팅됨). 장용 코팅제가 녹아 복통과 구토를 야기할 수 있으므로 우유 혹은 제산제 복용 1시간 내에 투여하지 말라. 부작용: 복통, 오심, 구토, 직장작열감, 전해질과 체액 산성화 혹은 알칼리화, 저칼슘혈증. 임신범주: C
magnesium hydroxide (우유 산화마그네슘)	30mL PO PRN 매일 혹은 나눈 용량	하제. 장내강에 수분 증가와 정체를 야기시켜 팽만과 연동 증가와 장내용물 제거를 증가시킨다. 개시: 4-8h. 신장으로 분비됨(흡수 부분); 비흡수부분은 대변으로 분비된다. 15-30%의 magnesium이 전신적으로 흡수되기 때문에 신부전증 환자에게 위험하다. 흡수된 마그네슘의 신장청소가 줄어들기 때문에 고마그네슘혈증과 독성이 야기되기 때문에 신장기능이 저하된 환자에게 주의를 요한다. 결장창냄술, 회장조루술, 복통, 오심, 구토, 분변막힘(fecal impaction) 및 신부전증 환자에게는 금기이다. Tetracyclines, digoxin, indomethacin, ironsalts 혹은 isoniazid와 약물 상호작용을 나타낼 수 있다. Magnesia 우유농축액은 일반적 강도의 제품보다 3배 강하다. 부작용: 복통, 오심. 유해반응: 저혈압, 고마그네슘혈증, 근육쇠약 및 호흡억제. 임신범주: B
magnesium hydroxide with 미네랄 오일(Phillips MO)	30-60mL PO 매일	약한 식염수 하제. 수분을 장으로 보내면서 작용하며, 이로 인해 장내압력이 상승하고 장운동이 증가된다. 개시: 0.5-6시간. 임신범주: B. Magnesium hydroxide와 등가임
미네랄 오일	15-45mL PO 매일 혹은 나눈 용량	윤활 하제. 수분 흡수를 줄이고 장을 윤활시킴으로써 대변의 통과를 원활하게 한다. 개시: 6-8시간; 최대: UK; 작용시간: UK. 지용성 비타민(A, D, E, K), 경구용 피임약, coumarin 및 sulfonamides의 흡수를 억제할 수 있다. 기도흡입(지방폐렴) 때문에 취침 시 사용하지 말아야 한다. 기도흡위의 위험과 지용성 비타민 흡수저하 때문에 음식과 같이 투여하지 말라. 회장조루술, 결장창냄술, 충수돌기염, 궤양성 대장염, 및 게실염 환자에게 금기이다. 공복에 투여하는 것이 최상이다. 부작용: 오심, 구토, 설사 및 복통. 임신범주: C; PB: NA; t½: NA
senna(Senokot)	10-15mL 시럽 h.s:; 2-4 taps PO b.i.d	자극성 하제. 결장에 국소적 자극 효과로 인해 연동과 장운동을 증진 시킨다. 장내에서 수분을 축적시켜 변에 습도를 증가시킨다. 개시: 6-24시간. 간에서 대사됨; 대변과 소변으로 제거됨. MAOIs, disulfiram, metronidazole과 procabazine과 약물 상호작용을 한다. 소변과 대변의 색깔을 변하게 한다. 액체 시럽은 7% 알코올을 포함한다. 하제 의존을 유발하고 장기간 사용 시 장기능소실이 야기된다. 체액과 전해질이상, 복통 및 오심 및 구토가 있는 환자는 금기이다. 모유로 분비됨. 임신범주: C; t½: N/A

표 49-3 산후 장기능 증진을 위한 약물-계속

일반명(상품명)	투여경로 및 용량	응용 및 고려사항
simethicone(Gas-X 씹는 정제, 80mg; 강력 Gas-X 씹는 정제, 125mg; Gas-X 강력 softgel, 125mg, Phazyme 정제, 90mg, cap, 125mg, 180mg; Mylanta 가스 제거 씹는 정제, 80mg; Mylanta 가스 제거 최고 강도 씹는 정제, 125mg)	1 정제 혹은 연화 젤 q.i.d. p.c. 그리고 h.s; 최대: 6 tabs 혹은 4 연화 젤/ 24h	항팽만제. 위장관에서 점액으로 둘러 쌓인 가스 주머니를 흩어지게 하고 예방하는 작용을 한다. 가스방울의 표면장력을 변화시키고 큰 덩어리로 합쳐지게 하고 트림이나 직장 가스로 제거가 쉽도록 한다. 삼키기 전에 철저하게 씹어야 한다. 정제를 씹은 후에 물을 충분히 마시도록 권한다. 개시: UK. 대변으로 변하지 않는 상태로 배설된다. 위장흡입물의 guaiac 검사결과를 방해할 가능성이 있다. 용량을 놓치더라도 두 배 용량을 섭취하면 안 된다. 잘 차단된 용기에 담아(40℃) 미만에서 보관한다. 알려진 부작용이 없다.임신범주: C; t½: UK

b.i.d., Twic a day 1일 2회; cap, capsule 캡슐; d, day 일; h, hour 시간; h.s., at bed time 취침 시; MAOI, manomaine oxidase inhibitor MAO 억제제; min, minute 분; NA, not applicable; PB, protein-binding; p.c., after meals 식후; PO, by mouth 경구; q.i.d. 1일 4회; supp, suppository 좌약; tab, tablet 정제; t.i.d. 1일 3회.

간호과정
환자-중심 협력간호

하제

사정
- 분만시간, 분만 전 음식과 수분섭취, 걷기 및 활동, 분만 전 장운동을 주목한다. 장관문제의 과거력을 안다.
- 모든 네 군데 사분역(quadrant)에서 환자의 장음을 조사하고 복부팽만이 있는지 주목한다.
- 상처, 치질, 회음부 절개에 대해 회음부 영역을 조사한다.

간호진단
- 회음부 불편, 연동운동의 감소 및 아편유사제 사용으로 관계된 변비의 위험 체크
- 첫 번째 분만 후에 장운동과 관련된 급성통증, 회음부 절개, 치질 혹은 회음부 상처와 연관된 이차적인 급성통증과 관련된 공포

계획
- 환자가 분만 후 2–4일 정도까지 장운동을 가지게 될 것이다.
- 4–6주 내에 정상적인 임신 전과 같은 장을 가질 수 있을 것이다.

간호중재
- Docusate Sodium 및 Docusate Sodium과 Sennosides
- 상온에 보관
- 만약 액체 제재가 처방되었다면 쓴맛을 줄이기 위해 우유 혹은 과일주스와 함께 투여한다.
- 물을 컵에 가득 섭취하도록 한다. 하제에 대한 의존 과거력이 있는지를 환자에게 조사한다.
- Mineral oil, phenolphthalein 혹은 aspirin과 상호작용이 나타날 수 있다.

Bisacodyl USP
- 정제와 좌약을 25℃ 아래에서 보관하고 과도한 습기를 피한다.
- 정제를 부수지 않는다.
- 장용 코팅제가 녹아서 복통 및 구토가 일어날 수 있으므로 우유 혹은 제산제 투여 1–2시간 내에는 약을 투여하지 말라.
- 물을 한 컵 가득 섭취하게 한다.

Mineral Oil
- 식사와 같이 혹은 식사 직후에는 투여하지 말라.
- 맛을 완화시키기 위해서 과일주스 혹은 탄산수를 같이 투여한다.

Magnesium Hydroxide
- 용기를 잘 흔든다.
- 흡수효과 때문에 경구약제를 1–2시간 전후에는 투여하지 않는다.
- 물을 한 컵 가득 섭취하게 한다.
- 하제는 항생제 투여한 시간 전 혹은 한 시간 후에 투여한다.

Senna
- 빛과 열로부터 보호한다.

Simethicone
- 식후와 취침 시 투여한다.
- 만약 씹어 먹는 정제가 처방되었다면 환자로 하여금 삼키기 전에 철저하게 정제를 씹고 물을 충분히 먹도록 알린다.

환자교육
일반
- 환자에게 하제는 장운동을 통증 없이 가능하게 한다고 충고한다.
- 환자에게 변비를 예방하고 치료하는 수단으로는 하루에 물을 6–8잔 마시는 것, 섬유질이 풍부한 음식을 섭취하는 것 그리고 매일 걷고 활동하는 양을 늘릴 것 등이 포함된 것을 충고한다. 가스를 형성할 수 있는 음식을 피하거나 최소화하도록 환자에게 알리고 걷고 활동하는 양을 늘리도록 충고한다.
- 특별한 약에 대해서 온도를 고려하고 저장하는 요건에 대해서 환자에게 충고한다.

- 장기간 빈번하게 혹은 과도한 상용은 약물의존이 생기고 전해질불균형이 야기될 수 있음을 환자에게 주의시킨다.
- 많은 하제에는 나트륨이 포함되어 있음을 충고한다. 만약 저염식을 한다면 하제를 사용하기 전에 의료진 혹은 약사에게 체크하도록 환자에게 주의를 준다

Docusate Sodium 및 Docusate Sodium과 Sennosides

- 환자에게 매일 최소 8온스 컵 6잔을 마시고 약물 각 용량마다 한 컵의 수분을 마시도록 충고한다. 만약 이미 미네랄 오일을 섭취하거나 급성 복통, 오심, 구토 혹은 장폐색 증상이 있다면 약을 복용 말아야 한다. 환자는 약을 일주일보다 더 길게 사용하지 말아야 하고, 피부발적 혹은 위장 혹은 장통증이 야기된다면 알려야 하고, 이러한 증상이 감소되지 않았을 때도 보고하여야 한다.
- Senna: 환자로 하여금 약물로 인해서 소변과 대변의 색깔이 노랗고 초록색으로 변색될 수 있음을 알린다. 만약 복통, 오심 혹은 구토가 발생되면 약을 중단한다. 시럽 형태에는 7% 알코올이 포함되어 있다.
- 미네랄 오일: 만약 환자가 이미 미네랄 오일을 복용하고 있다면 다른 하제를 사용하지 말도록 주의를 준다(예, Docusate 약물). 기도흡입의 위험 및 지용성 비타민 흡수의 감소 위험 때문에 음식과 함께 약을 복용하지 말아야 한다. 기도흡입의 위험 때문에 수면 시 약복용을 피한다. 오심, 구토, 설사 혹은 복통을 보고한다.

Magnesium Hydroxide

- 하제의 작용이 일반적으로 4–6시간 안에 나타날 수 있음을 말하고 충분한 물을 마시도록 충고한다.

- 약물이 규칙적 혹은 농축된 형태인지를 알도록 환자에게 경고한다(농축형태는 일반 강도보다 약 세 배 정도 강도가 세다).
- 많은 약들이 teracycline, digoxin, indomethacin, iron salt 및 isoniazid와 상호작용을 일으킬 수 있고, 만약 이들 약물을 사용한다면 의료진에게 알리도록 충고한다.
- 어떠한 근육쇠약증, 설사, 복통이 있다면 보고하도록 환자에게 알린다.

Simethicone

- 이 약물은 가스팽창을 완화시키고 이와 관련된 통증을 완화시키는 데 도움이 되는 약임을 알리고 음식물과 함께 섭취해야만 된다고 알린다. 만약 씹어 먹는 정제가 처방되었다면 환자로 하여금 철저하게 씹고 충분한 물을 섭취도록 알린다. 만약 용량투여를 빠트렸다면 환자는 가능한 한 빨리 약물섭취를 하도록 하고, 두 배의 용량을 섭취하면 안 된다.

평가

- 임신 전의 정상적 장기능이 회복되는 여부를 평가한다.

예방접종

Rh_0(D) 면역 글로불린

혈액에 Rh 인자가 없는 Rh− 환자는 Rh+와 Rh− 중 하나를 가진 태아를 임신할 수 있다. 임신 중 태아혈액의 아주 작은 양도 태반을 지날 수 있다. 또한, 임신중절(자연적, 치료적 또는 유도된), 양수천자, 자궁외임신, 전치태반 및 태반조기박리 등이 산모와 태아의 혈액이 섞이게 만든다. 그 결과, anti-D 항체는 Rh+ 태아를 가진 Rh− 산모에게서 발달하게 된다. 이러한 항체 발달을 가진 산모는 감작된다(그림 49−1). 만약 산모와 태아가 모두 Rh−라면 부적합으로 인해 산모의 항체반응이 유발될 일은 없다. 그러나 만약 태아가 Rh−라면 Rh+ 산모는 Rh 감작에 놓이게 된다. IgM은 형성이 되어도 태반을 통과하지 못하지만 IgD 항체가 발달하면 이는 태반을 건너가 태아적혈구의 D 항원과 동종면역반응을 일으키고 다음 임신차수의 아기의 적혈구에 용혈을 일으킬 수 있다. 태아기의 D 동족면역은 대략 1−2%의 Rh− 여성에게서 나타난다. 알려진 바로는, 차후의 임신을 했을 때 더 빠른 IgG(두 번째의) 면역반응이 일어나고, Rh+ 태아의 용혈가능성이 높아지는 것으로 밝혀졌다. 일단 만들어진 방어항체는 일생 동안 유지되며, 차후의 임신에서 태아에게 용

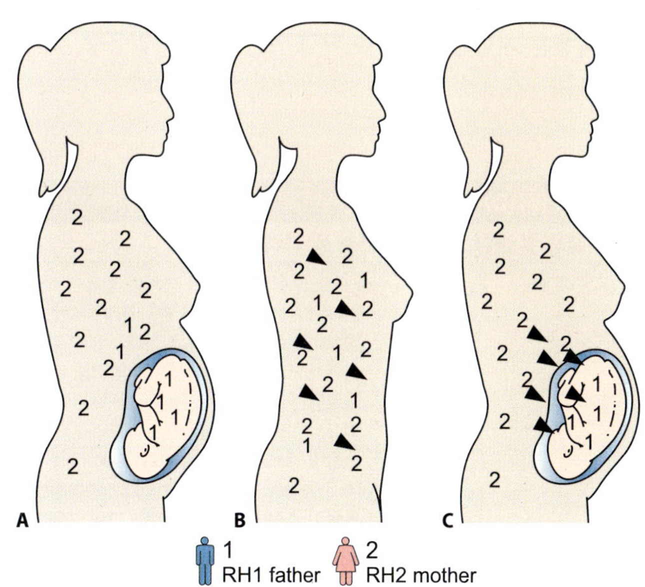

그림 49-1 Rh 예방접종의 이해. A, 임신 혹은 분만 동안 적은 양의 태아혈액이 산모순환에 들어 갈 수 있다. B, 산모가 Rh−이고 Rh+ 아기를 임신했을 때, 산모의 면역계는 Rh_0[D] 항체를 생산함으로써 반응한다. C, 이어지는 임신에서 이들 항체는 태반을 통과해서 태아순환계로 들어간다. 태아가 Rh− 양성일 때, anti-Rh_0[D] 항체는 태아적혈구를 공격하고 용혈을 야기한다.

혈성 문제를 가져다 줄 수 있다. 산모의 혈액은 D 항체 확인을 위해 임신초기와 임신 26–28째 주에 검사한다. 인간 D 면역 글로불린(RhoGAM, Rh_o[D] 면역 글로불린)은 routine 으로 산모와 태아의 혈액이 섞일 수 있는(임신중절 후, 절박유산, 산과적 트라우마, 산과적 촉진 또는 자궁외임신) 경우에 투여한다. 만약 임신중절이 임신 12주 이하에서 일어난다면 2.5mL의 Rh 부적합적혈구가 투여됐을 경우에 극소량의 D 면역 글로불린이 투여된다. 산후 기간 동안 Rh_o(D) 면역 글로불린은 72시간 안에 투여되어야 한다. 그러므로 양수검사, 융모망채취, 피부경유 탯줄혈액채취 이후 임신 26–28주의 분만 전 예방에서 신생아가 Rh+로 판명되면 산후에 최대치의 투여(300mcg)가 이루어진다. 태반분리, 전치태반, 제왕절개분만 또는 비자연적 태반제거를 한 여성은 Kleihauer-Betke 분석(혈청검사)를 받아야 한다. 왜냐하면 15mL 이상의 태아–모체의 Rh+ 적혈구출혈이 일어날 수 있으며, Rh_o(D) 면역 글로블린의 투여량 증가를 필요로 하기 때문이다. 15mL 이상의 Rh+ 적혈구가 의심되면 근사치의 투여량을 결정하기 위해 태아의 적혈구 수치를 측정해야 한다.

실제 또는 잠재적인 Rh+ 혈액에 노출된 후에 감작되지 않은 Rh– 환자에게 Rh_o(D) 면역 글로블린(RhoGAM)를 투여함으로써 Rh 감작과정은 예방될 수 있다(표 49–4).

유해반응

부작용은 저혈압, 오한, 어지럼, 열, 두통, 가려움증, 복부통증, 설사, 그리도 주사부위반응(불편, 가벼운 통증, 발적, 붓기)이 있다.

풍진 백신

'German measles'라고도 불리는 산모의 풍진은 재태기간에 따라 태아에게 치명적인 감염을 일으킬 수 있다. 만약 면역이 없는 여성(풍진 수치 <1:10 또는 음성 수치)이 임신 첫 3개월간 그 바이러스에 접속하면 임신중절과 **선천성 풍진증후군(congenital rubella syndrome**, 태아에게 바이러스가 태반을 통해 감염)과 관련한 신경 및 발달상의 후유증이 나타날 수 있다. 백내장, 녹내장, 귀먹음, 심장결함 및 지적장애가 이 증후군과 함께 발견된다. 임신 첫 3개월 이후 감염이 발생했을 때는 태아의 발달단계로 인해 태아에 미치는 피해가 덜 위험하다. 산모나 선천성 풍진증후군에 대한 치료법은 없다. 가임기의 여성의 풍진에 대한 면역과 예방만이 방법이다(표 49–5).

유해반응

부작용은 일반적으로 가볍거나 일시적이다. 주사부위의 화상이나 통증이 백신의 산성 pH에 의해 나타난다. 국소의 임파선염, 두드러기(알레르기 반응에 의한 피부발진), 발진, 권태, 인후통, 열, 두통, 다발신경염, 관절통 및 중간 정도의 열이 가끔 발견된다.

표 49-4 RH_o(D) 면역 글루불린

투여경로 및 용량	응용 및 고려사항
삼각근에 IM	Rh 요소(D 항원)에 대한 항체를 힘유한 사람의 혈청으로부터 준비된 감마 글로불린의 멸균농축용액은 또한 anti–Rh_o(D)를 발현한다. 비감작, Rh_o 음성 환자에게 투여한다. 태아 Rh– 양성 혈액에 노출된 Rh– 음성 환자에게서 활성 항체반응과 anti–Rh_o(D)을 억제한다. 이어지는 임신에서 Rh– 양성 태아와 신생아에서 태아 RBC의 용혈을 일으키는 항체를 산모가 만들기 전에 산모혈청에서 Rh– 양성 태아세포의 파괴를 촉진한다. 혈소판감소증, 출혈질환 및 IgA 결핍인 환자에게서 주의를 하며 사용한다. 면역 글로불린 혹은 thimerosal에 과민하거나, 3개월 전에 Rh_o(D)– 양성 혈액을 수혈한 환자 혹은 이전에 Rh_o(D)에 민감한 경우 금기이다. 산모순환에 들어가는 RBC의 양이 <15mL라면 1바이알(300mcg)이 산모감작을 예방한다. 만약 추청 태아혈액과 산모의 혼합이 >15mL라면, 추가로 300mcg를 투여한다. 산모–태아 혈액 혼합이 >15mL일 때 태아 RBC는 적절한 용량을 결정하는 데 이용된다. 모유에서 분비됨(신생아에는 흡수 안 됨). 유해반응: 무력감, 거대비장, 빌리루빈 증가, 근육통, 발열과 주사부위의 통증이 가장 흔함. 임신범주: C; t½: 23–26d
300mcg(1 vial)(표준용량)	음성 직접 및 간접 Coombs 검사와 더불어 예방차원에서 26–28wk와 다시 정상 분만 후(72시간 내)에 투여한다. 또한, 300mcg(표준용량)을 양수천자, 융모 샘플링, 경피제대혈액채취법(percutaneous umbilical blood sampling), 복부외상, 산부인과 처치, 자궁외임신 혹은 어떤 임신 단계이든 절박유산 등의 경우 투여한다. 만약 Kleihauer–Betke 분석이 큰 태아–모체 혈액수혈((>15mL Rh 양성 RBCs)이 일어난 것으로 보여 준다면 표준용량보다 큰 용량을 투여한다.
50mcg(1 vial)(microdose)	만약 2.5mL 미만의 RH 비호환 RBC를 투여했다면 임신 12주 전 임신중절한 후에 투여한다.

d,Day 일; IgA, immunoglobulin 면역 글루불린; IM, intramuscular 근육내; mo, month 달; RBC, red blood cell 적혈구; t½, half–life 반감기; wk, week 주; >, greater than 초과; <,less than 미만.

표 49-5 풍진 바이러스 백신, 생, MSD

투여경로 및 용량	응용 및 고려사항
subQ 투여: 0.5mL를 상완 외측으로	풍진에 대한 면역을 위한 생바이러스 백신(풍진, German measles). 단일용량 혹은 다수용량 바이알을 사용하여 모든 사람에게 동일한 용량. 백신과 동시에 면역혈청 글로불린(ISG)을 투여하지 말라. 임신 여성 및 neomycin 그리고/혹은 gelatin에 아나필락시스 반응을 보이는 환자, 열성 호흡기질환 혹은 다른 열성 감염 환자, 활성형 비치료 결핵 혹은 면역결핍 상태에서는 금기이다. 백신을 접종한 사람은 바이러스를 없앨 수 있으나 전달은 하지 않는다. 혈액 혹은 혈장 수혈 및 사람혈청 면역 글로불린 투여 후 3개월 동안 백신 접종을 미루어야 한다. 만약 반복 titer가 6–8wk 후에 사라진다면 혈액약물을 투여받은 환자는 백신을 접종을 하여 seroconversion이 일어나게 해야 한다. 모유로 분비되기 때문에 주의를 해야 한다. 풍진은 기형유발이 가능하기 때문에 투여 후 4주간 피임약을 사용하는 것이 환자에게 중요하다. 풍진 titer는 투여 후 3개월에 재검사를 해야 한다. 부작용: 작열감, 주사부위통증, 근육통, 발열, 두통, 주사 후 2–4wk 동안 약한 발진, 주사 1–10wk 내에 1–3d 간의 관절통 임신범주: C

d,Day 일; mo, month 달; subQ, subcutaneous 피하; wk, 주.

간호과정
환자-중심 협력간호

Rho(D)면역 글로불린

사정

- 모든 출산 전 환자의 혈액형과 Rh 상태를 결정한다.
- 환자에게 있어 그녀 자신과 그녀 파트너의 Rh 상태에 대한 이해를 조사한다.
- 환자에게 이전 임신과 그들의 결과에 대해 질의한다. 환자가 Rh_o(D) 면역 글로불린을 투여받은 적이 있는지의 여부를 물어본다.
- 분만 시에 환자와 영아의 Rh 혈액검사에 대한 기관의 원칙을 따른다.
- 분만 후 신생아의 Rh형에 대해 데이터를 조사한다. 만약 신생아가 Rh–라면 약물이 필요하지 않다. 만약 신생아가 Rh 양성이고 엄마가 Rh 음성이라면 엄마가 감작되지 않고 신생아는 음성 방향의 Coombs 검사를 받고 산모는 항체생성 혹은 감작을 방지하기 위해 주사를 맞도록 해야 한다.
- 약물투여 전에 환자에게 동의서를 받아야 한다. 만약 약물이 거절되었다면 일부 부서에서는 거절양식을 요구한다.
- 면역 글로불린 약물에 대해서 알레르기 과거력이 있는지의 여부를 사정한다.

간호진단

- 모체/태아 Rh 부적합 및 감작과 관련되어 있는 지식부족
- Rh_o(D) 면역 글로불린 목적의 작용 및 부작용과 관련되어 있는 지식부족

계획

- 분만 혹은 유산 후 72시간 내에 지시된 대로 환자는 Rh_o(D) 면역 글로불린을 투여받을 것이다.
- 환자는 연속되는 임신 동안에 Rh 감작 및 작용에 대해 토론이 가능하게 될 것이다.

간호중재

- Rh 워크업과 투여받는 약물에 대한 환자의 반응에 대해 서류화한다. 음성보고에 있어 정보를 기재하고, 기관 원칙을 사용한 환자의 기록에 있어 정보를 사용한다.
- 약물투여 전에 바이알과 검사실 슬립에 있어 동의 여부를 체크한다. 만기일을 체크한다. 해당되는 숫자에 대해 인식 밴드와 검사용지를 체크한다. 검사실 혹은 혈액은행에 요구되는 슬립을 되돌린다.
- Rh_o(D) 면역 글로불린을 투여한다. 임신주수 및 노출과 경로에 따라서 또는 제공자의 처방과 기관에 따라서 용량을 결정한다(마이크로용량/표준용량). 근육내주사를 실시한다. 분만 후 72시간 내에 삼각근에 정상적으로 투여하지만, 만약 72시간 이상이 경과되었다면 28일까지 가능한 한 빨리 약물을 투여한다. 미미한 정도의 보호가 약이 된다.
- Rh_o(D) 면역 글로불린의 정맥내주사가 가능하다. 빈도는 적은편이다. 의료진의 처방과 용량을 체크한다. 정맥내투여를 위해 생리식염수에 재구성한다. 섭씨 2–8도 사이로 보관한다.
- 아나필락시스를 치료하기 위해 epinephrine을 준비한다.

환자교육

일반

- 약물의 작용, 목적 및 부작용을 설명한다.
- 약물투여 후 3개월 동안 생바이러스 백신을 피하도록 환자에게 조언한다. 
- 환자의 개인건강기록에 있어 투여 날짜를 문서화하여 제공한다.

평가

- Rh_o(D) 면역 글로불린의 필요성에 대한 환자의 이해를 평가한다.

분만 직후 신생아에게 투여되는 약물

분만 직후 신생아에게 투여되는 약물은 (1) 눈감염 예방을 위한 erythromycin 안연고(미국공중보건법 및 모든 주에서 제공), (2) 태아의 출혈을 막기 위한 비타민 K(Phytonadione, Mephyton)이다(표 49-6). 출산 후 첫 몇 시간 동안은 항감염제를 탯줄에 바른다(예, 알코올, brilliant green/proflavine hemisulfate/gentian violet). 그러나 문헌에서는 어떠한 연고제도 바르지 않는 "건조제대관리법"을 지지한다.

부작용 및 유해반응

Erythromycin 안연고. 부작용으로는 신생아의 약 20%에서 화학물질성 결막염이 일어나며, 24-48시간 정도 지속되는 부종과 염증이 나타난다. 이는 산모와 신생아의 눈맞춤을 방해할 수 있다.

Vitamin K. 부작용으로는 주사부위의 통증과 부종이 있다. 두드러기나 발진과 함께 나타나는 몇 가지 알레르기 반응이 보고되었다. 더 많은 양의 투여를 한 신생아들은 결합부위의 경쟁으로 인한 고빌리루빈혈증과 황달을 보일 수 있다.

퇴원 전 신생아 기간 동안의 예방접종

미국소아과학회와 질병통제예방센터(CDC)는 B형 간염 바이러스(HBV)에 대한 예방접종을 신생아 기간에 시작해야 한다고 권장하였다. B형 간염 바이러스감염은 성인기의 심각한 장기간의 간질환, 암 및 죽음에 이르게 할 수 있다. 예방접종의 목적은 사람들의 바이러스 만성 보균자의 숫자를 줄여 HBV 감염을 예방하는 것이다.

임신 중 HBV 감염은 주로 분만 중에 수직적으로 일어난다. 재조합 B형 간염(엔제릭스-B, 리콤비박스)은 신생아에게 수동면역을 제공한다(표 49-7). 현재는 신생아에게 재조합 B형 간염(Engerix-B, Recombivax HB)을 투여하고, 적절한 때에 B형 간염 면역 글로불린(hepatitis B immune globulin, HBIG) 주사를 산모의 HBsAg의 양성/음성 상태를 기반으로 한 의료규칙에 따라 전외측의 허벅지근육 내에 투여한다. 이 주사는 투약 전 산모의 동의를 필요로 한다. HBsAg- 산모에게서 태어난 아기는 재조합 B형 간염만 맞게 된다. 반면, HBsAg+ 산모에게서 태어난 아기는 B형 간염 면역 글로불린과 B형 간염 백신을 출산 12시간 안에 각각 다른 부위에 동시에 근주해야 신생아 90%의 감염을 막을 수 있다. 가능한 한 빨리 산모의 HBsAg 상태를 확인해야 한다. 만약 산모의 HBsAg의 상태가 확실하지 않는 경우 분만 12시간 안에 B형 간염 예방주사를 투약해야 한다. 만약 산모가 HBsAg+인 경우에는 늦어도 출생 후 1주일까지 신생아에게 B형 간염 면역 글로불린이 투여될 수 있지만, 출생 12시간 안에 투여하는 것이 마땅하다.

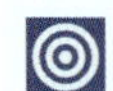

간호과정
환자-중심 협력간호

홍역-볼거리-풍진 백신

사정

- MMR 백신의 필요성을 결정짓는 과거력 및 검사실결과를 검토한다.

표 49-6 분만 직 후 신생아에 투여하는 약물

일반명(상품명)	투여경로 및 용량	응용 및 고려사항
erythromycin ophthalmic ointment(Ilotycin Ophthalmic)	분만 후 1시간 내에 1/2인치 리본의 연고를 각각 눈의 하부 결막낭에 투여한다(내부 안각에서 시작)	시력소실을 야기할 수 있는 임질구균결막염과 클라미디어결막염의 예방[**신생아안염(ophthalmia neonatorum)**]. 감염원은 산도(birth canal)이다. 멸균상태의 미네랄 오일과 흰 petrolatum 항생제(erythromycin)를 포함. g당 농축된 실균 및 정균제 작용을 가지며 존재하는 세균을 대상으로 한다. 미국에서는 의무적으로 투여한다. 부작용: 화학적 결막염(부종, 염증 24-48h)
phytonadone, Vitamin K1(Mephyton, Aqua-MEPHYTON)	출생 후 1시간 내에 외측광근(선호됨) 혹은 대퇴직근에 0.5-1mg IM(용량에 대한 의료진 혹은 기관 상시 처방)	신생아의 출혈성 질환을 예방한다. 항응고제 길항제. 비타민 K_1의 액체 현탁용액. 신생아는 태반을 통해 적절한 비타민 K를 공급받지 않고 제한된 정상 미생물상(normal flora)으로 인해 충분한 비타민 K를 합성하지 못한다. 그러므로 간에서 응고인자합성이 저해되고 낮은 prothrombin 농도의 증거가 된다. Phytonadione은 천연 비타민 K와 동등하게 응고인자생성을 증진시킨다. 임신기간 동안 경구용 항응고제, 항경련제, 항결핵제 혹은 최근 항생제를 투여받은 산모의 신생아는 첫 주사 이후 6-8h에 고용량을 필요로 한다. 부작용: 주사부위에 통증 및 부종, 두드러기와 발진을 포함하는 가능한 과민반응, 고용량을 투여받은 사람은 고빌리루빈혈증과 황달을 보인다.

h, hour 시간; IM, intramuscular 근육내.

표 49-7 신생아 기간에 B형 간염 백신 접종

일반명(상품명)	투여경로 및 용량	응용 및 고려사항
B형 간염 백신(Engerix-B, Recombivax HB)	HBsAg-음성, HBs-양성 혹은 모르는 HBsAg 상태를 가진 산모의 신생아: Engerix-B: 출생 후 12시간 내에 0.5mL(10mcg); 1-2mo에 두 번째 용량투여 그리고 24주(6 mo) 이후에 최종 용량투여. 출생 후 첫 용량으로 Recombivax HB: 0.5mL(5mcg) IM, 1mo 및 6mo에 반복투여함.	모든 종류의 HBV에 대한 수동면역을 제공하는 재조합백신. 산모의 HBsAg 상태에 관계 없이 모든 신생아에게 투여한다. 주사 후 HBV 보균자가 될 수 있는 위험 때문에 급성 B형 간염을 가진 산모 혹은 아이 돌봄제공자의 12mo 미만의 백신접종을 하지 않은 신생아(또한 HBV 백신 시리즈 시작). 외측광근(선호됨) 혹은 대퇴직근으로 근육내주사 실시; 결코 IV하면 안됨. 3번 용량투여 후 90%를 초과하는 신생아 혹은 아이들이 95-99% seroconvert가 된다. Seroconvert의 보호는 1회 추가 접종으로 3-7y 지속된다. 백신 혹은 효모의 성분에 과민한 사람은 금기이다. 신생아 부작용: 주사부위에 부종, 열감, 발적 및 경결(induration)을 동반한 쓰림. 임신범주: C HBsAg-양성 산모의 신생아는 HBIG 0.5mL를 또한 투여받아야 한다. 출생 후 12시간 이내에 IM 한다. 분리된 위치(반대 대퇴 부위)에 B형 간염 백신 첫 용량을 동시에 투여한다. 출생 후 7일 이내에 산모의 양성의 결과를 보이는 HBsAg-알려지지 않은 상태의 산모의 신생아는 백신을 투여하지 않은 대퇴에 HBIG를 IM한다.

h, Hour 시간; HBIG, hepatitis B immune globulin B현 간염 면역 글로불린; HBsAg, hepatitis B surface antigen B형 간염 표면항원; HBV, hepatitis B virus, B형 간염 바이러스; IM, intramuscular 근육내; IV, intravenous 정맥내; mo, month 달; y, year 년; >, greater than 초과.

- 1:8/1:10 미만의 풍진 역가, 음성 혹은 비면역화는 MMR 백신 투여에 대한 필요성을 나타낸다.
- 만약 환자가 다음 사항의 어떤 것이라도 언급을 한다면 MMR 백신은 금기이다.

  전혈수혈, 혈장수혈 혹은 인간면역혈청 글로불린을 지난 3개월 이내에 투여한 증빙자료.

  Neomycin, gelatin 혹은 gelatin 포함 약물에 대해 아나필락시스 혹은 아나필락시스 유사반응의 과거력.

  1개월 이내에 다른 바이러스 백신에 대한 증빙자료.

  면역억제, 방사선치료, 치료되지 않은 활성형 결핵(TB), 에이즈 혹은 증상적 HIV.

  골수나 림프계에 영향을 미치는 혈액이상, 백혈병, 모든 유형의 림프종 혹은 기타 악성 신생물.

  열성 혹은 호흡계 질병 혹은 기타 급성 질환들.
- 환자가 Rh_o(D) 면역 글로불린을 투여받는 후보가 될 수 있는지의 여부를 결정한다. 두 가지 약물을 모두 투여하면 풍진항체를 억제할 수 있고, 이는 약 3개월 내에 풍진의 역가를 재검사할 필요가 있음을 나타낸다.

간호진단

- 풍진감염과 관련된 지식부족 및 가임 연령의 환자에 있어 예방의 이득과 관련된 지식부족
- 면역성의 결핍에 대한 이차적으로 순차적인 연속적인 임신에 있어 풍진감염과 관련된 태아손상의 위험.

계획

- 환자가 풍진에 대해 보호하기 위해서 MMR 백신을 투여받을 것이다.
- 환자는 피하주사 후 4주 동안 임신을 예방할 계획을 가질 것이다.

간호중재

- 백신을 빛으로부터 보호하고 2-8℃ 사이에 재구성 전에 보관한다. 
- 제공된 희석액과 재구성하고 8시간 이내에 투여한다. 상완바깥쪽에 피하로 0.5mL의 백신을 투여한다. 정맥내투여를 하지 말라. 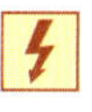

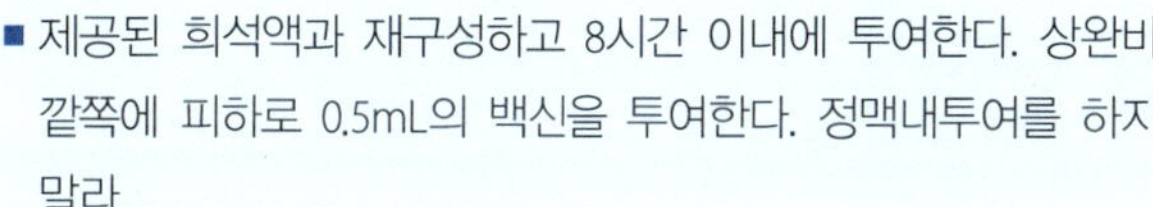

- 만약 투베르쿨린 피부검사를 실행했다면 풍진 백신 전에 투여하거나 풍진 백신과 동시에 투여한다. 만약 MMR을 투베르쿨린 피부검사 전에 투여했다면 MMR 투여 후 4-6주까지 투베르쿨린 피부검사를 역리한다. 만약 동시에 투여했다면 맨톡스(Mantoux)검사를 실시한다.

기술: 재구성

- 단일용량 바이알, 모든 양의 희석액을 실린지로 뽑아낸다.
- 전체용량을 건조시킨 백신 바이알로 주사하고 철저하게 믹스시킨다.
- 주사기 안으로 전체 양을 뽑아내고 재구성된 백신 전체 양을 주사한다.
- 아나필락시스 반응인 경우에 즉시 사용하도록 epinephrine을 준비한다. 
- 백신접종이 이루어진 구두보고와 서류작업에 있어 명확히 한다.
- 투여날짜, 제조번호, 제조사 이름, 타이틀을 기관정책에 맞추어 기록한다.

환자교육

일반

- 환자로 하여금 풍진에 대한 면역의 중요성을 토론하고 면역상태를 결정짓는 타이틀을 확보할 필요가 있는 데에 대한 환자의 이해도를 돕는다.
- 백신 주사 후 4주 동안 효과적인 피임의 중요성을 토론한다. 선택되는 피임방법을 규명하고 지침을 서류화한다.

■ 비록 환자가 임신하고 면역이 되지 않았더라도 주사를 투여받은 어린이들 근처로부터 그녀에게 대한 위험이 없음을 환자로 하여금 확신시켜 준다.
■ 만약 산모가 $Rh_o(D)$ 면역 글로불린을 투여받았다면 3개월 동안 역가를 재검사하도록 환자에게 권유한다.

부작용

■ 가장 흔한 부작용은 주사부위에 작열감과 따끔거리는 통증이다. 일부는 근육통, 발열, 두통 및 약한 발진을 2–4주 동안 경험할 수도 있다. 주사 후 1–10주 정도에 일부는 1–3일 동안 지속되는 관절통증을 경험할 수도 있다.

평가

■ MMR 백신의 필요성을 평가하고 1:8/1:10(기관검사) 면역이 되지 않거나 음성 역가보다도 미만인 역가의 환자에게 투여를 평가한다.

간호과정
환자–중심 협력간호

분만 후 신생아에게 투여하는 약물

사정

Erythromycin 안연고

■ 과민반응에 대해 신생아를 평가한다.

Phytonadione, Vitamin K

■ 탯줄로부터 혹은 주변 부위, 코, 위장관계 및 일반적인 출혈에 대한 신생아를 조사한다.

간호진단

■ 신생아에 있어서 감염과정 혹은 일과성 저프로트롬빈 수치와 관련된 신생아 손상의 위험

계획

■ 신생아는 분만 후 일반적으로 투여하는 약물에 의한 부작용을 최소한 혹은 경험하지 않게 될 것이다.

간호중재

Erythromycin 안연고

■ 이 기간 동안 부모와 신생아 사이에 눈의 접촉에 의한 연결을 조장한다. 그러나 출산 후 1시간 이상은 지연시키지 말라.
■ 안연고를 투여할 시 장갑을 착용한다. 투여 전에 신생아의 보온장치 밑에 연고 튜브를 두지 말라.
■ Phytonadione과 B형 간염 주사 투여 전에 erythromycin 안연고를 적용한다. 주사 후 아기가 울 수 있고, 이로 인해 안연고를 투여하는 것이 더욱 어려워질 수 있다.
■ 각각 눈에 하방결막망의 안쪽 안각에서 바깥쪽 안각으로 erythromycin 안연고를 투여한다(1cm 길이의 안연고 리본). 연고를 적용시키는 도구와 눈을 직접 접촉시키지 말라.
■ 투여한 후에 눈을 감으면 연고가 더욱 골고루 퍼진다. 1분 후에 과다연고를 제거하기 위해 거즈로 눈을 훔친다. 약을 적용한 후에 눈에 자극을 주지 말라.

Phytonadione, Vitamin K

■ 약물의 광과민으로 인해 빛으로부터 약을 보호한다.
■ 약을 주사하기 전에 전방측방 부위를 깨끗이 한다. 만약 알코올이 사용되면 약물투여 전에 건조시킨다.
■ 투여 시에 장갑을 착용한다.
■ 만약 phytonadione이 유리 바이알에 들어 있다면 필터 바늘이 장착된 주사기로 약물을 취한다. 바늘을 교체하고 25게이지 바늘을 사용하고 5/8인치 바늘로 외측광근 근육으로 약물을 투여한다.
■ 투여 전에 신생아의 다리를 고정한다.
■ 주사부위에 대해 부종과 염증이 있는지를 관찰한다(그림 49–2).
■ 포경수술 전에 약물을 투여한다.

환자교육

Erythromycin 안연고

■ 약물작용, 목적 및 부작용에 대해 부모에게 알린다. 약물투여는 미국에서 의무사항임을 부모에게 조언한다.
■ 24–48시간 동안 눈 주변에 부종이 사라질 것이라고 부모에게 말한다.
■ 눈에 대한 예방적 차원의 약물투여는 연방 및 주에서 의무사항이고 연고로부터 시력에 대한 위험이 없음을 설명한다.

Phytonadione

■ 약물작용, 목적 및 부작용에 대해 부모에게 설명한다.

평가

■ 특히 phytonadione 투여 후 2–3일에 신생아의 출혈이 있는지를 평가한다.
■ 약물과민반응 혹은 부작용에 대해 평가한다.
■ 신생아에 투여한 약물에 대해 환자의 보호자의 이해도를 평가한다.

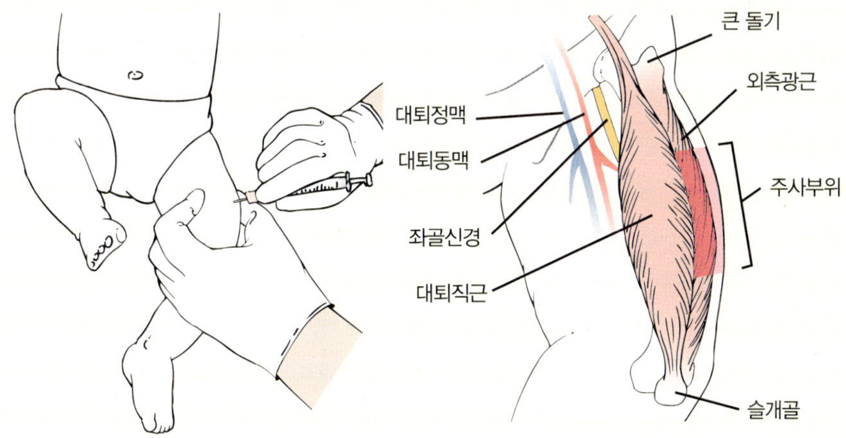

그림 49-2 출생 직후 신생아의 근육내 주사부위

간호과정
환자-중심 협력간호

B형 간염 백신

사정

- 산모의 HBs 항원 상태에 대한 분만 전 검사실 데이터 기록을 점검한다. 신생아가 B형 간염 백신을 단독으로 투여하거나 HBIG와 함께 투여될지를 평가한다.
- 예방접종, 목적 및 소아예방접종 스케줄에 대한 부모의 지식 여부를 평가한다.
- 효모에 대한 과민반응을 평가한다(재조합 Hb). 투여 전에 신생아 백신에 대한 산모의 동의서를 평가한다.

간호진단

- B형 간염 산모예방 및 소아예방접종 스케줄에 관련된 지식부족
- 산모 B형 간염과 관련된 신생아 손상

계획

- 퇴원 전에 신생아는 B형 간염 백신의 정확한 용량을 투여받을 것이다. 만약 산모가 HBs 항원 양성이라면 출생 후 12시간 이내에 HBIG 0.5mL가 최선이다.
- 신생아 보호자는 일차 의료진과 진료 예약 스케줄을 지킬 것이고 현재 예방접종 스케줄에 의해 권장된 어린이 예방접종을 지속하는 계획을 말해 준다.

간호중재

- 약물을 추출하기 전에 바이알을 잘 흔든다.
- 만약 약간의 흰색의 혼탁액이 있다면 버린다.
- 약물 주사 전에 전방측부 위치를 청결히 한다. 만약 알코올이 사용된다면 약물투여 전에 잘 말린다. 바이알의 내용물 전체를 주사한다. 희석시키지 말라.
- 알레르기 반응에 대해 epinephrine을 준비한다.
- 만약 산모가 B형 간염 백신 혹은 HBIG를 거부한다면 산모와 신생아 의무기록에 표시한다. 기관 원칙을 평가한다. 대부분의 기관의 서류화된 약물거절항목 그리고 또한 지역사회의 보건기관에 알려야 한다. 기관의 원칙에 있어 주사 후의 신생아 체온을 모니터링한다.
- 외측대퇴근에 근육내주사를 실시한다.
- 차트에 약물주입과 위치를 기록한다.
- 제품번호, 유효기간, 이름, 타이틀을 차트에 기록한다.
- 약물을 2–8℃ 사이에서 보관한다.
- 얼리지 말라(냉각되면 약물강도가 파괴된다).
- B형 간염 백신과 HBIG를 혹은 Haemophilus B 백신과 혼돈하지 말라. 이들 약은 다른 용량을 가지기 때문이다. 

환자교육

-  신생아에 있어서 산모의 HBs 항원 양성 혹은 HBs 항원 음성 상태에 대한 환자의 영향을 알린다. 그리고 이들에게 중재를 권유한다.
- 예방접종을 위해 환자로 하여금 서류를 읽게 하고 동의서에 서명하도록 한다. 기관의 원칙에 있어 신생아 차트에 원본과 복사본을 둔다. 현재 면역 스케줄에 의해 권장되는 것처럼 어린이 예방접종에 대해 보호자에게 설명하고 약물투여에 반복이 필요함을 그들에게 알린다. 예방접종 스케줄에 대한 인쇄된 정보를 신생아 부모에게 제공한다. 또한, 신생아 예방접종 기록도 알려야 한다. 신생아 예방접종 기록에 B형 간염 백신의 투여를 서류화한다.

평가

- 신생아에 대해 B형 간염 백신의 필요성에 대한 부모의 이해도를 평가한다.

핵심 웹사이트

Centers for Disease Control and Prevention: Birth Defects: www.cdc.gov/ncbddd/birthdefects/index.html

National Institutes of Health: National Institute of Child Health and Human Development: www.nichd.nih.gov/womenshealth/

Postpartum: www.babycenter.com/postpartum-health

학습 질문

1. 환자가 그녀의 아기가 비타민 K 주사를 왜 맞는지 질문했을 때 가장 좋은 답변은?
   a. 비타민 K가 신생아의 혈소판수를 늘인다.
   b. 신생아의 간은 비타민 K를 만들기에는 너무 미성숙하다.
   c. 신생아는 장내 상재균총이 없어서 비타민 K를 합성할 수 없다.
   d. 생후 6일까지는 골수에서 비타민 K를 만들지 않는다.

2. 분만 후 환자 상태를 점검할 때, 간호사가 1.5시간 동안 패드 2장 정도를 적신 것을 확인하였다. 우선해야 할 간호중재는?
   a. 자궁 기저부가 만져지고, 늪 같이 빠지는 느낌이 들면 마사지한다.
   b. Pitocin 정주를 준비한다.
   c. Methylergonovine 투여를 준비한다.
   d. 산모의 혈압과 맥박을 측정하여 저혈량성 쇼크인지 확인한다.

3. 분만 후 2시간째 환자가 회음부 절개 부위의 통증을 호소하였다. 가장 효과적인 간호중재는?
   a. 20분간 좌욕
   b. 회음부에 냉찜질 압박 적용
   c. hydrocortisone acetate 좌약 적용
   d. hydrogel 패드를 부위에 사용하는 법을 가르침

4. 분만 후에 환자가 퇴원할 예정이다. 환자가 풍진 음성이어서 간호사는 MMR 예방주사를 투여하였다. 환자에게 가르쳐야 할 지침은?
   a. 1주일간 면역력이 약화된 사람들을 피한다.
   b. 적어도 3개월간 분만 전에 먹던 비타민을 지속해서 복용한다.
   c. 앞으로 1개월간은 피임을 확실히 한다.
   d. 2주까지 매일 ibuprofen 800mg 3번 복용한다.

5. 신생아에게 투여 전에 엄마에게 동의서를 받아야만 하는 약제는?
   a. Erythromycin 안연고
   b. Phytonadione
   c. B형 간염 예방주사
   d. Betamethasone

6. 분만 후 퇴원시점에 환자에게 MMR 예방주사를 투여하기 전에 간호사가 환자의 알레르기 병력을 점검하고 있다. 다음 중 환자가 어떤 것에 알레르기가 있음을 확인한 후 의사에게 알려 예방접종을 중단해야 하는가?
   a. 빵효모
   b. 달걀
   c. 오리고기와 깃털
   d. Neomycin

7. 간호사가 신생아에게 phytonadione 투여를 준비하고 있는 최근에 졸업한 신참 간호사에게 조언과 도움을 주고 있다. 신참 간호사가 어떤 근육에 주사를 하면 더 가르침이 필요한가? (맞는 답을 모두 고르시오)
   a. Anterolateral thigh
   b. Vastus lateralis
   c. Rectus femoris
   d. Gluteus maximus
   e. Vastus medialis

8. 간호사가 신생아에게 안약을 투여할 준비를 하고 있다. 다음 중 약물에 대한 어떤 사실을 가르쳐야 하는가?
   a. 매독 양성 반응을 보인 엄마의 아이는 이 약을 투여받아야 한다.
   b. 안연고를 안에서 밖으로 눈 아래 바닥쪽에 투여한다.
   c. 이 약을 선천성 백내장을 예방한다.
   d. 직접 Coombs 검사에 음성을 보일 때 유아는 이 약을 투여받아야 한다.

9. 분만 후 환자를 평가하였더니, 15분 이내에 패드 1장이 적셔지고 자궁이 늪 같이 푹 빠지는 느낌이 있다. 분만 후 15분째 활력징후는 체온 37.6도, 맥박수 92회/분, 호흡수 18회/분, 혈압 142/86mmHg였다. 간호사가 자궁저부를 마사지했다. 환자평가에 근거해서 다음 중 어떤 약을 중단하는 것이 가장 적절한가?
   a. Carboprost(Hemabate) 0.25 ampule 근주
   b. Methylergonovine(Methergine) 0.2mg 근주
   c. Oxytocin(Pitocin) 20단위를 링거액 1000mL에 섞어서 정주
   d. 링거액을 덩어리로 투여

10. 막 태어난 아기가 신생아실에 입원할 때, 간호사가 엄마의 병력을 점검한다. 간호사는 다음 중 엄마의 어떤 감염질환을 특별히 중요하게 평가해야 하는가? (맞는 답을 모두 고르시오)
    a. 풍진
    b. A형 간염
    c. B형 간염
    d. HIV/AIDS
    e. B형 연쇄상구균

11 막 태어난 아기의 엄마가 HBsAg 양성인데, 신생아실로 입원했을 때 다음 중 어떤 예방 주사가 적절한가? (맞는 답을 모두 고르시오)
    a. B형 간염 면역 글로불린
    b. HepB
    c. Haemophilus influenzae type b
    d. A형 간염
    e. Phytonadione

답: 1. c, 2. a, 3. b, 4. c, 5. c, 6. d, 7. a,b,d,e, 8. b, 9. b, 10. c,d,e, 11. a,b,e

50장

여성의 생식기계 건강과 폐경기에 사용되는 약물

학습목표

- 여성의 건강을 위해 성공적인 피임의 필요성을 인지한다.
- 일반적으로 처방되는 피임의 방법, 환자 선택, 작용기전, 부작용에 대해 설명한다.
- 성공적인 피임을 증진시키는 특정한 간호 활동을 알아본다.
- 피임과 가족을 위한 약물과 연관된 위험–이익–대안 교육을 포함하여 간호과정을 설명한다.
- 폐경기증상을 경험하는 여성을 위한 비약리학적 또는 약리학적 중재에 관한 정보를 제공한다.
- 골다공증에 사용되는 약물의 종류를 구별한다.
- 폐경기증상을 위한 약물과 연관된 위험–이익–대안 교육을 포함하여 간호과정을 설명한다.

여성은 생식주기와 폐경기에 특별한 건강관리가 필요하다. 여성의 생식주기는 **초경(menarche)**으로 시작하여 영구적인 월경의 중단인 **폐경(menopause)**까지 지속된다. 성공적인 피임은 가임기 여성의 건강을 위해 필수적이다. 폐경기에의 성공적인 적응, 폐경기증상의 조절, 지속적인 성적 건강은 더 나이든 여성의 건강을 위해 필수적이다. 이 장은 가임기와 폐경기 여성들이 사용할 수 있는 약물에 대해 다룬다.

Estrogen-Progestin 혼합약물

모든 estrogen-progestin **혼합약물(combined hormone contraception, CHC)**은 estrogen의 합성 버전과 progestin으로 알려진 혼합물을 포함한다. **Ethinyl estradiol(EE)**은 CHC 약물에 가장 흔히 사용되는 합성 estrogen이다. **Mestranol**은 더 오래된 형태의 estrogen으로 고용량(≥50mcg) 경구 혼합약물에서 발견된다. Mestranol은 체내에서 ethinyl estradiol로 전환된다. 고용량의 mestranol과 ethinyl estradiol이 포함된 피임약물은 특정한 상황에서만 처방된다. 저용량 피임 알약을 포함하여 새로운 CHC 약물들은 estrogen 성분으로 EE만을 포함한다. **Progestin**은 progesterone과 같은 작용을 하는 자연적 또는 합성호르몬이다. **Progesterone**은 여성의 난소에서 자연적으로 생산되는 성호르몬이다. **Progestogen**은 인공적으로 합성된 progesterone 성분을 말한다. 대부분의 progestin은 androgen에 속하는 스테로이드호르몬인 testosterone에서 유도된다. Progestin이라는 용어는 CHC 약물에서 사용되는 혼합물을 설명하는 데 쓰인다. Progestin은 피임의 작용을 할 뿐만 아니라 estrogen의 효과를 균형 잡히도록 하는 기능을 한다.

8가지의 서로 다른 종류의 progestin 중 하나가 CHC 약물에 사용된다. Norethindrone, norethindrone acetate, ethynodiol diacetate는 경구피임약에 사용되는 가장 초기의 1세대 progestin이다. 2세대 progestin은 noresthisterone, levonorgestrel(LNG)를 포함한다. LNG는 전 세계적으로 가장 흔히 사용되는 progestin이다. 3세대 progestin은 desogestrel(etonogestrel), gestodene, norgestimate를 포함한다. 3세대 progestin은 *new generation progestin*이라고도 하며, 초기의 progestin과 비교해서 지질과 탄수화물대사에 미치는 영향이 적고, 더 높은 효율성을 가진다. 또한, 이 장의 뒷부분에서 설명될 androgen의 부작용이 적다.

Drospirenone(DSRP)는 spironolactone에서 유래한 3세대 progestin이다. Spironolactone이 칼륨을 보존하는 이뇨호르몬이기 때문에 DSRP가 포함된 CHC 약물을 복용한 여성에서 혈청칼륨 수치를 높일 수 있다. 주사 형태로 나온 progestin인 medroxyprogesterone acetate(MPA)도 있다.

Estrogen의 양과 progestin의 종류가 생활성과 CHC 약물의 부작용을 결정한다. Estrogen과 progestin의 혼합은 제품이 estrogen과 같은 작용, progesterone과 같은 작용, androgen과 같은 작용을 하게 한다. Estrogen과 선택된 progestin의 혼합은 또한 자궁내막에 영향을 줄 수 있다. 성공적으로 수정을 막을 수 있는 가장 낮은 용량이 사용되어야 한다.

작용기전

CHC 약물의 estrogen 성분은 우성 난포(dominant follicle)의 생성을 막음으로써 배란을 억제한다. 우성 난포가 성숙되지 않으면 estrogen은 수치를 유지하게 되고 황체호르몬(luteinizing hormone, LH) surge를 자극하기 위한 estrogen의 최고치에 도달하지 못한다. Progestin 성분 또한 LH surge를 억제한다. LH surge가 억제되면 배란과 임신이 일어나지 않는다. 이처럼 약물에 의해 유도되거나 자연적으로 발생하는 배란이 일어나지 않는 시기를 **무배란주기**(*anovulatory cycle*)라고 부른다. 그러므로 CHC는 약물에 의해 유도된 무배란주기 상태로 만든다. CHC의 estrogen 성분은 또한 자궁내막을 안정화시켜 증식기와 분비기로의 변화를 막고, 불규칙적 또는 심한 출혈을 감소시킨다. Progestin의 작용은 자궁내막을 수정란이 착상하기에 좋지 않은 상태로 변화시킨다. 또한, progestin은 자궁경부 점액의 양과 점도에도 영향을 끼쳐 정자가 침투하기에는 두껍고 어렵게 만든다. Progestin은 난관의 근육과 그 안의 섬모의 운동성을 변화시켜 난자가 난관을 통해 이동하는 것을 지연시킨다.

투여경로

CHC 약물을 복용하는 몇 가지 경로가 있다. 대부분의 여성들은 매일 복용하고, 위장관에서 흡수되어 간에서 대사되는 경구피임약에 익숙하다. 그러나 CHC 약물은 상품명 NuvaRing과 Ortho-Evra 패치와 같이 각각 경질 또는 경피로 관리할 수도 있다. 이러한 경로로 투여되는 약물의 장점은 위장관흡수와 간에서의 대사 또는 “일차 통과(first-pass)” 효과를 피할 수 있다는 점이다. 이론적으로 오심과 구토, 심장과 순환계의 위험, 매일 복용하는 약물의 비순응과 같은 부작용을 피할 수 있다. CHC 약물의 근육내 또는 피하경로는 미국에서는 허용되지 않는다.

혼합 경구피임약

혼합 경구피임약(*combined oral contraception, COC*)은 사용이 쉽고, 효율성이 높고, 상대적으로 안전하기 때문에 가역적인 피임방법으로 가장 흔히 사용된다. COC의 이론적인 실효율(완벽하게 정확히 사용되었을 때)은 99.3%이고, 보통 실효율(환자의 사용오류를 고려하여)은 대략 92%이다. 즉, COC는 피임에 92–99.3% 실효성이 있다는 것이다. 1960년, 미국 FDA에 약이 승인되었을 때 estrogen과 progestin의 가장 좋은 조합이나 최적 용량에 대해서는 거의 알려진 것이 없었다. 1970년대, 연구는 부작용이(특히 심장과 순환효과에서) 경구피임약의 estrogen 용량과 직접적으로 관련이 있다는 증거를 제공하였다. Estrogen 용량이 증가하면 정맥혈전색전증, 심근경색, 뇌경색의 위험이 증가한다. 그 후 “저용량” 경구피임 알약과 더 최근에는 “매우 저용량” 피임 알약이 소개되고 있다. 저용량 COC 알약은 위험한 부작용의 위험을 크게 감소시킨다. 저용량 COC 알약은 35mcg 이하의 ethinyl estradiol 또는 50mcg 이하의 mestranol과 progestin을 포함한다. 매우 저용량 COC 제품은 20mcg 이하의 EE와 progestin을 포함한다. 연구는 특히 발암성과 더불어 심장과 순환의 위험도 분야에서 저용량 경구피임약을 사용할 때의 단기 및 장기적인 실질적 및 잠재적 이익과 위험도에 집중하여 지속하고 있다. 임상연구 또한 새로운 세대의 progestin의 정맥순환효과에 대해 조사하고 있다.

COC 제품은 estrogen 성분의 강도, 사용된 progestin의 종류, estrogen과 progesterone(그리고 androgen) 중 어느 호르몬이 더 우세한지에 따라 구별된다. Estrogen 효과를 증가시키는 것은 주기에 따른 유방의 변화, **월경곤란(dysmenorrhea**, 고통스러운 시기), **월경과다(menorrhagia**, 힘든 시기), **기미(chloasma**, 피부의 과다색소화), 정맥혈전색전증 등의 부작용을 일으킬 수 있고, estrogen 효과를 감소시키면 **무월경(amenorrhea**, 생리불능) 또는 주기의 일정 부분에서 점상출혈이 생길 수 있다. Progesterone 효과를 증가시키는 것은 체중 증가, 우울증, 피곤, 성욕 감소를 일으킬 수 있는 반면, progesterone 효과를 감소시키면 **갑작스러운 출혈(breakthrough bleeding, BTB)**과 두통을 유발할 수 있다. 갑작스러운 출혈은 COC 제품을 사용할 때 active pill cycle에서 발생하는 출혈이다. 이것은 COC 제품을 시작할 때, COC 제품의 종류를 바꾸었을 때, progesterone 단일 약물을 사용할 때 흔하게 발생한다. 환자가 처방된 대로 매일 알약을 지속적으로 복용하고 있기 때문에 갑작스러운 출혈이 COC 제품의 효과 감소와 관련이 되어 있다는 것은 증거가 없다. Androgen 효과가 증가하면 여드름, 다모증, 부종, 담즙정체성(cholestatic) 황달을 일으킬 수 있다. 경구피임약의 estrogen과 progestin은 또한 자궁내막에도 작용하여 불규칙적인 출혈, 월경 양의 증가 또는 감소, 주기 사이에 점상출혈 등을 일으키며 환자의 주기를 변화시킬 수 있다. 호르몬 피임약물의 부작용은 이 장의 뒷부분에서 다룰 것이다.

대부분의 COC를 사용하는 여성은 더 짧아진 월경주기를 경험한다. COC의 또다른 장점은 출혈과 자궁 cramp를 감소시키고, **mittelschmerz**(배란과 관련된 mid-cycle의 통증)를 제거하며, 양성 유방장애의 많은 형태의 증상을 감소시키고, 생리적 난소낭을 예방한다. COC 제품은 또한 골반염증성 질환과 자궁외임신의 유병률을 감소시키고, 자궁내막암과 난소암의 위험, 결장암의 사망을 줄인다. COC 제품은 성매개감염의 유병률을 줄이지는 않는다.

치료의 목적은 estrogen 또는 progestin 성분에 의한 가장 적은 부작용을 일으키면서 가장 큰 피임효과를 제공하는 제품을 찾아내는 것이다. **주의:** 경구피임약의 효과는 동시에 사용하는 일부 약물(예, 항생제)이나 식물성 제품(약초 경고 50-1)에 의해 감소될 수 있다.

약초 경고 51-1

St.John's Wort

- St.John's Wort는 혈류에서 피임호르몬의 농도를 감소시키고, CHC 약물의 효과를 감소시킨다. 이것은 갑작스러운 출혈이나 자발적인 배란을 초래할 수 있다.
- Chasteberry 추출물은 월경전증후군과 폐경증상의 식물성 보조제로 사용된다. Chasteberry 추출물은 피임호르몬 수치를 변화시켜 효과를 떨어뜨릴 수 있다. Chasteberry 추출물은 CHC를 복용하거나 또는 호르몬치료를 하는 동안에는 주의해서 사용해야 한다.
- Dong quai, black cohosh, red clover 또한 피임호르몬의 효과를 변화시킬 수 있는 약초치료요법이다.

혼합 경구피임약물의 종류

1상, 2상, 3상의 세 종류의 혼합 경구피임약이 있다. 이러한 종류의 COC(combined oral contraceptive, 혼합 경구피임약) 알약은 "phasic"과 "non-phasic" 알약으로 분류된다. 단상 또는 nonphasic 알약들은 월경주기 동안에 고정된 비율의 estrogen과 progesterone을 제공한다. 2상에서 phasic 알약은 estrogen의 양은 고정되어 있으나 progestin의 양은 변화한다. 주기의 앞쪽 절반 동안에는 자궁내막이 증식할 수 있도록 감소하고, 후반에는 자궁내막의 분비기를 촉진하기 위해 증가한다. 이 과정은 배란을 억제함과 동시에 정상적인 생리적 월경과정을 촉진시킨다. Ortho-Novum 10/11은 대표적인 2상 약물 중 하나이다(10일간 Norethindrone 0.5mg, EE 35mcg 이후 11일간 Norethindrone 1.0mg, EE35mcg). 3상 복합 경구피임약 중 최신 약인 3상 복합제는 부작용을 최소화하면서 두 호르몬 모두 저 농도로 전달할 수 있고, 출혈이란 부작용을 극복하였다. 3상 복합제 사용 시 월경주기와 특정 상에 따라 estrogen, 프로게스트론 투여양을 다르게 한다. Ortho Tri-Cyclen은 progestin용량을 달리 투여하는 대표적인 3상 약제이다(7일간 norgestimate 0.180mg, EE 35mcg 이후 7일간 0.215mg, EE 35mcg, 이후 7일간 norgestimate 0.250mg, EE 35mcg). Ortho Tri-CyclenLo의 경우 3상 동안 progestin 농도는 Ortho Tri-Cyclen과 동일하지만 EE투여량을 25mcg로 낮추어 불임 여성에게 저용량 약제 선택 기회를 주었다. Estrostep은 estrogen용량을 달리 투여하는 3상 약제이다(7일간 EE 20mcg, norethindrone acetate 1.0mg, 이후 7일간 EE 30mcg, norethindrone acetate 1.0mg, 이후 7일간 EE 35mcg, norethindrone1.0mg). Ortho Tri-Cyclene, Ortho Tri-CycleneLo, Estrostep은 남성호르몬 유사작용이 적어 FDA에서 여드름치료제로 승인받았다. 복합 경구피임약의 상품명, EE와 Progestin 용량, 일반명은 표 50-1에 수록하였다.

신세대 Progestin인 Yasmin은 1상 약물로, Ethinyl Estradiol 3mg과 Drospirenone(DSRP) 3mg의 복합제이다. 다른 복합 경구피임약의 progestin의 경우 남성호르몬과 유사한 구조를 지녔음에 반해 drospirenone은 유일하게 spironolactone 유도체로 progesterone과 유사한 구조를 갖는다. 위에 언급됐듯이, drospirenone 사용 시 혈장칼륨 수치가 상승할 수 있는데, 이로 인해 이 약을 사용하는 여성에서 전해질, 수분균형이 깨질 수 있다. 결과적으로 Yasmin은 신장, 간, 부신기능이상 환자에서 금기이며, 다음과 같은 약물을 매일 장기간 사용해야 하는 환자들에서도 사용해서는 안 된다. 관절염이나 기타 질환에서 NSAIDS(ibuprofen)를 장기간 매일 사용하

표 50-1 프로제스틴의 종류에 따른 경구피임약물

제품형태	Estrogen (mcg)	Progestin (mg)
Combination Monophasic Products Containing Norethindrone and EE		
Balziva	35 EE	0.4
Brevicon	35 EE	0.5
Femcon Fe	35 EE	0.4
Generess Fe	25 EE	0.8
Junel 21 1/20	20 EE	1.0
Junel Fe 1/20	20 EE	1.0
Junel 21 1.5/30	30 EE	1.5
Junel Fe 1.5/30	30 EE	1.5
Loestrin 1/20	20 EE	1.0
Loestrin Fe 1/20	20 EE	1.0
Loestrin 24 Fe	20 EE	1.0
Loestrin 1.5/30	30 EE	1.5
Loestrin Fe 1.5/30	30 EE	1.5
Microgestin 1/20	20 EE	1.0
Microgestin Fe 1/20	20 EE	1.0
Microgestin 1.5/30	30 EE	1.5
Microgestin Fe 1.5/30	30 EE	1.5
Necon 0.5/35	35 EE	0.5
Necon 1/35	35 EE	1.0
Norinyl 1+35	35 EE	1.0
Ortho–Novum 1/35	35 EE	1.0
Ovcon 35 Fe	35 EE	0.4
Ovcon 50	50 EE	1.0
Combination Monophasic Products Containing LNG and EE		
Altavera	30 EE	0.15
Alesse	20 EE	0.1
Aviane	20 EE	0.1
Lessina	20 EE	0.1
Levlen	30 EE	0.15
Levlite	20 EE	0.1
Levora	30 EE	0.15
Lutera	20 EE	0.1
Nordette	30 EE	0.15
Portia	30 EE	0.15
Quasense	30 EE	0.15
Combination Monophasic Products Containing Norgestrel and EE		
Lo/Ovral	30 EE	0.3
Cryselle	30 EE	0.3
Lo–Ogestrel	30 EE	0.3
Ogestrel 0.5/50	50 EE	0.5
Combination Monophasic Products Containing Ethynodiol Diacetate and EE		
Kelnor 1/35	35 EE	1.0
Zovia 1/35	35 EE	1.0
Zovia 1/50	50 EE	1.0
Combination Monophasic Products Containing Norethindrone and Mestranol		
Necon	50 mestranol	1.0
Norinyl 1+50	50 mestranol	1.0
Ortho–Novum 1/50	50 mestranol	1.0
Combination Monophasic Products Containing Desogestrel and EE		
Apri	30 EE	0.15
Desogen	30 EE	0.15
Ortho–Cept	30 EE	0.15
Reclipsen	30 EE	0.15
Combination Monophasic Products Containing Drospirenone and EE		
Loryna	20 EE	3.0
Ocella	30 EE	3.0
Syeda	30 EE	3.0
Yasmin	30 EE	3.0
Yaz	20 EE	3.0
Combination Monophasic Products Containing Norgestimate and EE		
Mononessa	35 EE	0.25
Ortho–Cyclen	35 EE	0.25
Previfem	35 EE	0.25
Sprintec	35 EE	0.25
Combination Extended–Cycle Products Containing LNG and EE		
Camrese	30 EE	0.15
	10 EE	–
Camrese Lo	20 EE	0.1
	10 EE	–
Introvale	30 EE	0.15
Jolessa	30 EE	0.15
LoSeasonique	20/10	0.1
Lybrel	20 EE	0.09
Seasonale	30 EE	0.15

표 50-1 프로제스틴의 종류에 따른 경구피임약물-계속

제품형태	Estrogen (mcg)	Progestin (mg)
Seasonique	30 EE	0.15
	10 EE	–
Combination Monophasic with Folate in Form of EE/Drospirenone/ levomefolate Calcium 451mcg		
Beyaz	20 EE	3.0
Safyral	30 EE	3.0
Combination Biphasic Products Containing Norethindrone and EE		
Necon 10/11	35 EE	0.5
	35 EE	1.0
Ortho–Novum 10/11	35 EE	0.5
	35 EE	1.0
Kariva	20 EE	0.15
	10 EE	–
Mircette	20 EE	0.15
	10 EE	–
Combination Triphasic Products Containing Desogestrel and EE		
Cyclessa	25 EE	0.1
	25 EE	0.125
	25 EE	0.15
Velivet	25 EE	0.1
	25 EE	0.125
	25 EE	0.15
Combination Triphasic Products Containing Norethindrone and EE		
Aranelle	35 EE	0.5
	35 EE	1.0
	35 EE	0.5
Leena	35 EE	0.5
	35 EE	1.0
	35 EE	0.5
Necon 7/7/7	35 EE	0.5
	35 EE	0.75
	35 EE	1.0
Nortrel 7/7/7	35 EE	0.5
	35 EE	0.75
	35 EE	1.0
Ortho–Novum 7/7/7	35 EE	0.5
	35 EE	0.75
	35 EE	1.0
Tri–Norinyl	35 EE	0.5
	35 EE	1.0
	35 EE	0.5
Estrostep Fe	20 EE	1.0
	30 EE	1.0
	35 EE	1.0
Tilia Fe	20 EE	1.0
	30 EE	1.0
	35 EE	1.0
Tri–Legest Fe	20 EE	1.0
	30 EE	1.0
	35 EE	1.0
Combination Triphasic Products Containing Norgestimate and EE		
Ortho Tri–Cyclen	35 EE	0.18
	35 EE	0.215
	35 EE	0.25
Ortho Tri–cyclen Lo	25 EE	0.18
	25 EE	0.215
	25 EE	0.25
Trinessa	35 EE	0.18
	35 EE	0.215
	35 EE	0.25
Tri–Previfem	35 EE	0.18
	35 EE	0.215
	35 EE	0.25
Tri–Sprintec	35 EE	0.18
	35 EE	0.215
	35 EE	0.25
Combination Triphasic Products Containing Levonorgestrel and EE		
Enpresse	30 EE	0.05
	40 EE	0.075
	30 EE	0.125
Tri–Levlen	30 EE	0.05
	40 EE	0.075
	30 EE	0.125
Trivora	30 EE	0.05
	40 EE	0.075
	30 EE	0.125

EE, Ethinyl estadiol; LNG, levonorgestrel;mcg, microgram; mg, millgram, CHCs, Pregnancy category X; progestin–only products, pregnancy category X.

는 경우, potassium spring diuretics(spironolactone), 칼륨보충제, ACE inhibitor(Accupril, Lotensin), Angiotensin 2 receptor antagonist(Cozaar, Diovan), Heparin.

Femcon Fe(Norehindrone 0.4mg, EE 35mcg)과 Generess Fe(Norethindrone 0.8mg, EE 25mcg)은 약을 삼키기 어려워하는 환자를 위한 약물로 민트향의 씹어 먹을 수 있는 피임약이다. 이 약들은 통째로 삼켜도 된다.

위축출혈

대부분의 1상, 2상, 3상 복합 경구피임약들은 21일 용량, 28일 용량으로 포장되어 있다. 21일 용량의 경우 21일간 활성 약물(estrogen, progestin 포함)을 먹고 7일간 휴약기를 갖는다. 이 7일간의 휴약기 이후에 다시 약물을 복용하기 시작한다. 28일 용량의 경우 21일 동안 활성 약물을 복용하고 7일간 counters라 불리는 비활성 약물을 복용하게 된다. 환자는 매일 1알씩 약을 먹고 counters를 모두 복용하고 그 다음 다음날 다시 새로운 약을 복용하도록 한다. 7일간의 휴약기(혹은 counters) 동안 estrogen과 progestin 농도가 감소하여 자궁내막이 떨어져 나가게 된다. 이로 인해 **위축출혈(withdrawal bleeding)** 혹은 **위축월경**이라 불리는 **거짓월경현상**이 일어난다. 위축출혈은 실제 월경주기에 속하지 않고 출혈량, 출혈기간의 경우 여성마다 다르다.

28일 용량 경구피임약 중에 호르몬이 투여되지 않는 7일 동안 다른 물질을 투여하는 약물들도 있다. Estrostep Fe, Loestrin Fe 1.5/3.0, Loestrin Fe 1/20, Loestrin 24 Fe, Generess Fe와 같은 약물들의 경우 Ferrous fumarate, Iron compound 등의 철분을 위축출혈기간 동안 보충한다. 이로 인해 여성의 체내에 효과적으로 철분을 저장할 수 있고 월경 관련 철 결핍성 빈혈을 예방할 수 있다. 또 다른 약물로 Mircette(desogestrel 0.15mg, EE 20mcg)이 있는데, 이 약의 경우 7일 중 2일은 비활성 약을 주고 5일은 ethinyl estradil 10mcg을 주게 된다. 이렇게 비활성기에 저농도의 estrogen을 주게 되면 더욱 효율적으로 난소를 억제할 수 있다. Estrogen 감소에 따른 두통을 예방할 수 있는 것 또한 이 약의 장점이다. 월경주기에 의한 두통을 호소하는 환자들의 경우 Mircette를 사용하면 도움이 될 것이다.

위축출혈기간의 경우 정상 28일 월경주기를 흉내내어 1달 주기로 정한다. 그러나 어떤 연구자들은 매달 위축출혈기를 갖는 것이 자궁건강에 도움이 되지 못한다고 말한다. 최근 FDA의 승인을 받은 Estrogen-Progestin 복합제들은 다음과 같은 특성을 보인다. (1) 28일 용량 약물에서 활성 약물의 개수를 늘리고, 비활성 약물 개수를 줄여서 위축출혈기간을 단축시킨다. (2) 81-84일간 연속으로 활성 약물을 복용하고 7일간 덜 활성화된 약을 복용하여 연간 위축출혈 수를 감소시켜 연간 총 4번의 위축출혈기를 갖는다. (3) 계속 활성 약물을 사용하여 위축출혈기를 갖지 않는다.

주기연장 COC 약물

Loestrin 24 Fe는 24일 1상 호르몬 약제로, Ethinyl Estradiol 20mcg, Norethindrone acetate 1mg, 4개의 Ferrous fumarate 알약으로 구성된다. 24일간 활성 호르몬치료를 하고 4일간 호르몬 없이 철분만을 공급하게 된다. 활성 약물사용기간을 늘리고 비활성 약물사용기간을 줄여서 위축출혈기간을 단축시켰다. 호르몬 비포함 약물투여 기간을 줄일수록 피임약의 효능이 증가한다.

위의 Yasmin, Yaz(drospirenone 3mg, EE 20mcg)와 같은 약물들처럼 기타 주기연장 복합호르몬 약물들의 경우 progestin drospirenone(DSRP), spironolactone 유도체와 항무기질코르티코이드 성분을 포함한다. 24일간 Yaz 활성 호르몬제를 투여하면서 30시간 반감기의 drospirenone을 투여하면 기존의 21일 동안 활성 약제투여, 7일간 위약을 사용하는 경구피임약들보다 주기 사이사이에 호르몬의 농도변동을 최소화할 수 있다. 임산 전 연구결과에 의하면 drospirenone은 항남성호르몬 작용을 하여 체내의 남성호르몬 기능을 방해한다. 따라서 Yaz는 FDA에서 승인된 여드름, 월경전불쾌장애의 치료작용을 갖는다. Yasmin과 마찬가지로 칼륨농도를 주의해서 투여해야 한다. Loestrin 24 Fe를 사용했을 때와 마찬가지로, 여성은 자궁경부 위의 shorter extend를 경험한다.

Beyaz는 24알로 DSRP 3mg, EE 20mcg 및 비활성 단계에서 4알의 levomefolate clacium(엽산보충제) 0.451mg을 포함하며 미국에서 구할 수 있다. 같은 제약회사에서 생산된 Yasmin, Yaz와 같이 Beyaz는 DSRP를 포함하고 Yasmin과 Yaz와 같은 예방책을 가진다. 하지만 Beyaz는 약제 주기상 엽산을 포함함으로써 가임기 환자에게 건강한 엽산 수준을 제공한다. 따라서 Beyaz는 열린 신경관결손의 예방에 도움이 되며, 임신을 원하는 환자에게 필요하다. Beyaz는 PMDD의 치료에 쓸 수 있다고 입증되었다. 2012년 4월 FDA에서 drospirenone을 포함하는 경구피임제를 복용하는 여성은

DSRP를 포함하지 않는 CHC 제품을 복용하는 여성에 비해 정맥혈전형성 위험이 2배나 높다고 발표했다. DSRP를 포함하는 피임제를 복용하는 여성은 이러한 위험을 알아야 할 것이다.

지속용량 COC 약물

Seasonale(Jolessa)는 지속용량 혼합 호르몬 피임 알약이다. 91일 요법은 84일간 active한 알약과 7일간 비활성(inert) 알약을 복용한다. Seasonale(Jolessa)는 일년에 네 번 위축성 출혈을 일으킨다. Seasonale(Jolessa)의 활성 호르몬 알약은 30mcg의 ethinyl estradiol(EE)와 0.15mg의 levonorgestrel(L-NG)를 포함한다. Seasonale(Jolessa)는 Seasoniquie의 이전 모델이다.

Seasonique는 일 년에 네 번 위축성 출혈을 일으키는 지속용량 피임 알약이다. 이것은 84일의 30mcg의 EE와 0.15mg의 LNG를 포함하는 정제를 복용하고, 이어서 7일간 10mcg의 EE를 포함하는 정제를 복용한다. 7일간 저용량의 estrogen 알약을 복용하는 동안 여성들은 보통 위축성 월경을 경험한다. 그러나 7일간의 휴식기 동안에 비활성(inert) 알약 대신에 매우 낮은 용량의 estrogen을 추가함으로써 Seasonique는 갑작스러운 출혈의 감소와 같은 부가적인 장점이 있다. LoSeasonique는 20mcg의 EE와 0.1mg의 LNG를 포함하고, 이어서 7일간 10mcg의 EE를 복용하여 매우 낮은 용량의 지속적인 CHC 약물을 제공한다. 주기연장(extended-cycle) 경구피임약을 사용하면 주기 사이에 출혈을 경험할 가능성이 더 높다. 지속 progestin 용량은 자궁내막 lining의 극심한 위축을 일으킨다. 위축된 자궁내막은 그 후 무너져 내리고, 환자는 불규칙한 양상으로 자궁출혈을 경험한다.

Lybrel은 FDA가 승인한 최초의 지속용량 혼합 경구피임 알약이다. Lybrel은 28일짜리 포장으로 나오고, 20mcg의 EE와 90mcg의 LNG를 포함한다. Lybrel은 위축성 월경없이 지속적으로 매일 복용한다.

이러한 약물들은 일반적으로 피임약물로 알려져 있지만, 주기지속 COC 약물이 난소기능을 억제하고 자궁출혈을 제한하는 능력을 가지기 때문에 월경과다, metrorrhagia, 자궁내막증, 월경곤란, 월경전증후군, 생리적 난소낭 형성과 같은 월경장애를 가진 여성도 사용할 수 있다.

Ortho-Evra 경피 패치

Ortho-Evra 패치는 일주일에 한 번 복용하는 혼합 호르몬 피임약으로, 750mcg의 EE와 6mg의 progestin norelgestromin(NGMN)을 피부를 통해 전달한다. 이것은 엉덩이, 배, 위바깥쪽 팔 또는 상부몸통의 피부에 붙이는 얇은 플라스틱 패치이다. 패치는 3주간 일주일마다 한 번 붙인다. 네 번째 주는 위축출혈이 일어날 수 있도록 패치를 붙이지 않는다. 이것은 깨끗하고 건조한 피부에 붙여야 한다. Estrogen 성분 때문에 유방이나 그 근처에 붙이는 것은 피해야 한다. 피부자극을 일으킬 수 있으므로 패치를 붙이는 위치는 교대로 한다. 만약 패치가 부분적으로 또는 완전히 피부에서 떨어지면 새 패치를 붙여야 한다. 패치는 올바르게 사용할 때 monthly basis로 임신을 막는다. 패치의 이론적, 전형적인 사용 효과율은 각각, 99.3%와 92%이다. 즉, 임신을 막는 데 92%에서 99.3% 효과적이다.

패치는 배란을 막고, 정자의 침투를 막기 위해 자궁경부의 점액을 두껍게 하고, 수정란이 자궁에 착상하는 것을 막음으로써 COC(combined oral contraceptive) 알약과 유사하게 작용한다. 패치는 간에서 초회 통과효과를 피할 수 있다. 장점 중 하나는 매일 알약을 복용하는 것을 기억할 필요가 없다는 것이다. COC 약물을 사용할 때와 마찬가지로, 사용을 중단하면 임신할 수 있는 능력이 빠르게 회복된다. 패치를 사용하면 월경흐름 감소, cramping, 여드름, 철결핍성 빈혈, 과도한 체모, 월경전증후군, 질건조증이 생길 수 있다. COC 알약을 사용할 때와 마찬가지로, 패치는 난소암, 자궁내막암, 골반염증성 질환, 유방낭종, 난소낭, 골다공증의 위험을 감소시킨다. 패치를 사용하면 자궁외임신의 가능성도 낮아진다.

패치의 단점으로는 붙이는 부위의 피부반응, 월경 cramp, 시야의 변화 또는 콘택트렌즈를 착용할 수 없는 점이 있다. 그리고 90kg이 넘는 여성에서는 효과적이지 않다. 2005년 FDA는 Ortho Evra 경피 패치의 기존 부작용에 더해 환자가 높은 estrogen에 노출되게 한다는 것을 입증하였다. 이론적으로, 이것은 피임을 위해 패치를 사용하는 여성에서 정맥혈전색전증의 위험이 증가할 수 있다는 것을 나타낸다. CHC 알약을 사용하면 복용 후 최고혈청 estrogen 수치에 빠르게 도달하고 천천히 감소한다. 패치를 사용하면 혈청 최고 estrogen 수치가 알약을 복용하는 여성에서보다 25% 낮으나, 패치를 붙이고 있는 기간 동안 최고 수치를 유지하고 감소하기 때문에 CHC 알약을 사용할 때보다 60% 더 estrogen에 노출된다. Ortho Evra 경피 패치를 사용하는 여성에서 정맥혈전색전증과 심혈관계 합병증(특히, 심장마비와 경색)의 정확한 위험도를 증명하기 위해 지속적인 연구가 필요하다. CHC를 경피로 처방받은 여성은 잠재적인 위험에 대해 통보받아야 하고, 정맥혈전색전증의 위험이 높은 환자에서 패치는 매우 주의해서 사용되어야 한다. 35세 이상이거나 흡연하는 여성은 Ortho Evra 경피 패치를 사용해서는 안 된다. 다른 부작용으로는 일시적으로 불규칙적인 출혈이 나타나거나 체중이 증가 혹은 감소하거나 유방압통이 있거나 오심이 있을 수 있다.

NuvaRing 경질 피임

NuvaRing은 질 안에 삽입되는 지름 2인치의 유연한 고리이다. 이것은 생분해성이 아니고(nonbiodegradable), 투명하고, 무색 또는 거의 무색이다. NuvaRing은 저용량 COC 제품의 estrogen progestin 양과 유사하게 15mcg의 EE와 120mcg의 progestin etonogestrel을 매일 분비한다. Etonogestrel은 desogestrel의 생물학적으로 활성화된 대사물이자 신세대 progestin으로, 정맥혈전색전증의 위험을 증가시키는 것과 관련이 있을 수 있다. 또한, NuvaRing은 extended placement 일정을 가진다. 즉, estrogen 최고 비율이 CHC 알약보다 낮지만, 3주간 고리를 위치시켜 놓기 때문에 일관된 수치로 오래 유지된다. Ortho Evra 경피 패치를 사용할 때와 마찬가지로, 이것은 환자를 고농도의 estrogen에 노출시킨다. 그러나 연구가 결론이 나지 않았고, FDA는 NuvaRing에 대해 추가적인 경고를 하지 않았다.

이론적 효과율과 전형적 효과율은 각각 98%, 92%로, 다른 CHC 피임방법과 유사한 비율을 나타낸다. 환자는 월경주기의 첫 5일간 고리를 삽입한다. 그리고 3주 뒤에 고리를 제거하고, 위축출혈을 위해 1주간 고리 없이 지낸 뒤 새로운 고리를 삽입한다. 첫 번째 고리를 삽입하고 첫 7일간은 추가적인 피임요법이 권고된다. 이 기간 동안에는 호르몬이 적절한 protective한 수치에 도달한다. 이후 고리가 올바르게 삽입되었다면 피임효과는 지속적으로 제공될 것으로 기대된다. 올바르게 삽입하였다는 것은 고리를 질의 상부 또는 중간 1/3 지점에 위치시켰다는 것을 말한다. 횡격막과 다르게, 이것은 자궁경부 근처나 위에 위치시킬 필요가 없다. 질점막 근처에 아주 근접하여 고리를 위치시켜야 스테로이드호르몬의 흡수를 발생시킨다. 고리는 성관계, 탐폰의 사용 또는 질정을 사용하는 동안에도 그대로 유지한다. 만약 고리가 빠져 나온다면 미지근한 물로 씻어 질내로 재삽입 한다. 이것은 3시간 이내에 재삽입되어야 한다. 만약 고리가 3시간 이상 빠져나와 있었다면 고리를 제자리에 위치시킨 후 7일까지 추가적인 피임이 요구된다. 가능한 부작용으로는 질분비물, 자극 또는 감염이 있다. 다른 관련된 위험은 저용량 COC 제품과 동일하고, 흡연하는 환자에서 증가한다.

Progestin 단일 피임약물

Progestin 단일 피임약물은 estrogen을 포함하지 않는다. 피임약의 estrogen 성분은 순환장애의 위험을 증가시킨다. 그러므로 이러한 제품은 estrogen-progestin 혼합제품을 사용할 수 없는 여성들이 피임을 하기 위해 사용할 수 있다. Progestin 단일 약물의 장점은 상대적으로 안전하고, 사용이 쉽고, 자발적 성관계, 가역적이다. 그러나 estrogen 성분이 없기 때문에 이러한 제품은 불규칙적인 출혈의 발생이 증가하고, 우울증, 기분변화, 성욕 감소, 피곤, 체중 증가의 가능성이 있다. Progestin 단일 피임약물은 여성을 성매개감염으로부터 보호하지 않는다. Estrogen을 사용할 수 없지만 progestin 단일 피임약물을 사용할 수 있는 여성은 정맥혈전색전증이나 심장질환의 과거력 또는 강한 가족력을 가지거나, 모유수유 환자, 35세 이상의 흡연자, 조절되지 않는 고혈압이 있는 여성이다. 갈색반, 편두통, 지질변화와 같이 estrogen 효과에 부작용을 나타내는 여성도 progestin 단일 약물을 사용할 수 있다. Progestin 단일 피임요법은 경구, 근육, 피하경로 또는 인체 내에 심는 경로로 이용가능하다.

Progestin 단일 경구피임 알약

Progestin 단일 경구피임 알약(POP, progestin-only oral contraception pill)은 **minipill**이라고 불리며 다음 네 가지 작용기전을 갖는다. (1) 자궁경부 점액의 변화(두껍고, 끈적이게)를 일으켜 정자의 침투를 막는다. (2) 자궁내막 lining을 방해하여 착상이 어렵도록 한다. (3) 난관의 연동운동을 감소시켜 난자의 이동을 지연시킨다. (4) 대략 50%의 주기에서 LH surge가 일어나지 못하도록 하여 배란을 억제한다. 0.35mg의 norethindrone을 포함하는 POP에는 Micronor, Nor-QD, Aygestin과 그들의 상품명, Errin, Jolivette, Nora-BE와 Camila가 있다. Ovrette는 0.075mg의 norgestrel을 포함하는 POP이다. Minipill은 위축출혈 없이 지속적으로 복용하며 매일 일정시간에 minipill을 복용하도록 지시받아야 한다.

환자가 POP의 용량과 일정을 더 잘 지키는 것이 분명함에도 사용한 첫 해의 이론적 효과율과 전형적 효과율은 COC 제품과 유사하다. Progestin이 정자의 침투를 막기 위해 자궁경부 점액을 두껍게 하는 데는 4–6시간이 걸리고, 자궁경부 점액에 대한 progestin의 효과는 24시간 조금 더 지속된다. POP는 FSH와 LH를 COC 제품과 동일한 정도로 억제하지 않기 때문에 만약 환자가 알약 하나를 복용하지 않는다면 임신의 위험은 증가한다. 만약 minipill을 3시간 늦게 복용하였다면 추가적인 피임요법이 48시간 동안 사용되어야 한다. Progestin 단일 약물에는 위약효과를 나타내는 알약은 없다. 28개의 알약 모두 활성 호르몬을 포함하고 있고, 환자는 지속적으로 매일 하나의 활성(active) 알약을 복용한다. 자궁내막 lining이 변화하기 때문에 불규칙적 출혈의 양이 증가하므로 주의한다.

Depo-Provera

Depo-Provera는 depot-medroxyprogesterone acetate(DMPA 혹은 MPA)의 형태로 매우 효과적인 지속성 주사 progestin으로, 이론적, 전형적 효과율은 각각 99%, 97%이다. 이것이 DMPA의 상품명인 Depo-Provera를 97–99%의 효과를 가지는 가장 효과적인 호르몬 피임방법의 하나로 만들었다. 사용의 기밀성과 편리한 용량 일정 때문에 여성들이 선호한다. DMPA는 이러한 이유로 청소년들에게 인기가 있다. Depo-Provera는 11–13주마다 유연한 용량을 일정하게 복용한다. Depo-Provera의 작용기전은 progestin의 작용이다. 자궁경부 점액을 두껍게 하고, 자궁내막을 얇게 하고, 난관의 운동성을 감소시킨다. Depo-Provera의 progestin이 POP보다 높은 순환농도에 도달하기 때문에 DMPA는 뇌하수체전엽에서 분비되는 FSH와 LH의 분비를 모두 억제한다. 이것은 무배란과 무월경을 초래할 수 있다. FSH와 LH 분비가 억제되기 때문에 우성 난포의 형성이 억제되고 체내에서 estrogen의 생성이 매우 감소된다. 환자는 estrogen 감소 상태를 겪게 되고, 골밀도에 영향을 줄 수 있다.

일관된 약물투여를 위해 depot-medroxyprogesterone 주사액병은 강하게 흔들어서 사용해야 한다. Depo-Provera 150mg은 둔근, 둔부의 복면, 삼각근에 깊은 근육주사로 투여한다. Depo-Provera는 둔부의 복면으로 주사할 때 더 효과적이지만 이것을 증명하는 연구는 아직 없다. 주사 후에 주사부위를 마사지해서는 안 된다. 주사부위를 기록하고 부위를 번갈아가면서 주사한다. 환자는 그 후 용량을 위해 개인적인 달력을 받고, 13주 이내에 주사를 위해 다시 내원해야 한다. 만약 환자가 날짜보다 늦게 내원하면(13주 1일), 주사를 맞기 전에 임신이 배제되어야 한다.

경구피임약과 마찬가지로, 성매개감염으로부터 보호하는 효과는 없다. MPA가 골밀도를 감소시킬 것이라는 우려가 있으나, 연구의 결과는 여전히 논란이 많다. 가장 최근의 증거는 환자가 Depo-Provera의 사용을 중단한 후 적어도 부분적으로 또는 완전히 척추의 골밀도가 회복되고 부분적으로 엉덩이의 골밀도가 회복된다고 제시한다. FDA는 진행 중인 연구가 결론지어질 때까지 다른 피임법을 사용할 수 있다면 Depo-Provera를 2년간 지속적으로 사용 후 중단할 것을 권고한다. 많은 전문 의료계 조직은 FDA에 의한 2년의 제한과 DMPA의 골밀도에 대한 영향이 있으나, 각 환자의 위험–이익 비율을 고려해야 한다는 것에 동의한다. ACOG(American college of Obstericians and Gynecologists)는 "DMPA의 가능한 부작용은 의도하지 않은 임신에 대한 개인 및 공공의 건강에 미치는 영향과 주의 깊게 균형을 이루어야 한다."고 위원회의 의견을 밝혔다. 제품을 사용하기 전에 장점, 위험, 대안과 Depo-Provera 사용 중의 골밀도 감소 예방을 환자와 의논해야 한다.

Depo-Provera를 사용하는 여성은 그 연령의 일일 칼슘과 비타민 D 섭취량을 증가시키고, 규칙적인 체중부하운동을 할 것을 교육받아야 한다. Depo-Provera는 분만 직후에도 안전하다. 여성은 이 피임약을 사용하는 동안에 모유공급에 영향을 주지 않기 때문에 수유할 수 있다. 가장 흔한 부작용은 초기에 불규칙한 자궁출혈이다. 월경은 Depo-Provera를 시작하고 1년 정도 중단될 수 있다. 게다가, Depo-Provera는 일부 여성에서 점진적인 체중 증가를 야기한다. 다른 부작용은 유방압통과 우울감의 증가이다. 이 약물은 진단되지 않은 질출혈과 임신 또는 임신이 의심되는 경우 금기이다. 산후우울증의 과거력이나 위험인자가 있는 여성에게 DMPA를 사용할 때는 주의를 기울여야 한다.

Depo-subQ Provera 104는 주사 현탁액(suspension)으로 이용가능하다. 이 약물은 Depo-Provera, MPA에 사용되는 것과 동일한 progestin을 포함하지만, 피하주사로 사용된다. 용량은 104mg/0.65mL이고, 11-13주마다 사용한다. Depo-subQ Provera 104는 Depo-Provera와 동일한 작용기전, 장점, 위험을 가진다. 그리고 여성은 골밀도의 잠재적인 감소에 대해 상담받아야 한다. Depo-Provera와 Depo-subQ Provera 104는 다른 호르몬 피임방법보다 임신능력이 느리게 회복된다.

삽입용 Progestin

Nexplanon은 68mg의 progestin etonogestrel을 포함하는 single-rod 장치이다. 이것은 Implanon과 동일한 위치에 사용한다. 이것은 Implanon과 생물학적으로 동일하고, 3년간 사용할 수 있으며, 같은 방식으로 제거된다. Nexplanon을 사용하는 사람들에게는 장치의 삽입과 제거에 대한 교육이 제공된다. 차이는, Nexplanon은 이차원적 X-ray, 초음파, MRI, CT상에서 장치를 위치시키는 데 도움을 주는 radio-opaque한 물질인 바륨을 포함한다. 또한, 장치는 삽입오류를 줄여주는 새로운 사전 적재(preloaded) 적용 시스템을 갖고 있다. Nexplanon은 BMI가 30 이상이거나 간효소를 유도하는 약물을 사용하는 여성에서 효과적이지 않을 수 있다. 환자교육은 Implanon과 동일하다.

Implantable progestin의 이론적, 전형적 효과율은 99.6%로 동일하다.

약역학 Estrogen-Progestin 병합 약물 EE는 경구를 통해 빠르게 흡수된다. EE는 간에서 중요한 일차 대사와 제거가 이루어진다. Mestranol은 간에서 EE로 전환되어 혈장단백에 97-98% 결합한다. 반감기는 6-20시간으로 다양하며, 배출은 포합된 형태로 담즙이나 소변을 통해 이루어진다. 일부는 간 내로 재순환을 한다. NuvaRing은 질의 점막을 통해 흡수되어 정맥혈류로 바로 들어가 하대정맥으로 들어가게 된다. 스테로이드호르몬은 순환계를 통하거나 또는 직접적으로 자궁으로 가서 "첫 자궁" 통과를 한다. NuvaRing의 etonogestrel은 질을 통해 사용되었을 때 생체이용률이 100%이다. 이에 비해 EE의 생체이용률은 55%밖에 되지 않는다. Ortho-Evra patch를 이용하면 피부를 통해 정맥혈류로 흡수되는데, 이는 또한 간문맥계를 통과하게 된다. 간의 일차 대사 효과를 피하게 되면 간내 부정적 반응을 낮추게 된다. 패치의 norelgestromin은 알부민과 결합한다. 패치의 스테로이드호르몬의 혈청농도는 피임효과가 있는 농도로 48시간 동안 일정하게 유지된다. 이는 대체적인 경로가 경구섭취에 비해서는 낮지만 몸에 오래 동안 남아있게 되어 혈청 EE의 최고농도를 높여 정맥혈전의 발생 정도를 증가시키게 됨을 제시한다. 대체 경로는 구역과 구토를 낮춰준다(NuvaRing만 사용 시). 또한 간을 통한 일차 대사를 피함으로써 약의 부정적인 상호작용의 잠재력을 낮춰준다. 혈청호르몬 농도는 빠르게 도달하고 혈액농도는 경구피임제처럼 변동이 심하지 않다.

약역학 Progestin 단일 약물 Progestin 또한 경구로 잘 흡수된다. 최고혈장농도는 복용 0.5-4시간 뒤에 일어나며, 어떤 화합물이냐에 따라 다르다. Norethynodrel과 ethynodiol diacetate는 norethindrone으로 변환된다. Levonorgestrel은 생체이용가능하며, 간의 일차 대사를 통하지 않는다. Norethindrone은 간의 일차 대사를 통하며 생체이용률은 65%이다. Progestin은 혈장단백 또는 성호르몬 결합 글로불린과 결합한다. Norethindrone의 반감기는 5-14시간이다. Levonorgestrel은 11-45시간으로 다양하다. MPA는 androgen과 estrogen 효과가 없다. Depot-MPA은 결정질이다. DMPA는 지방이나 물에 녹지 않는다. 결정질은 몸의 세포에 축적되어 재흡수된다. Depo-Provera는 POPs나 Implanon에 비해 더 높은 progestin 농도를 제공한다. 한 번 주입되면, 3주 동안 MPA의 농도는 증가되고 이후 일정하게 유지된다. MPA는 주입 후 120-200일이 지나면 혈액에서 측정되지 않는다. Nexplanon은 지속적으로 pregestin을 분비하는 시스템으로 첫 6주 동안 60-70mcg/day를 유지하고, 첫 해 동안 35-45mcg/day를 유지한다. 이는 2년 후 30-40mcg/day로 감소하고, 3년째 말에는 25-35mcg/day로 감소한다. 막대가 한 번 삽입되고 나면 8시간 내에 효과적인 피임농도에 도달하게 된다.

시작일과 용량 일정

제약회사나 제조사에서 제시하는 삽입형 호르몬 약물의 시작과 용량 일정 외에도 세 가지 방법이 있다.

첫 날 시작요법(*first-day start method*)은 월경의 첫 날에 피임제를 복용하거나 출혈을 경험한 첫 날에 피임제를 복용하게 된다. 피가 난 첫 날이 월경주기의 첫 날이 되는 것이다. 이후 날들은 2, 3, 4, 5, 6이 되고, 다시 첫 출혈일이 시작되기 전까지 28일까지 번호가 매겨진다. 대부분의 피임약물은 월경주기 1-5일 사이에 안전하게 시작할 수 있지만 진단되지 않은 임신에서는 그렇지 않다. 월경주기 1-5일 내에 사용하게 되면 back-up 약물은 필요하지 않다(back-up 약물은 첫 번째 약물이 최고농도에 도달하기 전에 사용하는 두 번째 약물이다). 이는 주로 장벽약물로, 콘돔이나 diaphragm이다.

많은 제품들은 *Sunday start*(월경이 시작되고 첫 일요일에 사용하는 방법)을 요구한다. 만약에 월경이 일요일에 시작한다면 여성은 그 날에 복용을 시작하면 된다. Sunday start 방법은 여성이 복용 첫 날을 까먹지 않게 해 준다. 만약 여성이 월경주기 시작 5일 이후에 복용을 시작한다면 back-up 약물을 7일 동안 사용하여야 한다.

Quick-start **방법**은 여성이 월경주기에 있거나 없거나 약을 처방받은 날부터 복용을 시작하는 것이다. 이 방법은 환자의 순응도를 높이며, 약물복용을 월경주기 시작까지 기다리고, 발생할 수 있는 임신의 위험을 낮춘다. 이 방법을 사용하기 전에 임신상태는 아니어야 하는데, 여성이 스크리닝으로 발견되지 않은 임신을 했을 위험은 여전히 존재한다. 만약 월경주기 5일 이후에 사용했을 때는 7일간 back-up 약물을 사용하여야 한다.

특별 고려사항

Depo-Provera와 NuvaRing은 월경주기의 첫 5일 이내에 시작되어야 한다(Sunday start와 quick-start 방법은 off-label이다.). Seasonale(Jolessa)와 Seasonique만 Sunday start를 사용한다. Lybrel은 first-day start를 사용한다. 만일 환자가 혼합경구피임요법의 21일째라면, 그녀는 출혈이 멈추는 여부와 관계없이 7일간 휴식 후에 다음 팩의 사용을 시작한다. 28일짜리 팩은 출혈의 양상과 관계없이 매일 한 알을 복용한다. 일반적으로, 위축월경은 주기적으로 나타난다. 2상과 3상 preparation에서 하루에 1개의 알약이 명백히 표시되어 있고, 정제는 정해진 순서대로 복용된다. 정제의 색의 차이는 estrogen 또는 progestin의 용량변화를 나타낸다. Progesterone 단일 약물(POP, progesterone only pill)을 복용하는 경우, 휴약기 없이 매일 한 개의 알약을 복용한다. 모든 경구피임 알약은 효율성을 증가시키기 위해서 매일 같은 시간에 복용해야 한다. POP를 복용하는 여성은 지시사항을 엄격히 따라야 한다.

놓친 투여

표 50-2는 경구피임약을 복용시기를 놓친 경우의 가이드라인이다. 경구피임약을 처방받는 모든 환자들은 또한 응급피임의 사용에 대해서도 교육을 받아야 한다.

금기

모든 환자가 CHC의 사용 대상이 되는 것은 아니다. 박스 50-1에 CHC 사용의 금기가 나열되어 있다.

표 50-2 경구피임약의 놓친 투여에 대한 가이드라인

놓친 투여	추천 사항
복합약물	
1 정제	인지한 즉시 정제 복용. 스케줄대로 다음 정제 복용.
2 정제	인지한 즉시 2정을 복용하고 다음 날 2정 복용 사이클의 나머지에 대해 피임에 대한 보완방법 사용
3 정제	현재 팩을 중단하고 withdrawal 출혈을 하도록 함. 최종 정제 복용 후 1주일이 지난 다음 새로운 팩을 시작함. 7일 연속으로 정제를 복용하는 것이 될 때까지 다른 형태의 피임약을 사용함.
Progestin 단일 약물	
1 혹은 그 이상 정제	인지한 즉시 정제를 복용하고 정규시간에 다음 정제를 복용함. PLUS는 48시간 동안 피임의 보조요법을 사용함.

h, Hour 시간.

박스 50-1 CHC 약물의 금기

절대 금기
- 임신 또는 임신이 의심되는 경우
- 정맥혈전증의 과거력 또는 위험인자
- 관상동맥질환, CVA, 현재 앓고 있거나 과거력상 DVT 또는 폐색전증이 있는 경우를 포함한 혈관질환
- 간질환 ; 간경변, 바이러스성 간염, 양성 또는 악성 간종양
- 진단되지 않은 질출혈 또는 자궁내막암으로 진단 또는 의심되는 경우
- 유방암
- 35세 이상의 여성에서 하루에 15개비 이상의 담배를 피는 경우

주의
- 혈관질환과 연관된 고혈압
- 160/100 이상의 고혈압
- 고지혈증
- 신경병증, 망막병증, 신장병증 또는 혈관질환의 합병증을 가지는 당뇨 환자
- 20년 이상 앓아온 당뇨
- 분만 후 3주 이내
- 수유 후 6주 이내
- 35세 이상의 여성에서 하루에 15개비 이하의 담배를 피는 경우
- 과응고장애
- 오랫동안 움직이지 않은 경우(immobility)
- 간효소에 영향을 주는 약물의 사용(예; rifampin, 항경련제)

CVA, Cerebrovascular accident 뇌혈관사고; >, 초과; <, 미만.

약물 상호작용

어떤 약의 효율은 CHC로 인해 떨어질 수 있다. 어떤 약은 CHC와 progestin 약의 효율을 떨어뜨린다. 박스 50-2에 있는 약은 CHC와 상호작용하는 약이다. 적은 용량의 제형을 가진 구강피임약을 먹는 환자들은 이런 상호작용을 특별히 신경써야 한다. 만약 환자가 estrogen 대사와 흡수에 영향을 주는 약을 섭취 중이라면 EE와 mestranol 함량이 높은 estrogen-progestin 구강피임약을 처방받아야 한다.

박스 50-2 CHC 약물과 상호작용하는 약물

CHC 효과를 감소시키는 약
Use a higher-dose pill or an alternative form of contraception(if the medi-cation is continuous). Use a backup method for the duration of treatment plus 7days(if medication is short-term)

항경련제
carbamazepine(Tegretol)
Hydantoins: ethotoin, mephenyltoin, phenyltoin
succinimide

항결핵제
rifampin(Rifadin)

항진균제
griseofulvin(Gris-PEG)

항생제
amoxicillin
ampicillin(Amoxil)
doxycycline(Vibramycin)
metronidazole(Flagyle)
minocycline(Minocin)
neomycin(Neo-Fradin)
nitrofurantoin(Macrobid)
penicillin
tetracycline(Sumycin)

Barbiturates
phenobarbital(Luminal)
primidone(Mysoline)

수면 및 진정제
Benzodiazepines

편두통약
topiramate(Topamax)

CHC 작용을 증가시키는 약
acetaminophen(Tylenol)
ascorbic acid(vitamin C)
fluconazole(Diflucan)

기타 약물 상호작용
피임의 대체요법이 필수적이다.
항응고제: CHC 약물은 응고인자를 증가시키고 항응고제의 작용을 감소시킨다.
항경련제: CHC 약물은 발작의 위험을 증가시킨다.

부작용 및 유해반응의 가능성

CHC 물품과 다른 호르몬 피임약은 의학계열 종사자들에게 임신보다 위험도가 낮다고 믿어진다. 만약 환자가 박스 50-1에 있는 금기증이 없다면 더욱 그렇다. 대부분의 상황에서 어떤 피임방법이든 손해 보다 이득이 더 많다. 손익비율은 특정한 피임방법을 환자의 임신시의 위험도와 비교해 결정된다.

손익비율은 나이, 흡연여부, 신장, 알레르기, 과거의료기록, 이학적 검사, 삶의 방식을 고려해 결정된다. 이러한 여러 가지들을 고려하여 환자가 특정 피임방법을 선택 여부와 계속 여부를 결정하게 된다.

대부분의 뜻밖의 부작용은 estrogen-progestin 비율 차이와 이러한 차이에 대한 환자의 반응과 관계가 있다. 과다한 estrogen에 의해 생기는 부작용에는 오심, 구토, 어지럼, 체액저류, 부종, 복부팽창, 가슴커짐, 가슴압통, 갈색반(고용량 섭취 시 피부가 검은 환자에서 햇빛 노출 시 많다), 다리경련, 눈물마름, 각막곡률변경, 시야변경, 혈관성 두통, 고혈압(1-5% 전에는 정상혈압 환자에서)이 있다.

Estrogen 부족으로 인한 부작용에는 며칠 지속되는 질출혈(특히 치료시작 초기 사이클에서 비생리기 자궁출혈), 희발월경(매우 적은 기간), 신경과민(특히 오래 사용 후), 위축성 질염 후 성교통이 있다. Progestin 과다로 인한 부작용에는 식욕 증가, 체중증가, 기름진 피부와 두피, 여드름, 우울, 외음질칸디다증, 과도한 머리자람, 가슴크기 감소, 사용 중지 후 무월경(1-2%), Lab상 변화가 있을 수 있다. CHC약은 경부의 맥관질 증가, 경부편위, 갑상선, 간기능, 혈당, Triglyceride, 면역지표변형을 일으킬 수 있다. 약의 사용자에게 자신 또는 상대방이 HIV나 성매개감염이 없다는 것이 확실하지 않다면 남성 또는 여성 콘돔을 사용하라고 조언한다.

심한 부작용으로 심혈관계 문제, 발암성이 있다.

심혈관계. 고혈압의 위험이 증가한다(보통 위험인자가 있는 여성이 3달 이상 CHC를 사용했을 때). 심근경색, 폐동맥혈전, 뇌혈관계 문제와 같은 동맥혈전합병증도 CHC를 사용한 여성에서 위험이 증가한다. 하지만 청소년과 여성의 절대위험도는 50세 이하의 젊은 여성은 뇌졸중이나 심장마비를 거의 경험하지 못하기 때문에 매우 낮다. 35세 이하 여성에서 고혈압 확률도 낮다. Drospirenone 또는 etonogestrel을 함유한 호르몬 피임제들은 정맥혈전을 일으키는 혈전의 확률을 2배로 높인다. 심혈관계 부작용은 35세 이상 흡연자, 45세 이상, 진단받지 않거나 조절되지 않은 고혈압을 가진 경우에 잘 생긴다.

발암성. CHC를 오랜기간 사용한 젊은 여성의 경우 유방암의 위험이 증가할 수 있지만 매우 미미하다. 유방암의 확률은 CHC 중단 후 10년 후에 정상으로 돌아온다. 양성 간암의 확률도 증가한다. 자궁경부암의 위험도 조금 증가하는데, 그 이유는 CHC가 자궁경부의 상피를 변화시켜 HPV에 더 취약하게 만들고 STI 예방을 위해 콘돔을 사용하지 않았기 때문이다. 호르몬 피임제를 사용하는 여성에서 난소암과 자궁내막암이 매우 감소되는 데 사용한 시간에 비례해서 작용이 증가한다.

간호과정
환자-중심 협력간호

피임의 호르몬요법

사정
- 환자의 약, 보급품, 대체 약품의 기록을 얻는다.
- 환자의 몸무게 키, 혈압, 맥박, 호흡을 포함한 활력징후을 얻고 BMI를 계산한다. 이상소견을 기록한다.
- 환자의 월경 과거력(초경 시작 나이, 주기, 양, 월경 패턴, 월경 시작일, 월경 마지막 날짜) 등을 안다. 자세한 월경 과거력은 임신가능성이 있는 여성과 폐경 여성에서 또 다른 Vital sign을 고려하기 위해서다.
- 임신상태를 확인한다.
- CHC와 progestin 단독 약물사용 시 금기증인 가족력이 있는지 확인한다.
- 폐경 전 유방암의 과거력이 있는지 확인한다.
- 가정폭력이나 배우자의 폭력 과거나 현재 성폭행이 있었는지 확인한다.
- 약물 알레르기, 흡연, 고혈압, 박스 50-1에 있는 CHC 금기증, 과거력을 확인한다.
- 임신횟수, 출산력, 임신종결, 유산, 처음과 마지막 임신의 나이, 임신 사이의 기간, 임신 시 산후합병증, 유전자 이상과 아이의 건강 마지막 PAP test, PAP test 이상소견, 성적 감염, 산과적 병과 수술, 산과적 이상과 같은 완벽한 산과적 부인과적 과거력을 얻는다.
- 성적표현, 성적 위험인자, STI 과거력과 치료, 과거 성적 오용 혹은 성폭행과 같은 성적 과거력을 얻는다.
- 기초 자료와 부작용에 대한 주기적인 평가의 필요성을 안다. 대부분의 환자는 피임시작 후 1-3달에 평가를 해야 한다.

간호진단
- 출산, 출산 건강과 관리에 대한 부족한 지식
- 피임방식에 관한 결정충돌
- 배우자와의 피임방식 선택과 가족계획에 대한 결정충돌
- 피임방식과 적절한 사용방법에 관한 부족한 지식
- 피임의 부작용에 대한 두려움
- 보호되지 않은 성관계와 관련된 감염의 위험
- 피임방식에 관한 문화적이거나 종교적 믿음에 대한 차이와 관계된 결정충돌

계획
- 호르몬 피임제에 금기가 있는 환자들은 환자선택과 손익비율 계산에서 빠져야 한다.
- 환자들은 estrogen-progestin 혼합약물과 progestin 단일 약물 간의 차이를 이해하고 다양한 투여경로를 이해해야 한다.
- 환자들은 두 종류의 물품과 관련된 출혈을 이해함을 생리변화 시 보고하는 것으로 알려야 한다.
- 환자는 자신의 삶의 방식과 건강상태에 맞는 피임법을 선택해야 한다.
- 환자는 BRAIDED 방식(밑에 있음)을 통해 선택된 방법의 이득, 위험, 대체방법을 이해해야 한다.
- ACHES와 온전한 정보를 설명해야 한다(부작용 부분에 있음).
- 환자는 경구피임약을 처방받은 대로 먹어야 하고 부작용을 기록하여야 한다.
- 환자는 OrthoErva 패치를 처방받은 대로 붙여야 하고 부작용은 기록해야 한다.
- 환자는 NuvaRing 착용의 편안함과 부작용을 기록해야 한다.
- 환자는 progestin 단일 약물의 특이한 일정을 알아야 한다.
- 환자는 Depo Provera주사의 시작과 일정, 근력운동, 칼슘보충제 필요를 이해해야 한다.
- 환자는 생식건강, 방법선택, 이익, 손해, 대체제에 관한 것을 물어 볼 수 있다.
- 경과 관찰이 필요에 의해 시행될 수 있다.

간호중재
- 환자의 피임방법에 관한 개인적인 관점을 분리한다.
- 환자의 미신을 고심해 보고 실제적이고 근거중심의 정보를 제공한다.
- BRAIDED방법으로 피임방법을 정하게 하도록 해라: Benefit(긍정적 관점, 이론적 실제적 효율), Risk(합병증, 단점, 실패율), Alternative(환자가 사용가능한 다른 피임방법), Inquire(제안에 대해 질문할 기회), Decide(필요시 다른 방법으로 바꿀 수 있는 방법을 결정), Explan(방법에 맞는 건강관리 교육) 그리고 자료
- 선택된 피임방법의 효과적인 사용을 위해 건강교육을 시행한다.
- 환자가 약물 시작일, 지속 그리고 적절한 경과 관찰을 환자가 잘 이해하고 있는지 확인해야 한다.
- 호르몬 피임제를 사용하는 환자들이 1년 안에 몇 퍼센트가 그만두는지 확인한다. 환자에게 대체제를 제공할 계획을 짜고 피임을 그만두기 전에 양질의 의료제공자의 관리를 찾는다.
- 모유수유를 하지 않은 어머니의 경우에는 월경 여부와 관계없이 산후 4-6주 후에 호르몬 피임법을 시작할 수 있다.
- 모유수유의 유무와 관계없이 산후우울증의 위험도만 증가하지 않는다면 DepoProvera를 즉시 사용할 수 있다. POPs는 산후 4-6주 후에 사용가능하다.
- 조합된 호르몬 방법은 모유수유를 하는 환자들의 모유를 줄일 수 있다는 걸 알아야 한다(CHC 제품은 모유수유하는 환자들에게도 쓰일 수 있지만 모유수유가 안정화되었을 때 시작되어야 한다). 그것은 보통 태어나고 2-3달 후인데, 어떤 연구에서는 6주면 충분하다고 한다.

환자교육

일반

- 환자들에게 꼭 양질의 의료진의 교육하에서만 약을 사용해야 함을 인지시킨다.
- 환자들에게 사용 중인 약물이나 허브 종류가 호르몬 피임약물의 효과를 떨어뜨릴 수 있음을 알린다. 환자들은 다른 유형의 피임을 이러한 약제들과 허브를 먹을 때 써야 하며, 반대되는 약물을 그만두고 가능하면 7일 후에 써야 한다.
- 환자들은 호르몬 약물이 STI 전파 또는 HIV 감염을 방지할 수 없다는 걸 인지해야 한다. 만약 환자가 STI나 HIV 감염의 위험에 있다면 CHC와 함께 콘돔을 끼고 안전한 성관계에 관해 생각해 보아야 한다. 환자에게 적절한 콘돔 사용을 알려야 한다.

안전

- 심혈관계 질환 위험 증가 때문에 환자에게 금연할 것을 요구한다.
- 월경 시작일로부터 5일 이상 후에 피임을 시작할 때, 피임의 첫 일주일간 피임의 barrier method를 사용할 것을 환자에게 권고한다. 어떻게 barrier method를 적절하게 사용하는지 알려준다.
- 환자에게 놓친 약을 어떻게 복용하는지 알려준다(표 50-2 참조). 놓친 POP, 패치, 링, 주사방법에 대한 지시사항을 제공한다. 응급피임에 대한 지시사항을 검토한다.
- 환자에게 어떠한 호르몬 피임의 효과도 보고하도록 하여 치료가 그녀의 필요에 적합하도록 조정한다. 적절한 시행기간(최소 3–6개월)이 지나지 않았을 때 환자에게 호르몬 약물 피임방법을 중단하지 않도록 한다.
- 수술을 하면 환자가 더 오랜 기간 동안 움직이지 못하기 때문에 의료인이 수술 전에 CHC 사용에 대해 환자들에게 상담한다.
- 환자들에게 불규칙적인 출혈이나 BTB가 있을 경우 보고하도록 지시한다. 이런 경우에는 호르몬 약물 피임약의 양이나 종류의 변경이 필요하다.
- 의료인을 만날 때마다 그녀가 호르몬 약물 피임약을 복용한다는 사실을 보고하도록 한다. 다른 약물이나 치료법과 상승 또는 길항작용이 나타날 가능성이 있기 때문이다.
- 모유수유하는 산모들에게는 CHC가 모유의 질과 양을 떨어뜨릴 수 있다는 점을 미리 알린다.

부작용

- 환자들에게 정맥혈전색전증, 심근경색, 뇌혈관질환, 망막 정맥혈전증과 같이 아주 드물지만 심각한 부작용이 발생할 수 있다는 사실을 알린다.
- 환자에게 ACHES의 약자를 알려주고, 의료인에게 위험한 심혈관계 부작용의 증상들을 보고하도록 한다(A: abdominal pain 복통, C: chest pain 흉통 또는 호흡곤란, H: headaches 두통 또는 어지럼, 위약감, 무감각, 언어 곤란, E: eye disorders 시야장애, S: severe leg pain 심각한 다리통증 또는 종아리나 허벅지의 부종).
- 그녀가 위에서 언급한 증상들 중 하나를 느낀다면 즉시 의료인에게 알리도록 해야 한다.
- 환자에게 CHC와 progestin 단일 약물의 사용으로 자궁내막 lining이 얇아져 월경량과 기간이 감소할 수 있다고 조언한다.
- 환자에게 혼합 estrogen-progestin 피임약물을 사용하기 시작할 때, 호르몬 피임약물의 종류를 변경할 때, progestin 단일 약물을 사용할 때 나타날 수 있는 월경변화에 대해 조언한다.
- 환자가 콘택트렌즈를 낄 것인가를 결정하고, 눈물 감소와 각막의 모양 변화로 인한 안구건조증에 어떻게 대처할 것인지를 의논한다.
- CHC 사용 후 무월경을 경험하고 있는 환자에게 95%의 여성은 12–18개월 이내에 정상 주기로 돌아온다고 조언한다. 지구력 운동(endurance fitness)을 하는 것이 CHC 사용 후 무월경을 증가시킬 수 있다고 조언한다.
- 환자에게 질분비의 변화와 testosterone 수치 감소로 성욕이 감소할 수 있다는 것을 알린다.
- 환자가 호르몬 피임약물을 중단한 후에 수정능력이 돌아온다는 것과 임신이 가능한 기간에 대해 이해하도록 한다.
- 치료방법에 변화가 필요하다면 피임방법 사이에 안전하게 이행하도록 한다.

기술

- 환자에게 유방건강과 자가검진에 대해 교육한다.
- 환자가 어떻게 생식기이상을 점검하는지 교육하고, 질분비의 변화를 기록하도록 한다.
- 환자에게 피임 알약을 보여 주고, 시작일을 어떻게 인지하는지와 그 후 약용량에 대해 의논한다. 가능하다면, 알약 포장으로부터 어떻게 알약을 꺼내는지 보여 준다.
- 환자에게 Ortho-Evra를 어떻게 위치시키고 제거하는지 교육한다.
- 환자에게 NuvaRing을 어떻게 위치시키고 제거하는지 교육한다.
- 환자에게 사용 날짜를 기록하기 위해 어떻게 달력을 사용하는지, NuvaRing과 Ortho-Evra 패치를 제거하는지 교육한다.
- 환자에게 13주 기간 안에 Depo-Provera 주사로 돌아올 것을 권고한다.

식단

- 처방된 CHC 약물에 의해 카페인 제거가 감소되기 때문에 카페인을 적절하게 섭취하도록 한다.
- 속이 울렁거리는 것을 막기 위해 환자에게 과자와 함께 또는 식후에 경구피임약물을 복용하도록 한다.
- 환자에게 칼슘과 비타민 D 섭취를 증가시키기 위해 Depo-Provera를 사용할 것과 일주일에 3–4번, 15–30분 동안 체중부하운동을 할 것을 권고한다.

- 철과 철 흡수를 증가시키는 음식에 대해 논의한다.

평가

- 환자에게 추적 관찰 평가를 계획하도록 격려한다.
- 환자가 호르몬 피임요법을 잘 지키는지 평가한다. 성관계 상대자의 변화 또는 치료요법을 위태롭게 하는 건강상태에 대해 평가한다.

피임의 다른 방법

Spermicides

Spermicides는 자궁경부를 통해서 상부 생식기계에 도달하기 전에 정자를 불활성화시키는 화학약물이다. Spermicide의 가장 흔한 형태는 nonoxynol-9이다. Nonoxynol-9는 젤리, 크림, 거품, 좌약, 필름, Today Sponge를 운반체로 주입된다. 운반체의 일부는 short-acting spermicides를 포함하고 있고, 다른 운반체는 질 점막에 붙어 좀 더 긴 효과를 낼 수 있다. Spermicide를 콘돔과 diaphragm과 같은 barrier method와 함께 사용하면 임신의 위험이 줄어든다. Nonoxynol-9 based spermicide 제품은 더 이상 성매개감염의 예방으로 추천되지 않는다. Spermicide는 외음부와 질의 찰과상, 질상재균의 변화를 일으켜 병원균에 취약성을 증가시킨다.

Today Sponge는 nonoxynol-9을 포함한 폴리우레탄 disc이다. 그것을 물에 적신 후 남는 물기는 제거하고 자궁경부에 꽉 맞게 위치시켜야 한다. 그것은 성관계 24시간 이전과 성관계 후 6시간까지 사용해야 한다. 이 피임제품은 1995년에 생산 문제로 중단되었으나 다시 OTC로 제공되고 있다.

Barrier 방법

여성과 남성의 콘돔 모두 처방전 없이 OTC로 제공된다. 여성 콘돔은 폴리우레탄(플라스틱) 주머니로 양쪽 끝에는 유연한 고리가 있다. 그것은 diaphragm처럼 질 깊이 삽입되어야 한다. 막힌 쪽의 고리는 질 안에서 주머니를 고정시키고, 열린 쪽 고리는 외음부 바깥쪽에 위치한다. 남성 콘돔은 라텍스, 양의 피부, 폴리우레탄으로 만들어진다. 라텍스 콘돔은 성매개감염과 HIV의 방어에 효과적이다. FemCap, cervial cap 및 diaphragm과 같은 다른 barrier 방법은 적절한 착용을 위해서 의학적 방문이 필요하다. Barrier 방법은 spermicides와 함께 사용하면 임신의 예방에 더 효과적이다. 임신의 예방을 위해 이러한 방법의 사용을 가르치는 것은 중요하다. 라텍스 알레르기를 가진 환자는 라텍스를 포함한 제품을 피해야 한다.

자궁내 피임법

IUDs(자궁내장치)와 IUSs(자궁내시스템)는 환자의 만족도가 높은 안전한 피임방법이다. 자궁내 피임방법은 미국 밖에서 널리 사용되지만, IUD와 IUS는 가역적인 형태의 피임방법으로 가장 효과적이다. 예측효과와 실제효과 모두 99.9%이다. IUD와 IUS를 사용하는 환자는 월경요소, 알려지거나 의심되는 자궁기형, fibroids, STI에 의한 위험요소, 골반내 염증질환의 과거력을 고려해야 한다. 골반내 염증질환은 상부 여성 생식관의 감염으로, 보통 자궁내막, 나팔관 또는 난소의 감염을 말한다. 삽입 후에 장치의 filamentous string이 자궁경부를 통해 질까지 돌출된다. 튀어나온 string은 기구가 삽입된 상태임을 알려주고, 제거 시에도 도움이 된다. String은 이전에 "wick" 또는 미생물이 자궁내 공간으로 침투할 수 있는 기전으로 사용될 수 있을 것이라고 생각되었다. 그러나 연구는 상부 여성 생식관의 감염의 위험은 삽입 자체에 연관되어 있다는 것을 보여 준다. 그래서 골반내 염증질환 유병률은 삽입 20일 후에 가장 낮다.

만약 환자가 IUD나 IUS를 사용하는 도중에 골반내 염증질환이 생긴다면 의료관리자는 기구를 제거하여야 한다. 나이와 출산력은 IUD와 IUS의 사용을 결정하는 데 중요한 요소가 아니다. IUD와 IUS는 자궁외임신의 위험을 높이지 않는다. 최근 두 가지 IUD가 미국 내에서 판매되고 있다.

ParaGard T 380A는 구리를 분비해서 자궁의 수축을 방해하여 정자의 이동을 지연시킨다. 이차적인 효과는 자궁내 염증을 일으키는 것이다. 그것은 정자운동성을 감소시키고 착상을 막는데, 드문 경우에 수정이 일어날 수 있다. Paragard IUD는 월경 시 출혈량을 35% 증가시키고 자궁경련과 혈전의 생성을 증가시킨다. NSIADs의 사용은 Paragard에 의한 월경과다, 월경통을 감소시키는 데 도움이 된다. Paragard는 월경주기 7일 내에 삽입되어야 하고, 10년간 사용가능하다.

Mirena levonorgestrel-releasing intrauterine system(LNG-IUS)은 자궁경부 점액이 두껍게 되어 정자가 상부 생식기계로 들어오지 못하거나 난자에 도달하지 못하도록 한다. 자궁난관의 유체(fluid) 변화는 또한 정자이동을 방해한다.

자궁내장치가 위치된 채 수정이 발생한 드문 경우, 자궁내막의 변화가 착상을 막는다. LNG-IUS는 또한 배란을 억제한다. ParaGuard IUD와 다르게, LNG-IUS를 사용하면 90%에서 월경과다가 개선된다. 이것이 호르몬 기능장애, 자궁근종(근종이 자궁강 안에 위치하지 않을 때), 자궁내막증에 의해 과다한 월경출혈이 있을 때 LNG-IUS를 효과적인 치료로 사용하게 한다. LNG-IUS는 또한 폐경 후기 출혈을 감소시키기 위해서도 사용된다. 월경곤란 또한 개선된다. 1년간 사용했을 때 20%에서 무월경이 발생할 수 있고, 5년 안에는 60%에서 발생할 수 있다. LNG-IUS는 여성 불임에서 효과적일 뿐만 아니라 골반염증질환에 대한 여성의 위험을 60% 감소시키고, 자궁외임신의 위험도 감소시킨다. LNG-IUS는 월경 시작일로부터 7일 이내에 삽입되어야 한다. 이 기간 동안 자궁경관이 미세하게 열려 있어 장치의 삽입을 쉽게 한다. LNG-IUS는 5년간 효과를 나타낸다.

ParaGard와 LNG-IUS 모두 분만 후 6주에 삽입될 수 있다. 모유수유는 자궁내장치의 금기가 아니다. LNG-IUS의 금기증은 임신이거나 임신이 의심될 때, 자궁기형이 있거나 성매개감염의 위험인자가 있을 때이다. LNG-IUS는 자궁내막암과 침습적인 자궁경부암을 예방하는 데 효과적일 수 있다. ParaGard는 자궁내강이 작은 여성(6cm 이하) 또는 자궁내강이 큰 여성(9cm 이상)에서 사용되어서는 안 된다. 장치가 배출될 위험이 5%이다. 20세 이하 여성이거나 분만 직후에 장치가 삽입된 경우에는 장치가 배출(expulsion)될 가능성이 조금 더 높다. 자궁의 천공은 장치 삽입의 드문 합병증이다.

피임을 위해 자궁내장치(IUD) 혹은 자궁내시스템(IUS)을 선택한 여성들은 자궁경부 위로 걸쳐지는 장치의 strings를 어떻게 느끼는지 배워야 한다. 매달 월경주기 후 string 검사가 이루어지고, 장치가 제자리에 위치해 있는지 확인한다. 처방된 기간이 끝나거나, 임신을 원하거나, 환자의 요구가 있을 때 장치를 제거한다. 환자는 또한 장치를 제거한 직후 임신될 수 있다는 것을 교육받아야 한다. 장치가 있는 채로 임신되는 드문 경우에도 장치를 제거한다. 환자는 자궁내임신이 된 채로 장치를 제거하는 경우 유산될 수 있다는 것을 교육받아야 한다. 두 종류의 자궁내장치 모두 적절한 위치에 있는지, 장치가 모두 또는 부분적으로 배출되었는지 골반초음파와 질초음파로 확인되어야 한다. 환자는 장치가 올바른 위치에 있다는 것이 발견될 때까지 다른 back-up 피임방법을 사용해야 한다고 지시해야 한다. 장치는 잘못된 위치에 있거나 부분적으로 배출(expulsion)된 경우 의료인에 의해 제거되어야 한다. 환자가 임신을 원하지 않는다면 새 장치의 재삽입 또는 피임의 대체요법이 처방되어야 한다. 장치를 제거한 직후에 수정능력은 돌아온다.

응급피임

응급피임(*emergency contraception*, *EC*)은 보호되지 않은 성관계 후에 임신을 예방할 수 있다. 이것은 세 가지 방법으로 처방될 수 있다. (1) 혼합 호르몬 경구피임약을 사용한다. (2) 계획 B로, progestin만을 이용한다. (3) 구리를 분비하는 IUD(Paragard)를 삽입한다. 이러한 방법은 콘돔이 찢어진 경우, diaphragm 또는 cervical cap이 잘못 위치된 경우, 호르몬 피임약복용을 놓친 경우 등에서 한 번만 사용하도록 의도된다. 응급피임은 성폭행에서도 사용된다. 응급피임의 유일한 금기는 자리를 잡은 임신이다. 여성들은 응급피임이 성관계 후 24시간 이내에 가장 효과적이라는 것을 교육받아야 한다.

안전: 약물오류예방

혼돈하지 말라....

- **Mifepristone**을 **misoprostol**(Cytotec)또는 **methotrexate**와 혼동하지 말아야 한다. Mifepristone은 progesterone을 막음으로써 초기 임신 종결에 사용된다. Progesterone의 부족은 자궁내벽이 흘러내리도록 하고 임신을 종결시킨다. Misoprostol은 자궁을 수축시켜 초기 임신 종결이나 모든 임신 나이에서 자궁경부 숙성에 사용된다. 이것은 또한 산후출혈을 조절하기 위해서도 사용된다. Methotrexate는 자궁외임신을 막기 위해 사용되는 엽산길항제이다.

혼합 호르몬 경구피임약. 혼합 경구피임약은 피임하지 않은 성관계 후 또는 피임방법의 실패 후에 수정을 막기 위해 사용된다. 이 방법은 estrogen-progestin 피임약을 다중 복용하는 것을 포함한다. 이것은 estrogen과 progestin 수치를 모두 상승시켜 배란을 늦추거나 막고, 난자, 정자, 배아의 관에서 이동을 방해하며, 자궁내벽을 준비하기 위해 필요한 호르몬을 변화시킨다. 이 방법을 사용하면 임신의 위험을 75% 감소시킨다. 주요한 부작용은 오심이다. 이 부작용을 예방하기 위해서는 피임약복용 1시간 전에 OTC 항구토제를 복용해야 한다. 항히스타민제는 오심에 가장 흔히 사용되는 OTC 약물이고, 몇몇은 이 목적으로 소비된다. 항히스타민제는 diphenhydramine(Benadryl), dimenhydranate(Dramamine), meclizine(Antivert)를 포함한다. 불규칙적인 월경출혈은 또 다른 부작용이다. 만약 여성이 월경 예정일에서 며칠 안에 월경을 시작하지 않는다면 임신검사를 수행해야 한다. Estrogen을 복용할 수 없는 환자들은 일반적인 응급피임약 용량을 복용해서는 안 된다.

Yuzpe 방법은 두 개의 Ovral 정제(norgestrel 0.5mg, EE 50mcg)를 복용하고 12시간 뒤에 두 정제를 더 복용하는 것을 포함한다. 이 방법은 후에 다른 종류의 경구피임약을 포함하는 것으로 확장되었다. 가족계획 단체와 여성 건강 조직은 CHC 약물 전체 목록과 약용량, 응급피임을 위해 사용될 때의 복용방법을 제공한다. 치료는 성관계 후 72시간 이내에 시작되어야 한다. 계획이 빠른 시간 안에 시작될수록 임신을 예방하는 것은 더 효과적이다.

미국에서 최초로 사용된 progestin 단일 응급피임약물은 Plan B이다. 2006년, FDA는 18세 이상의 여성에서 처방전 없이 Plan B를 사용하도록 승인하였다. FDA는 2009년에 17세 이상의 남성과 여성 모두 Plan B One-Step을 처방전 없이 구매할 수 있도록 하였다. 17세 이하는 처방전이 필요하다.

Plan B는 성관계 후 72시간 내에 복용되어야 하지만, 120시간 이내에 복용해도 효과가 있다. 성관계 후 24시간 이내에 복용하면 응급피임은 임신의 위험을 95%까지 감소시킨다. 첫 성관계 후 24시간이 지나고(after the initial 24-hour postcoital period), 다시 12시간 후에는 응급피임의 효과율이 대략 60%까지 감소한다. Plan B와 함께 LNG 0.75mg 두 정이 한 포장에 제공된다. 한 정은 시작 용량으로 복용하고, 12시간 후에 두 번째 정을 복용한다. 대체 용량 일정에서는 두 정 모두를 한 번에 경구로 복용한다. Plan B One-Step은 1.5mg의 LNG를 포함하는 1개의 알약을 제공하는 응급피임의 새로운 조제용 물질이다. 0.75mg의 LNG를 두 정 복용하는 것 대신에, 환자는 1.5mg의 LNG 한 정을 복용한다. 이 단일용량은 환자의 순응도를 개선시키고 효과율을 증가시킨다. Plan B를 복용하였을 때는 estrogen을 포함하는 응급피임요법을 사용하였을 때보다 오심이 덜하다. 고유 Plan B의 상품명은 Next Choice이다.

Ella는 성관계 후 120시간까지 사용하도록 FDA가 승인한 응급피임약물이다. 모든 연령의 환자들은 ella를 구입하기 위해 처방전이 필요하다. Ella는 30mg의 ulipristal acetate(선택적 progesterone 수용체 조절자)를 포함한다. 이 약은 배란을 막고, 또한 progesterone agonist/antagonist 작용에 의해 배아에 독성이 있다. Ella를 복용하기 전에 임신이 배제되어야 한다. Ella는 임신 분류 X인 약물이고, 기형을 발생시키고, 태아에 독성이 있는 것으로 간주된다. Ella의 제조업자들이 응급피임약물로서 사용을 유지하고, 의학적 유산을 위해 off-label로는 사용되지 않을 것을 바란다고 보고되었다.

응급피임의 호르몬요법은 피임의 요법으로 고려되지 않고, 그렇게 사용이 촉진되어서는 안 된다. CHC 약물, barrier method, 자궁내장치는 임신을 막는 데 더 신뢰할 수 있고 효과적이다. 여성은 응급피임약물을 사용하면 그들의 다음 월경주기가 늦어질 것이라고 교육받아야 한다. 만약 성관계로 임신이 이미 되었거나 착상이 되었다면 약물사용이 임신에 영향이 없을 것이고, 연구는 태아에 부작용이 없다고 나타낸다.

Ella를 복용하였을 때 이미 임신이 된 상태라면 임신은 지장을 받을 수 있고, 태아에 기형아를 발생시키는 영향을 줄 수 있다. Ella의 부작용은 두통, 오심, 복통, 월경곤란, 어지럼이 있다. 모유수유를 하는 산모들은 ella를 사용해서는 안 된다.

ParaGard. 구리 자궁내장치는 성관계 후 피임을 위해 5일 이내에 삽입될 수 있다. 장치는 여성의 다음 월경주기 후에 제거되거나 피임의 방법으로 10년까지 유지될 수 있다. 작용기전은 정자의 이동과 난자에 침투하는 것을 방해한다.

약물유산

약물유산(*medical abortion*)은 최종 월경일의 시작일로부터 63일 이내에 또는 임신 9주 이내에 임신을 끝내는 것이다. 의학적 유산은 established 임신을 중단하기 위해 약물을 사용한다(수술적 유산은 자궁의 수정된 결과물을 제거하는 수술을 말한다). Methotrexate는 자궁의 임신을 중단하는 약물이다. 이것은 또한 막에 쌓여 있고 크기가 3cm 이하인 조기 자궁외임신을 치료하는 데 사용될 수 있다. RU486으로 처음 시장에 나온 mifepristone은 호르몬 progesterone을 억제하는 항progestin약물이다. Progesterone이 없으면 자궁내 lining이 무너지고, 배아를 지지할 수 없게 된다. 인간 융모성 성선 자극호르몬(hCG)는 감소한다. hCG는 태반에서 만들어지고, 임신을 확진하기 위한 검사를 할 때 사용한다. hCG 수치가 감소하는 것은 임신이 중단되었다는 것을 의미한다. Misoprostol은 자궁을 수축시켜 수정된 결과물들을 배출하도록 한다.

폐경

여성들이 일생에서 가임기에서 비가임기로 이행되는 과정을 **폐경(menopause)**이라고 부른다. 폐경은 자연스럽게 발생하고 여성들의 정상적인 일생 주기의 일부이다. 폐경은 사십대 중반에서 오십대 중반의 대부분의 여성에게 발생하지만, 삼십대 후반에 일찍 시작할 수도 있다. 폐경은 폐경 이행기 또는 폐경 전기, 폐경기, 폐경 후기의 세 가지 단계가 있고, 그동안에는 특정한 생리학적 변화가 일어난다. 여성이 폐경을 겪게 되면 의료인은 월경의 중단을 치료하지 않고, 폐경기에 발생하는 증상을 다룬다.

폐경 이행기

폐경 이행기(*perimenopausal period*)는 자연적인 월경의 중단 전에 수년을 말한다. 이 기간 동안에는 월경변화가 분명해진다. 여성들은 짧은 주기(25일 이하), 긴 주기(35일 이상), 심한 출혈, 가벼운 출혈을 경험할 수 있고, 월경 기간이 짧아지거나 길어질 수 있다. 여성들은 주기를 건너뛸 수도 있고, 갑자기 월경이 중단되기도 한다. 희발월경 또는 과다월경이 흔하다. 폐경 이행기 여성은 어떤 종류의 주기적인 출혈이 지속된다는 것을 제외하고 폐경기에 겪는 증상들과 유사한 증상을 경험한다. 가장 흔한 증상은 홍조(LH 수치의 급등에 의해)와 질건조증(estrogen withdrawal)이다. 다른 증상들은 불면증, 두통, irritation, 불안 또는 기분의 변화, 인지장애, 기억감퇴, 관절통증, 성욕 감소 등이 있다. 이러한 예측할 수 없는 변화는 짧은 기간 지속되거나 수년간 지속되기도 한다.

출생 시에 난소에는 많은 난포들이 있다. 난포들은 어린 시절에 휴면기에 있다가 사춘기가 되면 활발해진다. 난포들은 사춘기 때부터 35세 이하까지 많은 수를 유지하다가 35세 이후에 점점 감소하고, 40세가 넘으면 급격히 감소한다. 이러한 난포들은 월경주기 동안에 에스트라디올 형태로 높은 estrogen 수치를 제공한다. 가장 높은 수치의 에스트라디올 생산은 사춘기부터 삼십대 초반까지 발생한다. 난포성장과 이에 따른 에스트라디올 분비는 뇌하수체전엽에서 분비되는 FH와 LH의 영향을 받는다. 이때 FSH의 영향을 주로 받는다.

폐경 이행기 동안에 난포가 고갈되고 estrogen 수치가 감소한다. Estrogen은 점진적으로 감소하고 FSH와 LH 수치의 변동이 심해진다. 그 후 월경주기가 무배란성이 되고 불규칙해진다. 월경 불규칙 시작은 폐경 이행기의 초기를 시사한다. 증상들은 호르몬의 변동, 특히 estrogen의 감소, FSH와 LH의 증가와 관련이 있을 것으로 생각된다. 혈청 FSH 검사는 난포의 활동성의 표지자로 사용되고, FSH의 증가는 난소의 기능 감소를 시사한다.

폐경기

폐경기(*menopause*)는 난소기능의 중단으로 인해 영구적으로 월경이 종료되는 것이다. 이 자연적인 사건은 여성이 1년 동안 월경이 중단되었을 때를 말한다. 폐경을 초래하는 원인은 알려져 있지 않다. 40세 이전에 폐경을 경험하는 여성은 **조기난소부전**이라고 한다. 폐경은 또한 난소절제술(난소의 수술적 제거), 방사선치료에서 난소기능이 파괴되거나 중증 감염, 난소종양 또는 자궁내막증과 같은 상태를 치료하기 위해 유도된 일시적인 상태에 따라 이차적으로 갑작스럽게 일어날 수 있다. 폐경 이행기에 의한 월경변화/불규칙성이 있는 동안에 임신을 하고 싶지 않다면 여성들은 월경이 1년 동안 중단될 때까지 피임을 해야 한다.

폐경 후기

폐경 후기(*postmenopause*)는 몸이 새로운 환경에 적응하는 시기이다. 난소에서 estrogen과 progesterone의 생성은 폐경 이행기 후기와 폐경 후기의 초기 동안에 감소한다. 난소는 LH 상승의 영향으로 계속해서 androgen(testosterone)을 분비한다. 폐경 후기 동안에 androstenedione(난소와 부신겉질에서 분비되는 주요 androgen으로 폐경 후기에 감소한다.)은 뇌, 간, 신장, 지방조직의 선외조직에서 형성되는 estrogen인 *estrone*으로 전환된다. 난소가 estradiol을 생산하는 능력을 잃어버리게 되면 앞에서 언급한 조직들이 estrogen의 주요 생산원이다. 표 50-3은 폐경기와 관련된 일반적인 생리적 효과를 나타낸 것이다.

안전: 약물오류예방

혼돈하지 말라....

- **Premarin**을 **Prempro** 또는 **Premphase**와 혼동하지 말자. Premarin은 호르몬 대체치료를 위한 estrogen이다. 반면, Prempro와 Premphase는 둘 다 intact한 자궁을 가진 여성에서 estrogen을 사용했을 때 자궁비후를 막기 위해 복합 estrogen과 progesterone을 모두 갖고 있다.

표 50-3 폐경기와 관련된 일반적인 생리적 효과

estrogen 저하 상태	효과
불규칙적 월경	빈도, 기간, 양이 다양
LH surge: 홍조	홍조: 발한이 있거나 없이 강한 심장의 일시적 느낌, 빈맥, 수면장애
말초혈관확장: 홍조 및 야한증	가슴, 목 및 머리에 보이는 홍조; 눈에 보이는 발한과 오한. 야간발한: 밤에 혈관운동증상 야기됨
음순 및 질 위축	건조; 성적 자극 동안 윤활이 감소함. 얇아짐. 산도(acidity)의 감소와 성교 같은 스트레스에 반응하는 민감성 증가는 질염을 증가시킴(소양, 작열감, 분비물). Prolapse/cystocele 빈도 증가됨.
뼈의 양 감소(골다공증)	특히 날씬하고 뼈가 작은 여성에서 및 가족력, 미임신, 좌식생활 스타일, 비적절한 식사, 흡연, 음주 혹은 칼슘소실을 증가시키는 약물(항경련제, corticosteroid) 사용을 하는 사람들에게서 요통, 키의 감소 및 갑작스러운 골절이 일어난다. 대부분 뼈의 양이 줄어드는 곳은 고관절, 척추 및 발뼈 등이고, 폐경 후 3–5년이 지나 처음 야기되고, 65세 이후에 서서히 진행된다.
자연 노화와 동반된 폐경에 의한 추가적 효과	
요도질환	요도탄력의 손실, 고통스러운 배뇨, 반발 및 요실금 스트레스
유방의 크기 감소	유방 및 유방밀도 지방조직의 감소, 섬유조직 증가, 유방이 처지고 더 진부해질 수 있음
피부신축성 감소	얼굴, 목, 손의 주름; 체모의 양 및 분포의 변화
HDL 수치 감소	LDL 수치 증가에 따른 심혈관질환의 위험 증가(3배)
복부지방 발육	인슐린에 대한 말초저항성의 변화 및 노화가 진행됨에 따라 제2형 당뇨병의 증가로 인해 복부지방의 농도가 높아짐(estrogen 사용자의 발생률 감소)
인슐린과다혈증	저혈당의 징후 및 증상
인지기능 감소	노화현상은 정상. Estrogen 위축과 느슨하게 연관되어 있음. 수면장애와 스트레스 증가가 관련이 있을 수 있음

HDL, High-density lipoproteins 고밀도지단백; LDL, low-density lipoproteins 저밀도지단백; y, year 년.

호르몬치료는 혈관운동증상과 질건조증(폐경기에 빈번한 두 가지 증상)을 개선시키고, 골다공증과 골다공증성 골절의 위험을 감소시킨다. 혈관운동증상은 수면의 질을 떨어뜨리고, 민감성, 기분변화, 우울 및 집중력장애 등을 악화시킨다. 전신적인 estrogen에 의해 야기된 질건조증과 위축성 질염은 성교통, 성기능장애, 위축성 질염을 일으킨다. Estrogen 감소는 또한 성욕, 성적 흥분, 오르가즘에도 영향을 미친다. 이것은 또한 비뇨기계 건강에 뜻밖의 효과를 가진다. 골다공증을 위해 현재 FDA의 승인을 받은 약물은 없으나, 호르몬치료는 골감소증, 골다공증, 폐경 후기 골밀도 감소에 의한 골절을 감소시킨다.

골다공증 예방을 위해 FDA에 승인된 전신적인 호르몬치료제가 있다. 호르몬치료는 폐경 후기에 엉덩이, 척추와 다른 모든 골절 가능 부위의 골다공증 골절의 위험을 감소시킨다. 호르몬치료는 골밀도의 감소를 예방할 수 있고, 골감소증이나 골다공증이 있는 여성에서 골밀도를 증가시킬 수도 있다.

FDA는 호르몬치료가 최저 용량으로, 최저 기간 동안 보통 5년 이내로, 폐경기증상에만 사용되어야 한다고 경고하고 있다(박스 50-3). 대부분의 의료인들은 호르몬치료를 처방할 때 이것을 고수한다. 폐경기 여성에게는 호르몬 대체치료의 위험과 이익을 인식하는지 확실하게 하기 위해 건강교육이 행해져야 한다.

박스 50-3 FDA의 CHC 약물과 HT 약물에 대한 경고

CHC 알약 상품: "흡연은 경구피임약 사용에서 심각한 심혈관계 질환의 위험성을 증가시킨다. 위험성은 연령과 과흡연(15개비 혹은 그 이상의 담배를 하루에 피는 경우)에 따라 증가하고, 35세 이상의 여성에서 더욱 두드러진다. 경구피임약을 사용한 여성에서는 금연할 것이 강하게 권고된다."
Ortho-Evra 경피 패치: "만약 당신이 35세 이상이고 담배를 핀다면 Ortho-Evra를 사용하지 말라. 흡연은 호르몬 피임약에서 심각한 심혈관계 부작용(심장마비에서 혈전, 뇌졸중, 사망에 이르기까지)의 위험성을 증가시킨다. 위험도는 연령과 흡연량에 따라 증가한다."

NuvaRing: "흡연은 복합 경구피임약에서 심각한 심혈관계 부작용의 위험도를 증가시킨다. 이 위험도는 나이가 증가함과 과흡연(15개비 혹은 그 이상의 담배를 하루에 피는 경우)에 따라 증가하고, 35세 이상의 여성에서 더욱 두드러진다. Nuva-ring을 포함하는 복합호르몬 피임약을 사용하는 여성은 금연할 것이 강하게 권고된다."

estrogen 또는 estrogen-progesterone 호르몬대체요법: "경고: 심혈관계 질환, 유방암, 자궁내막암, 경증(probable) 치매…. progestin이 포함되거나 포함되지 않은 estrogen 최소효과 용량과 치료목표와 개인의 위험에 부합하는 최저 기간으로 처방되어야 한다."

폐경 이행기와 폐경기증상에 대한 약리학적 보완대체치료

현재 폐경 이행기와 폐경기에 사용되는 치료는 보완대체요법(CAM), 생물학적으로 동일한 호르몬 조제용 물질, 호르몬치료가 포함된다.

보완대체약물

많은 여성들이 폐경기증상의 완화를 위해 보완대체요법을 사용한다. 일과적으로 효과를 보인다 할지라도 무작위 대조군 연구에서 위약에 의해 보완대체요법이 더 효과적이지 않은 것으로 보인다.

홍조에 가장 흔하게 사용되는 제품은 콩과 콩 파생물이다. 콩은 estrogen 효과를 가지는 **이소플라본**(*isoflavone*)이라 불리는 phyto-estrogen이 포함되어 있다. 콩은 여러 가지 OTC 영양보충제로 사용되고 있다. 하지만, 자연 콩제품이 홍조를 치료하는 데 더욱 효과적이라고 생각된다. 연구에서는 레드클로버 효과가 확실히 입증되지 않았지만, 레드클로버 추출물도 홍조를 치료하는 데 사용된다. Actaea racemosa 혹은 black cohosh라는 허브는 Remifemin과 Estroven의 OTC 조제용 약물로 사용된다. 제한된 연구에서 black cohosh가 홍조를 감소시킬 수 있다고 보고되었다. 유방암과 간질환을 가진 환자에서는 이러한 약초제품들을 주의해서 사용해야 한다. 하루 400–800IU의 경구 비타민 E 혹은 하루에 1000IU의 경구 달맞이꽃유(evening primrose oil)는 홍조를 겪는 일부 환자에서 효과가 있다. 연구에서는 어느 대체약물의 효과도 증명하지 않는다. Saint John's wort는 경한 우울증이나 기분변화를 겪는 폐경기 여성에서 효과가 있을 수 있다. Valerian은 수면에 효과가 있다고 생각되는 반면에, 인삼은 수면, 기분변화, 안도에 효과적이다. 멜라토닌 역시 수면보조제로 효과가 있을 수 있다. 환자들은 이러한 약물들이 FDA에서 승인되지 않았으며, 다른 약물에 간섭할 수 있고 부작용이 있을 수 있다는 것을 알아야 한다. 여성은 그들이 사용하고 있는 약초제품, CAM, 비타민, 미네랄, OTC 약물을 의료인에게 보고하는 것이 권고된다.

Bioidentical 호르몬치료

Bioidentical 호르몬치료는 식물에서 분리된 estrogen 유사물질을 포함한다. 이러한 물질들은 난소에서 생산되는 것과 동일하거나 생화학적으로 유사하다. 이러한 것들은 의료인의 지시하에 환자에 맞춰서 제작된다.

Bioidentical 호르몬치료를 위해 가장 흔히 사용되는 식물은 콩과 야생 Mexican yam 뿌리이다. 자연 호르몬들은 동물, 광물 또는 식물 형태에서 기원하는 반면에 bioidentical 호르몬은 여성의 자연적으로 발생하는 호르몬에 가깝게 만들어졌다. "자연" estrogen을 요구하는 여성은 실제로는 bioidentical 배합을 요구하는 것일 수 있다. 그러나 식물 성분은 bioidentical 호르몬 제품의 구성요소가 되는 estrogen 유사 구조로 변화하기 위해서 화학적 공정을 거쳐야 한다. 비록 이러한 화합물이 그들의 합성 산물보다 더욱 estrogen에 유사할지라도 자연이라는 용어는 혼란스러울 수 있다.

가장 흔하게 상업적으로 이용가능한 화합물은 estrone, estradiol, estriol, testosterone, micronized progesterone이다. 투여방법은 경구, 설하, 삽입, 주사 혹은 질정이 될 수 있다. Pellet 치료는 대개 progesterone과 testosterone뿐만 아니라 estradiol, estriol과 같은 bioidentical 호르몬의 한 형태이다. 의식하지 않는 장소에 피하 삽입된다. Pellet는 쌀알 정도의 크기이며, 연령, 체중, 위험요소, 증상, 호르몬과 대사적 특징에 대한 혈청검사에 따른 개인의 특징적인 화합물이다. 대개 하나의 pellet는 4–6개월 사용되고, 그 후 새로운 pellet이 삽입된다.

이론적으로, 호르몬치료와 비교했을 때, bioidentical 호르몬은 유방암세포의 과증식의 적은 위험도, 동등한 골다공증 예방효과, 감소된 심혈관계 작용의 제한된 부작용을 가진다. 그러나 임상연구에서 bioidentical 호르몬의 효과와 위험도의 증거는 제한적이라고 알려져 있다. FDA는 estrogen-progestin 혼합 bioidentical 제품의 사용을 미국에서 승인하지 않았기 때문에 혼합치료는 다른 약제와 조합해서 사용해야 한다. 또한, 많은 한 번 조합된 bioidentical 호르몬은 FDA에서 규제되지 않기 때문에 순도와 질이 중요하다. Bioidentical 호르몬은 HT와 동일한 효과와 위험성을 지닌다.

Tri-est와 Bi-est는 가장 흔하게 처방되는 bioidentical estrogen 제품이다. Bi-est는 2mg estriol과 0.5mg estradiol을 각각 80/20 비율로 함유하고 있다. Tri-est는 2mg estriol, 0.25mg estrone, 0.25mg estradiol을 각각 80/10/10 비율로 함유하고 있다. 많은 bioidentical estrogen이나 progestin이 현재 HT 제품에 사용되고 있다.

호르몬치료

호르몬치료(*hormone therapy, HT*; 표 50-4)는 오직 폐경기, 가장 흔하게 홍조, 질건조증, 관련된 수면질환의 완화에만 사용된다. HT는 온전한 자궁을 가지고 있는 여성에 사용되는 estrogen-progestin 치료(EPT), 자궁절제술을 받은 여성에게 사용되는 estrogen 치료(ET)를 포함한다. 자궁절제술은 다양한 암, 유섬유종(양성 자궁종양), 자궁탈출증, 만성골반통, 심각한 혹은 비정상적인 자궁출혈을 포함한 부인과적 문제에 사용된다. 간호사는 HT의 적용 전에 환자가 이전에 자궁절제술을 받았는지의 여부를 확인하여야 한다. HT에서 폐경기증상을 완화하는 것은 estrogen 혼합물이다. Progestin은 자궁내막이 과증식되는 것을 막기 위해 사용된다. 자궁이 의도하지 않게 estrogen에 노출된 경우(progestin을 동반하지 않은 estrogen), 자궁내막은 과형성되고 자궁내막암의 가능성이 높아진다. 자궁절제술은 받은 경우에는 estrogen 단독으로 사용될 수 있다. 자궁을 가지고 있는 여성의 경우 estrogen은 합성 progestin과 함께 사용된다. 이때 사용되는 가장 흔한 estrogen의 형태는 conjugated equine estrogen이다. 하지만 progestin은 예기하지 못한 자궁출혈의 가능성을 높인다.

> **안전: 약물오류예방**
>
> **혼돈하지 말라....**
>
> - **HT제품**과 **CHC 제품**. 경구, 경피, 질내 고리피임약과 HT는 매우 흡사한 박스와 포장으로 판매된다. 개봉할 경우 CHC 제품과 HT 제품은 동일한 원반 투여조제 체계와 개별포장, 유사한 피부 패치, 질내 고리를 가질 수 있다. 제품명 역시 Femcon과 Femtrace와 같이 유사하여 혼동될 수 있다.

HT는 경구 조제용 물질, 경피적 적용, 질조제용 물질로 사용된다. 질조제용 물질은 크림, 질정, 고리이다. 모든 질조제용 물질은 estrogen만을 포함하고, 질건조증에 매우 효과적이다. 세 가지 종류의 estrogen이 HT 제품에 사용된다. (1) 자연 혹은 생물학적 estrogen(bioidentical estrogen을 포함), (2) CEE, (3) 합성 estrogen.

자연 혹은 생물학적 estrogen은 식물, 광물, 동물에서 추출되고, estrone(에스터화 estrogen, CEE, pierazine estrone sulfate)과 estradiol(micronized estradiol, estradiol valerate, 17-β estradiol)로 구성되어 있다.

CEE는 임신한 암말의 소변에서 분리해낸 자연 estrogen

표 50-4 호르몬치료에서 사용되는 Estrogen과 Progestin

제품 이름	Estrogen 혹은 Estrogen/Progestin 종류	약물투여경로	용량
혼합 estrogen			
Premarin	원형약물차트 50-1 참조		
Estrogen 약물 (ET) 경구투여			
Cenestin	합성 혼합 estrogen	Tablet	0.3mg,0.45mg,0.625mg,0.9mg,1.25mg 매일 PO
Enjuvia	합성 혼합 estrogen	Tablet	0.3mg,0.45mg,0.625mg,0.9mg,1.25mg 매일 PO
Estrace	micronized estradiol	Tablet	0.5mg,1.0mg,2.0mg daily PO
Femtrace	Estradiol	Tablet	0.45mg,0.9mg,1.8mg daily PO
Menest	esterified estrogens	Tablet	0.3mg,0.625mg,1.25mg,2.5mg 매일 PO
Ogen	Estropipate	Tablet	0.625mg,1.25mg,2.5mg 매일 PO
Ortho-Est	Estropipate	Tablet	0.625mg,1.25mg 매일 PO
Premarin	CEE	Tablet	0.3mg,0.45mg,0.625mg,0.9mg,1.25mg 2.5mg 매일 PO
Estrogen 약물 (ET) 경피투여			
Alora	Estradiol	Matrix patch	0.025,0.05,0.075,0.1mg/d 피부에 적용함 2times/wk
Climera	Estradiol	Matrix patch	0.025,0.0375,0.05,0.06,0.075,0.1mg/d 피부에 적용함 q wk
Divigel	Estradiol	Topical gel	0.25,0.5,1.0mg/packet 1일 1회 피부에 적용함
Elestrin	Estradiol	Topical gel	0.87g/pump 1일 1회 피부에 적용함

표 50-4 호르몬치료에서 사용되는 Estrogen과 Progestin-계속

제품 이름	Estrogen 혹은 Estrogen/Progestin 종류	약물투여경로	용량
Estraderm	Estradiol	Reservoir patch	0.05,0.1mg/d 주 2회 피부에 적용함
Estrasorb	Estradiol	Topical emulsion	1.74g/pouch ; 2 pouches 매일 피부에 적용함
Estrogel	Estradiol	Topical gel	1.25g/pump ; 1 pump 매일 피부에 적용함
Evamist	Estradiol	Topical spray	1.53mg/spray ; 1 spray/d, 2–3 times/d PRN으로 증량함
Menostar	Estradiol	Matrix patch	0.014mg/d 피부에 적용, q wk
Minivelle	Estradiol	Patch	0.0375,0.05,0.075,0.1mg/d 주 2회 피부에 적용함
Vivelle	Estradiol	Matrix pouch	0.05,0.1mg applied to skin 2 times/wk
Vivelle–Dot	Estradiol	Matrix pouch	0.025,0.0375,0.05,0.075,0.1mg/d 주 2회 피부에 적용함
질 Estrogen 약물			
Estrace	Estradiol	Vaginal cream	0.01%(0.1mg/g) daily for 2wk, 이후 1–3회/wk 질내투여
Estring	Estradiol	Vaginal ring	7.5mcg/24h; 1 ring 질내투여 q90d
Femring	Estradiol	Vaginal ring	0.05mg/d; 0.1mg/d; 1 ring 질내투여 q3mo
Premarin	CEE	Vaginal cream	0.625mg/d 매일 질내투여
Vagifem	Estradiol	Vaginal tablet	25mcg; 1 tab, 2wk 동안 질내투여, 이후 2회/wk
Estrogen 및 Progestin/Progesterone 복합약물 (EPT) 경구투여			
Activella	estradiol 및 norethindrone acetate	Tablet	0.5mg 및 0.1mg; 1mg 및 0.5mg 매일 PO
Angeliq	estradiol 및 drospirenone	Tablet	0.5mg 및 0.25mg; 1mg 및 0.5mg 매일 PO
FemHRT	EE 및 norethindrone acetate	Tablet	2.5mcg 및 0.5mg; 5mcg 및 1mg 매일 PO
Prefest	EE, 이후 EE 및 norgestimate	Tablet	1.0mg, 이후 1.0mg 및 0.09mg 매일PO
Premphase	CEE(14 tabs), 이후 CEE 및 MPA(14 tabs)	Tablet	0.625mg(first 14days), 이후 0.625mg 및 5mg 매일 PO
Prempro	CEE 및 MPA(28 tabs)	Tablet	0.3mg 및 1.5mg; 0.45mg 및 1.5mg; 0.625mg 및 2.5mg 매일 PO
Estrogen 및 Progestin/Progesterone (EPT) 경피투여			
Climara Pro	estradiol 및 LNG	Matrix patch	0.045mg 및 0.015mg/d 피부에 적용함 q wk
Combipatch	estradiol 및 norethindrone acetate	Matrix patch	0.05mg 및 0.14mg; 0.5mg 및 0.25mg/d 주 2회 피부에 적용함
progestins 및 progesterone 약물			
HT(estrogen에 노출된 경우 완전한 자궁을 가진 여성에서 자궁내막 증식증을 예방하기 위해)를 위해, 무월경의 여성에 있어 위축출혈을 촉진하기 위해 사용하고, 매월 혹은 2개월에 한 번 무월경의 여성에 있어 자궁내막증의 위축출혈을 순환시키기 위해 사용함			
Aygestin	norethindrone acetate	Tablet	HT:5mg 매일 PO(자궁내막증 예방이나 무월경을 위해 사용되는 것은 아니다) 자궁내막증: 5mg PO, 2wk 동안 매일; 2주 동안 매일 2.5mg 증량. Max: 15/mg, 6–9mo 동안 매일 투여.
Prometrium	micronized progesterone	Capsule	HT: 100mg; 200mg 매일 PO h.s. 자궁내막증식증 예방: 200mg PO daily h.s., 12일간 연속해서, q mo 무월경: 400mg 매일 PO, 10일동안, h.s.
Provera	MPA	Tablet	HT: 2.5mg; 5mg; 10mg 매일 PO 자궁내막 증식 예방: 5–10mg, 매일 PO, 12–14d 동안 q mo, 첫째날 혹은 16일에 시작 무월경: 5–10mg, 5–10d 동안

CEE, Conjugated equine estrogen; d, day 일; g, gram 그램; h.s., at bedtime 취침시; LNG, levonorgestrel; max, maximum 최대;mcg, microgram 마이크로그램; mg, milligram 밀리그램; mo, month 달; MPA, medroxyprogesterone acetate; PO, by mouth 경구; PRN, as needed 필요시; q, every 매; transvag, transvaginally 경질; wk, week 주 ET, pregnancy category X; EPT, pregnancy category X; Aygestin, pregnancy category X; Provera 및 Prometrium, 첫 임신 3기 동안 노출 시 태아에서 생식기 이상이 야기된다. HT in nursing mothers is not recommended 수유기 여성에게 권장되지 않는다.

혼합물이다. 비록 CEE가 인간이 아닌 생산원을 가지고 있지만 자연발생한 estrogen이다. CEE는 HT에서 가장 오래 사용되고 가장 흔하게 처방되는 estrogen의 형태이기 때문에 보통 자연 혹은 생물학적 estrogen과 독립적으로 분류된다. 가장 흔하게 사용되는 혼합 estrogen 제품인 Premarin은 원형약물차트 50-1에서 볼 수 있다.

합성 estrogen은 CHC 제품에서도 볼 수 있는 ethinyl estradiol과 mestranol을 포함한다.

제형

경구용법이 많은 환자들이 견디기 쉽고 복용하기 쉽기 때문에 가장 흔하게 사용된다. 약물은 매일 사용되어야 한다. 일부 환자는 특히 오심과 구토를 포함하는 위장관증상을 겪는다. 대장염, 과민성 대장증후군, 위궤양, 흡수불량질환과 같은 위장관질환을 가진 경우는 다른 경로가 필요하므로 경구로 일정하지 않은 용량을 투여받을 수 있다. 경구 estrogen은 고밀도지단백을 높임으로써 특히 지질에 긍정적인 효과를 지닌다. 비록 경구투여가 위장관계에 완벽한 흡수를 일으키지는 않지만, 간 단백질에 더욱 큰 효과를 지닌다. 온전한 자궁을 가진 여성은 경구 estrogen은 progesterone 혹은 progestin과 혼합된다. 개별 progestin 정제와 혼합된 개별 estrogen 정제(매일 경구로 두 정제) 혹은 복합 estrogen-progestin 정제(매일 경구로 한 정제)로 주어질 수 있다. 경구 estrogen은 대게 지속적으로 사용된다. 일반적인 ET 제품은 Premarin(CEE), Estrace(17-β estradiol), Cenestin(합성 복합 estrogen), Menest(에스터화 estrogen)을 포함한다.

경피적 피부 패치는 매일 투여할 필요가 없기 때문에 ET를 제공하는 편리한 방법이다. 패치는 온전한 피부에 처방된 용량으로 사용된다. 일반적으로 하복부가 사용되지만 다른 부위도 사용될 수 있다. 피임을 위해 사용되는 Ortho-Evra 경피적 패치와 함께 사용될 시 HT 패치는 유방이나 유방 근처에 사용되어서는 안 된다. 경피적 패치는 흡수속도를 제한하는 막을 통해 estrogen이 직접 혈류로 흡수되도록 한다. Estrogen과 estrogen-progestin 혼합 패치 둘 다 경피적 패치는 식물추출물인 17-β estradiol을 함유한다. 경피적 경로를 사용하는 CHC 제품의 first-pass avoidance와 같은 이득을 지닌다. 위장관과 간을 우선적으로 거쳐 적은 오심과 구토를 유발하고 간 체계에 적은 영향을 미친다. 일부 여성은 식물에서 추출된 estrogen을 선호한다. 경피적 패치는 제품에 따라 주 2회 혹은 매주 교체된다. 경피적 패치는 지속적으로

원형약물차트 50-1

복합 Estrogens(Conjugated Estrogens)

약물분류 Estrogen 대체요법 상품명: Premarin 임신범주: X	**용량** A: PO: 0.3, 0.45, 0.625, 0.9 및 1.25mg 매일 혹은 주기적으로(progestins와 함께 혹은 없이)
금기 진단되지 않은 질출혈, 임신, 유즙분비, 심한 간질환, 정맥혈전 및 유방암의 개인력 주의: 심혈관계 질환, 심한 신장질환, 당뇨병	**약물-임상검사-음식 상호작용** 약물: Corticosteroids 효과를 증가시킴; 항응고제, 경구용 피임약의 효과를 줄임; rifampin, 항경련제, barbiturates와 함께 사용 시에 효과가 감소한다. 삼환 항우울제와 함께 사용 시 독성
약동학 흡수: PO: 잘 흡수됨 분포: PB: 널리 분포됨; 태반을 통과하여 모유로 들어감 대사: t½: UK 배출: 소변 및 담즙	**약역학** PO/IV: 개시: 빠름, 최고: UK, 작용시간: UK IM: 개시: 지연됨
치료효과/응용 폐경 여성의 중등도에서 심한 혈관운동증상 및 질건조/위축 작용기전: 여성 생식기, 유방 및 이차 성징을 발전시키고 유지하기; 단백질의 합성 증가	
부작용 오심, 구토, 수분정체, 긴장, 다리경련, 출혈, 기미	**유해반응** 황달, 혈전색전증 질환, 우울증, 고칼슘혈증, 담낭질환 생명위협: 혈전색전증, 뇌혈관질환, 폐색전증, 심근경색증, 자궁내막암

A, adult 성인; d, day 일; IM, intramuscular 근육내; IV, intravenous 정맥내; PB, protein-binding 단백결합; PO, by mouth 경구; t½, half life 반감기; UK, unknown 모름.

사용된다. Climera, Estraderm, Vivelle, Vivelle-Dot이 경피적 estrogen의 예이다. Progestin은 온전한 자궁을 가진 여성에서 estrogen 패치와 함께 사용되어야 한다.

HT는 또한 국소적으로 젤, 에멀젼, 스프레이로 이용할 수 있다. EstroGel, Divigel, Elestrinare 합성 식물성 경피 estradiol 젤은 중등도에서 심각한 혈관운동증상의 치료를 위해 하루에 한 번 사용한다. 얇은 필름은 어깨에서 손목까지 한 쪽 팔에 사용된다. 젤은 2–5분 안에 마른다. EstroGel과 Elestrin은 프레온 가스를 쓰지 않는 정량식 펌프에 포장되고, Divigel은 일회 용량 포장으로 나온다. 용량요법은 복용할 때마다 특정한 양의 estradiol을 전달하도록 설계된다.

Estrasorb는 estrogen 치료에서 일차적으로 처방되는 국소 에멀젼이다. Estrasorb는 일정한 수치의 estradiol을 지속적으로 혈류로 전달하는데, 중등도에서 심각한 혈관운동증상을 완화하기 위해 다리의 피부에 매일 바른다.

Evamist는 팔꿈치와 손목 사이의 팔뚝 안쪽 피부에 매일 분사한다.

완전한 자궁을 가진 여성은 위에서 언급한 국소적인 ET와 함께, progestin을 복용해야 한다.

Medroxyprogesterone acetate(MPA, Provera)는 estrogen과 함께 사용할 때 가장 흔히 복용하는 경구 progestin이다. 다른 가능한 제품에는 norethindrone acetate(Aygestin)과 micronized progesterone(Prometrium)이 있다.

혼합제품은 estrogen과 progestin을 모두 포함하고 있어, 매일 2개의 약을 복용하지 않아도 된다는 점에서 추가적인 편리함을 제공해 준다. 혼합제품은 estrogen만 혹은 progestin만 사용하는 HT와 같은 부작용을 가진다. 경구 혼합 호르몬치료 제품은 Activella(estradiol과 norethindrone acetate), FemHRT(EE와 norethindrone acetate), Prempro(CEE와 MPA)를 포함한다. 가장 최근의 형태는 Angeliq(0.5mg drospirenone과 1mg estradiol)이다. 이것은 독특한 progestin인 drospirenone을 포함하는 유일한 약품이고, 이 약은 위의 다른 약들과 동일한 주의사항을 가진다.

두 가지의 estrogen-progestin 혼합 경피약물이 있다. ClimaraPro는 estradiol과 levonorgestrel을 포함한 얇은 투명한 패치이고, Combipatch는 estradiol과 norethindrone acetate를 포함한다. ClimaraPro는 홍조와 같은 폐경기증상을 치료하는 것으로 승인된 최초의 once-a-week 혼합 HT이다. Combipatch는 일주일에 두 번 사용한다. 경피 패치는 경구 호르몬 치료보다 훨씬 낮은 용량의 호르몬을 지속적으로 전달할 수 있다. 이 경로는 간에서 초회 통과효과를 피하고, 여성들이 더 잘 견딜 수 있다.

질 크림 조제용 물질은 성관계 시에 통증과 배뇨곤란을 일으키는 질위축의 치료에 사용된다. Estrace는 estradiol 크림을 포함하고, Premarin은 CEE 크림을 포함한다. 두 조제용 물질 모두 질 내부의 점막을 통해 빠르게 혈류로 흡수된다. 질크림은 태블릿이나 경피 패치와 같이 다른 방법과 함께 사용될 수 있다. 그러나 질크림은 경구나 경피제품이 하는 것처럼 자궁내막에 영향을 주지 않기 때문에 progestin counter는 필요하지 않다. 질크림은 일반적으로 2주간 매일 0.5–2g의 용량이 질을 통해 전달된다. 그리고 나서 용량은 일주일에 2번으로 감소한다.

Estring은 estrogen과 생물학적으로 동일한 17–β estradiol 2mg을 포함하는 탄성중합체 링이다. Estring 링은 질의 상부에 삽입되어 그곳에서 50–60%의 estradiol을 분비하고, 3개월 간 낮은 용량의 estrogen을 분비한다. Estring은 폐경기 여성 20–40%에게 영향을 미치는 비뇨생식기계 위축의 국소적인 증상을 치료하는 데 사용된다.

FemRing은 폐경기에 중등도에서 심각한 홍조, 야간발한, 질건조증을 치료하기 위해 사용되는 최초의 질 estrogen 보충요법(ERT)이다. FemRing은 부드럽고 유연한 실리콘 링에 estradiol acetate를 포함한다. 이것은 3개월 동안 상부 질에 삽입되는데, 성관계 중이나 질감염치료 중에도 사용될 수 있다. FemRing은 Estring보다 높은 혈청 estrogen 수치를 얻을 수 있어, 온전한 자궁을 가진 여성에서는 progestin counterpart 이 처방되어야 한다.

Vagifem은 estradiol을 포함하는 질 estrogen 정제이다. 2주간 매일 하나의 25mcg 정제가 질을 통해 삽입되고, 그 후에는 일주일에 두 번씩 하나의 25mcg 정제로 용량이 감소한다. Vagifem 정제는 질크림보다 낮은 순환 estrogen 수치를 가진다.

금기

호르몬치료의 금기는 임신, 자궁내막암의 과거력(초기 자궁내막암의 치료가 완료되면 더 이상 호르몬치료의 금기가 아니다.), 유방암의 과거력, 혈전색전증의 과거력, 급성 간질환 또는 만성 간기능장애, 급성 담낭 또는 췌장질환, 관상동맥질환, 진단되지 않은 질출혈, 자궁내막증을 포함한다. 흡연이나 혈전색전증의 위험을 증가시키는 것으로 알려진 생활 양식 요인도 치료를 결정하는 데 고려되어야 한다. 자궁근종의 과거력이 있는 환자는 estrogen이 종양성장을 초래할 수 있으므로 최종 월경 이후 1년을 꽉 채워 사용하는 것으로 시작하지 않는다. 폐경 후 estrogen 저하 상태는 일반적으로 자궁근종의 축소를 야기한다. 섬유낭종성 유방질환 또는 당뇨를 가지고 있는 환자는 더 주의를 요한다.

약역학 자연적인 estrogen은 완전하고 빠르게 위장관계로 흡수되고 간에서 대사되어 nonesterified(대사를 지연시키고, 작용시간을 길게 하는) 경구약물을 사용할 때는 매일 복용할 필요가 있다. 80%의 estradiol은 성호르몬 결합 globulin과 결합하고, 2%는 비결합 상태로 존재하고, 나머지는 albumin과 결합한다. Estradiol은 장간 순환에서 estrone으로 전환되고, 포합된 후 소변으로 배설된다. 포합된 estrogen은 자연적인 estradiol보다 긴 반감기를 갖는다. 그러나 estrogen 수치와 포합된 estrogen을 측정하는 것은 어렵다. Progestin(Provera)는 빠르게 흡수되고, 주로 간에서 대사되며, 신장으로 배설된다. 이 약물의 분포는 잘 설명되어 있지 않다. 질크림을 사용하면 estrogen의 전신적으로 흡수된다. 수치는 경구 또는 경피로 사용하였을 때보다 훨씬 낮다. 질크림과 경피약물 모두 간에서 초회 통과효과를 우회한다. 질 고리를 사용한 첫 날, estrogen 수치는 상승했다가 삽입하기 전의 수치로 빠르게 감소한다.

폐경기증상을 위한 다른 약물

호르몬치료의 대상이 되지 않는 여성(더 구체적으로, 금기가 있거나 유방암의 과거력이 있는 여성)은 다른 약물을 처방받을 수 있다.

SSRIs. 선택적 세로토닌재흡수억제제는 여성에서 혈관운동증상의 수와 중증도를 감소시킨다. SSRI는 또한 짜증과 폐경기의 기분변화를 완화하여 우울증을 감소시키는 추가적인 효과를 가진다.

Clonidine. Clonidine(Catapres, Kapvay)은 고혈압에 사용되는 약물로, 여성의 혈관운동증상의 수와 중증도를 감소시킨다. 이것은 최근 호르몬치료가 금기인 여성들에게 이 목적으로 사용되고 있다. 혈압이 규칙적인 간격으로 감시되어야 하고, 저혈압이 발생하면 약물은 중단되어야 한다.

Gabapentin. Gabapentin(Neurontin)은 폐경기 여성에서 혈관운동증상의 수와 중증도를 감소시키는 항경련 약물이다. Gabapentin은 호르몬치료를 할 수 없고 삶의 질에 영향을 끼치는 혈관운동증상을 가진 여성으로만 사용이 제한되어야 한다. Gabapentin은 졸음을 유발할 수 있고, 유사한 주의사항을 가진 다른 약물과 함께 사용해서는 안 된다. 또한, 환자의 활동이 졸음, 어지럼, 실신이 발생하여 영향을 받거나 위험해지는 경우에도 사용되어서는 안 된다.

골다공증

골다공증(*osteoporosis*)은 고령의 남성과 여성에게 영향을 미치는 점진적이고 심신을 쇠약하게 만드는 골격계 질환이다. 50세 이상의 여성들은 폐경 이후 estrogen의 감소가 골밀도와 직접적으로 관련이 있기 때문에 높은 위험도를 갖는다. 뼈는 30세에 가장 높은 밀도를 가지고 그 후로 꾸준히 감소한다. 골다공증은 골아세포(뼈형성세포)와 파골세포(뼈파괴세포)의 불균형으로, 뼈재흡수가 과다하여 발생한다. 이 불균형은 뼈미세구조의 악화와 골밀도 감소를 모두 일으킨다. 뼈구조의 상실과 "구멍이 많은 뼈"의 취약성은 골절의 위험을 증가시킨다. 골다공증은 미국에서 상당한 이환율과 사망률을 가진다. 가장 심각한 골절부위는 엉덩이이다. 엉덩이 골절은 알츠하이머 치매 다음으로 고령의 여성이 요양원으로 가는 두 번째로 흔한 원인이다. 엉덩이나 척추골절을 경험한 여성들은 장기적이고 점진적으로 심신을 쇠약하게 하고, 결국 사망까지 이끄는 건강문제를 가질 수 있다. 50세 이상의 미국 여성 절반 이상이 어느 정도의 골감소증(낮은 골밀도) 또는 골다공증(심각한 골밀도의 감소)을 가지고 있다.

골감소증과 골다공증은 요추와 엉덩이에서 이중 에너지 방사선 측정법 또는 DXA 스캔을 통해 중축골격(axial skeleton) 골밀도 측정으로 진단한다. 세계보건기구는 골감소증과 골다공증을 DXA 스캔 결과를 T-score로 나타내어 정의한다. 정상 골밀도는 T-score에서 −1 이상이다. 골감소증은 T-score −2.5에서 −1, 골다공증은 T-score −2.5 이하로 정의한다.

호르몬치료는 골다공증치료로 더 이상 추천되지 않지만 위험인자를 갖고 있는 폐경 여성에서 예방적 목적으로 고려되어야 한다. 호르몬치료를 5년 이상 해온 여성에서 엉덩이와 척추골절이 35% 감소했다. 다른 약물들은 호르몬치료에 의해 발생하는 걱정 없이 골다공증을 관리하고 골절을 예방할 수 있다. 이것들은 뼈미세구조의 파괴를 감소시키는 bisphosphonates와 SERM(선택적 estrogen 수용체 조절자)를 포함한다. SERMs는 새로운 분류의 합성 estrogen이다. SERMs는 뼈와 같이 몸의 특정 부위에서는 estrogen처럼 작용하고 다른 부분에는 영향을 끼치지 않는다. Evista는 골다공증을 치료하는 데 사용되는 SERM의 예이다. SERM 치료의 금기는 정맥혈전색전증의 과거력이나 위험인자, 임신이 있다. 심장질환, 심근경색 또는 뇌경색의 위험인자, 간이나 신장부전이 있는 여성에서도 주의를 요한다.

경구 bisphosphonates의 부작용은 오심, 복통, 삼킴곤란, 식도염증, 역류, 궤양 등이 있다. 주사 bisphosphonates는 위장관계 부작용이 없고, 환자들이 매일 또는 매주 약을 복용하는 것보다 분기마다 혹은 매년 주사를 맞는 일정이 더 기억하기 쉽다. Bisphosphonates의 드문 합병증으로는 완전 또는 부분 경골골절이다. 경구 bisphosphonates는 아스피린, 비스테로이드성 소염제, 제산제와 함께 복용해서는 안 된다. Bisphosphonates의 금기는 식도기형, 음식물의 식도통과지연, 경구 음식물 섭취 후 30분 동안 앉거나 서 있을 수 없는 증상과 저칼슘혈증을 포함한다.

간호중재

골다공증의 예방은 음식이나 보충제를 통해서 칼슘과 비타민 D의 충분한 섭취를 포함한다. 25-50세의 여성에게 추천되는 일일 칼슘요구량은 1000-1200mg/일이고, 50세 이상의 여성은 1200-1500mg/일이 필요하다. 칼슘은 여러 번에 나누어서 섭취해야 하고, 흡수를 향상시키기 위해 적절한 비타민 D와 함께 섭취해야 한다. 25-50세의 여성에게 추천되는 일일 비타민 D 허용량은 400-800IU/일이고 50세 이상의 여성에서는 1000-2000IU/일이다. Calcium citrate를 제외한 모든 칼슘 조제용 물질은 음식과 함께 섭취되어야 한다. 흡연은 비타민 D 흡수를 방해하기 때문에 금연이 권고된다. 알코올은 위장관에서 칼슘의 흡수를 감소시키기 때문에 알코올 소비는 하루에 한 잔으로 제한되어야 한다. 체중부하운동은 뼈를 강화시키고, 근육의 강도를 증가시키며, 균형을 향상시킨다. 체중부하운동은 걷기, 조깅, 신체적 충격이 적은 에어로빅, 웨이트 트레이닝, 요가를 포함한다. 저혈압 또는 어지럼을 일으킬 수 있는 약을 처방받는 환자에서는 주의해야 한다. 환자는 넘어질 위험에 대해 평가받아야 하고, 간호사의 건강관리교육에 넘어짐 방지가 포함되어야 한다.

약물

Estrogen은 더 이상 골다공증의 치료로 추천되지 않으나 골다공증을 예방하는 데는 효과적일 수 있다. 호르몬치료의 대상이 되는 환자에서는 이익-위험-대안 비율이 고려되어야 한다. 호르몬치료에 사용되는 대부분의 조제용 물질(경구와 경피 estrogen 보충요법 또는 estrogen 요법)은 골다공증 예방을 위해 사용될 수 있다. 질조제용 물질은 효과적이지 않다.

Menostar(estradiol 경피 시스템)는 폐경 후 골다공증을 예방하기 위해 사용되는 1주일에 한 번 붙이는 경피 패치로 14mcg의 17-β estradiol이다. 이 estrogen 패치는 경피로 이용가능한 가장 낮은 용량이다. 이것은 다른 치료들을 견딜 수 없는 여성들이 이용가능하다. 온전한 자궁을 가진 여성에게 progestin은 6개월 혹은 12개월마다 사용하는 것이 추천된다.

Alendronate(Fosamax)는 골감소증과 골다공증을 치료하기 위해 사용되는 bisphosphonate이다. 이것은 매일 또는 매주 복용한다. 예방 목적으로는, 경구 일일 용량은 5mg/일이고, 경구 1주일 용량은 35mg/주이다. 치료목적으로는, 경구 일일 용량은 10mg/일이고, 경구 1주일 용량은 75mg/주이다. Fosamax는 모든 음식, 액체류, 약물을 섭취하기 30분 전에 8온스의 물과 함께 복용해야 하고, 환자는 복용 후 30분간 바로 선 자세를 유지해야 한다. 주 1회 약물투여가 이 약물을 일차 치료방법으로 만들었다. 일반적인 부작용은 복통과 산역류이다. Fosamax Plus D(비타민 D가 추가된)는 또한 칼슘의 흡수를 증진시키기 위해서도 사용할 수 있다.

Ibandronate sodium(Boniva)는 한 달에 한 번 복용하는 bisphosphonate으로, 폐경기 여성에서 골다공증의 예방과 치료에 사용된다. 이것은 경구 또는 정맥주사로 투여할 수 있다. 경구투여는 다른 bisphosphonates와 같은 사용법과 부작용을 가진다. Boniva는 경구로 매일 2.5mg, 한달에 한 번 150mg을 복용할 수 있고 또는 정맥주사로 3개월에 한 번 3mg을 15-30초간 주사할 수 있다.

Risedronate(Actonel) 또한 매일 또는 매주 복용할 수 있다. 이것은 bisphosphonates와 유사한 사용법과 부작용을 가진다. 용량 일정은 5mg 정제를 매일 또는 35mg 정제를 매주 복용한다. Actonel은 Actonel with Calcium으로도 이용가능하다. Risedronate 정제는 500mg 정제를 2일째에서 7일째까지 매일 복용하고, 그 후 매주 복용한다. Atelvia는 골다공증에 사용되는 약 중에서 유일하게 delayed-release 약물이다. Atelvia는 35mg의 risedronate를 포함하고, 일주일에 한 번 조식 직후에 최소 4온스의 물과 함께 복용한다.

Reclast는 일년에 한 번 5mg을 정맥주사로 투여하는 bisphosphonates이다. 정맥주사는 15분 이상에 걸쳐 투여되어야 한다. 신질환 또는 신손상을 기저질환으로 갖고 있는 환자에서 Reclast의 사용은 드물지만 심각하게 신부전과 연관될 수 있다. Reclast는 골다공증의 예방목적으로 2년에 한 번 5mg

용량으로 사용할 수 있다.

간호사들은 환자에게 드물고 비전형적인 경골골절의 증상인 대퇴부 또는 서혜부 통증이 증가할 경우 의료인에게 말하도록 교육해야 한다.

연구는 일부 환자들은 약물을 중단하고 3–5년 후에도 여전히 bisphosphonates의 효과가 있다고 제안한다. 의료인은 환자들을 5년마다 재평가하여 지속적인 치료가 이로울 것인지 결정해야 한다. Bisphosphonates가 골다공증을 증진시킨다고 결정되었다. 그러나 이들 약물의 안전한 사용에 대해서는 더 연구가 필요하다.

Raloxifene(Evista)은 골밀도를 증가시키고, 골교체율(turnover)을 감소시키고, 척추골절을 감소시키는 SERM 약물이다. Raloxifen을 치료받은 골다공증 여성의 이차적 분석은 유방암 위험의 감소를 보여 준다. 부작용은 화끈거리는 홍조와 DVT의 위험의 증가를 포함한다. Evista는 60mg 정제를 매일 1회 투여한다.

Teriparatide(Forteo)는 폐경기 후 골다공증치료에 사용되는 부갑상선호르몬이다. 이것은 피하로 20mcg를 매일 투여한다. 이것은 골다공증과 관련하여 골절이 있거나 골절의 위험인자가 많은데, 골다공증치료제를 사용할 수 없는 여성과 남성 모두에서 사용할 수 있다. 환자는 자가복용법에 대해 배울 수 있다.

Salmon calcitonin(예를 들어, Fortical, Miacalcin)은 체내 칼슘을 조절하고 뼈대사를 촉진하는 자연적으로 생성되는 호르몬인 calcitonin으로 구성된다. 이것은 매일 200IU 용량의 비강내 스프레이를 통해 전달된다.

Denosumab(Prolia)는 골다공증 골절의 위험이 높거나, 골절이 있거나, bisphosphonates 사용 후에도 T-score가 개선되지 않는 여성에서 사용되는 파골세포억제제이다. 6개월마다 피하로 60mg 용량을 사용한다.

간호과정
환자-중심 협력간호

증상이 있는 폐경기 여성의 관리

사정

- 환자의 약물, 보충제, CAM 약물의 사용에 대한 기록을 얻어야 한다.
- 체온, 맥박, 호흡수, 혈압, 체중, 키를 포함하여 기준 활력징후를 얻고, 비정상적인 수치는 보고해야 한다.
- 골다공증, 골다공증 골절과 연관된 위험인자를 평가하기 위한 가족력을 조사해야 한다. 관상동맥질환을 포함하여 심혈관계 위험인자, 허혈성 또는 출혈성 뇌경색, 정맥혈전색전증, 인지장애 및 암은 여성에게 영향을 미칠 수 있다.
- 약물, 음식, 보충제에 대한 알레르기의 과거력을 조사해야 한다.
- 수술력을 조사하고, 과거 또는 현재의 고혈압, 넘어짐과 골절, 심혈관계 질환, 뇌혈관장애, 간장애, 신장장애, 비뇨기계 장애와 감염, 위장관계 문제, 신경학적 장애, 과거 전신감염에 대해 환자에게 질문한다. 과거와 현재의 암 병력에 대해 평가한다. 이전의 수술, 특히 부인과 또는 골반수술에 대해 질문한다. 흡연, 알코올, 불법약물 사용에 대해 평가한다. 넘어지거나 골절의 위험, 자기건강에 대한 염려, 약물을 복용할 수 있는 능력을 평가한다.
- 초경 나이와 폐경 나이를 포함하여 월경력에 대해 조사한다. 만약 환자가 폐경 이행기라면 주기, 월경 기간, 출혈량 등을 포함하여 월경 양상과 최종 월경 시작일, 피임방법을 평가한다. 환자가 폐경기라면 과거와 현재의 폐경 증상과 삶의 질에 미치는 영향을 평가한다. 폐경 이후 출혈의 발생을 평가한다.

간호진단

- 폐경 이행기와 폐경기의 지식부족
- HR을 시작 또는 지속하는 것과 관련된 결정에 있어 갈등
- HR 방법과 적절한 사용에 관련하여 지식의 부족
- HR의 잠재적인 부작용에 대한 두려움
- 보호되지 않은 성관계와 관련된 감염의 위험
- 체내 estrogen의 감소와 관련하여 골밀도 변화의 위험
- 넘어짐 또는 골다공증 골절에 대한 위험
- 폐경과 관련된 몸의 변화와 관련하여 불안정한 신체 이미지
- 폐경 이행기 또는 폐경기의 비효과적인 수면양상과 수면-기상 건강
- 증상을 완화하기 위한 건강 추구 행동

계획

- 호르몬치료가 금기인 환자들은 배제되어야 한다.
- 환자들은 폐경기증상에 대해 이야기해야 하고, 증상을 완화하는 데 도움을 주는 비약리학적 또는 약리학적 방법에 대해 이해해야 한다.
- 환자가 호르몬치료를 선택한다면 그녀의 생활양식에 가장 적합한 복용경로를 선택해야 하고, 그것은 약물의 효과적인 사용과, 안전성을 증가시킬 것이다.
- 환자는 estrogen-progestin 치료와 estrogen 치료의 차이를 이해해야 한다.

- 환자는 발생하는 부작용을 보고해야 한다.
- 환자는 처방된 대로, 경구, 경피, 국소 또는 질 약물을 자가복용해야 한다.
- 환자는 지시된 대로 패치를 부착하고, 발생하는 부작용을 보고해야 한다.
- 환자는 약물의 질내 위치에 편안함을 느껴야 한다.
- 환자는 비정상적인 자궁출혈과 호르몬치료와 연관된 다른 부작용을 보고해야 한다.
- 복용 일정, 위험, 장점, 대안을 환자에게 설명해 주어야 한다.
- 필요하다면 환자를 추적 관찰해야 한다.

간호중재

- 갱년기의 특징, 비약리학적 또는 약리학적 치료의 잠재적인 효과, 장점, 위험, 대안에 대해 교육한다.
- 호르몬치료에 대한 환자의 오개념을 바로 잡고, 사실과 연구에 근거한 정보를 제공한다.
- 호르몬치료방법을 선택하기 위해 환자를 평가할 때 BRAIDED 방법을 사용한다.
- 효과적인 호르몬치료의 사용을 위해 건강교육을 시행한다.
- 교육 자료를 지역사회에 비치한다.

환자교육

일반

- 호르몬치료의 위험, 이익, 대안을 검토한다.
- 호르몬치료의 금기를 검토한다.
- 호르몬치료 전에 환자가 유방검사, 골반검사, Pap 검사를 시행하도록 한다.
- 환자에게 따뜻한 날씨와 스트레스는 홍조를 악화시킨다고 알려준다.
- 환자에게 선풍기를 사용하고, 찬 액체류를 마시고, 카페인과 매운 음식섭취는 줄일 것을 권장한다.
- 당뇨, 고혈압, 류마티스 심장질환이 있는 환자에게 의료인의 승인하에 저용량의 비타민 E를 사용할 것을 권장한다.
- 호르몬치료를 하는 환자에게 6개월 또는 12개월마다 혈압검사, 유방검사, 골반검사를 포함하여 추적 관찰할 것을 권장한다.
-  자연적인 폐경 후 1년까지 피임방법을 사용해야 할 필요성을 강조한다.
- 환자에게 성관계 시 통증을 감소시키고 외상을 예방하기 위해 수용성의 질윤활제를 사용할 것을 제안한다.
- 환자가 질건조증을 경험한다면 항히스타민제와 비충혈완화제의 사용을 줄이도록 한다.
- 여성 청결제의 사용을 피하고, 면 속옷과 면으로 된 스타킹을 입도록 한다.
- 식사 후에 오심과 구토를 막기 위해 경구 호르몬약을 복용하도록 한다.
- 호르몬치료를 시작한 후에 질출혈을 경험할 수 있고, 그때는 3–6개월 중단해야 함을 알려준다.
- 갑작스러운 출혈이나 불규칙적인 월경을 대비하여 환자가 생리대 또는 탐폰을 휴대하도록 한다.
- 환자가 상당한 출혈 또는 불규칙적인 출혈양상을 보고하도록 하고, 혈색소치와 적혈구용적률을 평가받도록 한다.
- 호르몬치료를 중단한 후에, 홍조와 같이 폐경 증상이나 징후가 재발할 수 있음을 알린다.
- 환자가 만약 호르몬치료를 중단하기를 원하면 의료인의 지도하에 그렇게 해야 함을 알린다.

자가투여

- 환자에게 유방건강에 대해 교육하고 정기적인 유방 자가검진을 수행하도록 한다.
- 환자에게 정기적인 생식기계 검사를 하도록 교육한다.
- 환자에게 Pap 선별검사를 시행해야 할 시기를 알려준다.
- 만약 환자가 질크림을 사용하고 있다면 바르는 과정을 검토해보고 미니 패드를 사용할 것을 제안한다.
- 만약 환자가 경피 패치를 사용하고 있다면 포장을 열고 즉시 부착하고 10초 정도 누르고 있을 것을 교육한다. 적절한 접촉을 위해 경계 부위를 확인한다. 부착하는 부위를 번갈아가면서 하고, 같은 부위에 재부착하기까지 적어도 1주일의 간격을 둔다. 패치를 자극이 되거나 기름진 부분에 부착하지 않는다. 패치가 느슨해질 경우 재사용하지 말고, 새 것을 사용한다. 그리고 같은 주기 일정을 따른다.
- 환자에게 젤, 스프레이, 미스트의 적절한 사용을 권장한다.

균형 잡힌 식단과 운동

- 환자에게 골다공증 예방에 대해 교육한다. (1) 체중부하운동, (2) 균형 잡힌 식사(섬유질, 야채, 과일, 곡물, 식물성 단백을 많이 섭취하고, 동물성 단백과 설탕을 적게 섭취한다), (3) 1000mg/일 (폐경 이행기) 또는 1200–1500mg/일의 칼슘보충제(폐경기)와 1000–2000IU/일의 비타민 D (4) 금연과 알코올 소비의 감소.

평가

- 폐경 이행기 증상에 대한 비약리학적 또는 약리학적 방법의 효과를 평가한다.
- 부작용이 발생하는지 알아보고, 환자와 폐경 증상을 조절하기 위한 대안을 계획한다.
- 추적 관찰 일정과 건강관리 선별검사를 계획한다.

핵심 웹사이트

계획적인 부모성(parenthood): www.plannedparenthood.org
응급피임: ec.princeton.edu
북미 폐경 학회: www.menopause.org
국립 골다공증 학회: www.nof.org

학습 질문

1. 간호사가 혼합 경구피임약의 사용에 대해 교육계획을 준비하고 있다. 교육계획에 어느 정보가 포함되어야 할까? (맞는 답을 모두 고르시오)
   a. 환자는 복통, 흉통, 두통, 시야흐림, 시야장애, 심각한 다리통증을 보고해야 한다.
   b. 혼합 경구피임약은 하루에 20개비 이하를 흡연하는 35세 이상 흡연자에게 안전하다.
   c. 혼합 경구피임약은 성매개감염으로부터 보호해 주지 않는다.
   d. 피임약복용 시간은 놓칠 수 있지만, 12시간 이상은 안 된다.
   e. 혼합 경구피임약을 복용한 후에 vaginal spotting(질출혈)은 임신을 예방하는 데 효과적인 방법이 아니라는 징후이다.

2. 54세 폐경 환자가 산부인과 사무실로 찾아와서 호르몬치료에 대해 관심을 보였다. 호르몬치료를 처방하는 적응증은 무엇인가? (맞는 답을 모두 고르시오)
   a. 홍조 완화
   b. 유방암 예방
   c. 심혈관계 질환 예방
   d. 고위험환자에서 골다공증 예방
   e. 질건조증 완화

3. 24세 환자가 간호사에게 피임을 위해 minipill을 사용하고 싶다고 말한다. Progestin 알약을 사용하기 위해 이 환자에 대한 간호평가를 할 때 포함되어야 할 것은 무엇인가?
   a. 환자가 과거에 분만한 적이 있는지 산부인과 과거력을 조사한다.
   b. 환자가 규칙적인 주기를 갖고 있는지 산부인과 과거력 조사한다.
   c. 매일 복용하는 경구피임약에 대한 신뢰도를 평가한다.
   d. 환자에게 과거 흡연 습관에 대해 질문한다.

4. 하루에 한 갑을 흡연하는 39세 환자가 어느 피임방법이 그녀에게 가장 좋을지 질문한다. 그녀는 정상 혈압을 갖고 있고, 과거에 CHC(혼합 호르몬 피임약)을 사용했다. 그녀는 monogamous relationship을 갖고 있고, 임신 중에 합병증 없이 두 아이를 낳았다. 그녀는 더 이상 임신할 계획이 없다. 간호사는 어떤 방법이 이 환자에게 가장 좋다고 결정하는가?
   a. 혼합 호르몬 경구피임약
   b. Mirena LNG/IUS
   c. progestin 알약
   d. Plan B (OTC)

5. 18세 여성이 병원에 전화를 걸어 초진 간호사에게 전날 밤에 성관계를 했고 콘돔이 찢어졌다고 이야기했다. 그녀는 의도하지 않은 임신을 걱정하고 있다. 어느 문장이 초진 간호사가 이 환자에게 하는 가장 좋은 조언인가?
   a. "OTC로 Plan B One-Step이라는 약을 이용할 수 있다."
   b. "당신은 ulipristal acetate(Ella)를 처방받기 위해 의료인을 만날 약속을 잡아야 한다."
   c. "당신은 결정을 내리기 전에 며칠 기다릴 시간이 있다."
   d. "의료인이 자궁내장치를 삽입할 수 있다. 당신을 위해 예약을 잡아 주겠다."

6. 간호사가 환자에게 medroxy-progesterone acetate(Depo-Provera)를 사용하는 것에 대해 교육하고 있다. 어느 문장이 옳은가? (맞는 답을 모두 고르시오)
   a. "Depo-Provera를 사용하는 환자들은 일반적으로 주기에 아무 변화가 없다."
   b. "당신은 칼슘섭취를 증가시켜야 한다."
   c. "당신은 처음에 불규칙적인 출혈이 있을 수 있다."
   d. "당신은 모유수유를 하는 동안에 Depo-Provera를 사용할 수 있다."
   e. "Depo-Provera는 또한 산후우울증에도 도움이 된다."

7. 간호사가 Dexa 스캔에서 T-score가 -2.0인 62세 환자를 상담하고 있다. 이 환자에게 가장 좋은 조언은?
   a. 환자의 식단은 오전에 1200-1500mg의 경구 칼슘으로 보충되어야 한다.
   b. 환자는 수영이나 사이클과 같이 체중부하운동을 증가시켜야 한다.
   c. 환자는 의료인에게 bisphosphonate 분류의 약물을 처방받을 것이다.
   d. 환자는 1200-1500mg의 칼슘과 비타민 D를 하루에 두 번 경구로 보충해야 한다.

8. 48세 환자가 그녀의 폐경 이행기 증상을 의논하기 위해 내원하였다. 그녀는 그녀의 최종 월경이 8개월 전이었다고, 그 전에는 불규칙적이었다고 말했다. 어느 것이 이 환자에게 가장 중요한 간호 상담인가?
   a. 호르몬치료는 홍조와 질건조증에만 사용된다.
   b. 환자는 임신을 피하기 위해 피임방법을 사용해야 한다.
   c. 환자는 골감소증을 검사하기 위해 Dexa 스캔을 해야 한다.
   d. 이때 그녀의 폐경 이행기 증상을 완화하기 위해 약초(herbal) 보충제가 아마 가장 좋은 방법일 것이다.

답: 1. a,c 2. a,d,e 3. c 4. b 5. a 6. b,c,d 7. d 8. b

51장

남성 건강과 생식기계 장애에 관한 약물

학습목표

- 성선호르몬이 시상하부 뇌하수체전엽의 피드백 루프에 미치는 영향을 설명한다.
- 남성의 일차 및 이차 성징과 정자형성과 관련된 발달 문제를 다루는 testosterone 치료의 역할을 설명한다.
- Androgen 치료와 항안드로겐제 치료가 명시된 일반적인 조건을 구별한다.
- Androgen 치료가 특히 위험한 환자를 설명한다.
- 환자에게 androgen 치료효과와 부작용을 평가한다
- 남성의 성적 기능을 손상시킬 수 있는 흔히 처방되는 약물을 분류한다.
- 환자교육을 포함한 남성 생식장애치료에 사용되는 약물과 관련된 간호과정을 설명한다.

생식건강은 다양한 시상하부, 뇌하수체, 성선호르몬의 적정량의 생산뿐만 아니라 적절한 호르몬수용체가 필요하다. 이는 생식기관의 정상적인 발달 및 개통이 필요하다. 뿐만 아니라 생식건강은 발달적으로 적절한 단계의 남성과 여성이 생식력이 있음(즉, 생식세포를 만들 수 있음)을 의미한다. 마지막으로 생식건강은 남성의 사정에 의한 성교에 참여할 수 있는 능력을 수반한다.

남성 생식건강의 변화는 발달, 내분비, 감염, 염증, 비후성, 종양 및 심리 · 정서적 과정의 넓은 범위를 반영한다.

남성 생식과정과 연관된 가장 명확한 약물군(drug family)은 androgen이다. 합성 단백동화 스테로이드(anabolic steroid)와 항안드로겐제(antiandrogen)는 남성 생식에 영향을 미치기 때문에 이것들 또한 논의된다.

남성의 생식장애와 관련된 물질

androgen

Androgen 또는 남성 성호르몬들은 생식과정, 부속 생식기관, 세포대사 및 뼈와 근육의 성장발달과 유지를 조절한다. **Testosterone**은 주요 남성 성호르몬이며, 단백동화 스테로이드이다. 이는 주로 고환과 부신겉질에서 합성되는 androgen 호르몬의 프로토타입이다. 여성에서는 난소에서 적은 양의 testosterone을 합성한다. 남성에서 testosterone의 정상혈장 농도는 일주기성 변동에 따라 250–1000ng/dL이다. 프로토타입의 원형약물차트 51–1은 천연 및 합성 androgen과 투여량, 용도, 고려사항을 나열한 것이다.

약동학 Testosterone의 분비는 대부분의 생애에서 여성보다 남성에서 더 많다. 약 98%의 순환하는 testosterone은 성호르몬 둘 다[글로불린(SHBG)와 알부민 단백질]에 결합하며, 남은 약 2%는 결합하지 않거나 혈장에서 자유롭게 순환한다. 이 결합하지 않은 부분이 바로 생물학적으로 활성이 있다. Estrogen은 남성보다 여성에서 testosterone에 결합한 성호르몬(글로불린과, 더 많은 단백질과 결합한)의 생산을 증가시킨다. 혈액의 내인성(자연적으로 발생한) 유리 testosterone의 반감기는 10-20분이다.

외인성(부가적인) testosterone은 경구투여했을 때 흡수되지만, 50% 정도가 첫 번째 간순환을 거치면서 대사되기 때문에 효과적인 혈장 수치를 위해서는 고용량이 필요하다. 합성 androgen은 더 긴 반감기를 가지며, 따라서 미국에서는 합성 androgen만이 경구제형으로 사용이 가능하다. Testosterone은 근육내주사(intramuscular injection, IM)하는 오일 베이스에서 ester와 결합하여 에스테르형 testosterone(esterified testosterone)을 형성할 수 있다.

Testosterone은 주로 대사산물인 androsterone과 etiocholanolone으로, 소변으로 배출된다. 호르몬의 약 6%는 바뀌지 않은 채 대변으로 배설된다. 몇몇 조직에서 testosterone의 작용은 5-alpha-dihydrotestosterone(DHT)의 감소에 따라 달라지는 반면 다른 조직들에서는 testosterone 자체가 활성 호르몬이다. 중추신경계에서 대사산물 estradiol은 호

원형약물차트 51-1

Testosterone

약물분류 Androgen 상품명: Depo-Testosterone, 첫-Testosterone MC, Delatestryl 임신범주: X CSS III	**용량** Androgen 치환 IM: 50-400mg q2-4wk 고용량은 전이성 유방암치료에 사용됨
금기 임신, 신증, 고칼슘혈증, 뇌하수체기능부전증, 간기능이상, 양성 전립선비대증, 심근경색증 과거력, 사춘기 전 상태, 비에스트로겐의존성 유방암 주의: 고혈압, 고콜레스테롤혈증, 관상동맥질환, 여성형 남성유방, 신장질환, 발작질환; 사춘기 전 환자, 노인	**약물-임상검사-음식 상호작용** 약물은 항응고제 작용을 증가시킨다. Barbiturate, phenytoin, phenylburazone과 같이 사용 시 효과가 줄어든다. Calcitonin, parathyroid를 길항한다. Corticosteroid는 부종을 악화시킨다. 임상검사: 당뇨에서 혈당을 낮춘다. 혈청 콜레스테롤, 갑상선, 간기능, hematocrit을 증가시킨다.
약동학 분포: PB: 98% 흡수: IM: 잘 흡수됨 대사: t½: 10-100min 배출: 소변 및 담즙으로	**약역학** IM: 개시: UK 최고: UK 작용시간: cypionate/enanthate: 2-4 wk
치료효과/응용 정상 androgen 농도를 확보하기 위해; Estrogen의존성 유방암의 진행을 느리게 함 작용기전: 남성 성징과 이차 성징의 발달과 유지	
부작용 복통, 오심, 설사, 변비, 두드러기, 주사부위의 자극, 타액분비 증가, 구강쓰림(oral soreness), 성욕 증가 혹은 감소, 불면증, 공격적 행동, 허약, 어지럼, 소양증 젤에 노출된 아동에 대한 FDA의 박스 형태 경고: 비적절하게 생식기가 커짐(남성 생식기 혹은 클리토리스), 음모의 조숙, 뼈나이의 진행, 성욕의 증가 그리고 공격적 행동	**유해반응** 여드름, 남성화, 불규칙한 월경, 요절박, 여성형 남성 유방, 지속발기증(priapism), 붉은 피부, 황달, 나트륨과 수분정체, 알레르기 반응, 우울증, 습관화 생명위협: 간괴사, 간염, 간암, 호흡곤란

CSS, Controlled Substances Schedule 규제약물법; d, day 일; IM, intramuscular 근육내; min, minute 분; mo, month 달; PB, protein-binding 단백결합; PO, by mouth 구강; subQ, subcutaneous 피하; t½, half-life 반감기; UK, unknown 모름; wk, week 주.

르몬의 활성에 영향을 미친다.

약역학 Testosterone은 남성 성특성의 발달을 담당한다. testosterone의 생물학적 효과는 testosterone에 또는 그 대사산물에 의해 직접적으로 매개될 수 있다. testosterone과 dihydrotestosterone은 단일 androgen 수용체, 공식적으로 NR3A로 명명된, 방식으로 androgen의 역할을 한다. 이 호르몬은 어떤 반응 유전자 사이트에 결합하여 표적세포의 변화를 유발한다. Testosterone의 효과는 어떤 수용체를 활성화하는가와 효과가 발생하는 조직에 따라 달라진다. 표적세포의 단백질 생산은 특히 근육에서 세포조직의 축적을 야기한다(동화작용). 이것은 음모성장, 수염과 체모의 성장, 대머리, 남성 목소리의 깊어짐, 피부의 두꺼워짐, 피지선(sebaceous gland)의 활성, 근조직의 증가, 뼈발달 및 적혈구형성과 같은 이차 성징의 발달로 이어진다.

태아의 고환은 자궁 내에서 첫 3개월 동안 testosterone을 생산하기 시작한다. 이전까지 testosterone의 생산은 출생 후부터 사춘기 전까지는 무시해도 될 정도이지만, 사춘기 동안 급격하게 증가하여 나중에 성인이 될 때까지 지속된다. 나이가 들면서 레디히세포(Leydig cell)의 수는 감소하고 황체형성호르몬(luteinizing hormone, LH)과 여포자극호르몬(follicle stimulating hormone, FSH)의 수치는 증가한다. 결합하지 않은 testosterone의 수치는 노인에서 최고치의 1/5에서 1/3만큼 감소한다. 골다공증과 빈혈이 발생하거나 testosterone의 수치가 ≤300ng/dL이라면 testosterone 대체요법(testosterone replacement therapy)을 고려해야 한다.

Androgen 치료의 적응증

표 51-1은 천연 및 합성 androgen의 투여량, 용도, 고려사항을 나열하였다. 가장 흔한 임상적인 사용은 남성의 androgen 결핍이며, 특히 성선기능저하증(hypogonadism), 성인 남성의 고환장애, 청소년의 사춘기지연에 대한 대체요법으로 사용된다. 가끔 COPD와 AIDS 같은 특정 근육소모질환의 환자의 쇠퇴를 낮추기 위해 사용된다.

표 51-1 Androgens(CSS-Ⅲ)

일반명(상품명)	투여경로 및 용량	응용 및 고려사항
천연 Androgens		
testosterone		
Testoderm scrotal patch	미국에서 판매 중단됨. 일반 약제는 사용가능함.	Androgen 보충, 지연된 사춘기, 유방암
Andoderm, Testoderm TTS	경피패치: 5mg/24h; 생식기 외의 피부에 적용; 뼈가 있는 위치에는 피하기.	시작 시 완전한 용량으로 그리고 내성과 치료반응에 근거하여 조정한다.
AndroGEL/Testim 1 & 1.62%	1% 젤: 매일 1회 50–100mg	패치보다는 젤 형태가 피부에 덜 자극적임. 임신범주: X; PB: 98%; t½: 10–100min
Fortesta 2%	2% 젤: 매일 1회 40–70mg	
Axiron	겨드랑이 용액: 60–180mg/일	
Striant	구강(buccal): 1일 2회 30mg	
Testopel 75mg/pellet	SubQ에 심을 수 있는 알갱이(pellet): 150–450mg q3–6mo	
testosterone cypionate (Depo–Testosterone)	IM: 200–400mg q3–4wk	Androgen 보충, 지연된 사춘기
testosterone enanthate (Delatestryl)	IM: 50–400mg q2–4wk	Androgen 보충, 지연된 사춘기. 임신범주: X; PB: 98%; t½: 10–100min
합성 Androgens		
danazol	PO: 100–800mg/d 초기에 2번 나누어 투여	자궁내막증, 섬유낭성 유방 질환, 선천성 혈관부종. 개인의 측성에 맞게 초기에 용량을 낮춘다. 임신범주: X; PB: UK; t½: 4.5h
fluoxymesterone(Androxy)	PO: 5mg 1–4회/일	Androgen 보충, 유방암. 임신범주: X; PB: 98%; t½: 29.2h
methyltestosterone (Android, Methitest, Testred)	PO: 10–50mg/d 초기에 나누어 투여하고 유지 시에 양을 줄임	Androgen 결핍, 유방암. 임신범주: X; PB: UK; t½: 2.5–3.5h
Anabolic Steroids		
oxandrolone(Oxandrin)	A: PO: 2.5–20mg/d, 나누어 투여 C: PO: <0.1mg/kg/d	악액질(cachexia), 지연된 성장/사춘기, 골다공증성 통증, 작은 키, Turner's 증후군, 알코올성 간염. 임신범주: X; PB: 94–97%; t½: 9.4h

C, Child 소아; d, day 일; h, hour 시간; IM, intramuscular 근육내; min, minute 분; mo, month 달; PB, protein–binding 단백결합; PO, by mouth 구강; RBC, red blood cell 적혈구; subQ, subcutaneous 피하; t½, half–life 반감기; UK, unknown 모름; wk, week 주.

성선기능저하증. 가장 명백한 외인성 androgen 요법의 적응증은 **성선기능저하증(hypogonadism)**이다. 남성의 성선기능저하증은 고환이 testosterone, 정자 또는 둘 다를 생산하지 못하는 결과로 이어지는 생식계의 결함이다. 성호르몬결핍은 일차 또는 이차 성적 발달의 결함을 초래할 수 있다. 정자 발달의 결함은 불임으로 이어질 수 있다. 성선기능저하증은 고환이상을 반영하는 일차 성선기능저하증이거나 시상하부나 뇌하수체결함을 반영하는 이차 성선기능저하증이다. 또한, 질환의 조합도 발생할 수 있다. 부적절한 뇌하수체기능은 어린 소년들에게 심각하게 영향을 미치며, 이차 성징의 부족과 불임을 초래한다. 성인 남성은 성욕(libido)부족, 고환위축, 발기부전, 골밀도 감소, 근긴장(muscle tone) 손실, 머리카락 성장의 증가 또는 혈관운동성 홍조가 발병할 수 있다.

치료시기와 정도는 임상증상에 따라 달라진다. 뼈성숙 촉진은 뼈골단의 조기 폐쇄나 단신으로 이어질 수 있기 때문에 androgen 치료는 전문가가 골성숙의 부작용을 알고 조심스럽게 아이들에게 사용되어야 한다. 골격성숙은 6개월마다 손과 손목의 X선을 통해 모니터링되어야 한다. 인공적인 사춘기 유도는 남자 아이들이 15–17세가 된 이후, 시상하부와 뇌하수체의 기능을 검사한 후에 행한다. 4–6개월의 androgen 치료가 시행되며, 이후에 재평가를 위한 동일한 기간의 휴식이 이어진다. 치료연장이 요구된다면 testosterone cypionate이나 testosterone enanthate가 2–4주마다 50–400mg IM 사용된다. 이는 둔부근육(gluteal muscle)에 깊게 투여되어야 한다. 투여 전에 부유성 물질이나 변색을 육안으로 검사한다. 저장하는 동안 형성될 수 있는 결정들을 용해시키기 위해서 따뜻하게 하고 흔든다. 성적 현상이 발생하는 데에 3년 또는 4년이 걸린다. 혈장 testosterone 수치는 관찰되어야 하며, 정상 수준을 유지하기 위해 필요한 복용량도 조절되어야 한다. 혈청 testosterone 수치가 밑도는 경우 제공자는 복용량을 높게 조절한다. 치료는 평생일 수 있다.

일부 젊은 성선기능저하 남성은 약물을 경구, 비경구 또는 음경에 직접 주사하는 testosterone 대체요법으로 발기부전을 치료할 수 있다. 이러한 치료는 저혈압, 현기증, 통증 및 지속 발기와 관련될 수 있으며, 이러한 약물 중 일부는 간독성을 일으킬 수 있다. 경구투여 발기부전치료의 높은 효험과 성공을 고려했을 때, 성인의 성선기능저하증에 사용되는 이러한 약물들은 현저하게 감소했는지는 나중에 논의될 것이다.

Testosterone은 협측(buccally), 경구, 경피 또는 비경구(parenterally)로 투여될 수 있다. androgen이나 단백동화 스테로이드의 선택은 성장과 원하는 성적 성숙과 선호하는 투여방식의 균형에 따라 달라진다. 협측점막부착시스템(Striant)은 12시간마다 30mg 용량에서 가능하다. 시스템의 둥근 부분을 앞니 위의 잇몸 가까이에 두고 30초 동안 제품에 닿은 입술 위로 손가락으로 제자리에 단단히 잡으라고 환자에게 알린다. 제거할 때는 잇몸이 긁히지 않도록 치아를 향해 부드럽게 밀어내린다. 위치는 각각의 적용 때마다 교대해야 한다. 만약 제품이 12시간 투여 간격 내에서 떨어지거나 다음 투여 전 4시간 이내 동안에 위치에서 떨어지면 제거하고 새로운 시스템을 사용한다. 환자는 정제(tablet)를 씹거나 삼키면 안 된다. 시스템이 적용된 잇몸을 정기적으로 검사하라고 환자에게 알린다. 협측시스템을 제외하고는 androgen은 Schedule III 규제약물로 여겨진다.

Testosterone 경피 패치(transdermal patche)는 많은 종류가 있다. Testoderm 패치는 음낭에 적용된다. 음낭 피부는 보통 피부보다 다섯 배 가량 스며들기 쉽고 Testoderm은 다른 피부의 위치에 적용했을 경우 원하는 혈청농도를 달성하지 않는다. Testosterone 혈청농도는 2-4시간 후에 최대가 되며, 패치를 제거하면 2시간 후 기준치로 돌아온다. Testosterone 혈청농도는 정상 남자의 농도에 근접하고 3-4주 후 안정기(plateau)에 도달한다. Testoderm TTS 패치는 팔, 등, 엉덩이 위쪽에 사용할 때 적절한 혈청농도를 달성한다. Androderm 패치는 음낭이나 뼈 부위 이외의 어떤 건강한 피부에 이용할 수 있다. 매일 2개의 2.5mg Androderm 패치 오후 10시에 사용하는 것은 testosterone 혈청농도가 젊은 것은 강한 남성의 농도와 근접하는 결과를 초래한다. 복용 첫 날 정상범위의 오전 testosterone 혈청농도를 얻을 수 있다. 지속적인 사용으로 인한 testosterone 축적은 없다. Androgen 제거 후의 성기능저하 상태는 24시간 내에 돌아온다. Testosterone gel은 어린이의 손이 닿지 않는 곳에 보관한다.

겨드랑이용액(Axiron)은 매일 같은 시간 한쪽이나 양쪽 겨드랑이에 사용된다. 환자는 Axiron을 생식기에 사용하면 안 된다. 이러한 피부적용제품은 피부나 옷의 개인적인 접촉으로 인해 다른 사람에게 옮길 수 있다. 이 치료는 주사의 필요성을 없애고 복용에 일주기성 변동(circadian fluctuation)을 제공한다.

다른 용도. Androgen의 다른 용도에는 남성과 여성의 불응성빈혈(refractory anemia), 유전성 혈관부종(Hereditary angioedema), 중증 또는 만성 질환과 연관된 조직낭비, 여성의 가슴진행암(advanced carcinoma), 자궁내막증의 치료가 있다. **잠복고환(cryptochidism)**과 발기부전의 androgen 치료의 효과는 확립되어 있지 않다. Androgen은 estrogen과 조합하여 여성의 심한 갱년기 증상을 관리하는 데 사용될 수 있다.

부작용. Androgen 치료를 받는 성기능저하인 남성은 빈번한 발기 또는 **지속발기(priapism)**, **여성형 유방(gynecomastia)** 및 요절박(urinary urgency)을 경험할 수 있다. 정상 남성의 지속적인 androgen 사용은 **정자형성(spermatogenesis)**을 멈출 수 있다. 치료가 중단된 후 3개월 또는 그 이상 동안 정자수가 낮을 수 있다(**oligospermia**).

다른 androgen 치료의 부작용에는 복통, 오심, 불면증, 설사, 변비, 주사부위의 두드러기나 붉어짐, 타액분비 증가, 성욕의 증가 및 감소가 있다. 만약 부작용이 지속 또는 악화 시 의료인에게 알리라고 환자에게 말한다.

유해반응. Androgen 치료는 유방암 환자나 움직일 수 없는 환자에서 뼈흡수를 자극하여 고칼슘혈증(hypercalcemia)을 유발할 수 있다. 약물은 중단되어야 하고 오심, 구토, 무기력, 근긴장 감소, 소변과 혈청칼슘 증가와 같은 고칼슘혈증 징후가 발생하면 적절한 조치가 시작되어야 한다(고칼슘혈증 징후: 오심, 구토, 무기력, 근긴장 감소, 소변과 혈청칼슘 증가)

남성화(virilization)는 여성이나 성기능저하 남성의 이차성징 발달을 의미한다. 이러한 특성에는 얼굴의 털, 여드름 및 피부의 유분, 쉰 목소리가 있다. Androgen 치료를 받은 여성은 생리 불순, 무월경(amenorrhea), 배란 및 젖분비 억제, 대머리 또는 털 성장의 증가(**다모증, hirsutism**), 음핵비대가 발생할 수 있다. 유방암치료와 같은 장기적인 치료에서 부작용은 회복될 수 없다.

아이들은 극심한 남성화뿐만 아니라 뼈성장도 손상받을 수 있다. 임신 중에 androgen을 사용하면 태반을 통과할 수 있어 태아의 남성화를 유발한다. 남성화는 이차적으로 testosterone gel에 노출된 사람들에서 발생할 수 있으며, 태아의 기형유발 원인이 될 수 있다. 여성과 아이들은 젤을 만져서는 안 되며 남성의 testosterone gel을 사용하는 부위와의 접촉도 피해야 한다.

덜 빈번한 부작용에는 현기증, 약해짐, 피부색의 변화, 잦은 두통, 혼란, 호흡곤란, 우울증, 가려움증, 알레르기성 피부발진, 하지부종, 황달, 출혈, 감각이상, 오한, 적혈구증가증, 근육경련, 수분 및 나트륨 저류(sodium and water retention)가 있다. 선정된 androgen의 장기치료를 받은 환자는 간암이 발생할 수 있다.

혈청 콜레스테롤이 androgen 치료 중에 증가할 수 있다. 실험실시험의 다른 변화에는 적혈구용적률의 증가, 변화된 갑상선 및 간기능검사, 소변 17-ketosteroid(androgen 분해의 부산물) 증가가 있다. 장기치료의 드문 합병증에는 간괴사, 간자색반병(낭종에 혈액이 참, hepatic peliosis), 간암, 백혈구감소증이 있다.

금기사항. Androgen 치료는 임신 중이거나 신증(nephrosis) 및 신장염(nephritis), 고칼슘혈증(hypercalcemia), 뇌하수체기능부전(pituitary insufficiency), 간기능부전(hepatic dysfunction), 양성 전립선비대증, 전립선암, 심근경색의 이력이 있는 사람에서 사용이 금지된다. 남성 유방암은 androgen으로 치료하지 않으며, estrogen 의존적이 아닌 여성 유방암에서도 금지된다.

고혈압, 고지혈증, 관상동맥질환, 신장질환 또는 발작장애가 있는 환자에게 androgen 치료를 할 때는 주의해야 한다. Androgen은 유아와 사춘기 아이들의 성장장애 가능성과 노인에서는 양성 전립선비대증과 전립선암의 위험 증가 때문에 주의하여 사용된다.

약물 상호작용. Androgen은 경구 항응고제의 효력을 증가시켜서 항응고제 복용량의 감소가 필요하다. Androgen은 칼시토닌 및 부갑상선호르몬과 길항작용한다. Androgen은 당뇨 환자의 혈당을 낮출 수 있기 때문에 인슐린이나 다른 당뇨병치료제의 복용량은 감소될 필요가 있다. 코르티코스테로이드(corticosteroid)의 병용은 androgen 치료로 발생할 수 있는 부종을 악화시킨다. Barbiturates, phenytoin, phenylbutazone은 androgen 효과를 감소시킨다.

단백동화 스테로이드

단백동화 스테로이드(*anabolic steroid*) 또는 **단백동화-남성화 스테로이드**(*anabolic-androgenic steroid, AAS*)는 testosterone 호르몬과 관련된 스테로이드호르몬의 한 종류이다. 이것은 세포내에서 단백질합성을 증가시키며, 특히 근육의 세포조직의 축적으로 이어진다[**동화작용(anabolism)**]. 단백동화 스테로이드는 또한 androgen과 남성화 특성이 있으며, 성대와 체모의 성장과 같은 남성적인 특징의 발달과 유지도 포함된다. 미국대학스포츠의학회는 AAS가 충분한 식이요법과 함께 체중 증가[일반적으로 제지방(lean mass)의 형태로]에 기여할 수 있다는 것과 고강도의 운동과 적절한 식이를 통해 달성한 근력획득은 몇몇 사람들에서 AAS의 사용으로 향상될 수 있다는 것을 언급한다.

영양보충제로 이용가능한 testosterone 전구체에는 androstenediol, androstenedione, dehydroepiandrosterone(DHEA)가 있다. 10대 후반이 가장 많이 사용하지만, 오십만 이상의 중학생들이 사용한다. “운동보충제” 또는 “십대 유동식”으로 홍보된 것들은 상점이나 인터넷에서 처방전 없이 구입할 수 있다. 급작스러운 체중이나 신체 크기의 증가나 여드름 증가, 기분 및 행동의 변화는 외인성 단백동화 스테로이드 사용의 징후일 수 있다. 단백동화 스테로이드를 사용하는 사람은 더 공격적이고 폭력적일 수 있다. 단백동화 스테로이드를 장기적으로 사용하거나 과다섭취하면 건강상의 위험이 초래될 수 있다. 이러한 효과는 저밀도지단백 콜레스테롤(나쁨)의 증가와 고밀도지단백 콜레스테롤(좋음)의 감소, 여드름, 고혈압, 간손상, 좌심실 구조의 변화 위험을 포함한다. 부작용은 몇 년 후에도 알아차리지 못할 수 있다.

특히 운동선수에게 인기 있는 다른 스테로이드에는 인간 융모성 생식선자극호르몬(human chorionic gonadotropin, hCG, Pregnyl, Novarel, Ovidrel)과 tetrahydrogestrinone(THG)이 있다. HCG는 불임치료에 사용되어 testosterone의 생산을 자극하는 호르몬이다. THG는 요검사를 피하기 위해 개발된 강력한 androgen이다. 이것은 미국식품의약국(FDA)에서 승인되지 않았으며, 합법적으로 시판되지 않는다. 모든 주요 운동기구는 단백동화 스테로이드의 사용을 금지하고 있지만, 규제에도 불구하고 이들의 지속적인 사용은 "도핑방지" 조사와 징계로 이어진다.

간호과정
환자-중심 협력간호

Androgens

사정

- Androgen 치료의 이유와 이에 대한 환자의 인식을 사정한다. 만약 지연된 성숙이 적응증이라면 그 상태에 대한 환자와 가족의 자세를 사정한다.
- 치료 이전과 치료 중에 환자의 몸무게, 혈압, 간과 갑상선기능, hemoglobin과 hematocrit, creatinine, 응고인자, 당내성, 혈청 지질 및 전해질 그리고 혈구세포수 등을 모니터링한다. 간 혹은 내분비기능이상 혹은 혈압 상승의 존재를 주목한다.
- 동시에 이루어지는 항응고치료를 주목한다.
- 사춘기 전의 어린이가 치료를 받을 때는 치료 전, 치료 도중의 6개월마다 그리고 치료 후에 손과 손목 x-ray를 찍는다.
- 특히 고용량을 섭취한 환자의 거친 행동 등을 치료 동안에 환자의 표현을 주목한다. 자기개념이 androgen 치료하는 환자에게서 중요한 고려사항이다. 특히 지연된 성숙의 어린이와 여성에서 중요하다.

간호진단

- 성장지연과 관련된 손상 입은 신체 이미지
- Androgen의 부족으로 인한 성장과 발육의 지연
- 성장지연과/혹은 androgen 치료에 의한 남성화와 관련된 낮은 자부심
- Androgen의 부족으로 인한 성기능장애
- 항안드로겐제 치료와 혹은 지연된 성숙과 연관된 비효과적인 성적 패턴
- 치료요법 관리와 연관 있는 향상된 지식의 준비

계획

- 협력을 통해, 환자가 약물투여와 모니터링을 위한 처방된 요법을 따르도록 동의하고, 적절한 약물을 사용하고, 즉시 유해반응을 보고한다. 그리고 장시간 치료하는 동안 긍정적 자기개념을 유지한다.

환자교육

일반

- 의약품의 적절한 관리, 사용 이유 및 원하지 않는 잠재적 효과에 대해 환자 및 가족과 협력한다. 즉각적인 의료문제에 대하여 주목한다(예, 배뇨문제, 지속발기, 호흡곤란).
- 환자에게 간헐적으로 치료에 접근하면 androgen 치료 과정 사이의 내분비상태를 모니터링할 수 있다고 조언한다. 모니터링을 위해 의료기관에 다시 방문해야 할 필요성을 설명하고, 이를 위한 환자의 능력을 판단한다. 필요한 경우 사회복지서비스 도움을 연결해 준다.
- 정상발육보다 지연된 성숙을 나타내는 어린이의 치료를 위해 그의 가족들을 면담한다.
- 스트레스호르몬이 이화작용이 있기 때문에 환경 스트레스를 줄이기 위해 조직소실을 치료하고 휴식과 이완을 증대하도록 환자에게 조언한다.
- 치료를 하는 동안 환자의 근육강도를 모니터링하도록 격려한다.

자가투여

- 위장장애를 줄이기 위해 androgen 치료 시 음식을 함께 섭취하도록 환자에게 알린다.

부작용

- 여드름을 완화시키기 위해 좋은 피부의 위생상태를 환자에게 지도한다.
- 발기이상을 줄이기 위해 androgen 치료를 받는 남성이 지속발기를 보이면 즉시 알리도록 한다.
- 전립선비대증을 평가할 수 있도록 남성 환자에게 소변 줄기가 약해지면 알리도록 한다.

식이

- 필요 영양분의 적절한 섭취를 확인하기 위해 빈혈, 골다공증 혹은 조직소실이 있는 개인의 영양섭취를 평가하고 필요에 따라 검토한다.
- 주당 여러 번 체중을 기록하도록 환자에게 설명한다. 부종이 생긴다면 나트륨섭취를 제한한다.
- 혈중 칼슘농도가 높은 환자의 경우 신장결석을 방지하기 위해 하루에 2L 이상의 물을 섭취하도록 조언한다. 침대에 누워있는 환자의 경우 운동 범위를 증대시켜야 하고, 반면에 걸을 수 있는 환자는 체중을 싣는 활동을 할 필요가 있다. 고칼슘혈증은 의학적으로 주목을 받아야 하는데, 심정지의 위험이 있기 때문이다.

평가

- 치료요법에 따르고 처방약에 대해 반응하는 환자의 능력을 모니터링한다.

- 추적 방문 시 환자에게 치료약의 효과와 유해반응에 대해 물어본다. 몸무게, 혈압 및 검사실소견 모니터링은 간호계획의 변화와 함께 치료 전반에 걸쳐 계속되어야 한다.
- 남성화 효과 혹은 여드름을 경험한 어린이와 여성을 규칙적으로 사정한다.
- 필요시 성적기능을 조사한다.

항안드로겐제

항안드로겐제(antiandrogens) 혹은 androgen 길항제는 androgen의 합성을 차단하거나 작용을 억제한다(표 51–2). 이들 약물은 양성 전립선비대증, 진행성 전립선암 및 자궁내막증의 호르몬치료 등에 사용된다. 또한, 이들 약물은 비록 효과가 잘 정립되어 있지 않지만, 여성과 성조숙증 소년에 있어서 남성형 대머리, 여드름, 다모증, 남성화증후군에 사용된다.

성선자극호르몬분비호르몬(gonadotropin-releasing hormone, Gn-RH)은 성에 적극적인 남자에게 있어 성적 억제를 야기시키는지에 대해서 논란이 있고, 잘 정립되지 않았다.

성선자극호르몬분비호르몬 혹은 leuprolide와 같은 합성 유사체는 testosterone 합성의 가장 효과적인 억제제이다. 이들 약물이 시간을 두고 투여할 때 LH와 testosterone의 수치가 떨어진다. 정상적으로 Gn-RH는 박동성 방식으로 분비되지만, leuprolide의 지속적인 활성은 FSH 및 LH의 생성이 줄어든다. 남성에 있어서 이 작용은 고환에서 testosterone의 생성을 멈추게 한다. 여성에 있어서 이 작용은 난소에서 estrogen의 생성을 멈추게 한다. 이 약물은 black cohosh, DHEA 혹은 chasteberry와 같은 약초 혹은 식이보충제와 같이 사용하지 않아야 한다.

표 51-2 항 Androgen 약물

기전	약물
Gn–RH 수치 증가	goserelin acetate(Zoladex)
	nafarelin acetate(Synarel)
	leuprolide acetate(Lupron, Via역, Eligard)
Testosterone 합성 억제	ketoconazole(Nizoral)
Testosterone에서 dihydrotestosterone 전환 차단	finasteride(Proscar)
수용체 억제제	flutamide(Eulexin)
	bicalutamide(Casodex)
	spironolactone(Aldactone)

Gn–RH, Gonadotropin–releasing hormone.

Ketoconazole은 항진균제로, 항진균제 작용 때보다 더 높은 농도로 사용 시에 Gn-RH 유사체와 비슷한 testosterone 억제효과를 가진다. Gn-RH 유사체는 전립선암치료에 있어 testosterone 생성에 대한 직접작용에 근거하여 사용된다.

Flutamide는 경구 비스테로이드성 항안드로겐약물로 전이성 전립선암치료에 사용되는 약물이다. 이 약은 leuprolide acetate 같은 LHRH 작용제와 동시에 사용될 때 가장 효과적이다. 단독으로 사용 시 치료하지 않은 환자에게서 가장 큰 효과가 나타난다. Flutamide는 유방암 혹은 양성 전립선비대증 같은 다른 호르몬의존 질환에는 효과적이지 않다. Flutamide는 전립선에서 androgen 수용체에서 androgen과 경쟁적 길항작용을 가져 testosterone에서 dihydrotestosterone의 전환을 차단한다. 이렇게 함으로써 전립선암세포의 발육을 자극하는 androgen의 효과를 억제한다. Flutamide를 투여받은 남성은 혈장 LH 및 testosterone 수치가 증가한다. Bicalutamide(Casodex)는 구조적으로 flutamide와 관련이 있으나, 긴 혈장반감기를 가지고 있어 1일 3회 투여하는 flutamide에 비해 1일 1회 투여가 가능하다. 게다가, bicalutamide는 말초 androgen 수용체에 대해 더욱 선택적이고 시상하부–뇌하수체 축상의 중추 androgen 수용체에 덜 작용한다.

Spironolactone(Aldactone)은 기본적으로 혈압, 심부전 및 간질환자의 복수를 치료하는 약한 칼륨보존이뇨제이다. FDA의 승인 적응증은 아닌 반면에 spironolactone은 심상성 좌창(acne vulgaris), 다낭난소증후군 및 여성 다모증치료에 사용된다. 용량은 25–200mg/kg로 나누어 투여하고, 하루에 최대 400mg/kg 투여가 가능하다. 남성에서 여성으로의 성전환 수술 환자의 호르몬치료의 흔히 들어가는 성분이다. 또한, 이 약제는 남성형 대머리의 국소 약제로도 사용된다.

합성약물인 finasteride(Propecia/Proscar)는 testosterone에서 5–alpha-dihydrotestosterone(DHT)의 전환을 억제한다. 이 약제는 경구투여 약제로 혈장 LH 혹은 testosterone의 함량 증가 없이 혈장과 전립선에서 dihydrotestosterone의 농도를 줄인다. Finasteride는 양성 전립선비대증(BPH)과 남성형 대머리치료에 사용된다. BPH에 대해 매일 5mg의 Proscar가 권장되며, 6개월 후에 규칙적으로 재평가가 필요하다. 남성형 대머리에 대한 Propecia는 12개월 동안 1mg을 1일 1회 투여해야 한다. 지속적 결과를 위해 계속된 치료가 필요하다.

약을 중단할 경우 1년 내에 역작용이 나타난다. 유해반응에는 발기부전, 성욕저하 및 사정감소 등이 포함된다. 가임 여성은 finasteride를 복용하면 안 되고, 남자 태아의 성기이상을 초래할 수 있으므로 부서지거나 깨뜨린 정제를 만져서도 안 된다.

다른 남성 생식질환에 사용되는 약물

사춘기지연

정상 아이의 2.5%에서 평균 나이와 성별 평균보다 낮은 두 개 이상의 표준편차가 나타난다. 성장지연은 성숙과정에서 정상 부분일 수 있다. 그러나 원인은 androgen 혹은 성장호르몬 부족이다. Gn-RH, LH 혹은 FSH의 분비는 사춘기지연의 경우 5%까지 불충분하다. 치료는 14세 이전에는 시행하지 말고, 충분한 평가 후에 해야 한다. 치료를 3-6개월 하든지 혹은 성장판이 닫히기 전에 해야 시상하부, 뇌하수체 혹은 성선발달에 유해반응 없이 성장을 초래할 수 있다.

뇌하수체, 갑상선 및 부신질환

비적절한 뇌하수체가능은 성선기능저하증의 또 다른 원인이다. Menotropins(Menopur, Pergonal, Repronex)는 인간 뇌하수체 성선자극호르몬, FSH 및 LH의 정제된 복합약물이다. 이들약은 LH, FSH가 낮을 때 둘 다에 사용할 수 있다. 이들은 일차 혹은 이차 성선기능저하증이 있는 남성에게 정자생성을 촉진하거나 무배란의 여성에서 배란촉진을 위해 사용된다. 배란촉진을 위해 Menotropins는 최소 3개월 동안 1주에 2회 hCG 5,000-10,000IU을 IM 한다. 4-9개월 동안 1주에 3회 주사하면 이 약은 남성에서 적절한 정자생성을 확신하는 testosterone 분비를 자극할 것이다. Menotropine 1앰플은 LH 및 FSH 각각 75IU을 포함한다. 초기용량은 150IU SQ/IM을 1일 1회 5일간 투여한다. 개인의 반응에 대해 조절된 약물투여간격은 최소 2일 간격을 되어야 하고, 75-150IU을 넘지 말아야 한다. 최대용량은 450IU/일이다. 피하주사를 위해 하복부가 사용된다. 약물조제 후 즉시 사용되어야 하고, 빛에 민감하다. 환자에게 사용하지 않는 약은 버리라고 충고해야 한다. 유해효과에는 오심, 구토, 설사, 여성형 남성 유방 및 발열 등이 포함된다.

비적절한 갑상선 및 부신기능는 성기능에 영향을 미친다. 갑상선호르몬 부족인 **갑상선기능저하증(hypothyroidism)**은 부족한 갑상선호르몬 생성 혹은 표석기관에서 이 호르몬의 작용에 대한 저항성의 결과이다. 이는 **성욕(sexual desire)**을 저하시킬 수 있고(성적 활동에 대한 관심의 감소 또는 부족), 발기부전을 야기할 수 있다. **Addison 병(Addison's disease)**은 cortisol과 mineralocorticoid aldosterone의 부족으로 발생한다. Addison 병의 남성 환자는 성욕감퇴와 발기부전 혹은 수정이 저하된다. 갑상선기능저하증과 Addison 병을 동시에 앓고 있는 환자는 적절한 호르몬치료가 필요하다.

성기능장애

성기능장애는 성적 흥분, 발기, 사정 그리고/혹은 팽대를 경험하지 못하는 것을 말한다(성적 반응 사이클의 단계). 성적 흥분의 억제는 남성호르몬의 부족, 정동장애 혹은 성적 관계의 불협화음으로 기인한다(표 51-3).

사정기능이상(ejaculatory dysfunction, 남성 요도를 통한 정액분출의 이상)은 심인성 혹은 약물치료, 남성호르몬 부족 혹은 교감신경퇴행에 기인할 수 있다. 남성 성기의 팽대실패는 남성성기의 질환, 전신질환, 외상 혹은 약물유행반응이 가장 많은 원인이다. 성관계에 대한 불안이 관련된 조루를 경험한 사람은 항우울제 단독 또는 여기에 심리치료를 더하여 도움을 받을 수 있다.

발기부전(erectile dysfunction, ED)은 성관계에 있어 충분한 발기를 유지하지 못하는 경우를 말한다. 발기부전은 성적 자극 시 남성 성기에 충분한 혈류가 유입되지 못해서 일어난다. 이는 심리정서적, 당뇨, 고혈압, 하부요로 증상, 골반수술 과거력, 혈관부전, 신경과적 질환, 남성호르몬 부족이나 저항 혹은 음경질환 등에 의한다. 혈관부전에 의한 발기부전은 papaverine, phentolamine, prostaglandin E 및 nitroglycerin 등을 포함하여 국소 혈관 활성 약물에 의해 단시간 동안 치료가 가능하다. 다른 발기부전치료제로는 경구약물, 음경에 주사제, 요도내 alprostadil 혹은 남성호르몬인 testosterone 등이다.

Phosphodiesterase(PDE) 억제제라 불리는 약물 종류는 음경에 혈류유입을 증대시켜 현재 발기부전에 가장 흔히 사용되는 치료제이다. 이 약제는 높은 성공률을 보이고, 사용하기 용이하고, 성적 자극 시 발기가 자주 된다. FDA에 승인된 PDE-5 억제제 중에는 sildenafil(Viagra/Revatio), tadalafil(Cialis), vardenafil(Levitra/Staxyn) alc avanafil(Stendra) 등이 있다. PDE 억제제는 성행위 이전에 투여하고 작용개시시

표 51-3 남성에서 성기능저하를 유발하는 약제

약물 종류	약물 혹은 약물군
항콜린성 약물	atropine scopolamine benztropine trihexyphenidyl
항우울제	tricyclic antidepressants monoamine oxidase inhibitors selective serotinin reuptake inhibitors
항히스타민제	diphenhydramine hydroxyzine
항고혈압제	centrally acting $alpha_2$ agonists alpha–and beta0receptor blockers diuretics angiotensin–converting enzyme inhibitors
항정신병 약물	phenothiazines thioxanthenes butyrophenone
항궤양치료제	cimetidine ranitidine famotidine
진정제 및 향정신성 약물	alcohol barbiturates diazepam chlordiazepoxide cannabis cocaine opiates methadone
기타	aminocaproic acid baclofen steroids ethionamide digoxin chemotherapeutic agents lithium

간과 작용시간은 다양하다(표 51-4).

Nitroglycerin 및 다른 질산염 약물은 PDE-5 억제제와 동시에 사용 시 혈압이 많이 저하된다. 그러므로 이 분류의 약은 어떤 형태로든 유기질산염과 함께 사용되는 것은 금기이다. PRN 설하 nitroglycerin을 처방받은 환자는 PDE 억제제를 복용할 수 있으나, 여전히 동시사용에는 주의를 요한다. 유기질산염에는 nitroglycerin, isosorbide, monosorbide nitrate, pentaerylthritol tetranitrate, erythrity tetranitrate, isosorbide dinitrate/phenobarbital 및 불법약물(amyl nitrate/nitrite, butyl nitrate) 등이 포함된다. Sildenafil은 위중한 심혈관계 질환자 혹은 해부학적 결손이 있거나 지속발기증(priapism)을 야기하는 조건의 개인에게는 금기이다.

연구에 의하면 vardenafil(Levitra)과 tadalafil(Cialis)은 심부전이나 심경색증 과거력의 환자에게 안전하다. Sildenafil처럼, 만약 환자가 질산염 함유 약물투여 중이면 금기이다. 이들 약물의 흔한 부작용은 두통(가장 흔함), 소화불량, 비충혈 및 비인두염 등이다. 또한, 다른 드문 부작용이 일어날 수 있고, 환자는 여기에 대해 배워야 한다. 이들 부작용에는 시야혼탁, 광과민, 색자각변화(특히 청색 및 녹색) 및 빈뇨나 통증 동반 배뇨와 같은 요도증상, 혼탁, 혈뇨 등이다. 환자는 이들 부작용을 경험한다면 의료진에 알리도록 교육되어야 한다.

PDE-5 억제제는 포도주스와 포도제품과 상호작용을 하여 약물흡수를 높여 부작용위험을 높인다. 많은 약물은 PDE-5 억제제와 상호작용을 하므로 환자가 복용하는 약물의 목록을 아는 것이 중요하다.

표 51-4 발기부전을 위한 PDE-5 억제제

일반명(상품명)	개시/작용시간	부작용	약물 상호작용
sildenafil 20mg(Viagra, Revatio); 공복에 효과가 가장 좋음	개시: 30–60min 작용시간: 4h	• 설사, 속쓰림 및 위장장애와 같은 비정상적 증상	• Nitrates: isosorbide, nitroglycerin, amyl nitrate, butyl nitrate
tadalafil 5mg(Cialis),	개시: 15–60min	• 시야혼탁, 빛에 민감함 및 청–녹색맹과 같은 시야이상	• 알파차단제: alfuzosin, doxazosi, prazosin, tamsulosin, terazosin, amiodarone
avanafil 50–200mg; 음식에 영향을 받지 않음	작용시간: 24–36h	• 어지럼	• 항감염약물: fluconazole, itraconazole, ketoconazole, clarithromycin, moxifloxacin, erythromycin
vardenafil 5mg (Levitra, Staxyn); 고지방식은 덜 효과적	개시: 25–30min 작용시간: 4–5h 24h에 1회 사용	• 홍조 • 두통 • 비충혈	• 심장약물: disopyramide, procainamide quinidine, sotalol, thioridazine, verapamil • HIV protease 억제제: atazanavir, indinavir, ritonavir, saquinavir • 기타 약물: methadone, pimozide, haloperidol

h, Hour 시간; min, minute 분

일부 약들은 상승된 성적 흥분을 경험하고자 하는 개인에 의해 남용될 수 있다. Amyl nitrate는 최음제로 흔히 인식된다. 이 약의 사용으로 인해 갑작스러운 사망, 심근경색 및 메트헤모글로빈혈증 등이 보고되었다. Cantharides(가뢰, Spanish fly)는 방광과 요도자극을 야기하는데, 성적 자극제로 사용되는 이유이다. 이것의 사용으로 인해 영구적 음경손상이 보고되었다.

> **안전: 약물오류예방**
>
> **혼돈하지 말라....**
>
> - **Lupron Depot-3 Month**와 **Lupron Depot-Ped**
> - **Testoderm**과 **Testoderm TTS**
> - **anabolic steroid**와 **corticosteroids**

천연약물. 소비자는 성적 문제를 스스로 치료하거나 그들의 성적 향상을 위해 다양한 약초 및 식물에서 비롯된 물질을 사용한다. 새로운 과학적 근거의 치료에도 불구하고, 남자들은 의료보험 혜택이 없는 처방약제, 치료, 시술 혹은 수술 등 보다 저렴한 식물화학물질에 의존한다. 이들 물질은 영양제 센터나 건강식품 상점에서 구입할 수 있으므로 성행위를 넘어서 건강상 이득을 제공하는 천연약물을 소비자는 수용한다. 성적 건강과 행위를 위해 흔한 약초에는 yohimbin, 인삼, 서양민들레, 은행 추출물, 쏘팔메토(saw palmetto), muira puama 및 Tribulus terrestris 등이다. 과학적으로 증명된 yohimbin을 제외하고는 다른 물질은 연구로 인한 효과가 입증되지 않았다. 그들의 이득은 대중적 혹은 문화적 믿음을 반영하는 것으로 보인다. 건강 잡지나 광고의 보고서는 개인적 일화이며, 적은 수의 사람 혹은 건강전문가에 의한 것이다.

Yohimbin은 아프리카 yohimbin 나무의 껍질에서 추출되는데, 중추 및 말초신경계에 영향을 주는 알파-아드레날린성 수용체 길항제이다. 연구에 의하면 남자들은 발기를 증진하는 데 긍정적 효과를 경험한다고 한다. 부작용에는 두통, 고혈압, 발한, 불안 및 불면증 등이 있다. 심혈관계, 신경과학적 혹은 심리학적 문제를 가진 남성은 yohimbin을 복용하면 안 된다.

쏘팔메토는 BPH에 관련된 증상을 치료하고 커진 전립선을 작게 하는 효과를 가진 인기 있는 약초이다. 사실, 쏘팔메토는 androgen 작용을 억제하고 성적 반응에 부정적 효과를 가진다.

은행잎은 말초혈관질환을 치료하고 뇌혈류를 증진한다고 알려져 있다. 연구에 의하면 은행 추출물은 항우울제(선택적 세로토닌재흡수억제제)에 기인된 성기능장애를 감소시킨다고 알려져 있다. 이러한 작용이 어떻게 나타나는지 밝혀지지는 않았으며, 추후 연구가 필요하다. 유사하게, 인삼은 실험동물에서 성기능이 증진된 것으로 알려져 있으나, 사람 연구에서는 모순점이 있고, 추가 연구가 필요하다.

비성병

급성 혹은 만성 전립선염, 고환염 혹은 부고환염에 사용되는 약물은 요로감염치료에 사용되는 것과 동일하다(제26장 참조).

양성 전립선비대증

남성이 나이를 듦에 따라 전립선의 선단위(glandular unit)는 조직증식을 거치게 되어 전립선비후(선이 커짐)가 야기된다. BPH의 정확한 원인은 모르지만, 고령자에게서는 일반적으로 일어난다. 전립선의 비후는 하부요도를 눌러 저항을 야기시켜 방광으로부터 소변의 배출을 어렵게 한다. 환자는 방광충만, 빈뇨감, 야뇨, 배뇨곤란, 소변의 흘림 및 발기부전 등의 경험을 한다. 비록 BPH는 생명에 위협은 되지 않지만, 이의 증상은 생활의 질에 많은 영향을 미친다. BPH의 증상은 전립선암과 유사하므로 prostate specific antigen(PSA) 혈액검사와 전립선생검을 실시하여 암의 존재 여부를 감별해야 한다. 전통적으로, 치료의 주된 목적은 불편한 증상을 완화하는 것이다. 더욱 최근에는 치료가 질환의 진행과 합병증 방지에 초점을 맞추고 있다. 다양한 약물치료에는 알파-아드레날린성 길항제, 5-알파-reductase 억제제(5-ARIs), 항콜린성 약제, 약초치료제 및 (더욱 최근) PDE-5 억제제 tadalafil 등이 포함된다. 올바른 BPH의 약제 선택은 복잡하다(표 51-5). 미국비뇨기과학회 2010 가이드라인에서 BPH에 의한 하부요로 증상의 효과적인 근거중심의 조절에 대한 유효한 자료를 제시하고 있다. 가이드라인은 각각의 추천 대체치료에 대해 이득과 위험에 대한 토론을 충고하고 있다(예, 관찰, 약물치료, 수술 혹은 최소 침습적 수술요법). 치료선택은 의료진과 환자 사이에 선택결정과정을 공유해야 한다.

약물치료시작 시에 선택된 약물에 따라 1-3개월마다 추적

표 51-5 BPH에 사용되는 약물들

일반명(상품명)	투여경로 및 용량	부작용
5-알파-Reductase 억제제		
finasteride(Proscar)	PO: 5mg	성욕 감소, 발기부전
duastride(Avodart)	PO: 0.5mg	
약물투여 시 안전		
남성 태아에 위험할 수 있으므로 가임 여성이 부서진 정제를 만지면 안 된다고 주의를 주어야 한다. 만약 만졌다면 해당 부위를 비누나 물로 세척해야 한다. BPH에 5-알파-Reductase 억제제를 사용한 남성에게 전립선암이 잘 생길 수 있다고 알려야 한다. 사정량이 줄거나 발기부전/성욕감퇴 등이 일어날 수 있다고 환자에게 알린다. 유방에 어떠한 변화(덩어리, 통증, 유두분비물 발생)가 생기면 즉시 의사에게 알리도록 주지시킨다.		
알파-아드레날린성 차단제		
tamsulosin(Flomax)	PO: 0.4mg/d 식후 30min; 0.8mg/d까지 증량	기립성 저혈압, 매스꺼움, 피로
doxazosin(Cardura)	PO: 시작 시 1mg/d h.s.; 8mg/d h.s.까지 증량	
terazosin(Hytrin)	A: PO: 시작 시 1mg/d h.s.; 10mg/d까지 증량 최대: 20mg/d	
alfuzosin(Uroxatral)	PO: 10mg/d 식 후	
silodosin(Rapaflo)	PO: 8mg/d 식사와 함께	
약물투여 시 안전		
알파-아드레날린성 차단제는 혈압조절에 사용된다. 저혈압상태를 피하기 위해, 취침 시 사용하고 다른 혈압치료제 사용 전에 모든 약물들을 조화롭게 고려해야 한다. 환자에게 약을 음식과 함께 복용하도록 지시한다. 기립성 저혈압(어지럼)의 가능한 증상을 상담한다. 운전, 기계작동 혹은 위험한 작업 등을 피해야 한다. 정액이 줄거나 없는 상태의 오르가즘이 안전문제를 내포하는 것은 아니고 약을 중단하면 다시 회복되는 것을 환자에게 알린다. 백내장수술이나 다른 안과시술을 할 경우에 약을 사용 전에 안과의사에게 알리도록 조언한다.		
PDE-5 억제제		
tadalafil(Cialis)	PO: 5mg	표 51-4 참조
약물투여 시 안전		
병용투여로 인해 안전하지 않게 혈압이 과다하게 저하될 수 있으므로 nitroglycerin과 같은 질산염치료제를 복용하는 환자에게 약을 사용하지 말아야 한다. 아직 적절히 연구되지 못했고 과다혈압저하 때문에 tadalafil를 알파차단제를 사용하는 BPH 환자에게 사용하지 말아야 한다.		

d, Day 일; h.s., at bedtime 취침 시; min, minute 분.

관찰해야 하는데, 그래야만 치료의 성공여부와 부작용발생 여부를 알 수 있다. 비대해진 전립선 환자는 소변정체를 야기하는 약물, 예를 들어 항콜린성 약물, 항히스타민 및 비충혈제거제와 같은 약물은 금기이다.

악성 종양

전립선 종양은 미국남성의 모든 암사망의 10% 정도를 차지한다. 대부분의 전립선암은 선종이다. 임파절, 뼈, 폐, 간 및 부신에 전이되는 것이 흔한 편이다. 전립선암은 종종 무증상이지만, 첫 증상으로 소변폐쇄가 흔하다. 치료에는 수술 제거, 냉치료(cryotherapy), 항안드로겐제 투여, 방사선요법, 화학요법 및 통증조절 등이 있다.

고환암은 초기 성인 시기 때 가장 높다. 이들 암에는 악성 배아세포암 및 양성 Leydig 혹은 Sertoli 세포암 등이 있다. 치료는 암의 종류와 단계에 좌우된다. 수술적 제거, 방사선치료 및 화학요법은 단독으로 사용되든지 병합되어 사용된다.

유방암의 약 1%는 남성에게 일어나고, 60세 이후에 가장 흔하다. 치료는 남성과 여성이 유사하고 수술, 방사선치료, 화학요법 및 내분비치료 등이 있다. 음경암은 전체 남성암의 1% 미만을 차지한다. 치료에는 국소 제거, 방사선치료, 5-fluorouracil 크림 혹은 용액의 국소투여를 포함한다. 침습성 암(invasive carcinoma)은 음경과 암이 퍼진 임파절의 수술적 제거에 의해 치료된다. 방서선과 항암제는 필요시 사용한다.

핵심 웹사이트

하버드 남성 건강: www.health.havard.edu

미국 성 정보와 교육 의회: www.siecus.org

학습 질문

1. 젊은 남성 환자가 간호사에게 성선기능저하증에 근육내 androgen 치료를 시작하는 것에 대해 질문한다. 간호사는 환자에게 어느 정보를 주어야 하는가? (맞는 답을 모두 고르시오)
   a. 4–6개월의 androgen 치료 후에 재평가를 위한 휴식기간이 있다.
   b. 성발달이 즉시 시작될 것이다.
   c. 용량은 주기적으로 혈장 testosterone 수치에 근거하여 조절될 것이다.
   d. 그의 성장은 정기적으로 x-ray로 감시될 것이다.
   e. 환자는 알코올을 소비하면 안 된다.

2. 결혼하여 두 딸이 있는 남성이 양성 전립선비대증치료를 위해 finasteride (Proscar)를 복용하고 있다. 관리 계획에 있어 어느 간호평가 자료가 가장 중요한가? (맞는 답을 모두 고르시오)
   a. 그의 배우자와 아이들은 약을 다루어서는 안 된다.
   b. 약은 성욕을 감소시키고, 요정체를 일으킬 수 있다.
   c. 용량은 정기적으로 재평가되어야 한다.
   d. 약은 또한 그의 머리카락이 자라도록 할 수 있다.
   e. Finastride를 사용하는 것은 전립선암을 발생시킬 위험을 증가시키지 않는다.

3. 간호사가 환자와 androgen 치료에 대해 이야기하고 있다. 환자를 교육할 때 간호사는 어떤 말을 해야 하는가? (맞는 답을 모두 고르시오)
   a. "Androgen 치료와 연관된 하지부종은 코르티코스테로이드에 의해 증가될 수 있습니다."
   b. "남성만 androgen 대체치료를 처방받을 수 있습니다."
   c. "Androgen 치료는 임신에 안전합니다."
   d. "Androgen 치료는 당신의 포도당 수치, 콜레스테롤, 갑상선과 간기능에 영향을 줄 수 있습니다."
   e. "Androgen 치료는 발작을 일으킬 수 있습니다."

4. 한 남성이 혈관신경성부종으로 androgen 치료를 받고 있다. 그는 오심, 배뇨 증가, 근긴장의 상실을 호소한다. 어느 간호 상담이 가장 우선순위인가?
   a. "5–7일 안에 처방한 의사와 약속을 잡는다."
   b. "24시간 동안 깨끗한 액체류(clear liquid) 식단을 시행한다."
   c. "119에 전화해서 응급실로 이송을 요청한다."
   d. "지역 헬스장에 등록한다."

5. 연례 건강검진 동안 환자는 간호사에게 그의 새로운 관계와 발기부전 문제에 대해 이야기한다. 그는 영양과 자연치료에 대해 관심이 있다. 어느 것이 간호사의 가장 적절한 답인가? (맞는 답을 모두 고르시오)
   a. "약초(herbal)치료는 일반적으로 성기능을 증진시키기 위해 남성에게 사용됩니다."
   b. "약초치료의 부작용은 불안 증가, 빈번한 두통, 수면장애를 포함합니다."
   c. "Phytochemicals은 광범위하게 연구되어 왔고, 사용해도 안전합니다."
   d. "심혈관계, 신경학적 또는 정신적 문제가 있는 남성은 일부 약초제품을 사용해서는 안 됩니다."
   e. "식품으로 비타민 섭취를 증가시키는 것은 좋은 생각입니다."

6. 간호사는 phosphodiesterase 저해제에 관심이 있는 발기부전이 있는 한 남성을 상담하고 있다. 간호사의 응답으로 어느 것이 이 환자에게 가장 적절한가?
   a. "이 분류에 속하는 서로 다른 약들은 작용의 시작(onset)이 다양합니다."
   b. "이러한 약물은 당신이 협심증으로 nitroglycerine을 복용한다면 사용할 수 없습니다."
   c. "일반적인 부작용은 두통, 시야흐림, 광과민, 색인지의 변화, 비뇨기계 증상을 포함합니다."
   d. "남성에서 성기능장애를 일으키는 많은 요인이 있기 때문에 치료에서 첫 번째 단계는 과거력 조사와 건강검진입니다."

7. 17세인 환자가 체육관에서 판매하는 영양보충제를 먹고 아버지와 함께 내원하였다. 이 환자를 위한 치료를 계획하기 위해 어느 평가자료가 가장 중요한가? (맞는 답을 모두 고르시오)
   a. 그의 혈압이 낮다.
   b. 그의 여드름이 심해진다.
   c. 그는 다른 십대들과 몇 번 주먹 다툼을 했다.
   d. 그는 27kg이 쪘다.
   e. 그의 간기능검사가 비정상이다.

8. AIDS가 있는 환자가 조직피폐와 근긴장상실로 testosterone 치료를 시작하였다. 환자의 어느 보고를 간호사가 가장 우선순위로 걱정해야 하는가?
   a. 그는 근육강도가 거의 똑같다고 보고한다.
   b. 그는 오전 발기가 30분간 지속된다고 보고한다.
   c. 그는 지난 주말 춤추러 나갔다고 보고한다.
   d. 그는 채식주의자가 되기로 결심했다고 보고한다.

9. 한 남성 환자가 밤에 화장실을 가기 위해 3번 깨고, 배뇨 후에도 소변이 떨어지고 차 있는 느낌이 하루종일 드는 등 하부 비뇨기계 증상을 주호소로 내원하였다. 현재 실험실검사는 정상이다. 의료인은 그에게 doxazosin (Cardura) 1mg을 잘 때 복용하도록 하였다. 간호사가 이 환자에게 할 수 있는 조언은 무엇인가? (맞는 답을 모두 고르시오)
   a. 환자에게 저혈압의 증상과 징후에 대해 알려준다.
   b. 백내장수술 전에 그의 안과의사에게 doxazosin 사용에 대해 알리도록 한다.
   c. 환자에게 그의 부인이 약을 다루는 것을 허용해서는 안 된다고 주의시킨다.
   d. 환자에게 장기 발기문제가 생길 시에 즉시 보고하도록 한다.
   e. 환자에게 공복에 약을 복용하도록 지시한다.

답: 1. a,c,d, 2.a,b,c,d, 3.a,d, 4.c, 5.a,b,d, 6.d, 7.b,c,d,e, 8.b, 9.a,b,d.

52장

여성 건강장애, 불임 및 성매개감염을 위한 약물

학습목표

- 여성의 건강상태에 대한 병태생리와 약리학적 치료, 치료의 예상되는 결과를 설명한다.
- 외음질감염을 야기하는 병원균을 목표로 하는 약리학적 중재에 대해 설명한다.
- 여성과 남성 환자에서 또는 임신을 시도하는 부부 환자에서 불임의 치료를 위해 사용되는 약리학적 중재를 이해한다.
- 배란자극치료의 작용기전을 설명한다.
- 기능장애가 있는 자궁출혈, 자궁내막증, 월경과다, 월경전증후군과 같은 흔한 부인과적 질병에 사용되는 약물치료를 이해한다.
- 세균, 바이러스, 기생충 등의 병원균에 의한 성매개감염의 약리학적 중재를 설명한다.
- 여성 건강과 불임 및 성매개감염의 치료를 위한 약물에 관하여 교육을 포함한 간호과정을 설명한다.

이 장에서는 **성매개감염(sexually transmitted infection, STI)**을 포함한 여성 건강장애의 병태생리와 전형적인 약물치료 요법에 대해 다룬다. 이러한 부인과적 질병은 여성의 전반적인 건강을 해치고, 임신능력을 저해할 수 있다. 50장에서 다룬 많은 약물들이 월경장애와 다른 부인과적 문제들의 완화를 위해 사용될 수 있다. 배란을 촉진하는 약물에 중점을 두어 여성과 남성 불임을 위한 약물 또한 다룰 것이다.

성매개질환은 생식기계 기능과 신생아의 건강을 위협한다. 성매개감염은 단기 및 장기적으로 여성과 배우자에 영향을 줄 뿐만 아니라 사회의 건강에도 해롭다. HIV와 같은 일부 성매개감염은 생명을 위협하기도 한다. 특정 성매개감염에서 CDC(질병관리예방국)에 의해 추천되는 약물치료도 다룰 것이다.

여성 건강에 있어 질병을 치료하는 데 쓰이는 약물들

여성들이 부인과 병원을 찾는 이유들에는 생리주기의 변화, 생리통 혹은 골반통, 질분비물의 변화 등이 있다. 불규칙적 자궁출혈, 월경곤란(dysmenorrhea), 월경전증후군, 외음질감염은 이러한 큰 분류에 포함된다. 이 절에서는 부인과의 흔한 질병들에 대해 살펴보고, 치료를 위한 약리학적 접근을 제시한다.

불규칙 혹은 비정상 자궁출혈

불규칙 자궁출혈(*irregular uterine bleeding*)은 월경주기와 관련된 여러 다른 의학적 상태나 병리를 기술하기 위해 사용되는 용어이다. 비정상 자궁출혈로도 알려진 불규칙 자궁출혈은 여성들이 부인과 병원을 찾는 흔한 원인이다. **비정상 자궁출혈**(*abnormal uterine bleeding*, AUB)은 무월경(amenorrhea), 월경과다(menorrhagia), 월경외 자궁출혈(metrorrhagia), 월경성 자궁출혈(menometrorrhagia), 월경 중 출혈(intramenstrual bleeding) 및 기능성 자궁출혈(dysfunctional uterine bleeding, DUB)과 같은 다양한 출혈양상을 아우르는 말이다.

무월경

무월경(amenorrhea)은 월경이 없는 상태이다. **일차성 무월경**(*primary amenorrhea*)은 14세까지 이차 성징과 월경이 없는 경우 혹은 이차 성징은 있지만 16세까지 월경이 없는 경우로 정의한다. 일차성 무월경은 여성 생식관의 구조적 결함이나 염색체 이상 또는 호르몬장애로 인해 발생할 수 있다.

대부분의 경우에서 이러한 원인들은 월경의 시작을 생리적으로 늦춘다. **이차성 무월경**(*secondary amenorrhea*)은 이전에 월경주기를 경험한 여성이 연속하여 6개월 동안 자연적인 생리주기가 없을 때를 말한다. 임신이 이차성 무월경의 가장 흔한 이유이고, 모유수유나 폐경으로 인해 월경이 멈출 수도 있다. 그러므로 이차성 무월경은 정상적인 생리적 과정의 증상(symtom)으로 보아도 무방하다. 그 외 이차성 무월경의 원인들로는 무배란주기, 갑상선기능항진증, 갑상선기능저하증, 고프로락틴혈증이 있다. 과도한 체중감량과 신경성 식욕부진도 무월경을 초래할 수 있다.

환자건강의 과거력을 평가하고 신체검사가 이루어지고 난 후 그리고 임신의 가능성이 배제되고 나면 progestational challenge test가 무월경의 기저원인을 감별하기 위해 시행될 수 있다. 이 검사는 시상하부-뇌하수체-난소 축의 반응이 정상인지 확인하기 위해 progestin을 제한된 시간 동안 구강으로 투여한다.

Progestational challenge test 동안 환자는 잠들기 전에 micronized progesterone(prometrium) 400mg을 경구로 10일 동안 투여하거나 medroxyprogesterone acetate(provera) 5-10mg를 경구로 5-10일 동안 투여한다. Progesterone의 작용은 자궁내막의 세포층을 두껍게 하고 분비작용을 증가시킨다. 약물이 투여되면 progesterone의 수치는 감소되고 따라서 자궁내막의 세포층이 파괴되고 출혈을 야기한다. 위축출혈(withdrawal bleeding)은 약물투여를 끝낸지 7-10일 내에 일어나야 하며, 이는 시상하부-뇌하수체-난소 축이 생리주기를 조절하는 호르몬을 적절히 분비하며 잘 기능하고 있다는 것을 뜻한다. 아주 소량의 출혈도 검사의 양성 결과로 생각할 수 있다. 하지만 위축출혈이 전혀 없다면 다른 병태생리적 문제가 있을 수 있으며, 추가적인 검사와 진단적 검사가 필요하다. Micronized progesterone은 땅콩오일을 포함하므로 땅콩 알레르기가 있는 사람에게는 금기이다. 검사는 환자가 피임약 형태를 원한다면 복합호르몬 피임제(combined hormone contraception)를 사용해도 된다. 환자는 지시받은 대로 CHC 방법을 시작해야 하고, 호르몬을 사용하지 않는 기간 동안 위축출혈을 경험한다.

대사성 증후군

2차성 무월경의 다른 흔한 원인은 **다낭성 난소증후군(polycystic ovarian syndrome, PCOS)**이다. 다낭성 난소증후군은 황체호르몬의 과도한 분비로 인한 대사성 증후군의 한 형태이다. 황체호르몬은 배란을 촉진하고 난소내의 주요 여포(dominant follicle)에서 월경주기 중간에 난자를 배출하게 하는 호르몬이다. 난포가 여러 개 있으면 estrogen 수치를 증가시키지만 배란은 일어나지 않는다. 그렇게 되면 월경주기는 **무배란(anovulatory)**상태가 되고, 황체기, 즉 progesterone이 월등한 월경주기의 후반기는 억제된다. 자궁내막은 길항할 호르몬이 없는 estrogen에 노출되게 된다. Estrogen을 길항할 호르몬이 없다면 progesterone 효과에 의해 균형이 맞추어지지 않는다. 따라서 자궁내막의 안쪽을 비정상적으로 두껍게 하여 자궁암이나 자궁내막과증식의 위험을 증가시킬 수 있다. 이차성 무월경을 겪는 여성에게서 다낭성 증후군의 발병률은 30%에 달한다. 이러한 환자는 월경을 건너뛰거나 월경주기가 길어지거나 몇 달간 월경이 없는 증상을 호소한다.

인슐린 저항은 다낭성 난소증후군의 주요한 특징이다. 인슐린 저항은 체내의 높아진 혈당수치에 우리 몸이 반응할 수 없음을 뜻한다. 인슐린은 혈당수치가 높을 때 분비되지만 인슐린에 반응할 수 없는 상태는 고인슐린혈증이나 비정상 당대사를 초래한다. 고인슐린혈증은 체내에 순환하는 androgen의 수치를 높이며 지질대사의 이상, 심장질환, 제2형 당뇨의 위험을 높인다. 환자는 무월경, 다모증, 여드름, 흑색가시세포증(acanthosis nigricans) 또는 몸의 정중 부위 근처에 과다한 지방축적의 증상 중 하나 또는 그 이상에 해당한다. 다낭성 난소증후군은 무월경주기 때문에 불임의 흔한 원인이다.

다낭성 난소증후군의 약리학적 치료는 환자가 임신을 원하는지의 여부에 따라 다르다. 임신을 원하지 않는 환자라면 적응증에 해당하는 경우에 estrogen-progestin 복합 피임약을 처방받을 수 있다. Estrogen-progestin 복합 피임약은 황체호르몬과 여포자극호르몬(FSH)를 억제하고, androgen에 의한 증상을 완화시키며, 위축출혈(withdrawal bleeding)을 유발하여 월경을 규칙적으로 만들어준다. 이러한 기전으로 길항작용이 없었던 estrogen이 발생가능성을 높였던 자궁내막의 여러 질병의 위험을 감소시킨다.

임신을 원하는 여성들에게는 Metformin과 Clomiphen citrate 두 약제가 쓰인다. Metformin(Glucophage)는 간에서 당신생을 억제하고 말초 세포들의 인슐린 민감성을 높여서 인슐린 저항을 개선하고 androgen 수치를 감소시킨다. Metformin 투여는 독립적으로 월경주기를 조절하고 배란의 가능성을 높인다. Metformin은 처음 1알, 500mg을 하루 두 번 경구투여하는 것으로 처방받고, 경우에 따라서 850mg을 하루 두 번 처방받을 수도 있다. Metformin이 vit.B_{12}의 흡수를 감소시키므로 이 약을 복용하는 여성은 vit.B_{12} 결핍 여부를 검사해야 한다. Metformin은 위장관 부작용도 있다.

Clomiphene citrate(Clomid 또는 Serophene)은 metformin과 함께 쓰이거나 단독으로 쓰여 주요 여포의 생장을 촉진하고 배란을 유도한다.

비정상 자궁출혈의 유형

정상 월경주기는 25–30일마다 일어나고, 2–7일간 유지되며, 한 번 출혈에 80mL를 넘지 않는다. **월경과다(menorrhagia)**는 규칙적 주기이면서 출혈량이 80mL 이상이거나 월경이 7일 이상 지속되는 경우를 말한다. 월경과다증인 여성은 생리가 많이 나온다거나 생리대나 탐폰을 자주 바꿔 주어야 한다고 이야기한다. 환자들은 언제 생리가 일어날지 잘 모르고 생리가 시작되면 출혈량이 많아 속옷까지 묻어난다고 이야기할 수도 있다. **기능성 자궁출혈(menometrorrhagia)**은 규칙적인 주기이지만 출혈량이 80mL 이상이면서 월경이 7일 이상 지속되는 두 가지 증상이 함께 있을 때를 말한다. 월경주기내 출혈은 주기 사이에 일어나는 출혈이다.

여성이 의료기관의 부인과에 방문하게 하는 흔한 불편함은 평소 경험하던 것과는 많이 다른 월경주기나 양상의 변화이다. 가임기 여성에서는 비정상 자궁출혈의 원인으로 임신의 가능성을 가장 먼저 생각해야 한다. 하지만 비정상 자궁출혈은 스트레스나 과도한 체중감량, 식이장애 또는 과도한 운동과 같은 생리적 원인에 의할 수도 있다. 비규칙적인 출혈양상은 난소기능의 감소를 시사하거나 높은 연령의 여성에서는 폐경에 가까워짐을 암시한다. 비정상 자궁출혈은 또한 내분비질환, 갑상선질환, 평활근종, 난소낭, 생식기의 감염 혹은 암 등의 병적 과정에 의해 일어날 수도 있다. 비규칙 출혈을 유발할 수 있는 약물이나 물질, 약초로는 항응고제, 항정신병약, benzodiazepine, 호르몬치료, 은행나무, 인삼, 콩 등이 있다. 생리적, 병리적, 약리학적 원인들이 모두 배제되고 나면 환자는 부정형 자궁출혈로 진단받을 수 있다.

부정형 자궁출혈

부정형 자궁출혈(*dysfunctional uterine bleeding*)은 불규칙 출혈의 주요 분류 중 하나이다. 유기체의 병리적 원인이 없으면서 불규칙 생리가 있을 때 부정형 자궁출혈을 진단할 수 있다. 약리학적 치료는 주로 출혈양상을 정상화시키고 만성 혹은 급성의 출혈로 인한 빈혈을 교정하는 것이 추가된다. 정상 생리적 월경주기에서 estrogen과 progesterone 수치는 월경 동안 낮은 수치이다. 주요 여포의 생성과 함께 estrogen의 수치가 오르기 시작하면 자궁출혈은 효과적으로 멈추고 월경이 끝이 난다. 외부에서 estrogen 약물을 투여함으로써 상승된 체내 estrogen 농도는 지속되는 부정형 자궁출혈을 멈추는 데 효과적이다.

Estrogen은 치료를 위해 단독으로 쓰이지 않으므로(자궁내막 증식과 자궁암의 위험을 높이기 때문) estrogen-progestin 복합 피임약이 쓰인다. Progestin 단독은 급성 출혈을 줄이는 데 estrogen만큼 효과적이진 않지만 장기적으로 투여했을 때 자궁내막의 위축을 유발하므로 장기 투여 시 효과가 있을 수 있다. Depo-medroxyprogesterone acetate(Depo-Provera) 근육주사와 자궁에 삽입되는 IUS/LNG(Mirena)는 progestin 치료의 기간을 늘리기 위해 쓰이는 약물이다.

불규칙 자궁출혈의 약리학적 치료

비스테로이드성 항염증약물(NSAIDs)은 월경과다증의 치료에 쓰일 수 있다. 자궁출혈을 치료하는 기전은 완전히 밝혀지지 않았다. NSAIDs는 prostaglandin의 생성을 막아 과도한 출혈과 자궁경련을 막는다. 월경과다증에 쓰이는 흔한 NSAIDs는 mefanamic acid(Ponstel), ibuprofen과 naproxen sodium이다. Mefanamic acid만이 미국식약청의 허가를 받은 약물이다. Ibuprofen과 naproxen sodium은 off-label로 승인되었다. Mefanamic acid의 정확한 용법은 500mg을 경구투여로 한 번 복용하고 이후 2–3일간 6시간 간격으로 250mg을 경구투여한다.

Estrogen-progestin 복합 피임약은 부정형 자궁출혈을 감소시키거나 조절하기 위해 사용할 수 있다. 만약 환자가 복합 피임약을 사용할 수 있는 후보라면 단상성 약물(monophasic product) 그리고 21/7, 24/4, 84/7의 복용계획 약물이 가장 먼저 시도해야 할 치료이다(제50장 참조). Estrogen의 증가는 자궁내막을 유지하고 자궁출혈을 멈춘다. 출혈의 주기를 조절하기 위해 위축출혈을 유발할 수도 있다. 복합 피임약에 반응이 없으면 5–7일간 하루 1알씩 두 번 경구투여하는 것으로 약을 증량할 수 있고 다른 방법으로는 출혈이 멈출 때까지 21일간 매일 1알을 경구투여할 수 있다. 출혈량의 감소는 24시간 내 확인할 수 있다. 24시간 이상 과다출혈이 계속되면 환자는 다른 원인이 없는지 재평가받아야 한다. 피임을 위해 약을 사용할 때처럼 이득, 위험, 환자 복용 지도는 같다. Estrogen 치료나 복합 피임약을 사용할 수 없는 후보군이라면 치료에서 제외되어야 한다. 부정형 자궁출혈의 치료로 복합 피임약을 복용하는 여성은 복용 후 3개월 이내에 월경기간이 정상화되는지 보아야 한다. 환자는 출혈이 얼마나 잘 조절되느냐에 따라 피임의 방법을 계속할 수도 있고 6–9개월에 복용을 중단할 수도 있다.

Progestin은 불규칙 출혈을 줄이는 데 estrogen만큼 효과적이지 않다. 하지만 progestin은 비정상 자궁출혈의 장기적 치료에는 효과적이고 estrogen 사용 금기인 여성에게서 첫 번째 치료가 될 수 있다. Progestin은 매달 위축출혈을 일으키기 위해 주기적으로(예로, norethindrone acetate 5mg을 매일 경구투여로 10–14일간 복용) 또는 지속적(medroxyprogesterone acetate 5–10mg을 매일 경구투여)으로 투여된다. Medroxyprogesterone acetate, norethindrone 및 극소화 progesterone은 이러한 방법으로 쓰인다. Depot-medroxyprogesterone acetate와 LNG-IUS 또한 부정형 자궁출혈의 치료에 이용될 수 있다. Progesterone의 장기적 사용은 자궁내막을 위축시키는 효과가 있으므로 불규칙 출혈의 발생을 감소시킨다. Depot-medroxyprogesterone acetate와 LNG-IUS를 복용하는 여성은 3–6개월에 과다출혈의 양상이 완화되는지 확인해야 한다.

월경곤란

월경곤란(dysmenorrhea)은 월경주기와 연관된 골반통증이다. 이것은 또한 주기적 골반통증(cyclic pelvic pain, CPP)이라고 한다. 발생할 수 있는 다른 증상에는 자궁경련, 하부허리통증, 복부경련, 장운동 양상의 변화, 장운동의 증가, 오심, 구토가 있다. 월경곤란은 10대 후반과 20대 초반에 80%의 여성에서 경험한다. 이것은 어린 여성이 학교나 직장을 결석하는 가장 흔한 이유이다. 월경곤란은 월경통에 대해 알려진 원인이 있는지에 따라 일차 월경곤란 또는 이차 월경곤란으로 분류한다. 일차 월경곤란은 분명한 병리학적 기저 원인이 없을 때 진단된다. 이것은 월경주기 초기에 정상보다 많은 prostaglandin에 의해 야기된다. Prostaglandin은 자궁의 소동맥을 수축시켜 자궁내막에 혈류공급이 감소하게 한다. 이 모든 기전은 월경이 발생하기 위해 자궁내막 lining이 무너지는 데 필요하다. 그러나 이 과정이 일부 여성에서는 통증의 증가를 야기한다.

이차 월경곤란에서는 골반통증에 원인질환이 있다. 이차 월경곤란을 야기하는 상태에는 비뇨기계 감염, 골반염증성 질환, 과민성 장증후군, 자궁근종(유섬유종), 자궁내막증이 있다.

월경곤란의 약리학적 치료

약초, 식물학적, 비타민과 미네랄 치료. 비타민 치료는 경증의 월경곤란을 겪는 환자에서 통증을 완화시킬 수 있다. 비타민 E(400–800units/일), 마그네슘(임상시험에 따라 용량 범위가 다름), 티아민(비타민 B_1, 100mg/일), 아연(월경 며칠 전에 1–3mg/일). 작은 임상시험에 따르면 오메가 3 지방산(1–2g/일)은 월경곤란이 있는 여성에서 ibuprofen의 사용을 감소시킨다. 오메가 3 지방산은 항응고치료 중인 개인에서는 주의를 기울여 사용해야 한다.

비스테로이드성 항염증제(NSAIDs). 비스테로이드성 항염증제는 prostaglandin의 합성을 막음으로써 통증을 막는다. 약물의 작용기전은 cyclooxygenase(COX)를 억제하는 것이다. COX 효소는 arachidonic acid을 prostaglandin으로 전환하여 자궁소동맥을 수축시키고, 자궁내막 lining을 괴사시키고, 자궁을 수축시키며, 월경통을 야기한다. 보통 비선택성 COX 억제제 또는 COX–2 억제제가 사용된다. 월경곤란에서 통증을 완화시키기 위해 가장 흔하게 사용되는 비스테로이드성 항염증제는 naproxen sodium(Anaprox), diclofenac potassium(Cataflam), ibuprofen(Motrin), naproxen(Naprosyn), celecoxib(Celebrex)와 mefenamic acid(Ponstel)이다. 많은 비스테로이드성 항염증제는 처방전 없이 구매할 수 있다. 따라서 간호사는 장점, 위험, 대안과 함께 특정한 용량, 다른 약물과의 상호작용, 약물복용법에 대한 건강정보를 알려주어야 한다. 몇몇 약물(diclofenac potassium, celecoxib, mefenamic acid)은 처방전이 있어야만 구입할 수 있다. 환자는 이러한 약물의 차이를 이해하고, 약물에 알레르기가 있거나 부작용이 있는 경우 피해야 한다. 또, 두 개의 서로 다른 비스테로이드성 항염증제를 동시에 복용하는 것을 피해야 한다. GI upset은 비스테로이드성 항염증제의 흔한 부작용이므로 이 분류의 대부분의 약물은 음식과 물과 함께 복용해야 한다. GI upset을 예방하기 위해 비스테로이드성 항염증제는 제산제 또는 칼슘보충제와 함께 복용할 수 있다. 비스테로이드성 항염증제는 10일 이상 사용해서는 안 된다.

호르몬 피임. CHC 제품들은 월경곤란의 치료에 효과적이다. 24/4일 제품 또는 87/7일 제품과 같이 extended-cycle CHC 제품들은 더 효과적이다. CHC 제품들은 자궁내막의 두께를 제한한다. 24/4일 CHC 제품은 위축출혈 주기를 짧게 하고, extended-cycle CHC 제품은 위축월경의 횟수를 줄이거나 없앤다. Depo-Provera, Implanon, LNG-IUS는 이러한 방법을 사용할 수 있는 환자들에서 월경곤란을 감소시킨다. 장기 progestin 단일 약물은 자궁내막 lining의 위축을 일으켜 월경곤란의 발생과 월경 동안에 출혈량을 제한한다.

자궁내막증

자궁내막증(endometriosis)은 자궁내막조직이 비정상적으로 자궁외부에 위치하는 것이다. 그 조직은 이소성 자궁내막 implants라고 알려져 있다. 이것은 월경곤란, 만성 골반통증, 불임의 흔한 원인이다. 이소성 자궁내막 implants는 난소에 붙어 있거나 자궁의 뒤쪽면, 자궁천골인대, 자궁광인대 또는 장에서 발견된다. 그것들은 또한 골반강이나 흉강의 다른 장기에서 발견될 수도 있다. 이소성 자궁내막 implants는 자궁내에 위치한 정상 자궁조직과 같은 방식으로 호르몬 조절, 특히 estrogen의 조절에 반응한다. 따라서 월경이 일어날 때 이소성 자궁내막 implants도 증식하고 출혈이 일어난다. 월경주기가 반복될수록 장기조직을 둘러싼 염증, 반흔형성, 유착이 생기며, 골반통증을 야기한다.

자궁내막증의 진단은 자궁 밖의 자궁내막조직 또는 implants의 복강경 증거에 근거한다. 자궁내막증의 가장 흔한 증상은 월경곤란과 골반통증(월경과 특별한 관련 없이 6개월 이상 지속되는 만성 골반통증을 포함하여)이다. 환자는 요통, 고통스럽고 때로는 피가 나는 배변, 성교통(고통스러운 성교)을 경험할 수 있다. 두 가지를 연결하는 특정한 원인은 발견되지 않았지만 자궁내막증을 가진 여성에서 일차 또는 이차 불임이 증가한다. 이소성 자궁내막 implants 또는 반흔조직과 유착이 난관 또는 다른 생식기계 장기의 운동성에 영향을 끼치고 방해한다는 이론이다. 자궁내막증이 있는 여성은 자궁외임신의 위험이 증가한다.

자궁내막증의 약리학적 치료

자궁내막증의 약리학적 치료전략은 혈중 estrogen의 양을 감소시키고 월경을 제한 또는 제거하는 것을 포함한다. 이것은 이소성 자궁내막조직과 관련된 내부출혈과 자극을 중재하고 약해지게 한다.

CHC 약물. 이 약물들은 Gn-RH의 분비를 억제하고, 배란을 막으며, 자궁 lining을 위축시킨다. 작용은 이소성 자궁내막조직을 퇴행시켜 골반통증을 완화하는 것으로 생각된다. CHC는 여성의 75% 정도에서 자궁내막증의 통증을 완화한다. Extended-cycle CHC는 일 년에 월경주기의 횟수를 더 적게 하거나 위축성 월경을 제거함으로써 자궁내막증을 치료하기도 한다.

Progesterone 약물. 이 약물들은 배란을 억제하고 장기적으로 자궁내막을 위축시킨다. 그들은 또한 CHC와 마찬가지로 Gn-RH의 분비를 억제한다. 시간이 지나면서 progestin은 이소성 자궁내막조직을 축소시키고 제거할 수 있다. 가장 흔히 사용되는 progestin은 depot-medroxyprogesterone acetate(DMPA)로 Depo-Provera와 Depo-subQ 104 Provera형태로 사용한다. DMPA를 사용하면 70-90%의 환자가 자궁내막증과 연관된 증상의 완화를 경험한다. 이 효과는 약물을 중단한 후 몇 달까지 지속될 수 있다. 장점과 위험은 DMPA를 피임약물로 사용할 때와 동일하게 골밀도 감소와 예방, 불규칙적 출혈 또는 무월경, 체중 증가, 기분변화에 대해 환자와 의논해야 한다(제50장 참조). 주사는 11-13주마다 투여한다.

Progestin은 경구로 norethindrone acetate(Aygestin) 형태로 복용할 수 있고, 2주간 매일 5mg을 복용하고, 일일 용량이 15mg에 도달할 때까지 2주마다 일일 용량을 2.5mg씩 증량한다. 이것은 6-9개월간 지속해서 사용한다.

Gn-RH 작용제. Gn-RH 작용제는 Gn-RH 분비를 억제하고 estrogen 저하 상태를 만드는 강력한 약물이다. 부작용은 홍조, 위축성 질염, 질건조증, 성욕 감소, 골밀도 감소의 가능성과 같이 폐경기와 유사하다. Leuprolide(Lupron Depot 3.75mg)은 3.75mg의 용량으로 6개월까지 매달 근육주사한다.

Leuprolide는 또한 6개월까지 3개월마다 근육주사하는 3개월 용량 일정으로도(Lupron Depot-3 Month 11.25mg) 이용이 가능하다. Leuprolide는 임신 분류 X에 해당하는 약물이므로 월경주기 첫 3일에 시작해야 한다. Leuprolide를 사용하는 동안 여성이 임신할 수 있으므로 피임을 위한 barrier method를 사용해야 한다. 임신을 막고 골감소를 줄이기 위해 progestin 또는 CHC 약물들이 처방될 수 있다.

Nafarelin(Synarel Nasal Spray)는 400mcg/일 용량으로 복용한다. 6개월까지 아침에 한쪽 콧구멍으로 1스프레이(200mcg)를 사용하고, 저녁에 반대쪽 콧구멍에 1스프레이(200mcg)를 사용한다. Goserelin(Zoladex)는 3.6mg 용량을 6개월 동안 28일마다 복벽의 피하에 심어서 사용한다. Gn-RH agonist는 6개월만 사용해야 한다. 이러한 약물들을 6개월이상 사용하면 골밀도의 비가역적인 부작용을 일으킬 수 있다. 대략 90%의 여성이 gonadotropin 억제제와 Gn-RH agonists의 사용으로 증상완화를 경험한다.

DMPA 조제용 물질을 Gn-RH inhibitor/agonist와 비교하여 조사하는 연구는 Depo-SubQ 104 Provera가 자궁내막증의 증상을 줄이고, 이소성 자궁내막조직을 축소시키거나 제거하는 데 leuprolide만큼 효과적이라고 보고했다. DMPA는 leuprolide보다 가격이 훨씬 저렴하다. Leuprolide는 DMPA보다 더 심한 estrogen 저하 상태를 야기한다. 그러므로 폐경과 같은 증상들 또한 훨씬 심하다. 연구에서 DMPA는 치료를 중단했을 때 월경과다를 포함한 불규칙적 출혈, 체중 증가, 월경으로 돌아가기 위해 시간이 지연되는 것 등을 야기한다.

Aromatase 억제제(nastrozole, letrozole)는 androgen이 estrogen으로 전환되는 것을 억제하고 6개월까지 처방될 수 있다.

월경전증후군

월경전증후군(premenstrual syndrome, PMS)은 주기적인 생리적 증상과 폐경 이행기 기분변화의 집합으로 이루어진다. 증상은 월경 2주 전에 증가하고 월경이 시작된 후에 감소한다. 이러한 생리적, 감정적, 행동적 증상은 여성의 기능할 수 있는 능력에 따라 다양하다. 월경전증후군은 주기적 월경전후기 통증과 불편감의 분류에 속한다.

월경전증후군은 일의 효율 감소와 고통스러운 기분변화를 야기한다. 월경전증후군은 전체 성인 여성의 40%에 영향을 주고, 5%는 쇠약해지는(debilitating) 증상을 나타낸다. 이러한 쇠약 관련 증상은 심각한 기분변화를 나타낼 경우 월경전불쾌기분장애로 분류된다. 월경전불쾌기분장애는 "별도로 지정이 없는 한 우울성 장애"로 미국정신의학회에서 인식된다. 월경전증후군과 월경전불쾌장애의 특징은 월경주기의 황체기(15–28일)에 증상이 반복적인 양상으로 나타나고, 초기 여포기(1–14일)에 급격히 감소한다는 것이다.

월경전증후군의 정의, 역학, 증상 또는 치료에 대해 보편적인 동의는 없다. 연구가들은 월경전증후근의 역학이 호르몬 과다 또는 결핍, 체액이나 sodium 저류 또는 영양결핍이 될 수 있다고 이론을 제시한다. 시상하부–뇌하수체–성선축 기능의 불균형이 존재한다고도 제안한다. 다른 가설들은 세로토닌의 분비 또는 섭취와 관련하여 estrogen과 progesterone의 신경조절학적 효과에 중점을 둔다.

환자는 월경전후기 평가 달력에 세 가지 변화를 기록함으로써 월경전증후군의 진단에 도움을 줄 수 있다. (1) 증상의 종류(박스 52–1), (2) 증상의 중증도, (3) 기능에 영향(distress의 정도). 월경전증후군은 환자의 증상이 월경주기 적어도 1주일 전에 주기적인 양상으로 지속적으로 발생하고, 월경이 시작된 후 급격히 감소할 때 진단할 수 있다. 증상들은 보통 효과적으로 기능하는 능력에 부정적인 영향을 준다. 다른 내분비계 이상이 배제되어야 한다. 또한, 월경주기와 관련된 모든 증상이 월경전증후군을 나타내는 것이 아니라는 것을 알아야 한다.

박스 52-1 월경전증후군의 증상의 종류

육체적
- 체중 증가
- 부종
- 아랫배가 부풀어오름
- 유방통증
- 피곤
- 등통증
- 여드름
- 관절통
- 변비
- 두통
- 불면증, 수면양상의 변화
- 건강한 수면시간의 부족

감정적
- 화
- 불안
- 스스로 조절되지 않는 기분
- 불안정한 감정과 급격한 기분변화
- 긴장
- 집중하기 어려움
- 과민증
- 눈물
- 우울
- 자살에 대한 생각

행동적
- 성욕의 증가 또는 감소
- 충동적인 행동
- 식욕 증가
- 공격적인 행동 또는 감정변화
- 매우 달거나 짠 음식에 대한 갈망
- 활동의 급격한 증가 또는 감소

월경전증후군의 약리학적, 보완적 대체치료

월경전증후군의 약리학적 치료는 환자의 특정 증상을 치료하는 데 적절한 evidence-based한 치료를 고려해야 한다. 다음의 치료들은 효과가 확인된 치료법이다.

비약리학적 치료. 비약리학적 치료는 월경전증후군을 가진 여성을 치료하는 데 매우 중요하다. 여기에는 공감의 표현, 가족과 친구의 지지, 월경전증후군에 대한 지식부족의 교정, 운동, 식단변화 등이 있다. 유산소성 운동은 건강을 증진시키고, 엔돌핀 수치를 높이며, 웰빙에 대한 포괄적인 개념을 촉진한다. 식단변화는 짠 음식, 알코올, 카페인, 당의 섭취를 줄이는 것을 포함한다. 4–6회의 적은 양의 고탄수화물식사, 저지방식사는 일부 증상을 완화하는 데 도움이 될 수 있다. 이러한 방법은 환자가 월경전증후군의 치료를 위해 적극적으로 노력한다는 느낌을 주는 데 도움이 될 수 있다.

약초, 식물학적 또는 비타민/미네랄 치료. 일부 환자들은 많이 쓰이지만 위약효과보다 우월하지 않은 비타민 B_6(pyridoxine)의 사용으로 특정 증상이 개선되기도 한다. 보충제가 아닌, 식단을 통해 칼슘섭취를 증가시키는 것이 월경전증후군의 증상을 완화시키기 위해 추천된다. 연구는 칼슘이 월경전증후군과 반비례 관계에 있다고 나타낸다. 즉, 칼슘섭취를 많이 할수록 월경전증후군의 위험도는 떨어진다.

지지자들은 달맞이꽃 종자유가 월경전기분변화를 줄이고, 유방압통을 완화하며, 체액저류를 줄인다고 주장하지만, 달맞이꽃 종자유에 대한 연구의 결과는 엇갈린다. Chasteberry는 유방통과 같은 일부 월경전증후군 증상에 도움이 된다. Chasteberry는 progesterone의 과생산을 막고, 프로락틴의 분비를 억제한다(유방압통이 있는 여성에서 프로락틴 수치가 증가할 수 있다).

St. John's wort는 월경전증후군과 월경전불쾌장애에 동반되는 경한 우울증에 효과적이라고 증명되었다. 작용기전은 불분명하다. St. John's wort는 만약 환자가 monoamine oxidase 억제제를 복용하거나 SSRI를 처방받은 경우 사용되어서는 안 된다. 많은 약초 또는 식물 보충제는 사용을 위해 FDA의 승인을 받지 않았기 때문에 다양한 유효성분의 용량과 순도를 가진다.

항우울제와 항불안약물. 심각한 월경전증후군은 SSRI와 SSRI 약물로 개선된다. ACOG(미국산부인과의사협회)는 월경주기의 15일부터 28일까지 지속적으로 또는 주기적으로 복용해야 한다고 제안한다. 과민성, 기분변화, 피곤, 긴장, 유방압통 등의 증상이 완화된다. SSRI는 중추신경계의 신경말단에서 세로토닌의 재흡수를 막아 뇌에서의 세로토닌 사용을 규제한다. Paroxetine hydrochloride(Paxil)과 citalopram(Celexa)이 중증 월경전증후군 환자에서 증상을 완화시킨다고 증명되었음에도 불구하고, 가장 흔히 사용되는 SSRI는 fluoxetine hydrochloride(Prozac)과 sertraline hydrochloride(Zoloft)이다. Fluoxetine은 재포장되어 여성들에게 Sarafem으로 재판매된다.

중증 월경전증후군과 월경전불쾌장애의 치료 시에 불안을 감소시키거나 제거하고 공황장애를 조절하기 위해 항불안약물이 처방될 수 있다. 항불안약물은 월경전증후군과 관련된 우울증과 두통에 도움이 될 수 있다. 가장 흔히 사용되는 약물은 alprazolam(Xanax), diazepam(Valium), lorazepam(Ativan), buspirone(BuSpar)이다. 이러한 약물들은 내성 또는 중독의 가능성이 있기 때문에 단기적으로 사용되어야 한다. 환자들은 약물들이 또한 진정작용을 일으킬 수 있다고 경고받아야 한다. 항불안약물들은 중증 월경전증후군의 일차치료로 권고되지는 않는다. 8주 이상의 치료는 지속적인 의학적 정신과적 감시를 받아야 한다.

호르몬치료. 배란의 장기억제는 일부 여성에서 주기적인 불편감을 감소시키고 기분변화를 정상화시키는 것으로 보여진다. 경구피임 알약, Ortho-Evra, Nuva Ring과 같이 단상 CHC 약물이 이 목적으로 사용될 수 있다. Progestin 단일 약물을 사용하는 경우, 우울증상을 악화시킬 수 있으므로 주의해야 한다. Yaz, Beyaz와 Lybrel과 같은 경구피임약은 월경전불쾌장애의 치료로 FDA의 승인을 받았다.

흔한 외음질의 감염

여성이 부인과 치료를 받는 또다른 흔한 이유는 질분비물의 변화 또는 외음부와 질의 소양증, 과민성 또는 통증이다. 질분비물은 정상적이며, 여성의 월경주기 동안에 변할 수 있고, 질과 외부생식기를 윤활시키며, 건강한 질 미소생태계(microecosystem)를 유지시킨다. 정상적인 질분비물은 무색에서 흰색이고, 약간 미끄럽거나 점액성이며, 약간의 냄새가 난다. 분비물이 속옷이나 팬티라이너에 묻으면 노란색으로 변할 수 있다. 세 가지 질감염[칸디다 외음질염(vulvovaginal candidiasis, VVC), 세균성 질염(bacterial vaginosis,

BV), 트리코모나스증(trichomoniasis)]은 정상 질분비물을 비정상 질분비물로 변화시키고 서로 다른 외음부 또는 질증상을 일으킨다. **질염(vaginitis)**은 질 부위의 염증을 설명하는 용어이다.

칸디다 외음질염. 칸디다 외음질염은 외음부와 질 부위의 효모균감염이다. 이것은 염증, 과민증, 소양증, 피부벗겨짐(excoriation), 배뇨통 또는 성교통을 일으키고, 두껍고, 하얀 curdlike 분비물을 나타낸다. 원인으로 가장 흔한 것은 질의 정상 상재균인 *Candida albicans*의 과증식이다. 다른 Candida 종 또한 칸디다 외음질염을 일으킬 수 있다. 합병증이 없는 칸디다 외음질염은 azole계의 국소 약물로 치료된다. 3일용, 7일용 질치료제와 더불어 1일 항기생충 약물이 있다. 일부 항기생충 약물은 처방전 없이 구입할 수 있다. 그 외의 다른 약물들은 처방전이 필요하다. 표 52-1은 칸디다 외음질염을 치료하는 데 사용되는 흔한 약물들이 제시되어 있다.

세균성 질염. 세균성 질염은 많은 양의 얇고 흰, 강한 비린내가 나는 질분비물을 야기한다. 보통 질의 건강한 세균(lactobacilli)은 혐기성 세균, 가장 흔하게 *Gardnerella vaginalis* 또는 *Mobiluncus*로 대체된다. 세균성 질염은 성접촉으로 전파될 수 있으나 성매개감염으로 간주되지는 않는다. 세균성 질염은 일주일간 하루에 세 번 경구로 250mg의 metronidazole(Flagyl)로 치료하거나 일주일간 하루에 두 번 경구로 500mg 또는 일주일간 하루에 한 번 750mg의 지속성 정제(Flagyl ER)로 치료한다. Metronidazole은 경구로 4개의 500mg 정제를 복용함으로써 한 번에 2g 용량을 복용할 수도 있다. Metronidazole은 stomach upset을 일으킬 수 있으므로 음식이나 물 또는 우유와 함께 복용해야 한다. 알코올을 metronidazole과 함께 섭취할 경우 심각한 오심과 구토증상을 야기한다. 따라서 환자는 약물로 치료하는 동안 및 치료 후 48시간까지 알코올 음료나 알코올이 포함된 제품(구강청결제)을 사용해서는 안 된다. 이러한 vaginal preparations도 또한 세균성 질염을 치료하는 데 효과적이다. metronidazole gel 0.75%를 5일간 밤에 잠들기 전에 질 내부에 바른다. 또는 clindamycin cream 2%를 5일간 잠들기 전에 질 내에 바른다.

Tinidazole(Tindamax)은 또한 세균성 질염을 치료하기 위해 사용된다. 이것은 5일간 한 번에 경구로 복용하는 두 개의 500mg 정제로 처방되거나 연속으로 2일간 매일 경구로 한 번에 네 개의 500mg정제를 복용하도록 처방된다. Tinidazole은 알코올과 섭취 시에 metronidazole과 동일한 주의사항을 가지고 음식과 함께 복용해야 한다. Tinidazole은 metronidazole보다 위장관증상(GI upset)을 약간 덜 일으킨다. 두 약물 모두 임신 제1삼분기에 복용해서는 안 된다.

질편모충증. 질편모충증(trichomoniasis)은 *T.vaginalis*가 질분비와 질 irritation과 관련하여 일으키는 변화 때문에 다른 외음질감염과 함께 그룹지어지기도 한다. 그러나 질편모충증은 성개매감염으로, 이 장의 뒤에서 설명하는 성매개감염 부분에서 다룰 것이다.

표 52-1 흔한 질감염 및 약리학적 치료

감염	CDC-권장 요법	비고
외음질칸디다증		
반복적 외음질칸디다증은 당뇨나 면역결핍과 같은 다른 질환의 존재를 알리는 표식자이기도 하다.		
Butoconazole 외음질 약물		
Femstat-3(OTC)	Butoconazole 2% cream 5g intravag for 3d or	임신범주: C
Gynezole-1(Rx only)	Butoconazole 2% cream 5g(Butaconazole-1) single intravag applicaton	모든 좌약과 크림은 질내투여임
Clotrimazole 질약물		
Gyne-Lotrimin 7 Cream(OTC)	Clotrimazole 1% cream 5g intravag for 7-14d or	임신범주: B
Gyne-Lotrimin 7 Combination Pack(OTC)	Clotrimazole 100mg vag tab for 7d or	
Gyne-Lotrimin 3 Cream(OTC)	Clotrimazole 100mg vag tab, 2 tab for 3d	

표 52-1 흔한 질감염 및 약리학적 치료-계속

감염	CDC 권장 요법	비고
Miconazole 질약물		
Monistat-7 Cream(OTC) Monistat-7 Suppositories(OTC) Monistat-3 Suppositories(OTC) Monistat-1Combination Pack(OTC)	Miconazole 2% cream 5g intravag for 7d or Miconazole 100mg vag supp, 1 supp for 7d or Miconazole 200mg vag supp, 1 supp for 3d or Miconazole 1,200mg vag supp, 1 supp for 1d	Monistat는 다양한 제품이 있다. 크림 전용, 질보충제 전용, 질보충제와 크림 두 가지 모두 포함된 팩이 있다. 임신범주: C; 첫 임신 3개월에는 추천되지 않는다.
Nystatin 질약물		
Nystatin(Rx only)	Nystatin 100,000-unit vag tab, 1 tab for 14d	임신범주: A
Terconazole 질약물		
Terazol 7 Cream(Rx only) Terazol 3 Cream Terazol 3 Suppositories	Terconazole 0.4% cream 5g intravag for 7d or Terconazole 0.8% cream 5g intravag for 3d or Terconazole 80mg vag supp, 1 supp for 3d	임신범주: C
Tioconazole 질약물		
1-Day(OTC)	Tioconazole 6.5% ointment 1 applicatorful in a single dose	임신범주: C
Vagistat-1 Ointment(OTC)	Tioconazole 6.5% ointment 1 applicatorful in a single dose	7일까지 사용하면 완전히 완화된다.
경구약물		
Diflucan(Rx only)	Fluconazole 150mg oral tablet, one tab PO in a single dose	임신범주: D
세균성 질염		
Clindamycin		
Cleocin Vaginal Cream(Rx only)	Clindamycin cream 2% 1 full applicator(5g) intravag h.s. for 3-7d or	임신범주: B
Cleocin Vaginal Ovules(Rx only)	Clindamycin ovules 100mg intravag h.s. for 3d or	
Clindesse(Rx only)	Clindamycin cream 2% 1 full applicator intravag in a single dose or	
Oral Clindamycin	Clindamycin 300mg PO b.i.d. for 7d	
Metronidazole		
Flagyl ER Oral Tablets(Rx only)	Metronidazole 750mg tab PO 7d 동안 혹은	임신범주: B
Flagyl(Rx only)	Metronidazole 500mg PO b.i.d. 7d 동안 혹은	모든 알코올 약물은 치료 동안 경구 metronidazole 치료 동안 피해야 하고, 사용 3일 후 섭취해야 한다.
Falgyl(Rx only)	Metronidazole 2g PO 단일용량으로 혹은	음식물과 같이 복용해야 한다.
MetrGel Vaginal(Rx only) or Vandazole(Rx only)	Metronidazole vaginal 0.75% gel 1 full applicator 1-2회, 5d 동안	경구 metronidazole은 임신 첫 3개월 동안 피해야 한다. 두 번째 및 세 번째 임신 3개월: 임신범주: B
Tinidazole		
Tindamax(Rx only)	250mg 혹은 500mg tabs 2 grams 매일 PO, 2d 동안 혹은 1 gram daily PO for 5d Tinidazole 2g/d for 2d 혹은 1g/d for 5d	경구 tinidazole 섭취 시 모든 알코올 제품을 피하고 사용 3일 동안 피해야 한다. 음식과 함께 복용 임신 첫 3개월 동안 경구 tinidazole을 피한다. 두 번째 및 세 번째 임신 3개월: 임신범주: B Metronidazole보다 위장관 부작용이 작다.

b.i.d., 1일 2회; d, day 일; ER, extended-release 서방형; g, gram 그램; GI, gastrointestinal 위장관; h.s., at bedtime 취침 시; intravag, intravaginal 질내; mg, milligram 밀리그램; OTC, over-the-count 일반약; PO, by mouth 경구; q, every 매번; Rx, prescription 처방; supp, suppository 좌약; tab, tablet 정제; vag, vaginally 질의.

임신촉진약물

불임(infertility)이란 피임 없이 12개월 이상 성관계 후에도 아이가 생기지 않는 것으로 정의한다. 특히 35세 이상 여성의 경우 6개월 이상 임신시도를 해도 임신이 되지 않으면 불임으로 간주한다. **일차적 불임**(*primary infertility*)은 부부가 한 번도 수정하지 못하거나 아이를 출산하지 못한 경우를 말한다. **이차적 불임**(*secondary infertility*)은 수정을 한 적이 있거나 출산한 적이 있는 부부가 그 이후에 아이를 갖지 못하는 것이다. 미국에서 대략 15-20%의 부부가 불임을 호소한다. 남녀 모두에서 나이가 들수록 수정능력이 감소하지만, 특히 여성의 경우 생식주기가 끝나감에 따라 급격히 수정능력이 감소한다. 40세 이후에는 임신가능성이 매달 5%씩 감소한다.

불임부부 평가

불임의 원인은 다양하다. 남성과 여성 각각이 원인이 될 수 있지만, 많은 경우 남녀가 복합적 원인인 경우이다. 여성의 경우 난소의 기능적, 해부학적 장애가 가장 흔한 불임의 원인이다. **난소기능장애**(*ovarian function disorder*)를 **배란기능장애**(*ovulatory dysfunction disorder*)로 부르기도 한다. 병이든 정상적인 생물학적 노화과정이든 무배란이나 배란주기에 변화를 일으키는 인자들은 수정에 방해가 된다. 많은 불임 여성들이 불규칙한 월경주기를 가진다. 배란기능장애를 일으키는 원인에는 시상하부-뇌하수체-난소 축을 변화시키는 대사장애와 같은 질병, 자연스럽게 생식기능이 감소하는 노화 등이 있다. 여성의 경우 35세 이상이 되면 수정능력이 급감하고 38-40세가 되면 불임이 되는 경우가 많다. 고프로락틴혈증이나 갑상선질환 같은 내분비계 장애도 불임을 유발할 수 있다. 또한, 섭식장애나 스트레스에 의해 배란 장애가 생기는 경우도 있다.

불임의 가장 흔한 해부학적 원인은 나팔관폐색이다. 성매개감염(STI), 골반내염증질환(PID)의 경우 나팔관폐색의 원인이 된다. 치료한 혹은 치료하지 않은 성매개감염, 골반내염증질환은 나팔관내에 반흔을 남기고, 이로 인해 정자나 난자의 이동을 방해한다. 과거 자궁외임신이나 다른 나팔관 수술병력 또한 불임의 원인이 될 수 있다. 불임의 다른 해부학적 원인으로 자궁내막증, 자궁근종, 자궁내막반흔 등이 있다.

정자생산이나 정자이동을 방해하는 모든 질환이 남성 불임의 원인이 된다. 비하강고환, 고환의 수술적 절제, 성매개감염 혹은 기타 내성기 감염, 요도하열, 환경적 요인, 발기부전 등도 불임의 원인이 될 수 있다. 특정한 약물들의 경우도 정자의 질이나 이동에 영향을 준다.

불임의 원인에 따라 치료를 결정하게 된다. 불임부부에 시행해야 할 건강평가는 다음과 같다.

(1) 영양상태, 생식능력, 사회성을 포함한 과거력
(2) 신체 진찰: 여성의 경우 유방, 골반진찰 포함, 남성의 경우 남성 생식기 및 기능평가 포함
(3) PAP 테스트, HPV 검사, 성매개감염 배양검사
(4) LAB 검사, 기타 진단적 검사. 정액평가는 필수적

불임의 구체적 원인들은 표 52-3에 수록하였다.

여성 불임의 가장 중요한 원인으로 배란장애가 있는데, 주로 다낭성 난소질환이나 기타 대사증후군의 형태로 나타난다. 배란기능장애에서 첫 번째로 시행되는 약물치료는 경구약물투여로 배란을 유도하는 것이다.

표 52-2 불임의 원인

여성 요소	
유전적	염색체이상, 효소결핍
관 혹은 복막	감염, 폐쇄, 난관채 손상, 골반협착, 자궁내막증
난소	무배란, 배란저하, 비적절한 황체기, 다낭성 난소증후군
자궁경부	자궁경부염, 나쁜 수준의 경부점액, diethylstilbesterol 노출
자궁	자궁섬유종, 선천성 기형, 유착, 자궁내막이상
내분비	범뇌하수체기능저하증, 갑상선기능저하증, 부신기능부족증, 선천성 부신과다형성, 쿠싱증후군, 경화증, 고프로락틴혈증, 호르몬수용체 결핍
기타	나이, 약물, 영양결핍, 과다 알코올 섭취, 과다 흡연
남성 요소	
유전	염색체 유전자이상
정액	정액의 액화 실패, 비적절한 양, 낮은 정자수, 정자운동성 저하, 정자기형, 정계정맥류(varicocele)
이동	범뇌하수체기능저하증, 갑상선기능저하증, 부신기능부족증, 선천성 부신과다형성, 쿠싱증후군, 경화증, 고프로락틴혈증, 호르몬수용체이상
내분비	나이, 약물, 과다 알코올 섭취, 과다 흡연, 공해, 영양결핍, 음낭의 고온에 노출, 정자에 대한 자가면역, 감염과정, 과민반응
기타	
커플 요소	성적 기술, 성교 빈도 혹은 시간, 정자에 대한 면역반응

표 52-3 불임에 대한 흔한 검사

검사	목적
신체검사	이차 성징검사, 생식관기능 및 관개방성의 육안검사, 고안드로겐증상의 검사
혈액학, 간 및 신장 기능	질병과정 배제
자궁난관조영, 흡입제	수정관개방성 검사
경부점액검사	점액점성 및 정자운동성에 대한 영향검사
혈장 progesterone	황체기능검사
자궁내막생검	배란상태 혹은 적절한 황체기능 조사
정액분석	정자의 수, 구조, 운동 체크
기초체온	배란여부 확인. 차트에 체온을 매일 기록
정자통과검사	정자의 난자를 뚫고 수정하는 능력 결정
복강경검사	여성의 골반기관 관찰
자궁경검사	자궁 관찰
초음파자궁검사	여성의 내부 생식기관 조사
호르몬검사	Gn-RH, FSH, LH, progesterone, estrogen, prolactin, testosterone, 갑상선호르몬 수치 조사
면역검사	정자에 대한 경부의 면역, 정자에 대한 정액의 면역 및 파트너에 있어 혈장 항정자항체 등의 조사
영상검사	뇌하수체의 온전한 상태 조사

FSH, Follicle-stimulating hormone 여포자극호르몬; Gn-RH, gonadotropin-releasing hormone 생식선자극호르몬분비호르몬; LH, luteinizing hormone 황체호르몬

배란유도

Clomiphene citrate(CC)는 시상하부의 Estrogen 수용체에 결합하는 Estrogen 길항제이다. CC가 시상하부 Estrogen 수용체에 결합하면 시상하부는 순환 Estrogen 농도가 낮다고 인지하게 된다. 인지한 후에 시상하부에서 GnRH 분비를 증가시켜 HPO축을 활성화시킨다. GnRH는 뇌하수체전엽에 작용하여 FSH와 LH 분비를 증가시켜 여포를 자극하게 된다. FSH, LH에 의해 여포에서 Estrogen 분비가 증가한다. 여포는 LH 급증에 필요한 만큼의 estrogen을 분비하면서 지배적이게 된다. LH 급증은 지배적인 여포로부터 난자의 배란을 초래한다. 그리고 배란주기에 걸맞는 충분히 높은 LH 농도에 이르는 것과 LH 급증시기가 여포형성에 있어서 주기 중간(mid-cycle)에 있는 것이 중요하다.

CC는 가장 흔히 이용되는 배란자극제이다(원형약물차트 52-1). PCOS를 겪고 있는 여자 환자는 metformin으로 인슐린과다혈증의 병행치료가 필요할 것이다. Metformin는 생리주기의 조절을 도울 것이고 배란을 촉진시킬 것이다. 그러나 CC와 함께 병용할 때는 성공률이 올라간다.

CC는 경구 50mg으로 5-9일간의 생리기간에 주고, 만약 배란이 일어나지 않는다면 1회 복용량은 50mg에서 100mg

원형약물차트 52-1

Clomiphene Citrate

약물분류 배란 촉진제 상품명: Clomid, Serophene 임신범주: X	**용량** A: PO: 50-150mg/d, 5-9일 동안의 사이클 만약 50mg/d로 배란이 일어나지 않으면 100mg/d로 증가 한다. 최고 용량은 150mg/d이다. 최고 연속 사이클은 3회이다. 불임 전문의사의 엄격한 감독하에 250mg/d까지 사용가능하다.
금기 임신, 진단되지 않는 질출혈, 우울증, 유섬유증(fibroids), 간기능부전, 혈전정맥염, 일차 뇌하수체부전 혹은 난소부전	**약물-임상검사-음식 상호작용** 약물: 특이 사항 없음; danazol이 반응을 억제한다. Ethinyl estradiol 효과를 줄인다. 임상검사: 혈청 thyroxine을 증가시킨다.
약동학 흡수: 위장관으로 잘 흡수됨 분포: PB: UK 대사: t½: 5-8d 배출: 대변	**약역학** PO: 개시: 5-14d 최고: UK 작용시간: UK
치료효과/응용 난포성장을 촉진 함 작용기전: 난포자극호르몬과 황체호르몬의 분비를 촉진함	
부작용 유방불편, 피로, 어지럼, 우울, 불안, 오심, 구토, 변비, 식욕 증가, 두통, 복부팽만증, 다태임신, 홍조, 체액정체	**유해반응** 시야이상, 복통, 체중 증가, 머리카락소실, 난소 과다자극, 불안, 난소낭포, 자궁외임신

A, adult 성인; d, Day 일; GI, gastrointestinal 위장관; PB, protein-binding 단백결합; PO, by mouth 경구; t½, half-life 반감기; UK, unknown 모름.

만큼 더 증량할 수 있으며, 그렇다면 배란이 성공할 때까지 150mg에서 250mg 정도 하루에 복용하는 것이다. 보통 3사이클 이상의 CC는 사용되지 않는다. 여자들은 다중임신의 위험이 올라가며, 보통 쌍둥이 이상으로는 겪지 않는다.

재조합 FSH, LH, hCG는 최소 부작용으로 정상 호르몬 수치로 유지하게 한다. 재조합 FSH, LH는 직접적으로 여포성숙과 배란을 촉진하면서 난소기능에 작용한다. 이런 치료는 외부의 호르몬을 받는 여성에게 배란을 촉진시키고 임신의 가능성을 올리며 정상 생리적인 월경주기를 제공한다. hCG는 배란 후 황체의 성장을 보장한다. 황체는 적당한 양의 estrogen과 더욱 중요하게 progesterone을 제공한다. 그리고 자궁내막과 임신을 유지하게 된다. 이러한 약들은 CC보다 더 강력하게 다중임신에 대한 더 증가된 위험을 가진다. hCG는 gonadotropin이나 FSH, LH로 먼저 치료한 여성에게 더욱 배란을 촉진시킨다.

약동력학 CC에 대한 약동력학 데이터는 제한되어 있지만 clomiphene은 쉽게 위장관에서 흡수된다. 이것은 부분적으로 간에서 대사되며, 담즙분비를 통해 변으로 제거된다. CC의 반감기는 약 5일이다.

약역학 CC의 약역학 메커니즘은 알려져 있지 않지만, CC가 estrogen과 수용체 자리를 경쟁한다라는 가설이 있다. 시상하부와 뇌하수체로 인해 감소된 순환 estrogen의 인지는 FSH와 LH분비를 증가시키는 음성피드백을 촉진한다. 약물투여의 결과로 난소자극, 난소여포의 성숙, 배란, 황체성숙이 된다.

부작용. CC의 부작용으로는 유방불편감, 피곤, 어지럼, 우울, 구역, 식욕 증가, 피부염, 소양감, 긴장, 위약, 많은 월경, 홍조 및 복부팽만, 복부통증 등이 있다. 항에스트로겐 효과로는 자궁내막성숙과 자궁경부 점액분비의 방해가 있다. 역설적이게도 이것은 수정이나 착상을 방해할 수도 있다.

유해반응. 유해반응은 광과민, 유방통증, 복시 및 시력의 감소 등을 포함한다. 난소의 과자극은 난소의 비대와 주기중간의 난소통증, 낭포 등을 초래한다. 가역적인 머리빠짐도 보고된다. 태아발달에 대한 CC의 효과는 확실하지 않다. 신경관결함이 보고되었지만 확실하게 인정되지는 않았다. 다른 난소자극제의 역반응들은 표 52-4에 나열되어 있다.

금기. CC 치료의 금기증으로는 진단되지 않은 질출혈, 임신, 자궁, 섬유종, 우울증, 간질환의 과거력이나 혈전색전증

표 52-4 배란 촉진제 및 배란 조절

일반명(상품명)	투여경로 및 용량	응용 및 고려사항
bromocriptine mesylate(Parlodel)	1.25–2.5mg/d; 2–7d마다 2.5mg씩 증가시킨다. 최대: 2.5–15mg/d	Prolactin 수치를 정상화시킨다. 기형유발가능. 임신범주: C; PB: 92%; t½: 50h
clomiphene citrate(Clomid,Serophene)	원형약물차트 52-1 참조.	
Gn-RH 유사체 작용제: Synarel 길항제: Cetrotide, Ganirelix	Synarel: Spray up to 800mcg/d(200mcg per nostril b.i.d.) Cetrotide: 0.25mg 단일용량 subQ 자극 7일째에 단일용량으로 Ganirelix: FSH 시작 후 매일 1회 250mcg subQ, 여포 단계 중기에서 후기 동안.	자발적 LH 급증의 억제에 의해 IVF 사이클을 위한 난소자극의 증강(임신 성공률을 높이기 위해 수정 사이클을 조절함). PB: UK; t½: 11–23h
human menotropic gonadotropins(Humegon, Pergonal, Serono, Repronex)	IM 주사: Humegon, Pergonal, Serono subQ: Repronex 용량은 환자에 의해 결정됨 75:75units of FSH: LH 혹은 150: 150unints of FSH: LH는 5일 혹은 그 이상 1일 1회 투여	FSH와 LH 같은 동일한 활성을 가지기 때문에 시상하부형 무월경의 여성 환자에게서 배란을 촉진시킨다. 난소 과다 자극은 위험하다. 다태 임신의 위험이 있다. 임신범주: X
recombinant FSH(Gonal-F, Follistim) human menopausal gonadotropin or hMG(similar to FSH)(Repronex, Menopur)	재조합형 FSH: subQ 혹은 IM 주사; 각각 환자에 맞게 용량을 정한다. 항상 매일 75–150 단위를 투여하고, 여포 단계는 10–14d 지속된다. 재조합형 LH: subQ 75units을 subQ로 FSH 혹은 재조합형 FSH와 함께 투여한다.	재조합형 FSH는 FSH와 동일한 호르몬 활성을 가진다. 재조합형 약물로 난소 과자극은 미미하지만 위험하다. 면밀한 주위로 다태임신은 줄일 수 있다. PB: UK; t½: 23–77h IM, 13–35h subQ 임신범주: X Black 혹은 blue cohosh가 포함된 약초약물을 피한다.
recombinant LH(Luveris, Novarel, A.P.L., Pregnyl); 재조합형 human chorionic gonadotropin or hCG(Ovidrel)	재조합형 hCG 250mcg을 피하주사 실시함, gonadotropin(FSH and/or LH) 최종 투여 1d 후. 5000–10,000units IM, gonadotropin(FSH and/or LH) 마지막 투여 1일 후	

d, Day 일; FSH, follicle-stimulating hormone 난포-자극호르몬; Gn-RH, gonadotropin-releasing hormone 성선자극호르몬분비호르몬; h, hour 시간; hCG, human chorionic gonadotropin 인간 융모성 성선 자극호르몬; IM, intramuscular 근육내; LH, luteinizing hormone 황체호르몬; min, minute 분; PB, protein-binding 단백결합; subQ, subcutaneously 피하; t½, half-life 반감기; UK, unknown 모름.

및 일차 뇌하수체부전이나 일차 난소부전 등이 있다. CC는 존재하는 난소낭포를 커지게 할 수 있다. 다른 난소자극제의 금기는 표 52-4에 나열되어 있다.

약물 상호작용. CC에 관해서 명확한 약물 상호작용은 알려지지 않았다. Danazol은 환자의 CC에 대한 반응을 방해할 수 있고, ethinyl estradiol에 대한 반응을 억제할 수 있다. Human menoposal gonadotropin이나 hCG에 대한 약물 상호작용은 알려진 것이 거의 없다.

황체기 결함

불임의 다른 원인으로는 황체기에 progesterone의 저하된 레벨과 관련이 있다. 순환하는 progesterone의 감소와 함께 황체기는 짧아지며, progesterone으로 매개된 착상에 필수적인 자궁내막 변화가 일어나지 않는다. 이런 상태는 progesterone의 낮은 혈중농도로 알 수 있다. 혈액검사는 월경주기의 21-25째 날에 하도록 한다.

비정상적인 황체기 progesterone 레벨을 가진 여자는 황체기 결핍(luteal phase deficiency)이라고 불리며, progesterone을 질이나 구강으로 혹은 IM을 통해 투여할 수 있다(luteal phase support라 불린다). Progesterone은 배란 바로 다음 기간인 황체기를 지지한다. 외부의 progesterone은 임신의 10-12주까지 계속되며, 그 다음에는 태반이 독립적으로 임신을 유지한다.

Progesterone 크림이나 젤(crinon 8%, prochieve 8%)은 90mg의 progesterone을 포함한다. 이것은 질내로 하루에 한 번이나 두 번 처방된다. 미분화된 progesterone(Endometrin 100mg)은 100mg의 progesterone을 포함한 질지지제이며, 하루 2번이나 3번 처방된다. Progesterone 주사제는 500mg/mL 농도로 나오며, 보통 하루 50mg이나 1mL를 깊은 근육주사로 처방한다. Progesterone은 참기름에서 나오지만 이는 점성이 있으며, 주입하기 힘들다. 참기름이나 오일에 대한 알레르기는 간호사를 통해 꼭 알아야 한다. Prometrium은 하루 2번 경구 200mg이나 하루 3번 100mg 투여되는 미분화된 progesterone이다. 이것은 progesterone 생산의 부족으로 인해 불임을 겪는 환자를 치료하는 임상가에 의해 사용된다. 그러나 이것은 FDA의 승인 없는 이용이다. 임상적 시도는 progestin과 미분화된 progesterone이 기형을 유발하지 않고, 태아에게 영향이 없다는 증거를 제공한다. 그럼에도 불구하고 이 약물들은 임신주의 약물 X로 분류되어 있다. LPD 여성 환자의 경우 배란 후에 progesterone을 사용하면 수정가능성과 착상가능성을 높일 수 있다.

일부 여성들의 경우 이른 LH surge의 결과로 LPD가 생긴다. LH surge가 빨리 생기면 여포가 성숙할 시간이 부족해지고, 결과적으로 무배란주기로 이행한다. GnRH 길항제는 피하지만 근육으로 투여하게 된다. 배란촉진약물들과 그 부작용은 표 52-4에 수록되어 있다.

기타 약물치료

불임을 유발할 수 있는 내분비장애에는 고프로락틴혈증, 갑상선장애가 있다. 고프로락틴혈증이 있는 여성에서 높은 프로락틴농도가 불임의 결정적 원인이 된다. 프로락틴은 뇌하수체전엽에서 분비되고 임신중이나, 임신 후에 혈중농도가 증가해서 모유생산을 돕는다. 모유수유는 자연적으로 프로락틴 상승을 유도하고 모유수유 중인 여성이나 수유를 중단한지 얼마되지 않은 여성에서 고프로락틴혈증을 볼 수 있다.

Haloperidol, Metoclopramide, Methyldopa, Reserpine, 장기적 CHC 사용과 같은 약물사용 시에 고프로락틴혈증이 생긴다고 알려져 있다. 병적 고프로락틴혈증의 가장 흔한 원인은 뇌하수체선종이라는 작은 양성 뇌하수체종양이다. 원인과 관계없이 대부분의 여성에서 고프로락틴혈증을 Ergtot 유도체인 Bromocriptine으로 치료할 수 있다. Bromocriptine은 뇌하수체의 dopamine 수용체에 결합하여 prolactin 분비를 억제한다. 임신이 확인될 때까지 치료를 지속한다. 필요하면 2개월 후에 Clomiphen을 사용할 수 있다.

추가적으로 갑상선저하증, 갑상선기능항진증, 부신기능부전을 평가하여 Eythyroid 상태를 유지하도록 해야 한다. 자궁내막증은 danazol, leuprolide, DMPA를 사용하여 성선자극호르몬분비를 억제함으로써 치료할 수 있다.

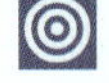

간호과정
환자-중심 협력간호

불임

사정

- 약물 및 약초 사용력을 포함한 일반적인 건강 과거력을 사정한다. 자궁경검사, bimanual exam을 포함한 신체진찰을 사정한다. 비정상 PAP 검사결과, 치료에 대한 출산력 및 성관계력, 질감

염, 성매개감염에 대한 과거력 및 치료력, 과거 임신중절 방법, 골반수술, 임신력, 출산력, 합병증 등을 사정한다.
- 초경 시점을 포함한 월경력, 마지막 월경(길이, 지속기간, 월경혈량, 기타 월경주기 관련 증상)을 사정한다.
- 윤활제사용, 성관계 시점, 적절성을 포함한 성관계를 사정한다.
- 지지치료, 상담을 포함한 부부의 정신건강을 사정한다. 불임부부의 경우 주변에 임신했거나 아이를 낳은 지인들을 보면서 고립감을 느낄 수 있다.
- 불임부부는 불임의 원인을 찾기 위해 수많은 진단검사를 받게 된다. 일단 검사가 결정되면 치료에 금기가 되는 상황은 배제되어야 한다.
- 불임부부가 자신들의 불임 사실에 대해 얼마나 인식을 하고 부부 사이의 관계에 어떤 영향이 있는지 알아보는 것이 중요하다. 간호사는 불임부부가 자신들의 감정을 편안하며 지지적인 환경에서 털어놓을 수 있도록 도와주어야 한다.

간호진단

- 월경주기, 배란, 수정, 불임의 원인, 예후, 불임 보조치료에 대한 부족한 지식
- 치료과정, 결과에 대한 부족한 지식
- 불임에 관련된 비효율적 성관계 양상
- 보조적 불임치료에 관련한 성기능장애
- 수정 실패에 의한 왜곡된 신체상
- 불임에 의한 낮은 자존감
- 불임, 불임치료제, 불임치료과정에 의한 불안감
- 불임진단에 의한 무력감
- 문화적, 종교적 믿음과의 불일치, 불임치료 결정에 대한 갈등
- 생물학적으로 아기를 갖는데 실패한 것에 기인한 우울감

계획

- 환자는 정상적인 생리적 임신과정을 이해한다.
- 환자는 수정능력을 증가시키는 요인에 대해 인지하고 있다.
- 환자가 최소한의 신체적, 정신적, 감정적, 영혼적 부작용만 받도록 치료를 수행한다.
- 환자는 치료와 약물치료의 부작용에 대해 의료진에게 보고한다.

간호중재

일반

- 월경주기, 배란의 양상과 증상, 배란에 따른 체온변화, 배란의 특정한 생리학적 징후, 배란 예측 키트의 사용법, 환자와 배우자를 돕기 위해 교육을 시작한다.
- 환자가 수정과 관련이 있는 월경주기, 배란, 성관계를 이해하도록 돕는다.
- 환자에게 수정을 증진시킬 수 있는 성적 기교를 교육한다. 성관계 중에 여성의 엉덩이 아래에 베개를 두거나 배우자가 사정한 후 30분 동안 엉덩이를 든 채 supine position으로 있을 것.
- 의료인들이 처방한 대로 약물치료요법을 시작한다. 환자와 배우자는 치료요법과 치료의 예상되는 결과를 이해한다.
- 환자와 배우자에게 정신적 상담과 지지를 해 준다.

특수

- 복통, 시야장애 같은 부작용을 환자의 불임 전문의에게 보고하고, 조심성을 요하는 일을 할 때는 주의하도록 환자에게 상담한다.
- 치료가 다태임신의 가능성을 증가시킬 수 있다고 알려준다.
- 환자가 약리학적 치료의 위험, 장점, 대체요법을 이해하도록 한다.

환자교육

- 부부에게 어떻게 여성 기초체온과 자궁경부점액의 변화를 평가하고 기록하는지 교육한다. 배란은 기초체온이 0.5℉ 떨어졌다가 1℉ 오르는 것으로 예측할 수 있다. 배란상태를 평가하는 OTC 진단 키트도 성관계 시기를 맞추는 데 사용될 수 있다. 부부는 배란 4일 전부터 3일 후까지 성관계를 할 것이 권고된다. 그러나 정액 분석에서 낮은 정자수가 보고된다면 성관계는 남성의 정자수를 최대화하기 위해 격일에 시행해야 한다.
- 남성 배우자에게 불임치료기간 동안 사각 팬티를 입도록 한다. 타이트한 팬츠는 음낭이 몸에 가깝게 하고, 열이 정자수를 감소시킨다. 같은 이유로, 남성이 일하는 동안 하루 종일 앉아 있다면 그는 매시간마다 일어나 걸으라는 조언을 받을 것이다.
- 남성 배우자에게 정자생성에 영향을 미치는 특정한 약초의 사용을 피할 것을 권고한다(약초 경고 52-1).
- 여성 배우자에게 혈중농도를 유지하기 위해 매일 같은 시간에 약을 복용할 것을 권고한다.
- 환자와 배우자에게 걱정을 이야기하고, 치료의 성공과 실패에 대한 감정을 표현할 것을 격려한다.

평가

- 불임치료의 성공적인 결과는 난소 과자극과 다른 부작용이 없어야 한다. 임신하고 신생아가 태어나는 것이 치료의 목표이다. 만약 임신이 성공하지 못한다면 중재는 부부가 그들의 자존심과 관계를 해하지 않고 분만하기 위한 대체요법을 고려할 것을 돕는 것을 목표로 한다.

남성 불임을 위한 약물

대부분의 불임 남성에게 특정한 원인인자는 확인되지 않는다. 이러한 환자들은 특발성(idiopathic) 정자감소증과 정자무력증을 가지는 것으로 확인된다. 이러한 남성들에게 비용 대비 효과적인 치료는 없다. 생리학적 수치의 testosterone(또는 다른 호르몬)을 얻기 위한 치료를 제외하고는 대조군 연구에서 대부분의 약물요법은 거의 가능성이 없다. 보조

생식기술은 약물치료보다 더 가능성을 가지는 것으로 보인다. 때로는 Varicocele의 제거와 같은 몇몇 수술이 남성 불임을 개선할 수 있다. 몇몇 약초제품들이 남성 불임문제에 도움이 되기도 한다(약초 경고 52-1 참조.).

약초 경고 52-1

약초와 남성 불임

- Saw palmetto는 정자에 대사적인 변화를 일으킬 수 있다.
- St. John's wort는 정자세포에 영향을 주고, 정자운동성과 생존능력을 감소시킨다.

성매개감염치료에 사용되는 약물

건강한 성관계는 환자의 건강과 웰빙을 위해 중요하다. 임신과 분만을 포함하여 생식과정과 부부 간에 성적 친밀함의 건강한 표현은 성매개감염의 위협으로부터 자유로워야 한다. 성매개감염은 주로 성적 접촉으로 전파되는 감염이다. 성매개감염과 관련된 병원체에는 세균, 바이러스, 원생동물과 특정한 기생충이 있다(표 52-5).

원인생물에 따라 성매개감염은 피부나 점막에 영향을 미치는 국소 병변일 수도 있고, 생식기계를 통해 위쪽으로 퍼져 골반감염과 불임의 위험을 증가시킬 수도 있다. 많은 경우, 생명이 위험하고 임신과 분만을 통해 태아 또는 신생아에게 전파될 수 있다. 대략 미국인 4명 중 1명은 일생 동안 성매개감염을 경험한다. 사회경제적 지위가 낮을수록 건강관리에 대한 접근이 제한되어 있을수록 고립된 사회 및 개발도상국에서 유병률이 증가한다. 성매개감염의 예방과 관리는 개인의 건강을 위해서 뿐만 아니라 사회의 건강을 위해서도 필수적이다.

전파와 위험

병원체의 성적 전파는 질 또는 자궁경부 점막, 음경귀두와 성기 피부의 손상에 의해 발생할 수 있다. 성관계의 모든 행동은 이러한 표면들에 마찰에 의해 유도된 작은 틈을 만든다. 문제는 폐경 후, 분만 후, 월경 직후 또는 여성이 삽입 전에 충분히 상기되지 않을 때 발생하는 부적절한 질액에 의해 악화된다.

정액, 정자세포, 질분비물, 혈액, 다른 체액들이 병원체를 운반할 수 있다. 미생물은 피부와 점막병변을 통과할 수 있고, 떨어져 나올 수 있다. 성적 접촉은 병원체가 피부 또는 점막 표면의 손상이나 감염된 체액에 의한 주입을 통해 피부–피부, 입–입, 구강–생식기, 구강–항문 또는 손–항문으로 전파되는 것을 말한다. 항문 삽입은 조직외상의 가능성 때문에 배우자가 장내미생물에 노출될 수 있어 특히 위험하

표 52-5 성매개감염의 병원체

병원체	전파경로		
	주로 성적으로 전파됨	성적 접촉으로 전파될 수도 있음	구강–대변 노출이 수반된 성적 접촉
박테리아	Calymmatobacterium granulomatis Chlamydia trachomatis Haemophilus ducreyi Neisseria gonorrhoeae Treponema pallidum Ureaplasma urealyticum	Escherichia coli* Gardnerella vaginalis* Haemophilus vaginalis Mobiluncus curtisii, Mobiluncus mulieris,* Peptostreptococcus Group B streptococcus* Mycoplasma hominis*	Shigella Campylobacter
바이러스	Cytomegalovirus B 형 간염 제2형 단순포진바이러스 인간유두종바이러스 Molluscum contagiosum virus	Human T–lymphotrophic virus–1 제1형 단순포진바이러스 Epstein–Barr virus	HIV–1, HIV–2 C, D 간염 A형 바이러스
프로토조아, 진균, ectoparasites	Trichomonas vaginalis Phthirus pubis Sarcoptes scabiei	Candida albicans* Candida glabrada* Candida tropicalus*	Giardia lamblia Entamoeba histolytica

* 이들 세균감염은 흔히 질내 미세환경의 변화 혹은 장–질 경로 노출에 이해 흔히 발생하지만, 어떤 성적 행위에 의해 전파될 수도 있다.
HIV, Human immunodeficiency virus 인간면역결핍바이러스

다. 성매개감염에 걸릴 위험은 물질남용, 수감, 감옥에 있던 상대와의 성관계, 매춘 여성과의 성관계, 강간 또는 성폭행에서 증가한다.

여러 상대자들과의 성관계를 하는 환자는 성매개감염, 특히 HIV의 전파 위험이 높다. NIH(National Institutes of Health)의 연구가들은 성매개감염에 걸릴 위험은 1년에 1명 이상의 성관계 상대자를 가진 개인들에서 뚜렷하게 증가한다고 제안한다. 다른 고위험 행동은 콘돔 없이 성관계를 하거나, 손-항문 접촉, 성관계 중 월경혈과 접촉, 항문 성관계 전 관장, 손상된 피부나 체내로 배뇨하는 것 등이 있다. 여성들은 남성보다 성매개감염의 유병률이 더 높다. 성매개감염을 피하기 위해 위험인자를 감소시키는 행동들이 박스 52-2에 제시되어 있다.

성매개감염은 종종 다중 감염으로 나타난다. 하나의 성매개감염을 위한 치료를 받는 개인들은 HIV를 포함하여 다른 성매개감염에 대해서도 평가받아야 한다. 특히 생식기 또는 항문 주위에 궤양이 있는 사람은 더 그러하다.

수직감염 또는 주산기감염은 태아 또는 신생아가 산모에 의해 감염되었을 때를 말한다. 미생물들은 질 또는 자궁경부에서 자궁내의 환경까지 생식기계를 타고 올라간다.

건강한 성인에게는 영향이 미미한 생물체들이 태아에게 치명적일 수 있다. 수직감염은 출산 시 산모의 피나 모유를 통해서 일어난다(예를 들어, HIV, HBV). 매독같은 많은 STI들은 태반이나 막을 통해서 전파된다. HSV-2는 산모에서 미생물과의 직접적인 접촉이 필수적이다. *Chlamydia trachomatis*과 *Neisseria gonorroeae*에 의해 초래되는 시각손실 때문에 erythromycin 연고는 일반적으로 태아의 눈에 처방된다. 이것은 거의 출생 후 몇 시간 안에 행해진다.

STI의 초기 처치에 대한 CDC 가이드라인은 표 52-6에 있다. 감염된 개인의 모든 성접촉은 처치를 위해 모두 보고되어야 한다. 섹스 파트너의 감염평가가 끝날 때까지 관계를 삼가고, 관계 시 반드시 콘돔을 사용한다.

박스 52-2 STI의 위험성을 줄이기 위한 행동지침

- 모든 부인과 방문자들에서 STI 검열
- 성행위를 자제하거나 성행위 전 STI를 검사받은 단일 성파트너하고만 성관계
- 피임도구의 지속적인 올바른 사용
- 생식기나 항문 부위의 이상이 있는 자와 성행위 회피
- 성행위 전후의 위생관리
- 술이나 약물 사용 줄이기(성적 위험성의 판단력과 면역반응의 저하 때문)
- HIV 환자나, IV 약물 사용자, 수감 경력이 있는 자, 여러 사람과 성행위를 한 자와의 성행위 회피
- 혈액이나 체액의 접촉이 가능한 면도기, 피하주사기 등을 공유하지 않기
- 모든 노출에 치료, 테스팅, 리포팅하기

STI, Sexually transmitted infection 성병

표 52-6 흔한 성매개감염에 대한 기본적 치료의 현재 가이드라인*

감염	1차 치료	고려사항
비임질균 요도염	추천: azithromycin 1g PO 단일 투여 혹은 doxycycline 100mg 1일 2회 7d 동안. 대체요법: erythromycin 염 599mg PO 1일 2회 7d 동안 혹은 erythromycin ethylsuccinate 800mg PO 1일 4회 7d 동안 혹은 levofloxacin 500mg PO 매일 7d 동안 혹은 ciprofloxacin 300mg PO 1일 2회 7d 동안.	임신기간 동안 fluoroquinolones 및 tetracyclines은 권장되지 않음.
연성하감	azithromycin 1g PO 전일 투여 혹은 ceftriaxone 250mg IM으로 단일 투여 혹은 ciprofloxacin 500mg PO 1일 2회 3d 동안 혹은 erythromycin base 500mg PO 1일 3회 7d 동안.	괴사물질을 제거하기 위해 압박붕대를 사용한다. 1일 3회 궤양상처를 청결히 함.
클라미디아	추천: azithromycin 1g PO 1d 동안 혹은 doxycycline 100mg PO 1일 2회 7d 동안. 대체요법: erythromycin 염기 500mg PO 1일 4회 7d 동안 혹은 erythromycin ethylsuccinate 800mg PO 1일 4회 7d 동안 혹은 ofloxacin 300mg PO 1일 2회 7d 동안 혹은 levofloxacin 500mg PO 매일 7d 동안. 임신 시 추천: azithromycin 1g PO 1회 투여 혹은 amoxicillin 500mg PO 1일 3회 7d 동안. 임신 시 대체요법: erythromycin 염기 500mg PO 1일 4회 7d 동안 혹은 erythromycin 동안 250mg PO 1일 4회 14d 동안 혹은 erythromycin ethylsuccinate 800mg PO 1일 4회 7d 동안 혹은 erythromycin ethylsuccinate 400mg PO 1일 4회 14d 동안. 신생아(ophthalmia neonatorum): erythromycin 염기 혹은 ethylsuccinate 50mg/kg/D PO 4번으로 나눠서 14d 동안	초기치료 후 TOC는 3–4mo을 필요로 한다. 치료의 이차 코스가 요구됨.

표 52-6 흔한 성매개감염에 대한 기본적 치료의 현재 가이드라인*-계속

감염	1차 치료	고려사항
부고환염	만약 GC 혹은 CT를 일으키면: 1일 간 ceftriaxone 250mg IM 및 PO로 1일 2회 cozycycline 100mg, 10일 동안 투여. 위의 약물에 대한 장세균 또는 알레르기가 발생할 가능성이 있는 경우: ofloxacin 300mg PO b.i.d. for 10d 혹은 levofloxacin 500mg PO 매일 10d	임질치료; 비임질요도염치료를 따름.
곤지름 (생식기사마귀)	환자에 적용: 저온요법 혹은 저온탐침; 1–2주마다 반복하거나 podophyllin 10–25%를 6주간 매주 1회 benzoin tincture 형태로 적용한다. 적용 후 4–6시간 후 씻어내거나 혹은 trichloroacetic acid(TCA) 혹은 dichloroacetic acid(BCA) 80–90%를 사마귀에 바르고 말린다. 주 1회 적용한다. 환자에 적용: imiquimod 5% cream, applied h.s., 3times/wk 16wk까지 투여. 도포 후 6–10h 지나서 비누 및 물로 치료 부위를 세척하거나 16주까지 1일 3회 각 사마귀에 sinecatechins 15% ointment 혹은 podofilox 0.5% solution을 도포하거나 gel을 3일 동안 1일 2회 면봉으로 사마귀에 도포한 후 4일 동안 중단한다. 4주 동안 사이클을 반복한다.	HPV를 근절하는 수단이 없음. Podophyllin은 임신기간 동안 금기이다. 임신기간 동안 사용에 대한 안전이 확보되지 않았다. 임신범주: C 임신범주: C 임신범주: C
임질	추천: ceftriaxone 250mg IM 단일 투여하거나 azithromycin 1 G PO 단일 투여 혹은 doxycycline 100mg PO b.i.d. 7일 동안 혹은 만약 ceftriaxone이 없으면 대체용으로: cefixime 400mg PO 단일용량에다가 azithromycin 1 G PO 단일 투여 혹은 doxycycline 100mg PO 1일 2회 7일간 여기에 1주에 Test of cure 만약 cephalosporin 알레르기 있다면: azithromycin 2 G PO 단일 투여용량에 Test of cure 1주 안에 사용. 임신 시 추천: CDC 추천은 임신 시 임질치료에 cephalpsporins을 사용한다. Ceftriaxone 250mg IM 1회 투여에 azithromycin 1 G PO를 단일용량투여를 더하여 선택치료이다. 신생아결막염(ophthalmia neonatorum): ceftraxone 25–50mg/kg IM/IV 단일 투여용량으로; 최대: 125mg 신생아결막염 예방: erythromycin(0.5%) 안연고; 단일용량으로 각 눈에 1회 도포한다.	Chlamydia를 동시에 치료해야 한다. Fluoroquinolones은 높은 저항성 때문에 GC 감염에 추천되지 않는다. 만약 비경구투여 cephalosporins가 사용가능하면 경구용은 사용하지 않아야 한다. 만약투여하였으면, 1주의 test of cure가 요구된다. 임신 시 fluoroquinolones 및 tetracyclines는 추천되지 않는다.
사타구니육아종	azithromycin 1g PO 단일용량 혹은 ceftriaxone 250mg IM 단일용량 혹은 ciprofloxacin 500mg PO 1일 3회 3일 동안 혹은 erythromycin base 500mg PO 1일 3회 7일 동안	
A형 간염	특별한 치료법이 없음.	백신이 HAVRIX 혹은 VAQTA로 사용가능함. 1–18세 소아청소년에게 사용되는 2– 및 3–용량 시리즈에 사용가능함. HAV(남성 동성애자, 마약 사용자, 성매매 종사자, HBV 혹은 HCV 환자)를 가지는 위험을 지닌 18세 이상의 환자에게 사용함.
B형 간염	HAV 및 HBV은 백신이 존재하는 STI임	CDC는 모든 신생아와 청소년의 백신 접종을 권한다. ACIP는 최근 성병을 가졌거나 최근 6개월 내에 1사람을 초과하는 성 파트너를 가진 모든 이들에게 백신 접종을 추천한다. 어른에게서 A형 간염과 B형 간염 둘 다를 위한 백신이 개발되었다.
C형 간염	Alpha interferon 및 경구약물 ribavirin은 만성 간질환의 HCV를 치료하는 데 사용된다.	백신이 없음.
생식기단순포진	첫 발병 시: acyclovir 400mg PO t.i.d. for 7–10d or acyclovir 200mg PO fi ve times/d for 7–10d or famciclovir 250mg PO t.i.d. for 7–10d or valacyclovir 1g PO b.i.d. for 10d 재발병 시: acyclovir 400mg PO t.i.d. for 5d or acyclovir 800mg PO b.i.d. for 5d or acyclovir 800mg PO t.i.d. for 2d or famciclovir 125mg PO b.i.d. for 5d or famciclovir 1,000mg PO b.i.d. for 1d or famciclovir 500mg PO once followed by 250mg PO b.i.d. for 2d or valacyclovir 500mg PO b.i.d. for 3d or valacyclovir 1g PO daily for 5d	1형과 2형은 임상적으로 구분할 수 없다. 치료법은 알려져 있지 않다. 조직적인 병은 신생아의 삶을 위협한다. 신경학적인 피해가 생길 수 있다. 증상이 있을 때 바이러스 흘림이 가장 만연하다. 이때는 성적인 접촉을 하지 않는 것이 중요하다. Acyclovir, famiciclovir and calacyclovir는 36주 전부터 세균으로부터 발생한 HSV를 억제하기 위해서 임신에 사용된다.

표 52-6 흔한 성매개감염에 대한 기본적 치료의 현재 가이드라인*-계속

감염	1차 치료	고려사항
생식기단순포진	억제요법: acyclovir 400mg PO b.i.d. or famciclovir 250mg PO b.i.d. or valacyclovir 500mg PO daily or valacyclovir 1g PO daily 신생아: acyclovir 20mg/kg IV q8h for 21d	CDC 웹사이트를 방문하여 에이즈와 더불어 HSV의 치료법을 받은 면역억제된 환자의 정보를 보라. 만약 모든 병변이 제거되지 않는다면 재발하게 될 것이다. 종종 많은 군집의 미생물을 갖는다. 이러한 식이요법은 혐기성 세균이나 골반 질량 혹은 IUD가 연관된 PID에 영향을 주지 않는다.
성병 림프육아종	doxycycline 100mg PO b.i.d. for 21d 혹은 erythromycin 0.5g PO q.i.d. 21d일간	
물사마귀	냉각마취 및 curettage 혹은 caustic chemicals(podophyllin, trichloroacetic acid, silver nitrate) 및 cryotherapy	모든 병변이 제거되지 않으면 재발할 수 있다.
점액화농성 자궁경부염	azithromycin 1g PO 1회 복용 혹은 doxycycline 100mg PO b.i.d. 7–10일간	
골반염증성질병(PID)	입원치료 A: cefotetan 2g IV q12h 혹은 cefoxitin 2g IV q6h에 더해 doxycycline 100mg PO 혹은 IV q12h 입원치료 B: clindamycin 900mg IV q8h에 더해 gentamicin(loading dose) 2mg/kg IM/IV 후 1.5mg/kg q8h 유지 통원치료: ceftriaxone 250mg IM 1회 용량에 더해 doxycycline 100mg PO b.i.d. 14일간 14일 동안의 metronidazole 500mg PO b.i.d. 혹은 cefoxitin 2g IM 단일 투여용량에 더해 doxycycline 100mg PO b.i.d. 14일간 metronidazole 500mg PO b.i.d. 14일간 혹은 다른 비경구투여 3세대 cephalosporin (예, ecftizoxime 혹은 cefotaxime)에 더해 doxycycline 100mg PO b.i.d. 14일간	종종 polymicrobial. 이 요법은 혐기성 세균, 골반 덩어리 또는 IUD 관련 PID을 치료하지 않을 수 있다.
직장염	ceftriaxone 250mg IM 단일 투여용량 및 doxycycline 100mg PO b.i.d. 7일간	
사면발이	permethrin 1% 크림 린스: 해당 부위에 도포하고 10분 후 씻어내거나 pyrethrins과 piperonyl butoxide: 해당 부위에 도포하고 10분 후 씻어냄	다른 치료의 실패 때만 lindane을 사용한다. 의류와 침대의 감염을 제거한다. 이차 치료는 새로운 이(lice)를 사멸시키고 7–10일 후에 시작한다. 파트너 또한 치료한다.
옴	추천: permethrin cream 5%를 목에서부터 아래로 감염된 모든 부위에 도포하고 8–14시간 후 씻어내거나 2주 안에 ivermectin 200micrograms/kg PO를 반복한다. 대체용법: lindane 1%를 목아래로부터 해당 부위에 모두 도포하고 8h 후 철저히 씻어낸다.	
성폭행	ceftriaxone 250mg IM 단일 투여용량 혹은 cefixime 400mg PO 단일 투여용량에 더해 metronidazole 2g PO 단일 투여용량에 더해 azithromycin 1g PO 단일 투여용량 혹은 doxycycline 100mg PO 7d 동안 b.i.d.	Tetanus booster 및 gamma globulin 및 기본적 HIV 검사와 추적 검사가 권유됨.
매독	1차, 이차 혹은 <1y 기간 (조기 잠복 매독): benzathine penicillin G, 2.4 백만 unit을 단일 투여용량으로 투여함. 모르는 기간 혹은 >1y(후기 잠복 매독): benzathine penicillin G, 7.2백만을 3번에 걸쳐 매주 2.4백만 unit을 투여함. Penicillin 알레르기: 감염질환 전문가를 만남. 신생아 및 어린이: benzathine penicillin G 50,000units/kg IM, 단일용량을 2.4 백만 units까지 증가시킴.	Penicillin에 알레르기가 있는 임산부는 반드시 탈감작을 해야 한다. 매독 환자에게 Benzathine penicillin G는 T.pallidum sporochete를 파괴시켜 Jarisch–Herxheimer 반응을 일으킨다. 이러한 급성 열반응은 자주 두통, 근육통 및 발열을 동반한다. 임신 환자에게서 이는 조산 혹은 태아에 악영향을 줄 수 있다.
질편모충증	권장: metronidazole 2g PO 단일 투여용량 혹은 tinidazole 2g PO 단일 투여용량 대체 용법: metronidazole 500mg PO b.i.d. 7일 동안 성매개감염은 심각한 후유증을 남길 가능성이 있다. 감염 환자의 파트너는 재감염을 방지하기 위해 반드시 동시에 치료해야 한다.	Tindamax은 임신 첫 3개월에는 금기임.

* 가장 최신 가이드라인과 대체치료는 www.cdc.gov/STD/treatment에 나와 있음.

A, adult 성인; ACIP, Advisory Committee on Immunization Practices 예방접종 자문위원회; b.i.d., twice a day 1일 2회; C, child 소아; CDC, Centers for Disease Control and Prevention 미국 질병통제예방센터; d, day 일; GI, gastrointestinal 위장관계; h, hour 시간; HAV, hepatitis A virus; HBV, hepatitis B virus; HCV, hepatitis c virus; HIV, human immunodeficinecy virus; HPV, human papillomavirus; h.s., at bedtime 취침 시;IM, intramuscular 근육내; IUD, intrauterine device; IV, intravenous 정맥내; maint, maintenance 유지; max, maximum 최대; min, minute 분; mo, month 달; PO, by mouth 경구투여; q.i.d., 1일 4회; STI, sexually transmitted infection 성병; t.i.d. 1일 3회; wk, week 주; y, year 년; >, 초과; <미만.

STI 병원체

세균병원체

STI bacterial pathogen들은 항생제 치료로 잘 치료된다. 이러한 감염은 cervix, urethra, oropharynx, Bartholin's glands, Slcene's gland에 잘 발견된다. 그들은 cervix에 피해를 주고 농즙성의 액체를 배출하게 한다. 그들은 긴 시간 발견되지 않는 경우가 많다. 몇몇의 여성은 질출혈, 증가된 배액, 골반통의 불편함을 호소한다. 세균성 병원체는 PID의 흔한 원인이다. 흔한 세균성 병원체들은 *Neisseria gonorrhoeae*과 *Chlamydia trachomatis*이다. *Treponema pallidum*은 매독의 원인균이다. 초기에 치료되지 못한 매독은 활동성과 비활동성을 가지는 전신적 질환이다. 방치되면 생명에 위협적이다. 매독의 치료약은 Benzathine penicillin G이다(초기 매독에는 근육주사로 한 번에 2.4million unit, 만약 감염기간이 일 년이 초과할 경우에는 3주 동안 일주일에 한 번씩 2.4million unit)

바이러스병원체

Viral pathogen들은 치료가 어렵다. 약물치료는 보존적이다. 이것들은 HSV−1과 HSV−2(입에서 생식기로 감염), HPV들, HIV를 포함한다.

Human Papilomavirus. 80가지의 HPV가 있고 그중 30가지가 성적으로 감염된다. 약 12타입이 저위험군으로 외부손상을 일으키고, 약 15타입이 고위험군으로 여성에게 자궁경부암을 일으키며, 10대 후반이나 20대 초반에 성행위를 문란하게 한 여성에게 최대 60%까지 감염된다. 대부분의 젊은 여성에게는 경부의 변화 전에 면역체계에 의해 억제된다. 그러나 만약 HPV가 저항하면 이것은 자궁경부세포가 비정상적으로 성장하게 된다. Pap 검사는 치료하지 않고 방치하면 자궁경부암을 유발하는 자궁경부의 형성이상을 일으킨다. Pap 검사가 자궁경부세포의 비정상 유무를 판별하는 반면 digene 검사는 13가지 고위험군 HPV 타입들의 유무를 판별한다.

Gardasil은 9−26살의 남성과 여성에게 HPV로 인하여 생길 수 있는 자궁경부암의 예방으로 사용되는 백신이다. Gardasil은 생식기 부위에 피해를 주고 carcinoma의 낮은 위험성을 가지는 HPV type 6과 11을 막아주고, 매우 치명적이며, 자궁경부의 형성이상을 일으킬 수 있는 HPV 16과 18을 막아준다. Gardasil은 반드시 위팔에 IM으로 세 번 나누어 주사되어야 하는데, 정해진 날의 6개월 이내에 한 번, 첫 번째 주사 후 2개월 후에 한 번, 첫 번째 주사 후 6개월 후에 한 번 맞아야 한다. Gardasil은 cancer screening의 대체제가 아니며, Gadarsil을 맞은 여성들은 표준관리에 따라 screening을 진행해야만 한다.

Herpes simplex Virus. HSV−2는 생식기 주위, 항문, 대퇴부, 엉덩이 부위에 작고 아픈 물집을 일으키는 반복적인 바이러스감염이다. 관련된 증상은 열, 골반통, 위약감, 여러 감기증상들이다. HSV−1은 성행위 도중 남성이나 여성의 생식기를 통해 감염되어 구강에 상처를 입힌다. 성인의 80%가 구강의 herpes 병변을 가지고 있다고 보고된다. 발진까지의 시간은 항바이러스제로 짧게 할 수 있다. 그러나 HSV는 여전히 반복적이고 고통스럽다. 치료는 임시방편적이다.

기타 병원체

Pediculosis는 기생하는 감염을 의미한다. *Pediculosis humanus capitus*는 머리의 이들이고, *pediculosis humanus corporus*는 몸의 이들이며, *Phthirus pubis*는 골반의 이들이다. 이러한 체내침입은 이들이 활동하고 번식하는 몸의 부분에서 가려움증을 유발한다. 질부위의 많고, 녹황색이며, 악취를 풍기는 질출물과 함께 가려움증을 유발하는 감염은 *Trichomonas vaginalis*이다. 이 미생물은 현미경상 편모를 가지는 단일세포의 원생동물로 관찰된다.

STI가 생식기능, 신생아의 건강, 번식력, 심지어는 삶을 위협하기 때문에 초기 진단과 치료가 결정적이지만, 예방보다는 효과적이지 못하다. 일부에게는 약은 안도감만을 줄 뿐이다.

간호과정
환자-중심 협력간호

성병

사정

- 신체적 검사 전에 의학적 과거력를 평가한다. 신뢰가 생길 수 있도록 더 개인적인 질문 전에 덜 민감한 질문들을 한다. 성생활에 대해 논할 때, 배우자나 남자친구들의 가치 판단적인 용어를 사용하기보다는 관계자라는 용어를 사용한다. 성이나 성적 가치관과는 무관하게 모든 환자에게는 다음의 질문을 꼭 포함시킨다. "당신은 여성과 성관계를 한 적이 있나요?", "당신은

남성과 성관계를 한 적이 있나요?"

- 환자의 과거력에 가장 불편한 증상, 병의 과정에 대한 묘사, 시스템과 전반적인 건강에 대한 검토, 출산력, 삶과 사회적 생활에 대한 검토, 알레르기의 과거력을 사정한다.
- 신체적 검사는 구강, 구강인두, 목, 림프절, 복부, 서예부 림프절에 대한 시진과 촉진을 포함시킨다. 또한 생식부와 감염의 다른 부위들의 신체검사를 실행한다. 남성에게는 환자가 원한다면 환자 스스로 배양을 위한 병원체를 면봉으로 닦아내는 것을 허락한다. Gonorrhea와 Chlamydia는 소변 샘플로도 확인할 수 있다.
- 실험실 자료는 특정 미생물을 위한 결과, 소변검사, 배양, Pap smear, CBC, 매독검사, HSV-1과 HSV-2의 항체검사를 포함해야 한다.

간호진단

- STI의 전파와 예방에 관한 부족한 지식
- STI의 약리적인 치료에 대한 부족한 지식
- 알려진 예방책에 대한 불응성
- 병소, 궤양, 찰과상에 대한 불완전한 조직 완성성
- 염증, 감염과 관련된 통증
- 진단의 잠재적인 오명과 관련된 낮아진 자존감
- 안전하지 않은 성행위에 대한 감염의 위험성
- HIV의 의학적 진단은 다음의 추가적인 nursing diagnoses를 포함한다. (1) 진단에 대한 피로감, (2) 병의 잠재적 피해에 대한 두려움, (3) 죽음의 공포에 대한 선행하는 비통함, (4) 진단의 오명에 대한 외로움의 가능성, (5) 진단의 나날의 걱정에 초점을 맞춘 비효율적인 치료적 식이요법.

계획

- 단기적인 목표들은 환자의 치료적 식이요법에 대한 접근과 부작용 방지를 포함한다.
- 장기적인 목표들은 후속 조치를 위한 환자의 재방문과 위험을 줄이는 성생활의 채택을 포함한다.

간호중재

- 환자에게 평가 동안 행해진 절차와 처방이 내려진 약과 치료들을 집행하는 방법에 대해서 설명해 준다. 즉각적인 개입에 따르는 부작용에 대해서 설명해 준다.
- 성적으로 감염되었다는 사실을 환자가 잘 대처할 수 있게 필요한 도움을 준다.
- 환자에게 성관계자에게 알려줄 것을 충고하고 이로써 그들이 평가되고 치료될 수 있게 한다. 
- 환자에게 치료기간 동안은 성행위를 피할 것을 충고한다. 감염이 되지 않았다고 판단되기 전까지는 관계시 반드시 콘돔을 사용해야 한다.
- 감염과 치료의 종류에 따라 4일에서 4주 후에 후속조치 방문을 계획한다.
- HIV에 대한 검사를 받을 것을 조언한다.

환자교육

- STI의 전파양상,. 모든 STI와 HIV 감염에 대한 관계, HIV 위험성을 줄일 수 있는 방법에 대해서 검토한다.
- 환자에게 여성과 남성 모두 피임도구를 사용할 것을 충고한다.
- 콘돔 사용의 절충을 논의한다.
- 주기적인 생식능력에 대한 검사를 환자와 계획한다.

평가

- 개입은 만약 개인의 감염이 바이러스에 대한 개인적 무활동, 바이러스감염에 대한 재평가에 대해 관련이 없을 때 성공적이다.
- 감염은 다른 개인들에게 전파되지 않는다.
- 환자는 콘돔의 사용 없이 한 성행위를 포함한 STI를 얻을 수 있는 성행위를 피할 수 있어야 한다.

핵심 웹사이트

Centers for Disease Control and Prevention: STI treatment guidelines: www.cdc.gov/STD/treatment

InterNational Council on Infertility Information Dissemination: www.inciid.org

MedlinePlus: www.nlm.nih.gov/medlineplus/sexuallytransmitteddiseases.html

학습 질문

1. 불임의 환자가 간호사에게 그녀의 PCOS 진단에 이은 불규칙한 주기를 일으키는 원인에 대해서 묻는다. 무엇이 간호사의 최선의 반응인가?
   a. "PCOS는 병원체에 의한 여성 생식관에 받은 손상에 의해 발생됩니다."
   b. "PCOS에 의해 높아진 progesterone은 정자가 자궁경관 점액을 통과하지 못하게 합니다."
   c. "PCOS는 당신의 신체가 월경주기 동안 배란을 할 수 없게 합니다."
   d. "PCOS는 월경주기에 관여하는 estrogen의 결핍이 있는 상태입니다."
2. 환자는 그녀의 주치의에 의해 clomiphene citrate를 처방받았다. 환자는 간호사에게 "제 약이 작용하나요?"하고 묻는다. 이 환자의 clomiphene citrate에 작용기전에 대해 간호사의 최선의 대답은?
   a. "이 약은 배란의 가능성을 높이기 위해 난소를 자극하는 일을 합니다."
   b. "이 약은 순환하는 progesterone 수치를 높입니다."
   c. "이 약은 첫 주기에는 일반적으로 작용하지 않습니다."
   d. "이 약은 난소에서 다수의 모낭을 형성하게 돕습니다."

학습 질문

3. STI 클리닉에서 환자는 왜 그가 항생제를 처방받지 못했냐고 묻는다. 그는 HSV-2를 진단받았다. 어떤 근거가 간호사의 최선의 대답인가? (맞는 답을 모두 고르시오.)
   a. 항생제는 HSV 증상을 악화시키지 않을 것이다.
   b. HSV는 항바이러스약물로만 치료될 수 있다.
   c. 항생제는 바이러스감염을 성공적으로 치료하는 데 사용될 수 있다.
   d. HSV 증상은 고식적 항바이러스약물로 완화될 수 있다.
   e. 항생제와 항바이러스약물을 함께 사용하는 것이 HSV-2 감염의 가장 좋은 치료이다.

4. 간호사가 환자의 성매개감염의 위험인자를 검토하고 있다. 어느 행동이 성매개감염에 걸릴 위험이 가장 낮은가?
   a. 성관계 자제
   b. 남성의 콘돔 사용
   c. 서로 한 사람과 관계에서만의 성관계
   d. 이전에 마약을 사용한 사람(IV drug user)과의 성관계

5. 간호사가 고등학생들을 위한 수업을 준비하고 있다. 어느 문장이 왜 궤양성 성매개감염이 개인의 HIV 감염의 위험을 증가시키는지를 가장 잘 설명하는가?
   a. 궤양성 성매개감염은 윤활의 양을 감소시킨다.
   b. 성매개감염은 일반적으로 다른 고위험 행동과 연관되어 있다.
   c. 성매개감염은 여러 명의 성행위 상대자를 가진 개인들에서만 발견된다.
   d. 피부의 손상이 병원균의 감염을 증가시킨다.

6. 간호사가 환자의 약물을 검토하고 있다. 외음질의(vulvovaginal) 캔디다증을 위한 효과적인 약물치료제로 적절한 것은 무엇인가?
   a. metronidazole
   b. fluconazole
   c. metformin
   d. ibuprofen

7. 간호사가 불임치료 초기단계인 부부를 만난다. 이 부부를 위한 교육계획에 포함되어야 할 것으로 어느 문장이 가장 적절한가? (맞는 답을 모두 고르시오)
   a. 불임과 관련하여 낮은 자아존중감을 완화시키는 방법
   b. 수정을 증진시키기 위한 성적 기술(sexual technique)
   c. Guaifenesin을 사용하지 않을 것을 추천
   d. 성공적인 수정 이전에 반복적인 치료요법의 필요성
   e. 불임은 100% 치료가 가능하다.

답: 1. c, 2. a, 3. a, d, 4. a, 5. d, 6. b, 7. a, b, d

참고문헌

Agency for Healthcare Research and Quality. (2012). *Evidence-based practice center systemic review protocol: Otitis media with effusion: comparative effectiveness of treatments*. Retrieved from *www.effectivehealthcare.ahrq.gov/ehc/products/387/1013/OME_AmendedProtocol_20120807.pdf*.

American Academy of Ophthalmology. (2010). *Preferred practice pattern: Primary angle closure*. Retrieved from *http://one.aao.org/CE/PracticeGuidelines/PPP_Content.aspx?cid=92bea8f6-5459-49a6-9233-4528343dc4c3*.

American Academy of Ophthalmology. (2010). *Preferred practice pattern: Primary open-angle glaucoma*. Retrieved from *one.aao.org/CE/PracticeGuidelines/PPP_Content.aspx-?cid=93019a87-4649-4130-8f94-b6a9b19144d2*.

American Academy of Pediatrics. (2012). Active and passive immunization. In L. K. Pickering, C. J. Baker, D. W. Kimberlin, et al. (Eds.), *Red book: 2012 report of the committee on infectious diseases* (29th ed.). Elk Grove Village, IL: American Academy of Pediatrics.

American Association of Clinical Endocrinologists. *Medical guidelines for clinical practice for the evaluation and treatment of male sexual dysfunction: a couple's problem—2003 update*. Retrieved from *www.aace.com/files/sexdysguid.pdf*.

American Heart Association. (2011). *Advanced cardiovascular life support professional provider manual*. Dallas: American Heart Association.

American Heart Association, American Academy of Pediatrics. (2011). *Pediatric advanced life support professional provider manual*. Dallas: American Heart Association.

Arroyo, J. G. (2012). Age-related macular degeneration: Epidemiology, etiology, and diagnosis. In H. N. Sokol (Ed.), *Up-to-date*. Retrieved from *www.uptodateonline.com*.

Arroyo, J. G. (2012). Age-related macular degeneration: Treatment and prevention. In H. N. Sokol (Ed.), *Up-to-date*. Retrieved from *www.uptodateonline.com*.

AWHONN, Mattson, S., & Smith, J. E. (Eds.). (2011). *Core curriculum for maternal newborn nursing* (4th ed.). Philadelphia: Elsevier.

Bartlett, J. G., & Gallant, J. E. (2009). *Medical management of HIV infection* (2009–2010 ed., pp. 29 – 32). Durham, NC: Knowledge Source Solutions.

Birnbach, D., & Brown, I. (2010). Anesthesia for obstetrics. In R. Miller, L. Eriksson, L. Fleisher, et al. (Eds.), *Miller's anesthesia for obstetrics*. (pp. 2203 – 2240). Philadelphia: Elsevier.

Birt, C. M., Buys, Y. M., Ahmed, I. I. K., et al. (2010). Toronto Area Glaucoma Society: Prostaglandin efficacy and safety study undertaken by race (The PRESSURE study). *Glaucoma*, *19*(7), 460 – 467.

Bloski, T., & Pierson, R. (2008). Endometriosis and chronic pelvic pain: unraveling the mystery behind the complex condition. *Nurs Women's Health*, *12*, 382.

Bo, S., Menato, G., Villois, P., et al. (2009). Iron supplementation and gestational diabetes in midpregnancy. *Am J Obstet Gynecol*, *200*, 158e1 – 158e6.

Bonanno, C., & Wapner, R. (2009). Antenatal corticosteroid treatment: what's happened since Drs Liggins and Howie? *Am J Obstet Gynecol*, *200*, 448 – 457.

Bonvillain, N. (2010). *Cultural anthropology* (2nd ed.). Upper Saddle River, NJ: Pearson.

Bosarge, P. M., & Freeman, S. (2009). Bioidentical hormones and compounding. *J Nurse Pract*, *5*(6).

Breathnach, F., & Geary, M. (2009). Uterine atony: definition, prevention, nonsurgical management, and uterine tamponade. *Semin Perinatol*, *33*(2), 82.

Brown, C. G. (2010). *A guide to oncology symptom management*. Oncology Nursing Society, ONS Publishing Division.

Brunton, L., Lazo, J., & Parker, K. (2010). *Goodman and Gilman's the pharmacological basis of therapeutics* (12th ed.). New York: McGraw-Hill.

Campinha-Bacote, J. (2008). African-Americans: In L. Purnell & B. Paulanka (Eds.), *Transcultural health care: a culturally competent approach* (3rd ed.). Philadelphia: FA Davis.

Centers for Disease Control and Prevention. (2012). Recommended immunization schedules for persons aged 0 through 18 years—United States. *MMWR*, *61*(5), 1 - 4.

Centers for Disease Control and Prevention. (2012). Recommended adult immunization schedule - United States. *MMWR*, *61*(4), 1 - 7.

Centers for Disease Control and Prevention. (2011). General recommendations on immunization. *MMWR*, *60*(2), 1 - 61.

Centers for Disease Control and Prevention. (2010). National, state and local area vaccination coverage among children aged 19–35 months—United States, 2009. *MMWR*, *59*(33), 1171 - 1177.

Centers for Disease Control and Prevention. (2006). *HIV/AIDS facts*. Retrieved from *CDCinfo@CDC.gov*.

Center for Substance Abuse Treatment. (2009). *Buprenorphine: a guide for nurses*. DHHS Pub. No. (SMA) 09–4376. Rockville, MD: Substance Abuse and Mental Health Services Administration.

Chan, P. D., & Johnson, S. M. (2011). *Gynecology and obstetrics* (2011 ed.). Blue Jay, CA: Current Clinical Strategies.

Chavez, J. (2009). Preventing and treating osteoporosis: pharmacological and nonpharmacological approaches. *J Nurse Pract*, 5, 6S1.

Cheng, J. W. (2009). A meta-analysis of topical prostaglandin analogs in the treatment of chronic angle-closure glaucoma. *J Glaucoma*, *18*(9), 652 - 657. doi: 10.1097/IJG.0b013e31819c49d4.

Clayton, B. D., Stock, Y. N., & Harroun, R. D. (2007). *Basic pharmacology for nursing* (14th ed.). St Louis: Elsevier.

Cooper, M., Grywalski, M., Lamp, J., et al. (2007). Enhancing cultural competence: a model for nurses. *Nurs Womens Health*, *11*(2), 148 - 159.

Cunningham, F. G., Gant, N. F., Leveno, K. J., et al. (2010). *Williams obstetrics* (23rd. ed.). New York: McGraw-Hill.

Curtis, C. (2009). Factors affecting compliance with eye drop therapy for glaucoma in a multicultural outpatient setting. *Contemp Nurse*, *31*(2), 121 - 128.

Davidson, M., London, M., & Ladewig, P. (2008). *Olds maternal-newborn nursing and women's health across the lifespan* (8th ed.). Upper Saddle River, New Jersey: Pearson Prentice Hall.

Davis, R., Cook, D., & Cohen, L. (2013). A community reliance approach to reducing ethnic and racial disparities in health. *Am J Public Health*, *95*(12), 2168.

De Backer, D., Aldecoa, C., Njimi, H., et al. (2012). Dopamine versus norepinephrine in the treatment of septic shock: A meta-analysis. *Crit Care Med*, *40*(3), 725 - 730.

De Backer, D., Biston, P., Devriendt, J., et al. (2010). Comparison of dopamine and norepinephrine in the treatment of shock. *NEJM*, *362*(9), 779 - 789.

Department of Health and Human Services. *Adult and Adolescent Treatment Guidelines*. Retrieved from *hyyp://aidsinfo.nih.gov*.

Devine, P. (2009). Obstetric hemorrhage. *Semin Perionatol*, *33*(2), 76.

Dickey, R. P. (2010). *Managing contraceptive pill patients* (14th ed.). Dallas: EMIS Medical.

Diclegis. (2013). Retrieved from *http://diclegis.com/pdf/Diclegis_Full_Prescribing_Information.pdf*.

DiPiro, J., Talbert, R., Yee, G., et al. (2008). *Pharmacotherapy: a pathophysiologic approach* (7th ed.). New York: McGraw-Hill.

Dlugosz, C. K., Chater, R. W., & Engle, J. P. (2006). Appropriate use of non-prescription analgesics in pediatric patients. *J Pediatr Health Care*, *20*(5), 316.

Duley, L. (2009). The global impact of pre-eclampsia and eclampsia. *Semin Perionatol*, *33*(2), 130.

Emergency Nurses Association. (2009). *Sheehy's emergency nursing principles and practice* (6th ed.). St Louis: Elsevier.

Ezekial, M. R. (2007). *Handbook of anesthesiology* (2008 ed.). Laguna Hills, CA: Current Clinical Strategies.

Faridi, U. A. (2010). Comparative study of three prostaglandin analogues in the treatment of newly diagnosed cases of ocular hypertension, open-angle and normal tension glaucoma. *Clin Experiment Ophthalmol*, *38*(7), 678 - 682. doi: 10.1111/j.1442–9071.2010.02305.x.

Flockhart, D. A. (2007). *Drug interactions: Cytochrome P450 drug interaction table*. Indiana University School of Medicine. Retrieved from *www.medicine.iupui.edu/clinpharm/ddis/table/aspx*.

Fowler, G. C. (2011). Corneal abrasions and removal of corneal and conjunctival foreign bodies. In J. L. Pfenninger & G. C. Fowler (Eds.), *Pfenninger and Fowler's procedures for primary care* (3rd ed., pp. 433 – 439). Philadelphia: Elsevier.

Gahart, B., & Nazareno, A. R. (2012). *Intravenous medications* (28th ed.). Philadelphia: Elsevier.

Giger, J., & Davidhizar, R. (2013). *Transcultural nursing: assessment and intervention* (6th ed.). St Louis: Elsevier.

Gleason, K. M., Brake, H., Agramonte, V., et al. (2011). *Medications at Transitions and Clinical Handoffs (MATCH) Toolkit for medication reconciliation*. Prepared by the Island Peer Review Organization, Inc., under Contract No. HHSA2902009000 13C. AHRQ Publication No. 11(12)–0059. Rockville, MD: Agency for Healthcare Research and Quality.

Guyton, A. C., & Hall, J. E. (2010). *Book of medical physiology*. Philadelphia: Elsevier.

Haddad, B., & Sibai, B. (2009). Expectant management in pregnancies with severe pre-eclampsia. *Semin Perionatol*, *33*(3), 143.

Hammer, S. M., Eron, J. J., Reiss, P., et al. (2008). Anti-retroviral treatment of adult HIV infection: 2008 recommendations of the International AIDS Society—USA Panel. *JAMA*, *300*(5), 555 – 570.

Harrington, B. (2013). Complications specific to neuraxis block: meningeal puncture headache. In J. Neal & J. Rathmell (Eds.), *Complications in regional anesthesia and pain medicine* (2nd ed., pp. 96 – 114). Philadelphia: Lippincott.

Hatcher, R. A., Trussell, J., Nelson, A., et al. (2008). *Contraceptive technology* (19th ed.). New York: Irvington.

Heitmann, K., Nordeng, H., & Longe, H. (2013). Safety of ginger use in pregnancy: Results from a large population-based cohort study. *Eur J Clin Pharmacol*, *69*, 269 – 277. doi 10.1007/s00228–012–1331–5.

Hemmings, H., & Hopkins, P. (2006). *Foundations of anesthesia: basic sciences for clinical practice* (2nd ed.). Philadelphia: Elsevier.

HIV. (2009). *Sourcebook for the primary care provider*. Mountain Plains AIDS Education and Training Center. Retrieved from *www.mpaetc.org*.

Hockenberry, M. J., & Wilson, D. (2007). *Wong's nursing care of infants and children* (8th ed.). St Louis: Elsevier.

Hodgson, B., & Kizior, R. (Eds.), (2012). *Saunders nursing drug handbook 2012*. Philadelphia: Elsevier.

Holst, L., Wright, D., Haavik, S., et al. (2011). Safety and efficacy of herbal remedies in obstetrics—review and clinical implications. *Midwifery*, *27*(1), 80 – 86. doi: 10.1016/j.midw.2009.05.010.

Horowitz, B. Z. *Emergent management of calcium channel blocker toxicity, Medscape reference: drugs, diseases & procedures*. Retrieved from *http://emedicine.medscape.com/article/813485-overview*.

Human Genome Project. *Information*. Retrieved from *www.oml.gov/sci/techresources/Human_Genome/medicine/pharma*.

Indian Health Service. (2012). Retrieved from *www.ihs.gov/PublicInfo/PublicAffairs/Welcome Info/IHSintro.asp/*.

James, J. J., & Lyznicki, J. M. (2010). Biologic agents reference chart: symptoms, tests, and treatment. In E. T. Bope & R. D. Kellerman (Eds.), *Conn's current therapy 2012*. Philadelphia: Elsevier.

Johnson, J. M. (2009). Management of acute cardiogenic pulmonary edema: a literature review. *Adv Emerg Nurs J*, *31*(1), 36 – 43.

Kampman, K. M. (2008). The search for medications to treat stimulant dependence. *Addict Sci Clin Pract*, *4*(2), 28 – 35.

Kee, J. L. (2010). *Laboratory and diagnostic tests with nursing implications* (9th ed.). Upper Saddle River, NJ: Prentice Hall.

Kee, J. L., Marshall, S. M. (2013). *Clinical calculations* (7th ed.). Philadelphia: Elsevier.

Kee, J. L., Paulanka, B., & Polek, C. (2009). *Fluids and electrolytes with clinical applications* (8th ed.). New York: Delmar.

Kinsey, B. M., Jackson, D. C., & Orson, F. M. (2009). Anti-drug vaccines to treat substance abuse. *Immunol Cell Biol*, *87*, 309 – 314.

Knudtson, M. (2009). Osteoporosis: background and overview. *J Nurse Pract*, *5*(6, Suppl 1).

Kriebs, J. M., & Gegor, C. L. (2009). *Varney's pocket midwife* (2nd ed.). Boston: Jones & Bartlett.

Kudzma, E., & Carey, E. (2009). Pharmacogenomics: personalizing drug therapy. *Am J Nurs*, *109*(10), 50 – 57.

Languages spoken at home. Retrieved from *www.census.gov/population/cen2000/phc-t20/tab06.xls*.

Laskowski-Jones, L. (2010). Trauma and shock. In J. L. Kee, B. J. Paulanka, & C. Polek (Eds.), *Fluids and electrolytes with clinical applications: a programmed approach* (8th ed.). Clifton Park, NY: Delmar Cengage Learning.

Laskowski-Jones, L. (2013). Care of patients with common environmental emergencies. In D. Ignatavicius & L. Workman (Eds.), *Medical-surgical nursing: patient-centered collaborative care* (7th ed., pp. 136 – 154). St. Louis: Elsevier.

Laskowski-Jones, L., & Toulson, K. L. (2013). Concepts of emergency and trauma nursing. In D. Ignatavicius & L. Workman (Eds.), *Medical-surgical nursing: patient-centered collaborative care* (7th ed., pp. 121 – 135). St. Louis: Elsevier.

Lee, N. M., & Saha, S. (2011). Nausea and vomiting in pregnancy. *Gastroenterol Clin North Am*, *40*(2), 309 – 334. doi: 10.1016/j.gtc.2011.03.009.

Lefever, R. J. (2010). Therapeutic drug monitoring (TDM). In J. L. Kee (Ed.), *Laboratory and diagnostic tests with nursing implications* (9th ed.). Upper Saddle River, NJ: Prentice Hall.

Levine, A. J., & Oren, M. (2009). The first 30 years of p53: growing ever more complex. *Nat Rev Cancer*, *9*, 749 – 758.

Lewis, S. L., Dirksen, S. R., Heitkemper, M. M., et al. (2010). *Medical-surgical nursing: assessment and management of clinical problems* (8th ed.). St Louis: Elsevier.

Lindsay, M., & Burnett, E. (2013). The use of narcotics and street drugs during pregnancy. *Clin Obstetr Gynecol*, *56*(1), 133 – 141.

Liquori, G. (2013). Hemodynamic complications. In J. Neal & J. Rathmell (Eds.), *Complications in regional anesthesia and pain medicine* (2nd ed., pp. 59 – 71). Philadelphia: Lippincott.

Lowdermilk, D. L., & Perry, S. E. (2011). *Maternity nursing* (8th ed.). St Louis: Elsevier.

Magee, L., & von Dadelsze, P. (2009). The management of severe hypertension. *Semin Perinatol*, *33*(3), 138.

March of Dimes. *Caffeine in pregnancy*, March of Dimes Fact Sheet. Retrieved from *www.marchofdimes.com/professionals/14332_1148.asp*.

March of Dimes. *Folic acid*, March of Dimes Fact Sheet. Retrieved from *www.marchofdimes.com/*.

Matthews, A., Dowswell, T., Hassa, D. M., et al. (2010). Interventions for nausea and vomiting in early pregnancy. *Cochrane Database Syst Rev*, *9*, CD007575. doi: 10.1002/14651858.CD007575.pub2.

Merlin, M. A., Saybolt, M., Kapitanyan, R., et al. (2010). Intranasal naloxone delivery is an alternative to intravenous naloxone for opioid overdoses. *Am J Emerg Med*, *28*, 296 – 303.

Minkin, M. J., & Gibli, K. (2004). *Manual of management counseling for the preimenopausal and menopausal patient: a clinician's guide*. London: Informa Healthcare.

Mirza, F., & Gaddipati, S. (2009). Obstetric emergencies. *Semin Perionatol*, *33*(2), 97.

Mosby's nursing drug reference. (2012). St Louis: Elsevier.

National Academies Press. *Improving birth outcomes: meeting the challenge in the developing world*. Retrieved from *www.nap.ecu/openbook/0309086140/html/243.html*.

National Institute on Drug Abuse. (2007). *Drugs, brains, and behavior—the science of addiction*. Retrieved from *www.drugabuse.gov/science of addiction/brain.html*.

National Research Council. (2013). *Implementing guidelines on weight gain and pregnancy*. Washington, DC: National Academies Press.

Nebivolol (Bystolic) for hypertension. (2008). *Med Lett*, *50*(1281), 17 – 19.

North American Nursing Diagnosis Association. (2009). *Nursing diagnoses: definitions and classifications 2009-2011*. Oxford, UK: Wiley-Blackwell.

Olson, K. R. (2010). Activated charcoal for acute poisoning: one toxicologist's journey. *J Med Toxicol*, *6*, 190 – 198.

Peacock, W. F., Varon, J., Baumann, B. M., et al. (2011). CLUE: a randomized comparative effectiveness trial of IV nicardipine versus labetalol use in the emergency department. *Critical Care*, *15*, R157. Retrieved from *www.ccforum.com/content/15/3/R157*.

Polovich, M., Whitford, J., & Olsen, M. (2012). *Chemotherapy and biotherapy guidelines and recommendations for practice* (3rd ed.). Oncology Nursing Society, ONS Publishing Division.

Powers, M. (2010). Performance-enhancing drugs. In J. Houglum, G. Harrelson, & D. Leaver-Dunn (Eds.), *Principles of pharmacology for athletic trainers* (2nd ed.). Thorofare, NJ: Slack.

Powers, M. (2005). Performance-enhancing drugs. In J. Houglum, G. Harrelson, & D. Leaver-Dunn (Eds.), *Principles of pharmacology for athletic trainers*. New York: Thomson Delmar Learning.

Purnell, L., & Paulanka, B. (2008). *Transcultural health care: a culturally competent approach* (3rd ed.). Philadelphia: FA Davis.

Rausch, A. V., Gross, A., Droz, S., et al. (2009). Group B streptococcus colonization in pregnancy: prevalence and prevention strategies of neonatal sepsis. *J Perinat Med, 37*(2), 124.

Rhee, D. J., & Roy, H. (2012). *Medscape reference: Drug-induced glaucoma*. Retrieved from *www.emedicine.medscape.com/article/1205298-overview*.

Sadelain, M., Papapetrou, E., & Bushman, F. (2012). Safe harbours for the integration of new DNA in the human genome. *Nat Rev Cancer, 12*, 51–58, doi:10.1038/nrc3179.

Satia, J. A., Littman, A., Slatore, C. G., et al. (2009). Associations of herbal and specialty supplements with lung and colorectal cancer risk in the Vitamins and Lifestyle Study. *Cancer Epidemiol Biomarkers Prev, 18*, 1419–1428.

Satia, J. A., Littman, A., Slatore, C. G., et al. (2009). Long-term use of beta-carotene, retinol, lycopene, and lutein supplements and lung cancer risk: results from the VITamins and Lifestyle (VITAL) Study. *Am J Epidemiol, 7*, 815–828.

Scott, S. (2011). Personalizing medicine with clinical pharmacogenetics. *Genet Med, 12*, 987–995.

Seo, W. S., & Oh, H. S. (2010). Alterations in Serum Osmolality, Sodium, and Potassium Levels After Repeated Mannitol Administration. *J Neurosci Nurs, 42*(4), 201–207.

Skidmore-Roth, L. (2010). *Mosby's handbook of herbs & natural supplements* (4th ed.). St. Louis: Elsevier.

Soto, E., & Bahado-Singh, R. (2013). Fetal abnormal growth associated with substance abuse. *Clin Obstetr Gynecol, 56*(1), 142–153.

Stargrove, M., Treasure, J., & McKee, D. (2008). *Herb, nutrient and drug interactions: clinical implications and therapeutic strategies*. St. Louis: Elsevier.

Tatro, D. (2009). *Drug interaction facts: The authority on drug interactions*. St Louis: Wolters-Kluwer.

Tehranifar, P., Neugut, A. I., Phelan, J. C., et al. (2009). Medical advances and racial/ethnic disparities in cancer survival. *Cancer Epidemiol Biomarkers Prev, 18*, 2701–2708.

Therapeutic Research Center. (2011). Drugs that cause or exacerbate glaucoma. *Prescriber's Letter*. Retrieved from *prescribersletter.therapeuticresearch.com*.

Therapeutic Research Center. (2009). Drugs treatments for swimmer's ear: an update. *Prescriber's Letter*. Retrieved from *prescribersletter.therapeuticresearch.com*.

Thorpe, B. M. (2009). Integrating osteoporosis prevention and treatment into clinical practice. *J Nurse Pract, 5*(6, Suppl 1), S21–S33.

Tita, A., Rouse, D. (2009). Progesterone for preterm birth prevention: an evolving intervention. *Am J Obstet Gynecol, 200*(3), 219–224.

Tsen, L. (2012). Anesthesia for obstetric care and gynecologic surgery. In D. Longnecker, D. Brown, M. Newman, et al. (Eds.), *Anesthesiology* (2nd ed., pp. 1148–1162). New York: McGraw Hill.

Tsen, L. (2011). Anesthesia for cesarean delivery. In C. Vacont, P. Sikka, R. Urman, et al. (Eds.), *Essential clinical anesthesia* (pp. 751–756). New York: Cambridge University Press.

Tuuri, R. E., Wright, J. L., He, J., et al. (2011). Does Prearrival communication from a poison center to an emergency department decrease time to activated charcoal for pediatric poisoning? *Pediatric Emergency Care, 27*(11), 1045–1051.

U.S. Department of Health and Human Services. (2009). *Guidelines for prevention and treatment of opportunistic infections in HIV-infected adults and adolescents*. Retrieved from *www.cdc.gov/mmwr/preview/mmwrhtml/rr5804a1.htm*.

U.S. Department of Health and Human Services. (2008). *Guidelines for the use of antiretroviral agents in HIV-1 infected adults and adolescents*. Retrieved from *www.cdc.gov/mmwr/preview/mmwrhtml/00054080.htm*.

U.S. Department of Health and Human Services, Centers for Disease Control and Prevention. (2009). *Guide to vaccine contraindications and precautions*. Retrieved from *www.cdc.gov/vaccines/recs/vac-admin/downloads/contraindications_guide.pdf*.

U.S. Food and Drug Administration. (2007). *Carbamazepine prescribing information to include recommendation of genetic test for patients with Asian ancestry*. Retrieved from *www.fda.gov/NewsEvents/Newsroom/PressAnnouncements*.

U.S. Food and Drug Administration. (2011). *FDA drug safety communication: new warnings against use of terbutaline to treat preterm labor*. Retrieved from *www.fda.gov/Drugs/DrugSafety/*

ucm243539.htm.

U.S. Food and Drug Administration. (2012). *Approved drug products with therapeutic equivalence evaluations* (32nd ed.). Retrieved from *www.fda.gov/downloads/Drugs/DevelopmentApprovalProcess/UCM071436.pdf*.

U.S. Food and Drug Administration. (2013). *FDA approves Diclegis for pregnant women experiencing nausea and vomiting*. Retrieved from *www.fda.gov/NewsEvents/Newsroom/PressAnnouncements/ucm347087.htm*.

Vance, M. L. (2014). Hypopituitarism. In R. E. Rakel (Ed.), *Conn's current therapy 2014*. Philadelphia: Elsevier.

Von Dadelszen, P., Menzies, J., Payne, B., et al. (2009). Predicting adverse outcomes in women with severe pre-eclampsia. *Semin Perionatol*, *33*(3), 152.

Wang, S., Peyrollier, K., & Bourguignon, L. (2007). The influence of hyaluronan-CD44 interaction on topoisomerase II activity and etoposide cytotoxicity in head and neck cancer. *Arch Otolaryngol Head Neck Surg*, *133*, 281.

Wells, S., Director of The Genographic Project. (2009). *The human family tree* (television broadcast). New York: National Geographic.

WHO, UNAIDS. (2010). *AIDS epidemic update*. Retrieved from *www.unaids.gov*.

Yarbro, C., Wujcik, D., & Gobel, B., (2010). *Cancer Nursing: Principles and Practice* (7th ed.). Boston: Jones & Bartlett.

Young, R. P., Hopkins, R. J., & Hay, B. A. (2009). A gene-based risk score for lung cancer susceptibility in smokers and ex-smokers. *Post Graduate Med J*, *85*, 515－524.

Younkers, K., Wisner, K., Stewart, D., et al. (2009). The management of depression during pregnancy: a report from the American Psychiatric Association and the American College of Obstetricians and Gynecologists. *Gen Hosp Psychiatry*, *31*, 403－413.

찾아보기

ㅇ

ㅊ

영어

A

I

J

U

V

역자와의
협의로
인지생략

PHARMACOLOGY 8e

A Patient-Centered Nursing Process Approach

임상 약리학 제 8 판 수정판

- 간호과정적 접근

발 행 일 2021년 8월 10일 제8판 수정판 인쇄
2021년 8월 20일 제8판 수정판 발행

원 저 자 Kee • Hayes • McCuistion

역 자 강설아 권상민 김명숙 김산옥 김성해 김순오 김은하 김혜랑 김혜옥
김혜원 남지란 문 희 박정숙 박혜진 배수진 성춘희 손진희 윤재현
이경민 이나윤 이성용 이용화 이윤미 이인숙 이춘지 이현주 임세영
정여원 조영미 최문지 하석균 하승한 황한국

발 행 인 김재민

발 행 처 정문각 J M K
서울특별시 마포구 백범로 104, 봉화빌딩 4층

출판등록 2011년 1월 19일 제2011-000035호

전 화 02)713-0421-3

팩 스 02)704-6265

전자우편 jmk@jmkp.co.kr

홈페이지 www.jmkp.co.kr

정 가 **45,000원(부록포함)**

ISBN 979-11-6260-187-7 93510